치료적 운동 처방
THERAPEUTIC EXERCISE PRESCRIPTION

치료적 운동 처방

THERAPEUTIC EXERCISE PRESCRIPTION

Kim Dunleavy, PT, PhD, MOMT, OCS, FNAP
Board-Certified Orthopedic Clinical Specialist
Clinical Associate Professor
Department of Physical Therapy
College of Public Health and Health Professions
University of Florida
Gainesville, Florida

Amy Kubo Slowik, PT, CSCS
Senior Physical Therapist
Rehabilitation Institute of Michigan
Detroit, Michigan
Equilibrium Studio
Bloomfield Hills, Michigan

영 문 출 판 사

■ **대표역자**
한상완(광주보건대학교 물리치료학과 교수)

■ **공동역자**(가나다 순)
김성환(보건학 박사, 김성환페달로운동센터 센터장)
김진영(전주비전대학교 물리치료학과 교수)
김희용(세계로한방병원 재활치료실)
문주희(고려대학교 의과대학 의공학교실 연구조교)
박미향(Up and Running Sports Medical Center, Dubai, UAE)
박세진(제주한라대학교 물리치료과 겸임교수)
박지선(Dept Physical Therapy, INOVA Hospital, Virginia, USA)
송정근(몸몸: 발 교정 센터 대표)
유성훈(남부대학교 물리치료학과 교수)
이하나(호주시드니 Centreline body clinic 원장)
조대환(두바이 물리치료사 & 트레이너 프리랜서)

This Korea edition of **Therapeutic Exercise Prescription** (9780323280532)
by Kim Dunleavy and Amy Kubo Slowik is published by arrangements with Elsevier Inc.

치료적 운동 처방

2024년 1월 12일 초판 인쇄
2024년 1월 20일 초판 발행

지 은 이 : Kim Dunleavy & Amy Kubo Slowik
옮 긴 이 : 한 상 완 외
발 행 인 : 박 병 조
발 행 처 : 도서출판 영문출판사
등 록 : 1987년 12월 21일 제2-419호
주 소 : 서울시 강남구 삼성로 118길 8
전 화 : (02) 514-5590, 776-5590
팩 스 : (02) 756-8943
E-mail : yeongmunsa@empal.com
홈페이지 : www.ymsbook.net
정 가 : 60,000원
ISBN 978-89-7224-559-9 93510

※ 파본은 교환해 드립니다.

우리가 다른 사람의 최고의 능력을 발견하려고 할 때,
우리는 어떻게든 우리 자신이 가지고 있는 최고의 능력을 끌어낸다.

– **William Arthur Ward**

모든 선생님들과 학생들에게: 이 교과서를 집필하는 것은 우리 혼자서는 할 수 없는 여정이었습니다.
이 과정은 우리의 우정을 더욱 친밀하게 하고 우리의 고육관과 임상 경험들을 다시 한번 생각하게 했습니다.
본문에 제공된 정보가 여러분들의 전문적인 분야에서 도움이 되고,
환자들에게 제공하는 운동처방에 최대한 활용할 수 있기를 바랍니다.

우리는 집약적인 오랜 작업 과정 등안 우리 가족들의 지원, 인내 및
에너지 제공에 감사드리며 우리 가족에게 이 책을 바칩니다.

Greg and the Dunleavy, Johnstone, and Smith 가족에게.

Kim

Ken, Miye, and Tyler에게.

Amy

공헌자 CONTRIBUTORS

Kim Dunleavy, PT, PhD, MOMT, OCS, FNAP
Board-Certified Orthopedic Clinical Specialist
Director of Community Engagement and Professional Education
Clinical Associate Professor
Department of Physical Therapy
College of Public Health and Health Professions
University of Florida
Gainesville, Florida

Krissa Gorman, PT, DPT*
Physical Therapist
UF Health Rehab Center at the Orthopaedic and Sports Medicine Institute
Gainesville, Florida

Kevin Lulofs-MacPherson, PT, DPT, FAAOMPT
Board-Certified Orthopedic Clinical Specialist
Clinical Lecturer
Department of Physical Therapy
College of Public Health and Health Professions
University of Florida
Gainesville, Florida

William F. McGehee, PT, PhD
DPT Program Director
Department of Physical Therapy
College of Public Health and Health Professions
University of Florida
Gainesville, Florida

Jason Roberts, PT, CSCS
Senior Physical Therapist
Rehabilitation Institutes of Michigan
Detroit, Michigan
Equilibrium Studio
Bloomfield Hills, Michigan

Amy Kubo Slowik, PT, CSCS
Senior Physical Therapist
Rehabilitation Institute of Michigan
Detroit, Michigan
Equilibrium Studio
Bloomfield Hills, Michigan

* Contributed Case Study 11.3.

서 문 PREFACE

인간의 활동과 움직임 전문가로서 물리치료사가 가지고 있는 독특하고 필수적인 역할 중 하나는 치료적 운동을 처방하는 것이다. 만성적인 건강 상태, 진통제 남용 및 긴장이 지속되는 시대에 개별 환자를 위해 특별히 선택된 운동을 짧은 시간 동안 그리고 제한된 방문으로 운동 선택, 수정, 교육 및 평가할 수 있는 것이 점점 더 중요해지고 있다. 다양한 운동이 재활에 사용될 수 있으며, 환자의 요구에 맞는 적절한 운동 유형과 강도를 선택하는 것은 복잡하다. 적절한 치료적 운동을 가르치고 조절하는 것은 놀라울 정도로 어려울 수 있으며, 복잡하기 때문에 실제 상황에 이론적 내용을 적용하지 않고는 알아내기가 어렵다.

이 텍스트는 초급 수준 및 지속적인 교육 환경에서 치료적 운동을 가르치는 어려움에서부터 비롯되었으며, 치료적 운동 처방 이면에는 추론을 보다 명확하게 이해하고 대체 운동 및 교육 팁의 도구 상자들을 확장하고자 하는 학생들의 질문에서 시작되어 개발되었다. 우리는 학생들이 운동을 선택하고 운동을 교육하는 것이 단순할 수 있지만 동시에 환자들의 장애를 해결하고 기능을 회복하는 데 도움이 되는 기초 지식들을 적절하게 선택하고 미세하게 조절 및 수정하는데 어려움을 겪는 것을 지켜보았다. 치료적 운동처방의 기본 개념을 요약된 형식으로 제시하고, 사례와 그림을 사용하여 내용을 환자 상황에 적용하고, 독자에게 안전 및 예방 조치, 점진적 운동 강도 등을 책 전반에 걸쳐 내용을 적용했다.

본문은 두 부분으로 나뉘며 각각 다른 형식으로 구성되어 있다. 처음 8개 장은 관련된 기초 내용과 개념을 요약하고, 마지막 3개 장은 자세한 사례들의 설명이 포함된 기준서 역할을 한다. 우리는 내용들을 간결하고 유용한 형식으로 콘텐츠를 제공하려고 노력했다. ICF(International Classification of Functioning) 모델을 사용하여 예방책 SINS(심각도, 과민성, 자연 및 병기), 조직 치유, 생체역학 및 조건 범위와 같은 개념을 임상 상황에 적용하여 독자가 임상 추론에 참여할 수 있도록 돕는 일반적인 환자 사례들을 통합했다.

조직 치유 및 생체 역학의 개념과 ICF 모델의 적용이 1장에서 3장까지 소개되고, 관련 검사 및 운동 매개변수에 대한 요약이 4장과 5장에서 이어진다. 움직임이 부족하거나(저가동성) 또는 정상 한계를 초과한(과가동성) 상황과 추가로적으로 신경근 지지가 요구되는 내용들을 다뤄다. 이 장에서도 논의되는 반복적인 긴장과 의상 또는 수술 병력에 대한 손상 패턴의 대조는 근골격 손상 후 회복에서 심리적 요인의 중요성을 반영한다. 보상 작용, 비정상적인 움직임 패턴 또는 통증이 있는 상태에서 움직임을 가르치거나 재학습하는 원리는 7장, 8장에서 치료적 운동 선택의 결과를 평가하는 방법을 다룬다. 콘텐츠의 적용은 비디오와 일러스트레이션으로 더욱 지원된다.

워크북 형식으로 제공되는 마지막 세 장은 하지, 상지, 척추를 다룬다. 부위 별 생체 역학 및 기타 중요한 개념은 재활 목적으로 자주 사용되며, 가동성 범주 및 외상 범주 별로 구성된 운동에 대한 사례들이 뒤따른다. 운동은 수정, 점진적 부하, 대체 방안, 교육 요령 및 일반적인 보상 작용들과 함께 설명된다. 전체 사례 연구는 워크북의 각 섹션 끝에 제시되며, 이러한 기술을 개발하고 환자와 함께 운동을 실천하기 위한 플랫폼으로서 개념 및 원칙의 선택 및 적용에 대한 설명이 제공된다.

우리는 이 책이 독자들에게 운동 처방에 대한 다양한 관점에서 보고, 기본 개념을 사용하여 임상 추론 과정을 통합하고, 결과적으로 환자들에게 효율적인 결과들이 촉진될 수 있는 기회를 제공하기를 진심으로 바란다.

Kim Dunleavy, PT, PhD, MOMT, OCS, FNAP
Amy Kubo Slowik, PT, CSCS

감사의 글 ACKNOWLEDGMENTS

이 책은 시간과 전문성을 아낌없이 제공한 동료, 친구, 가족들의 기여가 없었다면 불가능했을 것이다. 우리는 그들의 시간과 의견을 자유롭게 제공한 모든 사람들에게 감사드립니다.

챕터에 기여한 분들께 감사드립니다. Kevin Lulofs-MacPherson, PT, DPT, OCS, FAAOMPT; William McGee, PT, PhD; 및 Jason Roberts, PT, CSCS; 11장의 사례 연구를 위해 Krissa Gorman, PT, DPT도 감사합니다. 또한 챕터를 검토한 사람들에게도 감사드립니다. Mark Bishop, PT, PhD, FAPTA; Alaine Blessman, PT, Brittany Britt, PT, DPT; Melissa Clarke, PT, DPT; Brooke Denninghoff, PT, DPT; Kelsey Diaz, PT, DPT; Brittany Forster, PT, DPT; Steven George, PT, PhD, FAPTA; Margaret Halsey, PT, DPT; Kelly Hardesty, PT, DPT; Jessica Herring, PT, DPT; Jaclyn Jefferson, PT, DPT; Heather Kalafarski, PT, DPT; Kristi Kirby, PT, DPT; Monica Lim, PT, DPT; Gloria Miller, PT, PhD; Jeffrey Peckins, PT, DPT; Alexandra Perry, PT, DPT; Savannah Smith, PT, DPT; Rachael Studer-Byrnes, PT, DPT, NCS; Scott Venkatamaran, PT, DPT; 특히, Dr. Derrick Sueki, PT, PhD, OCS는 이 책의 기초 챕터에 대한 포괄적인 리뷰를 제공했습니다.

우리는 또한 동료, 학생 및 환자가 이 책의 내용과 형식에 끼친 영향에 대해 감사하고 인정합니다. 대학 및 대학원생 모두를 가르치는 특권은 우리의 생각을 형성하고 책에서 추론 과정을 설명하기 위해 사용한 개념을 제시하는 데 도움을 주었습니다. Equilibrium Pilates Studio 및 Merrithew Stott Pilates가 제공한 기회는 필라테스 고객과 협력하고 재활 필라테스 및 필라테스 인증 과정을 가르치는 동안 교재 목록을 구축하는 데 영감, 구조 및 형식을 제공했습니다. 우리는 이러한 과정에 제공되는 정보가 워크북 장에 있는 설명, 대체 운동 및 교육 팁의 일부에 구성되어 있다는 것을 인정합니다. 우리의 환자들은 생각과 방향을 자극하고, 목표에 대해 우리를 신뢰하고, 책을 저술하는 동안 우리를 지원했습니다. 또한 대학원 교육 기간 동안의 멘토와 강사인 William Bandy 박사, Rob Tillman 박사 및 수많은 교육 강사에게도 감사드립니다.

또한 미디어와 사진을 위한 공간과 시청각 지원을 제공한 Wayne State University 및 University of Florida의 물리치료학과와 Kinetix 물리치료 센터의 지원에 감사드립니다. 이 책의 제안을 시작한 Kathy Falk, Jolyn Gower, Christie Hart의 격려와 지원, 비전이 없었다면 불가능했을 것입니다. 기초 챕터의 편집 지원을 제공한 Linda Wood와 후반 제작 단계에서 도움을 준 Elsevier의 Laura Schmidt, Lauren Willis, Doug Turner에게 감사드립니다.

많은 수의 프로젝트를 담당한 Wayne State University의 Erick Sprout, PT, DPT와 University of Florida의 Thad Boucher, PT, DPT에게 매우 특별한 감사를 드립니다. 사진 및 비디오.

모델로 봉사하거나 미디어 촬영을 도와주신 모든 분들께 감사드립니다!

- At Wayne State University: Mathew Briscoe, Susan Clayton, Shauna Cook, Ann Duff, Timothy Duff, Dale Knuth, Melissa Kutchek-Potts, Peter Lichtenberg, Selim Mahutomvic, Eric Sanders, Mathew Schwartz, Rachael Stebbins-Billingsley, and Tim Wiater.
- At the University of Florida: Lynne Arthur, Erik Black, Thad Boucher, Christopher Bruscato, Jonathan Castro, Christina Chan-Pong, Sung Cho, Robert Christy, Melissa Clarke, Ashleigh Coffman, Katie Dewar, Josh Elam, John Evanich, Kim Fasano, Abigail Garner, Ashley Gibbens, Macy Gill, Jodi Gilles, Paula Gomes, Rebecca Gordon, Mark Green, Sarah Guidry, Kelly Hardesty, Josh Hare, Jessica Herring, Jaclyn Jefferson, Karen Kilgore, Kristi Kirby, Stephen Lagor, Kevin Lulofs-MacPherson, Mark Miller, Gabriela Nunez, Jeffrey Peckins, Kamryn Pederson-Buck, Ganga Sheth, Brittny Silke, Gregory Smith, Savannah Smith, Minsuk Song, Jeremy Steiner, Alex Wietrzykowski, and Brandon Wilson.

또한 Josh Cooper, Theresa Chmielewski, David Cox, Derek Drake, Cleone Dunleavy, Ian Dunleavy, Nina Dunleavy, Roxy Dunleavy, Mathew Ford, CJ Gonzalez, Anna Heinzman, Jessica MacWilkinson, Janie Ottenbreit, Arthur Smith, and Zari Whittaker는 미디어를 제공하거나 매체 제작에 기여한 분들입니다.

Kim Dunleavy, PT, PhD, MOMT, OCS, FNAP

Amy Kubo Slowik, PT, CSCS

역자서문 TRANSLATOR PREFACE

임상에서 다양한 근골격계 질환자들을 치료적 중재를 하면서 환자에게 어떤 운동을 시켜야 하고, 운동 강도를 어느 정도 줘야 증상이 호전될까하는 고민을 굉장히 많이 했었다. 이런 고민을 가지고 계속 근무하면서 1990년대 후반부터 운동처방이라는 용어를 접하고, 환자 각 개인에 맞는 운동 강도 및 시간, 빈도 등을 처방해야 한다는 생각으로 운동처방에 관심을 가지고 부족하지만 환자의 증상에 맞는 운동처방을 하고자 병원에서 시도했었다. 많은 참고 서적들이 부족한 시기였기에 운동관련 책들을 보면서 운동 형태 및 운동을 어떻게 시켜야 하는지를 배우면서 임상에서 직접 적용했던 시기가 있었다.

최근에는 운동처방이란 단어가 건강한 사람들의 건강증진 및 생활습관성 질환을 예방하기 위해 운동전문가들이 사용하고 있으며, 근골격계 질환을 전문으로 진료하는 병원에서는 전문 운동치료 센터를 운영하면서 환자 개인에 맞는 치료적 운동치료를 실시하면서, 운동처방을 실시하는 병원들이 증가하고 있다. 이런 이유 때문에 근골격계 전문가들에게 도움이 될 수 있는 운동처방에 대한 전문서적들의 필요성이 증가되고 있다. 본문에 제공된 이론 및 구체적인 사례들이 많은 전문가들에게 도움이 되고 환자 또는 고객들에게 제공하는 운동처방에 최대한 활용되기를 바랍니다.

이 책은 1부, 2부를 크게 분류할 수 있는데, 1부는 운동처방에 필요한 이론적인 개념 및 평가 등이 서술되었고 2부는 실질적인 운동처방을 위해서 하지, 상지 및 척추로 분류해서 각 동작에 대한 자세한 목적 및 자세, 운동 방법, 운동 강도 증가 방법 등을 자세히 서술되어 있어 근골격계 질환 환자들을 직접 운동치료 시키는 운동 전문가 및 치료사, 학생들에게 큰 도움이 될 수 있을 것으로 생각한다.

이 책이 번역되기까지 항상 긍정적이고 진솔한 마음으로 조언해주신 분들과 번역진 모든 분들께 감사드리며, 특히 영문출판사 박병조 사장님을 비롯한 직원분들께 감사드립니다.

대표역자 **한 상 완**

차례 CONTENTS

제1부 치료적 운동 처방에 대한 기초

제2부 치료적 운동 처방 워크북

PART I

치료적 운동 처방에 대한 기초

Foundations for Therapeutic Exercise Prescription

치료적 운동처방 책에서 처음 8개 장은 치료적 운동 형태를 선택, 수정, 교육 방법 및 평가하는데 필요한 기본 개념에 대한 요약을 제공한다. 기본 단원들의 범위는 책 앞부분에서 소개한 정보를 통합하고 적용함으로써 점진적으로 확장된다. 이 단원은 포괄적인 논의를 제공하기 위한 것이 아니라 활용 가능하고 전문적으로 인정되는 실기에 대한 요약으로 제공된다. 이 내용은 쉽게 참고할 수 있도록 요약상자와 함께 장에서 제시된 개념을 설명하거나 이전 장의 내용을 보강하는 간략한 임상 사례로 뒷받침된다. 사례는 추론 과정, 국제 기능 분류 모델의 사용, 회복 단계 및 진전을 설명한다. 임상적 사례는 워크북(9-11장 참조)에서 찾아낸 특정 운동을 참조하며 여기서 전체 사례 연구는 각 섹션의 마지막에 제시된다. 삽화는 본문 전체에 걸쳐 상세한 운동을 보여준다.

1장에서는 객관적인 검진과 검사를 시작하기 전에 환자의 병력 및 주호소로부터 발생하는 조직 손상 단계의 심각성, 자극성, 특성을 평가하고 예방책 및 금기증의 중요성을 소개한다.

2장에서는 외상과 반복적 긴장 사이에 조직 손상의 차이점과 다양한 유형의 조직에 대한 치유 및 조직 회복 단계를 설명한다. 재생을 위한 최적의 자극을 적용하면서 과도한 조직 부하를 제한하기 위해- 스트레스-스트레인, 분포, 방향 및 힘 유형, 열린 및 닫힌 사슬 움직임 및 균형 -에 대한 각각의 개념에 대한 적용도 제시된다.

미국물리치료협회의 환자 관리 모델 및 국제 기능 분류- 둘 다 3장에서 소개됨 -손상, 활동제약, 참여 제한 사이의 연결을 논의하기 위한 프레임을 사용한다.

4장에서는 조직 긴장 검사, 정적 및 동적 정렬, 움직임 보상 분석을 사용하여, 평가에 대한 의미에 대해 논의하면서 선택된 검사 기법을 설명한다. 근 활성도, 근력, 힘, 균형 및 협응에 대한 운동검사도 제공된다.

5장에서는 운동 검사와 운동 유형 및 매개 변수(즉, 자세, 강도 및 기능적인 요구 사항)에 대한 처방을 포함하여 사전에 소개된 개념들을 포괄적으로 논의한다.

6장에서는 운동 처방의 이면에 있는 근거들을 제공하기 위해 내용들을 5가지 범주로 분류한다. 가동성 손상(저가동성 대 과가동성), 손상 기전 관련(반복적인 염좌 대 외상/수술), 그리고 다른 범주보다 더 많은 영향을 미치는 심리적 요인을 가진 개인에 대한 처방들을 논의한다.

7장에서는 운동 처방을 설명하고 동작패턴을 수정하며 환자에게 동기를 부여하는 운동 치료 방법 및 운동 처방의 중요성을 강조하기 위해 교육법 및 학습전략과 운동학습을 활용한다.

8장은 결과를 평가하는 방법의 프레젠테이션으로 기초 섹션을 마무리한다.

1

재활을 위한 치료적 운동 개요

Introduction to Therapeutic Exercise for Rehabilitation

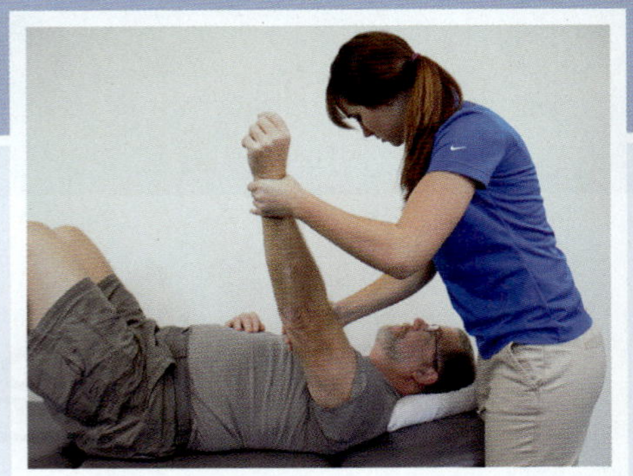

목표

이 장을 읽으면 다음과 같은 일을 수행할 수 있다.

1. 최대 기능 회복을 증진하고 추가 부상을 방지하기 위한 환자의 재활 과정에서 치료적 운동의 역할을 설명한다.
2. 환자 관리 모델의 구성 요소를 정의한다.
3. 치유 단계를 설명한다.
4. 주의사항 및 금기증에 대한 예시를 정의하고 제공한다.
5. SINS(심각성, 자극성, 특성, 단계) 구성요소를 정의하고 주호소, 환자 병력 및 진단 정보가 치료적 운동의 선택과 기법 수정에 어떻게 사용되는지 설명한다.
6. 운동의 유형을 정의하고 설명한다.

재활에 대한 치료적 운동의 사용 USE OF THERAPEUTIC EXERCISE FOR REHABILITATION

치료적 운동은 부상, 컨디션 저하 또는 질병에 따른 재활 프로그램의 필수 구성 요소이다. 이 교재는 기능 회복 및 회복을 증진하기 위해 근골격 질환에 대한 치료적 운동의 사용을 강조한다. 치료적 운동은 종종 다른 중재들과 함께 사용되며 임상 환경에서 교육된다. 개별 관리에서 퇴원한 후 환자는 클리닉이나 집에서, 혼자 또는 조직화된 그룹에서 운동을 계속할 수 있다. 일부 운동은 간단해 보이지만 환자는 종종 운동을 바르게 수행하는 방법을 배우는데 어려움을 겪는다. 잘못된 자세에서 운동하면 최적의 결과가 나오지 않으며, 손상된 부위에 지속적인 스트레스를 가하는 목표가 된 약한 근육과 움직임 패턴을 강한 근육으로 대체한다. 안전하고 효과적인 치료적 운동에는 숙련된 교수법과 가르침 전략이 필요하다. 운동 처방은 보통 복잡한 과정이며 지속적인 모니터링과 임상적 추론이 필요하다. 운동 전문가로서 치료사는 각 개인의 필요에 맞는 운동을 선택하고 반응에 따라 처방을 조정해야 한다.

치료적 운동 처방의 필수 측면에는 (1) 환자가 진행됨에 따라 반복적으로 조정되는 개별 목표 설정, (2) 기본 개념에 따라 적절한 운동 선택, (3) 환자의 운동 수행능력 평가 및 적절한 운동 강도 선택, (4) 환자에게 안전하고 효율적으로 운동을 수행하도록 교육하고 (5) 운동에 대한 반응을 모니터링하고 평가한다. 치료사는 또한 환자가 최고의 잠재력에 도달하도록 격려하는 코치 역할을 한다. 운동에는 셀 수 없이 많은 변형이 있으며 치료사는 정해진 운동 프로토콜만을 사용하는 것이 아니라 환자에게 맞는 운동 프로그램을 만들 수 있는 독특한 기회를 가진다. 프로토콜은 유용한 가이드와 치유 시간의 틀을 제공하지만, 안전한 운동 처방의 원칙을 적용하면 치료사가 환자를 위한 맞춤형 운동 프로그램을 처방할 수 있다. 이 교재는 모든 것을 포함하는 완전한 운동 목록이 아니며 엄격한 가이드를 포함하지 않는다. 오히려 그 내용과 개념과 사례 연구 사례에 대한 적용의 목적은 운동 처방, 교육 및 평가에 필요한 사고 과정과 의사 결정을 위한 체계를 제공하는 것이다.

환자 관리 모델 PATIENT MANAGEMENT MODEL

미국 물리치료 협회의 *물리치료 실습 가이드*에 설명된 환자 관리 모델의 요소는 중재 범주에 중점을 두고 이 텍스트(표 1.1)에 사용된다.[1] 물리치료사는 병력, **체계적 검토**, 장애 및 활동의 정도 또는 참여 제한을 결정하기 위한 **검사 및 측정**을 포함한 **검진**을 수행한다. 4장에서는 몇 가지 검진 기법을 다룬다. 그러나 이것이 본 교재의 중점이 아니기 때문에 독자는 Magee의 *정형학적 신체 평가*[2], Magee 및 Sueki의 *정형학적 신체 평가 아틀라스*[3], Reese와 Bandy의 *관절 운동 범위 및 근 길이 검사*[4]와 같은 다른 교재를 참조한다. *Netter의 정형학적 임상 검사: 근거 기반 접근 방식*[5]에서 특정 검사 기법에 대한 자세한 내용을 참조한다. **평가 과정**에는 검사 결과를 해석하고 병리학을 고려하여 물리치료 **진단**을 공식화한다. 의학 진단은 종종 표준화된 ICD(International Classification of Disease) 코드[6]를 사용하여 설명되며, 현재 데이터 기록을 위해 모든 의료 환경에서 사용된다. 진단은 환자의 문제를 설명하는 데 도움이 되며 일반적인 병리 또는 부상에 대한 근거와 지식을 기반으로 회복을 위한 가능한 **예후**를 제안한다. 진단은 또한 완전히 피해야 하거나(**금기**) 제한 및 모니터링(**예방**)해야 하는 움직임, 힘 또는 위치를 감별하는 데 도움이 된다. 금기 사항과 예방 조치를 감별하는 것은 환자 안전의 핵심이며 초기 운동 검사를 포함한 특정 검사를 수행하기 전에 이루어져야 한다.

이 교재는 질병, 장애 또는 부상과 관련된 병리 관련 정보에 대한 지식과 치료적 운동 중재를 개발하기 위한 검사 및 측정의 결과를 사용하는 것을 강조한다. **평가** 과정에서 물리치료사는 환자의 기능적 결함 또는 장애에 기여하는 관련된 손상을 식별한다. 이 교재는 국제 기능, 장애 및 건강 분류 (ICF) 모델을 체계로 사용한다.[7] 환자의 **활동 제한**(작업 수행의 어려움) 및 환자의 사회적 상호 작용 능력에 영향을 미치는 **참여 제한**(생활 상황과 관련된 활동의 어려움)에 직접적인 영향을 미친다고 가정된 **손상**(신체 기능 문제)이 우선 순위가 지정되며, 목표는 직접적인 치료로 설정된다. 손상, 활동 제한 및 참여 제한을 포함한 모든 평가 결과는 보다 상세한 물리치료 진단, 환자 문제 목록 및 환자별 목표를 결정하는 데 도움이 된다(그림 1.1 및 글상자 1.1). 이러한 관계는 3장에서 설명한다.

진단 외에도 치료사는 **중재** 선택을 안내하기 위해 상대적 심각성, 과민성, 특성 및 단계를 고려해야 한다(이 장 뒷부분의

표 1.1 치료적 운동 처방에 대한 환자 관리 모델의 요소[1]

요소	과정	결과
검진	다음을 포함한 검사 및 측정을 사용하여 환자로부터 정보를 수집하는 과정: • 주관적 병력 • 체계적 검토 • 검사 및 측정 • 기능적인 평가	진단 다른 의료인에게 의뢰하거나 상담할 필요가 있는지 여부와 함께 예방 조치 및 금기 사항이 결정된다. 손상, 활동 제한 및 참여 제한 간의 상대적 우선 순위 및 연결 결정 (정의는 글상자 1.1, 구성 요소에 대한 설명은 3장 참조)
평가	검사 및 측정 결과의 임상적 판단 및 해석	예후 공식화(개선 가능성) 일정, 목표 및 치료 계획 개발
중재	운동의 선택, 전달 및 조정 숙련된 교육 및 환자 수행 코칭	초기 평가 결과를 바탕으로 개인별 운동 처방을 도출하고, 지속적으로 모니터링하여 내성에 따라 운동을 진행하거나 수정해야 하는지 판단한다.
결과	손상 해결, 기능적 능력 또는 사회 참여 능력 향상을 포함한 결과 측정	결과를 규범 데이터 및 유사한 기능 장애를 가진 환자에 대한 결과와 비교할 수 있다. 결과는 또한 다음 단계로 진행하기 위한 결정과 중재의 효과에 대한 반영에도 도움된다.

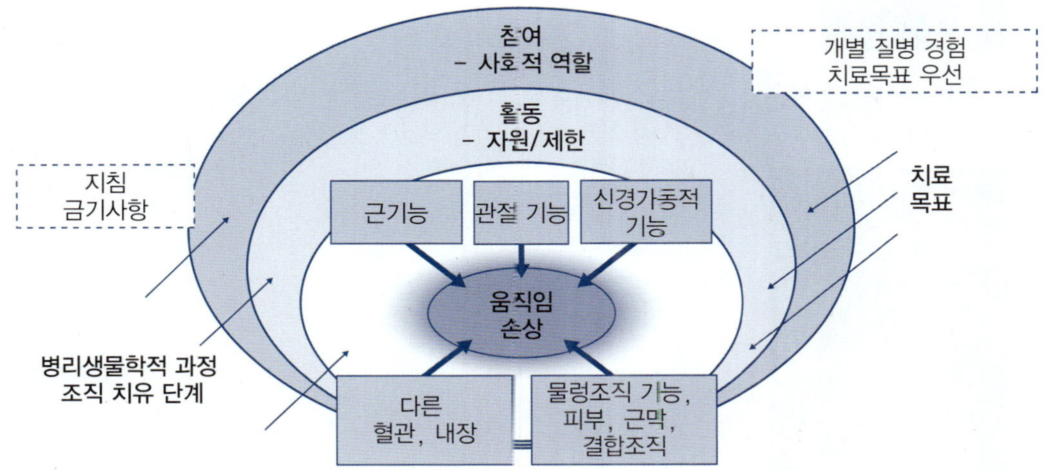

그림 1.1 손상, 활동 제한 및 참여 제한. (From Hengeveld E, Banks K. *Maitland Peripheral Manipulation*. 5th ed. Edinburgh: Churchill Livingstone Elsevier; 2014)

SINS(심각성, 과민성, 특성, 단계) 섹션 참조). 손상 및 활동 제한의 정도와 관계는 **단기** 및 **장기 목표**를 개발할 때 고려되며 **치료적 운동 유형** 및 **운동 매개 변수**에 대한 가이드 선택은 5장에서 논의된다. 마지막으로, 환자의 손상 및 기능적 활동 제한은 특정 간격으로 또는 퇴원 전에 개선을 반영하기 위해 어떤 유형의 **결과 측정**(8장에서 논의됨)을 사용할 것인지 결정하는 데 도움이 될 것이다.

글상자 1.1 손상, 활동 제한 및 참여 제한

손상: 신체 기능(생리적) 또는 구조적 문제(해부학)
활동 제한: 작업 수행의 어려움
참여 제한: 개인의 생활 상황(사회적 상호 작용, 일, 가족 또는 지역 사회 활동)에 관여하는 데 어려움이 있다.

표 1.2 예방 조치 및 금기 사항의 예

예방의 형태	진단	예방	방법/조치
심혈관 금기 사항 및 예방 조치			
심혈관 금기사항	급성 협심증	극심한 피로, 발한, 어깨 또는 가슴 통증의 징후로 운동을 하지 않거나 운동을 중단함	운동을 시작하지 않거나 중단한다: 진료를 의뢰함
	심한 고혈압	수축기 혈압이 200mmHg 이상 또는 80mmHg 미만이거나 확장기 혈압이 100mmHg 이상인 경우 운동을 금지함[8,9]	운동을 시작하지 않는다: 진료를 의뢰함
심혈관 예방사항	고혈압(150/90)	극심한 피로, 발한, 어깨 또는 가슴 통증의 징후로 운동을 하지 않거나 운동을 중단함 혈압이 10mmHg 이상 증가하면 운동을 금지함	운동 전, 운동 중, 운동 후 심혈관 반응을 모니터링 함
수술 후 예방 조치			
인공엉덩관절 전치환술 예방	후방 인공엉덩관절전치환술[a]	엉덩관절 굽힘>90°는 피함, 중간선 교차 모음 및 안쪽 돌림	90° 이상 엉덩이를 경첩하지 않는 운동을 선택함 엉덩관절 굽힘 또는 굽힘-모음 조합의 90° 이상으로 둔부 또는 햄스트링 스트레칭 없음 기능 전환에 대한 주의(앉아서 일어서기, 바닥으로 이동) 운동 장비 설정은 조정이 필요할 수 있음(고정 자전거의 좌석 올리기) 그림 1.2 참조.
체중 지지	내부 고정을 통한 양쪽 복사뼈 골절 치료[b]	8주 동안 비체중 부하, 석고붕대 부츠 및 충분한 치유 후 부분 체중 부하(50%)가 8주에 가능함	힘의 양을 확인하기 위해 척도 사용 보조 장치 또는 평행봉을 사용하여 힘을 줄이고 분산시킴

표 1.2 예방 조치 및 금기 사항의 예 - 계속

예방의 형태	진단	예방	방법/조치
낙상 방지	안정 후 낙상 위험 높음	자세를 바꾸는 동안 어지럼증이나 현기증을 모니터링 낙상 방지 주의 사항	운동 전 및 자세 변경 전에 혈압 모니터링 자세를 변경하는 동안 또는 자세를 변경할 때 환자 모니터링 자세 변경과 함께 증상이나 혈압이 떨어지는 경우 보호대 및 보행 벨트
외상 후 금기 사항			
구조적 손상과 관련된 금기 사항 선별	낙상 후 잠재적 골절	종창, 체중지지 불능, 극심한 통증 또는 양성 선별 검사가 있는 경우 골절 가능성을 배제하기 위한 전체 검사	추가적인 의료 승인 절차를 참조함
		편타증 후 인대 이완 가능성	경추 인대 이완 검사(알라 인대 검사, 위 목뼈 가동성 검사)
		가능한 척추 동맥 증후군	척추 동맥 검사
치유 구조물 보호: 예방 조치			
과도한 움직임 방지	무릎 안쪽 곁인대 중등도 열상	체중 부하 운동 중 바깥굽음 힘을 디함	각도 모니터링(치료사) 거울을 사용하여 환자에게 바깥굽음에 대한 관찰을 가르침 보조기[c] 안쪽 구조에 국한된 힘을 피하기 위해 시상면에서 단일 평면 동작을 선택함
특정한 힘의 방향을 피함	발목 가쪽 인대 중등도 열상	인대가 완전히 늘어나지 않도록 함(발바닥 굽힘 및 안쪽번짐: 부상을 일으키는 흔의 방향[d]	탄력 저항에 대한 운동으로 가쪽 인대에 스트레스를 주지 않는 범위와 움직임(중립 시작 위치, 중간 위치, 완전한 가쪽번짐으로 이동), 인대가 안쪽번짐 및 발바닥 굽힘으로 완전히 늘어나는 것을 방지함(부상을 초래한 자세) (임상 사례 2.1 및 2.2를 참조)
장력 제한	아킬레스 힘줄의 부분 열상	조직 강도를 초과하는 힘으로 힘줄이 완전히 늘어나지 않도록 함	힘줄 길이의 중간 위치까지 범위 제한(임상 사례 2.3 참조) 힘의 양을 제한함(2장에서 응력-변형 곡선 참조)

[a] Figure from Patton K, Thibodeau G. 건강과 질병에서. 6th ed. St. Louis, MO: Elsevier; 2014, p 193.
[b] Figure from Rynders SD, Hart JA. 건강과 질병의 인체. St. Louis, MO: Elsevier Saunders; 2013, Fig 8.15.
[c] Figure from Manske RC. 준의사를 위한 기본적인 정형학적 관리. 4th ed. St. Louis, MO: Mosby; 2016, Fig. 9.1.
[d] Figure from Manske RC. 물리치료사 보조를 위한 기본적인 정형학적 관리. 4th ed. St. Louis, MO: Mosby; 2016, Fig. 17.1

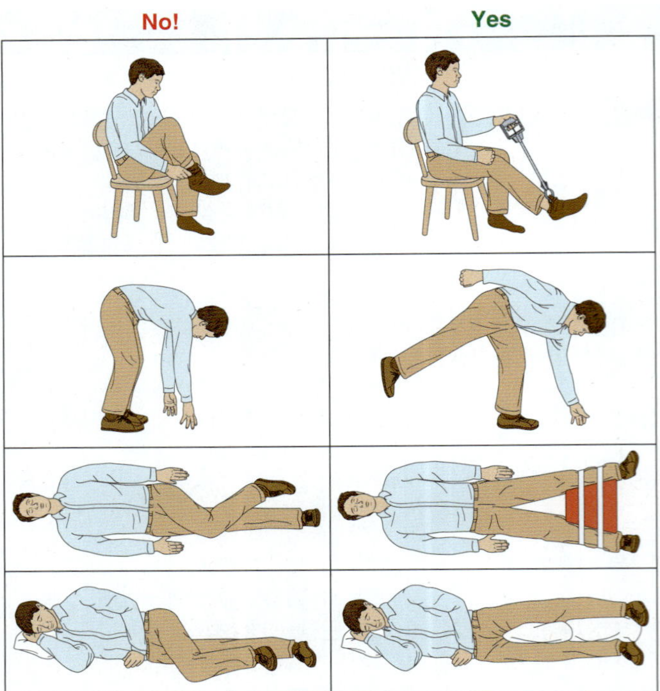

그림 1.2 엉덩관절전치환술 운동. (Cameron MH, Monroe LG. *신체 재활 근거 기반 검진, 평가 및 중재*. Philadelphia: Saunders; 2007, Fig. 10.5.)

> **글상자 1.2 금기 사항과 예방 조치**
>
> **금기 사항**: 방향과 동작의 정도, 힘의 정도 또는 추가 피해를 방지하거나 구조물이 치유될 수 있도록 완전히 피해야 하는 기타 힘과 관련된 요소. 심혈관 금기 사항은 심혈관계에 대한 과도한 스트레스를 예방하는 데 사용됨.
>
> **예방 조치**: 구조물이 치유될 수 있도록 제한되어야 하는 방향 및 동작의 정도, 힘의 양 또는 기타 힘과 관련된 요소. 예방 조치는 더 심각한 손상을 배제하거나 운동에 대한 반응을 평가해야 할 필요성과 관련될 수도 있다. 기타 예방 조치는 피해, 손상 또는 낙상 예방과 같은 부작용을 방지하는 것이다.

금기사항 및 주의사항
CONTRAINDICATIONS AND PRECAUTIONS

가장 중요한 작업 중 하나는 **금기**사항을 구별하는 것이다(검사를 중단하고 다른 제공자에게 의뢰함). 또는 예방 **조치**(추가되거나 새로 발생하는 조직 손상을 방지하기 위한 요구 사항)(표 1.2 및 글상자 1.2). 금기사항 및 예방 조치는 평가 과정 초기에 결정되어야 한다. 증상 및 병력에 대한 철저한 검토를 통해 심각한 병리나 다른 전문가에게 의뢰할 이유를 제외해야 한다.[8] 금기 사항은 움직임이나 운동으로 인해 심각한 중대성이 발생할 수 있음을 나타내는 요소이다. 예를 들어, 환자가 급성 협심증 또는 극도의 고혈압과 일치하는 증상이 있는 경우 모든 운동을 금지하고 환자를 위한 의학적 치료를 의뢰한다. 환자에게 중등도의 척추 골다공증이 있는 경우 저항에 대한 척추 굽힘 또는 장기간의 굽힘은 금기이지만 저항이 낮은 지지 자세에서 운동은 가능하다.

주관적 병력 중에 예방 조치를 확인하면 검사 절차를 수정하거나 피할 수 있다. 예방 조치의 예는 최근 엉덩관절 전체를 후방 수술로 대치한 환자에서 엉덩관절 굽힘을 90° 이하로 제한하여 뒤쪽 엉덩이 관절낭이 늘어나는 것을 방지하는 것이다. 따라서 물리치료사는 이 환자의 초기 평가 동안 엉덩관절 굽힘 운동범위가 90°를 넘어서는 측정을 시도하지 않는다. 예방 조치 및 금기 사항은 환자가 보고한 주관적 정보, 병리적 지식, 환자의 의료 및 수술 기록에서 파생된 추가 진단 또는 병리의 가능한 식별을 기반으로 공식화된다(표 1.2 참조). 절개에 대한 수술 후 치유 요구 사항을 기반으로 하는 일반적인 예방 조치가 있으며 다른 것들은 조직 손상의 유형 및 정도와 관련이 있다. 추락 및 체중 부하 예방 조치는 부상을 방지한다(표 1.2 참조). 금기 사항 및 예방 조치는 고혈압 또는 심장 질환과 같은 동반 질환(기타 의학적 상태)과 관련될 수도 있다.[8,9,10] 대부분의 금기 사항과 예방 조치는 치유의 초기 단계에서 매우 중요하지만 의학적 동반 질환과 관련된 예방 조치는 재활 과정 전체에서 따른다.

> **글상자 1.3 SINS**
>
> 약어 SINS(Severity, Irritability, Nature, Stage)는 초기 운동의 강도와 난이도를 판단하는 데 유용하다.
> - **S** = 심각성(더 큰 심각성 - 운동 선택에 더 주의를 요함)
> - **I** = 과민성(더 큰 과민성 - 운동 선택에 더 주의를 요함)
> - **N** = 특성(허용되거나 회피되는 힘의 유형에 영향을 미치는 병리학적 요소, 진단 및 동반 질환과 관련된 예방 조치 및 금기 사항을 준수)
> - **S** = 단계(치유 단계 - 운동 유형을 결정하고 손상 또는 기능 회복에 초점을 맞추는 데 사용)

심각성, 과민성, 속성(특성 nature), 단계
SEVERITY, IRRITABILITY, NATURE, STAGE

약어 SINS(글상자 1.3)를 사용하여 초기 운동 선택의 강도와 어려움을 결정할 수 있다. 문진에서 치료사는 병력, 관련 의료 검사, 증상 및 움직임과의 관계를 포함하여 환자로부터 정보를 수집한다. 치료사는 인터뷰 결과와 접수 양식 및 검증된 도구를 사용하여 환자 인터뷰를 보완하고 추가 검사를 계획하는데 도움이 되는 초기 가설을 결정한다. SINS 약어는 검사가 신중해야 하는지 아니면 좀 더 적극적일 수 있는지에 대한 조기 임상적 판단에 도움이 될 수 있다.

심각성 Severity

심각도는 일반적으로 보고된 통증의 양에 따라 결정되지만 물리적 손상의 정도에 따라 결정될 수도 있다. 증상이나 손상의 심각성이 클수록 초기 운동 선택이 더 신중해야 하며 운동 진행을 천천히 해야 한다(임상 사례 1.1). 예를 들어, 외과적 고정이 필요한 골절 후 회복 중인 환자는 뼈의 치유 정도를 고려하여 신중하게 진행된다. 경미한 발목 염좌가 있는 환자는 중등도의 발목 인대 손상이 있는 환자보다 빨리 진행될 수 있다.

과민성 Irritability

과민성은 환자의 증상이 얼마나 쉽게 악화되는지에 대한 개념이다(임상 사례 1.2). 쉽게 발현되는 증상을 가진 환자는 보존적 초기 운동 계획의 이득을 받을 수 있고, 증상이 특정 움직임이나 자세에서 나타나지 않을 때까지 느리게 진행한다. 반대로, 과민 반응이 낮은 환자는 더 높은 수준의 운동에서 검사를 받거

임상 사례 1.1 심각성: 발목 인대 파열의 정도

환자 A

환자 A는 조깅하는 동안 경미한 발목 염좌(1등급, 그림 A 참조)를 겪은 26세 남성이다. 그는 점진적 운동을 위해 물리치료를 받았다.

평가: 낮은 심각성

환자는 거의 즉시 양 다리로 서 있는 자세로 체중 부하 운동을 시작할 수 있지만, 종창과 통증이 있는지 면밀히 관찰해야 한다.

환자 B

환자 B는 3개월 전 사고로 발목 인대가 완전히 파열된 30세 여성이다(3등급; 그림 B 참조). 인대는 수술적으로 복구되었고 그녀는 6주 동안 석고붕대에 고정된 발목과 함께 목발에 체중을 지지하지 않았고, 2주 동안 워킹 부츠를 사용하여 보호했다. 환자는 다음과 같은 이유로 물리치료를 받았다. 수술 8주 후 점진적 운동을 하고 부분적인 체중 부하 운동을 시작할 수 있었다.

평가: 높은 심각성

복구된 인대는 충분한 조직 치유와 근육의 지지가 있을 때까지 높은 수준의 힘으로부터 보호되어야 한다. 이는 인대에 긴장을 증가시키고 골절부위가 벌어지는 운동면에서 특히 중요하다. 처음에는 6주 동안 목발을 사용한 후 힘을 제한하고 불균형 반응으로부터 환자를 보호하기 위해 체중 부하가 없는 운동이 선호된다. 레그 프레스 머신과 같은 장비는 감소된 수직 압력으로 체중 지지를 시작하는 데 사용된다.

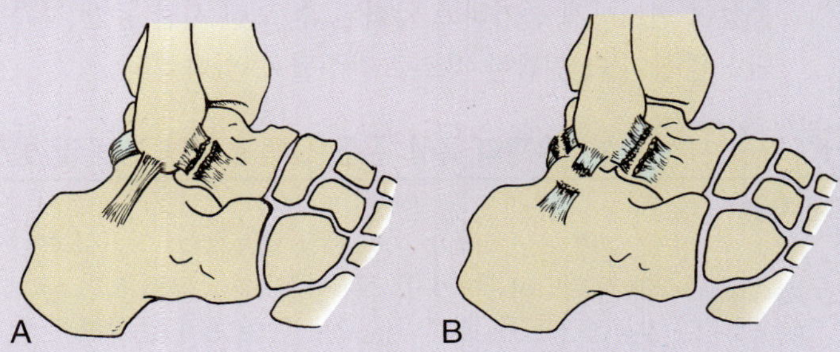

(A) 앞목말종아리인대의 부분 열상. 가벼운 1등급의 파열은 인대의 섬유 중 일부에 지장을 줄 수 있다. (B) 발목의 세 인대(앞 및 뒤 목말종아리인대, 발뒤꿈치종아리인대)의 완전 파열은 완전한 불안정성을 초래한다(Manske RC. *물리치료사 보조를 위한 기본 정형외과 관리*. 4판 St. Louis, MO: Mosby; 2016, 그림 17.2).

환자 A와 B의 비교

두 환자 모두 인대 치유를 허용하기 위해 동일한 예방 조치를 취해야 한다(즉, 가쪽 발목 인대의 길이와 인대에 가해지는 힘의 양을 제한하고, 완전한 안쪽번짐 및 완전한 발바닥 굽힘 방지). 그러나 손상의 정도는 환자 A보다 환자 B에서 더 크므로 외과적 치료를 위해서는 2개월 동안 고정화와 석고붕대 제거 후 진행 속도가 느린 엄격한 예방 조치가 필요하다. 환자 A는 시상면에서 점진적인 움직임을 시작할 수 있으며 삼출액이 해결되자마자 종종 3~5일 이내에 벌림으로의 제한된 움직임을 시작할 수 있다.

임상 사례 1.2 과민성

두 명의 환자 A와 B는 초기 물리 치료 예약 시 목 통증과 때때로 상지에 통증과 저림을 호소한다. 두 번째 방문 시 다음과 같은 증상을 보고한다.

환자 A

환자 A는 운동 세션 4시간 후 시작된 팔 아래로 목과 저림 통증이 증가했다고 보고했다. 증상은 3일 후에도 여전히 증가된 수준이다.

평가

환자 A는 높은 과민 반응을 보이고 있으며 보다 보존적인 접근이 필요하다. 환자는 운동 세션 후 증가하는 모든 증상을 보고하도록 요청받을 것이다. 세션 후 통증이나 기타 증상이 재현되면 운동 선택을 재평가하고 유형과 운동량을 변경한다.

환자 B

환자 B는 클리닉에서 운동을 수행하는 동안 약간의 목 통증이 증가했지만 운동이 중단된 직후 통증이 감소했다고 보고했다. 환자는 그 이후로 클리닉으로 돌아오지 않았다.

평가

환자 B는 낮은 과민 반응을 보인다.

환자 A와 B의 비교

환자 A의 증상은 환자 B의 증상보다 더 민감한 특징이 있을 수 있다. 따라서 운동 선택은 더 보존적이고, 더 조심스럽게 진행되며, 증상이 악화되면 운동을 즉시 조정한다.

나 더 빠르게 진행될 수 있다. 과민성은 증상(통증, 저림, 무감각 또는 기타 주관적 호소)을 유발하는 활동의 정도와 증상이 가라앉는 데 걸리는 시간으로 정의할 수 있다.[11] 과민성에 대한 임상적 판단은 호소의 심각성을 고려한다. 과민성 정도에 대한 판단에 도움이 되는 질문은 다음과 같다:

1. 증상이 얼마나 쉽게 재현(발현 또는 나타남)되는가?
   경미한 활동(특정 움직임, 운동 또는 자세)으로 인해 증상이 증가하는 경우 이 상태는 매우 과민한 것으로 간주될 수 있다. 더 적극적인 활동으로만 재현되는 증상은 덜 민감함으로 간주된다.
2. 증상은 얼마나 오래 지속되는가?
   증상이 현저하게 증가하고 악화된 후 오랜 시간 동안 지속되면 증상이 더 민감한 것으로 간주될 수 있다.

특성 Nature

문제의 특성은 의료 및 물리치료 진단과 관련이 있으며 병력, 증상 유형, 진단 및 예후에 따라 결정된다. 정보는 증상, 일반적 패턴 및 특수 검사의 조합에서 수집된다. 예방 조치, 적절한 운동 선택 및 진행 일정을 고려할 때 의료 및 수술 기록이 중요하다. 수술 후 프로토콜에 대한 특이적 수정은 의사의 권장 사항과 더불어 손상 정도, 조직 유형 및 동반 질환에 대한 치료사의 고려 사항을 기반으로 한다. 외상 유형과 관련된 두 가지 범주(반복성 긴장 및 중증 외상성 손상(2장 및 6장 참조))와 극도의 가동성과 관련된 두 가지 범주(3장 및 6장 참조)는 본문 뒷부분에서 설명한다.

질병의 영향은 운동 선택에도 영향을 미친다. 예를 들어, 환자가 주요 관절 파괴와 만성 부종을 동반한 류마티스 관절염을 앓

임상 사례 1.3 문제의 특성: 운동 선택에 대한 진단 및 병리 범위의 영향

환자 A

만성 류마티스 관절염의 병력이 있는 60세의 기자가 손과 손목의 기능장애 관리에 의뢰되어 옷 입기, 목욕, 글쓰기, 물건 잡기 등이 어려워졌다. 방사선 사진은 활액 염증으로 인한 관절 손상과 관절 공간 협착, 부분 탈구 및 기형으로 인한 연골 손실을 보여준다. 그녀는 최근 증상이 악화되었고 손에 약간의 발적, 종창 및 열이 있다. 그녀는 관절 대치술이 예정되어 있다. 물리치료의 목표는 환자에게 적극적인 운동, 관절 보호 기술 및 기형의 추가 진행을 제한하는 일상생활 활동을 수정하는 방법을 가르치는 것이다.

예방 지침

전신성 결합조직 질환인 류마티스 관절염은 염증 반응을 일으킬 위험이 높기 때문에 평가는 보존적인 접근이 필요하다. 또한 환자가 복용하는 항염증제는 결합조직의 약화에 기여한다. 따라서 과도한 압력없이 환자의 내성 수준을 특별히 고려하여 활동적인 움직임을 평가한다. 검사하는 동안 손목 관절에 최소한의 힘이 가해지며 열과 발적이 사라질 때까지 손가락에 도수 기법을 사용하지 않는다.

운동 시사점

인대 및 관절 구조의 심각한 손상은 사용할 수 있는 힘의 양과 힘의 방향을 제한하며 운동은 관절 보호 기술을 사용하여 기능적 움직임을 개선하는 데 초점을 맞춘다. 부목은 염증 과정이 덜 활성화 될 때까지 몸쪽부 어깨, 팔꿈치 및 손목 운동에 중점을 둔 운동과 함께 처음에 사용된다. 염증 과정이 감소하면 수중 요법과 같이 더 낮은 힘으로 움직임을 돕는 운동 선택이 유용할 것이다.

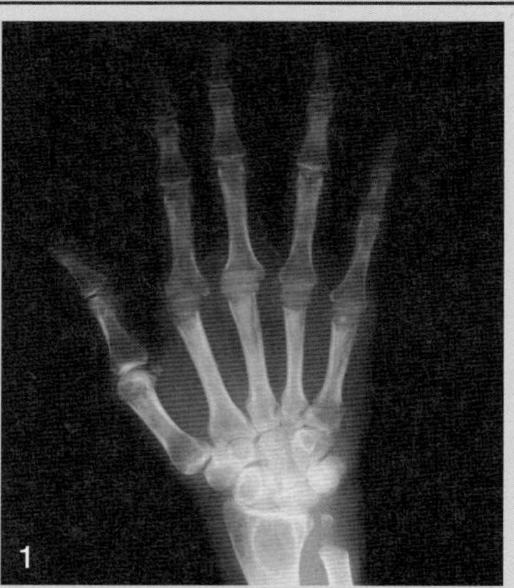

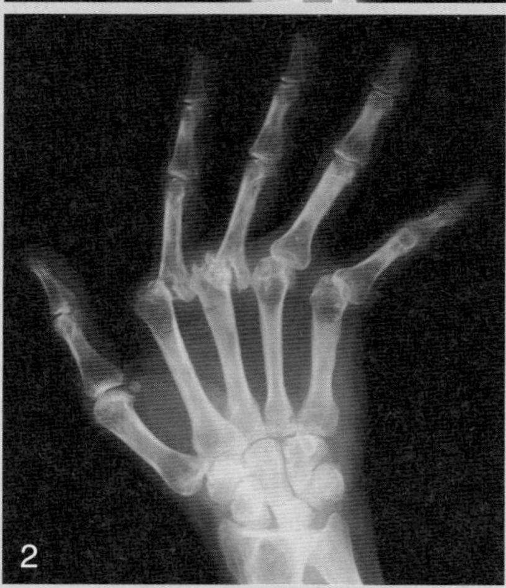

(1) 일반 손 방사선 사진. (2) 환자 A와 유사한 류마티스성 관절염 환자의 손 방사선 사진. 손허리손가락 관절 파괴 및 다섯 번째 손가락을 통한 집게손가락에서 자뼈의 이동에 유의한다. 두 번째 및 세 번째 손허리손가락 관절에 극심한 손상과 탈구가 있다. 검진은 극도로 추가 손상을 제한하기 위해 손가락에 최소한의 힘을 가하도록 주의한다. (Eisenberg R. *포괄적인 방사선 촬영의 병리학*. 5th ed. St. Louis: Mosby; 2012, 그림 4.28.)

임상 사례 1.3 문제의 특성: 운동 선택에 대한 진단 및 병리 범위의 영향 — 계속

환자 B

53세의 관리 보조원이 손의 통증 관리를 위해 클리닉에 의뢰되었다. 그녀는 관절염 진단을 받았다.

예방 지침

검지 또는 다섯 번째 손가락의 각도를 증가시키는 힘이 환자에서 조정된다. 몸쪽부 및 먼쪽부 뼈사이 관절에는 과도한 힘이 제한된다.

운동 시사점

능동적 또는 수동적 움직임은 뼈의 변화에 의해 제한될 수 있다. 힘을 분산하고 과도한 각도를 피할 필요가 있음을 염두에 두고 기능적 움직임과 운동을 평가해야 한다.

환자 A와 B의 비교

두 환자 모두에게 적용되는 힘의 양을 관찰하며 환자 A의 염증성 질환 상태에는 매우 엄격한 예방 조치와 극도로 제한된 부하가 필요하다. 환자 B는 기능적 운동 재교육과 환자 A보다 약간 높은 수준의 운동으로 시작할 수 있다. 두 환자 모두 관절 삼출 및 증상 악화를 관찰하며, 환자 B의 운동 진행 속도에 대한 기대치는 더 높을 것이다.

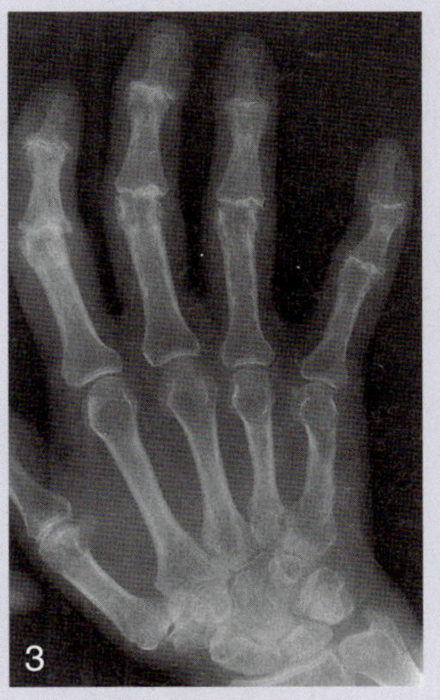

환자 B와 유사한 골관절염 변화를 보여주는 방사선 사진. 몸쪽부 및 먼쪽 손허리 손가락 관절에서 관절 공간이 좁아지고 골 형성 변화가 있는 일반화된 골감소증이 있다. 제2 및 제3 몸쪽 손허리손가락 관절 및 말단 제5번째 뼈사이 관절의 운동 범위는 제한될 수 있지만 여기서는 환자 A보다 주의할 필요가 적고, 운동은 허용되는 대로 진행된다(Eisenberg R. *포괄적인 방사선 촬영의 병리학*에서 5판. 세인트 루이스: 모스 비; 2012, 그림 4.23).

고 있는 경우, 낮은 힘과 제한된 체중 부하 운동이 표시된다(임상 사례 1.3). 치료사는 또한 기능에 영향을 미치는 장애를 결정한다(3장 및 4장에서 논의).

단계 Stage

단계는 염증, 조직 복구 및 기능 회복의 단계를 나타내거나 질병 과정의 진행을 설명할 수 있다. 질병 과정은 종종 단계로 설명된다. 예를 들어, 4기 유방암은 1기 유방암보다 더 진행되었다. 조직 복구 단계는 운동 목표, 선택 및 진행을 안내하는 데 중요한 역할을 한다. 단계는 종종 시간의 지침을 따르지만 운동 관리는 어느 단계에서나 시작할 수 있으며 단계를 통한 진행은 다양하다. 이 장에서는 각 단계를 간략하게 요약한다. 2장은 각 단계의 목표, 다양한 조직 유형의 특성 및 이러한 특성이 운동 처방에 미치는 영향을 다룬다.

1단계: 염증(즉시~약 10일)

염증은 부상에 대한 정상적인 초기 반응이며 치유에 필요하다. 발적, 종창, 발열 및 통증으로 대표된다. 가능한 한 빨리 염증을 해결하면 장기간 움직이지 않고 사용하지 않는 부작용을 예방할 수 있다. 조직이 일반적으로 견딜 수 있도록 고안된 힘은 염증 과정을 해결하기 위해 감소되어야 할 수도 있다. 이 단계의 운동은 염증 반응의 증가를 피하면서 염증성 부산물을 줄이는 데 사용할 수 있다. 염증성 관절염, 감염 또는 결합조직 장애와 관련된 만성 염증은 10일 이상 지속될 수 있으며, 만성 상태의 악화로 인해 장기간 낮은 수준의 만성 염증이 발생하는 경우가 있다.

2단계: 조직 복구(10일~3개월, 조직 유형에 따라 다름)

섬유모세포는 손상된 부위를 복구하기 위해 조직을 버리고 포식세포는 폐기된 조직을 제거한다. 새로운 조직은 스트레스 또는 긴장(보통 개별적으로)의 느린 진전에 의해 가해지는 스트레스에 반응하여 조직된다. 너무 많은 스트레스는 염증 과정을 다시 시작하고 새로 형성된 조직에 손상을 줄 수 있다. 이 단계의 운동은 손상을 해결해야 한다.

3단계: 기능 회복(6주에서 2년, 조직 유형에 따라 다름)

성숙한 조직은 기능적 활동의 요구를 견딜 수 있다. 이 단계의 운동은 환자의 기능적 결함 또는 활동 및 참여 제한을 회복하는 데 도움이 된다.

운동 형태 TYPES OF EXERCISE

운동 형태는 근 활성화의 양과 운동에 제공되는 지원 또는 치유를 위한 최적의 지원을 제공하면서 손상을 해결하기 위한

글상자 1.4 운동 형태

수동: 운동은 치료사나 기계 장치 또는 환자가 능동적 근수축 없이 수행한다.

능동: 도움이나 저항이 있든 없든 환자가 움직임을 수행한다.

- **보조:** 치료사, 기계 장치 또는 다른 팔다리를 사용하는 환자의 도움을 받아 환자가 움직임을 수행한다.
- **능동:** 중력이나 외력에 대해 치료사 또는 기계 장치의 도움 없이 수행
- **등척성:** 관절의 운동 없이(움직임이 없이) 수행되는 근수축
- **등장성 동심성:** 근육의 길이가 짧아지는 관절 운동으로 수행
- **등장성 편심성:** 근육의 길이가 길어지는 관절 운동으로 수행
- **저항:** 중력 또는 무게와 같은 외부 저항에 대한 움직임

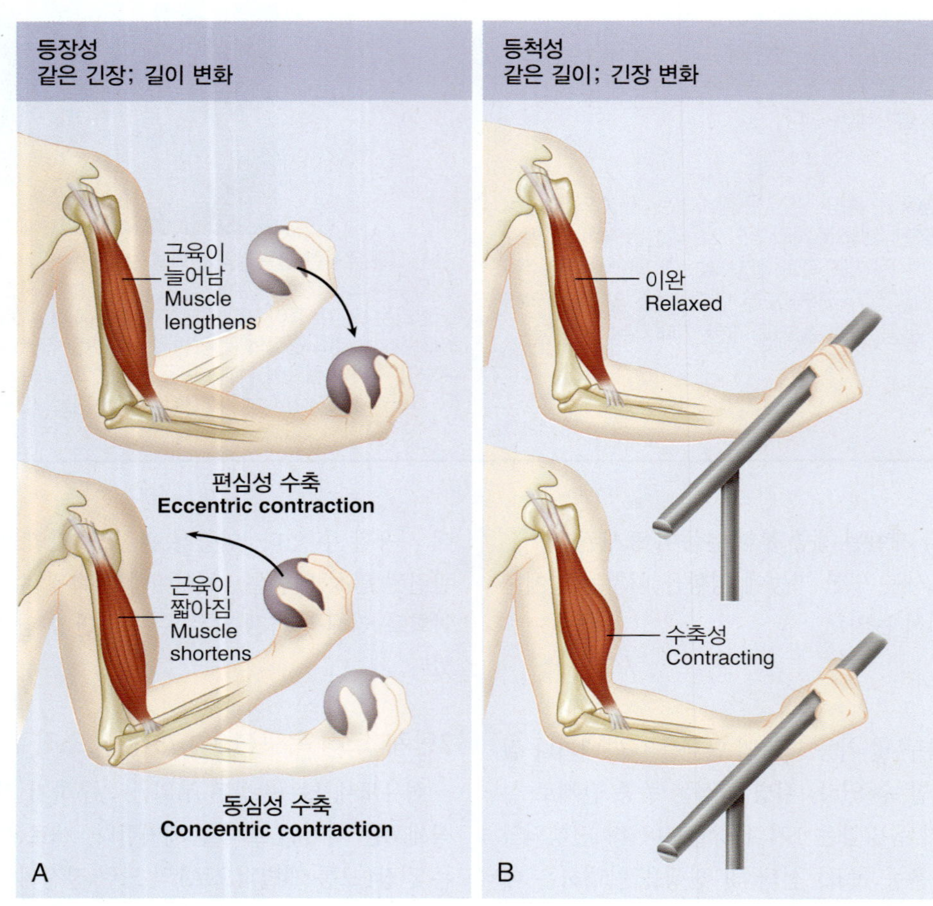

그림 1.3 (A) 등장성(동심 및 편심) 수축. (B) 등척성 수축. (출처: Thibodeau GA. *신체의 구조와 기능*. 14th ed. St. Louis, MO: Elsevier, 2012.)

운동의 특수성에 의해 특징지어진다(글상자 1.4).

수동 Passive

수동적 움직임은 환자가 아닌 다른 사람, 기계 장치 또는 중력을 사용하여 수행된다. 환자는 또한 영향을 받은 부위의 적극적인 근수축 없이 다른 사지를 사용하여 수동적인 움직임을 수행할 수 있다. 수동의 가동범위 운동은 두 가지 경우에 운동 범위를 유지하는 데 사용된다. 환자가 신체 부위를 능동적으로 움직일 수 없거나 운동 시 근활동이 추가 손상을 일으킬 가능성이 있는 경우이다.

능동 보조 Active-Assisted

환자는 다른 사지, 다른 사람, 기계 장치 또는 중력의 도움을 받아 능동 보조 운동을 수행한다. 능동 보조 운동은 근육 약화나 통증이 운동 범위를 제한하는 경우 환자가 전체 운동범위를 달성하도록 돕거나 구조물에 대한 제한된 근력이 회복될 경우 재활이 진행되는데 사용될 수 있다.

능동 Active

치료사 또는 기계 장치의 도움없이 환자가 적극적인 운동을 수행한다.

저항 Resisted

환자는 중력, 자유 중량의 외부 힘, 도르래 시스템, 기계 장비 또는 치료사가 적용한 수동 저항과 같은 어떤 형태의 저항에 대항하여 팔다리 또는 신체를 움직인다. 등속성 운동은 운동 범위 전체에 걸쳐 저항이 조정되는 동안 일정한 운동 속도를 유지하기 위해 특수 장비를 사용하는 저항 운동 유형이다.

근수축 형태 TYPES OF MUSCLE CONTRACTION

등척성 Isometric

등척성 수축은 관절운동 없이 수행되며 근육 길이는 일정하게 유지된다. 등척성 수축의 사용은 관절 손상이 있고 관절 운동이 금기이거나 통증을 증가시킬 가능성이 있는 경우, 팔다리를 지지할 때 조기 강화 중에 또는 교대로 수축을 통해 순환을 증진하기 위해 표시될 수 있다. 등척성 수축은 일부 기능 활동에도 필요하다(그림 1.3).

등장성 수축: 동심성 Isotonic: Concentric

등장성 수축은 관절 운동과 근육 길이 변화로 수행된다. 근육의 단축 작용으로 동심성 수축이 발생하여 관절 운동이 발생한다.

등장성 수축: 편심성 Isotonic: Eccentric

편심성 수축은 또한 등장성 수축의 한 형태이며 근육이 움직임을 늘리거나 느리게 하여 저항(중력 포함)에 대한 움직임을 제어할 때 발생한다. 편심성 수축은 동작을 제어, 균형 조절 또는 저항하는 기능적 활동 중에 발생한다. 근육의 비수축성 구성 요소(힘줄, 근육 섬유의 결합조직 구성 요소)는 동심성 수축보다 더 많은 양의 장력을 흡수한다.

요 약

- 조직 손상 및 동반 질환과 관련된 예방 조치 및 금기 사항은 평가 및 치료 과정 전반에 걸쳐 확립되고 준수되어야 한다.
- 운동 선택에 영향을 미치는 요소에는 심각성, 과민성, 특성 및 단계(염증 단계, 조직 복구 및 기능 회복 포함)가 포함된다. 이 정보는 주관적인 병력과 의료 배경에서 수집된다.
- SINS 평가는 시험을 시작하기 전에 운동 방식이 얼마나 신중하거나 적극적인지 결정하는 데 도움이 될 수 있다.
- 운동 형태는 근육 활동량과 수축 유형에 따라 정의된다.

질문 검토

1. 주의 사항과 금기 사항을 구분하고 각각의 예를 제공한다.
2. 초기 운동 및 검사 과정이 얼마나 신중하거나 적극적인지 결정하는데 사용되는 네 가지 요소를 작성하고 설명한다.
3. 수동, 능동 보조 및 능동 움직임을 구분한다.
4. 등척성 근 수축과 등장성 근 수축의 차이를 설명한다.
5. 동심성 운동과 편심성 운동의 차이점을 설명한다.

참고문헌

1. American Physical Therapy Association. Guide to Physical Therapy Practice. http://guidetoptpractice.apta.org.
2. Magee DJ. *Orthopedic Physical Assessment*. 6th ed. St. Louis: Elsevier Saunders; 2014.
3. Magee DJ, Sueki D. *Orthopedic Physical Assessment Atlas and Video: Selected Special Tests and Movements*. St. Louis: Elsevier Saunders; 2011.
4. Reese NB, Bandy WD. *Joint Range of Motion and Muscle Length Testing*. 3rd ed. St. Louis: Elsevier Saunders; 2017.
5. Cleland J, Koppenhaver S, Su J. *Netter's Orthopaedic Clinical Examination: An Evidence-Based Approach*. 3rd ed. Philadelphia: Elsevier; 2016.
6. World Health Organization. *International Classification of Diseases*. http://www.who.int/classifications/icd/en/.
7. World Health Organization. *Towards a Common Language for Functioning, Disability and Health ICF*. 2002. http://www.who.int/classifications/icf/icfbeginnersguide.pdf?ua=1.
8. Boissonnault WG. *Primary Care for the Physical Therapist. Examination and Triage*. 2nd ed. St. Louis, MO: Elsevier Saunders; 2011.
9. American College of Sports Medicine. *ACSM Guidelines for Exercise Testing and Prescription*. 9th ed. Philadelphia: American College of Sports Medicine Lippincott Williams and Wilkins; 2014.
10. Smirnova I. The cardiovascular system. In: Goodman CC, Fuller KS, eds. *Pathology: Implications for the Physical Therapist*. 4th ed. St. Louis, MO: Elsevier Saunders; 2015.
11. Hengeveld E, Banks K. *Maitland's Peripheral Manipulation*. 5th ed. Edinburgh: Churchill Livingstone Elsevier; 2014.

2

기본 개념 검토

Review of Foundational Concepts

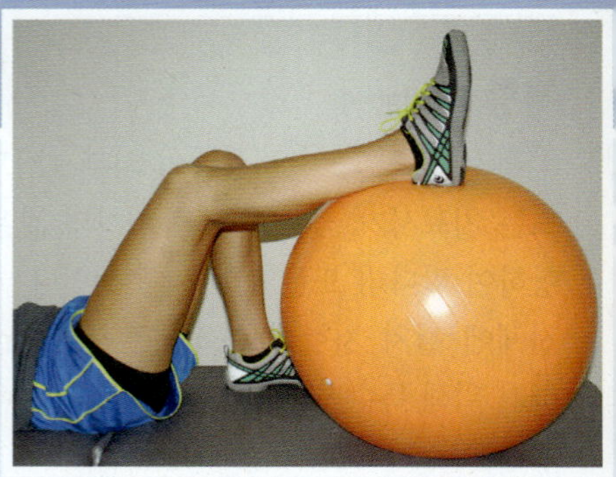

목표

이 장을 읽으면 다음과 같은 일을 수행할 수 있다.

1. 외상 및 반복적 긴장 손상의 원인, 징후 및 증상을 비교한다.
2. 운동을 이용한 검사 및 치료에 대하여 손상 병력이 미치는 의미를 설명한다.
3. 조직 복구 및 회복 단계와 최적의 회복 증진 요인을 나열하고 설명한다.
4. 뼈, 근육, 힘줄, 인대 및 연골에 대한 조직 치유 개념이 운동치료의 목표에 어떻게 영향을 미치는지 설명한다.
5. 최적의 조직 회복을 위한 운동치료를 통해 적용 또는 제한되어야 하는 힘을 설명한다.
6. 운동치료 재활 중 기능적 움직임 및 치료적 운동 기법에 영향을 미칠 수 있는 생체 역학적 개념을 설명한다.

조직 손상: 외상 및 반복적 긴장 손상
TISSUE DAMAGE: TRAUMATIC VERSUS REPETITIVE STRAIN INJURIES

근골격계 손상은 **외상** 또는 **반복적 긴장** 손상으로 분류할 수 있다(글상자 2.1 및 표 2.1). **외상성 손상**은 신체 부위가 견딜 수 있는 능력을 넘어서는 큰 힘이 가해질 때 발생한다(그림 2.1). 개인은 손상이 발생했을 때 *특정 사건*을 식별할 수 있으며 종종 즉각적인 기능 장애를 호소한다. 징후로는 염증(종창, 통증, 발적) 및 해당 부위 기능 장애가 있다. 증상이 빨리 나타날수록 심각한 손상의 가능성이 커진다. 외상성 손상의 예로는 골절, 연골 열상, 힘줄 파열 또는 완전한 근육 파열이 있다. 외상성 부상은 과도한 부하(스트레스), 과도한 장력(스트레인) 또는 두 가지 유형의 힘의 조합과 관련이 있다. 이러한 손상은 통제되지 않은 빠른 움직임 또는 개인이 외적 힘을 피하거나 견딜 수 없을 때 종종 발생한다(그림 2.1A). 손상의 또 다른 가능한 기전은 발이 단단히 고정되어 있고 개인이 다른 방향으로 몸을 돌리거나 움직이려고 할 때와 같이 환자가 다른 신체 부위를 안정시키면서 한 방향으로 한 신체 부위를 움직이려고 할 때이다(그림 2.1B).

글상자 2.1 외상 및 반복적 긴장 손상

- *외상성 손상:* 식별 가능한 단일 사건에서 큰 힘으로 인한 손상
- *반복적 긴장 손상:* 반복되는 경미한 외상의 누적 효과에서 특정 부위로 시간이 지남에 따라 발생하는 손상

표 2.1 외상 및 반복적 긴장 손상

	외상성 손상(또는 수술의 결과로 발생)	반복적 긴장 손상
손상을 일으키는 힘의 범위	주요 힘(속도, 토크, 국소화된 방향)	부수적 힘(반복, 집중된)
병력	갑작스런 발병: 식별 가능한 사건의 병력	점진적 발병: 느린 축적 및 여러 번의 사소한 사고, 또는 환자가 사고를 식별할 수 없음
염증의 징후	염증 징후(발적, 열, 부기, 통증)가 사고 직후 또는 이후에 나타남, 지속적인 통증 및 기능 제한	낮은 등급의 염증 또는 눈에 띄는 발적, 열, 종창 없음; 운동, 특정 위치 또는 운동 시작 후 일정하지 않은 통증, 증상은 섬유화로 인한 것일 수 있음
평가에 대한 시사점	조직 손상 정도를 확인하고(가능한 의뢰를 위해) 예방 조치 및 금기 사항을 확인해야 함 수술 관리 후 수술 기법과 수술 후 금기 사항 및 예방 조치에 따라 평가를 조정해야 할 수 있음	손상 정도와 가능한 기여 요인을 식별해야 함

표 2.1 외상 및 반복적 긴장 손상 - *계속*

	외상성 손상(또는 수술의 결과로 발생)	반복적 긴장 손상
운동 선택에 대한 시사점	금기 사항과 예방 조치는 1단계와 2단계에서 사용할 수 없는 운동을 결정하며 회복하는 동안 천천히 진전될 것임 손상 후 회복 또는 수술 지침을 사용할 수 있음	운동 프로그램의 초기 시작점과 관련된 더 복잡한 선택 운동 프로그램은 기여 요인을 해결해야 함 진행 중 생체역학적 정렬 분석 및 지속적인 관찰이 중요함 재발을 방지하려면 기능적 운동 재교육이 중요함 외부 지원의 필요성 평가(브레이싱/테이핑/보조기/보조장치)

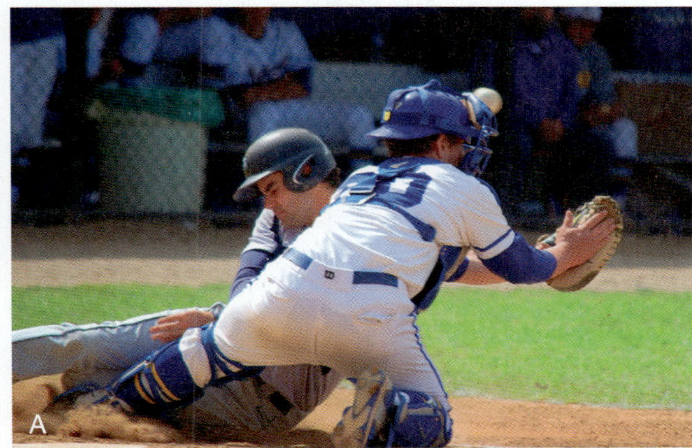

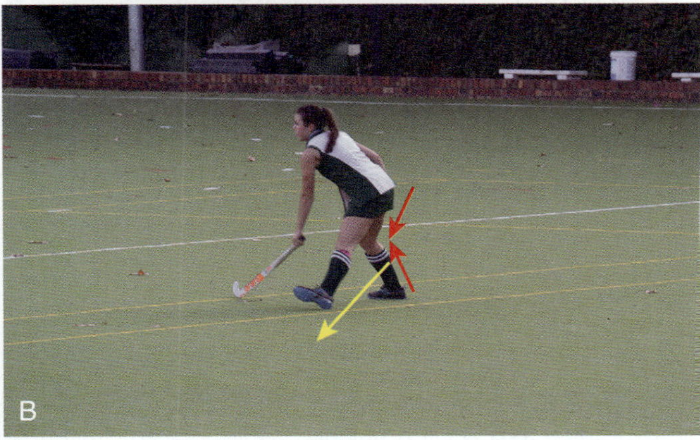

그림 2.1 외상성 손상은 (A) 충격 또는 (B) 안정화된 신체 분절(*노란색 화살표*)에서 멀어지는 빠른 움직임(*빨간색 화살표*)과 같은 국소적 스트레스를 포함한다. ([A] Derek Drake와 David Cox 제공)

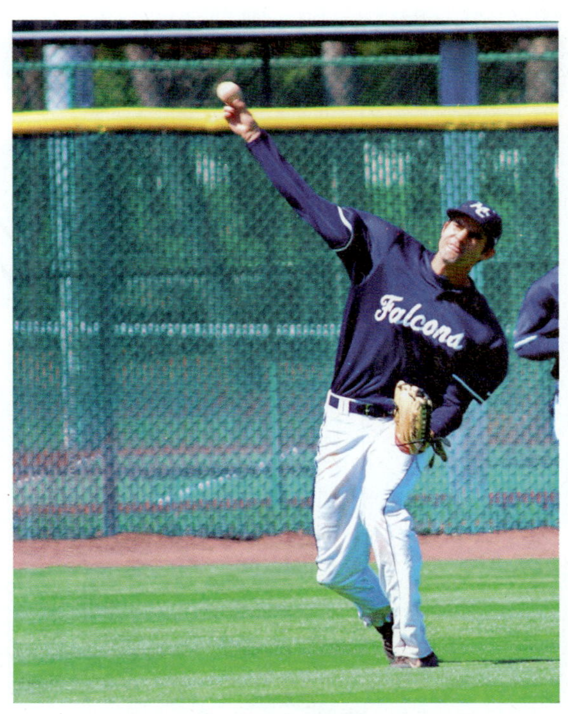

그림 2.2 반복적인 긴장 손상. 반복적인 긴장 손상에 대한 특별한 사고는 없는 경우가 많다. 환자는 일정 기간 동안 또는 강렬한 활동 기간 후에 천천히 발병한다고 보고한다. 또한 미세 장애를 일으키는 원인이 되는 장애도 있다. 어깨 충돌, 관절순 파열 및 어깨의 전방 불안정성과 같은 던지는 부상은 반복적인 긴장 손상의 예이다(Derek Drake 및 David Cox 제공).

반복적인 긴장 손상은 신체 부위에 작은 힘이 가해지고 구조물이 신체 부위에 가해지지 않고 구조물이 반복되는 힘을 견딜 수 없을 때 시간이 지남에 따라 발생한다. 반복적인 손상은 과도한 사용으로 인한 힘의 축적, 조직 보충을 위한 불충분한 시간으로 인해 발생한다. 힘 또는 관절, 영역 또는 조직의 한 영역에 대한 힘의 집중. 관절 운동 범위 또는 유연성 부족, 불충분한 근력 또는 지구력, 조정 비효율 또는 구조적 잘못된 정렬과 같은 하나 이상의 요인이 과도한 힘 집중에 기여할 수 있다(그림 2.2). 반복적인 변형 손상에 기여하는 힘에는 (1) 압박력, (2) 각도, (3) 회전, (4) 인장 변형 또는 힘 방향의 조합이 포함된다. 반복적인 긴장 손상의 예로는 스트레스 골절, 뼈관절염의 연골 재생 또는 힘줄 병증이 있다.

힘을 견딜 수 있는 능력(응력-변형 관계)

ABILITY TO WITHSTAND FORCES(STRESS-STRAIN RELATIONSHIPS)

각 조직은 **부하**(조직에 가해지는 외부 힘 또는 힘의 양)를 견딜 수 있는 능력을 가지고 있다. 단면적이 클수록 힘을 분배하는

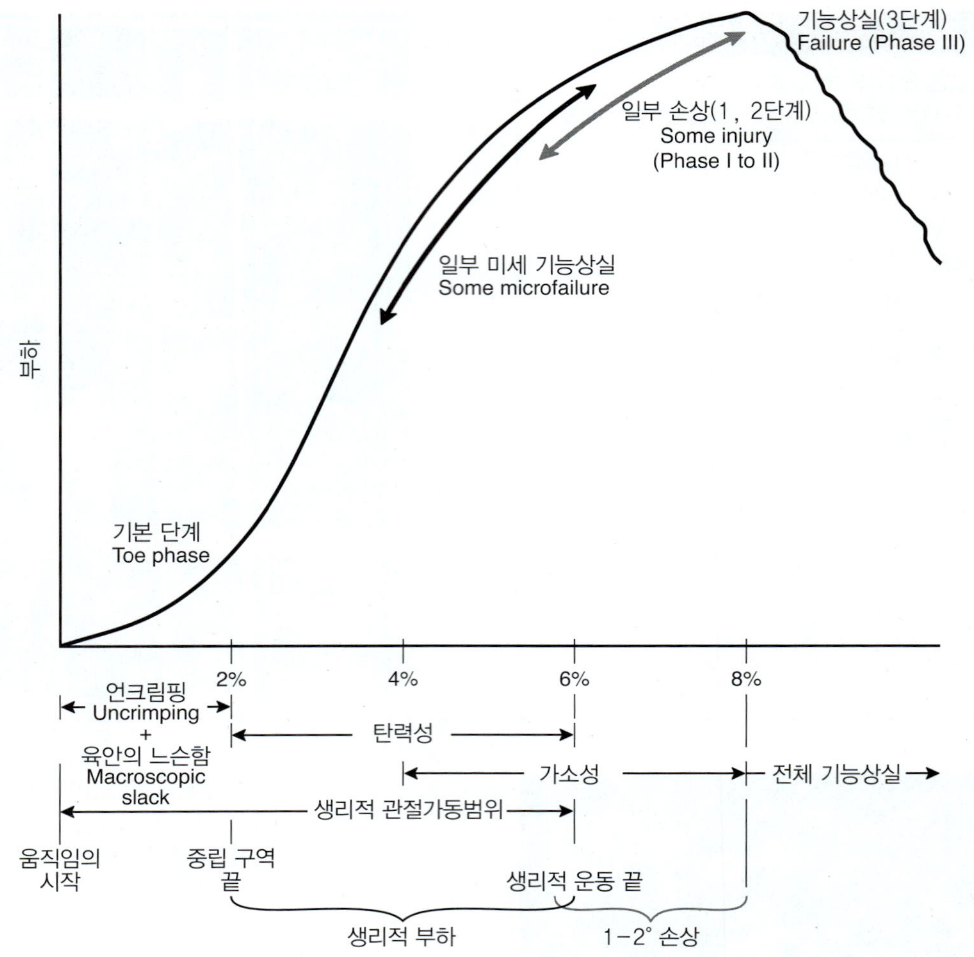

그림 2.3 미세 기능상실과 거대 기능상실을 보여주는 응력-변형 곡선. (그림 1.1 출처: Magee DJ, Zachazewski J, *근육뼈대계 재활의 과학적 기초 및 실기 원칙*. St. Louis, MO: Saunders Elsevier; 2007.

> **글상자 2.2 응력-변형 정의**
>
> - *부하:* 조직에 가해지는 외부 스트레스의 양
> - *스트레스:* 단면적당 주어진 양의 힘을 견딜 수 있는 능력
> - *변형(스트레인):* 연장에 저항하는 능력
> - *탄력성:* 힘을 가한 후 원래 길이로 되돌릴 수 있는 능력
> - *가소성:* 영구적인 변화로 변형할 수 있는 능력(이동성 향상을 위해 종종 필요함)
> - *기능상실:* 조직 손상
>   - 가소성 항복점 이후에 소량의 조직 *미세 장애*가 발생함
>   - 전체 조직 복합체의 *거대 기능상실*은 파열과 함께 기능상실 지점 이후에 발생함

데 사용할 수 있는 영역이 커지고 조직이 견딜 수 있는 힘이 더 커진다. **스트레스**는 단위 면적당 가해지는 힘의 양으로 정의되고 변형은 길이의 변화를 초래하는 **장력**을 나타낸다(그림 2.3 및 글상자 2.2). 부하의 방향은 **압박**(조직이 응축되게 함) 또는 **장력**(조직이 늘어나거나 확장되도록 함) 힘으로 설명할 수 있다.

각 조직은 조직의 재료 특성에 따라 다른 응력-변형 관계를 갖는다. 조직은 또한 변형되어 초기 위치로 돌아갈 수 있는 능력(**탄력성**), 시간이 지남에 따라 변형되고 새로운 위치를 유지하는 능력(**가소성**) 또는 천천히 초기 위치로 돌아오는 능력(**점탄성**)을 가지고 있다(그림 2.3 참조). 이러한 모든 특성은 (1) 콜라겐 섬유의 정렬, (2) 탄성 대 콜라겐 섬유의 비율, (3) 기질의 양 및 (4) 가교 강도에 의해 결정된다. 각 조직은 변형되어 정상 길이로 돌아갈 수 있는 정도가 다르다.[1-3] 콜라겐은 초기 길이의 2-3%에 도달한 후 정상으로 돌아올 수 있지만 4-6% 증가는 *미세 기능상실*을 초래하고 6-10%는 *거대 기능 상실*을 초래할 가능성이 높다(그림 2.3 참조).[1,3]

응력-변형 곡선은 조직마다 약간씩 다르지만 본질적으로 동일한 구성 요소로 구성된다. 결합조직이 느슨해지는 *발가락 단계*, 최대 탄성(**항복점**)까지 스트레스 양과 스트레인의 선형 간의 선형 관계가 뒤따름에 도달한다. 이 시점까지 응력이 제거되면 조직은 영구적인 변화없이 이전 길이로 돌아간다. 이 지점을 지나 스트레스가 증가하면 소성 또는 영구적인 변화가 발생한

다. 일부 예에서, 스트레칭 또는 관절 가동술과 같이 조직 가소성이 바람직하다. 임계치 또는 **기능상실 지점**은 치유 조직에서 더 낮은 스트레스 또는 스트레인으로 또는 고정 후에 도달할 수 있다(그림 2.3 참조).[1,2] 스트레스 또는 스트레인 개념은 추가 손상을 효과적으로 제한하기 위한 예방 조치를 설정하고 최적의 재생을 증진하기 위한 충분한 힘을 제공하기 위해 운동을 조정할 때 중요한 고려 사항이다.

조직이 힘을 견딜 수 있는 능력의 끝점에 도달하면 **기능상실**이 발생한다. 조직의 부분적 손상은 **미세 기능상실**을 일으키고 **거대 기능상실**은 완전한 조직 열상이다. 부하가 응력–변형 곡선의 소성 영역에 도달하고 힘이 제거된 후 조직이 초기 길이로 돌아갈 수 없는 경우 항복점 이후에 거대 기능상실이 발생할 수 있다. 조직이 회복할 수 있는 충분한 시간없이 반복적인 힘을 가하고 외상 사고 후 경미한 손상을 가하면 일부 섬유가 고장날 수 있으며 둘 다 미세 기능상실로 설명된다. 거대 기능상실은 기능상실 지점에 도달하고 콜라겐이 영구적으로 파열될 때 발생한다.[1,2]

인대, 힘줄 및 근육 열상은 종종 손상 정도에 따라 등급 I(경증), 등급 II(중등도) 및 등급 III(완전 파열)으로 분류된다(글상자 2.3).[4,5] I등급 손상은 미세 기능상실의 결과이다. 더 많은 섬유가 II등급에서 기능상실 지점에 도달한다. III등급에서는 완전한 거대 기능상실과 파열이 발생한다.[4] 조직 손상이 클수록 염증 반응이 커지고 영향을 받은 조직이나 주변 조직에 대한 추가 구조적 손상 위험이 커진다.

위치와 손상 정도를 진단한 후 적절한 의학적 또는 외과적 관리를 따라야 한다. 예방 조치 또는 금기 사항은 손상 정도와 치유 구조를 보호해야 할 필요성에 따라 결정된다. 정형물리치료 검사 및 진단 과정은 다른 텍스트에 광범위하게 설명되어 있다.[4-6] 손상의 정도는 부상의 정도를 결정할 때 고려되며(임상 사례 2.1, 1장 참조), 운동 선택 및 진전의 적극성을 안내한다. 조직이 부분적으로 찢어지면 추가 손상을 초래하는 스트레스 또는 스트레인의 양은 손상되지 않은 조직보다 적다. 해부학적 평면 및 조직 유형은 이동 방향 및 힘이 안전하고 최적의 치유를 증진하는 것과 관련된 예방 조치를 설정하는 데 사용된다(글상자 2.1 및 임상 사례 2.1 참조).

글상자 2.3 조직 손상의 분류

- *I 등급:* 경미한 열상(미세 기능상실)
- *II 등급:* 중등도 열상
- *III 등급:* 완전 파열(거대 기능상실)

임상 사례 2.1 I–III등급 발목 염좌 후 치유 중 예방 조치

예방 조치의 유형은 손상된 조직의 구조와 기능에 따라 다르다. 예방 조치에 필요한 정도와 시간은 조직 손상 정도에 따라 증가한다(다음 그림 참조).

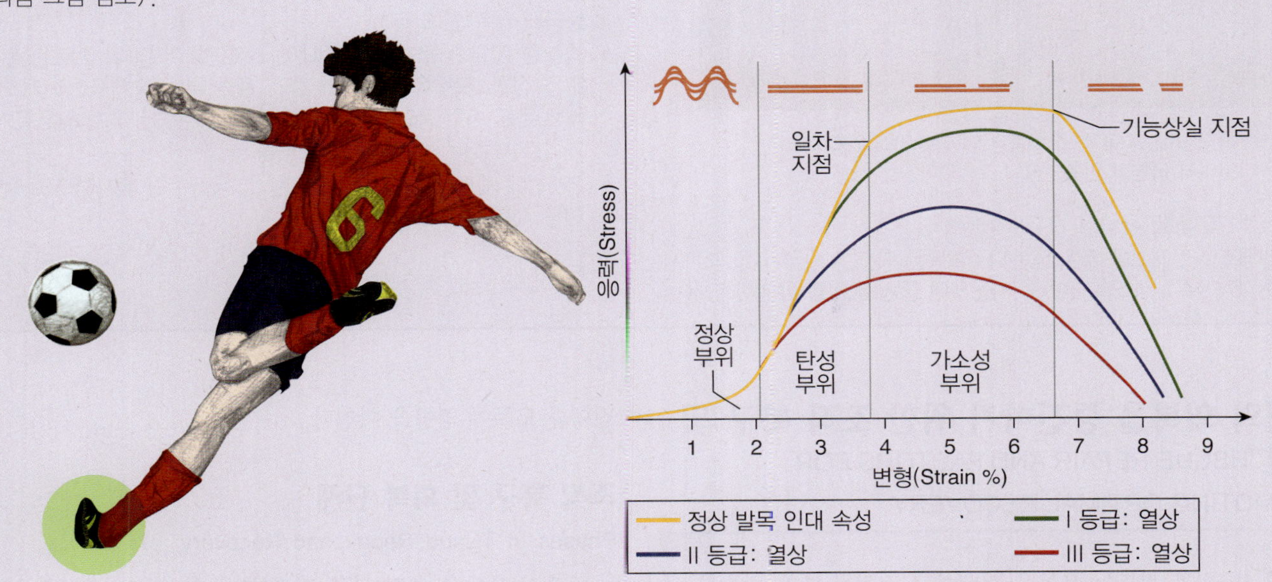

III 등급의 열상의 경우 스트레스와 스트레인을 더 제한해야 한다(왼쪽 이미지는 Mansfield P, Neumann D. 물리치료사 보조를 위한 운동학의 필수 요소. 2판. St. Louis, MO: Mosby, 2014)

I 등급의 발목 염좌

- 브레이싱 또는 테이핑은 걷기의 경우 6주 동안, 달리기 및 스포츠의 경우 최대 3개월 이상으로 안쪽번짐을 제한하는 데 사용된다.
- 완전히 펴진 위치(발바닥굽힘 및 안쪽번짐이 완전히 결합된 위치)

계속

임상 사례 2.1 I–III등급 발목 염좌 후 치유 중 예방 조치 – 계속

에 앞가쪽 인대를 놓지 않는다. 중간 범위의 발바닥 굽힘과 발등 굽힘 또는 등척성은 염증성 부산물의 해결을 돕기 위해 사용된다.

- 인대가 치유되는 동안, 특히 체중을 지탱하는 자세에서 높은 힘을 사용하는 경우, 발바닥굽힘 및 안쪽번짐 및 종아리 바깥쪽 범위에서 인대의 전체 늘어남을 방지한다. 종종 부상의 위치와 힘의 방향은 피해야 하는 방향과 동일하다.

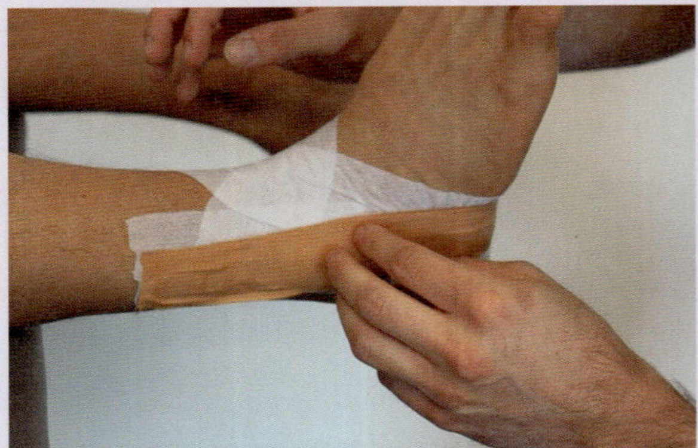

안쪽번짐을 제한하는 발목 테이핑.

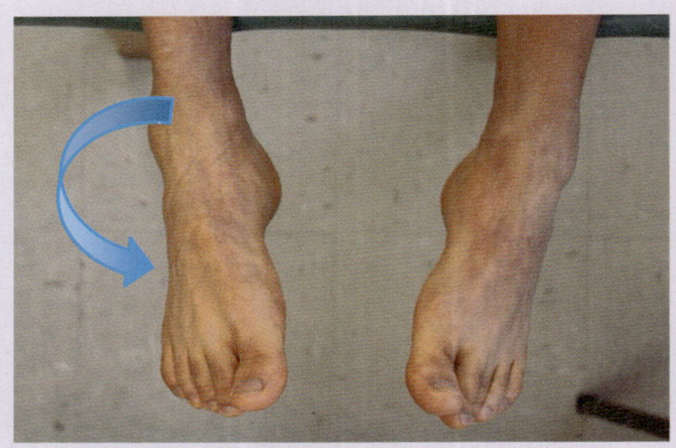

가장 피해야 할 힘의 방향은 앞가쪽 인대 염좌에 대한 발바닥 굽힘과 안쪽번짐의 조합이다.

II 등급의 발목 인대 열상

- 인대에 스트레스를 주지 않는다. 발목은 충분한 치유가 될 때까지(약 6–8주) 캐스트 부츠를 사용하여 중립 위치를 유지한 다음 공기 석고붕대 또는 발목 보조기(추가 6주 동안 지속적으로, 달리기와 스포츠를 위해 더 길어짐)를 유지한다. 등척성 수축은 염증성 부산물의 해결을 돕기 위해 표시된다.

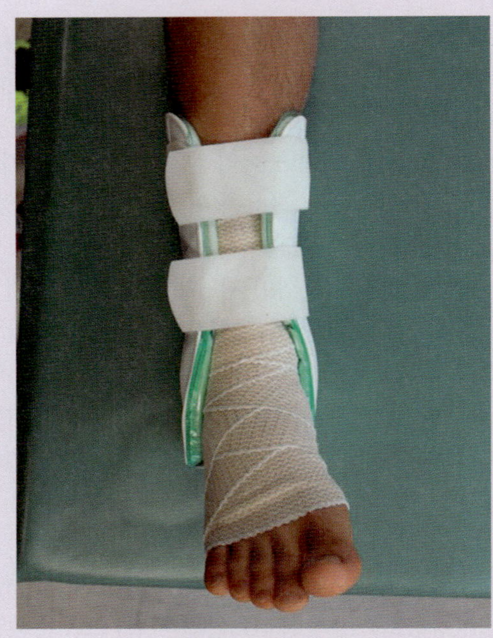

Aircast 보조기는 시상면 이동을 허용하면서 이마면의 움직임을 제한하는 데 사용된다. 압박 붕대는 부종을 해결하는데 사용된다.

- 추가 6~8주 동안 과도한 스트레스 또는 긴장에 주의한다. 운동은 이마면보다 먼저 시상면에서 시작되고 진행된다.

III 등급의 발목 인대 열상

- 충분한 치유가 될 때까지 인대에 스트레스가 없다. 치료는 완전한 고정화 또는 외과적 관리이다. 체중 부하 예방 조치: 캐스트 부츠로 6–8주 동안 체중 부하를 하지 않는다. 추가 6주 동안 캐스트 부츠로 부분적인 체중 부하
- 3개월에 체중을 견디도록 허용된 후 등급 II와 유사한 지속적인 이동 제한 예방 조치
- 근육 활성화 및 기능 회복에 따라 추가 6–8주 동안 과도한 스트레스 또는 스트레인으로 관리한다.

최적의 회복을 증진하기 위한 조직 복구 및 요인 TISSUE REPAIR AND FACTORS FOR PROMOTING OPTIMAL RECOVERY

치유 및 회복 정도는 운동을 선택하고 적절한 매개 변수를 설정할 때 중요한 고려 사항이다. 조직 복구 단계는 운동의 목표, 유형, 강도 및 진행을 지시한다. 운동 선택, 진행 및 목표에 대한 일반적인 지침이 여기에 나와 있다. 그러나 개인적인 요인(연령, 유전, 동반 질환)은 운동 프로그램을 통한 초기 시작점과 진행률 모두에 영향을 미친다.

조직 복구 및 회복 단계

Phases of Tissue Repair and Recovery

치료적 운동은 조직 복구 및 회복을 향상시킬 수 있다. 각 단계의 사건, 기간 및 목표를 이해하면서 운동 선택 및 진행을 안내한다. 운동을 처방하는 것은 치료사의 책임이다. 염증성 부산물의 해결과 치유를 자극하는 데 필요한 힘을 제공하고, 각 조직의 한계를 고려하면서 신경근 회복에 도전하는 활동을 제공하기

위한 적절한 시간 동안 운동처방을 시행하는 것은 치료사의 책임이다.

1단계: 염증(손상 후 3~10일)

염증 과정은 손상, 감염 또는 비정상적인 세포 기전에 대한 신체의 반응이며 치유 및 복구에 필요한 과정이다(글상자 2.4). 염증은 조직 손상에 대한 첫 번째 반응이며 손상된 조직을 제거하고 복구를 증진하고 추가 손상을 방지하기 위해 세포 기전을 시작하는 역할을 한다(글상자 2.5).[1] 조직 손상의 초기 과정에는 출혈과 관절(**삼출**) 및 세포외로의 체액 방출이 포함된다. 공간(**부종**) (그림 2.4), 염증 부위에 발적과 열이 발생한다(그림 2.5). 통각 수용 경로의 자극은 조직 손상과 함께 발생하며 히스타민 및 브라디키닌과 같은 염증 매개체의 방출과 함께 계속된다(그림 2.6). 염증 반응에는 출혈과 근육 경련을 줄이기 위한 2차 혈관 수축이 포함되어 추가 움직임과 손상을 방지한다. 염증 주기는 추가 손상을 제한하기 위한 것이며 손상된 세포 파편을 제거하고 섬유모세포 활동을 자극함으로써 완료된다. 구조를 복구하기 위해 흉터 조직이 형성된다.

1단계 동안 1차 재활 목표는 과도한 힘을 제한하여 손상된 부위를 보호하고 염증성 부산물의 해결을 돕는 것이다(표 2.2). 운동은 부상당한 부위 또는 관련되지 않은 부위를 대상으로 할 수 있으며 해당 부위의 순환을 증진하고 통증을 제한하며 부종을 해결하는 데 도움이 될 수 있다.

손상된 관절을 향한 1단계 운동은 과도한 부하(스트레스) 또는 스트레칭(변형)을 피해야 한다. 그렇지 않으면 염증 단계가 다시 시작될 수 있다. 부상당한 조직에 스트레스를 주지 않는 방향으로의 움직임은 부종 및 삼출의 완화를 돕기 위해 사용된다. 환자는 사용하지 않거나 비활동의 영향을 막기 위해 관련되지 않은 영역을 운동할 수 있으며, 치료사가 회복에 영향을 미칠 수 있는 보상 또는 기타 기능 장애 영역을 식별한 경우 이러한 장애는 1단계 동안 해결될 수도 있다.

1단계 동안 조직에 과도한 부하나 긴장이 가해지면 출혈이 계속되고 부종과 삼출이 증가하여 과도한 혈종이 형성될 수 있다. 과도한 출혈은 과도한 섬유성 조직과 주변 조직에 대한 압력의

글상자 2.4 염증의 증상

- *부종:* 관절 외부에 과도한 세포 외 조직액 축적
- *삼출:* 활액 관절의 관절 내 체액 증가
- *열 및 발적:* 부위의 국소 혈관 확장 증가
- *통증:* 조직 손상, 염증 매개체, 저산소증, 부종 및 삼출로 인한 압력

글상자 2.5 1단계 목표

- 염증을 제한하고 손상된 조직을 보호한다.
- 염증의 부산물(부종, 삼출액, 대사 산물) 제거, 해당 부위의 순환 증가, 저산소증, 근육 경련 및 혈관 활성 매개체와 관련된 통증 감소를 지원한다.
- 운동은 부상당한 구조물에 과도한 스트레스를 주지 않으면서 움직이지 않거나 상태가 나빠지는 영향을 최소화 할 수 있다.

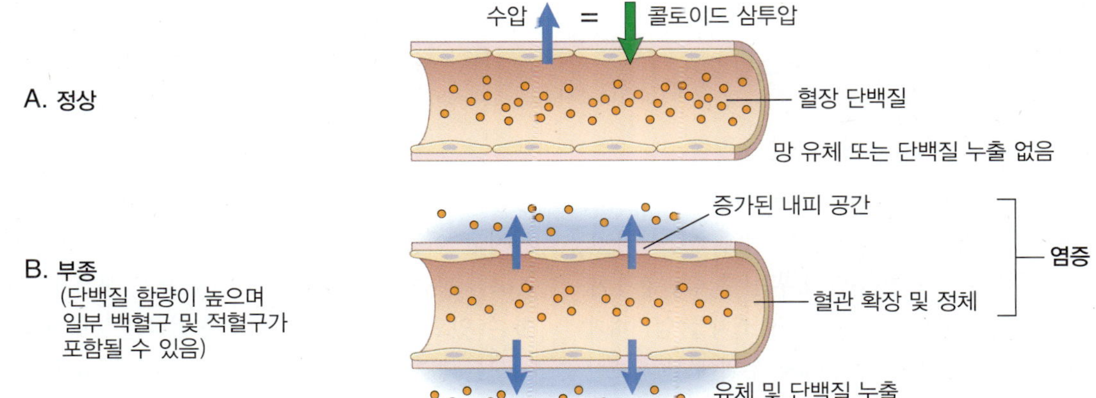

그림 2.4 손상된 조직으로의 혈류 증가로 인한 부종. (A) 정상적인 상황에서 모세 혈관은 혈관과 세포외 공간 내 삼투압 및 정수압 균형을 기반으로 체액과 영양소를 지속적으로 교환하는 혈장과 세포를 포함한다. (B) 외상 후 혈류가 급격히 증가하고 염증 반응은 수압의 증가로 인해 혈관 확장과 내피의 스트레스를 확장한다. 수분은 주변 세포외 공간으로 빠져 나가 삼출을 일으킨다. 더 심각한 외상이 있으면 혈장 단백질이 세포외 공간으로 누출되고 마지막으로 혈액 세포가 주변 조직으로 누출된다. 결과적으로 콜로이드 삼투압이 증가하면 유체 운동이 더욱 증가한다. 혈관에 가해지는 외부 압력도 통증을 유발한다. (Kumar et al., *로빈스와 코트란 질병의 병리학적 기초*. 8th ed. Philadelphia, PA: Saunders Elsevier, 2010.)

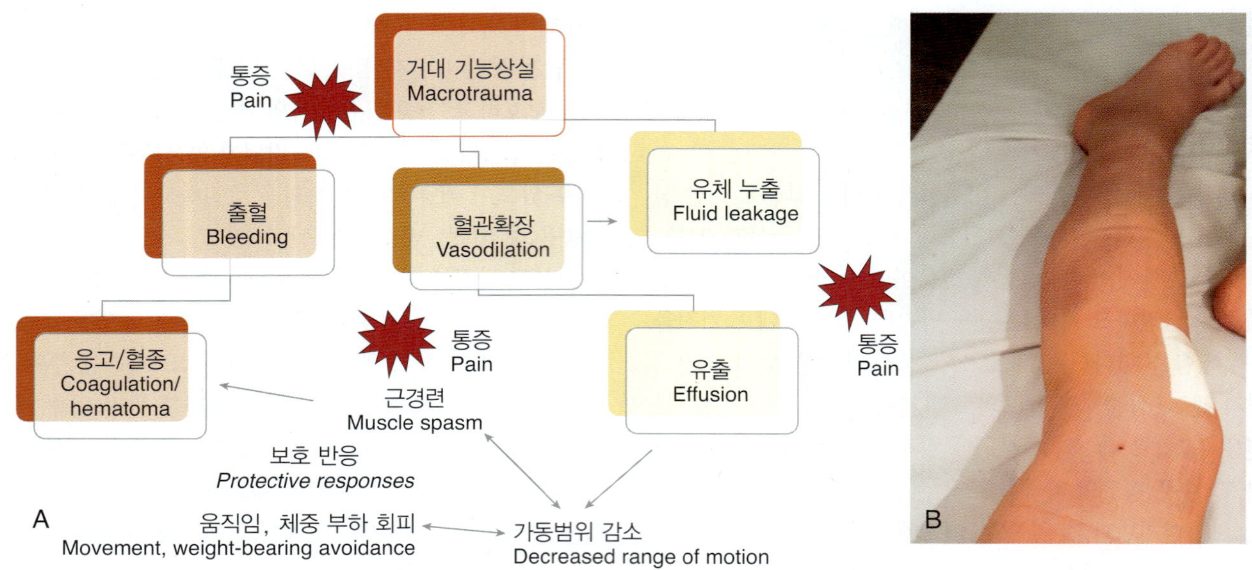

그림 2.5 (A) 외상성 손상에 대한 즉각적이고 이차적인 반응. (B) 앞십자 인대(ACL) 재건 후 멍, 부종 및 삼출.

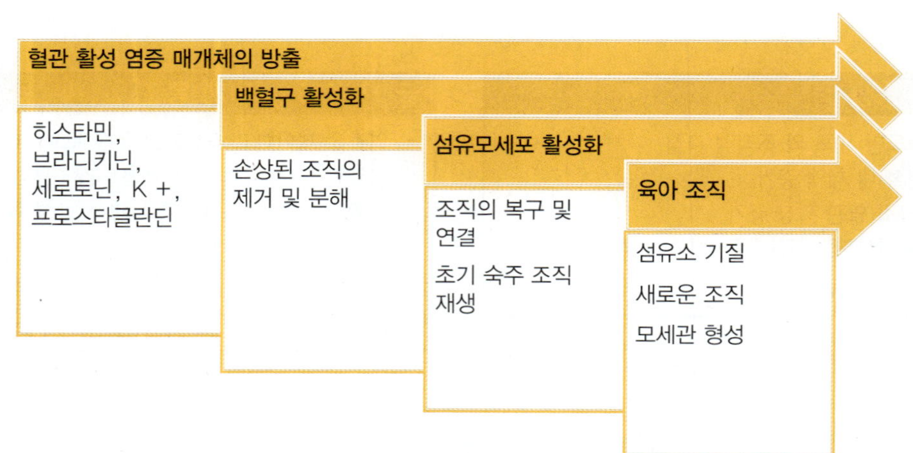

그림 2.6 외상성 손상에 대한 2차 반응.[1]

가능성을 높여 통증 반응을 더욱 증가시킨다. 치료사는 환자의 부상 부위를 모니터링하여 염증의 징후, 발적, 통증, 열, 부기 또는 멍이 들었는지 확인해야 한다. 이러한 징후는 주의와 추가 평가가 필요함을 나타낸다. 존재하는 경우 예방 조치를 엄격하게 시행하고 일상생활의 운동 및 활동 중에 해당 부위에 부하 또는 긴장을 재평가하고 그에 따라 수정해야 한다.

급성 염증 후 손상된 조직을 보호해야 하지만 반복적인 긴장 손상과 관련된 만성 염증은 잘못된 생체 역학 및 보상을 수정하기 위해 식별하고 훈련해야 한다. 관절에 가해지는 과도한 힘이 해결되지 않거나 다른 요인이 염증의 해결을 제한하면 만성 염증이 발생할 수 있다. 과도한 힘으로 인한 만성 염증은 부종, 삼출 및 섬유모세포의 장기간 증식을 유발하여 결합조직이 두꺼워지고 이동성 제한을 유발할 수 있다(그림 2.7 및 글상자 2.6).[2] 통증, 상태악화 및 보상도 더욱 복잡해지고 초과에 기여할 수 있으며 스트레스와 긴장을 견디는 능력이 감소한다.

모든 환자가 치료 1단계에 있는 동안 재활 과정에 들어가는 것은 아니다. 초기 평가 중에 물리치료사는 손상된 조직의 상태에 따라 적절한 유형과 운동 강도를 처방하기 전에 조직 치유 과정에서 환자의 부상이 어디에 속하는지 결정해야 한다. 각 조직에는 고유한 치유 기간이 있으며 이러한 기간은 연령, 유전학, 영양, 약물 및 동반 질환과 같은 다른 요인의 영향을 받을 수 있다[1-3](임상 사례 2.2).

표 2.2 1단계(급성 염증) 동안 운동 목표

목표	운동 선택	고려 요소
손상당한 구조물 보호	미세 기능상실 또는 거대 기능상실이 발생할 가능성이 있는 손상된 조직에 과도한 부하(스트레스 또는 스트레인)를 피해야 한다(응력-변형 곡선 참조). 보조 장치, 브레이싱 또는 테이핑을 사용하여 추가 보호를 제공할 수 있다.	손상당한 조직에 의해 제어되는 평면 이외의 평면에서 긴장없는 움직임이 가능할 수 있음
부위 순환 증가 부종 및 삼출 제거 지원 손상된 구조에 과도한 스트레스 없이 근육 활성화 유지	부상 부위 주변의 다른 관절에 대한 적극적인 저강도 운동 사용 가능한 범위 내에서 교대로 활성 근육 수축(낮은 강도)	근활동은 특히 팔다리가 올라간 경우 정맥 환류에 도움이 됨 출혈 가능성이 적은 경우에만 사용
	짧은 기간 동안 등척성 근육 수축 후 이완	활성 수축은 순환을 위한 기계적 "펌핑" 작용을 제공할 뿐만 아니라 세포외 부종 또는 관절 내 삼출의 움직임을 증진할 가능성이 있음
	영향을 받은 팔다리 또는 몸통의 일반화된 움직임과 위에 나열된 국소 근육 수축은 부종 및 삼출의 움직임에 도움이 됨	먼쪽 또는 몸쪽 관절 또는 신체의 다른 부위의 움직임은 전반적인 순환 흐름을 증가시키고 문제를 일으킬 수 있음
	범위를 유지하거나 삼출물 제거를 지원하기 위해 부상당한 구조물에 대한 스트레스 없이 소규모의 활동적인 움직임. 삼출량을 줄이면 관절 나 부피 증가 또는 범위 끝의 통증으로 인해 범위 회복에 도움이 됨	삼출이 제한된 범위의 원인인 경우 움직임이 즉시 증가할 수 있음
활동 부족 또는 고정 효과 최소화	관련되지 않은 부위 및 전신 시스템에 대한 근 위축 및 부동의 심혈관 효과 최소화; 예방 조치를 따르고 영향을 받은 구조의 적절한 치유를 허용하도록 조정해야 할 수 있음	자전거, 수중 요법, 상지 에르고미터, 상체 및 몸통 운동과 같은 장비 및 무부하 운동을 포함하여 다른 부위 및 관절에서 움직임을 허용하거나 신체 부위가 관여하지 않는 저항 운동을 허용함

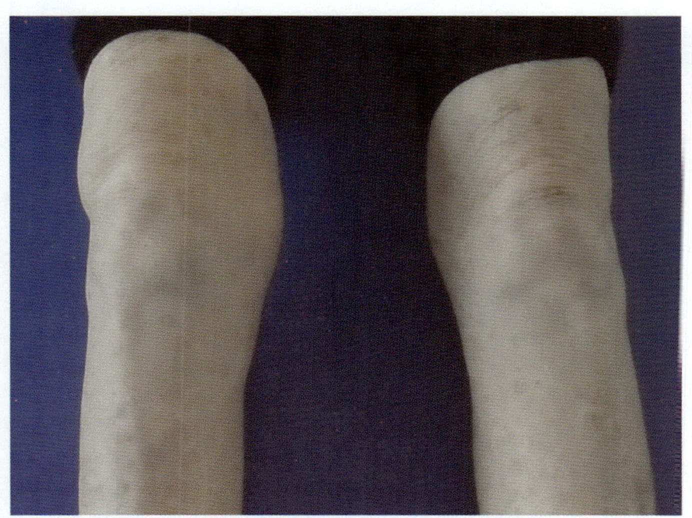

그림 2.7 무릎 뼈관절염 환자의 만성 염증, 삼출 및 비후.

글상자 2.6 급성 및 만성 염증의 차이점

- 급성 염증은 즉각적인 외상으로 발생한다.
- 만성 염증은 힘의 축적, 반복되는 미세 외상 또는 급성 염증의 부적절한 해결로 인해 발생할 수 있다.

임상 사례 2.2 발목 인대 손상을 위한 2단계 및 3단계 운동

예방 지침

환자가 2단계로 진행됨에 따라 부상당한 조직은 여전히 인대 평면에서 보호된다. 인대에 부담을 주지 않고 짧은 위치에서 스트레스가 천천히 증가하며, 신경근 활성화 및 지구력 감소와 같은 장애가 해결된다.

2단계 운동은 모든 등급의 부상에 대해 동일하다. 그러나 스트레스와 긴장에 대한 금기 사항은 II등급 부상의 경우 6-8주, III등급 인대 파열의 경우 8-12주 동안 적용된다. 2단계 재활은 이마면 또는 인대 선의 움직임에 대한 완전한 금기 사항을 해제하기에 충분한 치유가 이루어진 후에 시작된다. 추가 치유가 이루어질 때까지 예방 조치가 필요하다.

운동선택

운동 선택은 과도한 긴장으로부터 인대를 보호하고 기능으로 점진적으로 복귀해야 하는 필요성과 관련이 있다.

I등급 발목 염좌 환자는 비교적 빠르게 진행되는 반면, II등급 또는 III등급 부상 환자는 적절한 치유가 이루어지면 천천히 진행된다. 운동은 장애(삼출로 인한 이동성 제한, 근육 활성화 감소)를 다루며 고유수용성 훈련 및 신경근 조절을 사용하여 인대를 보호하도록 설계되었다.

운동은 2단계에서 비체중 부하에서 체중 부하로 진행되어 이마면 안정성과 균형 반응을 증진하며, 필요에 따라 테이핑 또는 브레이싱의 추가 지원 또는 지지를 제공한다.

3단계에서는 개인의 부상 전 기능으로 돌아가기 위한 목표를 달성하기 위한 활동이 진행된다. 운동은 개인적 요인(운동 취미)과 환경적 요구(고르지 않은 표면)를 고려하여 활동 제한 및 장애를 해결하기 위해 선택된다. 제자리에서 실행은 옆으로 또는 컷팅 전에 앞뒤로 실행된다. 빠르게 방향을 바꾸고 고르지 않은 표면에서 달리는 것이 마지막에 추가된다. II 및 III등급 손상에서 더 심각한 인대 손상의 경우 2단계로 진행하는 일정이 더 느리다. 운동 진행의 상대적 속도는 부상 및 정상 활동력의 고정/결핍으로 인해 손상 임계값이 감소했기 때문에 II등급 및 III등급 부상의 경우 더 느리다.

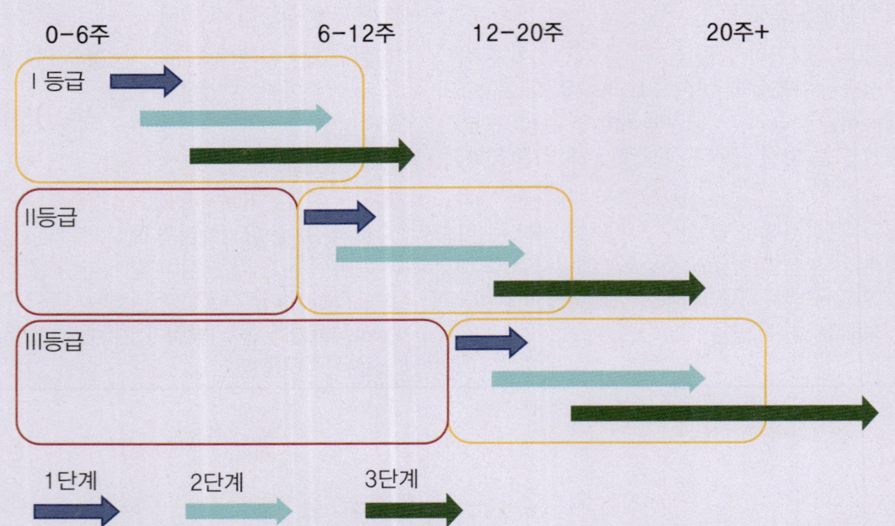

I-III등급 발목 인대 손상에 대한 재활 단계. II 또는 III등급 열상에 대한 예방 조치는 초기 단계(*빨간색 상자*)에 있다. 재활(*노란색 상자*)은 염증 정도에 따라 1단계 또는 2단계에서 시작할 수 있다.

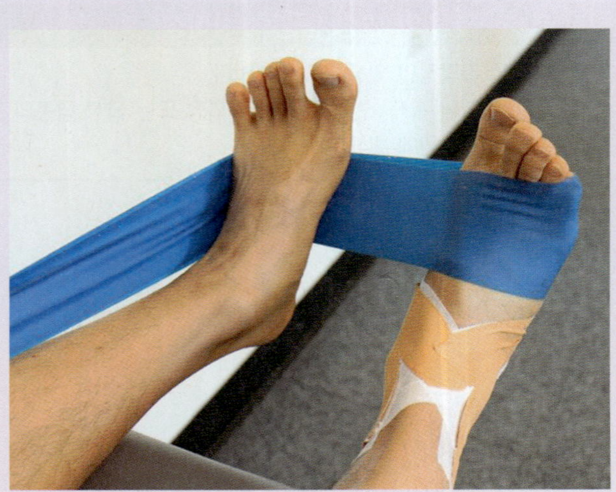

탄성 저항을 사용한 등척성 가쪽벌림 활성화, 지구력 및 강화 (1 및 2단계)

등척성 또는 적은 범위의 중립 운동을 통한 탄력 저항에 대한 바로누운자세의 가쪽번짐근 활성화는 근활성화를 증진하기 위해 1단계에서 사용된다. 종아리는 종종 늘어나고 초기에 통증이 있을 수 있다. 안쪽번짐 부상 후 단계; 따라서 근활성화는 순환을 개선하고 염증성 부산물을 제거하며 통증을 줄이는 데 사용된다.

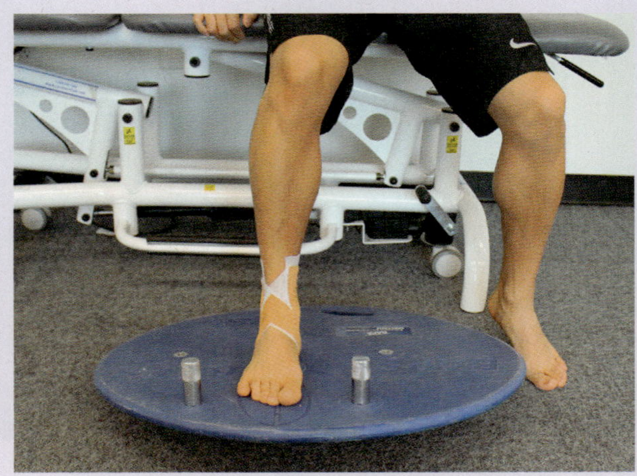

BAPS 보드 강화 진전(2단계)

2단계에서는 저항을 증가시킬 수 있으며 무게가 있는 밸런스 보드를 사용하여 등장성 조절을 증진한다.

임상 사례 2.2 발목 인대 손상을 위한 2단계 및 3단계 운동 - 계속

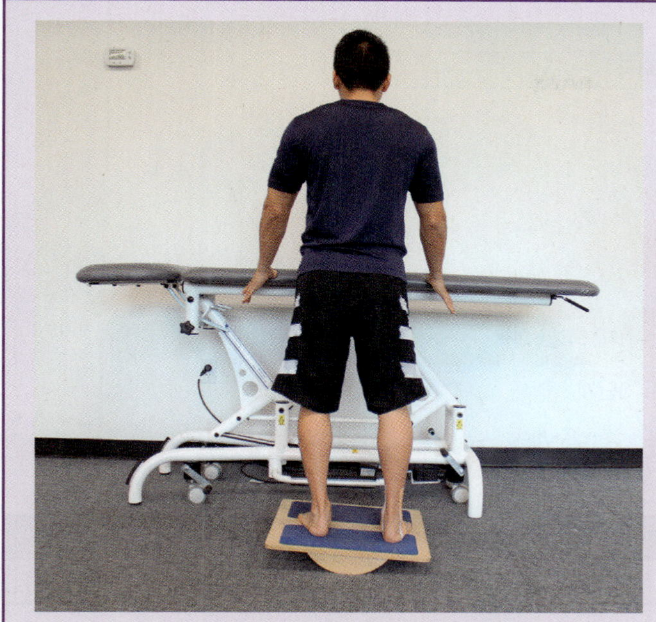

밸런스 보드에서의 이중 다리 균형 활동(2단계)

양쪽 다리 균형 활동은 약간의 손의 지지로 시작된다. 밸런스 보드를 먼저 배치하여 발바닥 및 발등굽힘 범위를 허용한 다음 측면 근육을 활성화하기 위해 좌우로 체중 이동을 제어할 수 있다.

발에서 발로의 무게 이동은 시상면에서 시작되거나 그 자리에서 달리기로 공간에서 움직임 없이 시작된다. 환자가 활동을 견디면 움직임이 진행되며 측면 움직임과 방향 변경에 대한 진행 속도가 느려진다(그림 3.6B 참조). 고속에서 체중 수용 및 방향 변경을 위한 신경근 반응을 훈련하기 위한 컷팅 및 방향 변경과 같은 과도기적 움직임은 후반 3단계에 포함된다.

2단계: 조직 회복 및 조기 조직 재생(조직 유형에 따라 5~10일에서 3개월) 조직 회복의 주요 기전은 다음을 통해 발생한다.

조직 회복의 주요 기전은 손상된 조직의 틈을 연결하는 섬유 조직을 통해 발생한다. 섬유 조직의 양은 손상의 양과 섬유모세포가 활성 상태로 유지되는 시간에 비례한다. 2단계는 일반적으로 부상 후 약 5~10일에 시작되며 조직 유형에 따라 3개월까지 지속될 수 있다(글상자 2.7 및 표 2.3). 새로운 콜라겐 섬유의

글상자 2.7 2단계 목표

- 장애를 해결함
- 조직 재생을 위한 최적의 자극 제공
- 비활동 또는 고정 효과 최소화
- 부상당한 구조물 보호
- 손상된 조직에 과도한 스트레스를 주지 않고 근기능을 개선함

표 2.3 2단계 치유 목표

목표	운동 선택	고려 사항
부상당한 구조물 보호	손상된 조직에 과도한 부하를 가하거나 미세 기능 상실 또는 거대 기능상실이 발생할 가능성이 높은 길이로 늘어나지 않도록 함(응력-변형 곡선 참조) 부하(스트레스)는 부상당한 구조물의 이동면에서 서서히 증가하며 최대 장력(변형)을 피하기 위해 범위가 제한됨	극심한 변형을 피하기 위해 부상당한 구조물의 내부 또는 중간 범위에서 등척성 수축 또는 수축을 사용하여 부하를 증가시킬 수 있음 중간 범위는 사용 가능한 범위에 의해 결정되며 반드시 표준 값에 의해 결정되지는 않음 기타 진단, 합병증 및 더 높은 심각도 또는 과민성은 더 엄격한 모니터링과 금기 및 예방 조치 기간을 연장하는 징후임
손상된 구조에 과도한 스트레스 없이 근육 기능 향상 비활동 또는 고정 효과 최소화	전반적인 유산소 조절, 근육 기능 개선 및 힘 분산을 지원하기 위해 활동적이고 중간 강도의 운동으로 부상 부위 주변의 다른 관절을 목표로 함	스트레스를 느리게 다시 적용하여 부상당한 구조물에 과도한 스트레스를 주지 않도록 위치 및 운동 선택을 조정할 수 있음 다른 부위와 관절의 움직임을 허용하고 진행함
특정 장애 해결 재생을 위한 최적의 자극 제공	이동성, 근력, 특정 근육 지구력, 유산소 조절, 협응 또는 균형 운동	조직은 구조에 적용된 적절한 부하와 변형에 반응하여 재생된다. 초기 부하는 가볍고 치유 조직에 거의 스트레스를 주지 않는 방향으로 전달되어야 함 부작용(지연성 근육통, 통증, 삼출 또는 개선 퇴행)을 모니터링 함

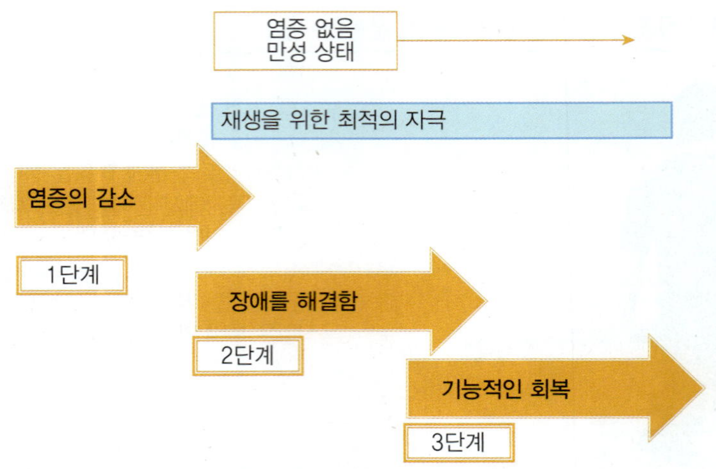

그림 2.8 조직 회복의 중첩단계.

표 2.4 3단계의 조직 회복 목표

목표	운동 선택	고려 사항
기능에 필요한 나머지 장애 해결	이동성, 근력, 특정 근지구력, 유산소 조절, 협응 또는 균형 운동을 계속 진행함	부하(응력-변형 곡선)는 기능 요구 사항과 관련하여 증가함(3장 참조) 강도, 힘, 협응, 복잡성 증가와 함께 속도 및 다중 평면 이동에 대한 특정 강조
재생 및 조직 재형성을 위한 최적의 자극을 위한 힘을 진행하고 힘을 견딜 수 있는 능력을 회복함	손상된 조직 재생 및 재형성을 증진하기 위한 점진적 운동 원인 요인을 다루는 운동	
기능으로 복귀	기능 훈련	

생성 속도는 손상 후 7~14일 사이에 가장 높다.[1] 회복단계는 염증성 생산물 제거와 겹칠 것이다.[1]

환자의 부하 내성을 모니터링하고 평가하는 능력은 치료사에게 필수적인 기술이다. 치료사는 힘, 단계적 부하 및 활동의 적절한 분포가 있는지 확인하고 운동에 대한 반응(지연 발병 통증, 부종, 삼출 또는 기타 비정상 증상)을 관찰해야 한다. 이상 반응은 지속적인 재평가 및 운동 부하 감소를 보증한다. 2단계 동안 조직에 과도한 부하나 긴장이 가해지면 미성숙 콜라겐이나 재생된 조직이 손상되어 염증과 섬유증이 증가한다. 이후의 부종과 통증은 환자가 해당 부위의 사용을 피하고 다른 운동 전략으로 보완할 수 있다. 이것은 근위축, 약한 결합조직 및 아이러니하게도 손상된 부위에 추가 스트레스를 유발할 수 있다. 추가적인 스트레스가 발생하고 미성숙 콜라겐이나 손상된 조직의 손상이 계속되면 염증주기가 다시 시작된다(1단계, 그림 2.8 참조).

섬유 조직의 조직과 강도는 2단계와 3단계 동안 구조에 가해지는 스트레스에 반응하여 리모델링된다.[1-3] 2단계 운동은 조직의 궁극적인 기능상실 지점에 도달하지 않고 조직 유형 및 기능에 특정한 더 작은 목표 부하로 조직 복구를 증진해야 한다. 또한 이 단계에서 근위축, 관절 제한, 근긴장, 통증 및 보상 기전과 같은 장애를 해결해야 한다(그림 2.8 및 임상 사례 2.2 참조). 운동은 힘의 생체역학적 축적에 기여하는 1차, 부상 부위 또는 2차 부위에 있는 장애를 대상으로 할 수 있다.

글상자 2.8 3단계 목표

- 기능적 움직임을 회복함
- 기능에 필요한 힘을 견딜 수 있는 능력을 회복함
- 특정 장애가 해결됨에 따라 기능적 강도, 힘, 협응 및 속도를 충족하기 위해 운동이 진행됨
- 활동은 환자의 목표를 달성하기 위해 적절한 복잡성과 강도로 다중 평면 운동으로 진행되어야 함

3단계: 조직 성숙 및 리모델링(조직 유형에 따라 6주~2년)

3단계에는 관련 조직의 성숙 및 재형성과 과도한 섬유성 조직 제거가 포함된다(표 2.4 및 글상자 2.8). 기능에 필요한 힘을 견딜 수 있는 조직을 증진하기 위해 콜라겐 섬유의 방향을 구성

하여 조직을 재형성한다. 이 과정은 특정 조직에 대한 적절한 유형과 힘의 방향에 따라 발생한다("치유에 영향을 미치는 요인: 조직 특성" 섹션 참조). 전체 과정은 조직의 유형에 따라 최대 2년이 걸릴 수 있다.[1-3] 필요한 경우 3상 치료는 개인의 특정 기능적인 요구 사항에 영향을 미치는 나머지 장애를 계속해서 해결해야 한다. 운동은 기능적 운동에 중점을 두고 원인 요인을 해결하기 위해 진행된다. 이 단계에는 환자가 다루고자 하는 기능적 활동의 복잡성과 속도와 일치하는 단일 평면에서 다중 평면 움직임으로의 진행이 포함되어야 한다. 환자의 내성과 운동 수행을 모니터링하는 것은 3상을 포함하여 조직 복구의 모든 단계에서 중요하다. 환자에게 더 높은 수준의 기능적 준비가 필요한 경우 3단계를 고급 활동으로 확장하여 스포츠 또는 업무 요구 사항으로 돌아갈 수 있다(임상 사례 2.2 참조). 일부 수술 후 프로토콜은 이러한 단계를 4 또는 5단계로 나열한다. 수술 후 또는 회복 프로토콜은 특정 조직 회복 기간에 따라 단계를 분할할 수 있으며 한 단계에서 다음 단계로 진행할 목표를 포함할 수 있다.

치유에 영향을 미치는 요인: 조직 특성에 대한 고려 사항
FACTORS INFLUENCING HEALING: FORCE CONSIDERATIONS FOR TISSUE CHARACTERISTICS

모든 유형의 조직은 정상적인 움직임의 복잡성에 기여하며 각 조직은 조직의 특수 기능을 돕는 고유한 특성을 가지고 있다(글상자 2.9). 이러한 특성은 예방 조치, 운동 유형 선택 및 치료 운동 매개 변수에 영향을 준다. **재생을 위한 최적의 자극**을 제공하는 것은 목표 조직의 기능, 정렬 및 생리적 특성에 맞게 스트레스와 스트레인을 조정하는 것을 말한다. 조직 복구 또는 재생을 자극하고 염증 반응을 다시 시작하거나 추가 손상을 유발하는 힘을 피한다. 결합조직은 적용되는 힘의 방향, 유형 및 수준에 따라 조직의 재형성을 통해 부과된 요구에 적응한다. 따라서 이러한 힘 특성은 치유 및 기능적 요구를 위한 조직 자극을 증진하기 위한 운동을 선택할 때 고려하는 것이 중요하다.

환자의 통증을 보호 기전으로 생각할 수 있지만 각 조직의 한계를 준수하면서 염증 부산물의 해결을 증진하고 치유를 증진하며 신경근 회복을 증진하는 운동을 처방하는 것은 치료사의 책임이다. 1단계에서는 조직이 일반적으로 견딜 수 있도록 설계된 힘을 제한하여 적절한 섬유증 형성을 통해 손상된 조직의 틈새를 메울 수 있다. 2단계 동안, 손상된 조직은 스트레스와 스트레인의 느린 진행(보통 개별적으로)에 의해 자극되어야 한다. 조직에 스트레스를 주지 않는 다른 평면이나 운동 유형의 운동은 더 빠르게 진행될 수 있다. 3단계 동안, 손상된 조직은 최적의 적응과 정렬을 증진하기 위해 더 많은 도전을 받는다.

고정 또는 침상 안정은 결합조직의 급속한 악화, 근육 위축 및 신경근 적응을 유발한다.[1-3] 조직 변화는 콜라겐 섬유의 농도가 증가하고 교차 결합이 약해짐과 함께 결합조직에서 더 적은 양의 기저 물질이 특징이다. 결과 조직은 덜 움직일 수 있고 추가 부상에 취약할 수 있다. 흉터 조직의 충분한 활주와 탄력성은 외부 힘을 견디면서도 적절한 움직임을 허용하는 데 필수적이다. 문제는 유사한 방식으로 섬유 조직을 증진할 수 있는 충분한 움직임과 힘을 제공하는 것이다. 하지만 조직의 능력을 넘어서는 너무 많은 힘이나 움직임을 허용하지 않는다.[1-3]

조직에 불충분한 힘이 가해지면 조직은 추가 손상을 입을 수 있다. 그러나 너무 많은 스트레스(또는 스트레인)는 염증주기를 다시 시작하고 추가 손상이나 과도한 섬유증을 초래할 수 있다(글상자 2.10).[1,2] 따라서 개인의 조직 상태와 일치하도록 힘을 조정하는 것이 핵심 고려 사항이다. 정상적인 기능에 필요한 힘에 저항하는 조직의 능력은 연령, 영양 상태, 전반적인 활동 수준, 임신 및 유전적 특성과 같은 개별 환자 요인의 영향을 받는다.[1,2] 합병증 및 질병 과정은 건강 상태를 치료하는 데 사용되는 일부 약물과 마찬가지로 대사율과 결합조직 구성에 영향을 미친다. 표 2.5에 나열된 요소는 환자의 인구 통계 및 병력에서 얻은 것으로 전체 치유 잠재력에 미치는 영향으로 보다 신중한 운동 선택 및 진행을 초래한다(글상자 2.11).

각 조직에는 염증 반응의 해결과 부분 및 전체 치유에 대한 대략적인 기간이 있다. 정확한 기간은 없지만 수술 후 및 외상 프로토콜은 손상된 구조의 치유, 수술 절개 및 모든 수술 지원을 위한 대략적인 기간을 제공한다. 그러나 개별 특성에 따라 타임라인을 조정해야 할 수도 있다.[7] 물리치료사는 초기 평가 시 이

글상자 2.9 재생을 위한 최적의 자극

- *재생을 위한 최적의 자극:* 조직 회복 또는 재생을 자극하고 과도한 염증 반응 또는 추가 손상을 유발하는 힘을 피하기 위해 표적 조직의 기능, 정렬 및 생리적 특성과 일치하도록 스트레스와 긴장을 특정하게 적용한다.
- *Davis의 법칙:* 물렁조직은 적재된 요구에 적응한다.
- *Wolff의 법칙:* 뼈는 적재된 요구에 적응한다.

글상자 2.10 운동 진행 중 부적절하거나 과도한 부하의 결과

- 부적절한 부하(응력-변형 곡선):
  - 추가 손상 가능성이 있는 약한 결합조직
  - 움직임을 제한하는 무질서하거나 과도한 흉터 조직
- 과도한 부하(응력-변형 곡선):
  - 추가 손상
  - 과도한 섬유증

표 2.5 치유와 변화를 되돌리는 능력에 영향을 미치는 요인[1-3]

요인	변화의 형태	원상회복이 가능한?
고정	기저 물질 감소	예; 글리코사미노글리칸 농도 및 기저 물질의 복구 시간, 조직의 운동 및 기능적 요구 사항에 대한 고정화 길이에 따라 다름
	흉터 조직/섬유증 증가된 교차 가교는 확장성을 감소시킴 해체는 스트레스나 스트레인에 저항하는 능력을 감소시킴 탄성 섬유를 콜라겐으로 대체하면 스트레스 능력이 감소함	흉터 조직 및 조직의 정도에 따라 다름 조직층 사이의 움직임이 필요하고 조직은 기능을 위해 필요한 길이에 적응해야 함
정렬로 인해 특정 영역에 대한 생체역학적 스트레스 증가	특정 영역에서 콜라겐 섬유의 강도와 밀도 증가, 다른 영역에서는 감소 특정 길이의 조직에 대한 적응	예; 속도는 조직 유형에 적합한 힘의 적용과 염증 주기를 시작하는 손상없이 힘의 양/방향에 따라 다름
기존 체력 수준 및 힘에 대한 노출	콜라겐 강도 및 부하 패턴과 관련된 스트레스 또는 스트레인에 저항하는 능력 증가	예; 조직이 손상 전 상태로 돌아갈 수 있는지 여부는 조직 손상 정도에 따라 다름
호르몬 영향(예; 임신)	Relaxin은 가교 능력을 감소시킴	예; relaxin의 부재 또는 다른 호르몬 불균형의 해결에 달려 있음
약물(코르티코 스테로이드/비 스테로이드 항염증제)	힘(스트레스)에 저항하는 능력 감소 및 손상 발생 시 치유 반응 불량	국소 스테로이드: 가끔 전신 스테로이드: 장기
영양(특정 결핍, 비타민 결핍, 비타민 K, B, C 포함)	콜라겐의 힘이 감소하고 재생이 느림	적절한 영양을 공급하면 조직 특성의 복원이 가능할 수 있음
유전적 소인	콜라겐 형성 또는 가교(켈로이드 형성) 증가 탄성 비율 감소	스트레인에 대한 반응 불량
	콜라겐 형성 감소	스트레스에 대한 반응 불량
	자가 면역 질환; 쉽게 유발되는 만성 염증은 섬유증을 증가시킴(공막증, 홍반성 루푸스)	스트레스와 긴장에 대한 낮은 임계 값
나이	소아과; 콜라겐에 비해 상대적으로 더 많은 탄성 비율	부하 스트레스에 대한 낮은 임계 값, 증가된 탄성과 관련된 인장 응력에 대한 상대적으로 높은 임계 값
	노인병; 탄성 감소, 가교 감소, 기저 물질 콜라겐 감소 근섬유 단면 직경 감소, 증가	부하 스트레스에 대한 하한 임계 값, 장력 스트레스에 대한 하한 임계 값, 탄성 반응 감소 힘을 생성하는 능력 저하, 근육 유연성 저하

정보를 사용하여 초기 검사를 위한 운동 강도, 예후 기대 및 운동 반응 예상을 추정한다. 운동 선택, 복용량, 진행 및 결과 측정 유형도 조직의 상태에 영향을 받으며 치료사는 항상 치유 기간과 예방 조치를 존중해야 한다.

피부, 근막 및 기타 결합조직은 연결을 제공하고 여러 방향의 힘에 반응한다. 힘줄과 인대는 특수한 결합조직 기능을 가지고 있으며 더 자세히 설명한다. 연골과 추간판은 일부 관절에 추가 연결을 제공하고 충격을 흡수하도록 설계되었으며 추가적인 강제적인 고려 사항이 있다. 각 조직에는 고유한 생화학, 기능 및 대략적인 치유 기간이 있지만 앞서 언급했듯이 이는 환자의 개별 특성과 의학적 동반 질환의 영향을 받는다.

결합조직 Connective Tissue

결합조직(글상자 2.12) 구조는 장기와 조직을 둘러싸고 관절을 지지하며 근육을 뼈에 연결하는 기능을 한다. 피부는 특정 특성을 가진 결합조직의 한 유형이다. 결합조직의 유형과 각각이 견디도록 설계된 힘의 비교는 표 2.6에 나와 있다. 결합조직은 체액, 염 및 글리코사미노글리칸 단백질-당 분자)의 물질 내에 부유하는 탄성 및 콜라겐 섬유로 구성된다(그림 2.9A). 물질의 일관성은 조직의 유형과 변형을 견디고 콜라겐 섬유를 지원하는 기능에 따라 다르다.[1,2] 콜라겐과 탄성의 비율은 조직 유형에 따라 다르다. 탄성 섬유의 비율이 높을수록 늘어난 후 초기 길이로 돌아갈 수 있는 더 탄력적인 조직이 생성된다. 일반적으로 힘줄

글상자 2.11 조직 강도에 영향을 미치는 개인 요인 및 건강 상태

- 고정
- 나이
- 영양 상태
- 유전학
- 동반 질환
- 약물
- 임신 또는 호르몬 불균형
- 정렬
- 전반적인 활동 및 체력 수준

글상자 2.12 결합조직 치유: 강제적인 고려 사항

- 손상된 결합조직을 치유하려면 다양한 기간동안 손상된 구조물의 평면에서 힘을 보호하거나 제한해야 함
- 허용되는 응력 또는 변형의 정도는 부상 정도와 결합조직 구조에 따라 결정됨
- 응력-변형은 치유의 초기 단계(예방) 동안 발가락이나 탄성 영역 내에서 유지되어야 함
- 회복 중에 조직 이동성의 개선이 필요한 경우 응력-변형 힘이 항복점을 지나 가소성 범위로 진행될 수 있음
- 기능상실 지점을 지나는 응력-변형 방지(금기)

은 인대보다 더 큰 탄성 특성을 가지므로 동일한 양의 스트레스를 받으면 인대보다 힘줄의 길이 변화가 더 클 수 있다(그림 2.9B).[2,3]

결합조직에 힘이 가해지는 경우, 응력-변형 곡선의 발가락 부분(그림 2.10A)은 섬유질이 서로 미끄러지면서 길이가 어느 정도 증가할 수 있기 때문에 콜라겐 섬유의 파동 형식의 "절단되지 않은" 부분을 나타낸다. 힘의 최소 수준은 길이의 변화를 가져올 수 있다. 응력-변형 곡선의 다음 단계인 선형 영역에서 콜라겐 섬유는 추가 힘에 저항할 수 있으며, 부하가 제거되면 조직은 여전히 원래 길이로 돌아갈 수 있다(그림 2.10A 참조). 부상 후 조직은 부상 전과 동일한 양의 스트레스와 비율의 변형률을 견딜 수 없다.[1-3,8]

부상에서 회복하는 동안, 치료 조직이 영구적인 조직 길이의 변화가 기능에 부정적인 영향을 미칠 수 있는 가소성 범위에

표 2.6 예방 조치 및 최적 자극을 위해 고려해야 할 결합조직 기능 힘[1-3]

조직	기능	조직이 견딜 수 있는 힘	치유 중 제한되는 힘
피부	감염 장벽 다른 조직을 보호하고 둘러싸는 표면 조직 감각 수용체(촉각, 통증, 압력)를 둘러쌈 체온 방출 조절	여러 방향의 일반화된 평면 운동 최소한의 힘	직접적인 지속적인 압력
일반화된 결합 조직: 근막	장기 포함 근육 구조의 분할 및 방향 제공 힘을 분배 근육 이는 점과 부착점	특정 방향	과도한 긴장 콜라겐 섬유 정렬이 적은 방향
인대	관절 운동 범위를 특정 방향으로 제한 뼈를 뼈에 연결	하나 이상의 관절면/운동 방향에서 과도한 긴장을 방지함 스트레스 임계 값은 특정 인대 및 개별 특성에 따라 다름	전체 길이 또는 추가 방향(각도 및 회전)에서 인대 평면의 과도한 변형
힘줄	뼈에 근육을 붙임 근육 조절을 위한 탄력적 반응 제공 스트레치 수용체 포함	근육 수축 또는 근육 힘줄 복합체의 스트레칭으로 인한 장력을 늘리거나 저항하는 능력	전체 힘줄 길이에서 과도한 변형 힘줄의 양쪽 끝이 늘어나거나 반대쪽 끝이 안정된 상태에서 근육 수축이 발생하는 경우(종종 다관절 근육) 힘줄에 최대 긴장이 가해짐
연골	유리질 연골은 뼈 표면을 다음으로부터 보호함 마찰 관절 표면을 일치시켜 관절 운동을 허용 섬유질 연골이 관절 표면 정렬(반월판)을 변경하거나 결합성 관절의 뼈를 연결	표면층은 콜라겐 섬유 정렬을 위해 병진 활주가 필요한 장벽을 제공함 유체 보충을 위해 수직 압축 및 감압이 필요함	압력, 회전 및 변환 조합 중량을 지탱하는 위치에서 지속적으로 높은 부하
추간판	척추 분절 연결 고리는 핵을 포함하고 회전에 저항함 속질핵은 충격과 압력을 흡수함	압력 및 감압은 유체 전달을 증진함 고리 섬유는 회전을 저한함	디스크 압력으로 극도의 굽힘 및 회전

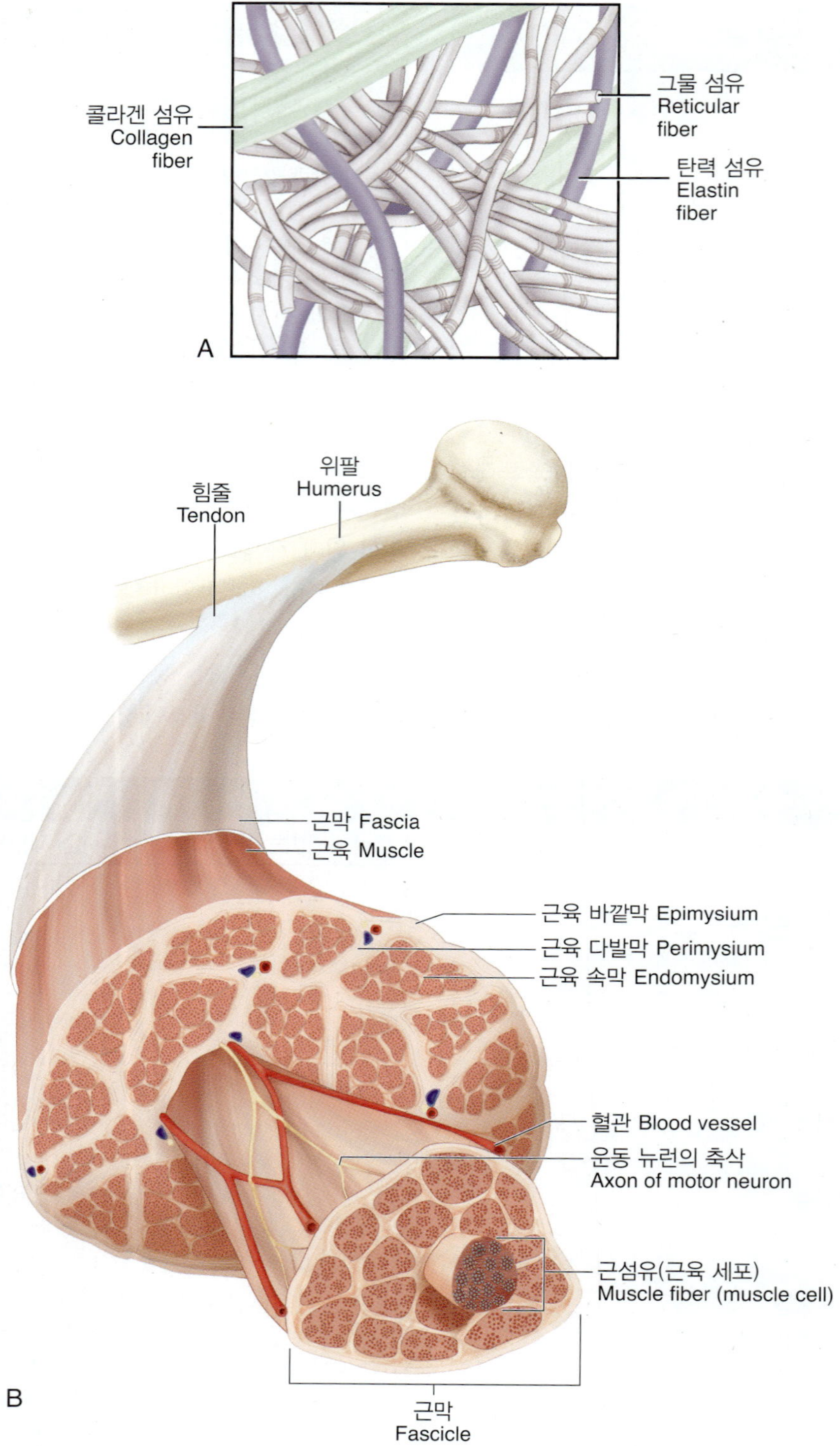

그림 2.9 결합조직 구조. (A) 콜라겐, 엘라스틴 및 그물 섬유질과 기저 물질(유체, 섬유 아세포 및 무기질)에 현탁된 프로테오글리칸 분자로 구성된 결합조직. (Muscolino JE. Kinesiology: *뼈대계와 근육의 기능*. 3rd ed. Elsevier Mosby, 2017: 그림 4.3). (B) 근육 섬유 및 힘줄 부착물을 둘러싼 결합조직 기관. (Patton K, Thibodeau G, Douglas M. 해부학과 생리학의 기초. Mosby, 2012: 그림 10.1.)

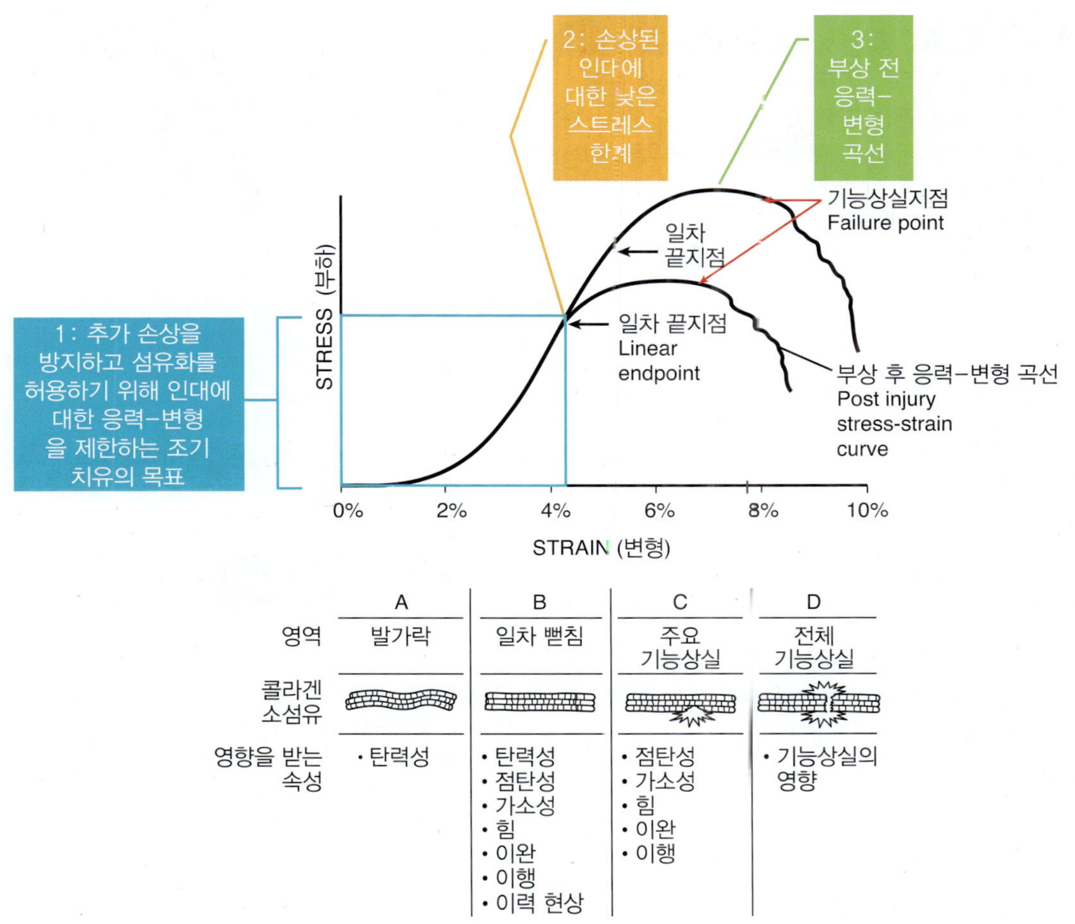

그림 2.10 재활 단계에 대한 응력-변형 곡선 고려 사항. (1) 조직 손상 후 조기 재활 중 목표는 스트레스와 스트레인을 제한하고 일차 끝지점을 초과하지 않고 발가락과 일차 뻗침 영역에서 섬유화를 허용하는 것이다. (2) 조직 변화(1차 기능상실)가 발생하는 일차 끝지점 이전에 조정된 스트레스(부하) 한계 및 스트레인(연장) 지점을 기록함. 브레이싱, 테이핑 및 운동 범위 제한은 부하와 신장을 모두 제한하려고 시도함. (3) 거대(전체) 기능상실 이전 부상 전 응력-변형 능력. 부상 후 조직은 특히 극단적인 길이(스트레인)에서 동일한 부하(스트레스)를 견딜 수 없으며 추가 손상 가능성이 더 높다. 실패 지점에 도달하지 않으려면 예방 조치와 금기 사항이 필요하다. 보호 수준은 조직 손상 정도에 따라 다르다.; 예를 들어, II등급 인대 파열은 I등급 파열보다 더 많이 보호되어야 한다. 아래: (A) 1단계의 목표는 발가락 단계(결합조직의 주름 내기로 길이가 최대 2% 증가) 또는 일차 범위(길이 4~6% 증가) 내에서만 스트레스 또는 스트레인을 적용하는 것) 부하가 새로운 더 낮은 일차 끝지점 미만인 경우. 조직 길이는 짧은 위치에 유지되며 염증과 부종이 해결될 때까지 조직에 낮은 스트레스를 가한다. (B) 스트레스와 스트레인의 목표는 운동 범위를 늘리고 재생을 위한 최적의 자극을 위한 부하를 제공한다. 2단계에서는 스트레스와 스트레인의 양이 서서히 증가하지만 조직은 여전히 더 많은 손상을 초래할 수 있는 스트레스와 스트레인으로부터 보호된다. 이상적으로는 스트레스와 스트레인이 독립적으로 진행된다. 2단계와 3단계에서는 운동 범위를 늘리는 것을 목표로 하는 운동과 개입이 더 낮은 부하로 조직을 늘려 가소성 영역(C. 1차 기능상실)으로 이동하기 시작한다. 특정 조직 적응을 증진하기 위해 추가 손상(D. 전체 기능상실)을 방지하기 위해 조직의 신장없이 스트레스 양을 늘릴 수 있다. 힘의 적용은 기능적 부하 및 길이 요구 사항에 저항할 수 있는 특성을 점진적으로 회복하도록 설계되었다.(Magee DJ, Zachazewski JE, Quillen WS. *근육뼈대계 재활의 과학적 기초 및 실습 원칙*. St. Louis, MO: Saunders Elsevier; 2007; 그림 25.11에서 수정됨)

> **글상자 2.13 힘줄 치유: 힘 고려 사항**
>
> - 힘줄은 탄력적인 특성을 가지고 있으며 일반적으로 근수축 또는 반대 근육에 의해 유발되는 긴장에 저항할 수 있다.
> - 힘줄에 대한 최적의 자극은 등척성 운동에서 등장 운동으로, 동심성에서 편심성 근수축으로 진행된다.
> - 부상의 기전이 반복적인 미세 외상인 경우 뼈 돌출부 주위를 감싸는 힘줄의 각도와 힘의 집중은 초기 위치 조정이 필요할 수 있다.

도달하지 않고 견딜 수 있는 힘을 제한하는 운동이 목적이다. 이는 대개 1단계의 발가락 단계 내에서, 그리고 1과 2단계의 탄성 범위 내에서 새로운 부하 일차 끝지점에 도달하지 않고 발생한다(그림 2.10A 참조). 치유 구조를 보호하기 위해 고정이나 동작 제한 범위를 사용했다면, 주변 조직뿐만 아니라 새로운 섬유 조직이 체계화되지 않은 콜라겐 섬유로 길이가 짧아진 것에 적응했을 수 있다. 섬유 사이의 과도한 교차 연결은 조직의 전체 이동성을 더욱 감소시킨다. 이 경우 섬유성 흉터 조직을 개조하고 기능적 조직의 이동성을 허용하기 위해 가소성 범위에 접근하는 힘을 가해야 할 수 있다. 이것은 보통 2단계의 끝이나 3단계에서만 필요하지만, 응력-변형은 조심스럽고 천천히 진행되며, 응력-변형의 양은 부상 정도와 동반성, 연령, 고정화 길이에 따라 조정된다. 손상된 조직은 복구 중 어느 지점에서든 고장 지점에 도달해서는 안 되며, 경우에 따라서는 가소성범위도 큰 손상이 있는 경우 금지된다(그림 2.10B 참조).

힘줄

힘줄은 근육을 뼈에 부착되어 인대보다 더 큰 탄성을 가지고 있다(글상자 2.13). 근육-힘줄 복합체가 늘어나면 근육과 힘줄 결합조직이 모두 장력에 노출된다. 편심성 수축 또는 느리고 제어된 동작은 힘줄에 더 큰 힘을 분산시킨다. 편심성 부하는 많은 기능적 작업에 대한 요구 사항이므로 2단계 및 3단계 동안 편심성 활동을 천천히 도입하는 것이 중요하지만 1단계[2] 동안 편심성 운동을 사용하는 경우 주의를 기울여야 한다.

두 개의 관절(예: 햄스트링)을 가로지르는 근육 힘줄 복합체는 달리기와 같은 복잡한 기능적 움직임에 중요하다. 이 경우 근육의 양쪽 끝이 반대 방향으로 움직이므로 달리기의 유각기 후반에 동시에 수축하면서 전체 조직의 긴장을 증가시킨다. 힘줄의 외상성 손상은 종종 근육-힘줄 복합체의 반대쪽 끝이 여전히 수축되어 있을 때 한 관절의 제어되지 않는 움직임으로 인해 발생한다. 복합체가 최대 변형점에 있는 동안 높은 외부 스트레스의 조합은 종종 근육-힘줄 접합부에서 복합체의 가장 약한 지점에서 실패로 이어진다(그림 2.11).

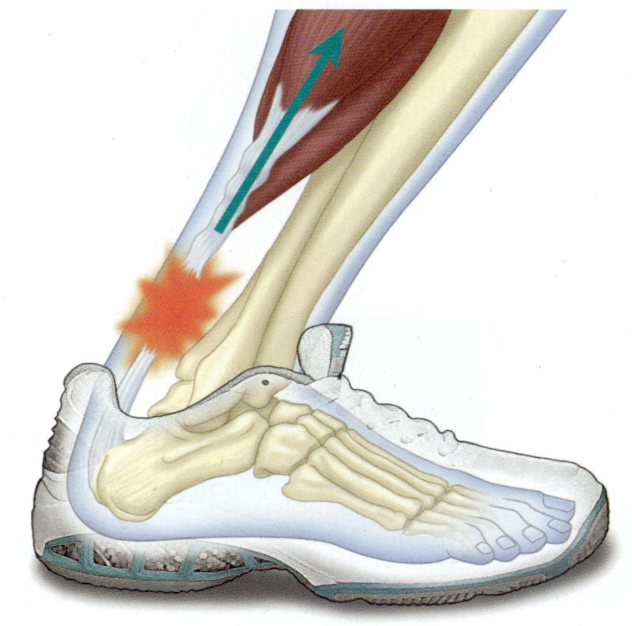

그림 2.11 힘줄 손상의 기전. 아킬레스 힘줄 파열은 발이 땅에 단단히 고정되어 있고 발뒤꿈치가 올라가지 않고 몸이 멀어질 때 자주 발생한다. 장딴지근/가자미근 수축(화살표)으로 인한 힘줄의 완전한 신장과 발에서 멀어지는 체중의 힘이 응력-변형 실패 지점을 초과하고 즉각적인 가청 소리가 난다. 이는 거대 기능상실의 예시이다. 화살표는 근육 수축의 방향을 나타낸다.

또 다른 해부학적 고려 사항은 방향을 변경하거나 힘을 국소화하는 뼈 또는 결합조직 도르래에 대한 힘줄의 각도 및 위치이다. 과도한 각도는 힘줄의 특정 영역에 집중된 힘과 국소적인 장력을 유발할 수 있다(그림 2.12 및 2.13).[2] 슬개대퇴 기능 장애가 있는 환자의 동적 외반 각도는 힘의 국소화 증가와 함께 각도 증가의 예시이다. 큰 결절 위로 움직이는 회전근개 힘줄은 뼈 돌출부 위로 힘줄이 끊어지는 예이다. 이는 마찰을 일으켜 힘줄에 손상을 줄 수 있다. 미세손상 후에도 힘의 집중이 계속되면 나머지 섬유에 반복적인 부하가 가해지면 부하가 더 낮더라도 단위 면적당 힘(스트레스)이 더욱 증가한다. 지속적인 힘의 적용은 결국 힘줄의 퇴행을 초래한다.[2] *힘줄염*은 힘줄의 활동성 염증을 설명하는 데 사용되는 반면, 건병증은 만성 퇴행을 설명하는 데 사용된다.[2] 반복적인 움직임 패턴이 국부적인 스트레스에 기여하는 경우 이러한 패턴을 조정하는 것이 중요하다, 회복 중 각을 줄이거나 집중된 힘을 재분배한다. 힘(특히 편심성 수축이 있는 경우)은 조직의 해부학적 평면에 정렬된 힘줄과 함께 천천히 다시 도입된다.[2] 등척성 운동에서 등장성 운동으로, 동심성에서 편심성 운동으로의 진행은 회복을 위한 최적의 자극을 제공하는 데 사용된다(임상 사례 2.3).

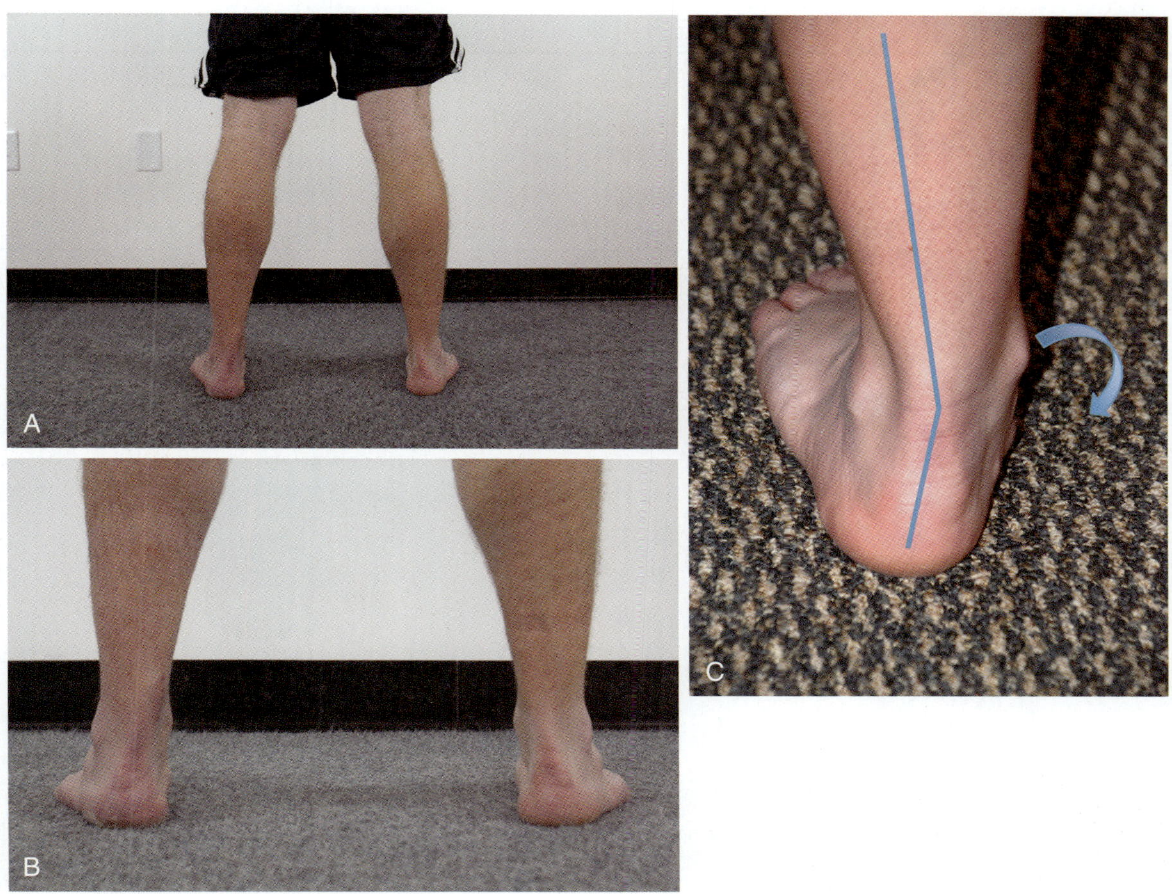

그림 2.12 힘줄 미세 기능상실의 기전(아킬레스 힘줄염). 미세 외상은 응력-변형 곡선의 소성 범위에 반복적으로 힘을 가하면 발생한다. 아킬레스 힘줄의 각은 초기, 장기간 또는 과도한 엎침을 통해 힘줄의 신장을 증가시킬 수 있다. 이 환자의 외반(A)과 보상성 뒷발 외반(B 및 C, *파란색 선*)으로 인해 엎침(C, *파란색 화살표*)이 만성 내막염의 원인이 된다. 그는 마라톤 선수이고 치유가 될 시간 없이 반복되는 미세 외상도 힘줄 문제의 장기화에 기여했다. 왼쪽 엎구리 절제술 후 3개월째이다.

인대

인대는 더 높은 응력 임계값을 견딜 수 있지만 힘줄보다 낮은 백분율 스트레인 한계를 갖는다(글상자 2.14).[3] 이는 치유 전반에 걸쳐 허용되는 부하(스트레스) 및 운동(변형률)의 양에 영향을 미친다(그림 2.10 참조). 인대 거대 기능상실은 일반적으로 시작 길이의 약 6–8%에서 발생하고[3], 힘줄 기능상실은 시작 길이의 8–10%에서 약간 늦게 발생한다.[2] 인대가 견딜 수 있는 하중의 양은 인대의 두께에 따라 다르다. 일반적으로 인대의 위치와 평면은 인대가 특정 방향으로 과도한 관절 가동성에 대한 1차 또는 2차 저항으로 기능하는지 여부를 결정한다. 1차 저항에 손상이 있는 경우 2차 저항은 힘에 저항할 수 있는 능력이 있지만 일반적으로 전체 스트레스를 덜 견딜 수 있다. 따라서 인대가 손상되면 과도한 힘으로부터 보호해야 한다. 예방 조치에는 인대가 정상적으로 저항되는 평면 및 방향과 인대가 정상적으로 다른 구조에 의해 제공되는 저항을 보충하는 방향의 제한된 스트레스 및 스트레인이 포함되어야 한다.[3,4]

인대 손상을 일으키는 힘은 종종 사지를 향한 외력에 기인하지만 지레의 한 부분의 과도한 내부 안정화 요구와 관련이 있을 수 있다. 고정된 발에서 회전하는 것과 같은 것이다(그림 2.1B 참조). 힘의 조합(각도, 전단력 및 회전)은 인대의 콜라겐 섬유의 최대 장력을 생성하고 실패 위험이 더 높다. 인대는 고속 또는 고충격 부상으로 손상된다. 조기 치유 동안 힘은 가능한 한 하나의 평면으로 제한되어야 하며, 적어도 조기 치유가 일어날 때까지 금기인 특정 관절 운동 범위가 있을 수 있다(임상 사례 2.4).[2]

신경근 협응은 전반적인 안정성에 도움이 될 수 있지만 인대 지지의 손실은 높은 수준의 기능적 활동에 필요한 수동적 구속 시스템 없이 관절을 남긴다. 운동을 진행하는 동안 충분한 안정성과 신경근 협응이 있을 때까지 치유 인대가 과도한 힘으로부터 보호되어야 한다. 교정기 및 보조 장치의 외부 지지는 충분한

임상 사례 2.3 아킬레스 힘줄 복구 후 힘에 대한 고려 사항

만성 아킬레스 건병증을 앓고 있는 45세의 달리기 선수가 왼쪽 아킬레스 힘줄이 파열되었다. 재활 단계를 통한 진행은 치유와 조직 재생을 허용하도록 제한되어야 하는 예방 조치와 힘에 의해 결정된다.

아킬레스 힘줄 파열 및 수술적 복구	시기 기간	허용된 힘	주의사항(제한할 수 있는 힘)
1단계: 급성 염증	5~10일	발목 주위의 외부 압박 혈류를 증가시키고, 삼출물을 제거하고, 고정 효과를 최소화하기 위해 해당 부위 주변의 다른 관절을 움직임	장력(무릎 폄과 발등 굽힘) 각이 있는 장력(안쪽번짐/가쪽번짐) 비복근/가자미근 복합체의 동심 수축이 있는 장력 체중부하 금기 신장된 자세에서 부하 없음(근육-힘줄 복합체의 중간 범위에서 보호됨: 약간의 발바닥 굽힘에서 부츠를 주조하고 기능적 자세를 위해 중립으로 진행 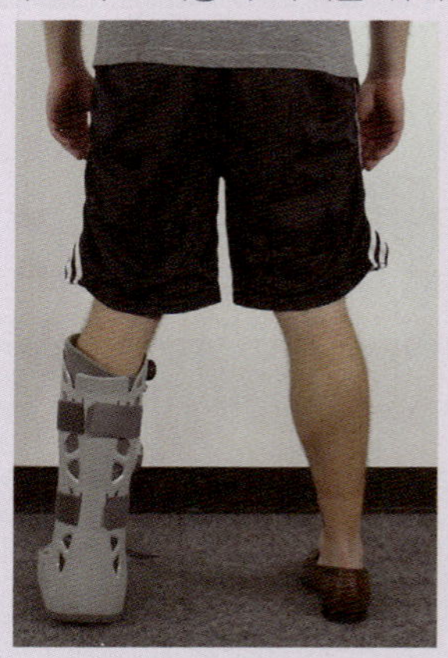 중간 범위에서 힘줄을 보호하고 부하를 제한하는데 사용되는 석고붕대 부츠
2단계: 부분 치유	수술 후 6~8일	한 평면에서의 운동 중간 범위에서의 운동 낮은 부하 낮은 속도 보호된 체중 부하 (발 뒤꿈치의 리프트가 있는 로커 부츠의 부분 체중 부하) 근위 관절에 힘을 분산	극도의 긴장을 피한다(중간 범위를 사용하거나 스트레칭과 함께 최대 하중을 받는 발등굽힘을 제한한다.). 부하량 보호 높은 속도를 피함 결합된 운동 평면이나 집중 하중을 피한다(오른쪽 아래 이미지 참조). 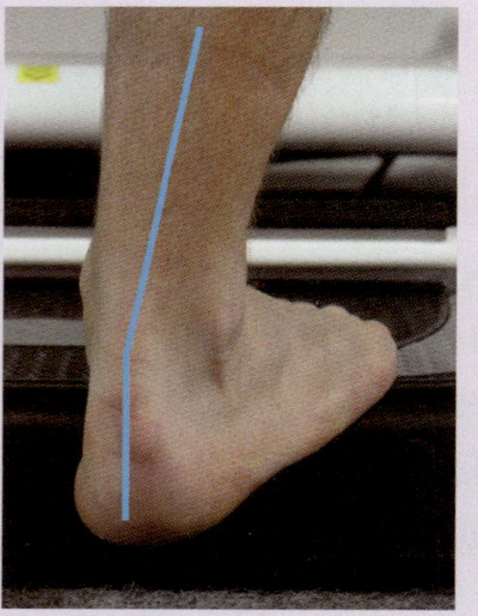 환자가 진행됨에 따라 치유 예방 조치가 해제되고 부하가 천천히 도입된다. 바닥에서 양쪽 다리 발바닥 굽힘은 지지와 함께 시작된다. 3개월이 되면 플랫폼에서 천천히 편심성 하강(양측)하는 발바닥 굽힘 운동이 도입된다. 운동은 그의 비수술적 측면에서 시연된다. 발 뒤꿈치가 플랫폼 높이 아래로 낮아지고 발이 내전됨에 따라 아킬레스 힘줄의 각도가 증가한다. 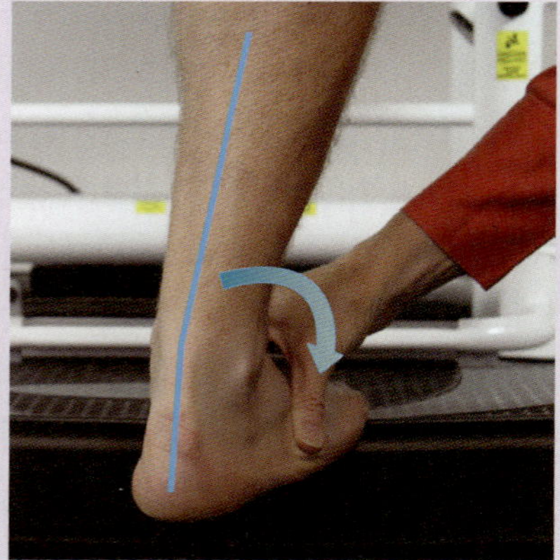 환자는 적극적으로 교정하는 방법을 배운다. 촉각 신호를 사용하여 발 위치를 조정하여 외전을 유지하고 플랫폼 아래에서 편심성 하강 정도를 제한한다.

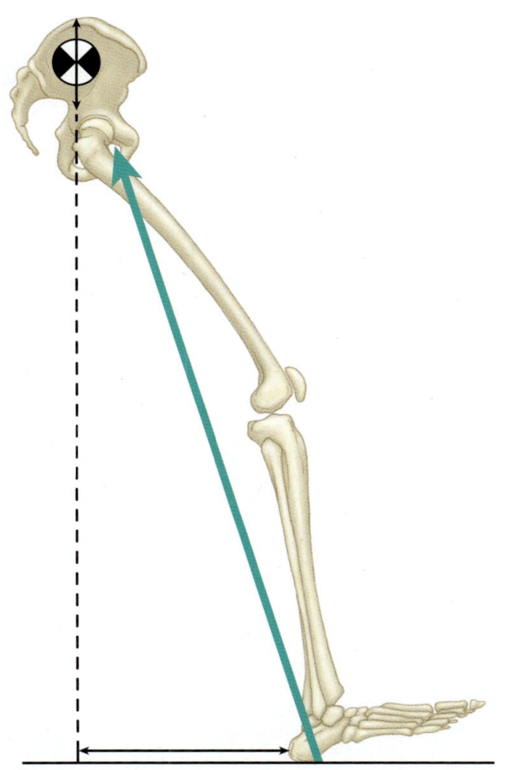

그림 2.13 미세기능상실(달리기 부상)에 대한 생체역학적 움직임 패턴 기여도. 발뒤꿈치 착지 시 발이 몸 앞쪽에 위치하면 무게 중심(*점선*)을 통과하는 무게 선에서 무게 수용 다리(*검정색 화살표*)까지의 거리가 몸이 공간과 공간에서 움직일 때보다 더 크다. 발은 임팩트 시 몸 아래에 놓인다. 수직 지면 반발력과 회전 부하는 착지 단계에서 공간에서 신체 운동의 더 큰 보폭과 비동기식 타이밍으로 더 커진다.

글상자 2.14 인대 치유: 힘 고려 사항

- 인대는 특정 방향의 힘을 견디도록 설계되었다.
- 초기 치유 단계에서 인대를 보호하는 것은 다중 평면 운동을 피하고 특정 운동 범위를 제한하거나 보조기를 사용하거나 체중 부하 제한을 제공하는 것으로 구성될 수 있다.
- 운동은 단일 운동 평면(손상된 인대가 제어하지 않는 평면)으로 도입될 수 있으며 이전에 보호되었던 운동 평면 및 다중 평면 운동으로 진행할 수 있다.
- 신경근 훈련은 관절 주변의 근육 지지에 도움이 될 수 있다.

섬유화가 손상된 조직에 연결될 때까지 치유 인대에 가해지는 전체 힘을 감소시킬 수 있다(임상 사례 2.4 참조). 그러나 고정은 결합조직을 약하게 하고[3], 초기 특성을 회복하는 데 최대 12개월이 소요될 수 있으므로 인대의 과도한 긴장을 일으키지 않는 평면에서 움직임을 권장한다. 수술은 완전한 III등급 손상 후 그리고 어떤 경우에는 II등급 파열의 경우에 필요하다.[9]

연골 및 추간판 Cartilage and Intervertebral Discs

연골과 추간판(글상자 2.15)은 충격 흡수를 증진하고 간격을 제공하도록 설계되었다. 연골에는 **유리질 관절 연골**과 섬유질 연골의 두 가지 유형이 있다. 유리질 연골은 활액 관절 표면을 덮고 보호하며 관절 운동 중 마찰을 줄이기 위해 매끄러운 표면을 제공한다(그림 2.14). 기계적 특성에는 압력을 견디는 능력, 높은 탄성 및 자체 윤활이 포함된다.[10] **섬유 연골**은 뼈를 연결하

임상 사례 2.4 앞십자인대(ACL) II 등급 파열 후 힘 고려 사항

32세 간호사가 넘어진 환자를 돕고 있다. 환자를 보호하는 동안 간호사는 II 등급 ACL 파열을 유지한다. 재활 단계를 통한 예방 조치 및 힘 고려 사항은 다음 표에 나와 있다.

(ACL) II 등급 파열	시기, 기간	힘/움직임 고려	예방조치 (제한되는 힘)
1단계: 급성 염증	5~10일	외부 압력 혈류를 증가시키고, 삼출물을 제거하고, 고정 효과를 최소화하기 위해 해당 부위 주변의 다른 관절을 움직인다. 사용 가능한 범위 내에서 굽힘과 폄	전단력 및 회전력 회피(안쪽휜, 가쪽휜, 넙다리뼈에서 정강뼈의 앞 병진) 고정 버팀대, 목발에 무게를 지지하지 않고 영역에 가해지는 힘을 제한
부분 치유	최대 6개월	ACL에 스트레스를 가하지 않는 부하(이마면에서 시작하여 시상면 움직임으로 진행) 전단력을 최소화하기 위해 닫힌 사슬 위치에서 강도 및 조정 운동 체중이동, 착지, 방향전환 시 전방전단으로 과도한 각이나 회전을 방지하기 위한 신경근 협응력 증진	부하량, 속도 제한 회전 또는 각운동을 제한하는 버팀대 부하가 있는 과다폄 피하기 결합된 회전, 만곡을 피함(중심축 없음)
완전한 치유	1~2년	인대의 수동적 힘을 최소화하고 분산시키기 위해 근력 힘, 운동 제어, 조정 및 지구력을 개발하기 위한 점진적 운동 복잡성 및 부하 기능 요구 사항에 필요한 모든 방향, 부하 및 속도의 점진적 이동 위치를 제어하고 동작을 생성하는 신경근 능력에 기반한 활동	기능적 능력을 기반으로

글상자 2.15 연골과 디스크 치유: 힘 고려 사항

- 연골과 추간판은 충격을 흡수하도록 설계되었다.
- 연골과 추간판 모두 치유 능력이 제한적이다.
- 즉각적 또는 만성적 손상 후 연골 보호에는 장기간 또는 과도한 체중 부하를 제한하는 것이 포함되지만 과도한 압박 없이 부드러운 힘은 I 영역을 형성하고 매끄러운 관절 표면의 복원을 증진하는 데 도움이 된다.
- 압박 및 감압은 연골과 디스크 모두의 체액 전달과 조직 대사를 돕는다.
- 추간판의 고리 섬유는 회전에 저항하며 굽힘과 회전이 결합될 때 디스크에 최대 스트레스가 가해진다. 급성 추간판 손상 후에는 굽힘과 회전의 결합을 제한해야 한다.
- 디스크 퇴행은 디스크 높이의 손실을 초래하고 인대 저항의 효율성을 감소시키므로 해당 부위를 지지하기 위한 신경근 적응이 필요하다.

고 특정 영역에서 무릎, 엉덩이 또는 어깨와 같은 관절 표면의 적합성을 개선하거나 확장하는 데 도움이 될 수 있다(그림 2.15). 섬유연골은 또한 충격 흡수제 역할을 하고 하중을 전달한다.[10] 연골 손상이 있는 환자는 뼈관절염(그림 2.16) 또는 섬유 연골(무릎 반월상 연골) 또는 관절순(엉덩관절 및 어깨) 손상을 초래하는 거대 기능상실과 미세 기능상실로 인한 관절 표면(유리 연골) 손상에 대한 재활 환경에서 흔히 볼 수 있다(그림 2.17). 관절 연골은 재생 가능성이 제한적이지만 외과적 기술로 구조적 형태를 복구할 수 있으며 줄기 세포 및 조직 스캐폴딩에서 유망한 발전이 있다.[10,11] 섬유성 연골은 부분적으로 혈액 공급 부족으로 인해 치유 가능성이 매우 제한적이다(그림 2.18). 대부분의 접합면을 유지하기 위해 다듬거나 봉합하는 경우가 많다.[11]

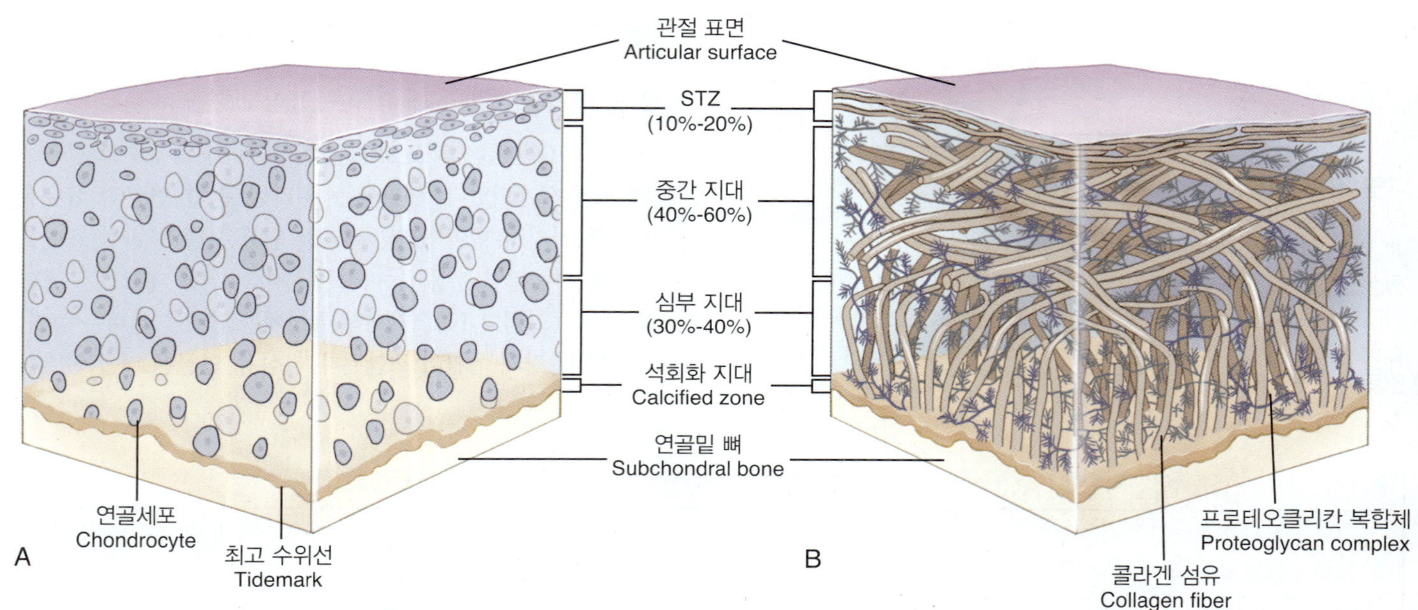

그림 2.14 유리 연골 구조 영역. (A) 유체와 무기질의 바탕질에 묻힌 연골 세포의 분포는 연골 아래 뼈로 전환된다. (B) 콜라겐 섬유의 정렬이 수직에서 수평 정렬로 전환되어 연골의 구조적 무결성을 생성한다. 관절 표면은 연골에 체액을 유지하는 장벽을 제공하도록 정렬된 더 조밀하게 포장된 연골 세포와 콜라겐으로 구성된다(Neumann DA. *근골격계 운동학: 재활의 기초*. 3판. 미주리주 세인트루이스: 모스비 엘스비어. 2017. 그림 2.16).

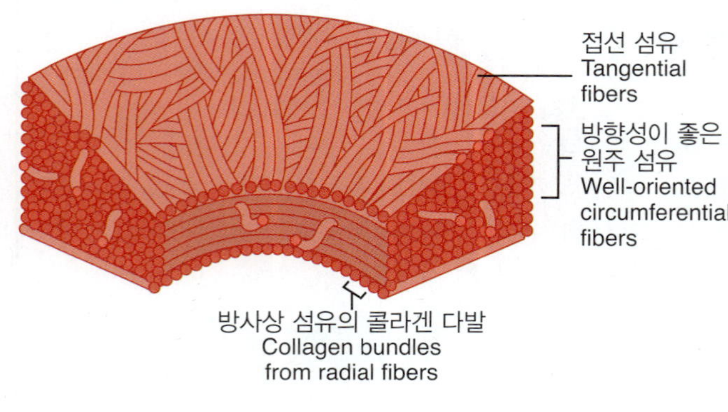

그림 2.15 섬유성 연골(반월판) 콜라겐 배열. 무릎 관절의 콜라겐 섬유 분포를 도식적으로 표현한 것이다. 콜라겐은 결합조직에 가해지는 힘에 최대한 저항하는 방식으로 결합조직 전체에 배향된다. 반월상 연골판에 있는 대부분의 섬유는 원주 방향으로 배열되어 있으며 정강뼈 표면 위 또는 근처에 몇 개의 섬유가 방사상 패턴으로 배치되어 있다. 이 구조적 배열은 반달 연골이 체중을 지탱하는 동안 발생하는 높은 하중 동안 발생하는 측면 퍼짐에 저항할 수 있도록 한다. 세로로 배열된 콜라겐 섬유는 충격 흡수를 증진하고 전방 및 후방 부착물 사이에서 생성된 장력을 유지한다(*Bullough PG. Bullough 및 Vigorita의 정형 외과 병리학*에서. 3rd ed. St. Louis, MO: Mosby, 1997.).

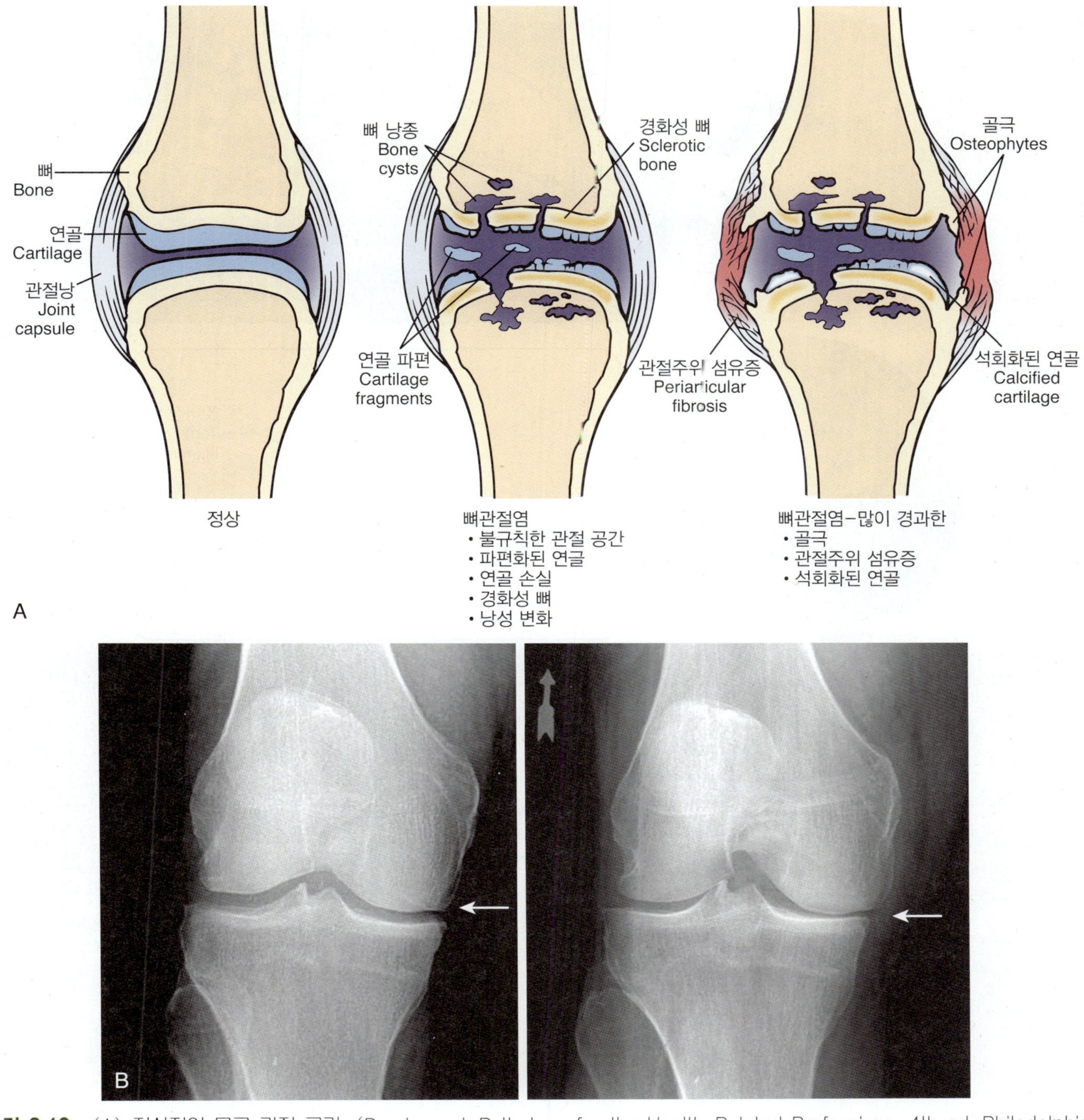

그림 2.16 (A) 정상적인 무릎 관절 공간. (Damjanov I. Pathology for the Health-Related Professions. 4th ed. Philadelphia, PA: WB Saunders, 2012: 그림 19.15.) (B) 뼈관절염. 내측 구획은 정강 고원에서 경화 변화와 함께 좁아지는 관절 공간을 보여준다. (Harris ED. *Kelley의 류마티스 교과서에서*. 7판 필라델피아: WB Saunders, 2005. 그림 27.6.)

관절 연골의 표층에 있는 콜라겐은 관절 표면과 평행하게 정렬되어 유리 연골과 활액 사이에 장벽을 제공하고(그림 2.14 참조) 활주력이나 병진력에 반응한다. 표면 영역의 붕괴는 물과 글리코사미노글리칸 복합체가 관절 공간으로 누출되도록 한다. 고르지 않은 표면은 마모를 유발하고 양쪽 관절 표면을 더 마도시킨다(그림 2.16 참조).[10] 체중 부하는 관절 연골을 압박하고 연골에서 관절 공간으로 체액을 이동시킨다. 체중부하력이 제거되면 연골의 삼투압이 연골로 수분의 복귀를 증진한다. 정상적인 상황에서 간헐적인 압박과 감압은 영양분과 체액의 교환을 증진한다. 관절 구조가 손상되면 장벽이 파괴되고 과도한 유체가 관절 공간으로 누출되어 제한된 반환으로 인해 삼출액이 발생한다. 운동 고려 사항에는 유체 이동 및 활주를 증진하는 관절

찢어진 인대
Torn
ligaments
찢어진 인대
Torn
ligaments
힘
Force
P
M
L
D
A

C
B
A
B

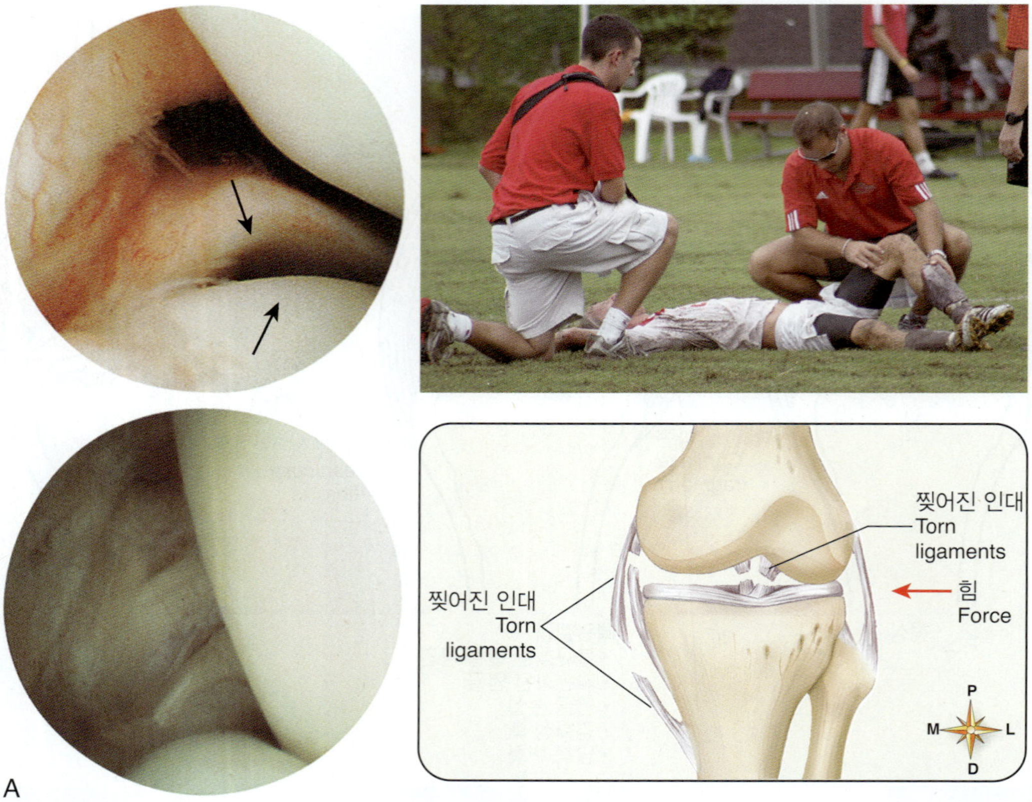

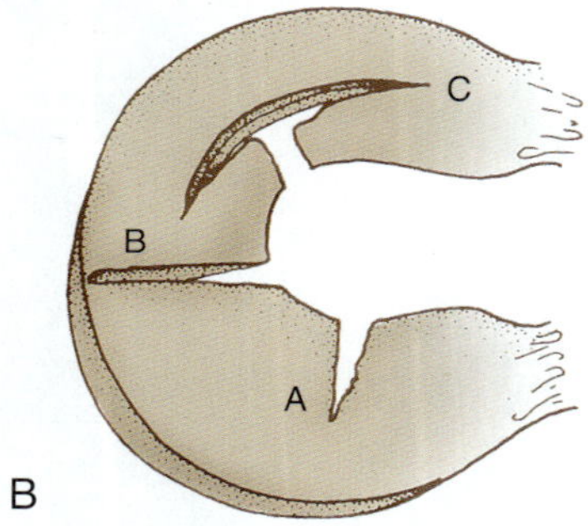

그림 2.17 (A) 반월판 파열은 종종 인대 파열과 관련이 있다(Cummings N, Stanley-Green S, Higgs P. *운동 훈련의 관점*에서. St Louis, MO:Mosby: 2009). (B) 반월판 파열 유형: (A) 불완전 중심 파열, (B) 완전한 접선 파열, (C) 불완전 방사형 파열(Rothrock JC, Alexander S. Alexander의 수술 절차. Mosby: St. Louis, MO: 2012, 그림 11.89.).

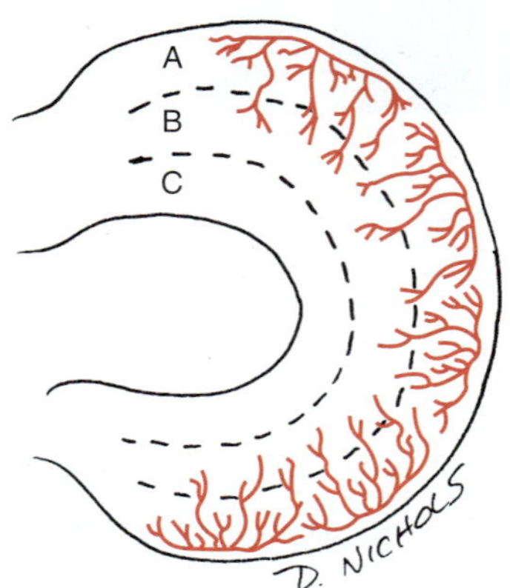

A
B
C
D. NICHOLS
A: Red-on-red zone
B: Red-on-white zone
C: White-on-white zone

그림 2.18 무릎 반월판의 혈관 공급. 반월상 연골로의 혈관 공급은 외부 둘레로 제한되어 치유 및 재생 가능성을 제한한다. (Shankman G에서 수정: 물리치료사 보조를 위한 기본 정형 외과 관리, 3rd ed. St Louis, MO: Mosby, 2011: 그림 18-20A).

임상 사례 2.5 골연골 결핍 및 복구 후 힘에 대한 고려

고충격 라크로스 손상의 병력이 있는 환자가 넙다리뼈 관절 표면의 골연골 결핍으로 진단되었다. 그는 관절경적 괴사조직 제거술로 유리체와 미세파손을 제거하여 출혈과 연골 세포 생성을 자극하는 수술을 받았다.[a,b]

골연골 결핍	시기, 기간	힘/움직임 고려	예방조치 (제한되는 힘)
1단계: 급성 염증	0~6주	외부 압력 혈류를 증가시키고, 삼출물을 제거하고, 고정 효과를 최소화하기 위해 해당 부위 주변의 다른 관절을 움직인다. 최대 120°까지 사용 가능한 범위 내에서 굽힘 및 폄(지속적인 수동 동작), 통증 없는 능동 보조 범위	고정 버팀대는 0°에서 잠그고 목발에 엄격한 비 체중 부하를 가하여 영역에 가해지는 힘을 제한한다.
부분 치유	6–12주	과도한 수직력, 특히 수직 운동, 착지 및 방향 변경 제어를 방지하기 위해 신경근 협응 증진	수직 압축의 양을 보호한다. 계단의 느린 진행, 스쿼트 중력이 없는 지지에서 지지가 있는 직립으로 점진적인 부하를 가한 후 이중 다리에서 단일 다리 활동으로 진행 체중 부하 시 모든 방향으로 체중 이동 관리
완전한 치유	12–18주	수동적 힘을 최소화하고 분산시키기 위해 적절한 근력, 힘, 운동 조절, 협응 및 지구력을 개선하는 데 도움이 되는 점진적 운동 복합성 및 부하 기능 요구 사항에 따라 모든 방향, 부하, 속도의 점진적 이동	기능적 능력 및 장애 상태에 따라

[a]Mayman DJ, Gill TJ. 반달연골과 관절연골의 손상. In: Magee DJ, Zachazewski JE, Quillen WS. *근육뼈대계 재활의 병리학과 중재*. St. Louis, MO: Elsevier Saunders; 2009: 579–600.
[b]Cavanaugh JT, Williams HA. 무릎의 미세골절의 절차. In: Cioppa-Mosca J, Cahill JB, Tucker CY(eds). *정형의를 위한 수술 후 재활 지침 핸드북*. St. Louis, MO: Elsevier Saunders; 2008: 294–302.

운동을 증진하면서 체중 부하를 줄이는 것이 포함되어야 한다(임상 사례 2.5). 그러나 관절 표면이나 연골 구조에 장기간의 심한 변화가 있는 경우 매끄러운 표면 및 충격 흡수 특성의 회복 가능성이 제한된다.[12] 이러한 상황에서는 압박력을 줄여야 하며 근육 지지와 정렬을 통한 힘 분배의 중요성이 증상 관리의 주요 구성 요소가 된다.[10] 추간판의 구조는 섬유 연골과 유사하지만 대부분 젤과 유사한 속질핵이 있고 척추를 통해 체중 지지력에 대한 충격 흡수를 제공한다. 주변의 고리 섬유에는 디스크의 무결성을 유지하는 젤이 포함되어 있다. 섬유는 회전력에 저항하기 위해 45°로 정렬된다(그림 2.19). 환형 섬유에 대한 최대 응력은 굽힘과 회전을 결합한 다중 평면 운동에서 발생한다. 급성 디스크 손상 후에는 굽힘과 회전을 동시에 피해야 한다.

척추는 디스크로 분리되어 있으며 나이가 들면서 디스크 공간이 좁아진다. 디스크 높이가 감소하면 척추 인대의 상대적인 장력이 느슨해지고 수동적 구속 시스템이 덜 효율적이어서 해당 부위의 관절과 연조직에 추가적인 스트레스가 가해진다. 디스크의 감소된 유체 함량은 또한 디스크가 충격을 흡수하는 능력에 영향을 미치므로 관절 구조에 힘을 전달한다. 디스크 퇴행은 정상적인 노화 과정이며 젊은 나이부터 조직의 품질을 회복하는

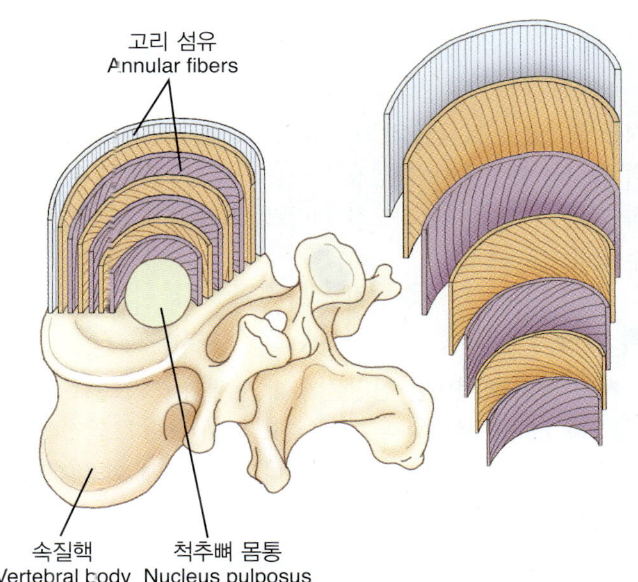

그림 2.19 추간판 구조. 회전을 제한하기 위해 양방향으로 대각선이 있는 외부 고리 섬유 배열에 유의한다. 내부 속질핵은 수직 부하와 굽힘 중에 압박을 변형하고 흡수하는 젤 같은 콜로이드로 구성된다. (Muscuolino JE. *뼈대계와 근기능의 운동학*, 2nd ed. St. Louis, MO: Elsevier Mosby, 2011: 그림 8.12)

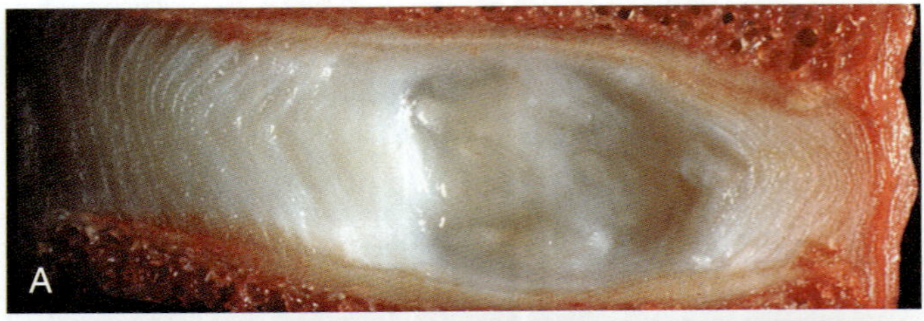

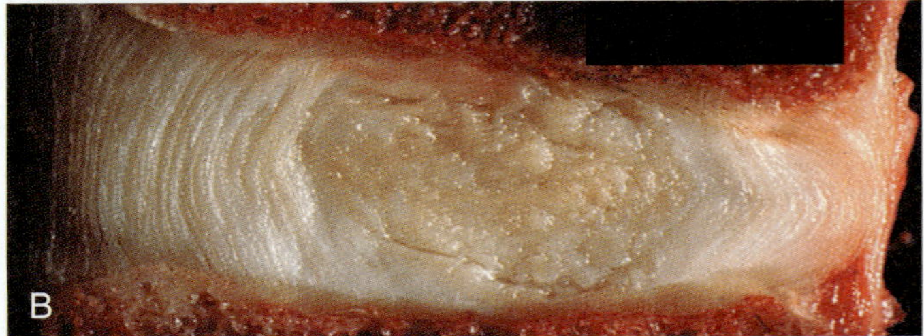

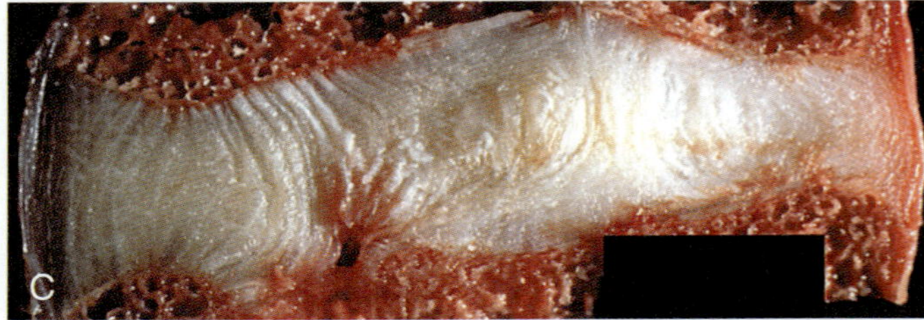

그림 2.20 정상적인 추간판, 노화 변화 및 디스크 파열의 비교. 노화 및 디스크 병리와 관련된 요추 추간판 구조의 변화에 주목한다(시상 중간 부분, 왼쪽 전방). (A) 35세 남성의 젊은 디스크. (B) 47세 남성의 성숙한 디스크. (C) 31세 남성의 디스크 파열. 끝판과 내부 고리의 내부 붕괴에 주목한다. (From Adams MA. *허리 통증의 생체역학*. Edinburgh: Churchill Livingstone. 2002)

것은 불가능하다(그림 2.20). 그러나 운동 처방은 안정성 및 충격 흡수의 손실에 대한 신경근 적응을 증진하고("형태 폐쇄 대 힘 폐쇄" 섹션 참조) 과도한 전단력, 회전 및 압박력을 제한할 수 있다.[9,10]

뼈 Bone

뼈는 칼슘과 미네랄 침전물이 박힌 결합조직으로 구성된다(글상자 2.16). 뼈에는 두 가지 주요 유형이 있다. 겉질뼈(그림 2.21A)와 갯솜뼈(그림 2.21B)이다. 긴 뼈에서 외부 겉질뼈는 지렛대 시스템에 대한 세로 및 수직 지지를 제공하는 반면 내부 골수 영역은 적혈구 생성을 담당한다. 겉질뼈는 원주층에서 힘의 선을 따라 조밀하게 구성되어 있다(하버스 계통)(그림 2.22).[13] 하버스 계통은 근육 부착물이 힘을 집중시키는 밀도의 일부 추가 영역과 함께 더 높은 체중 부하를 견디기 위해 힘의 선을 따라 구성된다(그림 2.22C). 갯솜뼈는 더 큰 힘에 대해 탄력적이지 않으며 골반, 복장뼈, 척추 구조 및 발꿈치뼈와 같은 편평한 뼈의 주요 구성 요소이다. 편평뼈는 장기를 보호하고 근육을 부착하거나 충격을 흡수하는 기능을 한다(그림 2.21B).

골절이 치유되는 동안 혈종(그림 2.23A)은 육아 조직(그림 2.23B)으로 대체되며, 이는 골절 부분을 연결하는 조기 연골 가골 형성에 의해 지지된다. 이것은 나중에 뼈 가골로 대체되고(그림 2.23C), 리모델링 단계는 가골을 흡수하고 골절 부위를 연결하는 새로운 하버스 계통을 대체하는 파골 세포 활동으로 끝난다(그림 2.23D).[14,15] 겉질뼈와 갯솜뼈의 치유 시간은 다르며, 겉질뼈는 지지하는 하버스 계통을 개선하고 구조적 지지와 강력한 지렛대 시스템을 복원하는 데 더 오래 걸린다. 새로운 시스템을 정렬하기 위해 수직 하중 지지력이 하버스관의 발달을 증진한다. 체중 부하가 동일하지 않으면 섬유주 형성이 기능적 힘 요구 사항에 대한 취약 영역을 남긴다.[13-15]

일단 가골 형성이 골절 부분이 변위되는 것을 방지할 만큼 충분히 견고해지면 천천히 점진적인 체중 부하가 필요한 방향으로 뼈 성장과 리모델링을 증진할 것이다. 이 지점에서 수직 압박력이 표시되지만 가골과 새로운 뼈가 잘 발달될 때까지 각도, 전단 또는 회전력은 금기이다. 근수축은 골막 성장을 자극하여 뼈 부착물을 당기는 방향을 견디도록 설계된 하버스 계통을 증진한다(임상 사례 2.6). 뼈 치유는 단단한 치유가 일어날 때까지 다른 조직 손상보다 우선한다. 골절에 대한 연장된 치유 시간(표 2.7)은 체중 부하 부족, 고정 및 해당 부위의 제한된 사용으로 인해 상태 악화 및 결합조직 적응을 초래한다.[14,15]

글상자 2.16 뼈 치유: 힘 고려 사항

- 겉질뼈과 갯솜뼈의 치유 시간은 다르다.
- 겉질뼈가 완전히 치유되려면 최대 48주가 소요될 수 있다.
- 골절 치유는 골절 부분을 연결하기 위한 적절한 가골 형성에 달려 있다.
- 처음에는 분절 연결될 때까지 수직 체중 지지 부하를 제한한다(결합). 그 다음에는 새로운 뼈의 성장과 재형성을 자극하기 위해 점진적인 체중 부하가 뒤따른다.
- 동등한 체중 부하가 필요한 부위와 방향에서 섬유주의 형성을 증진한다.
- 골막에 대한 근육 자극은 새로운 뼈 성장을 돕는다.
- 치유 중 각도, 전단력 또는 회전력이 금지되거나 보호될 수 있다.
- 뼈 치유는 다른 조직 손상보다 우선한다.

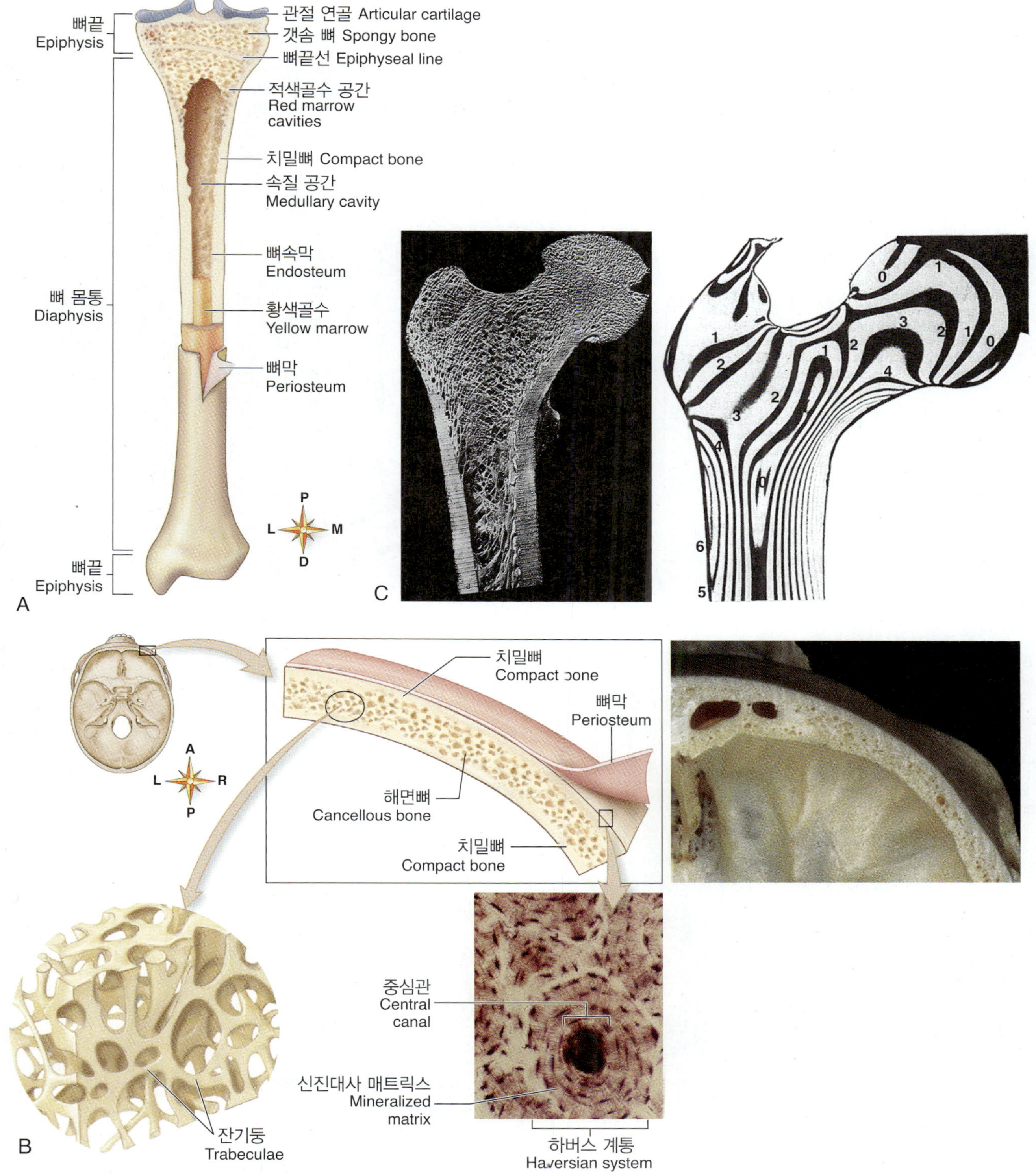

그림 2.21 (A) 긴 뼈. 정강뼈와 같은 긴 뼈의 구조는 조밀한 겉질뼈를 통해 체중 부하 및 지렛대 시스템을 지원한다. 근부착은 또한 움직임을 생성하기 위한 근육 힘의 전달을 위한 기반으로서 조밀한 뼈를 필요로 한다. 골단의 중심 수질관과 해면뼈는 또한 충격 흡수와 적혈구 생성을 돕는다(From Patton K, Thibodeau G, Douglas M. *해부학 및 생리학의 기초*. St. Louis, MO: Mosby, 2012: 그림 8.2). (B) 편평한 뼈. 머리뼈, 복장뼈 및 골반과 같은 편평한 뼈는 내부 장기를 보호하고 뼈가 덜 단단하고 해면뼈가 더 많다. 이 그림은 또한 섬유주의 느슨한 배열을 가진 해면상 해면뼈의 조직을 보여주는 반면, 겉질뼈 배열은 힘에 저항하기 위해 중심 운하 주위에 조밀한 광물화를 가진 하버스 계통의 원형 조직으로 구성되어 있다(From Moses K, Nava P, Banks J, Petersen D: *Moses Atlas of Clinical Gross Anatomy*. Philadelphia: Mosby: 2005). (C) 겉질뼈 구조: 넙다리뼈. 왼쪽 넙다리뼈의 횡단면에서 조밀한 겉질뼈는 축의 내측 및 외측 측면에서 볼 수 있으며, 이는 사지를 강력하게 지지하고 수직 체중 지지력의 전달을 제공한다. 오른쪽 다이어그램에는 힘 집중 영역이 나와 있다. 우세한 수직 체중 부하 분포(4, 5, 6)에 대한 하버스관의 정렬, 큰 결절의 엉덩관절 벌림근으로부터의 근육 힘(1, 2), 넙다리뼈의 목을 통한 힘의 전달(1, 2, 3, 4) 및 넙다리뼈 머리(0)의 관련 압박이 다이어그램에 설명되어 있다. (From Patton K, Thibodeau G, Douglas M. *해부학 및 생리학의 기초*. St. Louis, MO: Mosby, 2012: 그림 8.2)

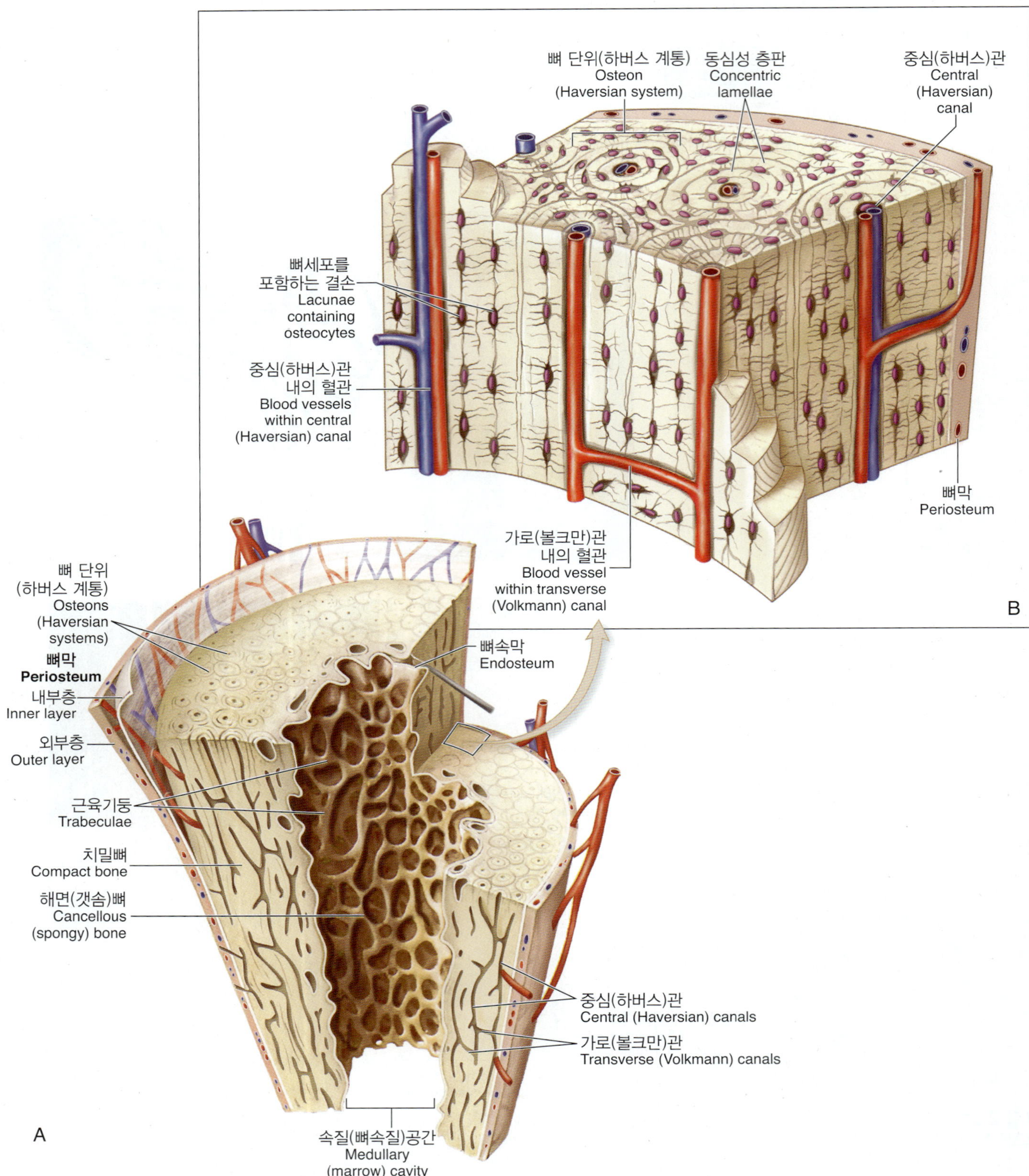

그림 2.22 (A) 수직적인 구조, 뼈막 및 치밀뼈와 해면뼈의 구별 (B) 동심성 층판에서 하버스 계통의 중심 혈관 구조와 조직.(From Patton K, Thibodeau G, Douglas M. *해부학 및 생리학의 기초*. St. Louis, MO: Mosby, 2012: 그림. 8.4.)

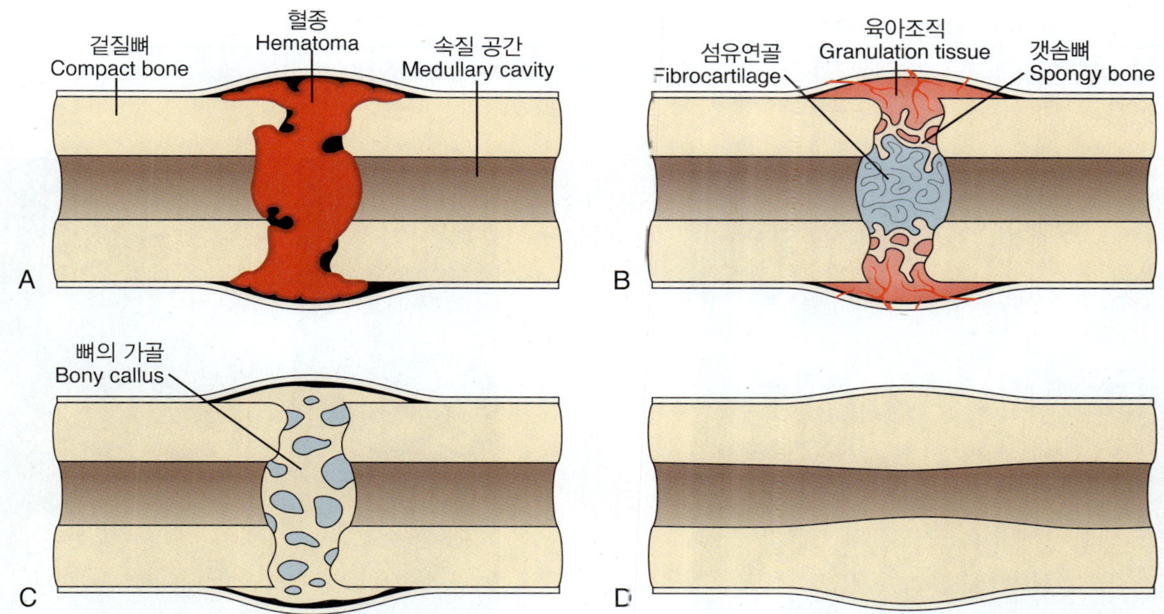

그림 2.23 골절 치유. 뼈 치유의 중첩 단계. (A) 즉각적인 출혈 및 혈종 형성. (B) 육아조직의 형성, 골절 조각 사이에 섬유연골이 발생하고, 부드러운 결합을 제공하기 위해 초기 해면골이 놓여진다. 이 단계에서 골막뼈 형성은 뼈 조각을 연결하는 데 도움이 되는 외부 애벌뼈를 제공함. (C) 부드러운 가골은 더 단단한 뼈 침착으로 대체됨 (D) 재형성은 일부 애벌뼈의 재흡수, 속질 관의 재형성, 스트레스 라인을 따라 뼈의 침착으로 발생함. (Damjanov I. *건강 관련 직업을 위한 병리학*, 4th ed. Philadelphia, PA: WB Saunders, 2012: 그림 19.10.)

표 2.7 겉질 및 해면뼈 치유 단계[13,14]

	염증 단계	회복 단계	재형성 단계
소견	염증 혈종 및 조기 육아 잔재 및 혈종 제거를 위한 골쇄 활성 혈관이 영역으로 성장하기 시작함	유합 부드러운 해면뼈는 섬유모세포에 의해 생성됨. 가교 해면뼈를 제공하는 골막 뼈 성장 초기에 짜여진 뼈가 조각 사이에 놓여 있음	통합 및 리모델링 1회 역학적 안정 층판뼈 형성 및 정렬 여분의 애벌뼈 재흡수 뼈모세포와 파골 활동 속질관이 재형성됨
전체 주기의 대략적인 비율	10%	20–40%	50–70%
타임라인	매일	몇 주에서 몇 달	몇 년
타임라인의 예			
겉질뼈	0–14주	10–24주	12–48주
해면뼈	0–7주	5–8주	6–12주

이는 대략적인 일정이다. 치유 시간은 뼈의 크기와 기능적인 요구 사항에 따라 다르다. 체중을 지탱하는 뼈는 체중을 지탱하지 않는 뼈보다 더 큰 힘이 필요하다. 골절 및 외과적 고정의 유형도 기간에 영향을 미친다. 나이, 체중 및 영양 상태와 같은 추가적인 개인 특성과 동반 질환은 모두 실제 치유 시간에 영향을 미친다. Loitz–Ramage BJ, Zernicke R. Bone 생물학 및 역학의 데이터에서: Magee DJ, Zachazewski JE, Quillen WS. 근골격 재활의 과학적 기초 및 실행 원리. 미주리 주 세인트루이스: 손더스 엘스 비어; 2007: 122–143; 및 Hoppenfeld S, Murthy VL. 골절의 치료 및 재활. 필라델피아, PA: Lippincott Williams & Wilkins; 2000.

임상 사례 2.6 **골절 후 힘에 대한 고려**

20세 남성이 고속도로에서 펑크난 타이어를 교체하려고 하다가 차에 치여 종아리뼈 먼쪽과 정강이뼈 개방성 골절이 발생했다. 골절은 개방 정복 및 내부 고정으로 외과적으로 감소되었다.

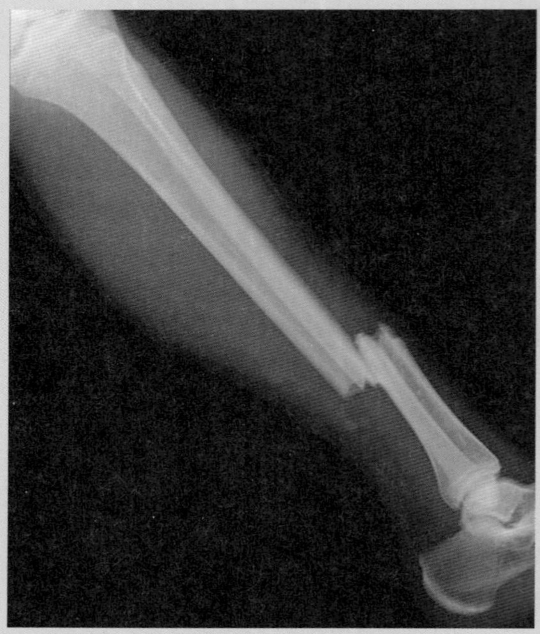

먼쪽 종아리뼈/정강이뼈 골절의 측면. 말단 골절 종아리뼈과 정강이뼈의 1/3은 가까운쪽 파편의 앞쪽 변위와 함께 가로지른다. 골절은 앞뒤 방향으로 매우 불안정하다.

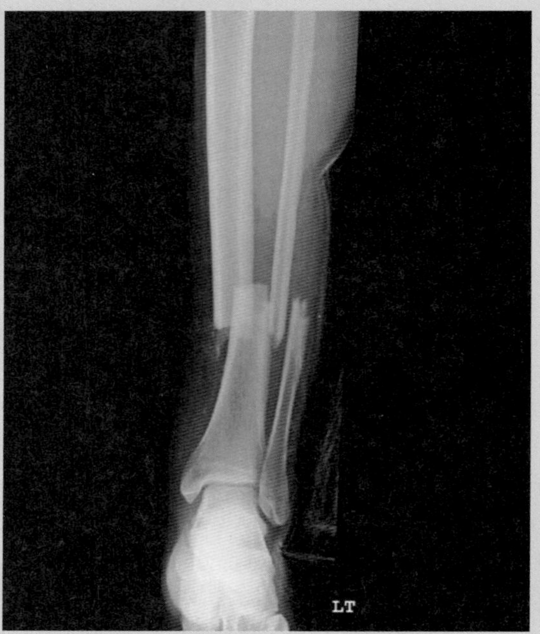

종아리뼈과 정강이뼈 골절의 앞뒤 면에서 중첩된 모습. 외상으로 인한 출혈 및 근육 손상과 파편의 위치는 회복 중에 해결되어야 한다.

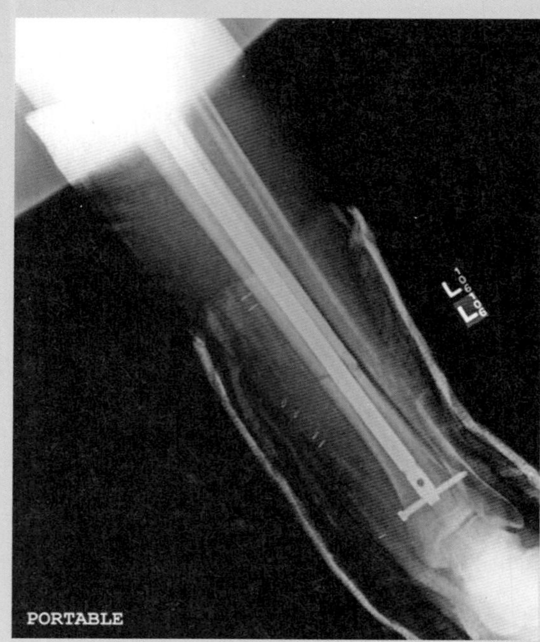

먼쪽 종아리뼈과 정강이뼈 골절 고정을 위한 종아리뼈 내 골수내 막대 배치의 수술 후 전후보기(발목을 포함한 먼쪽면). 수술 직후 막대와 먼쪽 고정 나사의 앞뒤면. 발목관절은 캐스트로 안정되었다. 골절은 골수 내 막대에 의해 감소되고 안정화되며, 먼쪽 나사는 막대가 발목 관절로 미끄러지는 것을 방지하고 회전을 제한한다. 완전한 골절 치유가 나타날 때까지 회전 및 경사 힘을 제한해야 한다. 골절 각도는 내부 고정이 매우 안정적이지만 앞뒤 힘에 주의할 필요가 있음을 나타낸다.

임상 사례 2.6 골절 후 힘에 대한 고려 - 계속

수술 후 금기 사항과 예방 조치는 충분한 치유가 분명해질 때까지 손상과 기능적 결함을 무시한다. 환자가 진행됨에 따라 예방 조치가 해제되고 새로운 뼈 형성을 자극하기 위해 각이나 회전 없이 체중 부하가 허용된다. 수직 또는 압력 부하의 느린 진행은 새로운 겉질뼈 형성을 자극하는 데 도움이 되는 반면 근수축은 골막 뼈 형성을 자극한다.

정강뼈 골절	시기, 기간	힘/움직임 고려	예방 조치(제한되는 힘)
1단계: 급성 염증	8주	능동적인 엉덩관절과 무릎관절 가동범위 석고붕대에서 등척성 수축(발목과 발가락 근육)	영역에 가해지는 힘을 제한하기 위해 목발에 단단한 석고붕대 및 비체중 지지(특히 골수내 관에서 회전을 제한하지 않았기 때문에 회전)
부분 치유	9–12주	부분 체중지지 다리의 나머지 영역이 지지되는 중간 범우의 발목 움직임에 대한 가벼운 저항 무릎 위의 힘을 가하여 엉덩관절 강화	최대 체중 지지 체중 지지가 있는 회전 또는 각 형성
	12–24주	허용되는 체중부하: 체중 이동을 위한 점진적 부하 및 훈련 점진적 저항 무릎 및 발목 운동	체중부하 및 각도 또는 회전을 통한 기능적 활동 관리
완전한 치유	24–48주	수동적 힘을 최소화하고 분산시키기 위하 적절한 근력, 힘, 운동 조절, 협응 및 지구력을 개선하는 데 도움이 되는 점진적 운동 복합성 및 부하 기능 요구 사항에 따라 모든 방향, 부하 속도의 점진적 이동 능력은 위치를 조절하고 움직임을 생성하는 신경근 능력에 달려 있다.	기능적 능력에 기반함

글상자 2.17 부과된 요구에 대한 구체적인 적응 (SAID 원칙)

- 근육은 다음을 통해 부과된 요구에 적응한다.
  - 결합조직 정렬의 변화
  - 개선된 신경근 활성화 및 순서
  - 근육 비대
  - 증가된 혈관 및 미토콘드리아 적응
- 부과된 요구 특이성은 운동 유형, 필요한 힘, 유산소 요구, 반복, 수축 유형(동심/편심), 근육 길이 및 방향을 포함한다.
  - 과부하 원칙: 비대는 정상적인 요구 사항을 초과하는 부하로 인해 발생한다.
  - 새로운 운동을 시작한 후 지연성 근육통(DOMS)은 8-12시간 후에 시작될 수 있으며 24-48시간에 최고조에 달하고 일반적으로 72시간 후에 사라진다.
  - DOMS를 제한하려면 적절한 용량과 느린 진행이 중요하다.

근육 Muscle

근력(글상자 2.17–2.19)은 근육 조직의 양(단면 직경)뿐만 아니라 운동 단위 활성화의 빈도와 타이밍에 따라 달라진다. 근력은 무게를 들어 올릴 수 있는 능력으로 정의된다. 근육 위축(단면적 직경 감소)은 사용하지 않거나 고정되어 있다. 근육 단백질의 손실과 결합조직의 변화는 **힘**에 저항하는 능력을 감소시킨다. 또한 신경근 활성화의 변화와 생리학적 변화로 인해 지구력 감소 또는 사용 감소로 반복적으로 수축하는 능력이 감소한다.[16] 운동은 위축 후 근력과 완전성을 회복하거나 고정 기간 동안 위축을 최소화하는 데 사용할 수 있다.

글상자 2.18 안정화 근육 및 움직임 근육의 기능

- *소근육 안정화 근육:* 종종 중력에 대한 자세 조절을 위해 또는 여러 방향에서 안정성을 위해 관절을 지지하기 위해 관절의 국소적 위치 조절을 제공하는 관절 근처에 위치한 작은 근육
- *대근육 안정화 근육:* 더 큰 힘이 요구될 때 관절이나 부위를 안정화하고 끝범위를 향한 움직임을 조절하기 위해 큰 근육이 동원된다. 균형을 위해 외력에 대한 안정성(높은 외부 하중에 대한 안정성)을 위해 전체 안정자 사용이 필요할 수 있다.
- *대근육 움직임 근육:* 종종 하나 이상의 관절을 가로지르는 큰 근육; 빠르고 위상적인 움직임과 힘 또는 정확한 움직임(이동성)에 필요하다.

부과된 요구에 대한 특정 적응(SAID)의 개념은 모든 운동요법에 필수적이다.[17] 근육은 운동 유형, 힘의 양, 유산소 요구, 동심성 대 편심성 조절, 근육 길이 및 힘의 방향과 같은 기타 변수에 고유한 구조적 및 생리학적 변화에 의해 반응한다. 근육 조직은 (1) 결합조직 정렬/힘에 저항하는 능력의 변경, (2) 신경근 활성화 및 순서 개선, (3) 근육 비대(단면적 직경 증가), (4) 혈관성 증가 및 미토콘드리아 적응.[17] 신경계는 운동 단위 발화의 협응 및 순서의 효율성을 증가시켜 활동을 시작하거나 증가시킨 첫 몇 주 이내에 적응한다. 따라서 치료사는 신경근 반

응의 결과로 힘에 저항하는 능력의 빠른 진행을 예상할 수 있다. 반면에 근육 비대 또는 증가된 단면 직경은 발달하는 데 더 오래 걸릴 수 있으며(최대 6주) **과부하**에 도달해야 한다(정상 요구 사항을 초과하는 부하).[18] 재활 중 조직 치유 제한은 종종 과부하로 간주될 만큼 충분히 무거운 처방을 금지하므로 환자는 종종 치료를 마친 후에도 강화 운동을 계속 진행해야 한다. 치료사는 환자가 재활 프로그램을 마친 후에도 안전하면서도 충분히 계속 부하를 진행하는 방법을 환자에게 교육해야 한다. 근력은 신경근 활성화와 근육 단면 직경과 관련된 힘을 생성하는 능력에 따라 달라지며 체중을 들어 올리는 능력으로 정의된다. 개인이 1회 들 수 있는 중량을 *1회 최대*(1RM), 10회 반복 가능 중량을 *10회 최대*(10RM)로 정의한다. 과부하 원칙을 사용하여 피로 전 1~10회 반복하는 중량은 운동 강화를 위한 정확한 지침이다.[19] 그러나 나이가 들거나 컨디션이 좋지 않은 개인의 경우 최대 15배까지 들어 올릴 수 있는 부하가 때때로 적절한 강화 운동으로 간주된다.[18] 근 **지구력** 변화는 혈관 공급의 개선과 미토콘드리아 적응 및 산화 과정의 보다 효율적인 사용으로 발생한다. 이는 더 낮은 부하에서만 가능한 더 고반복(>15 반복)을 필요로 한다.[18]

운동은 부상이나 컨디션 저하 후 근육 회복의 핵심 요소이지만 새로운 운동이 도입되면 운동은 **지연성 근육통**(DOMS)을 유발할 수 있다. 일반적으로 지연성 발병 통증은 운동 후 8~12시간 사이에 시작되어 24~48시간 사이에 최고조에 이르고 일반적으로 72시간 이내에 사라진다. 그러나 심한 통증이 발생하면 통증이 5~7일간 지속될 수 있다(임상 사례 2.7).[19-20] 모든 형태의 운동은 용량이 조직에 가해지는 힘을 견딜 수 있는 근육의 능력을 초과하는 경우 통증을 유발할 수 있지만, 편심성 운동은 동심성 운동보다 더 일찍 발병하고 더 강한 DOMS를 유발할 가능성이 있다.[19,20] 그로 인한 통증은 종종 운동 프로그램 순응도에 영향을 미치고 재활 진행을 방해할 수 있다. 따라서 DOMS는 가능한 한 피해야 한다. 적절한 운동량은 근력 강화 운동의 느린 진행과 함께 모든 DOMS를 피하는 열쇠이다.

글상자 2.19 근육 적응 및 회복: 힘 고려 사항

- 근력은 운동 단위 활성화의 빈도와 타이밍, 단면 크기에 따라 달라진다.
- 근 활성화의 특이성은 근력 향상에 중요하다.
- 과부하 원칙: 비대는 정상적인 요구 사항을 초과하는 부하로 인해 발생한다.
- 새로운 운동을 시작한 후 지연성 근육통(DOMS)은 8-12시간 후에 시작될 수 있으며 24-48시간에 최고조에 달하고 일반적으로 72시간 후에 사라진다.
- DOMS를 제한하려면 적절한 용량과 느린 진행이 중요하다.
- 근기능은 해당 부위에 가해지는 부하의 양과 근육이 부하에 대해 부위를 유지해야 하는 시간에 따라 달라진다.
- 소근육 및 대근육 안정화 근육 기능은 안정성 또는 관절 위치의 조절과 관련되며 소근육 안정화 근육은 대근육 안정화 근육보다 더 작은 관절 움직임과 범위를 조절한다.
- 대근육 움직임 근육은 움직임과 근력을 위한 더 큰 힘을 생산할 책임이 있다.
- 근육 동원의 순서는 부하를 견뎌야 하는 요구 사항을 기반으로 하며, 낮은 임계값에서 활성화되는 소근육 안정화 근육, 높은 역치에서 대근육 안정화 근육, 가장 높은 역치에서 대근육 움직임 근육이 뒤따른다.
- 기능은 또한 호기성 대사 경로를 사용하는 안정화 근육은 주로 혐기성 경로를 사용하는 움직임 근육과 함께 생리학적 에너지 요구 사항과 관련이 있다.

임상 사례 2.7 근육 자극 및 지연성 근육통

55세의 중년이 여행 중 머리 위칸에 무거운 가방을 들어 올리다가 회전근개 파열로 내원했다.

평가

주관적인 평가에서 치료사는 다음을 결정한다.

심각도: 경증(3/10 간헐적 통증, 더 높은 범위의 어깨 굽힘, 물건 들기 또는 자세 유지 시에만 통증)

과민성: 경미함(통증이 일정함, 머리 위를 움직일 때 통증이 4/10로 증가하지만, 직후에는 기준선으로 감소함)

특성: I 등급 가시위근 파열

단계: 2단계(2주 전의 부상, 현재 간헐적인 통증, 손상 초점)

치료 계획의 일부로 치료사는 드레싱을 위해 최소 2분 동안 팔을 70° 굽힘 상태로 유지하면서 상완와 관절 압축을 유지하기 위해 회전근개 근육 기능을 개선할 필요가 있다고 결정한다. 환자는 무게 없이 중력에 대항하여 이 위치에서 팔을 15초 이상 유지할 수 없다.

운동 선택

전반적인 운동 진행은 회전근개(**소근육 안정화 근육**)에 초점을 맞춘다. 항중력 운동이 어렵기 때문에 통증 없이 등척성 안정화가 가능하고 회전근개의 피로를 지탱할 수 있는 지지 자세를 선택한다. 탄성 저항에 대한 **등척성 수축**은 스트레스에 대한 근육 적응을 위한 약간의 자극을 제공하면서 회전근개의 긴장을 제한하는 첫 번째 운동으로 선택된다. 환자는 안쪽돌림과 가쪽돌림 모두 30초 동안 자세를 유지할 수 있었고 운동을 2회 반복할 수 있었다.

환자는 운동 중 통증의 증가는 없었지만, 하루 후 회전근개 부위에 약간의 지속적인 근육통이 있었다고 보고했다. 통증은 48시간 감소했다.

평가

이 패턴은 **지연성 근육통**에 적합하다. 그러나 통증은 경미했다. 운동을 조정하는 방법은 여러 가지가 있지만 이 경우 환자는 가능한 한 오랫동안 자세를 유지하지만 수축 강도를 줄이고 탄성 저항을 덜 사용하도록 요청했다. 조정 후 다음날 통증은 없었다.

표 2.8 근 기능, 특성, 및 사례[21]

	기능	특성	예시	통증 또는 염증 반응
소근육 안정화 근육	종종 중력에 대한 자세 조절을 위해 관절의 국소적 위치 조절을 제공하거나 여러 방향의 안정성을 위해 관절을 지지한다.	관절에 가까운 작은 근육 힘 요건의 낮은 역치에서 동원 안정적인 근위 분절을 제공하기 위한 조기 또는 예상 기능 긴장성 근육 활동(등척성 또는 작은 중간 범위 활동) 또는 관절 주변 근육의 교대 조절을 통해 위치 유지 지구력 능력 주로 느린 산화성 근섬유 활성화(그림 2.22 참조)	척추 안정 근육: 뭇갈래근, 돌림근, 가로돌기사이근 배가로근 회전근개 근 목뼈 깊은 굽힘근 엉덩관절 가쪽돌림근	장기간의 통증을 동반한 초기 경련, 비활동성 및 위축 늦은 활성화, 불충분한 조절 또는 낮은 지구력
대근육 안정화 근육	더 큰 힘이 필요할 때 관절이나 영역을 안정화하기 위해 동원 균형을 위해 중력에 대한 안정성이 필요할 수 있음(높은 외부 하중에 대한 안정성)	더 큰 중간층 근육, 여러 관절 교차 국소 안정자보다 높은 역치에서 동원 관절을 보호하거나 충격을 흡수하기 위해 동작의 끝 범위(동심성 또는 편심성 제어)를 포함하여 범위 전체에 걸쳐 동원될 수 있다. 소근육 안정화 근육보다 높은 부하를 견디는 데 사용 주로 빠른 산화 해당 근섬유 활성화(그림 2.22 참조)	척추세움근 빗근 어깨세모근 목갈비근 중간볼기근	처음에는 과민성, 나중에는 비활동성, 늦게 활성화되거나 불충분한 힘 생성
대근육 움직임 근육	동작 생성(가동성)	더 크거나 두 개의 관절 근육 최고 역치에서 활성화됨 속도, 정밀도 또는 파워 빠른 위상성 수축과 주로 속근, 피로할 수 있는 근 섬유에서 고출력 생산이 필요하다(그림 2.22 참조).	배 곧은근 위팔 두갈래근 목빗근 햄스트링	과잉행동, 불충분한 근력, 파워, 정확성, 또는 속도

Data from Magee DJ, Zachazewski JE. 안정화 훈련의 원리. In: Magee DJ, Zachazewski JE, Quillen WS. *근육뼈대계 재활의 과학적 기초 및 실습 원칙*. St. Louis, MO: Saunders Elsevier; 2007:388–413.

근기능

근육은 또한 소근육 안정화 근육, 대근육 안정화 근육 또는 대근육 움직임 근육들의 기능 측면에서 설명할 수 있다.[21] 기능적 움직임이나 운동 중에 필요한 힘의 정도는 다른 근육을 선택적으로 동원할 수 있다(각 범주별 기능, 특성, 예는 표 2.8 참조). 각 근육군에 대한 대부분의 근섬유 유형의 생리학적 특성은 기능에 따라 다르다. 안정화 근육은 느린 산화성 섬유(소근육 안정화 근육) 또는 빠른 산화 해당 섬유(대근육 안정화 근육)의 비율이 더 높은 반면, 대근육 움직임 근육은 대부분 빠른 피로가 나타나는 속성이 있다(그림 2.24, 글상자 2.18 참조).[21] 더 오랜 기간 동안 자세 위치를 유지할 수 있어야 하는 소근육 안정화 근육의 경우 요구되는 힘의 역치는 더 낮다. 대근육 안정화 근육은 끝 범위를 향한 움직임을 유지하거나 조절해야 하는 필요성을 포함하여 더 높은 힘 요구사항에 반응하며, 여기서 길이-장력 관계는 근육 효율성을 감소시킨다. 높은 힘 생산, 빠른 속도 또는 파워가 필요한 경우 대근육 움직임 근육이 수축한다. 대근육 움직임 근육은 혐기성 대사 경로를 사용한다. 그 이유는 요구 사항이 단기간에 높은 힘 또는 보다 정확한 움직임을 생성하기 위한 단계적 요구 사항이기 때문이다. 동원된 근육의 유형은 부상이나 회피 패턴에 따라 변경될 수 있다. 부상 및 회피 패턴에 따라 변경된다(표 2.8 및 글상자 2.19 참조).[21] 더 소근육 안정화 근육이 비활성 상태인 경우(통증, 부종 및 부종에 대한 일반적인 반응), 더 큰 움직임 근육을 우선적으로 사용한다. 움직임 근육은 관절 구조에 의해 스트레스가 흡수되는 결과를 초래할 수 있다. 운동 패턴이 반복되는 경우 제한된 반대 또는 근위 척추 지지로 대근육 움직임 근육들이 짧아진다.

이러한 자세 패턴이나 불균형은 국소적 붕괴 또는 과사용 증후군의 잠재적 원인이다.[21] 운동 프로그램은 운동 매개변수의 신중한 선택과 운동 학습 개념에 대한 숙련된 지시를 통해 기능을 위한 특정 근육의 최적 사용을 회복하도록 맞춤화될 수 있다.

영역 또는 특정 조직에 힘을 적용, 분배 또는 최소화하기 위한 생체역학적 개념
BIOMECHANICAL CONCEPTS TO APPLY, DISTRIBUTE, OR MINIMIZE FORCES TO REGIONS OR SPECIFIC TISSUES

힘과 토크 Force and Torque

인체는 중력이나 외부 물체에 의해 생성되는 외부 부하(밀거

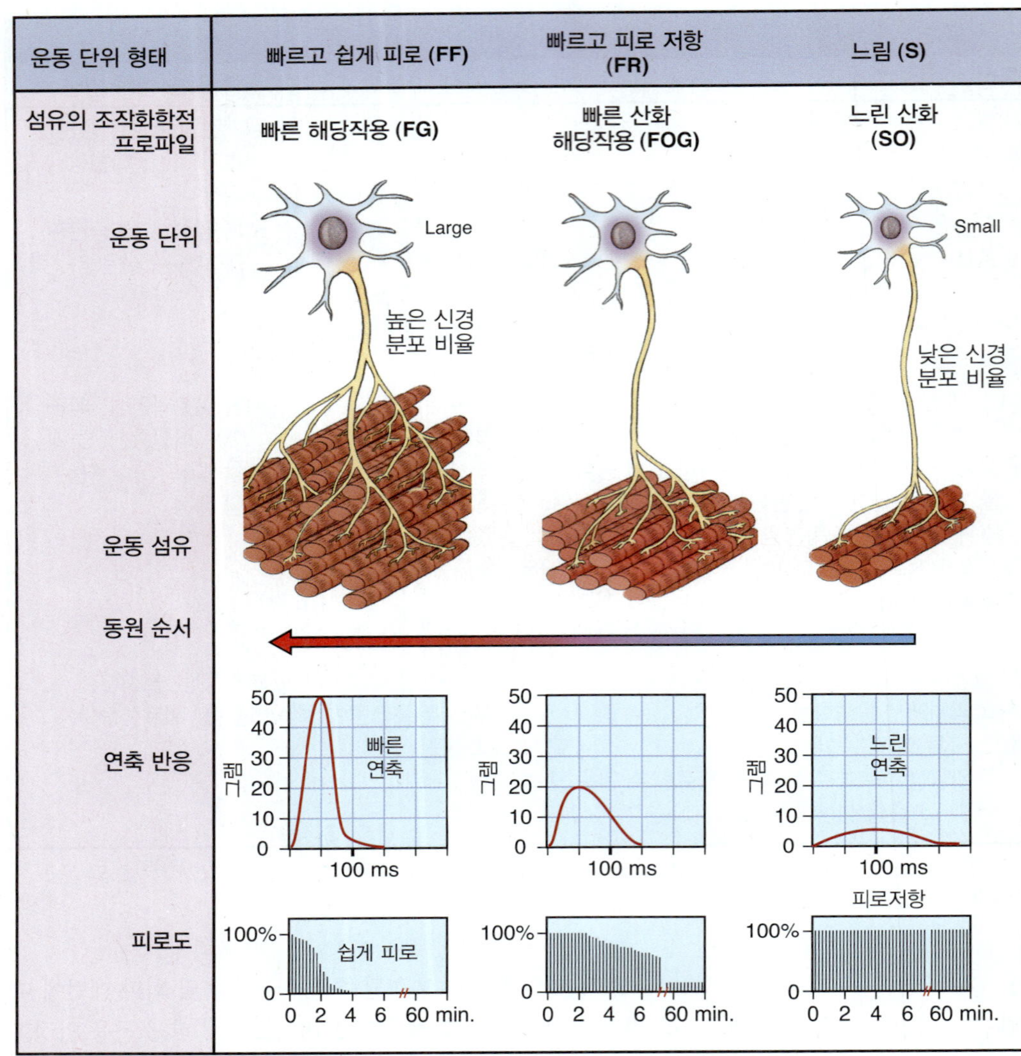

그림 2.24 조직화학적 단면도, 크기 및 수축 특성을 기반으로 한 근육 섬유의 운동 단위 유형 분류.(From Neumann DA. *근육 뼈대계의 운동학: 재활의 기초*. 2nd ed. St. Louis, MO: Mosby Elsevier; 2010; Fig. 3.19.)

나 당기는)와 근육에 의해 생성되는 내부 힘을 견딜 수 있도록 설계되었다(글상자 2.20 및 그림 2.25). 힘에 대항하는 능력은 개인이 직립 자세를 유지하고 중력에 반응하여 넘어지는 것을 피하며 기능적 활동을 수행할 수 있도록 한다. 신체에 힘이 가해지는 지점, 가해지는 지점에서 운동의 축까지의 거리, 저항에 반대하는 관련 근육은 기능적 움직임이나 운동 기술을 분석할 때 중요한 고려 사항이다. 운동량은 운동을 더 쉽게 또는 더 어렵게 만들기 위해 근육 부착 또는 관절에 적용된 저항의 거리를 변경하여 조정할 수 있다. 지렛대 암과 삽입 부위에 대한 근육 부착 각도는 또한 움직임을 생성하거나 반대하는 근육의 상대적 효율성에 영향을 미친다(그림 2.26).[22]

동작 축 Axis of Motion

동작 축은 분절의 동작이 발생하는 지점이다. 운동 축은 축으로부터 저항의 거리를 고려할 때 중요하다(이는 지렛대 시스템의 유형과 상대적인 모멘트 암으로 인한 생체역학적 이점에 영향을 미침)(그림 2.27). *토크*는 힘의 회전 크기이다(힘에 축으로부터의 거리를 곱한 값). 구조물에 가해지는 전체 토크는 운동 축에 더 가깝게 힘을 가하면 감소하거나 축에서 더 멀리 저항을 적용하면 증가할 수 있다.[22] 관절 구조가 과운동성(너무 많은 움직임) 또는 저운동성(너무 적은 움직임)인 경우에도 이 개념

글상자 2.20 운동 처방 중 고려해야 할 힘 특성

- 힘의 크기(무게 또는 부하)
- 신체에 힘을 가하는 지점
- 운동 축까지 힘을 가한 거리
- 내부 또는 외부의 힘에 대항하여 움직임을 생성하거나 안정성을 유지하려는 목표
- 운동의 축과 기능적 운동 동안 그 영역이 운동의 축이 되도록 설계되거나 의도된 경우

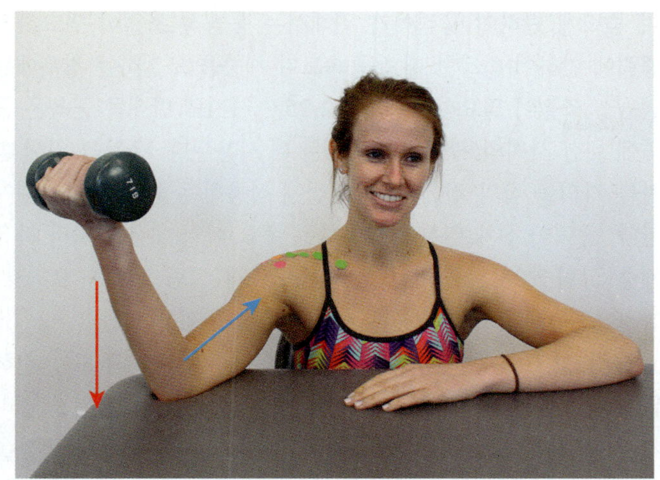

그림 2.25 아래팔에 작용하는 중력의 외부 힘에 대항하는 근육에 의해 생성된 내부 힘. 아래팔 굽힘근(*파란색 화살표*)에 의해 생성된 내부 힘은 팔의 무게와 자유 무게(*빨간색 화살표*)의 외부 힘과 반대이다. 팔이 몸쪽으로 움직이면 굽힘근이 동심성으로 수축한다. 팔을 테이블 쪽으로 천천히 내리면 팔꿈치 굽힘근이 늘어나고 수축은 여전히 웨이트와 아래팔의 중력에 반대된다. 연장수축은 편심수축으로 힘의 일부는 근육결합조직에 흡수된다.

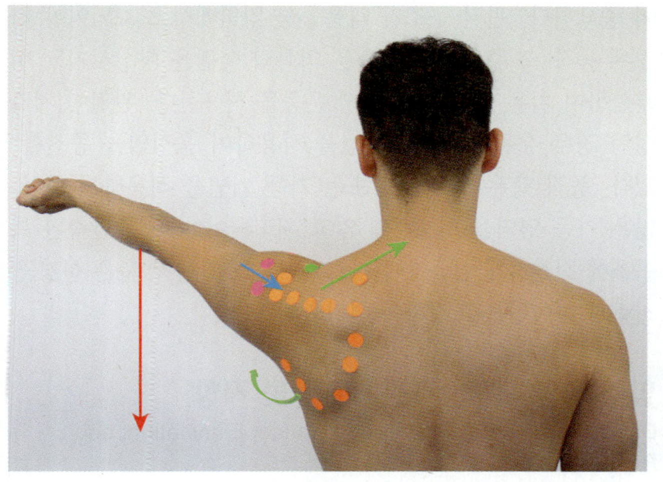

그림 2.26 어깨 벌림근의 120° 각도 삽입. 팔 무게로부터의 저항(*빨간색 화살표*)은 어깨세모근, 가시위근 및 기타 어깨 굽힘근/벌림근(*파란색 화살표*)의 수축에 의해 균형을 이루고 어깨의 위치는 앞톱니근과 등세모근(*녹색 화살표*)의 위쪽 회전력 커플에 의해 제공되는 어깨뼈 지지에 의존한다. 가시위근의 각도는 위팔뼈에 대한 어깨뼈의 위치를 기준으로 한다. 근육의 정렬은 또한 상완와 관절의 회전에 의해 영향을 받는다. 팔이 안쪽으로 회전되면 힘줄은 어깨뼈에 대해 각도를 이룬다. 어깨뼈 위쪽 회전은 어깨뼈의 척추에 대한 등세모근 작용의 결과이며 더 높은 범위의 어깨뼈 굽힘 및 벌림에서 상지 운동을 지원하는 위쪽 및 앞쪽 운동을 제공한다.

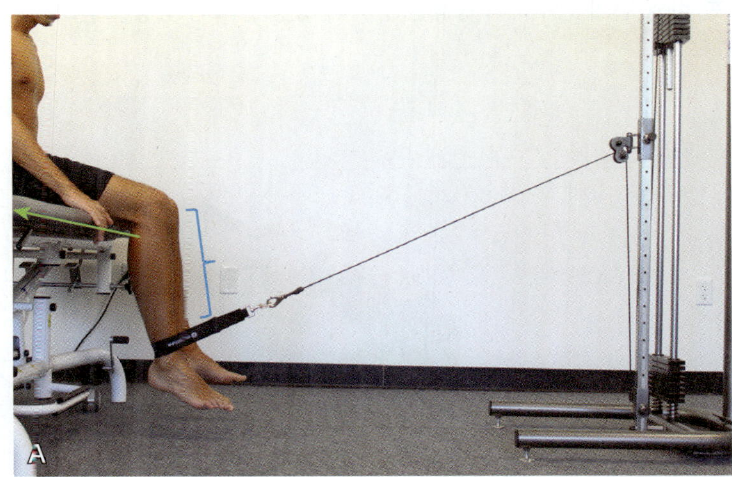

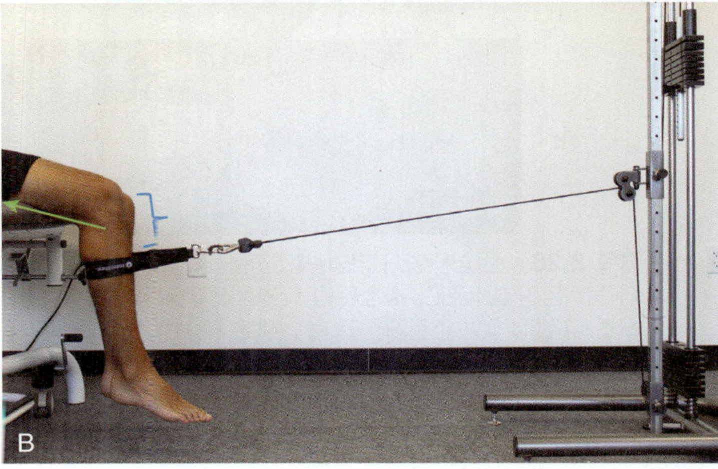

그림 2.27 (A) (B)와 비교하여 축에서 더 멀리 힘을 가한다. 관절 축에서 힘이 가해지는 지점까지의 모멘트 암은 B보다 크므로 도르래 무게에 대해 무릎을 구부리기 위해 햄스트링에서 더 큰 전체 토크가 필요하다. (B) 관절의 축에서 힘이 가해지는 지점까지의 모멘트 암은 A보다 작으며 햄스트링에서 도르래 중량에 대해 무릎을 구부리는 데 필요한 전체 토크를 줄인다.

이 중요하다. 관절 구조가 과운동성 영역에서 보호되어야 하는 경우 동작 축 주위의 근수축은 역학적 이점을 향상시키고 힘을 분산하며 치유 중 다른 곳에서 운동을 허용한다. 관절이 저가동성인 경우 운동 및 다른 기법을 사용하여 움직임을 증진할 수 있다. 동작 축은 스트레칭 또는 가동 기법을 적용하는 동안 더 많은 가동 영역을 허용하지 않고 처리되어야 하는 단축된 특정 구조에 적절하게 힘을 가한다(그림 2.28). 동작 축은 신경근 전략과 타이밍을 조정하여 변경할 수도 있다.

힘의 방향, 중력 지원, 제거 및 저항

Direction of Force, Gravity Assistance, Elimination, and Resistance

인체와 신체 부위에 대한 중력의 영향은 모든 운동과 기능적 움직임에 대한 중요한 고려 사항이다(글상자 2.21 및 그림 2.29). 외부 모멘트(축에서 체중에 의해 생성된 토크까지의 거리)는 관절 축에 대해 중력선이 떨어지는 위치에 따라 달라진다(그림 2.29).[22] 항중력근 활성화를 증진하거나 균형을 사용하여 중력을 증진하거나 저항하기 위해 신체 정렬을 고려하는 것도 중요하다. 중력선이 기저면 바깥으로 떨어지면 인체는 자연적인 중력에 대항하기 위해 근육을 활성화하여 자세를 바꾸지 않는 한 중력(그림 2.30)에 반응하여 움직일 것이다.[22] 1장에서 설명한 바와 같이 근수축의 종류는 중력의 방향에 의해 영향을 받으며 중력에 반하여 움직이기 위해서는 *동심성 조절*이 필요하고 중력에 반하여 하강할 때 운동속도나 체중을 조절하는 경우에는 *편심성 조절*이 필요하다(그림. 2.25). 사지의 반대쪽 근육은 중력에 대한 사지의 체중을 대응하는 데 사용된다. 운동을 위해 환자를 자리를 잡기 전에 신체 분절에 작용하는 중력도 고려해야 한다. 중력이 신체 일부에 작용하는 주요 힘일 때뿐 아니라 자유체중(그림 2.25 참조), 탄성 저항, 도르래(그림 2.27A, B 참조) 또는 치료사가 제공한 저항이 부하를 제공한다.

중력 보조 운동은 중력을 사용하여 근수축이 거의 또는 전혀 없이 운동을 증진한다. 이러한 형태의 운동은 가동 범위를 늘리거나 유지하는 데 유용하다. **중력 제거** 운동은 중력의 영향을 최소화하기 위해 사지를 지지하여 중력의 영향을 최소화한다.

> **글상자 2.21 힘의 방향: 중력과 도르래**
>
> - 운동자세와 저항을 선택할 때 인체에 가해지는 중력의 방향과 외부의 저항을 고려하여야 한다.
> - 도르래 시스템은 특정 근육 길이-장력 관계에 대한 저항을 최적화하기 위해 힘의 방향을 변경하는 데 사용할 수 있다.
> - 근 길이-장력은 중간 범위에서 최적이다. 완전히 수축된 길이에서 힘은 활성 기전을 통해서만 생성되고 미세섬유가 겹치면 제한된다. 완전히 늘어난 위치에서 수동 기전이 대부분의 힘을 제공한다.

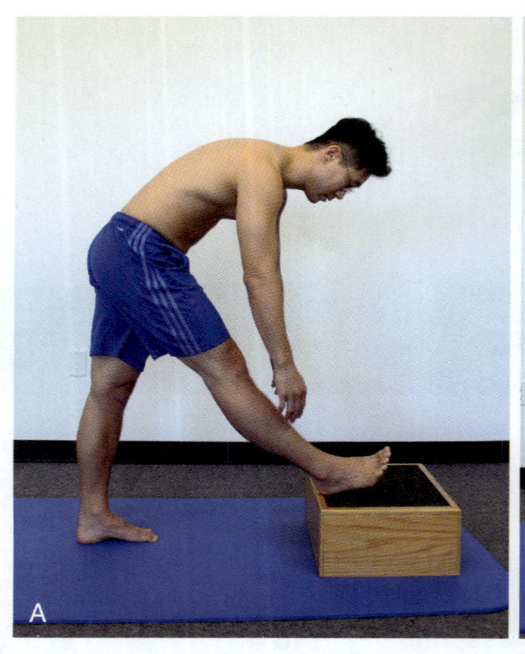

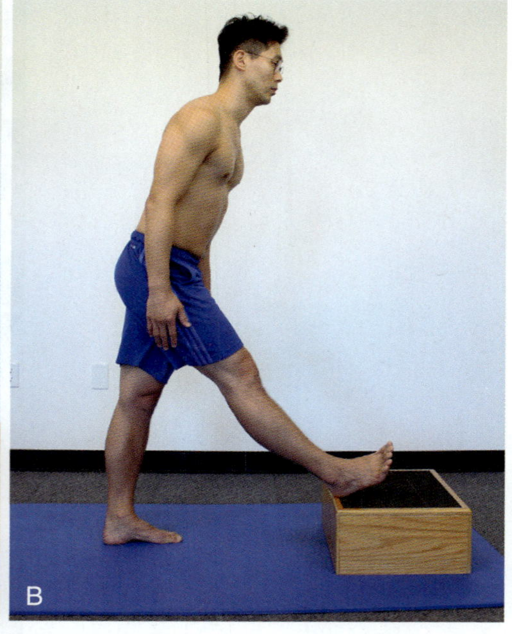

그림 2.28 선 상태에서 엉덩관절 굽힘(경첩). (A) 환자가 엉덩이를 앞으로 구부리면서 척추도 구부리면 여러 영역에서 움직임이 발생한다. 햄스트링 유연성의 끝지점에 도달하여 척추가 움직이도록 허용하면 햄스트링을 늘리는 대신 척추 구조에 추가 스트레스가 흡수된다. (B) 환자가 척추를 곧게 유지하고 엉덩관절을 중심으로 앞쪽으로 경첩을 하면 햄스트링의 길이가 최대로 늘어난다. 전체 앞쪽의 굽힘의 양은 A보다 적다. 환자가 햄스트링의 유연성에 제한이 있는 경우 이 옵션은 스트레칭을 최대화할 뿐만 아니라 요추에 가해지는 스트레스의 양을 제한하는 데 선호된다.

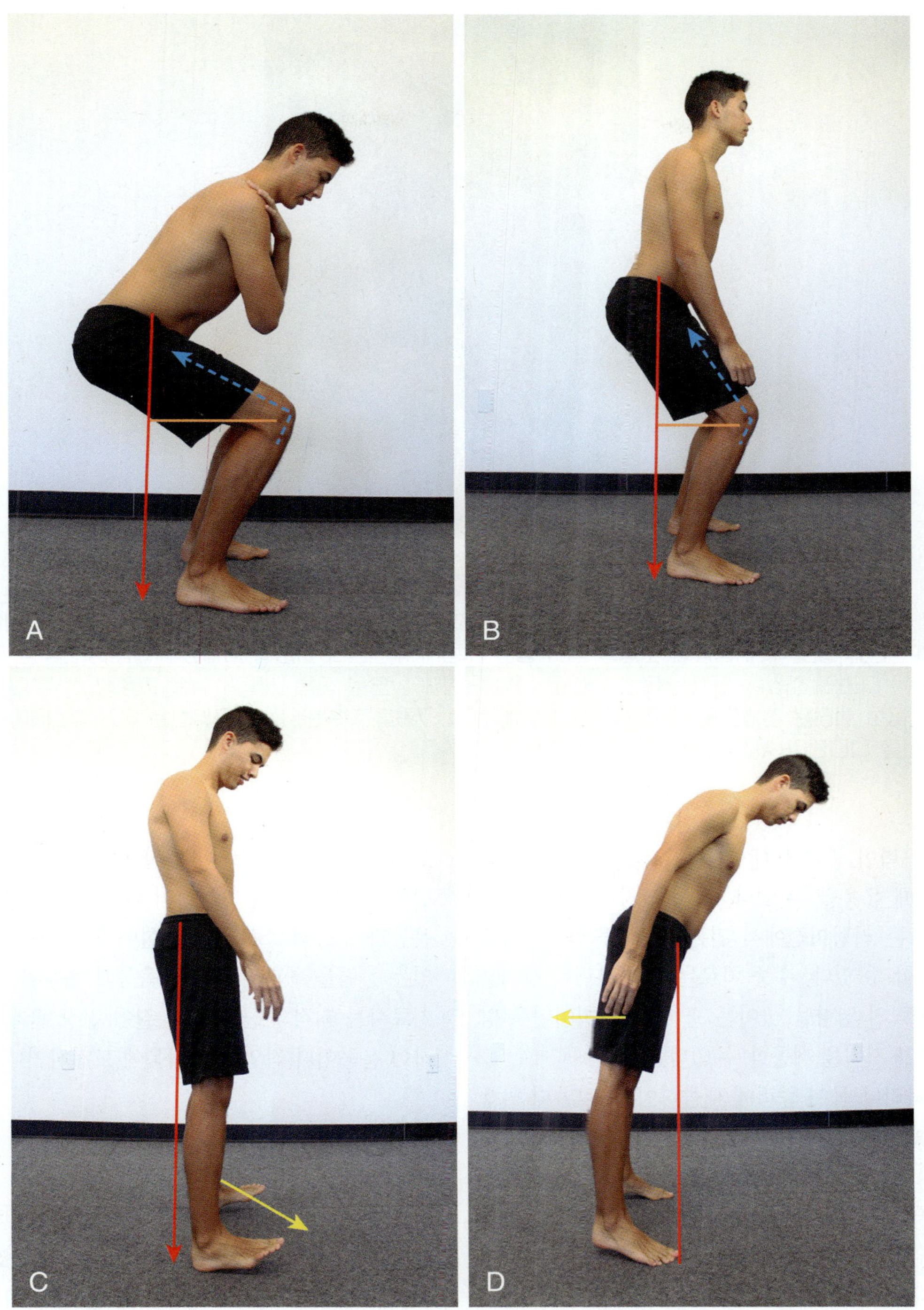

그림 2.29 중력선. (A) 환자의 무게 중심은 기저부 뒤에 있고 넙다리네갈래근은 내리는 동작에서 편심적으로 무릎 굽힘을 조절하고 뒤로 넘어지는 것을 방지한다. 체중이 기저면보다 더 앞으로 나가면 힘이 무릎과 엉덩이 근육 사이에 분산되고 무릎 관절의 외부 모멘트 암이 더 작아진다. (B) 질량 중심에서 무릎(외부 모멘트 팔)까지의 거리는 무릎과 엉덩이 굽힘이 적을수록 더 작다. 뒤로 넘어지는 것을 방지하는 데 필요한 전반적인 근육 활동이 적고, B에서보다 이 위치에서 질량 중심도 무릎뼈-넙다리뼈의 기저면에 더 가깝다. (C) 환자의 무게중심이 발바닥 뒤에 오도록 환자가 뒤로 몸을 기울이면 발목 앞쪽 근육이 활성화되어 몸이 평형 또는 정적인 균형 위치로 돌아온다. (D) 환자가 앞으로 몸을 기울여 무게중심이 발바닥 앞에 오게 하면 뒷다리나 몸통 근육이 활성화되어 몸이 평형 또는 정적인 균형의 위치로 돌아온다. 근기능 향상이나 안전을 위해 근육을 표적으로 삼을 때는 신체의 위치를 고려해야 한다. 파란색 화살표, 무릎 위치를 조절하기 위한 넙다리네갈래근 편심성 수축; 주황색 선, 외부 모멘트 암; 빨간색 화살표, 중력선; 노란색 화살표, 지지 기반 위에서 균형 잡힌 위치로 몸을 되돌리는 데 필요한 근육 활동.

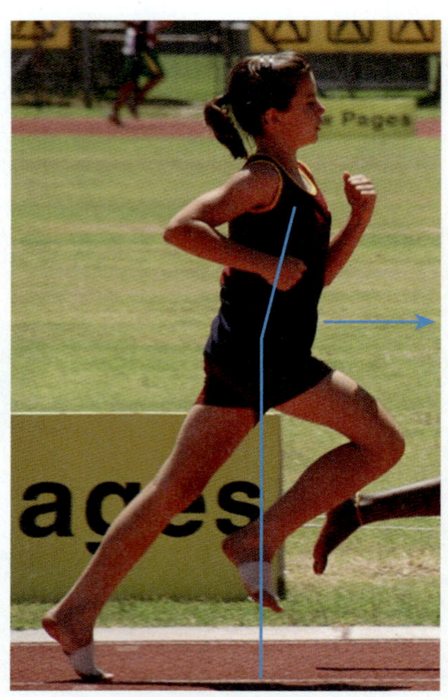

그림 2.30 움직임에 대한 중력의 영향. 동적인 움직임 동안 신체는 전방으로 모멘텀을 거들기 위해 기저면 앞에 놓인 무게 중심의 도움을 받아 공간을 통해 추진된다(*파란색 화살표*). 달리기 선수는 밀기를 하는 다리와 스윙을 이끄는 다리 사이로 나뉘어 함께 앞으로 몸통 기울기(*위쪽 파란색 선*)를 가지고 있다. 몸통 회전은 전방으로 추진력을 돕기 위해 동적 균형을 지원한다. *파란색 선*은 무게 중심에서 중력선을 나타낸다(사진 제공: Ian Dunleavy).

중력 제거 운동은 근력이 중력에 대항하여 운동하거나 통증 없이 움직일 수 없을 때 유용할 수 있다. 체중을 지지하는 시스템은 직립자세에서 또는 러닝머신에서 걷는 동안 중력의 영향을 줄이는 데에도 사용할 수 있다. 수중 치료는 물의 부력이 사지를 지지하기 때문에 중력의 영향을 줄이는 또 다른 방법이며 부양 장치를 사용하여 추가 지원을 제공할 수 있다.

중력 저항은 팔다리나 몸이 중력에 대항하여 움직일 때 발생한다. 부하의 양은 팔다리 또는 몸통의 질량과 중력에 대한 각도의 영향을 받는다(그림 2.25 및 2.26 참조). 환자의 신체 또는 사지 무게, 탄성 저항, 자유 중량(예: 덤벨 또는 웨이트 볼), 도르래 저항 또는 운동 장비를 사용하여 운동하는 동안 외부 저항을 가할 수 있다.

외부 도르래는 근 긴장에 적합한 동작 범위를 통해 각도를 지정하고 힘의 양을 제어하는 옵션을 제공한다. 도르래를 사용하여 원하는 근 길이 범위와 일치하도록 방향과 결과 토크를 변경할 수 있다.

근육의 중간 또는 휴식 길이는 부하에 저항하기 위한 **최적의 길이-장력 관계**를 제공한다(그림 2.31).[23] 길이가 짧아지면 근육 필라멘트가 중첩되고 수축을 통해 힘을 개발하는 능력이 제한된다. 근 길이가 휴식 또는 중간 위치를 지나서 증가하면 수동 결합조직 장력이 증가하여 힘에 저항하는 능력에 기여한다(그림 2.31).[23] 이때 활성력이 가장 낮다. 극단적인 길이에서는 수동 결합조직이 손상될 가능성이 더 높다. 근 길이의 끝을 향한 저항 운동과 수동적 스트레칭은 힘이 근육 복합체가 장력을 견딜 수 있는 능력을 초과할 경우 근육통과 손상을 유발할 수 있다.

치료사는 최적의 근 길이와 길이 긴장 관계에 대한 지식을 적용하여 운동이나 작업의 어려움에 도전하거나 감소시킬 수 있다.

힘의 분배 Distribution of Force

형태 폐쇄 대 힘 폐쇄 Form Closure Versus Force Closure

관절은 뼈, 관절낭, 인대의 해부학적 구조 또는 비근육 구조(**형태 폐쇄**)와 근육 활동(**힘 폐쇄**)에 의해 다양한 정도의 안정성을 제공한다(글상자 2.22).[24] 관절의 안정성은 형태와 힘의 폐쇄, 신경근 조절에 따라 달라진다. 최적의 조건과 정상적인 구조적 정렬에서 엉덩관절은 어깨보다 더 큰 형태 폐쇄를 가지며, 이는 절구 관절을 위한 뼈 테두리가 적다(그림 2.32). 관절 손상, 선천적 구조적 정렬 또는 결합조직 이완이 있는 경우 관절 안정성이 감소한다. 신경근 조절(힘 폐쇄)의 사용은 구조적 안정성의 손실을 보상하거나 다른 영역으로 힘을 분배하기 위해 재활 프로그램의 주요 초점이 된다(그림 2.33 및 임상 사례 2.8).

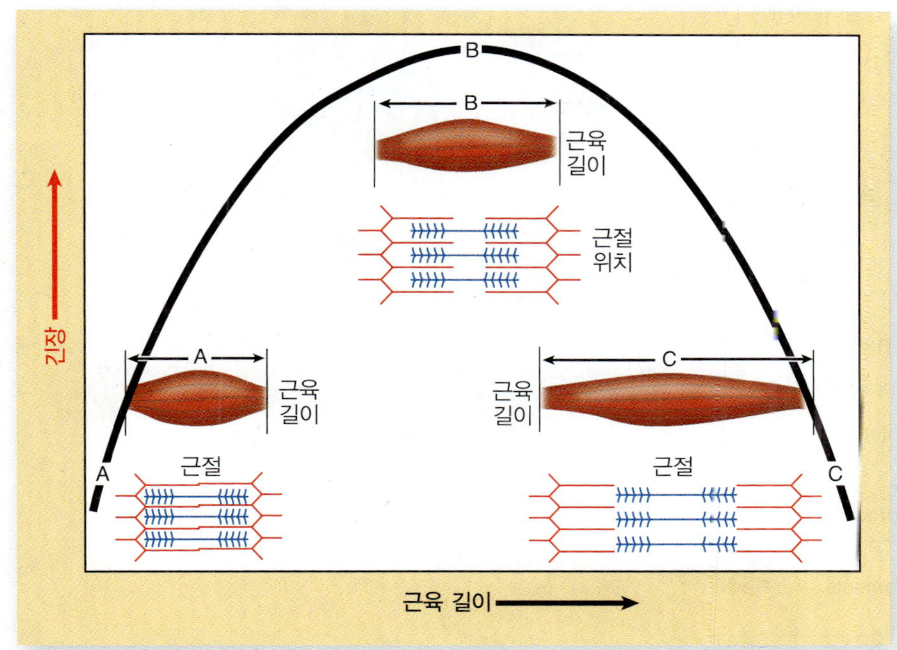

그림 2.31 근육 수축에 대한 길이-장력 관계. 모든 근육 길이의 중간 위치는 길이-장력 관계에 가장 효율적인 위치이다. 완전히 단축된 위치는 근절의 겹침을 초래하여 장력 발생 가능성을 감소시키는 반면, 길어진 자세는 결합조직에 장력을 생성하여 수축력의 가능성도 감소시킨다. (From Patton K, Thibodeau G, Douglas M. *해부학과 생리학의 기초*. St. Louis, MO: Mosby, 2012.)

글상자 2.22 힘의 분배: 형태 폐쇄와 힘 폐쇄

- *형태 폐쇄:* 관절의 형태, 구조, 형태에 의해 제공되는 안정성(비수축성)
- *힘 폐쇄:* 신경근 기여(수축)에서 관절 관계 유지까지의 안정성
- 형태 폐쇄가 부상, 퇴행성 변화 또는 선천적 구조적 이상에 의해 영향을 받는 경우 힘 폐쇄에 더 많이 의존한다.

뼈 정렬

뼈 정렬(글상자 2.23)은 균형과 움직임에 대한 전반적인 지원에 영향을 준다. 움직이는 동안 정렬을 유지하는 능력 또는 *동적 정렬*은 뼈 정렬과 근육 조절의 기능이다. 뼈의 각도, 회전, 곡률 또는 사지 길이 불일치가 더 극심할수록 중력에 대항하여 사지나 신체를 지지하기가 더 어려워진다. 신경근의 폐쇄와 힘의 분포를 증진하는 것은 뼈의 부정렬이 있는 개인에게 훨씬 더 중요하다. 따라서 중력에 대한 저항이 적은 자세의 사용은 개인이 신경근 동원 패턴, 지구력 및 근력을 향상시킬 수 있을 때까지 초기 강화 및 지구력 운동에 선호될 수 있다.

해부학적 구조에 가해지는 내력은 또한 근육, 힘줄의 각도와 방향, 관절 구조에 가해지는 힘의 영향을 받는다. 전반적으로, 구조물의 증가된 각도는 증가된 모멘트 암으로 인해 추가적인 근육 조절 및 강도가 필요하다. 각도 및 회전력은 또한 힘줄, 관절 및 근육의 특정 부위에 과도한 스트레스를 가하고 반복적인 긴장 부상에 기여할 수 있다. 불행히도 과도한 각도(내반 또는 외반, 그림 2.34), 극단적인 회전(넙다리뼈 또는 정강뼈 비틀림), 다리 길이 불일치는 청소년기 이후에 되돌릴 수 없다. 근육 부착이 확립되고 고정됨에 따라 자연적인 뼈 정렬이 유지되어야 하며 운동 중에 교정되어서는 안된다. 뼈 정렬 이상의 정도는 반복적 긴장 손상 후 완전한 회복에 대한 예후 또는 미래 문제의 가능성에 영향을 미친다. 자연적인 뼈 정렬은 부적절한 신경근 조절 또는 조정과 관련된 동적 정렬 이상과 혼동되어서는 안된다.

열린 대 닫힌 사슬 운동

열린 사슬 운동은 사지의 끝이 자유롭게 움직일 때 발생하며 사슬의 다른 곳에서는 움직임 없이 개별 관절 조절이 이루어질 수 있다(글상자 2.24). 관절의 압박력이 최소화되어 개별적인 운동 협응이 가능하다(그림 2.35A).[25] **닫힌 사슬** 운동은 사슬의 끝이 표면과 접촉하고 무게를 지탱하는 압박력이 관절에 가해질 때 수행된다(그림 2.35B). 한 관절의 움직임은 사슬 내의 다른 모든 관절의 움직임을 필요로 한다. 닫힌 사슬 운동은 관절 내 압력이 증가하고 국소 안정자의 근육 지지가 강화되어 중간 범위의 관절을 안정화하는 데 도움이 될 때 관절낭 및 인대 수용체를 통하여 더 큰 감각 자극을 생성한다. 열린 사슬 운동은 개별 관절 협응에 도전하거나 연골이나 뼈 손상에 대한 예방 조치로 닫힌 사슬 운동이 금기인 경우에 사용할 수 있다(임상 사례

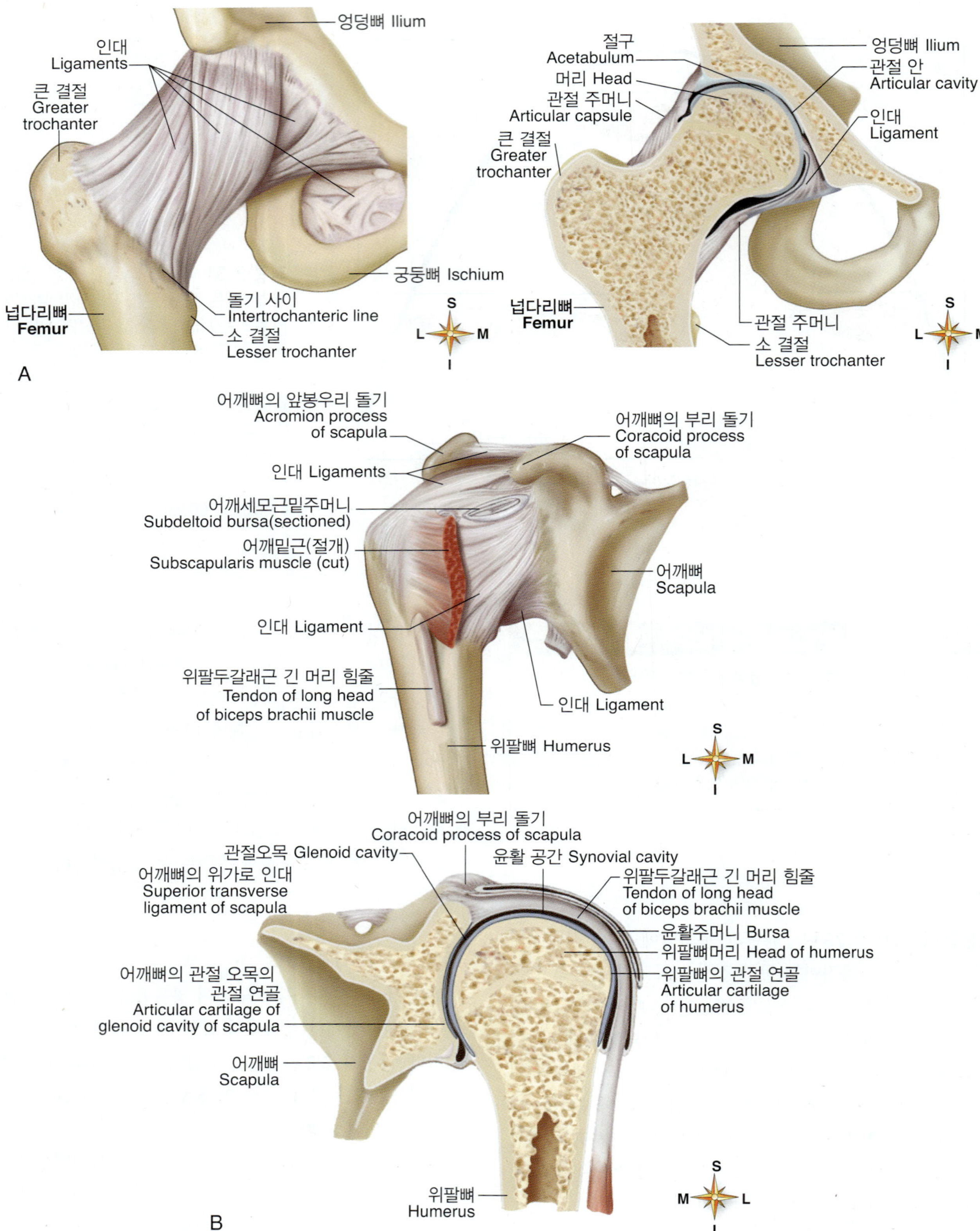

그림 2.32 (A) 형태 패쇄, 엉덩관절. (Patton K, Thibodeau G, Douglas M. Essentials of Anatomy and Physiology. St. Louis, MO: Mosby, 2012, 그림 9.28B). (B) 형태 폐쇄, 어깨. 엉덩관절과 어깨관절은 모두 유사한 구조적 배열을 가지고 있다. 엉덩관절의 형태 폐쇄는 더 깊은 엉덩관절 절구와 테두리 및 강한 연골 지지를 둘러싸는 결과가 더 큰 반면, 어깨에서는 관절와가 상대적으로 얕고 위팔뼈 머리가 관절 표면보다 크다. (Patton K, Thibodeau G, Douglas M. *해부학과 생리학의 기초*. St. Louis, MO: Mosby, 2012: 그림 9.26)

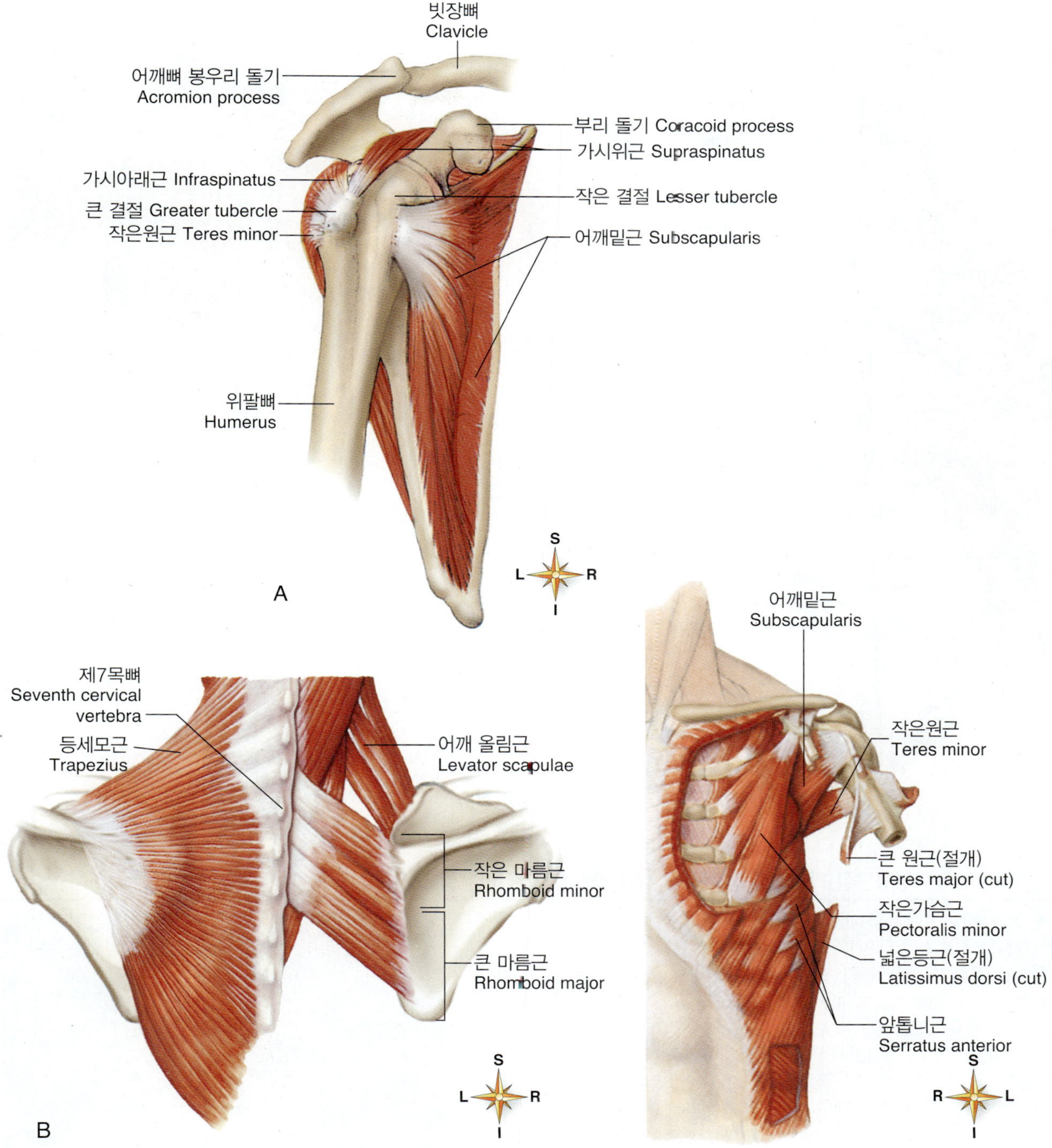

그림 2.33 힘 폐쇄 어깨. 어깨 복합체는 (A) 어깨 국소 안정화 근육(회전근개), (B) 후방 전체 안정화 근육(마름근, 넓은등근, 뒤어깨세모근, 등세모근) 및 (C) 전방 전체 안정화 근육의 안정성을 위해 힘 폐쇄에 의존함(작은가슴근, 큰가슴근, 어깨세모근, 앞톱니근). (Patton K, Thibodeau G, Douglas M. *해부학과 생리학의 기초*. St. Louis, MO: Mosby, 2012)

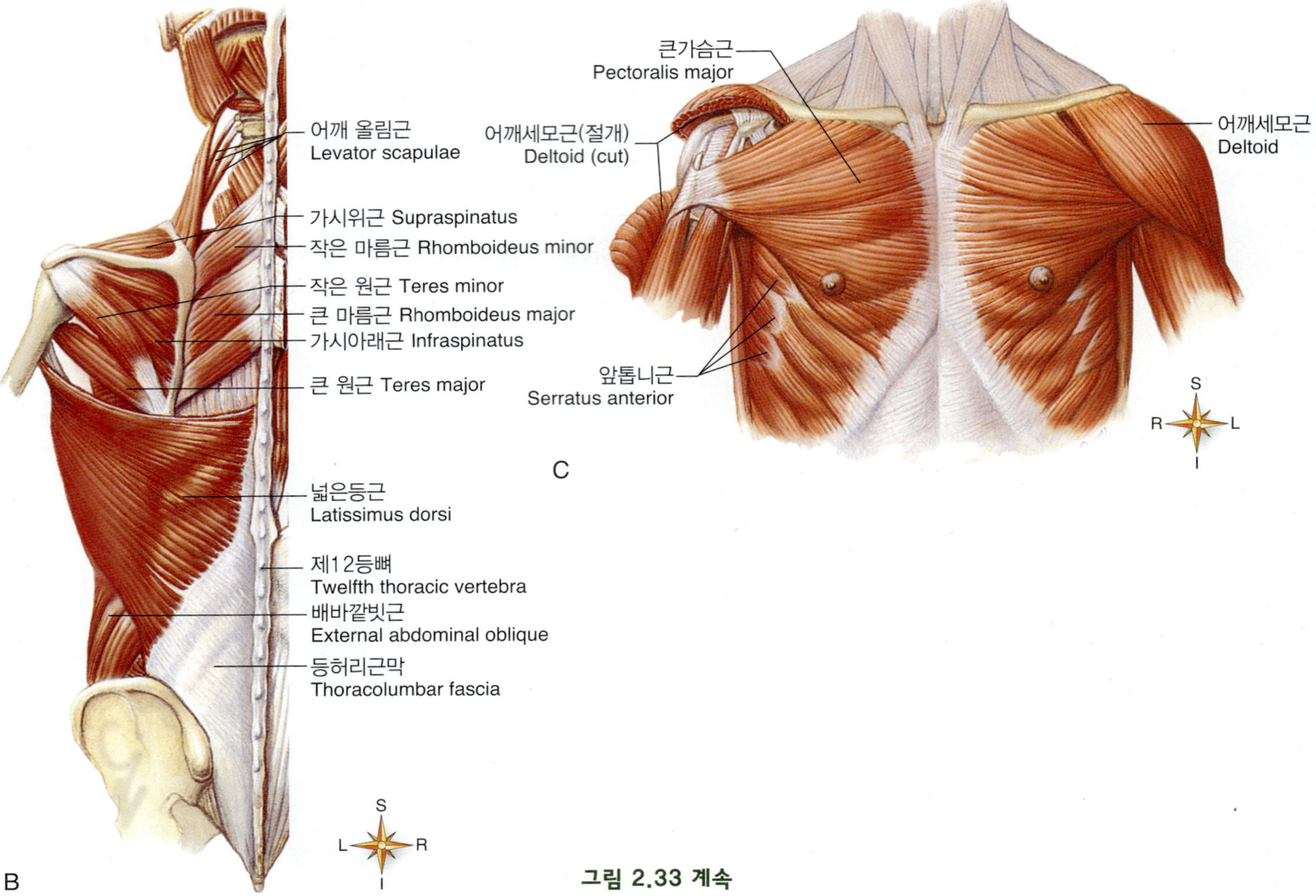

어깨 올림근 Levator scapulae
가시위근 Supraspinatus
작은 마름근 Rhomboideus minor
작은 원근 Teres minor
큰 마름근 Rhomboideus major
가시아래근 Infraspinatus
큰 원근 Teres major
넓은등근 Latissimus dorsi
제12등뼈 Twelfth thoracic vertebra
배바깥빗근 External abdominal oblique
등허리근막 Thoracolumbar fascia
S L R I
B

큰가슴근 Pectoralis major
어깨세모근(절개) Deltoid (cut)
어깨세모근 Deltoid
앞톱니근 Serratus anterior
S R L I
C

그림 2.33 계속

임상 사례 2.8 엉덩관절 이형성증을 동반한 추가적인 강제 폐쇄의 필요성

26세 여대생이자 발레교사(전직 무용수)가 엉덩관절 통증과 딸깍거리는 증상을 주호소로 내원하였다. 그녀는 현재 허벅지 앞쪽의 엉덩관절 불편감 증가, 사타구니 조임, 큰 결절 통증을 호소하고 있다. 그녀는 무릎 꺾임의 간헐적인 에피소드를 겪었다. 방사선 사진은 (A) 얕은 절구 각도, (B) 외반고, (C) 위 절구의 경화를 보여주었다. 잔기둥 변화는 넙다리뼈 안쪽면을 통한 체중 부하를 보여주며 (D) 큰 결절 주변의 감소된 골밀도를 나타내며, 이는 또한 큰 결절의 감소된 근육 당김을 나타낸다. 그녀는 엉덩관절 이형성증과 형태 폐쇄 부족으로 인한 초기 관절염 변화로 진단되었다. 선천적 뼈 정렬로 인한 제한된 형태의 폐쇄는 완전한 절구 덮음이 있는 다른 개인과 비교하여 체중 지지 위치의 안정성을 위해 모든 엉덩관절 근육의 더 큰 근육 지지를 필요로 한다.

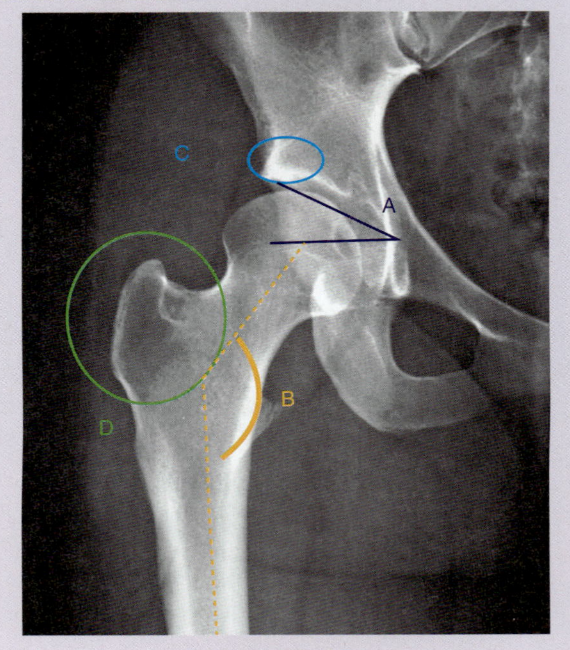

엉덩관절 이형성증.

2.9). 닫힌 사슬 운동은 기능적 훈련을 위해 관절 주변의 근수축을 증진하기 위해 관절 안정성이 필요한 경우 또는 인대의 조기 치유 중에 열린 사슬 운동이 금기이고 과도한 전단 스트레스를 제한해야 할 때 바람직하다(임상 사례 2.9 참조). 대부분의 기능적 활동은 하지의 닫힌 사슬 운동을 필요로 하기 때문에 닫힌 사슬 운동은 종종 2 또는 3단계의 기능 훈련에 선호된다.

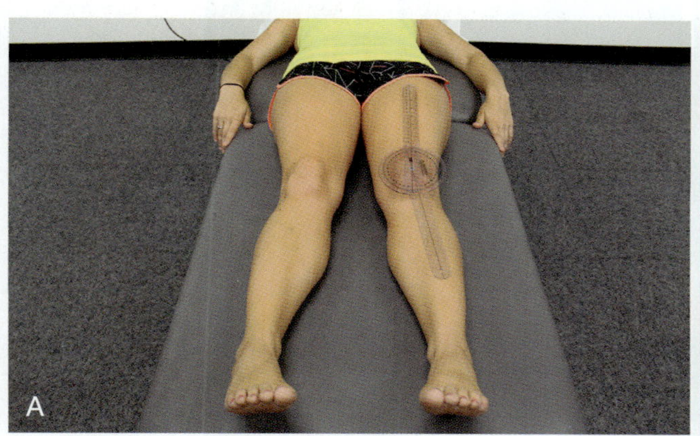

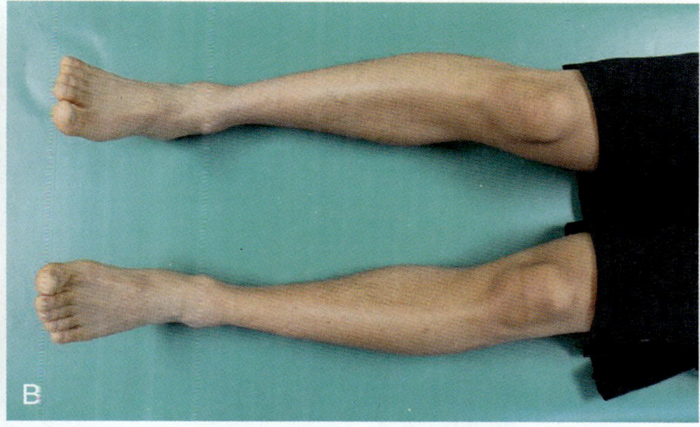

그림 2.34 (A) 외반슬. (B) 내반슬.

> **글상자 2.23 힘의 분배: 뼈 정렬**
>
> - 극단적인 구조적 정렬은 정적 및 동적 균형과 움직임에 대한 신경근 제어 요구 사항을 증가시킨다.
> - 구조적 정렬은 되돌릴 수 없으며, 운동 중 정렬은 자연적인 뼈 정렬을 기반으로 한다.
> - 운동 위치는 I 및 II 단계에서 중력의 균형 요구 사항을 최소화하도록 선택된다.
> - 운동 목표는 과도한 각이나 회전 없이 신경근 조절과 근육 강화를 증진하는 것이다.

> **글상자 2.24 힘의 분배: 개방 대 닫힌 사슬**
>
> - 열린 사슬 움직임은 팔다리 부분이 레버의 한쪽 끝에서 자유롭게 움직일 때 발생한다. 개별 관절 동작은 자동으로 다른 곳에서 움직이지 않는다.
> - 닫힌 사슬 운동은 레버 사슬의 끝이 고정되거나 표면에 닿을 때 발생한다. 한 관절에서의 움직임은 사슬의 다른 부분에서 움직임을 초래할 수 있으며 압박력은 관절을 통해 다소 발생한다. 닫힌 사슬 운동은 더 큰 고유 수용성 입력을 초래한다.

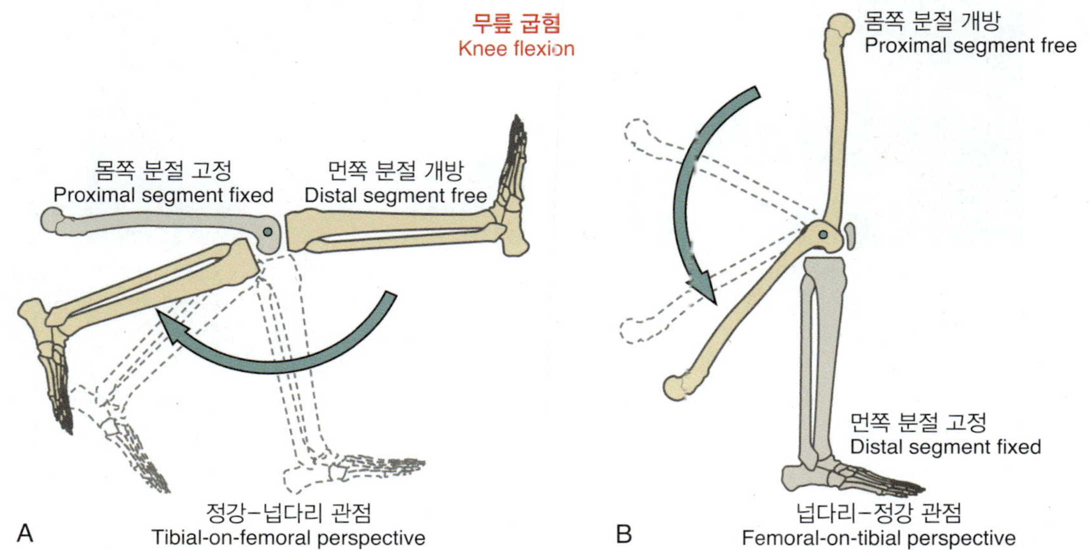

그림 2.35 열린 대 닫힌 사슬. 글상자 2.24를 참조한다. (Neumann DA. *근골격계 운동학: 재활을 위한 기초*. 3판. 미주리주 세인트루이스: 모스비 엘스비어. 2017. 그림 1.6)

임상 사례 2.9 **열린 또는 닫힌 사슬 운동 선택: 예방 조치에 대한 의미**

관절 내 골절에 대해 열린 사슬 허용, 닫힌 사슬 금기: 관절 내 골절이 있는 환자는 치유 초기 단계에서 관절 표면의 압박을 방지하기 위해 체중 부하와 닫힌 사슬 운동을 피해야 한다. 그러나 압박 부하가 없는 관절의 움직임은 활주와 새로운 가골 형성을 증진하며 골절을 방해할 가능성이 없는 경우 허용될 수 있다.

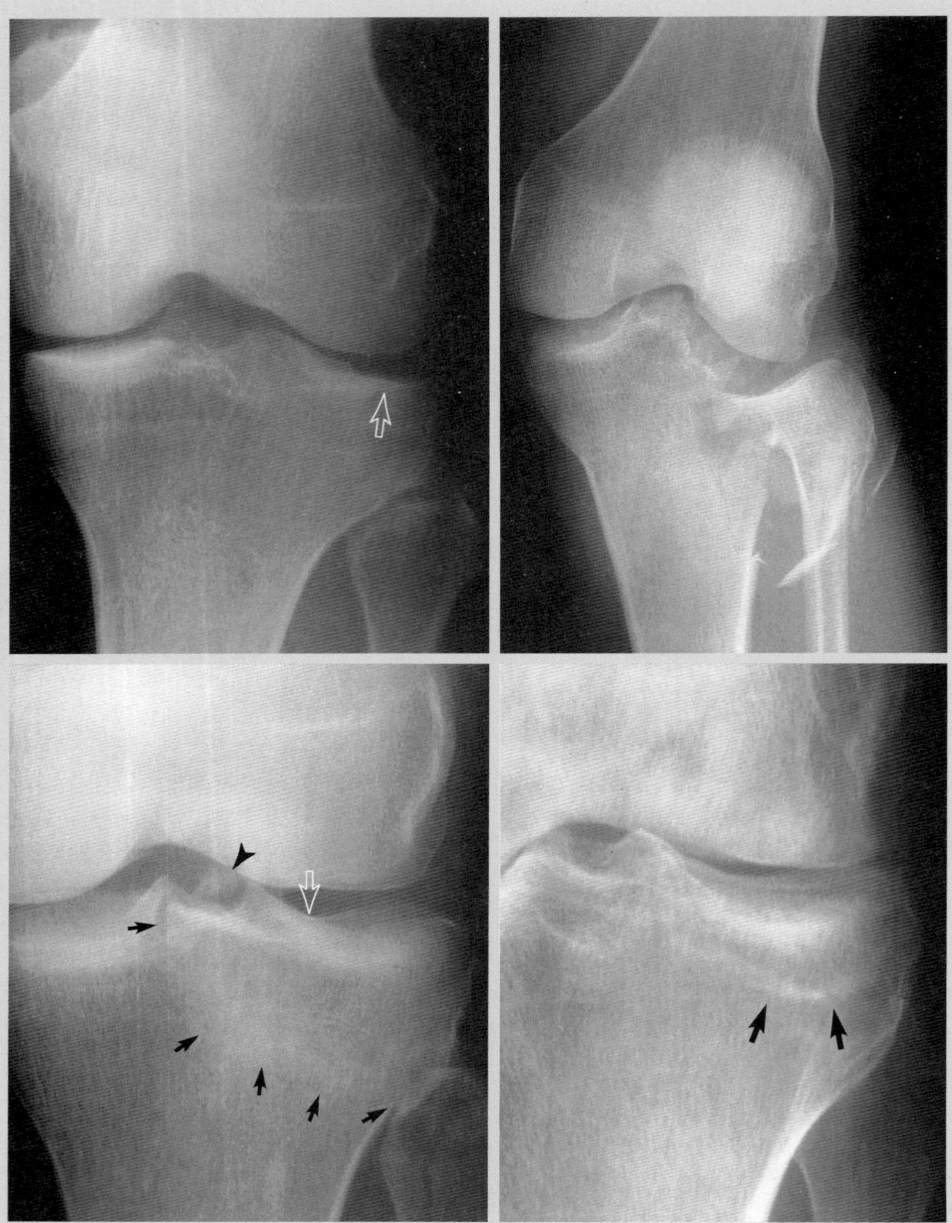

관절 내 골절. 골절 심각도는 경미한 압박(*흰색 화살표, 왼쪽 위*)에서 관절 적합성의 완전한 변위(*오른쪽 위 및 왼쪽 아래*)까지 다양하다. 왼쪽 아래 방사선 사진에서 검은색 화살표는 관절로 확장된 골절선을 보여주고, 관절과 정강 고원의 함몰부에 파편이 보인다(*흰색 화살표*). 정강 고원 아래의 압박 골절(*검은색 화살표, 오른쪽 아래*)은 치유 중 과도한 부하가 가해지면 비정상적인 적합성의 위험을 증가시킨다. 모든 관절 내 골절에는 체중 부하 예방 조치가 있지만, 골절의 정도에 따라 초기 수술 또는 보존적 관리 및 일정이 변경된다.

임상 사례 2.9 **열린 또는 닫힌 사슬 운동 선택: 예방 조치에 대한 의미 – 계속**

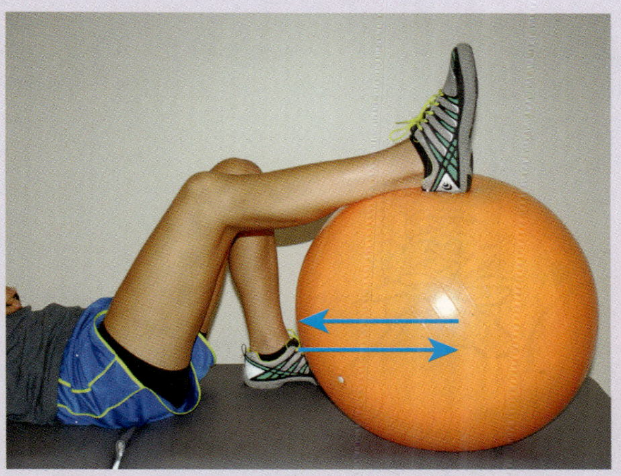

열린 사슬 무릎 굽힘: 정강 고원 골절의 외과적 고정 후 충분한 치유가 이루어지면, 짐볼을 사용한 폄(*파란색 화살표*)을 사용할 수 있다.

저항에 대한 열린 사슬 금기, 닫힌 사슬 허용: 인대 손상 후, 특정 전단력은 열린 사슬 운동으로 증가할 수 있다. 앞십자인대(ACL) 복구 후 처음 6-8주 동안은 인대에 가해지는 전방 전단력으로 인해 높은 부하에 대한 열린 사슬 저항 폄 운동이 0°에서 40°까지 금기이다. 닫힌 사슬 운동이 허용되며 이 기간 동안 인대에 가해지는 힘을 줄이고 근육의 공동 수축, 중앙 운동 축을 증진한다. 닫힌 사슬 운동은 체중을 지탱할 수 있는 장비를 사용하여 수행할 스 있으며 45° 이하의 굽힘 상태에서 스쿼트 및 등척성 유지로 진행할 수 있다.

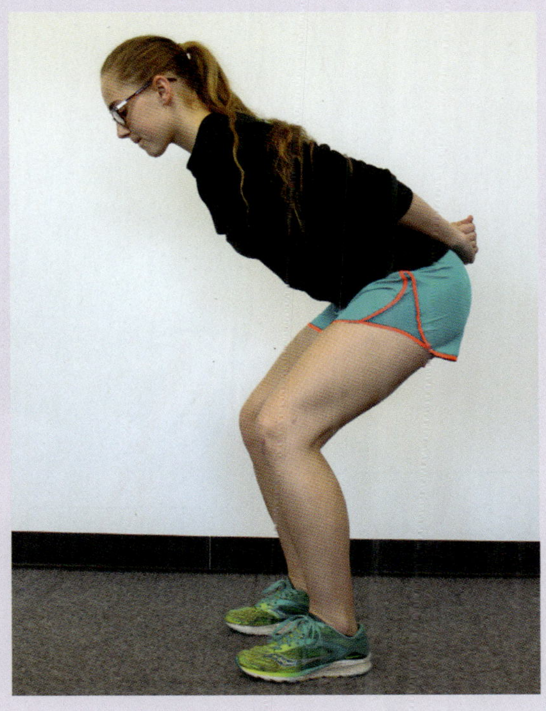

닫힌 사슬 스쿼트(등척성 유지).

임상 사례 2.10 **이동 방향 및 평면**

슬개대퇴 증후군 환자는 무릎에서 바람직하지 않은 각도와 회전력을 제한하기 위해 가로(A) 및 정면(B) 평면에서 엉덩관절을 안정화해야 한다. 엉덩관절 안정화 운동은 이러한 환자에 대한 관리의 필수적인 부분이다.

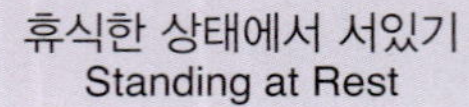

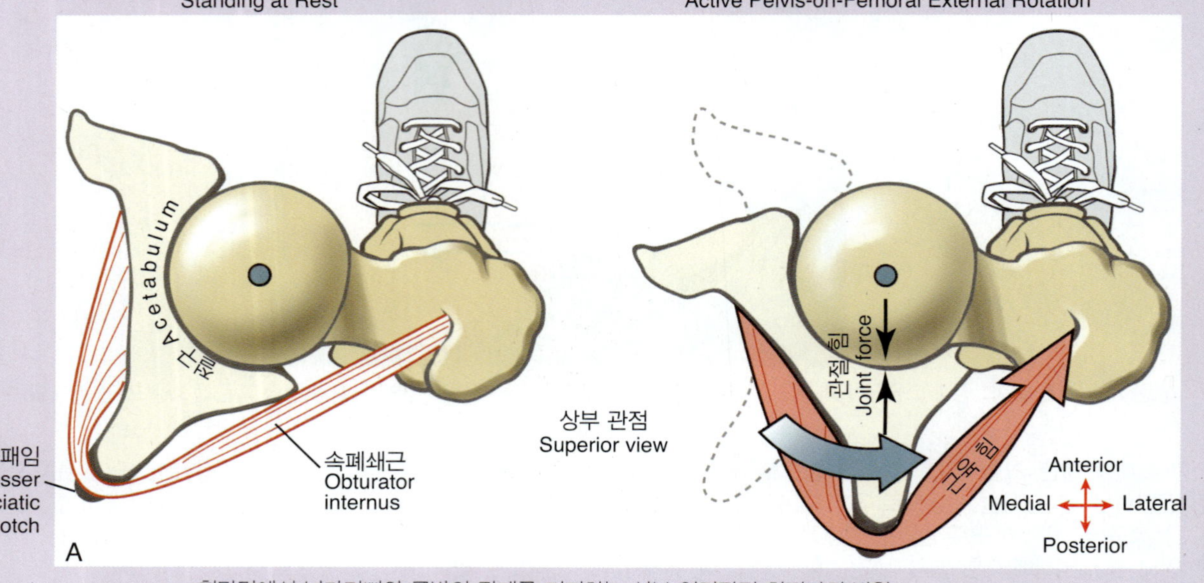

횡단면에서 넙다리뼈와 골반의 관계를 지지하는 심부 엉덩관절 회전자의 방향.

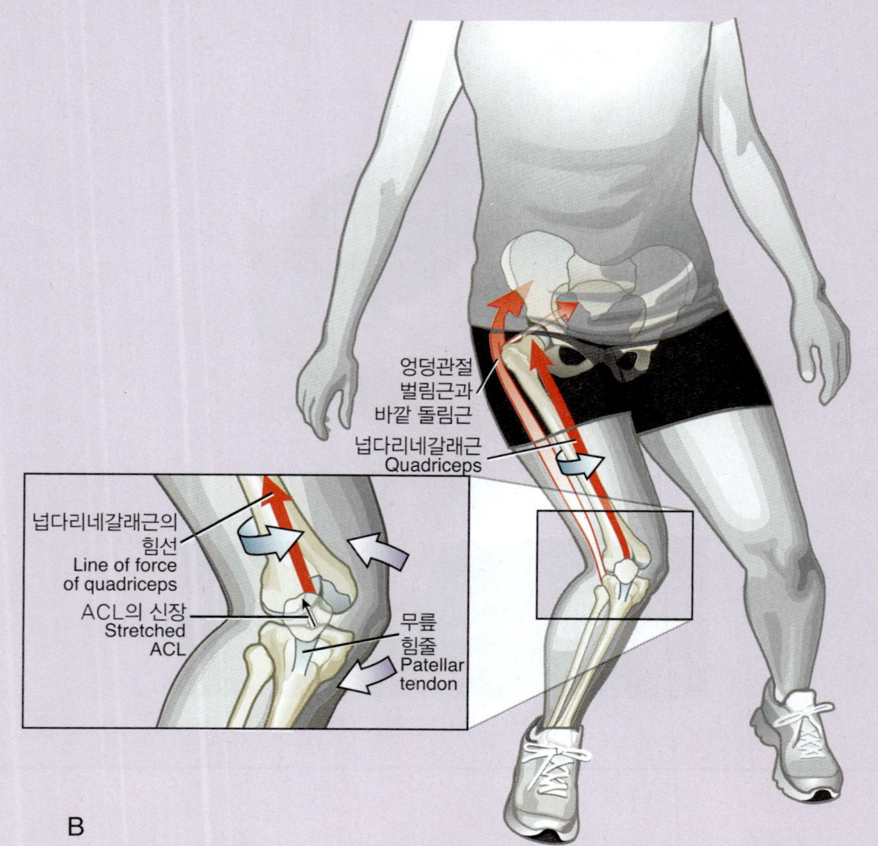

엉덩관절 바깥돌림근과 벌림근은 동적 외반 각형성과 슬개대퇴 복합체에 가해지는 추가적인 힘을 방지하기 위해 활성화되어야 한다.

환자의 체중은 무릎과 발의 측면에 있고 골반은 왼쪽에 있고 골반은 오른쪽에 상대적으로 회전한다는 점에 유의한다. 환자는 엉덩관절의 측면 구조에 "매달려" 있고 활동적인 근육의 힘 분포가 부족하여 하지 관절에 가해지는 부하가 증가한다.

Neumann DA의 이미지. 근골격계의 운동학: 재활의 기초. 3판. 미주리주 세인트루이스: 모스비 엘스비어; 2017, 그림. 12.44 및 13.21.

균형 개념: 정적 및 동적 균형
BALANCE CONCEPTS: STATIC AND DYNAMIC BALANCE

정적 균형은 중력에 반대하는 동일한 힘을 제공하기 위해 근육 활동을 사용하여 평형을 유지하는 능력이다(글상자 2.25). 기저면과 기저면의 경계 내에 있는 무게중심 위치를 기준으로 위치는 다소 안정적이다. 시작 위치는 운동을 다소 어렵게 만들 수 있다. 신경근 반응과 균형 반응을 통해 개인은 중력에 대항하여 직립 자세를 유지할 수 있다(그림 2.29C 및 D 참조). 피부, 인대, 관절낭, 힘줄에 있는 안뜰계, 눈, 말초 수용체의 감각 정보는 소뇌에서 빠르게 처리되어 자세 지지를 위한 근육 활동을 생성하고 평형을 유지한다. 시각적 목표를 사용하여 정적 또는 동적 균형을 증진하거나 들어오는 감각 중 하나를 제거하여 균형 반응에 도전할 수 있다. 예를 들어, 눈을 감거나 환자의 눈을 가리면 시각적 입력이 제거된다.

글상자 2.25 균형 개념

- 운동은 정적 또는 동적 균형을 개선하기 위해 설계되거나 균형 반응을 사용하여 신경근 개시를 증진할 수 있다.
- 운동을 위한 시작 위치는 다소 안정적인 상태를 제공한다. 정적인 자세 반응에 대한 항중력 근 활동을 촉진하기 위해 위치를 조정할 수 있다.
- 동요나 진동은 균형 반응의 사용을 증진한다. 균형 운동은 시각적 목표물, 불안정한 표면, 장비(밸런스 보드, 폼 롤러, 운동 공)를 사용할 수 있다.
- 감각 입력을 제거하면 균형 반응이 어려워지고 균형 활동을 진행하는 데 사용할 수 있다.

동적 균형은 기저면 외부에서 과도한 움직임 없이 제어된 방식으로 동작을 생성하는 능력 또는 중력선이 베이스 외부에 있을 때(예: 달리는 동안) 운동 속도를 조절하는 능력이다. 방향을 바꾸고, 갑자기 멈추고, 균형 잡힌 직립 자세를 회복하는 능력은 복잡하고 신속한 조정이 필요하다.

두 가지 형태의 균형은 기능적 활동에 중요하며 균형 반응은 근육 활성화를 시작하거나 신경근 반응 시간을 훈련하는 데 사용할 수 있다.[26] 기저면은 자세근 지지 또는 지구력을 개선하거나 균형 반응을 개선하기 위해 중력에 반대하는 근육을 활성화하기 위해 본질적으로 다소 안정적인 시작 위치를 제공할 수 있다.

동요 또는 진동은 환자에게 사지 또는 신체를 한 곳에서 유지하도록 하여 근육 개시를 증진하는 데 사용되는 방법이다.[26] 더 작은 베이스 또는 이동 플랫폼이 있는 장비도 균형 반응을 증진하는 데 사용할 수 있다.

이동 방향 및 평면
DIRECTIONS AND PLANES OF MOVEMENT

움직임의 방향과 움직임의 평면(글상자 2.26 및 그림 2.36)은 안정성 또는 가동성을 위한 근육의 힘 요구사항에 영향을 미친다. 움직임 분석의 가장 중요한 기초 중 하나는 근육의 이는 곳과 닿는 곳에 대한 지식이다. 근육의 위치를 알면 치료사가 근육의 운동 방향과 기능을 담당하는 근육을 결정할 수 있다(임상 사례 2.10 참조). 단순한 단일 평면 이동에서 동작이 여러 방향

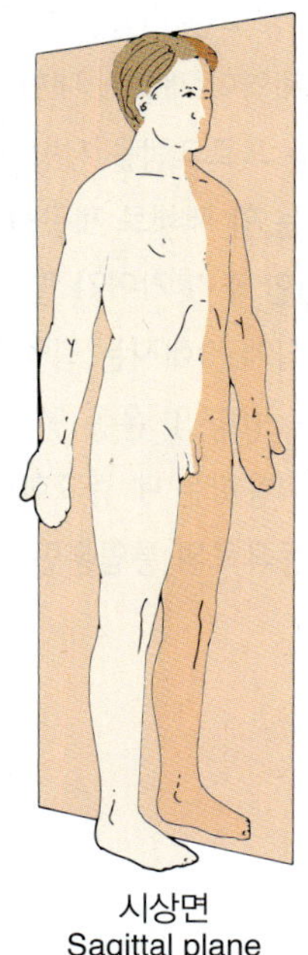

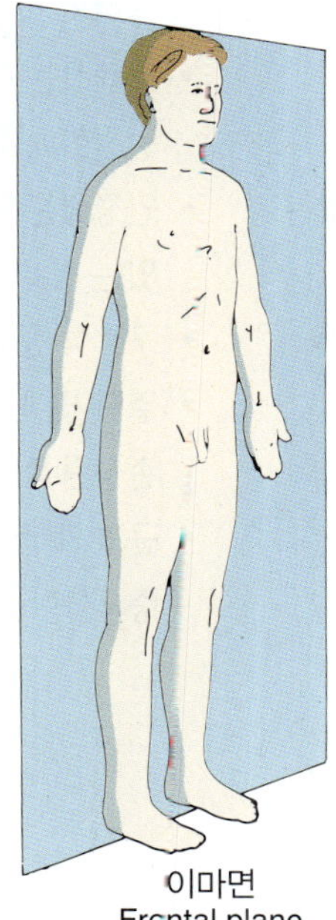

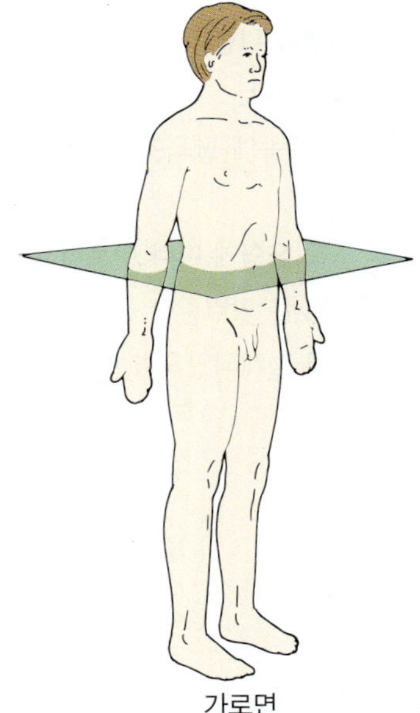

그림 2.36 움직임의 평면. (From Cameron MH, Monroe LC. *신체 재활: 근거기반 검사, 평가 및 중재*. St. Louis, MO: Saunders Elsevier; 2007.)

글상자 2.26 이동 방향과 평면

- 특정 움직임 평면으로 움직임을 제한하면 근육이 당기는 방향에 영향을 주어 손상된 인대, 힘줄 및 근육을 보호하는 데 도움이 된다.
- 움직임은 여러 방향에서 관찰해야 한다. 이는 치료사가 원하는 평면에서 움직임이 발생하는지 확인하는 데 도움이 된다.
- 기본 동작 이외의 평면에서 근육이 안정성을 제공할 수 있다.

으로 이동해서는 안된다. 다른 평면의 근육은 움직임을 제어하거나 지시하거나 관절 부위를 지지하여 효율적인 움직임이 일어날 수 있도록 작용할 수 있다. 한 평면에서 관절을 안정화하는 동시에 다른 평면에서 움직임을 생성하는 능력은 많은 기능적 작업에 필요하다. 한 관절의 근육 지지도 힘의 방향에 영향을 미치므로 다른 관절에 스트레스를 줄 수 있다.

운동 평면은 치유 중 인대, 힘줄 및 근육을 보호하기 위해 어떤 힘을 제한해야 하는지를 고려할 때도 중요하다. 1단계와 2단계 동안 하나 이상의 평면에서 예방 조치와 금기 사항이 필요할 수 있다. 단순한 단일 평면 운동에서 근육 활성화는 비교적 조절하기 쉽지만 기능적 운동은 종종 다중 평면, 다중 관절 운동과 치료사의 더 많은 조정이 필요하다. 따라서 치료사는 근력 또는 근지구력 결핍과 기능적 움직임을 해결하기 위한 운동의 차이점에 대해 환자를 교육해야 할 수도 있다. 일부 움직임은 충분한 치유가 이루어지고 환자가 덜 복잡한 움직임에서 적절한 조절을 보일 때까지 권장되지 않는다. 치유의 초기 단계에서 하나의 운동 평면을 사용한 근육 활성화는 다중 평면, 기능적 운동을 포함하여 마지막 단계의 운동 진행을 위한 준비이다.

요 약

- 근골격계 손상은 외상성 또는 반복적인 염좌 손상으로 분류할 수 있다.
- 스트레스와 염좌를 견디는 능력은 예방 조치를 위해 중요하며 치유 중 운동 범위와 저항 정도 선택을 알리는 데 사용된다.
- 조직 복구 단계는 운동의 목표, 유형, 강도 및 진행을 지시한다.
- 1단계 목표에는 염증 해결 지원, 해당 부위 보호, 컨디션 저하 최소화가 포함된다.
- 2단계 목표에는 장애 해결, 재생을 위한 최적의 자극 제공, 기능적 목표를 향한 진행이 포함된다.
- 3단계 목표는 기능적 움직임과 기능에 필요한 힘을 견딜 수 있는 능력을 회복하는 것이다.
- 재생을 위한 최적의 자극은 조직 유형에 따라 다르며 운동 유형, 힘의 방향 및 특정 운동 매개변수를 알려준다.
- 모든 조직은 특정 힘을 견디도록 설계되었으며 다른 방향의 힘에 더 취약하다.
- 부과된 요구 개념에 대한 특정 적응에는 움직임 유형, 필요한 힘, 유산소 요구, 과부하 및 특이성 원칙에 대한 고려가 포함된다.
- 안정화 근육 및 움직임 근육 기능은 안정성 및 가동성에 대한 요구 사항을 이해하고 특정 근육 기능을 목표로 하는 데 도움이 될 수 있다.
- 운동 중 숙고해야 할 힘 고려 사항에는 크기, 적용 지점, 축으로부터의 적용 거리, 안정성 또는 가동성 활동의 목표가 포함된다.
- 치료사는 해부학 및 생체역학 개념에 대한 지식을 적용하여 안전하고 효과적인 운동 프로그램을 처방한다.
- 안정성은 형태 폐쇄 또는 힘 폐쇄로 제공될 수 있으며 손상이 있는 경우 힘 폐쇄로 인한 추가 기여가 필요할 수 있다.
- 구조적 정렬은 특정 조직에 가해지는 힘에 영향을 준다.
- 열린 및 닫힌 사슬 운동, 방향 및 운동 평면을 포함한 힘의 분포는 손상된 조직의 치유를 허용하는 데 중요하다.
- 균형 개념은 기능적 운동으로의 통합뿐만 아니라 운동 선택에 중요하다.

질문 검토

1. 외상성 및 반복적 염좌 손상을 구별하고 응력-변형 곡선을 사용하여 각 범주에서 발생할 수 있는 힘을 구별한다.
2. 조직 치유의 3단계, 각각의 기간, 각 단계에서 달성해야 하는 주요 목표를 작성한다.
3. 조직 강도에 영향을 줄 수 있는 5가지 요인을 작성한다. 이러한 변경 사항을 되돌릴 수 있는가? 그렇다면 어떻게?
4. 재생을 위한 최적의 자극 개념이 운동 선택과 진행에 어떤 영향을 미칠 수 있는지 설명한다.
5. 결합조직(힘줄 및 인대), 근육, 뼈 및 연골이 기능을 위해 견디도록 설계된 힘의 유형과 이 정보가 2단계 및 3단계에서 운동 진행에 어떻게 영향을 미치는지 논의한다.
6. 특정 조직의 손상이 치유 중 조직이 견딜 수 있는 부하의 양에 어떻게 영향을 미칠 수 있는지 논의한다. 두 가지 유형의 조직에 대한 예를 제공한다.
7. 근 조직이 부과된 요구에 반응하는 네 가지 방법을 작성한다.
8. 과부하, 특이성 및 부과된 요구에 대한 특정 적응이라는 용어를 정의한다.
9. 소근육 안정화 근육, 대근육 안정화 근육, 대근육 움직임 근육의 예를 설명하고 제공한다.
10. 운동을 분석하거나 적절한 저항 수준을 선택할 때 고려해야 할 생체역학적 힘 구성 요소를 작성한다.
11. 힘이 안정성 또는 이동성의 목표에 어떻게 영향을 미칠지 설명한다.
12. 안정성이 본질적으로 형태 폐쇄에 의존하는 관절의 구조적 구성요소를 안정성이 힘 폐쇄에 더 많이 의존하는 관절의 예와 비교한다.
13. 힘 폐쇄가 운동 처방의 주요 초점인 경우에 대해 논의한다.
14. 뼈 부정렬 근접이 운동 자세와 지시에 어떻게 영향을 미치는지 설명한다.
15. 환자가 반복적인 염좌 손상에서 회복하는 것을 돕기 위해 힘 분포가 어떻게 사용되는지 설명한다.
16. 열린 운동 사슬 운동과 닫힌 운동 사슬 운동의 예를 제공한다. 각 유형의 운동이 선호되거나 표시되지 않은 상황의 예를 제공한다.
17. 정적 균형과 동적 균형의 차이점 설명한다.

참고문헌

1. Lee AC, Quillen WS, Magee DJ, Zachazewski JE. Injury, inflammation, and repair: tissue mechanics, the healing process, and their impact on the musculoskeletal system. In: Magee DJ, Zachazewski JE, Quillen WS, eds. *Scientific Foundations and Principles of Practice in Musculoskeletal Rehabilitation*. St. Louis, MO: Saunders Elsevier; 2007:1–23.
2. Curwin SL. Tendon pathology and injuries: pathophysiology, healing and treatment considerations. In: Magee DJ, Zachazewski JE, Quillen WS, eds. *Scientific Foundations and Principles of Practice in Musculoskeletal Rehabilitation*. St. Louis, MO: Saunders Elsevier; 2007:47–78.
3. Hildebrand KA, Hart DA, Rattner JB, Marchuk LL, Frank CB. Ligament injuries: pathophysiology, healing and treatment considerations. In: Magee DJ, Zachazewski JE, Quillen WS, eds. *Scientific Foundations and Principles of Practice in Musculoskeletal Rehabilitation*. St. Louis, MO: Saunders Elsevier; 2007:23–47.
4. Magee DJ. *Orthopedic Physical Assessment*. 6th ed. St. Louis, MO: Elsevier Saunders; 2014.
5. Magee DJ, Sueki D. *Orthopedic Physical Assessment Atlas and Video: Selected Special Tests and Movements*. St. Louis, MO: Elsevier Saunders; 2011.
6. Cleland JA, Koppenhaver S. *Netter's Orthopaedic Clinical Examination: An Evidence-Based Approach*. 2nd ed. St. Louis, MO: Elsevier Saunders; 2011.
7. Cioppa-Mosca J, Cahill JB, Tucker CY, eds. *Handbook of Postsurgical Rehabilitation Guidelines for the Orthopaedic Clinician*. St. Louis, MO: Elsevier Saunders; 2008.
8. Levangie PK, Norkin CC. *Joint Structure and Function. A Comprehensive Analysis*. 5th ed. Philadelphia, PA: FA Davis; 2011.
9. Magee DJ, Zachazewski JE, Quillen WS. *Pathology and Intervention in Musculoskeletal Rehabilitation*. St. Louis, MO: Elsevier Saunders; 2009.
10. Lundon K, Walker JM. Cartilage of human joints and related structures. In: Magee DJ, Zachazewski JE, Quillen WS, eds. *Scientific Foundations and Principles of Practice in Musculoskeletal Rehabilitation*. St. Louis, MO: Saunders Elsevier; 2007:144–174.
11. Mayman DJ, Gill TJ. Injuries to the meniscus and articular cartilage. In: Magee DJ, Zachazewski JE, Quillen WS, eds. *Pathology and Intervention in Musculoskeletal Rehabilitation*. St. Louis, MO: Elsevier Saunders; 2009:579–600.
12. Cavanaugh JT, Williams HA. Microfracture procedure of the knee. In: Cioppa-Mosca J, Cahill JB, Tucker CY, eds. *Handbook of Postsurgical Rehabilitation Guidelines for the Orthopaedic Clinician*. St. Louis, MO: Elsevier Saunders; 2008:294–302.
13. Loitz-Ramage BJ, Zernicke R. Bone biology and mechanics. In: Magee DJ, Zachazewski JE, Quillen WS, eds. *Scientific Foundations and Principles of Practice in Musculoskeletal Rehabilitation*. St. Louis, MO: Saunders Elsevier; 2007:122–143.
14. Hoppenfeld S, Murthy VL. *Treatment and Rehabilitation of Fractures*. Philadelphia, PA: Lippincott Williams & Wilkins; 2000.

15. Greenspan A. *Orthopaedic Imaging – A Practical Approach*. 5th ed. Philadelphia, PA: Lippincott Williams & Wilkins; 2011.
16. Bandy WD, Dunleavy K. Adaptability of skeletal muscle: response to increased and decreased use. In: Zachazewski JE, Magee DJ, Quillen WS, eds. *Athletic Injuries and Rehabilitation*. Philadelphia, PA: WB Saunders; 1996:55–91.
17. Matzkin E, Zachazewski JE, Garrett WE, Malone TR. Skeletal muscle: deformation, injury, repair and treatment considerations. In: Magee DJ, Zachazewski JE, Quillen WS, eds. *Scientific Foundations and Principles of Practice in Musculoskeletal Rehabilitation*. St. Louis, MO: Saunders Elsevier; 2007:97–121.
18. American College of Sports Medicine. In: Pescatello LS, ed. *ACSM's Guidelines for Exercise Testing and Prescription*. 9th ed. Baltimore, MD: Wolters Kluwer Lippincott Williams & Wilkins; 2014.
19. Tufano JJ, et al. Effect of aerobic recovery intensity on delayed-onset muscle soreness and strength. *J Strength Cond Res*. 2012;26(10):2777–2782.
20. Vila-Cha C, et al. Eccentric exercise and delayed onset muscle soreness of the quadriceps induce adjustments in agonist-antagonist activity, which are dependent on the motor task. *Exp Brain Res*. 2012;216(3):385–395.
21. Magee DJ, Zachazewski JE. Principles of stabilization training. In: Magee DJ, Zachazewski JE, Quillen WS, eds. *Scientific Foundations and Principles of Practice in Musculoskeletal Rehabilitation*. St. Louis, MO: Saunders Elsevier; 2007:388–413.
22. Blanpied PR, Nawoczenski DA. Biomechanical principles. In: Neumann DA, ed. *Kinesiology of the Musculoskeletal System: Foundations for Rehabilitation*. 2nd ed. St. Louis, MO: Mosby Elsevier; 2010.
23. Hunter SK, Brown DA. Muscle: the primary stabilizer and mover of the skeletal system. In: Neumann DA, ed. *Kinesiology of the Musculoskeletal System: Foundations for Rehabilitation*. 2nd ed. St. Louis, MO: Mosby Elsevier; 2010:47–76.
24. Lee LJ, Lee D. Integrated, multimodal approach to the thoracic spine and ribs. In: Magee DJ, Zachazewski JE, Quillen WS, eds. *Pathology and Intervention in Musculoskeletal Rehabilitation*. St. Louis, MO: Elsevier Saunders; 2009:206–337.
25. Neumann DA. Knee. In: Neumann DA, ed. *Kinesiology of the Musculoskeletal System: Foundations for Rehabilitation*. 2nd ed. St. Louis, MO: Mosby Elsevier; 2010:520–571.
26. Chmielewski TL, Hewett TE, Hurd WJ, Snyder-Mackler L. Principles of neuromuscular control for injury prevention and rehabilitation. In: Magee DJ, Zachazewski JE, Quillen WS, eds. *Scientific Foundations and Principles of Practice in Musculoskeletal Rehabilitation*. St. Louis: MO Saunders Elsevier; 2007: 375–387.

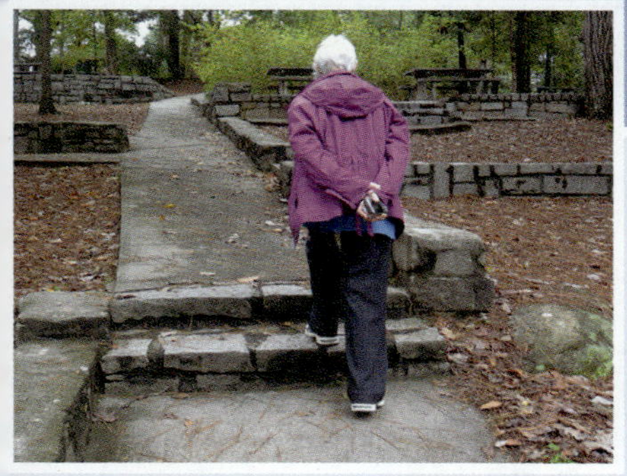

3

손상과 기능과의 관계

Relationship Between Impairments and Function

목표

이 장을 읽으면 다음과 같은 일을 수행할 수 있다.

1. ICF(International Classification of Functioning) 모델을 사용하여 임상 추론 체계를 개발할 수 있다.
2. 손상, 활동 제한 및 참여 제한의 예를 정의하고 제공할 수 있다.
3. 일반적인 손상을 나열 및 설명하고 손상이 활동 및 참여 제한으로 이어지는 방식을 설명할 수 있다.
4. 가동성(저가동성 및 과가동성), 근육의 기능(활성화, 근지구력, 근력, 파워), 유산소 지구력, 균형, 특정 과제에 대한 협응성과 반응의 효율성, 심리적 손상을 정의하고 설명할 수 있다.
5. 손상, 활동 제한 및 참여 제한 간의 관계와 이것이 운동 처방에 어떤 영향을 미칠 수 있는지 논의할 수 있다.

기능: 환자 관리 중 목표 설정의 핵심

FUNCTION: THE KEY FOR ESTABLISHING GOALS DURING PATIENT MANAGEMENT

환자의 목표를 달성하기 위해 치료사는 환자의 문제에 기여하는 요인을 식별해야 한다. 2001년 세계 보건기구는 생물학적, 심리적, 사회적 요인을 고려하는 환자 중심 시스템인 ICF(International Classification of Functioning) 모델을 개발했다.[1,2] ICF 모델은 환자의 문제와 목표를 연결하고 우선순위를 지정하는 데 도움이 될 뿐만 아니라 환자의 재활에 영향을 미치는 전체적인 맥락을 이해하는 데 사용할 수 있다. 미국 물리치료사협회(APTA)는 ICF의 정의, 코딩 범주 및 이론적 구성을 *물리치료 실무 지침*에 통합하여 임상 추론 및 의사 결정을 지원한다.[3] APTA 임상 실무 지침은 또한 ICF 모델을 따른다(참고문헌 참조). 이 장에서는 환자를 위한 운동을 선택할 때 ICF 모델의 적용과 임상 추론 전략을 설명한다.

ICF 모델: 손상, 활동 제한과 참여 제한의 개요

International Classification of Functioning Model: Overview of Impairments, Activity Limitation, and Participation Restrictions

ICF 모델(글상자 3.1)[2]은 **환경** 및 **개인적** 요인의 맥락에서 기능(그림 3.1) 또는 장애(그림 3.2)에 영향을 미치는 복합적 요인 간의 상호 관계를 설명하기 위한 틀을 제공한다. 이 모델은 **신체 구조와 기능**을 개인이 커뮤니티, 가정 및 직장 환경에 **참여**하기 위해 수행할 수 있어야 하는 정상적인 **활동** 및 과제와 연결한다(그림 3.1). 이 모델은 또한 임상 치료와 결과를 비교할 수 있도록 건강 상태(진단)에 대한 표준화된 수준을 제공한다. **장애, 활동 제한** 및 **참여 제한**이라는 용어는 서로 얽힌 요소가 있는 어려움을 나타내는 데 사용된다. **손상**은 신체 기능의 문제로 설명되며 정신, 감각(통증 포함), 언어, 심혈관, 폐, 피부, 근골격 및 신경근을 포함한 모든 신체 시스템과 관련될 수 있다. 손상의 예와 관련된 신체 구조 또는 기능은 표 3.1에 나와 있다. 운동치료로 해결되는 일반적인 장애 중 일부는 가동 범위, 근력, 협응력 및 지구력 감소를 포함한다. 장애 및 의학적 상태

글상자 3.1 국제 기능 분류(ICF)의 개념

- ICF는 진단, 예후, 환자의 문제 및 목표를 연결하는 데 사용되는 모델이다.
- 손상과 기능적 활동/참여 제한 간의 관계는 운동 선택에 영향을 미친다.
- 목표는 활동 및 참여 제한을 다루어야 한다.
- 운동은 손상을 다룰 수 있지만, 손상은 활동 제한 및 참여 제한과 직접적으로 연결되어야 한다.
- 개인 및 환경 요인도 목표와 치료 선택에 영향을 준다.

Data from Sykes C, Snyman S. International Classification of Functioning, Disability and Health (ICF) framework to facilitate interprofessional education and collaborative practice. World Health Organization. www.who.int/hrh/news/2014/hrh_icf_framwork/en/. Accessed March 21, 2016; World Health Organization. How to use the ICF. A practical manual for using the International Classification of Functioning, Disability and Health (ICF). 2013. www.who.int/classifications/drafticfpracticalmanual2.pdf. Accessed March 21, 2016.

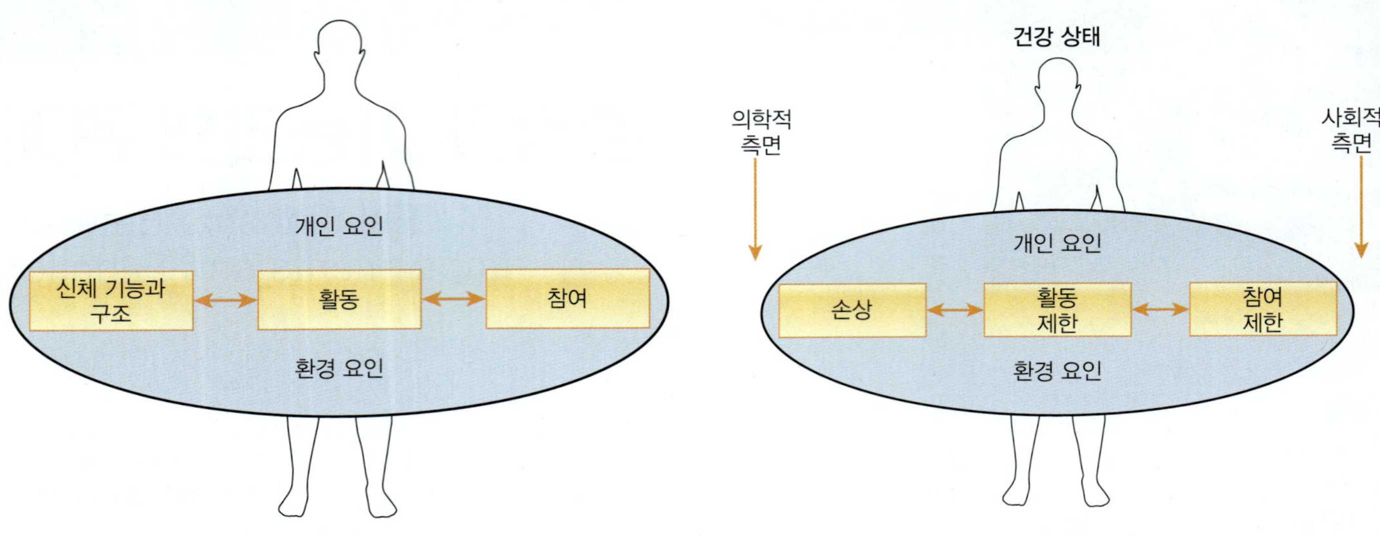

그림 3.1 ICF 모델[2].

그림 3.2 ICF 모델: 손상, 활동 제한, 참여 제한[2].

표 3.1 손상, 신체 구조 또는 기능 및 예시

손상	신체 구조 또는 기능	예시
가동성 상실(저가동성)	근육뼈대 신경근육	관절 가동 범위 감소 결합조직 신장성 감소 근육 유연성 감소 근긴장 / 경련 증가
과도한 가동성 또는 안정성 상실(과가동성)	근육뼈대 신경근육	관절 안정성 감소(인대 이완) 근육 기능의 손상으로 인한 활동 지지 감소(근력, 파워, 지구력, 비효율적인 신경근 활성화 및 협응성) 자세 안정성을 위한 신경근 반응 시간 감소 움직임 후 정적 자세 균형을 회복할 수 없음(손상된 반응 시간, 근육 지지, 신경근 협응성)
통증	근육뼈대, 신경근육, 감각	초기 통증 수용기 활성화 또는 기계적 자극에 대한 민감화 기계적 또는 화학적 자극이 없는 경우 통증에 대한 인식 역학적 또는 화학적 자극으로 보호적인 통증 반응 재현
근육 기능(활성화, 근지구력, 근력, 파워)	근육뼈대, 신경근육 심혈관, 호흡기, 대사	작업에 필요한 시간 동안 근육 수축 또는 움직임을 시작하거나 유지할 수 없음 근육 수축 또는 움직임을 반복할 수 없음 기능적 작업에 충분한 힘을 생성하기 어려움
유산소 지구력	근육뼈대, 신경근육 심혈관, 호흡기 대사	심혈관 또는 호흡기 계통의 피로로 인해 움직임을 반복할 수 없음 비효율적인 노폐물 제거로 인해 움직임 또는 기능적 활동을 반복할 수 없음
감각	외피, 근육뼈대, 신경근육 시각, 청각	가벼운 터치, 깊은 압력 또는 관절 위치(고유수용성감각) 인지 부족 또는 변경 감각 정보 증가(감각 이상) 시각 결손 청각 결손
협응성	신경근육	근육 약화 또는 손상된 신경근 활성화로 인한 느린 반응 시간 고유수용성감각 또는 감각 입력 손상으로 인한 느리고 협응되지 않은 동작 감각 및 운동 경로의 손상된 신경학적 통합으로 인해 운동 과제의 느리거나 부정확한 특이성 기능적 가동성 및 안정성 작업을 위한 신경근 활동 통합 손상

로 인해 활동 제한 및 참여 제한이 발생할 수 있다. **활동 제한**은 옷 입기, 목욕 및 식사와 같은 일상생활의 기본 활동에서 일이나 스포츠에 필요한 더 복잡한 활동에 이르기까지 다양한 작업 수행의 어려움을 말한다.

활동 제한은 신체적, 심리적 또는 사회적 요인의 결과 일 수 있다. 운동치료로 해결할 수 있는 가장 일반적인 활동 제한은 표 3.2에 나열되어 있다. 참여 제한은 가족, 직장 또는 사회적 환경을 포함한 생활 상황에 참여하는데 어려움이 있음을 의미한다. 활동 제한 및 참여 제한은 일반적으로 환자가 재활 치료를 찾는 주된 이유이며 목표를 설정하거나 운동을 처방할 때 함께 그룹

표 3.2 물리치료 실무에 적용 가능한 일차 활동 제한
가동성: 걷기 및 이동
신체 위치 변경 및 유지
물건 운반, 이동 및 취급
자가 관리
기타 일차 기능 제한
기타 이차 또는 후속 기능 제한

Data from http://www.ptnow.org/FunctionalLimitationReporting/ScoringHelp.

임상 사례 3.1 무릎 골관절염 환자를 위한 ICF 모델의 적용

76세 노인 여성은 통증, 운동 범위, 근력 및 신경근 협응성 장애가 있는 무릎 골관절염으로 인해 사회 활동에 참여하는 능력이 제한된다. ICF 모델은 건강 상태, 손상, 활동 제한 및 참여 제한을 연결하는 임상 추론 프로세스에 사용할 수 있다. 이 임상 추론 모델을 사용하면 환자의 주요한 우선순위를 다루기 위한 적절한 치료 중재를 선택할 수 있다.

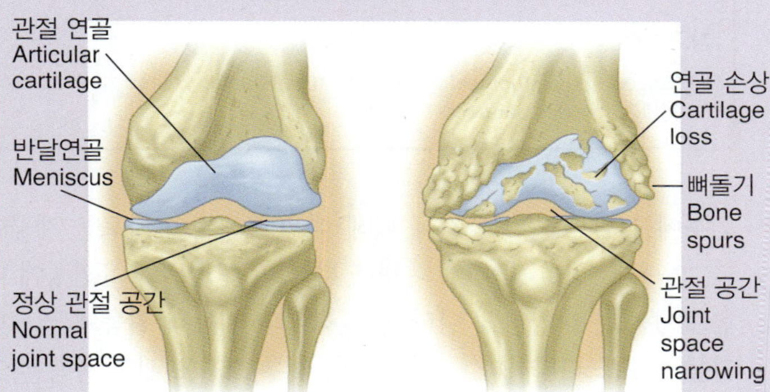

무릎 골관절염(건강 상태)은 관절 연골의 누적 스트레스와 퇴행의 결과이다. 연골이 마모됨에 따라 전단력이 증가하고 관절주머니에 스트레스가 가해지면서 관절 공간이 감소된다. 윤활막이 자극을 받고 염증이 생기고 두꺼워지며 무릎이 삼출되어 관절이 부어오르고 통증이 심해진다. 무릎 구조가 변경되어 걷기, 이동, 계단 오르기와 같은 과제를 수행할 때 무릎에 영향을 미친다.

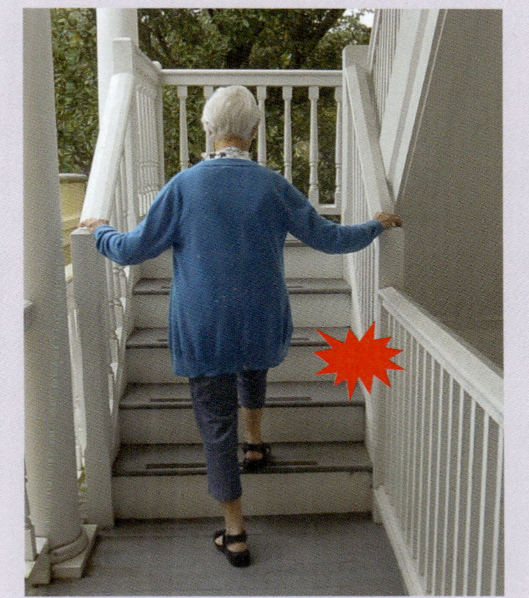

손상(부기, 무릎 폄 제한, 근육 억제 및 통증)은 계단을 오르는 데 어려움을 초래한다(활동 제한).

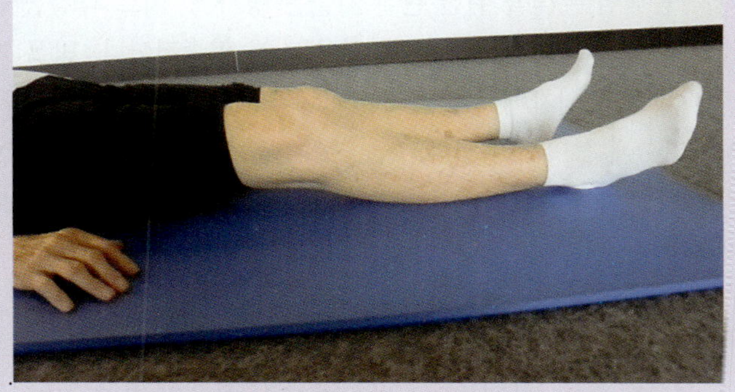

부기 및 관절주머니의 비후는 무릎 폄 제한(손상)을 초래한다.

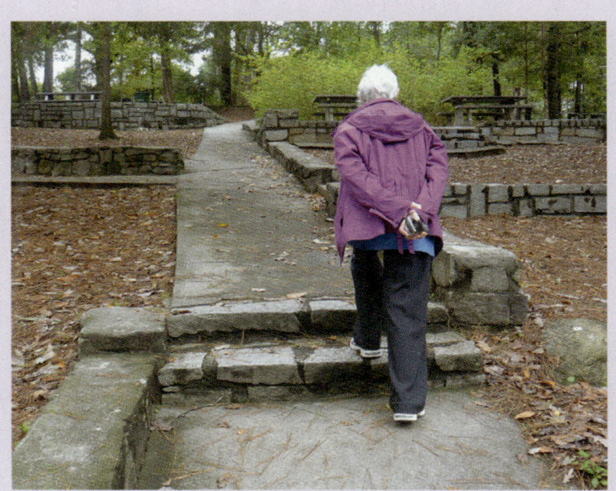

활동 제한은 계단을 오르는 참여에 영향을 미치므로 가족 및 친구와의 상호 작용이 감소하고 결과적으로 고립된다.

화할 수 있다. 건강 상태, 손상, 활동 제한 및 참여 제한 간의 상호 관계는 임상 사례 3.1에 설명되어 있다.

손상과 활동 및 참여 제한 사이에는 종종 연관성이 있지만, 항상 인과 관계가 있는 것은 아니다. 운동을 직접 선택하여 단기 및 장기 목표를 수립하기 위해 각각의 결손과 연관된 영향을 결정하는 것은 치료사의 책임이다. 기능적 결손에 기여하는 손상은 일반적으로 단기 목표로 나열되는 반면 기능적 활동 및 참여 문제는 일반적으로 장기 목표로 나열된다. 손상과 활동/참여 제한의 범위는 운동의 초기 난이도를 설정하고 일상생활 활동으로 복귀하기 위한 적절한 진행 단계를 개발한다. 활동 및 참여 제한을 해결하기 위한 계획은 치료사와 환자 간의 공동 노력이어야 한다. 손상을 해결하는 것만으로는 활동 제한이나 참여 제한이 자동으로 해결되지 않는다.

치료사는 평가 결과, 환자의 건강 상태 및 동반 질환에 대한 지식(사용 가능한 근거 사용), 환자의 개인 및 환경 요인을 기반으로 예후를 결정한다. 예후는 기대와 목표에 영향을 미친다. 운동 선택이 환자의 활동 및 참여 목표와 더 밀접하게 일치할수록 재활의 동기와 성공에 대한 가능성이 높아진다. 개인적 요인에는 연령, 경제적 지위, 사회적 지원, 읽고 쓰기 능력, 교육, 취미 및 직업과 같은 특성이 포함된다. 이러한 특성은 모두 운동 처방을 만들 때 고려해야 한다. 환경 요인은 또한 운동 선택 및 목표 유형에 영향을 미친다. 시골 지역에 거주하는 환자는 거친 지형을 걸을 수 있어야 하는 반면, 도시 지역에 거주하는 환자는 바쁘게 도로를 건너거나 지하철 시스템을 이용할 수 있어야 한다.

손상 IMPAIRMENTS

물리치료를 받는 개인의 전형적인 손상은 운동 능력 저하(가동성 상실), 과가동성(과도한 가동성 또는 안정된 제어 시스템 상실), 통증, 근육 또는 유산소 지구력 감소, 근력 감소 및 파워 감소, 감각 결함, 촉각, 고유수용성감각, 시각, 청각), 신경근 협응 및 균형 손상(신체 구조 및 기능과 관련된 손상 및 예는 표 3.1을 참조). 외상, 반복적 긴장, 질병 또는 심리 사회적 기능 장애는 복잡한 움직임을 생성하는데 필요한 생리적 메커니즘의 손상을 초래한다.

가동성 Mobility

가동성은 관절, 근육 및 근막 및 신경과 같은 기타 구조에서 사용할 수 있는 가동 범위다. 치료사는 관절 가동 범위 및 근육 유연성 검사 결과를 표준값과 특정 움직임 및 활동에 필요한 가동 범위와 비교하여 추가 가동성이 필요한지 여부를 판단한다. 관절 가동 범위 및 근육 길이 검사에 대한 Reese와 Bandy[4]의 연구에서 검사 및 표준값에 대해 매우 포괄적인 자료를 제공한다. 연령대, 성별 및 신체 유형에 따라 가동 범위와 유연성에 대한 표준값은 다양하게 나타난다. 각각의 기능적 활동에 필요한 가동 범위도 다양하다.[5] 예를 들어, 일부 스포츠 관련 동작은 일상생활에 비해 극도의 가동 범위가 필요하다. 재활 목적을 위해 주어진 기능적 과제에 필요한 가동 범위는 종종 표준값을 충족하기 위한 목표와 더 관련이 있다. 임상 사례 3.2는 하지 기능 활동에 대한 일반적인 엉덩관절 가동 범위의 요구 사항과 목표 설정에 대한 의미를 보여준다. 제한된 동작이나 불편함에 대한 전형적인 생체 역학적 반응은 제한된 구조의 완전한 장력에 도달하거나 통증이 있는 경우에 다른 영역에서 보상하는 것이다. 따라서 움직임 분석을 위한 관찰 기술은 평가 및 치료 과정 전반에 걸쳐 보상 전략을 감지하고 수정하는 데 필수적이다. 발목 가동범위 장애와 의자에서 일어서는 생체 역학 간의 관계는 임상 사례 3.3에 설명되어 있다. Reese와 Bandy[4]의 연구는 다양한 기능적 과제에 필요한 대략적인 가동 범위에 대한 세부 정보도 제공한다.

임상 사례 3.2 기능적 활동을 위한 엉덩관절 가동범위 요건

엉덩관절 가동범위에 대한 연령과 관련된 표준값이 있지만 기능적 활동에 필요한 범위의 양은 다르다. 기능적 가동범위의 요건은 환자의 요구와 관련된 목표를 설정할 수 있다.

활동 제한과 관련된 엉덩관절 가동 범위에 대한 목표

60세 남성은 옷 입기(신발과 양말 신기), 앉고 서기, 엉덩관절 가동범위 제한으로 인해 쭈그리고 앉는 데 어려움을 겪는 주요 활동 제한이 있다. 엉덩관절 굽힘 가동범위는 90°다. 반대쪽 허벅지에 다리를 놓고 신발을 신는 데 필요한 평균 엉덩관절 굽힘은 120°이고, 일반 의자에서 앉고 서는데 112°, 물건을 잡기 위해 쭈그리고 앉는 데 115°가 필요하다.[1]

단기 목표

2주 후에 환자는 엉덩관절을 115°까지 굽힘을 하고 앉고 서기, 쭈그려 앉기를 보상 없이 수행할 수 있다.

장기 목표

4주 후에 환자는 엉덩관절 125°까지 굽힘을 하고, 동일한 체중 부하를 하고 앉고 서기, 쭈그려 앉기를 보상 없이 수행할 수 있을 뿐만 아니라 어려움 없이 신발을 신을 수 있다.

참고문헌

1. Magee DJ. *Orthopaedic Physical Assessment*. 6th ed. St. Louis MO: Elsevier Saunders; 2014.

저가동성

기능을 위한 가동성이 충분하지 않은 경우 운동의 목표는 가능한 능동적으로 관절과 근육 유연성을 동시에 높이게 하는 것

임상 사례 3.3 앉았다 일어서기 동작에 대한 발목 가동성 제한의 영향

30세 남성은 발목관절 골절로 수술적 고정을 했던 병력이 있고 (12년 전) 부상 이후 발등굽힘 가동범위 제한(발등굽힘 0°)이 발생했다. 발목에 통증은 없지만 걸음걸이, 스쿼트, 앉았다 일어서기를 수행할 때 간헐적으로 무릎 통증이 심해졌다. 기능적 평가 중에 발목관절의 가동범위 제한은 앉았다 일어서는 역학에 영향을 미친다.

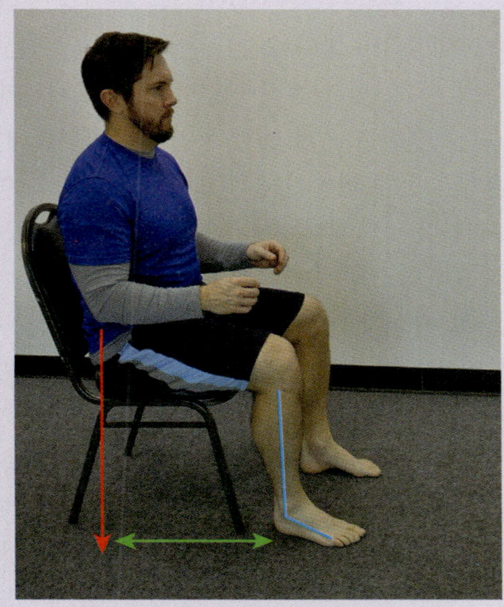

몸통의 질량 중심을 통과하는 중력선은 서 있을 것으로 예상되는 새로운 기저부(양발로 지지) 뒤쪽에 있다. 발목은 시작 위치에서 약 5–10°의 발바닥쪽굽힘이다.

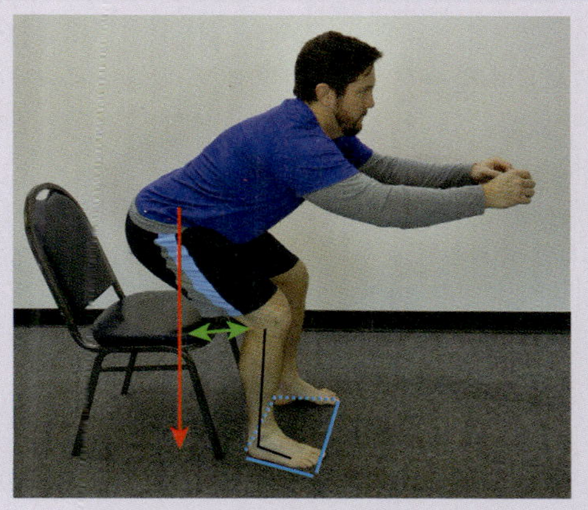

환자의 체중과 무게 중심(빨간색 선)은 0° 이상의 발등굽힘을 수행할 수 없는 것에 대한 반응으로 새로운 지지면(발 너비와 길이 주변의 파란색 윤곽선) 뒤쪽에 있다. 무게 중심에서 지지면까지의 거리는 뒤로 넘어지는 것을 방지하고 몸이 발을 지나 앞으로 움직이기 위해 앞쪽 다리 근육을 동원해야 한다. 이러한 움직임 전략은 앉았다 일어서는 동안 정상 동작이며, 환자는 균형을 잡고 전방 움직임을 돕기 위해 몸통과 팔 무게를 지지면을 지나 앞으로 움직였다. 그러나 무릎넙다리의 압박력은 무릎 관절에서 무게 중심(녹색 화살표)까지의 거리로 인한 모멘트 팔에 의해 증가한다.[1] 따라서 그의 발목 가동범위 제한(발등굽힘 0°)은 무릎넙다리 관절의 증상을 유발할 수 있다. 그는 또한 다른 관절을 사용하여 과제를 수행하거나 반대쪽으로 이동하는 것과 같은 완전히 다른 전략을 사용하여 닫힌 사슬 발목 발등굽힘의 부족을 보완할 수 있다(이 장의 변경된 움직임 전략에 대한 섹션 참조).

참고문헌

1. Neumann DA. Kinesiology of the Musculoskeletal System. Foundations for Rehabilitation. 2nd ed. St. Louis, MO: Mosby Elsevier; 2010:537–558.

글상자 3.2 저가동성(Hypomobility)

- 저가동성은 제한된 관절가동범위 또는 근육 유연성 때문일 수 있다.
- 관절가동범위 및 근육 유연성 검사 결과는 연령과 관련된 표준값과 비교한다. 기능적 과제와 환자-특이적 목표에 대한 요구 사항은 가동성 요구 사항을 결정하는 데 사용된다.
- 검사 및 운동 중에 움직임을 관찰하는 것은 보상작용을 피하기 위해 중요하다.
- 개선 사항을 사용한 기능적 활동은 장기목표의 변화에 필요하다.
- 탄성과 가소성의 원리를 사용하여 조직의 길이를 늘릴 수 있지만 치료사는 염증 반응을 일으키지 않도록 주의를 기울여야 한다.

이다(글상자 3.2). 가동성 기술은 응력–변형 곡선의 탄성 또는 가소성 영역에 도달하여 사용 가능한 범위를 개선하는 것을 목표로 한다(2장 참조). 가동성이 활동 제한에 기여하는 주요한 손상인 경우 더 복잡한 기능과제를 수행하기 전에 가동성을 개선해야 할 수 있다. 가동범위가 개선되면 환자가 기능 활동 중에 전체 가동범위의 동작(과도한 보상 없이)을 활용하도록 권장하는 것이 적절하다. 기능적 움직임에 대한 강화 및 통합은 가동성을 유지하는 데 가장 중요하다.

과가동성

몸을 똑바로 세우려면 중력에 저항하고 외부 힘으로부터 몸을 보호하기 위해 뼈 지레 시스템(bony lever systems)을 연결해야 한다. 자세와 움직임의 복잡한 협응은 인대 및 관절 구조(형태 폐쇄)의 수동적 지지와 신경근 활동(힘 폐쇄)의 능동적 동적 지지가 필요하다(2장 참조). 수동적, 능동적 또는 신경계의 손상 또는 기능 장애는 모두 과가동성을 초래할 수 있다(글상자 3.3 및 그림 3.3). 과도한 가동성은 선천적 상태로 인한 구조적 지지가 부족하기 때문일 수 있다(임상 사례 2.8 참조); 과거의 인대 파열, 결합조직 장애(예: Ehlers–Danlos 증후군) 또는

글상자 3.3 과가동성(Hypermobility)

- 과가동성 장애를 해결하려면 정제된(refined) 근육의 활성화, 신경근 협응력 및 동적 안정화와 함께 힘 폐쇄를 사용해야 한다.
- 훈련은 일반적으로 중간 범위 내에서 수행한다(또는 끝 범위에 도달하거나 초과하지 않음).
- 특이성의 원칙은 기능적 준비(강제적 요구에 대한 특이적 적응 [SAID])에 중요하다.
- 과부하 원리는 중간 범위의 단계 2 및 3에서 사용되며 조직에 가해지는 부담을 증가시키지 않고 부하를 진행한다.

신경근 조절 문제와 같은 비수축성 구조의 손상. 과도한 가동성으로 인해 외부 힘으로부터 구조를 보호하는 데 필요한 통제가 부적절하거나 없어서 정상 범위를 초과하는 지속적인 움직임은 관절과 물렁조직의 손상을 초래한다. 과가동성 관리는 연결되고 통합된 움직임 시스템(**힘 폐쇄**)에서 조절 및 피드백을 제공하기 위해 **신경근 시스템을 훈련**하는 데 중점을 둔다. 완전한 인대 파열 후와 같이 비수축성 안정화 구조로부터 지지를 잃은 일부의 대상자는 고도로 훈련된 신경근 협응을 통하여 움직임을 제어할 수 있으며 활동 또는 참여에 제한이 없게 할 수 있다. 스케이터, 무용수, 체조 선수는 종종 과가동성 관절을 가지고 있지만, 고도로 훈련된 운동선수는 미세하게 조절된 신경 협응력과 근력으로 관절 구조를 지지할 수 있다.

과가동성의 원인과 관계없이 과도한 가동성은 정제된(refined) 근육 활성화, 근력 및 신경근 조절로 관리할 수 있다. 운동은 비수축성 구조가 일반적인 움직임을 제한하는 범위를 초과하지 않고 구조의 중간 범위 내에서 신체 분절 또는 몸통을 유지

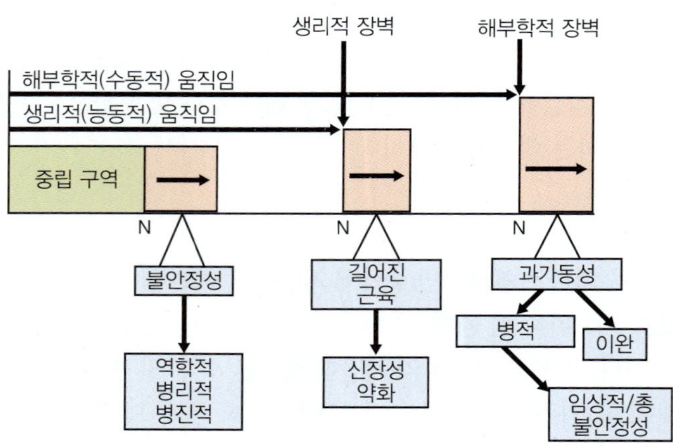

그림 3.3 과가동성과 불안정성. N, 정상 위치. (From Magee DJ, Zacheweski JE. Principles of stabilization training. In: Magee DJ, Zacheweski JE, Quillen WS, eds. *Scientific Foundations and Principles of Practice in Musculoskeletal Rehabilitation*. St. Louis: Saunders Elsevier; 2007. Fig. 19.2.)

하는 데 초점을 맞춰야 한다. 개인이 더 높은 힘에 저항해야 하는 경우, 운동 목표는 적절한 신경근 반응을 사용하여 적시에 외부 힘을 견딜 수 있는 능력을 개선하는 것이 포함된다(임상 사례 3.4).

신체 부위를 안정화하기 위한 신경근 반응은 복잡하며, 치료 운동 프로그램은 부과된 요구(SAID)의 특이성 원칙에 대한 구체적인 적응을 따라야 한다(2장). 운동은 원하는 운동 범위, 근육 수축 유형, 속도 및 기능적 맥락에 따라 구체적이어야 한다. 고립된 근육 활성화는 초기 재활 동안 유용하지만(1단계), 2단계 및 3단계의 운동에는 기능적 요구 사항처럼 보이는 활동이 포함되어야 한다. 3단계에는 복잡한 다방향 움직임도 포함된다(임상 사례 3.4 참조).

일반적으로 관절에 더 가까운 근육은 관절 운동 축을 조절하고 소근육 자세 근육은 관절 위치를 조절한다. 위치를 모니터링하고 조절하는 것 외에도 소근육 자세 근육은 자세 지구력을 지원한다. 소근육 안정화 근육의 활성화의 타이밍은 중요하다. 소근육 안정화 근육이 효율적으로 작용되지 않을 때, 대근육 안정화 근육은 종종 초기에 또는 과도하게 작용하여 보상한다. 대근육 안정화 근육은 더 높은 토크에 저항하도록 설계되었으며 대근육 움직임 근육(global movers)은 움직임을 생성하도록 설계되었다. 근육군의 기능부전은 기능에 영향을 미친다. 근육 기능 평가; 신경근 협응성 및 시퀀싱(sequencing) 관찰; 그리고 근력, 지구력 및 힘의 평가 및 측정은 운동 선택에 대한 지침을 제공하기 위해 상호 연관된다.

과도한 가동성을 해결하기 위한 운동을 활용하려면 부하를 견디고 자세를 장기간 유지하기 위해 중간 범위의 운동을 제어하는 데 도움이 되는 점진적 운동이 포함되어야 한다. 신장수용기(stretch receptors)로부터 들어오는 감각 정보는 종종 과도한 범위에서만 촉진되기 때문에 위치 인식(고유수용성감각)과 중간 범위로 돌아가는 능력은 과가동성을 가진 개인에게 중요하다. SAID 개념(2장 참조)과 **운동조절 원칙**(7장)은 과가동성과 관련된 근육 기능 결여를 해결할 때 중요한 고려 사항이다. 일차적인 과가동성을 해결하기 위한 운동의 제안 및 진행은 6장

표 3.3 근육 기능 용어 정의[6,7]

근육 활성화	근육 수축의 적절한 시작
근지구력	피로 또는 보상이 발생할 때까지 근육이 적절한 형태로 반복적으로 수축하는 능력
근력	특정 수축 속도로 힘을 생성하는 능력; 길이-장력 관계에 따라 다름
근 파워	단위 시간당 근육 수축에 의해 생성되는 힘
신경근 협응	과제에 적합한 근육 수축의 타이밍, 정도 및 연관된 사용

임상 사례 3.4 일반적인 어깨 과가동성

일반적인 결합조직 장애 및 어깨 과가동성이 있는 30세 여성이 치료를 의뢰하였다. 그녀는 아이들과 함께 들고 놀 수 있기를 원한다.

신체 구조: 오목위팔 관절을 안정화하고 지지할 수 없는 불안정성과 관련된 장애

인대 "정지 점(stop point)" 이전에 범위가 증가하여 근육 조절에 대한 의존도가 증가한다(힘 폐쇄). 특히, 돌림근띠(소근육 안정화 근육)는 관절오목을 기준으로 위팔뼈머리 위치를 유지하도록 훈련되어야 하며, 어깨세모근, 큰가슴근 및 작은가슴근, 큰원근(대근육 안정화 근육)은 오목위팔 관절을 전체적으로 지지하고 특히 더 높은 부하나 극한 위치에 적합하도록 훈련되어야 한다(그림 3.4 참조).

신체 구조 및 건강 상태: 과가동성의 의미

어깨 과가동성에 대한 주의 사항

어떤 방향으로든 어깨의 바깥쪽 가동범위의 전체 스트레칭(Full stretch)을 피하고, 운동을 선택하여 오목위팔과 어깨위팔의 결합조직과 근육을 중간 위치에 배치한다. 등척성 활성화, 지구력 및 강화 운동은 힘 폐쇄를 촉진하는 데 사용된다.

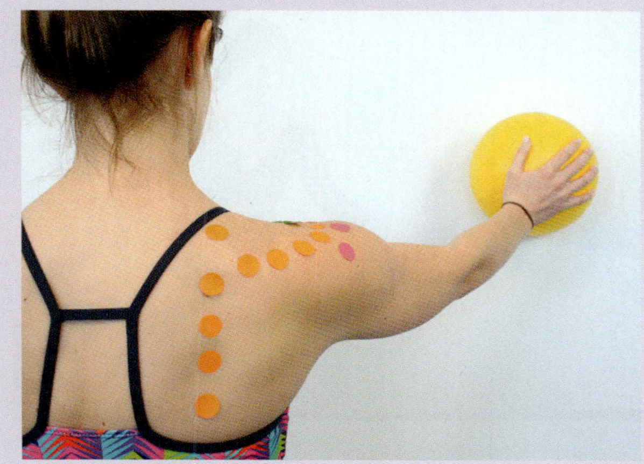

2단계에서 힘 폐쇄를 사용하여 장애를 해결하기 위해 운동이 선택된다(중간 범위의 어깨 및 어깨위팔 안정화).

등척성 어깨뼈 내밈 및 상방회전과 작은 범위의 휘돌림은 닫힌 사슬의 중간 위치에서 사용된다. 오목위팔 관절은 모든 면에서 중간 위치에 있고 어깨위팔 근육도 어깨뼈 면(scaption plane)과 중간-올림(mid-elevation)에서 중간 범위에 있기 때문에 이 자세는 예방 조치로 고려한다.

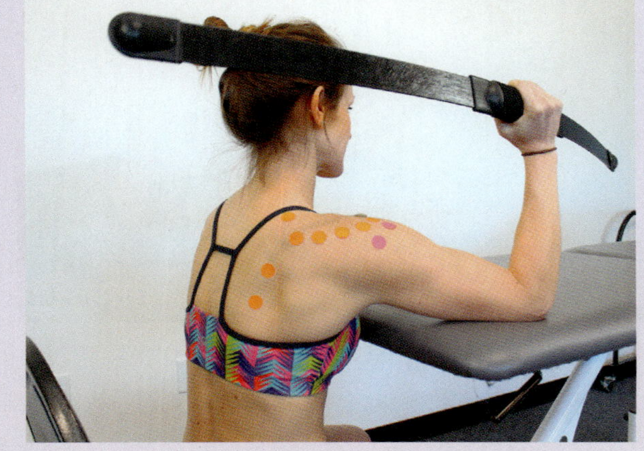

운동은 2단계(동요에 대한 반응)에서 신경근 활성화 및 협응을 촉진하기 위해 운동을 사용하여 활동 제한과 관련된 장애를 해결하기 위해 선택된다.

운동은 팔을 받침대에 올려 놓고 중간 위치에서 수행되며, 바디블레이드(body blade)는 작은 범위의 안쪽 및 바깥 돌림을 통해 움직인다. 블레이드의 속도가 증가함에 따라 환자는 팔이 블레이드와 함께 움직이는 것을 방지하기 위해 모든 소근육 안정화 근육을 활성화해야 한다. 동요를 견디기 위해 반복되는 활성화는 신경근 시스템이 의부 힘에 반응하도록 훈련시킨다. 이 운동은 자녀를 안고 있을 때 예기치 않은 움직임에 반응하는 것을 시뮬레이션 한다(장애를 활동 제한과 연결). 팔은 테이블의 피드백으로 지지되며 오목위팔 관절이 모든 면에서 중간 위치에 있으므로 주의 사항을 준수한다(분홍색 점은 위팔의 윗쪽면을 나타냄). 어깨위팔과 상체 근육은 반응을 하고, 자세 정렬을 통해 어깨 위치가 최적의 생체 역학적 정렬 상태에 있게 된다. 어깨뼈는 약간 상방회전과 내밈을 한다(주황색 점).

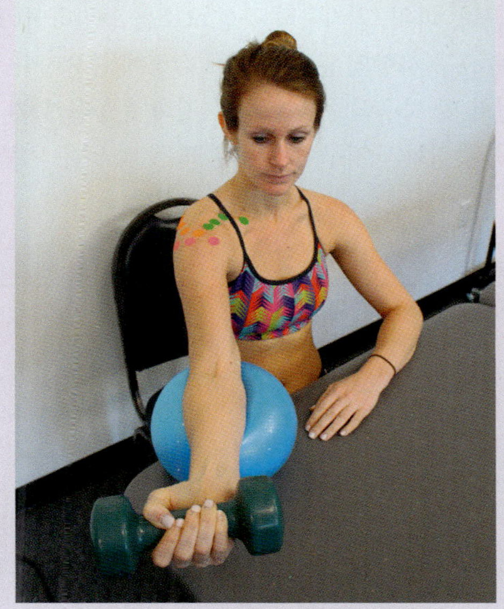

먼쪽에 도전을 통한 어깨 안정화.

두갈래근 컬은 어깨를 중간 위치에 유지하는 도전에 사용하고, 다시 약간의 팔을 지지한다. 공이 제공하는 불안정한 표면은 동작을 방지하기 위한 집중력과 어깨 근육 활성화가 필요하므로 등척성 수축을 통하여 촉진한다.

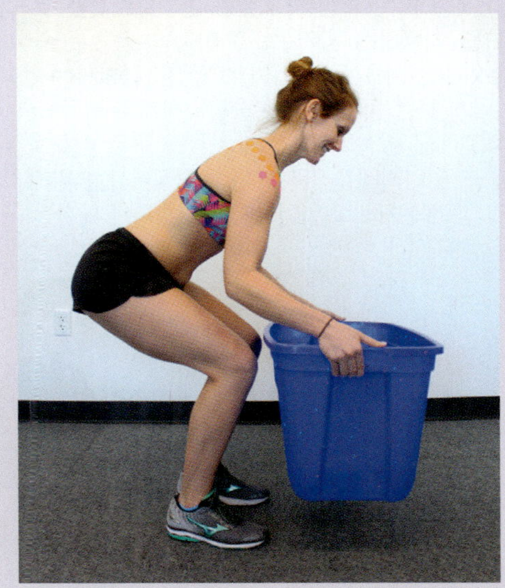

완전한 활동과 참여를 촉진하기 위해 선택된 운동(3단계).

3단계에서는 생체역학적 원리를 다루기 위해 피드백과 함께 기능적 활동이 수행된다. 들어 올리기 활동은 신체의 무게 중심에 더 가깝게 하여 무게를 들어 올리고, 수직 힘을 위해 하지를 사용하고, 아이를 들어 올리기 전에 단단한 코어와 어깨위팔을 연결하는 계획에 대한 가념을 훈련하기 위해 가벼운 무게로 시작한다. 체중이 25파운드인 2살짜리 아이를 들어 올려 어머니로서의 역할에 완전히 참여할 수 있도록 하기 위한 목표를 달성하기 위해 증가된 부하로 수행한다.

에 나와 있다.

근육 기능 Muscle Function

근육 기능은 수축과 힘을 생성하는 생리적 능력과 이러한 협응된 수축의 신경학적 조절의 조합이다. 근육 기능은 다양한 정도의 활성화, 근력, 파워 및 지구력 구성 요소를 포함하며(표 3.3), 활동 및 기능 요구 사항의 분석은 목표 설정에 중요하다.

근육 활성화 및 지구력 운동은 종종 강화 운동을 하기 전에 처방된다. 근육 활성화와 지구력 운동은 모두 더 낮은 외부 부하를 필요로 하므로 근육 비대를 통해 강화하는 데 필요한 부하보다 조직에 덜 스트레스를 준다. 따라서 두 가지 유형의 운동(근육 활성화 및 지구력)은 조직이 수용하고 변화할 수 있도록 부하를 천천히 증가시켜야 하는 활성화된 염증 상태 또는 약한 결합조직이 있는 경우에 적합하다. 일반적으로 1단계와 2단계는 근육 활성화 및 지구력 운동으로 시작하며, 근력 및 파워 운동은 후반 2단계와 3단계에 추가된다. 초기 평가 중에 확인된 장애 결함은 환자의 활동 및 참여 요구를 충족하는 데 필요한 기능적 구성 요소를 제공할 목적으로 점진적으로 해결된다.

임상 사례 3.5 근육 활성화

여성 환자는 앞쪽 십자인대 재건술 후로 보인다. 그녀는 여전히 넙다리네갈래근을 활성화하는 데 어려움을 겪고 있으며 10°에서 약간의 넙다리네갈래근 수축의 지연이 있다(그녀는 무릎을 10°까지만 굽힘할 수 있고, 수동적인 무릎은 5° 과다폄[hyperextension]임). 비록 그녀는 넙다리네갈래근의 등척성 운동, 짧은-아크(short-arc) 넙다리네갈래근 운동, 그리고 모든 방향의 스트레이트 레그 레이즈(straight leg raises)를 수행하는 방법에 대해 배웠지만, 그녀는 여전히 마지막 범위에서 어려움을 겪고 있다.

운동 선택

운동은 넙다리네갈래근 활성화를 돕기 위해 선택된다. 치료사는 전기 자극을 사용하여 신경근 활성화 및 시퀀싱을 재교육하는 동안 정적 등척성 넙다리네갈래근 수축(넙다리네갈래근 세트, 운동 9.39 참조)을 수행하고, 짧은 아크 넙다리네갈래근(short arc quads)(운동 9.43 참조)을 완전 폄 동작으로 수동적 보조로 달성한 다음 등척성 또는 편심성 조절과 홈 프로그램으로 벨트(운동 9.4A 참조)를 사용하는 자가-보조 마지막 폄(self-assisted terminal extension) 동작을 따르게 했다. 환자는 전기 자극이 갑자기 일어나게 하는 동시에 근육을 활발하게 수축하도록 지시받는다. 넙다리네갈래근 활성화 및 전기 자극의 구두 신호를 위한 타이밍은 짧은 아크 넙다리네갈래근 또는 하지직거상을 위해 아래 다리를 들어 올리기 전에 차례로 일어난다.

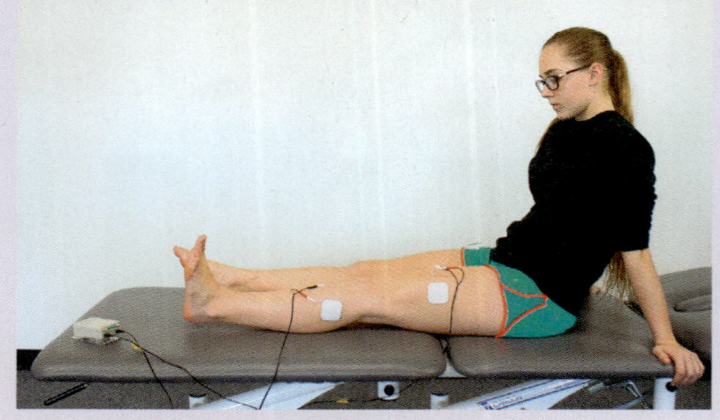

전기 자극을 통한 넙다리네갈래근 활성화.

전기 자극은 근육 활성화를 높이고, 신경근 시퀀싱을 훈련하거나, 운동 단위의 활성화를 보완하는 데 사용할 수 있다. 환자는 전기 자극과 동시에 적극적으로 수축하도록 요구받는다. 환자는 그녀의 근육 수축과 신경근 재교육에 대한 목표와 인센티브를 제공하기 위해 테이블에서 뒤꿈치를 들어 올리는 능력을 지켜보고 있다.

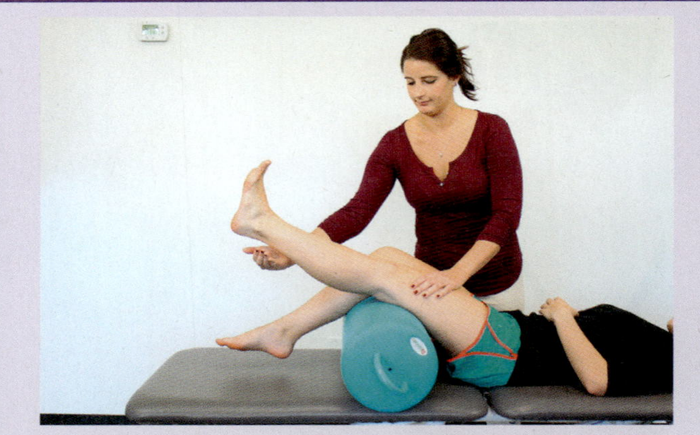

마지막 폄(terminal extension)을 통한 수동적 지원에 이어 등척성 및 편심성 조절.

치료사는 완전한 폄을 통해 환자를 보조하고, 환자에게 정적 등척성 수축과 자세를 유지하도록 요청한다. 치료사가 지지를 제거한 후 환자는 등척성 수축을 유지할 수 있거나 다리 하강을 조절하기 위해 넙다리네갈래근을 편심성으로 수축하게 한다.

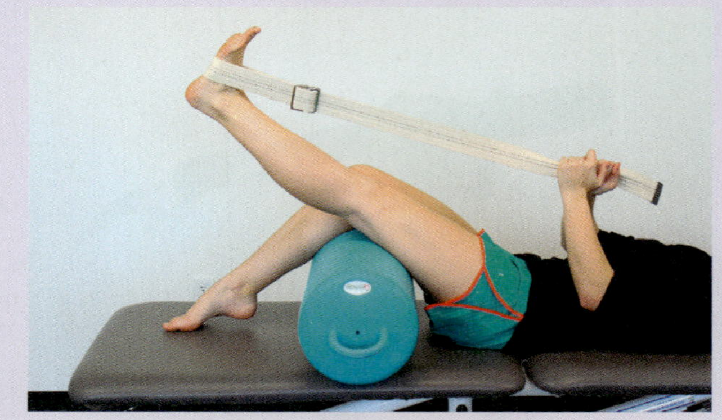

스트랩을 사용한 자가-보조(Self-assisted) 무릎 폄.

환자는 손을 사용하여 마지막 폄을 도와주지만 최대한 능동적으로 폄 동작을 수행하도록 권장한다. 스트랩은 그녀가 운동을 홈 프로그램으로 수행하게 하고 움직임을 반복적으로 연습할 수 있게 하면서 마지막 범위에서 신경근 훈련의 특이성을 제공한다.

글상자 3.4 근육 기능: 활성화

- 근력과 지구력에 초점을 맞추기 전에 근육 활성화가 첫 번째 목표가 될 수 있다.
- 통증과 부종 해결은 1단계에서 근육 활성화로 해결할 수 있다.
- 근육 활성화를 촉진하는 메커니즘에는 지원되는 위치에서 분리된 운동, 목표 및 특정 지침, 동시 전기 자극 또는 바이오피드백이 포함된다.
- 장기적인 근육 불균형은 근육 타이밍과 움직임 패턴을 재교육하기 위해 감각 자극과 운동 학습 원리를 사용해야 한다.

근육 활성화

근육 활성화(수축 시작)시기는 신경계에 의해 협응된다(글상자 3.4). 근육의 유형(소근육 안정화 근육, 대근육 안정화 근육 또는 대근육 움직임 근육)은 근육 섬유 유형 및 크기, 관절 구조에 대한 상대적 위치 및 근육 모양과 같은 기타 형태학적 특성으로 구분할 수 있다. 이러한 특성을 통해 근육은 자세 지지와 같은 과제를 위한 특정 구조를 지원하거나 움직임을 생성할 수 있다. 효율적인 움직임은 과제에 *적절한* 수준의 근육 활성화를 사용하여 통합된 근육 지지를 포함한다. 근육 활성화 패턴은 통증 억제, 과사용, 피로 또는 변경된 신경학적 기능으로 인해 변경될 수 있다. 초기 재활 중에는 근력과 지구력에 초점을 맞추기 전에 신경근 활성화를 교정하는 것이 최우선 순위일 수 있다. 운동이 특정 근육의 적절한 활성화 없이 강화 또는 지구력 향상을 목표로 하는 경우 다른 근육이 움직임을 수행하기 위해 활성화되는 보상 패턴이 발생하게 된다.[6] 때로는 제품에 의한 삼출, 통증 및 염증의 감소가 1단계의 근육 억제를 해결한다. 근육 활성화를 촉진하는 방법에는 보상을 제한하기 위해 지지되는 위치에서 고립된 운동, 표적 및 특정 지침 또는 신호, 동시 전기 자극 및 촉각 또는 시각적 피드백을 제공하는 방법(예: 바이오 피드백)이 포함된다(임상 사례 3.5).

오래 지속된 근육 불균형은 확립된 기능 장애 패턴을 변경하고 환자에게 적절한 타이밍에 근육을 활성화하는 방법을 가르치기 위해 신경근 재교육이 필요하다. 촉각 신호, 시각적 피드백, 청각 설명 및 고유수용성감각 입력을 포함한 다양한 감각 자극은 환자가 억제된 근육을 시작하고 참여시키거나 새로운 패턴을 배우는 방법을 배우는 데 도움이 될 수 있다. 신경근 협응 패턴을 변경하려면 원하는 패턴이 무엇인지, 그리고 운동 학습 개념을 사용하여 움직임 순서를 지정하는 방법을 학습해야 한다(7장 참조).[6]

근지구력

근지구력(글상자 3.5)은 피로나 보상이 발생하기 전에 일정량의 부하로 근육을 반복적으로 또는 장기간 수축시킬 수 있는 능력이다.[7,8] 장시간 서 있을 때 엉덩이와 골반의 위치를 조절하는 등 다양한 자세에서 관절을 지지하고 정렬하려면 근지구력이 필요하다. 반복적인 움직임은 또한 근지구력을 필요로 한다. 자세, 일상생활 활동 및 업무 요구 사항과 같은 개인적 요인도 근지구력의 필요성에 영향을 미친다(임상 사례 3.6).

디컨디셔닝(Deconditioning)은 정상적인 활동이 침상 안정, 부상 또는 통증으로 인해 제한될 때 발생한다. 낮은 기능적 요구(특정 영역 또는 일반화된 비활동)의 결과로 인한 근육 생리학의 변화는 매우 빠르게 발생할 수 있다. 모세혈관 수준에서 디컨디셔닝은 근육의 단위 면적당 모세혈관 수가 감소하게 한다. 이것은 차례로 혈관에서 가장 멀리 위치한 근육 세포에 공급되는 산소 수준을 낮춘다. 근육의 산화 효소 수준도 자극의 결핍에 영향을 받으며 해당 과정의 최종 생성물을 처리하고 산화 호흡을 위한 지방산 사용을 향상시키는데 이상적이지 않다. 에너지와

글상자 3.5 근육 기능: 지구력[6,7]

- 장시간 동안 자세를 유지하거나 피로가 쌓이기 전에 반복적으로 수축하려면 근지구력이 필요하다.
- 근지구력을 위해서는 저강도의 근육 활동이 필요하다.
- 휴식 시간은 회복을 허용하고 산소 공급을 보충하는 데 중요하다.
- 반복, 특정 자세에서 유지되는 시간 또는 세트 수는 부하가 증가하기 전에 진행한다.

임상 사례 3.6 지구력

장기간 특정 부위를 지지하기 위해 근육 활동이 필요한 기능적 활동은 근지구력을 필요로 한다. 근지구력과 관련된 목표를 위해 작업 또는 취미 요구 사항(개인적 요인)과 과제에 대한 근육 기능을 고려해야 한다.

환자 A

환자 A는 만성 목 통증이 있는 15세 고등학생이다. 그의 목 통증은 한 시간 이상 컴퓨터로 작업한 후 학교가 끝날 때 더 심해졌다. 그의 전형적인 앉은 자세는 구부정한 자세이고 그는 5분 이상 똑바른 척추 자세를 유지할 수 없다. 그는 최근에 엄청난 속도의 신체적 성장을 보였다. 능동적으로 지지한 자세로 앉을 수 있는 능력을 위해서 척추의 근지구력을 높여야 한다.

환자 B

환자 B는 경미한 돌림근띠 파열과 오른쪽 돌림근띠의 지구력 저하 상태에서 회복 중인 45세의 전기 기술자이다. 그는 더 이상의 통증은 없지만 90° 이상의 굽힘 또는 벌림 가동범위에서 2분 이상 팔을 유지할 수 없다. 그의 직업은 종종 이 범위에서 양팔로 작업해야 한다. 특정 디컨디셔닝의 효과를 되돌리려면 돌림근띠와 어깨가슴의 지구력을 향상시켜야 한다. 적어도 10–15분 동안 그의 작업 활동에 필요한 자세와 가동범위에서 팔을 유지하는 목표를 치료 계획에 포함할 수 있다.

혈관화를 생성하는 능력의 변화와 더불어, 디컨디셔닝은 또한 콜라겐 구조의 더 많은 해체와 전체적인 기초 물질의 손실과 함께 약해진 결합조직으로 초래하게 한다. 따라서 결합조직은 적은 양의 스트레스 또는 긴장으로 부상을 당할 위험이 있다. 대부분의 환자는 어느 정도 특정 또는 일반화된 디컨디셔닝을 나타내지만, 장기간 자세를 유지해야 하거나 반복적인 기능적 활동이 필요한 환자에게는 비활동성의 영향을 바꿔놓는 것이 특히 중요하다.

지구력 운동은 더 긴 시간의 근육 활동과 산화 경로를 자극하는 반복적인 수축을 허용하기 위해 낮은 저항으로 수행된다. 수축 사이의 휴식 시간은 산소 공급을 보충하기 위해 적절한 회복을 허용하는 것이 중요하다. 근지구력을 높이려면 반복 횟수, 특정 자세를 유지하는 시간 또는 부하를 늘리기 전에 세트 수를 늘리는 것이 포함된다.

근력

근력(글상자 3.6)은 근육이 특정 수축 속도에 따라 달라지는 저항에 대항하여 힘을 발휘하는 능력이다.[7,8] 필요한 근력은 환자의 일상활동과 개인적 특성에 따라 다르다. 신체 분절이 움직여야 하는 거리와 작용근의 상대적인 생체역학적인 이점은 모두 기능에 필요한 상대적 근력에 영향을 미치는 생체역학적 요인이다. 치료적 근력 훈련은 고정, 디컨디셔닝 또는 손상 후 근육 기능을 회복하기 위한 것이다. 이러한 경우 과부하는 훨씬 더 가벼운 부하로 이루어질 수 있으며, 평가 시점의 상태와 관련이 있고 반드시 이전 신체적 상태와 관련이 있는 것은 아니다. 심혈관 질환, 폐 질환 또는 암과 같은 동반 질환이나 상태가 있는 사람 또는 근육 기능에 영향을 미치는 특정 약물(예: 프레드니손[prednisone])을 복용하는 사람은 보다 더 보수적인 부하로 시작해야 한다. 저항의 양은 회복 상태에 맞게 천천히 점진적으로 증가한다(**점진적 저항 운동[PRE]**). 초기 운동은 고립된 동작을 사용하여 지지되는 자세에서 수행될 수 있지만, 체중을 지지하는 닫힌 사슬 운동은 기능적 활동에 필요한 부하 및 도전과 더 밀접하게 연계된다. 그러나 치료사는 닫힌 사슬 운동에서 중력을 제거하여 전환할 때, 체중을 지지하는 자세가 체중에 반대로 힘을 요구하는 사항으로 크게 증가시킨다는 점을 유의해야 한다. 운동 프로그램은 특정 강화 운동에서 약한 근육을 목표로 하는 동시에, 환자의 기능적 요구 사항을 모방하는 닫힌 사슬 운동으로 보상을 제한해야 한다. 운동치료 프로그램은 환자의 활동 및 기능적 요구 사항과 함께 환자의 개인적 및 환경적 요인을 반영해야 한다. 기능에 필요한 근력의 양은 연령, 체중, 인체 측정 특성 및 기능적 요구 사항과 같은 개인 특성에 따라 다르다. 체중이 300파운드인 환자는 체중이 150파운드인 다른 환자보다 의자에서 일어나기 위해 더 큰 무릎 폄근 근력이 필요하다. 이삿짐 운송 회사에서 일하는 개인(임상 사례 3.7) 또는 스쿼트 자세가 필요한 개인에 비해 지하철이 주 교통수단인 도시에 거주하는 개인의 운동 요건은 다를 수 있다.

글상자 3.6 근육 기능: 근력[6,7]

- 치료적 근력 운동은 고정화, 디컨디셔닝 또는 손상 후 근육 기능을 회복한다.
- 과부하는 치료적 운동을 통한 가벼운 부하로 수행할 수 있다.
- 병력, 동반된 질환은 보존적인 시작점이 필요함을 제안할 수 있다.
- 점진적 저항 운동은 느리고 점진적인 부하 증가가 포함된다.
- 부하에는 체중 저항이 포함된다.
- 근력 운동은 특정 움직임에서 환자의 개인 특성, 환경 및 목표를 고려하여 설계된 기능적 움직임으로 진행된다.
- 특이성은 근력 강화 훈련의 핵심이다.

임상 사례 3.7 근육 기능: 근력 훈련의 특이성

운동의 특이성은 개인 및 환경 요인에 의해 영향을 받는다.

환자 A

환자 A는 도시에 살고 있으며 지하철에 접근하려면 3층의 계단을 올라갈 수 있어야 한다.

환자 B

환자 B는 무거운 가구를 운반하고, 때로는 계단을 오르내릴 수 있어야 하는 능력이 필요한 이삿짐 운송 회사 직원이다. 두 환자 모두 무릎 수술 후 회복 중이며 3단계로 진행 중이다. 두 환자 모두 체중을 지지하는 쭈그려 앉기를 위해 레그 프레스 머신을 사용하는 장비를 기반으로 하는 강화운동을 성공적으로 진행했다(운동 9.30 참조).

환자 A와 B의 비교

3단계에서 환자 A는 체중부하 없이 플랫폼으로 올라갈 수 있으며 지역 지하철의 걸음수와 일치하는 반복 횟수에 도달하는 목표(운동 9.31 참조)를 얻을 수 있으며, 환자 B는 무거운 부하를 견디는 점진적인 저항(운동 11.43 및 11.44 참조)과 작업으로 복귀할 것으로 예상되는 하중에 도달하는 목표를 스쿼트를 통해 더 많은 이점을 얻을 수 있다.

근력 훈련은 과부하 및 특이성 원칙을 통해 근육에 도전하게 한다. 근육 수축의 유형(등척성 또는 등장성)과 근육이 부하되는 범위에 따라 결합조직과 근육 섬유가 적응하는 방식이 결정된다. 따라서 기능 복귀에 필요한 수축 유형과 범위는 운동과 매개 변수를 선택할 때 고려해야 한다.

근 파워(Muscle Power)

근 파워(글상자 3.7)는 지정된 시간 동안 속도 또는 큰 힘을 생성할 수 있는 능력으로 기능적 수행력의 핵심 요소이다.[8] 더 큰 근 파워가 필요한 기능적 활동의 예로는 점프, 스내치 리프팅 및 전력 질주가 있다. 근 파워를 다루는 운동은 더 빠른 속도로 수행되며 움직임의 시작과 정지를 모두 포함할 수 있다(임상 사례 3.8). 일반적으로 해당 섬유의 비율이 높은 더 큰 대근육 움직임 근육(global movers)은 빠른 움직임과 관련된 더 큰 힘과 무산소 에너지를 생산할 수 있다. 운동이나 기능적 활동을 조정

임상 사례 3.8 **근 파워**

근 파워는 종종 더 높은 속도와 힘이 필요한 스포츠 요구 사항과 관련이 있다. 스포츠마다 특정 스포츠에 대한 움직임과 훈련이 필요하다.

환자 A

환자 A는 무릎뼈 골절 후 회복 중인 농구 선수이며 폭발적인 힘으로 수직 점프하고 안전하게 돌아오는 동작을 조절할 수 있어야 한다(운동 9.51 참조). 수직 점프 프로그램은 다음과 같은 순서로 진행된다.: (1) 장비에서 지지된 점프, (2) 웨이트 볼을 사용한 빠른 스쿼트, (3) 트램폴린 또는 지면에서 두 다리 또는 한 다리 수직 점프, (4) 박스 위로 홉 점프(hop jumps)하고 박스 아래로 드롭 점프(drop jumps), (5) 3단계에서는 턱 점프. 거리에 대한 한 다리 홉(Single-leg hop)도 후반 단계 진행에 포함된다.

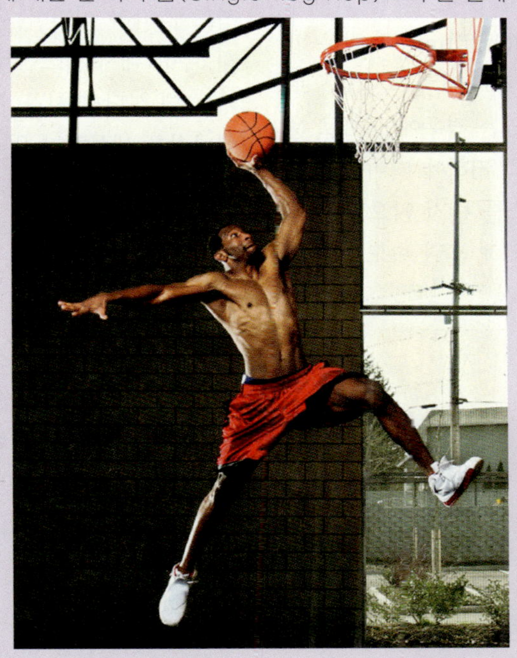

수직 점프하는 농구선수(From Myers TW. *Anatomy Trains*. 3rd ed. Oxford, UK: Churchill Livingston, 2014, Fig. 10.14.)

환자 B

환자 B는 엉덩이 벌림근과 모음근을 사용하여 옆으로 스케이트를 타는 동작(A)과, 외부 힘에 저항할 수 있거나(B) 넘어지지 않도록(C) 힘이 필요한 아이스하키 선수이다. 탄성 저항에 대항한 측면 동작(운동 9.28)은 2단계에 포함되어 있으며, 스케이팅에 필요한 위치에서 밀어내는(push-off) 속도를 향상시키기 위한 목표가 설정된다. 환자는 서 있을 때 상대적으로 통증이 없고 옆으로 저항을 받을 때 측면 스케이트 동작(운동 9.52)을 통해 슬라이딩 보드를 사용하여 추가 도전을 받는다.

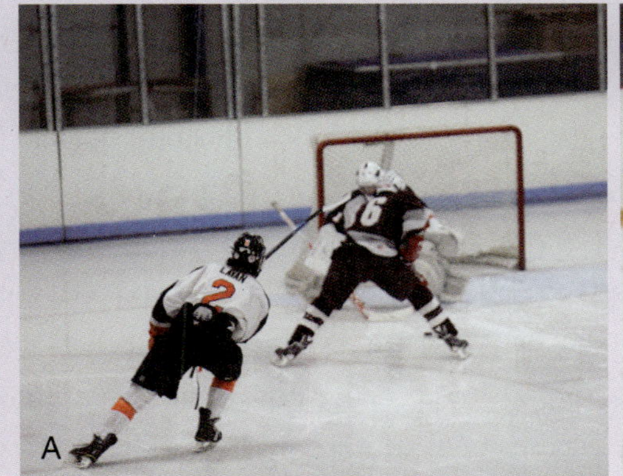

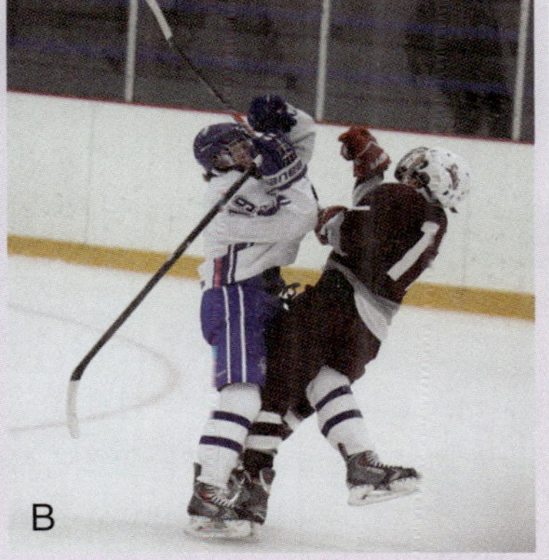

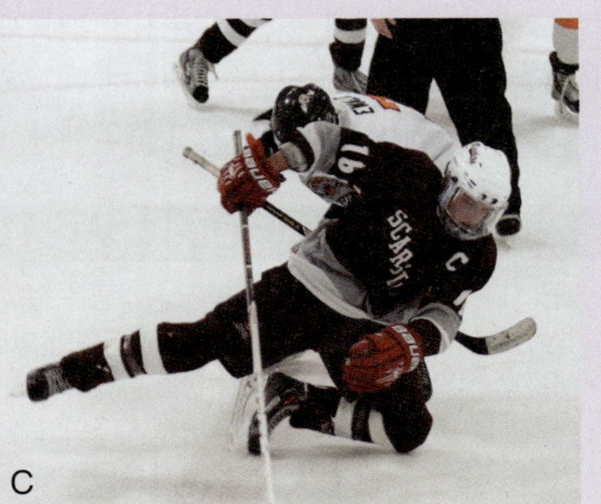

스케이팅 동작을 사용하는 아이스하키 선수. (From Provencher M, Reider B, Davies G. *Orthopaedic Rehabilitation of the Athlete*. Philadelphia: Elsevier Saunders; 2015, Fig. 24.24.)

글상자 3.7 근육 기능: 파워[7]

- 파워 운동은 단시간에 고속 또는 고부하로 수행된다.
- 근 파워를 다루는 운동은 움직임을 빠르게 시작하거나 중지하는 것이 포함될 수 있다.
- 파워 운동은 대근육 움직임 근육과 무산소 또는 해당 에너지 생산을 필요로 한다.
- 파워 운동은 일반적으로 다른 장애가 해결된 후에 운동치료에 포함되며, 느린 움직임을 위한 적절한 기능적 근력과 가동성을 제공한다.

할 때 속도와 저항 사이에는 반비례 관계가 있다. 플라이오메트릭(plyometrics)이나 스내치 리프팅(snatch lifting)과 같은 파워 운동은 일반적으로 다른 장애가 해결되고 느린 움직임으로 적절한 기능적 힘과 가동성을 사용할 수 있는 경우에만 치료 운동에 포함된다. 근력 결핍이 기능적 수행력 저하에 기여하는 경우, 결합조직이나 근육에 과도한 스트레스를 주지 않으면서 해당 섬유의 생리학적 변화를 목표로 하기 위해 훈련 속도를 높이거나 저항을 줄일 수 있다.

유산소 지구력 Aerobic Endurance

유산소 지구력(글상자 3.8)은 유산소 세포 호흡을 향상시키고 일반적으로 심장, 호흡 및 말초 순환계의 전신 반응을 포함하는 일반적인 심혈관계에 초점으로 한 시간을 기반으로 두는 운동(time-based exercise)을 설명하는 데 사용된다. 산소 전달, 효소 기능 및 부산물 제거의 모든 측면은 상호 연관되어 있으며 장기간 운동을 수행하는 능력에 영향을 미친다. 유산소 컨디셔닝에 영향을 미치는 생리적 기능의 간략한 목록에는 호흡기 가스 교환, 심장 펌프 기능 및 모세혈관 및 세포막을 통한 산소 확산이 포함된다. 유산소 지구력 운동은 동반 질환이나 디컨디셔닝과 관련된 전신 변화가 있을 때 특히 중요하다. 이 섹션에서는 기본 개념을 다룰 것이지만 독자는 산화 호흡 및 임상 실습을 위한 응용 프로그램에 중점을 둔 신진대사 시스템을 검토하기 위한 Frownfelter의 텍스트로 안내한다.

에너지 생산에 사용되는 세 가지 주요 대사 시스템은 크레아틴

글상자 3.8 유산소 지구력[7,8]

- 근 지구력 훈련을 위해서는 해당 시스템을 활성화하여 안정된 신진대사 상태에서 에너지 생산을 촉진해야 한다.
- 유산소 기능을 위한 훈련에는 산소를 섭취하고, 활용하는 능력을 향상시키기 위해 산화 시스템을 자극하여 장기간의 정상 상태 활동 수준을 유지하는 것이 포함된다.
- 일반적인 유산소 운동은 디컨디셔닝을 제한하거나 전반적인 심혈관 및 호흡 능력을 향상 시키는데 적합하다.

표 3.4 기능적 과제, 대사 시스템 집중 및 운동 기간[8]

기능적 과제	대사 시스템 집중	운동 기간
한 시간에 한 번씩 상자를 들어서 50m 운반	크레아틴인산염 해당	<1분
1시간에 한 번씩 5개의 계단을 오르기(3~5분 소요)	해당	>30초, >4분
1일 1시간 3회 걷기	산화	>4분

인산염 시스템, 해당 시스템 및 산화 시스템이다. 주어진 시간과 정도에 따라 이러한 세 가지 시스템이 모두 활성화된다. 휴식 시, 주요 대사 시스템은 산화 시스템으로, 에너지 생산을 증가시키는 데 상당한 시간이 필요하다. 활동이 증가함에 따라 근육은 에너지를 생산하기 위해 크레아틴인산염 시스템에 크게 의존하기 시작한다. 약 30초 운동 후, 해당 시스템이 활성화되고, 다음과 같은 세 가지 이벤트에 의해 촉진된다: (1) 이용 가능한 세포의 크레아틴인산염 감소, (2) 근육 세포로의 혈당 이동의 증가, (3) 해당 과정에 필요한 기질 집중(substrate concentrations) 증가 해당은 산화 시스템이 약 1-4분에서 새로운 정상 상태 활동 수준으로 조정될 때까지 주요 에너지 생산원으로 남아 있다(표 3.4). 정상 상태 수준을 넘어서 더 많은 노력이 필요한 경우, 크레아틴인산염 및 해당 시스템은 정상 상태에 도달하거나 환자가 유산소 용량의 한계에 도달할 때까지 우세하다. 신진대사 시스템을 이해하면 치료사는 적절한 운동 시간과 강도를 처방할 수 있다.

디컨디셔닝으로 인한 유산소 지구력 감소는 일반적이며 여러 생리학적 시스템의 영향을 받는다. 심혈관계 장애는 운동 근육에 산소가 공급되는 혈액의 전달을 감소시켜 피로를 유발하고, 장기간 또는 반복적인 움직임을 수행하는 능력을 저하되게 한다. 디컨디셔닝은 또한 심장 근육의 속도, 확장성 및 수축을 제어하는 자율 시스템 기능의 효율성을 감소시킨다. 변경된 자율신경계 기능은 또한 혈관계 기능에 영향을 미쳐 근육으로의 산소 이동을 감소시킨다. 또한 호흡근의 효율성이 떨어지고 폐로 산소를 이동시키고 이산화탄소를 배출하는 데 에너지 비용이 증가한다(그림 3.4 및 표 3.5).

유산소 지구력 결핍은 국소 장애 또는 전신 장애로 설명될 수 있다. 국소 장애는 모세혈관 밀도의 변화 및 혈액에서 세포로의 산소 전달 효율 감소와 관련된 근육 섬유로의 산소 수송을 포함한다. 표적 근육 내의 산소 사용은 효소 시스템 및 미토콘드리아의 변화와 같은 근육의 생리학적 변화에 영향을 받는다. 전신 장애에는 에너지 대사에 필요한 산소와 기질의 운반을 위한 심폐 및 순환 메커니즘의 변화가 포함된다.[9] 급성 손상 환자를 위한

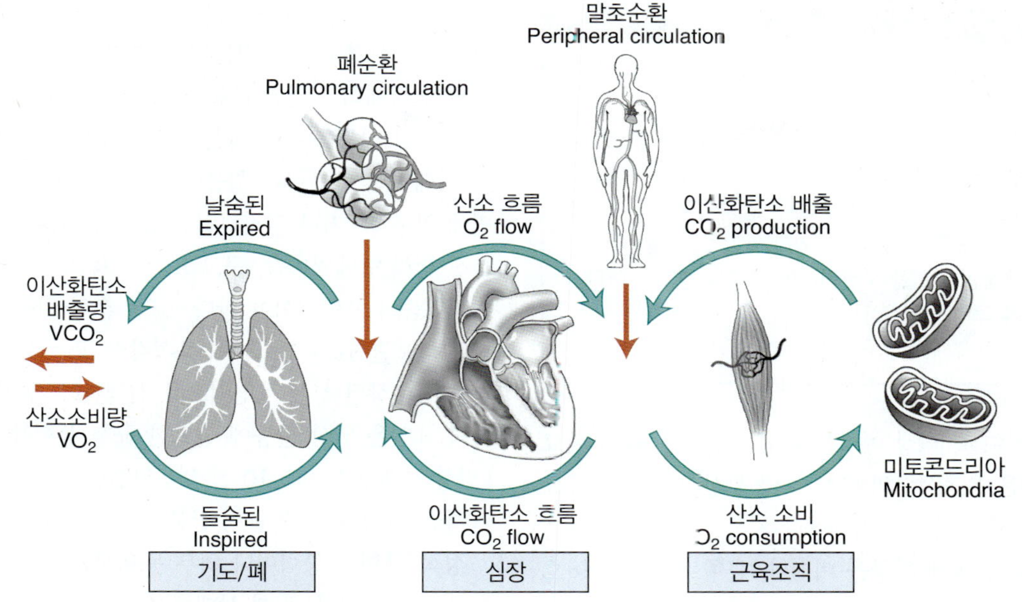

그림 3.4 유산소 지구력을 위한 통합된 시스템. (From Watchie J. *Cardiovascular and Pulmonary Physical Therapy a Clinical Manual*. 2nd ed. St. Louis: Saunders Elsevier: 2010. Fig 1.1.)

표 3.5 심장 기능, 출력(Output) 및 디컨디셔닝 효과

심장 기능	심장 출력의 효과	디컨디셔닝 효과
심박수 자율 조절	수축률 조정	도전에 대한 심박수의 느리고 덜 정확한 반응
심장 근육의 신장성	심실의 정밀한 수축 전 충만(filling) 가능	배출 전 챔버 채우기 감소, 혈액 순환에 더 높은 심박수 필요
심장 근육의 수축	심장 박동마다 근육 수축력 및 혈류 속도 조절	수축력 감소, 혈류 이동에 필요한 높은 심박수

운동 처방은 손상을 당한 조직에 가할 수 있는 부하량을 제한하는 예방 조치를 포함할 수 있지만, 조직에 과도한 스트레스를 주지 않는 유산소 운동은 예방 조치를 할 때 환자가 향후 재활 단계를 준비하는 데 도움이 된다. 그러므로 일반적인 유산소 운동은 제한된 디컨디션 또는 전체적인 심혈관 또는 호흡 능력을 개선하는 데 유용하다(임상 사례 3.9).

균형 Balance

균형 장애(글상자 3.9)는 모든 환자 집단에 나타날 수 있으며 활동과 참여에 큰 영향을 미칠 수 있다. 부족한 균형은 심각한

임상 사례 3.9 유산소 지구력 훈련

지구력 훈련은 근골격 손상 후 회복 중, 디컨디셔닝 환자 또는 심폐질환이 있는 개인을 위해 심장 및 폐 기능을 유지하는 데 사용할 수 있다.

환자 A

환자 A는 아킬레스 힘줄 파열이 있는 경쟁심이 강한 마라톤 선수다. 상체 에르고미터(ergometer)(UBE)는 환자가 회복하는 동안 컨디셔닝을 유지하는 데 사용할 수 있다(운동 10.1 참조).

환자 B

환자 B는 최근 위장 문제로 입원한 65세 남성으로 전반적인 지구력과 걷기에 어려움을 겪고 있다. 이 경우 UBE는 유산소 지구력 감소의 주요 장애를 해결하는 데 사용된다.

환자 C

환자 C는 등 및 목의 통증으로 보이지만 3년 전 심장 우회술로 절개를 한 심장 수술의 이력이 있다. 이 경우 UBE를 사용하여 등의 회전을 증가시킬 수 있을 뿐만 아니라 심장 반응을 적절하게 관찰하여 유산소 지구력을 향상시키는 자극을 제공할 수도 있다.

환자 A, B와 C의 비교

세 환자 모두 심폐 기능 목표와 관련된 지구력을 위해 UBE를 사용할 수 있다. 환자 A는 환자 B와 C에 비교하여 부상에 대한 치료 예방 조치를 준수하면서 일반적인 건강을 유지하기 위해 더 높은 용량 매개 변수(dosage parameters)를 사용할 가능성이 높다. 환자 B는 장기간 서 있는 능력이 감소한 경우 다른 유형의 장비에 비해 UBE를 사용하는 것이 유리할 수 있으며, UBE를 사용하면 피로한 경우 휴식을 취할 수 있다. 환자 B와 C는 과도한 심폐 스트레스를 피하기 위해 면밀한 관찰이 필요하며 환자 C는 적절한 한도 내에서 혈압이나 맥박을 높이는 것과 관련된 엄격한 예방 조치를 준수해야 한다. 환자 C의 목표에는 등 회전의 양에 점진적인 증가도 포함된다.

글상자 3.9 균형

- 균형 장애는 감각, 중앙 처리 또는 운동 출력 기능 장애로 인해 발생할 수 있다.
- 정적 균형은 안정된 위치를 유지하는 능력을 포함하는 반면, 동적 균형은 무게 중심이 동요된 후 한 위치에서 다른 위치로 이동하거나 안정된 위치로 돌아갈 수 있는 능력이다.
- 균형 활동은 적응해야 할 수 있으며, 환자는 감각, 운동 또는 협응 기능의 영구적인 손실을 보상하도록 교육을 받아야 한다.
- 개인적 및 환경적 고려 사항은 단계 2 또는 3에서 사용되는 기능 균형 활동의 유형에 영향을 미친다.

부상의 잠재적 원인이고, 낙상 예방은 항상 기본적인 물리 치료의 목표이다. 균형은 운동선수의 부상 후와 부상 예방에도 중요하다. 똑바로 앉고 서고 똑바른 자세를 유지하는 능력은 수면을 제외한 모든 기능적 활동에 영향을 미친다. 균형 장애는 들어오는 감각 정보(촉각, 고유수용성감각, 전정기관 또는 시각)의 방해, 균형 반응 처리 및 협응력 결핍 또는 운동 출력 능력의 상실로 인해 발생할 수 있다. 이러한 상호 관련된 각 시스템은 효과적이고 시기 적절한 균형의 반응에 대한 역할을 할 것이다(그림 3.5). 한 시스템과 관련된 장애가 있는 경우 다양한 감각, 운동 또는 협응력 시스템을 강조하거나 적절한 반응을 향상시키는 데 사용할 수 있다. 가동성 또는 안정성 장애에 대한 직접적인 처방보다는 균형에 초점을 맞춘 운동 프로그램은 다소 복잡하며 영구적인 신경 손상이 있는 경우 제한된 예후가 나타날 수 있다.

균형 장애의 원인은 운동 지침도 처방에 영향을 미친다. 부상 후 완전한 회복을 위한 좋은 예후가 있다면, 운동은 완전한 회복을 기대하면서 균형과 협응력에 점진적으로 도전해야 한다. 반면에 영구적이거나 점진적일 가능성이 있는 장애인 경우 운동은 특정 생리적 메커니즘, 구조 또는 기능의 손실에 적응하기 위한 메커니즘이 포함되어야 한다. 균형 훈련 반응은 구심성(들어오는 감각) 결핍(촉각, 고유수용성감각 또는 시각)이 있거나 운동 반응이 손상된 경우 우선적으로 시행한다. 환자의 개인적 및 환경적 요인은 일상 활동에 필요한 균형 유형에도 영향을 미친다(임상 사례 3.1 및 3.10 참조). 완전한 활동과 참여로 돌아가려면 좋은 정적 및 동적 균형 반응이 필요하다.

정적 균형은 중력이나 외부 동요에 대해 몸통을 똑바로 세울 수 있는 능력이다. 평형 상태에서 신체를 지탱할 수 있는 능력은 관절과 인대가 지지하는 형태 폐쇄와 몸통 또는 사지를 지지하는 자세 근육 활동을 모두 필요로 한다. 중력에 대한 정적 균형이 손상되면 치료사는 균형을 개선하기 위한 기본 구성 요소로 환자의 코어 또는 몸통 안정성을 평가하고 해결해야 한다.

환자가 더 많은 지지 위치에서 적절한 정적 균형을 가지고 있다고 가정하면, 운동은 덜 지지된 위치에서 신경근 시스템에 점

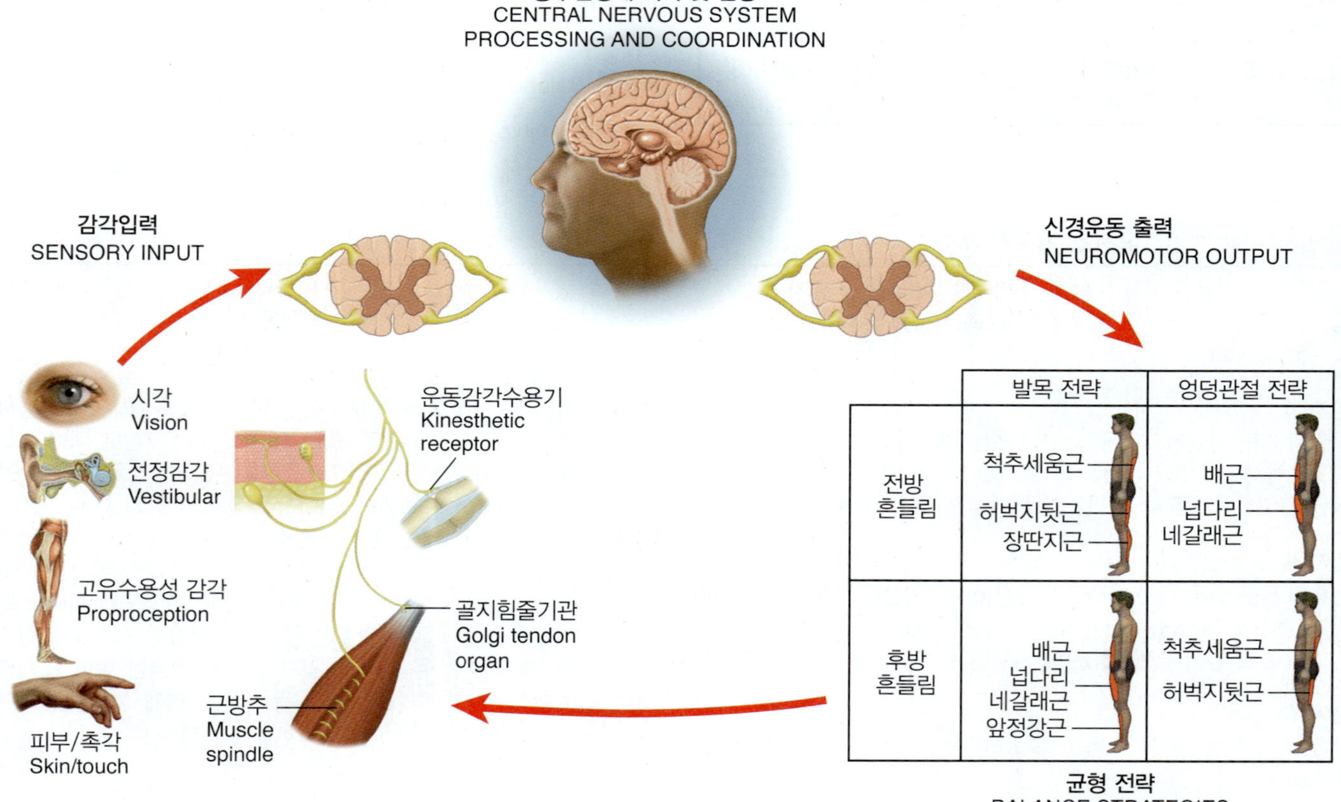

그림 3.5 감각 입력, 균형 처리 및 운동 출력 간의 상호 작용.

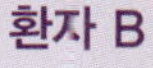

임상 사례 3.10 균형

균형 장애는 정적 균형과 동적 균형을 모두 포함하며 모든 연령대의 환자에서 해결할 수 있다.

환자 A

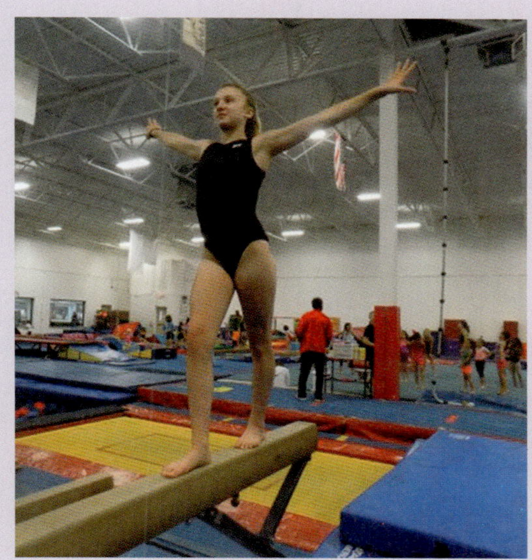

평균대 위에서 2단계 정적 균형 훈련.

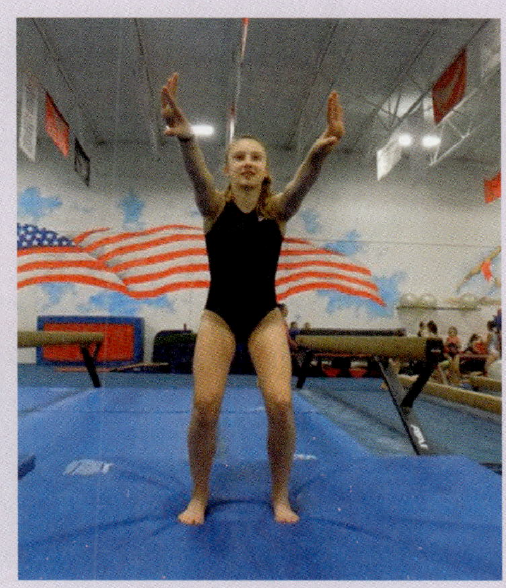

내려서 착지하기 연습하는 동안 3단계 동적 균형 훈련.

환자 B

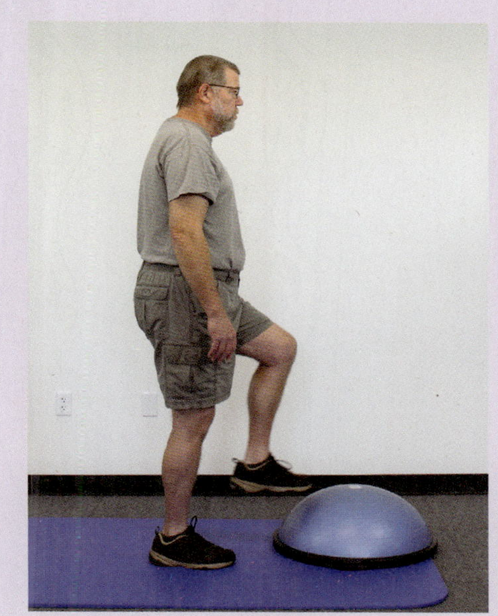

낙상 방지를 위한 2단계 정적 균형 훈련(한 다리 서기).

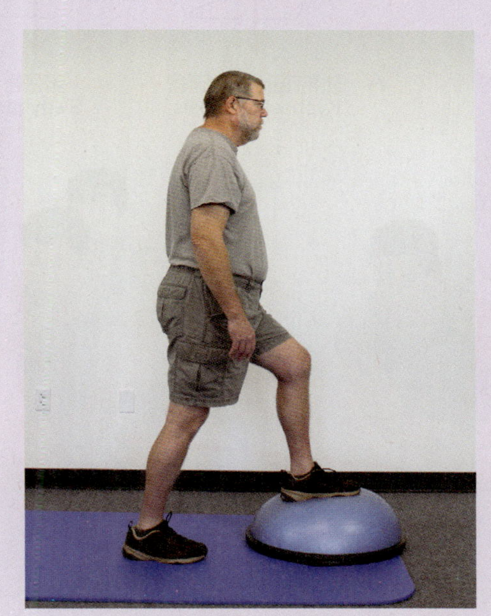

3단계 훈련 동적 균형 훈련
(다수 앞에서 걷기를 준비하기 위한 단계적 반응).

환자 A와 B의 비교

두 환자 모두 정적에서 동적 균형 운동으로 진행해야 한다. 그러나 환자 A는 작은 기저면을 필요로 하는 공격적인 자세로 시작해서 영향력이 큰 착지 활동으로 진행한다. 환자 B는 천천히 동적 균형으로 진행될 가능성이 높고, 치료사는 환자가 안전하게 회복할 수 있다고 확신하는 지점까지 도전을 받게 한다. 치료사는 넘어질 가능성이 있거나 환자가 발디딤 반응을 사용하여 빠르게 반응할 수 없는 경우, 항상 환자에게 가까이 머무르면서 자세와 불안정성의 정도 선택에 주의해야 한다.

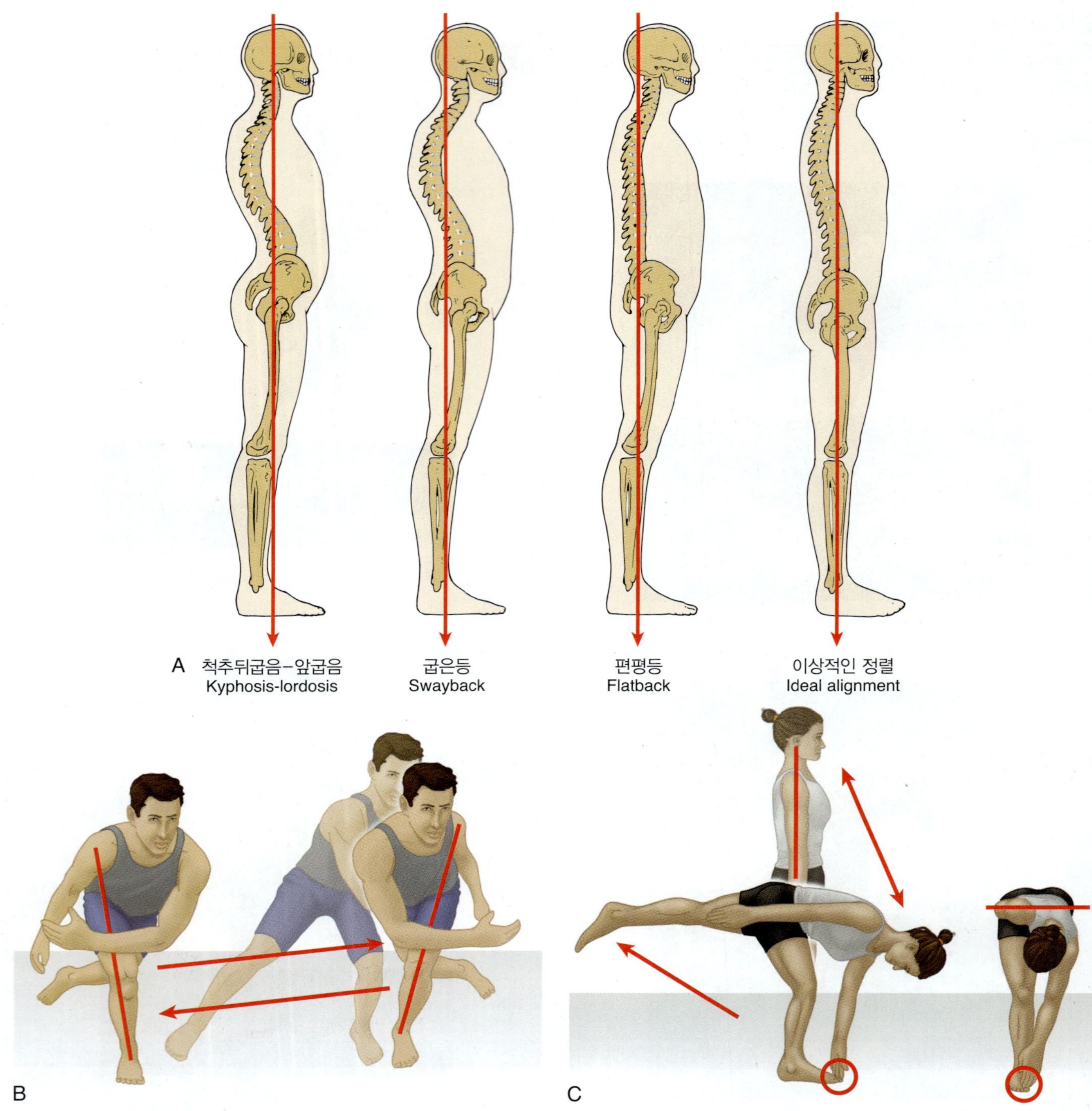

그림 3.6 균형 장애(기저면 내에서 무게 중심을 유지하는 도전 능력). (A) 안정된 위치에서 중력선이 지지면 안에 떨어진다: 발목 관절 약간 앞, 양발 사이에서 두 다리로 서 있다. 모든 동요는 신체 분절을 평형 상태로 되돌리려면 추가적인 근육 활동이 필요하다. (B) 움직이는 동안 신체 분절은 한 발에서 다른 발로 이동하여 움직임면에서 움직임을 중지하기 위한 근육 활동이 필요하다. 옆으로 밟는 동작에서는 엉덩관절 벌림근과 모음근, 발목의 안쪽번짐근 및 가쪽번짐근을 빠르게 활성화하여 발을 지나는 신체의 움직임을 제한해야 한다. 지지면은 관상면에서 더 작고, 엉덩관절과 몸통의 너비가 항상 지지면을 초과하여 관상면 신경근 활성화에 대한 도전을 증가시킨다. (C) 엉덩관절 경첩 운동에서 운동은 시상면에서 발생한다. 지지면은 관상면보다 시상면에서 더 크지만 몸통의 무게는 지지면의 앞쪽으로 떨어지고 다리 무게는 지지면의 뒤쪽으로 떨어진다. 환자는 중력과 몸통의 뒤쪽 근육에 대항하기 위해 다리의 뒤쪽면에서 근육 활동을 사용해야 한다. 몸통이 앞쪽으로 경첩되고 다리가 들리면, 지지하는 다리 근육이 발에 대한 무게 중심을 유지하기 위해 대응하고 반응해야 한다.((A) From Cameron MH, Monroe LG. *Physical Rehabilitation Evidence-Based Examination, Evaluation, and Intervention*, 1st ed. St. Louis: Saunders Elsevier:2007. Fig. 4.19.)

진적으로 도전해야 한다(임상 사례 3.10). 균형 부족과 활동에 적절하게 도전하기 위해 운동을 선택하거나 진행할 때 지지 기반에 대한 무게 중심의 위치는 중요한 고려 사항이 된다(그림 3.6). 균형을 유지하기 위해 환자는 기저면 내에서 무게 중심을 유지할 수 있어야 한다. 환자가 앞으로 기울어지면 몸의 뒤쪽에 있는 근육이 중력에 대항하여 엉덩이 또는 발목 근육(발목 및 엉덩이 전략)을 사용하여 가장 안정적인 위치로 돌아간다. 반대 방향은 몸을 가장 안정적인 위치로 되돌리는 앞쪽 근육을 포함한다(그림 3.7). 중력에 대한 반응 외에도 감각 입력이 제거되면 정적 및 동적 균형에 대한 도전이 증가한다. 예를 들어, 제한된 시각적 입력은 정적 과제를 더 어렵게 만든다. 시력저하를 갖은 환자와 같이 영구적인 장애가 있는 경우, 다른 시스템이 추가 감각 입력을 제공하기 위한 목표로 필요할 것이다.

동적 균형은 떨어지지 않고 위치에서 위치로 이동할 수 있는 능력을 의미한다. 보다 안정된 위치로 돌아가거나, 방향을 바꾸거나, 멈추거나, 협응되고 점진적인 방식으로 계속 움직이는 능력은 다양한 운동, 감각 및 협응 시스템을 사용하는 복잡한 신경근 제어에 의존한다. 이행성(transitional) 움직임과 적절한 기능적 활동을 준비하기 위해 2단계 및 3단계에서 동적 균형의 중요성이 증가한다. 빠르고 정확한 동적 균형 반응은 낙상 위험이 높은 노인과 더 높은 수준의 스포츠 및 레크리에이션 활동으로 들어가고자 하는 개인에게 특히 중요하다. 환자의 개인적 특성과 환경적 고려 사항은 기능 훈련 중에 사용할 전환 유형을 결정하는 데 중요하다. 달리거나 방향을 바꾸거나 점프에서 착지하는 동안 발에서 발로 체중을 옮기는 것은 선수에게 적합하다. 고르지 않은 표면이나 외부 자극에 반응하는 것과 같은 작업은 노인에게 더 적합할 수 있다(임상 사례 3.10 참조). 동적 균형 반응은 또한 움직임 보상 및 기타 특정-과제 협응력 결합의 영향을 받고, 이에 대해서는 다음 부분에서 설명한다.

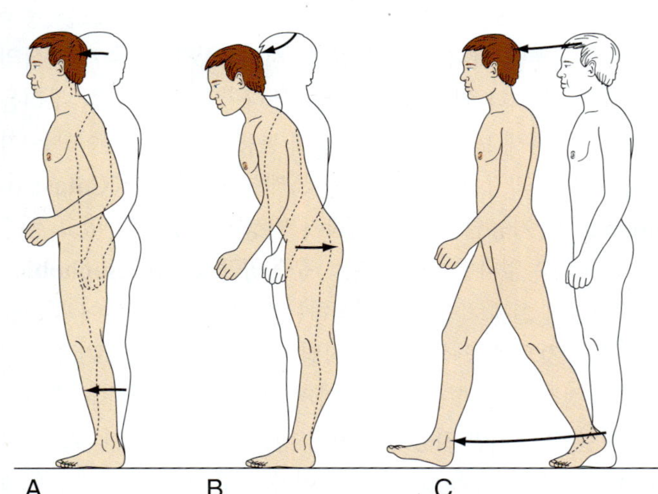

그림 3.7 균형이 깨졌을 때 자세 평형을 회복하기 위한 전략. 발목관절(A), 엉덩관절(B) 또는 스텝(C) 전략을 사용하여 중력선이 기저면 외부에 떨어질 경우 평형을 유지할 수 있다. 발목 전략(A)은 먼쪽에서 몸쪽으로 근육 동원을 하게 하고, 중력선의 반대쪽에 있는 근육이 활성화되어 신체를 다시 정중선으로 가져온다. 엉덩관절 전략을 위한 근육 동원(B)은 몸쪽에서 먼쪽까지이고 몸통과 머리는 중력선에 대해 다리와 반대 방향으로 움직인다. 스텝 전략(C)은 크거나 빠른 힘에 대한 반응으로 사용되며, 발은 균형을 되찾기 위해 몸 아래에 위치한다. 몸통이 균형을 되찾기 위해 앞으로(또는 뒤로) 움직일 때 한 발은 몸 아래에 놓인다. 이러한 각 전략은 균형 반응에 필요하지만 균형이 기능의 우선순위이므로 근육 활성화를 촉진하는 데에도 사용할 수 있다. (From Cameron MH, Monroe LG. *Physical Rehabilitation: Evidenced Based Examination*, Evaluation, and Intervention, 1st ed. St. Louis: Saunders Elsevier; 2007. Fig. 13.8.)

특정-과제 신경근 협응 및 반응의 효율성
Task-Specific Neuromuscular Coordination and Response Efficiency

모든 움직임과 활동에는 복잡한 순서의 이벤트와 다양한 시스템이 포함된다. 움직임의 협응은 과제의 요구 사항에 적합해야 하며 개인은 외부 도전에 대응할 수 있을 만큼 빠르게 반응해야 한다(글상자 3.10). 과제를 미세하게 조정하려면 움직임의 정도, 방향 및 범위를 관찰, 조정 및 변경할 수 있는 능력이 필요하다. 신경근 협응에는 움직임의 타이밍, 시퀀싱 및 다른 근육 군의 선택적 활성화가 포함된다. 움직임의 조정과 적절한 반응 효율성은 시각, 촉각 및 고유수용성 감각 입력을 포함한 들어오는 정보의 영향도 받는다.[10] 움직임 패턴과 전략은 개인과 과제에 따라 상당히 다르다. 이상적으로, 기능적 활동을 위한 움직임 전략은 가능한 최소한의 에너지를 필요로 한다. 인간의 움직임에 대한 주요 요구 사항은 중력(정적 또는 동적)에 대해 균형 잡힌 자세를 유지하고 한 위치에서 다른 위치로 이동할 수 있어야 한다. 반복적인 스트레스 손상 후 효율성과 힘의 분배를 보장하는 것이 특히 중요하다. 힘이 운동 사슬 전체에 분산되지 않으면 힘의 축적이 미세 손상에 기여하고 반복적인 스트레스로 인해 조직이 회복되지 않는다(6장 참조).

반응 효율성은 모든 환자 집단에게 똑같이 중요하다. 환자는 체중 부하 또는 환부의 동작을 피하거나 움직임 전략을 수정하고 손상 부위에 가해지는 스트레스를 최소화하여 장애를 보상한

글상자 3.10 변경된 움직임 전략[9]

- 보상은 보강된 신경근 패턴을 초래하여 장기적으로 결과가 좋지 않거나 다른 부위에서 추가 손상을 초래할 수 있다.
- 정상적인 움직임 패턴을 재학습하는 것은 2단계 또는 3단계 동안 주요 목표가 될 수 있다.

> **임상 사례 3.11 움직임 보상**
>
> 70세의 환자는 최근에 무릎 인공관절 수술을 했고, 수술한 다리에 완전히 체중을 체중지지를 할 수 있다. 그는 지난 3년 동안 통증이 더욱더 진행되는 무릎 골관절염 병력이 있다. 그는 수술한 다리에서 보행하기에 충분한 운동 범위와 근력을 가지고 있고, 주위의 권유에도 불구하고 계속 보행기를 사용하고 체중의 75%를 비수술측 다리에 싣는다. 환자의 목표 중 하나는 서 있는 동안 동등한 체중부하를 하게 하고, 보행의 입각기 단계에서 완전한 체중지지를 하게 하는 것이다. 운동 계획은 다른 장애도 다룰 것이지만, 치료사의 피드백과 함께 양측 체중 부하 활동에 중점을 두고, 그가 수술측 다리에서 멀어질 때를 인지하여 도움을 주는 것은 움직임 보상을 해결하는 데 사용된다. 체중 이동과 보행 훈련 활동을 장려하는 운동은 피드백을 제공하고 환자가 패턴을 자가-모니터링할 수 있도록 거울을 사용하여 평행봉(parallel bars)에서 시작한다.

다. 변경된 움직임 전략은 통증(또는 통증 예상)에 대한 반응으로 특히 일반적이고 즉각적이다. 통증은 추가 부상이나 손상을 방지하기 위해 사용할 때 나타나는 정상적인 보호 메커니즘이지만, 학습된 통증 행동은 초기 조직 손상이 해결된 후에 보강하고 실행하면서 나타나는 부적응이다. 통증 반응이 활성화되면 근방호 또는 자세 회피가 종종 움직임 보상으로 이어진다. 근력이나 지구력이 충분하지 않으면 비슷한 패턴이 발생한다. 시간이 지남에 따라 부적응 보상 패턴은 습관이 되고 변경된 움직임 패턴은 환자가 변화를 인식하지 못한 채 새로운 "정상"이 된다(임상 사례 3.11). 안타깝게도 움직임 패턴이 수정되지 않으면 생체역학과 스트레스의 변화로 인해 2차 장애가 발생할 수 있다. 이러한 조정주기는 국소 장애의 성공적인 치료에도 불구하고 만성 문제를 초래할 수 있다. 변경된 패턴은 신체의 먼 부위에 힘이 축적되고, 이후 단계에서 다른 반복적인 긴장 부상(strain injuries)에 기여할 수도 있다. 이러한 상황에서 환자는 지속적인 통증과 재발하는 불만들을 피하기 위해 정상적인 움직임 패턴을 다시 배워야 한다. 7장에 포함된 운동 학습 개념은 움직임 보상을 해결하는 데 중요하며 1단계와 2단계에 통합되어야 한다.

손상에 대한 심리적 기여

Psychological Contributions to Impairments

심리적 기여(글상자 3.11)는 활동과 참여에 긍정적이고 부정적인 영향을 미칠 수 있기 때문에 운동 처방 시 고려해야 할 중요한 요소이다. 통증과 손상 경험의 부정적인 심리적 측면(우울증, 공포, 회피, 과잉 경계, 파국화, 일반적인 부정적 영향)은 결과가 좋지 않다(그림 3.8).[11,12] 반대로, 긍정적인 영향, 성공적인 결과에 대한 기대, 치료사와의 긍정적인 치료 제휴는 결과에 긍정적인 영향을 미치는 것으로 나타났다.[11,13–15] 통증은 일반적

> **글상자 3.11 고통에 대한 두려움[10–17]**
>
> - 통증에 대한 예상, 통증 강도의 과장 또는 통증을 증가시키는 것으로 인식되는 활동의 회피는 결과에 큰 영향을 미칠 수 있다.
> - 환자 문제에 대한 심리적 기여를 식별하는 것은 치료 접근 방식에 영향을 미칠 수 있으므로 중요하다.
> - *파국화*: 최악의 결과가 발생할 가능성이 있고 고통을 해결할 수 없다는 믿음
> - *운동공포증*: 통증을 유발하는 것으로 인식되는 움직임이나 자세의 회피
> - *꾀병*: 2차 이익을 위한 손상의 조작 또는 과장

으로 현재 손상 또는 추가 손상 위험에 대한 경보 기능을 한다. 이 과정은 전통적으로 통각수용기를 자극하고 통증에 대한 인식을 자극하는 신체 조직에 대한 모욕으로 묘사되어 왔다. 이 통각수용기는 신호를 뇌로 전달하고, 뇌는 통증을 인식한다. 통증 경험에 대한 이러한 단순하고 선형적인 관점은 더 이상 특히 만성 통증에서 유일하거나 또는 주요 메커니즘으로 간주되지 않는다. 뇌는 이전 기억의 맥락과 인지된 위협의 상황에서 들어오는 감각 정보의 질과 강도를 해석한다. 따라서 통증 경험의 강도는 종종 통각수용기뿐만 아니라 체성 감각, 시각, 청각 및 추가 손상의 위협에 대한 기타 알림에 의해 좌우된다.[16] 통증에 대한 두려움은 움직임, 자세 또는 활동으로 인해 통증이 악화될 것이라는 기대이며 또한 과장된 통증 보고를 초래한다. **파국화(Catastrophizing)**는 가능한 최악의 결과가 발생할 가능성이 있고 통증을 제어할 수 없다는 믿음이다.[17] **운동공포증(Kinesophobia)**은 움직임이 실제로 통증을 인식하는지 여부에 관계없이 통증을 유발하는 것으로 인식되는 움직임이나 자세의 회피로 정의된다.[18] 부정적 믿음의 수준이 높아지면 활동을 회피하고 참여를 감소시킬 수 있지만 자동으로 꾀병 행동으로 해석되어서는 안된다. **꾀병(Malingering)**은 종종 이차적 및 재정적 이익을 위해 장애 또는 활동 제한을 조작하거나 과장하는 개인의 행동을 설명하는 데 사용된다. 공포심이 높은 대부분의 환자는 여러 유형의 자극에 과장된 반응을 보일 수 있다. 이것은 종종 자신의 상태를 왜곡하려는 시도라기보다는 도움을 요청하는 것으로 간주된다. 통증, 낙상 또는 기타 부정적인 결과를 예상하는 것 외에도 특정 움직임이나 운동을 하고 싶지 않은 것과 같은 회피 행동을 유발할 수 있다. 회피 패턴을 다루는 것은 재활 결과의 장기적인 성공에 기여하고 추가 손상을 예방하는 데 도움이 된다. 심리적 기여가 확인되면 환자가 활동 및 참여 수준을 높이고 통증 감각에 초점을 맞추지 않고 개선을 구축하고 기릴 수 있도록 운동 관리를 조절해야 한다. 운동 또는 기능적 활동 교육 중에 사용할 수 있는 행동 관리 및 동기 부여 방법도 있다. 통증 경험은

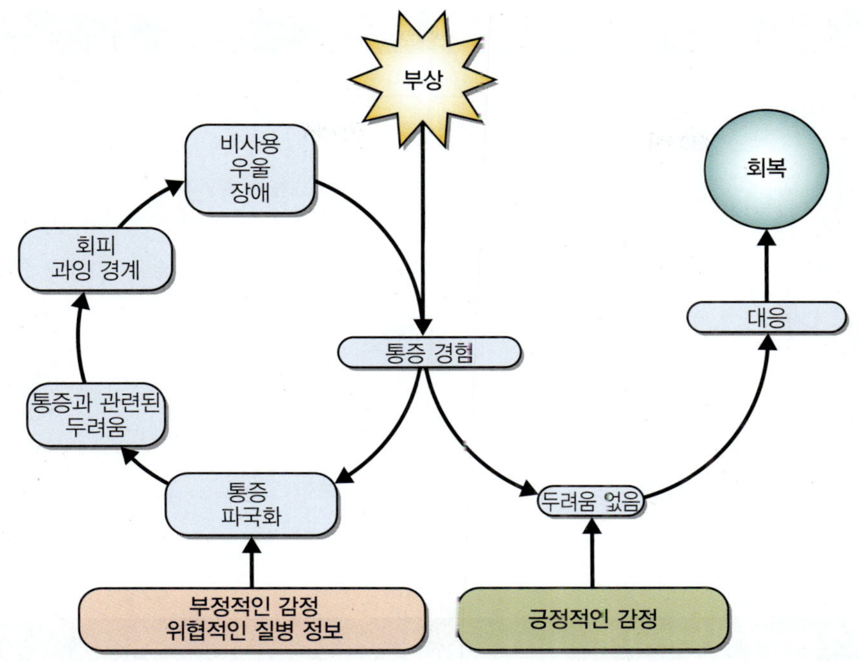

그림 3.8 부상 회복에 대한 심리적 영향. (From Griensven HV, Strong J, Unruh A. *Pain: A Textbook for Health Professionals*, 2nd ed. St. Louis: Elsevier Health Sciences; 2014.)

다원적이고 복잡하며 이상적인 치료는 평가, 환자 교육, 운동 선택, 목표 및 동기 부여 중에 심리적 요인을 고려한다. 심리적 정보에 입각한 실천의 통합은 6장에서 논의된다.

손상과 기능 간의 관계
RELATIONSHIP BETWEEN IMPAIRMENTS AND FUNCTION

운동 치료의 주요 목표는 활동과 참여에 필요한 기능적 움직임의 회복, 개선 또는 유지하는 것이다. ICF 모델은 임상 추론 과정을 지원하고 모든 시스템에 대한 건강 상태, 관련 신체 기능 및 구조, 손상, 활동 제한 및 참여 제한을 연결하는 데 사용할 수 있다(글상자 3.12 및 표 3.6). 이 섹션에서는 가동성, 근육 기능, 유산소 지구력, 균형, 신경근 협응 및 심리적 손상을 포함한 손상에 대해 설명한다. 각 환자는 이러한 손상 중 하나 이상의 조합을 가질 가능성이 있으므로 손상의 우선순위를 정하는 것은 중요하다. 예를 들어, 저가동성이 있는 환자는 심리적 손상이 있을 수도 있다. 과가동성이 있는 환자는 신경근 협응 및 근지구력 결핍이 나타날 수 있다. 때때로 운동 계획은 모든 손상을 다루지만, 손상을 동시에 다루지 않고 순차적으로 관리되는 경우도 있다. 손상의 우선순위는 환자의 목표와 개인의 특성을 고려하면서 회복을 하는 것이 중요하다.

일부 손상은 재활의 모든 단계에서 그다지 관련이 없을 수 있으며, 하나의 손상이 해결되면 다른 손상을 해결해야 할 필요가 있을 수도 있다(임상 사례 3.12). 일부 고립된 손상은 심각한 기능적 손실을 초래하지 않을 수 있지만, 반복적인 노력의 재분배는 조직 파괴에 기여하고 후속 손상으로 이어질 수 있다(표 3.7). 시간이 지나면 이러한 보상은 기능적 능력 또는 통증을 제

글상자 3.12 손상과 기능의 관계

- ICF 모델은 임상 추론 과정을 지원하고 모든 시스템에 대한 건강 상태, 관련 신체 기능 및 구조, 손상, 활동 제한 및 참여 제한을 연결하는 데 사용할 수 있다.
- 때때로 운동 계획이 모든 손상을 다루지만, 한 손상이 다른 손상보다 더 중요하거나 관리가 동시적이기보다는 순차적인 경우가 있다.
- 기본적인 활동 및 참여 제한과 직접적으로 관련된 손상을 해결하면 환자의 요구를 가장 잘 충족시킬 수 있는 중재를 선택하는 것이 도움이 된다.
- ICF 모델을 사용하면 치료사는 예방 조치를 취하고 추가 부상을 방지하면서 기능적 목표를 향한 작업을 할 수 있다.
- 건강 상태(진단)는 결과를 유용한 문헌과 비교하고, 예후 및 예방 조치를 결정할 때 고려한다.
- 개인의 특성과 환경적 고려 사항의 주변 상황은 운동 처방의 모든 측면에 영향을 미친다.
- 궁극적으로 ICF 시스템은 환자의 고유한 요구 사항을 충족하기 위한 임상 추론 체계를 제공한다.

표 3.6 건강 상태, 신체 구조, 손상, 활동 제한 및 참여 제한 간의 연결

건강상태	신체 구조	손상	활동 제한	참여제한
신경 포착	말초 신경	제한된 동적 신경 가동성; 통증 및 가동성 제한	앞으로 뻗기 어려움	업무를 위해 차량을 운전할 수 없음
만성 폐쇄성기도 질환	폐	손상된 폐가스 교환; 심혈관 지구력 감소	장시간 걷기 어려움	우편 작업자로서 우편물 배달의 어려움
관상 동맥 질환	심혈관	손상된 심장 근육 산소 공급; 심혈관 지구력 감소	활동으로 인한 가슴 통증	개와 걷기를 하지 못함
말초 혈관 질환	혈관	손상된 산소 전달; 근지구력 감소	상지 활동으로 인한 피로	사회적 상호 작용을 위해 지역 사회에서 자가-추진(self-propelling) 휠체어 사용의 어려움
퇴행성 관절 질환	관절	관절 가동성	굽혀진 무릎	집에 페인트를 칠하기 위해 계단식 사다리를 올라갈 수 없음

표 3.7 손상에 대한 장기 보상의 가능한 결과

건강상태	손상	활동 제한	보상 전략	가능한 후유증
신경 포착	제한된 동적 신경 가동성	물건을 들어 올리기 어려움	신경 긴장을 피하기 위한 허리 폄 또는 비대칭	허리 통증
만성 폐쇄성기도 질환	손상된 폐가스 교환	장시간 걷기	호흡을 위한 갈비근 수축	목 통증
관상 동맥 질환	손상된 심장 근육 산소 공급	활동으로 인한 가슴 통증	보조 장치 의존성	디컨디셔닝
말초 혈관 질환	손상된 혈관 안/밖으로 대사 물질의 이동	허혈성 통증에 기인하는 걷기	보조 장치 의존성	디컨디셔닝
퇴행성 관절 질환	관절 가동성	굽혀진 무릎	반대쪽으로 걸어가는 보행 패턴	반대쪽 무릎 통증

한한다. 기본적인 활동 및 참여 제한과 직접적으로 관련된 손상을 해결하면 환자의 요구를 가장 잘 충족시킬 수 있는 중재를 선택하는 것이 도움이 된다. 관련성은 또한 연관된 목표를 구축하기 위한 체계를 제공한다. 따라서 물리치료사는 어떤 손상이 환자의 기능적 문제에 가장 많이 기여하는지 확인하고 재활 단계의 전반에 걸쳐 여러 지점에서 주요 문제를 해결하기 위한 운동 프로그램을 설계해야 한다. 환자가 재활을 진행하면서 우선순위와 주요 문제가 변경될 수 있다.

건강 상태는 유용한 문헌을 사용하여 결과를 비교할 수 있다. ICD(International Classification of Diagnoses)코드[2]는 건강 상태에 대한 표준화된 정의를 제공한다. 치료사는 평가 및 치료 중 진단의 의미를 고려할 때 생리학, 해부학 및 병리학에 대한 배경 지식을 사용해야 한다. 건강 상태(진단)는 또한 예후와 예방의 결정을 알려주므로, 목표와 운동 선택에 영향을 준다.

개인적 특성과 환경적 고려 사항의 주변 상황은 운동 처방의 모든 측면에 영향을 미친다. 환자의 나이, 성별, 가족력, 동반 질환 및 유전학은 콜라겐 구조와 치유 가능성에 영향을 미친다. 신장, 체중 및 인체 측정의 특성은 지렛대, 체중 저항 및 균형과 같은 모든 생체역학적 요인에 영향을 미친다. 근력, 파워, 지구력, 유산소 지구력은 나이가 들어감에 따라 영향을 받으며, 모든 환자가 개선 가능성이 있지만 노인의 경우 진행 정도와 속도를 조정해야 한다. 흡연, 약물 및 알코올 사용, 식이요법, 활동 수준 및 스트레스와 같은 일반적인 건강 습관은 모두 치유 잠재력에 영향을 미친다. 기능적 운동에 직접적인 영향을 미치는 다른 개인적 특성으로는 일과 취미가 포함된 사항이 있다. 가정 프로그램과 환자의 목표는 환경, 사용 가능한 장비 유형, 환자의 사회 및 가족 환경에서 완전한 기능으로 복귀할 가능성에 따라 조정되어야 한다. 궁극적으로 ICF 시스템은 환자의 고유한 요구 사항을 충족하기 위한 임상 추론 체계를 제공한다.

임상 사례 3.12 손상과 활동 제한 사이의 연관성 평가: 앉고 서기 균형 결손

환자는 35세의 엔지니어로 하루 종일 앉아 있는다. 그는 앉은 상태에서 서 있는 상태로 이동할 때 균형이 잘 잡히지 않고, 등받이 뒤로 지속적으로 무게 중심을 유지하는 것이 관찰된다(임상 사례 3.3 참조). 장시간 앉아 있고 의자에서 일어서기가 힘들고, 무릎 앞쪽에 통증을 호소한다.

개인 및 환경 요인의 영향

환자의 나이에 따라 치료사는 균형 부족의 다른 잠재적 원인보다 가능한 가동성 손상을 우선순위로 정할 수 있다. 예상되는 가동 범위는 젊은 건강한 성인에 대해 수집된 최대값과의 비교를 기반으로 한다.[1]

초기 검진	해석
엉덩관절 굽힘 120°	건강한 젊은 성인이 앉고 일어서기에 충분함[1,2]
무릎 굽힘 105°	건강한 젊은 성인의 앉아서 일어서기에 충분함[3,4]
발목 발등굽힘 0°	앉고 일어서서 이동하기에 불충분 (정상 건강한 성인 27~29°)[2]

앉고 일어서서 이동하기에 영향을 미칠 수 있는 잠재적인 주요 문제는 발등굽힘이 불충분하다는 가설을 세울 수 있다.

치료

초기 목표

환자는 4주 이내에 균형을 잃지 않고, 일어서서 이동할 수 있도록 양측 발목 발등굽힘 28°까지의 향상을 보여줄 것이다.[2]

초기 치료 계획

- 서서 장딴지근 복합 스트레칭, 발목과 발의 관절 가동화
- 테이블 위에 잡고 지지된 자세에서 기능적 가동 범위, 새로운 범위 유지에 초점을 맞춘 작은 스쿼트(small squats)

재평가(4주)

- 엎드린 자세에서 발목 발등굽힘 25°
- 서있는 자세에서 발목 발등굽힘 25°, 테이블 위 체중 부하 런지 자세에 25° 유지
- 앉고 일어서서 이동하는 동안 발목 발등굽힘(분석 사용) 5°

추가 검사

- 30초 동안 앉고 일어서기의 반복 횟수를 평가하고, 기저면 위로 체중을 싣기를 달성한 성공적인 반복 횟수를 기록한다. 분석을 사용하여 서기자세로 이동하는 데 걸리는 시간을 결정한다. 이 정보를 활용하여 목표를 업데이트한다. 치료사는 또한 움직임의 질, 사용 가능한 범위의 사용, 환자가 몸을 기저면 위로 안전하고 빠르게 전환할 수 있는 능력을 기록한다.
- 움직임에 대한 두려움을 평가한다(공포 회피, 활동, 균형, 자신감[ABC] 설문지).

평가

환자는 사용 가능한 전체 범위를 사용하고 있지 않는다. 움직임이나 넘어짐에 대한 두려움의 영향은 거의 없다.

조정된 계획

- 기능적 움직임 동안 사용 가능한 범위를 사용하여 신경근 협응력을 개선한다(3단계).
- 기능적 스트레칭은 홈 프로그램으로 계속된다.
- 스쿼트는 지지면 위에 몸을 유지하고, 상체 지지력을 줄이고 가동 범위를 늘리는 데 중점을 두고 계속된다.
- 기저면 위데 체중이 전체에 걸쳐있는 범위를 통하게 하여 앉고 일어서서 이동하기를 진행하고, 반복과 속도를 높이고, 기능적 움직임 동안 사용 가능한 범위에 접근하기 위한 협응력을 개선한다.

3단계 목표

환자는 움직임에 대한 두려움 없이 30초 앉고 일어서기 작업 동안, 80%로 반복하는 동안 사용 가능한 발목 가동범위를 사용하여 앉고 일어서기에서 이동할 수 있는 능력을 보여줄 것이다.

참고문헌

1. Reese NB, Bandy WD. Joint Range of Motion and Muscle Length Testing. 2nd ed. St. Louis, MO: Saunders Elsevier; 2010.
2. Ikeda ER, Schenkman ML, O Riley P, et al. Influence of age on dynamics of rising from a chair. Phys Ther. 1991;71:473-481.
3. Jevsevar DS, Riley PO, Hodge WA, et al. Knee kinematics and kinetics during locomo- tor activities of daily living in subjects with knee arthroplasty and in healthy control subjects. Phys Ther. 1993;73:229-276.
4. Rowe PJ, Myles CM, Walker C, et al. Knee joint kinematics in gait and other functional activities measured using flexible electrogoniometry: how much knee motion is suffi- cient for normal daily life. Gait Posture. 2000;12:143-155

요약

- ICF 모델은 활동 및 참여의 어려움과 관련된 적절한 장애를 선택하기 위한 임상 추론 체계를 제공하는 데 사용될 수 있다.
- 사용 가능한 가동범위가 보상 없이 관련된 기능적 활동을 허용하지 않는 경우 가동성 제한(저가동성)이 해결된다. 저가동성은 조직 길이와 탄력을 증가시키기 위해 고안된 중재가 필요하다.
- 과가동성은 외상 또는 선천성 이상, 제한된 신경근 조절 또는 결합조직 이완으로 인한 구조적 제한의 부족과 관련될 수 있다. 중재에는 근육 기능 및 신경근 협응의 개선이 포함된다.
- 근육 기능 장애에는 활성화의 어려움과 근력, 파워 및 지구력의 제한이 포함된다. 각 요소는 적절한 근육 반응을 목표로 하기 위해 다양한 하중을 필요로 한다. 활성화 및 지구력에는 낮은 부하가 필요하다.; 근력과 파워는 기능을 향상시키기 위해 더 높은 부하가 필요하다. 근지구력은 적절하게 도전하기 위해 고반복 또는 더 긴 시간이 필요하다.

- 유산소 지구력은 심혈관 및 호흡기 성분을 포함하여 유산소 산화 대사에 도전하는 운동을 말한다. 컨디셔닝 후 유산소 기능이 종종 감소하고, 전신 운동은 지속된 활동이 요구되는 사항이 있는 모든 활동으로 돌아가는 데 도움이 된다.
- 정적 균형은 중력 저항 위치에서 몸통을 평형 상태로 유지하는 능력을 의미한다. 동적 균형은 한 위치에서 다른 위치로 이동하고 안정된 상태로 돌아갈 수 있는 능력이다.
- 특정-과제 협응력은 적절한 시기에 필요한 과제를 달성하기 위해 특정 움직임을 원활하게 수행할 수 있는 능력이다.
- 보상적 움직임은 장애와 통증이 있는 상태에서 활동을 계속할 가능성이 있다. 완전한 기능 복귀 및 추가 부상 방지를 위해 부적응 패턴을 해결해야 한다.
- 심리적 기여는 회복에 부정적 또는 긍정적인 영향을 미칠 수 있다.
- 활동 제한과 직접 관련된 가장 관련성 있는 장애를 해결하고 환자의 요구를 충족하기 위해 장애의 우선순위를 지정해야 한다.
- 개인 및 환경의 고려 사항은 예후, 목표 설정 및 운동 진행을 포함하여 운동 처방의 모든 요소에 영향을 미친다.

질문 검토

1. 손상, 활동 제한 및 참여 제한 간의 관계를 설명하시오.
2. 저가동성과 과가동성을 구별하고 각 장애 유형이 운동 선택에 미치는 영향을 구분하시오.
3. 근육 기능에 영향을 미치는 다양한 유형의 장애를 정의하고 설명하며, 적절한 운동 선택을 포함하시오.
4. 근육 활성화, 근력, 파워 및 지구력을 위해 운동의 초점을 구별하시오.
5. 근지구력과 일반적인 유산소 지구력을 구별하시오.
6. 정적 균형과 동적 균형을 구분하시오.
7. 보상적 움직임이 어떻게 장기적으로 부정적인 결과를 가져올 수 있는지 설명하시오.
8. 심리적 장애가 회복에 어떻게 영향을 미치는지 토론하시오.
9. 복잡하지 않은 사례 시나리오에 대한 환자의 활동 제한과 관련된 장애의 우선순위를 지정하시오.
10. 개인 및 환경 고려 사항이 치료 및 운동 처방 목표에 어떻게 영향을 미치는지 토론하시오.

참고문헌

1. Sykes C, Snyman S. International Classification of Functioning, Disability and Health (ICF) Framework to Facilitate Interprofessional Education and Collaborative Practice. World Health Organization. www.who.int/hrh/news/2014/hrh_icf_framwork/en/.
2. World Health Organization. How to use the ICF. A practical manual for using the International Classification of Functioning Disability and Health (ICF). 2013. www.who.int/classifications/drafticfpracticalmanual2.pdf.
3. *Guide to Physical Therapist Practice 3.0*. Alexandria, VA: American Physical Therapy Association; 2014. http://guidetoptpractice.apta.org/.
4. Reese NB, Bandy WD. *Joint Range of Motion and Muscle Length Testing*. 2nd ed. St. Louis, MO: Saunders Elsevier; 2010.
5. Magee DJ. *Orthopaedic Physical Assessment*. 6th ed. St. Louis, MO: Elsevier Saunders; 2014.
6. Magee DJ, Zacheweski JE. Principles of stabilization training. In: Magee DJ, Zacheweski JE, Quillen WS, eds. *Scientific Foundations and Principles of Practice in Musculoskeletal Rehabilitation*. St. Louis, MO: Saunders Elsevier; 2007:388–413.
7. Cipriani DJ, Falkel JE. Physiological principles of resistance training and functional integration for the injured and disabled. In: Magee DJ, Zacheweski JE, Quillen WS, eds. *Scientific Foundations and Principles of Practice in Musculoskeletal Rehabilitation*. St. Louis, MO: Saunders Elsevier; 2007:432–457.
8. American College of Sports Medicine. In: Pescatello LS, ed. *ACSM's Guidelines for Exercise Testing and Prescription*. 9th ed. Baltimore, MD: Wolters Kluwer Lippincott Williams & Wilkins; 2014.
9. Frownfelter D, Dean E. *Cardiovascular and Pulmonary Physical Therapy: Evidence to Practice*. 5th ed. St. Louis, MO: Mosby; 2013.
10. Chmielewski TL, Hewett TE, Hurd WJ, Snyder-Mackler L. Principles of neuromuscular control for injury prevention and rehabilitation. In: Magee DJ, Zacheweski JE, Quillen WS, eds. *Scientific Foundations and Principles of Practice in Musculoskeletal Rehabilitation*. St. Louis, MO: Saunders Elsevier; 2007:375–387.
11. Lentz TA, et al. Development of a yellow flag assessment tool for orthopaedic physical therapists: results from the Optimal Screening for Prediction of Referral and Outcome (OSPRO) cohort. *J Orthop Sports Phys Ther*. 2016;46(5):327–343.
12. Griensven HV, Strong J, Unruh A. *Pain: A Textbook for Health Professionals*. 2nd ed. St. Louis, MO: Elsevier Health Sciences; 2014.
13. Bishop MD, et al. Patient expectations of benefit from interventions for neck pain and resulting influence on outcomes. *J Orthop Sports Phys Ther*. 2013;43(7):457–465.
14. Bishop MD, Bialosky JE, Cleland JA. Patient expectations of benefit from common interventions for low back pain and effects on outcome: secondary analysis of a clinical trial of manual therapy interventions. *J Man Manip Ther*. 2011;19(1):20–25.
15. Bialosky JE, Bishop MD, Cleland JA. Individual expectation: an overlooked, but pertinent, factor in the treatment of individuals

experiencing musculoskeletal pain. *Phys Ther*. 2010;90(9): 1345–1355.

16. Sueki DG, Dunleavy K, Puentedura EJ, Spielholz NI, Cheng MS. The role of associative learning and fear in the development of chronic pain: a comparison of chronic pain and post-traumatic stress disorder. *Phys Ther Rev*. 2014;19(5):266–352.
17. Frey Law LA, George SZ. Individual differences and pain variability. In: Sluka K, ed. *Mechanisms and Management of Pain for the Physical Therapist*. 2nd ed. Philadelphia: WoltersKluwer Health IASP; 2016:83–99.
18. Vincent HK, Seay AN, Montero C, Conrad BP, Hurley RW, Vincent KR. Kinesiophobia and fear-avoidance beliefs in overweight older adults with chronic low-back pain: relationship to walking endurance: part II. *Am J Phys Med Rehab/Assoc Acad Phys*. 2013;92(5):439–445.

4

검진 기법과 평가

Examination Techniques and Evaluation

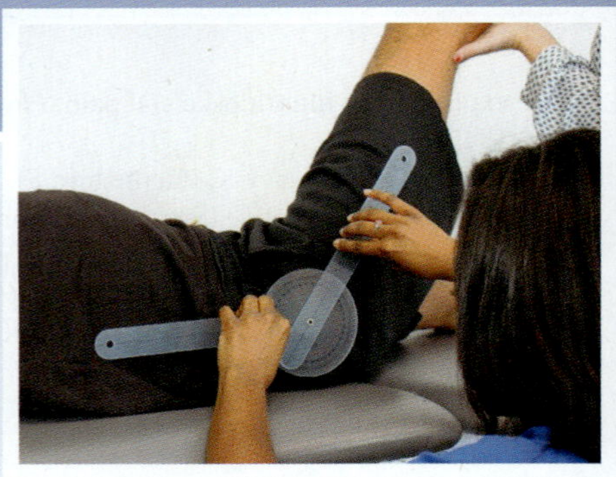

목표

이 장을 읽으면 다음과 같은 일을 수행할 수 있다.

1. 주관적인 병력과 심각도, 과민도, 성격 및 단계(SINS)의 평가가 검진 및 운동 기술, 위치, 강도 및 매개 변수의 선택을 안내하는 데 어떻게 사용되는지 설명할 수 있다.
2. 운동 선택에 도움이 되는 선택적 조직 장력 원리의 사용을 요약할 수 있다.
3. 2장에서 소개한 생체역학적 원리를 운동 검사 중 자세 정렬, 움직임 관찰 및 분석에 적용할 수 있다.
4. 일반적인 뼈 및 자세 부정렬을 확인하고 정적 및 동적 자세가 운동 선택, 위치 및 지도에 어떻게 영향을 미치는지 설명할 수 있다.
5. 일반적인 움직임 보상을 확인할 수 있다.
6. 근육 활성화, 근력, 파워, 지구력, 균형 및 협응에 대한 운동 검사를 구분할 수 있다.
7. 기능적 움직임 평가가 평가, 중재 선택 및 목표 설정에 어떻게 기여하는지 설명할 수 있다.

주관적이고 객관적인 기준 정보를 제공하는 데 사용되는 특정 검사 기술은 이 장에서 자세히 다루지 않는다. 이 장에서는 초기 운동 처방 시 운동 선택을 안내하기 위해, 장애 및 기능 검사에 대한 검진 결과의 평가를 사용하는 방법을 소개한다.

주관적 병력 및 검진: 객관적 검진 기술 선택에 미치는 영향 SUBJECTIVE HISTORY AND EXAMINATION: INFLUENCE ON OBJECTIVE EXAMINATION TECHNIQUE SELECTION

치료사가 환자와의 초기 면담에서 수집한 정보는 후속 검진 기법을 안내하는 데 도움이 될 것이다(글상자 4.1). 치료사는 과거와 현재의 병력, 부상의 메커니즘, 환자의 목표, 개인 및 사회적 인구 통계 특성에 대해 질문하여 주관적인 인터뷰를 위한 단계를 설정해야 한다.[1] 심각도, 과민도, 성격 및 단계(SINS, 1장)에 대해 얻은 정보와 특정 진단을 결정하기 위한 특수 질문은 검사 계획에 도움이 된다. 환자가 동시 진단을 받은 경우, 관련 예방 조치 또는 금기증이 있는지 확인하기 위해, 이러한 상태에 대한 추가 정보가 필요하다.

평가[1-4] 중 객관적인 결과와 함께 주관적인 정보는 치료사가 운동 유형, 운동 강도의 시작 지점 및 위치를 포함한 치료 계획을 결정하는 데 도움이 될 것이다. 운동량을 검사하고 그에 따라 계획을 조정한다(5장 참조). 심리 검사 도구는 초기 평가 중에 사용할 수 있으며 필요한 경우 더 구체적인 도구와 함께 사용할 수 있다. 환자의 증상이 점점 더 심각해지거나 심한 짜증을 나타

글상자 4.1 SINS를 사용하여 검진 및 운동 검사 강도 결정

- 초기의 환자 문진은 치료사에게 평가 진행 방법에 대한 많은 정보를 제공하는 사실 확인 임무이다.
- 환자의 과거 및 현재 증상의 특성에 따라, 치료사가 진단을 내리기 위해 사용하는 검사가 결정된다.
- 환자가 환자의 병력과 함께 자신의 통증을 설명하는 방법은, 검사 절차 및 운동을 견딜 수 있는 환자의 잠재력에 대한 단서를 제공한다.
- 높은 심각도, 높은 과민도, 예방 조치 또는 급성 염증이 있을 경우 요구사항;
  - 가능한 최소한의 힘을 사용하여 가능한 제한된 수의 신체 검사를 시행하는 신중한 검진
  - 심각도, 과민도 또는 심각한 조직 손상과 함께 급성 염증이 있는 경우 운동 검사가 지연될 수 있음
  - 정기적인 증상 모니터링 및 기술 조정
  - 운동 검사를 위한 중지 지점 예측 및 설정
- 낮은 심각도, 낮은 과민도, 예방 조치 없음, 급성 염증 또는 만성 통증은 다음을 허용함:
  - 보다 집중적인 검진
  - 최대 가동성 또는 근육 기능을 검사하기 위한 운동 검사
  - 검사 중 증상 유발

SINS, 심각도, 과민도, 자연, 단계.

- 높은 심각도
- 높은 과민도
- 금기 사항/주의 사항(성격)
- 급성

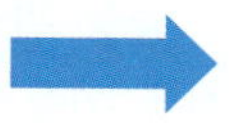

- 낮은 심각도
- 낮은 과민도
- 제한된 예방 조치
- 만성

검진 시작 지점	
신중한 검사 • 지지된 위치에서 시작	더욱 강렬한 검사 가능 • 덜 지지된 위치
최소한의 힘으로 검진	검진에는 스트레스 검사, 최대 범위 또는 결합된 움직임이 포함될 수 있음
운동 검사는 더 높은 반복, 더 낮은 힘, 조직 스트레스, 더 작은 가동범위를 위해 설정	운동 검사에는 피로에 대한 반복, 더 많은 운동 또는 더 넓은 범위의 운동이 포함될 수 있음
객관적인 검사 전, 도중 및 후에 주관적인 정보 사용	주요 증상을 모니터링 하지만, 우려되는 주요 증상 재현을 목표로 할 수 있음
증상 증가 방지 • 검사를 위한 중지 지점 예측 및 설정	증상을 재현하거나, 약간의 증상 증가를 받아들이거나, 최대 검사를 수행할 수 있음

그림 4.1 SINS 카테고리와 관련된 검진 기법 선택.

임상 사례 4.1 검진 및 운동 검사와 관련된 결정을 위한 SINS 사용

환자 A

환자 A는 3개월 전에 연석에서 떨어진 후 다발성 박리골절(발꿈치뼈 및 목말뼈) 상태가 지속됐다. 특히, 발꿈치뼈에서 짧은발가락폄근 및 갈린 인대 부착부와 목말뼈머리에서 목말발배주머니 부착에서의 박리가 있었다. 그녀는 매우 활동적인 50세의 대학 교수이다. 그녀는 집에서 필라테스 리포머 기구 운동과 태극권 수업에 참석할 수 있기를 원한다.

골절은 6주 동안 비체중 부하 상태로 보존적으로 치료되었고 2주 동안 워킹 부츠에서 부분 체중부하로 치료되었다. 12주차에 환자는 점진적인 체중부하, 발목 가동범위 및 강화를 위해 물리치료를 받게 된다. 30분 이상 서고 걸을 때 낮은 강도의 통증이 있지만 앉으면 통증이 줄어든다. 더 이상 삼출은 없다.

평가

다발성 골절은 외상 중 중대한 힘이 나타난다: 문제의 특성상 예방 조치를 위해 치유 상태를 고려해야 한다. 고정 및 체중부하 제한은 가동성과 보상 패턴을 초래할 가능성이 높다. 따라서 검진은 신중해야 한다. 검진과 운동 기술 후에 부종과 삼출을 관찰해야 한다. 충분한 조직 치유와 근육 지지가 있을 때까지, 특히 완전한 긴장 상태에서 손상된 인대와 치유 중인 골절 부위에 제한된 스트레스를 가해야 한다. 검진은 체중부하가 없는 상태에서 시작되어야 하며, 환자가 부하를 견딜 수 있는 경우에 체중부하 위치로 진행해야 한다. 힘을 제한하고 잠재적으로 균형이 잘 잡히는 반응을 제한하기 위해, 초기에는 누운 자세, 앉은 자세 또는 지지된 자세가 운동에 선호된다.

환자 B

환자 B는 2일 전에 경미한 발목 염좌가 발생했다; 그는 통증은 적지만 절뚝거리며 걷는다. 그는 목발을 사용하여 수업에 들어갈 수 있지만, 입각기 동안 왼쪽으로 완전한 체중지지를 할 수 있다.

평가

조직 손상의 정도와 예방 조치가 필요한지 확인해야 한다. 그러나 환자는 경미한 통증을 보고하고 있으며 다리에서 체중을 견딜 수 있어 심각한 부상 가능성이 낮음을 나타낸다. 심각도와 성격에 대한 판단은 객관적인 검사가 완전히 끝날 때까지 미룬다.

환자는 1단계에 있다.

환자 A와 환자 B의 비교

두 환자의 문제의 성격은 비슷하지만 손상 정도는 환자 A의 경우 훨씬 더 광범위하다. 두 환자에 대해 선택한 검진 기술은 동일하지만, 환자 A의 부상에 대한 뼈 치유 시간에 대한 틀은 힘을 사용하는 것에 더 많은 주의가 필요하다. 초기 검진 중 환자 A에 대한 예방 조치는 힘에 대한 반응을 관찰하고 모든 방향에서 지나친 범위에서의 시간 또는 하중 정도를 제한하는 것으로 구성된다. 환자 B에 대한 초기 검진에 사용되는 힘의 양은 약간 더 공격적 일 수 있지만, 더 심각한 부상 가능성이 배제된 후에 가능하다. 환자 A(2단계)의 재활 단계는 고정 및 제한된 체중부하와 관련하여 보다 확립된 결합 조직 및 신경근 적응의 가능성이 있는 반면, 환자 B(1단계)의 경우 삼출 및 염증 삼출물은 가동성에 영향을 미칠 가능성이 있다.

SINS, 심각도, 과민도, 자연, 단계.

내면, 물리치료사는 여러 잠재적 예방 조치 또는 금기 사항을 확인하고 이는 더욱더 심각한 병리 또는 급성 염증의 존재로 나타남을 알 수 있다. 심각한 병리가 의심되거나 급성 염증이 있는 상태에서는 강도가 덜한 검사 절차를 진행하고, 포괄적이고 신중한 검사가 필요하다. 과민성이 덜한 만성 질환 또는 덜 심각한 손상인 경우 예방 조치가 적고 더욱 강력하고 강렬한 검사가 가능하다(그림 4.1 및 임상 사례 4.1). 병력 및 SINS 데이터 외에 증상이 검토되면 심각하거나 진단되지 않은 의학적 병리(적색기[red flags])를 선별하는 데 도움이 되며, 해당되는 경우 추가 건강 검진을 위해 의뢰해야 한다.[1] 심리적 장애와 일치하는 증상도 수집한다(황색기[yellow flags]).[1]

선택적 조직 긴장 검사
SELECTIVE TISSUE TENSION EVALUATION

사용 가능한 능동, 수동 및 저항 가동범위 간의 관계는 장애의 원인을 나타내기 위해 사용되며 **선택적 조직 긴장 검사**(글상자 4.2)로 설명된다. 선택적 조직 긴장 검사는 특정 관절의 각 구성 조직의 온전함을 평가하고, 수축 또는 비수축성 구조가 기능부전의 가장 가능성이 높은 원인인지 여부를 결정하는 데 사용된다. 움직임 중 가동범위, 끝 느낌 및 통증 증상을 평가한다(표 4.1). 검진 중에 환자는 범위를 능동적으로 움직이도록 하고 치료사는 수동적인 가동범위를 수행한다. 능동적 움직임과 수동적 가동범위의 차이는 근육 수축이나 경련이 움직임에 영향을 미치는지, 또는 움직임 제한 범위가 비수축성 구조로 인한 것일 가능성이 더 높은지를 나타낼 수 있다. 저항 검사의 사용은 또한 신경근 상태와 관련된 정보를 제공한다. 선택적 조직 긴장 결과는 주관적 증상 및 기타 여러 특수 검사와 함께 사용되어 운동 유형 및 매개 변수 선택을 안내한다(임상 사례 4.2)

글상자 4.2 선택적 조직 긴장 및 끝 느낌

- 이 검사는 수축성 또는 비수축성 구조가 손상에 기여하는지 여부를 결정하는 데 도움이 된다.
- 또한 저가동성 또는 과가동성이 있는지 판단하는 데 도움이 된다.
- AROM 및 PROM은 가동성 검사 및 근육 기능(활성화)에 사용된다.
  - AROM 및 RROM 기능적 움직임 검사는 협응에 사용된다.
  - AROM 및 PROM 통증, RROM 통증 없음: 비수축성
  - AROM < PROM, RROM 약함: 수축성
  - PROM 통증없음, AROM, RROM 통증: 수축성
- 끝 느낌은 가동성 장애의 원인을 결정하는 데 도움이 된다(단단함, 관절주머니, 결합조직; 딱딱함, 뼈; 탄력성, 근육; 비어있는 느낌, 두려움, 심한 병리, 과가동성)

AROM, Active range of motion; *PROM*, passive range of motion; *RROM*, resisted range of motion.

능동 관절 가동범위(**Active range of motion**)는 환자에게 사용 가능한 동작을 통해 능동적으로 움직이도록 요청하는 것이다. 범위의 양은 관절 외부 제한(근육 및 결합조직 제한) 뿐만 아니라 관절주머니 및 관절 내부의 관계를 포함한 관절 구조의 제한에 의해 영향을 받는다. 능동 관절 가동범위는 또한 신경근 기능과 근력, 통증 반응 또는 심리적 두려움 반응의 영향을 받는다.

수동 관절 가동범위(**PROM**)는 환자가 움직임을 수행하지 않고, 치료사가 환자의 사지를 끝 범위까지 이동시키며 검사한다. PROM은 능동적 신경근 조절이나 영향 없이 가능한 움직임의 양을 반영하지만, 보호적 통증 반응 또는 심리적 두려움 반응에 의해 여전히 제한될 수 있다. 수동적 움직임 평가에는 관절의 끝 느낌도 포함되어야 한다. 끝 느낌의 질은 어떤 유형의 조직이 수동적 움직임을 제한하는지를 나타낸다. 끝 느낌이 **단단하면**(**firm**), 제한이 관절주머니 또는 결합조직 제한과 관련이 있을 가능성이 더 높다. 끝 느낌이 **탄력적**(**elastic**)인 경우 제한이 전체 근육 길이에 도달할 가능성이 더 높고, 끝 느낌이 **비어있는**(**empty**) 느낌은 통증이나 경련으로 인한 근방호 때문일 수 있다. **부드러운**(**soft**) 끝 느낌은 물렁조직 개재(interposition)가 있을 때 정상이며, 정상적인 관절 가동범위에 미치지 못하는 **딱딱한**(**hard**) 끝 느낌은 비정상적인 뼈 정렬, 비정상적인 뼈 형성 또는 반달연골 또는 느슨한 신체 충돌과 같은 관절 내부 제한으로 인해 발생한다. 특정 관절 놀이 검사는 사용 가능한 끝 느낌을 정상적인 해부학적 구조의 일반적인 끝 느낌과 비교한다. 끝 느낌 검사는 검사자 간에 그다지 신뢰할 수 없지만, 이 정보는 특히 특정 관절 가동범위에 대한 표준값과 관련하여 움직임에 대한 상대적 제한에 대한 추가 정보를 제공할 수 있다(표 4.2). 능동 및 수동 가동범위, 끝 느낌 및 가동범위 값 간의 관계는 저가동성 또는 과가동성과 관련된 일차 가동성 장애가 있는지 확인하는 데 도움이 된다.

근육 유연성은 일반적으로 수동 가동범위를 사용하여 검사된

표 4.1 선택적 조직 긴장: 손상의 가능한 원인을 나타내는 AROM, PROM 및 RROM의 관계

AROM	PROM	RROM	손상의 가능한 원인
감소, 통증	완전함	정상 근력 + 재현된 통증 또는 근력 감소	근육 또는 기타 구조로 인한 통증
감소		감소된 근력 + 노력	활동 및 저항 동작의 수의적 제한에서 두려움과 관련된 심리적 반응
감소, 끝 범위 통증	끝 느낌에 도달했을 때 감소(PROM = AROM), 통증 또는 불편함 전체 근육 길이에 도달하면 감소(하나 또는 이상의 관절)	중간 범위에서의 정상 근력	관절주머니, 물렁조직, 기타 결합조직의 신장성 감소 근육 유연성 감소
감소, 통증 없음	완전함	약함, 통증 없음	활성화 부족, 근육 기능 감소 또는 운동신경 전도 장애로 인한 근력 제한

AROM, Active range of motion; *PROM*, passive range of motion; *RROM*, resisted range of motion

임상 사례 4.2 선택적 긴장 검사 사용

치료사는 임상 사례 4.1의 환자에 대한 평가를 계속한다.

환자 A

환자 A에 대한 초기 검사는 신중하며, 바로 선 자세에서 검사 전에 바로누운자세에서 관절 가동범위를 검사한다. 능동적 또는 수동적 관절 가동 범위 검사에는 과압력이 사용되지 않으며, 선택적 조직 긴장 검사에는 부드러운 등척성 저항이 사용된다. 치료사의 손 위치를 수정하여 치유 중인 박리성 골절에 대한 직접적인 압력을 방지한다. 장딴지근 길이는 체중 지지하는 바로 선 자세 런지 검사보다 앉는 자세에서 검사를 시행한다. 관절 가동성 검사는 신중하며 통증이 있는 경우 중단된다.

평가

찰과상 골절로 인한 높은 중증도와 손상을 유발하는 높은 힘에도 불구하고 환자 A의 통증 증상의 중증도와 과민성은 낮다. 주요 장애로는 발등굽힘 감소, 모든 발목 근육의 등척성 근력 감소, 체중부하 비대칭, 한쪽 다리로 균형의 어려움, 보행 편차 및 보행 중 통증이 있다. 발등굽힘 가동성 제한은 심각하지 않지만, 뒤틀림(antalgia) 및 확정된 움직임 패턴과 함께 보행 장애 및 비대칭에 기여하고 있다. 초기 검사는 신중했지만 환자는 2단계에 있으며 일차적 초점은 대칭 및 근육 기능의 회복과 발목 발등굽힘 가동성에 있다.

환자 B

치료사는 환자 B의 조직 손상 정도를 결정해야 한다. 발목 측면의 통증 위치와 발목의 구름의 과거력은 측면 인대 손상의 가능성이 높음을 나타낸다. 발목의 움직임 범위는 이러한 동작이 최소한의 불편함을 가져온다는 것을 결정한 후 발목 발바닥굽힘, 발등굽힘 및 벌림에 대한 과압력을 추가하여 먼저 능동적으로 검사한다. 안쪽들림 가동범위에서 초기에 통증이 있었고, 측부 인대의 긴장이나 스트레스를 피하기 위해 안쪽들림에 과압력을 가하지 않았다. 목말밑 기울기 검사는 더욱더 짧은 지레팔로 손을 발목관절에 가까이 하고 천천히 조심스럽게 수행한다. 가동범위와 통증은 가쪽 인대 손상(등급 I)의 등급을 결정하는 데 도움이 된다. 환자는 바로 선 자세 런지 검사를 완료할 수 있었지만, 능동 및 수동 발등굽힘 범위가 삼출액에 의해 제한되어 장딴지근 길이 평가가 나중으로 연기되었다. 촉진 및 기타 특수 검사도 수행된다(전방 당김).

평가

환자 B는 등급 I 의 뒤꿈치종아리인대 염좌 진단이 확인되었다. 장애에는 삼출(발바닥굽힘 및 발등굽힘) 및 통증(발바닥굽힘 및 안쪽들림)으로 인한 발목의 가동성 저하가 포함된다. 가벼운 등급 I 의 염좌는 삼출을 해결하고 근육 활성화를 촉진하면서, 과도한 힘으로부터 인대를 보호해야 함을 나타낸다. 그러나 삼출이 해결되면, 진행이 빨라질 수 있다. 균형 반응과 고유수용성 감각에 대한 추가 평가는 삼출이 해결되는 즉시 시행한다. 체중부하 분포, 보행 및 기능적 어려움은 부종 및 삼출로 인한 통증 및 제한된 가동성의 영향을 받는다.

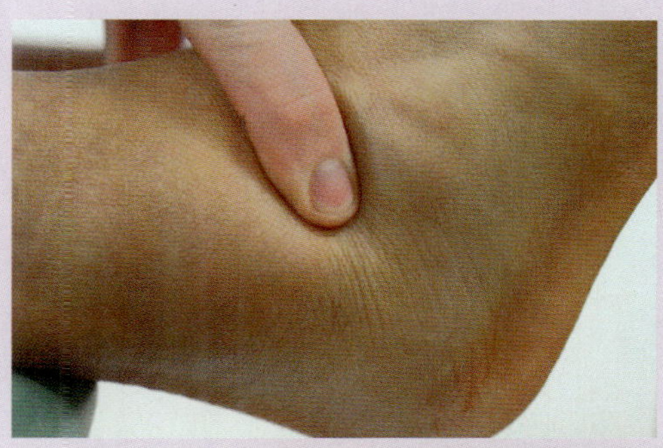

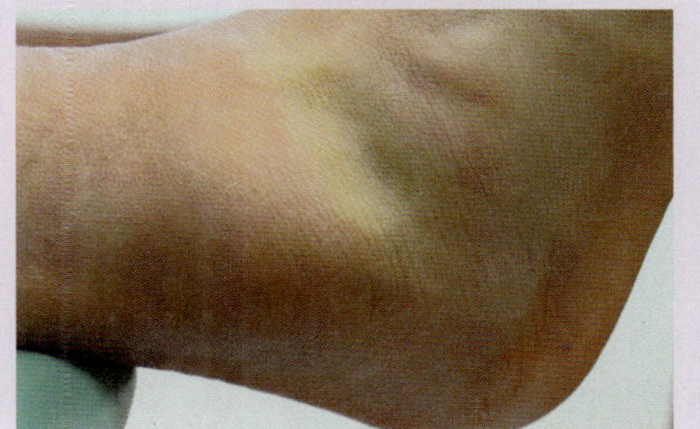

등급 I 의 뒤꿈치종아리인대 발목 염좌 후 삼출.

A, B 환자의 운동에 대한 검진 기법과 예상되는 결과 비교

두 환자에 대해 선택한 검진 기술은 비슷하다; 그러나 뼈 치유 기간과 환자 A의 부상 정도는 힘을 사용하는데 더 많은 주의가 필요하다. 환자 B의 급성기는 손상 정도에 대한 평가도 필요했다. 환자 A의 고정이 길어진 후 관절 가동범위와 움직임 패턴은 더 많이 확립됐다. 환자 B는 삼출액과 통증으로 인해 다양한 가동범위 제한이 있다. 운동 매개 변수는 다를 수 있으며, 환자 A의 경우 개선을 위한 예상 시간이 더 길어질 수 있다.

참고문헌

1. Magee DJ, Sueki D. *Orthopedic Physical Assessment Atlas and Video: Selected Special Tests*. St. Louis, MO: Elsevier Saunders; 2011.

표 4.2 동작 및 끝 느낌의 수동 범위

끝 느낌	원인	비정상적인 끝 느낌에 대한 가능한 설명
단단함	관절주머니 결합조직	결합조직의 전체 길이: 특정 관절의 평균 인구 및 평균 범위와 비교하여 다른 사지와 비교하여 평가해야 함
딱딱함	뼈	어떤 관절은 인구 통계와 관련된 관절 가동범위 끝 범위에서 정상임 뼈 정렬, 이전의 골절 치유, 골조직 또는 심각한 관절염, 강직성척추염과 같은 기타 병리로 인한 것일 수 있음
탄력적	근육	근육이 전체 길이인 경우 근육 유연성 감소 통증 또는 보호로 인한 근육 경련
비어있음	두려움 반응 심각한 병리 과가동성	끝 범위에 도달하기 전에 보호 반응(두려움, 증상 확대 또는 기타 회피반응) 관절 파괴를 초래하는 심각한 병리 통증을 유발하는 다른 구조물들을 최대로 늘이기 전에, 움직임에 제한이 없는 경우 심한 과가동성으로 인해 끝 느낌이 비어있을 수 있음

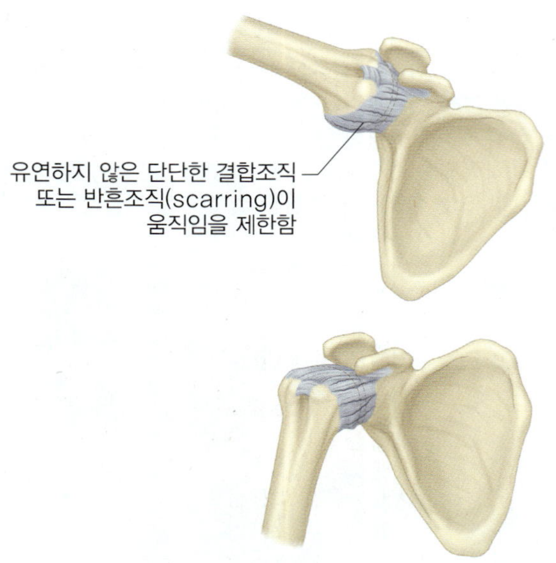

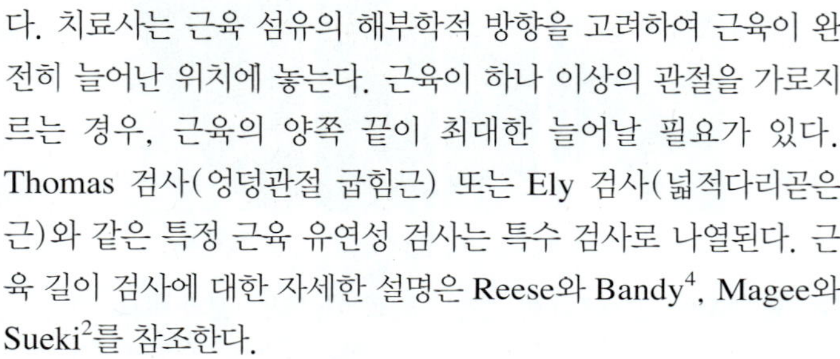

그림 4.2 어깨의 능동 관절 가동범위 중 관절주머니 제한-저가동성.

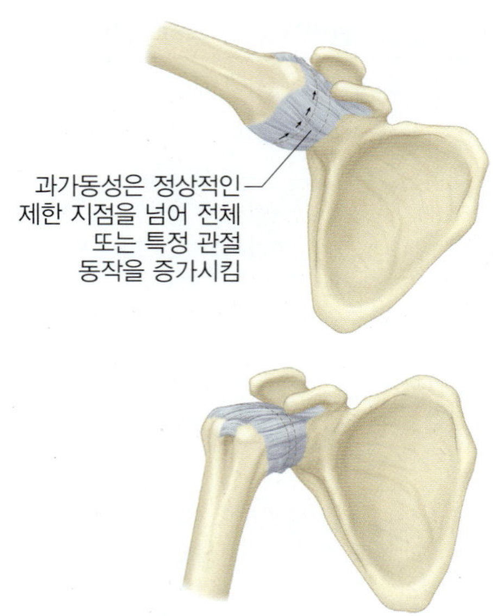

그림 4.3 어깨의 능동 관절 가동범위 동안 관절주머니 이완이 증가하고 관절주머니 제한이 없음-과가동성.

다. 치료사는 근육 섬유의 해부학적 방향을 고려하여 근육이 완전히 늘어난 위치에 놓는다. 근육이 하나 이상의 관절을 가로지르는 경우, 근육의 양쪽 끝이 최대한 늘어날 필요가 있다. Thomas 검사(엉덩관절 굽힘근) 또는 Ely 검사(넓적다리곧은근)와 같은 특정 근육 유연성 검사는 특수 검사로 나열된다. 근육 길이 검사에 대한 자세한 설명은 Reese와 Bandy[4], Magee와 Sueki[2]를 참조한다.

신경 긴장은 말초 신경계의 가동성을 검사하는 것과 관련이 있으며, 일반적으로 특정 신경 복합체를 최대로 스트레치한 다관절 위치로 하여 검사한다. 관절은 최대 범위를 통해 순차적으로 움직이고 증상을 관찰한다.[2,3] 근육 유연성 검사와 신경 긴장 검사 자세는 모두 가동성을 향상시키는 데 사용할 수 있다. 가동성 평가 및 가동성 결손에 기여하는 구조에 대한 고려를 다루는 자세한 내용은 Zachazewski[5]와 Magee[1]를 참조한다.

저항 또는 **저항 관절 가동범위**(RROM)는 신경근 능력에 대한 정보를 제공하며, 유사한 연령 그룹 및 인구에 속한 개인의 비연관된 사지 또는 예상되는 힘 생산 능력과 비교할 수 있다. 저항 검사는 전체 또는 선택된 범위의 동작을 통한 등장성 수축 또는 등척성 수축(관절의 동작 없음)을 사용하여 수행할 수 있다. 일반적으로 선택적으로 조직을 긴장시키는 목적을 위해 인대 또는 관절주머니의 장력을 피하기 위해 중립 관절 위치가 검사에 사용된다. 저항 등척성 검사(관절의 움직임 없음)를 통해 통증이 재현되거나 증가하고, 수동 관절 가동범위에 통증이 없는 경우, 이는 수축성 조직이 증상의 원인으로 가리킨다. 도수 근육 검사를 사용한 등장성 검사는 상대적인 신경근 강도를 나타낸다. 만약 RROM에 무감각, 저림 또는 뇌신경 증상과 같은 다른 신경학적 증상이 있고, 근육 약화를 나타내는 경우 전체적인 신경학적 검사(full neurological screen)로 표시된다.

특정 관절 가동성 검사와 함께 관절 가동범위 결과를 수집하여 상대적인 관절 저가동성 또는 과가동성이 있는지 여부를 결정한다. 표준값 또는 기능적 요구 사항(통증이 있든 없든)에 비해 제한된 능동적 및 수동적 동작은 저가동성으로 간주되지만, 치료사는 장애가 주된 불만과 기능적 결함에 기여하는지 여부를 결정해야 한다(그림. 4.2). 가동성 제한이 있는 경우 관절 가동범위와 근육 유연성 제한을 구분하면 관절 가동화와 근육 스트레칭 기법 선택에 도움이 된다. 전체적인 관절 가동 범위가 정상 한계를 초과하거나 끝 느낌이 지연되면, 관절이 과가동성으로 간주된다(그림 4.3). 움직임의 양을 다른 사지 또는 유사한 특성을 가진 환자의 예상 가동범위와 비교한다. 과도한 가동성은 느슨하거나 완전히 찢어진 수동적 제한, 유전적인 결합조직의 이완, 근육 활성화 상실, 신경근 협응 장애 또는 근육 기능 결핍으로 인해 발생할 수 있다. 통증, 염증 및 부종은 근육 기능과 신경근 협응에 영향을 미치며, 활동 또는 가동성 제한의 주요 원인이 될 수 있다. 방어적인 근방호(muscle guarding)는 과가동성을 가릴 수 있으며, 보고된 통증과 움직임 사이의 관계는 근방호가 해결된 후 검사가 필요할 수 있다. 능동, 수동, 저항 동작의 질 및 범위와 통증이 재현되는 관절 가동범위의 지점을 비교하면, 장애를 결정하고 운동 유형 및 운동 매개 변수를 선택하는 데 도움이 된다(임상 사례 4.3).

임상 사례 4.3 선택적 조직 긴장

환자 A

환자 A는 오른쪽 엉덩관절 통증과 바닥에 발을 대고 신발과 양말을 신는 데 어려움을 겪는 68세 남성이다. 검진:

검사	관절 가동 범위	통증 재현, 끝 느낌
바로누운자세에서 엉덩관절 굽힘(AROM)	110°	앞쪽 엉덩관절 통증 100–110°
바로누운자세에서 엉덩관절 굽힘(PROM)	110°	단단한 끝 느낌(관절주머니), 앞쪽 엉덩관절 통증 재현
바로누운자세에서 엉덩관절 90° 굽힘(RROM)	강함 5/5	통증 없음
바로누운자세에서 90° 엉덩관절 굽힘에서 엉덩관절 폄(RROM)		
뒤넙다리근 유연성(90/90 검사)	엉덩관절 90° 굽힘된 상태에서 90–20° 무릎관절 폄	뒤넙다리근 중간 부분에서 약간의 뒤쪽 압박감, 앞쪽 엉덩관절 통증을 재현하지 않음
신경 긴장 검사(능동 무릎관절 폄, 앉은 자세에서 엉덩관절 90° 굽힘에서 발목 발등굽힘)	90–20° 무릎관절 폄, 최대 발등굽힘	통증 없음, 무릎 뒤쪽 및 종아리의 약간의 압박감

평가

엉덩관절 굽힘 가동성은 뒤넙다리근 유연성이나 신경 긴장 없이 비수축성 조직의 원인으로 제한된다. 환자의 나이를 고려할 때, 목표는 환자가 신발을 묶을 수 있도록 엉덩관절 굽힘을 120°까지 높일 수 있게 하는 것이다. 목표는 신발을 묶을 수 있는 평균 관절 가동범위(129° +/– 9°)를 기준으로 설정된다.[1]

환자 B

환자 B는 계단을 올라가고 언덕을 오르고 신발과 양말을 신을 때 오른쪽 엉덩관절 통증이 있는 48세 남성이다. 그는 골퍼이고 레크리에이션 러너(recreational runner)이다. 검진:

검사	관절 가동 범위	통증 재현, 끝 느낌
바로누운자세에서의 엉덩관절 굽힘(AROM)	120°	통증 없음
바로누운자세에서의 엉덩관절 굽힘(PROM)	120°	통증 없음
바로누운자세에서의 엉덩관절 90° 굽힘(RROM)	강함 5/5	통증 없음
바로누운자세에서의 엉덩관절 90° 폄(RROM)	반대편보다 약함 4/5	엉덩관절 뒤쪽과 허벅지 통증
앉은 자세에서 엉덩관절 90°에서 무릎 굽힘(RROM), 무릎 45° 굽힘	3/5에 대해서만 가능	통증이 매우 심함, 몸쪽 뒤넙다리근 부위의 통증을 재현
뒤넙다리근 유연성(90/90 검사)	40° 무릎 굽힘	뒤넙다리근 복부 및 정지부의 통증 재현
신경 긴장 검사(능동 무릎 폄, 앉은 자세 엉덩관절 90° 굽힘에서 발목 발등굽힘)	40° 무릎 굽힘, 전체 발등굽힘	뒤넙다리근 유연성과 동일한 증상, 발등굽힘으로 인한 추가적인 통증 없음
계단		오른쪽 다리가 위쪽으로 움직일 때 발생하는 통증
신발과 양말 신기		엉덩관절 굽힘, 가쪽 회전과 벌림 될 때의 통증

평가

신경 긴장 드는 관절의 기여 없는 수축성 조직 통증(뒤넙다리근)

환자 A와 B의 비교

환자 A의 주요 장애는 엉덩관절 주머니 기여와 관련된 가동성 부족이고, 가동성 운동은 엉덩관절 굽힘 끝 범위를 회복하는 것이 필요하다. 환자 B의 증상은 수축성 구조(뒤넙다리근 힘줄 병증)와 관련 있으며, 재생을 위한 최적의 자극을 다루는 운동이 표시된다. 결합조직 보충 및 재배치를 촉진하기 위해 설계된 점진적 저항 및 편심성 운동이 표시된다. 환자 B의 운동 계획은 또한 원인 요인과 움직임 패턴, 훈련 및 기타 다리 관절에 대한 평가를 다루어야 한다.

참고문헌

1. Reese NB, Bandy WD. *Joint Range of Motion and Muscle Length Testing*. 2nd ed. St. Louis, MO: Elsevier Saunders; 2010.

정렬 및 움직임 관찰

ALIGNMENT AND MOVEMENT OBSERVATION

기능적 움직임 패턴과 함께 **정적** 및 **동적** 정렬은 초기 검진 및 치료 진행 시 전반에 걸쳐 평가하는 것이 중요하다(글상자 4.3 및 표 4.3). 정렬 및 움직임 관찰에서 얻은 정보는 운동 선택과 시작 위치, 지도 및 피드백에 영향을 미친다. 환자의 뼈 정렬, 대칭, 곡선 및 위치, 신체 분절 간의 관계는 체중부하 또는 비체중부하 위치에서 평가할 수 있다. **정적 정렬**은 환자의 움직임 전략과 치료사의 환자를 위한 운동을 선택하는 데 영향을 미친다.[6,7] "정상" 정렬과 다양한 해부학적 형태 및 구조적 패턴의 조합이 여러 개 있다. 기본 뼈 정렬은 반복적인 긴장 손상에서 힘의 축적 및 조직 파괴에 기여하거나 근육 불균형에 기여할 수도 있고 그렇지 않을 수도 있다.[6,7] 자세 위치는 선천적인 구조적 정렬과 관련될 수 있지만, 습관적 자세는 반복적인 긴장 손상을 일으킬 수 있는 잠재적인 물렁조직 정렬 및 결합조직의 변화에 기여한다. 정적 정렬은 통증, 관절 가동성 부족, 약화 또는 습관으로 인한 보상의 결과일 수도 있다.[6,7]

글상자 4.3 정렬과 움직임 관찰

- 정적 정렬 평가는 운동 위치와 응력-변형 관계에 대한 구조적 정렬을 고려 사항으로 결정하는 데 유용하다.
- 환자의 휴식 자세와 동적 조절은 관절의 생체 역학에 영향을 미친다.
- 운동 중에 최적의 움직임과 동원을 촉진하는 자세의 사전배치(Prepositioning)는 통증 없이 효과적인 동작을 보장하는 데 도움이 된다.
- 자세 정렬을 교정할 수 있는 경우, 운동치료 수행 중 또는 후에 정기적인 보강 및 피드백이 필요하다.
- 환자가 자세를 교정할 수 없는 경우 장애(가동성, 통증 반응, 신경근 협응)를 배제하지 않거나 배제하기 위한 추가 검사와 측정이 필요할 수 있다.
- 움직임 분석은 최적의 생체역학이 사용되고 있는지 평가하고, 움직임 보상을 식별하고, 환자의 움직임 의지를 평가하는 데 사용된다. 이 정보는 효율성을 높이고, 힘을 분산하고, 원인 요인을 해결하는 데 사용된다.
- 관찰을 위한 일반적인 지침에는 모든 각도에서 움직임을 관찰하고, 기능적 문제에 대한 관련 움직임을 선택하고, 안전을 보장하는 것이 포함된다.
- 움직임 관찰에는 여러 영역에 대한 인식과 한 영역(또는 축)의 초기 또는 과도한 동작 관찰, 비정상적인 방향 또는 동작의 양, 대칭 및 움직임(또는 회피) 의지가 포함된다.

치료사는 정적 정렬 평가의 정보를 사용하여 환자가 자신의 개별 뼈 구조를 수용하는 정렬 또는 가동성 부족이나 약화로 인해 보상 가능성이 적은 위치를 가정할 수 있도록 하는 시작 위치의 변화를 탐색한다(임상 사례 4.4). 환자가 정적 정렬 또는 자세를 교정할 수 있는 경우, 이 정보는 환자가 선호하는 자세를 이해하고 연습하는 데 도움이 되는 운동 중 지침과 피드백으로 유용하다. 환자가 자세를 교정할 수 없는 경우, 운동치료나 기타 중재로 해결할 수 있는 장애가 있는지 확인하기 위해 가동성, 통증 및 움직임 협응에 대한 추가 검진이 필요하다.

타이밍 및 협응을 포함하여 의도하지 않은 움직임의 구성 요소를 정확하게 평가하려면 **동적 정렬 및 움직임**을 여러 면에서 관찰해야 한다. 동적 정렬과 움직임을 관찰하여 수집된 정보는 추가 검진 기술의 선택을 안내하고 움직임, 통증 행동 및 운동 조절 패턴에 대한 정보를 제공한다. 문제가 있는 기능적 동작은 더 자세히 평가되어야 하며, 고립된 관절 가동범위 및 유연성 측정은 기능적 동작 동안 관찰된 범위와 비교한다.[1,4,6,7] 비디오, 시간 검사 또는 반복 측정을 사용하면 더 자세한 정보를 제공하고 치료 후 비교할 수 있다.

물리치료사는 환자가 사용 가능한 관절 가동범위를 능동적으로 움직일 때, 움직임의 **질**을 관찰해야 한다. 관절 가동범위와 유연성 검사는 일반적으로 각도계를 사용하여 측정되지만, 움직임의 타이밍과 패턴의 다른 구성 요소는 문서화해야 한다.

표 4.3 부위별 정렬 및 움직임 패턴 관찰

	정렬	주의해야 할 동적인 움직임 패턴
팔	상부 1/4 자세 위치(목등뼈 및 어깨뼈 관계) 어깨뼈 아래쪽 돌림, 날개 어깨뼈, 기울어진 어깨뼈, 앞쪽 어깨 팔 밖굽이 각도	굽힘과 벌림의 충돌 역학(가쪽 돌림 부족) 어깨 연결, 어깨위팔 관계, 초기 어깨뼈 올림 또는 올림 중 위쪽 돌림 굽힘을 돕기 위해 벌림 또는 폄을 지원하는 몸통 옆굽힘
다리	다리 길이 불일치 무릎 밖굽이 속 또는 안굽이 넙다리 앞방향경사 또는 뒤방향경사 무릎 과도한 폄 과도한 정강뼈 가쪽 돌림 또는 안굽이 과도한 엎침 또는 뒤침 체중지지 상태에서 비대칭 골반 회전 움직임 대칭	동적 안쪽 돌림 및 밖굽이 각도 체중부하 회피 또는 비대칭 과도한 또는 초기 엎침 또는 뒤침 입각기 또는 보행 중 제한된 엎침 골반 돌림, 들어 올리기 또는 트렌들렌버그 제한된 체중 이동
척추	앞쪽-뒤쪽 자세 정렬(앞굽음, 뒤굽음) 대칭(척추측만증, 지표 높이, 다리 길이 불일치, 자궁 경부 정중선 정렬)	척추 움직임 중 운동 축(초기 운동 또는 과도한 운동) 운동의 비대칭 가동 범위를 통한 운동 편차 가동 범위를 통한 보호 또는 움직임 부족 대근육들이 초기에 과도한 사용 체중 부하 또는 가동범위 회피

그림 4.5~4.20을 참고한다.

임상 사례 4.4 팔 운동을 위한 자세 정렬의 영향

환자 A: 아래쪽 돌림

환자 A는 돌림근띠 파열이 있고 강화 운동을 의뢰했다. 그녀는 자세 분석 중에 왼쪽 어깨뼈가 아래쪽 돌림되어 있다(그림 4.4A 참조).

운동 자세에 대한 영향

돌림근띠 근육이 중력에 대항하여 작용하지 않도록 받침대에 팔을 지지한 상태로 앉는 것이 돌림근띠 등척성 운동으로 선택된다(운동 10.19, 10.20 및 10.23 참조).

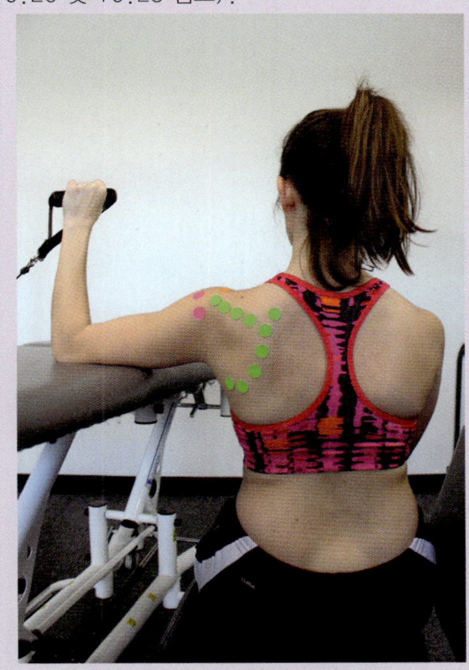

아래쪽 돌림하는 경우, 어깨 등척성 운동을 위해 팔을 지지한 상태로 앉은 자세.

환자 B: 날개 어깨뼈(Scapular Winging)

환자 B는 오른쪽 어깨의 앞쪽 이완(laxity)을 나타낸다. 그녀는 매우 좁은 가슴우리와 날개 어깨뼈(winging scapula) 상태이다(그림 4.4 B).

운동 자세와 선택에 대한 영향

어깨뼈 면(scaption) 및 닫힌 사슬 위치에서 팔 올림의 중간 범위는 환자에게 앞톱니근을 사용하여 어깨뼈를 위쪽 돌림시키고 어깨뼈를 가슴우리에 연결하도록 가르치는데 사용된다.

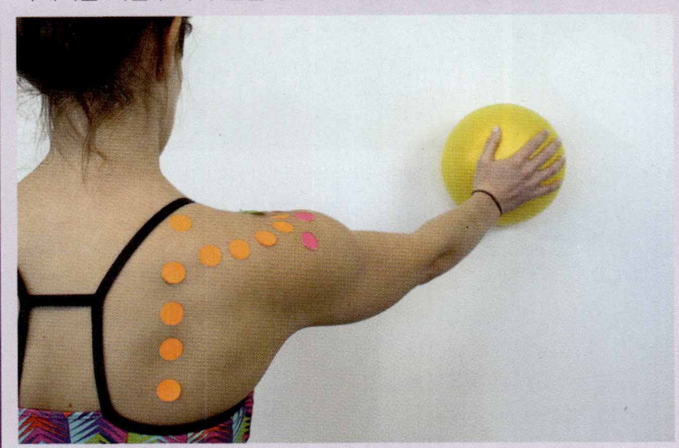

자세는 어깨뼈 접근(approximation)과 닫힌 사슬 운동에서 어깨뼈의 연결을 교육시킴.

어깨뼈 면에서 어깨뼈는 상대적인 중간 위치에 있고, 안쪽 가장자리는 어깨뼈가 가슴우리에 연결된 척추와 평행하다. 앞톱니근, 세모근 및 기타 어깨뼈 주위 근육은 어깨뼈와 오목위팔 관절의 위치를 지지하기에 최적의 위치에 있다. 닫힌 사슬 위치는 또한 모든 근육의 일반적인 수축을 촉진하기 위한 고유수용성감각 입력을 향상시킨다. 신체 앞의 위치는 앞쪽 관절주머니의 긴장을 제한한다.

환자 C: 기울어진 어깨뼈(Scapular Tipping)

환자 C는 위팔두갈래근 힘줄 병증과 충돌이 있다. 그는 130°에서 160°까지의 능동적 굽힘에서 통증이 있다. 앉을 때 환자는 후만성 등뼈 뒤굽음과 앞쪽 머리 자세가 있다. 그는 앉은 상태에서 능동적으로 뒤굽음을 교정할 수 없으며, 바로누운자세에서 등뼈 만곡이 변하지 않는다. 그는 작은 가슴과 큰 근육을 가지고 있으며 등뼈의 이동성은 모든 방향으로 제한된다. 그는 또한 기울어진 어깨뼈(scapular tipping)를 나타낸다(그림 4.4C).

운동 자세와 선택에 대한 영향

엎드린 자세 또는 네발기기 닫힌 사슬 위치에서 환자에게 머리와 상체를 들고 유지하도록 지시하는 것은 머리 무게에서 어깨뼈의 앞쪽을 줄이기 위해 중요하다(운동 10.25 및 11.6).

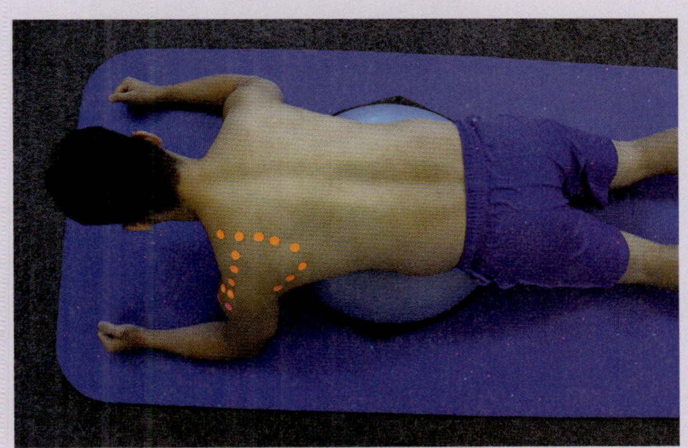

BOSU를 통한 아래팔 지지.

환자의 팔은 어깨뼈 중간 위치에 배치하기 위해 몸보다 약간 넓게 한다. 기울어진 어깨뼈는 중력에 대한 머리와 위쪽 등뼈의 능동적 움직임에 의해 상쇄되므로 머리 무게가 어깨뼈를 앞으로 당기지 않는다. 머리 무게가 들어 올려지고 지지되면 어깨뼈 근육이 중간 위치에서 활성화될 수 있다.

환자 D: 앞쪽 어깨(Forward Shoulders)

환자 D는 23세의 대학생이다. 그녀는 양쪽 어깨에 앞쪽 어깨 통증이 있고 앞쪽 어깨와 과가동성이 보인다(그림 4.4D 참조). 그녀는 능동적으로 자세를 교정할 수 있지만 5분 이상 지지된 중립자세를 유지하기가 어렵다.

위치와 운동 선택에 대한 영향

환자가 앞쪽 어깨 위치를 교정할 수 있기 때문에 특정 위치 선택보다는 몸쪽 위치를 유지하기 위한 신호 및 알림이 필요하며, 최대 범위가 아닌 중간 위치에서 일반화된 상반신 근육 활성화 및 지구력이 필요하다.

BOSU, Both Sides Up Balance trainer.

움직임 분석에는 보상 또는 회피 징후의 감지도 포함된다. 이 정보는 운동을 위한 적절한 관절 가동범위와 면을 선택하여 증상의 재현을 제한하거나 생체역학적 효율성을 보장하는 데 사용된다. 치료사는 운동하는 동안 환자의 움직임의 질을 이용 가능한 새로운 범위 내에서 지속적으로 관찰해야 하며, 환자에게 운동 수행 방법을 가르치면서 잘못된 움직임 패턴을 수정하려고 시도해야 한다(표 4.3 참조).

팔 Upper Extremity

정렬 관찰

팔은 어깨뼈와 목뼈 및 등뼈 부위의 근육 연결에 따라 달라진다. 따라서 몸통과 목뼈 자세는 어깨뼈의 위치, 근육 길이-긴장 관계 및 전반적인 생체역학적 효율성에 영향을 준다. 어깨뼈 움직임은 전체 어깨 올림에 대한 범위의 약 1/3에 기여한다. 어깨뼈는 가슴우리에 놓여 있으며 위등세모근, 앞톱니근, 뒤톱니근

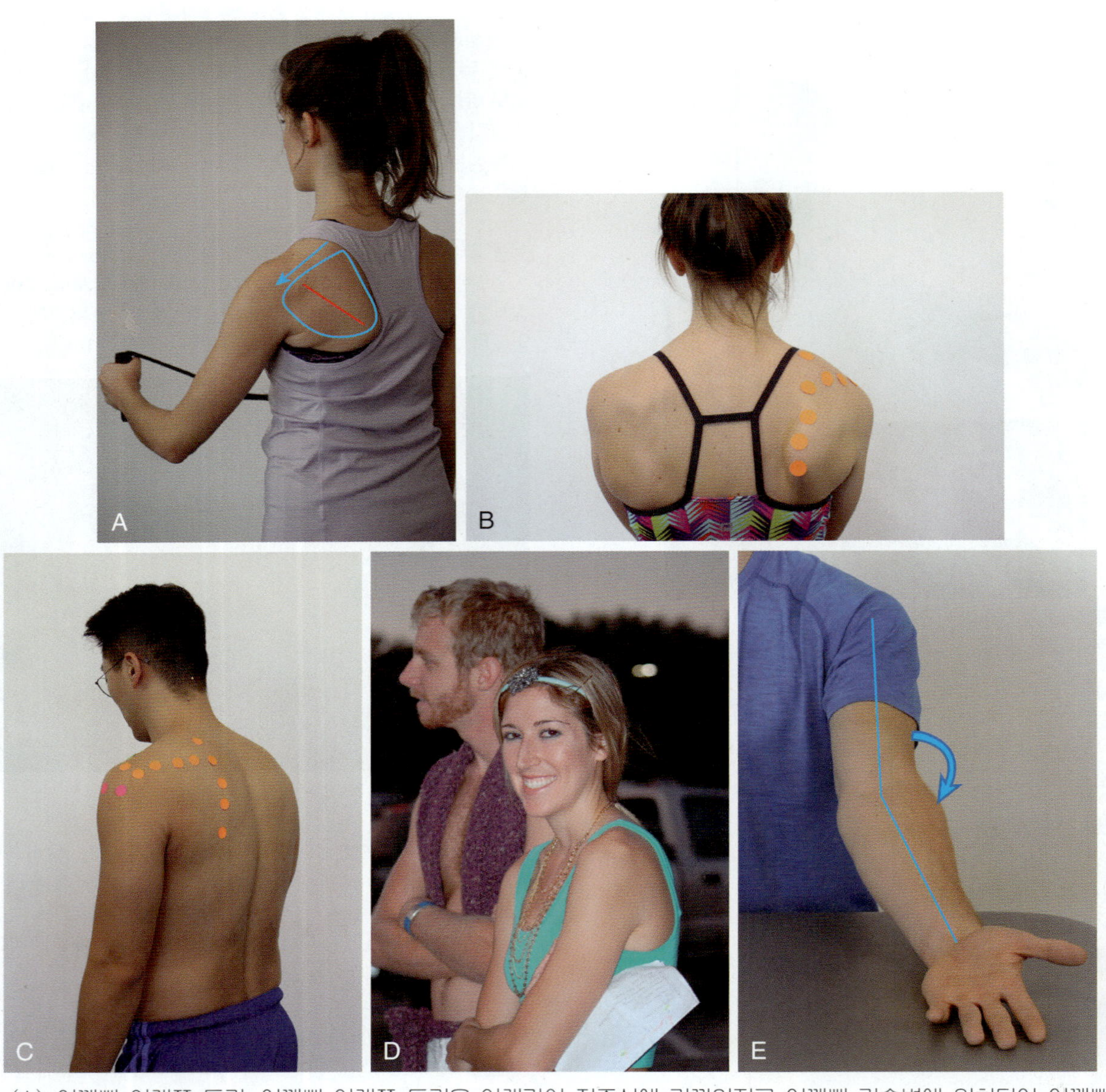

그림 4.4 (A) 어깨뼈 아래쪽 돌림. 어깨뼈 아래쪽 돌림은 아랫각이 정중선에 가까워지고 어깨뼈 가슴벽에 위치되어 어깨뼈가 아래쪽을 향할 때 발생한다. 오목위팔관절의 앞쪽과 아래쪽 위치는 위쪽 돌림근띠를 길게 위치하게 하고, 돌림근띠가 위팔뼈 머리에 근접하도록 요구하는 힘을 증가시킨다. (B) 날개 어깨뼈(Scapular winging). 날개 어깨뼈는 어깨뼈가 가슴벽에 접근하지 않을 때 발생하며, 종종 앞쪽 앞톱니근 약화 또는 신경근 결손으로 인해 발생한다. 날개 어깨뼈는 제한된 생체역학적 이점으로 인해 편평한 등뼈에서 더 일반적으로 나타난다. (C) 기울어진 어깨뼈(Scapular tipping). 기울어진 어깨뼈는 어깨뼈의 아랫각이 갈비우리에서 분리되거나 어깨뼈가 앞쪽으로 기울어지도록 어깨뼈를 위쪽으로 움직일 때 나타난다. 기울어짐(Tipping)은 등뒤굽음증, 앞쪽머리 자세, 근육 유연성 감소(작은가슴근, 큰가슴근, 위등세모근, 목갈비근) 또는 습관적인 구부린 자세로 인해 발생할 수 있다. (D) 앞쪽 어깨(Forward shoulders). 환자의 자연스러운 이완과 앞쪽 어깨 위치는 봉우리돌기에 비해 앞쪽 위치에 있는 위팔 머리에서 볼 수 있다. (E) 팔의 정상적인 가쪽휨 각도. 상지의 자연적인 외반 각도는 일반적으로 10°에서 15° 사이이다. 이 환자의 가쪽휨 각도는 19°이며, 팔을 자연스럽게 정렬하고 닫힌 또는 열린 사슬 운동을 하면서 신체를 기준으로 손 위치를 조정해야 한다.

과 마름근의 근육 부착부에 의해 등뼈에 연결된다. 봉우리빗장 및 복장빗장 관절은 어깨뼈를 빗장뼈 및 복장뼈에 연결하지만 최소한의 형태 폐쇄가 있으며, 어깨뼈의 위치는 가슴우리의 경사에 영향을 받는다. 위등세모근과 어깨올림근은 목뼈뿐만 아니라 어깨뼈에도 부착되므로 목의 위치도 어깨뼈 위치에 영향을 미친다. 앞쪽 어깨 근육(큰가슴근, 작은가슴근, 부리위팔근, 위팔두갈래근)도 몸통에 대한 어깨뼈의 전체 위치에 영향을 미친다. 정적 자세 위치와 환자가 팔의 힘 폐쇄를 위한 최적의 자세를 얻을 수 있는 능력은 운동과 시작 자세를 선택하는 데 도움이 된다. 앉거나 서 있을 때 어깨뼈 위치를 관찰하면 근육 효율성과 긴장에 영향을 미치는 안정적 위치에 대한 정보를 얻을 수 있다. 예를 들어, 어깨뼈 아래쪽 돌림, 날개 어깨뼈 또는 가시위근 힘줄, 돌림근띠 또는 어깨뼈 주위 근육의 수동 긴장으로 어깨뼈 기울임(그림 4.4, 임상 사례 4.4 참조). 앞쪽 또는 안쪽으로 돌림된 어깨 위치(그림 4.4 참조)는 가슴 근육과 뒤쪽 어깨뼈 안정화의 길이에 영향을 미치거나 전방 오목위팔관절 주머니와 위팔두갈래근 힘줄에 대한 스트레스를 증가시킨다.[6,7] (임상 사례 4.4 참조).

임상 사례 4.5 팔 운동을 위한 밖굽이 각도 및 움직임 분석의 뼈 정렬 의미

환자 A

환자 A는 2일 동안 집에서 파워드릴로 작업한 후 팔꿈치의 아래팔과 가쪽에 통증이 발생했다. 그는 능동적인 손목과 손가락 폄뿐만 아니라 손목 폄 저항에 통증이 있다. 손목 굽힘과 모음이 결합된 손목 폄근 부피가 완전히 늘어나면 증상이 악화된다. 그는 물건을 쥐고 잡는 동작에서 통증을 호소한다. 밖굽이 각도는 20°이다.

평가

그의 밖굽이 각도는 가쪽위관절융기의 폄근 기점에서 과도한 스트레스를 발생시키는 원인이 될 수 있다. 남성의 정상적인 밖굽이 각도는 약 10°이다.[1,2]

검진 및 운동 자세에 대한 영향

검진, 운동 및 기능적 움직임에 대한 조언을 하는 동안 전반적인 팔 정렬을 고려해야 한다. 손목, 손가락 및 아래팔 움직임은 자연스러운 밖굽이 정렬에서 저항 검사를 한다. 환자가 개선됨에 따라 팔 굽혀 펴기 또는 양측 부하 운동과 같은 닫힌 사슬 운동은 환자가 자연스러운 자세에서 시행해야 한다.

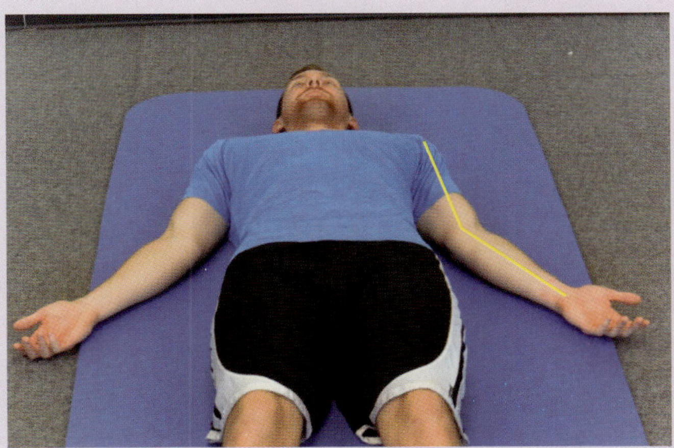

밖굽이 운반각.

그의 큰 운반각(20°, 노란색 선)과 그의 몸과 매트에 대한 손의 위치에 주목하라.

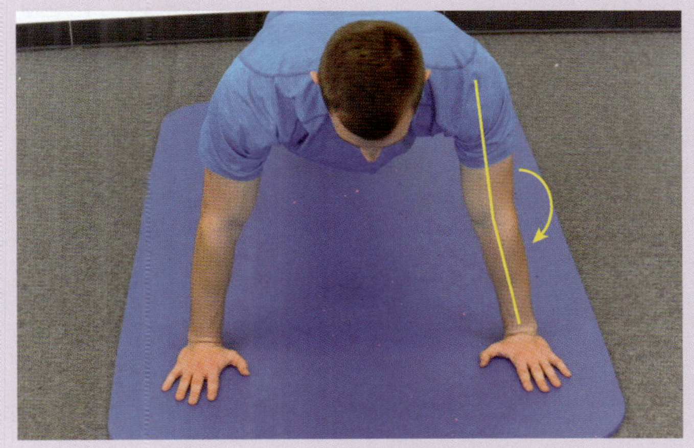

밖굽이 각도를 고려하지 않고 팔 굽혀 펴기 위치.

손을 어깨 바로 아래에 두면 폄근이 튀어나온 아래팔 위치(화살표)를 가로질러 각도를 이룬다. 어깨는 위치에서 안쪽 돌림한다. 팔 굽혀 펴기를 하지 않아도 팔꿈치 가쪽에 불편함이 있다.

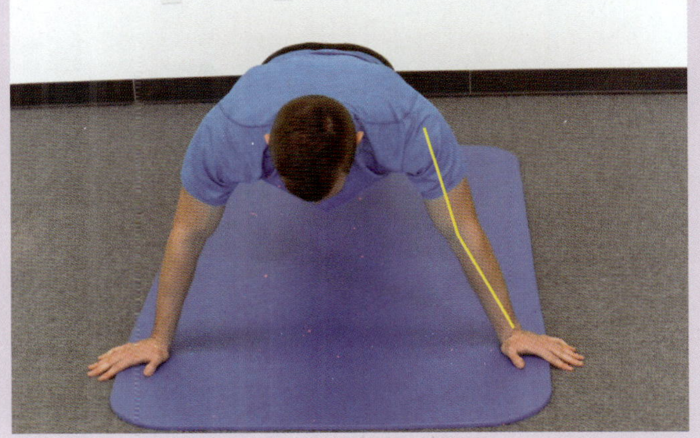

밖굽이 각도에 맞게 조정된 팔 굽혀 펴기 위치.

더 넓은 어깨뼈 면 위치는 운반각 정렬을 수행하는 열린 사슬 운동과 유사하다. 어깨는 또한 팔꿈치를 교차하는 근육의 각도를 줄이기 위해 중립 회전에 위치한다. 자세를 바꾸면 불편함이 해소된다. 동적 정렬 및 통증 반응은 또한 닫힌 사슬 몸쪽 강화를 위해 팔 굽혀 펴기 또는 플랭크를 선호해야 하는지 결정하는 데 사용된다.

계속

임상 사례 4.5 팔 운동을 위한 밖굽이 각도 및 움직임 분석의 뼈 정렬 의미 – 계속

환자 B

환자 B는 경쟁심이 강한 역도 선수이며 어깨 충돌 증상이 있다. 그의 역도 기술을 조정하는 것은 힘을 분배하고 반복적인 긴장 부상의 재발을 방지하는 데 도움이 될 수 있다.

운동 자세에 대한 영향

팔 굽혀 펴기, 벤치 프레스, 위팔세갈래근 프레스 및 위팔두갈래근 컬을 권장할 때 그의 자연스러운 밖굽이 각도와 어깨 너비를 고려한다.

자연스러운 뼈 각도를 고려하여 손의 위치를 더 넓은 손 위치로 조정하면 어깨의 안쪽 돌림이 감소하고 봉우리밑 영역의 압박 스트레스의 양이 제한된다. 어깨뼈 면 위치는 또한 최적의 어깨가슴관절 및 어깨 정렬에 도움이 된다. 바의 압력은 바 아래에 엄지손가락으로 바를 잡는 것이 아니라 손 바깥쪽을 향하여 어깨 안쪽 돌림을 촉진한다.

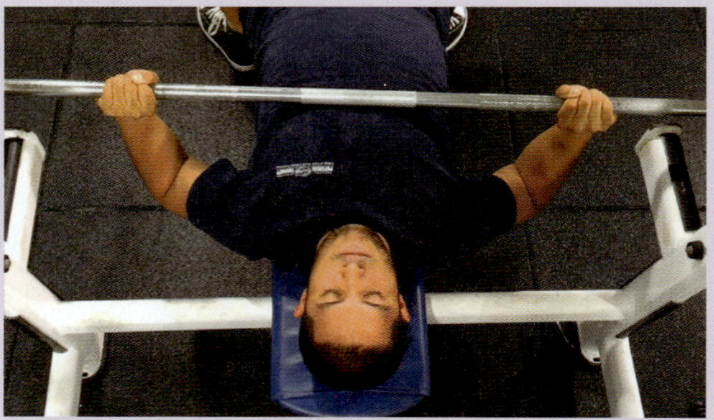

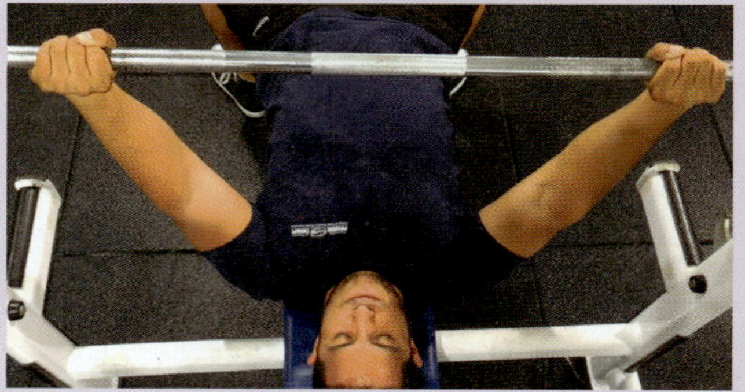

손 위치를 바에 넓게 배치하고 자연스러운 밖굽이 각도로 조정하여 벤치 프레스 중에 어깨 안쪽 돌림 및 충돌 스트레스를 방지한다(Jonathan Castro 및 Brandon Wilson 제공).

참고문헌

1. Neumann DA. *Kinesiology of the Musculoskeletal System: Foundations for Rehabilitation*. 2nd ed. St. Louis, MO: Mosby Elsevier; 2010.
2. Magee DJ. *Orthopedic Physical Assessment*. 6th ed. St. Louis, MO: Elsevier Saunders; 2014

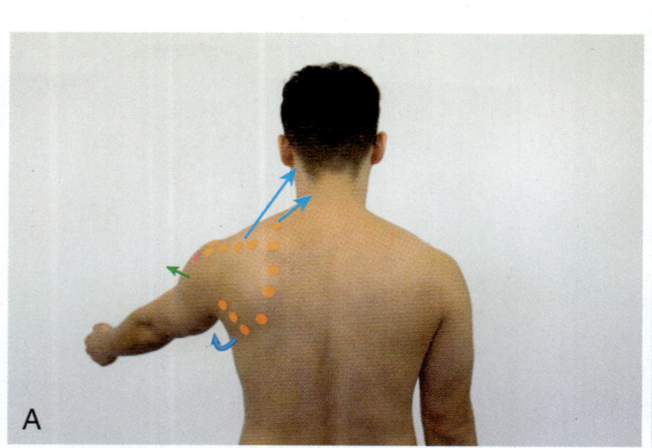

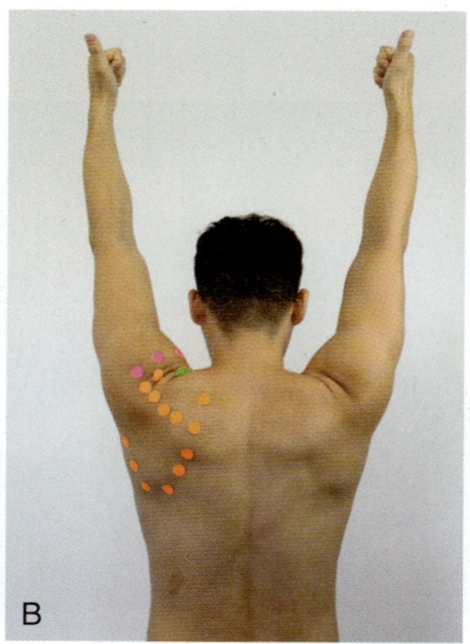

그림 4.5 어깨 올림 역학. (A) 어깨뼈는 위쪽 돌림하며, 등세모근과 어깨올림근은 각각 어깨뼈의 척추와 어깨뼈의 윗각에 작용한다. 앞톱니근은 1~8번 갈비뼈 부착점을 향해 갈비뼈에서 앞쪽으로 미끄러지며 어깨뼈의 안쪽 가장자리와 함께 위쪽 돌림을 돕는다. 어깨뼈의 움직임은 위팔을 어깨뼈에 연결하고 오목위팔관절에 부착하는 돌림근띠 근육에 이동 기반을 제공하는 반면, 세모근과 가시위근은 또한 위쪽 벌림 모멘트를 제공한다. (B) 굽힘으로 완전한 올림. 완전히 올림된 자세는 완전한 어깨뼈 위쪽 돌림, 완전한 오목위팔 운동(굽힘 또는 벌림), 그리고 끝 범위에서 약간의 등뼈 운동이 필요하다.

시간이 지남에 따라 자세를 유지하면 결합조직의 가동성에 변화가 생길 수 있으며 반복적인 긴장 증후군의 잠재적 기여 요인으로 간주되어야 한다.[1,6,7] 팔의 뼈 정렬(특히 정상적인 가쪽휨 각도, 그림 4.4 참조)은 특히 가쪽위관절융기염, 충돌 증후군, 손목 및 손 힘줄병증을 포함한 반복적인 긴장 부상인 경우 운동 중 팔 위치에 대하여 중요하게 고려할 사항이다(임상 사례 4.5). 어떤 자세는 되돌릴 수 있고 운동 목표에 포함될 수 있는 반면, 다른 자세는 수용될 필요가 있을 수 있다. 정렬을 쉽게 조정할 수 없는 경우, 개인의 자세에 맞게 운동 위치와 패드, 볼스터, 공 또는 베개와 같은 소품을 선택해야 한다(임상 사례 4.4 참조).

움직임 관찰과 분석

어깨 올림(그림 4.5)은 다음을 포함하여 어깨뼈, 오목위팔 관절, 등뼈 운동의 복잡한 동기화가 포함된다.

- 어깨뼈 위쪽 돌림(전체 올림의 약 1/3을 차지함. 그림 4.5 참조);

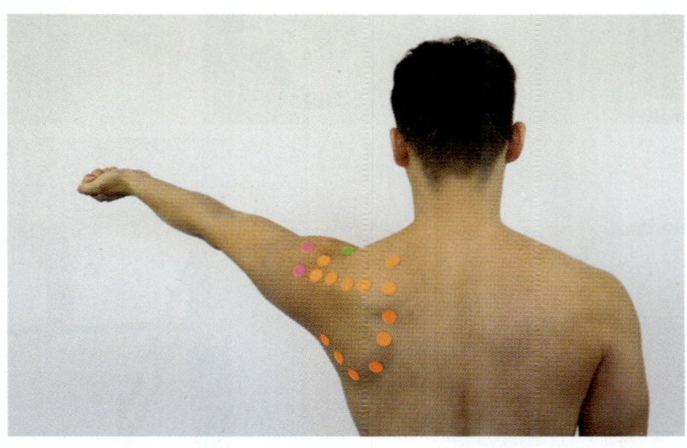

그림 4.6 봉우리 아치의 간격: 바깥 돌림. 위쪽 운동 중에 어깨가 바깥 돌림하면 결절이 봉우리 아치와 부딪히지 않는다. 위팔의 머리(분홍색 점)와 어깨뼈의 봉우리 돌기 및 척추의 관계에 유의한다. 오목(glenoid)은 어깨뼈가 제공하는 기저부에서 능동적으로 지지되는 근육에 의해 지지되며 앞쪽과 위쪽을 가리킨다. 어깨뼈 위치에서 능동적 지지는 어깨 아래에서 선반을 지지하는 임시 지주(struts)와 비교할 수 있으며, 위쪽 모멘트는 팔의 무게에 저항하는 위쪽 근육 활동에 의해 제공된다.

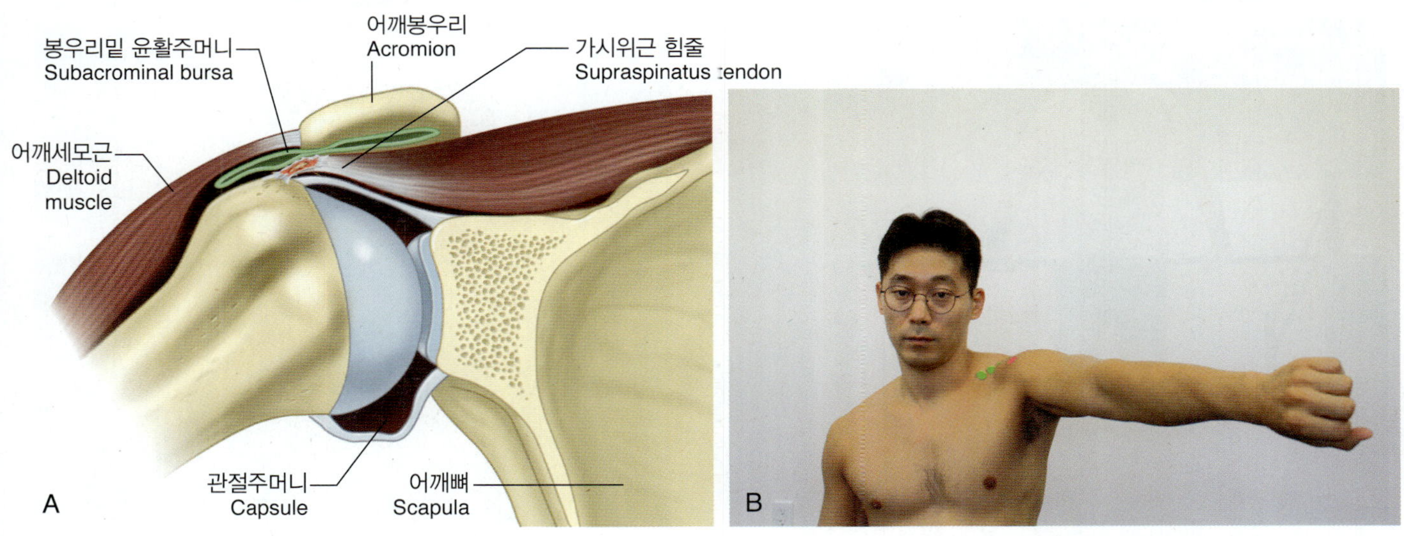

그림 4.7 충돌을 일으키는 역학. (A) 더 높은 올림 범위에서 안쪽 돌림. 안쪽 돌림된 위치는 봉우리밑에 큰 결절을 위치하게 하여 봉우리밑 공간을 감소시키고 가시위근 힘줄, 봉우리밑 윤활주머니, 그리고 굽힘에서 위팔두갈래근 힘줄(높은 범위에서)을 압박한다. "빈 캔(empty can)"위치는 충돌에 대한 잠재적인 원인이 될 수 있으며, 올리는 동안 회전 조정 및 초기 움직임 재교육이 필요하다. 어깨 기능 장애가 있는 모든 환자는 충돌 증상에 대해 평가해야 한다. 충돌은 저가동성 또는 과가동성과 함께 존재할 수 있으며 모든 움직임 보상은 1차 또는 2차 충돌을 유발할 수 있다. 예방 차원에서 어깨 올림 운동은 초기 가쪽돌림으로 수행해야 한다. 올림 자세에서 안쪽 돌림이 필요한 개인(운동선수, 수영선수, 노동자)은 초기 충돌을 방지하거나 어깨오목과 어깨위팔 근육의 동적 안정성 및 협응을 방지하기 위해 다른 구조의 최대 가동성이 필요할 수 있다. (B) 구조적 모양과 봉우리밑 충돌. 위팔의 머리가 올림하는 동안 위쪽으로 이동함에 따라 봉우리밑 구조는 봉우리 돌기 아래에서 압박 받는다. 봉우리돌기 아래에 큰결절이 위치함에 따라 안쪽 돌림 중에 어깨가 올라가면 가시위근 힘줄과 봉우리밑 윤활주머니가 더욱 손상된다. 반복적인 스트레스로 인해 봉우리밑의 뼈조직으로 인해 봉우리밑 공간이 좁아지거나 봉우리돌기가 "후크" 또는 "부리" 모양을 가진 경우 봉우리밑을 통과하는 물렁조직 구조의 자극 및 압박 가능성이 더 크다.

계속

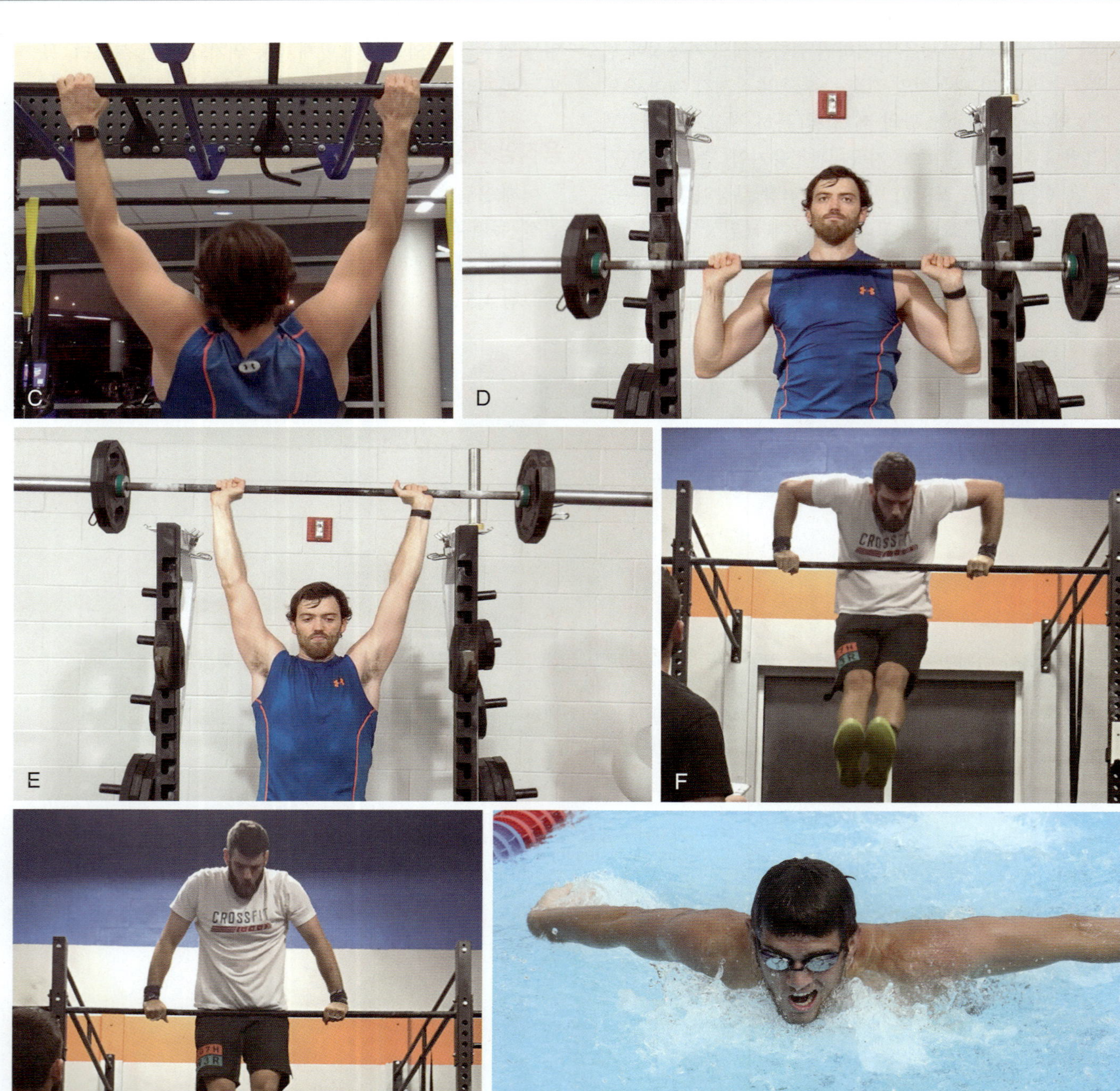

그림 4.7 계속 (C) 높은 위치에서 힘을 싣는다(풀 업). 풀 업은 또한 특히 편심 단계에서 봉우리밑 구조에 추가적인 힘을 가한다. 이 위치는 또한 봉우리밑에 큰결절이 위치하여 위팔두갈래 힘줄과 가시위근 힘줄에 대한 압박력을 증가시킨다. (D 및 E) 오버 헤드 프레스는 어깨에 높은 압박 부하를 가한다. (F 및 G) 체중 저항과 깊은 위치는 위쪽 방향의 힘으로 안쪽 회전을 한 오목위팔관절을 위치하게 한다. (H) 버터 플라이 스트로크는 스트로크 주기를 통해 안쪽 돌림을 연장하여 충돌 위험을 증가시킨다. ([C-E] 제공: Brandon Wilson 및 Jonathan Castro; [F-H] 제공: Carlos Gonzalez.)

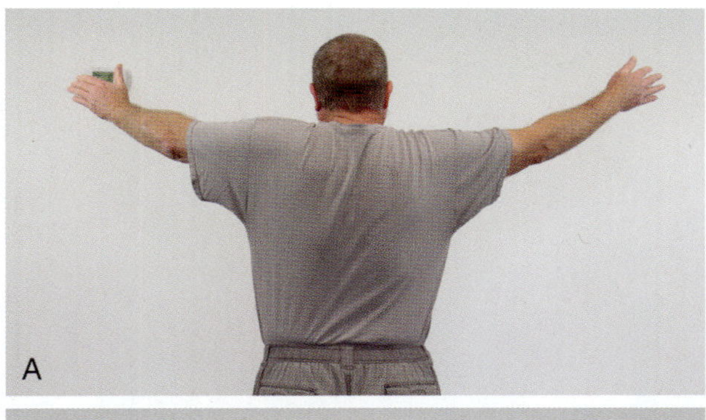

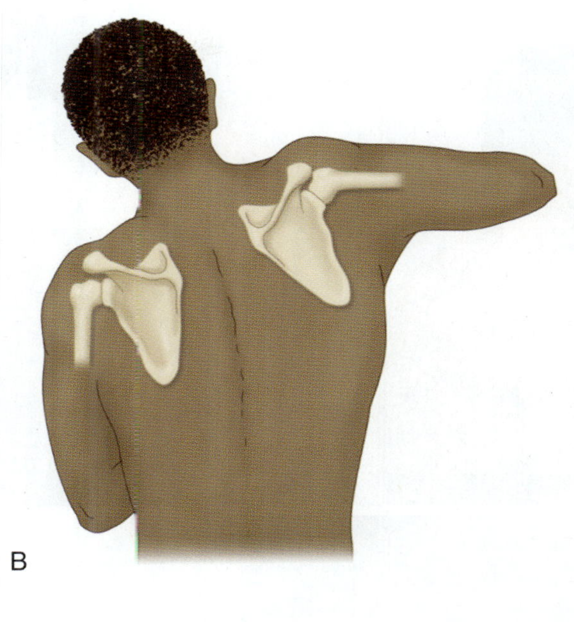

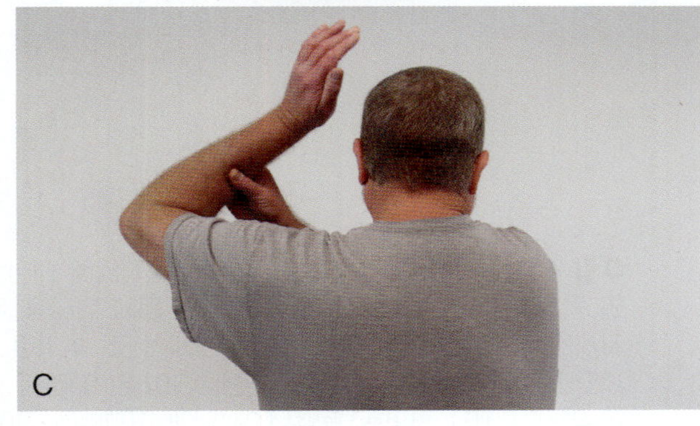

그림 4.8 비정상적인 어깨 움직임 패턴(가동성 또는 신경근 기능 상실에 대한 보상). (A) 초기 어깨 올림(hiking). 환자는 돌림근띠 파열 후 초기에 과도하게 어깨거들을 들어 올리고 있다. (B) 몸통 옆굽힘, 폄 또는 돌림. 몸통 옆굽힘은 종종 어깨 움직임 부족을 보상하는 데 사용된다. 몸통 폄은 굽힘의 어려움에 대한 일반적인 보상이며 몸통 돌림은 어깨 돌림 부족을 보상하는 데 사용할 수 있다. (C) 반대쪽 팔을 사용하여 움직임을 대신한다. 환자는 돌림근띠 파열로 인해 팔을 들어 올리고 어깨를 가쪽으로 돌림시켜 손을 머리 뒤로 놓을 수 없으며 오른쪽 팔을 사용하여 동작을 대신한다.

- 움직임의 면에 따라 오목위팔관절의 굽힘 또는 벌림 (전체 올림의 약 2/3를 차지함. 그림 4.5 참조);
- 끝 범위 등뼈 폄 또는 옆굽힘은 완전한 팔 올림에서 완료한다.
- 오목위팔이 약 70°에 도달하면 오목위팔 가쪽 돌림을 통해 위팔의 머리가 봉우리돌기와 부딪히지 않고 봉우리밑 구조의 압박을 최소화할 수 있다(그림 4.6).

봉우리밑 구조의 충돌은 위팔의 머리와 봉우리돌기 사이의 공간이 좁아져 물렁조직 구조를 압박할 때 발생한다(그림 4.7). 가시위근 힘줄, 위팔두갈래근 힘줄 및 봉우리밑 윤활주머니는 특히 자극, 부종 또는 힘줄이 닳은 경우 어깨를 올리는 동안 충돌 위치의 압력 또는 순환 감소로 인한 잠재적인 통증 원인이다. 가시위근 힘줄의 약 70-120°의 벌림 또는 위팔두갈래근 힘줄의 끝 범위 굽힘은 일반적인 충돌 범위이므로 이러한 범위에서 보상을 관찰하는 것이 중요하다.[1,2] 통증 범위를 피하거나 제한된 가동성을 수용하기 위한 비정상적 또는 무의식적 보상 동작에는 초기 어깨뼈 올림, 과도한 또는 늦은 어깨뼈 위쪽 돌림 또는 몸통 움직임(그림 4.8)이 포함된다. 올림 중 오목위팔 관절의 늦은 가쪽 돌림 또는 안쪽 돌림에서 어깨와의 지속적인 움직임은 종종 충돌과 관련이 있다. 초기 어깨뼈 올림, 날개 어깨뼈 또는 기울어진 어깨뼈는 어깨뼈의 타이밍 또는 위치에 영향을 미치고 올림하는 동안 돌림근띠에 대한 스트레스를 증가시킨다(그림 4.8 참조). 목등뼈 자세(cervicothoracic position)는 또한 어깨가슴관절 관계와 상대적인 근육 각도에 영향을 미친다(그림 4.9 및 임상 사례 4.4). 아래팔, 손목 및 손은 또한 뼈 정렬 또는 움직임 패턴과 관련된 과도한 각도 또는 돌림의 영향을 받는다. 팔의 지레팔을 몸통에 연결하는 것은 이러한 영역에 대한 기능적 움직임 분석의 일부이며 전체 팔의 지레팔과 몸통과의 연결을 관찰하는 것도 포함해야 한다(임상 사례 4.5 및 4.6).

올림하는 동안 어깨 충돌을 최소화하는 데 도움이 될 수 있는 간단한 생체역학적 수정 방법이 있다. 어깨를 굽힘거나 벌림하는 동안 가쪽돌림은 봉우리밑 구조의 압박의 정도를 제한한다(그림 4.10 및 임상 사례 4.7). 어깨뼈 면(이마면과 시상면 사이)은 날개뼈를 가슴우리에 놓고 어깨뼈에 부착된 근육을 휴식에 유리한 길이와 형태 폐쇄를 위한 최적의 위치로 배치하는 반면, 능동적인 상부 1/4 척추 자세 또는 위치는 어깨를 올리는 동안의 어깨가슴 관계를 지원할 수 있다(그림 4.10 및 임상 사례 4.7, 참조).

기능적 움직임 분석에는 분리된 특정 움직임, 신체적 수행 측정 또는 과제를 수행하는 환자의 단순 관찰을 사용하는 능동 가동범위드 포함된다(임상 사례 4.6 및 4.7 참조). 신체적 수행 측정은 이 장의 끝과 8장에서 논의될 것이다.

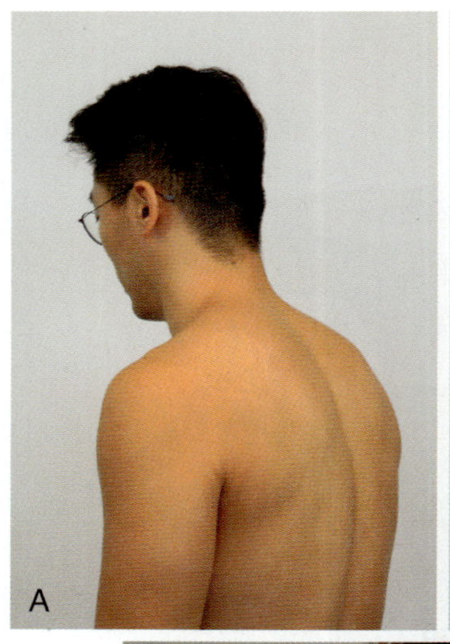

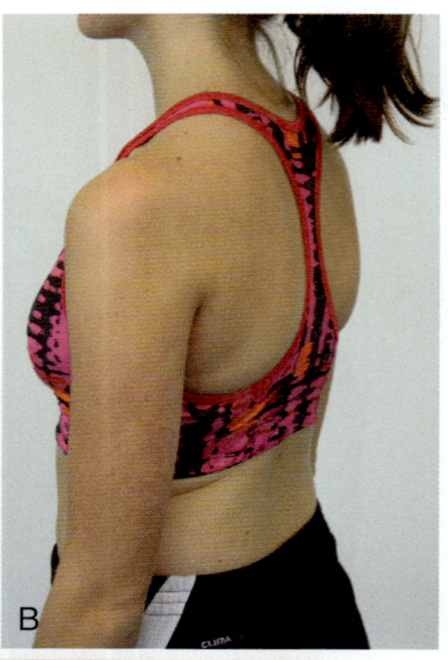

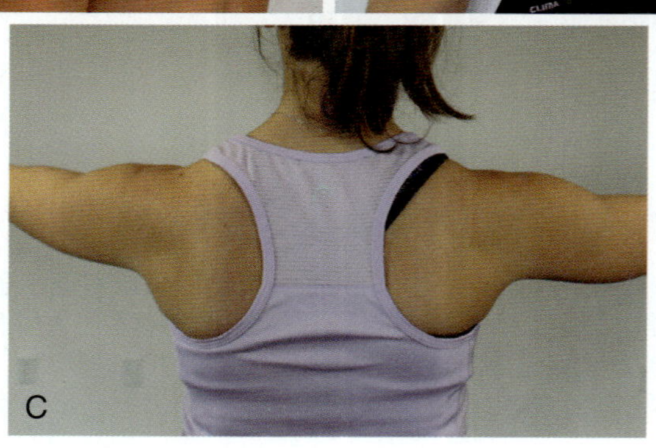

그림 4.9 어깨뼈의 상대적인 위치와 움직임에 대한 등뼈와 목뼈 위치의 영향. (A) 앞쪽 머리와 등뼈 뒤굽음. 뒤굽음 자세는 어깨뼈를 기울어진 위치로 하게 하고, 추가로 위등세모근, 어깨올림근, 갈비근에서 전달하여 앞쪽 머리 자세로 당긴다. (B) 편평한 등뼈. (C) 날개 어깨뼈에 기여하는 편평한 등뼈. 갈비뼈 위치에 대한 어깨뼈 위치는 앞톱니근 및 뒤쪽 어깨뼈 안정화 근육을 역학적 단점에 놓이게 하여 종종 날개 어깨뼈가 생기거나 돌림근띠에 스트레스를 증가시킨다.

임상 사례 4.6 **팔 진단을 위한 기능적 움직임 분석**

환자 A

환자 A는 옷 입기가 어렵고 어깨 움직임과 수면 시에 통증이 있는 유착성 관절주머니 염증이 있다. 그녀의 현재 통증 수준은 4/10이지만 통증은 수면 중 6/10까지 올라가고 때때로 그녀를 깨운다. 그녀는 예술가이며 30분 이상 그림그리기 작업에 어려움을 겪고 있다. 그녀의 Quick DASH 점수는 45점이다.[2]

- *옷 입기:* 환자는 재킷을 몸 앞에 두고 먼저 불편한 팔을 재킷 소매에 넣는다. 그녀는 버튼 업 셔츠를 입고 팔을 들어 스웨터나 티셔츠를 입을 수 없지만, 왼팔을 사용하여 느슨한 티셔츠를 입을 수 있다.
- *그림 그리기:* 그녀는 현재 높은 의자를 사용하거나 그림을 그리기 위해 서 있는다. 그녀는 또한 큰 그림을 그리기 위해 오른손을 사용할 수 없기 때문에 작은 캔버스를 사용한다고 하였다. 그녀는 오른손이 우세하지만 왼손으로 넓은 붓질을 하기 시작했다. 그녀가 그림을 그리는 방법을 시연할 때 어깨뼈 올림(hiking)과 초기 위쪽 돌림을 사용하여 오른팔을 들어 올리고, 몸통을 움직임 방향으로 돌리고 왼손을 사용하여 오른손을 돕는다. 그녀는 또한 팔을 지지하기 위해 작은 테이블을 준비했다.

환자 B

환자 B는 엄지 폄근과 벌림근의 드퀘르벵 힘줄윤활막염으로 진단되었다. 그녀는 47세이며 호텔 청소부로 일하고 있다. 손과 엄지손가락의 통증이 천천히 시작되었고, 그녀의 작업 활동에 점차적으로 어려움이 있었다. 침대를 정돈하고, 청소 장비를 들어 올리고, 세제를 뿌리고, 청소용 천을 짜고, 바닥을 닦거나, 거울을 청소한다. 그녀의 현재 통증 수준은 3/10이지만 교대가 끝나면 통증이 6/10로 증가한다. 그녀의 Quick DASH 점수는 45점이다.[2]

- *들어 올리기:* 양동이를 들거나 가구를 들어 올리면 통증이 증가한다.
- *옷 입기:* 오른손으로 단추를 풀고 지퍼를 닫는 데 어려움이 있다.
- *잡기 활동:* 진공청소기를 잡으면 통증이 증가하고 다리와 몸보다 손과 아래팔을 더 많이 사용한다. 그녀는 강한 잡기(후크, 주먹 및 원통형), 세 손가락 및 가쪽 핀치 그립(pinch grip), 엄지손가락을 사용하여 통증이 있는 모든 크기의 물체를 지속적으로 잡는 데 어려움이 있다. 그녀는 반복적인 움직임을 수행할 수 없다.
- *침대 정돈하기:* 매트리스를 들어 올리기, 시트를 접고 시트를 당기기 어려움
- *청소:* 그녀는 오른손잡이이며 사물의 표면을 씻을 때 오른손과 손목을 사용한다. 그녀는 손을 바꾸려고 시도했지만 감독자와 동료들이 그녀가 너무 많은 시간이 걸린다고 불평하면서 이 전략을 사용하지 않았다. 진공청소기를 잡으면 통증이 4–5/10으로 증가하고 양동이를 잡으면 통증이 6/10으로 증가한다.

환자 A와 B의 비교

환자 A는 제한된 가동성과 통증으로 인해 더 많은 범위를 얻기 위해 도움이 필요한 반면, 환자 B는 과사용에 기여한 특정 반복적인 움직임에 문제가 있다. 두 가지 모두에서 움직임 보상을 식별하면 운동에 필요한 교정을 예측하는 데 도움이 된다. 두 경우 모두 운동

임상 사례 4.6 팔 진단을 위한 기능적 움직임 분석 - 계속

은 2단계 및 3단계의 기능 요구 사항과 일치하거나 이를 반영해야 한다. 1단계에서 기능적 운동 재교육은 환자 A의 범위를 제한하여 힘을 분배하고 통증 악화를 방지하는 데 사용되며, 두 환자 모두 통증 부위를 수용하는 전략의 이점을 받을 가능성이 높다. 2단계 후기 및 3단계에서는 범위 및 부하(환자 A)와 부하 및 반복(환자 B)을 결합하기 전에 범위(환자 A) 및 부하(환자 B)의 느린 재도입으로 주안점을 변경한다. 몸쪽 안정화 및 효율적인 움직임을 사용하여 힘을 분배하고 손과 엄지에 집중되는 경사(angulation)와 긴장을 방지하는 것은 환자 B에게 중요하다.

참고문헌

1. Kelley MJ, Shaffer MA, Kuhn JE, et al. Shoulder pain and mobility deficits: adhesive capsulitis. *J Orthop Sports Phys Ther*. 2013;43(5):A2–A32.
2. Mintken PE, Glynn P, Cleland JA. Psychometric properties of the shortened disabilities of the Arm, Shoulder, and Hand Questionnaire(QuickDASH) and Numeric Pain Rating Scale in patients with shoulder pain. *J Shoulder Elbow Surg*. 2009;18:920–926

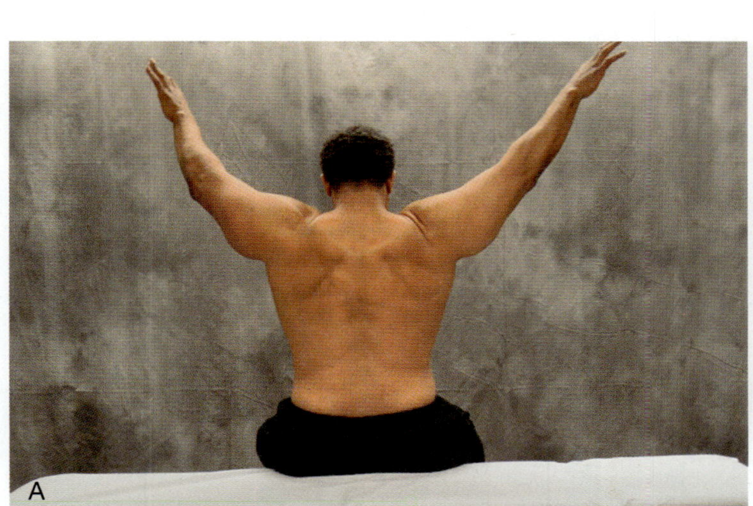

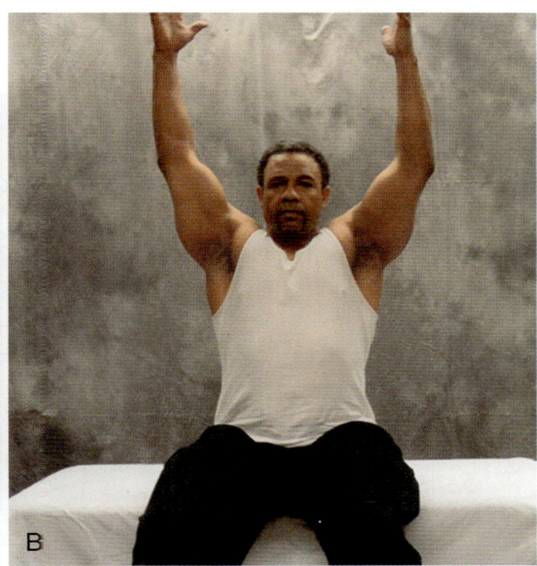

그림 4.10 다양한 면 및 결합을 사용한 능동 가동범위: 충돌에 대한 평가. (A) 어깨 올림. 환자의 위팔머리가 굽힘과 벌림 모두에서 봉우리돌기에 영향을 미치지 않고 큰 결절이 지나가기 위해 어깨를 가쪽 돌림하는지 여부를 평가하고, 통증 범위를 식별하면 운동 중 역학적인 지시 및 교정하는 데 도움이 된다. 올리는 동안 척추의 자세와 어깨뼈의 역학은 최적의 역학을 지원하기 위해 적절한 운동 위치와 운동 범위를 선택하는데도 중요하다. 이 그림에서 환자는 어깨를 가쪽으로 돌리지 않고 왼팔을 들어 올리고 범위 끝에서 통증을 호소한다. (B) 어깨를 일찍 돌리라는 지침이 있는 어깨 올림. 환자가 어깨를 가쪽으로 돌리면 팔을 약간 더 들어 올릴 수 있고 통증이 적다.

임상 사례 4.7 어깨 충돌과 관련된 생체역학적 평가

움직임 분석은 특히 환자가 취미나 활동을 계속하고 있는 경우 움직임 패턴의 조정이 충돌 증상을 감소시키는지 평가하는 데 유용하다.

환자는 열렬한 역도 선수이며 격렬하고 집중하는 운동에 참여한다. 그는 90~120°의 벌림과 100~135°의 굽힘에서 통증호(painful arc)에서 어깨 충돌 증상과 일치하는 통증을 보고한다. 그는 휴식 시 통증을 최소화하고 충돌 증상은 무거운 체중이나 격렬한 운동 시에 증가한다.

- *체중에 대한 오버 헤드 프레스(Overhead press), 풀 업(pull-ups) 및 딥(dips)*: 환자는 지나친 자세에서 통증으로 인해 지난 4주 동안 높은 체중 또는 끝 범위에서 이러한 대단히 적극적인 활동을 수행할 수 없었다.
- *덤벨 가쪽 들어 올리기(Dumbbell lateral raises)*: 환자는 팔꿈치를 똑바로 펴고 덤벨을 정면에서 몸의 가쪽에 대고 팔을 벌림한다. 손의 위치가 바닥을 향하고 있어 어깨 안쪽 돌림이 발생한다. 환자는 30lb로 18번 반복할 수 있지만 오른쪽에 통증이 재현된다.
- *넓은등근 풀 다운(pull-downs)*: 시작점에서 최대 어깨 굽힘으로 넓은등근 풀 다운 바를 잡고 있다. 그는 머리 뒤로 바를 당겼지만 편심성 돌아옴의 움직임을 제어할 수 없다. 머리 뒤 동작은 어깨뼈가 기울어지고 완전히 수축된다.

환자의 운동 루틴을 조정하고 여전히 통증이 있는 동안 목 뒤의 바를 몸 앞쪽으로 변경해야 한다. 각진 바를 사용하여 어깨뼈 면에서 넓은등근 운동을 사용하여 봉우리밑 부위의 위쪽 압박력을 제한할 수 있다. 충돌 증상 이하로 범위를 제한하고, 손바닥 외부에 압력을 가하여 어깨 가쪽 돌림을 권장하고, 몸쪽 척추 및 어깨가슴관절 조절이 선호된다.

역도 프로그램 조정에 대한 영향

초기 어깨 가쪽 돌림(천장을 향한 엄지손가락)을 사용하고, 재활의 초기 단계에서 어깨뼈 면을 선택하고, 몸쪽 목뼈 지지대를 권장하는 것은 어깨 충돌 생체 역학을 최소화하는 데 도움이 될 것이다. 어깨가슴 연결과 올림을 통한 위쪽 돌림은 최적의 오목위팔 위치 및 지지로 환자를 돕는다.

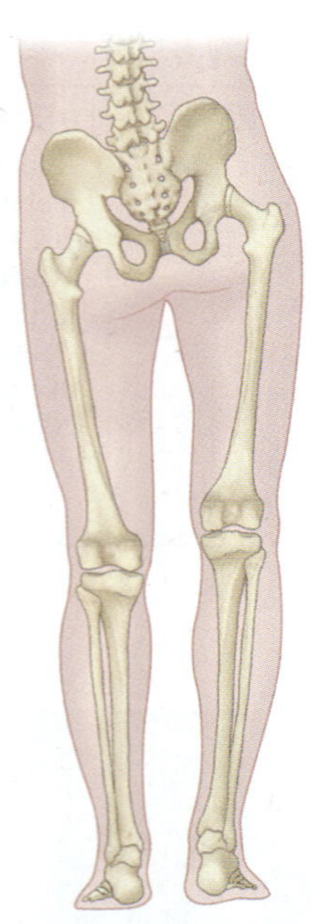

그림 4.11 다리 길이 불일치. 넙다리뼈 또는 정강뼈 길이가 다른 실제 다리 길이 불일치로 인해 골반 높이와 돌림이 달라진다.

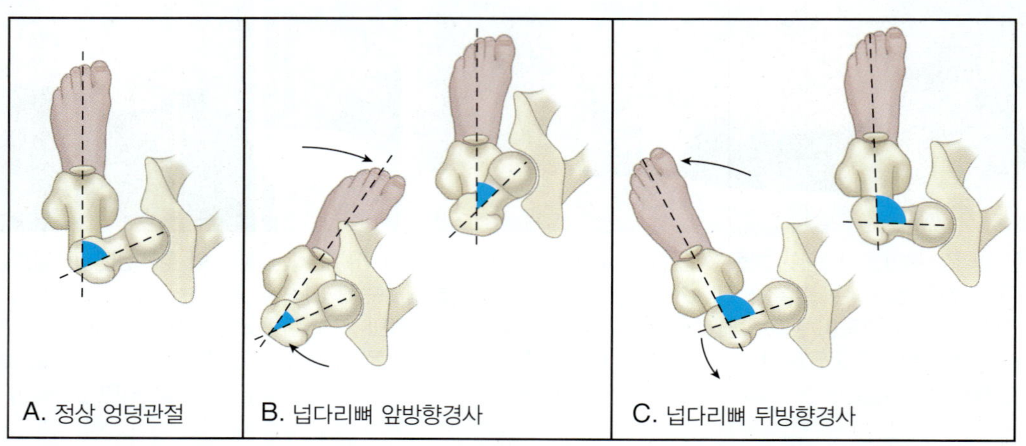

그림 4.12 넙다리뼈 앞방향경사와 뒤방향경사. 넙다리뼈 목-몸통 관계는 닫힌 사슬 위치에서 "토우 인(toe-in)" 또는 "토우 아웃(toe-out)" 위치에 영향을 준다. 다리의 위치를 조정하여 넙다리뼈 머리를 절구 내에 배치하여 보다 안정적이고 적절한 관절을 만든다(A). 뼈 정렬은 조정할 수 없으므로 근육 구조의 정렬, 각도 및 효율성에 영향을 미친다. 넙다리뼈 앞방향경사(B) 또는 뒤방향경사(C) 환자에게 발을 시상면에 위치하도록 요청하면 물렁조직의 긴장과 각이 증가하고 엉덩이, 무릎, 무릎넙다리 및 발 구조에 영향을 미칠 수 있다.

다리 Lower Extremity

정렬 관찰

다리에서 정적 뼈 정렬 및 동적 근육 조절은 양다리 및 한 다리 자세, 보행 및 기타 기능적 움직임 동안 직립 지레팔 시스템과 3차원 힘을 유지하는 역할을 한다. 뼈 정렬은 근육 부착의 각도에 영향을 미치고 근육이 중력에 대항하고 필요한 운동 면에서 움직임을 생성하는 효율적인 위치를 만든다. 동적 움직임 중에 정적 정렬이 분석되고 고려된다. 다리 길이 불일치(그림 4.11), 밖굽이 또는 안굽이(그림 2.35 참조), 넙다리뼈 앞방향경사 또는 뒤방향경사(토우 인 또는 토우 아웃(그림 4.12), 무릎 과도한 폄(그림 4.13), 과도한 정강뼈 가쪽 돌림 또는 안굽이(그림 4.14) 및 변경된 발 위치(과도한 엎침 또는 뒤침)(그림 4.15)는 모두 동적 움직임에 영향을 미치거나 운동 조정이 필요한 정적 자세 분석 중에 관찰된 정렬의 예이다.

뼈 정렬은 변경할 수 없지만, 근육-힘줄 복합체와 관절 구조를 환자에게 최적의 위치(종종 뼈 정렬의 중간 범위)에 배치하는 시작 위치와 움직임 면을 설정할 수 있다. 정렬의 미묘한 변화는 때때로 반복적인 긴장 장애를 악화시키는 힘을 최소화할

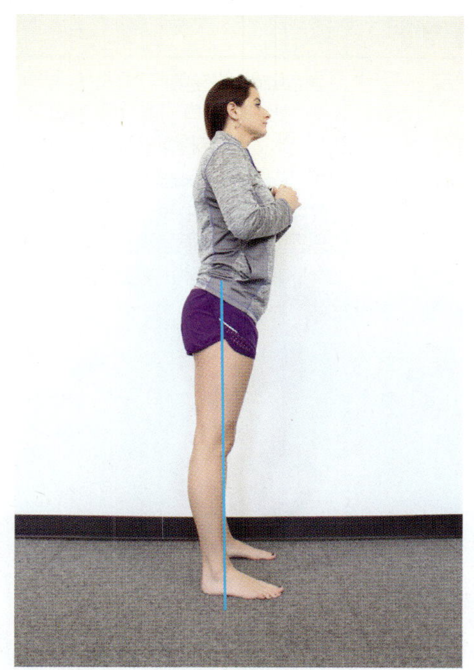

그림 4.13 무릎 과다폄(Knee hyperextension). 서 있을 때 무릎을 과도하게 펴면 허리뼈 앞굽음이 발생하여 기저면 위에 무게중심을 위치하게 할 수 있다. 무릎관절의 중심은 중력선 뒤에 있다. 서 있을 때 무릎이 과도하게 펴질 때 후방 근육과 결합조직은 길어지며, 능동적 조절보다는 수동적 통제에 의존한다. 똑바로 서 있는 운동에서 허리뼈의 스트레스를 줄이기 위해 보다 활동적인 다리 자세가 필요한 경우 환자는 무릎 뒤쪽에 "매달리기"보다는 적극적으로 무릎 위치를 조절해야 한다.

수 있다.[6,7] (임상 사례 4.8). 손상된 물렁조직 가동성, 근육 길이 제한 및 부적절한 동적 근육 지지에 대한 보상은 극심한 구조적 부정렬의 효과를 확대할 수 있으며, 뼈 정렬의 기여도와 위치에 영향을 미치는 장애 간의 차이는 초기 평가에서 중요한 부분이다(임상 사례 4.9). 정적 관찰은 운동을 가르치고 피드백을 제공하는 데 중요한 보상을 식별하기 위해 동적 및 기능적 움직임의 관찰과 결합된다.

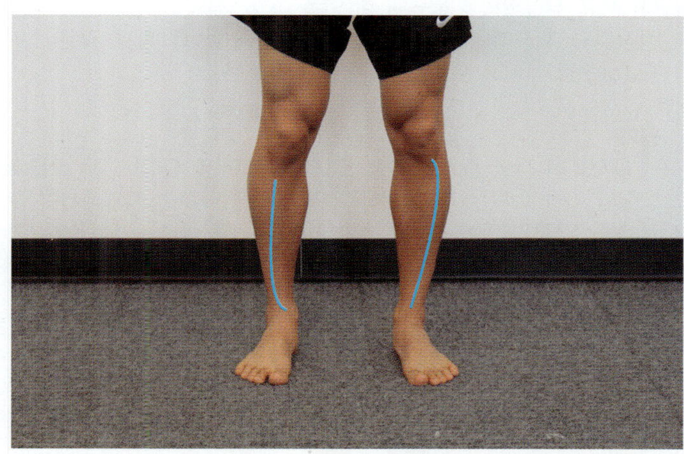

그림 4.14 과도한 정강뼈 가쪽 돌림 또는 곡선(정강뼈 안굽이).

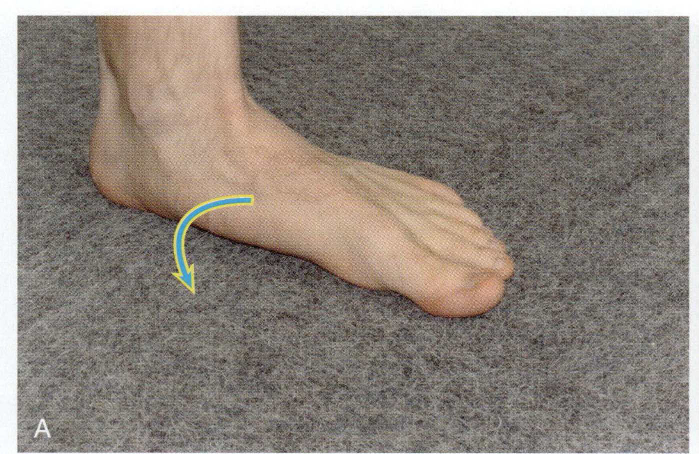

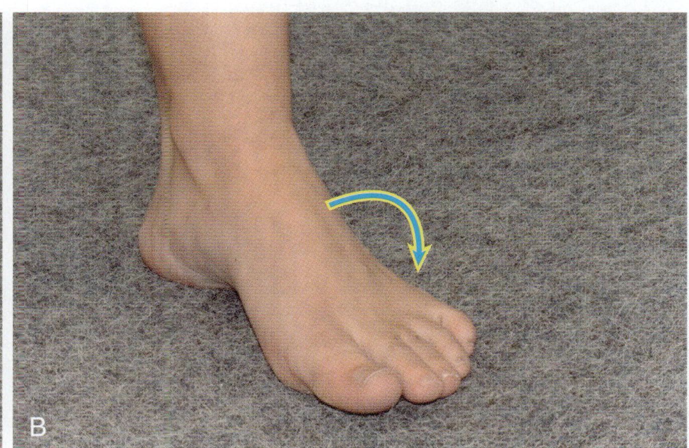

그림 4.15 (A) 과도한 엎침. (B) 뒤침.

임상 사례 4.8 시작 위치 및 움직임 교정을 위한 뼈 정렬 및 동적 움직임 영향

뼈 정렬은 변경할 수 없지만, 환자에게 최적의 위치에 근육-건 복합체와 관절 구조를 위치하게 할 시작 위치와 움직임 면을 설정할 수 있다. 정렬의 미묘한 변화는 때때로 반복적인 긴장 장애를 악화시키는 힘을 최소화할 수 있다.

환자는 왼쪽 가쪽 무릎넙다리뼈 증후군과 무릎뼈 힘줄 병증이 있는 전문 인디안 무용 공연자이다. 그녀는 지난 4개월 동안 춤을 추지 못했다. 그녀의 정적인 뼈 정렬은 양측 무릎 밖굽이, 넙다리뼈 앞방향경사와 정강뼈 가쪽 비틀림이 있다. 그녀는 양측에 비대해진 지방 패드를 가지고 있으며 무릎뼈 힘줄을 촉진 시 통증이 발생한다. 왼쪽 무릎뼈의 기울임을 한 안쪽 미끄러짐의 제한과 가쪽 엉덩정강띠와 지지띠의 가동성 제한이 있다. 앞방향경사 각은 19°(Craig 검사)이고 무릎넙다리뼈 각(Q각)[2]은 22°이다.

평가

그녀의 뼈 정렬(증가된 앞방향경사, 밖굽이 및 Q 각도)은 무릎뼈 힘줄의 각을 이루는 데 기여하고 있으며 닫힌 사슬 자세에서 시작 자세를 조정하여 무릎넙다리 복합체의 각을 최소화하는 위치에 하지를 배치해야 한다.

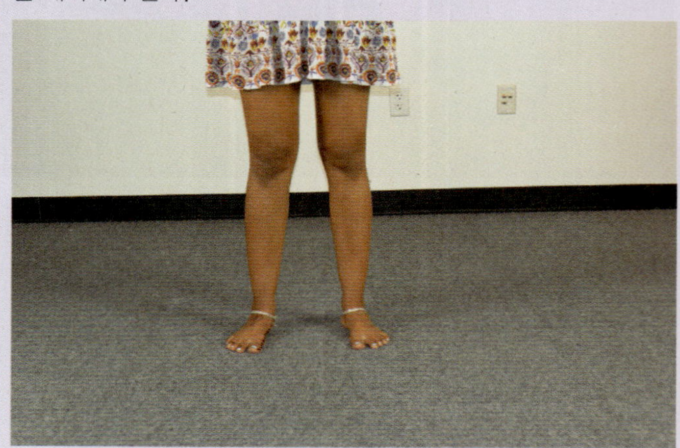

왼쪽 무릎뼈 병증 및 가쪽 무릎넙다리뼈 증후군에 기여하는 무릎 밖굽이와 정강뼈 비틀림.

환자의 무릎 밖굽이와 큰 무릎뼈 힘줄 각도는 무릎넙다리뼈 관절[3]의 작은 영역에 힘을 증가시키는 데 기여한다. 힘줄의 각도와 지방 패드 비대 또한 통증을 유발하는 구조일 수 있다.

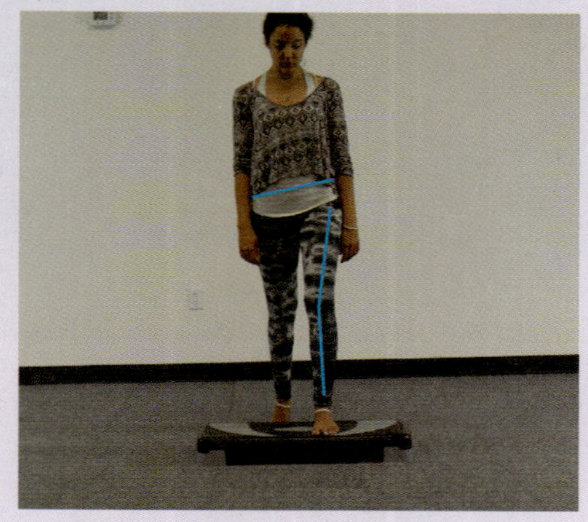

생체역학을 조정하기 전에 스텝 업(Step-up).

계단을 오르는 동안 무릎넙다리 관절에 가해지는 힘의 양은 약간의 무릎 굽힘이 있어도 걷는 것보다 많다. 계단을 올라갈 때 발을 계단에 수직으로 놓는 경향이 있다. 환자는 발을 정중선을 향해 똑바로 향하게 하여 상대적으로 엉덩관절 모음과 안쪽 돌림을 생성하여 다리가 자연스러운 정렬 상태일 때 보다 무릎뼈 힘줄의 각도를 더욱 증가시킨다. 엉덩관절 벌림근과 가쪽 돌림근은 넙다리-골반 관계를 안정시키는데 상대적인 생체역학적 단점이 있고, 무릎넙다리 관절의 회전과 각에 힘이 증가한다.

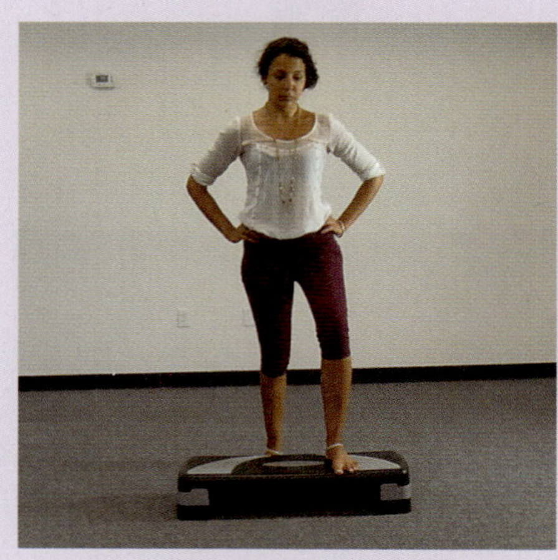

생체역학 조정을 통한 스텝 업.

환자는 골반 너비에 맞게 발 사이의 거리를 넓혀야 한다(그림 4.7A 참조). 넙다리뼈와 정강뼈의 자연스러운 돌림은 앞쪽 스텝 업 위치에서 약간의 바깥 돌림으로 유지된다. 중립적인 뼈 정렬을 허용함으로써 골반 위치가 더 수평이 되고 엉덩관절 안정화근이 중간 위치에 있어 돌림과 및 이마면의 조절을 제공한다. 무릎뼈 힘줄의 각도는 발이 자유롭게 움직일 때 그녀의 정렬에 더 가깝다. 운동 프로그램은 조정된 동적 정렬을 재현할 수 있도록 신경근 협응과 함께 엉덩관절 근육 활성화, 지구력 및 힘을 포함해야 한다.

참고문헌

1. Magee DJ, Sueki D. *Orthopedic Physical Assessment Atlas and Video: Selected Special Tests*. St. Louis, MO: Elsevier Saunders; 2011.
2. Gelberman RH, Cohen MS, Desai SS, et al. Femoral anteversion: a clinical assessment of idiopathic in-toeing gait in children. *J Bone Joint Surg Br*. 1987;69:75-79.
3. Farrokhi S, Keyak JH, Powers CM. Individuals with patellofemoral pain exhibit greater patellofemoral joint stress: a finite element analysis study. *Osteoarthritis Cartilage*. 2011;19:287-294.
4. Goudakos IG, Konig C, Schottle PG, et al. Stair climbing results in more challenging patellofemoral contact mechanics and kinematics than walking at early knee flexion under physiologic-like quadriceps loading. *J Biomech*. 2009;42:2590-2596.

임상 사례 4.9 반복적인 긴장 손상과 관련된 동적 움직임 이상

임상 사례 4.8의 환자는 왼쪽 다리에 무릎넙다리뼈 통증의 병력이 있다. 초기 치료는 가쪽 무릎뼈 부위, 엉덩정강띠 및 볼기 근육의 일부 물렁조직의 제한을 해결했다. 그녀는 지방 패드가 커졌고 60° 이상의 스쿼트에서 통증이 발생했다. 양다리 스쿼트 검사는 다리의 중립 뼈 정렬 및 가쪽돌림(댄스 자세에 필요)에서 수행한다. 그녀는 중간 범위에서 12번 반복을 할 수 있지만, 마지막 범위에서 곧게 펴면 통증이 발생한다. 그녀는 통증이 증가하기 전에 골반 정렬이 맞지 않는 자세를 보였다.

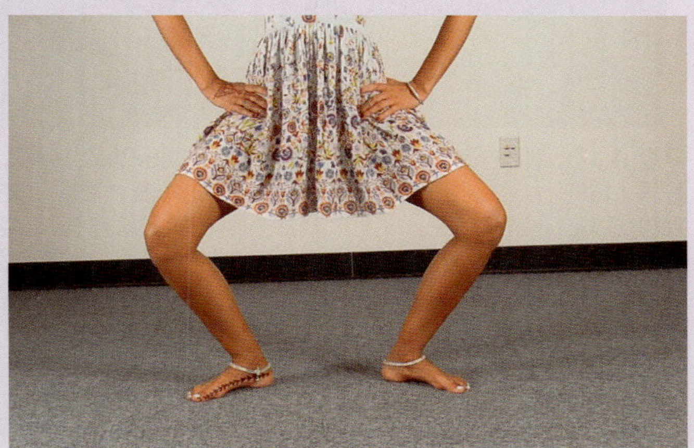

가쪽돌림한 상태에서 양다리 스쿼트.

인디언 댄스는 복잡한 몸통 분리가 필요하며 이러한 움직임은 그녀에게 몸통 운동을 수행하면서 정렬에 도전하는 동안, 양다리 스쿼트 자세를 통증 없는 자세로 유지하도록 요청하여 움직임 관찰을 한다. 이 정보는 운동 특이성을 지원하고 신경근 협응 및 보상 패턴을 평가하는 데 사용된다.

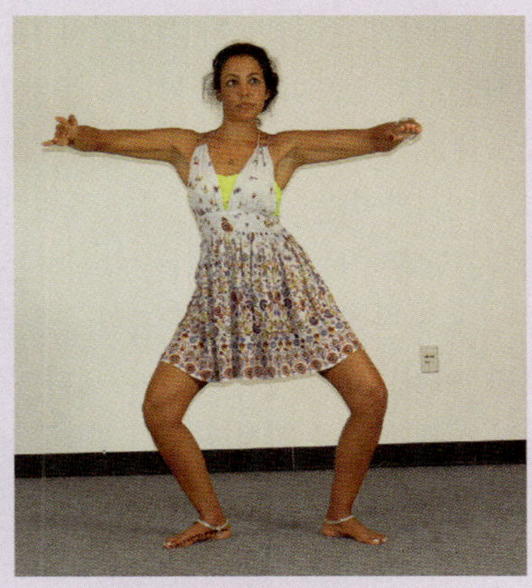

인디안 댄스 자세와 분리된 움직임.

오른쪽 몸통의 가쪽 움직임은 골반의 안정화와 왼쪽 다리의 관계에 대한 도전을 한다. 무게 중심의 위치는 반대쪽 다리쪽으로 이동한다. 일반적으로 한 다리 서기와 전환 시 동일한 동작이 필요하며 균형 및 미적 요구 사항에 대한 복잡한 협응 및 조절이 필요하다. 이러한 움직임은 기능적 회복을 위해 충분히 특이적일 경우 운동 프로그램의 일부르 천천히 도입되어야 한다.

재활의 후반부에서 그녀는 증상을 악화시키지 않고 가정 프로그램으로 몸통 분리와 함께 양다리 등척성 스쿼트를 지속적으로 수행하고 있다. 그녀는 골반 정렬을 유지하고 최대 1분 동안 동일한 체중 부하를 유지할 수 있으므로, 팔 움직임을 추가하도록 하였다. 이 시점에서 한 다리 서기 및 자세를 검사하고, 상지 및 몸통 도전과 결합된 한 다리 서기 자세는 주목할 만한 엉덩관절 하강(트렌들렌버그)을 초래한다.

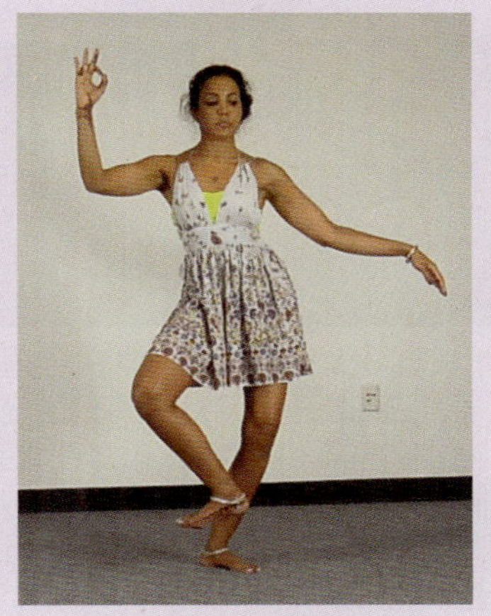

인디안 댄스 자세와 움직임.

스탬핑(stamping) 또는 들어 올리기 동작은 골반 안정화에 도전하고 한 다리 균형은 영향을 받은 다리에 두 배의 힘을 가한다. 오른쪽 다리에서 몸통을 분리하면 무게 중심이 왼쪽 다리에서 멀어지므로 왼쪽 다리의 균형과 무게를 유지하기 위해 왼쪽 엉덩관절 벌림근의 반대 힘이 필요하다.

평가

두 다리 서기 자세에서 한 다리 서기 자세로의 진행은 너무 어렵고 수정해야 한다. 몸통의 측면 동작과 팔 위치는 다리 정렬을 유지하기 위한 지레팔과 도전을 증가시킨다.

운동 선택게 대한 영향

한 다리 서기 자세는 반대쪽 발 무게의 25%를 지지하고, 팔과 몸통 움직임이 아닌 팔의 움직임만으로 수행하는 것 보다 쉬운 균형 운동으로 조정된다. 이 절차는 환자가 팔을 지지하지 않고 골반 위치와 균형을 제어할 수 있을 때까지 가정 프로그램으로 포함되고, 다음 반대쪽 다리를 지면에서 떼어 놓은 상태에서 한 다리 서기 균형(가쪽 돌림)으로 진행되지만, 팔이나 몸통의 도전 없이 진행된다.

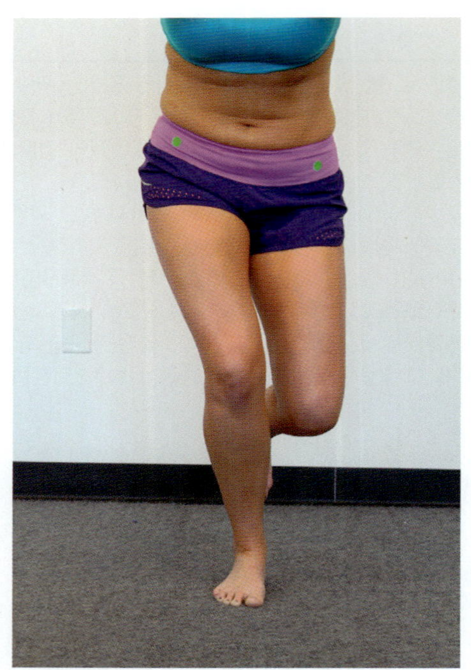

그림 4.16 동적 밖굽이. 엉덩관절 안정화근(엉덩관절 벌림근 및 모음근, 가쪽 돌림근)의 근육 지지 부족으로 인해 스텝 업 중에 환자의 뼈 밖굽이 각도가 증가한다. 엉덩관절은 발의 가쪽에 있고 골반은 반대쪽으로 하강한다(트렌들렌버그 자세). 각은 전체 Q-각을 증가시키고 무릎넙다리뼈 구조와 정강넙다리 관절의 부하와 각을 증가시킨다.

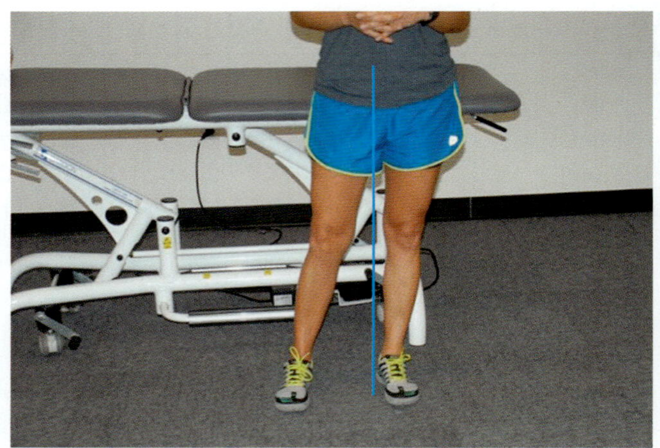

그림 4.17 체중부하 회피 또는 대칭. 환자는 체중의 75%를 왼쪽 다리에 싣고 골반을 오른쪽으로 회전한다. 체중 부하에 대한 예방 조치나 통증이 있는 시기가 지나면 환자는 영향을 받은 쪽에서 체중을 싣거나 양발로 체중을 50/50으로 싣는 것을 주저할 수 있다. 이것이 초기 평가에서 관찰된다면, 환자가 자세를 스스로 교정하는데 도움이 되는 교육 기술을 사용한 운동은 초기 운동 처방의 일부가 될 것이다. 거울을 사용한 피드백, 불안정한 면 또는 탄성 저항을 사용한 촉각 피드백 또는 구두 신호(7장 참조)는 환자가 도움 없이 위치를 수정할 수 있을 때까지 중요하다.

움직임 관찰 및 분석

기초 비정상 움직임 및 근육 불균형은 열린 사슬 또는 닫힌 사슬 움직임 중에 관찰될 수 있다.[1,4,6] 그러나, 다리의 닫힌 사슬 움직임은 기능적 요구 사항처럼 보이는 반면, 팔 움직임은 종종 열린 사슬로 보인다. 기능부전 움직임 패턴은 종종 이러한 활동을 관찰하는 동안에만 나타난다. 다리에 일반적인 비정상 움직임이 있다. **동적 밖굽이**(그림 4.16)는 과도하게 일반화된 다리 안쪽각과 넙다리뼈 및 정강뼈 안쪽 돌림 및 모음을 수반하며 무릎넙다리뼈 기능부전, 무릎 및 엉덩관절염, 정강이 부목, 스트레스 골절, 또는 발바닥 근막염(그림 4.16 참조)이 수반된다. **초기에 과도하게 증가된 엎침** 또는 뒤침은 운동 사슬 전체에 걸쳐 일반화된 회전력을 초래한다. 한쪽 다리 또는 발 부위에 **체중부하 증가를 피하는 것은**(그림 4.17) 통증이나 기타 장애에 대한 일반적인 보상이며, 결과적으로 작은 부위에 힘이 더 축적된다. 골반의 제한된 안정화는 **회전**, **하이킹(골반 올림) 또는 트렌들렌버그 보행**(입각기 중 골반 하강[그림 4.18 및 임상 사례 4.10])으로 나타날 수 있으며 체중부하 시 물렁조직과 관절 구조에 의해 각도와 회전력을 증가시킬 수 있다. 보행 분석, 계단, 스쿼트, 앉고 일어서기 이동, 한 다리 서기 자세, 이행성(transitional) 움직임은 모두 기능적 움직임을 분석하는 데 사용된다. 환자가 특정-스포츠 움직임이나 업무 관련 활동을 안전하게 보여줄 수 있다면, 이것도 검사에 포함될 수 있다. 동적 비정상 움직임 또는 보상은 특정 근육 활성화, 지구력, 힘 또는 힘에 맞는 운동을 통해 해결되어야 한다. 일반적으로 신경근 협응 패턴은 움직임 재교육 접근법을 통해서 변경되어야 한다.

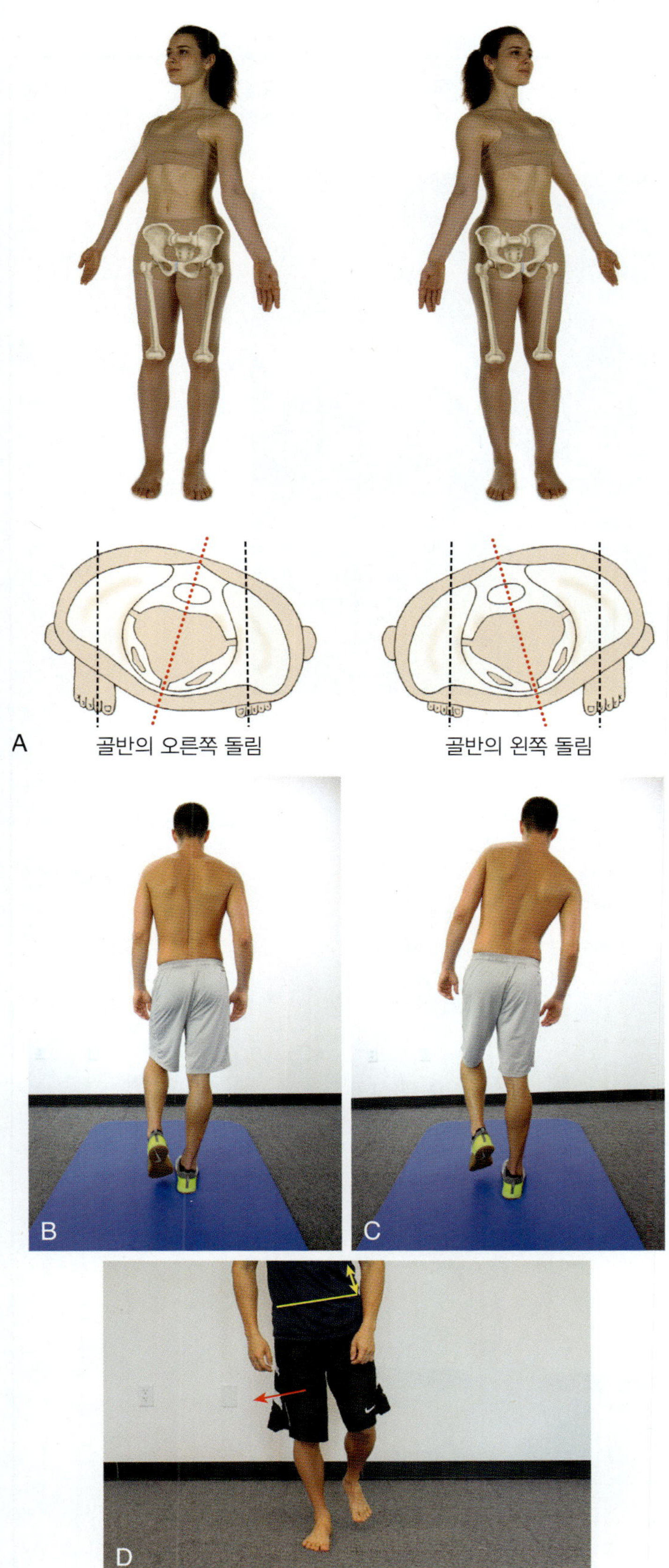

그림 4.18 (A) 골반 돌림. 골반 회전은 양쪽 다리의 연관된 엉덩관절 돌림에 비대칭을 생성하여 잠재적으로 다른 다리 문제에 기여한다. 이 이미지는 고정된 팔다리에서 몸통과 골반 돌림의 효과를 보여준다: 그러나 골반 돌림은 위쪽 몸통을 돌리지 않고 한 방향으로 발생할 수 있으며, 이는 허리골반 및 엉덩관절 기능부전에 대한 일반적인 보상으로 나타난다. 균등하지 않은 체중부하와 엉덩관절 돌림근 약화도 골반 돌림을 유발한다. (B) 트렌들렌버그 입각기. 골반은 오른쪽 엉덩관절 벌림근의 제한된 안정화로 왼쪽으로 하강한다. (C) 약한 엉덩관절 벌림근 또는 통증과 관련된 가쪽 기울어진 몸통. 입각기 다리에서 균형을 유지하기 위해 위쪽 몸통을 입각기 쪽으로 이동하는 것이 일반적이다. (D) 엉덩관절을 하강하거나 영향을 받는 쪽을 향해 몸을 기울인다. 왼쪽 엉덩관절 하이킹(허리방향 굽힘)과 오른쪽으로 기울어진 자세는 균형을 유지하고 발목 염좌 후 가쪽 발목 인대에 가해지는 스트레스를 피하기 위하여 나타난다.

임상 사례 4.10 넙다리뼈 골절 후 움직임 보상

환자는 45세이고 5개월 전에 모터크로스 사고로 넓적다리돌기사이 및 중간-넙다리뼈 골절을 발생했다. 그는 목발 없이 걷고 있고 일터로 돌아왔다. 그는 타일작업자로 자영업을 하고 있고 그는 넓적다리돌기사이 골절이 잘 치유되면, 근무하는 동안 수행할 수 있는 운동을 추가하기를 원한다.

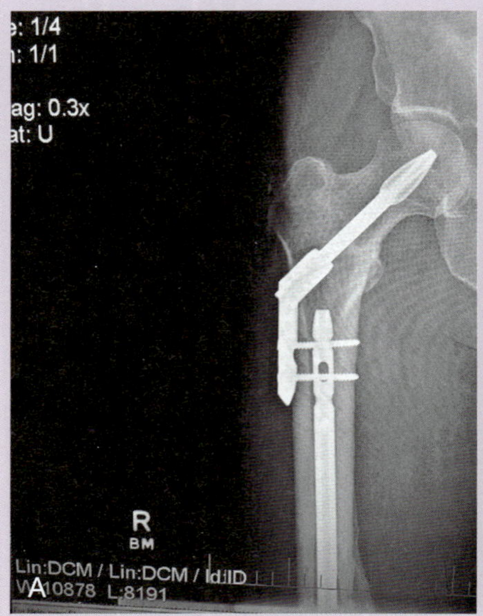

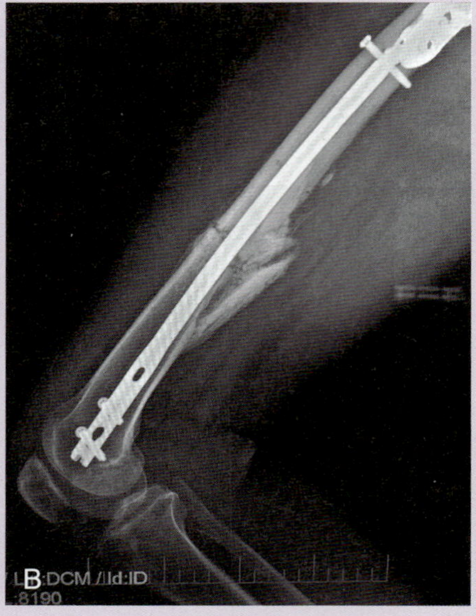

연동 슬라이딩 나사 및 플레이트와 골수내 막대로 고정된 넓적다리돌기사이 및 중간-넙다리뼈 골절.

방사선 사진에서 볼 수 있듯이, 슬라이딩 넓적다리돌기사이 나사와 플레이트는 골수 내 막대와 연동되어 매우 안정적인 내부 고정을 제공한다. 또한 먼쪽 막대(distal rod)를 고정하는 두 개의 나사가 있다. 중간축 골절 주위에는 광범위한 굳은살이 있으며 가쪽에는 뒤쪽 파편의 일부 변위를 보여준다. 중간축 골절은 완전히 치유되지 않았고, 넓적다리큰돌기 부위와 먼쪽 넙다리뼈에 약간의 골감소증이 있다. 환자는 체중과 점진적인 수직 부하를 견딜 수 있을 뿐만 아니라, 근력 강화 운동이 뼈 자극을 추가적으로 촉진할 것으로 보인다. 예방 조치에는 제한된 각도 및 돌림과 느린 부하의 진행이 포함된다. 약한 오른쪽 엉덩관절 벌림근:

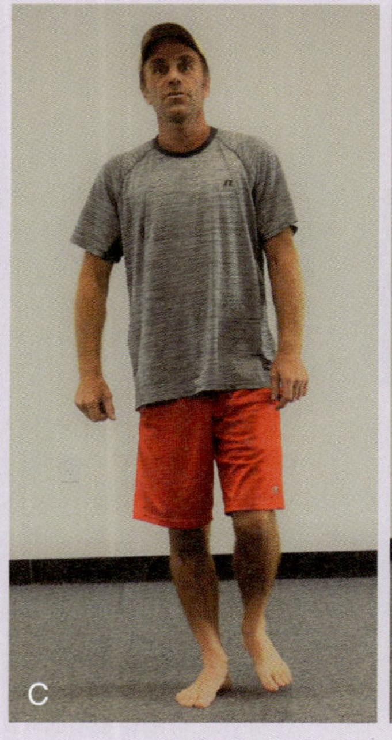

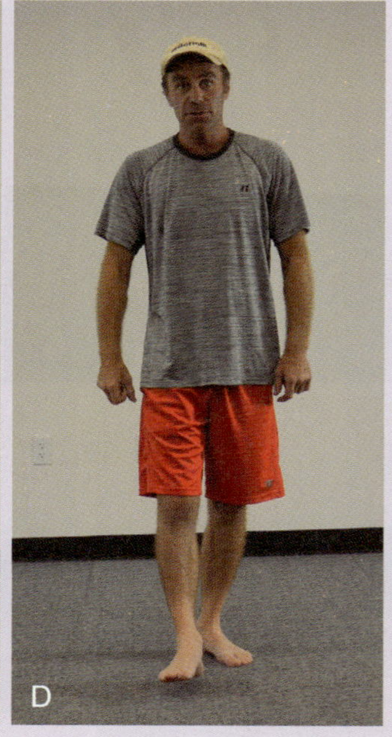

오른쪽 넙다리뼈 골절 후 한 다리 서기 자세.

파트 C에서는 오른쪽의 한 다리 서기 자세(골절된 다리)가 일부 작업을 위한 무릎을 움직이기 위해 반대쪽에 가쪽 기울어진 몸통과 골반 하이킹이 나타난다. 파트 D는 영향을 받지 않는 쪽의 한 다리 서기 자세를 보여준다.

임상 사례 4.10 넙다리뼈 골절 후 움직임 보상 – 계속

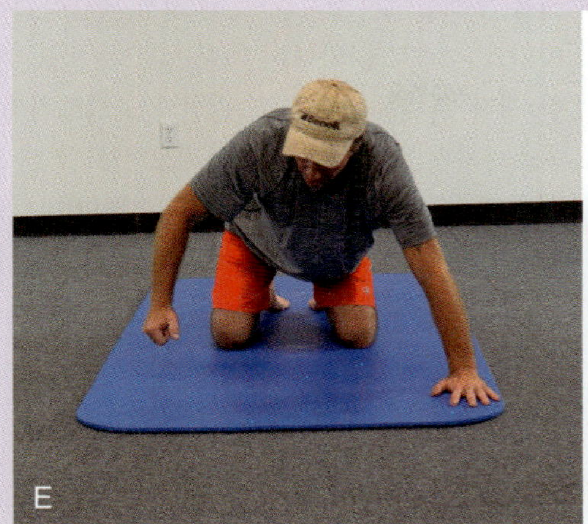

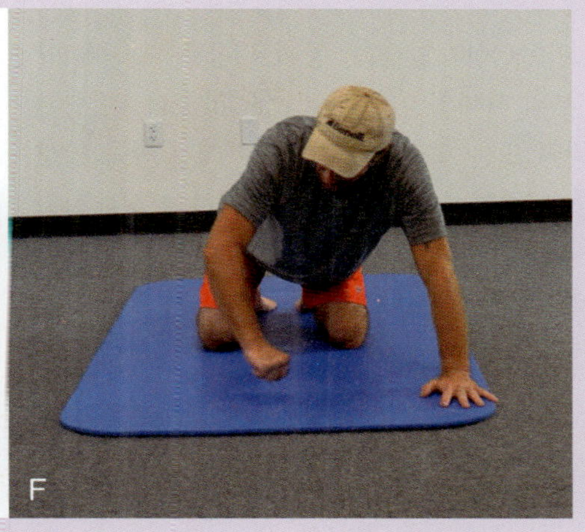

타일 작업에 필요한 위치 및 움직임 분석.

환자는 무릎(E와 F)의 낮은 과제 수행에 가장 어려움을 겪고 있다. 그는 무릎 아래에 패드를 사용하고 있다. 그는 체중의 대부분을 영향을 받지 않는 쪽에 두고 있다고 가정하고 있다. 그는 휴식을 취하고 일반적으로 영향을 받지 않는 편에 서 있는다.

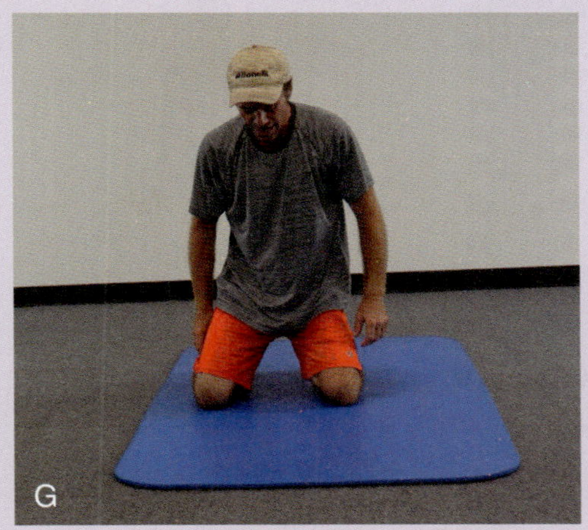

무릎 꿇은 자세.

동일한 비대칭성은 무릎 꿇기 자세와 키가 커지는 무릎 꿇기 자세(G)에서 확인된다.

추가 검진 기법에 대한 영향

한 다리로 서 있는 가쪽 이동 자세는 오른쪽 엉덩관절 벌림근 활성화, 지구력 및 근력을 평가할 필요성을 나타낸다. 무릎 꿇은 자세에서 나타나는 비대칭은 엉덩관절 가동 범위의 움직임 결함과 관련이 있을 수 있는 반면, 무릎 꿇은 자세와 높은 무릎 꿇은 자세는 통증, 제한된 근육 유연성, 무릎 또는 엉덩관절 통증 또는 습관 때문일 수 있다. 장애의 결과는 목표에 대한 관련 기능적 결함과 일치한다.

운동 및 기능적 활동에 대한 영향

한 다리 서기 운동을 하루 종일 할 수 있다. 옆으로 누운 자세에서 엉덩관절 벌림을 강화하는 것 외에도 골반 높이를 유지하면서 오른쪽에 서고 왼쪽 다리를 움직이는 것을 근무 중에 쉽게 수행할 수 있다. 무릎 꿇기 자세에서 키가 커지는 무릎 꿇기 자세로의 전환과 타일 작업 위치가 조정되어 양쪽 다리에 동일한 무게를 지탱할 수 있다.

척추 Spine

정렬 관찰

척추의 자연적인 만곡(목뼈 앞굽음, 등뼈 뒤굽음, 허리뼈 앞굽음)은 척추의 두 부위 사이의 이행하는(transitional) 접합부에서(목등뼈, 등허리뼈 또는 허리엉치뼈 접합부에서 만곡 방향의 변화) 힘의 집중을 증가시키는 경향을 초래하여 상대적인 과가동성 또는 불안정성을 나타날 수 있다(그림 4.19). 과도한 만곡(목뼈 또는 허리뼈 앞굽음, 등뼈 뒤굽음, 그림 4.20) 또는 만곡의 감소는 결합조직 변화 또는 관절 압박으로 인해 저가동성을 초래할 수 있다. 구조적 척추 옆굽음증 또는 다리 길이 불일치의 결과로 나타나는 이마면 또는 돌림 비대칭은 운동을 위한 시작 위치를 선택하고 관절과 물렁조직에 대한 과도한 힘을 최소화하기 위한 힘을 분배하려고 시도할 때 고려해야 한다. 척추 옆굽음증은 팔 및 어깨뼈 정렬뿐만 아니라 다리 정렬에도 영향을 미친다(그림 4.20D 및 임상 사례 4.11).

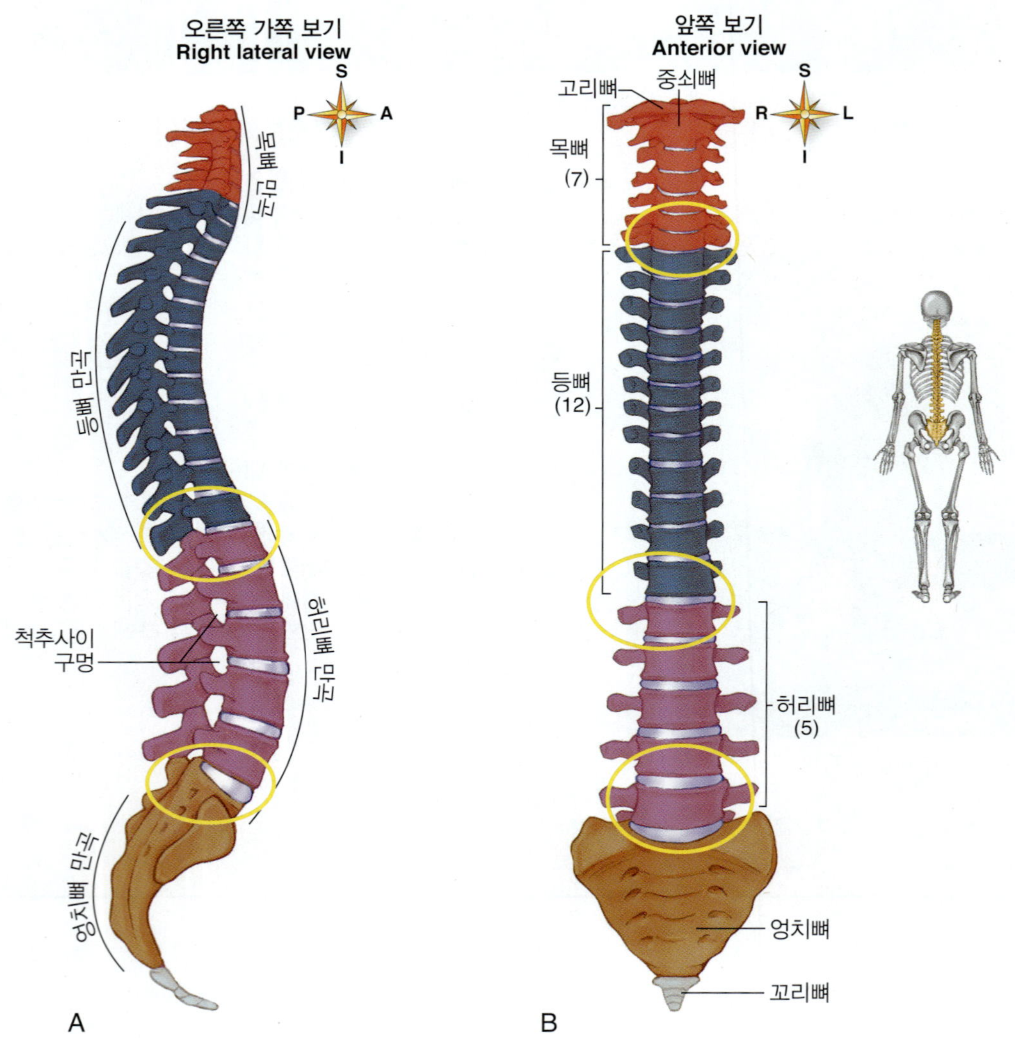

그림 4.19 척추 만곡의 방향 변화. 만곡(허리엉치뼈, 등허리뼈, 목등뼈) 사이의 접합부는 종종 높은 병진력과 회전력에 노출된다. 가쪽 보기(A)에서 볼 수 있는 과장된 만곡에는 등뼈 뒤굽음, 증가된 목뼈 또는 허리뼈 앞굽음, 앞쪽 또는 뒤쪽 보기(B)에서 볼 수 있는 척추 옆굽음이 있다. 이러한 영역은 시간이 지남에 따라 쇠약 또는 불안정성에 취약할 수 있다. 먼저 움직이는 영역을 관찰하고 다른 부분보다 상대적으로 더 많이 움직이는 영역을 관찰하면 운동 및 기능적 움직임의 운동 축을 평가하는 데 도움이 될 수 있다.

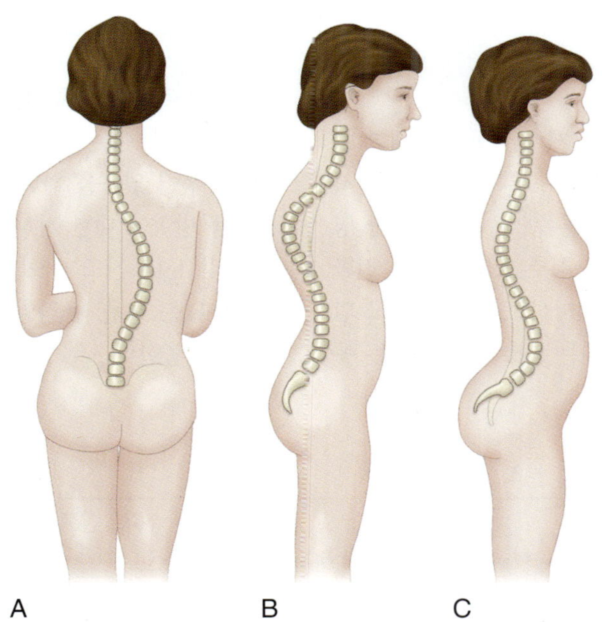

그림 4.20 과도한 척추 만곡. (A) 옆굽음증. (B) 뒤굽음증. (C) 허리뼈 앞굽음증.

임상 사례 4.11 척추 정렬: 척추 측만증 및 다리 길이 불일치

척추 옆굽음증은 모든 영역의 운동에 영향을 미친다. 일부 척추 옆굽음 만곡은 능동적인 근육 조절로 교정할 수 있지만, 대부분의 만곡은 성장이 멈춘 후에 형성된다. 그럼에도 불구하고 능동 힘 폐쇄는 힘의 분배를 돕고 만곡이 변경되는 영역에 대한 스트레스 누적을 제한할 수 있다. 비대칭은 또한 어깨뼈의 위치에 영향을 미치며 아래쪽 돌림, 기울어진 어깨뼈와 날개 어깨뼈는 좌우가 다르다. 척추 옆굽음증은 또한 다리의 골반 정렬과 근육 각도에 영향을 미친다.

환자 A

환자 A는 왼쪽 허리뼈 볼록함과 오른쪽 등뼈 볼록함이 있고 왼쪽 기울어진 날개뼈와 오른쪽 날개 어깨뼈가 있다. 그녀의 무게 중심은 왼쪽 다리쪽에 위치하고 골반은 약간 돌림 되어 있다.

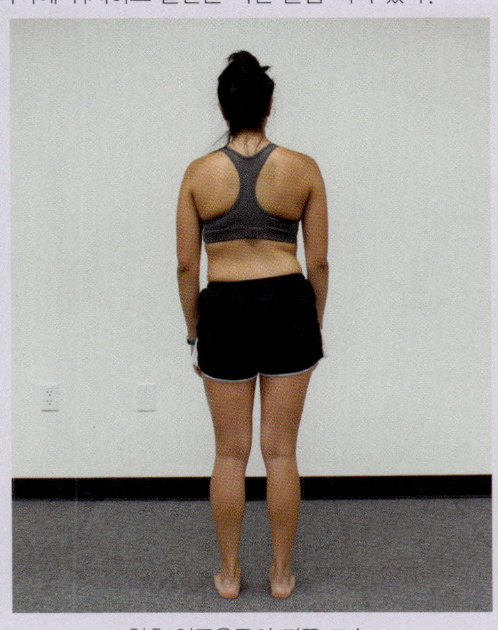

척추 옆굽음증의 뒤쪽 모습.

운동 선택에 대한 영향

그녀는 모든 운동에서 척추를 능동적으로 지지하기 위해 노력할 수 있지만, 대칭을 기대하는 것은 비현실적이다. 그녀는 각각의 던에 대해 다른 전략을 사용하여 어깨가슴관절 연결을 조정해야 할 수도 있다. 비대칭은 치료사가 단서를 선택하고 운동 기술을 조정할 때 운동 전달의 복잡성을 증가시킨다.

환자 B

환자 B는 오른쪽 다리가 왼쪽보다 짧고 다리 길이가 2cm 차이가 있으며, 밖굽이 각도는 왼쪽이 더 크다. 오른쪽 어깨뼈의 아래쪽 돌림은 앉을 때 보다 서 있을 때 더 크고, 어깨의 기울기는 더 대칭이 된다. 그녀는 목과 어깨 통증에 대한 평가를 받고 있다.

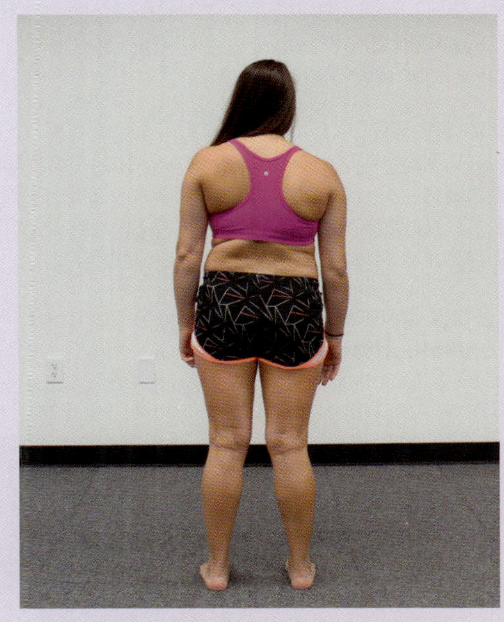

다리 길이와 관련된 척추 옆굽음증의 뒤쪽 모습.

평가 및 운동 선택에 대한 영향

어깨, 등뼈 및 목뼈 가동성 평가는 앉은 상태에서 수행해야 하며, 몸쪽 근육 안정화 또는 가동성을 개선하기 위해 선택한 어깨 및 척추 운동은 앉고 지지하는 자세가 선호된다.

움직임 관찰 및 분석

많은 수의 척추 분절들은 다른 영역의 제한된 동작에 대한 반응으로 일부 영역에서 동작이 발생할 수 있도록 한다. 척추 움직임 분석에는 운동의 대칭, 한쪽 또는 다른쪽으로의 편차, 한 영역의 초기 또는 과도한 움직임, 특히 두 척추 영역 사이의 전환(움직임 축)에서의 관찰이 포함될 수 있다(그림 4.20 참조; 임상 사례 4.12).[6,7] 특정 방향으로 반복되는 척추 운동 검사는 통증이 척추 쪽으로 집중되는지 또는 감소되는지 평가하는데 사용될 수 있으며, 이는 환자가 확인된 방향으로 가동성 운동에 반응할 가능성이 있음을 나타낸다.[8] 움직임 보상 또는 편차는 운동 중 운동 방향에 대한 지시 또는 지침을 알릴 수 있다(임상 사례 4.12 및 4.13 참조). 보호 또는 주저하는 움직임은 특히 최근 부상이 없는 경우, 움직임에 대한 두려움이나 회피 행동에 대한 정보를 제공한다.

임상 사례 4.12 **척추의 동적 움직임 분석**

신경근 협응 결손(허리뼈)

활성화 패턴에서 움직임 협응 장애가 있고, 하나 이상의 척추 분절을 지원하는 급성, 아급성 또는 만성 요통 환자는 운동 타이밍의 변화, 특정 부위의 상대적으로 더 많은 운동, 보상 움직임 또는 비대칭이 나타날 수 있다. 이 환자들은 하나 이상의 방향으로 비정상적인 움직임을 보이고 원하는 기능적 움직임을 얻기 위해 종종 보상한다.[1]

환자 A

환자 A는 허리뼈 통증이 있고, 전체 관절 가동범위를 수행할 수 있다. 허리를 완전히 굽힘한 상태에서 돌아올 때 환자는 손을 사용하여 수직 방향으로 돌아오기 위하여 "다리를 사용해서 올라오세요" 하고, 그녀의 신체 밑으로 골반을 뒤로 빼고 움직임의 마지막 몇 도 정도 무릎을 구부린 상태로 유지한다. 그녀가 손을 사용하지 않고 폄하면 통증이 증가하고 허리뼈를 통한 폄이 증가한다. 그녀의 가정 운동 루틴에는 윗몸 일으키기도 포함된다. 관찰 결과, 그녀는 배곧은근과 엉덩관절 굽힘근을 사용하여 배가로근 활성화 없이 허리뼈 굽힘을 만들고 있다. 그녀는 또한 팔을 사용하여 상체를 위로 당기고 있다. 또한 네발 기기 자세에서 한쪽 다리를 들어 올리면 초기에 과도한 폄과 허리뼈 돌림이 나타난다.

운동 선택에 대한 영향

주요 운동의 초점은 환자에게 팔다리 움직임 또는 전체 척추 움직임 전에 허리뼈를 보호하고 지지하기 위해 척추 안정화 근육을 활성화하는 방법을 가르치는 것이며, 더 복잡한 움직임 동안 타이밍, 지구력 및 협응에 중점을 둔다(11장, 섹션 2: 과가동성).

반복적인 움직임 검사(Repeated Movement Testing): 중심화(Centralization)

급성 허리통증과 다리에 연관통 또는 급성, 아급성 또는 만성 요통이 있는 환자의 경우 과민성이 낮고, 신경학적 증상(감각 상실 또는 약화)이 없는 경우 반복적인 움직임을 하는 방사통 검사를 통해 나타난다. 반복적인 움직임에 적합하려면 말초 통증이 감소하면서 연관통이 중심화되어야 한다. 통증은 일반적으로 굽힘, 특히 장기간의 굽힘 또는 앉아있을 때 증가하며 폄 가동성 결손이 있을 수 있다.

환자 B

환자 B는 오른쪽 다리 아래로 방사통과 함께 급성 허리 통증이 발생했다. 통증은 1시간 이상 앉아 있으면 더 심해지지만(2/10에서 4/10으로 증가) 움직임에 따라 감소한다. 서 있을 때 반복적으로 폄하면 허리뼈 부위의 통증이 약간 증가하지만(3/10) 다리 뒤쪽의 방사통은 2/10에서 0/10으로 감소한다. 낮은 허리뼈 부위의 통증을 재현하는 뒤쪽–앞쪽 미끄러짐으로 관절 가동성이 감소하고 허리뼈의 가동성이 감소한다.

운동 선택에 대한 영향

폄 범위 끝까지의 가동성 운동은 반복적인 움직임(운동 11.10)과 작업 활동 중 위치 반전에 대한 교육으로 시행한다. 앉아있는 여러면을 포함하는 등뼈에 대한 운동을 빠르게 진행할 수 있다(운동 11.14).

운동의 정렬 및 축

가동성 결손이 있는 급성 또는 아급성 허리통증 환자는 가동범위가 감소한다. 운동 영역과 운동축(움직임이 중심이 되는 영역)을 관찰하면 힘을 분산시키기 위한 움직임 수정에 도움이 될 수 있다. 움직임이 적은 영역이 있는 경우, 운동은 이 영역에서 수동 기술을 사용한 후 끝 범위에 도달하는 데 집중할 수 있다. 상대적인 과가동성이 있는 경우, 목표는 증상이 있는 영역에 힘이 집중되는 것을 허용하지 않고 동작을 분산하고 여러 분절을 사용하는 것이다. 여기 그림은 낮은 허리뼈 저가동성 및 등뼈 뒤굽음증과 함께 폄 및 오른쪽 돌림이 있는 상부 허리뼈 영역의 운동 축을 보여준다.

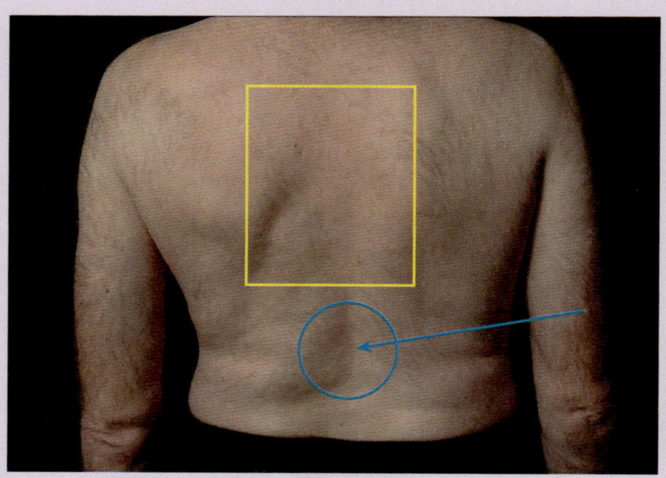

척추 폄.

척추 폄을 위한 상부 허리뼈 영역(화살표)의 운동 축에 유의하고 가동범위는 축 위와 아래 분절에 집중되어 있다. 환자가 축(환자가 통증을 보고하는 영역)을 중심으로 척추를 폄함에 따라 허리뼈 영역의 왼쪽에 약간의 만곡이 있다. 등뼈(*노란색 상자*)에는 제한된 폄이 있다.

임상 사례 4.12 척추에 대한 동적 움직임 분석 — 계속

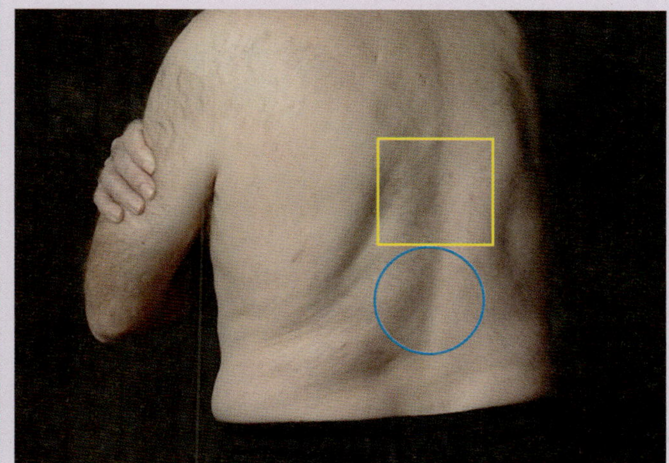

왼쪽으로 척추 돌림.

척추 전체에서 왼쪽 돌림이 감소하고 오른쪽 돌림보다 움직임이 적다.

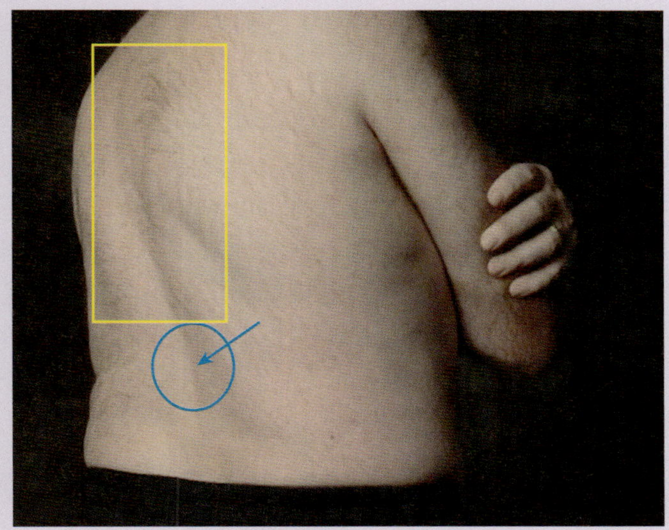

오른쪽으로 척추 돌림.

폄 관절 가동범위를 위한 축과 유사한 위치에 있는 상부 허리뼈 부위 운동축에 있는 제한된 오른쪽 등뼈 및 허리뼈 돌림이 있다. 축 위의 왼쪽에서 발생하는 가쪽 굽힘 편차와 낮은 요추 영역의 제한된 움직임에 유의한다.

운동 선택에 대한 영향

저가동성을 해결하기 위한 운동은 축에서 과도한 움직임 없이 끝 범위에 도달해야 한다. 위치는 등뼈 폄을 촉진할 때 등뼈 영역으로의 움직임을 제한하는 데 도움이 될 수 있으며, 상부 허리뼈 축에서 과도한 움직임 없이 관절 및 물렁조직 길이 또는 가동성을 최대화할 수 있다. 점진적인 신경근 협응을 통해 힘을 분배하는 데 사용되는 운동은 등허리뼈 부위의 안정화를 통해 운동축에서 초기 또는 과도한 운동을 최소화하려고 시도할 것이다.

참고문헌

1. Delitto A, George SZ, van Dillen L, et al. Low back pain. Clinical practice guidelines linked to the International Classification of Functioning, Disability and Health from the Orthopaedic Section of the American Physical Therapy Association. *J Orthop Sports Phys* Ther. 2012;42(4):A1–A57

임상 사례 4.13 뼈 정렬, 가동성 장애 및 동적 움직임 비정상 구분

환자는 허리통증의 병력이 있고 골반의 오른쪽이 왼쪽보다 2cm 더 높은 상태에서 서 있을 때 골반 비대칭이 두드러진다. 골반도 왼쪽으로 돌림한 자세이다. 골반 비대칭의 원인은 여러 가지가 있으며, 각 원인은 운동 선택과 신호에 영향을 준다:

1. 왼쪽의 체중 부하 감소
2. 왼쪽의 제한된 엉덩관절 폄(엉덩관절 굽힘근 단축, 엉덩관절 움직임 제한)
3. 왼쪽 무릎 폄 제한(부종, 관절주머니 제한 또는 근육 구축으로 인한 무릎 관절 움직임 제한)
4. 다리 길이 불일치(오른쪽이 왼쪽보다 길다.)
5. 한쪽에 더 많은 안굽이 또는 밖굽이가 있는 비대칭 뼈 정렬
6. 척추 옆굽음증

비체중부하 위치에서 뼈 정렬 관찰, 관절 가동범위 검사 및 근육 유연성 검사 결과를 고려하여 각각의 잠재적 원인을 포함하거나 제외할 수 있다. 관절의 가동성과 유연성은 정상이고, 뼈의 정렬이나 다리 길이에 차이가 없으며 척추 옆굽음증(앉은 자세에서 스크린)이 없다.

평가

체중부하 회피와 보상 움직임이 주요 가설이 된다. 환자가 신호(cueing)로 위치를 교정할 수 있다면 가설이 확인된다.

운동 선택에 대한 시사점

서 있는 자세에서 균등한 분포를 회복하는 것이 초기 목표가 될 것이다. 운동 학습 개념(7장)을 사용하여 환자에게 골반 위치에 대한 인식과 양측으로 서 있는 자세에서 50/50 분포를 가르치는 것은 모든 운동에 중요하며, 운동량을 검사할 때 중지 지점을 안내한다. 닫힌 사슬 위치에서의 양측 운동은 환자가 부하를 줄이며 올라가는 스쿼트(운동 9.29)와 촉각 및 시각적 피드백을 적용한 스쿼트(운동 9.30)로 진행하기 전에 체중 분포(운동 9.19 및 9.21)를 관찰할 수 있는 바로누운자세(장비 포함 또는 미포함)에서 진행될 수 있다. 좌우로 체중 이동은 이 운동이나 런지 자세에서 추가할 수 있다(운동 9.22); 이것들은 신경근 협응 패턴 훈련을 위한 특이성을 제공하는 데 중요할 것이다.

특수 운동 검사
SPECIFIC EXERCISE TESTING

초기 검사는 장애를 해결하기 위한 운동 유형의 선택과 환자가 견딜 수 있는 특정 매개 변수(위치, 범위, 용량, 복잡성 및 속도)를 식별하는 결과를 가져온다. 시험량을 설정해야 하며(저항, 반복, 세트, 시간, 강도 및 빈도) 운동을 검사하여 시작점을 설정해야 한다. 초기 검사 중에 환자는 보상 없이 안전하게 운동을 수행하는 방법을 배운다. 1장에서 설명한 바와 같이 금기 사항과 예방 조치는 다른 모든 요소들보다 우선시 한다. 치유에 대한 고려 사항이 있거나 SINS 판단에 주의가 필요함을 나타내는 경우, 일부 검사를 연기해야 할 수도 있다. 검사 후 지연된-발병 근육통 및 관절통의 가능성이 있으므로 치료사는 검사 후 이러한 부작용이 발생할 수 있음을 환자에게 교육하는 것이 좋다.

가동성 검사(관절 가동 범위 및 근육 유연성)
Mobility Testing (Joint Range of Motion and Muscle Flexibility)

독자는 Reese와 Bandy[4]의 관절 가동 범위 및 근육 유연성 측정에 대한 자세한 검진에 대한 설명, Magee[1]의 평가 개념에 대한 설명 및 Zachazewski[5]의 보다 자세한 조직에 관련된 개념을 참조한다. 연령별 예상되는 관절 가동 범위의 비교 및 일부 기능적 범위의 요구 사항의 예는 Reese 및 Bandy[4]에서의 방법을 사용할 수 있다.

근육 기능 Muscle Function

근육 기능(글상자 4.4)에는 특정 운동 단위(신경근 협응 포함), 근육 지구력, 근력 및 파워를 활성화하는 기능이 포함된다.[9–11] 특수 검사는 근육 기능 장애가 있는지 확인하고 개선을 위한 기초선을 설정하는 데 유용하다. 이 검사는 또한 운동 처방에 대한 운동 강도를 설정하는데 도움을 준다. 양적 측정은 목표를 설정하는데 사용할 수 있다; 그러나 환자가 일상생활 동작을 위해 적절한 기능적 근력을 갖도록 하는 것이 항상 최종 목표이다.

근육 활성화 Muscle Activation

근육 활성화는 환자에게 등척성 또는 등장성 수축을 사용하거나 능동적 움직임 분석 중에 수의적으로 근육에 관여하도록 요청하여 클리닉에서 평가된다. 근육 긴장에 관찰된 변화가 없으면 수축이 있는지 추가로 평가하기 위해 촉진을 사용한다. 환자가 다른 부위 또는 근육을 대체하는 경우 치료사는 환자가 원하는 근육을 분리하도록 도울 수 있다(7장 참조). 설명과 시연 외에도 근육에 가해지는 부하를 줄이기 위해 해당 부위를 재배치하거나 지지하는 것이 필요할 수 있다. 근육 활성화 시기는 운동 또는 기능적 움직임 중에도 관찰하고 기록할 수 있다. 능동 및 수동 운동 가동범위의 큰 차이는 환자가 근육 활성화에 어려움을 겪을 수 있음을 나타내는 것이며, 조절이 부족한 범위의 활성화는 초기 운동의 목표가 될 것이다(임상 사례 4.14).

글상자 4.4 근육 기능 검사

- 특수 검사는 근육 기능 장애를 식별하고 연령과 관련된 표준값 또는 반대쪽 사지와 비교하여 개선을 위한 기초선을 설정하는 데 유용하다.
- 검사는 또한 운동 처방에 대한 운동 강도를 설정하는데 도움을 준다.
- 근육 활성화는 환자가 수의적으로(등척성 또는 등장성) 수축을 요청하거나 능동적 움직임 분석 중에 개별 근육 수축을 관찰하여 평가한다.
- 근육 활성화를 평가하기 위한 대안으로는 바이오피드백, 표면 근전도, 운동 또는 기능적 움직임 관찰이 있다.
- 능동 가동범위 측정은 수동 범위와 비교되며 근육 활성화 문제에 대하여 추천할 수 있다.
- 환자가 들어 올릴 수 있는 체중(체중 또는 외적 부하)의 양을 가능한 반복 횟수와 함께 기록하여 근력 훈련을 위한 기준 측정값으로 설정한다. 약 10~15회 반복할 수 있는 체중은 특히 노인이나 상태가 좋지 않은 개인의 경우 초기 치료적 강화를 위한 적절한 양으로 간주된다. 더 발전된 강화운동은 피로에 8-12회 반복되는 무게로 사용할 수 있다.
- 파워 검사는 단기간에 최대 부하를 포함하며 환자가 운동을 완료할 수 있는 충분한 근력과 신경근 조절을 가지고 있는 경우에만 적합하다.
- 파워 검사는 무게, 체중 또는 등속성 장비를 사용하여 1RM 시간 검사로 수행한다.
- 근지구력은 환자에게 피로의 징후가 나타날 때까지 반복하도록 요청하여 검사한다. 운동의 난이도와 저항은 여러 번 반복할 수 있어야 한다(15-30). 치료사는 환자가 검사를 위해 견딜 수 있는 적절한 저항량을 추정해야 하며, 특정 근육의 피로가 발생하기 전에 환자가 저항할 수 있는 저항을 확정하기 위해 시험 후 용량을 설정해야 한다.

근지구력 Muscle Endurance

근지구력은 근육이 피로 또는 힘의 상실이 발견될 때까지 반복적으로 또는 지속적으로 수축하는 능력이다. 근지구력은 반복 횟수 또는 실패까지의 시간 또는 주어진 시간 프레임의 최대 반복 횟수를 기록하여 측정한다. 지구력 운동은 낮은 저항으로 수행한다. 근지구력의 목표는 종종 환자에게 피로의 징후를 보일 때까지 반복 또는 등척성 유지를 수행하도록 요청하여 가장 먼저 해결되는 것 중 하나이다(임상 사례 4.15 및 4.16). 손상된 조직의 징후가 있는 경우 검사를 위해 더 낮은 부하가 선호된다. 치료사는 이 정보를 사용하여 근지구력에 도전하기 위해 15~30회 이상 반복할 수 있도록 적절한 저항을 설정할 수 있다.[9] 등척성 유지는 포스포크레아틴(phosphocreatine)에서 해당(glycolytic) 에너지 시스템으로 전환하는데 충분한 시간 동안 10초 이상 지속되어야 한다.[11] 만약 피로가 10초 이내에 발생한다면, 이 수행력은 포스포크레아틴에서 해당 대사로의 전환에 충분한 시간이 지나지 않았기 때문에 지구력보다는 근력 검사가 될 것이

임상 사례 4.14 근육 활성화 평가

환자는 다리에 방사통이 없는 만성 허리통증을 호소한다. 허리뼈의 뒤쪽 심부 소근육 안정화 근육의 타이밍은 운동공 위에서 네발기기 자세로 평가한다. 환자는 추가 지시 없이 한쪽 다리를 들어 올려야 하며, 치료사는 허리뼈에서 폄근 벌크의 근육 활성화 타이밍을 관찰한다. 치료사는 눈에 보이는 수축이 없는 경우 해당 부위를 촉진할 수 있다. 이상적으로는 척추 폄근은 다리가 펌하기 전이나 직후에 활성화되어야 한다. 장기간의 척추 통증 후, 종종 소근육 안정화 근육의 활성화가 지연되거나 부재한다. 부재하거나 지연된 소근육 안정화 근육의 활성화와 소근육 안정화 근육 이전에 대근육 움직임 근육(global movers)의 조기 사용은 힘을 분배하고 힘 폐쇄를 개선하기 위해 신경근 협응 패턴을 훈련해야 함을 나타낸다. 초기 운동 선택에는 고유수용성 감각, 청각 및 촉각 신호 및 피드백이 포함되며, 종종 균형 반응을 사용하여 안정화 시스템의 낮은 역치 활성화를 촉진하는 신경근 경로를 활성화한다(운동 11.22, 11.28 및 11.35 참조). 닫힌 사슬 운동은 또한 양측 척추 폄근 활성화(운동 11.25)를 촉진하기 위해 고유수용성 감각 및 촉각 입력을 최대화하는 반면, 양측 다리(운동 11.24 및 11.25) 또는 팔(운동 11.22) 운동은 대칭에 도움이 된다.

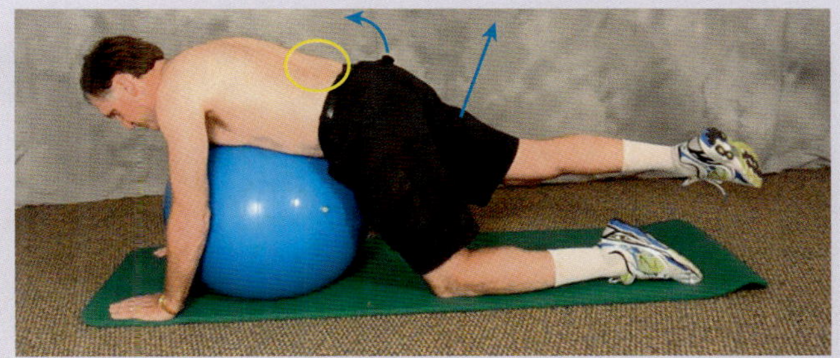

척추 폄근 활성화 타이밍.

환자는 오른쪽 엉덩관절(직선 화살표)을 펌하여 골반이 오른쪽(곡선 화살표)으로 들어올 수 있도록 한다. 운동의 기본축은 서 있는 자세에서 능동적 척추 움직임 관찰에서 관찰된 것과 같은 허리뼈의 동일한 지점에 있으며, 이 지점에서 움직임 집중 패턴을 나타낸다 제한된 복부 안정화와 후기 척추 폄근 활성화가 있다.

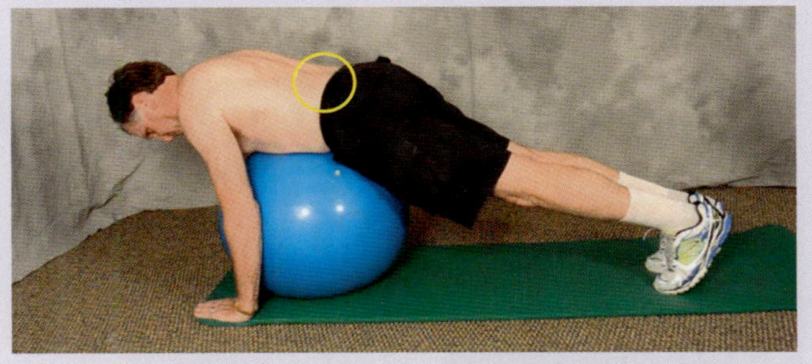

공 위에서 닫힌 사슬 양측 엉덩관절 폄.

발이 지면에 있는 양측 엉덩관절과 무릎 폄은 허리뼈와 골반의 보다 대칭적인 위치를 제공한다. 환자의 체중은 공보다 더 멀고 팔은 지지를 돕는 데 사용된다. 환자는 복부 근육을 들어 올려 허리뼈 부위에 근육을 지지하고, 머리를 들어 올리고 무릎을 펴기 전에 골반의 양쪽이 공과 접촉하게 유지하는 데 초점을 맞춘다.

다.[11] 과민 증상이 심하거나 결합조직이 약한 환자에 대해 낮은 부하를 선택하면, 더 높은 저항 부하로 조직에 도전하기 전에 근지구력을 훈련하기 위해 더 고반복(>15)을 사용할 수 있다.[11]

기능적 활동에 대한 지구력을 평가하기 위해 실패 지점까지의 반복을 사용할 수도 있다(임상 사례 4.16 참조). 이 유형의 검사를 사용하는 활동의 일반적인 예는 앉고 일어서기 이동, 스텝 업 및 허리에서 오버 헤드 리프트(waist-to-overhead lifts)이다. 미리 정해진 시간에 완료된 반복은 체중이나 장비를 저항으로 사용하여 계산할 수 있다. 팔 굽혀 펴기 또는 윗몸 일으키기와 같은 운동의 평균 반복 횟수에 대한 표준값을 사용하여

임상 사례 4.15 **근지구력 검사: 등척성 유지**

환자는 2개월 전에 스키 사고를 당했고 넘어진 후에 목 통증이 있다. 그의 통증은 1/10로 평가되며 장시간 앉아 있으면(1시간 이상) 통증이 3/10까지 증가할 수 있다. 그의 목표는 수업 시간에 한 번에 2시간 이상 앉아 있을 수 있는 것이다. 초기 검진에서 바로누운자세에서 공기주입식 커프를 사용한 머리목굽힘 검사(craniocervical flexion)는 목뼈 앞굽음을 편평하게 유지하면서 깊은목굽힘근을 충분히 활성화할 수 있는지를 측정한다.[1,2] 커프는 22mmHg로 공기를 주입하고 적어도 10초 동안 2mmHg의 점진적으로 증가하는 압력을 유지할 수 있는 능력을 검사하기 위해 턱을 끄덕임으로써 목 앞부분을 부드럽고 편평하게 하도록 요청한다. 표면 근육을 사용하는 경우 검사가 중단된다.

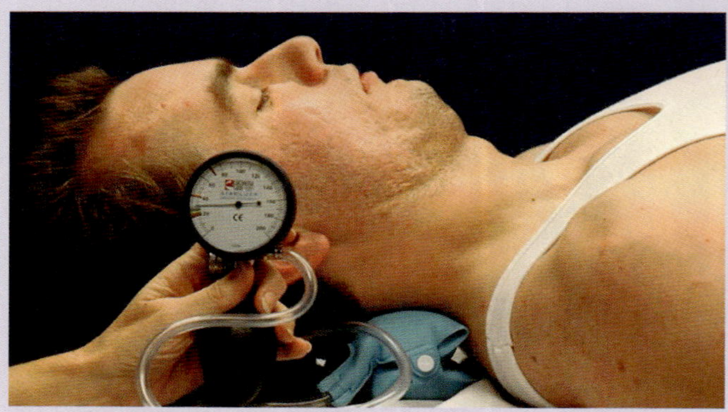

머리목굽힘 검사(Craniocervical flexion test).

환자는 최대 30mmHg까지 최소 10초 동안 4가지 레벨을 모두 달성할 수 있고 자세를 유지할 수 있다; 따라서 바로누운자세 항중력 굽힘 지구력 검사가 가능하다.[3-5]

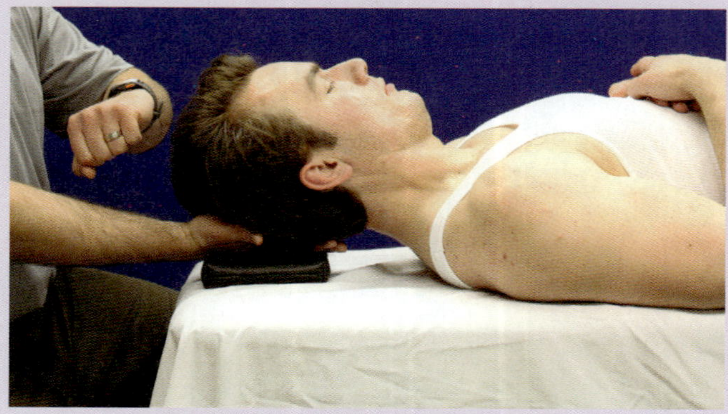

바로누운자세 항중력 굽힘 지구력 검사.

환자가 테이블에서 머리를 뗄 수 있는 시간을 측정하여 기준 시간으로 설정한다. 이 검사는 더 적극적이기 때문에 통증의 증가도 기록되며 환자의 통증이 3/10 이상으로 증가하면 검사를 중단한다. 환자에게 또한 검사 후 통증 행동을 보고하도록 요청한다. 환자는 통증이 증가하기 전 6초 동안 항중력 자세를 유지할 수 있었다.

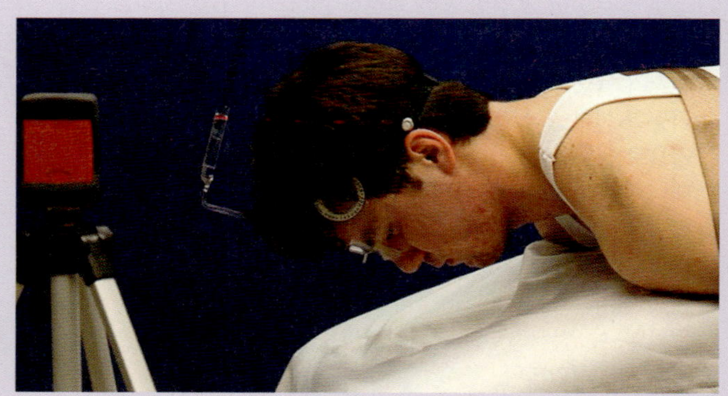

엎드려누운자세 항중력 폄 지구력 검사.

환자에게 시작 위치에서 0.5cm 이내에서 가능한 한 오랫동안 정중선 목뼈 중립 위치를 유지하도록 요청한다. 그는 통증이 증가하기 시작하기 전에 20초 동안 유지할 수 있다.

평가

기준선 측정은 목표를 설정하고 항중력 및 부하 운동이 가능한지 결정하는 데 사용된다. 이 단계에서 바로누운자세 항중력 자세가 너무 적극적이었고, 폼롤러 운동이 중력에 대해 머리를 유지할 필요가 없는 몇 가지 도전을 제공하기 위해 선택되었다. 엎드려누운자세의 목표는 2주 이내에 통증이 증가하기 전에 최대 30초 동안 자세를 유지하는 것이다.

참고문헌

1. Jull GA, O'Leary SP, Falla DL. Clinical assessment of the deep cervical flexor muscles: the craniocervical flexion test. *J Manipulative Physiol Ther*. 2008;31(7):525-533.
2. Hudswell S, von Mengersen M, Lucas N. The cranio-cervical flexion test using pres- sure biofeedback: a useful measure of cervical dysfunction in the clinical setting? *Int J Osteopathic Med*. 2005;8:98-105.
3. Edmondston SJ, Wallumrod ME, Macleid F, Kvamme LS, Joebges S, Brabham GC. Reliability of isometric muscle endurance tests in subjects with postural neck pain. *J Manipulative Physiol Ther*. 2008;31(5):348-354.
4. Harris KD, Heer DM, Roy TC, Santos DM, Whitman JM, Wainner RS. Reliability of a measurement of neck flexor muscle endurance. *Phys Ther*. 2005;85(12):1349-1355.
5. Shahidi B, Johnson C, Curran-Everett D, Maluf K. Reliability and group differences in quantitative cervicothoracic measures among individuals with and without chronic neck pain. *BMC Musculoskelet Disord*. 2012;13:215.

상대적인 체력 수준을 설명할 수 있다.[9] 이러한 표준값은 일반적으로 일반 건강 및 건강 검진에 사용되지만, 재활 목표를 설정하는데는 거의 사용되지 않는다.

임상 사례 4.16 근지구력 검사: 실패까지의 반복

환자 A

환자 A는 항공사의 화물 적재 업무로 일한다. 그는 돌림근띠 수술 후 회복 중이며 25kg까지 무게가 나가는 여러 개의 상자 또는 물품을 들어 올릴 수 있어야 한다. 들어 올리기 제한이 2kg에서 10kg으로 증가했다. 그가 증상 없이 안전하게 5kg을 들어 올릴 수 있게 되면, 실패까지의 반복 횟수를 세는 것이 이 환자의 지구력을 검사하는 관련 수단이 될 것이다. 그가 재활을 통해 진행할 때, 얼마나 많은 시간 동안 테이블에서 카트 높이까지 무게를 들어 올릴 수 있는지 추적하고 피로하기 전에 무게를 다른 테이블로 운반할 수 있는지 추적하여 훈련의 기준을 설정한다.

평가

피로의 징후를 보이기 전에 30번의 반복을 성공적으로 완료할 수 있다면 무게를 증가할 수 있다.

환자 B

환자 B는 아킬레스 힘줄의 외과적 괴사조직 제거 후 회복 중이다. 그는 한 다리 발바닥굽힘으로 진행 중이며 움직임을 통해 다리의 정렬을 조절할 수 있을 뿐만 아니라 발의 중간 위치를 유지할 수 있다. 발바닥굽힘 지구력에 대한 초기 운동 검사는 환자에게 25% 지지한 한 다리 발바닥굽힘을 수행하도록 요청하여 수행한다. 그는 통증 없이 국소적인 피로 전에 22번의 반복을 수행할 수 있다.

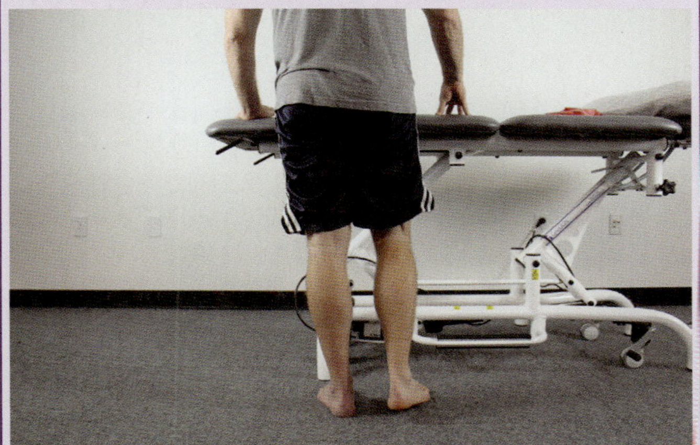

수술 후 다리와 손을 지지하여 75% 무게인 한 다리-뒤꿈치 들어 올리기의 시작점.

평가

정렬을 잃기 전의 반복 횟수는 근지구력을 목표로 하는 범위 내에 있으며 통증은 없었다. 환자는 운동을 독립적으로 수행하기 위해 정렬을 잃기 시작하는 시기를 모니터링 할 수 있어야 한다.

운동 선택에 대한 영향

운동 부하는 근지구력과 초기 조직 스트레스에 적합하다. 운동을 시작한 후 통증이나 부종이 증가하지 않으면, 다른 다리와 손의 지지를 천천히 줄일 수 있다.

근력 Muscle Strength

근력은 양적 측정 장치(동력계(dynamometer) 또는 등속성 장비), 도수 근육 검사(MMT) 또는 특정 부하에 대해 최대 반복을 사용하는 임상적 검사를 사용하여 평가할 수 있다. 동력계는 치료사가 등척성 검사를 사용하여 적용하는 휴대용 핸드-헬드(hand-held) 장치다. 등속성 기계는 특정 움직임 속도를 조절하고 범위 전체에서 환자가 생성하는 힘을 기록한다. 동력계와 등속성 검사 모두 매우 민감하고 신뢰할 수 있는 측정을 제공하지만 한 번에 하나의 동작만 측정할 수 있다. 이러한 방법의 단점에는 장비의 공간에 대한 비용이 포함되며 등속성 기계도 설정하는 데 상당한 시간이 걸린다.

도수 근육 검사는 0에서 5까지의 등급 시스템을 사용하여 중력에 대항하는 능력 또는 치료사가 적용한 저항에 대한 "돌파(break-through)"를 설명한다(표 4.4). 등급 시스템은 상대방 또는 유사한 개인에 대한 주관적인 비교를 제공한다. 중력 저항에 의존하는 등급은 심각한 근력 결핍이 있는 개인에게 신뢰할 수 있는 측정을 제공하지만, 치료사가 적용한 저항 검사는 휴대용 동력계를 사용하지 않고는 충분히 민감하지 않을 수 있다.[12,13] MMT 등급 시스템은 개인이 2~5등급을 나타내는 경우 치료사가 초기 강화 운동의 위치를 선택하는 데 도움이 될 수 있다. MMT 중에 통증이 유발되면 정보는 선택적 조직 평가에 적용된다. 근육 수축과 관련된 통증은 수축 조직이 관련되어 있음을 나타낼 수 있다. 2 이상의 등급에 대한 MMT는 평가를 위해 중력 또는 저항에 대한 범위를 움직일 수 있는 능력이 필요하지만, 선택적 조직 장력에 대한 저항 검사는 중립 관절 위치에서 등척성 검사로 수행한다. 인대나 관절주머니에 스트레스를 유발할 가능성이 없는 위치에서 관절을 유지하면 물리치료사가 근육-힘줄 수축이 통증을 유발하는지 여부를 판단 할 수 있다.

피트니스 목적으로 근력을 평가하는 가장 일반적인 방법은 개인이 한 번만 들어 올릴 수 있는 최대 무게인 1RM(*one repetition maximum*)이다.[9,10] 1RM이 무증상 환자에게는 적절한 검사가 될 수 있지만, 조직이 손상된 환자는 추가 손상 또는 통증 없이 최대 부하를 들어 올릴 수 없다. 운동치료에 대한 기본 저항을 설정하는데 사용되는 보다 보수적인 방법은 다중 반복 검사이다. 검사는 운동 장비, 자유 중량, 체중 또는 탄성 저항을 활용할 수 있다. 이 방법을 사용하면 치료사가 운동 처방에 사용할 특정 운동을 평가할 수도 있다. 환자는 특정 체중을 사용하여 최대한의 노력을 기울이도록 요청하고, 반복 횟수를 기록한 다음 체중이나 위치를 조정한다. "중량 검사" 부하는 환자의 나이, 일반적인 상태, 병력, 근육 부피 및 중력에 대항하여 움직이는 능력을 고려한 추정치이다. SINS 평가는 특히 예방 조치가 있는 경우 환자의 체중을 제한할 필요가 있는지 여부를 결정하는 데 사용되어야 한다. 낮은 중량부터의 시작(starting weight)은 환자가 쉽게 여러 번 반복할 수 있는 경우 추가로 증가하며 우선한다.

건강한 성인의 근력 운동에는 피로 전에 8~12회 반복할 수 있는 부하가 권장되지만, 10~15회 반복 후 피로가 있는 낮은 무게의 부하는 중년 및 노인에게 적합하다.[9] 환자가 체중을 15회 이상 들어 올릴 수 있는 경우, 강화 목표를 달성하기 위해 부하를 증가시켜야 한다(임상 사례 4.17).

환자가 표준 위치에서 저항에 대항하여 움직일 수 없는 경우가 있을 수가 있다. 환자가 중력에 대해 팔다리를 움직일 수 없는 경우 팔다리를 지지해야 하며 때로는 팔다리의 무게만으로도 충분한 부하를 제공할 수 있다. 환자가 원하는 반복 범위에 도달할 수 있도록 부하를 조정하는 것은 들어 올린 무게의 양을 증가하거나 감소하는 것 이외의 방법으로 달성할 수 있다. 부하는 2장에 설명된 생체역학적 원리를 적용하여 조정할 수 있다. 예를 들어, 축에서 저항을 적용하는 거리를 변경하면 전체 부하와 스트레스가 증가하거나 감소한다.

다중 반복 방법을 사용하여 근력을 검사하는 또 다른 이점은 기능에 필요한 특정 범위 또는 역학점 이점이 적은 범위에서 근육의 강도를 검사하는 선택 사항이다. 예를 들어, 최근에 무릎 수술을 받은 환자가 넙다리네갈래근의 근력을 개선해야 하는 경우, 체중을 추가하지 않고 중력을 이기는 마지막 범위의 무릎 폄이 적절한 검사 위치가 될 수 있다. 지지되는 위치에서 다중 반복 검사를 수행할 수도 있다.

근력을 검사하든 운동을 수행하든 치료사는 환자가 관심을 갖는 근육 활성화를 할 수 있는지 확인해야 한다. 구두 안내 또는 세심한 자세는 보상을 수정하거나 제한하는 데 도움이 될 수 있

표 4.4 도수 근력 검사 등급: 운동 검사와 처방의 선택에 대한 의미

등급	기술	운동 영향
0	근육 활성화 없음	신경근 기능 없음: 기능적 움직임을 위해 다른 근육을 사용하는 능력을 평가할 필요가 있음을 나타낸다.
1	약간의 활성화	지지되는 자세에서 활성화 검사를 한다. 신경근 자극(전기 자극, 오버플로우)을 추가로 지지하는 활성화의 목표
2	중력이 제거된 위치의 범위에서 움직일 수 있다.	근력 강화 양 평가는 중력을 제거하여 지지된 위치에서 시작한다.
3	중력에 대항하여 범위에서 움직일 수 있지만, 추가된 저항에서는 할 수 없다.	근력 강화 양 평가는 중력에 저항하지만, 외부 저항 없이 지지된 위치에서 시작된다.
4	반대쪽 팔다리에 비해 정상 근력보다 낮지만, 저항 범위 내에서 움직일 수 있으며 연령, 성별 및 기타 개인 특성에 대해 근력이 예상된다.	근력 강화 양 평가는 약한 외부 저항을 가진 중력에 저항하며 시작한다.
5	반대쪽 팔다리에 비해 정상 근력 및 연령, 성별 및 기타 개인 특성에 대해 근력이 예상된다.	브레이크 검사에서 강화 장애가 발견되지 않았다. 더 높은 수준의 기능적 요구 사항이 있는 경우, 기능 검사를 사용하여 특정 활동에 대한 강도를 평가한다.

임상 사례 4.17 근력 검사

환자 A

환자 A는 가쪽위관절융기염을 진단을 받은 건설 노동자이다. 목표는 환자의 몸쪽 지지력을 향상하고 2단계 관리를 위한 힘을 분배하는 데 도움이 되는 어깨 근육 강화를 포함한다.

- *초기 검사:* 가쪽 폄근 이는곳에 대한 힘을 제한하기 위해 팔꿈치 위에 스트랩이 있는 풀리 시스템의 저항에 대한 어깨 벌림:
  - 어깨 벌림근의 피로가 발생하기 전에 16kg에 대해 25번의 반복을 수행할 수 있다.
  - 2분 휴식 후 무게를 18kg으로 증가하고 15번 반복을 수행할 수 있다.
  - 3분 휴식 후 무게를 20kg으로 증가하고 10번 반복을 수행할 수 있다.

평가

무게는 2~3세트의 경우 20kg, 초기 운동 계획의 경우 8회 반복으로 설정되며 반복 횟수는 허용되는대로 진행한다.

- *강화 목표:* 전반적인 목표는 건물 외장용 자재와 창문의 평균 무게에 달하는 25kg에 대한 벌림과 어깨 높이까지 들어 올리는 기능적 요구 사항을 충족하기 위해 팔을 외전 70°에서 90° 사이로 유지할 수 있는 것이다.

환자 B

환자 B는 중등도의 돌림근띠 파열이 있는 72세 여성으로 보존적 관리를 의뢰하였다. 다음과 같은 능동 가동범위가 가능하다:

- *앉은 자세:* 어깨 45° 벌림
- *바로누운자세:* 어깨 70° 벌림

슬라이딩 보드에 팔을 올려 바로누운자세로 근력을 검사하고 환자는 피로할 때까지 움직임을 반복하도록 요청한다. 그녀는 70°까지 10번 반복을 완료할 수 있다.

평가

바로누운자세는 근력 강화를 위한 충분한 저항력을 제공하므로 초기 운동량은 슬라이딩 보드에서 70°까지 움직임과 함께 8-10회 반복 2세트로 설정한다.

- *강화 목표:* 초기 목표는 앉은 자세에서 중력에 대항하여 70°까지 벌림하여 8~10회 반복할 수 있는 것이다.

다. 근육이 피로해지면 환자는 일반적으로 다른 근육이나 운동 전략을 사용하여 보상한다. 따라서 검사 또는 운동은 더 이상 의도된 근육을 목표로 하지 않으며, 검사는 목표 근육을 다루는 데 필요한 적절한 양을 제공하는 데 필요한 결과를 반영하지 못할 수 있다.

근 파워 Muscle Power

파워는 짧은 시간 동안 빠르게 폭발하는 힘을 생성하는 능력이다.[9,10] 스포츠로 복귀하기 위해 노력하는 선수들은 일반적으로 다른 장애가 해결되면 파워를 향상시키기 위해 고안된 운동으로 진행한다(임상 사례 4.18). 다른 대상자도 기능적 활동을 위한 파워가 필요하다. 상태가 좋지 않은 환자는 앉고 일어서기 자세로 빠르고 효율적으로 이동하는 데 어려움이 있는 경우 파워로 수행할 필요가 있다(임상 사례 4.18 참조). 일반적으로 파워 움직임은 대근육 움직임 근육(global movers)의 사용이 필요하며, 다른 장애가 해결되면 높은 힘과 관련된 부상의 위험을 줄이기 위해 근력 훈련이 운동치료에 통합된다. 파워에 대한 가장 일반적인 평가는 일반적으로 1RM 검사, 최대 등속 검사 및 기능적 파워 검사이다.

등속성 검사 장비를 통해 치료사는 환자의 ROM 정보가 표시되는 동안 특정 속도에서 환자의 출력을 평가할 수 있다. 앞서 언급했듯이 매우 신뢰할 수 있지만 이러한 유형의 검사는 단일 관절로의 움직임을 제한하므로 강력한 기능적 움직임의 필요성으로 해석되지 않을 수 있다. 그러나 기능적 파워는 높이 또는 거리에 대한 점프, 홉(hop) 검사, 체중 또는 무게를 사용한 스내치 리프트(snatch lift) 검사와 같은 스포츠 동작을 사용하여 측정할 수 있다.

유산소 능력(심폐 기능)

Aerobic Capacity(Cardiorespiratory Function)

유산소 운동을 사용하기 전에 치료사는 심장과 호흡수를 높이기 위한 운동에 대한 금기증이나 예방 조치가 있는지 확인해야 한다(글상자 4.5). 이것은 고혈압, 높은 콜레스테롤, 흡연, 당뇨병 또는 비만과 같은 위험 요인이 있는 환자에게 특히 중요하다. 고령자, 광범위한 쇠약, 심혈관 또는 호흡기 말초 혈관 질환의 병력이 있는 개인은 검사 및 운동 처방 전에 철저히 선별해야 한다.[14,15]

즉각적인 위험이 확인되지 않더라도 운동 전, 운동 중, 운동 후에 환자를 추적 관찰해야 한다. 일부 심혈관 질환은 근골격계 통증처럼 보일 수 있으며 유산소성 도전의 증가는 증상을 확대할 수 있다. 따라서 방금 나열된 고혈압 및 기타 상태의 병력이 있는 개인의 경우 유산소 운동 전후에 혈압을 측정하는 것이 중요하다. 다른 징후 및 증상을 동반하는 운동 중 수축기 혈압이 10mmHg 이상 떨어지거나 수축기 혈압이 250mmHg 이상 또는 이완기 115mmHg 이상으로 상승하면 즉시 운동 중단, 재평가 및 의뢰를 한다.[9,14] 즉각적인 주의가 필요한 증상으로는 새로운 발병 또는 쉽게 유발되는 협심증이 있다; 위험 요인이 있는 가슴, 위쪽 곰통, 목 또는 턱 통증의 새로운 발병; 현기증; 호흡곤란; 구역질; 또는 심각한 피로.[9,14-16] 창백함, 발한, 혼란 또는

임상 사례 4.18 근 파워와 스피드 검사

환자 A

환자 A는 안쪽곁인대 손상 후 2단계에서 3단계로 이동하는 농구 선수다. 그는 무릎의 전체 가동범위와 뛰어난 근력을 가지고 있다. 스쿼트 수직 점프는 기준 높이와 목표를 설정하는 데 사용한다(표 4.5 참조). 달리기 및 점프 훈련을 포함한 특정-스포츠 훈련 전에 스프린트 시간도 기록한다(표 4.5 참조).

환자 B

환자 B는 3년 전에 오른쪽 뒤쪽 접근 엉덩관절 치환술을 받았고, 오른쪽 무릎 골관절염이 있다. 그녀는 엉덩관절 폄근의 사용을 개선하여 체중을 발 위 앞으로 움직이고 엉덩관절을 빠르게 폄하여 무릎 관절에 가해지는 힘을 최소화해야 한다. 5회 앉고 일어서기 검사(시간 지정)는 이 기능적 활동에 대한 적절한 측정이 될 것이다(표 4.5 참조). 초기 검사 후 생체역학이 수정되고 환자에게 움직임의 수직 구성 요소를 위해 무릎뿐만 아니라 엉덩관절 폄근을 사용하도록 장려하는 신호를 제공한다. 구두 신호는 위쪽 동작을 강조하고 가능한 한 빠른 움직임을 수행하는 데 사용한다. 5회 앉고 일어서기 검사는 세션이 끝날 때 지침이 즉각적인 개선을 가져왔는지 평가하기 위해 다시 검사하고, 다음 세션이 시작될 때 움직임 재교육이 이어지는지 평가하기 위해 다시 검사한다.

환자는 또한 30초 앉고 일어서기 검사를 받았다. 그녀는 손을 사용하여 몸통을 추가로 지지한다. 그녀의 몸무게는 뒤꿈치 뒤쪽을 향하여 팔의 모멘트와 무릎넙다리 관절에 가해지는 부하를 증가시킨다. 검사하는 동안 환자는 30초 앉고 일어서기 또는 5회 앉고 일어서기 검사에 대해 기록된 시간 동안 가능한 한 많은 반복을 수행하도록 요청한다. 생체역학의 수정은 검사를 따른다. 근육 지구력을 위해 기본 반복 동작을 설정해야 하는 경우 30초 앉고 일어서기를 하는 것이 좋다.

글상자 4.5 유산소 능력

- 유산소 지구력 검사를 수행하기 전에 심혈관 위험 요인에 대해 개인을 선별해야 한다.
- 유산소 검사는 재활 과정에서 다른 시간에 필요할 수 있다.
- 심박수 반응 및 인지된 힘을 사용하여 적절한 강도를 결정한다(최대 심박수 55~90%, RPE 11~13).
- 추정된 최대 심박수 = 208-(0.7×나이).
- 상태가 좋지 않거나, 나이가 많거나, 주로 앉아서 지내는 사람은 낮은 강도로 시작해야 한다.
- 젊거나, 운동 선수는 더 높은 강도로 시작해야 한다.

RPE, Rating of perceived exertion.

방향 감각 상실과 같은 임상 징후, 활동 중 말을 할 수 없음, 활력 징후 이상은 운동을 중단하고 활력 징후를 추적 관찰하며 즉각적인 치료를 받아야 한다.

유산소 지구력을 향상시키는 것은 지구력 종목 운동선수뿐만 아니라 상태가 약하거나 쇠약해진 환자에게도 중요한 목표이다. 앞쪽 무릎 통증이 있는 장거리 달리기 선수는 처음에는 국소적 불편함을 해결하는 데 중점을 두고 치료할 수 있지만, 더 나아가 재활 과정에서는 체력을 회복하기 위해 유산소 상태로 초점을 전환해야 한다. 어떤 경우에는 유산소 운동을 사용하여 기능을 유지하여 상태 저하를 방지하거나 전반적인 가동성 및 자세 지구력을 향상시킨다. 이러한 상황에서 유산소 기능의 기준 측정은 목표를 설정하고 비교하는 데 유용하다. 유산소 검사는 재활 과정 동안 다른 시간에 표시될 수 있으며 예방 조치 및 장애에 따라 상체, 하체, 일반 또는 수중 운동 검사가 포함될 수 있다.

1차 진단이 근육뼈대계 질환인 환자의 유산소 운동 강도는 일반적으로 연령 예측 최대 심박수(208−[0.7×연령])를 사용하여 공식에서 계산된 목표 심박수를 사용하여 추정한다.[14] 운동 강도는 심폐 진단이 없는 개인의 경우 최대 심박수의 55%에서 90% 사이에 도달하도록 처방되며, 환자가 상태가 좋지 않거나, 나이가 많거나, 주로 앉아 있는 경우 목표를 더 낮춘다.[16] 반대로 운동선수는 더 높은 목표 심박수 범위에서 작업해야 할 가능성이 높다. 심박수 반응과 인지된 힘을 추적 관찰하여 환자가 강도를 견딜 수 있는지 여부를 평가한다. 이러한 방정식은 종종 건강한 연구 집단을 기반으로 하므로 해당 집단의 예측 가능한 심박수는 동반 질환이 있는 집단에게는 잘 해석되지 않을 수 있다. 예를 들어, 환자가 고혈압에 대해 베타 차단제(beta−blocker medication)를 복용하는 경우 약물은 정상적인 운동으로 인한 심박수 변화에 영향을 준다.[9,14] 독자들은 다양한 건강 상태, 심혈관 질환, 대사 증후군, 신장 질환 및 폐진단이 있는 개인을 위한 운동 검사 및 처방에 대한 자세한 내용을 다른 자료에서 참고한다.[9]

Borg Rating of Perceived Exertion(RPE) Scale®은 특정 처방 운동의 강도에 대한 유용한 자체 보고 측정이다.[9,17] 대부분의 건강한 성인을 위한 중간 강도 운동에 대한 ACSM 지침은 Borg RPE 척도에서 약 RPE 11 – 13에 해당한다.[11,17] 경계성 고혈압 또는 고혈압으로 진단된 환자의 경우, 높은 동맥압은 무증상일 수 있으므로 휴식 혈압은 인지된 운동과 관계없이 운동 후 즉시 측정한 혈압과 비교되어야 한다.

협응력과 균형 Coordination and Balance

움직임을 협응하려면 원하는 목표를 달성하면서 과제를 정확하고 적절한 시간에 조절해야 한다(글상자 4.6). 협응력 검사는 복잡한 동작 시퀀스에서 성공적인 시도를 기록한다. 움직임에는 공을 던지거나 물건을 바구니에 반복해서 넣는 등 목표에 도달하는 것이 포함될 수 있다. 레이저 포인터 사용, 특정 강도의 근육 수축의 달성 또는 일련의 지시 또는 신호에 응답과 같은 다양한 과제는 정밀도에 도전할 수 있다. 신경근 협응은 또한 근육 활성화의 타이밍과 순서, 적절한 과제를 위해 설계된 근육 그룹의 사용을 설명하는 데 사용된다. 일반적으로 낮은 역치값, 낮은 강도, 긴 지속 시간만 필요로 하는 단기간의 과제, 높은 역치값, 높은 강도에 대해 활성화된 글로벌 가동화 근육(global movers)의 과사용은 비효율적이며 보상적 움직임을 초래한다. 이러한 유형의 근육 기능 장애에 대한 신경근 협응 검사는 환자가 특정 위치를 반복적으로 찾도록 요청하는 기능 또는 고유수용성감각 유형 문제에 필요한 시간 동안 위치를 확보하고 유지하는 능력을 검사하는 것을 포함할 수 있다(임상 사례 4.19). 원뿔 주위를 걷거나 8자형 패턴으로 걷기, 줄 사이 달리기, 민첩성 훈련 또는 장애물 회피 등의 기능적 활동도 고수준 협응 검사 또는 운동의 예이다. 협응력은 종종 3단계 활동에 포함되거나 다른 기본 장애가 해결되면 포함한다.

글상자 4.6 균형 및 협응력 검사

- 협응력 검사에는 정밀도 또는 움직임 과제에 대한 성공적 시도의 기록이 포함된다.
- 신경근 활성화의 타이밍, 순서 및 통합은 특정 기능적 목표를 관찰해야 한다.
- 정적 균형은 자세를 유지하는 능력의 시간을 측정하여 검사한다.
- 동적 균형 검사는 안정적인 자세에서 덜 안정적인 자세로 움직이고 평형을 회복하는 기능이 포함된다.

균형 검사에는 정적 또는 동적 활동이 포함될 수 있다. **정적 균형**은 환자가 점진적으로 더 작은 기저면 또는 감소된 감각 입력으로 정적 위치를 이루고 유지하는 능력을 검사해야 한다. 정적 균형 검사의 예로는 시간 제한을 하는 한 다리 서기 또는 탠덤 스탠스(tandem stance) 균형 검사가 있다. 위치를 유지하는 능력은 눈을 감아서 감각 입력을 제거하거나 폼(foam)에서 검사와 같이 지면의 안정성을 감소시킴으로써 더욱 어렵게 할 수 있다. 자세 흔들림을 측정하는 힘 플랫폼과 기저면 내에서 무게중심을 유지하는 능력을 사용하여 균형의 양적 측정이 가능하다(임상 사례 4.20).

동적 균형 검사에는 환자가 한 위치에서 다른 위치로 움직인 다음 안정된 위치로 다시 설정하도록 도전하는 것이 포함된다. 정지−시작 장애물 코스 및 홉 검사는 상급의 균형 기술이 필요한 선수가 실전으로 돌아갈 준비가 되었는지 확인하기 위한 특정−스포츠를 위한 균형 검사에 적합한 동적 균형 검사의 예이다.

임상 사례 4.19 신경근 협응력

환자 A

환자 A는 반복적인 편타성 손상과 과운동성이 있다. 그녀는 신경근 협응력이 약하고 고유수용성 감각이 약하며 위치 전환이 약하다. 그녀는 레이저 시스템이 장착된 머리띠를 사용하여 정확한 목뼈 움직임을 수행하도록 하였다. 환자가 머리를 돌린 후 목표와의 거리를 기록하고 눈을 뜨고 감은 상태에서 시작 위치를 찾도록 하였다.

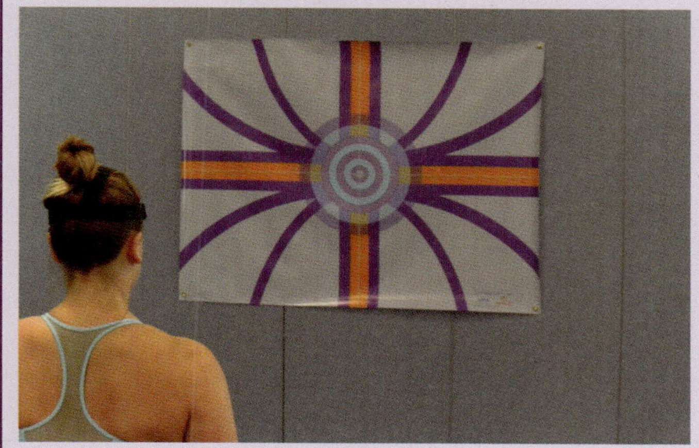

목뼈 협응 및 위치 전환 훈련을 위한 레이저 타겟 사용.

환자 B

환자 B는 앞십자인대(ACL) 수술 후 3단계이다. 그녀는 근력, 힘 및 협응의 척도로 거리에 대해 한 다리 교차 홉 검사(표 4.5 참조)를 수행하도록 하였다. 그 결과 그녀의 비수술적 다리와 비교하여 퇴원 전에 최소 80%를 달성할 것으로 예상된다. 일리노이 민첩성 서킷 검사(표 4.5 참조)는 방향, 속도 및 협응을 변경하는 능력을 반영하는 데 사용된다. 기초선 검사 결과는 2주 이내에 최소 10% 개선하는 점진적 목표를 설정하였다.

임상 사례 4.20 균형 검사

Balance Master는 힘 플랫폼을 사용하여 두 다리 또는 한 다리 서기 자세에서 자세 흔들림의 정량적 측정을 제공한다. 기초선 측정은 기저면을 기준으로 측정된 힘 선의 흔들림의 거리와 빈도를 기록한다. 환자는 전문 댄서이므로 측정하는 동안 정상적인 자세와 춤 자세가 모두 사용된다. 정적 균형 측정은 개선에 대하여 추적하는 기초선으로 사용되지만, 시각적 입력은 실시간 피드백과 장려책을 제공하는 데 사용될 수 있다.

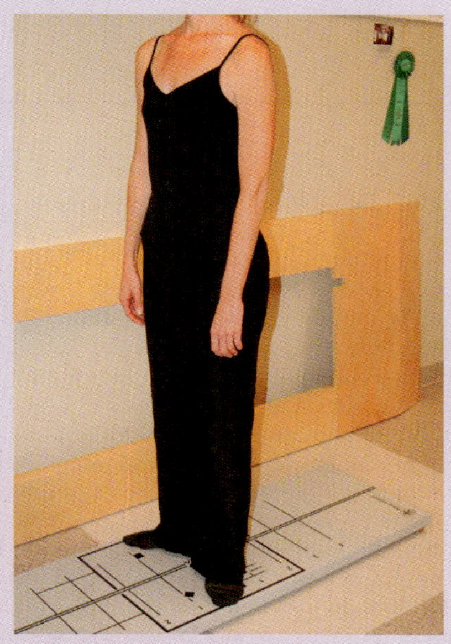

Static balance에서 특정 댄스 위치에서의 정적 균형을 검사함.

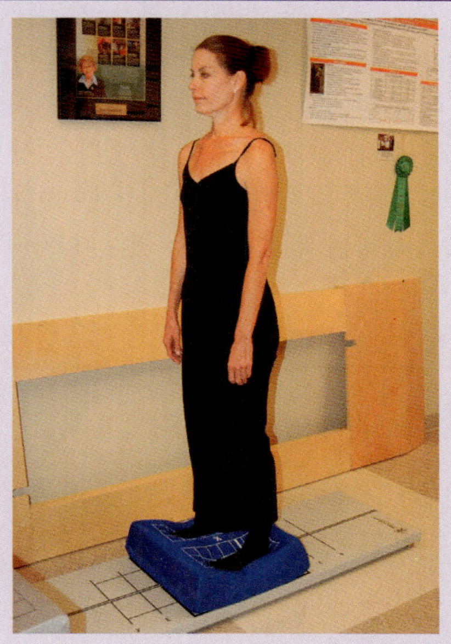

Balance Master 포스 플랫폼의 불안정한 면에서 정적 균형을 검사함.

임상 사례 4.20 균형 검사 - 계속

임상 사례 4.19의 환자 B는 미세 골절 수술로 ACL 수술 후 3단계이다. 그녀는 반대쪽 다리로 모든 방향으로 뻗을 때 대칭을 위해 Y 밸런스 장치에서 검사한다(표 4.5 참조). 세 번 시도의 평균을 측면과 비교하며 결과는 표에 나와 있다.

	영향을 받는	영향을 받지 않음	차이
가쪽 뻗기	94 cm	102 cm	8 cm
앞쪽 뻗기	39 cm	45 cm	6 cm
뒤안쪽 뻗기	84 cm	86 cm	2 cm

평가

가쪽 및 앞쪽 뻗기 방향은 영향을 받지 않은 다리로 서 있을 때 뻗기 범위의 90%를 달성하는 것을 목표로 하는 운동 프로그램의 일부로 사용된다.

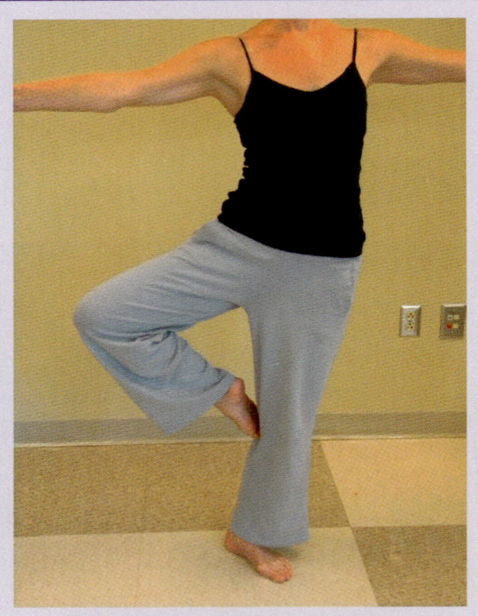

특정-댄스 자세에서 한 다리 서기 자세.

기능적 평가 FUNCTIONAL ASSESSMENT

대부분의 환자는 물리치료에 대한 주요 목표가 무엇인지 물으면 기능적인 문제를 보고할 것이다. 자가-보고된 **표준화된 설문지**는 전반적인 기능 제한을 결정하는 데 도움이 된다. 이러한 설문지는 **결과 측정**(8장 참조)과 다른 검진 절차의 선택을 안내하고 **목표**를 설정하는 데 사용할 수 있다(임상 사례 4.21). 설문지의 정보는 활동을 재현하거나 시뮬레이션하는 **기능적 수행력 측정**을 선택하는 데 사용할 수 있다. 환자에게 이러한 활동을 수행하도록 요청하고 움직임, 지속 시간, 거리 또는 기타 정량화된 값을 수행할 수 있는 능력이 기록된다(표 4.5 참조). 자가-보고된 결과 측정은 또한 관찰된 움직임의 질과 결합되어 환자의 능력에 대한 인식과 관찰된 수행력 간의 일치를 결정한다. 결과 측정은 8장에서 자세히 설명한다.

설문지의 선택은 심리평가적 타당성(신뢰도, 타당도 및 민감도)의 근거에 따라 결정된다. 설문지를 선택할 때 치료사는 측정을 개발하는데 사용된 특정 연령 그룹이나 환자 집단이 있는지도 평가해야 한다. 일부 측정값은 특정 연령 그룹 또는 환자

임상 사례 4.21 기능 평가

한쪽 무릎 골관절염 환자가 KOS-ADLS(Knee Outcome Survey-Activities of Daily Living Scale)에서 49/80점으로 높은 신뢰도와 타당성을 보였다.[1-3] 척도에서 낮은 점수는 더 큰 장애와 동일시한다. 걷기 항목은 "다소 어려움"으로 평가된다(3/5, 0 = 할 수 없음, 5/5 = 전혀 어렵지 않음). 검사된 신체적 수행력 측정에는 10m 걷기 검사가 포함되었다(결과는 16초).

평가

문서화된 보행 속도(0.6m/s)는 지역 사회 보행에 대한 표준 평균(1m/s)[d]을 충족하지 않는다.

목표

4주 후 환자는 다음을 수행한다:

1. KOS-ADLS 점수를 58/80으로 개선한다(오류를 초과하는 최소 감지 가능 차이(MDC)는 8.4[2]이다; MDC에 대한 자세한 내용은 8장 참조).
2. KOS-ADLS 도구에서 4/5로 점수를 매긴 걷기의 최소 난이도 보고.
3. 평균 지역사회 보행 속도를 충족하는 적절한 보행 속도를 보여준다(10m 보행 검사에서 1m/초 검사 됨)[4].

참고문헌

1. Logerstedt DS, Synder-Mackler L, Ritter RC, Axe MJ. Knee pain and mobility impair-ments: meniscal and articular cartilage lesions. Clinical practice guidelines linked to the International Classification of Functioning, Disability and Health from the Orthopae-dic Section of the American Physical Therapy Association *J Orthop Sports Phys Ther*. 2010;40(6):A1-A35.
2. Marx RG, et al. Reliability, validity, and responsiveness of four knee outcome scales for athletic patients. *J Bone and Joint Surg(Am)*. 2001;83:1459-1469.
3. Irrgang JJ, Snyder-Mackler L, Winner RS, Fu FH, Harner CD. Development of a patient-reported measure of function of the knee. *J Bone Joint Surg(Am)*. 1998;80- A(8):1132-1145.
4. Fritz S, Lusardi M. White paper: "Walking speed: the sixth vital sign". *J Geriatr Phys Ther*. 2009;32:2-5.

표 4.5 기능적 수행력 검사

기능적 수행력 검사			유형
균형 검사(거리-대칭 또는 시간)	일어나서 걸어가기 검사 기능적 뻗기 검사 스타 익스커션 균형 검사 Y 균형 한 다리 서기 시간	Y 균형	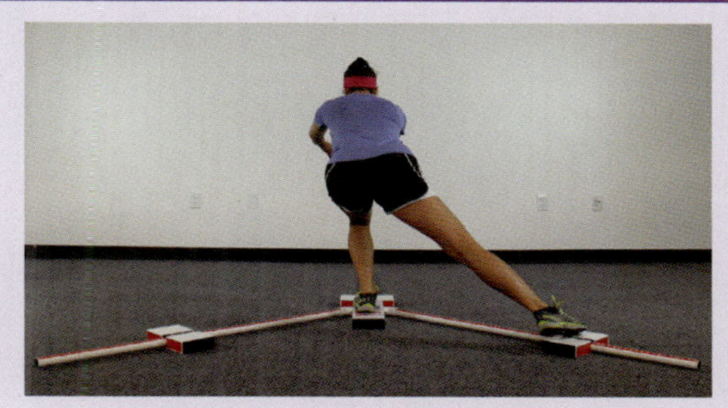
런지 검사(최대 런지 횟수 또는 거리)	단일면(앞뒤쪽, 안쪽-가쪽) 돌림 런지	런지 검사	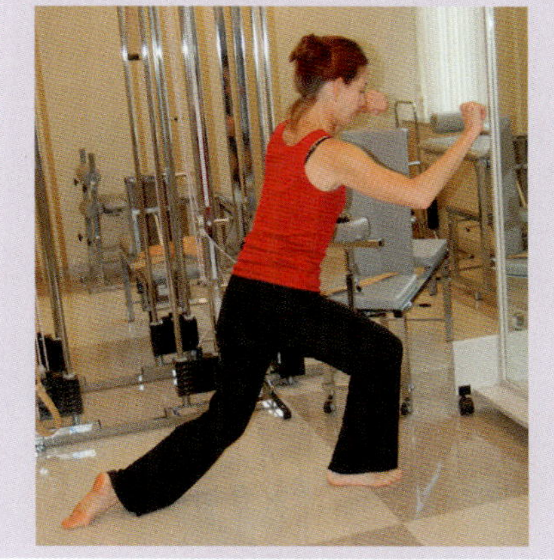
스텝 검사(최대 상호 스텝 수 또는 설정 시간 내 스텝 수)	스텝 업 스텝 다운 가쪽 스텝 다운 계단 측정 검사	스텝 검사	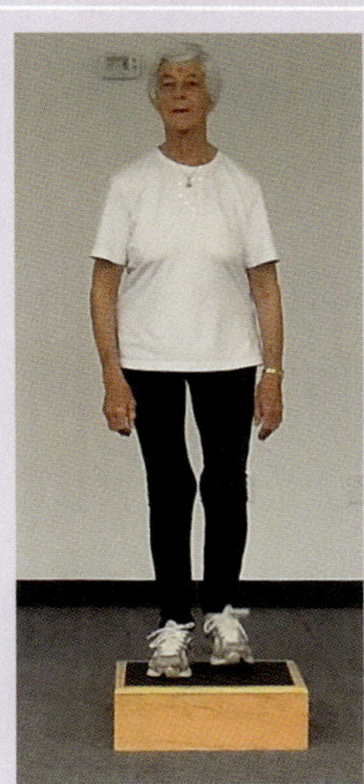
스쿼트 검사(특정 가동 범위에 대한 최대 스쿼트 횟수)	두 다리 스쿼트 검사 한 다리 스쿼트 검사	두 다리 스쿼트 검사: 최대 반복 횟수	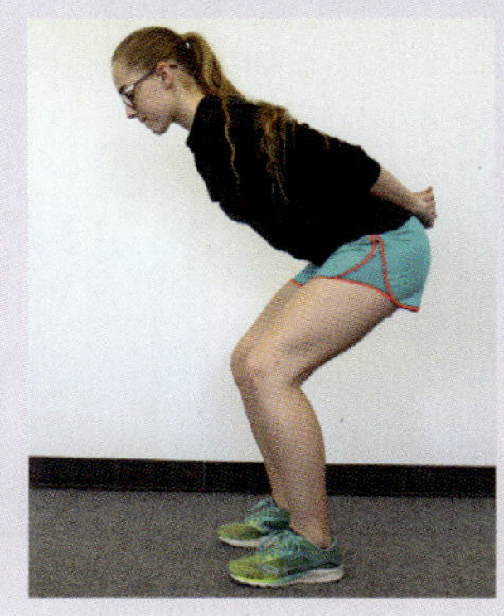

계속

표 4.5 기능적 수행력 검사 - 계속

기능적 수행력 검사			유형
홉 검사(특정 거리 또는 최대 거리에 대한 시간 검사)	거리에 대한 단일 다리 홉(A) 트리플 홉(B) 크로스 오버 홉(C) 시간 동안 6m 홉(D)	홉 검사 패턴[a] (싱글, 트리플, 크로스오버, 6m)	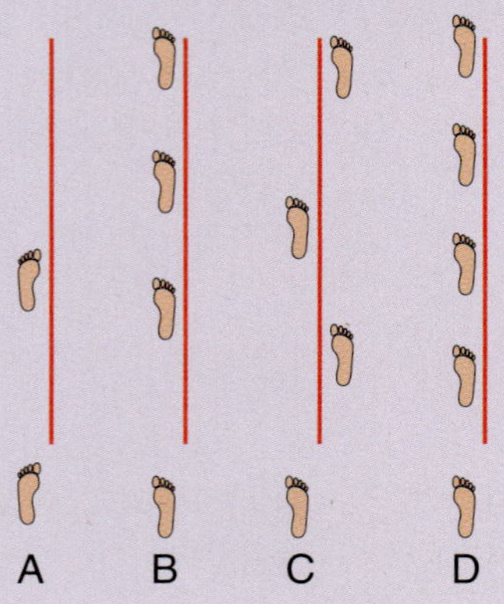 A B C D
점프 검사(폭발적인 점프를 위한 최대 높이 또는 거리)	양측 또는 단일 수직 점프 드롭 점프 수평 점프	높이에 대한 수직 점프 검사	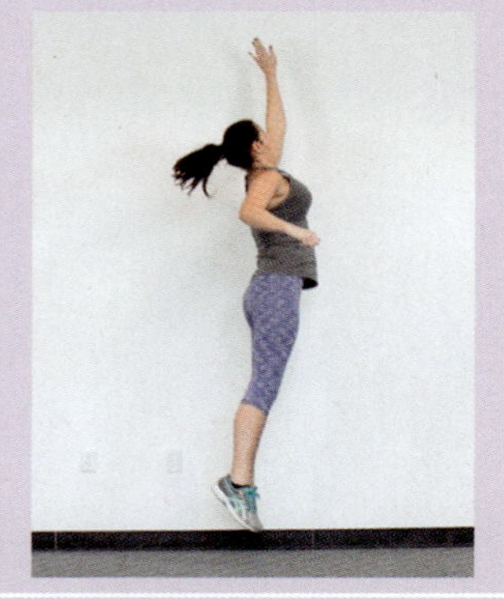
민첩성 검사(특정 거리 및 방향에 대한 시간 제한 검사)	지그재그 달리기 T- 검사 Y 검사 일리노이 검사	일리노이 민첩성 검사 패턴	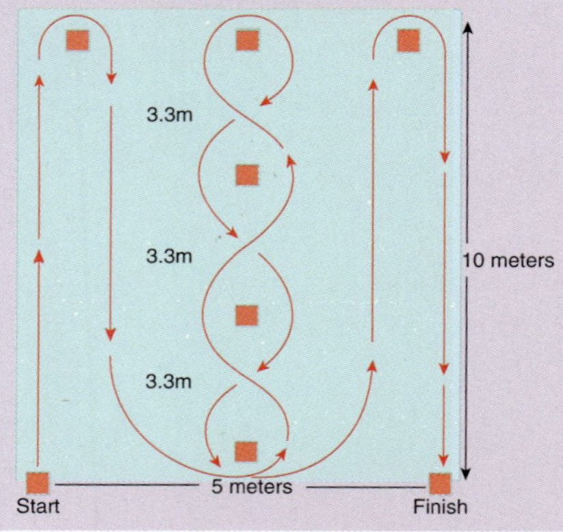 3.3m 3.3m 3.3m 10 meters Start 5 meters Finish
걷기	6분 보행 걷기 검사 10m 보행 속도		
앉고 일어서기(설정된 시간 내 반복 횟수 또는 설정된 반복 횟수에 대한 시간)	5회앉고 일어서기 30초 앉고 일어서기	30초 앉고 일어서기	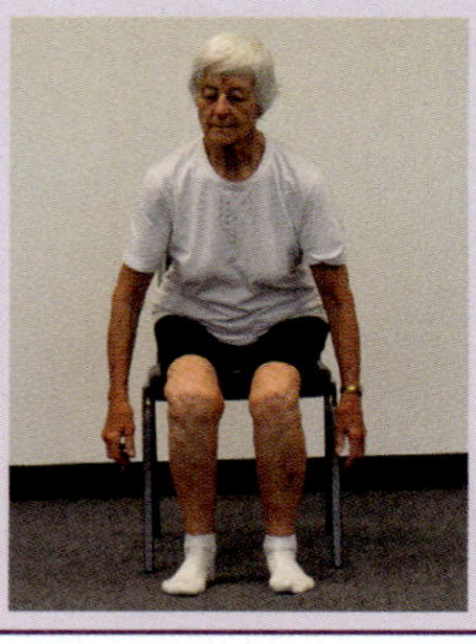

[a]Image from Manske RC. *Fundamental Orthopedic Management for the Physical Therapist Assistant*. 4th ed. St. Louis, MO: Mosby Elsevier; 2016, Fig 18.16. 자세한 내용은 8장에 나와 있다.

글상자 4.7 다리의 기능적 수행력 검사 기준[18]

- 통증 없음
- 삼출 없음
- 염발음 없음
- 말기 가동범위에서 무릎 폄(terminal knee extension) 조절로 전체 능동 가동 범위
- 좋은 근력(정상의 80% 또는 4/5등급)
- 1회 반복 최대 레그프레스 > 125% 상대 강도지수
- 한 다리 서기 균형 > 45초(눈을 뜨고 감은 상태)
- 45초 이상 유지하는 한 다리 쿼터-스쿼트(눈을 뜨고 감은 상태)
- 45초 이상 유지하는 한 다리 하프 스쿼트(눈을 뜨고 감은 상태)

From Clark NC. Functional performance testing following knee ligament injury. *Phys Ther Sport*. 2001;2:101.

집단을 대상으로 검사 되었으므로 바닥 또는 천장 효과(floor or ceiling effects)가 있거나 다른 환자 그룹과 관련이 없을 수도 있다. 8장에서는 결과 평가를 위한 설문지 사용에 대해 설명한다.

기능적 수행력 측정 Functional Performance Measures

기능적 수행력 측정은 질적인 관찰이 아닌 객관적인 측정 형태로 움직임을 수행하도록 환자에게 요구한다. 이러한 검사는 일반적으로 고립된 관절 검사 및 측정보다는 전신을 포함하여 시행한다. 이러한 검사는 일반적으로 보행(특정 거리를 걸을 수 있는 능력, 보행 속도), 앉고 일어서기(임상 사례 4.18, 환자 B) 이동, 뻗기 또는 직장 복귀에 필요한 움직임 조합과 같은 환자의 활동 제한을 반영한다. 기능적 검사는 종종 기능적 운동과 매우 유사하며, 측정은 소요 시간, 반복 횟수 또는 과제를 얼마나 정확하게 수행되었는지를 기록할 수 있다(임상 사례 4.21 참조). 또한 초기 검사 중에 보상 또는 생체역학적 요소의 움직임을 관찰하는 것이 매우 중요하다. 이러한 관찰들은 환자에게 움직임 전략을 수정하는 방법을 가르치거나 움직임 패턴을 개선하는 방법을 선택할 때 사용된다.

3장에서 논의된 바와 같이 운동치료 처방은 특정 기능 활동에 영향을 미치는 장애를 다루어야 한다. 기능적 검사는 모든 단계에서 특정 한계에 대한 기준 측정값으로 사용할 수 있으며 환자가 활동을 수행할 준비가 되면 심화된 검사가 추가된다. SINS 및 조직 치유 원칙(2장)은 환자가 이러한 유형의 검사를 받을 준비가 되었는지 확인하는 데 도움이 된다. 체중부하 동적 검사의 전제 조건은 저항이 있는 삼출 또는 통증 없음, 기능 활동을 위한 적절한 가동범위, 중력 저항 위치에서 신체를 지지할 수 있는 충분한 근력이 포함된다(글상자 4.7).[18,19] 수술 후 또는 외상 후 프로토콜의 다음 단계 또는 다음 수준으로의 진행에 대한 특정 기준이 설명되었다.[18,20] 검사는 논리적이고 순차적인 방식으로 선택되고 수행되어야 한다.[18,19] 예를 들어, 정적 균형은 기능적 움직임 전에 수행된다; 두 다리 스쿼트 검사는 한 다리 스쿼트 전에 수행된다. 결과 측정의 해석 및 사용은 8장에서 자세히 설명하고 추가 검사에 대한 자세한 내용은 Magee 및 Sueki[2], Magee 정형의학적 평가[1], Cleland 및 Koppenhaver[3], Austin[19]에서 확인할 수 있다.

요약

- 주관적인 정보는 평가 및 치료 기술의 선택을 안내하는 데 도움이 된다.
- 높은 심각도, 높은 과민함 또는 악화 가능성을 나타내는 급성 염증 징후가 있는 경우에는 더욱더 신중한 객관적 검진이 필요하다. 예방 조치 및 금기증은 검사 및 측정의 선택과 관련된 다른 모든 결정보다 우선시 해야 한다.
- 선택적 조직 장력은 수축 또는 비수축성 구조가 증상에 기여하는지 결정하는 데 사용된다.
- 끝 느낌 평가는 가동범위와 제한 원인을 평가하는 데 도움이 된다.
- 구조적 정렬(뼈 정렬, 대칭, 만곡 및 신체 분절의 관계)은 운동 전에 평가하는 데 중요하며 운동 시작 위치에 영향을 준다.
- 자세 정렬을 교정하는 능력은 치료사가 지침과 피드백에 사용할 수 있는 정보를 제공한다.
- 동적 움직임 관찰은 타이밍 및 협응을 포함한 기능적 움직임의 구성 요소를 평가하는 데 사용된다.
- 정적 및 동적 정렬을 평가하고 움직임 분석을 통해 수집된 정보를 결합하면 추가 검진 기술을 선택할 수 있으며 움직임, 통증 관계 및 운동 조절 패턴에 대한 정보를 제공한다.
- 근육 활성화는 질과 타이밍을 관찰하거나 바이오피드백 장비를 사용하여 검사한다.
- 운동치료 목적을 위한 지구력 및 근력 검사는 초기 운동 계획에 사용될 부하의 양을 결정하기 위해 "시행" 부하에 대해 여러 번 반복하는 검사로 구성된다.
- 지구력 검사에는 피로에 대한 15회 이상의 반복을 허용하여

더 낮은 부하가 포함된다.

- 근력 검사는 정상적인 건강한 개인의 경우 피로 발생 전에 6~10회 고부하의 반복을 허용하고, 나이가 많거나 상태가 좋지 않은 개인의 경우 10~15회 반복을 허용한다.
- 근력 검사는 단기간에 최대한의 노력을 필요로 하며 일반적으로 치료 목적의 기능적 검사이다.
- 유산소 지구력 검사는 지속적인 전신 운동에 대한 연령에 기반한 최대 심박수 또는 자가 보고된 운동 속도의 목표를 설정한다.
- 균형 검사는 자세를 유지(정적)하거나 한 자세에서 다음 자세로 이동하고 안정된 자세(동적)로 돌아가는 능력을 포함한다.
- 협응력 검사에는 목표를 정확하게 달성하는 능력이 포함된다.
- 기능적 평가 검사에는 반복, 시간 또는 정확성이 기록된 기능 수행을 모방한 자가 보고 설문지 및 검사가 포함된다.

질문 검토

1. 환자의 주관적 병력, 병력 및 SINS 요인이 검사 기법과 운동 매개 변수 선택에 어떻게 영향을 미치는지 설명하시오.
2. 선택적 조직 장력 검사가 장애의 원인을 식별하는데 어떻게 도움이 되는지 설명하시오.
3. 타이트하고, 단단하고, 탄력적이며, 끝이 비어있는 느낌인 잠재적 한계를 설명하시오.
4. 환자의 정적 정렬이 동적 정렬에 어떻게 영향을 미칠 수 있는지 설명하시오.
5. 움직임 분석 및 정렬에서 얻은 정보가 추가 검사 및 평가에 어떻게 영향을 미치는지 토론하시오.
6. 근육 활성화, 근력, 파워 및 지구력에 대한 검사를 구분하시오.
7. 유산소 지구력 검사가 표시된 시나리오의 예를 제공하시오.
8. 균형 및 협응을 위한 검사 유형의 예를 제공하시오.
9. 기능적 수행력 검사의 시기와 안전한 검사 기준에 대해 논의하시오.

참고문헌

1. Magee DJ. *Orthopedic Physical Assessment*. 6th ed. St. Louis, MO: Elsevier Saunders; 2014.
2. Magee DJ, Sueki D. *Orthopedic Physical Assessment Atlas and Video: Selected Special Tests and Movements*. 6th ed. St. Louis, MO: Elsevier Saunders; 2011.
3. Cleland JA, Koppenhaver S. *Netter's Orthopaedic Clinical Examination: An Evidence-Based Approach*. 2nd ed. St. Louis, MO: Elsevier Saunders; 2011.
4. Reese NB, Bandy WD. *Joint Range of Motion and Muscle Length Testing*. 2nd ed. St. Louis, MO: Elsevier Saunders; 2010.
5. Zachazewski JE. Range of motion and flexibility. In: Magee DJ, Zachazewski JE, Quillen WS, eds. *Scientific Foundations and Principles of Practice in Musculoskeletal*. St Louis, MO: Saunders Elsevier; 2007:527–556.
6. Sahrmann SA, Bloom N. Update of concepts underlying movement system syndromes. In: Sahrmann SA, ed. *Movement System Impairment Syndromes of the Extremities, Cervical and Thoracic Spine*. St. Louis, MO: Saunders Elsevier; 2011:1–34.
7. Sahrmann SA. *Diagnosis and Treatment of Movement Impairment Syndromes*. Philadelphia, PA: Mosby; 2002.
8. Delitto A, George SZ, Van Dillen L, et al. Low back pain. Clinical practice guidelines linked to the International Classification of Functioning, Disability and Health from the Orthopaedic Section of the American Physical Therapy Association. *J Orthop Sports Phys Ther*. 2012;42(4):A1–A57.
9. American College of Sports Medicine. In: Pescatello LS, Arean R, Riebe DR, Thompson PD, eds. *ACSM's Guidelines for Exercise Testing and Prescription*. 9th ed. Baltimore, MD: Wolters Kluwer Lippincott Williams & Wilkins; 2014.
10. Cipriani DJ, Falkel JE. Physiological principles of resistance training and functional integration for the injured and disabled. In: Magee DJ, Zachazewski JE, Quillen WS, eds. *Scientific Foundations and Principles of Practice in Musculoskeletal Rehabilitation*. St. Louis, MO: Saunders Elsevier; 2007:432–457.
11. Powers SK, Howley ET. *Exercise Physiology: Theory and Application to Fitness and Performance*. New York: McGraw-Hill Humanities/Social Sciences/Languages; 2011.
12. Herbison GJ, Isaac Z, et al. Strength post-spinal cord injury: myometer vs manual muscle test. *Spinal Cord*. 1996;34(9):543–548.
13. Schwartz S, Cohen ME, et al. Relationship between two measures of upper extremity strength: manual muscle test compared to hand-held myometry. *Arch Phys Med Rehab*. 1992;73(11):1063–1068.
14. Haykowsky MJ, Hillegass EA. Integration of the cardiovascular system in assessment and interventions in musculoskeletal rehabilitation. In: Magee DJ, Zachazewski JE, Quillen WS, eds. *Scientific Foundations and Principles of Practice in Musculoskeletal Rehabilitation*. St. Louis, MO: Saunders Elsevier; 2007.
15. Boissonnault WG. Patient health history including identifying health risk factors. In: Boissonnault WG, ed. *Primary Care for the Physical Therapist*. 2nd ed. St. Louis, MO: Elsevier Saunders; 2011.
16. Smirnova IV. The cardiovascular system. In: Goodman CC, Pathology Fuller KS, eds. *Implications for the Physical Therapist*. 4th ed. St. Louis, MO: Elsevier; 2015.
17. Borg G. Borg perception. Radisvagen 124. 16573 Hasselby Sweden. http://www.borgperception.se/index.html.
18. Clark NC. Functional performance testing following knee ligament injury. *Phys Ther Sport*. 2001;2:101.

19. Austin GP. Functional testing and return to activity. In: Magee DJ, Zachazewski JE, Quillen WS, eds. *Scientific Foundations and Principles of Practice in Musculoskeletal Rehabilitation*. St. Louis, MO: Saunders Elsevier; 2007:633–664.

20. Cioppa-Mosca J, Cahill JB, Young Tucker C, eds. *Hospital for Special Surgery. Handbook of Postsurgical Rehabilitation Guidelines for the Orthopedic Clinician*. St. Louis, MO: Mosby Elsevier; 2008.

5

운동 처방 Exercise Prescription

적절한 운동 유형 및 매개변수 선택

Selection of Exercise Type and Parameters

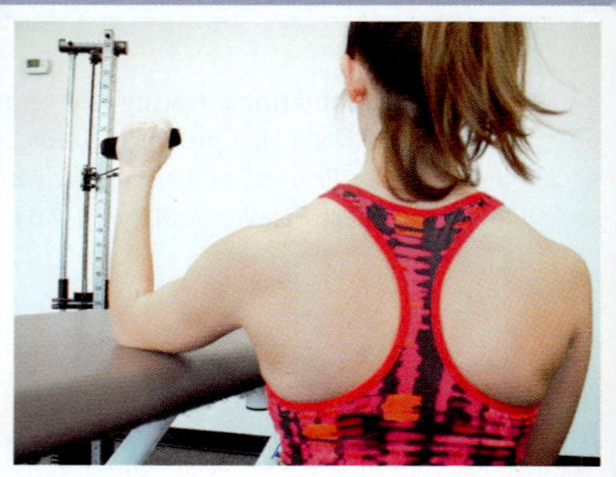

목표

이 장을 읽으면 다음과 같은 일을 수행할 수 있다.

1. 운동 유형 및 매개변수들이 미치는 영향 및 요인에 대해 논의할 수 있다.
2. 운동 매개변수들의 범주(강도, 자세 및 요구되는 기능)를 설명할 수 있다.
3. 움직임, 근육 기능, 유산소 지구력 및 신경근 협응력을 향상시키는 데 필요한 운동 유형에 대해 논의할 수 있다.
4. 결합조직(힘줄, 인대, 연골, 뼈) 및 근육의 조직 재생을 위한 최적의 자극을 제공하기 위한 운동 유형 및 적절한 매개변수들을 설명할 수 있다.
5. 신체 자세 지지 및 조절하거나 주어진 운동에 점진적으로 운동강도를 증가시키는 방법들을 설명할 수 있다.
6. 움직임을 촉진하는 데 사용되는 운동 유형들을 설명하고, 운동 강도를 증가시키는 방법에 대해 설명할 수 있다.
7. 안정성 향상에 사용되는 운동 유형과 운동 강도를 증가시키는 방법에 대해 설명할 수 있다.
8. 선택한 사례들에 대해 적절한 운동 강도들(반복 횟수, 세트, 부하, 지속 시간, 빈도)을 정의하고 결정할 수 있다.
9. 운동 강도를 증가시키는 시간과 특별한 협응력 운동 방법들을 설명하고 동작들을 설명할 수 있다.
10. 적절한 운동 유형을 회복 단계 Ⅰ-Ⅲ에 맞춰 운동 방법들을 제시할 수 있다.
11. 회복 단계 Ⅰ-Ⅲ의 목표를 설정할 때 고려해야 하는 운동 매개변수 및 요인들을 설명할 수 있다.

운동 처방: 운동 유형 및 매개변수 선택

EXERCISE PRESCRIPTION: SELECTING EXERCISE TYPE AND PARAMETERS

이전 장에서는 운동 처방과 관련된 몇 가지 기본 원칙에 대해 논의했었다. 이 장에서는 **운동 유형**의 적절한 선택과 최상의 결과를 얻기 위해 **매개변수들**을 효과적으로 조절하는 방법들을 서술할 예정이다. 운동 유형은 동작, 지지하는 양, 도구 사용 및 움직임 유형을 설명한다. 매개변수들은 특정한 움직임 장애 또는 기능적 결손을 회복하기 위한 목표를 가지고 운동을 조절할 수 있는 요소이다. 매개변수는 **자세**, **강도**와 **복잡성**, **속도** 및 운동의 **가동범위**와 같은 기능에 대한 요구 사항들이 포함된다. **운동 강도**는 **저항의 양**, **반복 횟수**, **세트**, **강도**, **시간** 및 **운동 빈도**가 포함된다(글상자 5.1).

치료적 운동 매개변수는 미국 대학 스포츠 의학회(American College of Sports Medicine;ACSM)에서 제시한 FITT원칙(빈도, 강도, 시간, 유형)과 유사하다.[1] ACSM 지침은 모든 연령대의 일반적인 인구와 만성 질환이 있는 개인에게 모두 적용된다.[1,2] ACSM 지침은 재활의 마지막 단계에서 적용되지만, 조직들의 재생이 필요한 환자들에게는 치료적 운동 적용에 약간의 차이가 있을 수 있다. 치유단계에서 치유를 위한 최적의 자극은 환자에게 운동을 처방 할 때 중요한 고려 사항들이다(2장). 예를 들어, **운동 빈도**에 대한 ACSM 지침은 일반적인 건강 목적을 위해서는 주 3~5회를 권장한다. 치료 운동 목표 중 하나인 순환을 증가시키고 부종을 감소시키기 위해서는 부종이 해결될 때까지 매일 자주(종종 매 시간) 반복운동을 실시해야 한다. **운동 강도**는 저항의 양, 노력 수준, 복잡성 및 운동 속도를 반영한다. **운동 시간** 구성 요소는 지속적인 운동 기간과 근육 수축을 모두 반영한다. ACSM 지침에 따르면 **운동 유형**은 근육 수축을 의미하지만, 치료적 운동의 경우 운동에 필요한 **보조(지지) 정도**와 **열린 사슬**과 **닫힌 사슬 운동**과 같은 기타 특성들이 포함된다. 운동 유형과 운동 매개변수들은 동일한 치료 단계와 치료 과정에서 자주 변경될 수 있다.

글상자 5.1 운동 매개변수들

- 자세
- 운동량
  - 저항의 량
  - 반복 횟수
  - 세트
  - 강도
  - 시간(휴식시간 포함)
  - 빈도
- 기능적 요구
  - 복잡성
  - 속도
  - 가동 범위

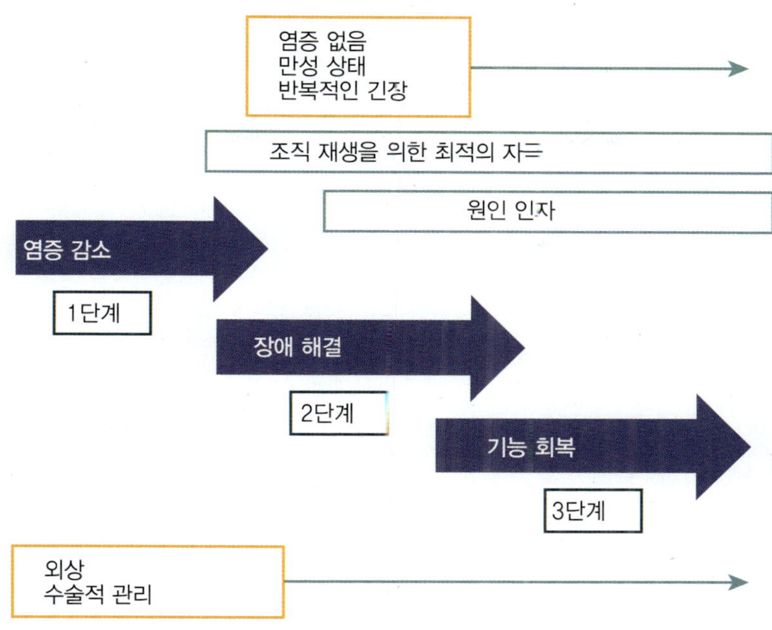

그림 5.1 I-III단계까지의 목표.

글상자 5.2 운동 유형과 매개변수들의 선택

- 유형은 운동 보조 정도, 기구 사용 및 움직임 유형을 설명한다.
- 운동 매개변수들은 장애를 해결하거나 기능적 능력을 회복하기 위해 특별히 조정된 운동 수행력을 제공하는 특성이 있다.
- 매개변수에는 기능적 움직임(복잡성, 속도 및 범위)에 필요한 자세, 강도 및 움직임 구성 요소가 포함된다.
- 운동 매개변수는 조직 유형에 따라 다르다.
- 운동량은 근육 기능에 대한 과부하 또는 힘의 분포, 움직임 목적이나 부하에 대한 적절한 스트레스와 긴장, 기능적 운동에 대한 복잡성, 속도 및 범위를 제공할 수 있도록 재검사 및 조정할 수 있다.
- 운동 유형 및 매개변수들의 선택은 손상의 심각성(severity), 자극성(Irritability), 조직 특성(Nature), 단계(Stage)(SINS)와 손상 기전, 조직 유형 및 치유 단계를 고려해야 한다.
- 초기 사정은 적절한 운동 시작시기를 결정하고, 회복 기간 내내 지속적인 재평가와 조정을 한다.
- 운동 처방은 단계 내에서 또는 단계 사이에 처방할 수 있다.

운동은 조직 유형, 손상 기전 및 심각성, 자극성, 조직 특성, 단계(SINS, 1장 참조)를 신중하게 고려하여 목표를 선택해야 한다. 목표는 치유 단계에 따라 다르지만 한 단계 이상 걸쳐있을 수 있다(그림 5.1). 선택에 영향을 미치는 요인들은 주의 사항과 금기 사항(1장 참조), 검사결과(4장 참조), 심리적 구성요소의 영향(6장 및 7장 참조) 등 여러 가지가 있다. 환자의 기능적 요구 사항(일상생활, 일, 취미 및 목표 포함)도 운동 유형 선택에 영향을 미친다. 개인적 특성과 진단(일차 및 동반 질환 모두)은 고려해야 할 중요한 요소들이다. 생체역학적 원리를 적용

글상자 5.3 움직임 개념

관절가동범위 제한	운동 유형
삼출 또는 부종	거상 자세(elevated positions)에서 순환 운동
주머니 또는 결합조직 제한	관절가동 끝 범위에서 운동(장시간 유지 또는 진동)
근육 유연성	근육의 해부학적 방향에서 반대 방향으로 스트레칭

하면 조직 재생을 위한 최적의 자극에 필요한 힘의 종류와 시작 위치를 선택할 수 있다(그림 5.1 및 2장). 환자가 처방받은 운동량, 빈도, 시간에 맞춰 운동수행을 완벽하게 실시할 수 있으면 운동 프로그램을 조절할 수 있다(글상자 5.2).

움직임 장애에 대한 처방
PRESCRIPTION FOR MOBILITY IMPAIRMENTS

움직임 처방에 대한 일반적 개념
General Concepts for Mobility Exercise Prescription

치료 계획에 움직임 개선 운동을 포함하기 전에 치료사는 운동 제한의 원인을 파악해야 한다(글상자 5.3). 앞에서 논의했듯이, 운동 가동범위 증가에 대한 고려 사항에는 치료과정의 주의사항(1장 및 2장)과 연령 및 기능적 요구 사항에서 기대되는 운동 가동범위도 포함된다(3장).[3] 관절가동범위의 제한 또는 관절 또는 근육구조 이상에 의해 삼출, 통증, 근방호, 또는 근력 결핍

임상 사례 5.1 부종 해결을 위한 운동 유형 및 매개변수

부종 해결을 위한 운동 유형 및 매개변수는 임상 사례 4.1의 환자 B는 경미한 발꿈치종아리 인대(calcaneofibular ankle ligament) 염좌 후 3일 동안 관찰된다(Ⅰ° 염좌). 발목관절의 능동 관절운동은 부종의 다음과 원인에 의해 제한된다.:

	오른쪽	왼쪽
발등 굽힘	0°(긴장)	8°
발바닥 굽힘	42°(통증 없음)	45°
가쪽 번짐	30°(통증 없음)	30°
안쪽 번짐	11°(약간 당김)	20°

등척성 저항 검사는 오른쪽 가쪽 번짐 근력을 제외하고 모두 정상이다. 저항 수축이나 비체중부하 자세에서는 통증이 없으며, 서있을 때 약간의 통증이 있다(2/10). 약간 부종이 있다(임상 사례 4.1과 4.2 참조).

주의사항

손상된 인대가 안쪽 번짐되지 않도록 해야 한다.

목표

부종을 줄여 움직임을 증가시킨다.

운동 선택

발바닥 굽힘과 발등 굽힘에 대한 능동 가동범위와 마지막 가동범위(운동 9.37 참조)에서 운동은 시상면의 인대가 제한적이고, 1° 손상에서는 시상면에서 운동 제한이 필요하지 않기 때문에 순환을 촉진시키는데 이용된다. 펌핑 운동은 역학적 유체 움직임과 정맥 순환을 지원한다.

- 매개변수(parameters)
  - *자세*: 정맥 순환을 돕기 위해 높은 자세가 바람직하다.
  - *강도*: 가능한 다 빈도, 세트로 자주 반복해서 운동을 실시한다. 유체 움직임을 촉진시키기 위해 근육 펌핑 기능을 제공하려는 의도이므로, 피로는 생각하지 않고 움직임을 쉽게 할 수 있는 동작을 실시해야 한다. 움직임이 향상되면 일반적으로 통증이 감소한다.

환자에게 부상 부위의 통증이 증가하는지 또는 가동범위를 제한하는 지침이 필요한지 판단하기 위해 운동을 수행하는 방법을 정확하게 가르쳐야 한다. 동일한 운동 강도를 실시한 후 가동범위가 향상될 수 있다. 환자에게 집에서 가능한 자주 운동을 실시하도록 권장해야 한다. 부종 또는 능동 가동범위의 측정은 운동이 끝난 후 평가한다.

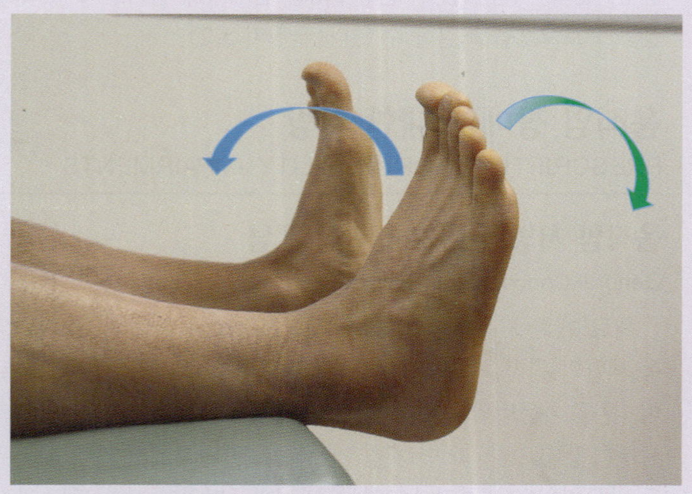

발바닥 굽힘 후 발등 굽힘 능동 관절가동운동(발목 펌핑).

운동 선택

1. 바닥 굽힘 및 발등 굽힘의 중간 범위에서 탄성 밴드를 이용한 등장성 운동(운동 9.38 참조): 발바닥 굽힘과 발등 굽힘에서 통증이 거의 없기 때문에 가쪽 인대의 1° 손상은 운동면을 제한하기 위한 예방 조치가 필요하지 않다; 이 환자에게 탄성 밴드를 이용해서 적극적인 운동을 실시할 수 있다.
   - 매개변수
     - *강도*: 저항을 증가시키기 위해 근육 피로와 관계없이 여러 번 반복(25회 이상)해서 부종 제거 및 근육 펌핑을 권장할 수 있다. 만약 근육통이나 경련이 증가하면 밴드 장력과 운동 강도를 낮춰 실시한다.
2. 안쪽 번짐 및 가쪽 번짐의 탄성밴드를 이용한 등척성 운동(운동 9.18 참조): 등척성 운동은 근육 활성화를 촉진시키고 염증성 부산물들의 제거를 돕는데 이용된다.
   - 매개변수
     - *강도*: 1단계에서는 근육 피로가 발생하기 전에 근육 수축이 제한될 수 있기 때문에 몇 초 동안 휴식을 취해야 한다. 환자가 운동을 실시하면서 가쪽 발목 근육들이 피로해질 때까지 저항 강도와 저항 유지 시간을 증가한다. 발목은 안쪽 번짐을 제한하고, 촉각적인 감각 입력을 촉진시키기 위해 테이핑을 실시한다.

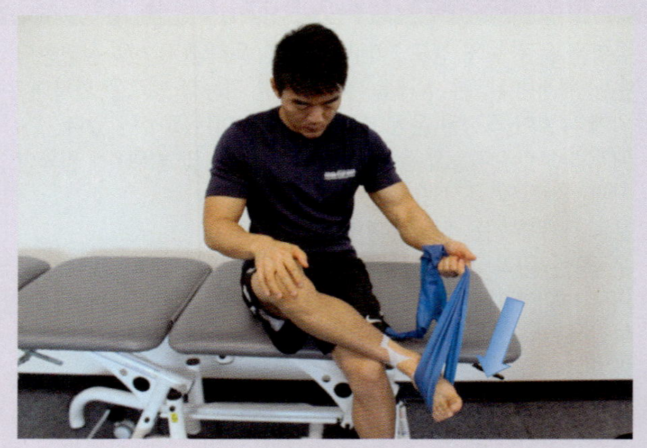

가쪽 번짐 등척성 운동.

으로 인한 경우 운동 매개변수들이 달라진다. 삼출, 통증 또는 근방호가 제한 요소인 경우 운동 매개변수는 순환을 증가시키고 삼출 및 부종을 제거하기 위해 1단계 지침을 기반으로 접근해야 한다(임상 사례 5.1). 능동 및 수동 운동 범위가 모두 제한되는 경우(선택적 조직 장력, 4장 참조) 결합조직 또는 근육, 관절 주머니의 끝 범위에서 운동은 실시해야 한다.

가동성 운동은 결합조직의 확장성을 높이고, 물렁조직의 탄성 및 가소성 특성을 최대화하기 위한 것이다.[4] **탄력성(Elasticity)**은 조직이 변형된 후 힘을 제거한 후 처음 길이로 되돌아가는 능력을 의미한다. 힘을 제거된 후 늘어난 길이를 **점탄성(viscoelasticity)**이라고 한다. 이것은 조직의 체액 함량이 높을 경우(예; 연골 또는 디스크) 발생할 가능성이 높지만, 변화는 영구적이지 않을 수 있다. 만약 부종과 삼출액이 있는 경우, 가동성을 개선하기 위한 초기 치료 방법은 순환을 증가시키고 조직 손상으로 인한 세포 외액, 혈액 또는 염증성 부산물들을 제거하기 위해서 "펌핑(pumping)" 운동을 실시해야 한다. 따라서 가동성 향상은 점탄성 또는 과도한 체액 제거와 관련될 수 있기 때문에, 과도한 체액을 계속 이동시키고 가동범위를 회복하기 위해서는

임상 사례 5.2 가동성 운동: 자가-보조 가동운동

가동성 매개변수 3주차

환자가 과거 손상으로 인해 골연골병변에 의해 미세골절 수술과 뒤넙다리근 힘줄을 이용한 앞십자인대 재건술(anterior cruciate ligament reconstruction)을 받았다. 초기 재활(수술 후 5주)에서, 뒤넙다리근 힘줄 이식 수술로 인한 능동 굽힘을 제한하는 예방 조치를 받으면서도 엎드린 자세에서 자가-보조 무릎 굽힘 운동을 실시한다.[1-3] 무릎에 약간의 삼출액이 있고, 초기 굽힘 범위는 80°이다. 운동 후 무릎 가동범위는 95°까지 증가하지만, 가동범위 증가는 일시적이며 다음날 다시 감소한다.

평가

가동성 변화는 대부분 삼출액의 이동과 관련이 있다; **점탄성(viscoelasticity)**. 목표는 완전한 기능적 가동범위에 도달할 때까지 **가소성(plastic)** 또는 영구적인 변화를 달성하는 것이다.

가동성 매개변수 4주차

재활은 진행함에 따라 삼출액이 감소하고 110°까지 도달할 수 있다. 치료와 운동이 끝나면 10° 정도 더 굽혀진다.

평가

가동성 변화는 결합조직의 크림핑 및 정렬의 변화 또는 **크리프(creep)**의 결과로 나타난다. 가동범위는 다음 치료 단계까지 유지된다(가소성 변화).

가동성 매개변수 5주차

환자는 활동을 하지 않은 후 무릎의 움직임이 "빡빡하다(tight)"고 불평한다. 환자는 30-60초 동안 반복적으로(최대 3분) 굽힌 자세를 유지하면 130°까지 가능하며, 자세를 유지하는 데 필요한 힘이 점점 줄어든다.

평가

이것은 **응력-이완(stress-relaxation)**의 한 예이다. 장시간 스트레칭 동작을 유지하면 약간 당기는 통증이 있으며, 진동(oscillations)은 통증 반응을 감소하고 약간 이완하기 위해 관절 가동범위의 끝 범위에 도달할 때 이용된다. 진동에 존재하는 **이력현상(hysteresis)** 원리에 의해 통증이 감소한다.

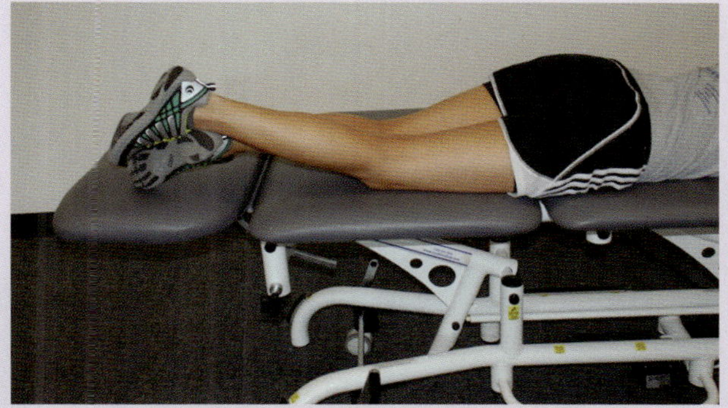

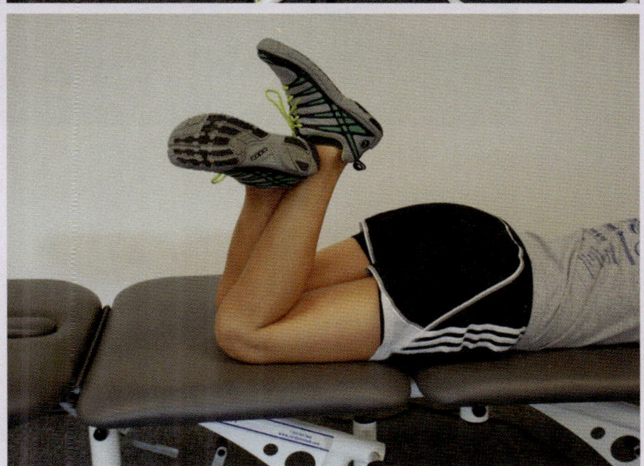

엎드린 자세에서 자가-보조 굽힘(반대쪽 다리를 사용해서 뒤넙다리 힘줄 이식에 의한 장력을 제한하기 위해 수동적인 움직임을 제공).

참고문헌

1. Wilk KE, Macrina LC, Cain EL, Dugas JR, Andrews JR. Recent advances in the rehabilitation of anterior cruciate ligament injuries. J *Orthop Sports Phys Ther*. 2012;42(3): 153-171.
2. Carofino B, Fulkerson J. Medial hamstring tendon regeneration following harvest for anterior cruciate ligament reconstruction: fact, myth, and clinical implication. *Arthroscopy*. 2005;21:1257-1265.
3. Logerstedt DS, Snyder-Mackler L, Ritter RC, Axe MJ, Godges JJ. Knee stability and movement coordination impairments: knee ligament sprain. Clinical practice guidelines linked to the International Classification of Functioning, Disability and Health from the Orthopaedic Section of the American Physical Therapy Association. *J Orthop Sports Phys Ther*. 2010;40(4):A1-A37.

임상 사례 5.3 가동성 향상을 위한 지속적인 자세 유지 및 부하

이 환자는 럭비 경기에서 태클을 당한 후 오른쪽 안쪽곁인대 II도 손상 받은 후 2주 후 재활 1단계에 있다. 즉시 통증과 부종이 있다. 그는 목발과 보조기를 착용하고 있다. 환자는 부종이 감소했다고 말하고 있지만 무릎 관절에서 5cm 위 지점에서 둘레를 왼쪽 다리와 비교했을 때 1cm 차이가 보인다. 그는 폄 15°에서 결손이 보이며, 삼출액이 있다(발로트먼트(ballotment) 검사에서 양성).[1] 삼출액은 종종 환자가 결합조직 변화의 가능성과 함께 관절주머니가 완전히 늘어나는 것을 피하기 위해 굽힘 자세를 유지한다. 소량의 삼출액조차도 넙다리네갈래근을 억제시키며,[2,3] 결합조직 변화로 인한 운동 손실 범위를 더욱 증가시킨다. 정상적인 보행과 균형을 위해서는 완전한 폄이 필요하며, 가능한 빨리 정상 가동범위를 회복해야 하는 것이 중요하다.

주의사항

가쪽휜(valgus)이나 돌림(rotation) 스트레스를 피해야 한다.

운동 선택

엎드린 자세에서 무릎 걸치기(prone knee hangs)(운동 9.1C)와 발목 아래를 지지하는 능동 등척성 폄(운동 9.1B) 운동은 완전한 수동 무릎 폄을 회복하기 위한 가정운동 프로그램으로 선택했다. 이 운동은 관절 압박이 제한된 이마면의 안쪽곁인대에 긴장을 가하지 않는다. 등척성 수축은 또한 삼출물을 제거하는데 도움을 준다.

운동검사와 운동량

엎드린 자세에서 무릎 걸치기(prone knee hangs)의 경우, 환자는 무릎 관절이 치료대 가장자리에서 떨어진 상태로 위치해야 한다. 먼쪽 정강뼈에 중량 커프(1.5kg)를 묶고 환자는 참을 수 있는 한 오래 참으면서 통증 반응을 보고하도록 한다. 환자는 무릎 뒤쪽에 당기고 늘어나는 통증이 즉시 있거나, 통증이 시작하면 보고해야 한다. 그는 몸을 왼쪽으로 회전시키고 엉덩이를 굽힘하는 보상작용이 시작된다. 중량 커프의 무게를 1kg 감소시키면 통증이 덜하고 늘어나면서 불편한 느낌이 증가하기 전에 30초 동안 견딜 수 있을 것이다. 운동량은 30초 유지, 3-5세트, 하루에 두 번 실시한다. 환자는 스트레칭 하는 동안 통증 및 삼출액에 대한 반응을 24시간 동안 보고해야 한다.

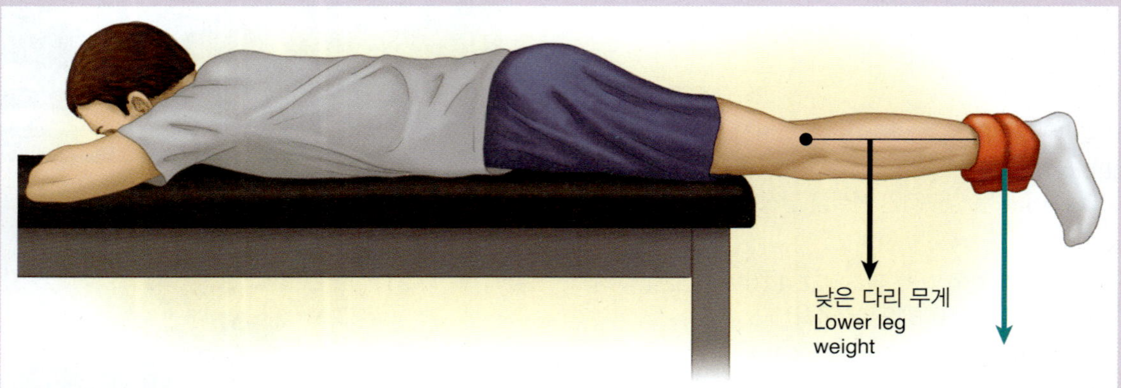

수동 무릎 폄(엎드린 자세에서 무릎 걸치기(운동 9.1C). 하지 및 발부분에 중량의 유무에 관계없이 무릎 뒤에 있는 조직들이 늘어나는 것을 도와준다. 무릎을 최대한 폄된 상태에서 가능한 오랫동안 유지해야 한다(최대 1분 필요). 최대한 폄 상태가 불편해지면 반대쪽 다리를 사용하여 다리를 들어 올린다. 이 운동은 운동범위가 제한되기 시작할 때, 구축을 예방하기 위해 가정운동 프로그램으로 유용하다. 넙다리뼈 아래에 수건을 이용하면 무릎 넙다리관절에 받는 압박력을 줄일 수 있다.

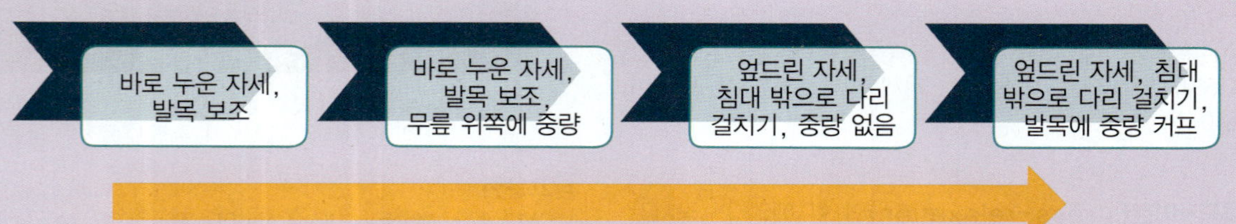

무릎 폄을 회복하기 위해 부하를 증가시키기 위한 매개 변수의 진행(엎드린 자세에서 무릎 걸치기)

참고문헌

1. Logerstedt DS, Snyder-Mackler L, Ritter RC, Axe MJ, Godges JJ. Knee stability and movement coordination impairments: knee ligament sprain. Clinical practice guidelines linked to the International Classification of Functioning, Disability and Health from the Orthopaedic Section of the American Physical Therapy Association. *J Orthop Sports Phys Ther*. 2010;40(4):A1-A37.
2. McNair PJ, Marshall RN, Maguire K. Swelling of the knee joint - effects on exercise on quadriceps muscle strength. *Arch Phys Med Rehab*. 1996;77:896-899.
3. Rice DA, McNair PJ. Quadriceps arthrogenic muscle inhibition: neural mechanisms and treatment perspectives. *Seminars Arth Rheum*. 2010;40(3):250-266.

자주 반복적인 운동이 필요하다. **크리프(Creep)**는 콜라겐의 배열 형태가 파동모양을 가지고 있는 것을 곧게 편 상태로 변화시키거나 또는 근 섬유가 상대적으로 움직이는 능력과 응력-변형(stress-strain) 곡선의 선형 영역에서 발생하는 변화를 의미한다. 만약 일정한 부하가 조직에 가해지면, 조직은 처음에 적응하고 동일한 부하가 지속되면 길이가 더 이상 늘어나지 않는다. 이 속성은 손상 후 초기에 콜라겐을 계속 움직이게 하는 것도 중요하며, 교차결합 형성 또는 근방호 및 부종으로 인해 손상 부위가 움직이지 않거나 제한될 경우 콜라겐의 적응을 방지하는 동시에 추가적인 염증을 예방하는데 중요하다. 이러한 모든 특성은 재활 I단계에서 손상된 구조에 과도한 스트레스나 부하를 주지 않는 운동을 적용해야 한다는 의미이다(임상 사례 5.2 및 5.3).

Ⅱ단계에서는 응력-변형 곡선(stress-strain curve)의 항복점(yield point)을 초과하는 응력(stress) 또는 변형률(strain)을 사용하여 제한된 구조의 결합조직 길이를 증가시키는 것이 강조된다(2장 참조). **가소성(Plasticity)**은 추가 변형(스트레인) 또는 더 높은 응력이 있을 때 발생하며, 이로 인해 더 영구적인 변화가 발생한다. 콜라겐의 교차결합물(collagen cross-links)의 변화, 섬유 방향의 적응, 섬유에 대한 자유 이동은 조직의 소성 변화에 기여한다.[4] **이력현상(Hysteresis)**은 영구적인 이동성 향상을 촉진시키는 또 다른 조직 속성이다. 이력현상은 근육이 수축하고 반복적으로 이완할 때 발생하는 변화를 나타낸다.[4] 이 특성은 통증 때문에 근방호(muscle guarding)가 나타나 움직임이 제한되거나 결합조직이 약해질 우려가 있을 때 특히 유용하다. **진동(Oscillations)** 또는 가동범위의 마지막 범위까지 움직인 후 최대 장력으로부터 멀어지는 운동은 초기 움직임 중재나 통증 감소에 적합한 치료방법이다.

결합조직의 길이(및 강도)는 콜라겐 섬유 사이의 교차결합(crosslinks)의 수와 결합 강도를 포함해서 콜라겐 섬유의 배열에 따라 달라진다(그림 5.2). 조직 길이가 더 필요한 경우 콜라겐의 거대 손상(macrofailure)이 아닌 교차결합의 미세 손상(microfailure)이 필요할 수도 있다. 여기에는 조직 길이의 끝쪽으로 응력이 서서히 축적되면서 응력 변형 곡선의 항복점에 도달하는 것이 포함되지만, 응력과 변형의 조합은 임계 파괴점에 미치지 못할 것이다(그림 5.3). 일반적으로 응력(연장)은 과도한 손상을 방지하기 위해 Ⅱ단계 초기에 낮은 응력을 적용한다(그림 5.3 참조). 응력과 변형에 대해 적절하고 신중하게 치료적으로 접근하면 조직의 기능 부전을 일으키지 않으며, 염증주기(inflammatory cycle)를 시작하지 않고도 관절가동범위를 개선할 수 있다. 염증을 유발하는 과도한 응력과 변형은 반흔 조직을 형성해서 가동성 제한과 같은 기능부전이 나타날 수 있다. **응력-이완(Stress-relaxation)**의 특성은 힘을 지속적으로 유지할 때 동일한 조직의 길이를 유지하는데 필요한 힘이 감소하는 현상을 말한다.[4] 이 특성은 콜라겐 섬유 사이의 교차결합(cross-bridges)의 강도에 따라 달라진다. 더 많은 움직임을 얻

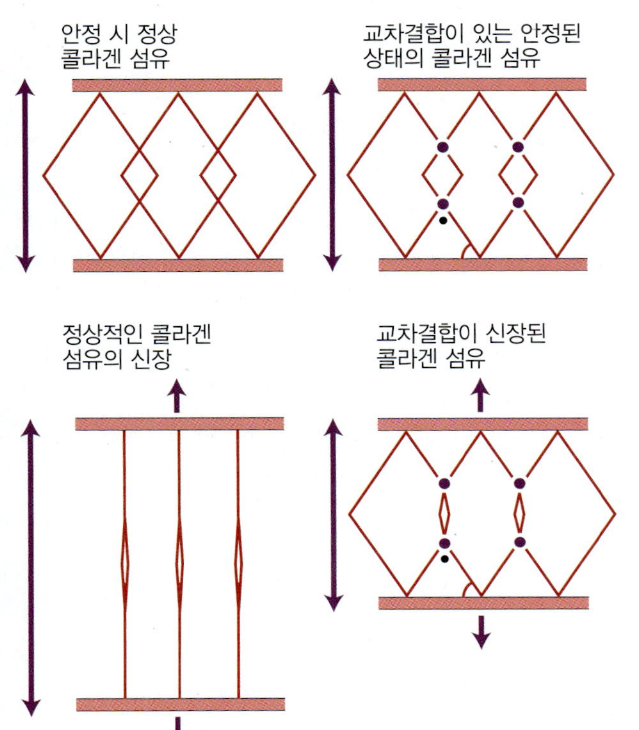

그림 5.2 단축된 결합조직에서 콜라겐 교차 결합. (From Cameron M. *Physical Agents in Rehabilitation*. 4th ed. Philadelphia: Saunders; 2013, Fig. 6.5; adapted from Woo SL, Matthews JV, Akeson WH, et al: Connective tissue response to immobility: correlative study of biomechanical measurements of normal and immobilized rabbit knees. *Arthritis Rheum*. 1975;18:262.)

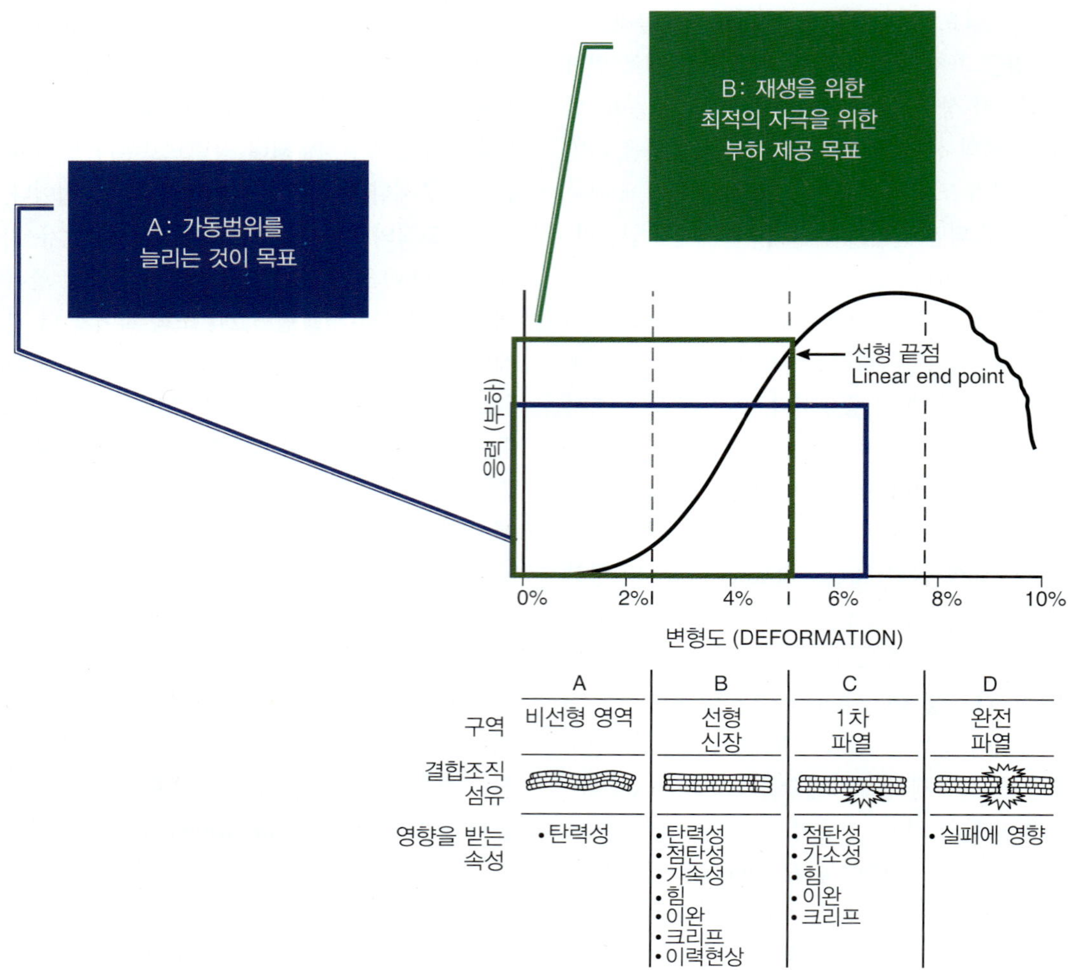

그림 5.3 움직임 향상을 목표로 한 응력-변형률 곡선. (From Magee DJ, Zachazewski JE, Quillen WS, eds. Scientific Foundations and Principles of Practice in Musculoskeletal Rehabilitation. St. Louis, MO: Saunders Elsevier; 2007: Fig. 25.11.)

> **글상자 5.4 가동성을 증가시키기 위한 조직 특성**
>
> - **점탄성**(Viscoelasticity): 조직이 변형되고 힘을 제거한 후에도 일부 조직의 길이가 유지된다(반복적인 움직임으로 적용됨).
> - **크리프**(Creep): 조직을 특정 위치에 고정하면 파동 형식의 주름이 풀리고 시간이 지남에 따라 교차 연결이 변형되어 결합조직의 길이가 변형된다.
> - **가소성**(Plasticity): 변형률 또는 응력이 항복점을 초과할 때의 변형; 점탄성 반응보다 더 영구적인 길이 변화를 가져온다(교차결합의 일부 변화).
> - **이력현상**(Hysteresis): 변형 및 이완 주기(통증, 근방호 또는 약한 결합조직이 있을 때 사용됨, 반복적인 가동범위 또는 진동을 통해 적용됨) 후에 약간의 변형과 함께 힘이 반복적으로 적용되고 이완된다.
> - **응력-이완**(Stress-relaxation): 힘이 시간이 지남에 따라 유지되었을 때 동일한 조직에 길이를 유지하기 위해 필요한 응력 감소(장시간 스트레칭 유지할 때 적용됨)

기 위해서는 콜라겐 섬유가 제한 없이 서로 미끄러져 지나갈 수 있어야 하며, 같은 힘으로 오래 유지하면 콜라겐 섬유가 손상되지 않고 교차결합이 변화될 수 있다(그림 5.2 및 글상자 5.4 참조). 따라서 Ⅱ단계의 초기에 움직임 개선을 위해 저부하 및 장시간 동안 견디는 힘 또는 진동을 적용하는 것이 좋다. 조직이 초기 응력의 변형에 적응하고 나면, 이 두 가지 방법 중 하나를 증가시킴으로써 힘을 천천히 증가시킬 수 있다. 응력-이완의 특성을 사용하여 전체 길이를 유지하는 시간을 늘림으로써 가동성 운동으로 진행할 수 있다. 과도한 손상 없이 결합조직의 가소성에 충분한 힘을 제공하기 위해 이러한 특성들을 한 번에 하나씩 추가해야 한다.

체온은 결합조직의 물리적, 기계적 특성에 영향을 미친다. 일반화된 유산소 운동은 체온을 상승시키기 때문에 특정 가동성 운동 전에 사용하거나 운동 세션 중에 포함될 수 있으며, 이력현상과 관절 및 물렁조직의 가동성을 향상시키기 위해 순환운동을 실시할 수 있다.[4] 표면 열을 이용한 중재 방법들은 손이나 발과 같은 부위의 온도를 높이는데 사용할 수 있지만, 조직이 크고 더 깊은 부위에 있는 근육들과 결합조직에는 영향을 미치지 않을 수 있다[4]. 운동 제한 범위가 표면 물렁조직 또는 관절 제한과 관련된 경우에는 운동 전에 물렁조직 또는 관절 가동술과 같은 중재를 먼저 실시해야 한다.

가동성을 촉진하는 데 사용되는 운동 유형

Types of Exercise Used to Promote Mobility

가동범위를 증가시키는 운동 방법에는 자가-보조, 치료사-보조, 기구-보조(도르래, 부력, 공), 능동 운동범위(AROM), 능동 보조 운동범위(AAROM) 또는 중력 보조/제거 운동이 포함된다(글상자 5.5-5.7). 가동성 운동은 초기 단계에서 마지막 가동범위를 얻기 위해 중력을 사용하고, 마지막 단계에서는 기능적 가등성을 얻기 위해 중력에 대항하는 항중력 운동들을 실시한다. 기구를 사용하여 가동범위를 보조하거나 움직임을 국소화하기 위해 몸쪽 부위를 안정화하는 것이 필요하다. 운동 유형에는 자가-보조, 치료사-보조, 기구-보조, 능동 운동 및 수동 운동드 포함된다.

글상자 5.5 가동성을 증가시키기 위한 운동 유형

- 자가 보조
- 치료사 보조
- 기구 보조(부력, 풀리, 스트랩, 폼 롤러, 스위스 볼)
- 능동 범위(중력 보조, 제거 또는 저항 포함)
- 장시간 스트레칭을 위한 자세

글상자 5.6 가동성 운동 순서 및 강도

- 가동성 향상을 유지하고 최대화하기 위한 특정 가동성 운동은 일반적으로 일반화된 유산소 운동과 물렁조직 또는 관절 가동성 운동이다.
- 약한 증상, 낮은 자극, 만성적인 상태 및 강한 결합조직을 가진 개인은 더 많이 요구되는 근력, 근지구력 및 추가적인 긴장을 견딜 수 있다.
- 중증도, 높은 자극, 급성 염증 상태, 약한 결합조직 및 근방호를 가진 개인은 낮은 근력 및 지구력, 낮은 긴장에 반응할 가능성이 높다.
- 근방호, 통증 반응 및 부종을 해결하기 위해 초기 치료적 중재에 진동을 사용할 수 있다.

글상자 5.7 가동성 운동

- 반복적으로 운동을 수행하는 순환운동은 삼출 또는 부종으로 인해 가동성이 제한될 때 도움이 된다.
- 진동(이력현상 특성 적용)은 통증이나 근방호를 증가시키지 않고 가동범위의 결함을 해결하는데 이용할 수 있으며, 손상이 심한 상태, 고 과민성, 과긴장 또는 약한 결합조직을 가진 환자를 위해 적용할 수 있다.
- 낮은 부하로 장시간 유지하는 것은 경증 상태, 낮은 자극 및 만성 상태(응력-이완 및 크리프 특성 적용)에 적합하다.
- 근육 스트레칭은 근육 이는 곳(origin)과 닿는 곳(insertion)을 고려해서 근육 전체를 늘려야 한다. 장기간 유지, 수축-이완과 유지-이완 또는 끝 범위까지 도달하는 반복 수축은 근육의 유연성을 향상시키는데 사용하는 스트레칭 방법이다. 스트레칭 유지 시간은 15-30초 정도로 다양하지만, 최대 60초 동안 길게 유지하는 방법도 사용할 수 있다.

자가-보조 운동

환자는 정상인 사지를 사용해서(손상된 쪽의 끝 범위까지 보조한다(그림 5.4; 임상 사례 5.2 참조). 환자는 허용되는 가동범위까지 운동을 실시하며, 보상을 방지하는 방법을 배워야 한다. 막대(dowel rod), 수건(towels), 벨트(belts) 또는 스트랩(straps)과 같은 기구를 사용해서 사지의 움직임을 보조할 수 있다. 마지막 끝 범위에서의 진동, 장기간 유지 또는 반복적인 동작과 같은 변화를 추가할 수 있다. 자가 보조 운동의 단점은 마지막 끝 범위에 도달하자마자 보상작용이 나타나는 경향이 있다. 자가 보조 운동은 종종 능동 운동이 금기일 때 운동성 저하 방지 또는 운동 범위를 유지하기 위해 가정운동 프로그램으로 처방된다.

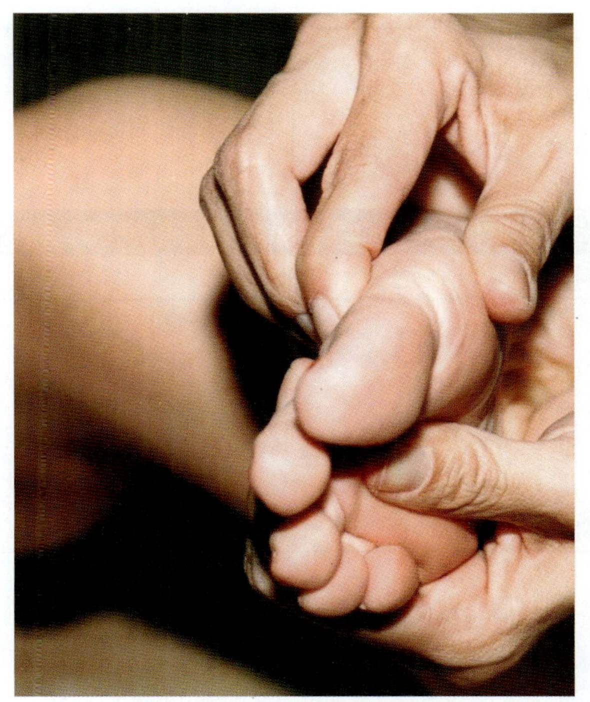

그림 5.4 앞발의 움직임을 향상시키기 위한 발의 첫째 열의 자가 보조 가동범위 운동.

치료사-보조 운동

치료사는 근육 수축 없이 가능한 범위 내에서 환자의 팔, 다리를 움직일 수 있으며(수동 운동), 리듬 있는 진동 또는 앞뒤 움직임은 관절가동범위 증가를 위한 치료적 중재로 유용하게 사용된다. 고유수용성 신경근 촉진은 대각선 움직임 또는 환자의 능동적 움직임의 조합을 사용한 후 치료사가 팔, 다리를 최대 범위까지 움직이는 즉시 이완을 수행한다.

수동 운동. 치료사 보조 수동 운동 범위(PROM)는 능동적 운동이 금기인 경우(예: 돌림근띠 수술 후) 원하는 운동 범위를 달성하거나 능동 운동이 불가능한 경우(예: 척수와 같은 신경학적 손상 또는 말초신경 손상 후) 가동범위를 유지하는 데 사용된다. 환자가 팔, 다리를 움직일 수 있는 능력을 영구적으로 상실한 경우, 환자나 가족은 가정 프로그램으로 움직임을 수행하도록 가르칠 수 있다.[5]

진동. 치료사 보조 진동은 통증으로 인해 제한된 가동범위를 개선하는 데 사용할 수 있다. 진동은 해부학적 구조에 과도한 변형을 가하지 않으면서 가동범위를 확보할 수 있다. 반복적인 움직임은 즉시 통증을 감소시키고, 관절 내 유체 운동을 촉진할 수 있다. 진동 또는 지속적 유지는 가동범위를 통해 또는 범위의 끝에서 관절 가동화 기술과 결합해서 사용할 수 있다(그림 5.5).[5] 일반적으로 범위의 끝까지 도달하지 않는 진동은 통증 및 근방호 반응을 감소시키고, 부종을 감소시키거나, 관절 활주를 촉진하는 데 사용된다. 연골 변성 또는 손상이 있는 환자는 연골의 표층 영역에서 콜라겐 형성을 자극하는 데 필요한 운동을 제공하기 위해 압박 없이 관절 활주를 실시할 수 있다. 능동 또는 능동 보조 운동도 유사한 방식으로 진동을 사용하여 수행할 수 있다.

고유수용성 신경근 촉진 기술(PNF). 유지-이완 및 수축-이완 기술은 길항근(원하는 움직임에 반대되는 근육)의 수축을 포함하는 고유수용성 신경근 촉진법의 한 형태이다. 이러한 기술은 근육의 길이 또는 근방호가 관절의 움직임을 제한할 때 사용한다. 길항근의 등척성 또는 등장성 수축은 즉시 근육을 최대한 이완시킨다. 치료사는 반대 근육의 이완을 이용하여 자세를 유지하거나 유지하지 않고 관절을 끝 범위까지 움직인

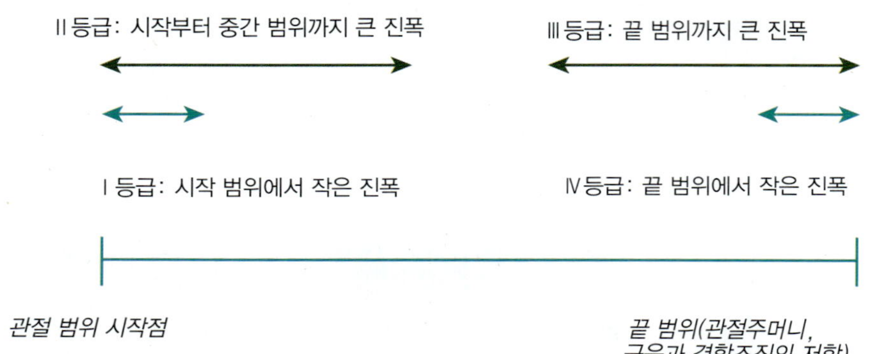

그림 5.5 메이틀랜드의 가동성 등급. (From Hengeveld E, Banks K. *Maitland's Vertebral Manipulation*, 8th ed. Edinburgh: Churchill Livingstone Elsevier; 2014.)

표 5.1 대각선 패턴(고유수용성신경근육촉진법)

상지	어깨	아래팔/손목
D1 굽힘	굽힘, 모음, 가쪽돌림	뒤침, 손목과 손가락 굽힘, 노쪽 치우침
D1 폄	폄, 벌림, 안쪽돌림	엎침, 손목과 손가락 폄, 자쪽 치우침
D2 굽힘	굽힘, 벌림, 가쪽돌림	뒤침, 손목과 손가락 폄, 노쪽 치우침
D2 폄	폄, 모음, 안쪽돌림	엎침, 손목과 손가락 폄, 자쪽 치우침
하지	**엉덩관절**	**무릎/발목**
D1 굽힘	굽힘, 모음, 가쪽돌림	발등 굽힘, 안쪽 번짐, 엄지 폄
D1 폄	폄, 벌림, 안쪽돌림	발바닥 굽힘, 가쪽 번짐, 엄지 굽힘
D2 굽힘	굽힘, 벌림, 가쪽돌림	발등 굽힘, 안쪽 번짐, 엄지 폄
D2 폄	폄, 모음, 안쪽돌림	발바닥 굽힘, 가쪽 번짐, 엄지 굽힘

Data from Cameron MH, Monroe LG. *Physical Rehabilitation. Evidence-Based Examination*, Evaluation and Intervention. St. Louis, MO: Saunders Elsevier; 2007, p 415

다. 반대 근육의 억제는 근방호가 가동범위 제한에 대해 기여하는 경우 치료사가 최대 관절 가동범위에 도달할 수 있도록 중재를 실시한다(표 5.1).[6]

보조 기구를 이용한 움직임

기구는 도르래, 스위스 볼 또는 기계적 수동 운동 기구들(지속 수동 운동 기계; CPM)을 사용할 수 있다. 수중 부력(Aquatic buoyancy)은 특히 부력 도구들을 사용하여 움직임을 보조하는 데 사용할 수 있다.

도르래(그림 5.6A). 도르래 시스템은 환자가 영향을 받지 않은 팔, 다리를 사용하여 가동범위까지 움직이거나, 체중을 사용하여 움직임을 돕도록 설정할 수 있다. 도르래는 수축-이완 기술에 대한 치료사 보조를 대체하거나 보완하는 데 사용할 수도 있다. 도르래 사용의 장점 중 하나는 힘의 방향을 조절해서 원하는 움직임을 쉽게 보조(또는 저항)할 수 있다는 것이다. 도르래는 당기는 힘이나 그에 따른 힘을 얻기 위해 환자를 움직이지 않고 변경할 수 있다.[7]

스위스 볼, 폼 롤러 및 슬라이딩 보드(그림 5.6B, C). 크고 작은 볼과 폼 롤러는 팔다리가 끝 범위에 도달하도록 움직이는 지지대를 제공한다. 슬라이딩 보드는 팔다리와 표면 사이의 마찰을 줄여준다. 중력과 마찰에 저항하지 않고 표면에 지지된 팔다리 무게로 움직임이 가능하다.

지속 수동운동 기계(CPM)(그림 5.6D). 지속 수동운동 기계는 설정된 범위를 통해 지속적인 관절 가동운동을 제공하기 위해 병원이나 가정에서 사용할 수 있다. 기계는 일반적으로 관절의 삼출액에 의해 가동범위가 제한될 때, 수술이나 외상

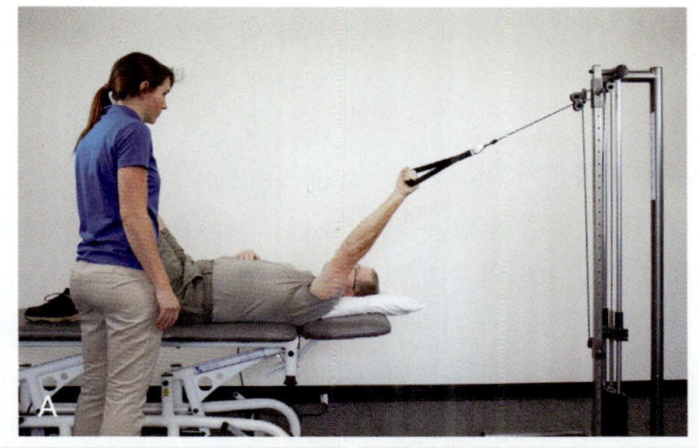

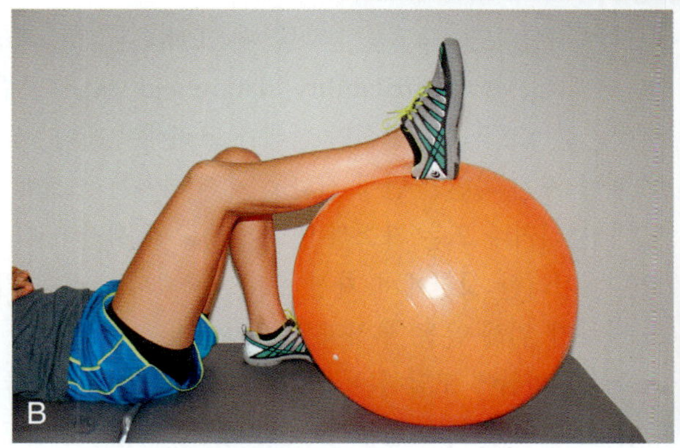

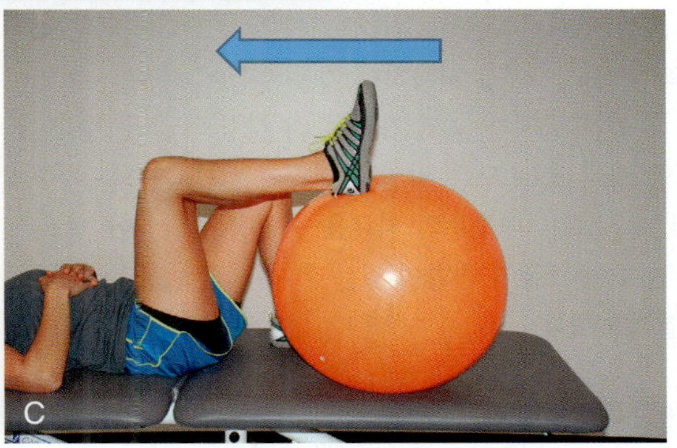

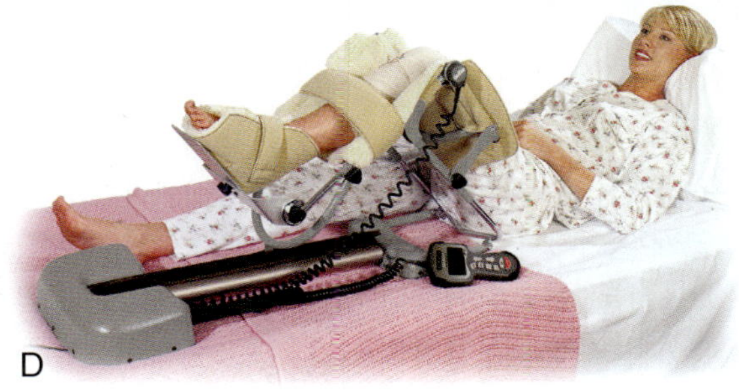

그림 5.6 가동성 운동 보조 장비. (A) 도르레-어깨 굽힘 보조. (B, C) 스위스 볼을 이용한 하지 부하를 지탱하고 활성화 운동과 중간에서 안쪽 범위까지 집중적인 가동범위 운동. (D) 지속적 수동운동. (From Cameron M. *Physical Agents in Rehabilitation*. 4th ed. Philadelphia: Saunders: 2013, Fig 9.12. Courtesy of Chattanooga Corp.)

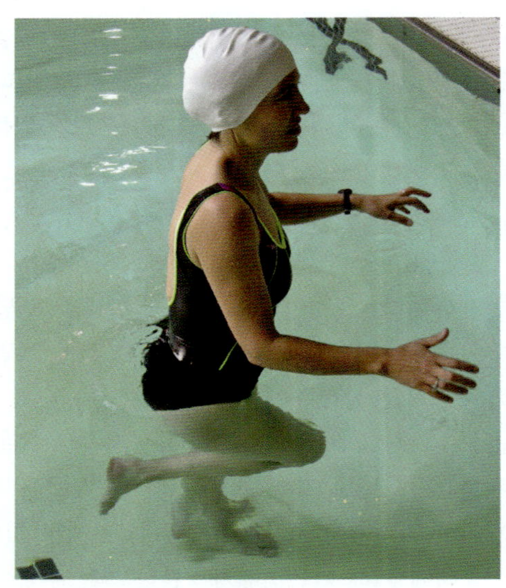

그림 5.7 부력을 이용한 무릎 굽힘 보조운동. (From Cameron, *Physical Agents in Rehabilitation*. 4th ed. Philadelphia: Saunders; 2013, Fig 17-10.)

직후에 부드럽고 지속된 관절 가동운동을 제공하기 위해 사용된다. 미세골절, 반달판 복구술, 정강뼈 고원 골절 고정술 등의 관절 내 운동이 필요한 경우 연골 및 관절 표면의 회복에 도움을 준다. 치료사는 일반적으로 수술 후 프로토콜과 환자의 반응(가동범위, 부종, 통증 및 근방호)을 기반으로 운동 범위를 조절할 책임이 있다.

수중 부력(그림 5.7). 수중 치료는 움직임을 보조하기 위한 부양 장치와 부력 기구들을 사용하여 가동 운동에 사용할 수 있다. 수중 운동을 금지하는 몇 가지 주의 사항과 금기 사항이 있다. 개방 상처 또는 모든 감염성 질환이 있는 환자는 수중 치료에서 제외된다. 대부분의 치료용 수영장은 난방이 되고, 심장, 혈관 또는 호흡기 질환이 있는 환자는 적절한지 세심하게 선별해야 한다.

능동 운동(중력 보조, 제거, 또는 저항)

능동 가동범위 운동은 통증 수준과 끝 범위에 접근하는 범위에 따라 조절할 수 있다. 주요 목표가 움직임 증가일 경우 가장 중요한 매개변수는 부하, 최대 가동범위 운동할 때 걸리는 시간 및 제한 정도에 영향을 받는 속도 및 끝 범위에서 통증 반응과 함께 끝 범위까지 도달하는 것이다.[7] 힘이 크게 떨어지거나 통증이 심한 경우 중력을 사용하여 움직임을 보조하는 자세가 선택되며, 중력이 제거되는 자세 또는 저항을 증가하는 자세도 신경근 자극을 제공할 수 있다. 많은 반복, 진동 또는 장시간 유지 시간 등을 모두 고려해야 한다. 특히, 과민성 반응이 낮은 경우, 중력이나 추가 부하를 이용한 장시간 스트레칭을 가정운동 프로그램으로 사용할 수 있다. 수술 후 또는 삼출액이 있는 상태에서 결합조직 적응의 위험이 있는 경우 장기간 고정 또는 지속적인 자세 유지를 고려할 수 있는 옵션이다(임상 사례 5.3 참조).

가동성 향상을 위한 매개변수 및 운동 강도
Parameters and Dosage for Mobility

가동성을 유지하거나 증가시키기 위한 운동은 조직 길이를 증가시키기 위해 적절한 힘으로 매일 자주 운동을 반복해야 한다. 치료사는 또한 운동 강도를 결정할 때 범위를 제한하는 주요 구성 요소를 생각해야 한다. 부종 또는 삼출로 인해 관절 가동범위가 제한되는 경우(Ⅰ단계에서 대부분), 혈액 순환을 개선하고 조직액 이동 및 부종 재흡수를 지원하기 위해 운동 강도를 처방해야 한다. 삼출액이 해결될 때까지 팔, 다리를 들어 올리거나 또는 압박을 교대로 하는 "펌핑"과 같은 운동을 사용하는 낮은 부하 및 많은 반복 횟수를 처방한다. 관절 주머니나 물렁조직의 제한이 있으면 많은 반복 또는 끝 범위에 도달해서 장시간 유지하는 운동이 중요하다. 이러한 개념은 관절 가동성에 사용되는 매개변수와 유사하다.[5] 근육의 유연성을 증가시키려면, 근육의 이는 곳에서부터 근 섬유의 닿은 곳까지의 근육 전체 길이를 늘려야 한다. 스트레칭 지침은 다양하지만 가장 일반적인 권장 사항은 15-30초 동안 스트레칭을 유지하는 것이지만, 최대 1분 동안 유지하는 것도 권장된다.[1,4] 근방호가 가동범위를 제한하는 경우 수축 후 이완이 나타날 수 있다(표 5.2).

치료사는 운동 강도를 선택할 때 SINS(심각도, 과민성, 특성 및 단계; Severity, irritability, nature and stage) 범주, 치유 단계 및 결합조직의 전반적인 상태를 고려해야 한다. 심각성이 덜하거나 또는 과민한 만성 질환을 가진 환자는 스트레칭 유지 시간을 늘리거나 또는 가소성 변화에 필요한 시간이 더 필요할 수 있다. 이러한 상황에서 가정 프로그램에서는 최대 가동범위에 도달하기 위해 운동 부하량을 증가시키면서, 마지막 가동범위 또는 끝 범위에 도달하는 운동을 자주 실시하는 것이 필요하다(임상 사례 5.3). 또한 보조기, 부목, 근육 활성화 및 근지구력도 가동범위를 유지 또는 향상시키는데 도움이 될 수 있다(글상자 5.6).

통증 내성이 낮거나 매우 과민한 증상을 보이거나, 공포 회피 행동을 보이거나, 결합조직의 결손 가능성이 높다고 진단을 받은 환자는 통증 완화에 도움이 되는 더 낮은 부하, 짧은 유지 시간 또는 교대로 움직이는 운동이 필요하다. 높은 공포 회피 행동 또는 소란을 피우는 환자는 치료사가 지시하는 방법과 가정 프로그램의 운동 강도에 영향을 미친다(6장 참조). 매일 적절한 부하와 반복을 적용하는 것은 가동성을 유지하거나 향상시키는데 중요하다. 빈도는 필수적이며, 가정운동 프로그램은 처방

표 5.2 가동성 운동을 위한 강도

목표	운동 형태	가동범위	반복 횟수	부하
가동성 향상 부종 또는 삼출액 감소[a] 순환 증가 조직부하 제한	등장성: 동심성 등척성 수축, 진동(진동 주파수)	마지막 가동범위까지 도달할 필요가 없다. 근방호(muscle guarding)를 고려해서 근육 자세 또는 관절은 중간 범위 유지 부종 또는 삼출액이 감소함에 따라 가동범위를 점진적으로 증가	다 반복 > 30[7]	최대한 낮은 부하
관절가동범위 증가[b]	등장성: 동심성 수축, 진동	가동범위 마지막	많은 반복 횟수 > 25회,[4,7] 진동, 짧은 유지 시간, 또는 지속적으로 유지	낮은 부하
근육 유연성 증가[b]	완전 스트레칭 수축/이완 유지/이완	근육신장 마지막 근육의 배열에 따른 특별한 방향	15-30초 유지[1,4] 또는 가동범위 마지막에서 반복적인 움직임	낮은 부하

a. 자세는 움직임을 돕거나 또는 지지하기 위해 선택해야 한다. 조직 손상 또는 근방호의 가능성이 있을 수 있는 I 단계 또는 급성 외상에서는 통증 악화를 제한한다. 부종이나 삼출액으로 인해 가동성이 제한되면 반복적인 움직임을 통해 통증을 감소시켜야 한다.
b. 만성적인 질환에 의한 가동범위의 제한은 더 적극적인 움직임이 필요하며, 스트레칭은 통증을 유발할 수 있다.

에서 중요한 역할을 한다.

근육 기능 장애에 대한 처방
PRESCRIPTION FOR MUSCLE FUNCTION IMPAIRMENTS

근육 활성화를 위한 운동 유형, 매개변수 및 용량
Type of Exercise, Parameters, and Dosage for Muscle Activation

근육 기능을 회복하기 위한 첫 번째 우선순위는 적절한 근육이 원하는 범위에서 적절한 수축 시간에 정확한 강도로 활성화되도록 하는 것이며, 기본적으로 신경근 시스템의 근 수축 시간 및 수축 순서를 훈련하는 것이다(글상자 5.8 및 표 5.3). 올바른 근 활성화를 이끌어내는 데 사용되는 운동 유형은 기존의 신경근 기능과 패턴에 따라 다르다. 수술 후 근육 활성화가 일차적인 문제인 경우가 많지만, 만성 자세 또는 반복적인 긴장은 또한 신경근 수축 시간 및 활성화를 변화시키는 목표를 필요로 하는 운동 장애 및 불균형을 동반한다.[8] 근육 활성화 순서, 강도 및 동기화는 반복적 긴장, 만성 관절염 및 자세 상태와 함께 자주 나타나는 근육 불균형을 해결하는 데 필요하다(임상 사례 5.4).[8]

가끔 관절 삼출 또는 통증의 존재는 신경근 억제를 초래한다.[9] 따라서 근육 억제는 수술 후 심각한 관절 삼출, 인대 염좌, 반달판 연골 또는 연골 파열, 관절염 또는 골절을 초래하는 모든 상태를 해결하는 데 중요할 수 있다(임상 사례 5.4).[10] 이러한 상황에서 근육 활성화 중재 이전 또는 동시에 삼출물을 줄이고 통증 반응을 해결하기 위한 운동이 필요할 수 있다. 탈 컨디셔닝(deconditioning)이나 고정(immobilization)으로 인해 근육 활성화에 제한이 있는 경우, 첫 번째 운동 목표는 원하는 근육 범위에서 신경 근육 수축을 촉진하는 것이다. 그러나 신경학적 손상이나 심각한 근골격계 손상이 있는 경우 근육 활성화가 더 어려울 수 있으며, 재활 기간 동안 더 큰 목표가 될 가능성이 있다. 이러한 상황에서는 운동치료 중 또는 운동치료 외에 전기 자극, 바이오피드백 및 기타 형태의 감각 자극들이 표시되어야 한다.[10,11]

글상자 5.8 근육 활성화를 위한 운동 유형, 매개변수 및 강도

- 신경근 활성화는 근육 기능 회복을 위한 최우선 과제이다.
- 통증과 삼출액은 근육 수축 시작 시간(muscle firing)을 억제한다.
- 근육 활성화를 위한 운동접근 방식은 직접적(목표 근육의 수축 시작 시간 및 유지 시간) 또는 간접적(통증 반응 또는 삼출액 감소) 방법이 있다.
- 만약 감소된 근육 활성화가 장기간 고정에 의해 나타난 위축 또는 신경손상과 관련이 있으면 근육 활성화가 더 어려울 수 있으며, 회복하는 시간이 더 오래 걸린다.
- 추가로, 감각 피드백, 전기 자극치료 또는 생체 피드백 치료를 실시할 수 있다.
- 근육 불균형과 신경근 협응 결손은 때때로 근육 활성화 수축 시작 시간과 활성화 순서에 대한 재교육이 필요하다. 그러나 이러한 중재는 일반적으로 짧은 기간 동안만 적용한다.
- 특정 가동범위에서 치료사의 보조, 자가 보조 운동, 동심성 수축 또는 등척성 수축은 가동범위별 근육 기능 회복을 촉진할 수 있는 유용한 방법이다.
- 높은 수준의 신경근 협응 운동은 속근육(local) 또는 겉근육(global)의 안정성 기능을 위주로 근육을 활성화시키는 것이 필요하다.

초기 재활운동은 자세 보조 또는 목표 근육을 최적의 자세에서 실시할 수 있도록 세팅되어야 한다. 관절의 중간 범위는 일반적으로 근육 수축을 유도하는 데 가장 유리한 길이-장력 관계를 제공한다. 원하는 범위의 등척성 또는 제한된 가동범위에서의 등장성 운동이 모두 유용하다. 근육 촉진 기술(두드리기), 신경근 수축을 유도하기 위한 실제적인 부드러운 저항 또는 전기 자극과 같은 방법으로 감각 입력을 향상시키는 것도 수축을 유도하는 데 도움이 될 수 있다.

표 5.3 근육 기능을 위한 운동 강도

근육 기능과 안정화 향상				
근육 기능	**수축**	**가동범위**	**반복 횟수, 부하**	**점증적 부하**
근육 활성화	등장성: 동심성 또는 원심성 등척성	과가동성 구조 보호(중간 범위에서 등척성, 작은 범위 내에서의 중간에서 등장성) 과가동성: 등척성 또는 마지막 범위에서 등장성 가동범위별 활성화	많은 반복, 낮은 부하로 시작 수축의 특이성에 맞게 강도조절	세트 증가 반복 횟수 증가 높은 부하 또는 등척성 유지 시간을 점진적으로 증가
근지구력	등장성: 동심성 또는 원심성 등척성	모든 범위, 관절 주변의 다양한 근육들의 다양한 부하	낮은 부하, 많은 반복, 15-30회 특정 근육의 피로 또는 등척성 유지 시간>10초	반복 횟수 증가 세트 증가 등척성 유지 시간 증가 15-30회 내에서 특정 피로를 허용하도록 부하를 증가시킴
근력	등장성: 동심성 또는 원심성 등척성	운동별, 전체 가동범위 또는 기능에 필요한 특정 범위	낮은 반복 6-10회 최대(특정 근육 피로) 또는 등척성 유지 시간	세트 증가 휴식시간 감소 높은 부하
근파워	등장성: 동심성 또는 원심성	전체 가동범위	낮은 반복, 높은 부하	세트 증가 휴식시간 감소 높은 부하 스피드 증가
신경근 협응력	등장성: 동심성 또는 원심성 등척성: 관절을 지지하거나 또는 정렬을 유지하기 위해서 일부 근육의 등척성 수축	특정 움직임, 전체 가동범위 또는 기능에 필요한 특정 범위 다중 평면에서 실시	특정 움직임에 따라 저항이나 반복 횟수보다 정확성과 운동형태가 더 중요함 보상작용을 피해야 함	움직임에 따라 다름 더욱 복잡한 움직임 증가 시간 또는 반복 횟수를 증가

Data from Rivard J, Grimsby O. Science, *Theory, and Clinical Application in Orthopaedic Manual Therapy. Vol I*: Applied Science and Theory. Taylorsville, UT: The Academy for Graduate Physical Therapy Inc., 2009; Riebe D, ed. Exercise prescription. In: Pescatello LS, ed. *American College of Sports Medicine. Acsm's Guidelines for Exercise Testing and Prescription*. 9th ed. Baltimore, MD: Wolters Kluwer Lippincott Williams and Wilkins; 2014:162-343

임상 사례 5.4 **염증 후 근육 활성화**

환자 A

환자 A는 넙다리뼈 중간 부위와 큰돌기 골절로 내부 고정 수술을 받은 후 1일차로 병원에 입원 치료 중이다(임상 사례 4. 10). 골수정(intramedullary rod)이 무릎을 통해 삽입되었고, 무릎에 삼출액이 상당하게 고여 있다. 그의 주관적 통증 수준은 5/10로 말했다.

	능동 보조 관절가동범위	**수동 관절가동범위**
엉덩관절 굽힘	30°	65°(통증 증가 6/10)
엉덩관절 벌림	20°(보조)	20°(통증 증가 7/10)
무릎관절 굽힘	45°(통증에 의해 제한)	20-60°(부드러운 끝 느낌에 의해 제한된 폄) 무릎뼈 타진 검사[2] (patella tap or Ballotement test)에서 양성

주의 사항

- 초기 이동 및 보행 훈련 중 보조기구를 이용한 부분 체중 부하
- 기립성 저혈압 예방을 위해 자세 변경 중 혈압, 맥박 및 주관적 반응을 관찰한다.
- 먼쪽 다리에 힘을 가하지 않도록 해야 한다. 특히 돌림과 각도 조절이 필요하다.
- 출혈을 관찰하고 일반적인 예방 조치들을 실시한다.
- 무릎에 과도한 스트레스를 피하고 출혈을 제한하며, 환자가 새로운 자세에 적응할 수 있도록 다리의 움직임과 엉덩관절 및 무릎의 움직임을 천천히 움직이도록 교육한다. 그는 무릎을 곧게 펴기 위해 넙다리네갈래근의 능동적 수축을 할 수 없어, 침대에서 다리를 옆으로 움직일 때 엉덩관절을 굽힌 상태로 움직인다.

임상 사례 5.4 염증 후 근육 활성화 – 계속

오른쪽 다리를 들 수 없어 침대에서 움직임이 어려움을 겪고 있으며, 이동을 위해 다리를 침대 옆으로 옮길 때 많은 도움이 필요하다.

운동 선택

넙다리네갈래근의 활성화를 촉진하기 위해 넙다리네갈래근의 등척성 수축 또는 침대에 반 기댄 자세에서 무릎 아래 받침 수건을 대고 넙다리네갈래근 세팅 운동을 선택한다(운동 9.39). 치료사는 무릎관절 아래에 손을 놓고 환자의 넙다리네갈래근 수축을 보면서 무릎을 곧게 펴도록 교육한다. 만약 근육을 수축할 수 없는 경우 발목을 발등 굽힘하면서 동시 수축하도록 촉진하고 종아리근을 촉진시켜 후방슬링이 지지할 수 있도록 제공한다. 다른 방법은 마지막 무릎 폄 범위에서 수동 보조운동을 실시하면서 점차적으로 보조 양을 제거하는 것이다.

- *운동 강도:* 만약 움직일 때 통증이 있는 경우 짧게 수축 시간을 유지하고 적절한 휴식시간을 제공한다. 부종과 삼출액의 감소와 신경근 억제를 줄이기 위해 등척성 운동을 자주 반복해야 한다.[1] 이 시점에서 반복 횟수는 완전한 근 수축을 달성하는 것보다 덜 중요하다.

환자 B

환자 B는 23세이며, 취미로 테니스를 하고 있다. 그녀는 왼쪽 엉덩관절 통증과 라켓으로 공을 때리는 것이 어렵다고 호소하고 있다. 그녀는 한쪽 발로 서기(single-leg standing), 동적 가쪽휜(valgus) 및 계단을 오르내릴 때 오른쪽 다리의 안쪽돌림 및 런지 자세에서 안쪽돌림 및 런지에서 트렌델렌버그(Trendelen-burg)가 나타난다. 옆으로 누운 자세에서 오른쪽 엉덩관절 벌림이 약하며, 중력에 대항하여 다리를 들어 올릴 때 엉덩관절 굽힘근의 보상작용이 나타난다.

평가

그녀는 골반을 안정화하고 하지 정렬을 유지하기 위해 뒤쪽 엉덩관절 가쪽돌림근과 엉덩관절 벌림근을 활성화시키는 데 어려움을 겪고 있다.

- *목표(Goal):* 엉덩관절 벌림근 및 가쪽돌림근의 활성화 및 계단 오르기(step-ups) 및 런지 하는 동안 골반과 하지 정렬을 조정하는 능력을 향상시킨다.[2]

운동 선택

다음 운동 및 지침은 선택적 근육 수축시간 및 활성화를 개선하기 위해 실시한다.

1. 중력에 반대되는 지지 자세(옆으로 누운 자세)에서 엉덩관절 벌림(운동 9.26B): 환자에게 엉덩관절 벌림근의 위치와 촉진을 배운다. 그녀의 엉덩관절 굽힘근을 촉진시키기 위해 시상면 앞으로 다리가 나가지 않게 하고, 다리가 몸과 자연스럽게 일직선이 될 수 있도록 교육을 받는다.
2. 옆으로 누운 자세에서 중량 커프를 이용한 엉덩관절 가쪽돌림(조개운동(clam shells)[운동 9.26A]): 선택적으로 엉덩관절 가쪽돌림근을 강화하기 위해 옆으로 누운 자세에서 열린 사슬 형태의 엉덩관절 돌림근운동을 실시. 열린 사슬 운동은 균형 반응이 필요하지 않으며, 단독 및 특정 근육만 강화시키는 운동으로 가능하다. 환자는 몸이 돌림 할 때 또는 뒤쪽 볼기근보다 앞쪽 근육이 우선적으로 사용되지 않도록 배워야 한다; 그녀는 추가 피드백을 제공하기 위해 필요한 경우 근육을 촉진할 수 있도록 배운다.

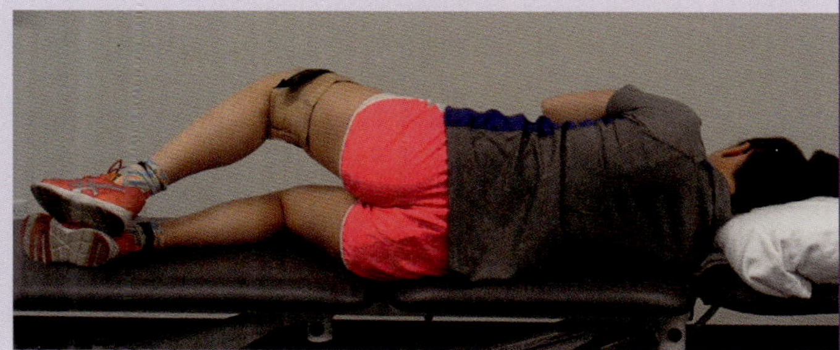

옆으로 누운자세에서 중량 커프를 이용한 엉덩관절 가쪽돌림(조개운동).

중간볼기근은 엉덩관절이 굽힘될 때 가쪽돌림근이며, 깊게 있는 돌림근은 하지를 돌림 할 때 정렬을 조절하는 데 중요하다. 옆으로 누운 상태에서 몸통을 뒤쪽으로 움직이면 환자가 가쪽돌림을 위해 넙다리근막장근(tensor fascia latae)과 엉덩관절 굽힘근으로 사용될 수 있다. 환자에게 힘들거나 통증 있는 부위를 물어보고, 엉덩이 근육과 몸통의 움직임들을 관찰하여 근육 수축 시간과 보상작용이 나타나는지를 평가한다.

환자 A와 B의 비교

A 환자는 골절, 출혈, 수술 절개로 인한 외상에 의해 직접적인 영향을 받은 근육의 활성화에 어려움을 겪고 있다. 여러 근육들의 활성화는 재활 초기부터 실시하고, 부종과 혈종의 제거를 돕고, 과도한 위축을 예방하고, 골절 부위를 지지하는 데 중요하다. 환자 B는 신경근 협응 결핍과 특정 부위에 힘이 과도하게 축적되어 근육 활성화의 결핍이 나타나고 있다. 열린 사슬 운동과 고립 운동(isolated exercises)은 체중을 지지하는 자세에서 적은 부하로 올바르게 근육을 활성화하거나 중력에 대항하여 특정 근육을 활성화하도록 환자를 가르치는 데 유용하게 사용된다. 두 환자 모두에게 근육 활성화 운동은 운동 처방 초기에 사용되며, 근지구력 목표를 달성하기 위한 기초자료로 사용한다.

참고문헌

1. McNair PJ, Marshall RN, Maguire K. Swelling of the knee joint—effects on exercise on quadriceps muscle strength. *Arch Phys Med Rehab*. 1996;77:896-899.
2. Crossley KM, et al. 2016 Patellofemoral pain consensus statement from the 4th International Patellofemoral Pain Research Retreat, Manchester. Part 1: terminology, definitions, clinical examination, natural history, patellofemoral osteoarthritis and patient-reported outcome measures. *Br J Sports Med*. 20

임상 사례 5.5 가동범위에 따른 근육 활성화

환자 A(임상 사례 5.4)는 넙다리뼈 골절 및 내부 고정 후 2주가 지난 상태이다. 오른쪽 무릎관절에는 여전히 경증에서 중등도의 삼출액이 고여 있다(무릎관절 위 3cm-5cm에서 왼쪽 무릎 둘레와 비교했을 때 2cm 정도 다름). 환자는 체중부하를 조심하게 하면서 목발을 짚고 걸으며, 효율적인 보행 패턴을 유지하고 있다. 그의 수동 무릎 굽힘 가동범위는 넙다리네갈래의 통증으로 인해 70°까지 움직이며, 여전히 20°의 폄 움직임이 제한받고 있다. 방석에 앉은 상태에서 능동 무릎 폄 가동범위 30°-70° 정도 가능하며, 움직일 때 통증이 있다.

그는 집에서 넙다리네갈래근의 등척성운동(운동 9.39)과 뒤넙다리근 수축(운동 9.40), 무릎 굽힘운동을 위해 앉은 상태에서 능동 발뒤꿈치 미끄럼운동(운동 9.3), 반 기대어 앉은 자세에서 능동 엉덩관절 가동운동(운동 9.3, 9.4, 9.6)을 실시했다. 그는 짧은 가동범위 내에서 열린 사슬 형태의 무릎 폄운동(운동 9.43)과 다리 직거상 운동(straight leg raises, 운동 9.42)을 실시할 때 많은 어려움을 겪고 있으며, 무릎을 폄 상태를 유지하는 것이 매우 힘든 상태이다. 무릎을 펴하도록 요구하면(침대 가장자리에 앉은 상태에서) 엉덩관절이 굽힘되면서 몸통이 반대쪽으로 기울임되는 보상작용이 나타난다. 그는 침대에 앉아서 무릎을 폄한 상태와 옆으로 누운 상태에서 무릎을 최대한 폄한 상태에서 넙다리네갈래근을 활성화하는 데 많은 어려움을 겪고 있다. 바로 누운 자세에서 앉을 때, 그는 무릎이 전체적으로 굽힘한 상태에서 엉덩관절의 굽힘근을 사용하여 다리를 들어 올린다.

평가

환자는 넙다리네갈래근의 수축시간이 지연되고 있다(완전 수동 가동운동은 가능하지만, 폄을 완전하게 할 수 없음). 마지막 가동범위에서는 길이-장력 관계(length-tension relationship)에 의해 최대로 단축된 상태이다. 통증과 관절 삼출액이 있는 경우 신경성 억제가 여전히 있다.[1] 그는 중력에 대항하여 종아리를 더 높이 들어 올리기 위해 엉덩관절을 굽힘하고 몸통을 옆으로 굽힘시켜 제한된 무릎 폄을 보상하려고 시도한다.

목표

전반적인 목표는 넙다리네갈래근을 활성화하여 무릎 폄의 마지막 범위까지 능동적으로 실시할 수 있으며, 근지구력과 근력을 강화시켜 정상적인 움직임과 완전한 하지직거상 운동을 실시할 수 있도록 하는 것이다. 구체적인 목표는 다음과 같다;

1. 처음 두 세션 동안, 환자는 무릎 폄 10°에서 등척성 운동을 실시해서 넙다리네갈래근을 활성화시키고, 무릎 폄 10°-20° 범위에서 중력에 대항할 수 있도록 운동을 실시(편심성 운동)할 수 있다.
2. 환자는 넙다리네갈래근을 활성화하기 위해 등척성 운동을 실시하는 동안 보상작용들을 수정하고 나타나지 않도록 운동을 실시할 수 있다.

운동 선택

1. 치료사의 도움을 받아 능동 보조 무릎 폄(짧은 가동범위 운동 9.43), 다리를 지지하고 않은 상태에서 스트랩을 이용해서 원하는 가동범위 내에서 자가 보조 운동 실시(운동 9.4). 그 다음에는 가능한 가동범위 내에서 등척성 운동을 실시한다. 환자는 몸통을 의자에 기댄 자세에서 무릎을 작은 지지대에 올려놓고 20° 굽힘 자세를 유지한다(임상 사례 3.5 참조).

운동 강도

통증 없이 최대하 운동 강도는 재활 초기 운동으로 최적이다; 통증이 증가하면 근육 활성화가 억제될 수 있다. 등척성 운동은 20°에서 가능하며, 10초 정도 지나면 피로가 나타난다. 등척성 운동의 유지 시간은 최대 8초 이하이며, 휴식시간은 약 10초가 필요하다. 운동을 총 5분 동안 실시한다. 5분 후, 환자는 능동적으로 무릎을 10°까지 폄할 수 있다. 등척성 운동은 10° 단위로 변경해서 실시하며, 동일한 강도로 5분 더 반복해서 실시한다.

특정 범위 내에서 근육 활성화가 필요한 경우, 치료사 또는 환자가 수동적으로 움직임을 보조한 후 지정된 범위 내에서 등척성 운동을 수행할 수 있다. 환자가 스스로 조절할 수 있으면 보조 장치들을 점차적으로 제거한다. 개인이 중력에 대항하여 자세를 유지할 수 없는 경우 환자에게 가동범위를 조절하면서 편심적으로 움직이도록 가르치는 것은 신경근 동원을 개선하는 데 도움이 된다(임상 사례 5.5). 운동은 등척성 유지 시간으로 근육을 활성화하는 것에서 편심, 동심 수축으로 진행된다. 이 과정들은 더 넓은 가동범위의 움직임을 통해 환자의 조절력을 확장하기 위해 반복 수행할 수 있다. 환자가 움직임을 수행하기 위해 다른 영역이나 근육을 대체하는 경우, 자세 또는 부하를 추가하거나 또는 자세를 수정하면 환자가 대상 근육 또는 근육들을 분리하는 데 도움이 될 수 있다. 부종과 관절 삼출로 인한 압력이 근육 억제를 유발할 수 있으므로, 관절주머니 내 압력의 영향을 최소화하도록 관절을 배치하는 것도 환자의 근육 동원을 도울 수 있다.

근육 불균형이나 잘못된 움직임 패턴을 극복하기 위해 활성화가 필요한 경우 근육 수축을 국소화하는 방법을 배우면서 근육을 관찰할 수 있는 자세에 환자를 배치하는 것이 가장 효과적이다. 시각적 피드백을 위해 거울을 사용하는 것은 또한 환자가 잘못된 움직임 패턴을 스스로 수정하는 데 도움이 될 수 있다. 소도구나 밴드, 테이프 또는 균형 장비와 같은 촉각 자극을 사용하여 자동 균형 반응을 촉진할 수 있다. Ⅱ단계에서는 움직임을 활성화하거나 격리하는 것이 적절하지만, Ⅲ단계에서 보다 도전적이고 복잡한 기능적 동작 패턴을 훈련하기 위해 움직임 순서를 통합하는 방향으로 진행된다.

글상자 5.9 근지구력을 위한 운동 유형, 매개변수 및 운동 강도

- 근지구력은 활성화 매개변수 또는 근육 활성화 운동을 할 수 있으면 즉시 운동을 실시할 수 있다.
- 근지구력 매개변수와 운동 강도는 재활 초기에 낮은 부하에서 천천히 시작하거나 자세를 유지하는데 필요한 근육들에 적용한다.
- 근지구력 운동 강도는 피로가 나타나기 전까지의 많은 반복 (>15회 반복), 낮은 부하 또는 오랜 시간 유지하는 운동도 포함한다.
- 등척성 또는 등장성 운동을 이용할 수 있다.
- 동일한 운동을 이용하여 부하와 반복 횟수를 조절해서 근력이나 근지구력을 강화시키는 데 이용할 수 있다.

근지구력을 위한 운동 유형, 매개변수 및 운동 강도

Type of Exercise, Parameters, and Dosage for Muscle Endurance

근지구력은 일반적으로 근육 활성화가 이뤄진 다음 실시한다(글상자 5.9). 환자가 이미 목표 근육을 활성화할 수 있는 경우 근지구력 매개변수와 강도에 따라 즉시 시작할 수 있다. 근지구력 매개변수와 강도는 근력 강화에 필요한 부하보다 더 낮고, 결합조직 손상 가능성이 적기 때문에 재활 초기에 근육 자극에 사용된다.[7] 증상이 심각하거나 또는 매우 과민한 환자와 같이 운동에 보다 신중한 접근이 필요한 경우에도 낮은 부하와 많은 반복 횟수가 처방된다. 근지구력 운동은 관절 제어를 개선하고 자세 지지를 제공하는 것도 중요하다(임상 사례 5.6). 장기간 자세를 유지해야 하는 것과 같은 기능이 필요할 경우에도 재활 과정

임상 사례 5.6 근지구력을 위한 운동 유형 및 매개변수

환자 A

환자 A는 스키를 타다가 낙상해서(임상 사례 4.15) 경도(2단계)의 목통증이 있다.

속근육 안정화 근육 및 겉근육 안정화 근육의 지구력을 향상시키기 위해 중력에 저항하는 등척성 운동을 실시했다. 목 부위에서 속근육의 굽힘근은 목뼈 앞쪽에 직접 부착되고, 속근육의 폄근(뭇갈래근, 돌림근, 가로근)에 의해 균형을 맞춘다.

그러나 이런 근육들은 작으며, 머리 무게를 지탱하기 위해 부하나 자세에 의해 더 큰 힘이 필요로 할 경우, 더 큰 힘을 발휘하는 겉근육들이 작용하며, 이런 현상은 기능적으로 자연스러운 보상작용이다. 초기 재활운동은 신경근 재교육을 위해 중력에 대항하는 안정화가 필요 없이 속근육 안정화 근육들이 활성화될 수 있도록 지지된 자세에서 운동을 실시한다.[1-3] 환자는 초기 운동 때 지지된 자세에서 속근육들의 활성화하는 방법을 배운다. 속근육들의 활성화가 충분하면 근지구력 향상을 위한 운동을 실시해야 한다.[1-4]

운동 선택

1. BOSU 위에 엎드린 자세에서 아래팔 지지(운동 11.26): 환자는 운동 중 머리와 목 위치가 중립 위치에서 아래로 쳐져 있으며, 목빗근 또는 위쪽 목뼈 폄근의 과사용으로 인해 위쪽 목뼈의 폄이 나타나는 것이 관찰된다. 환자가 적절한 신경근 협응 운동을 수행할 수 있게 된 후, 자세 유지 시간을 검사하여 운동 강도를 설정한다. 그는 30초 동안 그 자세를 유지할 수 있다. 운동 중 목의 통증을 관찰하고 통증이 3/10 이상 증가하면 휴식할 수 있도록 한다. 초기 운동 강도는 20-30초 유지, 2세트에 세트 간 휴식을 1분으로 처방한다.

점증 부하(Progression)

초기 운동 강도 점증 부하는 세트를 추가하는 것이다. 그 다음 BOSU 위로 몸을 앞으로 움직여서 신체 지지의 양을 줄이고, 머리 위치를 조절하면서 한 번에 한 다리 또는 두 다리를 동시에 들어 올리는 운동을 점증 부하에 적용한다(운동 11.27)

환자 B

환자 B는 허리 통증과 왼쪽 다리 통증으로 허리 척추후궁절제술(laminectomy)을 받았다. 그는 낮은 강도에서 운동을 시작해서 점증부하의 원리에 맞춰 운동을 실시하고 있으며, 허리 척추뼈의 중립위치 유지와 척추 폄근과 배가로근을 활성화시키기 위해 다리를 번갈아 들어 올리는 운동을 실시하고 있다(운동 11.21). 그는 또한 스위스볼 위에 무릎을 굽혀 4자 다리(four-point kneeling)를 만들어 다리를 들어 올리면서 중립 위치의 허리자세를 유지할 수 있다(운동 11.28). 치료사는 환자를 더 높은 수준의 신경근 훈련으로 발전시키고 이마면에서의 신체를 안정화시키는 것을 계획하고 있다. 가쪽 굽힘근들은 어깨 통증으로 인해 지속적으로 유지하기 어려워 무릎을 굽힌 상태에서 측면 프랭크 운동을 실시할 수 있도록 했으며, 몸통 아래쪽에 지지할 수 있도록 작은 공 또는 지지대를 제공해서 자세를 조절했다.[4] 조절된 자세에서 그는 첫 번째 세트는 28초, 두 번째 세트에 32초, 복부와 가쪽 굽힘에서는 22초 유지할 수 있었다.

평가

측면 플랭크(운동 11. 32) 운동은 이마면에서 근지구력 목표를 충족할 수 있었다. 이 운동은 세트 사이에 30초 동안 휴식하면서 가능한 한 오랫동안 수행하도록 처방했으며, 초기 강도는 3세트로 구성했다. 이 운동은 손상 정도를 평가하는데도 사용된다. 조절된 자세를 유지할 수 없으면 옆으로 누워 허리를 들어 올리는 운동(quadratus lift, 운동 11. 29)을 대신할 수 있으며, 이 운동은 부하가 낮으며, 어깨에 가해지는 부하가 줄어든다. 새로운 운동이나 운동 강도를 증가하기 위해 검사할 때 환자의 능력에 맞는 검사 방법을 한 개 이상이면 유용하게 사용할 수 있다.

참고문헌

1. O'Leary S, Falla D, Elliott J, Jull G. Muscle dysfunction in cervical spine pain: implications for assessment and management. *J Orthop Sport Phys Ther*. 2009;39(5):324-333.
2. Falla D, Jull G, Hodges PW. Feedforward activity of the cervical flexor muscles during voluntary arm movements is delayed in chronic neck pain. *Exp Brain Res*. 2004;157(1):43-48.
3. O'Leary S, Jull G, Kim M, Vicenzino B. Cranio-cervical flexor muscle impairment at maximal, moderate and low loads is a feature of neck pain. *Man Ther*. 1997;12:34-39.
4. Magill SM, Childs A, Liebenson C. Endurance times for low back stabilization exercises: clinical targets for testing and training from a normal database. *Arch Phys Med Rehabil*. 1999;80:941-944.

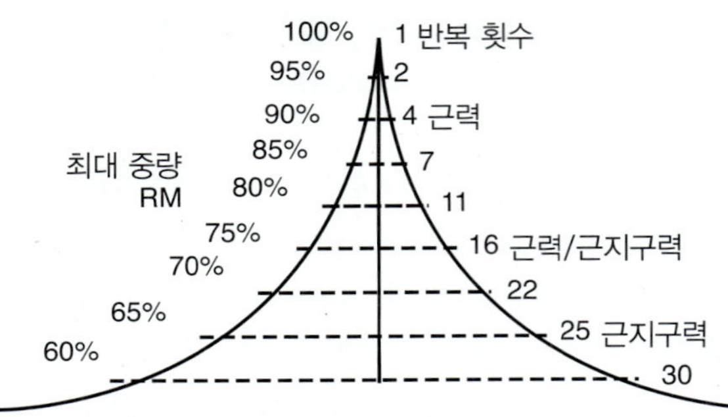

그림 5.8 Oddvar Holten diagram. 1회 반복 최대중량 *RM, Repetition maximum*. (From Oddvar Holten of Medical Exercise Therapy [MET].)

전반에 걸쳐 근지구력과 같은 강도를 처방할 수 있다.

근육 지구력 매개변수는 특정 근육의 피로가 발생하기 전에 많은 반복 횟수와 낮은 부하를 수반한다. 일반적으로 근지구력을 위해 15–30회 반복이 사용되며, 이는 최대 1회 반복의 약 60–75%이다(그림 5.8).[7] 3장에서 설명한 바와 같이 1회 반복 최대 중량(1RM)은 검사하지 않거나 재활 목적으로 사용되지 않는다. 운동 강도는 첫날에 검사하며, Oddvar Holten 다이어그램[7]을 사용해서 첫 번째 세트의 반복 횟수에서 실패까지의 중량을 추정하여 필요한 대략적인 중량을 추정할 수 있으며, 올바른 중량이 맞는 경우 검사를 여러 번 반복해야 하는 것을 방지할 수 있다(그림 5.8).[7] 장기간의 고정 또는 침상 안정으로 인해 결합조직이 약해진 개인과 활동이 없거나 결합조직의 질에 영향을 미치는 약물을 복용하는 다중 동반 질환이 있는 환자들은 낮은 부하에서 시작해야 하며 부하를 점진부하 원리에 적용해야 한다.[1] 그러나 목표는 여전히 특정 근육의 피로를 달성하기에 충분한 저항을 제공해야 한다. 세트 수는 부하를 증가시키기 전에 진행하거나, 세트 사이의 휴식 시간을 2–3분 정도의 휴식 시간부터 줄일 수 있다.[7] 등척성 수축은 수축이 유지되는 시간을 늘려서 조절할 수 있다(임상사례 5.6). 부하와 반복 횟수를 조절해서 근력이나 지구력을 다루는 데 동일한 운동을 사용할 수 있으며, 운동 프로그램에는 근지구력에 초점을 맞춘 운동과 근력 강화를 목표로 하는 운동들이 포함될 수 있다(글상자 5.10).

근력 강화를 위한 운동 유형, 매개변수 및 운동 강도

Type of Exercise, Parameters, and Dosage for Muscle Strength

근력 강화에 사용되는 주요 운동 유형은 체중 저항 또는 외부 부하에 대한 운동이다(글상자 5.10 및 5.11). 재활 목적을 위한 근력 매개변수는 피로 징후를 보이기 전에 높은 부하와 낮은 반복 횟수를 포함한다(일반적으로 8–12회 반복, 1RM의 약 75–85%에 해당).[1,7] 환자의 증상이 심각하거나 매우 과민한 반응 등과 같은 문제로 운동에 보다 신중한 접근이 필요한 경우 근지구력을 목표로 하는 운동 강도를 사용하는 것이 안전하다. 미국대학스포츠의학 협회(ACSM) 지침은 중년 및 노년층에 대해 10–15회 반복 이내에서 특정 근육 피로를 달성하기 위해 낮은 중량을 사용할 것을 권장한다.[1] 운동 강도 증가는 근지구력 향상과 유사하다. 등척성 수축에 대한 부하를 증가시키기 전에 세트 수 증가 또는 유지 시간을 증가시킨다.

때때로 중력에 대한 신체 또는 팔다리의 무게는 근력 강화를 위한 충분한 부하를 제공할 수 있다(2장 참조 "생체역학" 및 "가동성, 근육 기능 및 신경근 협응 운동 자세에 유용한 기타 매개변수" 참조). 외부 저항의 양(무게, 탄성 밴드, 장비, 도르래, 스위스 볼)을 선택할 때 환자의 사지 무게도 고려해야 한다. 중력에 대한 팔다리의 위치도 부하의 양에 영향을 미친다. 마찬가지로, 환자의 사지 길이와 사지에 외부 저항이 가해지는 지점은 모멘트 팔의 길이에 영향을 미치므로 운동의 전체 저항에 영향을 미친다. 다리가 긴 환자는 다리의 무게 중심이 엉덩관절 운동 축에서 더 떨어지기 때문에 다리가 짧은 환자보다 다리를 들어 올릴 때 상대적으로 더 큰 저항을 받는다. 힘의 적용 지점에서 이동 축(관절)까지의 거리를 수정하면 과부하 및 특정 구조에 가해지는 힘에 대한 각도 토크가 증가하거나 감소한다(2장 참조).

운동 특이성은 근육의 각도가 힘을 생산하는 능력에 영향을 미치기 때문에 운동 가동범위를 고려해야 한다. 따라서 운동 처

글상자 5.10 근력 강화 및 지구력 향상에 사용되는 외부 저항 기구

- 체중(Body weight)
- 프리 웨이트(Free weights); 덤벨(dumbbells), 중량 커프(cuff weights)
- 탄력 저항(밴드 또는 튜브)
- 운동 기구(유압, 등속성, 중량 또는 스프링 저항 운동기구)
- 풀리 시스템(Pulley systems)
- 중량 볼(Weighted balls)
- 중량 바(Weighted bars)

글상자 5.11 근력을 위한 운동 유형, 매개변수 및 운동강도

- 근력 향상을 위한 운동 강도는 피로가 나타나기 전에 높은 부하와 낮은 반복(8–12회)을 실시하며, 중년 및 노인들은 10–15회 반복해서 실시한다.
- 근력 강화 목적으로 체중을 이용한 운동을 할 수 있다.
- 운동 자세와 외부 저항 기구를 선택할 때 사지 무게와 지렛대를 고려해야 한다.
- 운동의 특수성은 근력과 근지구력 향상에 모두 적용되며, 근육 수축 범위, 유형 및 기능에 맞게 처방해야 한다.
- 근 비대를 촉진하기 위해 점진적인 부하 증가가 필요하다.

방할 때 원하는 운동 가동범위를 지정하는 것이 중요하다. 시작점은 종종 근육의 중간 범위와 근육이 최적의 효율로 지렛대에 작용하여 내부 또는 외부 범위로 진행하는 각도에 있다(2장 참조). 선택한 근육 수축 유형(등척 또는 등장, 동심 또는 편심)은 환자의 기능 요구 사항을 반영하고 조직 재생을 위한 최적의 자극을 제공해야 한다. 체중지지 또는 움직임을 담당하는 근육, 특히 하지 근육은 상지 근육보다 기능적 활동에 더 많은 힘이 필요하다. 근육 비대를 달성하기 위해서는 운동 세션 사이에 1–2일 동안 부하를 점진적으로 증가시키는 것이 좋다(임상 사례 5.7).[1]

근 파워를 위한 운동 유형, 매개변수 및 운동 강도

Type of Exercise, Parameters, and Dosage for Muscle Power

파워를 증가시키기 위해 사용되는 운동 유형에는 플라이오메트릭, 고강도 저항 장비, 체중 저항을 이용한 기능적 운동이 포함된다(글상자 5.12). 파워에 사용되는 매개변수는 짧은 시간

임상 사례 5.7 근력 강화를 위한 점진적 저항 운동

환자 A

A환자는 가쪽위관절융기염(epicondylalgia)의 진단을 받은 건설근로자이다. 어깨 몸쪽 근육들은 위팔을 지지하고 힘을 균형 있게 발달시키는 것이 필요하다. 그의 작업 요건은 최대 45kg 무게의 비닐 사이딩(vinyl siding) 또는 창문을 들어 올리는 것들이 포함된다.

운동 선택

1. 풀리시스템을 이용해 어깨뼈 스캡션(scaption) 상태에서 어깨관절 올림 및 위쪽 돌림(운동 10.23): 치료사는 환자가 힘을 분배하고 옆면을 지지하기 위해 상지를 지지한 상태에서 저항에 대항해서 어깨 굽힘 운동을 선택했다. 저항은 초기 검사를 통해 (임상 사례 4.10; 20kg, 8회, 3세트) 운동 강도가 처방되었다. 팔꿈치는 가쪽 폄근의 이는 곳에 가해지는 힘을 최소화하기 위해 어깨뼈를 스캡션(scaption) 위치에서 아래팔을 약간 뒤침시키고 폄 상태를 유지한다. 손목은 20° 정도 폄하고 중립위치를 유지하고 손으로 운동하지 않고, 어깨를 이용해 운동을 하도록 지시한다.
   - *구체적인 운동 목표:* 어깨뼈 스캡션 면(scaption plan)에서 어깨 굽힘을 2~3세트 동안 30kg(8~10회 반복 후)으로 운동을 수행할 수 있어야 한다.
2. 프리 웨이트를 이용한 손목 폄근 강화(운동 10.32): 손목 폄 운동은 프리 웨이트를 이용해서 수행한다. 팔은 지지하고 손목은 받침대 가장자리에서 떨어진 상태에서 운동을 시작한다. 중량은 지구력 강화를 위해 (3kg, 30회)를 목표로 선택했고, 점증 부하에 맞춰 근력 강화를 위해 6kg으로 8회 운동을 처방했다.
3. 몸 앞에서 프리 웨이트를 들고 어깨 굽힘: 운동은 이마면에서 어깨 굽힘 45°, 아래팔의 중립자세와 손목 폄 20° 자세에서 팔을 몸 앞에 두고 6kg의 중량을 들고 유지하는 자세이다. 이 단계에서 프리 웨이트는 각도를 제한하면서 작업과 유사한 상황을 위해 손목과 손가락 폄근의 활성화를 증가시킨다. 이와 관련된 수정된 운동으로 3가지가 이용된다; (1) 어깨의 지구력을 강화시키기 위해 등척성 운동을 실시할 수 있는데, 가능한 한 오랫동안 굽힘 가동범위에서 팔을 유지, (2) 어깨 굽힘의 등장성 운동으로 어깨 굽힘 45–90° 범위에서 운동을 실시, (3) 아래팔을 고정한 자세에서 스쿼트 운동과 결합해서 실시한다. 만약 가쪽 팔꿈치에 통증이 증가하면, 통증이 가라앉을 때까지 1–2분간 휴식을 취한다. 각각의 운동 강도는 개별적으로 설정하고, 6–10회 반복하면서 손목 폄근이나 어깨 주변 근육들의 피로가 발생할 때까지 중량을 조절한다.

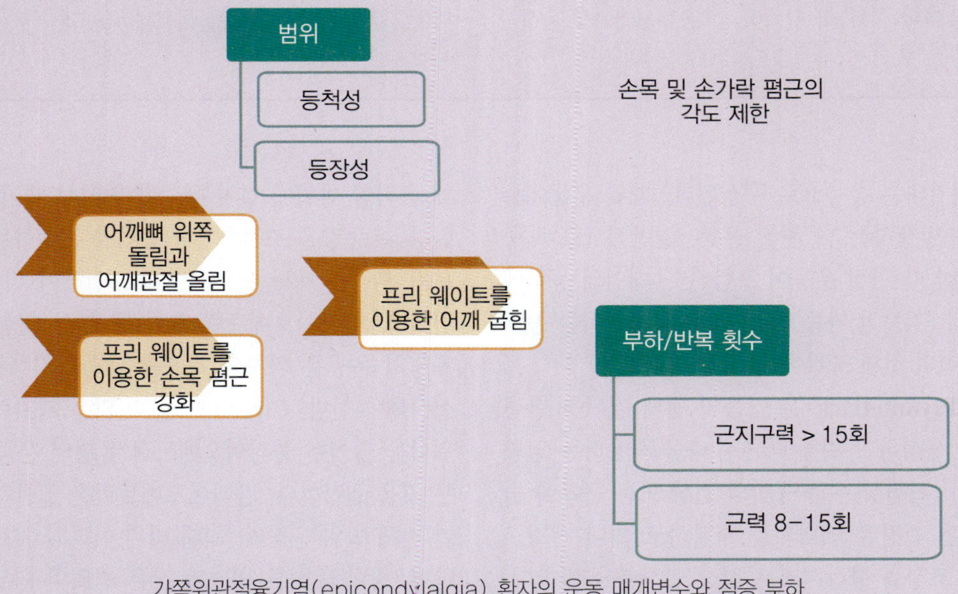

가쪽위관절융기염(epicondylalgia) 환자의 운동 매개변수와 점증 부하.

계속

임상 사례 5.7 근력 강화를 위한 점진적 저항 운동 – 계속

환자 B

환자 B는 26세 남성으로 앞쪽 어깨 불안정성을 가지고 있다. 그는 전체 가동범위에서 움직일 수 있지만 완전한 굽힘 및 벌림 또는 이마면에서 뒤쪽의 모든 움직임에서 통증이 약간 느낀다고 한다. 그는 전직 야구선수로 과도한 가쪽돌림과 제한된 안쪽돌림을 가지고 있다. 그는 1년 전에 대학 야구선수를 그만두고 역도와 달리기를 하고 있다.

주의사항

몸 뒤쪽으로 팔을 움직이는 것을 피해야 한다. 굽힘, 벌림, 가쪽돌림이 결합된 마지막 범위; 수평 벌림의 끝 범위; 가쪽돌림의 끝 범위

운동 선택

근력 운동의 매개변수 및 운동 강도

1. 어깨 안쪽돌림(운동 10.31): 어깨 안쪽돌림은 풀리 저항운동에서 어깨 굽힘 45°의 안쪽 범위에서 처음 시작한다. 15kg으로 12회 반복운동을 실시한다. 풀리 운동 범위를 가쪽돌림 10°로 제한하도록 설정해야 한다.
2. 좁은 범위 내에서 플라이(연습 10.24): 좁은 범위 내에서 플라이는 어깨가 70° 굽힘되도록 의자 높이를 조절한 상태에서 운동을 실시한다. 중간 범위에서 좁은 범위의 움직임은 이마면에서 앞으로 45° 제한하도록 설정해야 한다. 어깨의 앞쪽 근육들과 가슴근(pectoralis)이 피로해지기 전에 중량 25kg으로 10회 반복할 수 있다.
3. 서있는 자세에서 풀리를 반대 방향으로 잡아당기는 고유수용성 신경근 촉진(운동 10.36): 움직이는 각도는 50°에서 120°까지 제한된 범위에서 저항 장력을 적절하게 제공하도록 설정한다. D2 폄, 모음, 안쪽돌림 패턴을 사용한다.

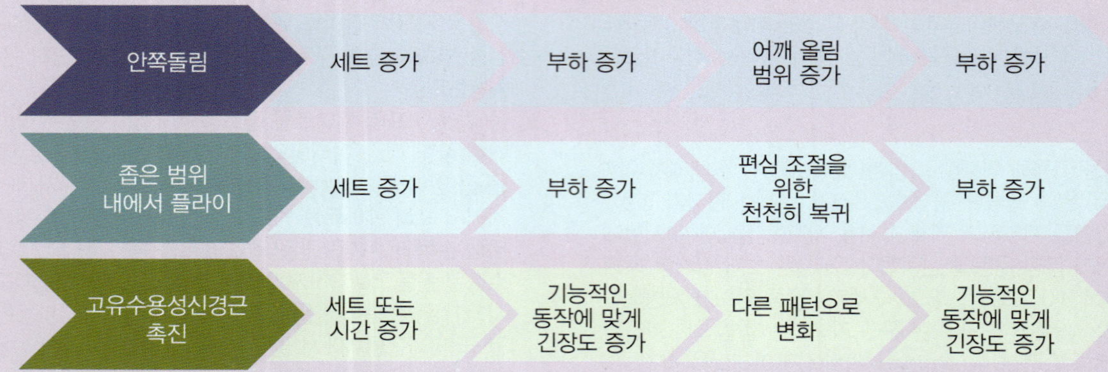

앞쪽 전방 불안정성에 사용되는 다양한 근력강화 운동 및 점증 부하.

환자 A와 B의 비교

환자 A와 B는 모두 점진적 저항 운동으로 시작하지만, 반복적인 과긴장(환자 A) 및 과가동성(환자 B)과 관련된 주의 사항들은 실시할 수 있는 운동 유형을 선택할 수 있게 한다. 환자 A는 힘을 분산하기 위한 운동(몸쪽 부위 강화)과 근육이 늘어난 상태에서 움직임 각도 제한 및 최대 부하로 폄근 힘줄이 이는 곳(origin)의 자극을 감소시키기 위해 천천히 운동을 수행한다. 환자 B는 앞쪽 주머니의 신장을 제한해야 하며, 근력 부하는 어깨 모음 및 안쪽돌림의 안쪽 범위 내에서 운동을 실시해야 한다. 운동은 환자의 기능적 요구 사항에 따라 요구되는 가동범위와 방향(건설 노동자의 들어 올리기, 볼 던지기)에 맞게 운동을 실시해야 한다.

내에 높은 저항을 이겨내는 운동으로 구성된다. 파워 운동에는 닫힌 사슬, 고속으로 발생하는 다 관절 운동, 일반적으로 체중 또는 높은 저항에 대한 다 관절 운동이 포함된다(개인의 능력에 비례함). 적절한 균형, 기능적 가동 범위, 빠르게 움직이는 능력은 이러한 유형의 훈련의 전제 조건이다(임상 사례 5.8).

플라이오메트릭(Plyometrics)은 근육의 전체 길이를 단련한 후 폭발적인 힘을 생성하기 위해 빠른 수축을 사용하는 일종의 파워 운동이다.[12,13] 편심성 수축 동안의 긴장 또는 근육이 늘어난 상태에서 생성된 긴장은 에너지를 저장하고 최대 신경근 반응을 위한 속도와 조정을 향상시키는 신장 반사를 유발한다. 플라이오메트릭은 재활 Ⅲ단계에서만 사용되며, 일단 환자가 전체 움직임 범위에 걸쳐 우수한 편심성 제어를 입증할 수 있어야 한다. 운동량을 조절하거나 충격을 흡수하는 능력은 플라이오메트릭 훈련을 재활 프로그램에 도입하기 위한 필수적인 전제 조건이다. 플라이오메트릭 훈련 중 부상 위험이 있으므로 이러한 유형의 운동은 환자의 목표를 달성하기 위해 필요한 경우에만 실시해야 한다. Cipriani[12]는 더 많은 지지력을 제공하고 낙상의 위험을 줄이는 플라이오메트릭 유형의 운동을 수중에서 시작하는 것을 권장한다. 플라이오메트릭은 일반적으로 스포츠에 적합한 전체 범위 움직임, 최대 범위 이하의 치료적 운동을 포함하는 반면, 방향의 빠른 변경과 작은 범위의 외부 힘에 대한 빠른 반응을 요구하는 기능적 활동을 모방하려고 할 때 최대 이하 범위

의 훈련이 적절할 것이다.[12]

근육의 적절한 수축 유형, 운동 범위 및 부하는 근육 기능 요건과 재활 단계에 따라 다르다. 근육 활성화, 근지구력, 근력, 힘, 신경근 협응에 대한 매개변수와 운동 강도의 자세한 비교는 표 5.2에 설명되어 있다.

신경근 협응을 위한 처방
PRESCRIPTION FOR NEUROMUSCULAR COORDINATION

신경근 협응에 사용되는 운동은 목표 또는 과제를 달성하기 위해 다른 부위가 움직이는 동안 한 부위의 안정성과 같은 다양한 목표를 가진 근육 활동 또는 수축 순서를 포함한다. 개별 운동 또는 결합된 기능 활동은 이동 평면의 진행과 목표 또는 수축 시간의 달성을 통한 협응력에 초점을 맞출 수 있다(글상자 5.13). 단순한 움직임에서 복잡한 움직임으로의 진행에는 움직임의 평면, 운동 방향, 운동에 요구되는 변화 및 여러 패턴들이 포함된다. 복잡성은 또한 외부의 주의 산만, 대상 또는 추가 인지 운동을 사용하여 증가할 수 있다. 협응력은 움직임의 정확성을 기록하고 피드백과 목표를 제공하는 데 사용할 수 있다.

적절한 운동량을 처방하는 데 있어 문제는 보상작용의 보편화이다. 다른 관절의 보상 운동은 특정 근육 그룹이 통증으로 인해 주어진 부하나 토크에 대항할 수 있는 충분한 힘을 제공할 수 없거나, 통증이나 두려움으로 인해 습관적 패턴들이 강화된 경우 발생한다. 최근 손상 이력이 있는 환자와 만성 손상이 있는 환자 모두에서 비정상적인 움직임 패턴이 발생하는 것을 방지하기 위해 신경근 협응운동이 필요하다.

움직임 변화의 정도 또한 환자의 움직임에 대한 동기 부여와 이해에 의해 영향을 받는다. 환자가 보상작용을 하는 경우 이러한 패턴을 계속 반복하여 학습할 가능성이 높으며, 보상작용이 있을 경우 운동이 요구되는 과부하 또는 특이성을 충족하지 못할 수 있다. 환자가 피로로 인해 또는 통증이 있는 경우 운동 중

글상자 5.12 파워를 위한 운동 유형, 매개변수 및 운동강도

- 파워 향상을 위한 매개변수는 단시간에 고강도 운동을 하며, 폭발적인 움직임을 수반하는 경우가 많다.
- 파워 운동은 스포츠나 기능 향상을 위해 필요하고, 균형이 좋으며, 기능을 완전히 수행할 수 있으며, 느린 속도의 저항을 견딜 수 있는 충분한 근력을 가지고 있는 개인에게만 적합하다.
- 파워는 종종 닫힌 사슬 운동으로 빠르게 실시하는 플라이오메트릭운동과 같은 여러 관절이 사용하는 방법으로 실시한다.

임상 사례 5.8 파워를 위한 운동 유형 및 매개변수

환자는 농구선수로 안쪽 곁인대 I° 염좌 후, 완전한 무릎 가동범위의 근력이 있으며, 현재 재활 3단계 운동을 실시하고 있다. 그녀는 농구팀으로 빠른 시간 내에 팀에 복귀하고 싶어 한다. 그녀의 파워 향상을 위한 운동프로그램의 구성요소는 다음과 같다.;

운동 선택	점증 부하
1. 편심 조절 기능이 좋은 스쿼트(Squats)를 하지의 정렬상태를 유지하면서 움직임을 정상보다 더 천천히 운동을 실시한다. 편심성 운동은 점프 후 착지할 때에 필요한 신체적 요구사항을 준비하는 것이다.	속도 증가 가동범위 증가 위쪽 방향 운동 강조 횟수 증가 설정된 시간 안에 스쿼트 횟수 늘리기
2. 머리 위로 양손에 5Kg의 덤벨을 들고 2분 동안 빠르게 스쿼트를 최대한 많이 실시한다.	2분 이내 반복 횟수 늘리기(속도) 세트 증가 중량 증가
3. 착지 동작에 중점을 둔 미니 트램폴린 점프(착지할 때 받는 압박을 흡수)	트램폴린 점프는 두 발에서 한 발로 운동 실시하며, 다음에는 한 발로 착지한 다음 다른 발로 번갈아 가면서 착지한다(가능한 빠른 시간 안에 교대)
4. 높이를 강조하는 스쿼트 점프, 1분 동안 최대 높이의 75%로 설정된 높이에 도달하는 점프 횟수를 체크한 후 반복적인 스쿼트 점프 운동으로 진행	1분 안에 목표물을 최대 높이로 증가 세트 증가
5. 높이와 시간에 중점을 둔 역동작 스쿼트 자세에서 수직점프	수직 점프(Vertical jumps)는 한 발로 실시
6. 시간 및 높이를 기록한 후, 10m를 달린 후 수직 점프운동 실시	10m 달리기를 반복한 후 수직 점프 실시
7. 셔틀 런(shuttle runs)을 통해 매 턴마다 도달하는 시간 기록	셔틀 런은 원뿔을 8자 모양으로 놓고 달리기 셔틀 런을 실시하면서 부분적으로 수직 점프와 결합해서 실시

글상자 5.13 신경근 협응을 위한 운동 처방

- 신경근 협응 운동은 다양한 기능 과정, 이동 평면에서의 운동, 움직임 등급 또는 안정성과 가동성에 맞게 설정해야 한다.
- 점증 부하는 단순한 동작에서 복잡한 것으로, 근육의 수축하는 시간을 변경하거나, 주의를 흐트린 상태 또는 목표를 달성하는 순서들을 변경하는 동작들을 조절할 수 있다.
- 보상동작은 최소화해야 한다
- 신경근 협응 운동의 목표는 어느 단계에서나 적절하게 실시할 수 있다.

에 이러한 패턴이 나타날 수 있다. 따라서 움직임을 관찰하고 수정하는 것은 매우 중요하다. 통증이나 두려움 회피 행동의 존재는 보상 작용의 강화에 중요한 역할을 하며, 운동 중재의 선택과 결과에 영향을 미친다.

적절한 움직임을 보장하고, 그에 따라 운동량을 늘리기 위해 치료사는 환자가 선호하는 패턴을 사용하고, 다른 근육이나 운동량을 사용하지 않도록 가르칠 방법을 찾아야 한다(표 5.3). 환자가 자신의 움직임 형태를 모니터링 할 수 있는 방법을 포함한 명확한 지침은 정확한 운동 방법을 수행하는데 도움이 된다. 치료사는 또한 환자에게 피드백을 요청하고, 환자가 운동하는 동안 목표 근육의 피로를 관찰해야 한다. 피드백 및 운동과 관련된 운동 학습 원칙은 환자가 원하는 움직임 패턴을 달성하고 유지하는 데 도움이 된다(7장 참조).

신경근 협응 목표는 모든 단계에서 적절할 수 있으며, 필요한 기능적 움직임이나 활동을 달성하기 위해 특정 근육을 사용하고 수축을 조정하는 방법을 환자에게 가르치는 것을 포함한다. 전반적인 제어, 조정 및 타이밍은 숙련된 작업 및 스포츠 관련 목표에도 중요하다. 숙련된 교육, 목표 설정, 피드백 및 훈련을 통해 신경근 협응을 향상시키는 여러 가지 방법이 있으며, 이러한 유형의 운동을 위한 목표는 일관성과 효율성이 있어야 한다. 이러한 유형의 목표에 사용되는 방법은 7장에서 설명되어 있다.

가동성, 근육 기능 및 신경근 협응 운동에 유용한 기타 매개변수들
OTHER PARAMETERS USEFUL FOR MOBILITY, MUSCLE FUNCTION, AND NEUROMUSCULAR COORDINATION EXERCISE

자세 Position

시작 자세는 지지력을 제공하거나, 중력을 사용하여 부하를 증가 또는 감소시킬 수 있다(글상자 5.14). 자세를 수정하면 기저면의 크기 변화, 균형 능력 및 반응에 영향을 미칠 수 있다. 자세 선택에 대한 고려 사항에는 개인의 기능적 요구 사항도

글상자 5.14 자세 선택

- 자세는 지지력과 중력의 영향을 많이 받거나 또는 적게 받을 수 있도록 선택할 수 있다. 이런 선택은 안정성에 초점을 두고 균형과 움직임을 유지하는데 중요하다.
  1. 중력의 영향을 제거 또는 보조, 저항은 근육 수축 및 부하에 영향을 미친다.
  2. 열린 사슬 또는 닫힌 사슬 운동은 근육 활성화 또는 협응을 촉진하기 위해 사용된다.
  3. 기저면의 크기와 기저면의 상대적인 신체 위치에 따라 더 많은 지지를 제공하거나 더욱 운동 강도를 증가시키는데 사용할 수 있다.
  4. 자세는 중력에 대한 근육 활성화를 최대화하거나 균형 반응을 이용하여 근육 활동을 시작하는 데 사용할 수 있다.

포함된다.

중력 보조, 제거 또는 저항

중력에 대한 자세는 중력을 사용하여 움직임을 돕거나 저항 작용으로써 운동 가동범위를 늘리는 데 사용할 수 있다. 운동은 일반적으로 중력 제거 자세에서 항중력 자세로 진행한다. 사지 또는 분절의 무게, 움직임의 축, 지레 팔은 모두 중력 및 외부 저항과 관련하여 조직에 가해지는 모든 힘과 토크에 영향을 미친다(임상 사례 5.9, 임상 사례 5.4, 5.5, 5.6, 5.8 참조).

열린 사슬 또는 닫힌 사슬

열린 사슬 운동은 특정 관절을 목표로 하거나 체중 부하가 금기인 경우에 사용된다. 닫힌 사슬 운동은 관절 수용기의 고유수용성 감각을 촉진하고, 관절 주변의 근육 안정성을 향상시키며, 기능적 움직임에 대한 신경근 반응을 촉진하는 데 사용할 수 있다. 닫힌 사슬 운동은 열린 사슬 운동과 관련된 전단력을 피할 필요가 있을 때 실시하는 중요한 운동이다(임상 사례 5.9).

안정성과 기저면의 크기

넓은 기저면 또는 지지 면적은 신경근 시스템이 신체를 평형 상태로 유지하는데 더 많은 안정성과 쉽게 할 수 있게 한다. 기저면이 좁은 자세는 기저면이 넓은 것도 보다 더 많이 빠른 신경근 반응이 필요하다. 지지면의 전체 크기와 너비 또는 길이를 수정하여 안정성 또는 움직임을 쉽게 제공할 수 있다.

움직임 수행력을 평가할 때 지지에 대한 무게 중심 또는 무게선의 위치가 중요하다. 정지 자세 또는 움직임 자세에서 중력선이 무게 중심 밖에 있으면, 안정적인 자세를 유지하기 위해 반대쪽의 근육 활동이 더 필요하다. 운동의 목적이 통제된 움직임을 촉진하는 것이라면 중력선은 지지면의 밖으로 떨어져야 하며, 움직임은 외부 모멘트의 도움을 받는다. 이 개념은 중력에 반대

하는 근육의 사용을 편향 및 장려하고 정적 균형을 유지하거나 중력선이 기저면의 외부로 떨어지도록 함으로써 운동량을 촉진하는 데 사용될 수 있다(임상 사례 5.10).

환자가 보상작용이 발생하고 다른 부위나 근육을 사용하여 원하는 움직임을 수행하는 경우, 움직임을 교정하기 위해 환자에게 운동에 대한 충분한 설명이 필요하다. 정확한 운동을 실시하지 못할 경우, 자세를 수정해서 더 많은 지지를 제공하거나 운동을 분리해서 수행할 수 있다. 재활의 초기 단계에서는 더 많은 지지 자세에 대한 피드백을 제공하고, 환자가 균형능력 활성화 또는 움직임에 집중할 수 있도록 한다. 또한 과도한 부하로 인해

임상 사례 5.9 **신경근 협응력: 균형과 기저면 크기에 따른 원리**

환자 A

환자 A(임상 사례 5.5A)는 스키 사고 후 목에 통증이 있다. 그는 BOSU 위에서 엎드린 자세에서 팔꿈치로 지지한 자세에서 60초 이상 목의 중립자세를 유지할 수 있다.

그는 또한 만성 요통의 병력을 가지고 있다. 통증과 더불어 균형 잡기가 힘들다고 호소하고 있으며, 필요할 때를 대비해서 지팡이를 들고 다닌다. 환자는 또한 높은 공포 회피 행동 점수(fear avoidance behavior score)와 능동 균형 척도(balance confidence scale)를 가지고 있어 더 불안정한 기립 자세로 운동을 천천히 실시하고자 한다. 그의 운동프로그램은 더욱 더 불안정한 자세에서 운동을 실시하고 있다.

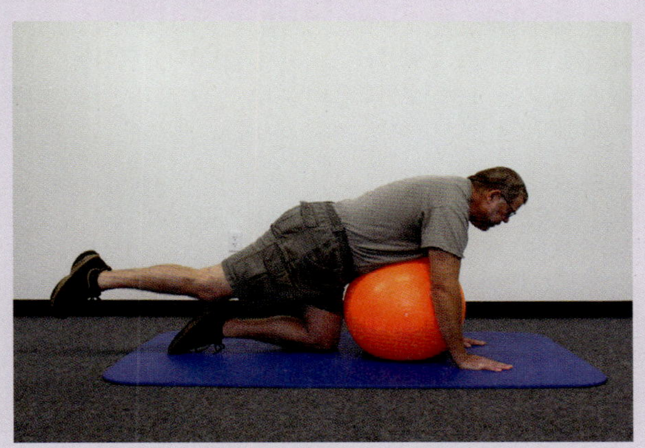

스위스 볼 위에서 3점 지지.

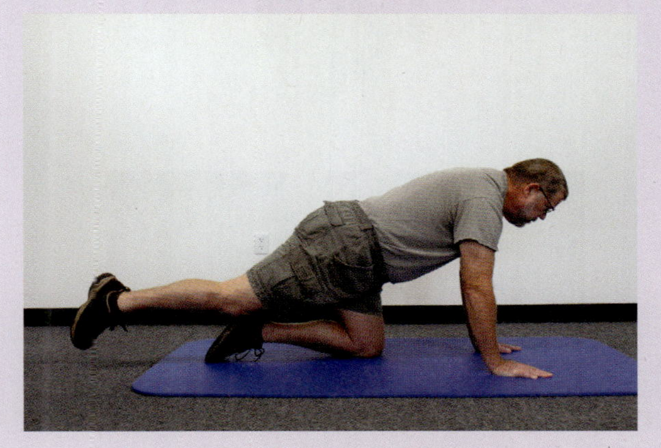

스위스 볼의 지지 없이 덜 안정적인 자세로 진행.

척추의 안정화 근육들의 수축은 척추 구조를 지지하기 위해 팔, 다리가 움직이기 전에 수축되어야 한다. 속근육 및 겉근육 안정화 근육들은 움직이는 동안 계속 수축되어야 한다. 자세가 불안정할수록 자세를 유지하기가 더욱 어렵다. 운동은 팔과 다리를 번갈아가면서 들어 올리는 동작들을 포함한다.

운동 자세는 척추 안정화 근육들의 활성화를 촉진하고, 균형 반응들을 점진적으로 어렵게 실시한다.

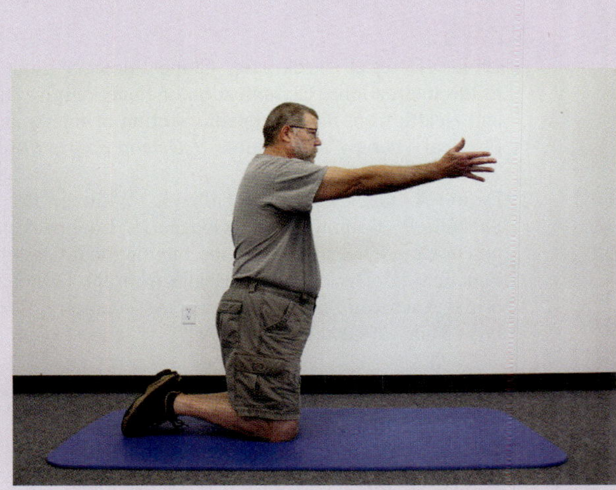

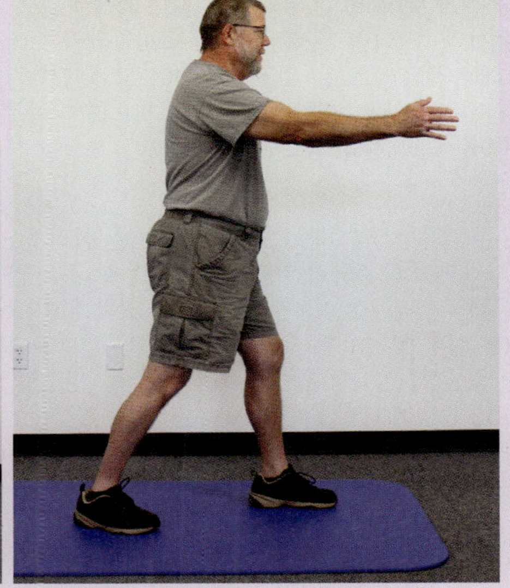

무릎을 반쯤 꿇고 있는 모습(*왼쪽*). 보폭 런지(*오른쪽*).

계속

임상 사례 5.9 신경근 협응력: 균형과 기저면 크기에 따른 원리-계속

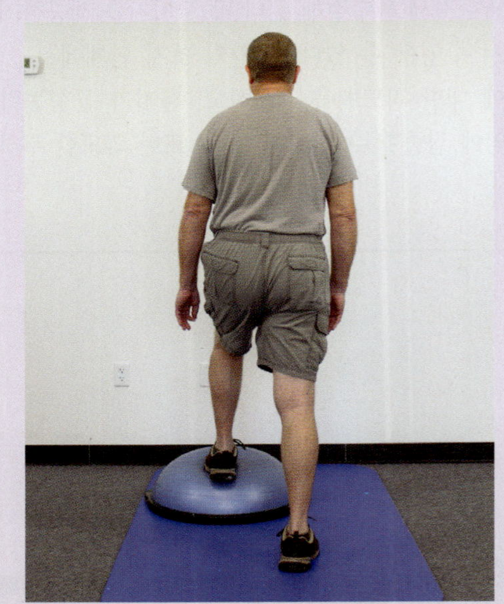

기저면이 불안정한 환경에서 기립자세에서 런지(BOSU).

불안정한 기저면은 균형을 유지하기 위해 더 많은 근육들의 활성화가 요구함으로써 안정화에 더욱 필요한 운동이다. 자세 선택과 함께 스위스 볼, 균형 판, 로커 보드(rocker boards) 또는 공기 폼(foam) 등의 소도구들을 이용해서 균형반응에 대한 추가 운동들을 실시할 수 있다.

환자 B

B환자는 10년 전 무릎관절 전치환술, 심혈관 및 말초혈관 질환, 당뇨병이 있는 82세 여성이다. 그녀는 지난 1년 동안 여섯 번이나 낙상했었다. 그녀는 양쪽 종아리까지 양발과 스타킹 신은 감각 상실과 정맥 순환이 좋지 않은 상태이다. 왼쪽다리의 발목과 발 주위에 약간의 삼출액이 있으며, 말초 혈관 공급이 저하된 증상과 일치하게 피부와 발톱에 변화가 있다. 그녀는 10°의 발바닥 굽힘의 구축이 있어 발등 굽힘 범위가 제한되고, 엉덩관절의 굽힘 구축(10°)에 의해 양쪽 엉덩관절의 가동성 제한이 있다. 그녀는 앞으로 구부러진 자세로 워커를 사용해 걸을 수 있으며, 워커 없이 걸을 때에는 몸통이 크게 흔들리면서 걷는다. 그녀의 기저면이 매우 좁고, 워커를 이용해 걸을 때 보폭이 매우 적다. 그녀는 보조기기 없이 설 수 있지만, 팔이나 목의 움직임이 매우 큰 진폭의 움직임이 나타나고, 엉덩관절 전략을 이용할 때에는 균형 반응이 느리게 나타난다.

주의사항

환자는 낙상할 위험이 높다. 이동, 보행, 및 기립한 상태 동안 보조가 필수적이다. 장애를 해결하기 위한 운동은 가능한 가장 안정적인 자세에서 실시해야 한다. 심혈관 주의사항으로 활력 징후 모니터링과 운동 중 이상 징후 및 증상에 대한 주의 깊은 관찰이 포함되어야 한다. 당뇨병 및 감각 상실과 관련된 주의사항에는 환자의 식이요법, 약물 복용 및 증상에 대한 확인이 포함된다. 감각상실은 하지의 움직임에 대한 감각 입력보다 시각과 공간 인식을 사용하도록 환자에게 교육시켜야 한다. 병원에 방문할 때마다 피부와 말초 순환에 대한 육안검사가 필요하다.

평가

환자는 발과 발목의 감각 상실, 일반화된 제한된 하지 근력 및 반응 시간(특히 발 및 발목의 신경근 기능), 발목 발등 굽힘 및 엉덩관절 폄 감소, 보행 패턴 및 자세 위치는 좁은 기저면의 외부에 중심을 두고 있는 등 여러 요인들에 의해 심각한 균형 장애를 가지고 있다. 모든 일상생활에 대한 제한과 심혈관 질환 및 비 활동성은 컨디션 저하로 이어진다. 다양한 심혈관 위험 요인과 대사성 질환들은 전반적인 예후에 부정적인 영향을 미치고 지속적인 모니터링이 필요하다. 환자는 낙상 위험이 높다.

운동 선택

운동 프로그램들은 더 많은 안정성을 제공하기 위해 기립 자세에서 기저면을 넓히는 전략이 포함된다. 장애의 원인(발목 가동성, 엉덩관절 및 무릎 가동성, 하지 근력)을 해결하기 위해 선택된 운동은 낙상 위험을 제거하기 위해 안정적인 자세(바로 누운 자세, 네발 자세, 앉은 자세, 옆으로 누운 자세)에서 실시한다. 기능 강화 및 운동도 안정적이지 못한 자세에서 시작하는 것보다 기저면을 넓게 사용하는 것이 좋다. 환자는 보조기기를 사용해서 안전하게 운동하고, 워커에 의지하는 보행 패턴을 하지 않도록 교육하며, 워커를 이용해 보행할 때 또는 앉았다 일어날 때 발을 벌리지 않도록 환자에게 교육해야 한다.

환자 A와 B의 비교

환자 A를 위한 선택된 운동들은 중력에 대항하고 척추 분절에 대한 근육 지지를 제공하기 위해 속근육 및 겉근육 안정화 근육들의 활성화를 촉진시키는 운동 및 자세이다. 점증 부하방법으로 다양한 움직임과 방향에서 척추 안정화 근육들을 촉진시키기 위해 다양한 지지 기반을 사용한다. 또한 자신감을 키우고 균형감각을 개선시키기 위해 두려움 회피 행동을 줄이기 위한 단계별 운동 형태로 수행한다. 환자 B는 심각한 균형 결핍 및 복합적인 질환을 갖고 있으며, 낙상 위험이 높다. 운동 선택은 낙상 위험이 적은 제한된 자세에서 실시하며, 기능적 재교육은 낙상 위험을 줄이기 위해 기저면을 넓게 해서 운동을 실시한다. 그녀는 말초 감각을 영구적으로 상실했으며, 정적 및 동적 균형을 개선하기 위해 다른 영역과 감각 정보를 사용하는 방법을 배워야 한다.

참고문헌

1. Childs JD, et al. Neck pain: Clinical practice guidelines linked to the International Classification of Functioning, Disability, and Health from the Orthopedic Section of the American Physical Therapy Association. *J Orthop Sports Phys Ther*. 2008;38(9):A1-A34.
2. Delitto A, George SZ, van Dillen L, Whitman JM, Sowa G, Shekelle P, Denninger TR, Godges JJ. Low back pain. Clinical practice guidelines linked to the International Classification of Functioning, Disability and Health from the Orthopaedic Section of the American Physical Therapy Association. J Orthop Sports Phys Ther. 2012;42(4):A1-A57.

임상 사례 5.10 열린 사슬 및 닫힌 사슬 운동의 매개변수 사용

환자 A

A환자는 6주 전 가쪽 넙다리뼈 관절융기의 관절 연골 병변으로 앞십자인대 재건술(뒤넙다리 힘줄 이식술)과 미세골절 시술을 받았다.

주의사항

미세 골절 수술의 주의 사항에는 8주까지 비체중 부하로 보행해야 한다. 수술 후 중재 프로토콜은 단독 앞십자인대 파열 프로토콜보다 더 보수적으로 접근해야 한다.[1] 뒤넙다리근 운동 시작은 수술 후 6주까지 늦춰야 한다.[1,2]

운동 선택

연골과 뼈 바탕질(bone matrix)의 치유를 촉진하기 위해서는 체중 부하와 관절가동범위의 시작을 점진적으로 처방하는 것이 중요하다.[1] 중간 가동범위에서는 등척성 운동을 이용하여 뒤넙다리근을 강화시키는 것이 이 단계의 목표이다.[1,2] 치료사는 가동범위와 체중 부하의 주의 사항을 준수하면서 근육 활성화를 촉진시키기 위해 벽에 스위스 볼을 대고 누운 자세에서 무릎을 90° 굽힘 상태에서 닫힌 사슬 운동을 실시한다. 50°-90° 사이의 무릎 굽힘은 앞십자인대 이식에 부하를 주기 때문에 제한한다.[1,3] 또한 90° 굽힘은 넙다리뼈 연골 아래에 압박을 덜 가해지며, 간헐적 압박과 감압을 천천히 진행할수록 관절연골의 회복을 촉진하는 것이 좋다.[1,4]

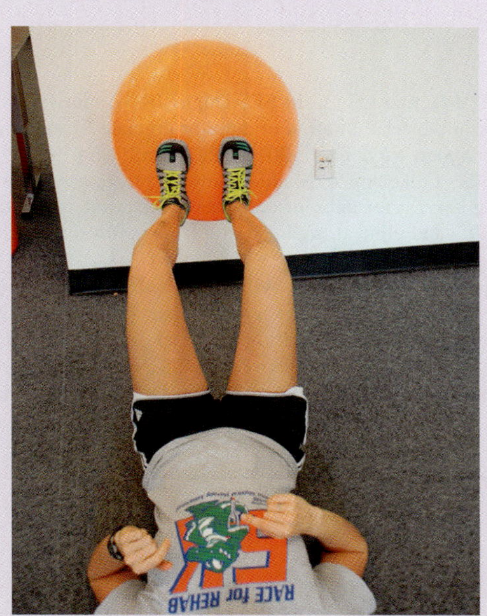

스위스 볼에 대한 닫힌 사슬 등척성 운동.

하지 운동 사슬의 마지막 부위에서 스위스 볼과 접촉하며 운동하는 형태는 한 관절에서 움직임이 일어나도 사슬에 의해 다른 관절에도 움직임이 발생한다. 환자는 공을 벽에 고정하기 위해 노력해야 하며, 이 운동은 닫힌 사슬 운동의 사례이지만 모든 하지 관절에서 움직임이 일어나지 않는다. 이 운동은 일반적인 고유수용감각 입력을 증가시켜 결과적으로 굽힘된 자세에서 넙다리네갈래근과 뒤넙다리근의 동시수축을 발생시킨다. 불안정한 기저면은 또한 무릎뿐만 아니라 엉덩관절과 발목 관절의 이마면의 안정성을 제공한다.

환자 B

환자 B는 롤러블레이드를 타다가 팔을 쭉 뻗은 상태로 넘어진 대학생이다. 골절은 없었으나 반달뼈의 불완전탈구 가능성과 함께 손목 중간 부분의 인대에 염좌가 지속되고 있다. 그녀는 지난 6주 동안 손목 부목을 사용했으며, 손목의 능동적 가동범위를 시작할 수 있다. 휴식 시 통증 수준은 0/10이며, 손목을 폄할 때 또는 의자 밀기 등 체중 부하 시 중간 정도의 통증(6/10)을 가지고 있다. 그녀는 무거운 물건 들기 및 가방 나르기 등과 같은 집안일에는 어려움을 겪고 있으며, 요가도 참여할 수 없다. 그녀의 QuickDASH 점수는 25점이다. 오른쪽과 비교하면 자쪽 치우침 23°, 노쪽 치우침 12°, 굽힘 6°, 폄 35°가 부족하다. 그녀의 평균 악력은 15kg인 반면 오른쪽은 24kg이다.

주의사항

비 체중부하 상태에서 저항운동을 조심스럽게 증가시키고, 움직임을 단일 면으로만 제한하고 손목에 과도한 힘이나 움직임, 극단적인 가동범위를 요구하는 기능적 활동들을 피해야 한다. 체중 부하 자세를 피하고, 스트레스와 부하를 받지 않도록 제한해야 한다.

평가

환자의 주요 장애는 제한된 움직임과 악력 감소이다. 증상의 심각성과 과민성은 비교적 경미하지만, 문제의 특징(손목 인대 염좌와 반달골의 불완전탈구의 가능성, 6주간 고정 및 과도한 스트레스와 긴장으로부터 인대 치유 및 보호가 필요) 및 재활 단계(손상 후 6주, 불완전 치료, 움직임 회복을 위한 시작 시기)는 통증 변화 및 주의 사항에 맞게 천천히 진행해야 한다.

운동 선택

손목 폄 가동범위 내에서 열린 사슬 운동을 실시하며, 손바닥 인대의 긴장 및 부하를 가하지 않도록 움직임을 제한해야 한다. 손목 가동성을 위한 운동은 처음에 과도한 힘을 가하지 않고, 지속시간을 짧게 가동범위 끝까지 열린 사슬 운동을 실시한다. 악력과 상지 기능을 위한 운동은 악력을 최대화하기 위해 손목의 기능적 위치(15°

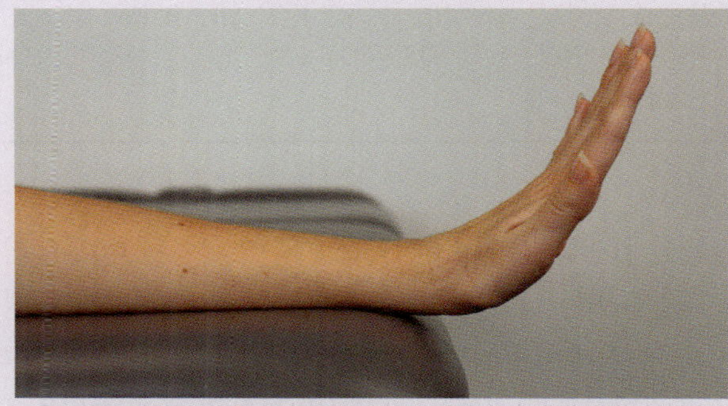

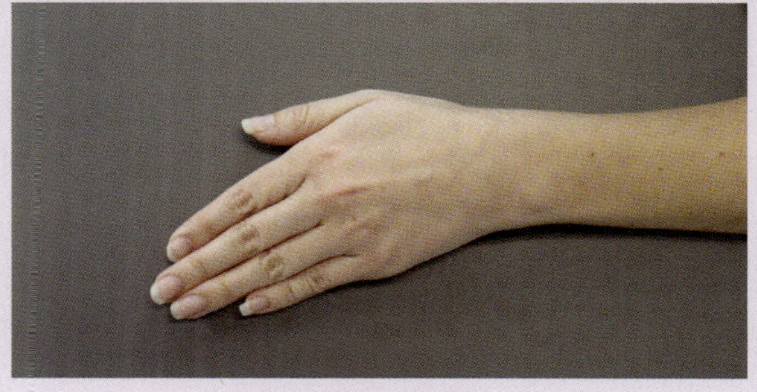

능동 손목 운동.

계속

임상 사례 5.10 열린 사슬 및 닫힌 사슬 운동의 매개변수 사용-계속

-20°)에서 통증이 없는 범위 내에서 운동을 실시하며, 손목 관절의 중립 위치(노측 치우침 및 자측 치우침 없이)에서 운동을 실시한다. 그녀는 기능적인 그립을 위해 충분한 손목 폄의 가동성을 가지고 있기 때문에 손잡이를 잡고 열린 사슬 운동을 통해 기능적인 움직임을 위해 몸쪽 어깨 주변 근육들의 근지구력과 근력 향상을 목표로 운동을 수행할 수 있다.

능동적인 손목 폄, 노측 치우침과 자측 치우침의 가동범위 끝까지 수행할 수 있다. 목표는 가동범위 끝까지 움직일 수 있게 하고 각각의 평면에서 여러 번 운동을 반복할 수 있도록 하는 것이다. 피로가 나타나지 않는 범위에서 경미한 통증이 있을 때까지만 허용한다.

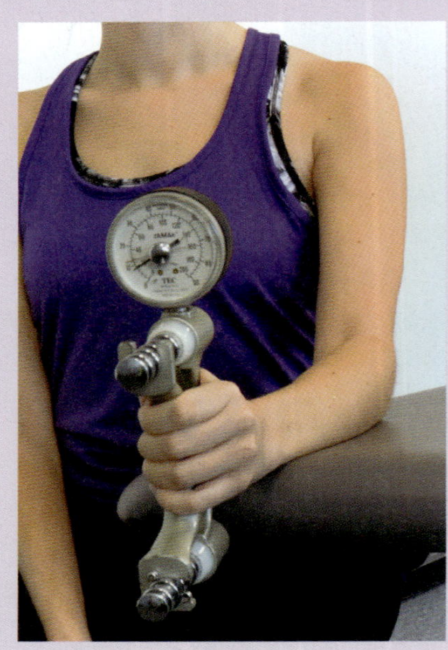

악력계.

능동 등척성 악력 운동은 아래팔을 지지한 상태에서 손목 폄 20°, 손목 중립 위치에서 실시한다. 그녀의 초기 최대 악력은 15kg(3회 반복 평균값)이었다. 운동 강도는 1RM의 60%로 설정한다(9kg, 15회, 3세트).

환자 A와 B의 비교

닫힌 사슬 운동은 환자 A의 앞십자인대 재건술 후 과도한 긴장이나 전단력 없이 넙다리네갈래근, 뒤넙다리근 및 엉덩관절 안정화 근육들의 활성화를 촉진하기 위해 등척성 운동과 함께 사용한다[1,2]. 굽힘 자세는 가쪽 넙다리뼈 관절융기의 미세골절 부위에 직접적인 압박하는 양을 제한하지만, 스위스 볼의 압박을 통해 체중부하 없이 간헐적 압박과 감압을 통해 근육들을 공동 수축시킬 수 있다. 스쿼트, 레그 프레스, 스텝퍼, 스텝 다운 및 런지와 같이 체중 부하가 되는 닫힌 사슬 운동은 일반적인 하지 근육들의 기능을 촉진하며, 앞십자인대 재건 환자들의 기능적 배열과 고유수용기 촉진을 위한 재활운동 방법으로 선호된다.[1,3] 그러나 미세골절 환자의 체중부하 제한은 조기 회복에 가장 중요하며, 뼈 또는 관절 연골의 회복을 촉진하기 위해서는 주의 사항이 기능 회복 요구 사항보다 우선이다.[1,4] 0°-30° 사이에서 열린 사슬 운동으로 무릎 폄(비체중 부하) 저항운동은 앞십자인대에 더 큰 인장력이 발생한다고 밝혀졌다.[1,3].

이에 비해 환자 B의 손목 가동성은 제한적이며, 상지의 닫힌 사슬 운동을 위해서는 손목 폄이 최소 45° 이상의 가동성이 필요하다. 손목 인대는 또한 늘어난 상태에서 치유되지 않도록 완전한 긴장으로부터 보호돼야 한다.

A와 B환자 모두 기본적인 선택은 부상당한 조직에 대한 주의사항과 상처 치유에 요구되는 사항에 영향을 받으며, 움직임 장애 정도도 환자의 선택에 영향을 미친다.

참고문헌

1. Wilk KE, Macrina LC, Cain EL, Dugas JR, Andrews JR. Recent advances in the rehabilitation of anterior cruciate ligament injuries. *J Orthop Sports Phys Ther*. 2012;42(3):153-171.
2. Carofino B, Fulkerson J. Medial hamstring tendon regeneration following harvest for anterior cruciate ligament reconstruction: fact, myth, and clinical implication. *Arthroscopy*. 2005;21:1257-1265.
3. Escamilla RF, Macleod TD, Wilk KE, Paulos L, Andrews JR. Anterior cruciate ligament strain and tensile forces for weight-bearing and non-weight-bearing exercises: a guide to exercise selection. *J Orthop Sports Phys Ther*. 2012;42:208-220.
4. Buckwalter JA. Articular cartilage: injuries and potential for healing. *J Orthop Sports Phys Ther*. 1998;28:192-202

보상작용이 발생할 수 있으며, 근육 기능이 향상될 때까지 더 많은 지지 자세 또는 낮은 부하가 필요할 수 있다. 부종과 관절 삼출액이 근육 억제를 유발할 수 있으므로, 관절주머니 내 압력의 영향을 최소화하도록 관절을 배치하면 환자의 근육 동원을 도울 수 있다. 근육의 중간 자세가 수축을 허용하기 위해 보다 유리한 길이-장력 관계를 제공하며, 근육 촉진 기법(두드리기), 신경근 수축을 유도하기 위한 수동적 부드러운 저항 또는 전기적 자극과 같은 감각 입력을 향상시키는 기타 방법을 제공해서 수축을 얻을 수 있다. 환자가 운동 강도가 높아짐에 따라 자세가 안정적이지 않고, 보다 더 어려운 자세로 바뀌고 결국 기능적 자세로 진행된다.

속도

움직임이 단순하거나 보조를 받는 자세에서 수행되는 운동은 일반적으로 느린 속도로 수행되는 경우 일반적으로 더 쉽다. 그러나 중력에 대한 움직임의 속도를 조절하면, 운동의 난이도에 영향을 미칠 수 있으며, 최적의 자극을 위해 바람직할 수도 있고 또는 원하지 않는 근육 수축에도 영향을 미칠 수 있다. 느리고 통제된 편심성 수축은 결합조직과 근육(특히 힘줄) 재생에 과부하 또는 최적의 자극을 제공하는 데 사용할 수 있다. 보다 복잡한 움직임을 하는 동안 속도가 빨라지면 보상작용을 초래할 수 있으므로, 안정적인 근육 활성화를 목표로 하거나, 적절한 정렬을 위해서는 움직임을 늦추는 것이 필요할 수 있다. 운동 속도를 조절은 또한 재활 Ⅲ단계에서 더 빠른 속도를 요구하는 재생,

표 5.4 조직에 최적의 자극을 제공하기 위한 운동 유형 및 매개변수

목표 조직	운동 유형	가동범위	반복 횟수	부하
결합조직: 힘줄	운동 중 통증 증가 없이 등장성–등척성 또는 동심성, 편심성 운동으로 진행	짧은 범위에서 중간 범위까지(근육–힘줄 복합체) 전체 가동범위로 확대 길이 및 방향에 따라 다름	한 평면에서 여러 번 반복 손상된 조직의 면이 아닌 다른 면에서부터 움직임 시작 손상된 조직 면에서 시작	낮은 부하에서 시작 지렛대, 힘의 양 및 각도를 조절해서 Ⅰ 및 Ⅱ단계에서 과긴장을 최소화 전체 기능 범위 내에서 부하를 제공하기 전에 중간 범위에서 더 높은 부하를 증가
결합조직: 인대	등척성, 등장성	인대 손상 이외의 다른 평면에서 시작 1, 2단계 초기에는 최대 장력을 피해야 함 손상 인대의 평면까지 가동범위 증가	여러 번 반복	낮은 부하에서 시작 기능적 요구사항을 충족하면 적절한 부하로 진행
관절연골	등장성, 활주, 간헐적 압박/감압	체중부하 없이 관절의 활주 비체중부하에서 부분적인 체중부하(간헐적)로 진행, 전체 체중부하 시간 증가 점진적 체중부하로 진행 몸쪽 관절의 적절한 근육 지지를 통한 힘을 분산 양쪽 다리에 균등한 체중부하 관절 축을 중심으로 중심 정렬 촉진	여러 번 반복	낮은 부하 압박/감압에는 교대로 수축하는 것이 필요 필요한 경우 휴식 시간을 제공
뼈	수직 부하 근육 힘줄 부착점(등척성, 등장성)	골절 유형에 따라 다름 안정성 및 각도에 따라 진행		해면뼈(Cancellous bone)는 겉질뼈(cortical bone)보다 부하를 더 견딜 수 있음
근육				
• 속근육	등장성 또는 등척성(긴장; tonic) 진동 자세 또는 배열 유지	중립관절 범위(전체 범위에서 중간 범위 또는 등척성 운동)	피로가 나타니기 전까지 여러 번 반복(15–30)	낮은 부하 지속 시간을 증가
• 겉안정화근육	등장성 또는 등척성 동심성 수축은 마지막 가동범위에서 중요 자세 또는 배열 유지 움직임 제어 및 정지	중립관절 범위에서 끝 범위	여러 세트(동일한 관점에서 다른 운동을 실시할 수 있음) 반복 횟수 감소하면서 여러 번 실시(10–15회)	더 큰 부하 및 과제 부여 다관절 움직임 복잡한 움직임
• 겉근육	등장성(위상성; phasic) 스피드 증가 추진력 파워 세밀한 특정 움직임 충격 흡수를 위한 편심성 수축 플라이오메트릭	가능하면 전체 가동범위	낮은 반복 횟수(6–10회) 스피드 증가 복합 움직임 짧고 강하게	높은 부하 방향별 운동 속도 증가 복잡한 움직임

신경근 협응, 또는 기능 복귀를 위한 최적의 자극을 목표로 하기 위해 사용된다(표 5.3).

운동 유형, 강도 및 기능적 요구 사항과 관련된 우선순위 및 점증 부하
PRIORITIES AND PROGRESSION RELATED TO TYPE OF EXERCISE, DOSAGE, AND FUNCTIONAL REQUIREMENTS

1장에서 논의되고 5장의 임상 사례에서 설명된 바와 같이, 추가 손상을 방지하고 조직 치유 시간을 확보하기 위해 예방 조치는 손상 또는 기능 목표보다 우선순위이다. 다음 우선순위는 과도한 스트레스와 긴장 없이 조직 자극과 회복을 촉진하기 위해 적절한 운동 유형의 부하(표 5.4)를 천천히 진행하는 것이다(2장의 스트레스-스트레인 관계에 대한 설명 참조). 표 5.5는 손상에 대한 매개변수를 요약한 내용이다. 또한 진단, 일차적 손상(3장과 4장), 손상 기전(2장), 기능적 요구사항(개인적 요인, 3장)에 따라 달라지는 손상에 대한 상대적 우선순위가 있다.

저운동성 또는 과운동성 장애 및 부상 기전에 대한 영향은 6장에서 논의된다. 근육 기능 매개변수는 근육 활성화에서 시작하여 근지구력을 향상시키고 마지막으로 필요한 경우 근력 또는 파워를 향상시켜야 한다(그림 5.9). 환자가 재활 단계를 거치면서 장애의 진행 상황이 달라질 수 있으며, 치료사는 장애의 기능적 문제에 대한 상대적 기여도를 평가할 필요가 있다(임상 사례 5.11). 점증 부하에 대한 사례와 다양한 수준에서 운동을 시작하는 사례는 9-11장의 각 섹션 마지막에 제공된다.

표 5.5 운동 매개변수

목표	운동 유형	가동범위	반복 횟수	부하
움직임 향상				
부종 감소 순환 증가 조직 부하 제한	등장성: 동심성 등척성	끝 범위까지 하지 않음 근방호를 고려한 관절 또는 근육의 중간 범위	여러 번 반복 > 30회	매우 낮은 부하
관절가동범위 향상	수동 보조 등장성: 동심성	끝 범위	고반복 횟수 > 25, 또는 끝 범위에서 지속 유지	낮은 부하
근육 유연성 향상	전체 스트레칭	끝 범위	15-30초 동안 길게 유지하거나 또는 끝 범위까지 반복적인 운동	낮은 부하
근육 기능과 안정성 향상				
근육 활동성 촉진	등장성: 동심성, 편심성 등척성	과가동성 구조 보호(중간 범위 움직임) 가동범위를 통한 저가동성	많은 반복 횟수로 시작	낮은 부하 등척성-지속시간 연장
근지구력	등장성, 등척성, 동심성, 편심성 수축	근육 범위에 따라 부하가 각각 다름	근육 특유의 피로 또는 등척성 지속을 15회 이상의 많은 반복	낮은 부하
근력	등장성, 등척성, 동심성, 편심성 수축	근육 범위에 따라 부하가 각각 다름	근육 특유의 피로 또는 등척성 지속을 6-10회의 적은 반복	근지구력 보다 높게
근 파워	등장성, 동심성, 편심성 수축	전체 가동범위	적은 반복	근지구력 또는 근력보다 빠른 속도로 실시
신경근 협응력 향상	등장성	기능별, 전체 범위에 걸쳐 다중 평면	기능 특이성 및 목표를 높게 목표에 따른 정확도와 형태가 더 중요하고 보상작용을 피해야 함	기능에 따라 체중부하 또는 부하를 감소시킨 상태에서 실시

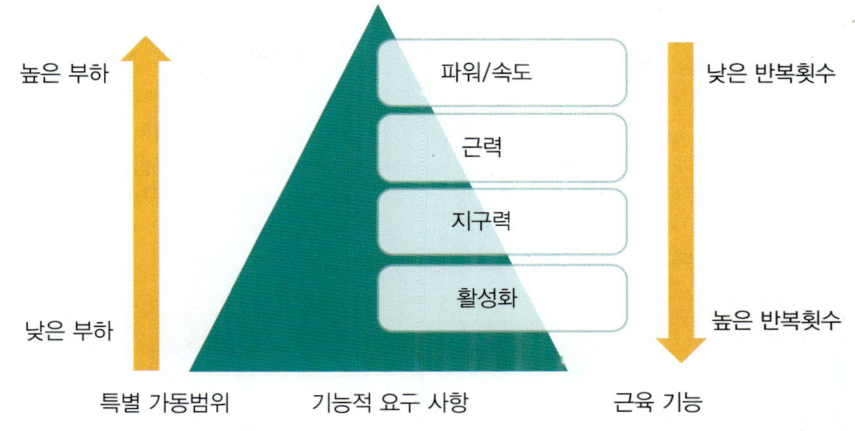

그림 5.9 근육 기능별 점증 부하 및 우선 순위.

임상 사례 5.11 재활운동 Ⅰ-Ⅲ 단계까지 점증 부하

무릎넙다리 통증증후군 및 무릎뼈 힘줄 건병증을 가진 환자의 관리를 의뢰받았다. 그는 약 1년 동안 간헐적인 오른쪽 무릎 통증의 병력을 가지고 있고, 증상의 발생 빈도가 증가한다고 보고했다. 그는 무릎 폄 마지막 단계와 닫힌 사슬 운동인 스쿼트를 45°에서 시작할 때 통증이 있다. 무릎뼈 힘줄 주변에 두꺼워진 지방 패드가 있으며, 통증과 삼출액이 있다. 장딴지근육의 유연성 제한 및 비정상적인 뼈 정렬(정강뼈 내반 및 비틀림, 엎침)과 함께 가쪽 지지띠(lateral retinaculum), 엉덩정강띠 및 무릎넙다리 네갈래근의 통증 및 제한이 있다. 그는 쭈그리고 앉기, 계단 오르기 및 점프할 때 동적 외반에 기여하는 엉덩관절 근육의 활성화와 지구력이 떨어져 있다.

평가

환자는 Ⅰ단계이며, 외과적으로 유발된 괴사성 공막염(SINS: surgically induced necrotizing scleritis)은 중등도 증상을 가지고 있다(계단을 내려갈 때, 달린 후 15분 뒤 또는 점프 후 착지할 때 통증 정도가 6/10으로 증가함).

주의사항

닫힌 사슬 운동 시 체중 부하 자세에서 각도와 회전을 제한해야 한다. 무릎을 30° 이상 굽힌 상태에서 천천히 부하를 가하면서 체중 부하를 제한한다. 결합된 부하와 압박력은 서서히 점증 부하를 제공(무릎뼈는 약 20-30°의 넙다리뼈 고랑 내에서 압박이 최저이며, 무릎을 굽힘 함에 따라 더 큰 압박을 받는다). 지방 패드가 커질 수 있기 때문에 무릎을 완전히 폄하지 않도록 주의해야 한다.

운동 선택

근육 기능 운동은 여러 단계에 걸쳐 점증적으로 실시해야 한다.

Ⅰ단계

운동은 몸쪽 엉덩관절 주변 근육들의 활성화와 무릎넙다리 관절 복합체에 과도한 부하를 주지 않는 지구력 강화에 중점을 둔다.[1-3] 열린 사슬의 엉덩관절 폄, 다중 엉덩관절 기구를 이용한 벌림(운동 9.20), 열린 사슬의 엉덩관절 가쪽돌림(운동 9.26A), 옆으로 누운 자세에서 엉덩관절 벌림(운동 9.26B)을 사용해서 엉덩관절 주변 근육들의 활성화와 수축 시간을 교육하며, 환자가 15-20회 반복할 수 있는 부하(근지구력)의 양을 검사한다. 무릎 통증의 증가가 없기 때문에 레그 프레스(leg press)를 이용해 무릎 굽힘 30°에서 무릎넙다리 관절 복합체에 등척성 하지 활성화 운동, 근지구력 강화 및 초기 부하운동으로 시작한다. 운동 처방은 40kg으로 45초간 유지할 수 있도록 한다. 레그 프레스 기구에서 한발 운동을 시작하기 전에 45°와 60°에서 2세트를 더 실시했다.

2주 후, 환자는 통증이 감소했다. 그는 열린 사슬 운동에서는 완전한 가동범위를 가지고 있으며, 무릎 굽힘 5°에서 과다 폄 5°까지는 최소한의 통증만 가지고 있다. 그는 오른쪽 다리로 스쿼트를 할 때에는 통증이 있다(4/10, 정중선 위치 상실, 동적 외반). 움직임을 하는 동안 무릎 뒤쪽으로 중력선이 유지된다. 그는 운동을 5회 반복할 수 있다(6/10으로 통증 증가).

Ⅱ단계

이 단계에서 중요한 점은 무릎 주변 근육 기능 활성화, 점진적인 체중 부하 활동, 무릎넙다리 관절 부위에 부하를 주기 위한 운동이 시작된다. 환자가 레그 프레스에서 양쪽 다리 자세에서 최대 70° 가동범위에서 체중의 75%에 해당하는 부하에서 등척성 운동을 수행할 수 있으면 닫힌 사슬 운동인 양쪽 레그 프레스에서 등장성 운동(70°-10°)을 시작한다. 탄성 저항 밴드 운동은 하지 정렬을 유지하기 위해 엉덩관절 가쪽돌림 근육들의 활성화를 촉진하기 위해 허벅지 위쪽에 고정하고 운동을 실시한다. 한발 운동(single-leg)에서는 체중이 50% 감소한다. 더블 레그 미니 스쿼트(Double-leg mini squats, 운동 9.30)는 45°에서 등척성 운동으로 시작하고, 스위스 볼 위에 등을 대고 누워, 허벅지 위쪽 주위에 탄성 저항 밴드로 동적 외반을 제한하고 엉덩관절 가쪽돌림근육들의 활성화를 유지하며, 양쪽 발의 정렬과 무게 중심에 대한 피드백 운동을 실시한다. 등척성 운동은 등장성 운동을 시작하기 전에 가동범위를 증가시키면서 수행한다. 그런 다음 골반 정렬을 유지하면서 점진적으로 증상이 있는 다리에 더 많은 체중을 이동시키면서 운동을 수행한다. 싱글 레그 스쿼트(single-leg squats)를 시작하면 평행봉(parallel bars)을 잡고 반복적인 운동을 실시한다. 등척성 운동은 30°에서 시작해서 가동범위를 증가시키면서 실시한 후 등장성 운동을 추가한다.

Ⅲ단계

운동은 남아 있는 장애를 해결하고, 부하를 증가시켜, 기능 훈련을 진행하고, 환자가 다시 농구를 할 수 있도록 준비하기 위한 단계로 진행된다.

재활 치료의 중재 방법 중 점진적인 속도, 복잡성 및 다양한 방향

계속

임상 사례 5.11 재활운동 Ⅰ-Ⅲ단계까지 점증 부하-계속

에서 기능 개선에 더 많은 중점을 둔다. 점프로 진행하려면, 운동 중 또는 운동 후(24시간 이내) 통증이 증가하지 않고, 8-10회 동안 체중의 약 150%에 해당하는 무게로 싱글 레그 프레스 또는 유사한 운동들을 어려움 없이 수행할 수 있어야 한다.[4,5] Ⅰ단계 및 Ⅱ단계의 진행은 무릎에 가해지는 부하를 줄이기 위해 재활 기구에서 점프를 시작한다. 그는 셔틀(shuttle)에서 더블 레그 점프(double-leg jumps)를 시작하고, 무릎 굽힘을 60°로 제한한 상태에서 싱글 레그 점프(single-leg jumps)를 실시한다. 하지의 가동범위는 저항과 함께 점진적으로 증가한다. 스쿼트 점프(운동 9.51)를 시작하기 전에 미니 트램폴린(양발, 한발)에서 점프를 시작한다.[5,6] 달리기 및 민첩성 훈련(운동 9.52)은 농구로 복귀하기 위한 준비의 마지막 구성 요소로 추가된다(임상 사례 5.8 참조).

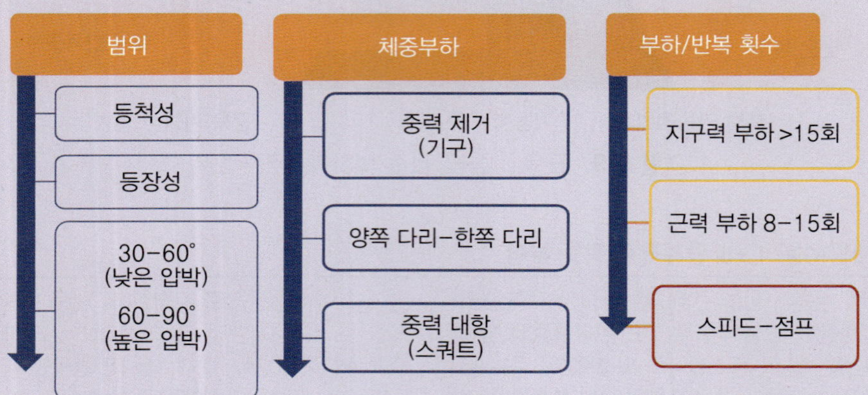

무릎넙다리관절 기능 장애에 대한 Ⅱ단계 및 Ⅲ단계의 매개변수 조정.

참고문헌

1. Dolak KL, Silkman C, Medina McKeon J, et al. Hip strengthening prior to functional exercises reduces pain sooner than quadriceps strengthening in females with patellofemoral pain syndrome: a randomized clinical trial. *J Orthop Sports Phys Ther*. 2011;41:560-570.
2. Khayambashi K, Mohammadkhani Z, Ghaznavi K, et al. The effects of isolated hip abductor and external rotator muscle strengthening on pain, health status, and hip strength in females with patellofemoral pain: a randomized controlled trial. *J Orthop Sports Phys Ther*. 2012;42:22-39.
3. Crossley KM, et al. 2016 Patellofemoral pain consensus statement from the 4th International Patellofemoral Pain Research Retreat, Manchester. Part 1: terminology, definitions, clinical examination, natural history, patellofemoral osteoarthritis and patientreported outcome measures. *Br J Sports Med*. 2016;00:1-5.
4. Willy RW, Davis IS. The effect of a hip-strengthening program on mechanics during running and during a single-leg squat. *J Orthop Sports Phys Ther*. 2011;41:625-632.
5. Silva RS, Ferreira ALG, Nakagawa TH, Santos JEM, Serrao FV. Rehabilitation of patellar tendinopathy using hip extensor strengthening and landing-strategy modification: case report with 6-month follow-up. *J Orthop Sports Phys Ther*. 2015;45(11):899-909.
6. Janssen I, et al. Predicting the patella tendon force generated when landing from a jump. *Med Sci Sports Exerc*. 2013;45:9

Ⅰ단계: 운동 유형 및 목표(초기 치유 및 염증 완화)

(Phase I: Exercise Type and Goals(Initial Healing and Resolution of Inflammation)

재활의 각 단계에서는 일반적인 치료 우선순위가 있다. Ⅰ단계에서 주요 목표는 (1) 염증성 유해물질의 해결을 돕는 것, (2) 과도한 힘으로부터 손상된 구조를 보호하면서 순환을 증가시켜 치유를 촉진하고, (3) 가능하면, 고정에 대한 영향을 최소화하며, 근육 활성화를 촉진하는 것이다(글상자 5.15, 표 5.1 참조).

염증성 유해물질을 제거하고 혈액 순환을 개선하려면, 낮은 부하로 많은 반복 운동이 필요하며, 근육 "펌핑"을 통해 혈액 순환을 개선해야 한다. 자세는 해당 부위를 지지하고, 손상 부위에 가해지는 스트레스를 제한해야 하며, 필요한 경우 부종 및 삼출

글상자 5.15 Ⅰ-Ⅲ단계 운동의 일반적인 목표

Ⅰ단계

- 염증 부산물 제거
- 손상 당한 구조 보호
- 비활동 및 고정 영향 최소화

Ⅱ단계

- 기능적 문제의 원인이 되는 장애(가동범위, 유연성, 근력 또는 근지구력, 심폐 지구력, 통증)를 해결
- 조직 재생을 위한 최적의 자극 제공
- 기능 회복 촉진

Ⅲ단계

- 잔존 장애 해결
- 최적의 조직 강도 및 기능적 유연성을 위한 점증 부하
- 기능 및 스포츠 활동에 대한 복귀 촉진

물 제거를 돕기 위해 손상 부위를 심장보다 높게 위치해야 한다. 삼출액과 부종이 있는 경우, 이동성을 개선하고 통증을 줄이기 위해 국소적인 체액 축적을 줄이는 것이 초기 재활의 우선순위이다. 삼출물과 부종이 빨리 회복될수록, 더 빨리 회복된다. 손상당한 구조물에 가해지는 스트레스나 긴장을 제한하기 위한 예방 조치가 우선순위이지만, 손상당한 구조물에 부하를 주지 않는 평면에서 통증이 없는 자세에서의 등척성 수축과 저 강도의 등장성 운동을 실시하는 것이 목표를 달성하는데 도움을 줄 수 있다(표 5.6).

어떤 운동을 가정운동 프로그램에 포함해야 하는지, 감독 없이 운동을 시작할 시기를 결정하는 것은 항상 환자 개인에 따라 다르다. 운동 반복 횟수와 난이도를 결정하는 데는 환자의 성격과 과도한 운동을 할 가능성이 있는 환자인지 평가하는 것이 중요하다. 특히, 수술 후 또는 큰 외상을 받은 환자들에게 가장 먼저 예방 조치를 적용해야 한다. Ⅰ단계에서 염증성 부산물을 줄이고, 순환을 증가시키는 목표를 가정 프로그램으로 자주 실시해야 한다. 펌핑 또는 교대로 수축하는 것 외에도 압박을 사용하고, 사지를 거상하는 것이 도움이 된다.

가정운동 프로그램의 선택은 환경, 사용 가능한 장비 및 운동 유형에 대한 환자의 선호도를 고려해야 한다. 예를 들어, 환자가 체육관 회원권을 가지고 있거나, 집에 고정식 자전거가 있는 경우 치료사는 사용 가능한 장비를 활용하는 가정운동 프로그램을 제공할 수 있으며, 팔, 다리 무게 또는 탄성 저항 밴드를 사용하는 간단한 가정운동을 처방할 수 있다. 가정운동 프로그램 교육에는 통증이 유발되는 경우, 운동을 수정하거나 손상된 조직에 대한 스트레스가 줄어들도록 일상생활 활동을 조정하는 방법에 대한 지침도 포함되어야 한다. 가정운동 프로그램은 특히 임상 방문 횟수에 재정적 또는 보험적 제약이 있는 경우 환자의 재활에 중요한 역할을 할 수 있다. 이러한 경우 치료사는 치료 과정 초기에 환자를 위한 가정운동 프로그램을 포함시키는 방법을 계획하기 시작해야 한다(표 5.4 참조).

Ⅱ단계: 운동 유형 및 목표(조직 복구 및 조기 재생)

(Phase II: Exercise Type and Goals(Tissue Repair and Early Regeneration)

모든 환자가 재활Ⅰ단계에서부터 시작하는 것은 아니다. 만성 근골격 질환, 재발 또는 반복적 긴장 장애가 있는 환자는 Ⅱ단계에서 시작할 수 있다. 다른 질환들도 염증이 해결되면 Ⅰ단계에서 Ⅱ단계로 진행될 것이다. Ⅱ단계의 목표는 (1) 장애 해결, (2) 조직 회복을 위한 최적의 자극 제공, (3) 기능적 활동으로의 복귀를 위한 진전이다(표 5.5 참조). 기능적 결손에 기여하는 손상의 상대적 기여도와 원인은 운동 처방 의사결정 과정에 포함된다.

1. **장애**: 기능적 문제에 영향을 미치는 장애(관절 가동범위, 근육 유연성, 근력, 지구력, 유산소 지구력 감소)는 치료사의 치료적 운동으로 해결되고, 가정운동 프로그램으로 보완된다. 손상 정도와 변형이 발생할 것으로 예상되는 기간이면, 어떤 목표를 먼저 처방하는 것에 따라 영향을 미칠 것이다.
2. 이 단계에서, 부하의 양과 힘의 방향은 **조직 재생을 위한 최적의 자극**을 제공하기 위한 중요한 고려 사항이다. Ⅱ단계에서 강조되는 것은 추가적인 조직 손상을 일으킬 수 있는 특정 힘을 완전히 피하는 것에서부터 손상된 조직의 평면에서 서서히 힘을 증가하는 방향으로 처방해야 한다. 힘의 분배를 도움을 줄 수 있는 관여되지 않은 부위에 대해 힘의 양과 복잡성이 더욱 빠르게 증가한다.
3. 정상 부하보다 낮은 부하로 **기능적 활동**의 구성요소를 통합하거나 또는 일상생활 활동은 조직 치유 정도에 따라 조기에 실시할 수 있다.

가정운동 프로그램은 일반적으로 장애를 해결하고 최적의 조직 생성을 촉진하며, 기능적 활동을 재도입하기 위해 충분한 운동 빈도를 제공하는 데 필요하다. 일반적으로 가정운동 프로그램은 치료 기간 동안 얻은 운동 범위를 유지하는 데 필요하며, 가능한 한 빨리 시작해야 한다. 환자가 좋은 자세로 운동들을 실시할 수 있고, 원하는 목표를 달성하기 위해 스스로 운동 강도를 모니터링 할 수 있으면 지구력 및 근력 강화 운동을 포함할 수 있다. 가정운동 프로그램을 올바르게 수행하면 새로운 움직임 패턴을 강화하는 데 도움이 된다(7장 참조). 가정운동 프로그램에는 원하는 범위, 자세, 부하, 빈도 및 반복 횟수와 같은 매개변수가 포함되어야 한다. 환자는 원하는 움직임을 효과적으로 강화하기 위해 보상 작용 없이 올바른 형태로 여러 번 반복할 수 있어야 한다. 환자가 스스로 회복에 적극적인 역할을 하고 있다면, 기능적 활동으로 복귀하기 위해 더욱 노력할 가능성이 더 높으며, 가정운동 프로그램은 자기 효능감을 증진할 수 있다. 그러나 "고통이 없으면, 얻는 것도 없다(no-pain no-gain)"는 태도는 가정운동 프로그램의 전체적인 운동 강도와 운동 진전에 있어 어느 정도의 주의를 가지고 접근해야 한다(표 5.7).

표 5.6 I 단계 운동의 목표와 운동 유형 선택				
목표	운동 선택	매개변수	고려해야 할 요소	예
손상 부위에 순환 공급 증가 부종 및 삼출물 제거 보조	손상 부위 주변의 다른 관절의 능동적, 저강도 운동 상대적으로 통증이 없거나 또는 통증이 적은 범위 내에서 교대로 활성 근육 수축 짧은 시간 동안 등척성 근육 수축 후 이완 주의 사항들을 준수하면서 영향을 받는 사지 또는 몸통의 일반적인 움직임	많은 반복 횟수 또는 세트 수에 견딜수 있는 만큼 실시(피로는 불필요하지만 움직임은 통증에 의해 제한될 수 있음) 낮은 부하 완전한 휴식 시간 손상 부위에 대한 자세 및 지지 낮은 복잡성 허용되는 속도 손상 부위에 영향을 주지 않는 범위에서 허용됨	먼쪽 관절 활동 특히, 팔다리가 올라간 경우(예: 발목 펌프) 정맥 복귀에 도움을 줌 출혈 가능성이 적은 경우에만 사용 능동 수축은 순환을 위한 역학적 "펌핑(pumping)" 작용을 제공할 뿐만 아니라 세포외 부종 또는 관절 내 삼출액의 이동을 촉진할 수 있음 몸쪽 또는 먼쪽 관절 또는 신체의 다른 부위의 움직임은 전반적인 순환 흐름과 강도를 증가시킬 수 있음	환자가 발목 수술 후 캐스트 부츠로 고정된 후 환자의 발목 움직임 없이 하지 직거상 운동 실시 발목 펌핑 넙다리네갈래근 및 뒤넙다리근 등척성 수축 하지에 부하를 가할 수 없지만 관절을 움직일 수 있는 환자용 자전거
손상당한 구조 보호(주의사항)	손상된 조직에 과도한 부하를 가하거나 미세 손상 또는 거대 손상이 발생할 가능성이 있는 길이에 도달하지 않도록 해야 함(2장의 응력 변형 곡선 참조) 보조 기구, 보조기 또는 테이핑을 사용하여 추가적인 보호를 제공할 수 있음		과도한 부하가 가해지지 않은 운동은 손상된 조직이 위치한 해부학적 평면이 아닌 다른 평면에서 가능	발목 펌핑(시상면의 발바닥 및 발등 굽힘)은 발목 염좌 3일 후에 순환을 증가시키고 삼출물 제거에 도움을 줄 수 있으며, 모음 및 벌림을 제한하는 에어캐스트 보조기를 사용하여 손상된 가쪽 인대를 중간 범위에 위치할 수 있음
활동 부족 또는 고정(탈 컨디셔닝)의 영향 최소화	다른 팔다리 또는 몸통에 대한 일반적인 활동 주의사항 및 지침을 준수하면서 손상부위의 특정 움직임 실시		관련되지 않은 부위 및 일반적인 신체 시스템에 대한 고정으로 인한 근육 위축 및 심혈관 효과를 최소화하는 기전 주의 사항들을 준수하고 영향을 받는 구조물들이 치료될 수 있도록 해야 함	자전거, 수중치료 또는 상지 자전거는 체중 부하를 주지 않고 운동할 수 있음
부종, 통증과 관련된 가동범위(ROM)유지 또는 증가	관절가동범위는 부종이나 통증이 감소함에 따라 개선될 수 있지만, 부동의 결과를 방지하기 위해 특별한 관절가동범위 운동을 실시하는 경우가 있음		수동 ROM은 관절가동범위를 유지하는 데 사용될 수 있으며, 주의 사항은 근육이나 인대에 대한 스트레스로 인해 능동적인 움직임을 제한	어깨 돌림근띠 파열 후 어깨 ROM의 손실을 방지하기 위해 수동적 움직임이 허용되지만, 돌림근띠를 능동적으로 운동하는 것은 제한
근육 활성화 촉진	신경근 반응을 유지하기 위해 손상된 부위 주변의 특정 근육들의 활성화가 필요할 수 있음		좋아하는 운동 또는 더 강한 근력을 위한 보상작용들은 피해야 함	등척성 넙다리네갈래근 수축은 넙다리뼈 골절이 치유되는 동안 근력을 유지하는데 중요하지만, 하지직거상 운동을 실시할 때 엉덩관절 굽힘근들을 보상작용으로 사용하기 쉬움
영향을 받지 않는 부위에 대한 가동범위 및 근력 유지			다른 부위 및 관절의 움직임을 허용하는 기전에는 장비 또는 지지대가 포함	무릎 또는 발목 손상에 대한 하지의 치료 또는 엉덩관절 주변 근력을 강화할 경우에는 수중치료, 상지 자전거, 상지와 몸통 또는 정상 측의 저항운동을 실시

표 5.7 Ⅱ단계 운동의 목표

목표	운동 선택	매개변수	고려해야 할 요소
기능적 문제에 기여하는 장애 해결			
• 운동가동범위 향상	끝 범위에 도달하는 능동운동 끝 범위에서 수동 자세 또는 스트레칭	보상작용이 없는 경우 또는 중력-보조/중력 저항 자세 짧은 시간 안에 제한된 조직의 끝 범위에 도달, 끝 범위에서 유지 또는 끝 범위에서 진동으로 진행	통증의 재발현은 근방호(muscle guarding)를 초래할 수 있음 보조 운동 범위(AROM) 운동 또는 스트레칭은 가동범위를 늘리거나 또는 끝 범위에서 유지하는 시간을 늘려서 진행 장기간 유지 후 또는 이전에 진동을 사용하면 즉각적인 통증 반응이 감소할 수 있음 끝 범위 및 전체 스트레칭을 실시할 때 보상 작용(비정상 정렬 또는 다른 관절을 사용)을 관찰해야 함 주변 관절을 안정화시키면 원하는 움직임을 차단하는 데 도움이 될 수 있음
• 근육 유연성 향상	끝 범위에 도달하는 근육 스트레칭	끝 범위 20-30초 장시간 유지	유지-이완, 수축-이완과 같은 고유수용성 신경근 촉진은 근방호를 억제하는 기술 두 관절 근육들의 전체 길이 확인 근육의 고립된 스트레칭은 근육 부착 각도와 몸쪽 부착 부위의 안정화를 고려해야 함 가소성 범위 쪽으로 이동하기 위한 진행 범위
• 활동근육 촉진	항중력 자세, 해부학적 정렬 또는 피드백을 사용하여 목표 근육 활성화를 촉진하는 특정 운동	근육의 특정 활동 많은 반복 낮은 부하 수축의 적절한 타이밍	운동 학습 원리, 시각적 입력, 피드백, 관절 또는 주변 근육을 차단해서 보상작용을 해결(더 복잡한 협응 운동과는 반대) 내재적 피드백을 촉진하기 위해 균형 활동을 사용할 수 있음 촉각 입력 또는 탄성 저항과 같은 소도구로 외부 피드백을 사용할 수 있으며, 공을 사용하여 근육 활성화를 촉진할 수 있음
• 근지구력 유지 또는 향상	점진적 저항운동, 외부 또는 체중 부하에 대항하는 능동운동 저항에 대항하는 저항 운동	반복되는 근육 수축을 피로할 때까지 허용하는 부하, 등장성 운동 >15회 반복 근육 수축을 피로할 때까지 허용하는 등척성 운동 >10초 세트 수 증가	목표 근육들은 피로를 느껴야 하며, 자가-보고 및 운동 패턴 관찰(특이성)을 지속적으로 모니터링이 필요 피로가 시작될 때 보상작용(정렬 깨짐 또는 다른 근육 사용, 특히 더 큰 표면근육들 사용)을 관찰해야 함 부하를 증가시키기 전에 반복 횟수 또는 유지 시간을 증가시킴
• 근력 향상	점진적 저항운동, 외부 또는 체중 부하에 대항하는 능동운동	등장성 운동 6~10회 반복 또는 10초 이하의 등척성 운동을 통해 근육을 피로하게 만드는 부하 또는 저항 점증 부하	저항의 시작점과 점증 부하는 조직 상태에 따라 다름 통증 및 지연성 근육통을 관찰하면서 저항 수준 평가 과부하 원리에 맞춰 운동 강도 증가
• 심폐지구력 유지 또는 향상	심장 또는 호흡계 반응을 증가시키는 일반적인 운동	중간 강도로 20-30분 동안 심혈관운동을 목표	심혈관 목표 반응(60-80%의 나이에 맞는 심박수, 가벼운 운동에서 중등도 운동으로 진행)
• 신경근 협응 패턴 해결	효율적인 움직임을 촉진시킬 수 있는 목표된 능동 운동	운동제어 개념(7장 참조)	통증 및 결합조직 제한으로 인한 감각 입력 변화, 초기 기계적 수용체 입력, 습관적 패턴 또는 원하는 운동 목표에 대한 비정상적인 개인별 인식으로 인한 보상작용을 해결해야 함 원하는 근육 패턴이 달성되면 지속적인 반복 운동을 권장하고 피드백을 통해 정확한 운동 실시 피드백 없이 운동 실시

계속

표 5.7 Ⅱ단계 운동의 목표 - 계속

목표	운동 선택	매개변수	고려해야 할 요소
조직 재생을 위한 최적의 자극 제공 • 재생을 위해 손상된 조직에 자극을 천천히 제공(조직이 견딜 수 있는 능력 내에서)	표 5.6 참고	원하는 힘 방향으로 촉진하려면 자세가 중요 부하량을 천천히 증가	손상된 조직의 해부학적 평면에서 더 느리게 진행 손상된 조직에 과도한 부하를 가하거나 미세 또는 거대 손상이 발생할 가능성이 있는 근육 길이에 도달하지 않도록 해야 한다(응력-변형률 곡선 참조). 손상 및 재생 정도에 따라 특정 방향으로의 움직임이 금지될 수 있음 과도한 부하에 견디지 못하는 징후를 모니터링 해야 함: 부종, 삼출, 통증
기능회복 촉진 • 기능회복을 위한 효율적인 신경근 패턴의 회복 및 개선 촉진	간단한 운동에서 복잡한 운동으로 진행 단일면에서 다중면으로 진행 균형 및 반응 시간 기능 및 스포츠 특정 동작(전체에서 부분으로 진행)	부드럽고 협응된 움직임 반복 횟수보다 정확성이 중요 피드백과 함께 운동한 후 자가 모니터링	운동조절 개념(7장) 연습 고유수용성, 시각, 청각 피드백의 사용 보상작용 없이 원하는 움직임이 정확한지 확인하기 위한 피드백

Ⅲ단계: 운동 유형 및 목표(조직 성숙 및 재형성, 기능 회복)(Phase III: Exercise Type and Goals (Tissue Maturation and Remodeling, Functional Recovery)

Ⅱ단계와 Ⅲ단계는 종종 겹치지만, Ⅲ단계 운동의 주요 초점은 기능 회복이다. 잔존해 있거나 손상의 원인 요소가 해결되고, 조직 재생을 자극하기 위해 적절한 힘을 계속 적용하도록 운동 처방 해야 한다. 운동은 신경근 협응, 강도가 높아진 기능적 자세와 운동 범위, 필요에 따라 근력 및 유산소 지구력을 강조해야 한다. 환자의 목표가 높은 수준의 작업 또는 레크리에이션 활동과 관련된 경우 이 단계가 늘어날 수 있지만, 일부 수술 후 재활 프로토콜에는 이러한 유형의 특별 재활운동에 대한 별도의 단계가 포함된다(표 5.8).

일부 수술 후 재활 프로토콜은 Ⅱ단계 또는 Ⅲ단계 내에서 일정을 세분화하고, 다음 단계로 진행하기 위한 운동 범위 또는 근력에 대한 달성 목표를 설정해야 한다. 이 본문에서는 Ⅲ단계에서 기본적인 기능 활동과 고급 스포츠 또는 신체적으로 부담이 큰 업무로 복귀하는 기준을 서술하고 있다. 그러나 대부분의 환자들은 기본적인 기능 목표를 달성하면 퇴원하게 된다.

Ⅲ단계에서는 환자가 부상 전의 기능적 활동으로 돌아가야 하므로 기능 강화 또는 스포츠 활동을 통합하는 경우 운동 빈도를 조절해야 한다. 목표를 달성한 경우, 일부 운동은 중단하거나 자주 실시하지 않아도 된다. 더 복잡하거나 도전적인 운동이 Ⅱ단계 운동의 하위 구성요소에 포함되는 경우, 이전 운동을 중단할 수 있다. 기능적 활동이 충분한 운동들 제공하거나 엘리트 수행에 필요한 운동 범위 또는 근력을 향상시키기 위해 운동이 진행되는 경우 가정운동 프로그램을 중단할 수 있다. ICF 모델에 설명된 개인 및 환경 고려 사항을 고려하여 이 시점에서 가정운동 프로그램을 재평가해야 한다. 환자의 생활습관과 동기부여 수준에 맞게 프로그램이 실현가능하도록 하는 것이 중요하다. 환자는 그룹 형식이나 친구들과 함께 운동을 계속하려는 동기가 더 강할 수 있으며, 지역 사회의 적절한 수업이나 프로그램에 대한 지침과 참고가 필요할 수 있다. 퇴원 계획에는 예방 또는 건강 권장 사항도 포함될 수 있다.

6장은 극단적인 가동성(저가동성 및 과가동성)과 부상 기전(반복적인 긴장 또는 외상)에 대한 일반 범주의 선택을 비교하고 대조하며, 이 장에서 제공하는 정보를 더욱 확대해서 서술했다. 이러한 범주는 운동 처방에 대한 의사 결정과 우선순위를 설정하는 데 제공된다. 운동 처방의 추가 사례는 워크북에 제공된다.

표 5.8 Ⅲ단계 운동의 목표

목표	운동 선택	매개변수	고려해야 할 요소
기능적 문제 또는 상해의 잠재적 요인에 기여하는 나머지 손상을 계속 해결해야 함			
• 관절 및 결합조직의 가동범위(ROM) 및 근육 유연성 향상	Ⅱ단계와 동일	오랜 시간 유지 모든 기능적 활동에 요구되는 범위	만약 과가동성이 있거나 원인 요인이 없거나 또는 전체 ROM이 달성된 경우에는 필요하지 않을 수 있음 ROM은 이 단계에서 기능 제한 내에 있어야 함. 그러나 특히 선수 또는 추가 부상을 방지하기 위한 높은 수준의 기능적 운동을 수행하는 사람들의 경우에는 Ⅲ단계까지 이 목표를 계속해야 할 수 있음
• 신경근 협응력 촉진	간단한 동작에서 복잡한 동작으로 진행 단일면에서 다중면으로 진행 균형 및 반응 활성화	속도 특정 움직임 목표 달성	운동 조절 개념(7장 참조) 운동 고유수용성, 시각, 청각 피드백의 사용 보다 복잡한 다중 평면에서 닫힌 사슬 운동을 실시하기 전에 동일한 중량 부하 및 제한된 보상이 있어야 함 프로그램에 더 복잡한 움직임이 추가될 때 보상작용을 모니터링해야 함
• 근지구력 유지 또는 향상	Ⅱ단계와 동일	등척성 수축 유지 시간 연장 또는 반복 횟수증가 부하 증가 움직임의 복잡성 증가	기능적 지구력이 향상됨에 따라 보상작용을 모니터링해야 함
• 근력 또는 파워 향상	기능적 근력 또는 파워 운동으로 진행 체중 또는 외부 저항 열린 사슬 또는 닫힌 사슬 운동	특정 피로 또는 파워 향상을 위해 두하를 6-10회 반복 빠른 속도로 운동 실시 기능적 근력 향상	기능적 근력 또는 파워 운동은 전체 가동범위와 더 낮은 부하로 동작을 수행할 수 있는 능력이 필요 보다 복잡한 다중 평면에서 닫힌 사슬 운동 전에 동등한 중량 부하 및 제한된 보상이 있어야 한다.
• 유산소 지구력 유지 또는 향상	Ⅱ단계와 동일	활동 지속시간 증가(시간) 난이도 또는 노력 수준을 증가	
기능적 활동 또는 스포츠 관련 움직임 촉진			
• 기능 또는 스포츠에 필요한 움직임 수행능력 향상	기능 및 스포츠 관련 동작 플라이오메트릭스 접촉 또는 비접촉 활동	복잡한 협응력 및 목표 달성 전체 가동범위 실시 스포츠 또는 작업 관련 근력, 이동성, 지구력 관련 활동 속도 또는 반복 횟수 증가	드릴 스포츠에 맞는 운동 기능 검사들을 사용하여 목표 설정 Blocked-to-random 운동(7장 참조)
재생을 위한 최적의 자극을 지속적으로 촉진			
• 조직 재생을 위한 최적의 자극 제공(조직이 견딜 수 있는 능력 내에서)	표 5.6 참조	부하량 증가 평면 및 다면에서 실시	기능적 움직임에 필요한 부하 및 힘의 방향을 더 높은 수준에서 계속 진행

요약

- 운동 유형은 보조량, 도구 사용 및 움직임 유형을 설명한다.
- 매개변수는 특정 손상 또는 기능적 결함과 관련된 목표를 운동으로 조절할 수 있는 요소이다. 매개변수에는 자세, 운동 강도 및 운동의 복잡성, 속도 및 가동범위와 같은 기능적 요구 사항이 포함된다.
- 운동 강도는 저항의 양, 반복 횟수, 세트, 강도, 시간 및 운동 빈도를 처방해야 한다.
- 가동성 운동은 끝 범위에 도달하는 진동 또는 등장성 운동(많은 반복, 낮은 부하) 또는 유연성(낮은 부하 및 장시간 힘의 지속 시간)을 사용하여 결합조직의 확장성을 높이고, 물렁조직의 탄력성 및 가소성의 특성을 극대화한다. 부종이나 삼출에 의한 가동성 제한이 있는 경우, 부하가 매우 낮고, 반복 횟수가 많은 펌핑 진동(pumping oscillations)을 사용하며, 반드시 끝 범위를 유지하지 않아도 된다.
- 근육 기능에 대한 운동 강도는 근육 활성화, 지구력, 근력 및 파워에 따라 다르며, 근 활성화 및 지구력 증가를 위한 처방 강도는 낮은 부하 및 많은 반복, 근력 또는 파워 증가를 위한 처방 강도는 높은 부하 및 낮은 반복 횟수로 처방한다.
- 신경근 협응은 부드럽고 조절된 움직임으로 목표를 달성하기 위해 특정 작업들을 요구한다.
- I단계에서 주요 목표는 손상된 구조를 보호하고 컨디션 저하의 영향을 최소화하면서 손상된 부위 조직의 활동적인 근육 수축, 등척성 운동, 또는 사지 또는 몸통의 일반적인 운동들을 교대로 운동하면서 부종과 삼출물을 제거하는 것이다.
- II단계에서 목표는 기능 회복의 촉진 및 재생을 위한 손상된 조직별 자극 제공과 함께 가동범위, 근육 기능 결손, 심혈관 지구력 및 신경근 협응 장애를 해결하는 것이다.
- III단계에서는 기능적 목표를 해결하면서 남아 있는 장애를 해결하고 조직에 특정한 자극을 제공하기 위해 점증 부하 원칙에 맞게 증가시킨다. 이 단계에서는 적절한 운동을 실시하며, 기능 수행을 향상시키기 위한 기능적 훈련을 강조한다.
- 운동 매개변수는 조직의 형태와도 일치하며, 힘줄과 결합조직 회복에 사용되는 등장성 운동의 동심성, 원심성 수축, 연골에 사용되는 활주 및 간헐적 압박 및 감압, 뼈 성장을 자극하는데 사용되는 근육 긴장에서 수직 부하 및 당김 등 조직 유형에 따라 조절된다. 근육 자극은 근육 기능에 따라 속근육 또는 겉근육에 따라 다르다.

질문 검토

1. 과가동성과 저가동성에 사용되는 운동 유형을 구분해야 한다. 각 범주에 어떤 매개변수가 사용됩니까?
2. 자세 증후군 환자에게 적절한 운동 매개변수를 설명한다.
3. 수술 후 환자를 위한 운동 유형과 매개변수를 선택할 때 가장 먼저 고려하는 사항은 무엇입니까?
4. I–III단계의 운동 목표에 사용된 매개변수를 나열한다.
5. 열린 운동 사슬 운동과 닫힌 운동 사슬 운동을 구별하고 각 운동 유형이 금기된 경우의 예를 제공한다.

참고문헌

1. Riebe D. Exercise prescription. In: Pescatello LS, Arena R, Riebe D, eds. *ACSM's Guidelines for Exercise Testing and Prescription.* 9th ed. Baltimore, MD: Wolters Kluwer Lippincott Williams & Wilkins; 2014:162–343.
2. Garber CE, Blissmer B, Deschenes MR, et al. American College of Sports Medicine Position Stand. The quantity and quality of exercise for developing and maintaining cardiorespiratory, musculoskeletal, and neuromotor fitness in apparently healthy adults: guidance for prescribing exercise. *Med Sci Sports Exerc.* 2011;43(7):1259–1334.
3. Reese NB, Bandy WD. *Joint Range of Motion and Muscle Length Testing.* 2nd ed. St. Louis, MO: Elsevier Saunders; 2010.
4. Zachazewski JE. Range of motion and flexibility. In: Magee DJ, Zachazewski JE, Quillen WS, eds. *Scientific Foundations and Principles of Practice in Musculoskeletal Rehabilitation.* St. Louis, MO: Saunders Elsevier; 2007:527–556.
5. Maffey LL. Arthrokinematics and mobilization of musculoskeletal tissue: the principles. In: Magee DJ, Zachazewski JE, Quillen WS, eds. *Pathology and Intervention in Musculoskeletal Rehabilitation.* St. Louis, MO: Elsevier Saunders; 2009:487–526.
6. Cameron MH, Monroe LG. *Physical Rehabilitation. Evidence-Based Examination, Evaluation and Intervention.* St. Louis, MO: Saunders Elsevier; 2007.
7. Rivard J, Grimsby O. Science, theory, and clinical application in orthopaedic manual therapy. In: *Applied Science and Theory. Vol. I.* Taylorsville, UT: The Academy for Graduate Physical Therapy Inc.; 2009.
8. Sahrmann SA, Bloom N. Update of concepts underlying movement system syndromes. In: Sahrmann SA, ed. *Movement System Impairment Syndromes of the Extremities, Cervical and Thoracic Spines.* St. Louis, MO: Mosby Elsevier; 2011:1–34.
9. Rice DA, Mcnair PJ. Quadriceps arthrogenic muscle inhibition: neural mechanisms and treatment perspectives. *Semin Arthritis Rheum.* 2010;40(3):250–266.
10. Adams D, Logerstedt D, Hunter-Giordano A, Axe MJ, Snyder-Mackler L. Current concepts for anterior cruciate ligament reconstruction: a criterion-based rehabilitation progression. *J Orthop Sports Phys Ther.* 2012;42(7):601–614.
11. Kim KM, Croy T, Hertel J, Saliba S. Effects of neuromuscular electrical stimulation after anterior cruciate ligament reconstruction on quadriceps strength, function, and patient-oriented outcomes: a systematic review. *J Orthop Sports Phys Ther.* 2010;40:383–391.
12. Cipriani DJ, Falkel JE. Physiological principles of resistance training and functional integration for the injured and disabled. In: Magee DJ, Zachazewski JE, Quillen WS, eds. *Scientific Foundations and Principles of Practice in Musculoskeletal Rehabilitation.* St. Louis, MO: Saunders Elsevier; 2007:432–457.
13. Chmielewski TL, Hewett TE, Hurd WJ, Snyder-Mackler L. Principles of neuromuscular control for injury prevention and rehabilitation. In: Magee DJ, Zachazewski JE, Quillen WS, eds. *Scientific Foundations and Principles of Practice in Musculoskeletal Rehabilitation.* St. Louis, MO: Saunders Elsevier; 2007:375–387.

6

운동 선택, 매개변수 및 진행을 위한 가동성, 외상 및 심리적 정보에 근거한 개념

Mobility, Trauma, and Psychologically Informed Concepts for Exercise Choice, Parameters, and Progression

목표

이 장을 읽으면 다음과 같은 일을 수행할 수 있다.

1. 저가동성 또는 과가동성에 사용되는 운동 종류의 비교 및 대조
2. 반복적인 긴장과 외상 상태의 관리 비교 및 대조
3. 심리적인 정보에 근거한 실무를 적용할 때 운동 선택에 대한 논의
4. 각 범주에 해당하는 개념을 사용하여 목표 확인, 운동 및 매개변수 선택
5. 운동 범주에 대한 재활 단계 내 및 전체 진행에 대한 논의
6. 범주 간 중복에 대해 논의

운동 및 매개변수의 종류를 선택하는데 도움을 주는 개념

CONCEPTS TO ASSIST WITH CHOICE OF TYPE OF EXERCISE AND PARAMETERS

치유의 세 단계에서 운동처방 지침은 이전 장에서 논의되었다. SINS 범주는 초기 운동 검사를 위한 적절한 강도를 설정하고, 후속 운동이 얼마나 빨리 진행되어야 하는지를 예측하기 위한 결정에 영향을 준다. 이전 장에서 논의된 이러한 개념을 바탕으로, 이번 장에서는 심리적인 정보에 입각한 수행이 운동 선택과 접근방식에 대한 임상적 의사결정을 도울 수 있는 경우 가동성 손상, 외상의 종류 및 상황과 관련된 개념을 논의할 것이다(표 6.1 및 글상자 6.1). 기능장애를 초래하는 가동성 스펙트럼의 양쪽 끝에 손상과 관련된 선택으로 *저가동성*(관절가동범위 또는 유연성이 기능에 대해 필요한 것보다 적음; 가동성 결손)과 *과가동성*(과도한 관절 및 물렁조직 움직임 또는 신경근 협응에 의존을 해야 하는 수동 제한 장치의 결손; 그림 6.1 및 3장 논의 참조)으로 설명된다. 손상의 기전은 또한 기여 요인, 손상 정도, 손상당한 구조물의 보호 및 치유 촉진의 필요성에 영향을 미친다. *반복적인 긴장 장애*(미세외상으로 인한 자세 또는 정렬 기여 포함)[2–4] 및 *수술 후 또는 외상 후 관리*(거대외상과 관련됨)를[5,6] 해결하기 위한 운동선택에 대한 개념이 제시될 것이다(2장의 논의 참조).

심리적 정보에 입각한 운동 전달의 추가적인 개념은 심리 사회적 구성요소(공포 회피, 파국화 행동, 불안 또는 우울증 징후)가 활동과 참여 제한에 큰 영향을 미칠 때 사용된다(3장 참조).

가동성 결손 유형은 주관적 및 객관적 평가, 특히 선택적인 조직 긴장 검사 및 관절가동범위 검사에서 수집한 정보를 사용하여 구분한다(4장 참조).[1] 부상의 기전은 병력과 증상의 발병 시기에 따라 결정된다.[2–4] 치료사는 환자 행동의 관찰, 주관적 통증 보고서, 자기보고식 도구를 사용하여 심리적으로 정보에 입각한 접근이 필요한 지에 대한 여부를 결정한다.

이러한 개념적인 범주는 임상적 추론을 도와주고 적절한 운동을 선택하는데 사용될 수 있다. 범주의 조합은 서로 다른 구조와 영역에 대해 동시에 존재하는 경우가 많다.[2,3] 예를 들어, 목 부위에서 일차적인 저가동성을 가진 환자는 목등뼈 연접부에서 상대적인 과가동성을 가질 수 있다. 그리고 무릎 불안정성이 있는 환자는 장딴지근 유연성이 제한적일 수 있다. 미세외상 및 거대외상 범주는 치유 단계에 따라 저가동성 또는 과가동성으로 나타날 수 있다. 예를 들어, 앞십자인대 파열이 있는 환자는 일차적 범주로 관절 과가동성이 나타날 가능성이 높지만, 수술 후 삼출은 관절가동범위를 제한하며 초기 목표는 가능한 빨리 기능적

관절가동범위를 회복하는 것이다. 전 범위의 관절가동범위가 이루어지면, 치료하는 동안 인대 재건을 보호하는 필요성이 우선되고 과가동성 개념이 적용될 것이다. 골절 후 8주 동안 석고붕대 및 발목 부츠로 보수적인 치료를 받은 환자는 고정 때문에 발목 저가동성이 나타날 가능성이 높으며, 뼈 치료를 위한 자극과 함께 범위 회복을 위한 초기 운동 관리가 가장 중요하다. 미국물리치료사협회 정형물리치료 부분에서 제공하는 *임상실무지침서*에서 진단은 이제 움직임 고려사항의 중요성을 강조하면서 움직임 시스템 레이블을 모든 범주의 첫 번째 부분으로 사용하여 설명한다.[5–6, 7–15] 저가동성은 지침에서 가동성의 결핍 분류와 일치하고, 과가동성은 신경근 협응의 개선을 필요로 하는 협폐쇄 상실과 일치한다. 모든 분류 계통에서 동일한 용어를 사용하는 것은 아니지만, 그 개념은 선택을 돕기 위해 사용될 수 있다.

심리적 요인은 가동성 또는 외상 범주와 공존한다(그림 6.2). 공포 회피 행동 또는 파국화(비관적 및 반추적 사고)를 가진 사람들은 네 가지 그룹 중 하나의 특성을 나타낼 것이다.[16–21] 환자에 대한 프레젠테이션 또는 치료에 대한 반응을 분류하려는 전통적인 시도에 대한 비판 중 하나는 치료의 심리사회적 요소를 다루지 않는 것이다.[22,23] 이러한 상황에서 운동 선택, 매개 변수 및 진행 상황은 다를 수 있으며, 운동의 전달은 동기 부여 및 심리적인 지지뿐만 아니라 교육 및 행동 수정 방법을 통합한다.

주요 손상 또는 기여 요인은 초기 평가 후 우선 순위가 결정되며, 환자가 개선됨에 따라 추론 과정이 계속될 것이다. 치료사는 환자를 위해 선택한 운동의 유형과 매개변수를 자주 조정해야 한다. 치유 단계는 이러한 각 범주에 적용되며, 각 범주의 단계에 걸친 진행 유형에서 몇 가지의 공통점이 있다. 재생을 위한 최적의 자극 제공, 힘을 분배하기 위한 생체역학 조정(2장 참조), 특이성(5장 참조), 손상과 기능 연결(3장 참조)과 같이 본문 앞부분에서 논의된 다른 개념들도 또한 적용된다. 이 장에는 운동의 예시가 포함되어 있으며 동일한 범주를 사용하는 워크북

표 6.1 운동 처방에 대한 추론을 이끌기 위한 범주

근골격 상태 범주	설명
저가동성	관절가동범위 또는 유연성이 기능적인 요구 사항보다 적음
과가동성	관절 및 결합조직의 과도한 가동성 또는 수동 제한 시스템의 상실
반복적인 긴장 / 자세 증후군 (미세 외상)	미세외상: 반복적인 긴장 상태 및 자세 또는 정렬 원인 제공
외상 / 수술 후(거대 외상)	수술 후를 포함한 조직 파괴를 동반한 거대 외상

글상자 6.1 운동 처방에 대한 추론을 이끌기 위한 범주

- 범주를 사용하여 가동성의 지나침과 외상으로 인한 힘의 정도에 사용되는 개념을 비교하고 대조할 수 있다.
- 가동성의 지나침에 사용되는 개념을 이용하여 저가동성과 과가동성에 대해 비교할 수 있다.
- 반복적인 긴장 또는 자세 증후군으로 인한 미세 외상과 관련된 손상을 초래하는 힘과 중증 외상 또는 수술로 인한 거대외상에 대한 개념을 비교할 수 있다.
- 심리적인 영향은 모든 범주와 겹칠 수 있다.
- 범주는 개인에 대해 상호 배타적이지 않다.
- 저가동성과 과가동성은 동일한 개인 내에서 동시에 발생할 수 있다.
- 반복적인 긴장 손상은 저가동성과 과가동성의 결합이 포함된다.
- 외상성 또는 수술 후 손상에는 인대 지지력의 상실, 골절 또는 반월판 손상으로 인한 과가동성과 염증반응 및 고정으로 인한 부기 또는 유착이 있는 저가동성이 포함될 수 있다.

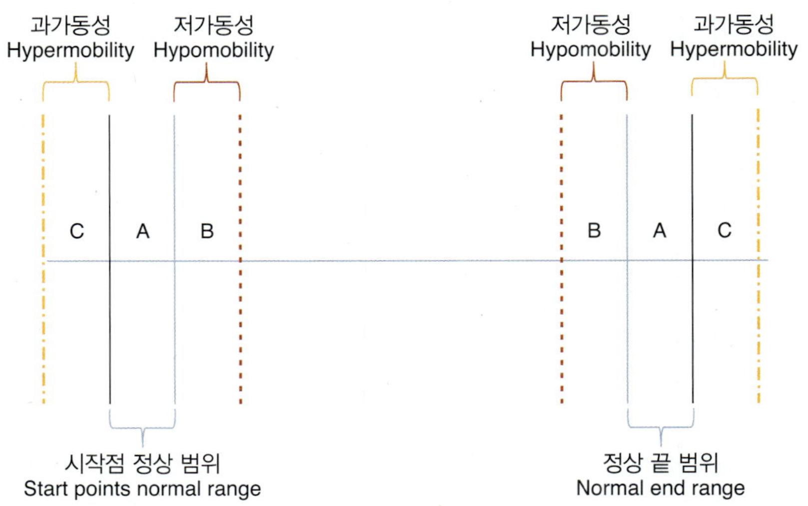

그림 6.1 가동성 손상의 극단적 요인: 저가동성과 과가동성 개념. A. 정상 끝 느낌과 관절 범위; B. 저가동성; C. 과가동성.

에 추가 운동이 제공된다. 주어진 환자에게 많은 운동이 허용될 수 있지만 이러한 일반적인 개념을 따르면 목표, 초기 운동 선택 및 매개변수, 각 개인에게 가장 적합한 도전 과제를 제공하기 위한 진행 단계를 안내할 수 있다(표 6.1).

저가동성 HYPOMOBILITY

운동 목표에 대한 주요 우선 순위로 **저가동성**(글상자 6.2) 또는 **과가동성**의 유무는 선택적인 조직 긴장을 사용하고 특수 검사를 수행하는 것뿐만 아니라 능동 관절가동범위, 수동적인 생리학적 및 부수적 관절 움직임을 평가하여 결정된다. 치료사가 찾아낸 일차적인 문제가 저가동성과 관련이 있음을 나타낸다면, 운동은 영향을 받는 부위의 관절가동범위 향상을 목표로 한다. 모든 운동이 기능적 요구에 대한 범위를 개선한다는 궁극적인 목표를 가지고 점진적으로 가능한 관절가동범위의 끝에 도달해야 할 필요가 있지만, 각 영역에서는 약간 다른 매개 변수가 필요하기 때문에 가동성 상실에 대한 일차적인 기여는 초기 평가에

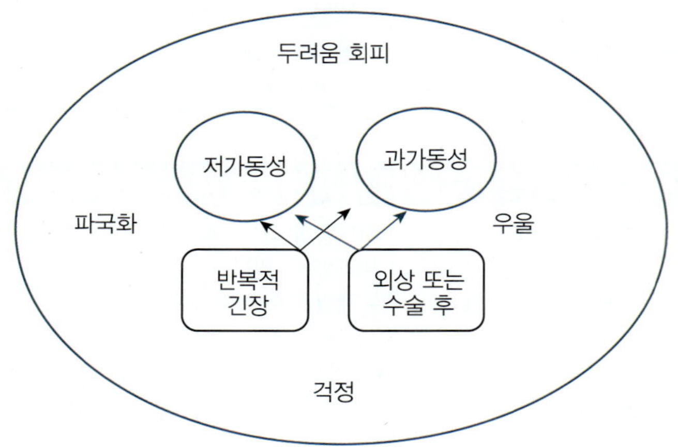

그림 6.2 가동성 및 외상 범주가 겹치는 심리적 요인.

글상자 6.2 저가동성에 대한 목표, 운동 선택, 매개 변수, 순서 및 진행

- 가동성 부족에 대한 운동 목표는 기능적인 요구 사항을 충족하기 위해 관절가동범위와 유연성을 증가시키는 것이다.
- 운동 선택에는 수동, 능동-보조, 능동, 자가 관절 가동술 및 근육 스트레칭이 포함된다.
- 가동성 운동 전에 도수치료 및 유산소 준비 운동은 결합 탄력성과 가소성을 극대화 하는데 유용하다.
- 가동성이 개선되면 새로 획득한 범위를 유지하기 위한 능동적 운동이 중요하다.
- 매개변수는 진동을 사용하여 끝 범위에 도달하거나 끝 범위에서 유지를 하는 것이 포함된다.
- 스트레스와 긴장의 양은 결합조직 상태에 따라 조절된다.
- 초기 가동성 운동은 부종, 삼출 및 진동으로 인한 통증을 다룬다; II단계 가동성 운동은 결합조직 가소성을 다룬다.
- 범위, 유지, 세트 및 스트레스의 진행은 세션동안 그리고 세션 간의 반응을 기반으로 한다.

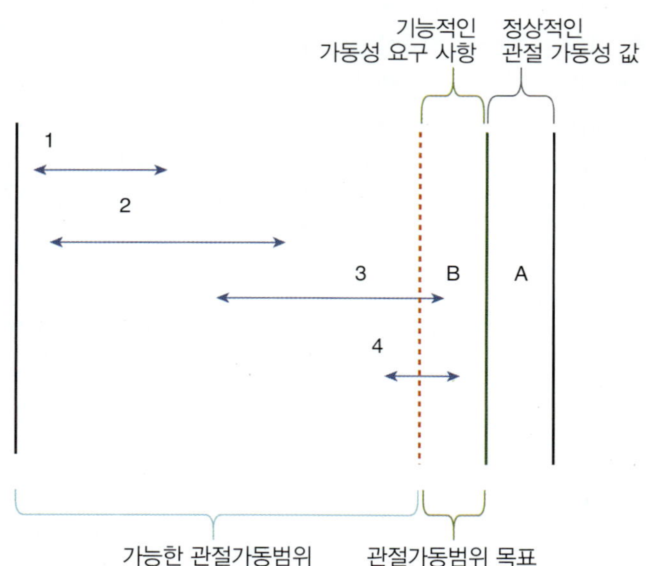

그림 6.3 저가동성 및 가동성 목표에 대한 진동의 사용. 관절가동범위에 대한 목표는 기능적 요구 사항(B)을 기반으로 설정되며 나이 및 신체 유형 및 근육 부피와 같은 기타 개인 특성을 고려한다. 이러한 목표는 기능적 요구 사항에 대하여 범위가 필요하지 않을 경우 전 연령과 관련된 표준 값(A)에 도달하는 것이 아닐 수 있다. 진동은 범위의 시작(작은 진폭, Grade 1: 끝 범위에 도달하지 않는 진폭, Grade 2) 또는 가용 범위 끝(큰 진폭, Grade 3: 작은 진폭, Grade 4)에서 통증 및 근방호를 해결하는데 사용할 수 있다. 일차적인 한계가 근성 방어일 경우, 관절가동범위의 벽은 기능적인 목표를 향한 점진적인 가동성 치료 중에 변할 수 있다. 제한이 결합조직으로 인한 제한이고, 심각함과 과민함이 낮으면 신장 또는 고정 시간이 길어질 수 있다.

임상 사례 6.1 삼출과 관련된 가동성 회복

16세 여성 축구 선수가 5일 전에 앞십자인대(ACL) 재건과 반달연골 죽은 조직 제거술을 받았다.

주의사항

그녀는 보호용 무릎 보조기를 착용하고 있으며 반달연골 파열로 인해 목발을 짚고 비체중부하 상태를 하고 있다.

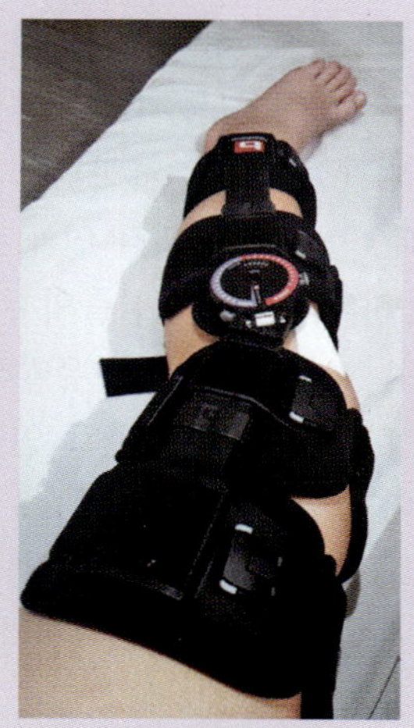

무릎 보조기는 돌림 및 각형성 스트레스로부터 무릎을 보호.

그녀는 무릎 주위에 중등도의 삼출이 있고 다리 아래쪽에는 반상출혈(타박상)을 동반한 부종이 있다. 수동 무릎 관절가동범위는 부드러운 끝 느낌(15~60°)에 의해 제한된다. 부종과 혈액제제는 시간이 지남에 따라 발목 쪽으로 이동한다.

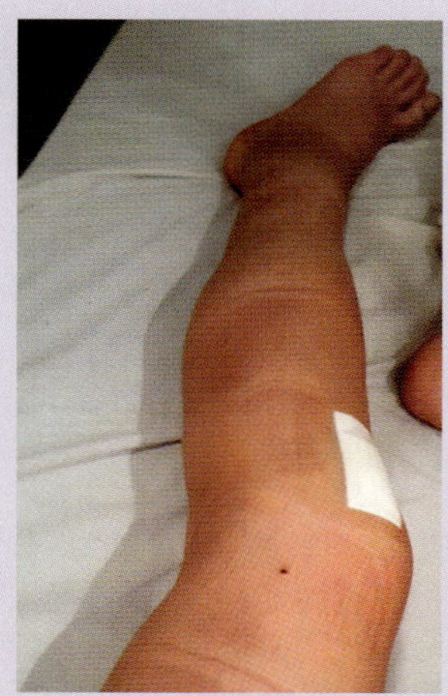

5일째 삼출, 부종, 반상출혈이 아래 구획에 나타남.

평가

환자의 가동성 제한은 삼출과 부종 때문이다. I 단계 목표는 영구적인 결합조직의 적응과 깊은정맥혈전증의 가능성을 방지하기 위해 수술 후 수액, 혈액제제의 제거를 돕는 것이다.

운동 선택

가능한 많은 범위를 회복하기 위해서 능동보조 및 능동 운동이 사용된다. 가동성 운동은 무릎에 가해지는 스트레스를 제한하기 위해 지지된 자세에서 수행된다. 무릎 폄은 수건에 발목을 지지한 상태에서 수행되며 환자는 넙다리뼈에 압박을 가한다. 그녀는 또한 같은 자세에서 무릎 굽힘을 보조한다. 순환 운동(발목 펌프)과 등척성 넙다리네갈래근 수축은 세포 외액 및 혈액제제의 흡수를 촉진하기 위해 바로누운 자세에서 수행된다.

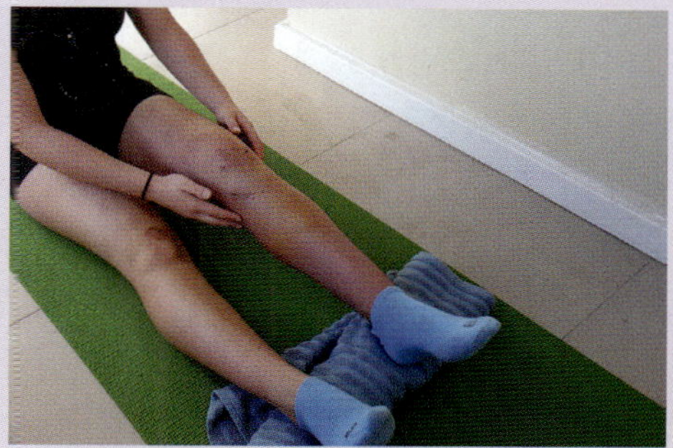

8일째 자가 보조 무릎 폄 범위의 시작 자세.

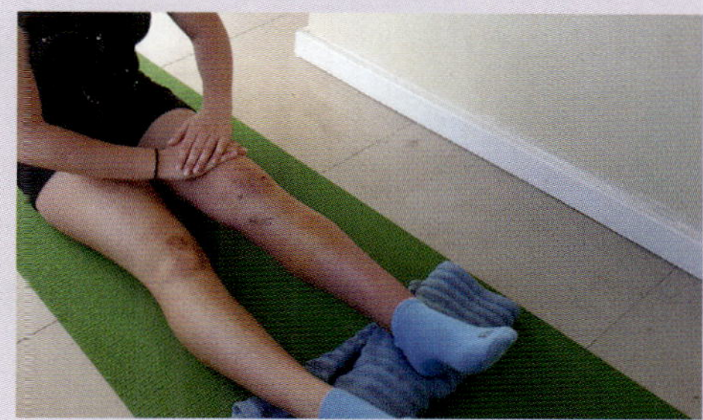

8일째 자가 보조 무릎 폄 범위.

환자는 넙다리뼈에 압력을 가해 부드럽게 신장하여 폄하고, 스트레칭을 풀고 이를 여러 번 반복한다. 그녀는 압력을 견디고 근연축이 제한적이기 때문에 스트레칭은 더 오래 유지되며 최대 30초까지 유지한다. 수건 위에 발목을 두는 것은 중력 도움을 제공한다. 대안으로는 가벼운 무게를 스트랩으로 하여 무릎 위에 올려놓는 것이다.

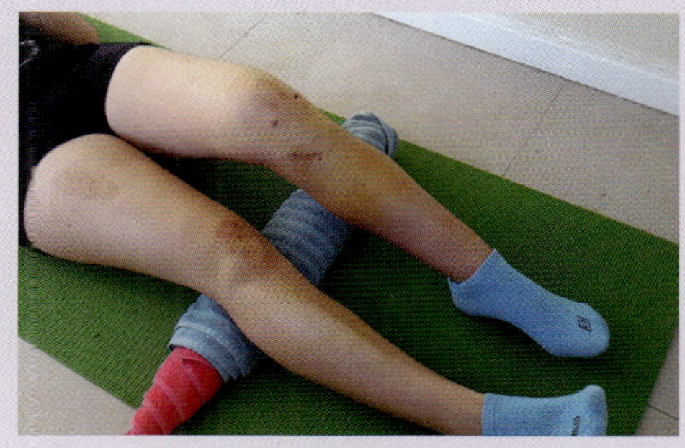

45°에서 뒤넙다리근 수축.

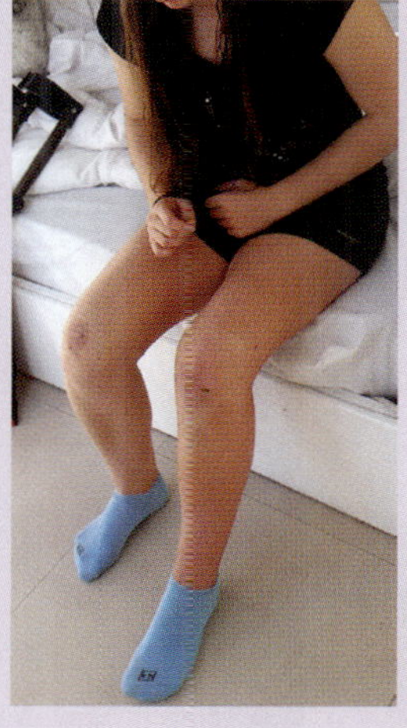

여러 번 반복하여 타일 표면에서 뒤꿈치 미끄러짐(운동 9.3)을 한 다음 끝 범위에 도달하여 점진적으로 유지.

참고문헌

1. Wilk K.E. Macrina L.C. Cain E.L. Dugas J.R. Andrews J.R. Recent advances in the rehabilitation of anterior cruciate ligament injuries. *J Orthop Sports Phys Ther*. 2012;42(3):153-171.

All photographs courtesy of Ian Dunleavy.

서 결정될 필요가 있다(그림 6.3)

I 단계에서 부종과 삼출은 다른 강조가 필요하다. 부종 또는 삼출이 나타난다면, 운동의 강조점은 순환 자극을 제공하고 근육 활동을 하여 유동체의 움직임을 촉진하기 위해서 압박과 이완을 교대로 제공하는 것이다. 능동 등장성 동작(예: 펌프), 일반적인 사지 동작(예: 범위 내 자전거 사용) 또는 짧은 유지를 하는 등척성 수축에 의해 생성된 "펌핑" 동작의 사용은 정상적인 관절 가동성을 방해하는 유동체의 분해와 흡수에 도움이 된다(임상 사례 6.1 참조). 가동성 운동은 (1) 가용 범위를 초과하여 이동할 수 있고 (2) 삼출과 부종이 점진적 움직임에 의해 영향을 받는 경우, 같은 세션 내에서라도 추가적인 범위가 가능할 것이라는 기대와 함께 범위의 한계에 도달하는 크거나 작은 진동 움직임을 포함한다(그림 6.3). 관절 가동술에 사용되는 개념과 유사하게 작거나 큰 범위 진동은 가용 범위 끝에 도달하지 않고 통증 완화 및 근방호를 목표로 하는데 사용될 수 있다(그림 6.3).

진동은 이력현상 특성의 이점을 활용하는 반면, 사용 가능한 범위 또는 새로운 범위의 끝 쪽으로 길게 유지하면 크리프를 통해 결합조직의 변화가 촉진된다(2장 참조). 외상 즉시 또는 수술과 관련된 부종과 삼출은 보통 I 단계에서 다루지만, 외상이나 관절염의 변화(뼈관절염 또는 류마티스 관절염과 같은 염증성 전신 관절염 상태)와 관련된 관절 연골 손상이 있는 경우 간헐적인 삼출이 가능하다. 관절 내 삼출의 존재는 "풍선" 효과를 유발하며, 관절주머니 신장은 통증을 유발하고 유체는 전체 관절의 운동을 제한한다. 지속적인 삼출로 인하여 관절 압박 또는 전단력이 제한되어야만 한다(임상 사례 6.1).

지속된 자세, 보호하는 근연축, 고정과 관련된 많은 손상 또는 진단들은 저가동성을 야기한다. 관절가동범위의 상실은 장기간

임상 사례 6.2 가동성 회복: 결합조직 제한

무릎 뼈관절염이 있고, 2년전 엉덩관절 치환술을 받은 80세 여성은 무릎 폄 15°가 부족한 상태이다. 무릎 폄 제한은 관절 삼출(그림 2.7), 결합조직의 적응, 뼈 변화 가능성과 관련이 있다. 그녀의 손상은 기능 활동에 영향을 미치고 있다; 계단 오르기 및 내려가기, 걷기, 장시간 서있기 어려움(임상 사례 3.1 참조)

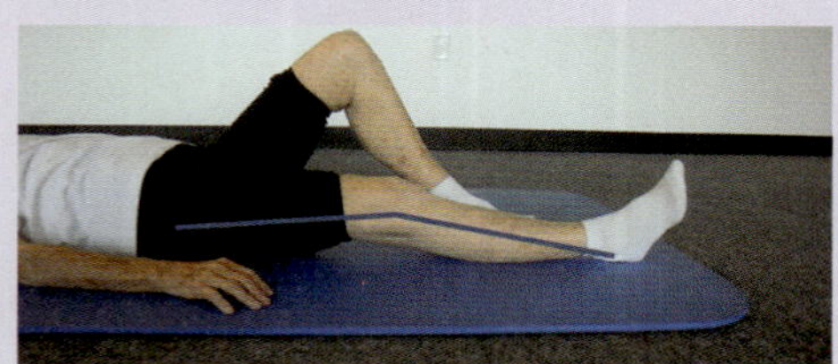

바로 누운 자세에서 무릎 폄 제한.

운동 선택

무릎 폄 가동성 향상시키기 위한 방법: 무릎에 대한 수직 부하를 제한하기 위해 비체중부하 자세가 선택된다. 폼롤러는 뒤꿈치와 표면 사이의 마찰을 줄여주며 과도한 힘 없이 반복적인 동작을 허용한다. 관절 활주 및 삼출 제거를 제공하기 위해서 낮은 부하 무릎 및 엉덩관절 굽힘과 폄(폄에 중점)을 여러 번 반복한다. 운동볼(exercise ball)(운동 9.4B)을 사용하거나 폄을 도와주는 스트랩(운동 9.4A)과 같은 다른 장비를 선택하는 것도 좋은 방법이지만 폼롤러를 사용하면 중력의 도움으로 무릎을 완전히 폄 할 수 있다. 동작을 강조하는 방법으로는 폄과 끝 범위 동작에서 2-3세트를 수행하는 것이다.

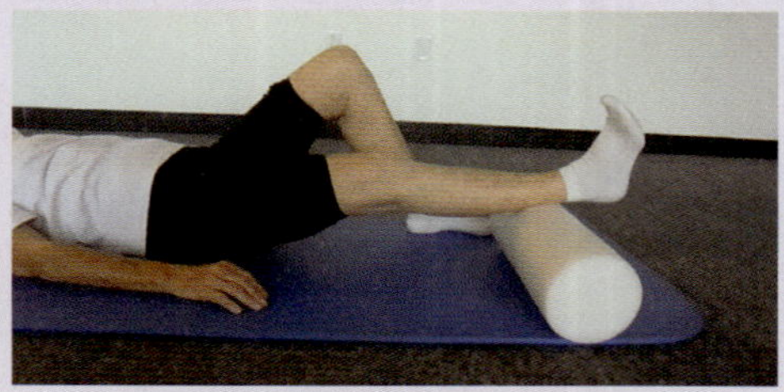

폼롤러를 사용하여 자가-보조 무릎 폄.

이어서 무릎 위에 무게가 있는 커프를 두어 수동적인 무릎 폄(운동 9.1A)을 하고, 최대 폄에 도달하기 위해 등척성 넙다리네갈래근 수축을 실시하며 결합조직 제한 문제를 해결하기 위해 20~30초 유지를 한다(운동 9.1B). 다른 선택지로는 최대 무릎 폄(운동 9.7)을 달성하기 위해 좌석 높이가 설정된 자전거를 가지고 준비운동을 하는 것과 운동 전에 무릎 폄 시 관절가동술을 사용하는 것이 포함된다. 엎드린 자세에서 무릎 매달기는 가정 프로그램으로도 사용할 수 있다(운동 9.1C).

임상 사례 6.1과 6.2의 환자 비교

두 환자 모두 외상(임상 사례 6.1) 및 반복적인 긴장(임상 사례 6.2)과 관련된 관절 내 삼출로 인하여 무릎 폄 가동성에서 제한을 가지고 있다. 관절 내 유체의 부피는 관절주머니의 긴장도를 증가시키고 두 환자 모두 압력을 완화하기 위하여 구부러진 자세를 취할 가능성이 있다. 무릎 완전 폄을 회복하고자 하는 목표는 두 환자의 구축 및 추가적인 결합조직의 변화를 예방하는데 중요하며 손상 전에 무릎 완전 폄을 했던 젊은 환자의 무릎 완전 폄을 달성하는데 더 유리한 예후를 제공한다. 두 환자 모두 수직의 직립 체중부하를 제한하기 위한 예방 조치가 필요한 연골 손상을 입었고, 앞십자인대 수술 및 반달연골 재건 후 수술 후 회복에 관한 주의사항으로 6주간 비체중부하 상태를 유지해야 한다. 뼈관절염 환자는 보조도구 없이 보행하며 닫힌 사슬 체중부하 운동으로 진행할 수 있다; 그러나 가동성 운동의 주요 우선순위는 가능한 많은 폄을 얻는 것이며 바로누운자세는 중력 보조를 사용하여 전체 범위를 장려한다. 수술 후 부기와 출혈 또한 관절 바깥에 나타나며 시간이 지남에 따라 다리 아래쪽으로 내려간다. 전반적인 정맥의 복귀와 혈액제제의 제거를 다루기 위한 운동은 발목 펌프 동작과 높은 자세에서의 등척성 수축도 포함될 것이다. 발목 펌프는 뼈관절염을 가진 환자에게 지시사항은 아니다. 두 환자 모두 무릎 폄 개선에 접근하고 보행에 대한 중요한 목표로 마지막 범위에서의 활성화를 복원하기 위해 능동 넙다리네갈래근 수축(등척성 또는 등장성)이 필요하다.

의 기능적인 자세, 통증 또는 보상을 유발하는 관절주머니의 뻣뻣함 또는 물렁조직의 짧아짐으로 인해 발생할 수 있다. 결합조직은 스트레스의 방향과 양에 적응한다. 특정 범위에서 구조물을 반복적으로 사용한다면 시간이 지남에 따라 콜라겐의 연결 및 정렬이 제한될 수 있다. 제한된 관절가동범위는 구조물에 더 많은 스트레스를 유발하고 관절 제한으로 인해 통증, 부기, 움직임의 회피 주기가 자주 발생한다.

Ⅱ단계 또는 Ⅲ단계에서 관절가동범위 증가는 구조물에 제한이 될 경우 근육, 관절주머니 및 기타 물렁조직의 확장성 개선을 포함한다. 가동성을 향상시키는데 사용되는 운동은 영구적인 길이 변화(가소성)를 얻기 위하여 약간의 부하로 사용 가능한 범위의 끝에 도달해야 한다(스트레스-긴장 개념에 대해서는 2장 참조). 스트레스의 양은 나이, 물렁조직의 강도, 질환의 병력 및 약물과 같은 개인적인 요인에 따라 조정되지만 손상과 염증을 피하기 위해 더 낮은 부하로 조직의 최대 길이(긴장)를 얻는 것이 중요하다. 운동은 진동을 사용하여 끝 범위에 도달해야 하며 길게 유지를 해야 한다(5장 참조).[25,26] 결합조직의 적응이 더 확립될수록 한 세션에서 적은 변화가 예상된다(그림 6.3 및 임상사례 6.2 참조). 환자의 가동성이 개선되면 조직에 가해지는 스트레스에 적응할 수 있도록 더 고반복, 긴 유지, 느린 부하의 진행이 나타나야 한다.

가동성을 향상시키는데 사용되는 운동의 종류에는 수동 관절가동범위 및 능동 보조 가동성 운동, 중력을 이용한 능동 운동, 다른 사지로 자가 보조, 또는 도르래를 사용하는 방법이 있다(표 6.2). 어떤 경우에는 광범위한 결합조직이나 근육의 제한을 해결하기 위해 수동적이고 장기간의 스트레칭 또는 부하를 사용한 자세를 사용하는 것이 적절하다. 운동을 제한하는 구조에 따라 가동범위 또는 근육의 스트레칭이 지시된다. 둘 다 자세를 유지하거나 유지하지 않고 구조적인 범위 끝에 도달해야 한다. 길이 전체를 얻기 위해 필요한 스트레칭 또는 움직임의 방향은 해부학적 각도와 결합조직 또는 근육의 방향과 일치한다. 움직임의 주된 제한이 근육의 유연성(또는 근연축)인 경우 등척성(유지/이완) 또는 등장성(수축/이완)을 이용한 최대 수축을 포함하는 기술을 사용하여 반대쪽 근육의 최대 이완을 촉진한 다음 완전히 늘어난 자세를 유지한다.

물렁조직 및 관절 가동술, 신경 가동술, 관절 교정과 같은 도수 기법은 통증을 줄이고 결합조직의 길이와 가동성을 향상시키기 위해 가동성 운동 전에 사용하면 유용하다. 목과 허리 부위에 가동성 결핍이 있을 경우 도수치료 또는 운동치료를 단독으로 하는 것보다 도수치료와 운동치료의 조합이 더 효과적인 것으로

표 6.2 저가동성 운동을 위한 운동 종류, 이론적 근거 및 지시사항

저가동성에 대한 운동 유형	설명	이론적 근거	지시사항
능동-보조 가동성 운동	중력 보조	중력은 근육의 수축 없이 수동 움직임을 제공	능동 근수축이 금기이거나 근연축이 움직임이 제한하는 경우
	자가 보조	반대 팔, 스트랩 또는 기타 장비로 범위 내내 움직임을 보조	가동성 증가 또는 유지하는 가정프로그램
	도르래 보조	도르래 시스템은 범위 내내 부드러운 보조 제공	가동성 증진 또는 유지
	치료사 보조	치료사는 끝 범위에서 추가적인 보조를 제공	능동적인 움직임이 있을 때 사용 가능하나 추가적인 범위가 요구됨
능동 움직임	중력 저항에 대항하여 작용근 수축	중력에 대항하여 범위 내내 능동 근수축	기능적인 범위를 통한 능동 가동성 회복
	대항근 수축 유지/이완	제한된 가동성의 반대 방향에 따른 근육의 능동 등척성 근수축 후에 이완과 제한된 방향으로 수동 움직임	근연축 또는 대항근의 유연성 상실로 인해 가동성이 제한될 때 사용
	수축/이완	제한된 가동성의 반대 방향에 따른 근육의 능동 등장성 근수축 후에 이완과 제한된 방향으로 수동 움직임	근연축 또는 대항근의 유연성 상실로 인해 가동성이 제한되고 전 범위에서 대항근을 강화할 필요가 있을 때 사용
	일반적인 유산소 가동성	일반적인 가동성을 위한 능동 유산소 운동(장비를 사용한 전 범위의 반복 움직임)	준비운동 또는 일반적인 동작에 사용
자가 관절 가동술		관절 가동성 증가를 위한 자세 또는 움직임	가동성 유지 또는 증가시키는 가정 프로그램
근육 스트레칭(자가 스트레칭)		장기간(20-30초) 유지 상태에서 최대 근길이를 얻기 위한 자세 또는 움직임	근 유연성을 유지 또는 증가시키는 가정프로그램

임상 사례 6.3 어깨 저가동성: 말초 신경 손상

44세 남성은 물리치료를 받기 8주 전에 자동차 사고를 당했다. 그는 목의 앞가쪽에 큰 열상을 입었지만 어깨를 활발하게 움직일 수 없었다. 초기 평가에서 그는 팔걸이를 사용하고 있었으며 지지된 상태로 밥을 먹는 것을 제외하고는 어떤 기능적인 활동에도 왼팔을 사용하지 않았다. 초기 검사에는 C5-C6 신경뿌리 또는 위쪽 몸통의 팔신경얼기 손상(어깨위신경, 등쪽어깨신경, 긴가슴신경 손상)과 돌림근띠 손상의 감별 진단과 가동성, 근육의 기능, 기능 장애 평가가 포함되었다. 환자는 신경 손상의 정도와 예후를 결정하기 위해 추가 검사를 받아야 한다. 그는 상당한 통증(평균 5/10, 7-8/10까지 증가)과 밤에 잠을 잘 수가 없었다. 만약 팔걸이를 제거하면 통증은 즉시 2/10이 증가한다.

주의사항

신경 손상의 정도를 확인하기 위한 추가적인 작업을 시작하기 전에 긴 지레 스트레칭 또는 강한 신경 스트레칭은 없다. 탄성 한계 내로 스트레스와 긴장을 제한한다.

평가

환자의 손상은 외상 후 고정화와 관련된 어깨 및 목 부위의 가동성 결핍과 능동 근육 조절의 상실, 왼쪽 위팔의 감각 저하, 왼쪽 어깨의 근육 활성 감소(벌림, 바깥돌림, 안쪽돌림, 어깨뼈 위쪽 돌림, 내밈)를 포함한다. 그는 아기 옷 입기, 목욕, 가정 및 직장 활동에서 물건을 들어 올리는 일에 대하여 주된 기능적 결함이 있다. 원래의 부상 이후 시간이 지났음에도 불구하고, 환자는 여전히 급성 염증, 근방호, 심각한 통증의 징후가 있기 때문에 I 단계에 있는 상태이다. 그의 증상은 중간 정도의 자극과민성이며 문제의 본질인 외상 및 신경 손상의 정도와 수술 복원의 가능성을 결정하기 위한 추가 진단 작업이 필요하다. 신경근 기능의 결여와 고정은 2차적인 어깨 가동성 결손을 초래했다.

운동 및 초기 중재 선택

1. 목 부위의 피부와 근육 탄력성을 개선하기 위한 도수치료
2. 왼쪽 어깨를 위한 도수치료(아래쪽 미끄러짐, 떼어당김, 뒤쪽 돌림근띠 스트레칭)
3. 수동 및 능동 보조 운동 선택 (1) 어깨뼈 면에서 수동 및 능동 보조 굽힘, 벌림과 치료사에게 제공받은 중립 위치에서 돌림(운동 10.32). (2) 막대기(운동 10.4), 도르래(운동 10.5)를 사용한 능동 보조(자가 보조) 움직임 및 탁자에 팔을 지지하여 미끄러짐 판을 사용한 자가 보조 돌림

매개 변수

- 범위는 끝 느낌에 의해 결정되고 통증이 심하게 증가하거나 방어 반응이 나오기 전에 멈춤
- 통증 반응을 해결하기 위한 진동
- 상당한 방어 반응 또는 통증 증가가 있는 경우 세트 사이에 수동적인 생리학적 동작 또는 부수적 미끄러짐을 사용하여 통증을 완화할 수 있음

수동적 움직임의 예시

시계추 운동은 팔걸이를 한 상태에서 수행된다(운동 10.50). 환자는 반대쪽 팔을 탁자에 지지한 채 앞으로 기울어 선 자세로 있는다. 다리와 몸통을 사용하여 팔걸이에서 어깨의 동작을 시작하고 계속 함으로써 수동적인 진자 동작을 만드는 방법을 배운다. 가정 운동의 목표는 통증 완화를 위한 부드러운 동작을 제공하고 범위의 추가적인 손실을 막는 것이다.

매개 변수

- 환자의 통증 한계 내에서 범위를 결정
- 한번의 세션에서 장시간의 스트레칭보다는 하루 내에서 세트를 자주 실시
- 굽힘과 휘돌림을 사용한 부드러운 동작

평가

환자는 보상(어깨 올림 또는 상승 및 목 또는 등의 동작)에 대해 관찰될 뿐만 아니라 운동 중 및 운동 후에 통증 반응이 관찰된다.

진행 (두 번째 방문)

- 중력 보조 어깨 굽힘(엎드린 자세; 운동 10.2)
- 자가 보조 굽힘의 범위는 어깨뼈 면에서 T-바를 사용하여 진행(운동 10.4)
- 넓은등근 풀다운 바를 사용하여 끝 범위까지의 앉은 자세에서 능동 보조 굽힘(운동 10.32; 범위 보조에 대한 수정)

참고문헌

1. Wadsworth M.K.Mills J.T.Michener L.A. Diagnosing suprascapular neuropathy in patients with shoulder dysfunction: a report of 5 cases. Phys Ther. 2014;84(4):359-372.

수동 움직임	능동 보조 움직임
☐ 치료사 보조 생리학적 움직임	☐ 바로누운자세에서 자가 보조 굽힘, 벌림(나무 막대)
☐ 관절 가동술-II 단계 진동을 통한 부수적 및 생리학적 움직임	☐ 중립에서 자가 보조 돌림
☐ 진자 운동	☐ 도르래-보조 굽힘
☐ 엎드린 자세에서 중력 보조 굽힘, 휘돌림	☐ 도르래-보조 돌림

신경 손상 후 가동성 결손을 해결하기 위한 수동 및 능동 보조 운동.

나타났다.[9,10,27-29] 가동성 운동은 일반적으로 치료사가 제공할 수 있는 도수기법 또는 새로 얻은 동작을 유지하는데 도움이 되는 장기간의 정적 스트레칭 직후에 실행된다. 예외로 일반적인 유산소운동은 특정 운동 전에 유용하다. 조직 온도의 전반적인 증가와 일반적인 순환 활동은 결합조직의 점탄성을 향상시켜 도수 및 스트레칭 기법의 효과를 극대화하는 것으로 생각된다.[26]

조직의 확장성 또는 향상된 범위를 유지하려면 능동 근육 조절을 회복하는 것이 중요하다(새로 획득된 범위에서 특별한 강조). 능동 관절가동범위 운동, 움직임을 동반한 자가 관절가동술, 근육 스트레칭(자가 스트레칭 또는 치료사 보조 스트레칭)은 모두 가동성 손상을 해결하고 이 모두 가정 프로그램의 일부로 수행될 수 있다. 일반적으로 반복적인 움직임이 결합조직을 형성하고 부종을 해결하는데 도움이 되므로 가동성 제한이 있는 경우 임상 환경에서 개별적으로 감독된 운동을 보완하기 위해 가정 프로그램이 필요하다. 결합조직의 충분하고 일관적인 재형성 과정과 근육 방향 및 길이에 대한 개선을 제공하려면 가정에서 추가적인 운동이 필요하다(임상 사례 6.2 참조). 특히 신경구조의 완전한 손상과 함께 신경근 기능의 상실이 있는 경우, 영구적인 구축의 가능성이 높으며 범위 상실을 막기 위해 일관된 수동 또는 능동 보조 움직임이 중요하다(임상 사례 6.3 참조). 가정 프로그램을 선택하고 병원에서 가동술과 운동 중재로 인한 가동범위 얻는 것을 강화하는 것도 중요하다. 가동범위가 증가함에 따라 운동의 목표는 새로운 범위에서 근활성화, 지구력, 강화가 포함될 수 있다. 운동 중에 목표가 되는 조직이 늘어나도록 하기 위해서 치료사는 운동 중 보상을 하는지 열심히 관찰해야 하며 몸쪽 구조물의 움직임을 제한할 필요가 있을 수 있다. 지지대 또는 자세를 사용하여 늘리는 위치를 파악하고 정렬을 유지하거나 구조물의 적절한 끝 범위 스트레칭에 대한 환자의 운동감각 인식을 보조할 수 있다.

5장에 설명된 대로 장기간 유지 또는 진동에 대한 자세 선택은 통증반응, 결합조직 강도 및 스트레칭에 대한 부하를 기반으로 한다. 가동성 운동을 사용할 때는 항상 조직이 견딜 수 있는 능력 이상으로 과한 힘을 가하면 염증 주기가 시작할 위험이 있으므로 부하 또는 조직 길이의 양을 천천히 진행하는 것이 중요하다. 운동이 끝난 후 지속되는 주요 통증 악화는 부정적인 반응이며 강도와 늘리는 범위를 감소시켜야만 한다. 중증도와 과민반응이 낮으면 약간의 스트레칭 시 불편함이 허용될 수 있다. 높은 과민반응을 보이는 환자의 경우 통증 반응이 증가하는 것을 제한하도록 기법들이 조정된다. I 단계 동안 부종, 삼출 또는 통증의 양에 해당하는 운동 범위를 관찰한다. II 단계에서는 손상 기반 운동에 중점을 두고 특정 및 기능적 가동범위가 측정된다. 힘을 견디는 조직의 능력은 완전히 늘어난 위치에서는 더 낮기 때문에 추가적인 범위를 얻기 위해 높은 힘을 가하는데 주의를 기울여 운동을 해야 한다(2장의 응력-변형 곡선에 대한 설명 참조). 가동성 운동은 결합조직의 길이 변화가 영구적이게 되는데 약간의 시간이 필요하다는 점을 고려하여 범위 향상을 추가적으로 늘리거나 유지하도록 조정한다. 새로운 범위를 얻기 위해 사용되는 힘의 양과 진행 속도는 항상 환자의 결합조직 상태 및 SINS 요인을 고려해야 한다(임상 사례 6.1–6.3 참조).

과가동성 HYPERMOBILITY

과가동성의 종류 Types of Hypermobility

과가동성(글상자 6.3) 또는 과도한 범위(그림 6.4)는 구조적 이상, 결합조직 느슨함, 외상성 손상 또는 성장과 관련된 변화로 인한 형태 폐쇄 손상과 관련이 있다.[31-32] 퇴행성 관절 변화는 연골 또는 원반 공간의 좁아짐과 과가동성 때문에 과가동성이 나타날 수 있다.[33] 인구의 약 10%가 약하거나 탄성이 덜한 결합조직과 관련되어 일반적인 과가동성으로 설명되어 왔다.[34] 부적절

글상자 6.3 과가동성을 위한 목표, 운동 선택, 매개변수 및 진행

- 과가동성을 위한 운동 목표는 과도한 범위 제한, 힘 폐쇄 촉진, 힘 분산을 위해 신경근 조절(근육의 기능 및 고유감각을 포함)을 개선하는 것이다.
- 운동 유형: 등척성 및 등장성 운동을 이용한 닫힌-사슬 운동
- 운동 매개변수: 근육 활성화, 지구력 및 근력을 다루기 위한 중간 범위의 등척성 및 작거나 특정 범위에서의 등장성 운동
- 등척성에는 교대 수축, 장시간 수축 또는 외부적인 도전과 함께 위치를 유지하는 것이 포함될 수 있다.
- 균형 반응, 진동 및 동요는 자세를 유지하기 위한 근육의 시작을 돕는다.
- 고유감각 및 감각 피드백은 시각 및 청각 정보의 대체 감각의 입력뿐만 아니라 닫힌-사슬 운동, 테이핑 또는 기타 촉각 입력을 사용하여 적시에 신경근 협응을 촉진하는데 중요하다.
- 초기 강조 사항은 관절의 위치를 제어하기 위한 소근육 안정화의 활성화를 촉진하는 것이다.
- 기능적 위치와 움직임을 위해서는 대근육 안정화 근육에 부하를 가하고 범위를 통해 조절력을 개발해야 한다.
- 환자가 진행됨에 따라 더 높은 부하 또는 속도를 요구하는 기능적인 활동을 위해 대근육 움직임근 보다 먼저 소근육 및 대근육 안정화에 대한 순서로 진행이 필요하다.
- 매개변수에는 초기 중간 범위, 근육 활성화 및 지구력 용량에 대한 위치 설정 또는 능동 조절이 포함되며, 이후 적절한 순서로 강화하고 힘을 가한다.
- 진행 범위, 유지, 세트 및 스트레스는 세션 중간 또는 세션 사이의 응답을 기반으로 한다.

한 신경근의 지원도 과가동성에 기여할 수 있다. 임신 중과 임신 후에 임산부 3명 중 1명이 허리 통증을 호소하고[35] 임신 기간 내 내 및 임신 후 호르몬의 변화와 관련된 말초 관절의 가동성이 증가한다(임상 사례 6.4 참조).[35,36] 과가동성은 엘로스-단로스 증후군[37](Ehlers-Danlos syndrome)(임상 사례 6.5)과 같은 선천적인 느슨함이 있거나 결합조직 장애가 있거나 이전에 인대 및 관절 주머니 손상과 같은 특정 질환(예: 앞쪽 어깨 불안정성; 임상 사례 6.6 참조)이 있을 때 일반화될 수 있다.[38] 엉덩관절 이형성증과 같은 구조적 이상은 가동성이 증가하고 변경된 생체역학으로 인한 결합조직 또는 관절 구조물의 안정성 붕괴가 나타날 것이다.[39] 이러한 상황에서 의료 병력은 초기 가설에 도움이 될 것이다.

병력과 프레젠테이션 History and Presentation

과가동성을 가진 환자의 전형적인 병력은 특별한 사건 없이 증상이 천천히 진행되는 것이다. 다른 환자들은 인대 또는 결합조직의 손상을 초래하는 이전의 외상을 식별할 수 있다. 미세외상으로 인한 과가동성은 인대와 관절주머니 무결성 검사가 필요하다. 과가동성은 비정상적인(조정되지 않은) 움직임이나 움직임 보상이 나타날 수 있다.[9,10,40] 수동 또는 비활성 구속 체계가 느슨하거나 누락된 경우 정상적인 범위를 벗어난 과도한 관절 움직임이 일어난다. 개인이 능동 체계를 이용하여 영역을 제어할 수 있다면 증상이 나타나지 않을 수 있다. 일반적으로 신경근 조절이 불충분하고 힘이 관절 구조물에 전달이 되면 과가동성 문제가 발생하고,[1] 힘이 국소 부위에 가해지면 미세 또는 거대 손상의 위험이 따른다.[32,44-46] 과가동성을 보이는 모든 개개인들이 증상이 있는 것은 아니지만 과가동성의 존재는 시간이 지남에 따라 문제가 될 수 있다.[47] 관절의 퇴행은 특히 엉덩관절 이형성증[48] 또는 외상성 관절 손상 후와 같이 제한적인 구조적 지지가 있을 때 과가동성의 장기적인 결과로 나타난 것일 수도 있다. 일반화된 또는 특별한 과가동성 가능성에 대한 평가는 객관적인 검사 전체 중 일부이며 바이튼 점수[47](임상 사례 6.5), 능동 및 수동 범위 표준값 비교, 끝 느낌, 특정 특수 검사를 포함한다.[24,25,49,50]

과가동성은 또한 가장 먼저 또는 가장 많이 움직이는 분절에 스트레스와 함께 다른 부위의 저가동성 영역과 관련될 수 있다.[3] 종종 다른 영역에서의 저가동성은 취약 영역의 스트레스를 증가시키는데 기여하여 기능장애 기전 주기와 과가동성 영역에 힘의 집중을 초래한다. 종종 스포츠 또는 작업 활동과 관련된 상황과 관절가동범위 맨 끝에서 과도하게 사용하는 경우에도 특정 느슨함이 발생할 수 있다(임상 사례 6.6 참조). 일부지지 구조물의 부분적 소실과 함께 급성으로 외상성 발병이 있을 경우, 치유 중 중간에 구조물을 짧아진 자세로 유지하기 위한 예방 조치가 필요할 것이다(임상 사례 6.7 참조).

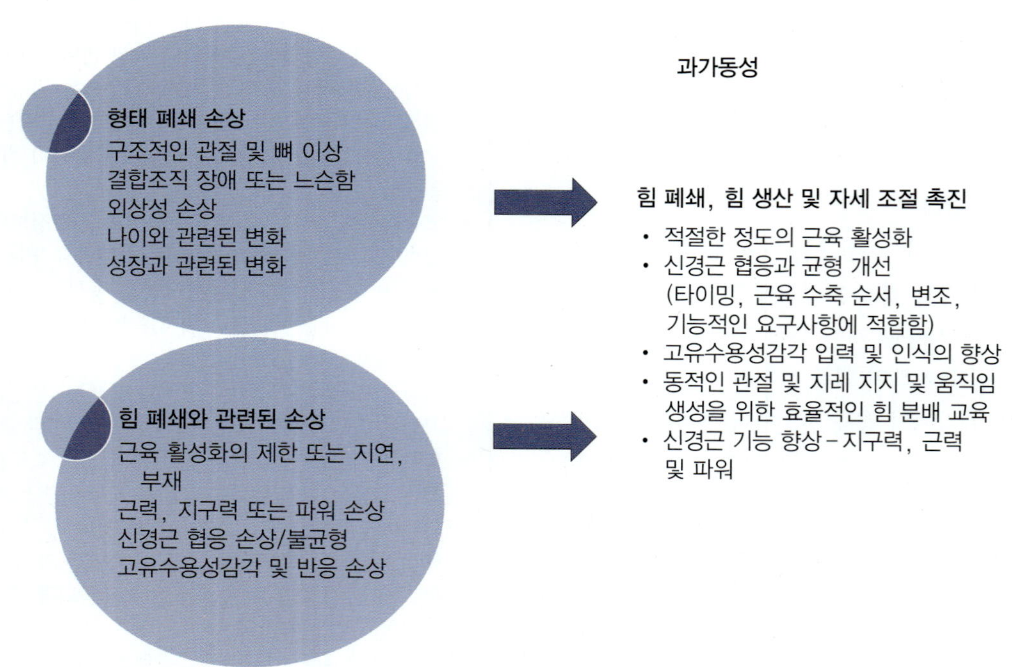

그림 6.4 과가동성(형태 및 힘 폐쇄) 및 운동 접근.

과가동성에 대한 운동 개념: 신경근 협응 및 대근육과 소근육 안정화근으로부터의 힘 폐쇄
Exercise Concepts for Hypermobility: Neuromuscular Coordination and Force Closure From Local and Global Stabilizers

과가동성 문제를 해결하기 위한 운동은 *동적 안정화 및 신경근 협응 훈련*(표 6.3)을 통해 정상적인 기능적 한계를 넘어서는 움직임을 제한하거나 중간 범위를 제어하는 능력을 향상시키는 것을 강조해야 한다. Panjabi는 중립영역에서 능동적 지지의 필요성과 구부러지는 현상 또는 불안정성을 방지하기 위한 능동적인 지지의 필요성을 설명한 최초의 연구자 중 한명이다.[51,52] 증가된 국소 관절 움직임 또는 일반적인 결합조직 느슨함이 있는 경우, 관절에 가장 가까운 국소 안정화 근육으로부터의 지지 또는 힘 폐쇄는 중립 영역에서 관절의 중간 위치를 제어한다; 그러므로 이러한 근육들은 초기 재활에서 강조된다(단계 I 또는

임상 사례 6.4 과가동성: 임신

30세 여성은 임신 6개월이며 허리 통증을 호소하고 있다. 그녀의 통증은 장시간 서기, 계단 오르내리기, 앉아 있다가 서서 움직일 때 더 심해졌다.

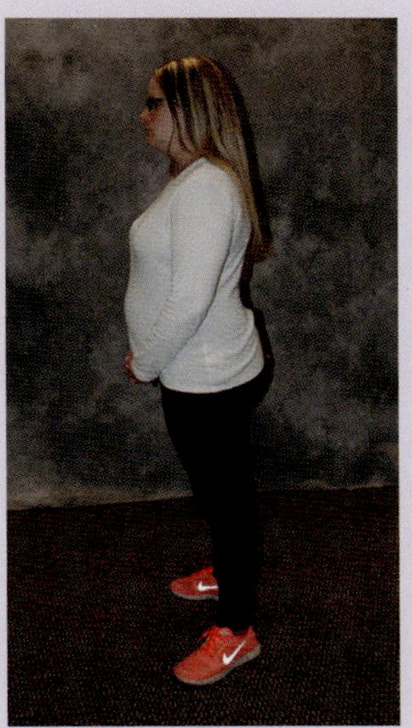

임신 중의 서있는 자세.

환자는 장기적으로 구조물에 스트레스를 가하는 것보다 최적으로 균형 잡힌 자세에 대해 교육을 받고 자주 휴식을 취해야 한다.

주의사항

운동 관리는 임신 중 호르몬 수치의 증가와 관련된 결합조직 느슨함의 증가를 고려해야 한다. 임신 말기에 접어들면 모든 인대와 조직이 점점 더 늘어날 수 있게 되고 아기의 체중과 자세가 허리에 스트레스를 증가시킨다. 아기가 골반으로 내려오기 시작하고 엉치뼈와 엉덩뼈의 관계가 아기에게 공간을 제공하도록 조정된다. 골반과 허리뼈에 부착된 근육의 스트레칭이 중단된다. 운동은 앉기, 서기 또는 옆으로 누운 자세로 제한되며 장시간 바로누운자세는 금지된다. 생체역학 및 호르몬의 영향은 시간제한이 있으므로 운동은 기간의 말까지 지지를 유지하기 위한 것이다.

운동 선택과 교육에 대한 임신의 영향

아기의 체중은 허리뼈를 당겨 허리 앞굽음을 증가시킨다. 또한 끝 범위에서 작용하는 늘어난 배근육의 지지와 아기의 체중으로부터 추가적인 저항과 압박이 제한적이다. 허리뼈 뒤에 가해지는 스트레스는 임신 말기에 호르몬 수치가 높아져 더 늘어날 수 있는 엉덩허리관절 및 엉치엉덩관절의 인대를 늘린다. 배근육, 볼기근육, 골반 바닥 근육으로부터의 능동적 근육지지는 엉치엉덩관절과 허리뼈 관절의 힘 폐쇄에 더 중요하다. 엉치엉덩관절과 허리관절의 힘 폐쇄를 위해서는 배, 엉덩이, 골반바닥 근육으로부터의 능동적인 근육 지지가 더욱 중요해진다. 등척성 지지를 장기간 유지할 수 있는 능력은 다양하게 변화함에 따라 점점 더 어려워지게 되고, 따라서 단기간에 능동적 지지를 제공하는 능력을 만들고 지지를 유지하는 것을 운동의 목표로 한다.

운동 선택

운동은 척추와 허리골반 구조를 지지하는 배근 및 골반바닥의 활성화에 초점을 맞춘다. 양쪽 등척성 활성화와 전반적인 중심 안정성을 제공하는 양쪽 다리 닫힌 사슬 자세가 한쪽 다리 운동보다 선호된다. 열린 사슬 또는 닫힌 사슬 자세에서 끝 범위를 향한 한쪽 다리의 움직임은 허리골반 구조에 스트레스를 전달할 가능성이 더 높다. 운동의 초점은 능동 근육 조절을 통해 힘을 분배하고 늘어난 구조에 대한 추가적인 긴장을 제한하기 위해 가능한 극단적인 범위를 피하는 것이다.

움직임 재교육

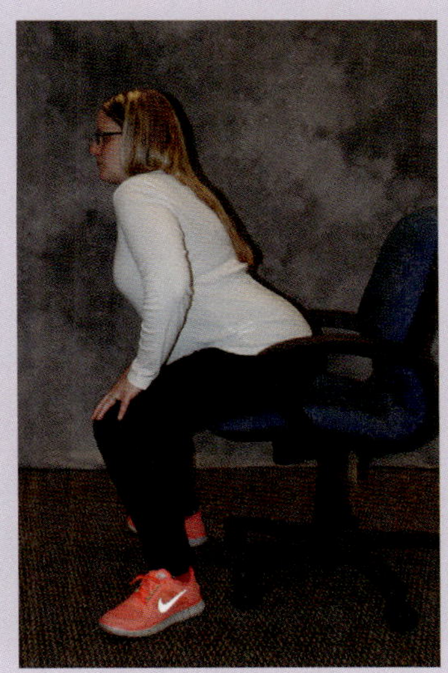

앉고 서기.

그녀가 일어설 때 허리뼈의 운동축을 줄이기 위해 앉은 자세에서 일어서기로 전환되는 동작의 재교육이 제공된다. 환자가 몸을 앞으로 움직일 때 앞굽음이 증가하는 것에 주목한다. 엉덩관절은 아이의 위치에 맞게 바깥쪽으로 회전한다. 그녀는 몸의 무게를 들어 올리기 위해 주로 엉덩이 근육에 의존하면서 운동량과 수직 움직임을 보조하기 위해 손을 사용하고 있다. 엉덩이와 무릎을 사용하여 움직이기 전에 몸의 무게를 의자 가장자리에 최대한 앞으로 이동시키고 배와 골반바닥 근육을 사용하게 하도록 지시받는다.

임상 사례 6.5 일반적인 느슨함: 엘로스-단로스 증후군(Ehlers-Danlos Syndrome)

30세 환자에게는 간헐적인 허리통증과 무릎통증이 있었다. 초기 검사에서 그는 매우 유연하다고 보고하였다. 바이튼 척도 점수는 8/10이었고, 피부와 관절은 과도한 느슨함을 보였다. 과도한 가동범위와 근유연성을 제외하고는 양성으로 나타난 특수검사는 없었다. 그에게는 외상의 병력은 없었다. 일반적인 운동 처방은 과가동성 범주에 대한 지침을 따를 것이다(표 6.3; 운동의 종류, 표 6.4 운동의 매개변수).

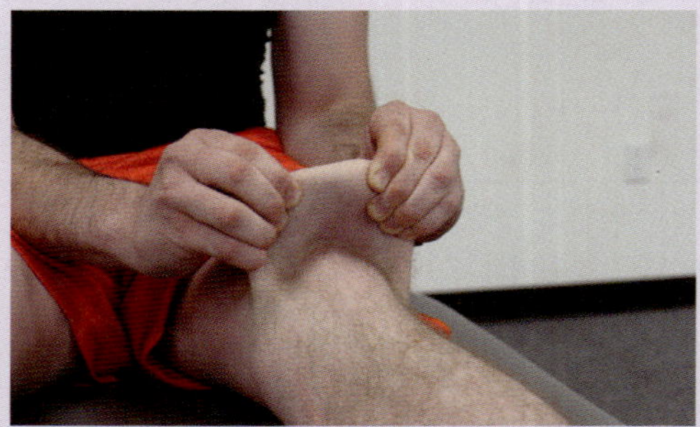

과도한 피부 느슨함.

바이튼 척도[1,2](Beighton Scale)

검사 양성 점수(+1)

1. 5번째 손가락 수동 폄: 90° 이상

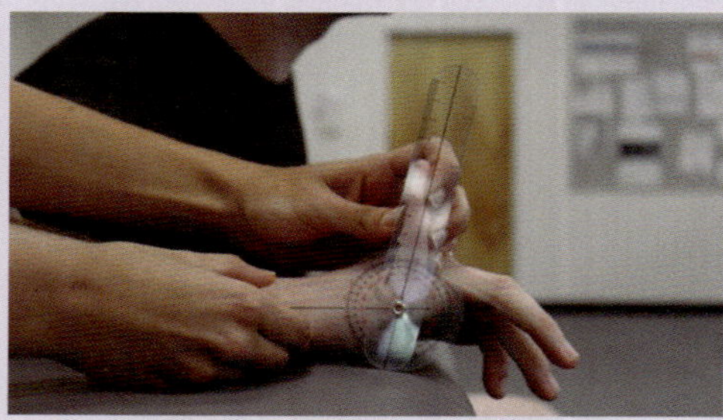

수동 폄.

2. 수동 팔꿈치 과다폄: 10° 이상

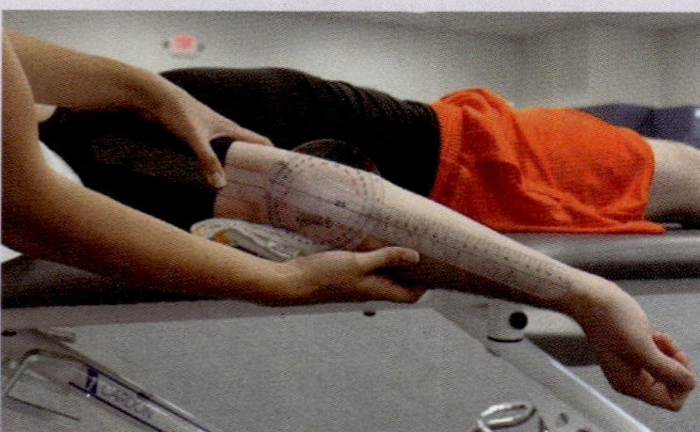

수동 팔꿈치 과다폄.

3. 수동 무릎 과다폄: 10° 이상

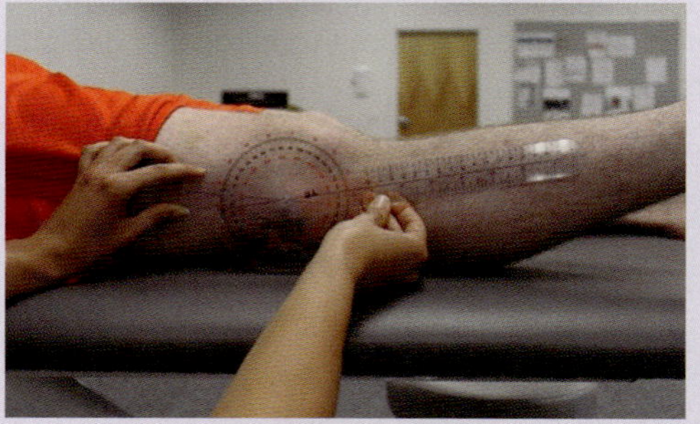

수동 무릎 과다폄.

4. 아래팔을 향한 엄지손가락의 맞섬: 아래팔에 완전 접촉

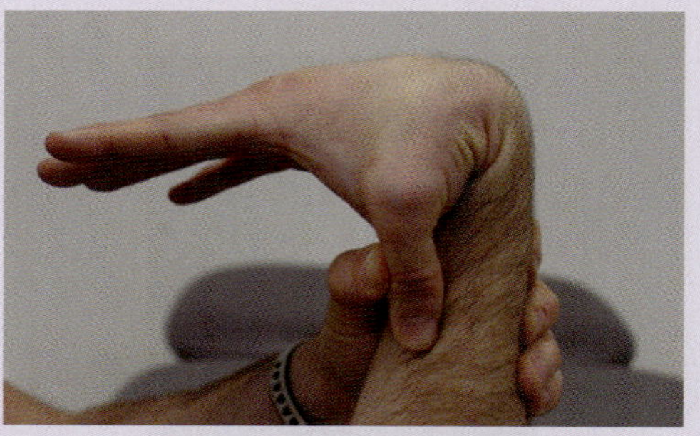

엄지손가락 맞섬.

5. 선 자세에서 몸통 굽힘: 바닥에 손바닥 위치

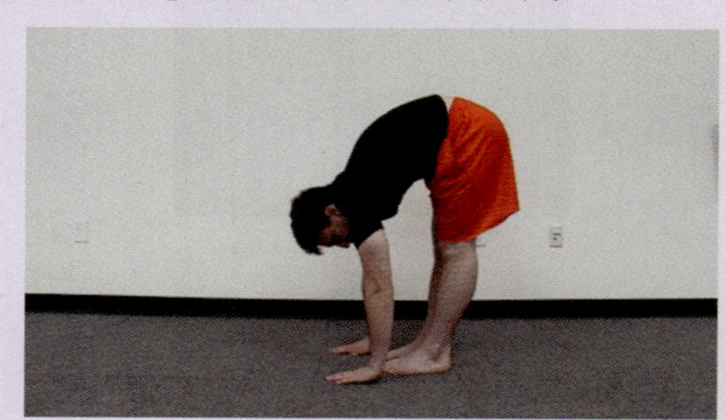

바닥 방향으로 몸통 굽힘.

항목 1-4는 양측으로 측정을 한다; 항목 5는 총 점수 9점 만점에서 1점을 부여한다. 0-2점 일반적인 과가동성 없음; 3-4점 경미한 과가동성, 5-9점 심각한 과가동성

참고문헌

1. Magee D.J., Sueki D. *Orthopedic Physical Assessment Atlas and Video: Selected Special Tests and Movements*. 6th ed. St. Louis, MO: Elsevier Saunders; 2011.
2. Van der Giessen L.J., Liekens D., Rutgers K.J., Hartman A., Mulder P.G., Oranje A.P. Validation of Beighton score and prevalence of connective tissue signs in 773 Dutch children. *J Rheumatol*. 2001;28(12):2726-2730

Ⅱ).[40] Ⅱ단계 또는 Ⅲ단계 동안 힘과 움직임의 복잡함이 증가됨에 따라 대근육 안정화근(2장 참조)은 범위를 통해서 더 높은 힘에 대하여 관절 구조를 조절하기 위해 더욱 중요해진다. 소근육 안정화근의 기능은 관절의 위치를 조절하는 것이며 대근육 안정화근은 특히 속도가 증가할 때 또는 동작의 끝 지점을 향할 때 큰 힘을 흡수하고 분배를 한다. 안정화 근육은 적절한 시간과 문턱값에서 동원이 된다면 대근육 움직임근을 사용하여 결합조직과 관절 구조에 과도한 힘을 흡수하지 않고도 효율적인 움직

임상 사례 6.6 과사용과 관련된 오목위팔관절의 앞쪽 느슨함

한 28세 여성이 지난 6개월 동안 증상이 서서히 증가하는 일반적인 어깨 통증을 경험하였다. 그녀는 가정 운동 비디오를 사용하여 운동을 하고 체육관에서도 운동을 한다. 16세까지 체조선수를 하였고 높은 수준의 범위에서 과도한 어깨 굽힘과 바깥돌림을 가지고 있다. 움직일 때 통증은 없지만 웨이트 리프팅을 한 다음에 낮은 수준의 통증이 있다고 하였다. 그녀의 웨이트 리프팅 프로그램에는 덤벨을 사용한 벤치 프레스, 팔 굽혀 펴기, 버피, 앉은 자세에서 체스트 프레스, 프리 웨이트로 위팔두갈래근과 위팔세갈래근 운동, 레터럴 레이즈, 넓은 등근 풀 다운, 프리 웨이트 상태로 펀치가 포함된다. 바로누운자세에서 그녀의 어깨 수동 굽힘은 왼쪽에 비해 과도하며 바깥돌림은 왼쪽 어깨보다 20°(11°) 이상으로 나타났다. 관절놀이에서는 수평 벌림과 바깥돌림에서 경미한 불안감 및 근방호가 오른쪽 어깨에서 더 크게 나타났다. 그녀는 좋은 힘을 가지고 있다.

평가

환자는 오른쪽 어깨에 과가동성과 함께 앞쪽 느슨함이 더 크게 나타났다.

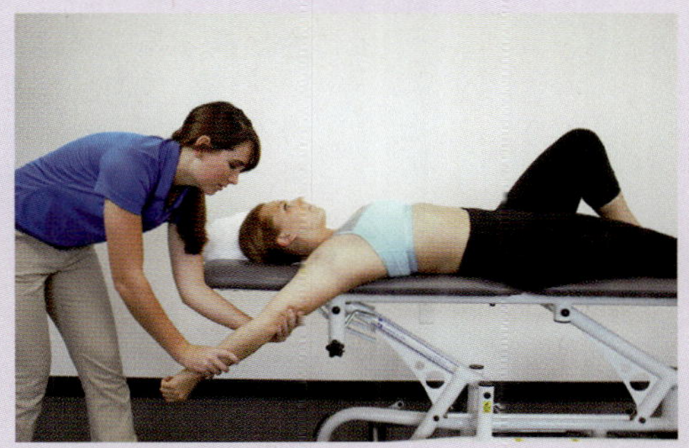

훈련과 관련된 특별한 과가동성(이전에 체조). 바로누운자세에서 오른쪽 수동 굽힘 범위 과도함.

운동 선택

앞쪽 불안정한 경우: 닫힌 사슬 운동은 중간 또는 내부 범위에서 매개변수를 강화하는 것과 함께 고유수용성감각 훈련을 촉진하는데 사용된다. 그녀가 규칙적으로 운동을 하기 때문에 운동 프로그램은 활동적이지 않은 사람보다 더 높은 수준에서 시작한다. 균형과 불안정한 자세는 근지구력과 힘 폐쇄 유지에 중점을 두어 어깨가슴근과 오목위팔근의 협응을 훈련하는데 사용된다. 초기 운동 부하는 점진적으로 더 어려운 자세를 사용하여 평가된다.

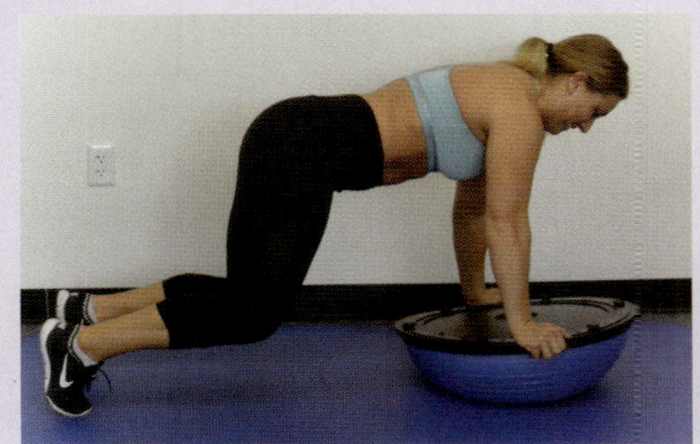

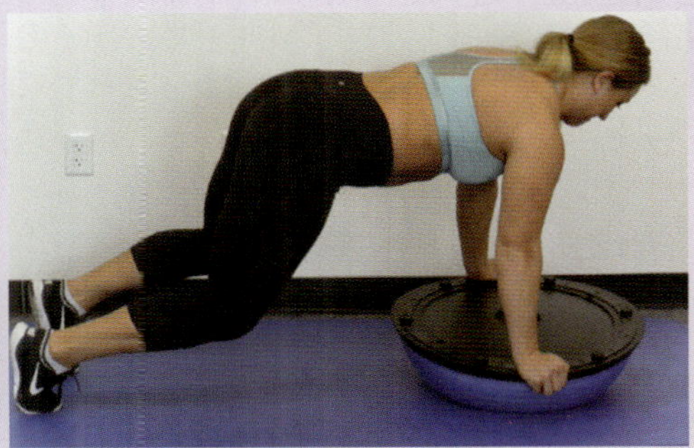

불안한 표면에서 플랭크. 그녀는 최대 25초 동안 자세를 유지할 수 있음.

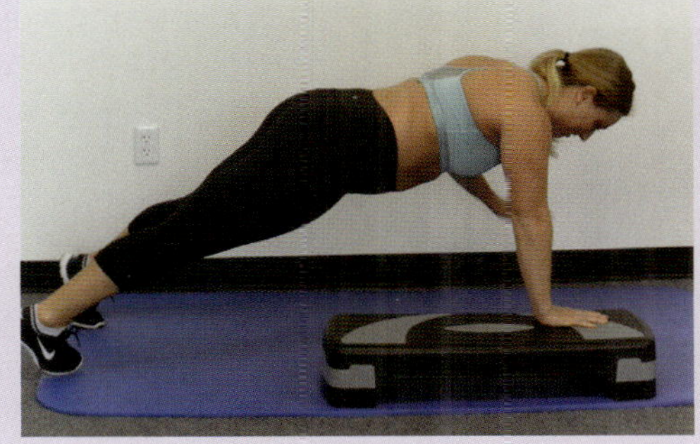

발판에서 한손 들고 플랭크.

평가

발판에서 한 팔로 지지하는 추가적인 도전은 더 어렵고 그녀는 팔을 들어 올려서 어깨뼈의 연결과 머리 위치를 유지할 수 없다. 신호로 자세를 수정을 할 수 없다면 동일한 운동을 시도한다. 어깨가슴 연결 부위가 좋은 자세로 유지할 수 없다면 보수(BOSU)를 사용하는 완전한 플랭크를 일차 운동으로 여러 세트와 함께 진행하며 신경근 협응과 지구력에 도전적으로 진행하기 위해 보수(BOSU)에서 체중 이동과 동작을 진행한다.

임상 사례 6.7 과가동성: 어깨 앞쪽 탈구

아이스하키를 하던 25세 남성이 급성 앞쪽 어깨 탈구가 되었다. 그는 어깨를 판자에 부딪쳤고 어깨는 즉시 탈구되었다. 그의 어깨는 응급실에서 정복되었으며 현재 어깨를 보호하기 위해 팔걸이를 사용하고 있다. 부상 후 2주 동안 등척성 안정화 및 보조 관절가동범위가 지시되었다.

주의사항

특히 바깥돌림 시 수평벌림이 나타나지 않는다(앞쪽 탈구 자세 재현). 낮은 부하로 중간 범위 등척성 운동과 작은 범위의 등장성 운동

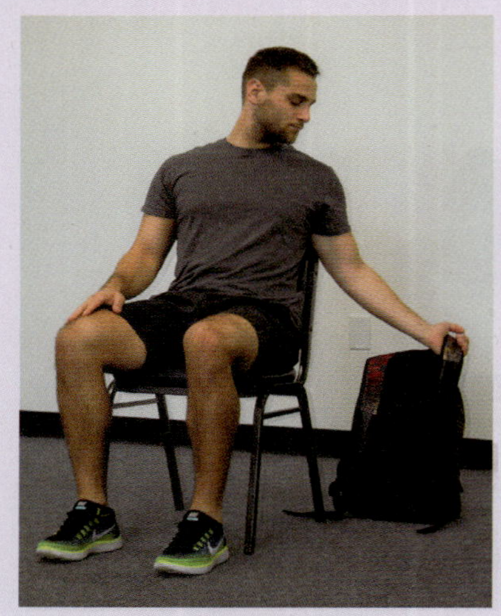

피해야 할 자세.

반대쪽 팔은 옷을 입는 동안 기능적인 움직임으로 피해야 할 자세를 보여주는데 사용된다. 가방을 몸 뒤로부터 해서 땅에서 들어 올리기, 다친 팔은 몸 뒤에서 옷을 입기, 등 뒤에서 팔을 사용하는 것은 모두 앞쪽 어깨에 과도한 부담을 주는 자세이다.

운동 선택

초기 선택: 율동성 안정화를 교대로 하는 등척성 운동

환자는 자가 보조 동작을 사용하여 팔을 50° 굽힌 상태에서 몸 앞에 폼 패드를 놓고 이 위에 팔을 올려 어깨 앞쪽에 가해지는 스트레스를 제한하는 방법을 배우게 된다. 팔을 지지한 상태에서 여러 방향으로 천천히 저항을 주면 근육 활성화에 자극을 제공한다. 이 운동은 가능한 오랫동안 유지를 하는 것으로 진행되며 여러 방향으로 하거나 시간이 정해진 유지를 한 방향으로 진행한다.

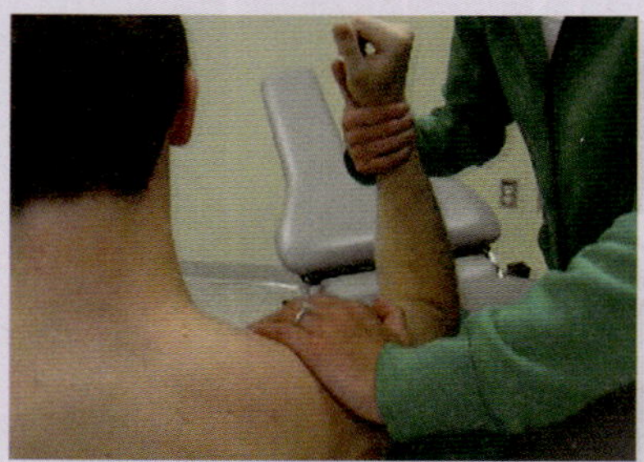

등척성: 교대하는 율동성 안정화.

치료사는 환자에게 어깨를 같은 자세로 유지하라고 말하면서 점진적으로 저항을 쌓아가고 어깨를 안정화시킨다("제가 움직이게 하지 마십시오"). 치료사는 천천히 저항 쌓기 및 이완으로 안쪽 및 바깥돌림(방향을 교대)에 대한 저항을 적용한 다음 점차적으로 힘의 방향을 번갈아 가는 속도를 점진적으로 증가시킨다. 가까운 쪽에 있는 손은 움직임과 보상을 제한하기 위해 어깨 위에 놓는다.

진행

등척성 방법은 지지된 자세에서 탄성 또는 도르래의 저항에 대항하여 작은 범위 등장성으로 진행된다. 도르래 시스템의 위치와 시작 장력은 앞쪽에 있는 구조물이 늘어나지 않도록 팔이 중립 지점을 지나 되돌아가는 것을 막도록 설정된다.

손상 후 4주: 등척성 중간 범위 저항 운동

2주 후, 환자는 등척성 지구력 운동과 저항에 대항하여 강화를 할 수 있다. 그의 통증 수준은 2/10으로 감소했고 돌림근띠와 어깨뼈 안정화 근육을 활성화시킬 수 있으며 한 방향으로 20초까지 중등도 자가 저항을 유지할 수 있다.

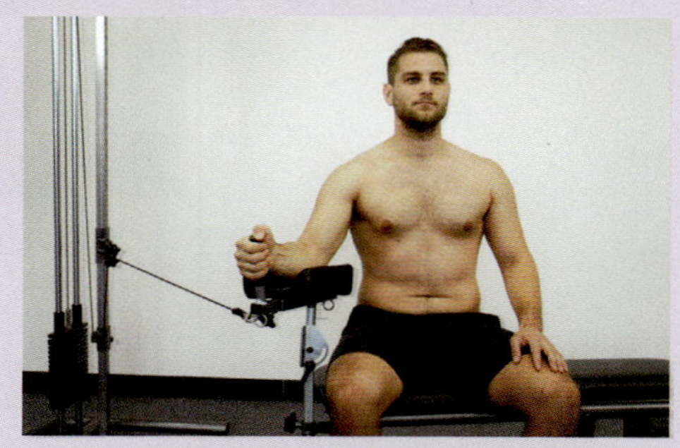

도르래 저항에 대한 양을 강화하기 위한 등척성 지구력 운동 진행.

도르래 시스템과 환자의 시작 자세는 어깨의 앞쪽 구조를 보호하기 위해 어깨가 바깥돌림 또는 수평 모음으로 움직이지 않고 어깨 안쪽돌림과 모음이 되도록 설정된다. 아래팔 지지는 중력에 대항하여 팔을 유지하는데 필요한 부하를 줄여주며 큰가슴근, 앞쪽 어깨세모근, 어깨밑근에 대한 저항의 특수성을 허용한다.

부상 후 6주: 닫힌 사슬 운동

환자는 운동공과 균형 보드를 통해 네발기기 자세(운동 10.25)로 닫힌 사슬 운동을 진행할 수 있다. 그의 통증 수준은 2/10으로 감소했고 돌림근띠와 어깨뼈 안정화 근육을 활성화시킬 수 있으며 한 방향으로 20초까지 중등도 자가 저항을 유지할 수 있다.

불안정한 장비의 자세를 유지하는 필요성에 의해서 어깨뼈 안정화 및 등척성 어깨 활동이 향상된다. 환자는 어깨뼈 내밈과 가슴벽에 연결성을 요구하는 안정된 자세를 취하도록 요청 받은 후 균형 도구에서 작은 움직임을 통해 중앙의 움직임 축을 중심으로 여러 방향의 추가적인 근육 활성화를 촉진한다.

진행

운동은 어깨뼈 안정화(운동 10.24)와 앞쪽 어깨 근육에 집중되는 점진적인 저항과 함께 보호된 범위 안에서 닫힌 사슬 안정화로부터 바디블레이드(운동 10.22) 및 등장성 열린 사슬 진동 방법으로 진행된다. 범위 안에서의 강화는 앉아서 기계의 저항(운동 10.33)을 사용하고 옆으로 누워서 편심성으로 움직임을 조절하는 것으로 진행된다(운동 10.24A)

임상 사례 6.7 **과가동성: 어깨 앞쪽 탈구 – 계속**

중간 범위 등척성
닫힌 사슬 등척성
보호된 범위에서 열린 사슬 율동성 진동
보호된 범위에서 열린 사슬 등장성

운동의 진행.

임상 사례 6.5, 6.6, 6.7에서 다양한 유형의 과가동성에 대한 운동 선택 비교

임상 사례 6.5, 6.6, 6.7의 환자는 모두 중간 범위의 운동을 하고 전체 가동범위는 피해야 하며 임상 사례 6.7 환자는 급성 외상 후 과도한 동작을 막기 위해 매우 주의 깊게 관찰해야 한다. 어깨 앞쪽 느슨함을 가진 여성 환자보다 하키선수의 외상 정도가 훨씬 컸다. 앞쪽 느슨함을 가진 환자와 앞쪽 탈구 후 환자 모두 특정 방향의 제한이 필요하며 특히 수평 벌림, 바깥돌림 시 몸 뒤에 팔이 있는 자세는 피해야 한다. 일반적인 느슨함을 가진 환자는 모든 방향에서 끝 범위를 피해야 한다. 재활과 정밀함의 단계는 부하의 양과 열린 사슬 운동 대 닫힌 사슬 운동의 사용에 영향을 미친다. 급성 탈구 후 I 단계에서는 체중지지 운동보다 율동 안정화를 사용한 등척성운동이 선호되는 반면에 앞쪽 느슨함을 가진 환자는 II 단계에 있으며 강도와 과민성이 낮아 첫 방문 시 더 공격적인 닫힌 사슬 운동을 할 수 있다.

임을 개선할 수 있다. 과운동성은 신경근 협응 접근법에 대한 필요성을 나타내지만 이러한 운동의 사용은 추가적인 관절가동범위가 달성되면 저가동성을 가진 환자에 대한 신경근 지원에도 적합할 수 있다. 반면에 저가동성은 저가동성 구조가 힘 감소에 영향을 주는 영역을 해결하기 위함이 아니라면 스트레칭 또는 가동성 접근법으로 진행하지 않는다.

안정성 개념: 운동과 힘 분배의 중심축

소근육 및 대근육 안정화근에 의해 제공되는 힘 폐쇄는 운동의 중심축으로 지지를 유지하는데 도움이 될 수 있다. 능동 신경근 협응은 영역을 완전히 뻣뻣하게 하기 보다는 역동적이고 유연한 지지를 위하여 힘을 분배하기 위해 여러 영역과 근육을 포함한다.[53] 여러 관절과 신경근계를 통한 힘의 분배는 하나의 구조물에 의한 과도한 힘의 흡수를 감소시킨다. 근육 활동의 종류, 적절한 근육 지지 및 기능의 정도, 신경근 훈련 기전의 적절한 순서를 개발하는 것이 중요하다. 큰 대근육의 지지 이전에 소근육 안정화근을 사용하는 것은 관절 구조를 지지하고 힘을 분배하여 효과적인 지레 시스템을 가능하게 한다. 타이밍의 미세 조정, 수축 협응, 힘을 제어하거나 균형을 맞추는 능력은 모두 신경 및 운동 패턴 훈련의 중요한 요소이다.

안정성 개념: 신경근 타이밍 예상

통증이 있을 때 초기 또는 팔다리의 움직임(**예상 근육 활동**) 전에 몸통 근육에서 속근육 안정화 기능을 시작하는 능력이 종종 손상된다.[54] 예상 근육 활동은 팔다리가 움직이기 전에 부분적으로 발생하는 것을 말하는데 일반적으로는 몸쪽에서 발생하는 근육 활동을 말한다. 몸통 또는 "코어" 안정성 없이 팔다리 동작은 척추의 가동 관절 구조에 의해 힘을 흡수되는 결과를 초래할 수 있다. 지연된 운동 프로그래밍은 움직임 동안 일반적인 과활성화 또는 동시 활성화의 부족을 동반할 수 있다. 이러한 패턴은 통증이 해결된 후에도 지속될 수 있으며 보상 움직임이 정상적인 실행 패턴이 된다. 만성 또는 반복된 통증 증상이 있는 환자는 적절한 신경근 협응 패턴과 과제를 수행하기 위한 적절한 근육 활동의 "등급"에 대해 평가를 해야 한다. 적절한 타이밍과 동원을 가르치기 위해 사용되는 운동 조절 접근방식이 유지되는 적절한 신경근 활성화 및 조정을 달성하는데 사용되는 것으로 밝혀졌다(7장 참조).[55–57]

안정성 개념: 매개변수

수축의 시기와 순서를 조절하거나 미세 조정하는 것 외에도 관절 구조를 보호하고 지속적인 자세와 움직임을 위해 힘을 분배하기 위한 위치를 유지하는데 근지구력이 필요하다.[53,57–60] 따라서 이러한 유형의 운동에는 낮은 부하와 낮은 강도의 수축이 여러 번 반복되거나 등척성 유지가 적합하다. 환자가 진행됨에 따라 지구력 매개변수가 진행되며 그 후 다른 방향과 더 복잡한 움직임으로 움직임에 대한 과제가 증가한다. 적절한 신경근 조절이 가능하면 근력 훈련이 추가된다. 모든 환자 집단과 마찬가지로 환자의 개인적 특성(연령, 체력 수준, 직업, 취미)도 움직임 요구사항의 종류와 고강도 근력 강화 진행의 필요성을 이끌 것이다. 저부하 운동 조절 운동을 높은 부하 운동 또는 일반적인 근력 운동과 비교한 연구의 결과는 다양하다. 연구자들이 유사한 특성과 제시내용을 가진 표본을 모집하기 위해 노력함에 따라 연구는 전반적인 치료 효과에 대한 향후 방향을 알려주는데 도움이 될 수 있다.[5–10,23,55,61–62] 척추 통증에 대한 모든 종류의 분류 체계에 대한 자세한 설명은 이 글의 범위를 벗어난다.

허용 가능한 범위에 대한 초기 선택은 과가동성의 종류에 따라 결정된다. 예를 들어, 일반적인 과가동성이 있는 경우 중간 범위가 요구되고 모든 방향에서 극단적인 선택을 피할 수 있다. 반면에 특별한 과가동성이 있는 경우(오목위팔의 앞쪽 불안정성 및 불완전한 인대 파열의 경우) 가장 안정적이거나 치유 구조물

표 6.3 과가동성운동의 종류

과가동성에 사용되는 운동의 종류 및 매개변수		설명	이론적 근거	지시사항
안정화, 신경근 협응, 힘 폐쇄 촉진	등척성 또는 작은 범위에서 등장성	관절을 중간 범위에 유지하기 위한 근육 활성화, 지구력 또는 근력에 대한 도전	수축 구조물을 통해 관절의 조절 및 힘 분배를 촉진	근육 활성화를 위해 Ⅰ단계에서 사용; 힘 또는 지구력에 도전하기 위해 Ⅱ단계에서는 저항 추가
	율동적 안정화	치료사는 환자가 자세를 유지하기 위한 힘에 저항을 하면서 여러 방향 또는 교대로 외부 저항을 제공	외력에 대한 반응은 관절을 안정된 위치에 유지하면서 근육 활성화를 시작	근육 활성화 교육
	진동	작은 범위 안에서 빠른 동작	관절 주변의 소근육 안정화 활성 및 감각 입력 증가를 촉진	자세 근육 활성화 또는 통증 조절 저항 또는 빠른 진동 속도로 근지구력을 위해 사용할 수 있음
	닫힌 사슬	지레 시스템의 끝 지점이 표면과 접촉하고 움직이지 않음	관절 압박은 관절낭의 감각 입력을 증가시키고 자세 근육 조절을 촉진; 신경근 협응은 닫힌 사슬 운동으로부터 자연스럽게 발생하는 다관절 동작에 의해 강화	체중 부하가 허용되는 경우 Ⅱ단계 안정화
	중간 범위	전체 관절가동범위 및 관절의 구조에 따라 다름	중간 범위는 적절한 비활성 안정성에 대한 부족과 관련된 범위의 끝에서 스트레스를 제한하는데 사용	Ⅰ단계와 Ⅱ단계에 표시됨
신경근 협응	불안정한 지면 또는 균형 반응	자세 반응을 촉진하기 위해 불안정한 지면 또는 동적 균형 반응 사용	균형 반응은 자세 근육 지지를 활성화하는 가장 빠르고 가장 자동적인 반응	모든 단계에서 사용 가능. Ⅰ단계, 근육 활성화; 추가적인 도전이 있는 Ⅱ단계를 사용하여 반응 속도를 향상시킬 수 있음; 기능적 활동에 대한 필요가 있을 경우 Ⅲ단계 사용 가능
	감각 입력 증가	고유감각을 높이기 위한 외부 촉각, 시각 또는 청각 입력	다른 종류의 감각 또는 대체 영역을 사용하여 고유수용성감각에 대한 입력 및 인식을 향상시킴	일반적으로 Ⅰ단계 또는 Ⅱ단계에서 사용; Ⅲ단계에서 테이프 또는 보조기 사용 가능
	느린 반전	근수축에 이어 저항(작은 범위)에 대한 대항근의 수축	과가동성 관절을 둘러싼 근육 강화	외부 저항 필요(치료사 또는 기계). 중간 범위에서 충분한 활성화 및 조절이 이루어진 후 실시 필요
	반응	과제별 요구사항에 대응해야 하는 도전	외부의 힘에 반응 또는 정지, 방향 변경 또는 힘을 흡수하는 능력이 기능적인 움직임에 필요	Ⅱ단계 또는 Ⅲ단계. 활성화 후 실시 필요, 충분한 지구력, 조절이 있음
	교란	환자가 자세를 유지하려고 하는 동안에 외적인 도전	반응 시간에 도전하기 위해 치료사가 외적인 도전을 제공	Ⅱ단계. 고유수용성반응을 개선하기 위해 실시 필요
	편심성 조절	속도와 관절가동범위를 조절하기 위해 늘어나는 수축	끝 범위를 향하거나 지나가는 움직임을 제한하는데 필요	Ⅱ단계 후기 또는 Ⅲ단계. 활성화, 지구력, 충분한 근력이 필요. 편심성 움직임의 도입은 중간 범위에서 시작하여 끝 범위 조절 방향으로 진행. 움직임이 안전한 범위 내에 있도록 하기 위해 소품, 구두, 시각 또는 촉각 피드백이 필요할 수 있음

에 스트레스를 주지 않는 움직임 면에서 특정 동작의 방향을 제한하고 운동을 먼저 진행해야 한다.

소도구를 관절의 중간 범위에 배치하여 주변의 수동 관절 억제에 대한 길이를 제한할 수 있다. 테이핑 또는 보조기로부터의 촉각 피드백은 늘어났거나 통증이 있는 조직에 대한 긴장을 제한하기 위해 신경근 반응에 도움이 되는 추가적인 신호를 제공할 수 있다. 작은 공 또는 저항 밴드를 사용하여 움직임 동안에 관절 주위의 근육 활성화를 촉진할 추가적인 감각 피드백을 제공할 수 있다. 고유수용성 신경근 촉진(율동 안정화 또는 근접)과 같은 기술을 사용한 손의 사용, 촉각 입력은 올바른 근육 활성화를 촉진하거나 원하는 패턴을 가르치는데 도움이 된다. 이러한 기술은 일반적으로 환자에게 실제 상황에서 운동을 수행하는 방법을 가르치기 위해 도움 없이 독립적이고 능동적인 운동으로 수행된다. 거울이나 표적을 이용한 시각적 입력도 피드백을 제공할 수 있다.

안정성 개념: 고유수용성감각 및 감각 입력에 대한 필요성

또한 과가동성은 느슨한 인대, 관절주머니 또는 힘줄에서 지연된 감각수용기 입력을 특징으로 하며 신경근 반응의 타이밍과 등급은 감각 기전의 파괴에 영향을 받는다(표 6.3 참조). 신경근 협응 체계는 위치에 대한 들어오는 감각 정보(고유수용성감각)에 의존한다. 관절 과가동성이 있을 때, 느슨해진 조직에서 늘어난 수용기로부터 지연된 반응으로 인해 고유수용성감각이 종종 손상되는 경우가 있다. 따라서 다른 정보(예: 탄성 저항으로부터의 촉각 입력, 테이핑, 장비, 위치, 또는 시각/청각 입력)를 사용하여 운동을 수행하거나 개선하는 방법을 배우는 동안 피드백을 지원해야 한다. 닫힌 사슬 운동은 피드백을 더욱 향상시키는데 도움이 된다.

안정성 개념: 운동의 종류

등척성 수축, 작은 중간 범위에서 등장성 수축, 진동, 율동 안정화, 또는 **작용근/대항근** 반전은 모두 중간 범위 내에서 근육의 지지를 향상시키는데 적절한 방법이다(표 6.3 참조). **닫힌 사슬** 자세는 감각 피드백을 유발하는 관절 압박력을 제공하며 이는 자세 근육 활성화 및 지지를 도와준다.[63] 관절 주위에서 조절된 근육 활성화는 동작의 중심축을 만들고 지레 시스템의 안정성을 증가시킨다. 닫힌 사슬 운동은 다관절 움직임을 포함하고 몸쪽 또는 먼쪽 관절의 움직임을 사용하여 힘을 분산시킬 수 있다. 동작이 주변 관절에 분산되면 부상당한 부위 또는 과가동성 부위에 가해지는 힘이 줄어들고 조직이 스트레스와 긴장의 조합에 가장 취약한 극한 범위에 도달할 가능성이 줄어든다. 중간 범위에서 운동을 하고 끝 범위를 피하면 비활성 구조물의 지지가 느슨해지거나 없을 때 허용되는 과도한 전단력과 동작이 감소한다. 따라서 범위에 특정된 근육의 활성화, 지구력, 근력을 향상시키기 위한 목표를 포함하는 것이 중요하다. 균형 활동은 자세 근육 활동을 포함한 균형 및 평형 반응을 자동적으로 자극하여 몸을 중간위치로 돌아오게 하는 전정반사 및 안구반사를 유발한다. 그러므로 균형 반응을 사용하는 것은 자세 근육 안정성을 촉진하기 위한 가장 빠르고 자동적인 방법 중 하나이다. 진동 또는 교란은 교대하는 근육에 도전을 하고 같은 효과를 만들어 낸다.[64,65] 저가동성과 과가동성 손상에 사용되는 운동의 종류 및 매개변수의 비교는 그림 6.5와 표 6.4에 나와 있다.

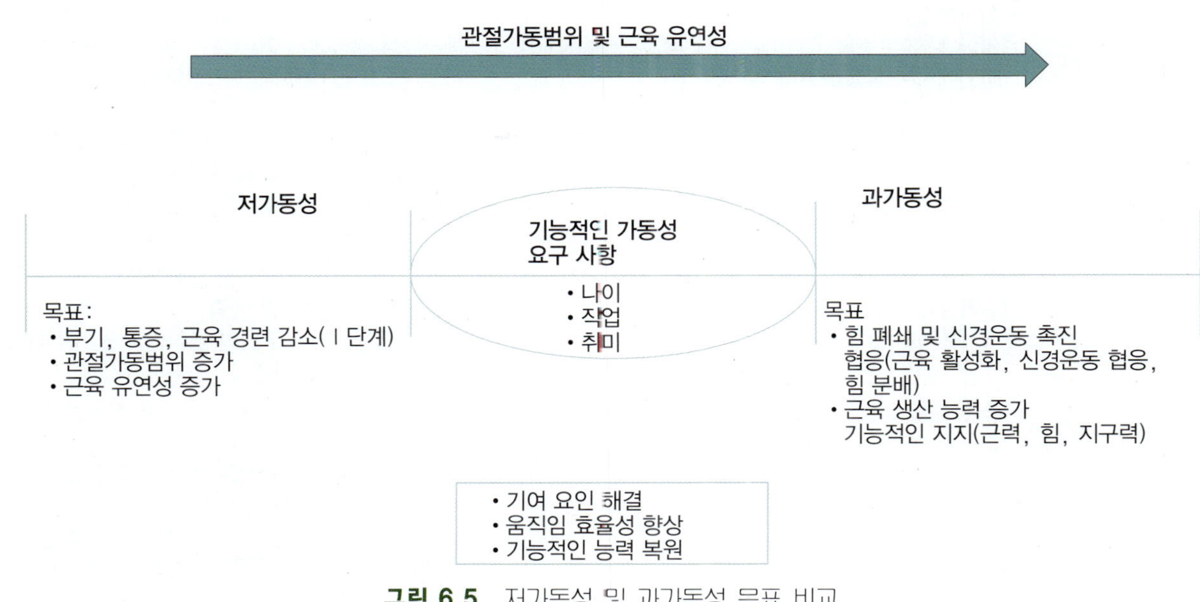

그림 6.5 저가동성 및 과가동성 목표 비교.

표 6.4 저가동성과 과가동성의 비교

운동과 매개변수의 종류		저가동성	과가동성
목표		관절가동범위 또는 통증이 없는 관절가동범위 개선 기능적 활동 동안 가능한 관절가동범위 사용 관절가동범위 개선 유지 또는 사용가능한 관절가동범위 유지	특히 끝 범위에서 과도한 힘 제한 힘을 분산시키기 위해 힘 폐쇄 개선 신경근 활성화 촉진 비활성 구조에 대한 힘을 제한하기 위한 근지구력 및 근력 향상 신경근 협응 향상 고유수용성감각 인식 향상
운동의 종류		일반적으로 열린 사슬(Ⅲ단계에서 기능을 위해 필요한 경우 닫힌 사슬로 진행) 능동 보조, 중력 보조, 치료사 보조, 도르래 보조 수동적으로 자세잡기 수동 또는 능동 보조의 장기간 스트레칭 능동 등장성 범위를 유지하기 위해 등척성 또는 등장성 수축이 뒤따름	닫힌 사슬 능동 등척성 운동 또는 작은범위 등장성 운동에 이어 중간 범위까지의 등장성 운동 끝 범위에서 조절된 움직임(과도하지 않거나 정상 한계를 초과하지 않음)
주의사항		과도한 스트레스 또는 긴장(특히 결합된)을 피하여 결합조직에 치명적인 장애와 염증을 유발함	과도한 범위 피함 장기간 유지 또는 끝 범위를 향하는 자세 피함
매개변수	자세	끝 범위(관절 또는 근육) 전범위 또는 스트레칭을 돕기 위해 중력, 도르래나 능동 근수축을 사용 항중력 동작이 요구되는 자세로 진행	중간 범위(관절 또는 근육) 지지됨, 지지되지 않는 상태로 진행 범위를 제어하기 어려운 자세로 진행 운동 축의 중심화를 촉진하는 닫힌 사슬
	운동량	맨 끝 범위에서 고반복 저부하에서 유지를 지속하는 저부하로 진행 과도한 긴장 없이 범위에 도달하거나 통증을 해결하기 위한 진동 영향을 받은 조직의 최대 길이 유지 시간을 증진 또는 부하 부하를 늘리기 전에 새로운 길이를 수용할 수 있는 시간을 허용	올바른 타이밍, 근육 수축 순서(sequencing) 및 목표에 초점을 맞춘 저부하, 고반복(활성화)에서 저부하, 고반복 또는 저부하(지구력)로 장기간 등척성 유지로 진행. 더 높은 부하, 중간 범위에서 더 낮은 반복(강도)으로 진행 중간 범위에서 근육 교대 활성화를 촉진하기 위한 진동(신경근 활성화) 영향을 받는 조직의 중간 또는 짧은 범위 부하를 진행하기 전에 자세를 유지할 수 있는 능력이 우선 진행 범위는 최우선 순위
	기능적 요구 사항	기능적 범위 요구 사항을 향한 진행	관절 또는 근육의 마지막 끝 범위를 초과하지 않고 기능적 활동을 수행하기 위한 진행
우선순위		관절가동범위 증가 또는 유지 영향을 받는 부위를 고립하기 위해 다른 관절이나 부위에서의 보상을 피할 것 과가동성을 은폐하는 근육 경련이 아닌 제한된 물렁조직과 관련된 저가동성인지 확인	중간 범위 유지 또는 맨 끝 범위 도달 피함 과가동성 영역에서 이른 또는 과도한 동작 피함 점진적으로 근육에 대한 도전으로 신경근 협응 해결: 근육 활성화(예상), 대근육 안정화근 이전에 소근육 안정화 근의 동원, 이후 대근육 움직임근 움직임 전략을 관찰하고 조정하는 능력 고유수용성감각 인식 자세근 지구력
평가 모니터링		운동을 하는 동안 및 운동 후 통증 반응(지연성 근육통) 관절가동범위 끝 느낌(특히 근방호에 대한)	운동 후 통증 반응(지연성 근육통) 특정 근육의 기능적인 능력 신경근 협응; 먼쪽 부위의 움직임이 있기 전에 과가동성 영역의 지지 및 안정화
조언		과도한 통증 피함; 통증 반응이 근방호를 유발하는 경우 진동 또는 짧은 유지 사용	운동 학습의 원리를 사용하여 근육 활성화 촉진 및 동작 패턴을 변경 피드백으로 새로운 패턴을 연습한 다음 유지력이 향상됨에 따라 피드백 사라짐 외부 피드백(테이핑, 소품, 장비, 시각적 입력, 청각 입력)을 사용하여 감각 입력을 강화할 수 있음
기타 중재		관절가동술 또는 맨손교정	테이핑

글상자 6.4 반복적인 긴장 장애에 대한 목표, 운동 선택, 우선 순위 및 진행

1. 반복적인 긴장 손상의 운동 관리에는 다음이 포함된다:
   - 조직에 과도한 부하를 유발하는 기여 요인 조정
   - 조직에 특정 자극을 점진적인 도입(재생을 위한 최적의 자극)
   - 움직임 및 정렬 이상 수정
   - 훈련 요인 또는 영양, 신발 등과 같은 기여 요인 해결
2. 기여 요인을 다루거나 조정하기 위해 다음과 같은 목표 및 관련된 운동 선택사항이 선택된다:
   - 정적인 뼈 정렬과 같이 조정할 수 없지만 고려해야 할 구성 요소
   - 유연성 및 관절가동범위 제한
   - 근육 불균형 또는 힘 폐쇄 부족
   - 힘이 축적되는 비효율적인 움직임 패턴 또는 패턴
   - 훈련 요인
3. Ⅰ단계와 Ⅱ단계의 우선순위는 다음과 같다:
   - 미세파괴를 초래하는 힘의 조합을 방지하기 위한 예방 조치(방향 또는 힘의 유형, 범위 또는 특정 움직임을 피하거나 생체역학적 요인을 조절)
   - 손상을 당한 조직의 영역에서 멀리 떨어진 영역의 힘을 분산하고 움직임을 재교육하도록 설계된 운동
   - 기여하는 요인 손상을 해결하기 위한 운동
4. Ⅱ단계 및 Ⅲ단계 동안 진행에는 다음 사항이 포함된다:
   - 조직에 대한 특정 힘의 느린 도입
     - 건병증: 등척성 또는 동심성 운동 후 각 형성 또는 힘줄의 압박이 없는 편심성 운동
     - 스트레스성 골절: 회전 또는 높은 충격력 없이 느린 수직 부하
     - 연골: 간헐적 압박 및 감압 및 체중부하 감소에 따른 미끄러짐
5. 동적 정렬을 재교육하는 것은 힘을 분산시키고 손상의 재발을 방지하는데 매우 중요하다. 훈련내용은 다음과 같다:
   - 몸쪽 관절 사용
   - 적절한 힘을 제공하도록 설계된 근육 사용
   - 효율을 위해 모멘트 팔 조정
   - 보상 움직임 피함
   - 근육 불균형 해소
   - 반복과 연습을 통해 새로운 움직임 패턴 강화하고 추가 손상 방지
6. Ⅲ단계는 훈련 및 움직임 패턴, 진행 및 높은 수준의 신경근 협응을 포함한 기능적 활동에 대한 복귀를 다룬다.
7. 목표가 중복되고 치료는 종종 Ⅱ단계에서 시작된다.

반복성 긴장 장애
REPETITIVE STRAIN DISORDERS

반복성 긴장 장애(글상자 6.4)는 시간이 지남에 따라 발생하며 일차 손상 부위에서 힘 축적에 기여하는 시작된 요인을 해결하고 손상된 조직의 회복을 촉진하는 것이 중요하다. 외상성 및 반복적인 긴장 기전 모두 조직 손상의 정도, 조직 치유 시간 및 치유 단계를 고려해야 하지만 반복적인 긴장 손상의 관리에는 미세외상의 긴 과정에 기여할 수 있는 모든 요소를 다루는 것이 포함된다. 반복적인 긴장 손상(예: 어깨 충돌 증후군) 또는 자세 증후군(예: 기계적 목 통증)이 있는 환자는 특별한 사건 없이 서서히 증상이 시작된다고 보고한다. 스트레스 또는 긴장이 조직 수용력보다 클 때 조직이 무너지고 미세외상으로 인해 약간의 손상이 발생한다. 회복할 충분한 시간 없이 힘이 지속적으로 가해지면 미세외상이 발생한다. 염증주기가 시작되면 환자가 해당 부위를 사용하지 않고 이차적인 근육 위축과 함께 통증 및 기능장애가 발생한다. 조직 구조가 변함에 따라 더 적은 힘이 손상을 일으킨다. 회피 및 보상 패턴이 내재화되어서 종종 손상된 조직에 더 많은 힘이 집중된다. 결국 조직이 약해지고 결합조직이 무질서해져서 통증, 불용, 추가적인 손상, 움직임 장애로 이어진다.[66–68]

구조물을 일관되게 극단적인 길이로 놓는 반복적인 움직임 또는 지속적인 자세는 조직이 힘에 적응하는 결과를 초래한다. 불균형과 비대칭은 선택된 지점에서 더 일찍 또는 더 많이 움직이는 경향을 증가시킨다. 점진적인 힘의 집중은 이러한 접합부에 더 많은 가동성을 가져오고 과가동성 및 조직 파괴에 대한 반복되는 과정으로 인해 통증이 유발한다. 따라서 극단적인 자세 정렬 또는 반복되는 움직임은 상대적인 뻣뻣함 또는 유연성 상실을 포함한 근육불균형을 초래할 수 있으며 그에 따른 수동 장력의 균형을 맞추기 위한 근활성화 및 지구력이 제한될 수 있다.

각각의 관절이나 국소적으로 저가동성 또는 과가동성이 나타나지만, 같은 환자에게서 두 가동성 손상이 동시에 나타나는 것은 매우 흔하다. 반복적인 긴장 손상을 가진 환자를 평가하고 치료를 할 때 전체 운동 사슬에 대한 고려가 필요하며 자세 습관은 긴장한 구조 대 늘어난 구조 및 힘이 축적되는 부위에 불균형을 초래할 가능성이 있다. 관절의 제한과 과도한 동작 부위의 조합은 "최소 저항의 경로"에서 움직이는 몸의 과가동성 영역에 힘을 집중시킨다.[3] Sahrmann과 동료들은 여러 다른 영역에서의 패턴을 설명하고 이러한 움직임 시스템 *손상 증후군*이라 이름을 붙였다. Sahrmann[3]은 또한 과가동성과 저가동성이 모두 존재할 때 과가동성이 통증과 기능장애를 일으킬 가능성이 높다고 하였다. 따라서, 과가동성 영역은 치료의 우선순위로 간주되어야 하며 증상이 있는 영역에 적용되는 안정성 및 신경근 조절의 원칙이 필요하다. 저가동성이 있는 상황에서는 특정 분절 또는 그 영역의 상대적인 과가동성이 주요 문제가 된다. 힘을 분산시키고 제한된 영역에서 가동성을 증가시키며 과가동성 영역을 지지하기 위해 가장 효율적인 움직임 패턴과 정렬을 조정하고 가르칠 수 있는 정교한 접근법이 필요하다. 움직임 패턴, 습관적인 자세, 움직임, 근육 불균형, 기타 생체역학적 영향 간의 관계는 Sahr-

임상 사례 6.8 반복적인 긴장: 힘의 축적을 줄이기 위한 기능적 활동 조절

환자 A

환자 A는 2주 전에 격렬한 턱걸이와 외줄 오르기 후 왼쪽 어깨에 통증이 생긴 25세 운동선수로 위팔두갈래근 힘줄병증 진단을 받았다. 통증은 일상생활 활동을 제한하지는 않았지만 그는 운동을 다시 하고 싶어 한다. 그는 더 큰 범위의 운동(부하)에서 통증을 경험하고 있다. 앞쪽 머리 자세와 함께 가슴근, 넓은등근, 등세모근은 긴장되어 있으며 어깨뼈는 기울임이 있는 상태이다. 자세 정렬은 높은 수준의 어깨 운동을 하거나 피로할 때 악화된다.

웨이트 리프팅 매개변수 조절

첫 번째 중재 중 하나는 환자와 함께 운동을 하여 압박력을 제한하기 위해 머리 위에서 하는 강화 동작을 조절하는 것이다.[1,2] 높은 수준의 어깨 움직임 동안에 능동적인 몸쪽 자세와 함께 상지를 지지하도록 환자를 가르치는 것은 처방된 모든 운동의 첫 번째 구성 요소가 될 것이다. 운동은 위팔두갈래근 힘줄이 압박되는 범위를 피하기 위해 120° 굽힘 이하로 제한한다. 턱걸이와 완전한 어깨 폄 및 어깨 밀기 동작이 들어간 오버헤드 웨이트 위팔세갈래근 폄은 중단된다. 올림픽 리프팅은 웨이트를 허리 높이까지 들어 올리는 것으로 제한되지만 머리 위로는 올리지 않으며 팔굽혀펴기는 제한된 범위에서 이루어진다.

환자 B

환자 B는 무릎뼈 힘줄병증 진단을 받은 여성 배구 선수이다.

점핑 수정 및 프로그램

점프 착지 수정은 운동 조절 접근법(7장 참조) 사용하는 운동 프로그램에 포함되며 환자가 무릎뼈 힘줄에서 멀리 떨어진 힘의 분산에 도움을 줄 수 있도록 부드럽게 착지하는 방법을 환자에게 가르친다. 그녀는 무릎이 안쪽으로 무너지지 않게(동적인 가쪽휜자세) 다리의 정렬을 유지하도록 훈련을 받고 스쿼트 진행 시 앞쪽 몸통 기울기를 유지하여 모멘트 팔과 무릎넙다리관절에 가해지는 힘을 줄이도록 권장한다. 그녀의 강화 프로그램은 엉덩관절 바깥돌림근, 모음근, 특정 근활성화에 도전하는 점진적인 저항을 가진 폄근 운동, 지구력 운동과 마지막으로 힘 매개변수로 구성된다.[3-5] 점프는 리포머(운동 9.19에서 진행)에서 누운 자세로 체중을 지지한 상태에서 시작하며, 트램폴린에서 점핑(운동 9.51), 점프 훈련(운동 9.50)으로 진행된다. 지상에서 상자로 점프가 추가되고 점프해서 내려오기, 반대로 움직이는 점프가 추가되며 마지막으로 한 단계 아래로 점프, 그리고 최대 수직 점프를 실시한다.

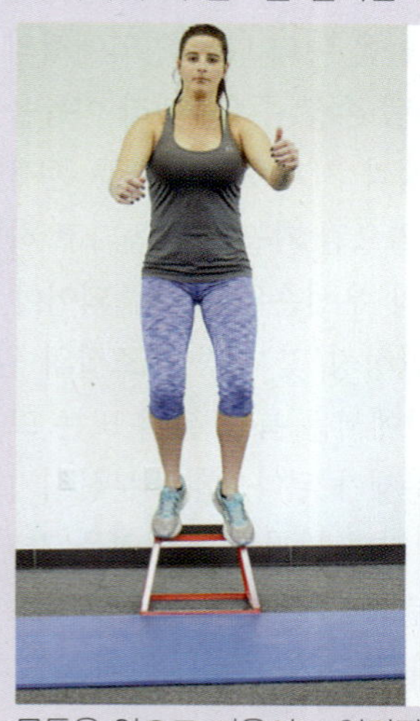

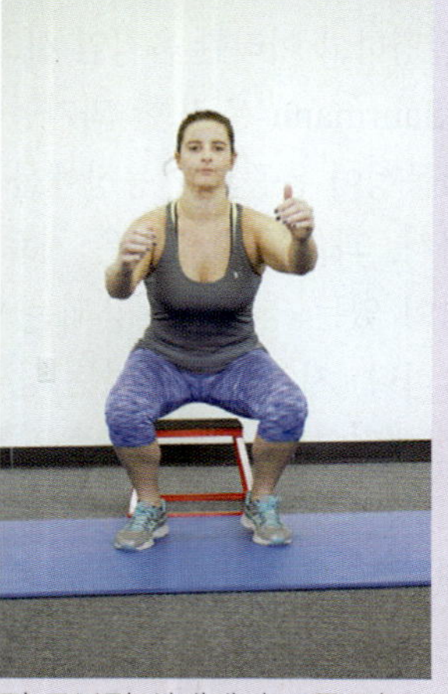

몸통을 앞으로 기울이고 엉덩관절 구부린 상태에서 드롭 점프.

환자 C

환자 C는 30세 여성으로 아이를 들거나 빨래를 할 때 어깨 통증과 만성 기계적 허리 통증이 증가되는 것을 호소하고 있다. 그녀는 편평한 등뼈, 날개어깨뼈(winging scapula), 기울어진 어깨뼈(scapular tipping)가 있다. II 단계에서 그녀는 척추 및 어깨 활성화와 지구력 운동을 통해 발전해왔다.

리프팅 재교육 및 훈련

리프팅 동안 다리와 안정된 척추 단위를 사용하는 기술을 소개한다. 물체를 기저면에 최대한 가깝게 가져오고 몸통의 위치가 정해지면 다리를 사용해 움직임을 만들어 지레를 조정하는 것과 관련된 개념을 작은 부하로 가르치고 연습한다. 환자는 다양한 형태의 리프팅을 지시받는다. 골프선수 리프트는 차에서 식료품을 들어 올리는 동작 시 적합할 수 있으며 더블레그 스쿼트 리프트는 세탁 바구니를 들어 올리는 동작 시 더 적합할 수 있다(운동 11.43–45). 리프트 전에 중심 근육 활성화를 통합하고 다리를 사용하는 것은 스쿼트 및 런지와 같은 리프팅 훈련을 보완하는 다른 운동과 통합되며 동시에 어깨가슴 근육, 어깨 근육, 배 근육, 척추 폄근육 강화를 진행한다.

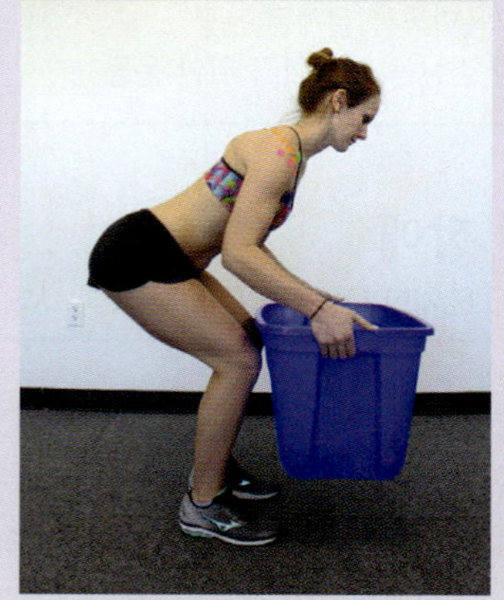

어깨가슴에 대한 연결 없이 하는 더블레그 스쿼트.

그녀의 어깨뼈는 앞쪽으로 기울어져서 등뼈와 몸통의 연결이 감소하고 돌림근띠 근육에 대한 의존도가 증가하고 있다. 리프팅 전에 어깨뼈를 등뼈에 연결하는 방법을 가르치지 않고 리프팅 기술을 연습하는 것은 이 패턴을 강화시킬 것이다.

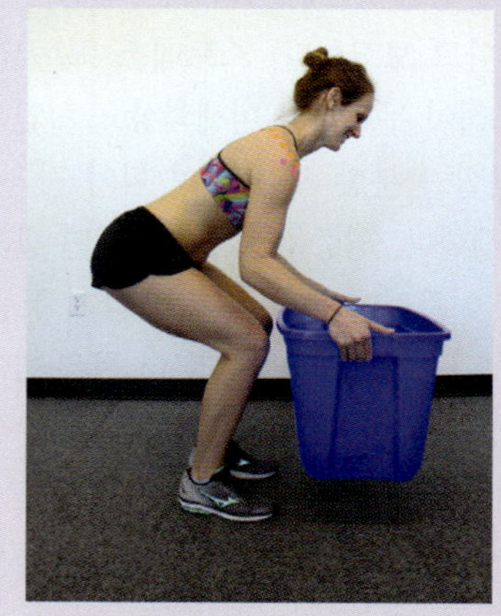

어깨가슴에 대한 연결을 한 상태에서 더블레그 스쿼트.

환자가 어깨뼈를 갈비뼈에 연결할 수 있게 되면 상자에 무게가 추가된다. 이 패턴을 달성하는 방법에 대한 지침은 닫힌 사슬 자세 또는 바로누운자세에서 제공된다. 환자는 팔을 앞으로 뻗을 때와 물체

임상 사례 6.8 반복적인 긴장: 힘의 축적을 줄이기 위한 기능적 활동 조절 – 계속

를 들어 올릴 때 위치를 유지하면서 어깨뼈를 가슴우리에 가깝게 하는 방법을 배운다. 허리뼈 중립 위치에 대한 등척성 안정화는 물체가 이미 지면에서 벗어난 이후가 아니라 들어 올리기 전에 달성된다(예상 타이밍).

환자 A, B, C 비교

세 환자 모두에 대한 치료 계획의 일부는 증상이 있는 부위에서 힘을 분산시키는 것이다. 환자 A의 경우, 더 높은 범위의 어깨관절 굽힘에서 부하를 받는 상방 압박력에 대한 회피는 스트레스를 줄이고 Ⅰ단계와 Ⅱ단계에서 위팔두갈래근 힘줄이 회복되도록 하는데 사용된다. 환자 B는 조기의 근육 활성화 운동을 통해 진행되었으며 Ⅲ단계에서는 점프 기술에 관한 움직임 재교육과 함께 점진적인 근지구력 및 강화가 이루어진다. 환자 C의 운동은 문제를 일으키는 일상생활 활동과 스트레스의 국소화를 피하기 위해 움직임 패턴을 변경한 운동과 일치시킨다. 활동은 Ⅰ단계 및 Ⅱ단계(환자 A) 초기에 증상이 있는 조직의 부하를 제거하기 위해 활동이 조정되고 Ⅱ, Ⅲ단계에서 점차적으로 기능이 회복될 수 있도록 움직임이 천천히 재도입된다(환자 B 및 C).

참고문헌

1. Lewis J, Mccreesh K, Roy JS, Ginn K. Rotator cuff tendinopathy: navigating the diagnosis – management conundrum. *J Orthop Sports Phys Ther*. 2015;45(11):923–937.
2. Wilk KE, Hooks TR. The painful long head of the biceps brachii. *Clin Sports Med*. 2016;35(1):75–92.
3. Janssen I, Steele JR, Munro BJ, Brown NA. Predicting the patella tendon force generated when landing from a jump. *Med Sci Sports Exerc*. 2013;45:927–934.
4. Zhang SN, Bates BT, Dufek JS. Contributions of lower extremity joints to energy dissipation during landings. *Med Sci Sports Exerc*. 2000;32:812–819.
5. Silva RS, Ferreira ALG, Nakagawa TH, Santos JEM, Serrao FV. Rehabilitation of patellar tendinopathy using hip extensor strengthening and landing–strategy modification: case report with 6–month follow–up. *J Orthop Sports Phys Ther*. 2015;45(11):899–909.
6. Haddas R, Yang J, Lieberman I. Effects of volitional spine stabilization on lifting task in recurrent low back pain population. *Eur Spine J*. 2016;25(9):2833–2841.

임상 사례 6.9 반복적 긴장 손상: 허리뼈에 가해지는 힘을 분산하고 제한하는 가동성 운동

임상 사례 4.11B에 제시된 환자는 오른쪽 다리 아래로 방사통과 함께 허리통증이 있다. 통증은 1시간 앉아 있으면 더 심해지지만(2/10에서 4/10으로 증가) 움직임에 따라 감소한다. 서있을 때 반복적으로 폄을 하면 허리 부위에 통증이 약간 증가하지만(3/10) 다리 뒤쪽 방사통은 2/10에서 0/10으로 감소한다. 아래 허리의 통증을 재현하는 뒤–앞쪽 활주기법으로 관절 가동성이 감소되고 등뼈의 가동성 또한 감소된다.

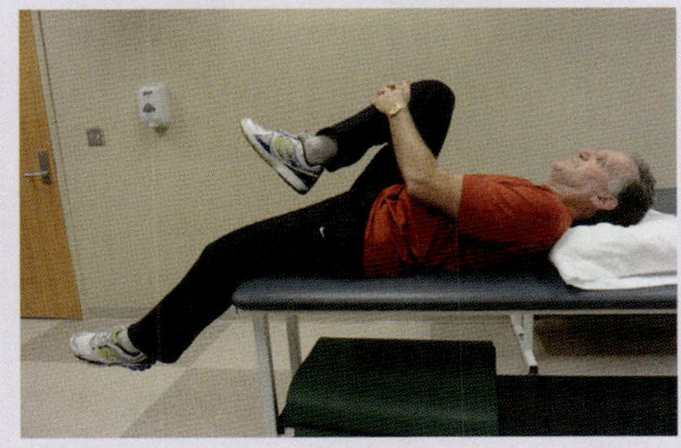

제한된 네갈래근의 유연성을 보여주는 바로누운자세.

기여 요인

요인에는 (1) 능동 폄, 가쪽 굽힘, 돌림의 감소가 동반된 등뼈 뒤굽음, (2) 네갈래근의 긴장이 동반된 바로누운자세에서의 Thomas 검사에서 엉덩관절을 0°로 제한되는 엉덩관절 굴곡근의 유연성 감소가 포함된다. 그의 허리뼈 앞굽음은 폄, 돌림 및 가쪽 굽힘과 함께 중간 허리뼈의 특정 축으로 약간 증가한다.

바로누운자세에서 환자는 폄 0°를 달성할 수 있지만 엉덩관절이 바깥돌림이 되는 경향이 있고 무릎 굽힘이 45°로 제한된다(Ely's 검사 양성). 환자가 침대 가장자리에 위치할 때 엉덩관절 폄은 0°를 유지한다.

기여 요인을 해결하기 위한 운동 선택

무릎을 구부리고 공에 기대어 앉은 상태에서 위쪽 등뼈 뒤굽음의 반전과 큰가슴근을 스트레칭한다.

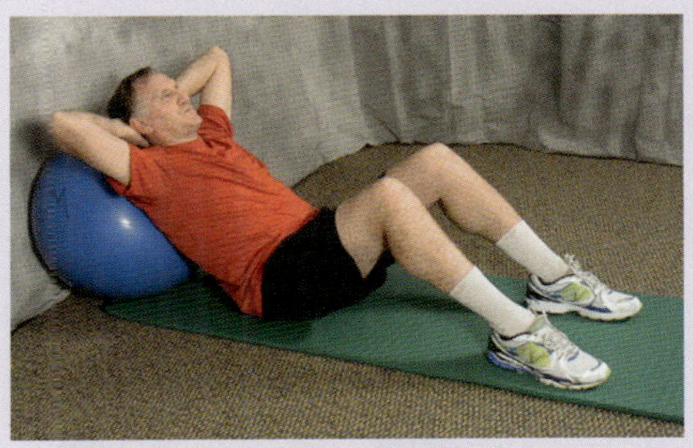

허리뼈에 대한 스트레스 없이 운동 공(exercise ball)에 대항하여 위쪽 등뼈 뒤굽음의 반전과 큰가슴근 스트레칭.

골반의 일반적인 움직임 축에서 확장되는 것을 제한하기 위해 골반이 약간 뒤쪽 기울임이 되어 있는 동안 환자가 공에 기대어 있는 자세는 가슴을 열고 위쪽 등뼈를 확장할 수 있게 한다.

- 엎드린 자세에서 엉덩관절 굽힘근 및 네갈래근 스트레칭

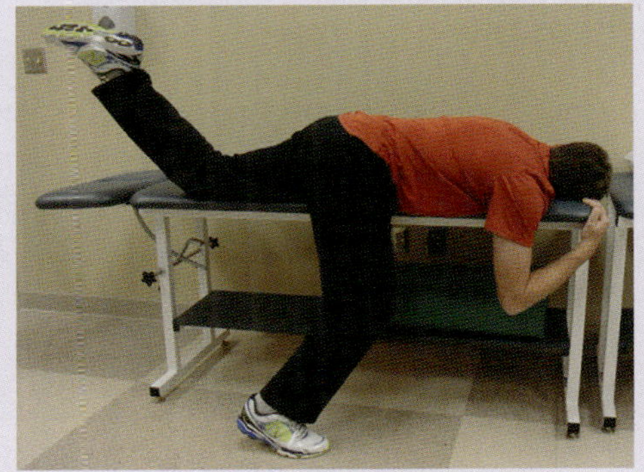

허리뼈에 대한 스트레스를 피하기 위해 엉덩관절 굽힘근과 네갈래근을 스트레칭.

골반이 지지대에 안정된 상태로 지지된 자세는 엉덩관절 굽힘과 무릎관절 굽힘의 끝에 도달할 때 보상을 제한한다. 그는 또한 스트랩을 사용하여 스트레칭을 돕는 방법을 보여준다.

임상 사례 6.10 반복적인 긴장 손상: 기여하는 손상 해결

위팔두갈래근 힘줄병증에 대한 몸쪽 어깨가슴 부위의 점진적인 지구력

임상 사례 6.5에서의 환자 A는 위팔두갈래근 힘줄에서 봉우리아래의 스트레스를 발생시키는 여러 요인을 가지고 있다. 그의 운동 프로그램은 힘줄이 압박되는 동안에 높은 부하를 포함하며 그의 유연성과 가동성 제한은 굽힘 범위 초기에 봉우리아래 압박을 통해 머리가 앞쪽 머리 자세와 어깨뼈 들림에 기여를 한다.

주의사항

특히 위쪽 방향으로 부하가 있는 경우 더 높은 범위의 상승을 피한다. 봉우리아래 힘줄의 압박을 제한하기 위해 몸통의 위치와 어깨뼈의 지지를 다룬다.[1,2]

기여 요인을 해결하기 위한 운동 선택

1. 가슴근(운동 10.8 및 10.9), 넓은등근(운동 10.11), 등세모근, 목갈비근, 어깨올림근(운동 11.16, 11.17, 11.18)에 대한 유연성 운동
2. 힘을 분산시키기 위해 어깨가 120° 이하인 상태에서 위쪽 등뼈 폄과 돌림(운동 11.14 및 11.16)을 증가시키는 가동성 운동
3. 에어다인(Airdyne) 자전거(운동 10.27)와 로잉 머신을 사용하여 몸쪽 상반부의 지지와의 가동성을 다룬다. 에어다인 자전거의 초점은 자세 지구력에 도전하기 위해 목뼈의 수직 정렬이 유지되는 등의 가동성에 있다. 로잉 머신 범위는 동적인 동작 중에서 과도한 기울어짐 또는 앞쪽 머리 자세를 관찰하기 위해 거울과 함께 수행된다.
4. 어깨가슴 및 목등뼈 근육의 지구력은 닫힌 사슬 운동을 사용하여 해결된다. 보수(BOSU)에서 시작하는 아래팔 지지 플랭크는 더 많은 체중을 어깨로 이동한 다음 공을 빼는 방식으로 진행된다. 모든 상체 닫힌 사슬 운동에서 위팔두갈래근 힘줄의 스트레스를 제한하기 위해 더 높은 수준의 굽힘을 피한다.

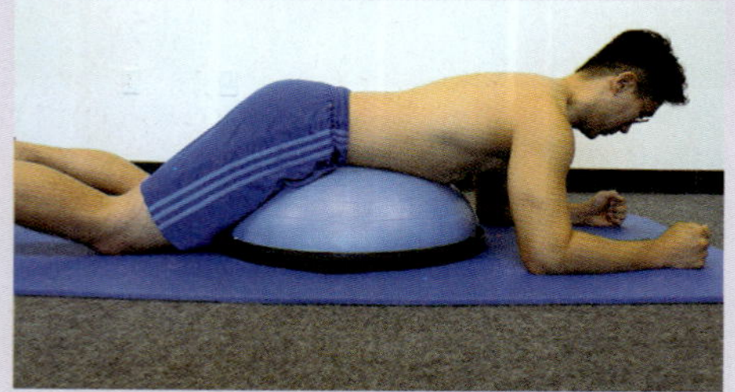

어깨가슴 및 척추 근육 지구력을 위한 중력에 대항하는 점진적인 자세. BOSU에서 팔꿈치로 엎드린 시작 자세.

환자는 목뼈와 등뼈의 중립 정렬인 상태에서 닫힌사슬 어깨뼈 내밈을 하기 위해 가슴우리를 움직이고 지면에서 약간 머리를 올리도록 한다. 어깨뼈의 기울임을 제한하기 위해 등세모근과 목폄근을 사용하려면 BOSU 앞쪽 바닥을 향해 시선을 바꿀 필요가 있다.

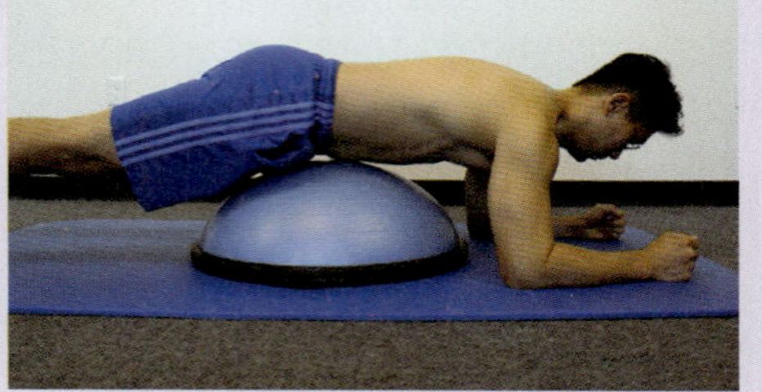

BOSU를 통한 아래팔 지지로 목 부위의 지구력과 어깨가슴 연결에 도전.

무릎을 곧게 펴서 운동할 때 많은 부하가 가해지므로 플랭크 자세가 필요

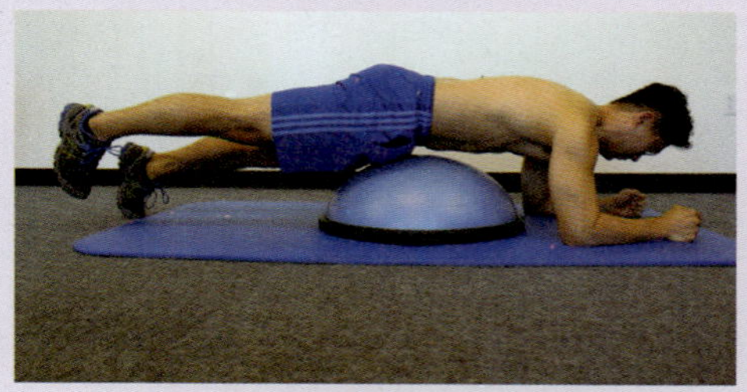

기저면을 줄여 진행.

체중을 한쪽 다리로 옮기고 반대쪽 다리를 들어 올리는 방식으로 운동을 진행한다.

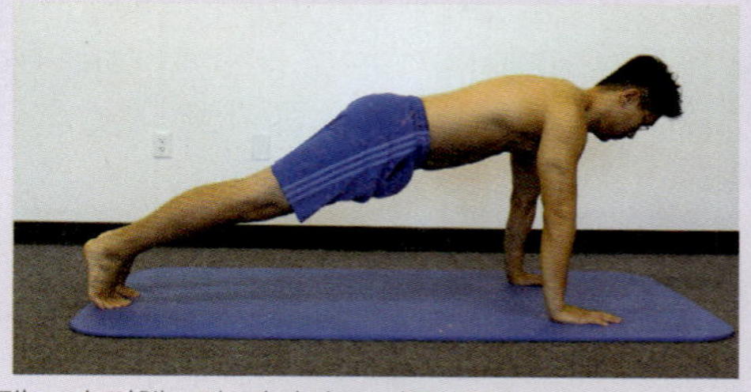

완전한 플랭크의 진행, 팔 지지의 크기를 줄임으로써 부하를 증가시키고 중력에 대항하여 몸을 들어 올리면 지렛대의 힘을 증가시킨다.

생체역학적 정렬 조절

완전한 플랭크 자세에서 팔의 시작 자세는 정중선에 대해 더 넓은 팔의 시작 위치와 함께 상지의 자연스러운 가쪽으로 휜 각도를 수용하도록 설정된다.

어깨가슴 및 몸쪽 목등뼈의 위치는 모두 플랭크 전에 조정되며 운동 중 상실되는 것을 관찰한다.

참고문헌

1. Lewis J, Mccreesh K, Roy JS, Ginn K. Rotator cuff tendinopathy: navigating the diagnosis - management conundrum. *J Orthop Sports Phys Ther*. 2015;45(11):923-937.
2. Wilk KE, Hooks TR. The painful long head of the biceps brachii. *Clin Sports Med*. 2016;35(1):75-92.

mann에 의해 더 자세히 논의된다.[3]

반복적인 긴장 손상의 치료는 조직에 과도한 부하를 유발하는 요인을 해결하기 위한 목표가 포함된다. 훈련 패턴 외에도 힘을 분산시키기 위해 운동 및 정렬 패턴을 다룬다(임상 사례 6.8). 움직임과 정렬의 이상을 수정하는 것은 반복적인 긴장 손상 관리에 중요하다. 특정 손상은 통증 및 기능장애 부위 또는 다른 신체 부위에 있을 수 있으며 손상은 제한된 근지구력, 근력 및 신경근 조절에서 저가동성과 과가동성에 대해 설명된 가동성

임상 사례 6.11 아킬레스 힘줄병증에 대한 최적의 재생력을 도입하는 방법

45세 달리기 선수는 왼쪽 아킬레스 힘줄 죽은 조직제거 수술을 하였고 II단계에 있는 상태이다(임상 사례 4.16). 그는 달리기와 관련된 아킬레스 힘줄병증 병력을 가지고 있다. 아킬레스 힘줄에 다시 하중을 싣기 위해 점진적 저항 운동이 도입되었다.[1-4]

특별한 재생력을 가하기 위한 운동 선택

1. 체중지지 양방향 운동: 양쪽 뒤꿈치 들기(레그 프레스 또는 리포머에 체중지지)를 자연스러운 몸 정렬 상태에서 중립 발등 굽힘을 하며 동일한 체중지지 유지
2. 수직 체중 지지로 진행: 바닥에 선 상태에서 양쪽 뒤꿈치 들기
3. 편심성 내려가기(계단에 서서 바닥 방향으로)
4. 한쪽 뒤꿈치 들기

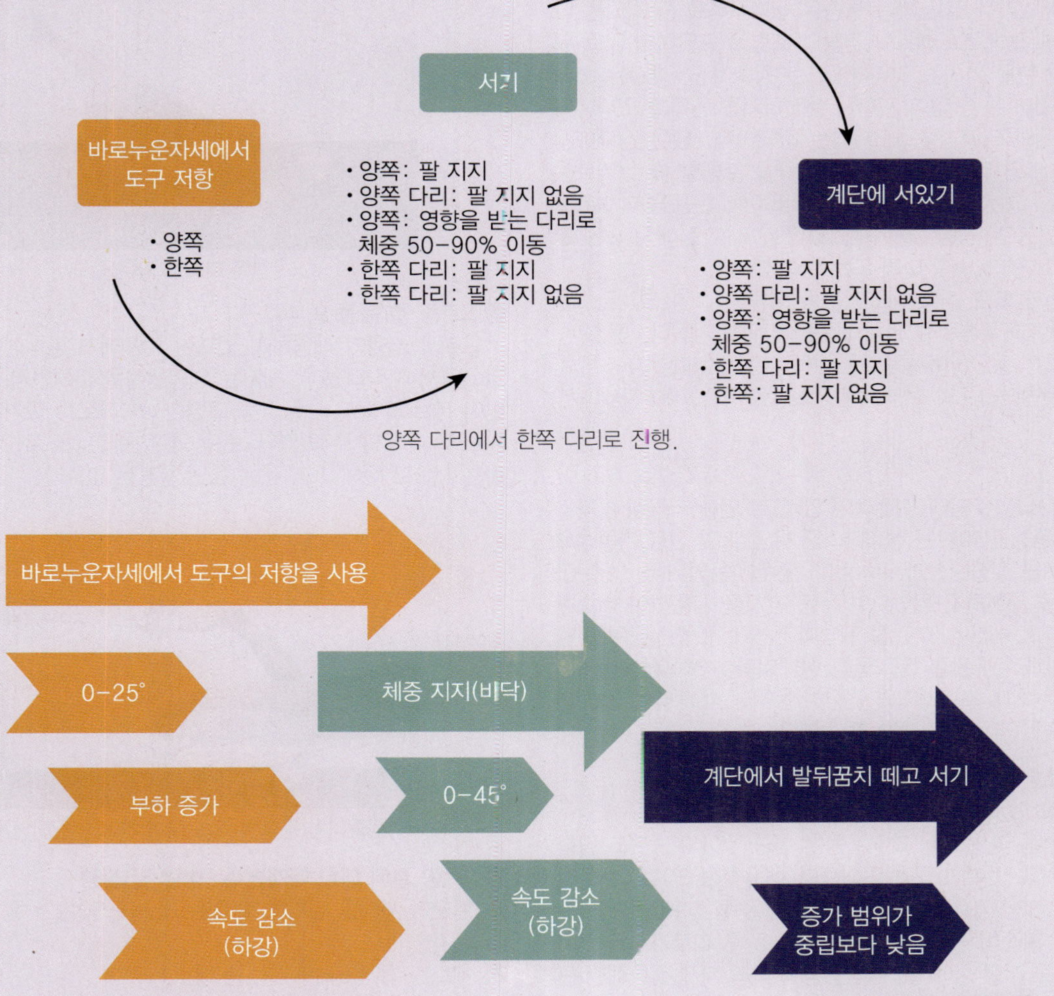

양쪽 다리에서 한쪽 다리로 진행.

매개변수 진행.

참고문헌

1. Silbernagel KG, Crossley KM. A proposed return-to-sport program for patients with midportion Achilles tendinopathy: rationale and implementation. *J Ortho Sports Phys Ther*. 2015;45(11):876-886.
2. Silbernagel KG, Thomee' R, Erikssson Bi, Karlsson J. Continued sports activity, using a pain-monitoring model, during rehabilitation in patients with Achilles tendinopathy: a randomized controlled study. *Am J Sports Med*. 2007;35:897-906.
3. Komi PV, Fukashior S, Jarvinen M. Biomechanical loading of Achilles tendon during normal locomotion. *Clin Sports Med*. 1992;11:521-531.
4. Couppe' C, Svemssom RB, Silbernagel KG, Langberg H, Manusson SP. Eccentric or concentric exercises for the treatment of tendinopathies? *J Ortho Sports Phys Ther*. 2015;45(11):853-863.

임상 사례 6.12 뒤넙다리근 힘줄병증에 대한 최적의 재생력을 도입하는 방법

환자는 뒤넙다리근 힘줄병증 진단과 함께 몸쪽 뒤넙다리근 힘줄병증 관리를 의뢰받은 25세 남성이다. 그는 3개월 전 달리기를 하는 중에 오른쪽 뒤넙다리근 힘줄 부착 부위에 통증을 경험하기 시작했다. 한번에 보통 4~5km를 달리고 이를 1년간 하고 있다. 또한 축구, 얼티미트 프리즈비(ultimate frisbee)에 참여하고 있으며 체육관에서 운동도 한다. 그의 통증 수준은 약 3/10이지만 운전 후 통증은 8/10까지 올라갈 수 있다. 앉아 있는 것도 고통스러우며 10분 동안 앉은 후 중등도의 통증(6/10)을 경험한다. 활동은 통증을 감소시키고 서있거나 걸을 때는 통증은 없다. 목표 중 하나는 다관절 근육에 대한 최대 스트레스와 긴장의 조합에 도달하지 않고 뒤넙다리근 힘줄에 힘을 가하는 것이다. 그는 강의 시간(때로는 최대 2시간)에 앉는 것과 통증 없이 앉아서 운전하기를 원하고 있다. 여전히 모든 스포츠와 달리기를 하고 있는 상태이다. 앉은 상태에서 25~30kg 햄스트링 컬(hamsting curls)을 수행할 때 날카로운 통증을 경험한다. 그는 몸을 반대쪽으로 기울여서 운동을 계속했고 한번에 10번 반복 수행을 할 수 있었다. 또한 집에서 브릿지(bridge)를 하고 있다(양쪽 다리 또는 한쪽 다리).

검사에서 그는 엎드린 상태에서의 능동 엉덩관절 폄(3°) 감소를 제외하고 엉덩관절과 무릎관절 전체의 운동 범위를 가진다. 맨손 근력 검사는 양측이 동일하며 통증을 재현하지는 않는다.
통증은 없지만 뒤넙다리근의 유연성은 감소되었다(90/90 자세에서 90~52°).

평가

환자는 힘줄에서 앉은 상태(직접적인 압력)로 인해 자극성이 다소 악화된다. 그의 증상은 제한된 뒤넙다리근 유연성 및 신경 가동성으로 인한 뒤넙다리근 힘줄병증과 일치한다. 관절가동범위 및 맨손 근력 검사는 증상을 재현하지 않았으며 운동 검사를 사용하여 비슷한 증상과 정량을 확인하였다. 다관절 뒤넙다리근의 완전한 장력은 엉덩관절 90° 굽힘과 무릎관절 52° 굽힘 상태이다. 부하를 적용하기 위한 초기 선택은 최대 스트레스와 긴장이 동시에 가해지는 것을 피하기 위해 극단적인 자세를 피해야 할 것이다.

뒤넙다리근에 힘을 가하기 위한 운동 선택

교각운동(Bridging)(운동 9.21)

양쪽 다리 등척성 및 등장성 교각운동은 통증 없이 가능했고 강화 효과를 위한 시간과 반복의 양을 초과했다(>등척성 30초, >등장성 30회 반복). 저항 공(resistance balls)을 발 아래 놓으면 뒤넙다리근에 대한 도전이 증가했으며 그는 20초 후 피로가 나타났다고 보고했다. 발을 저항 공에 올려 놓은 양쪽 다리 자세는 특정한 근지구력을 위해 선택되었다. 바닥에 발을 놓는 것과 비교하여 불안정한 자세는 뒤넙다리근에 더 많은 활성화가 요구된다. 그는 가능한 오랫동안 그 자세를 유지하도록 요청받았다.

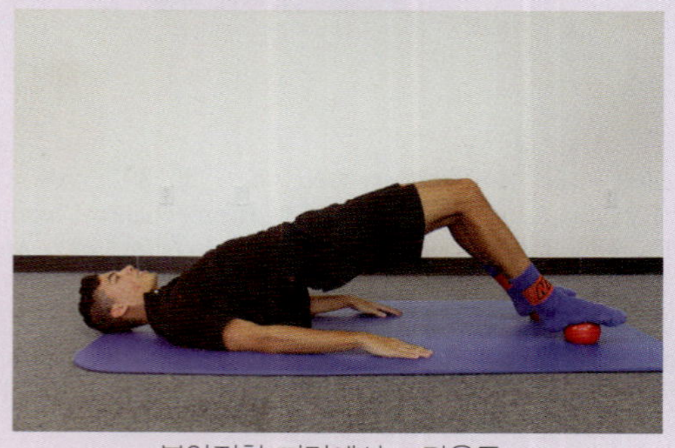

불안정한 지면에서 교각운동.

8회 반복 후 약간의 통증이 증가하고(2/10) 왼쪽 뒤넙다리근에 약간의 피로와 함께(불안정한 표면 없이) 한쪽 다리 교각운동을 수행할 수 있다. 그는 12회를 반복할 때까지 운동을 계속 할 수 있었고 통증은 3/10으로 증가했다. 한쪽 다리 교각운동은 엉덩관절에서 뒤넙다리근의 완전한 스트레칭 없이 과부하를 제공함으로써 강화 및 최적의 자극을 위해 선택된다.

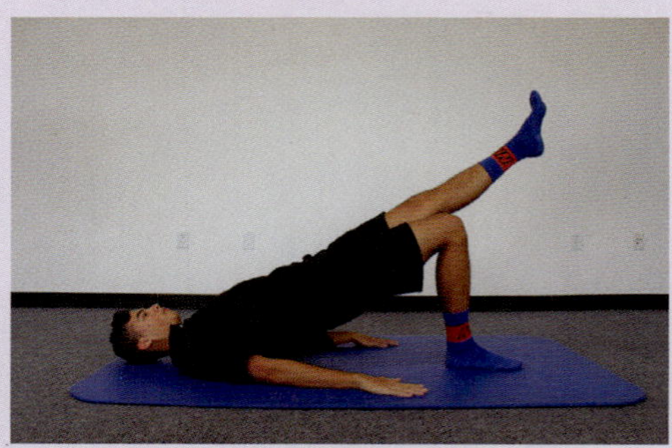

한쪽 다리 교각운동.

햄스트링 컬(운동 9.44)

도르래 저항에 대항하여 엎드린 자세에서 등척성 햄스트링 컬이 8kg에서 시작되었다. 환자는 엉덩관절을 굽히면서 보상하였다. 골반이 매트에 닿도록 동작을 교정한 후 피로가 있기 전까지 5kg을 20초간 유지할 수 있었다. 운동의 양은 5kg으로 2세트 동안 유지하는 것으로 정해졌다. 운동 동안 통증은 없었다.

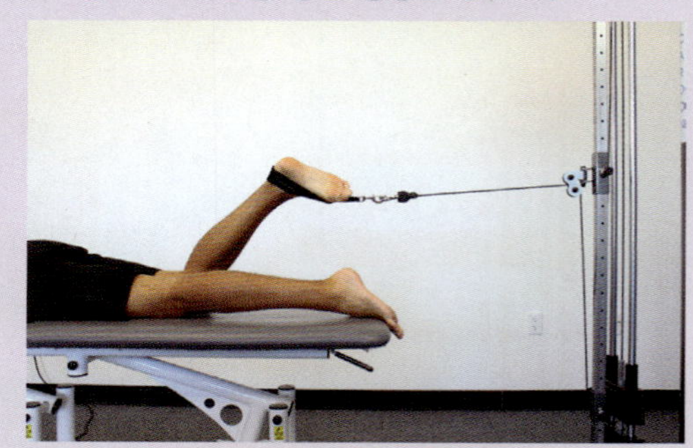

힘줄이 반응할 수 있도록 부하가 천천히 진행.

햄스트링 컬에 대한 매개변수, 정량 및 진행

1. 환자가 자세를 유지할 수 있는 시간이 30초가 될 때까지 천천히 증가한다.
2. 세트는 최대 5세트까지 증가한다.
3. 무게가 1kg 증가하고 환자는 20초, 3세트를 유지할 수 있다.
4. 각 세트의 범위가 조절되며 무릎 굽힘 60°, 45°, 25°에서 각각 1세트를 수행한다.
5. 무게를 다시 증가시키고 60°에서 25°까지 편심성 등장성 수축에 대한 정량 검사를 진행한다. 그가 15회를 반복할 수 있는 무게는 8kg이다. 운동량은 60초 휴식과 함께 3세트로 설정된다.
6. 환자가 18회 반복 수행하고 운동 중 통증이 1/10로 감소하면 운동량을 다시 10kg으로 늘린다. 그는 강화 효과를 위해 12회 반복을 수행할 수 있다.

참고문헌

1. Goom T, Malliaris P, Reiman M, Purdam C. Proximal hamstring tendinopathy: clinical aspects of assessment and management. *J Orthop Sports Phys Ther*. 2016;46(6):483-493.

임상 사례 6.13 최적의 재생을 위한 힘 소개: 스트레스 골절

22세 여성이 도로, 산책로, 트랙에서 주당 40~50마일을 달리며 5Km 달리기 훈련을 하고 있었다. 그녀는 경주 3주 전 발 바깥쪽에 통증이 생겼다. 통증은 점차 증가했고 달리기를 하는 동안 울퉁불퉁한 표면을 밟아 갈라지는 느낌을 느꼈다. 방사선 촬영 결과 5번째 발허리뼈 골절이 발견되었다. 그녀는 8주 동안 로커 부츠 보조기로 고정하였다. 8주에 부츠 없이 걸을 수 있고 발에 하중을 싣지 않고 고정식 자전거를 사용하여 유산소 능력을 증가시킬 수 있다.

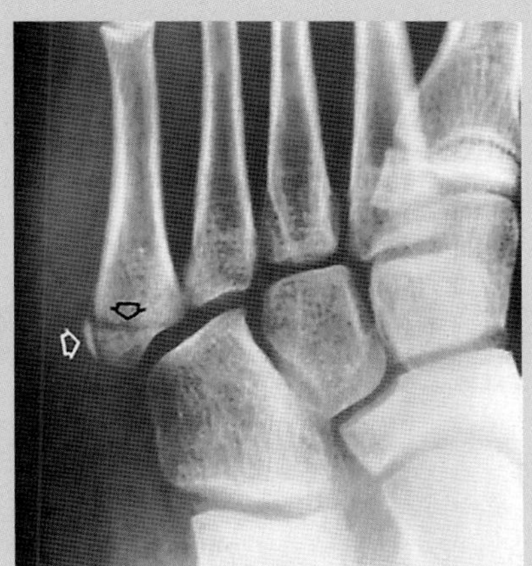

5번째 발허리뼈 골절(Eisenberg RL, Johnson NM. *Comprehensive Radiographic Pathology*. 6th ed. St. Louis, MO: Elsevier; 2016, 그림 4.108.).

8주까지의 주의사항

수직 하중을 줄이고 돌림을 방지하며 부위의 상대적인 휴식을 한다.

운동 선택

심혈관의 지구력은 비체중부하 운동(자전거, 수영, 수중 달리기, 열린 사슬 또는 비체중부하 자세에서의 코어 및 하지 강화)으로 유지될 수 있다.

8주 후, 그녀는 엉덩관절과 무릎관절 부위에 체중 부하가 없는 스트레칭을 시작할 수 있고 발 중간 부위에 체중을 주지 않는 하지 강화를 시작할 수 있다. 열린 사슬 엉덩관절 복합 강화(운동 9.20)는 바에 뒤꿈치를 두고 리포머 기반 하지 강화를 시작할 수 있다(운동 9.19). 보행은 허용되며 통증 반응은 거리를 제한한다.[1,2] 강화 운동은 스쿼트, 불안정한 표면 유무에 따른 한쪽 다리 균형, 발에서 발로의 전환을 포함하는 체중 부하 활동으로 진행된다. 12주가 되면 체중 부하에 대한 예방 조치가 해제되고 달리기를 시작할 수 있다. 그녀는 여전히 그 지역을 약간 피하고 서있는 시간을 제한하면서 걷고 있다. 그녀의 보행 패턴이 대칭이 될 때까지 부드럽고 편평한 표면에서 빠른 속도로 걷기를 시작한다.

달리기의 재도입

국소 압통점이 없고, 영향을 받은 다리로 독립적으로 설 수 있는 능력, 통증 없이 걸을 수 있는 능력이 있어야 진행을 할 수 있다. 달리기는 충격이 흡수되는 트랙에서 시작되고 충격이 흡수되는 신발을 사용하여 걷기/달리기를 교대로 실시한다. 거리와 양이 천천히 재도입이 되고 달리기 전후의 통증 반응을 모니터링 하면 프로그램에 대한 내성 지표가 된다. 걷기와 달리기의 빈도와 비율은 걷기 4분, 달리기 1분으로 시작하여 2일마다 10분씩 천천히 진행된다. 통증의 증가가 없으면 다음주에는 걷기 1분, 달리기 1분이 증가한다. 2주차에는 이틀에 10분씩, 3주차에는 15분으로 시간을 늘린다. 시간은 매주 5분씩 증가한다. 거리 제한은 손상 후 최대 12주 동안 부상 전 프로그램의 30% 이하로 설정되고 매주 10% 이하로 진행한다.[1,2] 트레드밀에서의 움직임 관찰은 비디오 분석을 통해 수행된다. 다리를 몸 앞으로 내보내는 것보다 전체적으로 약간 몸을 기울인 상태에서 동일한 체중 부하, 걸음 수 증가, 보폭을 줄이는 것이 목표이다. 몸통의 무게 아래에 다리를 두면 충격이 있을 때 발의 바깥쪽에 가해지는 힘의 각도와 흡수가 감소하고 해당 부위에 가해지는 하중에 따른 시간이 감소한다. 그녀의 패턴 변경에는 시간이 걸리며 세션은 그녀의 역학을 조정하는 시간으로 예정될 것이다.

참고문헌

1. Warden SJ, Davis IS, Fredrickson M. Management and prevention of bone stress fractures in long-distance runners. *J Orthop Phys Ther*. 2014;44(1):749-765.
2. Willy RW, Davis IS. The effect of a hip-strengthening program on mechanics during running and during a single-leg squat. *J Orthop Sports Phys Ther*. 2011;41:625-632.

손상에 이르기까지 다양하다(임상 사례 6.9 및 6.10 참조). Ⅰ단계에서는 염증을 감소시키고 치유 과정이 일어나도록 하기 위해 상대적인 휴식이나 손상 부위로부터 멀어지는 힘의 분배가 중요하다. 손상된 조직이 손상 전과 비교해 많은 스트레스나 긴장을 견디지 못하기 때문에 힘을 제한하는 방법에 대한 분석이 중요하다. 기여 요인을 다루는 것은 Ⅰ단계에서 시작할 수 있으며 이러한 운동은 재활 과정 전반에 걸쳐 진행된다. 조직-특이적 자극(재생을 위한 최적의 자극: 2장 참조)의 재도입은 기여 요인이 해결되는 동안 Ⅱ단계에서 천천히 추가된다(임상 사례 6.11, 6.12, 6.13 참조).

기여 요인 Contributing Factors

일반적으로 힘의 국소화 및 미세외상을 유발하는 여러 가지 기여요인이 있다(글상자 6.4 및 6.5, 표 6.5 참조). 대부분의 문제는 손상 부위가 회복될 수 있도록 힘을 분산시키고 운동 재교육을 위해 고안된 운동으로 해결할 수 있다. 치료에 대한 접근법에는 통증 부위가 아닌 다른 부위의 가동성 결손을 해결하고[9,69] 국소 움직임 손상에 대한 신경근 협응을 개선하는 전략이 포함될 수 있다.[9] 일반적인 움직임 비효율성 및 패턴은 움직임 재교육을 통해 해결되거나 오랜 움직임 병력의 보상의 결과일 수 있다. 원인 요인은 때때로 손상된 조직의 영역에서 멀리 떨어져 있으며 Ⅰ단계 또는 Ⅱ단계 동안 기능장애 패턴을 생성하는 것과 유사한 힘을 재현하지 않는 운동을 사용하여 해결할 수 있다. 조직이 회복되는 동안에 정렬 및 움직임 패턴을 수정하고 새로운 패턴을 일차 목표로 하여 훈련할 수 있다. 일부 정렬의 특성은 예후를 제한하지만 그럼에도 불구하고 목표는 치유를 하기 위해 힘을 최소화하고 분배하는 것이다(2장 참조). 뼈의 정렬과 같은 일부 요인들은 조정할 수 없지만 환자의 자연스러운 뼈의 정렬을 수용하기 위해 자세를 선택하여 사용할 수 있다. 자세 정렬이 습관, 근육 불균형 또는 물렁조직의 제한과 관련이 있는 경우 관련된 자세 손상은 되돌릴 수 있다. 수정된 움직임 패턴을 사용하여 운동의 복잡성과 난이도를 천천히 구축하면 Ⅲ단계 동안 기능 훈련이 절정에 이를 것이다. 아킬레스 힘줄병증, 가쪽 팔꿈치 힘줄병증, 정강뼈 스트레스 골절, 뒤넙다리근 힘줄병증 발병에 기여하는 요인 비교는 표 6.6에 나와 있다.[70-78] 거대외상 또는 수술 후 선택과 비교하여 반복적인 긴장 손상에 사용되는 운동 유형과 매개변수는 표 6.7에 제시되어 있다.

글상자 6.5 반복적인 긴장 및 자세 장애에 대한 기여 요인

- 힘을 국한시키는 움직임 패턴 또는 장기간의 자세
- 회복을 위한 충분한 시간이 없는 일반적인 과사용
- 뼈 및 자세 부정렬
- 관절가동범위 결손
- 약한 힘 폐쇄(근활성화, 지지 또는 지구력)
- 힘의 국소화를 초래하는 근육 불균형 및 불충분한 신경근 조절 패턴

표 6.5 반복적인 긴장 장애에 대한 기여 요인

기여 요인	중재	목표 및 예후 요인	중재 기간
뼈 정렬	환자의 자연스러운 뼈정렬, 관절의 중간 범위에 맞게 정적 또는 동적 정렬 조절 자연스러운 정렬을 촉진하는 운동 선택	각도의 영향을 받는 예후 더 극단적인 뼈의 부정렬로 높은 수준의 운동조절/힘 필요	정적 정렬 각도에 비례하는 운동 조절 조정
유연성/관절 제한	스트레칭, 물렁조직 및 관절가동술	스포츠 또는 능동적인 특별 요구 사항 반복적인 스트레스의 영향	유연성과 관절 제한은 기능적인 개선을 하기 위해 4주에서 6주의 지속적인 스트레칭 및 관절가동술에 대한 시간이 소요될 수 있으므로 조기에 해결되어야 한다. 기능적인 변화는 기능적 관절가동범위 요구 사항에 따라 달라진다. 지속적인 유연성 지원 필요
근육의 기능(활성화, 지구력 및 강화) 신경근 협응	근육의 시작은 소근육 안정화근(낮은 부하, 근육 수축 순서, 지지 자세), 이어 대근육 안정화근(높은 부하, 속도, 중간에서 끝 범위), 대근육 움직임근(높은 부하, 속도, 위상성 높은 협응 및 움직임 목표) 순으로 일어난다. 지구력 초점으로 진행: 운동 조절 원리를 통한 고반복	인지적인 이해; 적절한 시작이 이루어지면 연습(강화된 움직임 패턴 분해) 최소한의 통증, 활성 염증 없음	적절한 소근육 안정화 또는 대근육 안정화를 활성화하는 방법을 배우기 위한 1–2 세션 활성화 운동은 일반적으로 중력 저항/직립 자세 적절한 신경근 조절을 달성하기 위해 지지 자세 4~6 세션에서 시작된다. 정적인 자세에서 지구력 발휘 기능 움직임에 따라 통합; 이는 이해도 및 이전 패턴이 강화된 정도에 따라 달라질 수 있음 지구력 활동은 기능적 활동을 위해 일관된 연습이 필요함
운동 패턴/학습	최적의 자세, 효율적인 움직임 패턴 교육 고유수용성감각 인식 향상 패턴 강화	힘에 영향을 미치는 역학의 길이 및 반복에 의해 영향 받는 예후 심리적인 요소는 패턴을 바꾸려는 욕구에 영향을 미칠 수 있음(예: "통증 없이는 얻는 것은 없다") 무거운 무게를 들기 위한 내부적인 경쟁, 공포 회피 패턴, 운동 공포증	원하는 패턴의 이해, 새로운 패턴을 달성하는 능력, 신체 인식, 연습에 따라 다름
스포츠와 일상생활 활동 선호 패턴/필수 기술	기능적인 진행 및 가상의 기술 패턴 움직임 재교육, 훈련 기술 수준, 운동 협응, 학습 스타일에 따라 다름	정렬, 근육의 시작, 유연성 관리 외부 영향; 코치, 훈련 일정, 동기부여	기술 수준, 운동 협응 및 학습 능력

표 6.6　아킬레스 힘줄병증, 가쪽 팔꿈치 힘줄병증, 정강뼈 스트레스 골절, 뒤넙다리근 힘줄병증

	뼈와 자세 정렬	관절가동범위 손상	근육 기능 손상	신경근 협응 및 움직임 패턴 손상	조직력 고려사항
아킬레스 힘줄병증[70-71]	뒤쪽 발 안쪽휨, 정강이뼈 안쪽휨, 무릎 가쪽휨	긴장된 장딴지근-가자미근, 엉덩관절 폄근, 발목 관절가동범위 제한	엉덩관절 벌림근과 바깥돌림 활성화 및 지구력 제한, 장딴지근 복합체 지구력 및 근력 감소	선 자세에서 다리 각형성 및 돌림, 걷기, 달리기(초기엎침, 큰걸음, 좁은 지지면, 직립 자세)	수축으로 인한 늘임과 힘을 견뎌야 함
가쪽 팔꿈치 힘줄병증[72-74]	팔의 바깥휨 증가 어깨뼈 들림, 앞쪽 머리, 등 뒤굽음	큰가슴근, 작은가슴근, 등세모근의 긴장, 제한된 신경 가동성, 감소된 엎침	상지 및 어깨가슴의 연결에서 제한된 몸쪽 지지; 척추 폄근 지구력, 어깨가슴의 연결, 앞톱니근 활성 및 지구력 감소, 짧은 노쪽폄근 지구력 감소	어깨 안쪽돌림, 아래팔 엎침, 노쪽 기울임이 필요한 정중선 활동 과사용; 집 수리를 위한 무거운 무게 들고 유지	수축으로 인한 늘임과 힘을 견뎌야 함
허리 통증[2,3,9]	경증 척추옆굽음증, 등 뒤굽음, 허리 앞굽음	큰가슴근, 작은가슴근, 등세모근의 긴장, 제한된 신경 가동성, 제한된 엉덩관절 폄, 엉덩관절 굽힘근 및 네갈래근 긴장	배근육 활성화 및 근육 수축 순서(sequencing) 문제, 척추 폄근, 엉덩관절 벌림근 활성화 및 지구력 감소	장시간 앉아서 일함 가정 운동 프로그램이 손상을 해결하고 있지 않음	중간 허리 부위에 힘의 집중을 변화시키기 위한 힘 분배의 필요
정강뼈 스트레스 골절[75]	오목발(뒤침), 정강뼈 안쪽휨	장딴지근/가자미근, 엉덩관절 굽힘근, 엉덩정강띠, 볼기근 긴장	엉덩관절 폄근 지구력 및 근력 감소	제한된 충격 흡수 입각기에서 빠른 이동이 있는 발뒤꿈치 닿기 패턴	수직 하중 분산 및 충격 흡수 필요
뒤넙다리근 힘줄병증[76-78]	중등도 척추옆굽음증 허리 앞굽음 증가 오른쪽 엉덩관절 앞방향경사	뒤넙다리근 긴장 신경 유연성 감소		직립 달리기 기울기 엉덩관절 폄 감소 몸통돌림 비대칭	수축으로 인한 늘임과 힘을 견뎌야 함

수술 후 관리 POSTSURGICAL MANAGEMENT

수술 후 또는 외상 관리(예: 돌림근띠 파열 또는 돌림근띠 복원)에는 안정성과 가동성 훈련이 모두 포함된다(글상자 6.6). 목표는 적절한 치료 일정과 수술 후 프로토콜에 의해 우선순위를 정하고 정보가 제공된다. 주의사항 및 금기증은 수술 절개, 손상된 구조 및 변형된 해부학적 구조 정렬의 치유와 관련이 있으며 운동 및 매개변수를 선택할 때 우선한다. 수술 후 몇 가지 제한 사항에는 초기 치유 단계에서 특정한 움직임 면, 관절가동범위, 운동의 유형을 피하는 것이 포함된다. 복구된 구조와 절개 및 봉합된 구조는 모두 치유 중에 보호되어야 하며 운동 선택은 수술 프로토콜 및 외과 의사의 지시에 따라 결정된다(임상 사례 6.14). 조직의 치유가 진행됨에 따라 손상에 대한 해결이 더욱 중요해진다(임상 사례 6.15). 관절가동범위 결손을 예방하고 근육의 위축을 최소화하기 위한 운동은 고정, 디컨디셔닝(deconditioning) 또는 체중 부하 예방 조치 후에 지시될 수 있다.

새로운 혁신이 끊임없이 등장하면서 수많은 수술 절차가 있다[79]. 물리치료사 및 보조 물리치료사는 일반적인 수술 절차 및 관련 주의사항에 대한 실무 지식이 있어야 한다. 절차에는 손상된 구조의 복원(예: 돌림근띠 복원) 또는 교체(예: 무릎관절치환술)가 포함될 수 있다. 불규칙한 결손을 대체하기 위해 줄기세포 이식 또는 뼈 출혈의 자극과 같은 치유 자극을 하도록 설계된 절차도 있다. 다른 절차는 관절염 손상을 늦추기 위해 생체역학적 정렬 또는 매끄러운 관절 표면을 개선하는 것을 목표로 한다. 관절 내 유리체 또는 과도한 흉터는 제거할 수 있다. 충분히 뼈가 치유될 때까지 골절 부위를 지지하기 위해 내부 또는 외부 고정 장치를 사용할 수 있다. 따라서 외상 또는 수술 후에 조직 유형과 대략적인 치유시간은 필수적인 고려 사항이며 회복을 안내하는 프로토콜은 조직 치유를 위한 대략적인 시간을 기반으로 한다(임상 사례 6.16). 일부 프로토콜은 다음 단계로 나가는데

표 6.7 수술 후 또는 외상(거대외상)에 대한 반복적인 긴장 및 자세 상태(미세외상)의 비교

운동 유형 및 매개변수		반복적인 긴장 및 자세 정렬(미세 외상)	수술 후 또는 거대외상
목표		염증 또는 자극을 받은 구조물에 과도한 힘을 가하지 않도록 힘을 분산 보상으로 인한 구조 및 손상에서 증가하는 요인 해결 가능한 경우, 동적 생체역학 정렬 조정 조직의 치유 및 최적의 재생 촉진 기능적 회복 촉진	기능적인 힘을 견딜 수 있을 만큼 충분한 조직 강도가 나타낼 때까지 수술로 절개 및 복구된 구조물을 보호 수술, 고정 또는 체중부하 예방 조치로 인한 손상 해결 조직 치유 및 최적의 재생 촉진 기능적 회복 촉진
운동의 유형		단계, 조직의 유형, 병리학에 따라 다름	단계, 조직의 유형, 프로토콜에 따라 다름
주의사항		증상이 있는 구조에 스트레스를 주는 범위, 운동면 및 움직임 유형을 줄이거나 피할 것(예: 손상) 손상된 조직, 미세 외상의 범위 및 손상 여부에 따라 다름	손상된 구조 또는 수술 부위에 스트레스를 주는 범위 운동면 및 움직임 유형을 피할 것 손상된 조직, 외상성 손상 정도, 수술 절개 및 수술 기법에 따라 달라짐
매개변수	자세	주의사항, 단계, 손상, 생체역학적 정렬, 조직에 대한 최적의 자극에 따라 다름 손상된 조직에 대한 스트레스를 피하기 위해 초기에 지원됨; 나중에 환자가 생체역학적인 교정을 할 수 있게 되면 국소 스트레스에 기여하는 움직임으로 진행	주의사항, 단계, 손상, 조직 재생을 위한 최적의 자극에 따라 다름 치유하는 구조에 스트레스를 가하는 운동면과 방향의 느린 진행
	강도	Ⅰ & Ⅱ단계: 활성화 및 동적 정렬이 교정될 때까지 저중량, 고반복 손상된 조직에 초점을 맞추기 전에 손상된 조직을 둘러싼 영역이 힘을 분산시키기 위한 도전이 증가하는 점진적인 지구력 가동성 손상 및 근육 기능에 대한 적절한 양으로 원인 요인 해결 Ⅱ & Ⅲ단계: 여러 방향의 스트레스를 받기 전에 조직의 면에서 부하 진행 자가 모니터링을 정밀하게 연습하는 피드백을 통한 움직임의 정확성	Ⅰ단계: 순환 및 부종, 기능적인 가동성 및 근육의 기능 회복, 디컨디셔닝(deconditioning) 예방 Ⅱ단계: 수술로 절개된 조직의 진행 속도라 느린 손상에 대한 정량 Ⅲ단계: 최적의 자극을 제공하기 위해 손상 조직에 대한 부하가 계속 진행됨
	기능적 요구사항	Ⅱ단계 운동은 기능적인 움직임으로 복귀하기 위한 준비 Ⅲ단계: 움직임 재교육 및 조절을 통해 스포츠, 업무 또는 일상생활 활동 구성요소로의 복귀 움직임 재교육 및 기여요인 해결에 대한 주의 포함 필요한 강도와 기간에 대한 훈련 및 준비 사항 해결	치유 기간 및 수술 프로토콜을 준수하면서 기능적인 활동으로 진행 Ⅲ단계에 진입하는 일정은 수술 절개 또는 치유 조직 치유 상태에 따라 달라짐
우선순위		정렬, 생체역학 고려; 과도한 힘 방지, 분배 촉진 증상이 있는 부위를 보호하면서 원인 요인 해결 과가동성 영역이 저가동성보다 우선 소근육 안정화근, 대근육 안정화근, 대근육 움직임근 순서대로 동원 효율적인 움직임을 촉진하기 위해 훈련 및 움직임 조절 근육 및 심혈관 지구력 향상	치유 기간, 손상 해결에 따라 다름 수술 후 주의사항 및 프로토콜 준수 관절가동범위 손실을 방지하고 체중 지지 또는 움직임 제한 시 근위축 최소화 재생을 위한 최적의 자극, 손상 해결을 위한 점진적인 힘 제공
평가 및 모니터링		손상 기반 측정 자가보고 결과 측정 움직임 관찰 및 기능적인 수행능력 측정	반복적인 긴장과 동일하지만 치유 기간에 대한 수술 후 주의사항 및 기준에 따라 다름
조언		운동 학습 개념은 힘을 분산하기 위한 새로운 패턴 학습에 초점을 맞추고 힘의 국소화를 피하는 기전을 학습하는 것	수술 프로토콜 또는 치유 기간은 진행을 안내하는데 도움이 될 수 있음
기타 중재		특정 손상에 따라 달라짐	

필요한 구체적인 중요 단계를 요구한다. 수술 후 프로토콜을 사용할 수 있더라도 치료사는 특히 구조적인 변화가 발생할 때 수술 절차를 이해해야 한다. 수술 절차가 발전함에 따라 재활 과정의 변화가 필요하며 새로운 요구사항을 이해하는 것은 치료사의 책임이다.

글상자 6.6 거대외상(외상 및 수술 후) 목표, 운동 선택, 우선순위 및 진행

- 외상 및 수술 후 운동 프로그램은 다음 사항을 고려한다:
  - 치유 단계 및 수술 후 프로토콜
  - 수술 절개, 손상된 구조, 변형된 해부학적 구조 정렬의 치유와 관련된 주의사항 및 금기증에는 체중 부하 상태에서 특정한 범위의 움직임, 능동 수축 또는 움직임의 종류에 대한 관리 또는 완전한 회피가 포함될 수 있다.
  - 수술 기법: 치료사는 특정한 예상과 주의사항에 대해 외과 의사와 의사소통을 해야 할 수 있다.
- 목표는 다음과 같다:
  - 기능적인 힘을 견딜 수 있는 충분한 조직 강도가 나타날 때까지 손상되었거나 외과적으로 절개/복원된 조직을 보호
  - 수술 또는 고정으로 인한 손상 해결 및 예방
  - 특히 고정, 비활동, 체중부하 제한으로 인한 합병증 예방
  - 저가동성 또는 과가동성(초기 부상, 수술 절차 또는 염증 과정의 해결에 따라 초점이 다를 수 있음)
  - 조직의 치유 및 최적의 재생 촉진
  - 기능적 회복 촉진 및 안내
- 매개변수는 조직 재생을 위한 주의사항, 단계, 손상 및 특정 목표에 따라 다름
- 양과 진행은 다양한 단계의 목표를 기반으로 함:
  - Ⅰ단계: 순환 및 부종, 기능적인 가동성 및 근육의 기능 회복, 디컨디셔닝(deconditioning) 예방
  - Ⅱ단계: 수술로 절개된 조직에 대한 진행속도가 느린 손상에 대한 정량
  - Ⅲ단계: 최적의 자극을 제공하기 위해 손상된 조직에 대한 부하의 지속적인 진행
- 우선순위는 합병증을 예방하면서 치유 기간 및 손상 해결(증거 기반 프로토콜을 기반으로 할 수 있음)을 기반으로

임상 사례 6.14 절구둘레 뼈절제술

26세 여성 발레 댄서는 16세부터 엉덩관절 통증 병력을 가지고 있다. 그녀는 높은 범위의 발레 자세를 할 때 펑 소리가 나고 딸깍거리는 것을 경험하기 시작했고 사타구니의 통증이 증가하였다. 20세에 간헐적으로 엉덩관절 가쪽, 허리, 허벅지 통증과 함께 엉덩관절 통증이 증가하기 시작했다. 그녀는 또한 그녀의 엉덩이가 더 강하게 활동을 할 때 "무너진다"라고 느꼈던 사건도 있었다. 26세 때에는 매일 가쪽 허벅지 통증과 네갈래근 경련에 대한 문제를 가지고 있었다. 그녀는 정형외과 의사를 만났고 양쪽 엉덩관절 형성 이상, 넙다리절구 손상, 퇴행성 뼈관절염 진단을 받았다(임상 사례 2.8 방사선 사진 참조). 절구를 덮는 방향을 재조정하기 위해서 엉덩뼈와 궁둥뼈 재정렬을 위한 절구둘레 뼈절제술을 할 예정이었다.[1]

수술 전 운동 선택

수술 전 운동은 수술 전 부하를 받지 않는 자세를 사용하여 절구 위쪽과 넙다리뼈 머리에 부하를 감소하면서 엉덩관절 주변의 힘 폐쇄를 개선하기 위해 근육 활동을 늘리는데 초점을 맞췄다. 극단적인 범위는 피하고 생체역학적 정렬을 외과적으로 교정하기 전에 근육의 기능, 지구력 및 강화 활동을 수행했다.[2]

수술 후 주의사항

수술 후 기간은 뼈절제술 부위의 뼈 치유와 수술 기법[1]과 관련된 근육 치유에 의해 안내된다. 체중 부하 제한은 한쪽 다리 체중 부하로 천천히 진행하며 8주까지 유지된다. 수술 중 엉덩샅굴 부위의 절개와 넙다리곧은근 박리로 인해 제한된 엉덩관절 굽힘 드는 무릎관절 폄을 금지하는 예방 조치가 같은 기간 시행되었다.

수술 후 운동 선택

- *Ⅰ단계(0–8주):* 2주 동안 매일 지속적 수동 운동(CPM) 기계, 수동 엉덩관절 굽힘, 바깥 돌림(500×/일), 순환 운동(발목 펌프, 엉덩이 준비)(운동 9.37, 9.41)
- *Ⅱ단계(8–12주):* 근육 활성화; 점진적 체중 부하 상태에서 관절가동범위; 선 자세에서 열린 사슬 능동 엉덩관절 굽힘, 폄, 돌림, 벌림; BOSU에서 엎드린 상태로 엉덩관절 폄(열린사슬; 운동 11.27); 교각운동(운동공에 다리 지지한 상태; 운동 9.21과 유사한 중립 척추 교각 운동 동작과 운동 11.9의 조합); 엉덩관절 바깥 돌림; 옆으로 누운 자세에서 밴드에 대항하여 엉덩관절 벌림(운동 9.26); 중심 안정화 운동(운동 11.20, 11.21, 11.23, 11.29);

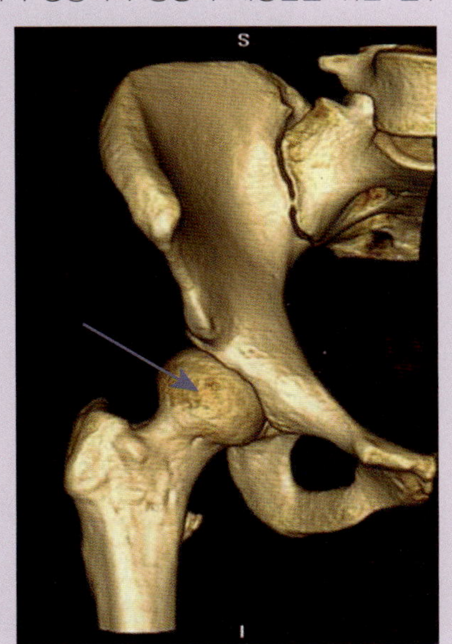

3차원 컴퓨터 단층 촬영(CT) 스캔. 마모 및 넙다리뼈 머리 관절염, 얕은 절구 각도 및 넙다리뼈 머리 범위 부족에 유의.

계속

임상 사례 6.14 절구둘레 뼈절제술 - 계속

엉덩관절 굽힘근 스트레칭(운동 9.8); Thomas 스트레칭; 엎드린 상태에서 무릎 굽힘근 스트레칭.

- *Ⅲ단계(12-16주):* 기능적인 진행. 일립티컬(Elliptical)(운동 11.41), 불안정한 지면에서 한쪽 다리 균형 훈련(운동 9.24), 상지 움직임과 함께 하는 한쪽 다리 균형 훈련, 양쪽 및 한쪽 스쿼트(운동 9.30), 보수에서 런지(시상면, 이마면; 운동 9.49), 래더 드릴(ladder drills)(운동 9.52), 필라테스 리포머 수업.[2,3]

참고문헌

1. Matheney T, Kim YJ, Zurakowski D, Matero C, Millis M. Intermediate to long-term results following the Bernese periacetabular osteotomy and predictors of clinical outcome. *J Bone Joint Surg Am*. 2009;91(9):2113-2123.
2. Billingsley R, Dunleavy K. Rehabilitation post periacetabular osteotomy. Rehabilitation of a 27 year old ballet dancer post periacetabular osteotomy: A case study. *J Orthop Sports Phys Ther*. 2012;42. February (1):A60-A113. OPO1195.
3. Sucato DJ, Tulchin K, Shrader MW, DeLaRocha A, Gist T, Sheu G. Gait, hip strength and functional outcomes after a Ganz periacetabular osteotomy for adolescent hip dysplasia. *J Pediatr Orthop*. 2010;30(4):344-350.

임상 사례 6.15 둘레근띠 복원 후 관리

환자 A

환자 A는 관절경으로 둘레근띠 복원(가시위근)을 받은 45세 남성이다. 그는 항공 회사에서 카고 로더(cargo loader)로서 다시 일을 하고 싶어 한다(임상 사례 4.14). 컨베이어 벨트에서 떨어진 상자를 잡으려고 한 후에 둘레근띠(가시아래근 및 가시위근)가 중등도로 찢어졌다. 수술 후 2주 동안 팔걸이에 고정되었으며 2주에서 6주까지 수동 관절가동범위를 천천히 진행하였다.[1,2]

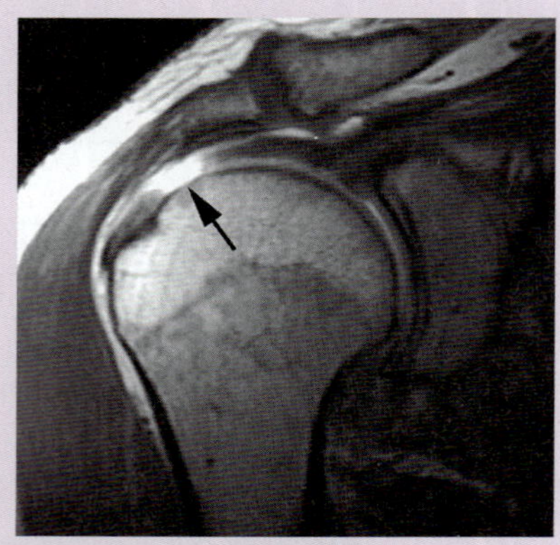

Rynders SD, Hart JA. 정형외과 보조 의사. Philadelphia: Saunders; 2013, 그림 2.13.

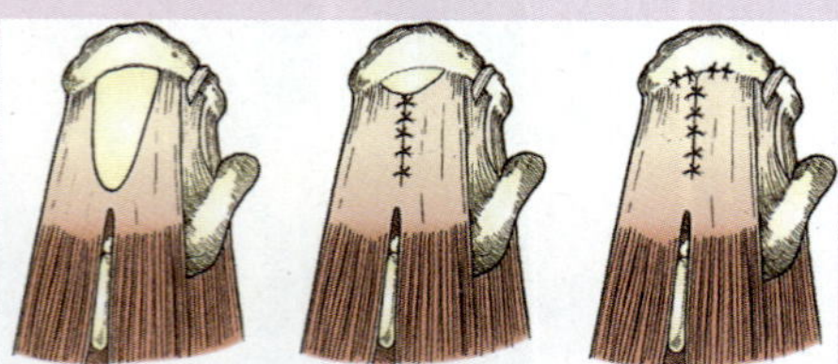

Rynders SD, Hart JA. 정형외과 보조 의사. Philadelphia: Saunders; 2013, 그림 2.15.

주의사항

- *최대 6주 동안:* 최대 90°까지의 보호된 수동 범위, 몸 앞에서는 최대 30°까지만 바깥 돌림.[1,2] 초기 치유 동안 어깨 벌림 또는 바깥 돌림에 저항하지 않음
- *6주부터 12주까지:* 벌림, 안쪽 & 바깥 돌림에 대한 저항 운동의 느린 진행. 사용 가능 범위의 끝으로 갈 때 높은 스트레스는 피할 것

운동 선택

- *최대 6주 동안:* 수동 관절가동범위(치료사)(운동 10.52), 시계추 운동(운동 10.50), 자가 보조 굽힘(운동 10.4)
- *6주차:* 환자의 통증 수준이 숫자통증척도(numeric pain rating scale)에서 2/10으로 감소함에 따라 8주차에 부하를 진행하는 것과 함께 능동 관절가동범위가 도입됨(조직을 치유하기 위한 대략적인 시간)[1,2]
- *8주차:*
  1. 탁자에 팔을 지지한 상태로 중립, 45 & 75° 어깨뼈 면에서 치료사 및 자가 저항 등척성 안쪽 돌림(운동 10.19, 10.20)[1,2]
  2. 도르래 보조 굽힘, 도르래 저항에 대항하여 중립까지의 폄(어깨뼈 면; 운동 10.30)
  3. 다양한 올림 범위를 가진 탁자에서 팔 지지 후 팔꿈치 굽힘(운동 10.38)
  4. 다양한 올림 범위를 가진 탁자에서 팔 지지 후 팔꿈치 폄(운동 10.39)
  5. 중량 없이 능동 굽힘
  6. 양쪽 도르래와 각도조절 벤치(reclined bench)를 사용하여 70° 굽힘부터 노 젓기(운동 10.44)
  7. 운동공에 체중을 지지한 상태로 네발기기 자세 견갑골 안정화(운동 10.25)

환자 B

환자 B는 둘레근띠의 중등도 손상과 역행성 어깨관절성형술을 받은 72세 여성이다.

주의사항

처음 6주 동안 이마면에서 중립을 넘어서는 폄, 안쪽 돌림, 모음 해서는 안됨. 벌림 베개는 계속 사용됨. 능동 관절가동범위 해서는 안됨.[3]

운동 선택

- *최대 3주:* 그녀의 초기 프로토콜에는 수동 관절가동범위, 능동 팔꿈치 & 손목 & 손 활동(팔 지지와 함께) 포함됨. 끝 범위에서 스트레스 없이 최대 90° 굽힘까지 범위가 천천히 증가함. 어깨뼈 면에서 최대 30°까지 바깥돌림 수행.[3] 어깨뼈 면에서 팔이 지지된 자세에서 둘레근띠, 어깨세모근, 어깨뼈 안정화근에 대해 최대하 등척성(벌림, 굽힘, 수평 굽힘, 수평 폄, 어깨뼈 안정화)

임상 사례 6.15 둘레근띠 복원 후 관리 – 계속

수축이 수행됨

- *3주차부터 6주차까지:* 근성 반응 및 끝 느낌을 고려하여 바깥돌림이 30°까지 진행되면서 어깨뼈 면에서의 수동 굽힘이 최대 120°까지 증가함
- *6주차:* 능동 보조 관절가동범위 및 능동 관절가동범위 운동은 작은 움직임 범위에서 외부 부하 없이 부드럽게 강화하면서 시작됨. 최대하 등척성 운동에 대한 시간이 증가
- *8주차:* 최대하 등척성 안쪽 & 바깥쪽 돌림은 지지된 자세에서 수행됨

정량에 대한 예시

그녀는 바로누운자세에서 120°의 수동 움직임이 가능한 상태일 때 앉은 자세 어깨뼈 면 45° 벌림까지만 할 수 있다. 어깨 벌림에 대한 양은 미끄럼판과 롤러를 사용하여 바로누운자세에서 검사한다. 그녀는 미끄럼판을 사용하여 0°에서 70°까지 17회 벌림을 할 수 있다. 바로누운자세는 초기의 근지구력 효과에 충분한 저항을 제공한다; 초기 운동량은 15회 반복 2세트로 설정. 어깨 벌림은 팔의 무게를 지지하기 위해 미끄럼판을 사용하여 바로누운자세로 수행되며 운동량은 45°에서 70°까지 15회 반복 2세트로 설정된다.

- 진행
  1. 세트 수 늘리기
  2. 특정한 피로 없이 20회 반복 3세트를 할 수 있게 되면 앉은 상태에서 어깨 벌림을 진행. 앉은 자세에서의 운동은 40° 벌림으로 팔이 지지한 상태에서 시작. 팔꿈치는 90°까지 구부려 지레팔을 줄임. 처음에는 환자에게 팔을 탁자에 올려놓고 사용 가능한 범위 전체에 걸쳐 여러 각도에서 등척성 수축을 수행하도록 요청, 팔을 점차 들어 올림
  3. 운동은 팔을 들어 올려 피로가 올 때까지 수축을 유지하는 것으로 진행

환자 A와 환자 B 비교

환자 A의 관절경 봉합술은 관절주머니를 많이 방해하지 않으며 과한 관절가동범위 제한이 필요하지 않는다. 두 환자 모두 중등도의 파열(1~3cm 사이)이 있었지만 환자 A가 더 젊고 신체적으로 활동적이며 직장으로 복귀할 가능성이 있다. 수술 전 활동 및 근육의 기능에 따라 치유 속도 및 결합조직의 강도에 기인하기 때문에 예후가 더 좋다.[3] 따라서 근육 활성화 및 지구력 운동은 더 높은 강도로 시작하여 더 빠르게 진행할 수 있다. 어깨관절치환술 후 주의사항은 앞쪽 세모가슴근 절개와 관절 교체로 인한 생체역학의 변경으로 인해 더 제한적이다. 역행성 어깨관절성형술은 둘레근띠 파열과 관련된 위팔뼈머리 불안정성과 함께 주요 뼈관절염 변화가 있는 환자에게 시행된다.[4] 보형물의 디자인은 둘레근띠를 보완하기 위해 어깨세모근의 장력과 지레 팔을 증가시키지만 종종 능동 관절가동범위 기대치는 연령 관련 표준보다 훨씬 낮을 때가 있다. 환자 B의 나이는 스트레스나 긴장을 견딜 수 있는 결합조직 및 근육의 능력이 낮다는 것을 나타낸다: 낮은 부하를 사용하여 천천히 진행하는 것이 더 안전할 것이다. 환자 B는 45° 이상에서 중력에 대한 벌림을 수행할 수 없기 때문에 중력이 제거된 자세를 사용하면 초기의 근육 컨디셔닝(conditioning)에 충분한 저항을 제공한다.

참고문헌

1. Masch RA, Fives G. Rotator cuff repair: arthroscopic and open. In: Cioppa-Mosca J, Cahill JB, Cavanaugh JT, Corradi-Scalise D, Rudnick H, Wolff A, eds. *Handbook of Post-Surgical Rehabilitation Guidelines for the Orthopaedic Clinician*. St. Louis, MO: Mosby Elsevier; 2008:383-392.
2. Thigpen CA, Shaffer MA, Gaunt BW, Leggin BG, Williams GR, Wilcox RB. The American Society of Shoulder and Elbow Therapist's consensus statement on rehabilitation following arthroscopic rotator cuff repair. *J Sh Elb Surg*. 2016;25(4):521-553.
3. Fermont A, Wolterbeek N, Wessel R, Baeyens J, De Bie R. Prognostic factors for successful recovery after arthroscopic rotator cuff repair: a systematic literature review. *J Orthop Sports Phys Ther*. 2014;44(3):153-163.
4. Boudreau S, Boudrea E, Higgins LD, Wilcox RB. Rehabilitation following reverse total shoulder arthroplasty. *J Orthop Sports Phys Ther*. 2007;37(12):734-743.

임상 사례 6.16 앞십자인대(ACL) 복원 후 일정 및 예방 조치에 대한 고려사항

수술 후 같은 단계(6주)에서 여러 유형의 ACL 재건 또는 동반 질환이 있는 환자 간의 차이.[1]:

무릎뼈 힘줄 이식과 함께 ACL 복원 후

무릎뼈 압박력과 무릎뼈 힘줄에 가해지는 부하는 굽힘 범위가 클수록 증가한다. 등척성 닫힌 사슬 스쿼트 범위는 제한되고 천천히 진행되는 반면에 환자는 발뒤꿈치에 외반력, "매달림", 그리고 무릎넙다리에 힘을 증가시킬 수 있는 스쿼트의 생체역학이 관찰된다.

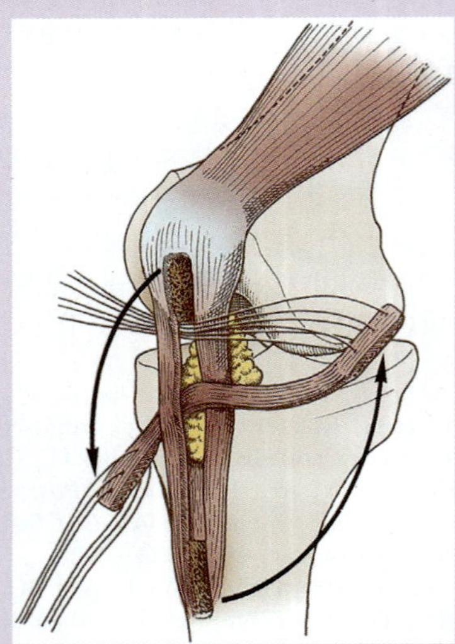

무릎뼈 힘줄 이식(Rynders SD, Hart JA. Orthopaedics for Physicians Assistants. Philadelphia: Saunders; 2013, 그림 11.94.)

뒤넙다리근 이식과 함께 ACL 재건 후

8주까지 고립된 뒤넙다리근 강화는 없으며 부하와 뒤넙다리근 스트레칭이 천천히 진행된다.

동종이식 및 반달연골 복원과 함께 ACL 재건 후

한쪽 다리 체중부하의 진행은 천천히 하고, 반달연골이 당기는 것을 피하기 위해 8주까지는 중력에 대해 무릎 굽힘만 활성화한다(저항 없음). 체중 부하 상태에서 각현상 또는 돌림은 피한다; 스쿼트 또는 앉았다 일어서기 동안 동일한 체중 부하 보장

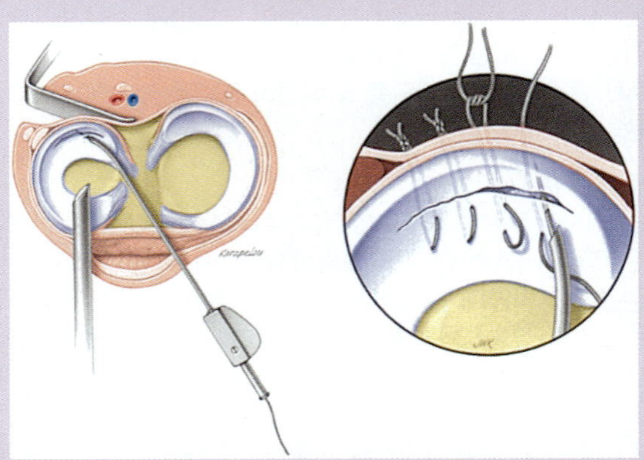

반달연골 복원(Rynders SD, Hart JA. Orthopaedics for Physicians Assistants. Philadelphia: Saunders; 2013, 그림 7.28.).

MCL 파열 및 무릎뼈 힘줄 이식과 함께 ACL 재건 후

특히 폄에서 유착에 대한 가능성 때문에 적극적인 관절가동범위 복원. 체중 부하 운동 및 엉덩관절 열린 사슬 운동 동안 가쪽으로 휘는 각현상을 제한하기 위해 무릎 보호대를 사용

참고문헌

1. Wilk KE, Macrina LC, Cain EL, Dugas JR, Andrews JR. Recent advances in the rehabilitation of anterior cruciate ligament injuries. *J Orthop Sports Phys Ther*. 2012;42(3):153–171.

글상자 6.7 심리적인 손상이 있는 상태에서의 운동 접근법

- 공포 회피, 공포 파국화 또는 불안 상태와 관련된 정서적 및 인지적 요소는 운동 선택 및 진행을 복잡하게 만들 수 있다.
- 기능적 결함에 대한 심리적인 기여를 하는 개인에게 재생 또는 손상 기반 용량 및 운동 유형에 대한 최적의 자극보다 인지 행동, 동기부여, 자가 효능 접근법은 더 높은 우선순위일 수 있다.
- 공포 회피 또는 파국화를 가진 개인에 대한 두 가지 접근 방법은 등급별 운동과 등급별 노출이다.
- 등급별 운동은 할당량을 달성(통증 완화 아님)에 중점을 두고 활동 및 운동의 양을 설정한다.
- 단계별 노출은 두려움을 유발하는 활동을 사용하여 움직임 또는 부하를 천천히 재도입하고 처음에는 환자의 능력에 대한 자신감을 높이는데 사용되는 쉬운 버전으로 회피하는 행동에 도전을 한다.
- 심리적으로 정보에 입각한 운동 전달을 위한 의사소통 전략은 중요하며 동기부여 기술, 교육 및 설명, 환자의 기대치 설정 등이 수반된다.
- 인지 전략에는 운동 선택의 이유 설명, 환자의 신념 형성, 부적응 통증에 대한 교육, 문제 해결 및 목표 설정이 포함된다.
- 행동 기법에는 긍정적인 반응 강화, 보상 시스템, 주의 분산, 부정적인 반응 소멸이 포함된다.
- 동기부여 기법에는 동기부여 인터뷰, 목표 설정, 보상 시스템, 긍정적인 반응과 격려의 상기, 긍정적인 환자-치료사 관계를 다루는 것뿐만 아니라 환자의 기대치 해소 등이 포함된다.
- 자가 효율성의 촉진에는 움직임 재교육 및 조절, 기능적 활동의 재도입, 기능적 목표를 향한 점진적인 단계가 포함된다.
- 공포 회피는 회복의 어느 시점에서나 낮은 수준 또는 높은 수준의 기능적 활동을 하는 환자에게 발생할 수 있다.

심리적 손상이 있는 경우의 운동 접근법
EXERCISE APPROACHES IN THE PRESENCE OF PSYCHOLOGICAL IMPAIRMENTS

운동을 치료 양식으로 선택할 때 심리적인 상태를 고려해야 한다(글상자 6.7). 통증은 일반적으로 추가 손상을 방지하기 위한 보호반응과 관련이 있지만 회피 행동이 운동의 수행능력에 영향을 미치는 경우가 있다.[80] 건강한 사람이라도 큰 두려움이나 파국화를 일으키는 특성을 가지고 있다면 스트레칭이나 기타 자극에 대한 고조된 통증 반응으로 반응할 것이다.[16] 공포 회피, 공포 파국화 또는 불안 상태와 관련된 정서적 및 인지적 요소는 운동 선택 및 진행을 복잡하게 하고 운동 교육에 대한 다양한 접근 방식을 요구할 수 있다.[18,81,82] 심리학자들은 부정적 통증 행동을 다루는 환자를 돕기 위해 조작적 조건형성 이론을 한동안 사용되어 왔지만 만성 통증 행동을 가진 환자에게는 인지 행동, 동기 부여 및 자가 효능적 접근 방식을 치료적 운동 접근법에 통합하는 것이 최근의 주안점이다.[83–87] 심리적인 정보에 입각한 의사소통 및 코칭 전략은 부정적인 통증 행동이 기능에 영향을 미칠 때 운동 매개변수 또는 운동 유형의 선택을 무시할 수 있다. 이러한 상황에서 운동 및 기능적 수행능력에 대한 객관적인 검사를 사용하면 통증 또는 장애자가보고 보다 환자의 상태에 대해 더 적절한 기초선과 지속적인 반영이 가능하다.

환자가 심한 통증에 대한 심각성 및 과민성을 가지고 있고 자세나 움직임에 관계없이 증상의 변화가 없다고 보고하는 경우 환자의 장애에 대한 심리적 기여도를 평가하는 것이 좋다. 높은 값의 공포회피 반응 설문지(Fear Avoidance Behavior questionnaire), Tampa Kinesiophobia 설문지, Start Back 도구에 대한 고위험 분류는 심리적 요소가 주요 우선 순위임을 나타내는 지표이다. 심리적인 정보에 입각한 운동 및 의사소통 전략은 가동성과 외상 개념을 고려하면서 일차적 접근 방식(표 6.8 및 6.9 참조)이 될 것이다.

심리적 접근 방식을 사용한 활동, 운동량 및 진행
Activity, Exercise Dosage, and Progression Using Psychologically Informed Approaches

통증 또는 파국화에 대해 심각한 두려움이 있는 환자를 위해 운동을 처방하고 진행하는 두 가지의 접근 방법이 있다: *단계적 운동 및 단계적 노출*.[81,82] 단계별 운동은 통증 내성을 기반으로 미리 계획된 운동 및 활동량을 사용하는 할당량 기반 접근법이다. 활동량 및 운동량은 통증 완화가 아닌 할당량 달성에 초점을 두고 기초선이 설정된다. 이 모드에서는 통증이 줄어들기를 기다리지 않고 활동량 및 운동량을 늘릴 수 있다. 통증 강도를 조절하지 않고 미리 계획된 순서를 통해 작업함으로써 환자는 통증을 경험할 때도 점진적인 움직임과 운동이 가능하다는 것을 알게 된다(임상 사례 6.17 참조).

단계별 노출의 목표는 회피 행동에 도전하기 위해 공포 유발 활동을 천천히 도입하는 것이다.[81,82] 노출은 일반적으로 피하거나 공포 반응을 유도하는 움직임으로 시작된 다음에 덜 어렵게 하도록 수정된다. 환자는 큰 통증 경험을 유발할 위험 없이 자신의 능력에 대한 자신감을 키우기 위해 더 쉬운 버전의 운동을

표 6.8 운동 중 움직임 또는 통증을 두려워하는 개개인을 위한 의사소통 및 상호작용

기법	
인지	운동 목적, 예상 결과 및 모든 잠재적 반응에 대한 설명 부적응성 통증 반응에 대한 역기능적 신념을 수정하기 위한 환자 교육 결과에 대한 환자의 우려를 해소하고 긍정적인 기대치를 촉진 목표 설정
행동	긍정적인 보강 보상 시스템 구축 보상을 제한하고 부적응성 통증 행동에 집중하기 위한 주의 분산 또는 소거 기법
동기부여	동기부여 인터뷰 목표 설정 보상 시스템 긍정적인 경험 상기 격려 긍정적인 환자–치료사 관계 환자의 기대에 부응
자기 효능감 증진	치료 과정 초기에 기능적 활동 수정 또는 생체역학을 개선하기 위한 기능적 활동 수정 또는 방법 포함 움직임 조절 촉진 및 움직임 재교육을 제공 기본 기능적 활동으로 돌아가기 위한 작은 단계를 권장

표 6.9 심리적 손상이 있는 경우의 운동 접근법: 단계별 운동과 단계별 노출 비교

단계별 운동	단계별 노출
• 초기 할당량은 환자가 통증으로 인해 견딜 수 없는 활동 또는 운동의 용량에 따라 보수적이다(용량은 환자의 통증 허용 지점에서 설정됨). 진행의 원리는 통증 완화보다는 통증 행동 또는 확인된 손상에 기초한다. • 사전 할당량을 달성하고 5장에서 논의된 진행 개념을 따르면 운동량이 증가한다. • 진행에 따른 통증 반응 감소가 필요하지 않는다. • 운동 관찰은 객관적이다. • 보상적인 움직임은 피하고 수정해야 한다. • 목표는 활동 또는 운동 강도 증가에 대한 환자의 내성을 점진적으로 높이는 것이다. • 할당량을 획득할 때 동기를 부여하는 격려를 하게 된다; 할당량에 도달하지 않으면 치료사는 환자가 움직임을 더 적게 시도하는 것이 아니라 더 많이 시도하도록 설득한다. **예:** 위팔뼈 골절 고정을 위해 어깨 수술 후 회복하는 동안 공포 회피 행동을 보이는 환자는 3lb 무게를 사용하여 가능한 많이 저항성 어깨 굽힘을 수행하도록 요청 받았다. 골절은 완전히 치유되었으며 주의사항은 없었다. 그는 증가된 통증(5/10)을 호소하기 전에 8회 반복만 수행할 수 있었다. 무게는 2lb로 낮아졌고 통증이 증가하기 전에 15회 반복 수행을 할 수 있었다. 양은 2-3세트 동안 2lb 및 15회 반복으로 설정되지만 그는 가능한 많은 반복을 수행하도록 권장된다. 환자의 통증이 시작되기 전에 25회를 반복할 수 있게 되면 무게가 3lb로 증가하고 환자가 통증이 증가하기 전에 14회 반복을 완료할 수 있게 되면 이러한 양이 진행된다.	• 환자는 가장 두렵거나 고통스러운 움직임의 체계를 개발하도록 요청받는다. • 운동은 가장 덜 두려워하는 움직임에서 시작하여 가장 두려워하는 쪽으로 진행한다. • 처방된 운동 또는 움직임은 환자가 피하고 있는 활동이나 움직임을 포함한다. • 환자에게 자극을 천천히 주기 위해 활동이 수정되거나 낮은 용량으로 매개변수를 설정할 수 있다. • 치료사가 환자의 자신감과 내성이 증가하고 있다는 사실에 만족할 때까지 진행 및 양을 추가로 수정할 수 있다. • 공포/불안을 증가시킬 가능성이 가장 낮은 매개변수가 먼저 진행되지만 환자가 움직임에 더 편안해질 때까지 재생을 위한 최적의 자극을 제공하지 못할 수 있다. • 운동 관찰은 객관적이지만 활동 수행에 대한 자신감에 대한 추가 정보가 도움이 된다. • 보상적인 움직임은 수정되어야 한다. • 동기를 부여하는 격려는 운동을 하는 동안 두려움을 완화하고 환자가 덜 움직이기 보다는 더 많이 시도하도록 설득하는데 사용된다. **예:** 환자가 앞으로 숙이는 것을 두려워하는 경우에 통증이 없는 범위에서 허리 굽힘 없이 엉덩관절 경첩 운동을 가르칠 수 있으며 생체역학을 개선하고 움직임에 대한 두려움을 줄일 수 있다. 초기 용량에는 악화가 없는 범위, 척추 안정성 손실 관찰, 증상이나 피로보다는 정해진 횟수의 운동을 기반으로 반복이 설정하는 것이 포함된다. 이 운동은 더 작은 범위에서 반복 횟수를 늘린 다음 환자가 신발을 묶기 위해 완전히 구부릴 수 있을 때까지 굽힘의 정도를 늘림으로써 진행된다.

임상 사례 6.17 **단계별 운동 및 단계별 노출 운동 접근법**

환자가 자동차 사고 후 허리와 목에 통증을 유발하는 높은 공포 회피 행동과 운동 공포증이 나타났다. 치료사는 운동 전달을 위한 단계별 운동 접근법을 사용하기로 결정한다. 초기 운동은 손상과 일치하도록 선택된다(척추 근육 활성화 감소, 지구력 및 힘 감소; 유산소 지구력 감소; 단순 및 복잡한 움직임을 위한 움직임 보상 및 신경근 조절 손상). 그녀의 일반적인 통증 수준은 8/10까지 악화되면서 항상 상당히 높았다(4-6/10). NDI 및 Oswestry 점수는 중등도로 높은 장애로 보인다.

운동 선택

- *1주:* 국소 척추 근육 활성화를 해결하기 위한 운동은 바로누운자세에서 폼롤러(운동 11.19 및 11.22), 바로누운자세에서 하기(운동 11.20, 11.21, 11.23 및 11.24), 네발기기자세(운동 11.28), 옆으로 누운자세(운동 11.29 및 11.30)가 있다. 운동 평가 동안 환자는 피로 또는 통증이 6/10 이상으로 증가하기 전에 각 운동에 대해 가능한 많이 반복을 수행하도록 요청 받는다. 양은 2세트를 수행할 때 가능한 최대 수의 60%로 설정된다. 운동 중에 피드백과 신호가 제공된다. 유산소 지구력은 척추 안정화 및 신경근 활성화 운동 전에 UBE에서 5분, 자전거에서 5분을 목표로 한다. 환자는 만성 통증 기전에 대해 교육을 받고 환자의 수행능력(형태 및 할당량)을 인정함으로써 목표 달성에 대한 보상을 받는다. 또한 통증 수준은 감소하지 않을 수 있지만 목표는 환자가 기능적인 활동 목표와 함께 더 많은 세트 또는 더많은 반복을 수행할 수 있도록 하는 것이다.
- *2주:* 운동 프로그램을 1주간 수행을 한 후 반복 횟수는 최대의 80%까지 증가하고 세트 수는 각 운동의 3세트까지 증가한다. 적절한 정렬과 예상한 근육의 순서대로 보상없이 운동을 수행할 수 있게 되면 피드백이 서서히 감소된다. 유산소 지구력 운동은 14분으로 증가된다. 선택한 운동에 가벼운 무게가 추가되고(운동 11.22 및 11.30) 하지 운동으로 레그 프레스가 추가된다(운동 9.19). 운동 내성을 검사하고 통증이 6/10 이상으로 증가하면 운동을 중단하고 근지구력을 제공하기 위해 부하를 조절한다. 양은 새 운동에 대한 최대값의 60%로 설정된다. 환자에게 새로운 운동을 추가한 후 운동과 일부 운동과 관련된 통증의 가능성에 대해 알리고 이것이 손상이나 재손상을 나타내지 않는다고 안심시킨다. 그녀의 홈 프로그램의 빈도는 이틀에 15분에서 매일로 증가한다.
- *3주:* 운동은 계속되며 지원되는 일부 운동은 가정 프로그램으로 수행된다. 팔의 무게에 대해 부하가 0.5kg 증가하고 한쪽 다리 레그 프레스 동작이 저항 절반으로 포함된다. 수직 자세는 탁자

임상 사례 6.17 단계별 운동 및 단계별 노출 운동 접근법 - 계속

에 팔을 가볍게 지지하고 수행되는 미니 스쿼트로 운동 프로그램에 추가된다. 옆으로 누운자세에서 다리 들기 및 클렘쉘(clam shell)(운동 9.26) 그리고 한쪽 다리 균형 활동(운동 9.24)이 추가된다. 운동 프로그램 시간은 매일 20분으로 증가하고 적당한 강도로 10분 동안 걷는다.

- *4주:* 4주차에는 특별한 기능적 움직임에 대한 운동 프로그램에 단계별 노출 접근법이 추가된다. 그녀의 초기 Oswestry 및 NDI에서 매우 가벼운 무게만 들 수 있다고 보고했다. 또한 활동이 통증을 증가시킨다고 생각하여 직장이나 집에서 물건을 들어 올리는 것을 두려워한다고 보고하였다. 그녀가 들기 과제를 준비하기 위해 수정된 경첩 자세(운동 11.37)를 팔 움직임으로 연습하여 짧은 시간 동안 자세를 유지하고 지레팔을 줄이는 자세와 방법을 교육한 후 가벼운 물건을 높은 위치에서 다른 위치로 들어 올리는 프로그램이 추가된다. 활동은 단지 몇 번만 반복하고 반복횟수는 그녀가 자신감을 얻고 두려움이 감소되면 천천히 증가시킨다. 부하는 그녀가 움직임과 관련된 최소한의 두려움을 보고하고 그 움직임을 여러 번 반복할 수 있을 경우에만 증가한다. 초기 운동은 보다 수직적인 직립 자세와 앉은 자세(운동 11.39 및 11.35)로 진행되며 처음에는 팔 움직임에 대한 저항과 작은 프리 웨이트 또는 가벼운 도르래를 사용한다.

참고문헌

1. George Zepperi, George SZ, Wittmer VT, Fillingim RB, Robinson ME. Comparison of graded exercise and graded exposure clinical outcomes for patients with chronic low back pain. *J Orthop Sports Phys Ther*. 2010;40(11):694-704.
2. George SZ, Zeppieri G. Physical therapy utilization of graded exposure for patients with low back pain. *J Orthop Sports Phys Ther*. 2009;89:969-979.
3. Forster B, Bishop M, Dunleavy K. "Back in action"-a streamlined patient-centered approach to teach movement strategies. *Int J Student Sch in Phys Ther*. 2016;2:1-15.

사용하여 운동을 연습하도록 설득된다.[21] 진행은 5장에서 논의한 바와 같이 가동성, 신경근 기능 또는 유산소 내구성에 대한 용량보다는 공포/불안 반응을 줄이는 것에 기반으로 한다. 환자의 악화 활동이 매일 발생하는 경우 임상 감독하에 제한된 버전을 수행하는 것은 임상 환경 밖에서 활동이 불가피하게 반복되기 때문에 최소한의 이점이 될 수 있다. 따라서 환자는 일 또는 일상생활에서 가능한 많이 수정된 버전을 연습해야 한다(임상 사례 6.11 참조).

심리학적 정보에 입각한 운동 전달 중 의사소통 전략 Communication Strategies During Psychologically Informed Exercise Delivery

인지행동 전략, 긍정적인 격려 및 강화, 자기 효율성 강화, 동기부여 전략, 주의 분산, 단계적 운동 이미지, 움직임에 대한 두려움 감소 등이 운동 전달 및 치료사와의 상호작용의 일부로 포함될 수 있다.[83,84] 인지적인 접근법에는 부적응 통증 반응이 주요 위협이나 손상을 어떻게 반응하는지 설명하고 운동에 대한 기대감을 형성하는 것이 포함된다. 공포 회피 행동은 종종 특정 통증을 유발하는 움직임과 관련이 있기 때문에 치료사는 이 운동을 사용하여 통증의 기전과 통증의 믿음을 해결해야 할 필요성을 설명하고 정상적인 활동으로 돌아가기 위한 긍정적인 대처 방법을 장려할 수 있다.

환자의 기대는 결과에 영향을 미칠 가능성이 높으며 환자와 의사소통하는 치료사의 능력은 매우 중요하다.[85-87] 치료사는 환자에게 공감하는 단어를 선택하여 각 운동을 명확하고 주의 깊게 설명해야 한다. 또한 치료사는 긍정적이지만 현실적인 방식으로 환자의 걱정에 대해 대응해야 한다(7장 참조). 인지 전략은 기대치와 환자의 믿음을 형성하는 동시에 기능적인 능력 향상에 대한 긍정적인 태도를 발전시키는데 사용된다. 구체적이고 현실적인 목표는 미래에 대한 관심을 유도하기 위한 "계약"의 일부이며 환자와 함께 설정된다. 행동 개념은 보상과 격려로 긍정적인 행동과 성취를 강화하고 부정적인 반응(회피 포함)을 없애기 위해 작동적 조건화 원칙을 사용한다. 회피 행동은 환자에게 지속적으로 지적되고 환자에게는 대안이 제공된다. 가능하다면 환자가 운동을 긍정적인 경험과 연관시켜야 하기 때문에 환자가 즐기는 운동과 활동을 사용한다.

환자가 심한 공포회피 행동을 보이는 경우, 스트레스를 제한하기 위해 운동 선택을 수정하여 공포를 유발할 가능성이 가장 적은 영역에서 느리고 의도적으로 진행할 수 있다. 통증 또는 공포 유발 활동은 결국 다시 도입된다. 재생을 위한 최적의 자극을 제공하기 위한 용량을 진행하는 것은 공포 회피 행동이 감소할 때까지는 덜 중요할 수 있다. 생체역학적 조절은 전체적인 힘과 모멘트 팔을 줄이는데 도움이 될 수 있다. 신경근 협응을 개선하며 움직임이 더 쉽고 효율적이면 자신감이 높아질 수 있다. 매우 두려움이 많은 환자의 경우, 실제 활동 또는 움직임이 없는 운동에 대한 생각은 공감 반응을 유발하고 통증의 인식을 높일 수 있다.[80] 이러한 환자들은 통증 경험과 운동 또는 활동 수준을 유지해야 하는 이유에 대해 더 많은 교육이 필요하다. 높은 불안 수준을 보이는 환자는 운동이 적합하고 부정적인 결과를 초래하지 않는다는 광범위한 확신이 필요할 수 있다. 이것은 치료사가 단계별 운동 접근법 또는 단계적 노출법을 사용하는지에 관계없이 적용된다.

일부 환자의 경우, 특히 체중 부하 활동 또는 손상과 관련된 동일한 유형의 움직임으로 복귀가 필요한 경우 치료 진행의 후반에만 공포 회피 또는 자신감 부족이 발생한다. 더 높은 수준의 활동으로 돌아가기 시작하는 선수들은 완전 체중 지지를 하거나 특정 방향으로 움직이는 것에 대한 경계를 할 여유가 없다. 사실 두려운 움직임을 피하는 것은 손상을 초래하는 보상으로 이어질 수 있다. 공포 회피의 정도가 만성 통증 환자의 경우와 항상 같지는 않지만, 필요한 모든 움직임과 활동에 대한 자신감은 환자를 부상 이전의 기능과 참여로 되돌리는 중요한 요소이다.

개념적인 범주의 사용
USE OF THE CONCEPTUAL CATEGORIES

이 장에서는 운동과 매개변수를 선택하고 진행하는데 도움이 되는 다섯 가지의 개념적 범주의 기능장애가 소개되었다(글상자 6.8). 극단적인 가동성(저가동성 및 과가동성), 외상의 유형(반복적인 긴장 및 자세증후군을 포함하는 미세외상, 외상손상 및 수술 후를 포함하는 거대외상), 심리적 손상(통증 또는 재손상에 대한 공포, 파국화, 우울증 및 불안)이 중첩되며 서로 다른 구조에 대해 동시에 존재할 수 있다.

이 장에 제시된 범주는 개인의 전용이 아니며 환자가 진행됨에 따라 특정 운동이나 전반적인 접근 방식에 따라 강조되는 영역이 바뀔 수 있다. 이 글에서 제공된 개념은 임상 추론 과정에 대한 일반적인 지침으로 유용하며 운동 처방에 대한 "방안(recipe)"으로 기능하지 않는다. 반복적인 긴장 손상을 가진 환자에게 저가동성 및 과가동성 영역이 동시에 존재하는 것이 일반적이다. 만약 인대 및 관절주머니의 손상이 중증 외상의 결과인 경우 거대외상 범주에서 과가동성이 나타난다. 수술 후 치유에 대한 예방 조치에 고정 또는 움직임을 피하는 것이 포함될 경우, 예방 조치가 해제되면 저운동성이 일차적으로 발생할 수 있는 손상이지만 주요 손상은 또한 느슨함을 초래하고 과가동성은 Ⅱ단계와 Ⅲ단계에서 가장 중요한 손상일 수 있다. 어깨 충돌 증후군에 대한 봉우리아래감압술 또는 무릎넙다리 기능장애에 대한 관절의 죽은 조직제거와 같은 일부 수술 절차는 반복적인 긴장 손상의 원인을 해결하기 위한 것이다. 운동과 매개변수의 선택은 신중하고 빈번한 평가가 필요하며 환자가 진행됨에 따라 우선순위가 변경될 수 있다.

심리적인 요소는 가동성 또는 외상 범주와 공존할 수 있다. 공포 회피 또는 파국화 행동의 정도는 단계별 노출 또는 단계별 운동의 매개변수가 표시되는지를 결정할 것이다. 환자가 검사 중 또는 다음 방문 시 운동을 거부하거나 심한 통증을 호소하는 경우 이러한 유형의 개입을 고려해야 한다.

특정 해부학 영역, 특히 척추 통증에 대한 다양한 표현을 다루기 위해 여러 가지의 분류 시스템이 제안되었다. 허리 통증에 대한 척추 장애 분류 시스템에 움직임 손상 접근법,[2,3,88] 치료 기반,[9,69] 생체역학적 진단,[89] 병리해부학[90] 분류, O'Sullivan에 의해 설명된 시스템 등이 포함되며 이는 일관성 있는 영역, 중첩된 영역 그리고 불일치가 있는 다른 영역을 가지고 있다. 이러한 시스템에 대한 전체 논의는 이 글의 범위를 벗어난다. 이 장의 정보는 연속되는 여러 지점에서 집중 운동 처방을 제공하는 데 필요한 임상 추론 접근방식을 돕기 위한 것이다.

글상자 6.8 범주의 주요 우선순위

1. 저가동성: 진동이나 장시간 유지를 사용하여 끝 범위에 도달하는 데 도움이 되도록 운동 종류를 선택한다. 양은 끝 범위에서 여러 번 반복하거나 장시간 유지하는 것을 포함한다.
2. 과가동성: 힘 폐쇄 보조, 신경근 협응 및 근기능 향상, 고유수용감각을 개선하기 위해 운동이 선택된다. 운동은 관절 구조를 지지하기 위해 소근육 자세 안정화근 및 대근육 안정화근을 목표로 한다. 닫힌 사슬 운동은 초기 운동 처방에서 선호된다. 늘어난 또는 과가동성 구조물을 위한 중간 범위 자세가 포함된다. 추가적인 감각 피드백 및 균형 활동은 신경근 타이밍과 알맞은 순서를 촉진하는데 사용된다.
3. 반복적인 긴장 및 자세 증후군: 기여 요인, 근육 불균형, 신경근 협응을 다루기 위해 운동을 선택한다. 잘못된 움직임을 선택하고 생체역학적 개념을 적용하여 힘을 재분배한다. 재생을 위한 최적의 자극은 Ⅱ단계와 Ⅲ단계 동안 중요하며, 손상된 조직을 대상으로 하는 운동은 기여요인을 대상으로 하는 운동보다 더 천천히 진행된다. Ⅲ단계 운동에서는 개선된 움직임 패턴 및 운동학습 개념을 사용한 기능적 움직임 재교육이 포함된다.
4. 조직의 치유와 관련된 예방 조치는 외상 후 및 수술 사례의 주요 고려사항이며 종종 진행을 위해 외상 후 및 수술 지침을 따른다. 재생을 위한 진행 및 최적의 자극은 초기 손상의 정도, 수술 절차, 손상되거나 절개된 구조의 유형과 상태에 따라 결정된다.
5. 치료에 대한 심리적 영향을 최우선으로 하는 환자에게 적합한 운동의 유형에는 단계별 운동과 단계별 노출이 포함된다. 추가적인 관련 접근법에는 인지 행동 접근법, 동기부여 기술, 자기 효능감 향상을 위한 코칭이 포함된다.

요약

- 다섯 가지의 개념적 범주에는 손상 관련 범주 저가동성 및 과가동성 두 가지, 외상의 유형과 관련된 범주 반복적인 긴장 및 외상/수술 두 가지, 심리학적 기여요소가 포함된다.
- 범주의 겹침 및 우선 순위는 환자가 진행됨에 따라 치유 단계와 손상 정도에 따라 다르다.
- 범주는 운동 유형, 운동 매개변수, 예방 조치에 대한 임상적 추론을 안내하는데 사용될 수 있다.
- 범주는 환자 문제의 패턴에 대한 주관적 및 객관적 검사, 병력, 해석을 통해 결정된다.
- 저가동성 및 과가동성은 선택적인 조직 장력, 전체 관절가동범위, 관절 평가에서 결정된다.
- 부종이나 삼출이 있는 경우 저가동성 치료는 다양한 유형의 운동과 매개변수가 필요하다. 펌핑 동작, 제한된 저항, 진동 또는 반복 동작을 사용하는 순환 운동은 유동체 제한 동작을 제거하는데 도움이 된다. 삼출 또는 부종이 해결되면 다른 손상(저가동성/과가동성 및 근기능)은 프로그램을 필요로 할 것이다.
- 근육의 유연성 또는 관절주머니/결합조직 제한과 관련된 저가동성은 짧은 유지 및 반복적인 움직임에서 장시간 유지 및 부하에 이르기까지 연속체의 끝 범위에 도달해야 한다. 부하의 양과 긴장의 정도는 특히 조직의 상태 및 염증의 존재와 관련된 SINS의 개인 요인 및 결정에 따라 달라진다.
- 저가동성 운동은 부상자 이외의 중력이나 팔다리, 도르래 또는 치료사의 추가적인 보조를 사용하는 수동 또는 능동 보조 운동이 포함된다.
- 근육 스트레칭에는 전체 스트레칭 전에 수축이 포함될 수 있지만 늘리는 동안 조직의 정렬을 고려한다.
- 가동성 운동은 일반적으로 손으로 중재 또는 유산소 준비운동을 따른다.
- 일반적인 또는 특정 가동성 운동은 중간 범위에서 수행되며 근기능 운동의 진행과 동적 안정화 및 신경근 협응에 중점을 두어 보상작용 문제를 처리하거나 과가동성 구조물이 최대 길이에 도달하지 않도록 보호한다.
- 과가동성을 진행하기 위한 신경근 협응 운동은 기능적인 진행과 대근육 움직임근의 강화 이전에 소근육 안정화근에 대한 강조에 이어 대근육 안정화근으로 진행된다.
- 안정성은 움직임의 중심축과 자세 및 몸쪽 근육의 예상된 안정화와 함께 적절한 타이밍, 신경근 활동의 정도를 필요로 한다.
- 안정화근의 초기 활성화는 닫힌 사슬 고유수용감각 입력 및 추가적인 시각, 촉각 또는 청각 입력을 사용하는 추가 감각 입력뿐만 아니라 균형 또는 자세 반응을 사용하는 운동으로 향상된다.
- 안정화를 위한 다른 매개변수에는 진동, 팔다리의 빠른 교대 운동 또는 교대 저항 자극이 포함된다. 균형 운동은 불안정한 지지면 또는 지지면 내에서 자세 위치를 유지하기 위한 목표를 사용한다.
- 반복적인 긴장 손상의 병력은 기여요인을 식별하고 힘의 과사용 또는 집중을 초래하는 잠재적인 손상을 해결하기 위한 다차원 프로그램을 포함해야 한다. 초기 운동에 중점을 두는 것은 부상당한 조직이 치유될 수 있도록 힘을 분산시키는 것이다.
- 움직임 및 정렬 패턴, 훈련 패턴, 근기능, 가동성, 협응 손상은 동시에 또는 운동 처방을 통해 순차적으로 진행될 수 있다.
- 진행은 조직 손상 정도와 조직 치유 기간에 대한 지침에 영향을 받는다. 손상은 회복 시간에 따라 다르지만 치유 예방 조치가 선행되어야 한다. 일부 운동 목표는 체중 부하 또는 고정 예방 조치를 준수하면서 가동성을 막거나 근육의 기능 저하를 제한하는데 맞춰질 것이다.
- 심리적인 손상이 있는 상태에서 운동을 하려면 점진적인 기능 복귀를 지원하는 의사소통 및 코칭 전략과 함께 다양한 교육 방법과 용량에 대한 매개변수가 필요하다.
- 통증, 파국화, 회피 또는 운동공포증에 대한 심각한 두려움이 있는 경우 운동 접근법에는 단계별 운동과 단계별 노출이 포함된다.
- 단계적 운동에는 통증 완화 또는 통증 강도의 감소 없이 할당량을 달성하도록 설계되어진 사전 계획된 진행과 활동량이 포함된다.
- 단계별 노출은 강도의 느린 진행과 함께 회피 행동을 방해하는 두려움을 유발하는 활동을 도입한다.
- 단계적 운동과 단계적 노출 둘 모두 인지행동 전략, 자기 효능감 강화 및 향상을 포함하는 동기부여 기법, 단계별 운동 이미지 및 부적응 통증과 공포 반응을 줄이기 위한 점진적 교육을 사용한다.

질문 검토

1. 과가동성 및 저가동성 운동 목표를 구별하시오.
2. 손상 기전(반복적인 긴장 vs 외상/수술)이 운동 선택의 우선순위에 어떻게 영향을 미치는지 논의하시오.
3. 손상에 대한 심리적 기여를 최우선으로 하는 개인을 위한 두 가지 운동 접근법에 대해 논의하시오.
4. 과가동성에 비해 일차 저가동성에 사용되는 운동의 유형과 운동 매개변수 간의 차이를 비교하고 대조하시오.
5. 반복적인 긴장 손상에 대한 기여요인을 관리하기 위한 우선순위를 논의하시오.
6. 저가동성과 관련된 요인이 반복적인 긴장 손상 환자의 결과에 어떻게 영향을 미칠 수 있는지에 대한 예를 드시오.
7. 최적의 힘 도입과 움직임 재교육이 운동 진행 중에 어떻게 중요한지 논의하시오.
8. 심각한 외상 손상 또는 수술에서 회복중인 환자의 회복기간이 운동 진행에 어떻게 영향을 미치는지 논의하시오.
9. 이 장에서 논의된 범주가 동일한 환자에서 어떻게 서로 겹치거나 다른 정도로 나타날 수 있는 방법에 대해 설명하시오.

참고문헌

1. Magee DJ, Zachazewski JE. Principles of stabilization training. In: Magee DJ, Zachazewski JE, Quillen WS, eds. *Scientific Foundations and Principles of Practice in Musculoskeletal Rehabilitation*. St. Louis MO: Saunders Elsevier; 2007:388–413.
2. Sahrmann SA. *Diagnosis and Treatment of Movement Impairment Syndromes. Movement System Impairment Syndromes of the Extremities, Cervical and Thoracic Spine*. Philadelphia, PA: Mosby; 2002.
3. Sahrmann SA, Bloom N. Update of concepts underlying movement system syndromes. In: Sahrmann SA, ed. *Movement System Impairment Syndromes of the Extremities, Cervical and Thoracic Spines*. St. Louis MO: Mosby Elsevier; 2011:1–34.
4. Carcia CR, Martin RL, Houck J, Wukich. Achilles pain, stiffness, and muscle power deficits: achilles tendinitis. Clinical practice guidelines linked to the International Classification of Functioning, Disability and Health from the Orthopaedic Section of the American Physical Therapy Association. *J Orthop Sports Phys Ther*. 2010;40(9):A1–A26.
5. Logerstedt DS, Snyder-Mackler L, Ritter RC, Axe MJ, Godges JJ. Knee stability and movement coordination impairments: knee ligament sprain. Clinical practice guidelines linked to the International Classification of Functioning, Disability and Health from the Orthopaedic Section of the American Physical Therapy Association. *J Orthop Sports Phys Ther*. 2010;40(4):A1–A37.
6. Logerstedt DS, Snyder-Mackler L, Ritter RC, Axe MJ. Knee pain and mobility impairments: meniscal and articular cartilage lesions. Clinical practice guidelines linked to the International Classification of Functioning, Disability and Health from the Orthopaedic Section of the American Physical Therapy Association. *J Orthop Sports Phys Ther*. 2010;40(6):A1–A35.
7. Ludewig PM, Lawrence RL, Braman JP. What's in a name? Using movement system diagnoses versus pathoanatomic diagnoses. *J Orthop Sports Phys Ther*. 2013;43(5):280–283.
8. Godges JJ, Irrgang JJ. ICF-based practice guidelines for common musculoskeletal conditions. *J Orthop Sports Phys Ther*. 2008;38(4):167–168.
9. Delitto A, George SZ, Van Dillen L, et al. Low back pain. Clinical practice guidelines linked to the International Classification of Functioning, Disability and Health from the Orthopaedic Section of the American Physical Therapy Association. *J Orthop Sports Phys Ther*. 2012;42(4):A1–A57.
10. Childs JD, Cleland JA, Elliot JM, et al. Neck pain: Clinical practice guidelines linked to the International Classification of Functioning, Disability, and Health, from the Orthopedic Section of the American Physical Therapy Association. *J Orthop Sports Phys Ther*. 2008;38(9):A1–A34.
11. Cibulka MT, White DM, Woehrle J, et al. Hip pain and mobility deficits–hip osteoarthritis: clinical practice guidelines linked to the international classification of functioning, disability, and health from the orthopaedic section of the American Physical Therapy Association. *J Orthop Sports Phys Ther*. 2009;39(4):A1–A25.
12. Enseki K, Harris-Hayes M, White DM, et al. Nonarthritic hip pain. Clinical practice guidelines linked to the International Classification of Functioning, Disability and Health from the Orthopaedic Section of the American Physical Therapy Association. *J Orthop Sports Phys Ther*. 2014;44(6):A1–A32.
13. Kelley MJ, Shaffer MA, Kuhn JE, et al. Shoulder pain and mobility impairments: Adhesive capsulitis. Clinical practice guidelines linked to the International Classification of Functioning, Disability and Health from the Orthopaedic Section of the American Physical Therapy Association. *J Orthop Sports Phys Ther*. 2013;43(5):A1–A31.
14. Martin RL, Davenport TE, Paulseth S, Wukich DK, Godges JJ. Ankle stability and movement coordination impairments: ankle ligament sprains. Clinical practice guidelines linked to the International Classification of Functioning, Disability and Health from the Orthopaedic Section of the American Physical Therapy Association. *J Orthop Sports Phys Ther*. 2013;43(9):A1–A40.
15. Martin RL, Davenport TE, Reischl SF, et al. Heel pain – plantar fasciitis; revision 2014. Clinical practice guidelines linked to the International Classification of Functioning, Disability and Health from the Orthopaedic Section of the American Physical Therapy Association. *J Orthop Sports Phys Ther*. 2014;44(11):A1–A23.
16. Beneciuk JM, Bishop M, George SZ. Pain catastrophizing predicts pain intensity during a neurodynamic test for the median nerve in healthy participants. *Manual Therapy*. 2010;15(4):370–375.
17. Beneciuk JM, Robinson ME, George SZ. Low back pain subgroups using fear-avoidance model measures: results of a cluster analysis. *Clin J Pain*. 2012;28(8):658–666.
18. George SZ, Stryker SE. Fear-avoidance beliefs and clinical outcomes for patients seeking outpatient physical therapy for musculoskeletal pain conditions. *J Orthop Sports Phys Ther*. 2011;41(4):249–259.
19. Hirsh AT, George SZ, Bialosky JE, Robinson ME. Fear of pain, pain catastrophizing, and acute pain perception: relative prediction and timing of assessment. *J Pain*. 2008;9(9):806–812.

20. Leeuw M, Goossens ME, Linton SJ, Crombez G, Boersma K, Vlaeyen JW. The fear-avoidance model of musculoskeletal pain: current state of scientific evidence. *J Behav Med*. 2007;30:77–94.
21. Vlaeyen JW, De Jong J, Geilen M, Heuts PH, Van Breukelen G. The fear of movement/(re)injury in chronic low back pain: further evidence on the effectiveness of exposure in vivo. *Clin J Pain*. 2002;18:251–261.
22. Karayannis NV, Jull GA, Hodges PW. Physiotherapy movement based classification approaches to low back pain: comparison of subgroups through review and developer/expert survey. *BMC Musculoskelet Disord*. 2012;20:13–24.
23. Hodges P. Motor control and pain. In: Sluka K, ed. *Mechanisms and Management of Pain for the Physical Therapist*. 2nd ed. Philadelphia, PA: IASP Wolters Kluwer; 2016:67–81.
24. Magee DJ. *Orthopedic Physical Assessment. St. Louis MO*. 6th ed. Elsevier Saunders; 2014.
25. Maffey LL. Arthrokinematics and mobilization of musculoskeletal tissue: the principles. In: Magee DJ, Zachazewski JE, Quillen WS, eds. *Pathology and Intervention in Musculoskeletal Rehabilitation*. St. Louis, MO: Elsevier Saunders; 2009:487–526.
26. Zachazewski JE. Range of motion and flexibility. In: Magee DJ, Zachazewski JE, Quillen WS, eds. *Scientific Foundations and Principles of Practice in Musculoskeletal Rehabilitation*. St. Louis, MO: Saunders Elsevier; 2007:527–556.
27. Kelley MJ, Shaffer MA, Kuhn JE, et al. Shoulder pain and mobility deficits: adhesive capsulitis. Clinical practice guidelines linked to the International Classification of Functioning, Disability and Health from the Orthopaedic Section of the American Physical Therapy Association. *J Orthop Sports Phys Ther*. 2013;34(5):A1–A31.
28. Gross AR, Goldsmith C, Hoving JL, et al. Conservative management of mechanical neck disorders: a systematic review. *J Rheumatol*. 2007;34:1083–1102.
29. Gross AR, Hoving JL, Haines TA, et al. A Cochrane review for manipulation and mobilization for mechanical neck disorders. *Spine*. 2004;29:1541–1548.
30. Wadsworth MK, Mills JT, Michener LA. Diagnosing suprascapular neuropathy in patients with shoulder dysfunction: a report of 5 cases. *Phys Ther*. 2014;84(4):359–372.
31. Rombaut L, Malfait F, De Wandele I, et al. Muscle mass, muscle strength, functional performance, and physical impairment in women with the hypermobility type of Ehlers-Danlos syndrome. *Arthritis Care Res (Hoboken)*. 2012;64(10):1584–1592.
32. Jansson A, Saartok T, Werner S, Renström P. Evaluation of general joint laxity, shoulder laxity and mobility in competitive swimmers during growth and in normal controls. *Scand J Med Sci Sport*. 2005;15(3):169–176.
33. Deane KA, McGregor AH. Current and future perspectives on lumbar degenerative disc disease: a UK survey exploring specialist multidisciplinary clinical opinion. *BMJ Open*. 2016;15(6):e011075. https://doi.org/1136/bmjopen-2016-011075.
34. Remvig L, Jensen DV, Ward RC. Epidemiology of general joint hypermobility and basis for proposed criteria for benign joint hypermobility syndrome: review of the literature. *J Rheumatol*. 2007;34(4):804–809.
35. Lindgren A, Kristiansson P. Finger joint laxity, number of previous pregnancies and pregnancy induced back pain in a cohort study. *BMC Pregnancy Childbirth*. 2014;14:61.
36. Marnach ML, Ramin KD, Ramsey PS, Song SW, Stensland JJ, An KN. Characterization of the relationship between joint laxity and maternal hormones in pregnancy. *Obstet Gynecol*. 2003;10(2):331–335.
37. De Paepe A, Malfait F. The Ehlers-Danlos syndrome, a disorder with many faces. *Clin Genet*. 2012;82(1):1–11.
38. Magee DJ, Mattison R, Reid DC. Shoulder instability and impingement syndrome. In: Magee DJ, Zachazewski JE, Quillen WS, eds. *Pathology and Intervention in Musculoskeletal Rehabilitation*. St. Louis, MO: Saunders Elsevier; 2009:125–160.
39. Smith CD, Masouros S, Hill AM, Amis AA, Bull AM. A biomechanical basis for tears of the human acetabular labrum. *Br J Sports Med*. 2009;43(8):574–578.
40. Meadows J, Armijo-Olivio SL, Magee DJ. Cervical spine. In: Magee DJ, Zachazewski JE, Quillen WS, eds. *Pathology and Intervention in Musculoskeletal Rehabilitation*. St. Louis MO: Saunders Elsevier; 2009:17–64.
41. Nadler SF, Wu KD, Galski T, Feinberg JH. Low back pain in college athletes. A prospective study correlating lower extremity overuse or acquired ligamentous laxity with low back pain. *Spine (Phila Pa 1976)*. 1998;23(7):828–833.
42. Kim HJ, Yeom JS, Lee DB, Kang KT, Chang BS, Lee CK. Association of benign joint hypermobility with spinal segmental motion and its clinical implication in active young males. *Spine (Phila Pa 1976)*. 2013;38(16):E1013–E1019.
43. Baeza-Velasco C, Gely-Nargeot MC, Pailhez G, Vilarrasa AB. Joint hypermobility and sport: a review of advantages and disadvantages. *Curr Sports Med Rep*. 2013;12(5):291–295.
44. Konopinski MD, Jones GJ, Johnson MI. The effect of hypermobility on the incidence of injuries in elite-level professional soccer players: a cohort study. *Am J Sports Med*. 2012;40(4):763–769.
45. Pacey V, Nicholson LL, Adams RD, Munn J, Munns CF. Generalized joint hypermobility and risk of lower limb joint injury during sport: a systematic review with meta-analysis. *Am J Sports Med*. 2010;38(7):1487–1497.
46. Smith R, Damodaran AK, Swaminathan S, Campbell R, Barnsley L. Hypermobility and sports injuries in junior netball players. *Br J Sports Med*. 2005;39(9):628–631.
47. Fujii M, Nakashima Y, Yamamoto T, et al. Acetabular retroversion in developmental dysplasias of the hip. *J Bone Jnt Surg*. 2010 92(4):895–903.
48. Van der Giessen LJ, Liekens D, Rutgers KJ, Hartman A, Mulder PG, Oranje AP. Validation of beighton score and prevalence of connective tissue signs in 773 Dutch children. *J Rheumatol*. 2001;28(12):2726–2730.
49. Magee DJ, Sueki D. *Orthopedic Physical Assessment Atlas and Video: Selected Special Tests and Movements*. 6th ed. St. Louis, MO: Elsevier Saunders; 2011.
50. Cleland JA, Koppenhaver S. *Netter's Orthopaedic Clinical Examination: An Evidence-Based Approach*. 2nd ed. St. Louis MO: Elsevier Saunders; 2011.
51. Panjabi MM. The stabilizing system of the spine: Part II. Neutral zone and instability hypothesis. *J Spinal Disord*. 1991;5(4):390–396.
52. Panjabi MM, Cholewicki J, Nibu K, Grauer J, Babat LB, Dvorak J. Critical load of the human cervical spine: an in vitro experimental study. *Clin Biomech*. 1998;13(1):11–17.
53. Hodges PW, Ferreira PH, Ferreira ML. Lumbar spine: treatment of instability and disorders of motor control. In: Magee DJ, Zachazewski JE, Quillen WS, eds. *Pathology and Intervention in Musculoskeletal Rehabilitation*. St. Louis MO: Saunders Elsevier; 2009:389–425.
54. Masse'-Alarie H, Flamand VH, Moffet H, Schneider C. Corticomotor control of deep abdominal muscles in chronic low back pain and anticipatory postural adjustments. *Exp Brain Res*. 2012;218(1):99–109.
55. O'Sullivan P. Diagnosis and classification of chronic low back pain disorders: maladaptive movement and motor control impairments as underlying mechanism. *Man Ther*. 2005;10:242–255.
56. Tsao H, Hodges PW. Persistence of improvements in postural strategies following motor control training in people with recurrent back pain. *J Electromyogr Kinesiol*. 2008;18:559–567.

57. Richardson C, Hodges P, Hides J. *Therapeutic Exercise for Lumbopelvic Stabilization: A Motor Control Approach for the Treatment and Prevention of Low Back Pain*. 2nd ed. Edinburgh, UK: Churchill Livingstone; 2004.
58. Falla D, Bilenkij G, Jull G. Patients with chronic neck pain demonstrate altered patterns of muscle activation during performance of a functional upper limb task. *Spine*. 2004;29(13):1436–1440.
59. O'Leary S, Falla D, Elliott J, Jull G. Muscle dysfunction in cervical spine pain: implications for assessment and management. *J Orthop Sport Phys Ther*. 2009;39(5):324–333.
60. O'Leary S, Jull G, Kim M, Vincenzino B. Craniocervical flexor muscle impairment at maximal, moderate and low loads is a feature of neck pain. *Man Ther*. 2007;12:34–39.
61. Aasa B, Berglund L, Michaelson P, Aasa U. Individualized low-load motor control exercises and education versus a high-load lifting exercise and education to improve activity, pain intensity and physical performance in patients with low back pain: a randomized controlled trial. *J Orthop Sports Phys Ther*. 2015;45(2):77–85.
62. Fersum KV, Dankaerts W, O'Sullivan PB, et al. Integration of subclassification strategies in randomized controlled trials evaluating manual therapy treatment and exercise therapy for non-specific chronic low back pain: a systematic review. *Br J Sports Med*. 2010;44:1054–1062.
63. Kibler WB, Livingston B. Closed-chain rehabilitation for upper and lower extremities. *J Am Acad Orthop Surg*. 2001;9:412–421.
64. Chmielewski TL, Rudolph KS, Snyder-Mackler L. Development of dynamic knee stability after acute ACL injury. *J Electromyogr Kinesiol*. 2002;12(4):267–274.
65. Chmielewski TL, Hurd WJ, Rudolph KS, Axe MJ, Snyder-Mackler L. Perturbation training improves knee kinematics and reduces muscle co-contraction after complete unilateral anterior cruciate ligament rupture. *Phys Ther*. 2005;85(8):740–749; discussion 750–754.
66. Morrissey D. Guidelines and pathways for clinical practice in tendinopathy: their role and development. *J Orthop Sports Phys Ther*. 2015;45(11):819–822.
67. Gross MT. Chronic tendinitis: pathomechanics of injury, factors affecting healing response, and treatment. *J Orthop Sports Phys Ther*. 1992;16(6):248–261.
68. Scott A, Backman LJ, Speed C. Tendinopathy: update on pathophysiology. *J Orthop Sports Phys Ther*. 2015;45(11):833–841s.
69. Delitto A, Erhard RE, Bowling RW, DeRosa CP, Greathouse DG. A treatment based classification approach to low back syndrome: identifying and staging patients for conservative treatment. *Phys Ther*. 1995;75:470–489.
70. Silbernagel KG, Crossley KM. A proposed return-to-sport program for patients with midportion Achilles tendinopathy: rationale and implementation. *J Ortho Sports Phys Ther*. 2015;45(11):876–886.
71. Silbernagel KG, Thomee' R, Bi Erikssson, Karlsson J. Continued sports activity, using a pain-monitoring model, during rehabilitation in patients with Achilles tendinopathy: a randomized controlled study. *Am J Sports Med*. 2007;35:897–906.
72. Coombes BK, Bisset L, Vicenzino B. Management of lateral elbow tendinopathy: one size does not fit all. *J Orthop Sports Phys Ther*. 2015;45(11):938–949.
73. Alizadehkhaiyat O, Fisher AC, Kemp GJ, Vishwanathan K, Frostick SP. Assessment of functional recovery in tennis elbow. *J Electromyogr Kinesiol*. 2009;19:631–638.
74. Alizadehkhaiyat O, Fisher AC, Kemp GJ, Vishwanathan K, Frostick SP. Upper limb muscle imbalance in tennis elbow: a functional and electromyographic assessment. *J Orthop Res*. 2007;25:1651–1657.
75. Chen TL, An W, Chan ZYS, Au IPH, Zhang ZH, Cheung RTH. Immediate effects of modified landing pattern on a probabilistic tibial stress fracture model in runners. *Clin Biomech*. 2016;33:49–54.
76. Goom T, Malliaris P, Reiman M, Purdam C. Proximal hamstring tendinopathy: clinical aspects of assessment and management. *J Orthop Sports Phys Ther*. 2016;46(6):483–493.
77. Plinsinga ML, Brink MS, Vicenzino B, Van Wilgen P. Evidence of nervous system sensitization in commonly presenting and persistent painful tendinopathies: a systematic review. *J Orthop Sports Phys Ther*. 2015;45(11):864–875.
78. Michenor L, Kulig K. Not all tendons are created equal: implications for differing treatment approaches. *J Ortho Sports Phys Ther*. 2015;45(11):829–832.
79. Cioppa-Mosca J, Cahill JB, Young Tucker C, eds. *Hospital for Special Surgery. Handbook of Postsurgical Rehabilitation Guidelines for the Orthopedic Clinician*. St. Louis, MO: Mosby Elsevier; 2008.
80. Sueki DG, Dunleavy K, Puentedura EJ, Spielholz NI, Cheng MS. The role of associative learning and fear in the development of chronic pain – a comparison of chronic pain and post-traumatic stress disorder. *Phys Ther Reviews*. 2014;19(5):352–266.
81. George SZ, Wittmer VT, Fillingim RB, Robinson ME. Comparison of graded exercise and graded exposure clinical outcomes for patients with chronic low back pain. *J Orthop Sports Phys Ther*. 2010;40(11):694–704.
82. George SZ, Zeppieri G. Physical therapy utilization of graded exposure for patients with low back pain. *J Orthop Sports Phys Ther*. 2009;89:969–979.
83. Monticone M, Ambrosini E, Rocca B, et al. Group-based multimodal exercises integrated with cognitive-behavioral therapy improve disability, pain and quality of life of subjects with chronic neck pain: a randomized controlled trial with a one year follow-up. *Clin Rehab*. 2016:1–11. https://doi.org/10.1177/0269215516651979. Online ahead of print.
84. Dunleavy K, Kubo Slowik A. Emergence of delayed posttraumatic stress disorder symptoms related to sexual trauma: patient-centered and trauma-cognizant management by physical therapists. *Phys Ther*. 2012;92(2):339–351.
85. Bialosky JE, Bishop MD, Cleland JA. Individual expectation: an overlooked, but pertinent, factor in the treatment of individuals experiencing musculoskeletal pain. *Phys Ther*. 2010;90(9):1345–1355.
86. Bishop MD, Bialosky JE, Cleland JA. Patient expectations of benefit from common interventions for low back pain and effects on outcome: secondary analysis of a clinical trial of manual therapy interventions. *J Man Manip Ther*. 2011;19(1):20–25.
87. Bishop MD, Mintken PE, Bialosky JE, Cleland JA. Patient expectations of benefit from interventions for neck pain and resulting influence on outcomes. *J Orthop Sports Phys Ther*. 2013;43(7):457–465.
88. Karayannis NV, Jull GA, Hodges PW. Movement-based subgrouping in low back pain: synergy and divergence in approaches. *Physiother*. 2016;102(2):159–169.
89. Hefford C. McKenzie classification of mechanical spinal pain: profile of syndromes and directions of preference. *Man Ther*. 2008;13:75–81.
90. Petersen T, Laslett M, Thorsen H, Manniche C, Ekdahl C, Jacobsen S. Diagnostic classification of non-specific low back pain. A new system integrating patho-anatomic and clinical categories. *Physiother Theory Pract*. 2003;19:213–237.
91. O'Sullivan P.B.. Lumbar segmental 'instability': clinical presentation and specific stabilizing exercise management. *Man Ther*. 2000;5:2–12.

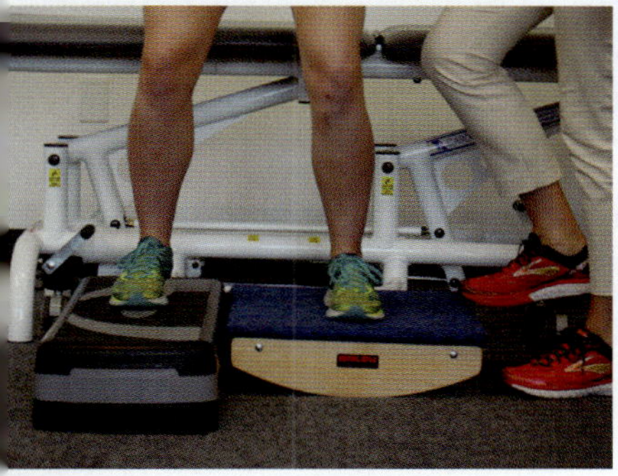

7

운동을 위한 교육 및 학습 개념

Teaching and Learning Concepts for Exercise

목표

이 장을 읽으면 다음과 같은 일을 수행할 수 있다.

1. 들어오는 감각 정보, 중앙 처리 및 운동 출력이 운동 과제 및 특정 운동 교육 및 학습을 하는데 어떻게 영향을 미치는지 설명 가능
2. 운동 학습 및 운동 기술 개발에 영향을 미치는 요인 나열
3. 운동을 처음 설명하고 지시를 할 때 고려해야 할 요소 설명 가능
4. 환자가 선호하는 학습 방식과 동기를 포함한 개인적인 요인에 따라 지침과 설명을 분석하고 조정
5. 내재적 초점과 외재적 초점 구분
6. 운동 진행을 위해 운동 기술 습득 단계를 설명하고 적용
7. 피드백 및 피드 포워드 기전을 적용하여 운동 전달, 피드백 선택 및 수행능력에 대한 추가적인 지원을 수행
8. 운동 진행에 피드백, 순서, 연습, 맥락적 개념을 적용
9. 동기부여 기술을 사용하여 환자의 동의 및 후속 조치를 촉진
10. 가정 프로그램 계획 및 교육에 대한 학습 및 교육의 의미에 대해 논의

운동 지침을 위한 교육 및 학습 개념

TEACHING AND LEARNING CONCEPTS FOR EXERCISE INSTRUCTION

치료적 운동은 생리학적 조직 적응에 영향을 주지만 신경근 협응과 효율성도 그만큼 중요하다. 신경근 협응을 변경하려면 양방향 의사소통과 환자의 성격 및 학습 방식에 대한 이해가 필요하다(표 7.1). 운동을 수행하는 방법을 배우고 효과적인 움직임 패턴을 개발하려면 습관, 훈련, 통증 경험, 개인 목표에 영향을 받는 패턴을 변경하고 강화를 해야 한다. 따라서 숙련된 치료적 운동 지침과 피드백은 치료사가 원하는 움직임을 설명하고 다양한 개별적인 기법을 사용하여 환자를 지도하는 능력에 달려 있다(글상자 7.1). 이 장에서는 운동 및 움직임 전략을 수행, 관찰, 조정하는 방법을 배우는데 중점을 둔 교육 및 학습 개념을 다룬다.

치료시간 제한으로 인해 치료사가 움직임 패턴을 빠르게 가르치고 강화하는 것이 점점 더 중요해지고 있다. 따라서 환자가 가정에서 운동을 계속할 수 있기 전에 환자에게 올바른 형태와 자가 관찰로 안전하게 운동을 수행하는 방법을 가르치는 것이 매우 중요하다. 성공적인 결과를 위해서는 환자의 동기와 일관성이 중요하지만 환자와 공감하는 방식으로 메시지를 가르치고 전달하는 치료사의 능력은 아마도 치료사에게 가장 중요한 기술 중

표 7.1 학습 방식 및 설명

선호하는 학습 방식	운동 설명 또는 피드백 제공에 대한 방법
시각	물리적 설명 거울 영상 사진 방향 설명 방향 또는 목표물에 소품 사용: 막대, 밴드, 바닥 위에 테이프 시각적 그림 형상화
촉각	수동적 움직임에 이어서 능동적 또는 능동 보조 움직임 고유수용성 신경근 촉진 맨손 저항 움직임 안내 또는 차단 소품(공, 패드) 테이핑
청각	구두 지침 신경언어학 사용 리듬 또는 속도를 제공하는 음악 또는 메트로놈 청각 신호를 사용한 형상화 및 단어
운동감각	시각적인 시연을 제공하거나 최소한의 구두 지침을 사용하기 전에 환자가 움직임을 경험할 수 있도록 함 장비를 사용하여 동작 보조 수동적 움직임 이후에 능동적 움직임 고유수용성감각 신경근 촉진

글상자 7.1 교육 및 학습 개념

- 신경근 협응을 향상시키려면 양방향 의사소통과 환자에 대한 이해가 필요하다.
- 운동을 수행하려는 방법을 배우고 효과적인 움직임 패턴을 개발하려면 습관, 훈련, 통증, 경험, 목표에 영향을 받는 패턴을 변경하고 강화를 해야 한다.
- 지침과 설명은 환자의 배경과 개인의 특성에 따라 개별화된다.
- 환자가 집에서 운동을 계속할 수 있으려면 환자에게 올바른 형태로 운동을 안전하게 수행하는 방법과 자가 관찰을 가르치는 것이 중요하다.
- 사전에 설정된 지침과 함께 운동 목록을 제공한다고 해서 환자의 요구사항과 이해의 차이가 해결되지 않는다.
- 교육, 운동 학습, 기술 습득 개념은 운동 및 기능적인 활동의 도입, 강화, 수정에 적용되어야 한다.

하나일 것이다. 적절한 운동을 선택한 후 치료사는 환자에게 원하는 순서, 강도, 패턴으로 움직이는 방법을 가르치기 위해 적절한 지침과 이미지를 선택해야 한다. 단어, 이미지, 지침의 방법 선택은 각 개인 및 단계마다 달라야 한다. 환자가 운동을 수행하는 방법을 이해하는 것이 필수적이며 사전에 설정된 지침과 함께 운동 목록을 제공하는 것만으로는 환자의 요구사항과 이해의 차이가 해결되지 않는다. 환자가 운동이나 움직임을 이해하면 진행됨에 따라 치료 전반에 걸쳐 새롭거나 적응된 움직임 패턴의 미세조정 및 강화가 이루어진다.

환자를 효과적으로 가르치는 기술에는 강력한 의사소통 전략과 전문적인 상호작용 기술이 포함되어 동기부여와 환자의 자신감을 높일 수 있다. 환자에게 효과적으로 움직이는 방법을 가르치는 것은 임상에서 배우고 연습하는 기술이며, 치료사는 종종 각 환자의 요구에 맞는 가장 효과적인 교수법을 찾기 전에 환자와 여러 가지 접근 방식을 시도해야 한다. 이 장에서는 다양한 학습 방식 및 환자의 특성에 대한 교육 방법의 개요와 **운동 및 기능 활동의 도입, 강화, 수정** 중에 적용할 수 있는 운동 학습 개념을 제공한다.

운동 조절 개념 MOTOR CONTROL CONCEPTS

운동 조절은 Shumway-Cook[1]에 의해 "움직임에 필수적인 기전을 조절하거나 지시할 수 있는 능력"으로 정의된다. 움직임은 신경학적 경로와 신경학적 및 근육 시스템의 운동 출력을 통해 들어오는 감각 입력, 협응, 움직임 조절의 복잡한 통합과 처리를 필요로 한다.[1] 운동 조절 시스템의 한 요소에 결함이 있는 경우 운동 중 다른 요소를 강조해야 할 수도 있고, 기능을 복원하려면 시스템의 모든 측면을 최대화해야 할 수도 있다(임상 사례 7.1). 집중, 계획, 문제 해결과 같은 무의식적이고 잠재의식적인 인지 과정은 기술 습득에 영향을 미치며 기억 시스템은 패턴을 형성하거나 변경하는데 사용된다.[2]

운동 학습은 움직임이나 과제의 연습을 통해 패턴을 습득하거나 적응하는 과정으로 정의되며 수행 능력에 영구적인 변화를 가져온다.[3,4] 모든 연령대에서 새로운 패턴을 배울 수 있는 엄청난 잠재력이 있으며, 이 특성은 **신경 가소성**으로 설명된다. 신경 연결의 통합은 학습과 연습을 통해 형성되고 향상될 수 있으며, 운동 조절의 각 요소(감각 입력, 중앙 신경 처리 및 통합, 운동 출력)는 운동을 중재로 사용하는 것과 관련이 있다(그림 7.1). 다른 방식으로 움직이는 법을 배우는 것은 하나의 과정이다; 단기 작업 기억은 새로운 신경 연결 및 효율성을 수반하며, 반복과 강화는 패턴이 뇌의 장기 기억 저장 영역에 저장이 되도록 한다.[1] 운동 영역의 각 구성요소는 환자가 손상 후 회복을 하거나 부상을 예방하기 위해 기능적인 움직임 패턴을 학습, 재학습 또는 변경을 하려고 할 때 고려하는 것이 중요하다.[3] 감각 입력이 손상이나 다른 의학적 진단에 의해 영향을 받을 경우, 움직임을 변경하는 방법을 배우기 위해 감각 입력을 사용해야 한다. 운동 기능이 손상이 된 경우 추가적인 감각 입력을 사용하게 되면 초기 단계에서 신경근 회복을 촉진하는데 도움이 될 수 있으며 피드백을 제공하는데도 사용된다. 학습 과정 전반에 걸쳐 중앙 처리는 움직임의 즉각적인 조정과 기술 습득 패턴의 단기 기억을 장기 기억으로 변환하는데 관여한다.

임상 사례 7.1 신경근 협응 훈련을 가이드하기 위한 시각 및 촉각 입력 사용

환자 A

환자 A는 이전에 ACL 재건술(3년 전)을 받았었고 이를 뒤넙다리근 이식술로 변경한지 8주 후인 상태이다. 또한 그녀는 뼈관절염 변화를 해결하기 위해 바깥쪽 관절융기에 미세골절 수술을 받았다. 그녀는 6주 동안 비체중 부하를 하고 2주 동안 부분 체중 부하를 한 후 수술한 다리에 전체 체중 부하를 받아들이는데 어려움을 겪었다. 고유수용성감각을 개선하고 대칭적인 체중 부하를 회복하기 위해[1] 그녀는 거울을 사용하여 추가적인 시각적 피드백과 함께 등척성 스쿼트를 수행하여 체중 부하 분배와 허벅지 주변의 탄력에 대한 저항을 관찰하여 엉덩이 근육의 활성화를 강화하도록 요청 받는다. 그녀는 비대해진 지방패드와 관련된 앞쪽 무릎 부위에 약간의 통증과 두릎넙다리 통증이 있으며 테이핑을 사용하여 추가적인 감각 입력 및 통증 완화를 제공한다.

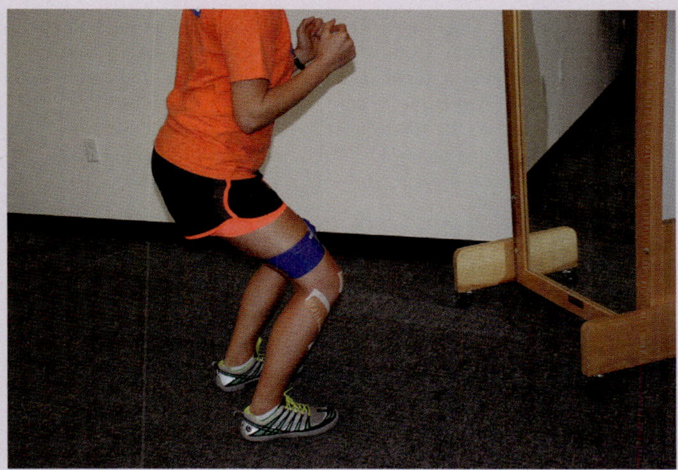

ACL 손상 후 체중 부하 분배를 개선하기 위해 시각 및 촉각 입력에 초점을 맞춤.

앞십자인대 재건 후 거울로부터 향상된 시각적 피드백, 움직임을 통한 동적 바깥휨을 최소화하기 위한 다리 주변의 탄력에 대한 저항으로부터 촉각 입력, 무릎넙다리 테이핑과 같은 II단계에서 체중 부하 분배에 대한 인식을 촉진하기 위해 다른 영역의 추가 감각 입력을 사용할 수 있다.[2] 환자는 "바닥을 향해 내릴 때 밴드에 균등한 장력을 유지하십시오." 또는 "무릎뼈가 차의 전조등이라고 생각하고 불빛이 길 아래를 향하도록 하십시오."라는 지시를 받는다.

동일한 무게를 지탱할 수 있게 되면 벽에 대한 스위스볼을 사용하는 스쿼트를 하여 더 깊은 스쿼트 자세를 유지하면서 몸통을 앞으로 이끄는 것을 촉지하기 위한 추가적인 촉각 입력을 제공한다.

추가적인 내재적 피드백은 등 뒤의 스위스볼에 의해 제공된다. 경첩처럼 접힌 엉덩관절 및 몸통 각도는 엉덩이 폄근 조절과 뒤넙다리근 및 넙다리네갈래근의 활성화를 필요로 하며, 범위는 ACL에 대한 과도한 전방 전위 스트레스를 최소화한다. 탄력 저항은 피드백을 촉진하여 엉덩관절 바깥돌림근과 벌림근을 활성화하고 사용하여 스쿼트 동안 이마면에서 동적 넙다리 정렬을 유지함으로써 과도한 동적 가쪽휨 또는 다리의 돌림을 방지하여 무릎넙다리 구조의 불필요한 스트레스를 제한한다.

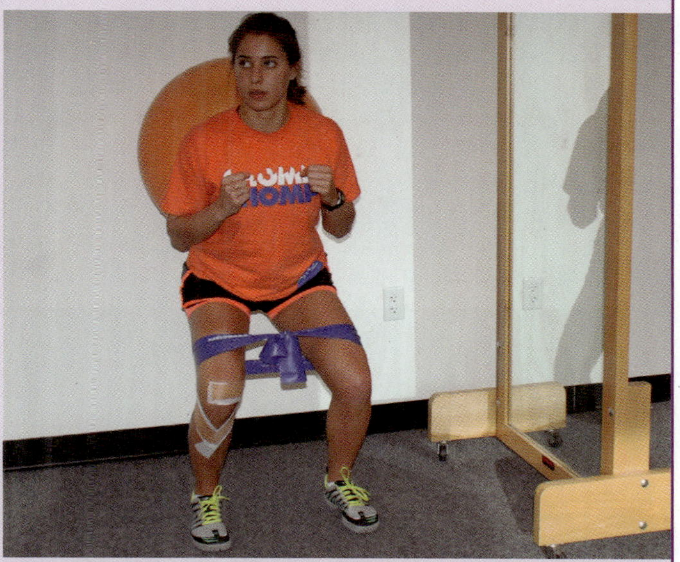

신체 위치에 대한 운동공의 추가적인 내재적 피드백(촉각 입력).

환자 B

환자 B(임상 사례 3.1)는 2년 전에 실시한 엉덩관절치환술과 오른쪽 무릎관절염과 관련된 이마면과 횡단면에서 넙다리뼈와 골반 사이의 관계를 제한적으로 조절하고 있다. 그녀는 앉았다 서기, 계단 오르기/내리기에 어려움이 있다. 시상면 움직임에 대한 운동 검사는 체중을 지지한 자세에서 무릎 통증으로 인해 열린 사슬 움직임을 사용하여 수행한다.[3] 바로누운자세에서 탄력 저항에 대항하여 무릎관절과 엉덩관절의 폄은 시상면 움직임과 고유수용감각을 훈련하는데 사용된다. 처음에는 오른쪽 다리가 정중선으로 이동한다.

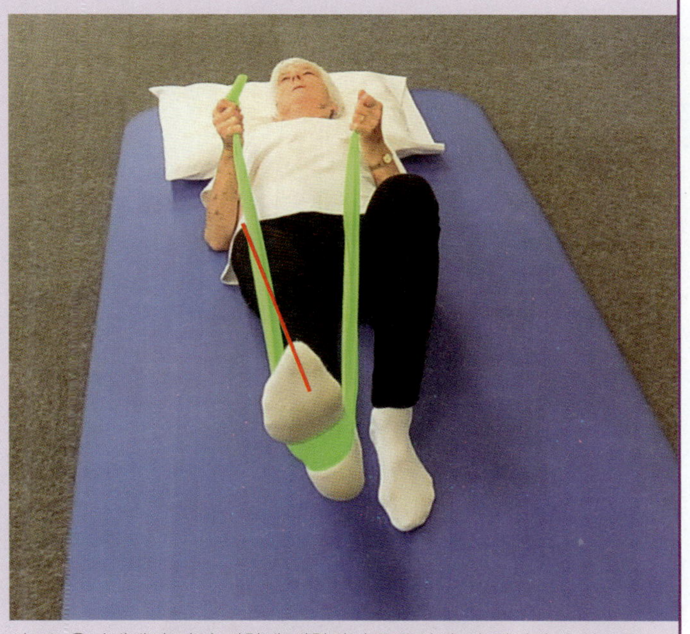

바로누운자세에서 탄성 저항에 대항하여 무릎관절 및 엉덩관절 폄. 초기 운동 검사에서 환자는 오른쪽 다리가 정중선으로 이동하도록 허용.

교정 및 교육 후, 그녀는 정중선 위치를 유지할 수 있었다. 비체중 부하 자세는 정렬에 대한 시각적 입력과 피드백을 제공하는 동시에 관절 압박력이 낮다는 장점이 있다. 탄력 저항은 다리의 위치를 안내

계속

임상 사례 7.1 신경근 협응 훈련을 가이드하기 위한 시각 및 촉각 입력 사용 - 계속

하는 약간의 촉각 입력과 추가적인 시각적 입력을 제공한다. 엉덩관절을 일직선으로 유지하라는 신호를 받은 후, 운동은 엉덩관절 정렬을 교정하기 위한 엉덩관절 돌림근 활성화 및 훈련(신경근 협응)뿐만 아니라 엉덩관절 및 무릎 근육 강화에 대한 저항을 제공한다는 목표를 충족하고 있다. 기능적인 요구사항에 맞게 운동을 수직 자세로 진행해야 하지만 이것은 초기 운동의 시작점이다. 비체중 부하 자세(운동 9.26A 및 B)에서 엉덩관절 폄, 벌림, 바깥돌림의 힘을 증가시키기 위해 특별한 열린 사슬 운동도 초기 처방에 포함되며 추가 피드백을 통해 체중을 지지하는 자세로 진행한다(운동 9.30 및 9.31).

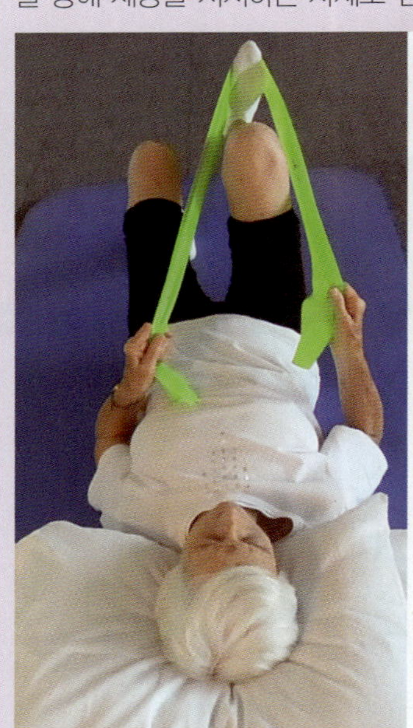
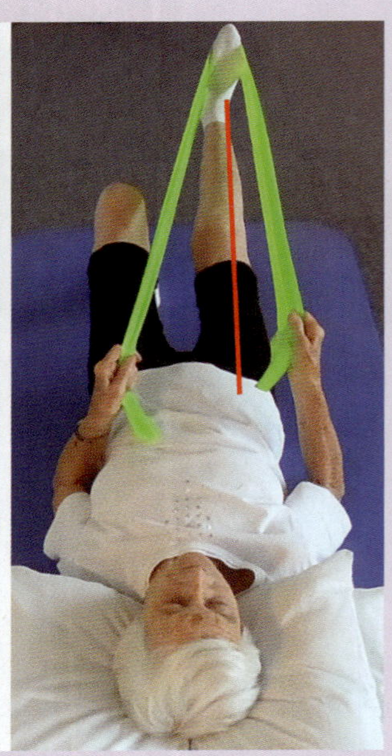

엉덩관절 조절을 훈련하기 위해 엉덩관절과 일직선으로 다리를 유지하는 데 집중하여 탄력 저항에 대해 엉덩관절과 무릎관절 굽힘 및 폄.

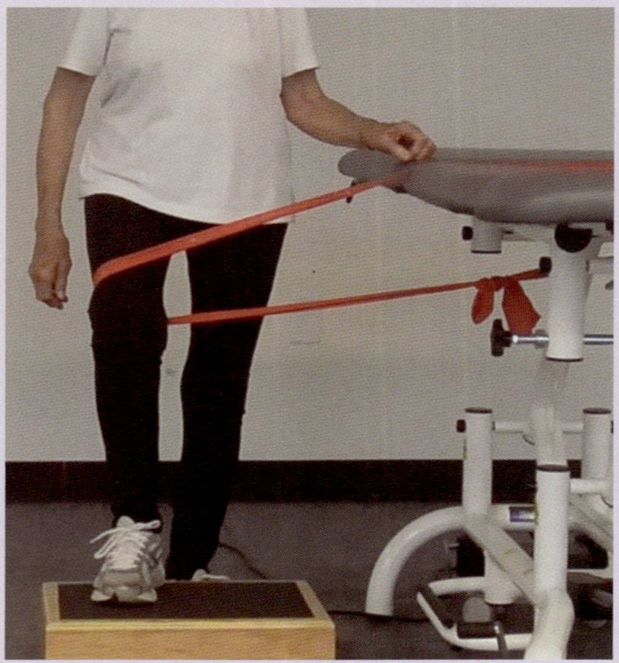

보행 또는 계단을 오르기를 할 때 정중선을 향한 발의 각도와 위치가 관찰됨. 정렬을 위한 피드백을 제공하기 위해 탄성 저항이 있는 계단 오르기 자세를 준비(운동 9.31 수정).

환자 A와 B의 비교

두 환자 모두 신경근 패턴과 동적 정렬을 조절하기 위한 감각 손상을 수용하기 위해 촉각 및 언어 입력이 추가로 사용된다. 저항 밴드의 사용은 다리의 동적인 가쪽휨 및 안쪽이동 경향을 제거하기 위해 엉덩근육 활성화를 향상시키는 입력을 제공한다. 두 환자 모두 다리 사이에 체중 분배를 유지하고 각현상을 제한하기 위한 노력을 해야 하지만, 환자 A를 위한 닫힌 사슬 운동을 선택하면 인대 재건 후 중간 범위에서 무릎 주위의 일반화된 근육 활성화가 향상되는 반면, 환자 B의 경우 비체중 부하 자세는 뼈관절염이 있는 경우 무릎의 압박 스트레스를 제한하기 위해 대부분의 운동에서 선택된다.

참고문헌

1. Relph N, Herrington L, Tyson S. The effect of ACL injury on knee proprioception: a meta analysis. *Physiotherapy*. 2014;100(3):187-195.
2. Benjaminse A, Gokeler A, Dowling AV, et al. Optimization of the anterior cruciate ligament injury prevention paradigm: novel feedback techniques to enhance motor learning and reduce injury risk. *J Orthop Sports Phys Ther*. 2015;45(4):170-182.
3. Chang A, Lee S, Ren Y, Zhang L. Impaired varus-valgus proprioception and neuromuscular stabilization in medial knee osteoarthritis. *J Biomech*. 2014;47(2):360-366.

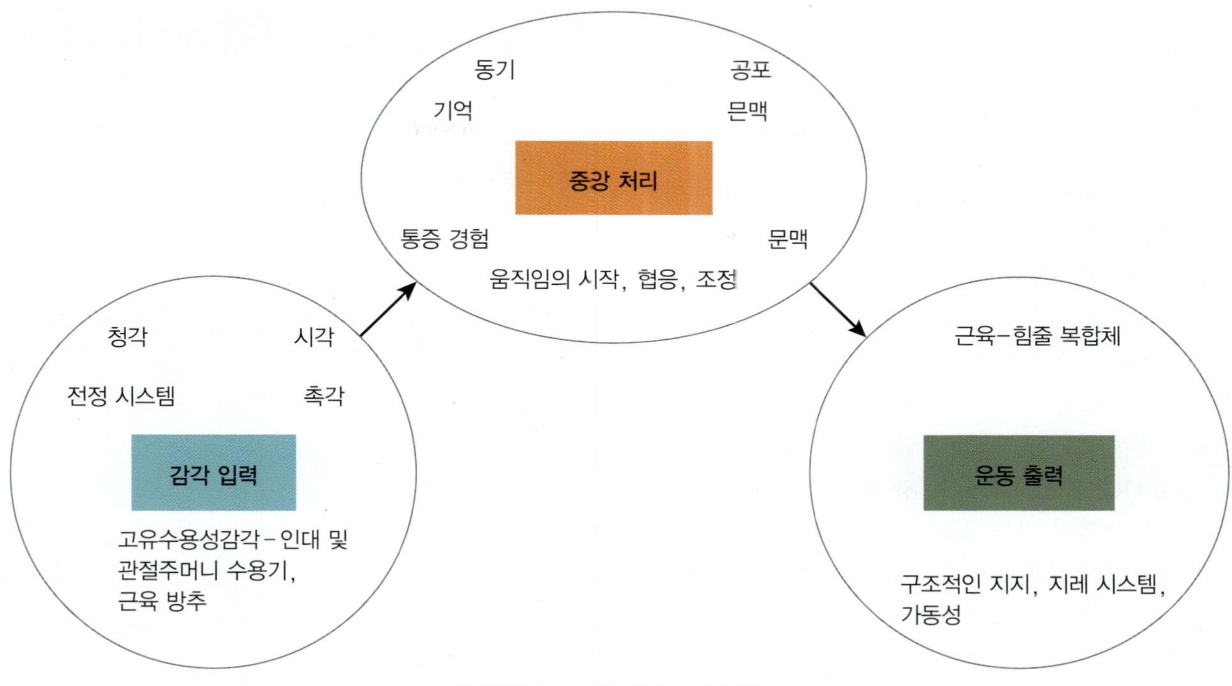

그림 7.1 운동 조절 구성 요소.

초기 설명 및 목표 설정
INITIAL EXPLANATIONS AND GOAL SETTING

교육 과정 및 운동 지침의 첫 번째 단계는 환자에게 운동의 **무엇을(what)**, **왜(why)**, **어떻게(how)**에 대한 것을 설명하는 것이다(글상자 7.2 및 7.3). 이것은 또한 환자와의 치료적 소통관계를 구축하고 동의할 수 있는 기회이기도 하다. 운동의 이름, 자세, 목표는 운동(무엇)을 소개하기 좋은 시작점이다. 왜(why)에 대한 구성요소에는 진단, 손상, 해부학, 생리학, 예상 기간에 대한 설명이 포함될 수 있다. 왜에 대한 구성요소는 심리적인 요소가 포함될 때 특히 중요한 요소인 운동이 선택되었는지에 대한 설명을 포함할 수 있다(6장 참조). 회복 또는 예후에 대한 기대치와 치료 계획은 현실적인 목표를 설정하는데 도움이 될 수 있으며 철저한 평가를 통해 정보를 얻는다. "왜"에는 치료적인 운동 목표, 개선되는데 걸리는 시간, 의도된 결과, 환자의 개인적인 목표와 어떻게 연결되는지에 대한 기대도 포함된다. 왜(why)에 대한 질문은 치료사가 양방향성 열린 의사소통을 시작하고 신뢰 기반을 구축할 수 있는 기회를 제공한다.[5,6] 환자와의 강력한 관계 및 치료적 소통관계(**치료적인 연합**)는 가능한 최상의 결과를 위한 발판을 마련한다.[5,6] 치료와 결과에서 환자가 성취하기를 기대하는 것과 그 또는 그녀의 운동 경험에 대한 초기 논의는 설명과 추가적인 교육을 받는데 도움이 될 수 있다. 이것은 또한 환자와의 치료적 소통관계를 구축하고 동의하는 이상적인 시간이다. 환자의 언어적 및 비언어적 의사소통을 듣고 받는 치료사의 능력은 두려움 회피 행동이 있는 경우 특히 중요하다.

> **글상자 7.2 치료적 운동 지침 구성 요소**
>
> **무엇(What)**: 운동 이름, 자세 및 목표
> **왜(Why)**: 운동의 관련성, 원하는 결과, 예상되는 기간, 손상과 관련된 기타 교육 요소, 해부학, 진단
> **어떻게(How)**: 움직임, 방향, 순서, 지속 시간, 반복 또는 다른 매개변수에 대한 지침

> **글상자 7.3 운동 지침을 고려할 구성 요소**
>
> - 지침을 구성하는데 도움이 되는 무엇, 왜, 어떻게에 대한 내용
> - SMART 목표에는 특이성(Specific)이고 측정 가능(Measurable)하며 달성 가능(Achievable)하고 관련성(Relevant)이 있으며 시간(Time) 중심요소가 포함된다.
> - 지침에 영향을 받는 개인적인 특성은 다음과 같다.
> - 나이
> - 문해력
> - 언어
> - 교육
> - 배경(운동 친숙도, 이전의 재활 또는 손상, 일 또는 취미)
> - 개인적인 목표(직장으로의 복귀 또는 가족의 의무 포함)
> - 학습 방식(시각, 촉각, 청각, 운동감각)
> - 통증 행동

어떻게(how)에는 순서, 지속시간, 반복 또는 기타 매개변수에 대한 설명뿐만 아니라 움직임 및 방향에 대한 지침이 포함된

다. 이러한 통합 구성요소는 치료 진행과정과 다른 운동을 위해 조정된다. 치료사는 지시 및 피드백에 사용할 설명, 사진, 단어에 대한 자체 목록을 개발하고 단계, 언어, 방법을 개인의 인지적인 이해 및 학습 방식에 맞게 조정한다(표 7.1 참조).

목표는 지침과 기대치를 설정하고 환자가 달성해야 하는 사항에 대한 추가적인 설명을 제공한다. 목표 설정에 대한 환자 중심의 접근 방식은 의미가 있는 목표를 만들고 환자의 불만을 피하는데 필수적이다. 목표는 관련성이 있어야 하며 환자의 관심을 끄는 활동과 직접적인 관계가 있어야 한다. 목표가 환자 중심이 아닌 경우 규정준수와 동기부여가 어려울 수 있다. 목표 설정은 SMART 목표 작성 기술을 사용하여 활동 기반, 손상 중심으로 해야 한다. SMART 목표는 **특이성**(**S**pecific)이고 **측정 가능**(**M**easurable)하며 **달성 가능**(**A**chievable)하고 **관련성**(**R**elevant)이 있어야 하며 목표를 달성할 **시간**(**T**ime)이 설정되어 있다. 특정 목표는 활동과 주요 장애를 모두 참조하며 치료에 대한 환자의 기대치와 일치한다. 목표를 측정하게 만들고 목표 성취의 역치를 설정하면 결과에서 "내가 더 낫다고 생각한다."와 같은 주관적인 기대가 제거된다. 또한 측정 가능한 목표는 환자가 상환을 승인하기 위해 진행을 하고 있는지 판단하기 위해 보험 제공자가 평가를 하기도 한다(글상자 7.4). 객관적이고 검증된 검사 및 측정의 사용은 가능한 목표를 만드는데 유용하다(8장 참조).

달성 가능한 목표는 환자와 임상가 모두에게 중요하다. 너무 야심차거나 도달하기 너무 쉬운 목표는 실패 또는 치료 초기의 조기 퇴원을 초래한다. **관련성**은 목표를 환자의 기대치와 일치시키는 것뿐만 아니라 임상적 추론을 사용하여 환자의 개인적 및 환경적 맥락에 가장 적합한 목표를 사용하는 것을 의미한다. 시간에 따른 목표 설정은 모든 당사자가 과제를 수행하지만 새로운 실무자들이 특히 어려워할 수 있는 영역이다. **시간**에 의존적이면서도 합리적인 목표는 예후요인, 물렁조직 치유 시간(2장 참조), 임상의 경험의 조합을 사용하여 생성된다. 제한된 경험은 의사결정을 처음 두 구성요소로 전환된다. 치료사는 환자가 개선됨에 따라 지속적으로 목표를 재평가하고 조정해야 한다(임상 사례 7.2).

SMART 목표는 단기손상 기반 목표 및 장기 목표에 대해 설정할 수 있다. 손상에 대한 개선과 활동 사이의 연관성은 목표에 포함된다. 단기 및 장기 목표는 모두의 성공을 위해 확인된 역치값을 사용하여 구체적이고 측정 가능하며 달성 가능하고 시간에 따라 달라진다. 기간을 설명하고 손상(예: 발등굽힘 제한)이 달리기에 참여와 어떻게 연관되는지를 설명하는 것은 환자와 관련될 가능성이 높기 때문에 설명 없이 규정된 대로 스트레칭을 수행하도록 동기 부여할 가능성이 더 크다.

글상자 7.4 SMART 목표

S: 특이성(Specific)
M: 측정 가능(Measurable)
A: 달성 가능(Achievable)
R: 관련성(Relevant)
T: 시간(Time)

임상 사례 7.2 정강이 부목을 한 환자의 목표 설정

정강이 부목을 한 달리기 선수는 발등굽힘 5°가 가능하다. 그는 앞쪽 정강이 통증이 재현되기 전까지 트레드밀에서 15분만 뛰는 것을 참을 수 있다.

단기 목표:
- 2주 이내에 환자는 다음을 수행해야 함:
  - 선자세에서 런지 기법을 사용하여 발목 발등굽힘 10° 실시

장기 목표:
- 6주 이내에 환자는 다음을 수행해야 함:
  - 트레드밀에서 뛸 때 입각기 동안 20°의 발등굽힘이 보임(비디오 촬영 사용)[1]
  - 심혈관 건강을 위해 달리기를 다시 하려면 11의 인지된 운동 수준에서 통증을 증가시키지 않고 30분 동안 뛸 수 있어야 함

참고문헌

1. Simoneau GG. Kinesiology of walking. In: Neumann DA, ed. *Kinesiology of the Musculoskeletal System*. St. Louis, MO: Mosby Elsevier; 2010:627–681.

각 운동에서 특정 목표는 운동량에 대한 초기 운동에서 설정되지만, 치료 과정에서 목표가 변경된다는 것은 환자에게 설명하는 것이 도움이 된다. 일반적인 목표는 단계 사이에 변경되어야 하지만 치료사들은 또한 운동 매개변수를 정기적으로 조정하여 특정 운동 목표를 조정해야 한다. 예를 들어, 환자가 적절한 근육 활성화 패턴으로 운동을 수행하는 초기 목표를 충족하면 근지구력 목표를 충족하기 위한 양이 변경되고 근력을 다루기 시작하도록 목표가 조정되면 다시 변화할 것이다. 환자가 예상보다 빨리 개선되거나 추가적인 손상 또는 기능적인 목표가 확인되면 개별 운동 목표도 변경된다. 이러한 목표와 관련된 매개변수는 자주 변경되어야 하기 때문에 모든 개별 운동 목표는 각 운동에 대해 자세히 문서화되지는 않지만 치료사는 일반적인 단기 및 장기 목표를 달성하기 위해 운동 목표와 양을 계속 조정해야 한다.

또한 방법요소는 환자가 운동을 수행하도록 가르치는 것을 포함한다. 운동을 가르치고 수행하는 방법은 **나이, 학습 방식, 동기, 지적 능력**을 포함한 **개인적 특성**에 따라 달라진다. 운동을 시연하고 가르치는데 사용되는 방법은 환자의 운동 과제의 익숙함과 기술에 따라 다르다. 움직임을 효과적으로 배우는 능력은 두려움 회피 행동과 같은 손상이나 통증으로 인한 환자의 보호

패턴으로 인해 어려움을 겪을 수도 있다(6장 참조).[2] 언어뿐만 아니라 환자의 문해력과 교육수준도 환자를 가르치는 방법에 영향을 미친다. 예를 들어, 영어를 제2외국어로 사용하는 환자는 더 많은 시연과 함께 매우 짧고 간단한 구두 지침이 필요할 수 있으며 치료사는 환자가 메시지를 이해하도록 더 많은 시간을 할애해야 한다. 또한 나이, 배경, 사회경제적 요소는 관련성에 기초한 가정 프로그램, 이미지, 유사성을 위한 운동 선택에 영향을 미친다. 예를 들어, 노인이 가정치료를 받는 경우 어디에서 운동을 해야 하는지, 어떤 자세가 가장 안전한지, 어떤 장비를 이용할 수 있는지 쉽게 파악할 수 있다. 만약 노인이 평소 취미로 스케이트를 탔다면 선자세에서 엉덩관절 벌림과 함께 스케이트를 타는 형태의 행동 이미지를 사용하는 것은 적절한 이미지가 될 수 있다. 환자의 시각이 손상되면 환자가 치료사를 볼 수 있는 위치에서 운동을 시연하고 명확하면서 천천히 말하는 것이 필수적이다. 사회경제적 요소는 일반적으로 사용가능한 장비의 유형과 가정 및 지역사회 자원에 영향을 미친다.

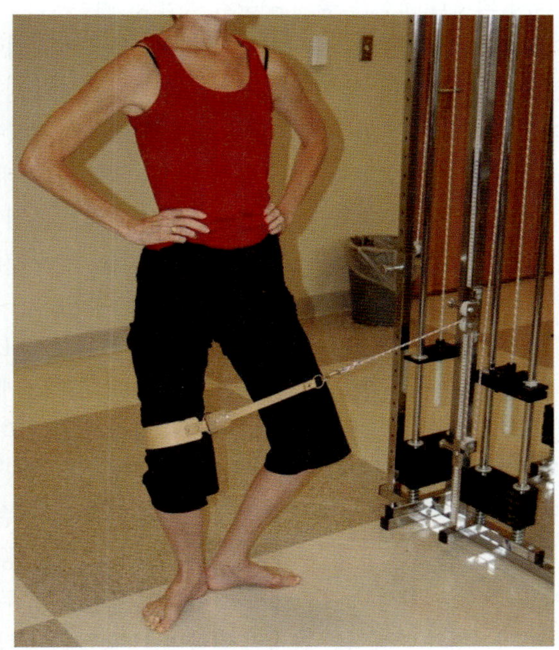

그림 7.2 댄서는 운동과 자세를 설명할 때 춤의 특정 자세와 용어에 반응할 가능성이 있다. "첫 번째 자세 드미 쁠리에(demlplié)"는 쉽게 이해되고 즉시 그녀가 선호하는 운동으로 돌아갈 수 있다. 또한 운동의 특이성은 이월 및 기능에 대한 준비를 증가시킨다.

초기 설명은 특정 운동, 선호하는 학습 방식, 성격, 다른 개인적 특성에 대한 환자의 익숙함에 따라 조정할 수 있다(그림 7.2 및 임상 사례 7.3). 만약 환자가 선호하는 학습 방식이 강한 경우에는 선호하는 학습 매개물을 사용하여 정보가 전달되도록 주의를 기울여야 한다(표 7.1 참조). 경우에 따라서는 진단, 동반 질환 또는 손상에 따라 설명이 조정된다. 예를 들어, 환자가 청각, 시각, 고유수용성감각 또는 촉각 손상과 같은 감각 제한이 있는 경우 적절한 설명, 수행능력에 대한 피드백, 소품을 선택할 때 고려하는 것이 중요하다. 또 다른 예시로는 시각적인 시연이 청각을 상실한 환자에게 적합하며 환자 앞에 서서 환자가 입술

임상 사례 7.3 **개별화된 지침, 설명 및 운동 선택**

환자 A

환자 A는 목통증이 있는 콘서트 피아니스트이다. 치료사는 목의 지구력을 위해 상지에 대한 도전과 함께 앉은 자세를 유지하는 방법을 설명하고 있다. 환자는 불안해하며 빠르고 뻣뻣한 움직임을 노이는 대근육 움직임근(등세모근, 목빗근, 두갈래근, 어깨세모근, 가슴근)을 동원하는 경향이 있다. 대근육이 높은 강도로 동원되면 그녀는 연습을 하는 동안 목뼈를 지지할 수 없을 것이다. 수축의 강도를 줄이고 소근육 안정화근을 동원하기 위해 치료사는 그녀의 개인 특성에 맞는 맞춤형 지침을 사용할 필요가 있다. 그녀가 선호하는 학습 방식은 청각이며, 콘서트 피아니스트로서의 배경은 다음과 같은 강도를 얻기 위해 음악적인 용어를 사용하여 비유를 제공하는데 사용할 수 있다: 높은 역치의 근활성화에 대한 도전이 증가하지 않도록 사용되는 무게의 양은 가벼워야 한다. 또한 치료사가 신호 줄 때 부드럽고 서정적으로 말하면 움직임은 저강도의 근육 활동을 장려될 가능성이 더 크다.

환자 B

환자 B는 목에 통증을 가지고 있는 기술자이다. 그는 업무와 관련된 활동을 위해 앉아 있을 때의 지구력에 대해 일하기 위해서 동일한 운동(운동 11.35, 상지에 중량을 두고 앉아있는 지구력을 훈련하는 자세)을 배운다. 그는 순차적이고 구체적인 방식으로 정보를 분석 및 처리하며 명확한 지침에 논리적인 순서로 응답할 가능성이 높다. 또한 그는 힘, 힘의 방향, 효율성을 사용하여 설명에 응답을 할 수도 있다.

환자 C

환자 C는 안과의사이며 목통증이 있다. 그는 전형적인 일반 용어와 달리 해부학 용어를 사용하여 지침에 빠르고 정확하게 응답할 가능성이 높다. 운동 11.35가 유용하지만 검사에 사용하는 자세는 환자의 눈을 바라보면서 앞으로 기울어진 자세이다. 운동 11.37은 앉거나 서 있을 때 앞으로 기울어진 자세에 도전하는데 사용할 수 있다. 이 운동은 다른 작업 요구 사항을 시뮬레이션 하기 위해 목 부위에 무게를 추가 적용하여 이 자세에서 도전하도록 조정할 수 있다. 일하는 시간의 최소 20% 동안 착용한 돋보기의 무게를 견딜 수 있다.

환자 A, B, C 비교

각 환자의 직업, 개인적 특성은 고유하며 운동 지침, 신호, 교정, 운동 더안에 대한 조정이 필요하다. 환자 A의 경우 목소리의 강도뿐만 아니라 지침, 비유, 이미지 등이 환자의 음악적 능력을 일치시키는데 사용되며, 환자 B의 경우는 힘의 시각화를 사용한 예시뿐만 아니라 지침에 대한 순서가 그의 학업 배경 및 직업과 일치할 가능성이 더 크다. 환자 C의 운동 선택은 그의 직무 요구 사항과 일치한다. 이는 관련성을 제공하는 동시에 필요한 근육의 기능을 개선할 가능성이 더 높은 요인이다.

을 읽을 수 있도록 지시를 전달하는데 필수적이다. 환자가 맹인인 경우 명확하고 서술적인 설명이 포함된 청각적 지시나 수동적인 움직임을 사용하는 것이 유용할 수 있다. 감각 상실이 있는 사람은 운동을 수행하는데 필요한 수용적인 요소를 최대화하기 위해 다른 영역에서 증가된 감각 정보 또는 시각적 입력이 필요할 수 있다.

운동 과제 획득 ACQUISITION OF MOTOR TASKS

내재적 초점과 외재적 초점

Internal Versus External Focus

환자가 움직임을 배우거나 연습할 때 특정 신체 부위 또는 근육 활동에 집중하는 경우 이를 **내재적 초점**으로 정의한다. 반대로 **외재적 초점**은 신체 외부의 목표 또는 대상 달성에 집중하는 것을 포함한다.[3,4,7] 환자의 초점은 치료사의 지침과 환자에게 무엇을 생각하도록 요청받는지에 의해 영향을 받는다(글상자 7.4 참조). 예를 들어, 환자에게 무릎 수술 후 넙다리네갈래근 수축에 초점을 맞추도록 하는 것은 내재적 초점으로 간주되는 반면에 무게가 있는 공을 표적에 던지라는 지시는 외재적 초점을 강조하는 것이다. 내재적 초점은 고립된 근활성화, 지구력 또는 강화가 필요할 때(I 단계 또는 Ⅱ단계 초반) 작업에 적합하며, 외재적 초점은 더 빠르며 여러 시스템 및 영역의 조정으로 이어진다. 따라서 외재적 초점은 높은 수준의 복잡성, 빠른 속도 및 반응 시간(Ⅱ단계 후기 또는 Ⅲ단계)이 필요한 복잡한 작업에 집중하는데 적합하며 기능적 지구력, 근력, 파워 또는 가동성 운동 또는 기능적 움직임 훈련에 사용된다.[3,4] 보상 패턴이 손상에 기여하거나 손상을 예방할 때 복잡한 움직임을 조정하는 데에도 외재적 초점은 매우 중요하다. 많은 연구에서 외재적 초점이 점프, 던지기, 라켓 스포츠 동작 및 골프 수행능력을 향상시키는데 효과적이라는 것을 보여주었다.[4,7] 이 분야의 대부분의 연구는 건강한 운동선수를 대상으로 수행되었지만, 앞십자인대(ACL) 재건 후 환자를 위해 외재적 초점을 사용하여 생체역학을 개선하고[3], 반복적인 긴장 손상에 기여하는 것으로 알려진 힘의 축적을 막기 위한 달리기 생체역학의 조절[8], 점프 생체역학 향상[9,10]에 관한 연구도 있다. 또한 내재적 초점을 사용하여 과도한 주의를 지시하는 것이 복잡한 움직임 협응을 방해할 수 있다는 증거가 있으며, 따라서 치료사는 Ⅱ단계와 Ⅲ단계에서 환자가 무엇에 집중하고 있는지와 기능적인 움직임 전략 또는 복잡한 움직임에

임상 사례 7.4 넙다리뼈 골절 환자의 내재적 및 외재적 초점

환자 A

환자 A는 오토바이 사고 후 오른쪽 넙다리뼈 골절(임상 사례 4.10 참조)을 수술하고 6주 후에 평가를 하였다. 그는 넙다리네갈래근, 뒤넙다리근, 볼기근에 심한 소모와 위축이 있으며 무릎관절에 아직 약간의 삼출이 있었다. 넙다리뼈 먼쪽 바깥에 흉터가 있으며 흉터 내에는 골수 내 막대가 삽입되어 있고, 무릎뼈 먼쪽에 상처가 있으며 무릎관절을 통해 막대가 삽입되어 있고, 위바깥쪽 넙다리뼈에는 긴 상처가 있으며 넙다리돌기사이 골절에 대한 철심이 삽입되어 있다. 환자는 건설 노동자로 고용되어 있으며 다른 수입원이 없기 때문에 직장으로 복귀하려는 의욕이 강하다.

첫 번째 치료에서 가장 큰 목표 중 하나는 환자가 다리를 들어 올릴 때 나타나는 넙다리네갈래근을 치료하기 위해 넙다리네갈래근을 활성화시킬 수 있도록 가르치는 것이다. 환자는 바로누운자세에서 무릎 아래 작은 공을 놓은 자세를 취한다. 그는 넙다리뼈를 안정시키고 엉덩관절 굽힘근으로 다리를 들어 올리는 보상을 피하기 위해 무릎 뒤쪽을 공 안쪽으로 밀어 누르라는 요청을 받는다. 그러고 나서 근육에 손을 얹고 넙다리네갈래근을 수축시킴으로써 무릎을 펴는데 집중하도록 한다. 치료사는 원하는 움직임을 보여주기 위해 발을 들어서 움직임을 돕는다. 근육에 집중하는 것은 **내재적 초점**의 한 예이다.

환자가 체중 부하 활동을 진행하고 좋은 넙다리네갈래근 조절을 보여주면 손상당한 다리에 체중을 전달을 할 수 있는 다음 목표를 해결하기 위해 운동이 선택된다. 평행봉은 체중의 일부를 지지하는데 사용되며 환자는 손상당한 다리로 체중을 옮기는 연습을 할 수 있다. 과도한 보상작용 없이 체중부하를 견디면 반대쪽 다리로 공을 차는 동작 같은 다른 도전이 추가될 수 있다. 이는 협응을 장려하고 균형과 협응을 위해 여러 조정이 필요하다. 공의 정확성과 속도에 집중하는 것은 **외재적 초점**의 한 예이다. 또한 외재적 초점은 체중부하에 대한 두려움을 분산시킬 수 있다는 장점이 있으며 손상된 다리에 체중을 완전히 실을 수 있다는 자신감을 증가시킨다. 이때 치료사가 환자에게 넙다리네갈래근을 활성화 상태로 유지하는데 집중하도록 요청을 하면 이 지침이 외부 자극에 반응하는데 필요한 협응에서 환자를 산만하게 할 수 있다.

환자 B

환자 B는 엉덩정강띠 증후군이 있는 육상 선수이다. 환자의 재활 단계가 진행됨에 따라 내재적 또는 외재적 초점의 사용이 변경된다.

Ⅱ단계에서는 달리기 동안 힘을 분산하고 동적 가쪽휨을 제어하기 위해 엉덩관절 바깥돌림에 대한 지구력을 다루는 옆으로 누운 자세에서의 클렘쉘(운동 9.26A) 운동이 포함될 수 있다. 이 운동은 환자가 움직임을 하는 동안 근육을 촉진하고 특정한 근육 피로(**내재적 초점**)를 달성하는데 집중하도록 하여 환자가 촉진 및 집중하는 방식으로 진행된다.

그러나 환자에게 계단 오르고 내리기(운동 9.31) 동안 무릎뼈가 목표물을 향해 앞으로 향하는데 집중하도록 요청하고 정렬을 맞추기 위해 다리에 묶인 레이저 포인터를 사용하는 것은 닫힌 사슬 기능 순서를 해결하는데 유용하다. 이것은 그녀가 근육을 활성화하는 방법을 알고 지구력이 향상되고 있는 후에 한다.

육상선수로 복귀했을 때 메트로놈을 사용하여 케이던스를 늘리면 달리기의 역학을 변경하는 것에 대해 너무 생각하지 않고도 보폭(**외재적 초점**)을 줄이는데 도움이 될 수 있다. 또한 충격 흡수력을 향상시키기 위해 착지 소리를 듣도록 하였다. 환자는 달리기를 위해 복잡한 시스템을 사용하여 모든 부위를 조정해야 하며, 한 근육의 근활성화에 집중하면 움직임을 억제할 수 있다.

사용되는 유형 지침에 주의를 기울여야 한다.[4,9] (임상 사례 7.4)

운동 학습 단계 Stages of Motor Learning

Fitts와 Posner[11]은 운동 기술을 학습하는 과정을 인지(이식적인 조절) 단계, 연관 단계, 자율(자동) 단계로 총 3단계르 분류하였다(글상자 7.5).[1,3] 목표는 원하는 움직임을 이해하는 것에서 활동에 집중하지 않고 움직임을 수행할 수 있는 것으르 진행된다(그림 7.3).

인지 단계: 이식적인 조절 및 원하는 움직임의 이해

환자가 새로운 과제를 배우거나 부적절한 패턴을 조정 및 교체를 할 때 치료사의 최우선 순위는 운동의 자세와 움직임을 이해하고 어떻게 움직임을 수행해야 피드백 없이 운동을 수행할 수 있는지 확인하는 것이다. 이 단계에서 환자는 움직임에 대해 생각하고 원하는 움직임이나 기술을 달성하는데 집중해야 한다. 오류와 보상작용은 일반적이며 환자는 어떻게 개선이 필요한지에 대해 항상 인식하지는 못한다.[12] 그러나 움직임이나 운동을 배우는데 집중을 하면 환자가 너무 열심히 하려고 해서 움직임이 너무 다양해지거나 뻣뻣하고 비효율적일 수 있다.[7] 이러한 상황에서는 치료사가 지침을 조정하거나 환자가 숙달한 다른 운동을 사용하고 나중에 더 어려운 과제로 돌아가야 할 수 있다.

> **글상자 7.5 운동 과제의 획득**
>
> - **내재적 초점**은 종종 고립된 특정 신체 부위 또는 근육 활동에 집중을 하는 것이며, 특정 손상(근육의 기능 또는 가동성)을 해결하기 위해 I 단계 또는 II 단계에 적합하다.
> - **외재적 초점**은 목표 달성에 대한 집중 또는 신체 외부의 목표와 관련이 있으며 II 단계 또는 III 단계 동안 신경근 협응, 기능적인 지구력, 강화, 힘에 관련된 운동 또는 기능적 움직임 훈련을 다루는데 유용하다.
> - **학습 단계**는 **의식적인 인지 조절**보다 자동적 또는 **자율적인 단계**로 발전한다.
> - 새로운 운동을 배우는 첫 번째 단계는 원하는 운동의 구조, 자세, 움직임을 **이해**하는 것이다.
> - 두 번째 단계에는 **피드백** 및 **오류 감지**를 통해 수행능력을 **미세 조정하고 수정**하는 것이다.
> - 움직임 수행이 최적화되면 패턴을 강화하고 변경하기 위한 **연습**이 필요하다.
> - 환자가 보다 자율적인 방식으로 큰 집중 없이 움직임을 수행할 수 있게 되면 **기능적인 움직임 훈련**을 위해 운동의 복잡성, 속도, 타이밍에 대해 진행을 할 수 있다.

환자가 운동을 성공적으로 시연할 수 없는 경우, 활동이 올바르게 수행될 때까지 익숙한 용어로 환자에게 원하는 동작을 설명하고 시연 및 지시하는 것은 치료사의 책임이다. 환자가 무엇을, 왜, 어떻게 그리고 어떻게 환자가 이해를 입증할 기회를 제공하기 위해 치료사가 조정해야 하는지를 평가하기 보다는 운동 프로그램을 준수하지 않는다고 가정하는 것은 매우 쉽다. 환자가 선호하는 학습 방식과 개인적인 요인은 시각적 시연, 촉각적 안내, 구두 지침 또는 비디오 녹화와 같은 다른 형태의 설명을 포함한 다양한 방법을 사용하여 하나 이상의 설명을 제공하는데 사용된다(임상 사례 7.4). 원하는 패턴이 무엇인지에 대한 환자의 인식은 이전의 훈련 또는 내재된 패턴이나 생각의 영향을 받을 수 있다(임상 사례 7.5). 유용한 교육 방법은 메시지를 명확하게 이해를 하고 있는지 확인하기 위해 환자에게 초기 지침에서 이해한 내용을 설명하도록 요청하는 것이다. "반복" 방법은 또한 환자가 선호하는 학습 방법 또는 어휘에 대한 추가적인 정보를 제공하며 환자의 단어 또는 비유를 사용하여 나중에 피드백을 제공할 수 있다.

단계별 과정은 종종 움직임이나 운동을 가르치는데 사용되지만 움직임을 미세한 단계로 나누거나 과도한 정보를 제공하는 것이 항상 필요한 것은 아니며 복잡한 유동체의 움직임을 억제할 수 있다.[3] 너무 자세하거나 잘못된 지침은 환자의 주의를 산만하게 하고 학습을 방해하며 환자에게 매우 큰 좌절감을 줄 수

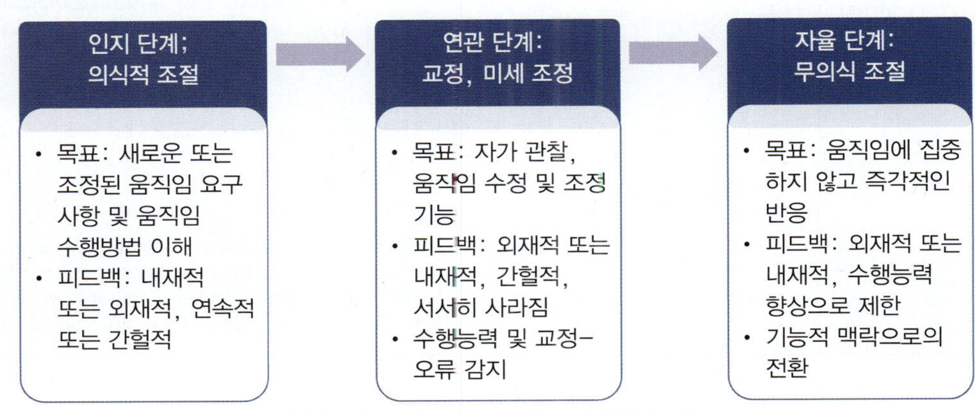

그림 7.3 회복 중 운동학습 단계의 목표.

임상 사례 7.5 내재된 패턴 조정

환자는 ACL 재건 후 II 단계에 있으며 자연스럽게 가쪽으로 휜 뼈 정렬을 가지고 있다.

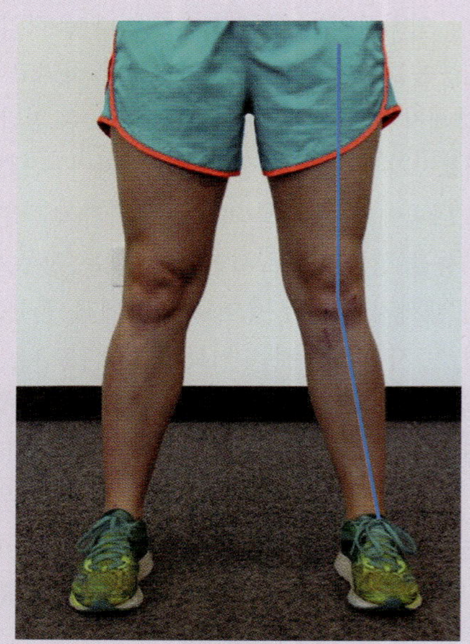

가쪽으로 휜 뼈의 정렬.

양측 스쿼트(운동 9.30)를 할 때 그녀는 넓은 자세를 취해 무릎에 가쪽으로 휘는 힘을 더욱 증가시킨다. 운동을 하는 동안에 환자는 발뒤꿈치 뒤에 중력선을 두고 뒤쪽 방향으로 매달리는 듯한 상태를 취한다. 그녀는 앞쪽 무릎 통증을 호소하고 있다. 이러한 움직임 패턴은 무릎넙다리 관절에 가해지는 부하를 증가시키고 통증 회피, 습관과 관련이 있을 수 있으며 환자는 "무릎이 발가락 위로 움직이지 않도록 유지"하는 것에 대해 생각할 수 있다. 이것은 일반적인 오해이며 치료사는 환자가 무릎 통증을 피하기 위해 운동을 수행하는지, 전반적인 안정성을 높이기 위해 운동을 수행하는지 또는 이것이 이전 훈련과 관련된 그녀의 습관적 정렬인지 명확히 해야 한다. 이 경우 그녀의 사고 패턴과 비효과적인 움직임 패턴을 교정된 패턴으로 교체되어야 한다. 여기에는 자세를 시연하는 것과 환자에게 발을 약간 더 가깝게 배치하여 자세를 설정하도록 하는 것, 거울을 사용하여 원하는 패턴과 실제를 비교하는 등 여러 가지 전략이 포함될 수 있다. 더 작은 기저면이 바람직하지만 동적 가쪽휨은 그렇지 않으며 무릎은 원뿔이나 앞쪽의 선을 향하도록 요청하거나 막대기를 잡고 땅과 몸 앞에 평행하게 유지하도록 요청하는 것과 같은 외재적 초점은 복잡한 지시 없이도 정렬을 맞추는데 유용할 수 있다.[1]

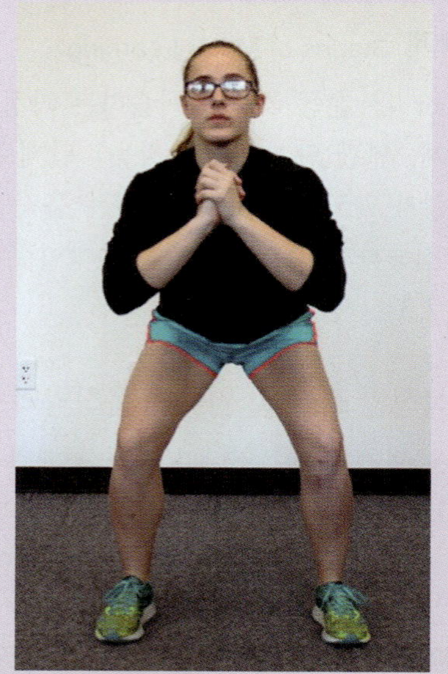

기저면이 넓고 체중 분배가 약간 비대칭인 스쿼트.

환자의 체중 분배가 약간 오른쪽을 향한다. 전체 근육 부피와 활성화는 왼쪽 다리에 비해 오른쪽이 더 크다는 점에 유의한다.

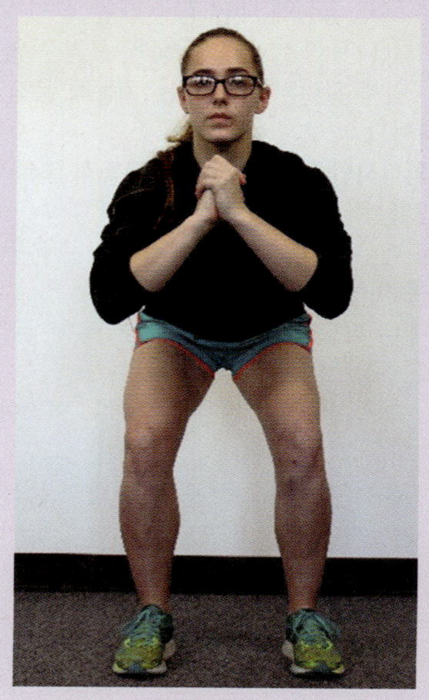

기저면이 더 작고 체중 부하의 분배가 개선된 스쿼트.

엉덩이 아래에 있는 발의 지지면이 작아지고 체중 분배가 개선되면 대칭적인 근활성화가 이루어지며 무릎이 가쪽으로 휘는 힘이 감소한다.

참고문헌

1. Benjaminse A, Gokeler A, Dowling AV, et al. Optimization of the anterior cruciate ligament injury prevention paradigm: novel feedback techniques to enhance motor learning and reduce injury risk. *J Orthop Sports Phys Ther*. 2015;45(4):170–182.

있다.[4,7] 환자가 오류를 스스로 식별할 수 있도록 허용하면(오류가 무엇인지 알고 움직임이 안전한지 알면) 기술 습득의 과정을 가속화 할 수 있다는 의견도 있다.[12] 환자가 자신의 움직임 오류를 식별하는 것을 허용하지 않는 것은 종종 초보 치료사와 심지어 일부 경험이 많은 임상가에게조차 문제가 될 수 있다.

통증, 추가 부상 또는 넘어짐에 대한 두려움과 같이 최적의 움직임을 방해하는 모든 부정적인 생각이나 신념은 학습에 영향을 미친다. 이러한 상황에서 환자가 안전하다고 느끼고 운동이 환자에게 해를 끼치지 않는지 확인하는 것이 중요하다. 운동이 어떻게 생겼는지 이해하고, 운동을 올바르게 수행하는 것, 움직임을 조정하는 능력에는 관심과 변화하려는 욕구가 필요하다. 종종 환자들은 자신이 무엇을 해야 하는지를 이해하기 위해 시간과 반복이 필요하므로 처음에는 움직임을 천천히 하고 신중해야 할 필요가 있다. 환자가 일이나 스포츠로 복귀하는 것에 대해 조급해 한다면, 이는 움직임을 시도하려는 두려움이나 동기 부여가 원하는 목표를 해결하지 못하는 것처럼 염증을 증가시키지 않고 점진적인 진행을 잠재적으로 방해할 수 있다. 이 학습 단계에서는 수행할 작업에 대한 명확한 지침과 제공할 정보의 양을 선택하는 것이 중요하다. 의도, 향후 진행 상황, 강도에 대한 이유 또는 운동 유형에 대한 동기부여, 격려 또는 교육이 필요할 수 있다. 치료사는 환자가 움직임을 이해할 수 있도록 충분한 정보를 제공하는 동시에 정보로 환자를 압도하지 않도록 해야 한다.

연관 단계: 교정, 미세 조정 및 연습

환자가 운동의 형식을 이해하면 다음 단계는 정확한 움직임 패턴을 사용하여 **미세 조정**하고 **연습**을 하는 것이다.[8,12] 환자가 첫 번째 시도에서 완벽하게 운동을 수행할 수 있는 경우는 거의 없다. 움직임은 연습을 통해 더욱 일관되고 효율적이게 되어야 하며[13] 치료사의 피드백의 양은 점점 사라진다. 정확한 수행능력을 위해서는 조절된 정렬, 체중 부하의 비율, 움직임 타이밍, 범위 또는 강도, 보상 제한이 필요할 수 있다. 종종 보상 패턴이 한동안 강화되는 경우가 많으며 치료사는 정확한 수행을 달성하기 전에 다른 지침을 사용하여 운동을 여러 번 설명을 하고 시연 또는 조정해야 할 수도 있다. 정확한 형태가 시연된 후에만 환자에게 특히 가정 프로그램과 같이 감독이 없는 상태에서 움직임을 반복하도록 요청해야 한다. 따라서 오류 감지는 매우 중요하다(나중에 논의된 내용 참조). 올바른 형태로 연습을 하면 신경 기억이 강화된다. 운동이 보상작용으로 수행된다면 연습은 잘못된 움직임 패턴을 강화하는 역할만 하게 된다. 따라서 치료사는 원하는 움직임을 이해하고 달성할 수 있도록 충분한 시간을 가져야 한다. 이 단계에서 연습은 오류 감지 및 수정을 허용하면서 기능에 필요한 것과 유사한 환경에서 다양한 운동을 하여 성공적인 수행능력에 달려 있다.[3] 이전 또는 새로운 환경과의 "연관"은 패턴을 강화하는 것으로 생각되지만 다른 상황에서의 움직임이 반드시 기능적 요구 사항으로 전이되는 것은 아니다.

자율 단계: 복잡성이 점진적으로 증가하는 자동 조절

궁극적인 목표는 환자가 **자동 반응**으로 이동하는 것이다. 특히 스포츠의 기능적인 움직임은 놀이나 더 숙련된 활동에 주의를 기울일 수 있도록 강화된 기본 패턴을 필요로 한다. 환자가 개선됨에 따라 움직임은 보다 유동적이면서 정확하며 효율적이고 과도한 집중 없이 자동으로 처리되어야 한다.[3] 일반적으로 이 단계는 Ⅲ단계에서만 달성되지만 환자가 고도로 숙련된 운동선수 또는 수행을 하는 사람인 경우 이 단계가 가속화 될 수 있다. 환자의 특정 요구와 외재적 초점의 집중에 맞는 숙련된 지침은 이 시점까지 도달하는데 필요한 협응 및 통합 수준을 달성하고 운동 학습의 첫 단계를 단축하는데 도움이 될 수 있다. 의식적인 조절에서 보다 자동화되었지만 여전히 효율적인 패턴으로의 진행을 촉진하는 전략이 있다. 균형 및 평형 전략은 종종 이 복잡한 시스템에 입력을 제공하는 다중 감각 시스템과 함께 가장 빠르고 효율적인 응답 시스템을 제공한다. 인간의 기능에 가장 중요한 시스템 중 하나인 균형과 평형 반응은 무의식적인 수준에서 작동하며 환자는 의식적으로 동일한 움직임을 고속으로 만들 수 없더라도 문제가 발생하면 균형을 유지하거나 회복을 해야 한다. 불안정한 표면 사용, 작은 지지면 또는 균형을 유지하기 위한 도전(교란 또는 외부 도전)을 포함하는 운동 선택은 모든 환자의 안전을 보장하기 위해 보호하고 적절한 관리를 통해 이러한 대응을 촉진하는데 사용될 수 있다.

자동 조절이 이루어지면 속도, 타이밍, 협응(**움직임의 복잡성 진행**)과 같은 여러 변수를 변경하여 작업이 진행된다. 이 시점에서 치료사의 피드백은 최소화되어야 하며 환자는 자체적으로 오류를 수정해야 한다. 오류 교정은 수행 **중** 즉각적인 피드백에서 운동 **후** 피드백으로 진행된다(결과에 대한 지식; 추후 논의 참조). 환자가 Ⅱ단계와 Ⅲ단계에서 기능적 움직임으로 진행됨에 따라 연습은 다양해지고 기능적인 기술 또는 과제 맥락에 포함된다(임상 사례 7.6).

임상 사례 7.6 의식 조절에서 연관 단계로의 진행(ACL 복원)

인대 재건 후 환자의 주된 목표 중 하나는 신경근 조절 능력을 향상시켜 동적인 동작 중에 관절을 안정시키는데 도움이 되는 시기에 적절한 반응을 제공하는 것이다. 이를 위해서는 무의식적인 제어로 움직임을 실행할 수 있도록 신경근 반응을 훈련하기 위한 점진적인 도전이 필요하다. 적절한 신경근 지구력, 근력, 그리고 마지막으로 힘을 발전시키면서 기능을 회복하고 추가 부상을 방지하기 위해 전반적인 위치에 대한 인식과 움직임의 타이밍 및 협응 등이 주요 우선사항이 될 것이다.

ACL 복원 후 주의사항

초기 회복 중에는 치료 부위를 보호하기 위해 주의사항을 따라야 한다. 스쿼트, 레그 프레스, 계단 오르고 내리기와 같은 체중 부하 닫힌 사슬 운동, 무릎 굽힘의 더 큰 각도에서 수행되는 런지는 일반적인 하지 근육의 기능 동원을 촉진하기 위해 고립된 ACL복원 수술 후 지지되고 있으며, 기능적 정렬과 고유수용성감각을 훈련하는 방법을 선호한다.[1,2] 그러나 뼈 또는 관절 연골 주의사항은 이러한 구조의 치유를 촉진하기 위해 손상 또는 기능적 회복 요구사항보다 우선된다.[1] 0에서 45° 사이 범위에서 열린 사슬 무릎 폄(비체중 부하) 저항은 ACL에 더 큰 장력 부하를 가하는 것으로 밝혀졌다.[1,2]

의식 조절(I 단계 또는 II 단계 초기)

임상 사례 7.1에서 환자 A에 대한 닫힌 사슬 등척성 스쿼트는 ACL 회복에 과도한 긴장이나 전단력 없이 넙다리네갈래근, 뒤넙다리근 및 엉덩이 안정화근의 힘 폐쇄 및 등척성 활성화를 촉진하는 이점을 제공한다. 이 자세는 45°에서 90° 사이의 능동적인 힘 폐쇄를 사용하여 이식에 대한 스트레스를 제한하고 닫힌 사슬 운동을 사용하여 앞쪽 전위를 제한한다.[1] 환자는 "벽을 향해 밀면서 공을 가만히 유지하라"는 지시를 받는다.

연관 단계(II 단계 후기, III 단계)

환자가 I 단계를 거치고 치유를 통한 충분한 시간이 지나면 주의사항이 해제되고 환자는 범위 운동을 할 수 있다. 닫힌 사슬 양측성 스쿼트는 통증이 없는 범위를 통해서 진행하기 위해 고유수용성 입력, 힘 폐쇄, 근지구력을 촉진하는데 사용된다. 환자는 의식적인 조절 없이 외부 자극에 반응하고 응답해야 한다. 이것은 특히 복잡한 움직임이나 반응 시간을 훈련시키는데 중요하다. 불안정한 표면에서 균형을 잡는 동안 막대기를 수평으로 유지하기 위해 외재적 초점을 사용하거나 시상면 움직임을 이끌기 위한 원뿔과 일직선 정렬을 유지하여 하지 정렬에 대한 무의식적인 조절을 발전하는데 도움이 될 수 있다. 움직임을 무너뜨리기보다는 반응의 통합에 더 큰 신뢰성이 있다.

환자가 진행됨에 따라 불안정한 표면을 사용하여 고유수용성감각에 더 도전을 한다.

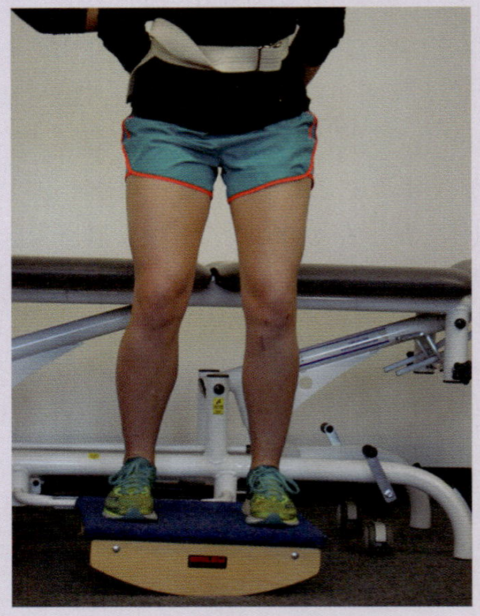

불안정한 기저면에서 더블 레그 스쿼트(밸런스 보드).

밸런스 보드에서 가장 불안정한 방향은 동일한 체중 부하 분배를 하기 위해 이마면에서 사용된다. 환자가 영향을 받지 않은 다리쪽으로 움직이면 균형이 상실되어 즉각적인 피드백이 나타난다.[2-4] 환자에게 "밸런스 보드를 계속 유지하시오"라고 지시한다.

환자가 진행됨에 따라 환자가 반응할 움직임이나 방향을 예상하지 않고 균형 반응에 도전하기 위해 교란하는 방법을 사용한다. 균형을 유지하기 위해 신속하고 정확하게 반응해야 하는 필요성은 신경근 반응 시간과 전반적인 고유수용성감각이 인식을 훈련하는데 도움이 된다.[3,4]

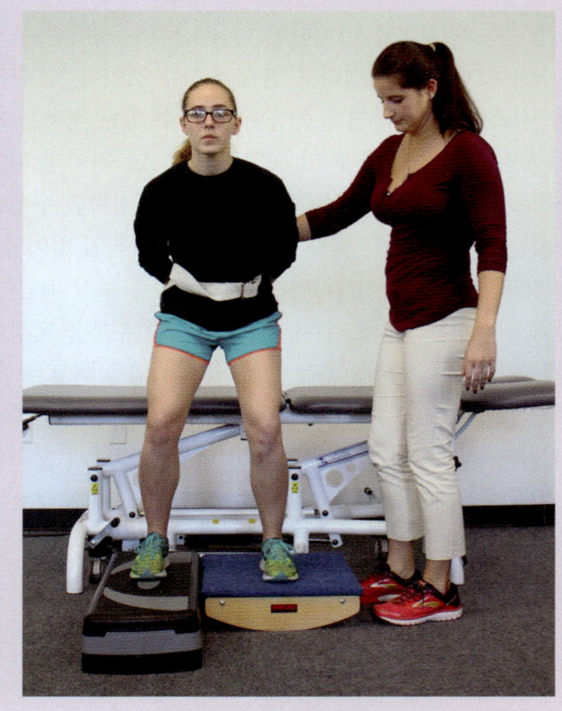

수술한 측에 대한 불안정한 표면.

임상 사례 7.6 의식 조절에서 연관 단계로의 진행(ACL 복원)-계속

환자는 치료사가 만든 밸런스 보드의 외부 움직임에 의해 안정된 자세를 유지해야 한다. 환자는 "당신이 이 자세를 도전할 때 밸런스 보드를 가만히 유지하라"는 지침을 받는다.

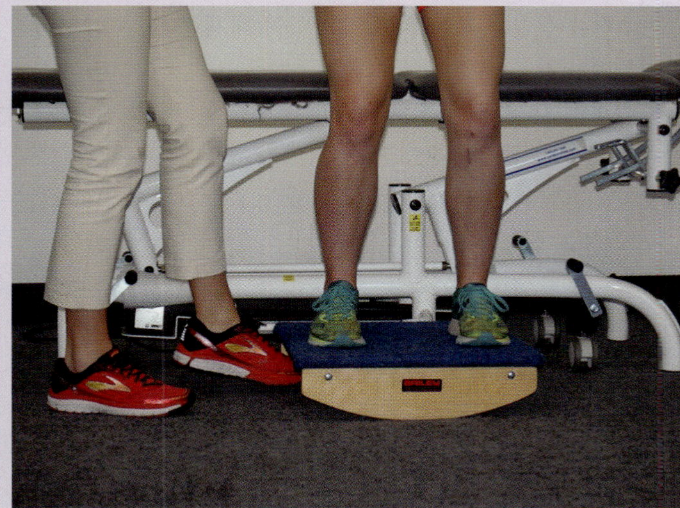

교란.

자율 또는 자동 단계

환자가 역동적인 움직임으로 진행하고 느린 드릴 운동에 숙달됨에 따라 미세 조정 및 연습의 복잡성이 증가한다. 드릴 운동은 원뿔 사이를 달리는 세미 스쿼트 시작 자세에서 수행되며 원뿔 주위의 방향을 변경하고 다른 선수가 환자를 향해 달려오거나 환자가 축구공을 드리블하고 선수를 피하도록 요구하는 것과 같은 스포츠 별 요구 사항에 대응한다.

환자는 접촉하는 스포츠로 돌아가기 전에 획득한 동적 균형과 신경근 협응을 적응하고 사용해야 한다. 그 행동은 환자가 축구장에서 옆으로 뛰는 것과 같은 움직임을 재현할 수 있어야 하는 맥락으로 해석된다. 불안정한 표면은 반응에 도전하고 친숙한 환경이다. 움직임은 천천히 시작되어 환자가 점진적인 속도와 관절가동범위로 자신감을 키울 수 있다. 운동은 다른 각도와 방향으로 진행된다(천천히 시작하여 방향을 바꾸기 전에 속도를 높임).

참고문헌

1. Adams D, Logerstedt D, Hunter-Giordano A, Axe MJ, Snyder-Mackler L. Current concepts for anterior cruciate ligament reconstruction: a criterion-based rehabilitation progression. *J Orthop Sports Phys Ther*. 2012;42(7):601-614.
2. Wilk KE, Macrina LC, Lyle Cain E, Dugas JR, Andrews JR. Recent advances in the rehabilitation of anterior cruciate ligament injuries. *J Orthop Sports Phys Ther*. 2012;42(3):153-171.
3. Chmielewski TL, Hurd WJ, Rudolph KS, Axe MJ, Snyder-Mackler L. Perturbation training improves knee kinematics and reduces muscle co-contraction after complete unilateral anterior cruciate ligament rupture. *Physical Ther*. 2005;85(8):740-749.
4. Chmielewski TL, Hewett TE, Hurd WJ, Snyder-Mackler L. Principles of neuromuscular control for injury prevention and rehabilitation. In: Magee DJ, Zachazewski JE, Quillen WS, eds. *Scientific Foundations and Principles of Practice in Musculoskeletal Rehabilitation*. St. Louis, MO: Saunders Elsevier; 2007:375-387.

움직임 수행 능력을 위한 오류 감지 및 피드백/피드포워드 기전
ERROR DETECTION AND FEEDBACK/FEEDFORWARD MECHANISMS FOR MOTOR PERFORMANCE

오류 감지는 성공한 움직임 시도 대 실패한 움직임 시도의 저장된 기억을 사용하여 계획 및 처리 작업을 조정할 수 있다(글상자 7.6). 오류 감지는 통증이나 공포 회피와 관련된 손상 또는 강화된 패턴의 영향을 받는 경우가 많다. 감각 수용기의 활성화는 인대 손상 후 그리고 과가동성이 있는 경우 감소되거나 늦게 발생하여 고유수용성감각, 반응 시간, 신경근 협응에 장애를 초래한다. 부적응 패턴은 감각 장애, 공포 회피, 통증 또는 근기능 손상의 조합으로 인해 발생한다. 환자가 근기능과 움직임을 회복함에 따라 패턴의 복원은 **정확한** 오류 감지 회복에 의존하여 효율적인 기능적 움직임 패턴을 촉진한다. 느리고 조절된 움직임은 움직임 동안 감각 정보 처리를 허용하고 오류 감지를 가능하게 한다. 움직임이 더 빨라지면 특히 감각 시스템이 손상을 받는 경우 감각 피드백을 처리하는 것이 더 어렵다. 운동의 도입 및 미세 조정의 초기 단계에서는 오류 수정에 중점을 둔 느린 운동이 더 쉬울 수 있지만 후기 단계에서는 신경근 협응을 검사하기 위해 더 빠른 속도가 필요하다(임상 사례 7.7).

글상자 7.6 오류 감지, 피드백, 피드포워드 시스템

- **오류 감지**는 성공적인 움직임 시도와 실패한 움직임 시도의 저장된 기억을 통합하여 계획 및 처리 작업을 조정할 수 있다.
- 느리고 조절된 움직임은 학습과정 초기에 사용되는 반면 신경근 조절이 이루어지면 보다 빠른 움직임이 사용된다.
- 오류 감지 기전이 손상되었거나 다시 설정해야 하는 경우 피드백 및 피드포워드 처리 루프가 움직임 수정 및 조절을 지원한다.
- **피드백** 기전은 움직임 후 발생하며 오류를 감지하고 향후 수행능력을 조절하는데 사용된다.
- **피드포워드** 기전은 반복적인 연습을 통해 필요한 운동 수행능력을 예상할 수 있고 더 빠르며 **오류를 방지**할 때 발생한다.
- 피드백 및 피드포워드 루프는 도구, 치료사 또는 환자가 제공하는 시각, 청각 또는 촉각 정보를 사용하여 촉진할 수 있다.
- 균형 반응은 빠른 감각 정보를 제공하며 의식에서 무의식 조절로 쉽게 이동할 수 있다.

움직임을 수정하려면 피드백 또는 피드포워드 시스템이 필요하다. 움직임 후 분석 또는 처리가 발생하면 **피드백** 기전을 사용하여 오류를 **감지하고** 향후 수행 능력을 조정한다. 반대로 **피드포워드** 기전은 반복적인 연습을 통해 필요한 움직임 수행 능력을 예상할 수 있고 더 빠르며 **오류를 방지**할 수 있을 때 발생한다. 대부분의 기능적 움직임은 정상적인 기능을 가진 개인이 피드포워드 기전을 사용하여 수행된다. 빠른 움직임 또는 더 복잡한 과제는 과제에 대한 요구 사항의 기억에 의존할 수 있으며 움직임 후에만 오류를 탐지할 수 있다. 자세 과제가 필요한 예측 조정을 위해 피드포워드 기전도 필요하다(임상 사례 7.8).

수행 능력에 대한 지식은 움직이는 동안 **동시 피드백**을 사용하여 움직임 패턴에 대한 지각 또는 인식이다.[1] 피드백은 비디오, 동료 평가, 특정 목표 달성, 메트로놈과 같은 청각 신호음 또는 위(Wii)나 밸런스 마스터(Balance Master)와 같은 컴퓨터 프로그램을 사용하여 제공될 수도 있다. 시각, 청각, 촉각 감각 입력은 균형 반응과 함께 환자가 자세를 조절하거나 움직임을 멈추거나 정렬을 교정할 수 있게 하여 **내재적 또는 암시적 피드백**을 제공한다.

결과에 대한 지식은 움직임이 완료된 **후** 피드백을 사용하는 과정을 설명한다. 결과에 대한 지식은 환자에게 목표와 정확한 움직임을 달성했는지 여부를 알려주며 오류 감지 방법을 개발하고 움직임 패턴을 미세 조정하거나 조절하는데 사용된다. 치료사는 개선을 위한 교정 피드백 또는 환자가 올바르게 움직임을

임상 사례 7.7 **오류 및 피드백 기전 감지**

환자 A

환자 A는 과가동성이 있는 만성 허리통증을 가지고 있다. 초기 목표는 힘 폐쇄 및 힘 분배를 제공하기 위해 신경근 협응 및 국소 안정화근의 활성화를 촉진하는 것이다. 운동은 지지된 자세에서 수행된다. 척추 안정화근 활성화 기법은 과도한 골반 기울임 없이 척추의 중립 위치를 지지하기 위해 배가로근의 수축 강도와 관련된 시각적 피드백 시스템을 제공하기 위해서 허리뼈 앞굽음 아래에 혈압 커프를 놓고 바로누운자세로 수행된다. 지침의 타이밍은 다리가 운동 공을 들어 올리기 전에 피드포워드 훈련을 용이하게 하기 위해 배가로근 수축에 대한 예상 순서를 지정하는데 도움이 된다(운동 11.21). 예상 타이밍은 다음과 같은 구두 지시 타이밍에 의해 촉진된다:

- "다리를 들기 전에 몸이 가만히 있도록 준비하십시오." (예상 타이밍)
- "책상/바닥에 골반의 중심을 유지하고 다리를 들어 올릴 때 앞뒤로 또는 좌우로 기울어지지 않도록 하십시오." (외재적 초점)
- "혈압 커프의 눈금을 관찰하고 다리를 들어 올리는 동안 압력을 가만히 유지하십시오." (외재적 초점 및 오류 감지)

종종 외재적 초점은 협응 움직임에 더 빠르고 효과적이지만 내재적 초점은 근육의 활성화가 필요하며 촉각 피드백이 오류 감지를 허용하는 초기 단계에서 유용할 수 있다. 내재적 초점을 사용하는 대체 지침은 다음과 같다.:

- "검지는 골반 앞쪽, 엄지손가락은 갈비뼈에 대십시오. 손가락 사이에 멜빵이 있다고 상상해 보십시오. 공간을 동일하게 유지하십시오. 자세를 관찰하고 공간이 바뀌거나 골반이 움직이기 시작하면 사용하고 있는 근수축의 양을 증가시키십시오." (내재적 초점 및 촉각 오류 감지)

환자가 배근육을 사용할 수 있게 되면 폼롤러에 누워서 중앙선 위치를 유지하기 위해 빠른 감각 피드백(촉각 및 균형 반응)을 제공한다(내적 피드백; 운동 11.21 참조).

환자 B

환자 B는 6개월 전에 채찍질 손상 병력이 있었으며 목뼈 통증과 두통을 호소하였으며 30분 이상 앉아 있기가 어려운 상태이다. 그녀는 컴퓨터 작업과 운전을 하는데 문제가 있다. 치료사는 초기 평가에서 중력에 대항하는 목뼈의 지구력 활동이 어렵다고 판단하였고 그녀는 목뼈 움직임 후 정확한 위치 조정에 어려움을 가지고 있다. 지구력과 협응력 부족을 모두 해결하기 위해 운동이 선택된다. 환자는 중력에 대항하여 깊은 목 굽힘근 검사에 필요한 자세를 유지할 수 있었지만 매우 빠르게 피로(5초 후)가 나타났고 항중력 굽힘근의 지구력 테스트로 통증 수준이 증가하였다(임상 사례 4.15 참조).

운동 선택

운동 1: 부분적으로 공기를 뺀 공의 불안정한 지지는 환자가 상지 운동을 하는 동안 자세 안정화 근육을 활용하도록 권장한다. 목의 근육이 중간 위치를 조절하지 않으면 환자는 공의 움직임을 느낄 수 있다. 목 부위를 안정화를 시킨 후, 한쪽 다리를 90° 자세로 들어 올려 이 자세에 도전을 하면서 목뼈를 안정되게 유지하도록 한다. 상대적으로 불안정한 위치에서 롤러의 움직임이 있는 경우 피드백을 제공하지만 중력에 대항하여 머리를 유지하는 것이 포함되지 않기 때문에 앞쪽 목 안정화를(운동 11.22) 위해 폼롤러를 사용하여 운동을 진행한다.

지구력과 활동에 도전하기 위해 상지 운동이 추가되었다. 환자는 폼롤러의 위치를 관찰해야 하며 목 부위의 피로 또는 통증은 양을 제한하는 요소이다.

운동 2: 중력에 대항하는 목의 지구력(운동 11.26). 환자가 촉각 입력을 사용하여 위치 또는 원하는 목표를 감지할 수 없기 때문에 엎드린 상태에서 머리와 목의 위치를 조절하고 관찰하기가 더 어렵다. 치료사는 환자가 자세에 도달했을 때 환자가 관찰을 할 수 있도록 환자의 머리 위에 나무 막대를 놓는다. 환자가 위쪽 및 아래쪽 목 폄근과 위쪽 목가슴 폄근과 함께 깊은 목 굽힘근의 균형 잡힌 짝힘이 아닌 위쪽 목 폄근만 사용하는 경우 비디오를 찍어 원하는 협응 패턴과 정렬을 지적할 수 있다.

운동 3: 머리 위치에 대한 충분한 인식과 조절을 발전시킨 후 동적 협응을 미세 조정하여 위치 재조정 정확도의 일관성을 향상시킨다. 머리 스트랩에 부착된 레이저 장치는 목의 위치와 관련된 피드백을 제공하고 목표의 형태를 추적하거나 지침에 따라 목표 지점에 도달함으로써 신경근 협응을 훈련하는데 사용된다. 방향, 거리 및 응답 시간의 변화가 훈련에 포함된다(임상 사례 4.19).

레이저는 신경근 협응을 훈련시키고 외재적 초점과 피드백 시스템을 사용하여 미세 조정된 추적과 함께 중심선 위치로 돌아가는 정확도를 향상시키는데 사용된다. 시각적 목표는 협응 시스템을 훈련시키기 위한 동시 피드백을 제공한다.

임상 사례 7.7 오류 및 피드백 기전 감지 – 계속

환자 C

환자 C는 엉덩관절 치환 절차 후 II단계인 상태이다. 그녀는 스쿼트 범위에서 체중 부하를 대칭적으로 하는지 관찰할 수 있어야 한다. 힘 플랫폼과 시각적 디스플레이(Balance Master)는 수술하지 않은 다리로 이동을 할 때 즉각적인 조정을 위한 동시 피드백을 제공한다.

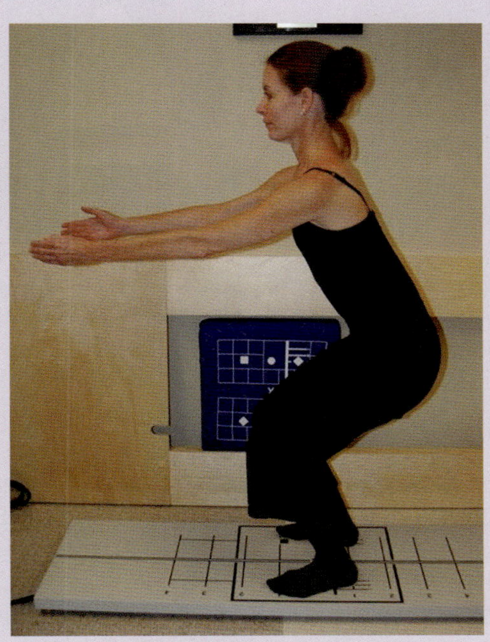

밸런스 마스터(Balance Master).

대칭 체중 부하 동시 피드백은 힘 플랫폼에서 측정되며 스쿼트 중에 컴퓨터 모니터에서 볼 수 있어 범위를 움직이는 동안 조절할 수 있다.

그녀가 진행됨에 따라 불안정한 표면(미니 트램펄린)에서의 균형 반응은 자동적인 자세와 균형 반응을 촉진하여 서있는 다리의 엉덩관절 근육 활성화를 촉진하는데 사용된다. 반대쪽 다리를 움직이기 위해서는 간정화근으로부터 강도, 방향, 협응의 조정이 필요하다.

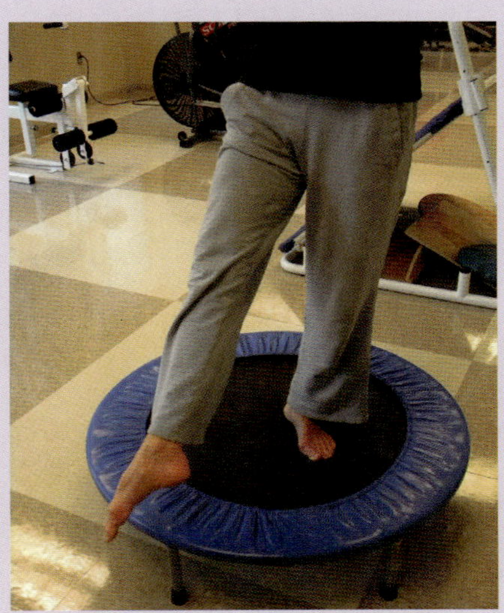

미니 트램펄린에서 균형 반응 사용.

수행할 때 동기 부여 피드백을 모두 사용하여 결과에 대한 지식을 제공할 수 있지만 목표는 환자가 스스로 오류를 관찰하고 탐지하여 최대 학습을 할 수 있도록 하는 것이다. 수행의 성공에 대한 피드백은 원하는 결과를 정확하게 이해하는데 달려있다.

치료사와 코치가 구두로 **명시적인** 피드백을 제공하기 전에 환자가 움직임의 성공(오류 감지)을 스스로 분석하고 처리할 시간을 줘야 한다는 몇 가지 근거가 있다. 지속적인 피드백이 운동기술의 학습을 늦추고 장기간의 유지를 감소시키는 것으로 밝혀졌기 때문에 피드백의 빈도가 중요하다.[4,13,14] 종종 내재적 또는 암묵적 피드백이 무의식적 수준에서 환자에 의해 처리되고 빈번하거나 상세한 명시적 피드백이 정보 통합을 방해하거나 환자가 치료사에게 승인을 의존하게 한다.[4] 이상적으로는 움직임을 하는 동안 그리고 움직임 후에 동시적인 명시적 피드백이 **사라지거나** 환자가 개선됨에 따라 필요한 경우에만 제공된다. 일반적으로 환자가 III단계에 도달하거나 퇴원하기 전에는 피드백이 덜 필요하다. 그러나 각각의 운동은 다르며 새로운 운동은 처음에 추가적인 교정이 필요할 수도 있다.

잘 발달된 신경근 협응, 신체 인식 및 오류 감지 기능을 갖춘 고도로 숙련된 개개인은 치료사의 많은 교정이 필요하지 않는다. 이러한 환자들의 경우 개인의 오류 감지 기전에 대한 간섭이 제한되도록 피드백의 빈도, 타이밍 및 단어 선택을 신중하게 고려해야 한다.[1] 치료사는 익숙하지 않은 용어, 과도한 지침 또는 잘못 선택한 수정 사항을 사용하여 무의식적인 자동 움직임 조절 과정을 방해할 수 있다.

모든 환자의 궁극적인 연습 목표는 일상생활 활동으로 변환될 수 있는 무의식적인 피드포워드 기전을 활용할 수 있는 것이다. *다이애드(Dyad) 훈련*은 두 명의 동료가 번갈아 수행하고 피드백 역할을 하는 방법이다.[13-15] 다른 사람의 수행을 관찰하고 평가할 수 있는 연습과 기회의 조합은 이러한 선택지 중 하나만 사용하는 것보다 더 효과적인 학습과 더 높은 유지를 할 수 있게 된다.[13-15] 또한 대체 연습 및 관찰 시험은 "과도하게 생각"하거나 열심히 노력하는 개인에게는 도움이 될 수 있는 높은 집중으로부터 약간의 신체적인 휴식 및 이완을 제공한다(임상 사례 7.10 및 7.11 참조).[14]

임상 사례 7.8 피드백

환자가 엉덩관절 절구테두리 찢김 통증 후 회복 중이며 농구를 다시 하기를 원한다. 초기 Ⅱ단계 운동 프로그램에서 그녀는 한쪽 다리 스쿼트에서 엉덩관절 안정성을 다루고 있었다. 엉덩관절 위치를 관찰하기 위해 골반의 위앞엉덩뼈가시에 마커를 부착하고 거울 앞에서 한쪽 다리 스쿼트를 수행한다. 골반의 위치(그림 4.18 참조)는 지지되지 않는 골반의 측면이 지지측 보다 아래로 떨어지는 "엉덩이 떨어짐" 또는 트렌델렌버그 자세를 보인다. 엉덩관절 벌림근의 제한은 오른쪽 다리의 측면 물렁조직에 가해지는 전체적인 수동적 스트레스를 증가시키고 엉덩관절에 대한 압박력을 증가시킨다.

그녀는 마커를 유지하도록 요청받았다. 처음에 치료사는 환자가 골반 수준까지 움직임을 수행할 수 있을 때까지 구두 피드백을 제공한다. 골반의 위치를 확인하고 교정을 할 수 있게 되면 환자는 치료사의 **간헐적 피드백**을 통해 스스로 움직임을 연습한다. 또한 그녀는 교정을 하지 않고 수행하는 스쿼트의 횟수를 기록하고 위치를 벗어나면 멈춰서 쉬고 나중에 조정을 계속하여 성공한 것에 대해 기록을 한다.

환자는 체중 부하에 대한 분배를 동등하게 하고 완전한 관절가동범위를 가지며 양쪽 및 한쪽 다리 스쿼트를 잘 조절할 경우 Ⅲ단계로 진행한다.

점핑 재교육 및 훈련 진행 단계

점프 착지 전략 재교육이 도입되는데 여기에는 단단한 협력 수축이 아니라 부드러운 착지로 모든 하지 관절에서 충격을 흡수 조절하는 착지가 포함된다. 몸통을 앞쪽으로 하여 착지를 하면 엉덩이와 무릎, 상대적인 모멘트 팔 사이의 수직 지면 반발력이 분산된다.[1-4] 부드럽게 착지하라는 지시는 환자가 착지 소리 또는 "딱딱한" 착지 느낌으로부터 즉각적인 피드백을 받을 수 있다.[1-4]

운동 선택

1. 트램펄린 위에서 양쪽 다리 수직 점프, 한쪽 다리 점프(트램펄린은 점프 동작을 위한 에너지를 저장 및 방출하기 위해 하강 움직임 운동량을 사용하도록 장려하고 환자가 "멈춤" 또는 착지하는 동안 뻣뻣해진다.)
2. 땅에서 낮은 높이와 깊은 점프
3. 작은 계단에서 낙하 점프(양쪽 다리); 더 큰 높이로 진행[5]
4. 스플릿 스쿼트 점프
5. 지구력을 위한 한쪽 다리 수직 깡충 뛰기(피로가 있을 때까지)
6. 스포츠 특화 드릴 운동을 향한 런업 및 점프

그녀는 또한 그녀의 엉덩관절 위치를 조절하면서 고정된 양쪽 다리 점프와 고정된 한쪽다리 깡충 뛰기를 수행하고 있다. 양쪽 다리 낙하 점프는 착지 전략을 다루기 위해 비디오 테이프와 구두의 피드백을 사용하는 단계에서 도입된다.[3] 처음에 그녀는 부상을 당한 쪽으로 무게를 흡수하는 것을 주저하고 왼쪽 다리에 더 많은 무게로 착지하여 각도 조절력을 높인다. 체중을 분배하도록 독려를 한 후 점프 착지를 부드럽게 연습하고 착지의 소리와 탄력성으로 점프의 성공 여부를 평가한다.

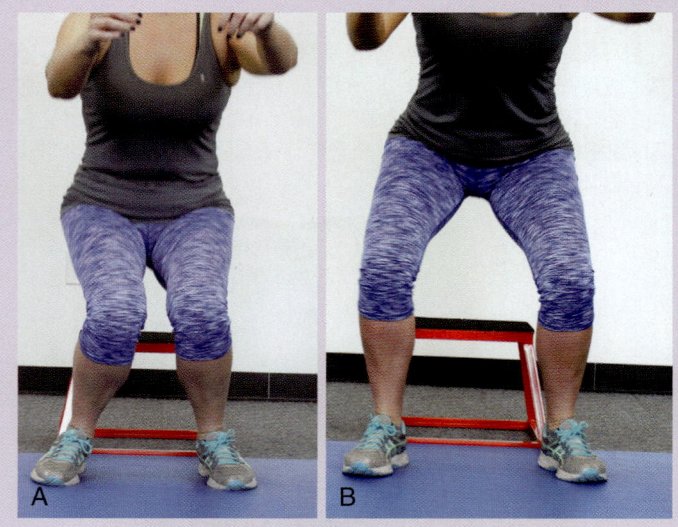

(A) 비대칭 체중 부하 및 동적 가쪽휨이 나타나는 낙하 점프 착지.
(B) 개선된 대칭성 및 가쪽휨 각도 조절로 착지 위치 교정.

그녀는 또한 자신의 최대 한쪽 다리 깡충 뛰기 거리의 80%에서 바닥에 표식을 두고 이 외재적 초점을 사용하여 거리에 대한 한쪽 다리 깡충 뛰기를 연습하고 있다. 목표는 거리 목표 달성에 대한 즉각적인 피드백을 제공하며 준비 운동으로 시험적으로 해본 후 착지 기법에 대한 구두 피드백도 제공한다. 초기 시험은 비디오로 녹화되고 치료사는 환자와 함께 착지에 대해 검토를 한다. 그런 다음 그녀는 비디오 테이프를 다시 검토하기 전에 동시 피드백 없이 5세트를 연습할 수 있다. 이 시점에서 그녀는 치료사가 입력(페이딩)을 제공하기 전에 자신의 수행성과를 검토하도록 요청받는다.

참고문헌

1. Dunleavy K. Outcomes of hip resurfacing in a professional dancer: a case report. *Physio Theory Pract*. 2012;28(2):142-160.
2. Silva RS, Ferreira ALG, Nakagawa TH, Santos JEM, Serrao FV. Rehabilitation of patellar tendinopathy using hip extensor strengthening and landing-strategy modification: case report with 6-month follow-up. *J Orthop Sports Phys Ther*. 2015;45(11):899-909.
3. Munro A, Herrington L. The effect of videotape augmented feedback on landing strategy: implications for anterior cruciate and patellofemoral joint injury prevention. *The Knee*. 2014;21(5):891-895.
4. Gokeler A, Benjaminese A, Welling W, Alferink M, Eppinga P, Otten B. The effects of attentional focus on jump performance and knee joint kinematics in patients after ACL reconstruction. *Phys Ther Sport*. 2015;16(2):114-120.
5. Erickson KI, Gildengers AG, Butters MA. Physical activity and brain plasticity in late adulthood. *Dialogues Clin Neurosci*. 2013;15(1):99-108.

순서 지정 SEQUENCING

과제를 학습하는 것은 간단한 운동에서 시작하여 보다 복잡한 협응 과제로 진행될 수 있다. 단순한 과제에서 복잡한 과제로의 진행은 과제, 협응, 능력, 목표에 대한 개인의 편안함에 의해 영향을 받는다. 순서는 가동성 또는 근육의 기능 개선이나 기여 손상의 해결에 따라 달라질 수 있다(글상자 7.7). 예를 들어, 대각선 기능 강화를 수행하기 전에 근육 강화 운동을 하나의 운동면

글상자 7.7 순서 지정, 연습 및 강화

- 단순한 것에서 복잡한 것으로 진행하는 것은 과제, 협응, 능력, 목표의 영향을 받는다.
- 순서 지정은 손상에 기여하는 해결 방법과 가동성 또는 근육 기능의 개선에 따라 달라질 수 있다.
- 운동은 치유 구조를 손상시키지 않거나 허용된 관절가동범위 내에 있는 운동면 내에서 진행될 수 있다.
- 대근육 움직임근의 근력을 다루기 전에 국소 안정화근의 활성화와 예상 반응 훈련을 향상시키기 위한 운동이 목표가 될 것이다.
- 복잡성의 진행은 학습과 과민성 수준에 따라 달라진다.
- 생체역학적 효율성은 지레팔을 조정하고 지지면에 상대적으로 무게와 중력선을 배치하여 안정성을 높이거나 동작을 촉진하고 관성과 그 운동량을 사용함으로써 생성된다.
- 효율적인 움직임 패턴을 가르치는 것은 환자가 피드백을 통해 패턴을 개발하고 연습 시간을 허용하며 궁극적으로 패턴을 기능적 움직임에 통합할 수 있도록 조기에 도입되어야 한다.
- 신경근 기능이 영구적으로 상실되거나 관절 보호 전략이 필요한 경우 생체역학적 개념을 사용하는 것이 특히 중요할 수 있다.
- 생체역학적인 요인을 조정하는 방법을 배우려면 개념에 대한 이해와 새로운 기법을 신뢰할 수 있는 자신감이 필요하다.
- 더 높은 수준의 스포츠와 경기력으로 복귀하는 개인은 자신에게 유리하게 힘을 사용하는 방법을 배워야 한다.
- 기능적인 과제는 맥락에서 구체적으로 실행될 때 유지가 된다.
- 치료과정 초기에 최적의 움직임을 가르치기 위한 집중적인 초점과 지침이 필요하다; 환자는 피드백을 가지고 연습을 진행한다.
- 운동이 잘 수행되고 환자가 움직임을 스스로 감시하는 방법을 이해하면 치료사의 피드백은 희미해진다; 환자는 피드백 없이 연습할 것이다.
- 개념을 강화하고 환자에게 적절한 움직임 전략과 양을 상기시키기 위해 정기적인 점검이 필요하다.
- 가정 프로그램의 이점을 충분히 누리려면 환자가 운동의 목표를 말로 표현하고 무엇을 관찰해야 하는지 설명하며 매개변수를 진행하는 것이 가능한지 이해를 하고 연습을 올바르게 수행할 수 있어야 한다.
- 개인의 성격과 너무 많은 것을 하거나 움직임을 피하려는 경향은 상기 빈도와 유형에 영향을 미칠 것이다.
- 주의사항에는 유인물, 운동 그림, 비디오 또는 서면 지침이 포함될 수 있다.

에서 시작할 수 있다. 운동 또는 방향의 단일 평면에서 조직에 대한 치유 예방 조치가 있는 경우 구조에 영향을 주지 않거나 허용된 관절가동범위 내에 있는 운동면에서 운동을 진행할 수 있다. 선택한 안정화근이 손상되면 근육 활성화 및 예상 반응 훈련에 이어 소근육 및 대근육 안정화근의 지구력을 대근육 움직임근 강화 전에 목표로 삼아야 한다. 일반적으로 Ⅲ단계에서는 기능적인 요구 사항을 모방하는 것보다 복잡한 작업이 도입되어 관절 구조와 정렬을 지지하는 안정화근과 움직임과 힘을 생성하는 움직임근의 적절한 기능을 필요로 한다. 안정성이 충분치 않거나

임상 사례 7.9 순서 지정

안쪽곁인대(MCL) 1° 파열에서 회복 중인 테니스 선수는 이마면에서 MCL에 과도한 스트레스를 주지 않기 위해 시상면에서 단일면 런지로 시작한 다음 이마면에서 옆으로 수정된 런지로 수행할 수 있다. 환자가 전체 범위를 여러 번의 반복(>25)을 수행할 수 있는 경우에만 대각 방향의 면에서 작은 범위로 운동이 진행된다. 런지의 속도와 깊이를 증가시킨 후 테니스 라켓과 다른 런지 깊이로 움직임을 수행하여 테니스로 복귀하는데 필요한 움직임을 시뮬레이션 한다. 통제된 환경에서 운동 시뮬레이션은 연습용 벽(선수가 런지의 이동을 조절할 수 있음) 또는 코치와 함께 공을 치는 것으로 돌아가기 전에 수행된다. 경쟁을 하는 환경으로 돌아가려면 점진적인 방식으로 연습하고 자신감을 향상시켜야 한다.

임상 사례 7.10 차단 및 무작위 연습

차단된 연습

임상 사례 7.9의 테니스 선수는 20회 반복 3세트 동안 앞쪽 런지를 연습한 후 각 운동마다 옆쪽 런지를 수행한다.

무작위 연습

치료사가 환자에게 무작위 순서로 앞쪽 및 옆쪽 런지를 수행하도록 지시함으로써 운동의 복잡성이 증가한다. 그런 다음 그는 다른 방향으로 런지를 하라는 무작위 지시와 함께 컴퓨터 프로그램에 응답하도록 요청 받는다. 무작위 순서로 공에 도달하기 위해서 움직임이 요구되기 전에 포핸드, 백핸드, 발리샷을 단위로 연습하여 복귀할 때도 같은 진행을 사용한다.

개인의 능력 이상으로 높은 수준의 기능적 과제를 도입하면 근육통이나 염증을 유발하고 진행 속도가 느려질 수 있다. 또한 복잡성에 대한 진행은 학습 능력, 목표, 손상 및 기능의 정도에 따라 달라진다(임상 사례 7.9).

연습 및 강화 PRACTICE AND REINFORCEMENT

기억 및 패턴 개발 Memory and Pattern Development

영구적인 움직임 패턴을 확립하려면 움직임을 반복하고 강화해야 한다(글상자 7.7 참조). 새로운 패턴(특히 확립된 부적응 패턴이 있는 경우)을 학습하려면 패턴을 영구적으로 변경하기 위해 올바른 근활성화, 위치, 타이밍을 사용하여 여러 번 반복해야 한다. 다시 돌아가는 것은 전후 사정에 따라 다르다: 집에서 산만함 없이 연습하는 것은 바쁜 쇼핑 환경에서 반응하는 것과 다르다.

차단 대 무작위 연습 Blocked Versus Random Practice

차단된 연습은 동일한 순서로 반복적인 움직임이나 운동을 포함한다(임상 사례 7.13 참조). 따라서 움직임은 동일한 맥락

과 순서에 따라 학습된다. 동일하거나 유사한 과제를 사용하는 차단된 연습은 종종 Ⅰ단계 또는 Ⅱ단계에서 새로운 패턴이나 조정된 패턴을 도입하고 학습하는데 적절할 수 있다. 또한 개인적 특성 때문에 일관된 순서를 사용하여 움직임을 학습해야 하는 경우도 있다(예: 환자가 구체적인 순차 학습을 선호하거나 복잡한 지침이 어려운 경우).[1]

무작위 연습은 다른 요구 사항에 대한 응답을 하기 위해 다른 과제 순서를 사용한다. 과제와 전후 사정을 변경함으로써 환자는 예상치 못한 자극에 적절히 대응하는 방법을 배운다. 무작위 연습은 환자가 일상생활 및 스포츠 활동 중에 기술을 보다 일관성 있게 재현하고 필요한 상황에서 패턴을 사용하는 훈련을 제공한다. 일반적으로 환자가 어떤 상황에서든 움직임을 수행할 수 있어야 하는 환경으로 전환해야 하는 기능적 과제에는 무작위 연습이 바람직하다(임상 사례 7.10).[4]

기능적 움직임 조정: 효율적인 패턴 강화

Functional Movement Adjustment: Reinforcing Efficient Patterns

지레팔을 조정하고, 지지면(안정성을 높이기 위해 지지면 내부의 무게 중심과 움직임을 촉진하기 위한 지지면 외부)을 기준으로 체중과 중력선을 배치하고 관성과 운동량을 사용하여 생체역학적 효율성을 향상시킬 수 있다. 효율적인 움직임 패턴을 가르치는 것은 환자가 피드백을 통해 패턴을 개발하고 연습 시간을 허용한 다음 결국 피드포워드 기전과 무의식 조절을 통해 패턴을 기능적 움직임으로 통합할 수 있을 정도로 충분히 일찍 도입되어야 한다.

때때로 움직임 재교육은 효율성 향상이 힘을 분산시키는데 도움이 되고 증상을 감소시킬 수 있기 때문에 Ⅱ단계 초기에 도입된다. 움직임 협응을 변경하거나 개선하는 것은 6장에 설명된 모든 범주에 대해 중요하다. 그러나 각 범주에는 약간 다른 우선순위가 포함된다. 저가동성과 관련된 일차적 손상이 있는 환자

임상 사례 7.11 기능적 움직임 효율성 개선

환자(임상 사례 3.1의 환자 A 및 임상 사례 7.1의 환자 B)는 오른쪽 엉덩관절치환술 병력이 있고 오른쪽 무릎에 뼈관절염도 있다.

앉았다 서기

앉아있는 상태에서 서는 것으로 움직이려면 효율성과 생체역학을 개선해야 한다. 그녀의 초기 패턴은 그녀의 무게 중심을 발 뒤에 유지하고 손을 사용하여 의자를 밀어 올리는 것이다. 지레 팔과 무릎넙다리관절 및 무릎 앞쪽 구조물에 가해지는 힘의 양을 줄이기 위해 그녀는 "가능한 한 발을 의자에 가깝게 가져오고 몸을 의자 가장자리 앞으로 움직이시오."라고 요청을 받았다.

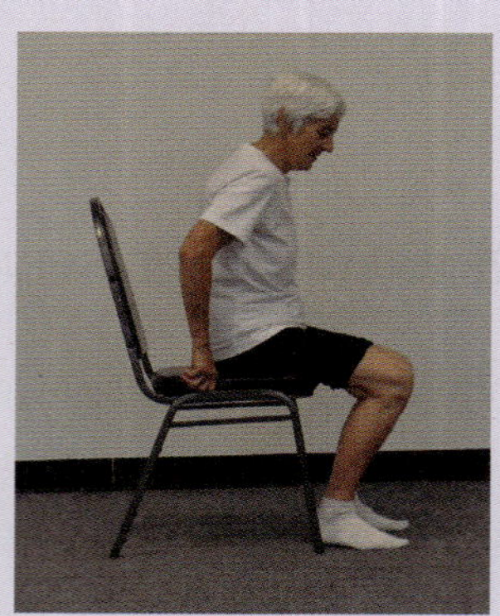

움직임을 돕기 위해 손을 사용하여 의자로부터 서기.

지지면을 향한 몸의 위치는 무릎관절에 대한 모멘트 팔을 감소시킨다. 발을 앞으로 기울이는 것은 항상 안전하다고 느끼는 것은 아니지만 환자가 발을 더 많이 경첩처럼 접히게 하면 무릎 축에 가해지는 힘이 낮아지고 엉덩관절 폄근의 효율이 높아져 수직 움직임을 보조한다. 높은 주추 사용, 팔의 지지 사용 또는 치료사의 도움을 받아 지지면 위로 몸을 앞으로 기울이는 것과 같은 다른 전략은 이 과제를 위해 환자를 준비하는데 효과적일 수 있다. 환자가 안전하다고 느끼고 팔을 밀어 올릴 필요가 없음을 인식하면 피드백을 통해 순서를 연습할 수 있다. 움직임을 연습하고 환자가 전략을 독립적으로 관찰을 할 수 있을 때 지원은 감소한다.

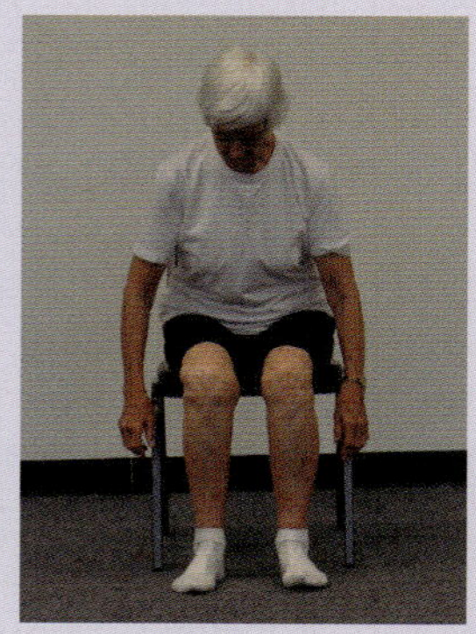

손을 사용하지 않고 지지면 위로 몸을 앞으로 기울인 상태에서 의자로부터 서있어야 함.

계단 오르기/걸음 훈련

그녀는 또한 계단을 오를 때 앞쪽 다리로 체중을 옮기는 능력을 향상시킬 필요가 있다(임상 사례 3.1 참조). 앉았다 일어서기 역학과 유사하게 앞쪽 다리를 향한 몸의 변위(앞쪽 및 약간 옆쪽)가 움직임 전에 확립되어 모멘트 팔을 감소시킨다. 지침은 빠른 엉덩관절 폄을 촉진하여 대근육 움직임근을 목표로 하고 힘을 증가시키며 무릎 굽힘 범위 시간을 단축하도록 조정된다. 강조와 톤은 설정을 장려하는데 사용되며 빠른 동작이 이어진다: "체중을 오른쪽 다리 위쪽으로 옮기시오. 오른쪽 다리로 빠르게 위쪽으로 움직이시오."

이 움직임은 환자가 개념을 이해할 때까지 증상이 없는 무릎부터 시작하여 평행봉에서 작은 발걸음과 손 지지로 실행된다. 연습의 양은 통증 반응에 따라 다르다. 움직임 재교육으로 진행하기 전에 적절한 근육 활성화와 다리를 안정시키고 동적 가쪽휨을 제한하며 엉덩관절 안정성을 촉진하는데 사용되는 근육의 지구력과 근력을 향상시키기 위해 다른 운동이 포함된다(운동 7.7).

임상 사례 7.12 달리기 역학 조정

정강이에 부목을 한 환자(임상 사례 7.2 참조)는 달리기 프로그램으로의 점진적인 복귀를 위해 노력하고 있다. 보폭을 줄이고 케이던스를 늘리는 것은 몸무게에서 정강이 앞쪽까지의 거리가 줄어들기 때문에 몸을 전진시키면서 앞쪽 다리에 힘이 가해지는 것을 제한할 수 있다. 더 빠른 케이던스로 메트로놈을 설정하는 것은 환자에게 보폭을 줄이는데 집중하도록 요청하기 보다는 동시 피드백(수행에 대한 지식)을 제공하고 보폭 길이를 줄이는데 사용된다. 이러한 유형의 조정은 정강이에 부목을 하는 것과 같은 진단을 받은 환자에게 반복적인 긴장 장애에 기여하는 힘을 감소시키는데 도움이 될 수 있다.

는 가동성이 개선되면 전략을 조정하는 방법을 배워야 하며 일차적 과가동성을 가진 환자는 과도한 범위의 스트레스를 제한하기 위해 즉시 신경근 협응을 해야 할 것이다. 반복적인 긴장 장애는 복잡한 우선순위 세트를 필요로 하는데 여기에는 종종 미래의 재발을 제한하고 즉각적인 변화를 촉진하는 주요 우선순위인 원인이 되는 생체역학적 요인의 해결이 포함된다. 수술이나 외상성 손상 후 초기 관리에는 환자에게 예방법을 가르치는 것이 포함되지만 움직임 재교육과 훈련은 더 긴 치유 시간과 제한으로 인해 지연될 가능성이 있다. 생체역학적 개념을 적용하는 것은 환자가 영구적인 신경근 기능 상실을 가지고 있거나 관절 보호 전략이 필요할 때 특히 중요하다(임상 사례 7.14 참조). 생체역학적인 요인을 조정하는 방법을 배우려면 개념에 대한 이해와 새로운 기법을 신뢰할 수 있는 확신이 필요하다(임상 사례 7.11).

더 높은 수준의 스포츠 및 수행 활동으로 돌아가는 개개인은 특히 비효율적인 움직임 패턴이 반복적인 긴장 손상에 기여한 경우 힘을 활용하는 방법을 배울 필요가 있을 수 있다. 손상된 구조에 대해 과도한 힘을 제한하기 위한 협응 조정은 종종 환자가 수행 목표를 위한 보다 효율적인 패턴을 개발하는 방법을 배우는데 도움이 될 것이다(임상 사례 7.12).

전후 사정과 특이성 Context and Specificity

기능적인 과제는 움직임이 필요한 기능적 환경이나 상황의 전후 사정에서 수행될 때 유지된다. 새로운 패턴의 보존 및 보강을 위해 훈련의 정확한 과제나 특수성 연습도 중요하다.

강화 및 상기 Reinforcement and Reminders

일반적으로 최적의 움직임을 가르치려면 치료 과정 초기에 집약적인 집중과 지침이 필요하다. 일단 운동이 잘 수행되고 환자의 움직임을 스스로 관찰하는 방법을 이해하게 되면 치료사의 피드백은 점점 희미해지게 된다. 이 시점에서 새로운 패턴을 강화하기 위해 피드백이 없는 연습이 필요하다. 그러나 개념을

글상자 7.8 동기 부여 및 자신감

- **동기 부여**와 환자의 "받아들임"은 환자와의 만남 초기에 영향을 받는다.
- 환자의 **주의**를 끌기 위해 운동의 목표를 설정하는 것이 중요하다.
- 운동이 환자의 관심사 또는 요구를 어떻게 해결하는지에 대한 것과 운동 선택 이유에 대한 **설명**이 **관련성**을 제공한다.
- 환자의 기능적 목표와의 연계는 장기적인 목표를 달성하기 위한 동기를 제공한다.
- **자신감**은 단순한 것에서 복잡한 것으로 이동하고 더 어려운 운동으로 진행하기 전에 과제를 연습할 수 있는 충분한 기회를 제공함으로써 구축된다.
- 긍정적인 피드백과 격려는 자신감을 키운다.
- 환자의 움직임 능력에 대한 자신감을 갖도록 환자를 지도하는 심리적 기술이 중요하다.
- 공포 회피 신념이나 행동은 자신감을 찾고 개발하기 위해 많은 시간과 노력이 필요할 수 있다.
- 목표 달성은 자신감을 쌓는데 도움이 된다.
- 순응도(운동 권장 사항과의 일관성)는 일관된 주의와 감독뿐만 아니라 자기관리를 장려함으로써 장려될 수 있다.
- 치료사는 개인 또는 환경적인 장벽을 해결하고 최소화하여 촉진 요인을 최적화해야 한다.

강화하고 환자에게 적절한 운동 전략과 양을 상기시키기 위한 정기적인 점검은 종종 중요하다. 가정 프로그램의 이점을 완전히 누리기 위해 환자는 운동의 목표를 말로 표현하고 운동을 올바르게 수행하며 무엇을 관찰할 것인지(통증 또는 부기)와 특정 매개변수(운동량)를 진행하는 것에 대한 적절한 시기에 대해 말로 표현할 수 있어야 한다. 너무 많이 하거나 움직임을 피하는 개인의 성격과 성향은 상기 빈도와 유형에 영향을 미친다.

환자는 수행할 운동, 적절한 기법, 양, 기타 팁을 보다 정확하게 기억하기 위해 유인물이나 비디오를 활용할 수 있다. 환자의 스마트폰을 사용하여 가정 운동을 비디오로 녹화하는 것은 치료사가 운동 및 지침을 기록하고 강화해야 할 움직임 전략을 지적하는데 유용하고 효율적인 도구이다. 컴퓨터 프로그램과 앱은 중첩된 각도로 비디오를 녹화하고 느린 동작 재생을 통해 피드백을 제공하고 진행과정을 관찰할 수 있다. 만약 환자가 집에서 비디오를 사용할 수 있다면 치료사는 다음 방문 시 가정 프로그램을 검토할 수 있다. 의료 시설에서 녹화를 허용하지 않는 경우 준비된 운동 비디오들을 인터넷에서 사용할 수 있다. 간단한 그림 지침이 효과적일 수 있으며 그래픽 또는 사진도 다시 생각나기 위한 유용한 지원 방법이다. 개별화된 유인물이 표준화된 운동 유인물 보다 더 도움이 될 수 있다. 글로 쓰인 가정운동 프로그램을 개인화 할 때 치료사는 환자가 선호하는 학습과 설명을 염두에 드어야 한다.

동기 부여 MOTIVATION

동기 부여와 환자의 "받아들임"은 환자와의 만남 초기에 영향을 받는다(글상자 7.8). 운동의 목표를 설명하는 것은 환자의 **주의**를 끌고 목표를 달성하는데 중요하다. 환자의 관심사나 요구를 반영하는 목표를 설정하고 각 운동이 목표 달성에 어떻게 도움이 될 수 있는지를 설명하면 운동이 환자에게 더 **관련성 있고** 의미 있는 운동을 만드는데 도움이 된다. **환자의 특별한 기능적인 목표**를 설정하고 각 운동이 목표 달성과 어떤 관련이 있는지를 설명함으로써 환자의 관심이나 요구에 대한 **관련성**을 도입할 수 있다(임상 사례 7.13). 환자에게 익숙한 단어, 용어, 이미지를 사용하여 환자의 개인 및 환경에 대한 고려 사항을 프로그램에 반영할 수 있다. 예를 들어, 댄서는 춤과 관련된 용어 및 자세를 사용하는 시연이나 지침에 더 많이 반응한다(임상 사례 7.8 참조). 일부 운동 선택은 다른 운동보다 더 매력적이므로 환자에게 운동 중에 선택권을 주거나 심지어 운동의 순서까지 선택하게 해주는 것은 환자들이 그들의 운동 프로그램에 계속 투자하도록 하는 옵션이다. Dyad 훈련(운동하는 사람 짝끼리 서로 관찰하게 함)[15–17] 및 그룹 운동 형태[18]도 관찰의 이점(앞서 논의한 바와 같이)과 사회적 지원의 부가적인 장점을 가진 방법이다.

간단한 과제에서 복잡한 과제로 이동하고 더 어려운 운동으로 진행하기 전에 과제를 연습할 수 있는 충분한 기회를 허용함으로써 과제의 점진적인 발판을 통해 **자신감**이 구축된다. 환자를 너무 느리게 또는 너무 빨리 진행하면 자신감에 부정적인 영향을 미칠 수 있다. 운동과 시작점에 대해 적절한 정보에 입각한 선택을 하는 것은 격려의 기회를 제공하는 반면, 환자의 능력을 벗어난 운동을 선택하는 것은 좌절감을 초래할 수 있다. 긍정적인 피드백과 격려 또한 자신감을 키운다. 치료사들은 재활 과정의 한 부분으로 환자가 독립적이고 움직일 수 있는 능력에 자신감을 갖도록 지도하는 심리적인 기술을 개발해야 한다. 이것은 미래의 부상을 예방하는데 도움이 될 것이다. 자신감은 개인이 두려움 없이 기능으로 돌아가기 위해 필수적이며 두려움 회피 신념이나 행동은 환자가 이러한 기능적 복귀 요소를 성공적으로 다루기 위해 많은 시간과 노력이 필요할 수 있다. 마지막으로 목표를 달성하거나 결과에 대한 지식은 종종 자신감을 구축하는 만족과 보상을 제공한다.

환자–제공자 관계 또한 치료 결과와 **순응도**에 영향을 미칠 가능성이 있다.[19–21] 순응도란 환자가 운동 권장사항에 따라 일관성을 유지하는 것을 말한다. 순응도 개선을 위한 전략에는 일관된 주의와 감독, 자기 관리 촉진 등이 포함된다.[21] 환자들은 개인적인 관심을 높이 평가하며 좋은 의사소통 전략은 치료사와의 협력적인 관계를 위해 필수적이다.[22] 또한 책임과 관찰은 지속적인 운동을 하는 환자를 돕기 위한 전반적인 치료 목표의 일부이다.[22] 촉진 요인이 최적화되는 동안(임상 사례 7.13 참조) 순응도에 방해가 될 수 있는 모든 개인적 또는 환경적 요인(3장 참조)을 다루고 최소화해야 한다. 운동 프로그램, 특히 가정 프로그램은 환자의 관심을 유지하고 자신감을 구축하며 장벽을 해결하기 위한 요소를 통합해야 한다. 심리적인 원인 제공을 특히 고려하는 것이 중요하다(3장, 6장 참조).

> **임상 사례 7.13 동기 부여 및 자신감**
>
> 오토바이 사고 후 오른쪽 넙다리가 골절된 환자는 수술 후 6주 후에 평가되었다. 그는 넙다리네갈래근, 뒤넙다리근, 볼기근에 심한 소모와 위축이 있으며 무릎관절에 아직 약간의 삼출이 있었다(임상 사례 7.4의 환자 A). 넙다리뼈 먼쪽 바깥에 흉터가 있으며 흉터 내에는 골수내 막대가 삽입되어 있고, 무릎뼈 먼쪽에 상처가 있으며 무릎관절을 통해 막대가 삽입되어 있고, 위바깥쪽 넙다리뼈에는 긴 상처가 있으며 넙다리돌기사이 골절에 대한 철심이 삽입되어 있다. 환자는 건설 노동자로 고용되어 있으며 다른 수입원이 없기 때문에 직장으로 복귀하려는 의욕이 강하다(개인적 요인 촉진). 그러나 그는 자신을 매우 강하게 밀어 붙이는 경향이 있으며 20~90° 관절가동범위, 넙다리네갈래근 지연, 주요 엉덩관절 근육 약화에도 불구하고 이미 자전거 타기를 시도했다.
>
> 첫 번째 세션에서 그가 개선하고자 하는 동기는 과도한 초기 활동과 자전거에서 떨어지는 것과 함께 발생할 수 있는 손상을 예방 조치를 준수하고 손상을 방지하는 방향이어야 한다. 환자는 수영장을 이용할 수 있었고 자신의 동기 수준을 유지하면서 적절한 수중 운동을 시작할 수 있었다. 엉덩관절과 무릎관절의 가동성을 해결하기 위해 고정 자전거가 추가되었으며 추가적인 손상의 위험 없이 운동을 서서히 강화할 필요성이 있다는 설명이 포함되었다.
>
> 그는 또한 (구체적인 목표를 설정함으로써) 두 번째 방문까지 자신의 넙다리네갈래근 지연을 완전히 해결하기로 했다. 엉덩관절 굽힘근을 보상하지 않고 넙다리네갈래근을 활성화하도록 가르친 후 스트랩을 사용하여 자가 보조 무릎 폄을 수행한 다음 등척성 수축 및 편심성 조절을 수행하는 방법을 보여주었다. 세 번째 방문으로 그는 능동 중력 저항 무릎 폄을 완전 수동적 한계까지 수행할 수 있었다.
>
> 그의 동기를 유지하기 위해 사용된 또 다른 기법은 그의 범위와 근육의 기능에 대한 지속적인 재평가였다. 각 세션 동안 그는 과거 세션과의 비교를 하고 그날의 목표를 제공 받았다. 그는 이미 개선하고자 하는 동기부여가 되어 있었기 때문에 이 환자의 과제는 목표를 정기적으로 조정하고 관절가동범위의 성취를 인식하는 것이었다.

통증 발생 시 운동 학습 및 조절 MOTOR LEARNING AND CONTROL IN THE PRESENCE OF PAIN

거의 모든 환자가 불평의 일부로 통증을 경험하며 통증 행동은 치료사가 운동 중재를 제공할 때 환자를 소개하고 가르치며 지도하는데 큰 역할을 한다(글상자 7.9). Hodges[2]가 설명한 것처럼 환자는 통증이 있거나 통증 해결 후 통증의 전조로 다르게 움직이거나 어떤 움직임이 고통스러울 수 있다는 것을 인지하고 있으며 각각의 가능성에 대해 가능한 치료 접근법을 제안한다(표 7.2). Hodges[2]는 계속해서 운동 조절이 통증을 경험하는 환자의 관리에 매우 중요할 수 있다고 말한다.

또한 Hodges[2]는 모든 환자에게 맞는 하나의 해결책이 없으며 환자가 다른 시간에 다른 접근 방식을 요구할 수도 있음을 강조한다. 운동 조절과 증상 개선 사이의 관계에 대한 증거가 있지만 특정 환자 그룹에 대해 올바른 치료 접근 방식을 확실히 일치시키기 위한 이상적인 접근 방식에 대해서는 아직 알려진 것은 없다. 이 책에서 제공된 일반적인 접근 방식은 임상 추론 접근 방식을 지원하는데 유용할 수 있지만 실무자가 새로운 근거를 사용할 수 있게 된다면 반드시 고려해야 한다.

글상자 7.9 운동 조절 및 통증

- 통증이 있을 때, 통증 해결 후, 통증의 전조로서 통증이 있거나 통증이 느껴질 때 환자는 다르게 움직인다.
- 통증을 경험하고 있는 환자의 관리에 있어 운동 조절을 다루는 것은 매우 중요할 수 있다.
    - 통증의 발달에 기여한 차선책의 움직임: 움직임과 진행되는 조직의 부하를 회복할 수 있도록 운동 패턴을 해결한다.
    - 통증의 방해로 인한 움직임 조절 손상: 방해를 줄이고 무력화 또는 움직임 이상으로 인한 영향을 해결한다.
    - 영역 보호를 위한 움직임 수정: 과도한 보호를 줄이고 천천히 움직임을 재도입한다.
    - 통증 반응에 의해 영향을 받는 움직임의 수정: 통증 기억과의 연결을 끊기 위해 합리적 인지 접근 또는 행동 구성 요소를 통해 통증과의 연관성을 감소시킨다.

환자 중심 접근법: 환자의 기대 및 선호도 고려 PATIENT-CENTERED APPROACHES: CONSIDERING PATIENT EXPECTATIONS AND PREFERENCES

이 장의 앞부분에서 논의한 바와 같이 환자가 선호하는 학습 스타일을 사용하고 설명과 비유를 배경 및 동기 요인에 맞게 조정하고 성격의 특성을 고려하는 것이 동의하는 것에 도움이 될 수 있다. 환자가 운동을 원하지 않고 보다 수동적인 치료 방법이 더 효과적이라고 생각할 때 환자에게 동기 부여하는 것이 매우 어려운 일일 수 있다. 이러한 상황에서 치료의 순서, 조합, 강조점을 조정할 필요가 있을 수 있다(임상 사례 7.14).

개개인의 환자가 이전에 치료나 운동을 했었던 경우에는 회복 및 선호도와 관련하여 기대치가 있을 수 있다. 이러한 기대치는 운동을 선택할 때 고려해야 하며 다행히도 환자가 선호할 수 있는 운동을 제공할 수 있는 여러 가지 옵션이 있다. Bishop과 Bialosky[6]는 글상자 7.10의 환자의 기대치를 해결하기 위한 몇 가지 지침을 제공한다.

교수법의 수정 및 조정을 위한 학습 평가 EVALUATION OF LEARNING FOR MODIFICATION AND ADJUSTMENT OF TEACHING METHODS

이해와 학습을 평가하는 것은 치료 과정 전반에 걸쳐 일어난다(글상자 7.11). 환자는 자신이 왜, 어떻게, 어떤 요소를 이해하고 있지만 세션이 끝났을 때도 운동을 적절하게 설명할 수 없다고 구두로 말할 수 있다. 환자는 왜, 어떻게, 어떤 요소들을 이해한다고 구두로 말할 수 있지만 세션이 끝날 때조차도 운동을

표 7.2 통증과 관련된 운동조절 의미

범주	가능 치료 선택	예시
1 움직임 이상, 통증, 손상의 전조로 기여한 차선책의 움직임 또는 운동 조절	움직임 조절을 향상시켜 조직 부하 증가 및 움직임 이상 해결	뒤넙다리근 건병증(임상 사례 6.12)을 해결하기 위해 움직임 및 정렬 기여도를 조정하고 등척성 및 편심성 힘을 서서히 재도입 하여 재생을 위한 최적의 자극을 제공 특정 지점까지 운동하는 동안 약간의 통증이 예상될 수 있도록 안심시킬 것 통증은 일반적으로 운동에 의해 감소됨을 지적 앉아있는 자세가 가장 악화되는 자세이기 때문에 앉아있는 운동 피할 것
2 실제적이거나 위협적인 손상 또는 통증에 의한 방해 때문에 움직임 조절 손상	방해를 줄이고 상태 저하나 움직임 이상 현상 해결	넘어짐과 관련된 돌래근띠 수술 후 치명적인 문제를 해결하면서 지지된 자세에서 동작과 운동을 천천히 재도입하여 움직임에 대한 두려움을 줄임
3 통증 부위를 보호하기 위한 움직임 수정(또는 주의사항 관련)	과도한 보호를 줄이고 천천히 움직임과 힘을 다시 도입	넙다리뼈 골절 후 주의사항을 해제한 후 체중 부하를 다시 도입하고 정렬을 다시 교육함
4 통증과의 연관성에 의한 움직임 수정	컨디셔닝 반응 해결	통증과 움직임 사이의 연관성을 줄이기 위해 통증 과학 교육 및 인지 행동 기법과 함께 단계적 운동 또는 단계적 노출을 사용

임상 사례 7.14 환자 기대치 해결

어깨 충돌에 대한 첫 번째 치료 세션 후 돌아오면서 환자가 통증이 심해진다고 호소하였다. 초기 운동은 보수적으로 진행되었으나 환자는 한동안 운동을 하지 않았고 공포 회피 행동을 보였다. 환자는 매우 통증 있는 단계라고 들었기 때문에 치료를 받고 싶지 않다고 설명하고 "그냥 통증이 사라지기를 원한다."라고 말했다.

치료사는 수용 가능한 범위 내에서 고려되는 통증의 정도에 대한 이해를 확립하고 공포 회피가 높은지 확인을 한 후 단계적 운동 접근 방식으로 조정해야 할 수 있다(공포 회피 신념 설문지[FABQ]). 운동 반응에 대한 이해도 논의될 필요가 있다. 논의 도중에 치료사는 환자가 초기 운동을 선호했는지 묻고 상지 에르고미터(UBE)가 환자에게 가장 편안했다. 운동 세션은 UBE로 시작되고 나머지 운동은 양과 통증 악화 가능성에 대해 재평가된다. 환자는 세션 중에 면밀히 관찰되고 보상작용이 수정된다. 관절 가동범위가 줄어들고 무게는 낮아지지만 반복횟수는 늘어난다. 세션 중에 환자는 운동 반응이 정상이며 운동량을 조절하면 통증이 덜하지만 느리고 점진적인 운동은 긍정적이라는 확신을 갖게 된다. 또한 치료사는 운동량을 지속적으로 조정할 것이며 손상이 없을 때 통증은 운동을 다시 시작할 때의 것과 비슷하다고 설명한다. 치료사는 환자의 기대와 반응을 전달함으로써 긍정적인 결과를 위해 함께 운동을 할 수 있을 것이라고 환자를 안심시킨다. 지연성 근육통이 경험되는 기간과 개선을 위해 예상되는 기간에 대한 기대치를 설명한다.

글상자 7.10 운동 선택 및 교육 중 환자 기대치 고려

- 운동이 환자에게 도움이 될 것이라는 추론, 선택, 믿음에 대한 자신감을 표현한다.
- 운동 관리에 대한 환자 선호도를 설정(및 준수)하는 것을 포함하여 환자와의 관계를 구축한다. 환자에게 운동 도구 또는 운동 순서와 관련된 선택지를 제공한다.
- 과거에 운동이 환자에게 어떤 영향을 미쳤는지 확인을 한다. 부정적인 경험은 순응도 또는 결과를 방해할 수 있다.
- 현실적인 목표 설정과 잠재적인 결과를 설명한다.

글상자 7.11 학습 평가

- 학습 평가는 재활을 통해 이루어진다.
- 치료사는 메시지가 제대로 수신되고 해석되었는지 확인을 해야 한다.
- 평가에는 영향, 반응성, 수용성, 반응의 적절성에 대한 지속적인 관찰이 포함된다.
- 환자에게 세션 종료 시 또는 가정 운동 프로그램을 수행한 후 운동에 대해 설명하거나 시연할 것을 요청하는 것은 평가를 위한 다른 옵션이며 메시지를 강화하는데 도움이 될 것이다.
- 주의사항이 있는 경우 운동에 어려움이 있거나 환자가 운동에 부정적인 태도를 보이는 경우 고도로 숙련된 움직임을 더 자주 평가해야 한다.

적절하게 시연할 수 없다. 치료사는 끊임없는 영향, 반응성, 수용성, 반응의 적절성을 관찰하며 정보가 수신되고 적용되었는지 다시 확인할 필요가 있다. 치료사가 인지하는 메시지의 정보와 환자의 수용적인 해석을 비교하면 학습 범위를 결정하는데 도움이 된다. 치료사는 환자에게 자신이 무엇을 하려고 하는지 설명해달라고 요청할 수 있고 환자가 세션이 끝날 때 다시 운동을 시연하도록 할 수 있으며 가정 운동이나 비디오로 수행능력을 검토하도록 요청할 수 있다. 언어적, 비언어적 의사소통은 확인되거나 모순되는 풍부한 증거를 제공한다.

목표는 환자가 운동과 반응을 수행하고 스스로 관찰할 수 있는 것이다. 정보와 주의사항에 대한 강화는 서면 지침, 가정 운동, 다이어그램, 비디오의 형태로 제공될 수 있다. 이해에 대한 평가는 환자에게 자신의 말로 설명을 제공하거나 이미지를 그리거나 휴대전화나 비디오 장비로 가정 운동 시연을 기록하도록 요청함으로써 이러한 유형의 상기 사항을 전달하기 위해 구축될 수 있다. 이는 메시지 강화와 이해도 평가라는 이중 목적을 충족시켜 잘못된 해석을 수정할 수 있는 기회를 제공한다. 고도로 숙련된 움직임으로 돌아가려는 환자 또는 운동의 어떤 측면에서 어려움이 있는 개인들은 가정 운동에서 필요한 것을 배우거나 그들의 이해를 변화시켰거나 그 움직임을 기능적 활동에 통합하기 위해 치료사의 더 많은 주의를 기울여야 할 것이다. 마찬가지로 주의사항을 지켜야 하거나 운동에 부정적인 태도를 가진 사람들도 더 많은 주의를 기울여야 한다. 이는 조정된 동작 패턴을 보강하거나 환자가 더 높은 수준의 활동으로 진해하는 초기에 특히 중요하다.

신경근 조정 및 운동 학습을 촉진하기 위해 중등도 강도의 운동 사용

USING MODERATE INTENSITY EXERCISE TO PROMOTE NEUROMUSCULAR COORDINATION AND MOTOR LEARNING

이 장에서 강조하는 점은 근골격 진단을 위한 치료적 운동에 대한 교육 및 학습 개념의 적용이었지만 중등도 강도의 심폐 운동이 운동 기술의 습득을 향상시킨다는 최근 근거도 있다.[23–25] 대부분의 연구는 장기간의 운동에 초점을 맞추고 있지만 중등도 강도의 활동을 한 번만 해도 건강한 성인이 새로운 기술을 배운데 도움이 되는 것 같다.[23–25] 이 분야에 대한 추가적인 연구가 여전히 필요하지만 중등도의 유산소 운동을 준비운동으로 포함하는 것은 신경근 조정에 초점에 맞춘 운동 전 Ⅱ단계 또는 Ⅲ단계의 개개인에게 유용할 수 있다.

요약

- 운동을 수행하는 방법을 배우고 효과적인 움직임 패턴을 개발하려면 습관, 훈련, 통증 경험, 목표에 의해 영향을 받는 패턴을 변경하고 강화하는 것이 포함된다.
- 초기 설명 및 지침은 환자의 운동에 대한 친숙도, 선호하는 학습 스타일, 성격, 기타 개인적 특성에 따라 조정될 수 있으며 진단, 동반 질환 또는 손상에 맞게 조정될 수 있다.
- 운동 조절은 신경학적 경로와 신경학적 및 근육 시스템이 운동 출력을 통해 들어오는 감각 입력, 조정, 운동 조절의 복잡한 통합 및 처리가 필요하다.
- 운동 학습은 수행 능력의 영구적인 변화를 초래하는 움직임이나 과제 연습을 통해 패턴을 획득하거나 적응하는 과정이다.
- 교육 과정 및 운동 지침의 첫 번째 단계는 환자에게 연습 내용, 이유, 방법을 설명하는 것이다.
- 강력한 치료적 연합은 가능한 최상의 결과를 얻기 위한 기반을 마련한다.
- 목표는 지침과 기대치를 설정하고 환자가 달성해야 할 목표에 대한 추가적인 설명을 제공한다.
- SMART 목표에는 특이성(Specific)이고 측정 가능(Measurable)하며 달성 가능(Acheievable)하고 관련성(Relevant)이 있으며 목표 달성을 위해 설정된 시간(Time)이 있다.
- 내재적 초점은 특정 신체 부위 또는 근활동에 집중하는 것으로 종종 고립되어 있으며 특정 손상을 해결하기 위한 Ⅰ단계 또는 Ⅱ단계에서 적합하다. 외재적 초점은 신체 외부의 목표 또는 목적 달성에 대한 집중과 관련이 있으며 Ⅱ단계 또는 Ⅲ단계에서 신경근 협응, 기능적 운동 또는 움직임 훈련을 다루는데 유용하다.
- 의식적인 인지 조절에서 보다 자동적인 무의식적 움직임 패턴으로 진행된다.
- 원하는 운동의 구조와 자세, 움직임을 파악한 후 피드백과 오류 감지를 통해 성능을 미세조정하고 교정을 실시한다.
- 오류 감지는 움직임 시도의 성공한 시도와 실패한 시도의 저장된 기억을 통합하여 계획 및 처리 작업을 조정할 수 있다.
- 피드백 기전은 미래의 수행능력을 조정하는 반면에 피드포워드 기전은 반복적인 연습으로 필요한 운동 수행을 예상할 수 있을 때 발생한다.
- 도구, 치료사 또는 환자가 제공한 시각, 청각 또는 촉각 정보를 사용하여 피드백과 피드포워드 고리를 촉진할 수 있다.
- 단순한 것에서 복잡한 것으로 진행하는 것은 과제, 협응, 능력, 목표의 영향을 받는다.
- 순서는 원인이 되는 손상 해결, 가동성 또는 근육의 기능 향상, 학습 및 과민성 수준에 따라 달라진다.
- 효율적인 움직임 패턴을 조기에 도입하여 환자가 피드백을 통해 패턴을 개발하고 연습 시간을 허용하며 궁극적으로 패턴을 기능적 움직임에 통합할 수 있어야 한다.
- 생체역학적 요인을 조정하는 방법을 배우려면 개념에 대한 이해와 새로운 기술을 신뢰할 수 있는 자신감이 필요하다.
- 기능적인 과제는 전후 사정에서 구체적으로 실행될 때 유지된다.
- 치료 과정 초기에 최적의 움직임을 가르치기 위한 집약적인 집중과 지드가 필요하다; 환자는 피드백을 가지고 연습을 진행한다.
- 운동이 잘 수행되고 환자가 스스로 움직임을 관찰하는 방법을 이해하면 치료사의 피드백이 희미해진다.; 환자는 피드백 없이 연습한다.
- 개념을 강화하고 환자에게 적절한 움직임 전략과 양에 대해 상기시키기 위해 정기적인 점검이 필요하다.
- 동기부여 및 환자 "받아들임"은 환자와의 만남 초기에 영향을 받으며 환자의 주의를 끌고 관련성을 제공하며 자신감을 심어줌으로써 향상된다.
- 자신감은 단순함에서 복잡함으로 이동하고 과제를 연습할 수 있는 충분한 기회를 제공함으로써 구축된다.
- 공포 회피 신념이나 행동은 자신감을 찾고 개발하기 위해 많은 시간과 노력을 필요로 할 수 있다.
- 일관성이 있는 주의와 감독, 자기관리에 대한 촉진, 개인 또는 환경 장벽에 대한 최소화, 촉진 요인 최적화 등을 통해 순응도를 촉진할 수 있다.
- 만성 통증이 있는 상태에서 운동 조절을 하는 것은 부정적인 통증 행동과 컨디셔닝을 해결하면서 과도한 보호 패턴을 줄이기 위해 주의해서 움직임을 복원하는 것이다.
- 학습 평가에는 영향, 반응성, 수용성, 반응의 적절성을 지속적으로 관찰하고 환자에게 세션 종료 시 운동에 대해 설명하거나 시연할 것을 요청하는 것이 포함된다.

질문 검토

1. 운동 조절 및 운동 학습에 대한 용어를 정의하고 이러한 개념이 운동과 움직임을 가르치는데 중요한 이유를 설명하시오.
2. SMART 목표의 구성 요소를 나열하고 예시를 들어보시오.
3. 환자가 선호하는 학습 스타일이 치료사의 지시와 설명에 어떻게 영향을 미치는지 설명하시오.
4. 운동을 선택하고 환자를 위해 무엇을, 왜, 어떻게 하는지를 포함한 대본을 써보시오.
   a. 75세 청력 상실이 있음
   b. 15세 투수로 어깨 부상에서 회복하고 있음. 그는 프로 야구 경력을 쌓고 싶어 함
   c. 35세, 운동을 할 시간이 제한된 3명의 어린 자녀를 둔 엄마
5. 내재적 초점과 외재적 초점이 어떻게 다른지, 언제 각각을 사용하는 것이 적절한지, 그리고 치료사로서 어떻게 각각의 초점과 집중의 형태를 장려하기 위한 지침이나 운동 선택을 제공할 수 있는지 설명하시오.
6. 운동 학습의 단계와 각 단계에 대한 피드백을 조정하는 방법에 대해 토론하시오.
7. 치료적 운동을 가르치면서 치료적 연합을 구축하고 동기를 촉진할 수 있는 방법에 대해 토론하시오.
8. 회복 단계에서 신경근 협응 순서가 어떻게 다른지, 그리고 예방 조치 하에서 일하는 개인을 보호하기 위해 여전히 고려해야 할 요소를 설명하시오.
9. 기능적 훈련이 어떻게 운동 학습과 생체역학적 효율성 요소를 통합하는지 설명하시오.
10. 동기부여와 관련성을 향상시키고 억제 요인의 영향을 최소화하는 개인적 및 환경적 요인을 어떻게 촉진할 것인지 설명하시오.
11. 만성 통증, 공포 회피 또는 부정적인 통증 행동의 존재가 운동 학습에 어떤 영향을 미치는지와 효과적이고 효율적으로 움직이는 방법을 배우기 위해 무엇을 할 수 있는지 설명하시오.
12. 운동 전달의 학습 구성요소를 평가하는 방법을 설명하시오.

참고문헌

1. Shumway-Cook A, Woollacott M. *Motor Control: Translating Research into Clinical Practice*. 5th ed. Philadelphia, PA: Lippincott Williams & Wilkins; 2017.
2. Hodges P. Motor control and pain. In: Sluka K, ed. *Mechanisms and Management of Pain for the Physical Therapist*. 2nd ed. Philadelphia, PA: IASP Wolters Kluwer; 2016:67–81.
3. Benjaminse A, Gokeler A, Dowling AV, et al. Optimization of the anterior cruciate ligament injury prevention paradigm: novel feedback techniques to enhance motor learning and reduce injury risk. *J Orthop Sports Phys Ther*. 2015;45(4):170–182.
4. McNevin NH, Wulf G, Carlson C. Effects of attentional focus, self-control and dyad training on motor learning: implications for physical rehabilitation. *Phys Ther*. 2000;80(4):373–385.
5. Bishop MD, Mintken PE, Bialosky JE, Cleland JA. Patient expectations of benefit from interventions for neck pain and resulting influence on outcomes. *J Orthop Sports Phys Ther*. 2013;43(7):457–465.
6. Bishop MD, Bialosky JE. The specific influences of nonspecific effects. In: Sluka K, ed. *Mechanisms and Management of Pain for the Physical Therapist*. Philadelphia, PA: IASP Wolters Kluwer; 2016:151–161.
7. Wulf G. *Attention and Motor Skill Learning*. Las Vegas, NV: Human Kinetics; 2007.
8. Napier C, Cochrane CK, Taunton JE, Hunt MA. Gait modifications to change lower extremity gait biomechanics in runners: a systematic review. *Br J Sports Med*. 2015;49:1382–1388.
9. McNair PJ, Prapavessis H, Callender K. Decreasing landing forces: effect of instruction. *Br J Sports Med*. 2000;34:293–296.
10. Silva RS, Ferreira ALG, Nakagawa TH, Santos JEM, Serrao FV. Rehabilitation of patellar tendinopathy using hip extensor strengthening and landing-strategy modification: case report with 6-month follow-up. *J Orthop Sports Phys Ther*. 2015;45(11):899–909.
11. Fitts PM, Posner MI. *Human Performance*. Belmont, CA: Brooks/Cole; 1967.
12. Magill RA. *Motor Learning and Control Concepts and Application*. 8th ed. New York, NY: McGraw Hill; 2007.
13. Winstein CJ, Schmidt RA. Reduced frequency of knowledge of results enhances motor skill learning. *J Exp Psychol: Learn Mem Cogn*. 1990;16:677–691.
14. Wulf G, Schmidt RA. The learning of generalized motor programs: reducing the relative frequency of knowledge of results enhances memory. *J Exp Psychol: Learn Mem Cogn*. 1989;15:748–757.
15. Shea CH, Wulf G, Whitacre CA. Enhancing training efficiency and effectiveness through the use of dyad training. *J Mot Beh*. 1999;31:119–125.
16. Shea CH, Wright DL, Wulf G, Whitacre C. Physical and observational practice afford unique learning opportunities. *J Mot Beh*. 2000;32:27–36.
17. Granados C, Wulf G. Enhancing motor learning through dyad practice, contributions of observation and dialogue. *Res Q Exer Sport*. 2007;78:197–203.
18. Dunleavy K, Kava K, Goldberg A, et al. Comparative effectiveness of Pilates and yoga group exercise interventions for chronic musculoskeletal neck pain: quasi-randomized parallel controlled study. *Physiotherapy*. 2016;102:236–242.
19. Ferreira PH, Ferreira ML, Maher CG, Refshauge Km, Latimer J, Adams RD. The therapeutic alliance between patients and therapists predicts outcome in chronic low back pain. *Phys Ther*. 2013;93(4):470–478.

20. Sluka K. Introduction: definitions, concepts and models of pain. In: Sluka K, ed. *Mechanisms and Management of Pain for the Physical Therapist*. Philadelphia, PA: IASP Wolters Kluwer; 2016:3–15.
21. Jorden JL, Holden MA, Mason EE, Foster NE. Interventions to improve adherence to exercise for chronic musculoskeletal pain in adults. *Cochrane Database Syst Rev.* 2010:CD005956.
22. Hinman RS, Delany CM, Campbell PK, Gale J, Bennell KL. Physical therapists, telephone coaches, and patients with knee osteoarthritis: qualitative study about working together to promote exercise adherence. *Phys Ther.* 2015;96(4):479–493.
23. Erickson KI, Gildengers AG, Butters MA. Physical activity and brain plasticity in late adulthood. *Dialogues Clin Neurosci.* 2013;15(1):99–108.
24. Mang CS, Snow NJ, Campbell KL, et al. A single bout of high-intensity aerobic exercise facilitates response to paired associative stimulation and promotes sequence-specific implicit motor learning. *J Appl Physiol.* 2014;117:1325–1336.
25. Statton MA, Encarnacion M, Celnik P, et al. A single bout of moderate aerobic exercise improves motor skill acquisition. *PLoS ONE.* 2015;10(10):e0141393.

관련서적 모음

Aasa B, Berglund L, Michaelson P, Aasa U. Individualized low-load motor control exercises and education versus a high-load lifting exercise and education to improve activity, pain intensity, and physical performance in patients with low back pain: a randomized controlled trial. *J Orthop Sports Phys Ther.* 2015;45(2):77–85, B1-4.

Brumitt J, Matheson JW, Meira EP. Core stabilization exercise prescription, part 2: a systematic review of motor control and general (global) exercise rehabilitation approaches for patients with low back pain. *Sports Health.* 2013;5(6):510–513.

Bystrom MG, Rasmussen-Barr E, Grooten WJ. Motor control exercises reduces pain and disability in chronic and recurrent low back pain: a meta-analysis. *Spine.* 2013;38(6):E350–E358.

Corkery MB, O'Rourke B, Viola S, et al. An exploratory examination of the association between altered lumbar motor control, joint mobility and low back pain in athletes. *Asian J Sports Med.* 2014;5(4):e24283.

Costa LO, Maher CG, Latimer J, et al. Motor control exercise for chronic low back pain: a randomized placebo-controlled trial. *Phys Ther.* 2009;89(12):1275–1286.

Hidalgo-Perez A, Fernandez-Garcia A, Lopez-de-Uralde-Villanueva I, et al. Effectiveness of a motor control therapeutic exercise program combined with motor imagery on the sensorimotor function of the cervical spine: a randomized controlled trial. *Int J Sports Phys Ther.* 2015;10(6):877–892.

Hoeger Bement M, Sluka KA. Exercise-induced hypoalgesia: an evidence-based review. In: Sluka K, ed. *Mechanisms and Management of Pain for the Physical Therapist*. 2nd ed. Philadelphia, PA: IASP Wolters Kluwer; 2016:177–201.

Lin YL, Karduna A. Exercises focusing on rotator cuff and scapular muscles do not improve shoulder joint position sense in healthy subjects. *Hum Mov Sci.* 2016;49:248–257.

Lluch E, Schomacher J, Gizzi L, Petzke F, Seegar D, Falla D. Immediate effects of active cranio-cervical flexion exercise versus passive mobilisation of the upper cervical spine on pain and performance on the cranio-cervical flexion test. *Man Ther.* 2014;19(1):25–31.

Macedo LG, Latimer J, Maher CG, et al. Effect of motor control exercises versus graded activity in patients with chronic nonspecific low back pain: a randomized controlled trial. *Phys Ther.* 2012;92(3):363–377.

Macedo LG, Maher CG, Hancock MJ, et al. Predicting response to motor control exercises and graded activity for patients with low back pain: preplanned secondary analysis of a randomized controlled trial. *Phys Ther.* 2014;94(11):1543–1554.

Macedo LG, Maher CG, Latimer J, McAuley JH. Motor control exercise for persistent, nonspecific low back pain: a systematic review. *Phys Ther.* 2009;89(1):9–25.

Magee DJ, Zachazewski JE. Principles of stabilization training. In: Magee DJ, Zachazewski JE, Quillen WS, eds. *Scientific Foundations and Principles of Practice in Musculoskeletal Rehabilitation*. St. Louis, M: Saunders Elsevier; 2007:388–414.

Meisingset I, Stensdotter AK, Woodhouse A, Vasseljen O. Neck motion, motor control, pain and disability: a longitudinal study of associations in neck pain patients in physiotherapy treatment. *Man Ther.* 2016;22:94–100.

Meisingset I, Woodhouse A, Stensdotter AK, et al. Evidence for a general stiffening motor control pattern in neck pain: a cross sectional study. *BMC Musculoskelet Disord.* 2015;16:56.

Noehren B, Scholz J, Davis I. The effect of real-time gait retraining on hip kinematics, pain and function in subjects with patellofemoral pain syndrome. *Br J Sports Med.* 2011;45:691–696.

Willy RW, Scholz JP, Davis IS. Mirror gait retraining for the treatment of patellofemoral pain in female runners. *Clin Biomech (Bristol, Avon).* 2012;27:1045–1051.

Sung W, Abraham M, Plastaras C, Silfies SP. Trunk motor control deficits in acute and subacute low back pain are not associated with pain or fear of movement. *Spine.* 2015;15(8):1772–1782.

Treleaven J, Peterson G, Ludvigsson ML, Kammerlind AS, Peolsson A. Balance, dizziness and proprioception in patients with chronic whiplash associated disorders complaining of dizziness: a prospective randomized study comparing three exercise programs. *Man ther.* 2016;22:122–130.

Tsao H, Hodges PW. Persistence of improvements in postural strategies following motor control training in people with recurrent low back pain. *J EMG Kin.* 2008;18(4):559–567.

Woodhouse A, Vasseljen O. Altered motor control patterns in whiplash and chronic neck pain. *BMC Musculoskelet Disord.* 2008 9:90.

Worsley P, Warner M, Mottram S, et al. Motor control retraining exercises for shoulder impingement: effects on function, muscle activation, and biomechanics in young adults. *J Shoulder Elbow Surg.* 2013;22(4):e11–e19.

8

운동 조절 및 결과에 대한 평가

Evaluation for Adjustment of Exercise and Outcomes

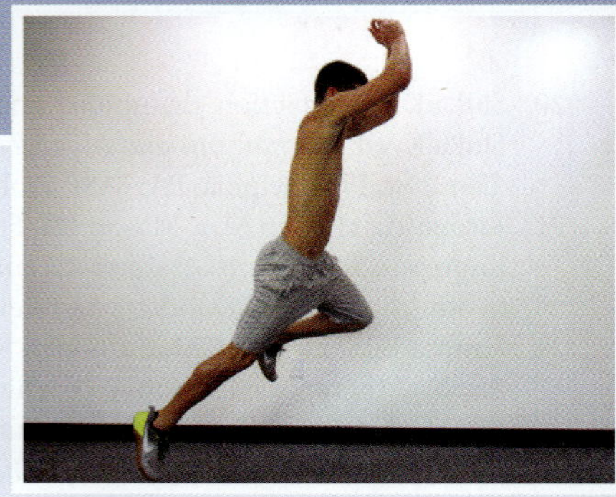

목표

이 장을 읽으면 다음과 같은 일을 수행할 수 있다.

1. 운동 중, 운동 후의 운동 내성을 평가할 수 있다.
2. 운동을 통해 기대할 수 있는 반응 예상과 그에 따르는 운동 내성을 관찰하며 6단원에서 논의된 각 범주 및 SINS 특성에 대한 운동의 선택 또는 적정량의 조절에 의한 반응을 즉각적으로 확인하고 설명할 수 있다.
3. 운동 반응에 영향을 미칠 수 있는 요소를 설명하고 진행과정을 안내할 수 있다.
4. 예후를 측정 및 관찰하고 치료계획을 개발하기 위한 검사법을 선택하는 것에 대해 토론할 수 있다.
5. 운동 내성을 평가 시 관찰해야 하는 일반적인 보상 패턴을 설명할 수 있다.
6. 운동 조절을 위한 비판적 사고와 더불어 임상의사 결정과정을 설명할 수 있다.
7. 목표 개발, 환자 개선을 추적, 치료효과를 평가하기 위한 객관적인 기능 측정 기법을 선택하고 사용하는 방법에 대해 논의할 수 있다.

운동에 대한 반응 평가

EVALUATION OF RESPONSE TO EXERCISE

초기 목표와 운동처방을 수립한 후에 운동에 의한 개인의 반응을 수시로 평가해야 한다(글상자 8.1). 이전 단원에서 논의된 개념은 단계 내, 단계 간 적정한 운동을 얼마나 빨리 진행하는지를 안내한다. SINS 요소(Severity, Irritability, Nature, Stage/심각도, 과민도, 속성, 단계), 치유단계, 조직 치유 상태, 손상, 기능적 목표 및 범주에 따라 치료사가 어떤 검사를 할지, 운동의 재평가 빈도를 결정하는데 도움이 될 것이다.

검사 및 측정의 결과는 주관적 반응, 자가 보고된 기능상태, 기능적 수행 측정과 함께 초기 평가, 운동 검사 및 처방과정 전반에 걸쳐 임상의사 결정으로 안내한다. 관련된 사정 및 평가는 특정한 손상 또는 장애와 기능적 곤란 사항과 맞게 시행한다.

초기 운동처방에 대한 반응을 평가하는 것은 운동회기 중과 운동회기 후, 그리고 다음 방문 시 시행하는 지속적인 과정이다(글상자 8.1 참고). 모든 측정 및 검사를 매번 반복하는 것은 아니며, 운동수행능력을 관찰 및 평가하는 동안 많은 정보를 수집할 수 있다. 따라서 구성과 안전을 보조하는 다른 인력이 있더라도 환자의 운동프로그램에 계속 관여하는 것이 중요하다. 보조 물리치료사는 운동의 한계 또는 조절이 필요하거나 진행이 필요할 경우엔 환자 및 고객의 수행능력을 평가하고 치료사와 의사소통할 책임이 있다. 또한 보험의 적용 범위에 따라 치료 기간이 제한된다면 정기적인 의사소통은 더욱 중요해진다. 선택한 측정 및 검사는 적절한 시간이 지나면 재검사를 시행할 것이며, 치료사는 예상되는 조직 반응에 대한 지식 및 근거에 기반하여 개선이 기대될 시점을 결정한다. 예를 들어, 환자에게서 삼출물이 관찰되는 경우 치료 회기 동안 가동성 증진이 예상되므로 회기 내에서 정기적으로 ROM을 재평가 하는 것이 적절하고, 반면에 근력 및 근지구력의 개선은 보다 더 오래 걸릴 수 있다.

예상되는 손상 또는 장애와 관련된 기능적 개선은 몇 회기 이상 소요될 수 있다. 주관적 반응과 객관적인 개선점은 초기 운동 기간 동안에 특히, 1단계 동안은 지속적으로 모니터링이 되어야 한다. 환자 예후에 따라 치료사는 환자의 상태를 기준 측정 및

글상자 8.1 운동에 대한 반응 평가: 시간적인 틀(시간별 기준)

- 초기 평가 및 운동검사는 비교를 위한 기준이 된다(4장 참고).
- 한 단계 내에서(단계별로 예상되는 변경사항에 기반한 개별 손상-장애, 손상 수준 또는 예상되는 개선점에 기반한 기능적 능력)
  - 운동 수행 중
  - 운동 후
  - 다음 방문 시
  - 설정된 시간(기간)의 틀(프레임) 내에서 단기목표 재평가
- 단계 간(손상-장애, 기능적 능력; 장단기 목표에 따라)

평가와 비교하여 본 단계 내에서 또는 다음 단계로 진행할 준비가 되어있는지를 평가한다. 이 단원에서는 운동 기간 중, 운동 후, 세션 전반에 걸쳐 운동 반응을 측정 및 평가하는 방법, 중재 및 진행 결정 안내에 대해 논의한다(임상 사례 8.1).

운동 반응에 대한 모니터링

Monitoring Response to Exercise

통증은 환자가 물리치료를 받는 가장 흔한 이유 중의 하나이다. 환자의 기본 통증 수준 및 형태는 초기 평가와 초기 운동처방 및 검사, 운동 수행 중과 수행 후 고려된다. 환자는 또한 다음 방문 시 통증 강도, 빈도, 형태를 반드시 이야기해야 한다(글상자 8.2).

통증 보고서는 통증에 대한 두려움, 극단적인 생각, 우울, 부상과 관련된 전후사정, 예상되는 통증 반응 등에 대한 여러 복합적인 요인에 의해 영향을 받을 수 있다(6장, 7장 참고). 운동에 대한 환자의 반응을 주목하는 것은 필수적이지만, 주관적인 통증 보고는 이러한 개인적 요인의 맥락 안에서 해석되어야 한다. 어떤 경우에는 통증의 증가가 운동 선택 및 적정량의 변경의 지표일 수 있다. 심리적-사회적 요인이 중요한 상황에서는 적정량을 유지하거나 약간 조정할 수 있으며, 인지행동 접근법과 같은 심리적 정보에 입각한 실전적인 개념을 적용하는데 중점을 두었다.

SINS의 첫 두 구성요소인 심각도와 과민도(1장 참고)는 운동 중, 운동 후, 다음 방문 시 또는 재평가 시 참을 수 있을 만큼의 통증 강도를 예측하고 고려하는데 유용하다.

심각도

순서상의 형태 또는 지속적 통증 척도 −0/10(통증 없음)에서 10/10(상상 가능한 최악의 통증) 또는 다른 형태의 등급 평가도구를 사용하여 통증 심각도를 결정한다. 환자에 따라 통증 반응이 다양한데, 보통 1~3은 경증, 4~7은 중등도, 8~10은 중증으로 분류한다. 환자의 통증 수준이 심하다면 통증의 증가를 막는 것이 바람직하지만, 그렇지 않을 경우엔 통증 척도의 한 단계가 증가되는 것은 허용될 수 있다(그림 8.1, 임상 사례 8.2).

임상 사례 8.1 **운동에 대한 반응 평가**

오토바이 사고에 의한 우측 넙다리뼈 골절이 발생한 환자는 수술 6주 후 평가한다(임상 사례 4.10 그리고 7.4). 환자는 넙다리네갈래근, 햄스트링 및 볼기근은 주요 위축과 소모성을 나타내며, 여전히 무릎관절에는 삼출물이 다소 있다. 골절 부위의 돌기간의 안정화를 위해 넙다리뼈 먼쪽에 나사가 삽입되어 흉터가 있고, 무릎관절을 통해 넙다리뼈 먼쪽에 막대가 삽입된 흉터도 있다. 환자는 건설 노동자이며 다른 수입원이 없으므로 직장 및 사회로의 복귀에 높은 동기가 있다. 그러나 그는 자신을 몰아붙이는 성향이 있으며, 20~90°의 낮은 ROM에 넙다리네갈래근 회복의 더딤, 엉덩관절 근육의 약화에도 불구하고 벌써 자전거 타기를 시도했다.

단기 목표:

1. 1주 이내에 무릎 삼출물이 반대쪽 다리에 비해 관절 주위에서 0.5cm 이내로 감소
2. 2주 이내에 수동 ROM이 10°에서 110°까지 증가
3. 2주 이내에 SLR을 위한 무릎 폄 PROM을 가능하도록 넙다리네갈래근과 햄스트링의 완전한 활성
4. 2주 이내에 환자는 넙다리네갈래근의 활성과, 45°에서 가능한 수동 무릎 폄 범위부터 중력을 이길 수 있는 지구력 수행
5. 2주 이내에 환자는 엎드린 자세에서 가능한 수동 무릎 굽힘 ROM부터 중력을 이기는 무릎 굽힘을 수행하기 위한 햄스트링 활성과 지구력 수행
6. 환자는 목발을 사용한 보행이 가능함을 보여 주며, 부분 체중 지지 시 주의사항을 100% 따름을 보여준다.

세션 1: 운동 검사 및 검진

- 넙다리네갈래근 활성화 관찰
- 무릎의 수동 ROM
- 무릎의 능동 ROM
- 초기 운동 수행능력(반복, 피로)

넙다리네갈래근 활성:

- 누운 자세에서 등척성 넙다리네갈래근 활성(운동 9.39)
- 넙다리네갈래근을 정확하게 활성화할 수 있게 되면, 스트랩을 사용한 능동 보조 무릎 폄이 추가되며, 등척성 완전 폄 유지와 내려감에 대한 편심성 조절도 추가된다.

Session 1에 대한 반응 평가

- 운동 수행능력과 가정운동프로그램을 다시 실행할 수 있는 능력을 평가한다.
- 무릎의 수동 굽힘/폄 측정(각도기)

세션 2: 두 번째 세션 시작 시 검사

다음과 관련한 주관적 정보가 수집된다.

- 첫 방문 후 반응(치료 후 통증, 통증의 발병 시기, 통증의 강도 및 부위를 통해 지연성 근육통과 운동 내성을 평가)

객관적인 손상 조치:

- 무릎의 능동 및 수동 가동범위: 굽힘과 폄
- 보행 패턴과 체중 부하 예방에 대한 평가

첫 방문 후 반응

두 번째 방문 시 그는 중력에 대항하여 능동적으로 무릎을 폄하면서 수동 한계점까지 무릎 폄을 수행할 수 있었다. 세션 동안 그는 이전 세션과의 차이점에 대한 정보와 그날의 목표를 제공 받았다.

1주 후 재평가

단기 목표를 기반으로, 삼출물을 확인하기 위한 둘레 재측정은 초기 평가 후 1주일 뒤에 완료되고(이전에 개선 사항이 언급되지 않았다면) 근 활성 및 지구력 검사는 2주 후에 실시한다. 그러나 근 수축의 질과 가동범위를 통해 움직일 수 있는 능력, 그에 따른 가능한 반복은 운동세션 중 지속적으로 평가되어 적정량, 제한 또는 운동의 유형을 조정한다. 무릎 폄의 능동과 수동의 차이는 넙다리네갈래근 활성 및 지연의 개선을 참고하는데 사용된다.

통증 완화를 위한 예상 목표는 임상적으로 중요한 최소한의 차이(MCID)를 적절하게 고려해야 한다.[1] 이런 값은 후향적 분석과 통증 개선에 대한 전반적인 인식을 반영하여 척도를 완성하도록 환자들에게 질문한 것을 바탕으로 결정된다.[1-2] 반면에, 환자가 특정 움직임, 자세 또는 활동으로 간헐적인 통증을 경험한 경우, 치료사는 악화시키는 요인과 유사한 움직임 패턴으로 움직여 보면서 통증 수준을 모니터링하는 것을 선택할 수 있다. 움직임에 따른 통증이 휴식 시 통증과는 다른 기전이라는 최신 근거가 있다. 따라서 환자가 운동에 어떻게 반응하는지 결정하는 질문은 움직임 중의 초기 통증의 특성과 기능적 곤란과 관련되어야 한다.[3-6]

악화의 양상과 심각한 정도에 따라 운동 중 또는 운동 후에 통증을 관찰할 수 있다. 이러한 선택은 초기의 주관적 평가, 초기 검사와 관련한 지속적 평가(4장) 및 점진적 반응을 기본으로 한다. 손상의 기전이 반복적 근 좌상이라면, Magee[2]는 증상에 근거한 심각도 수준을 사용할 것을 제안하고 개선점을 반영하기

글상자 8.2 운동 반응에 대한 모니터링

- 운동 중, 운동 및 활동 후에 지속되는 통증 또는 일상생활에 영향을 미치는 통증은 운동 반응을 관찰하는데 사용할 수 있다.
- 위험 신호, 활력 징후, 신경혈관 증상, 종창은 운동 중이나 운동 후에는 주의 깊게 관찰할 필요가 있다.
- 과민도 증상(통증 발생 시기, 통증의 강도 및 악화 요인의 확대)은 특히 초기 단계 또는 신경성 과민 시 운동 평가에 사용된다.
- 염증 증상이 왕성한 환자의 경우에는 주의 깊은 관찰을 필요로 한다.
- 증상에 심리적 요소가 존재하는 경우에는 증상을 유도하는 운동에 대해 다른 접근법이 필요할 수 있다.
- 지연성 근육통은 적정량이나 운동 선택을 수정하는 지표이다.
- 과가동성 및 저가동성에 대해서 특정 손상의 우선순위는 결과측정 시 또 다른 선택이 요구된다. 삼출물로 인한 가동범위 제한은 주변부의 측정과 함께 자주 관찰할 수 있는 반면, 확실한 가동범위 저하는 개선효과가 더딜 가능성이 높으며, 측정을 자주 시행할 필요가 없을 수도 있다. 과가동성 상태에서 신경근 조절은 시점, 대칭적 움직임, 근 지구력에 대한 관찰이 필요할 수 있으며 그것들이 확고해지는데 시간이 오래 걸릴 수도 있다. 기능적 활동의 허용 및 통증의 개선 판단은 초기 측정에 있어서 가동범위를 측정하는 것보다 더 나은 선택일 수 있다.
- 반복적인 근 좌상은 종종 복합적 요인에 기인하며, 가장 관련성이 높은 요인은 기능적 운동 수행 및 자가 기록 도구와 함께 결과 측정의 선택을 안내한다.
- 수술 후 또는 외상 후 치료의 제약은 기능적 결과 측정의 선택에 영향을 미칠 수 있다. 특정 기준치를 달성하게 되면 환자의 다음 단계 운동 및 기능적 활동으로 이어질 수 있는 몇 가지 수술 프로토콜이 있다.

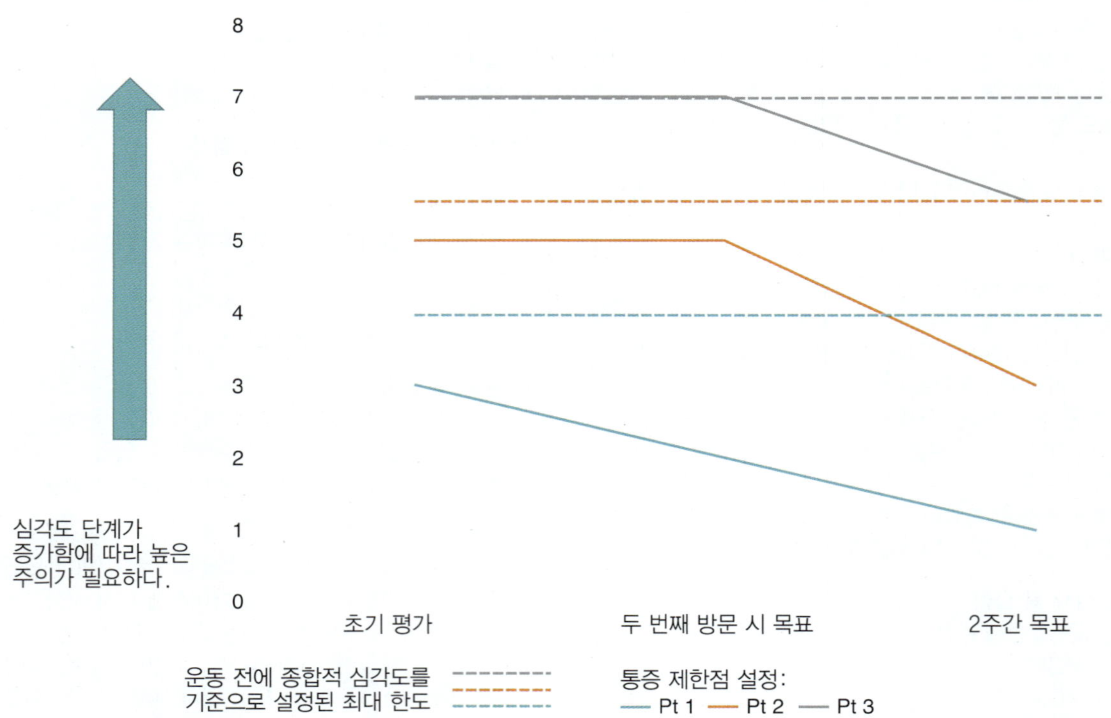

그림 8.1 초기 심각도를 기준으로 허용가능한 통증 반응을 예상한다. 운동(동작/움직임) 중 허용되는 최대 통증 반응(점선)은 초기 심각도에 따라 치료사가 우선순위를 설정한다. VAS척도 >1.5는 임상적으로 중요한 차이이다.

임상 사례 8.2 심각도 및 과민도: 평가 및 치료 선택

다음 환자들은 목 통증 호소로 두 번째 방문이다.

환자 A

초기 평가에서 환자 A는 휴식 중 통증을 7/10이라 말했으며, 통증은 모든 방향의 움직임에서 10/10으로 증가했으며 휴식을 취해도 완화되지 않았다. 응급실에서는 큰 손상으로 진단되지는 않았으나, 1주일 전에 발생한 목 척추 손상의 과거력은 중요한 의미를 갖는다. 첫 번째 세션 동안, 치료사의 도움을 받아 목깊은굽힘근, 옆굽힘근, 돌림근의 각 등척성 수축 이후 등세모근과 후두하근의 물렁조직 동원에 의해 움직임이 이루어졌다. 근 경련이 완화되면서 증상이 6/10까지 감소되었다. 두 번째 방문에서는 첫 세션 이후 1시간 동안의 약간의 통증완화를 보고했고, 다음날에는 통증의 변화 없이 기준 수준으로 돌아왔다.

평가

당일 또는 다음날에 통증이 더 이상 증가하지 않는다는 것은 만족스러운 결과로 여긴다; 운동과 물렁조직 동원을 지속하면서 근 경련과 외상 후 부산물을 제거하기 위해 반복 지시를 늘릴 것이다.

환자 B

초기 평가에서 환자 B의 휴식 시 평균적인 통증은 3/10으로 평가되었으며, 3시간 이상 앉아 있으면 5/10로 증가했다. 특히 과거력 측면에서는 사무직과 관련된 증상이 작년부터 점진적으로 증가했다. 첫 번째 세션에서는 앉은 자세에서 스트레칭(등세모근, 목갈비근, 어깨올림근) 운동과 함께 하부 목뼈-위등뼈 가동성 증가를 목표로 하는 운동을 선택했다. 두 번째 방문이 되는 첫 번째 세션에서는 환자는 첫 세션이 후 12시간이 지나면서 목뼈 부위의 통증이 증가했고, 다음날은 5/10(지속)로 증가했다고 했다. 통증은 48시간 이후에 3/10으로 감소되었다.

평가

이 패턴은 지연성 근육통과 일치하고 조기 재활을 위한 운동강도가 약간 과했음을 의미한다. 움직임의 범위와 강도, 스트레칭 운동은 낮춘다.

환자 C

초기 평가에서 환자 C는 통증 발생과 관련된 특별한 사건이 없었음에도 목과 어깨가 3/10까지 간헐적인 통증이 있었다고 했다. 두 번째 방문에서 환자는 초기 방문 때 실시했던 일반적인 가슴뼈 가동성을 촉진하기 위해 상지 에르고미터를 시작했다. 환자는 우측 어깨 통증이 증가하고, 가슴 통증과 숨이 가빠짐이 동반된다고 하였다.

평가

운동을 즉시 중단하고 활력징후를 측정했다. 맥박은 120, 혈압은 150/100mmHg였다. 환자는 심혈관 증상과 관련하여 즉각적인 치료를 위해 전과되었다.

환자 D

초기 평가에서, 환자 D의 증상은 목 통증(3/10, 지속)과 자신경 가지의 저림과 마비가 있었다. 20분 이상 앉아있으면 방사통 및 팔의 무감각이 증가되면서 증상은 6/10으로 증가된다. 악화된 증상은 최대 2시간 동안 지속되었으며 누워있을 때만 완화되었다. 환자는 가벼운 물체를 어깨높이 위로 들어 올릴 수 없었다.

환자는 C6-C7 영역에서 증상을 보이며, 심한 전방 머리자세를 보였다. 가동범위는 앉은 자세와 누운 자세에서 검사되었으며, 앉은 자세에서는 매우 제한적인 회전과 옆 굽힘 검사 시 팔 증상이 악화되고 약간 저림이 발생한다. 환자는 나머지 평가 동안 누운 자세로 있었다: 치료 후 증상이 가라앉고 통증이 3/10으로 감소했다. 초기 치료에는 머리를 받치고 있는 중간목을 늘리고 앞부분을 줄이기 위한 도수치료, 물렁조직 가동술을 적용한다. 첫 세션이 끝난 후엔, 팔의 통증과 얼얼함이 약간 감소한다. 두 번째 방문에서 환자는 팔의 저림과 무감각이 감소하고 30-40분 동안 앉아있을 수 있다고 했다.

평가

반응은 팔의 얼얼함과 저림, 앉기 및 움직임과 관련된 통증의 증상에 대한 높은 과민도를 나타낸다. 팔의 증상이 악화되지 않기 위해 운동 강도 및 운동 진행에 있어 주의를 필요로 한다. 환자가 증상이 악화되지 않은 채 앉을 수 있는 시간이 증가했으므로 20분 미만의 시간 또는 얼얼하거나 무감각으로 판단되는 경우, 앉은 자세의 운동을 고려할 수 있다.

위해 사용할 수 있다(표 8.1). 증상 확산, 공포 회피 또는 기타 만성통증과 관련한 행동이 환자에게서 관찰되는 경우에는 평가 및 치료 접근 방식이 모두 다를 수 있으며, 치료사는 주관적인 통증 보고보다는 객관적인 움직임을 관찰할 수 있도록 선택할 수 있다(공포 회피에 대한 이후 단원 참고).

비정상적 신경학 또는 심혈관 반응을 나타내는 증상과 같이 심각한 결과를 내포하는 증상은 더욱 면밀하게 관찰해야 한다. 이러한 상황에서는 즉각적 수정이 당연하다. 숨가쁨, 가슴 통증 또는 두근거림은 잠재적으로 심각한 심혈관 문제를 시사하드로 활동을 즉시 중단해야 한다. 즉각적인 의뢰가 필요한가에 대한 결정을 하는 동안 활력징후를 관찰해야 한다. 저림, 무감각, 근력의 점진적인 감소는 신경 압박이나 허혈의 증가를 나타낼 수 있으며 추가적인 평가가 필요하다. 무감각과 얼얼함이 보고된다

표 8.1 통증 심각성과 활동과의 관계 (반복적인 압박성 손상)

단계	내용
1단계	특정 활동 후 통증
2단계	준비운동으로 해결되는 활동 시작 시 통증
3단계	수행에 영향을 미치지 않는 특정 활동 중 또는 이후의 통증
4단계	수행에 영향을 미치는 특정 활동 중 또는 이후의 통증
5단계	일상생활 활동 시 통증
6단계	휴식 또는 수면을 방해하지 않는 지속적인 통증
7단계	수면을 방해하는 먹먹하고 쑤시는 통증

From Magee DJ. *Orthopaedic Physical Assessment*. 6th ed. St. Louis, MO: Saunders Elsevier; 2014.

면 만성 신경혈관 가동성 제한으로 예상되고 그렇게 허용될 수 있지만, 신경 압박 징후와 함께 주의깊은 관찰이 필요하다. 독자

들은 Cleland[1], Magee[2], Magee 및 Sueki[7], Boissonnault[8]에게 골절, 동맥 및 심각한 신경압박, 그리고 추가 검사를 위해 언급되어야 할 다른 조건들을 배제하기 위해 필요한 여러 자세한 정보를 문의한다.

증상이 덜 심각한 경우, 운동 진행이 더 빨라지고, 재평가에 대한 초점이 주로 손상기반 측정에서 기능적 검사로 이어질 수 있다. 특정 근피로나 비정상적 가동범위와 같은 일차적 손상은 어떤 검사와 측정이 적절한지, 그 시기는 언제가 좋은지를 결정한다(임상 사례 8.2 참고). 기능적 검사는 움직임과 관련된 대책이 없는 경우에 적합하다(4장 참고). 재평가 시기, 적절한 움직임의 면, 특정 방향 또는 복합적 움직임을 늦춤에 대해 선택하고 결정할 때 조직 치유 및 손상 해결을 위한 시간적 프레임도 고려한다. 이는 외상에 의한 수술 후 손상의 경우 특히 중요하다(치료 시 고려사항 및 시간에 대해서는 2장, 외상 및 수술 후 관리는 6장 참고).

과민도

과민도가 높은 상태의 경우, 운동 선택은 보수적이며 증상을 악화시키는 자세, 움직임 및 활동을 피한다. 반면에, 과민도가 낮은 환자는 악화될 수 있는 자세와 움직임, 활동에 도전할 수 있다. 악화요인을 적용시키게 되는 경우에는 환자의 반응을 면밀히 관찰하고, 운동 강도 및 범위, 복합성 또는 생체역학적 조정을 실시해야 한다. 1장에 소개된 질문을 사용하여 과민도를 추적하면 시작점과 환자의 진행 속도를 예측하여 증상을 악화시킬 위험을 줄이는데 도움이 된다. 환자의 증상이 과민도가 높다면 운동 후와 다음 세션에서도 증상을 평가하는 것도 중요하다. 또한 치료사는 어떤 움직임과 자세, 또는 어떤 상황이 증상을 악화시킬 수 있는지 예측한 후 과민도가 감소할 때까지 악화될 여지를 제한해야 한다.

활동적 염증 상태, 신경자극 또는 과민성이 높은 상태에 있는 환자는 더욱 오랜 기간 동안 1단계 원칙을 준수하며 2단계와 3단계 동안 더 느리게 진행된다. 그러나 과민도가 높은 증상을 가진 경우 대개 예후가 좋지 않았으며, 통증 및 염증 반응이 해결될 때까지 기능적 개선은 적어질 것으로 예상되므로 목표 달성을 위한 시간이 길어질 수 있다. 급성 염증반응이 가라앉거나 신경자극 또는 가동성 문제가 해결되면 과민반응이 감소할 수 있다. 그러면 보다 적극적인 관리가 가능할 수 있다.

심리적 반응은 증상에 개입되거나 또는 과민도가 높은 것으로 간주됨을 초래할 수 있다. 따라서 환자의 증상에서 과민반응이 나타나면 심리검사가 매우 중요하다. 이러한 상황에서 치료사는 증상 자체보다는 객관적인 개선에 더 중점을 둘 수 있다. 단계적인 개방 또는 단계적 운동 접근방식을 사용하여 운동의 강도와

글상자 8.3 지연성 근육통(DOMS)의 증상

- 운동프로그램에서 주요 대상이 되는 특정 부위의 근육통 또는 결합조직 통증
- 통증은 운동 후 8~12시간 후에 시작
- 통증은 운동 후 최대 24~48시간까지 증가
- 통증은 72시간 후에 소멸되어야 한다.
- 운동 강도가 심하고 근육통 발병이 빠를수록 운동량과 강도를 조절해야 할 가능성이 있다.
- 종합적인 조절은 통증의 영향을 받을 수 있으며, 추가 손상의 가능성도 있으므로 지침 및 권장사항에 영향을 줄 수 있다.

복합성(다양성)을 점진적으로 증가시킬 수 있다. 환자가 저항, 반복 또는 복잡한 활동의 증가를 견딜 수 있거나 공포 회피 또는 파괴적 행동을 덜 보이는 경우엔 손상 메커니즘과 관련된 원칙을 통해 재활 진행을 허용할 수 있다(6장 참고). 기능적 활동 또는 객관적 기능 검사에 대한 자가 보고서는 종종 주요 결과 측정으로 사용된다.

지연성 근육통은 과민도 증가와 혼동될 수 있다. 운동을 시작한 뒤 통증이 증가한다면 치료사는 근육 및 결합조직과 관련한 통증, 진단과 관련한 증상의 악화를 구분해야 한다. 적절한 운동의 한도를 이용해야 하지만, 지연성 근육통은 운동 초기에 강화운동 또는 공격적인 스트레칭 후에 발생할 수 있으며 특히 운동 초기에 발생한다. 환자에게 지연성 통증을 식별하는 방법(글상자 8.3 참고)을 교육하고 치료사에게 다시 전달하도록 요청해야 하며, 치료사는 운동 강도를 재평가해야 한다. 환자에게는 특정 근육통과는 반대로 삼출액의 증가, 신경학적 증상의 증가 또는 염증 증가 등 부작용의 지표인 증상의 차이를 교육해야 한다[9-11](글상자 8.3, 표 8.2). 통증이나 삼출물이 존재할 때 운동 조절 방법을 보조하기 위해 운동 후 통증의 일반적인 지침이 제안되었다(표 8.2). 운동 중 그리고 운동 직후와 다음 세션에서 평가하는 동안 증상과 관련한 객관적인 조치를 선택할 수 있다(글상자 8.4).

속성

문제의 특성은 ICF 모델(3장)의 건강상태 구성요소 및 6장에서 논의된 일반적인 장애 범주와 관련이 있다. 2장에서 소개한 각 기본조직에 따른 치유 원리는 다양한 힘과 다양한 유형의 운동을 견딜 수 있는 환자의 잠재력을 예측하는데 사용되며, 치료사의 병리학적 이해는 잠재적 개선을 예측하는데 도움이 된다. 치료사는 결합조직 장애(예: 류마티스 관절염), 구조적 만성질환(예: 척추측만증), 만성적 대사질환(예: 당뇨), 순환계(혈관질환), 종양과 같은 병리적 사항을 검토하기 위해 Goodman의 text[12]를 참고한다. 환자가 예후, 주의사항 및 전반적인

표 8.2 2단계 및 3단계의 통증 및 삼출 지침[9-11]

통증 시기	다음 세션에서의 적정량 및 진행
통증 없음(2일 동안 관찰)	프로그램의 추가진행 가능
다음 방문 시 목표 근육의 특정 근육통	통증이 감소하는 경우에는 준비운동 및 통증 관찰: 이전 세션의 적정량 유지
	통증이 감소하는 경우에는 준비운동 및 통증 관찰: 목표 근육에 대한 유연성 또는 근지구력과 같은 운동에 집중하거나 또는 운동 강도를 낮춘다.
운동 세션 후 1시간 이내에 통증	휴식 중인 근육 또는 그 부위에 적정량을 감소시켜 강도를 낮춘다.
극소량 또는 삼출 없음	다음 단계로의 진행이 가능
삼출 증가 +1	동일한 난이도에서 재개하고 삼출을 관찰, 가정 프로그램을 지속하여 삼출 해결(아이싱, 올림, 압박, 지지 자세에서의 등척성 또는 등장성 능동 활동)
삼출 증가 +2	운동을 지속하고 마사지, 아이싱, 올림, 압박을 통한 삼출 관리; 지지 자세에서의 등척성, 등장성 운동을 포함한 삼출을 다루는 가정 프로그램

글상자 8.4 운동 반응 평가

치료사는 운동에 대한 반응을 평가할 때 다음과 같은 점들을 고려해야 한다:

- 주요 주관적 증상(통증, 동작의 제한, 저림, 감각 둔화, 피로)
- 일차적 손상, 활동 제약/참여 제한
- 통증 반응, 지연성 근육통, 삼출을 포함한 운동 중 및 운동 후 증상
- 심각도 및 과민도를 통해 운동 중, 운동 후 허용되는 수준과 증상 유형을 결정
- 상대적 기여 요인
- 심리적 기여
- 운동에 대한 이해와 가정 프로그램에서 달성하고자 하는 움직임을 재현하는 능력

기대치에 영향을 미치는 동반성 질환을 나타내는 것은 매우 일반적이다.

6장에 제시된 범주는 운동 선택의 방향을 제시할 뿐만 아니라 개선에 대한 가설 및 기대를 돕는데 사용될 수 있다. **저가동성**은 제한된 조직의 유형에 대한 추가적인 고려가 필요하다. 결합조직 때문에 가동성이 제한되는 경우에 치료사는 끝 범위와 어느 정도의 가소성에 도달하기 위해 지속적인 길이 연장 또는 힘의 방향에 대한 환자의 내성을 평가해야 한다(2장, 6장 참고). 제한된 근육의 유연성은 범위를 평가하거나 완전히 늘린 후에 '더'를 요구 및 지시해야 한다. 통증에 대한 근방호 반응이 있는 경우, 허용범위를 조절하여 조심스러운 스트레칭이나 끝 범위로의 반복적인 움직임을 통해 통증반응을 해결할 수 있다. 일반적으로 저가동성 환자의 허용치를 평가하기 위해서는 통증반응(ROM 기법 중, 후)과 ROM 개선의 조합이 포함된다. 삼출이 가동범위 제한의 주된 이유가 되는 경우라면 중재는 추가적인 유체를 제거하고 순환시키는 것이 된다. 부종이나 삼출이 증가하면 운동 선택 또는 기능적 활동을 평가하고 조정해야 한다. 새로운 보상적 움직임, 특히 체중 부하 회피는 환자가 그 선택된 운동 강도를 견딜 수 없다는 징후다(임상 사례 8.3).

과운동성은 방어적 근경련에 의해 가려질 수 있다. 수동적 또는 능동적 규제가 없으면 통증은 일반적으로 해당 범위가 극한 범위에서 스트레스를 받을 때 발생된다. 저운동성과 비교했을 때 운동반응 평가는 과운동성을 가진 환자에게 더 복잡할 수 있다. 신경근 조절(적절한 반응 시간 및 중단), 근 활성, 지구력 및 정적 자세조절 또는 과도한 범위에 도달하지 않도록 방지하는 것은 도두 상호관련이 있다. 손상의 원인 및 기여는 중요하지만, 전반적인 움직임의 질과 수행 능력은 기능적 수행능력 측정을 사용하여 평가해야 한다. 환자의 지속적 그리고 순간적인 활동들을 모두 포함하는 자가 보고 기능적 결과 측정과 통증 설문지는 유용한 도구이다(임상 사례 8.4).

자세 정렬 또는 **반복적 좌상**은 원인이 되는 요인뿐만 아니라 저가동성과 과운동성의 조합을 포함한다. 따라서 평가는 각 구성요소가 어떻게 우선순위로 처리되는지에 따라 달라질 것이다. 검사 선택은 환자의 특성과 기능적 목표에 영향을 받는다. 반복적 좌상 평가에 사용되는 검사 및 측정은 원인 요인과 증상 및 기능적 수행능력을 다루어야 한다. 증상의 패턴, 심각도 및 과민도는 운동의 강도 설정과 검사를 위한 한계 설정하는데 모두 중요하다. 활동 후 심각도가 낮음을 이야기하는 환자는 활동 후를 주의 깊게 관찰하여 다음 방문 시 증상의 패턴을 이야기하도록 요청해야 한다. 그러나 개선을 평가하는데 사용되는 기능적 수행능력 측정은 제한이 있는 활동이나 동작을 재현해야 하며, 통증 수준이 높은 환자에게서 더 어려울 수 있다. 증상은 일상생활에 어려움을 겪는 환자에게서 쉽게 재현될 수 있으며 검증된 자가 보고 및 수행능력 측정으로 평가할 수 있다(임상 사례 8.5).

수술 후 또는 급성 외상성 손상 후 회복 시 운동 허용범위를 평가하기 위한 주요 고려사항은 치료단계 및 손상에 대한 예방과 회복된 구조를 기반으로 한다. 염증(통증, 종창)이 증가하면 구조물에 과도한 스트레스가 가해지는 것으로 나타난다. 다음 단계로 진행하기 위한 기준은 치유 기간을 기반으로 한 프로토콜에 포함되는 경우가 종종 있다(임상 사례 8.6). 측정 결과치

의 일부는 주로 특정 수술 후 진단을 받은 환자에게 사용되어 특정 시간에 대한 근거와 비교할 수 있다. 수술 후 관리 및 치료 진행에 대한 지침은 *정형외과 임상의를 위한 수술 후 재활 가이드라인은 특수 수술에 관한 책자*에서 확인할 수 있다.[13]

임상 사례 8.3 무릎 골관절염의 운동성 평가

무릎 골관절염 진단을 받은 80세 여성이 무릎관절 ROM이 감소하여 기능적 움직임이 제한된다. 무릎 관절염의 저운동성은 관절주머니의 뻣뻣함, 삼출물, 뼈의 정렬 또는 뼈 면의 형성, 근육 유연성 저하 또는 능동적 힘 폐쇄의 결여와 잠재적으로 관련이 있다(임상 사례 3.1 & 4.18 참고).

환자는 무릎 폄(10°)과 무릎 굽힘(95°)을 제한하는 부드러운 끝 느낌을 가진 삼출을 가지고 있다. 초기 운동은 비체중 지지상태에서 삼출 해결과 무릎 폄의 끝 범위 도달을 위해 선택되었다: 발목 아래가 지지된 상태로 무릎 최대 폄 등척성 운동(운동 9.1B). 고정식 자전거는 앉은 자세에서 완전 폄을 촉진하고(운동 9.7), 스트랩을 사용하는 능동 보조 운동 역시 무릎 폄을 촉진하는데 사용된다(운동 9.4A). 무릎 굽힘 범위는 자전거의 의자 위치를 조절하고, 누운 자세에서의 슬라이더(운동 9.3)와 운동 볼(운동 9.4B)을 사용하여 무릎 굽힘 운동을 추가한다(운동 9.4C,D).

평가

- 만약 환자의 저운동성이 삼출에 의한 것이라면, 운동 전후의 ROM과 둘레 측정이 운동의 효과성을 평가하는데 도움이 된다.
- 둘레 측정에는 변화가 없고 ROM에 개선이 있으며 끝 느낌이 관절낭의 느낌인 경우 적정 한도 변경의 근거가 된다. 치료사는 환자의 관절주머니의 한계를 해결하기 위해 움직임 시 짧은 홀드 방식으로 끝 범위에 도달하게끔 권장한다. 한 세션 또는 다음 세션에서 즉시 진행할 수 있다. 그러나 삼출량이 증가하고 범위가 더 제한되는 경우, 범위를 제한 및 삼출량 감소를 목표로 순환 동작을 실시하여 중간 범위에서 동작을 수행하도록 운동을 조정해야 한다.
- 환자의 예후에서 최소한의 삼출로 관절주머니와 같은 끝 느낌이 나타난다. 운동은 장시간 홀드 기법과 관절 가동술을 사용하여 적극적(공격적)일 수 있다. 운동 직후 관절가동범위를 측정 시 효과에 대한 정보를 얻을 수 있다; 그러나 결합조직이 적응하는데 약간의 시간이 필요하므로 운동 적정량을 조정하기 전에 가정 스트레칭과 자세 운동 프로그램 후 관절가동범위도 평가해야 한다.
- 딱딱한 느낌이 있는 경우, 특정 방향으로 ROM을 개선하려는 목표는 바람직하지 않다. 운동 목표는 환자의 기능을 돕고 사용 가능한 범위를 유지하며 운동성을 최대화하는데 있다. 무릎의 ROM은 간헐적 측정만 이루어지는 반면 엉덩관절과 발목의 범위가 목표에 포함된다면 더 자주 측정되어야 한다.
- 만약 삼출이 체중 부하 또는 특정 ROM으로 인해 쉽게 악화되고 운동 후 삼출이 증가한다면 이는 운동 처방 시 체중 부하의 양 또는 운동 강도의 변화가 필요함을 나타내는 요인이다.

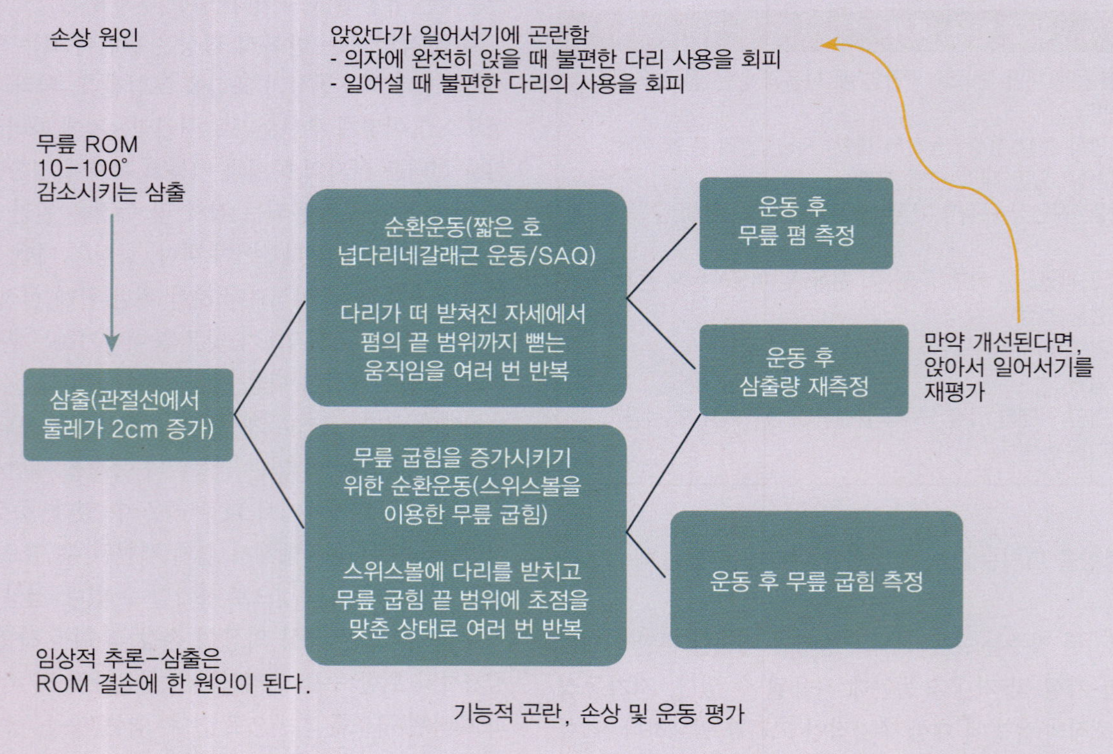

임상 사례 8.3 무릎 골관절염의 운동성 평가 – 계속

손상(장애)의 원인	중재	평가
관절주머니 제한 (굽힘, 폄)	자전거 타기	수동적 끝 느낌이 딱딱할 때까지 일주일에 한 번 무릎 굽힘(고니오미터) 측정 무릎손상과 퇴행성관절염 결과 점수를 매주 평가 • 종합 점수 • 앉았다가 서기 자전거 사용 중 무릎 굽힘의 상대적 편의성(운동 중) 좌석높이 조절 가능(운동 중) 앉은 자세에서 서는 동안 비디오로 범위를 분석(주 마다)
넙다리네갈래근 유연성 제한	물렁조직 가동술(무릎뼈 가동술 포함) 후 치료사와 환자(가정 프로그램)가 넙다리네갈라근 스트레칭	Ely's test는 규칙적인 스트레칭이 포함된 가정 프로그램 적용 후 2주 후에 재측정된다.
생체역학적 곤란의 원인이 되는 발등 굽힘 제한	스트레칭(길게 뻗고 앉은 자세로 벨트 이용 / 가정 프로 그램)	가정 프로그램에 규칙적인 스트레칭이 포함된 후 2주 후 무릎 굽힘 및 폄 된 상태에서 체중 부하 발등 굽힘을 측정한다.
통증 회피 역학	체중 부하 분포에 대응하고, 무게 중심점을 조정하여 지레팔과 넙다리 무릎관절 부위의 스트레스를 줄이고 축의 변화(축 전위)를 감소시킨다.	관찰 비디오 분석 통증 보고서
가능한 한 최대한의 굽힘 (100°) 시 통증 반응		두 척도에서 체중 부하(주당)
내려가는 동안 근 지지력 및 힘 분배 감소	근 활성, 근 지구력 및 엉덩관절 벌림근, 가쪽돌림근, 폄근 강화와 무릎의 폄근과 굽힘근 강화	초기 운동처방과 다음 방문 시 지연성 근육통, 통증 반응, 종창에 대한 재평가 더블/싱글 레그프레스 15회 반복에 대한 부하 정렬 유지(축 이동, 회전) 능력, 비디오 테이핑, 앉았다가 서기 및 운동 관찰 능력
기능적 곤란(장애)	서있는 자세에서 앉기, 앉은 자세에서 서기의 기능 훈련; 가정 프로그램	가능한 반복 횟수 및 세트(매 세션), 움직임 중 통증 앉았다가 서기 5회(매 2주마다) Time Up & Go KOOS 매주 평가

KOOS, Knee Injury and Osteoarthritis Outcome Scale; *RM*, repetition maximum.

임상 사례 8.4 과가동성

허리 척추의 과가동성을 가진 13세 체조선수는 허리에서 국소적인 불편감을 호소한다. 그녀는 30분 이상 서있는 상태가 지속되면 통증이 감소하며(3/10), 움직이거나 아침 또는 앉은 직후에도 통증이 감소(2/10)한다고 했다. 지속적인 허리굽힘과 착지 시, 특히 척추의 과도한 폄에 엉덩관절 폄을 동시에 수행 시 통증이 발생한다. 이러한 증상은 낮은 강도 및 과민도와 일치한다. 그녀는 허리와 엉덩관절의 모든 방향에서 매우 유연하며, 선 자세에서 척추 굽힘과 허리 부위를 가볍게 당긴다. 햄스트링, 볼기근, 발바닥 굽힘근의 완전한 유연함을 가지고 있지만, 엉덩관절 굽힘근의 유연성은 감소했다. 수동적인 허리 폄 검사와 엎드린 자세에서의 분절별 불안정 검사는 양성이었다. 한쪽 다리 폄 검사는 음성이었고, 방사선 검사상 척추전방전위증과 척추분리증은 음성이었다.

장애(손상) 시 특히 체조하는 동안, 척추안정화에 부족한 지구력, 지나친 습관, 서있는 동안의 허리 앞굽음, 체조 훈련 및 기술을 구사하는 동안에 기능적 움직임을 위한 대근육 움직임 근이 우선적인 사용을 포함한다. 그녀의 자세 정렬에서는 무릎의 과도한 폄과 허리 앞굽음증도 있었다. 또한 스쿼트, 평균대 위에서의 한쪽다리 균형 잡기와 착지를 포함한 역동적인 활동 중에 허리골반의 자세 조절도 할 수 없었다.

예후를 평가하기 위한 측정 및 검사

- 환자별 기능 척도
- 한쪽 다리 스쿼트 검사
- 허리골단부의 중립에서의 Star 균형 검사와 Y 균형검사

계속

임상 사례 8.4 과가동성 - 계속

- VAS(Visual analog score) 통증 검사(휴식 시, 기상 시, 기립 시, 허리 폄 시)
- 기립 시 통증이 시작되기 전 시간

평가

1. 환자의 증상과 객관적인 소견에는 일관적으로 신경근조절 장애와 과가동성이 존재했다.
2. 2단계 원칙은 일상적 기립과 역동적인 체조활동하는 동안, 또는 너무 이르거나 장시간이거나 지나친 허리 폄을 방지하기 위한 허리척추의 신경근 조절 및 고유수용감각을 향상시키는 목표 관리에 적합하다.
3. 예후는 매우 심각하지 않은 장애 및 중대한 구조적 결함이 없는 경우, 높은 동기부여가 있는 경우에 좋다.
4. 개선을 위한 예상 시간
   - 서있는 자세와 체중지지 자세와 같은 정적인 자세에서 신경근 조절 및 국소 안정화를 개선하기 위한 2-4주
   - 체조 훈련 및 운동 수행 시 동적 활동 조절을 위한 4-6주
   - 지구력 향상 및 생체역학적 통합을 위한 6주

허리 통증이 있고 신경근 조절 능력에 결손이 있는 체조 선수의 운동반응 평가

일반적 운동 선택	초기 2단계 운동선택을 위한 예	운동평가의 예
척추 안정화, 신경근 조절 훈련: 척추 중립 자세와 하지 말단 움직임으로부터 배가로근, 골반 바닥근, 척추 폄근에 대한 인식 동원	국소 안정화 근육 활성, 중립 시 허리 앞굽음증(운동 11.20) 폼 롤러 위에서 척추 중립과 팔 움직임 시도(운동 11.22) 자전거 타기 운동(운동 11.23) 엎드린 자세(아래팔로 받친 상태): 다리 들어 올리기(운동 11.27) 공을 덮은 네발기기 자세 : 체중 이동, 다리 교차해서 들어 올리기(운동 11.28) 보수볼에서 엎드린 플랭크 운동(운동 11.28) 복부 접기(몸통 접기)(운동 11.33) 대각선 방향으로 컬-업(운동 11.34)	압력 바이오피드백을 사용하여 허리골반 중립을 완성하고 유지하는 능력 척추 안정화 및 예상을 조절하는 시점; 하지 말단의 움직임 수행과 네발기기 자세에서 다리 들어 올리기 움직임의 시각적 관찰 엎드린 플랭크 수행 시간 배가로근 조절력 상실과 피로하기 전 복부 접기(몸통 접기)/대각선 방향의 컬업의 횟수
끝 범위에서 과도한 힘을 최소화하기 위한 자세 재교육(허리 앞굽음증과 무릎 과도한 폄 제어) 척추 정렬 및 힘 폐쇄를 유지하는 동안 능동적인 힘 폐쇄와 근 활성	서있는 자세 교정 물건을 들어 올리기 위한 부분적인 스쿼트(운동 11.43) 물건을 들어 올리기 위한 보폭을 조절한 런지(운동 11.44) 신경근 재교육: 역 굽힘 자세(운동 11.38) 운동 공에 똑바로 앉은 자세로 풀리 운동(운동 11.39) 렛 풀다운(운동 11.32)	영상분석을 통해 전만증 및 무릎 과신전을 능동적으로 조절할 수 있는 능력 피드백 없이 비디오를 통해 기록된 각도를 측정 허리의 이른 굽힘없이 동작을 분산시키는 능력 서 있을 때의 통증
두 다리와 한쪽 다리 활동에서 자세유지와 예상되는 활성화에 초점을 맞춘 외부 과제를 수행할 수 있게 하는 척추 폄근과 배 근육의 지구력 점진적 운동 학습 원리를 사용하여 불안정한 지면과 상지의 과제 수행 시 고유수용감각 조절과 자세를 유지하는 능력	힌지 자세: 상지과제 수행(운동 11.37) 스쿼트 및 한쪽 다리 스쿼트; 안정적인 지면과 불안정한 지면에서 런지(운동 9.30) 평균대에서 균형 활동, 허리골반자세 유지, 수정된(심화된) 체조활동 진행	환자가 힌지 포지션(몸통 굽힘 자세)을 유지할 수 있는 시간 허리골반의 중립자세에서 스쿼트 및 한쪽 다리 스쿼트 수행을 위한 시간과 반복 비디오테잎을 통해 움직이는 동안과 또는 움직임 후 허리골반 자세를 인식하고 수정하는 능력 플랭크 자세 수행 시간 사이드 플랭크 자세 수행 시간 불안정한 지면에서 균형유지 시간(한쪽 다리로 선 자세에서 체조 시 팔 또는 다리의 위치와 자세) 서 있을 때의 균형능력 또는 지구력과 관련된 환자의 특정 기능척도 항목 Y 균형 검사, 별 균형 검사; 여러 반복을 통한 허리골반의 대칭과 그 유지
엉덩관절 굽힘근의 유연성 감소	엉덩관절 굽힘근 스트레칭(운동 9.8)	Ely's 검사

BOSU, Both Sides Up Balance Trainer.

임상 사례 8.5 반복적인(물렁조직의) 긴장성 손상

환자 A

환자 A는 78세이며, 엉덩관절과 무릎관절에 골관절염이 있다. 그녀는 두 블록을 걸은 후 피로와 통증을 호소한다. Timed Up and Go 검사와 6분 걷기 검사, 6분 걷기 검사 후 운동지각척도(perceived exertion scale) 및 VAS를 사용하여 기능적 개선을 기록할 수 있다. 하지기능척도(Lower Extremity Functional Scale, LEFS) 또는 Western Ontario 및 McMaster 골관절염 척도(McMaster Osteoarthritis Scale, WOMAC) 자가 기능상태를 추적(파악)하는데 사용된다. 엉덩관절과 무릎관절의 ROM과 근지구력, 근력 역시 손상 및 장애의 변화를 반영하기 위해 측정되지만 그것이 종종 완료되지 못하는 경우가 있다; 주안점은 기능적 측정에 둔다.

환자 B

환자 B는 무릎넙다리관절 기능 부전을 가진 25세 마라토너로서 증상이 나타나기 전 3km를 달릴 수 있다. 기능적 자가 결과 측정에는 하지기능척도(Lower Extremity Functional Scale, LEFS) 뿐만 아니라 통증 발생 전의 거리도 포함된다. 만약 주 원인이 과도한 보폭, 동적 밖굽이 무릎, 자세를 취하는 동안 과도한 안쪽 돌림 및 엉덩관절 가쪽돌림근 지구력의 제한을 포함하는 경우, 개선 및 증진 사항을 반영하기 위해 사용되는 평가들은 이러한 손상과 장애와 달리기 시 개선점들도 반영해야 한다. 보폭과 연속된 리듬은 환자가 3km를 달린 후 트레드밀에서 비디오 장치를 활용하여 관찰할 수 있다. 하지의 동적 밖굽이 각도는 엉덩관절의 안정자 역할을 위해 지구력을 반영하고자 선택되거나, 최대 근력을 반영하기 위해 handheld 동력계와 같은 보다 명확한 손상(장애)기반의 측정을 활용할 수 있다.

환자 A와 환자 B의 비교

환자 A의 주요 측정 결과는 ROM 및 근력 손실 정도를 덜 강조하는 자가 측정 및 객관적인 기능적 결과 측정이다. 비록 얼마 정도의 ROM이나 지구력 증진은 그녀의 기능에 영향을 미칠 가능성이 있지만, 나이와 증진이 없는 ROM 결손 가능성은 큰 변화에 대한 기대치를 감소시킨다. 환자 B는 이미 기능적 수준이 높으며, 하지기능척도(Lower Extremity Functional Scale, LEFS)를 사용할 때 천장효과(Ceiling effect)가 있을 수 있다. 가능성 있는 손상 원인의 식별은 달리는 동안 사용된 패턴을 수정하는데 도움이 되며 목표설정에 유용할 수 있다. 통증이 발생하기 전의 거리는 동기 부여에 도움이 될 결과 측정치로 활용될 가능성이 높다.

임상 사례 8.6 스포츠 활동/군 훈련 자격요건을 위한 예후 평가

학생군사교육단(ROTC) 프로그램에 참여한 23세 여성생도는 4개월 전 앞십자인대 손상을 입었으며 2주 뒤에 재건수술과 햄스트링 접합수술을 받았다. 그녀는 합병증없이 빠른 재활치료를 통해 회복되어왔다. 수술 18주 후, 그녀는 장학금 수혜자격을 얻기 위해 ROTC 의료 감독관에게 자신의 신체 상태에 대한 서류를 제출해야 했다.

서류에는 다음과 같은 내용이 포함되어 있다. Ms. Gordon은 햄스트링 이식을 이용한 외과적 재건술 후 좋은 예후를 보이고 있다. 수술 18주 후 그녀는 현재 ROTC 달리기 훈련에 필요한 시간과 윗몸 일으키기, 팔 굽혀 펴기 횟수를 충족할 수 있었다. 그녀는 보다 발전된 균형 및 반응 시간 훈련을 통해 시작했으며 불안정하거나 편평하지 못한 표면에서 모든 형태의 외적 저항에 의한 균형문제에 대응할 수 있도록 노력하고 있다. 그녀의 예후는 엄청나게 좋았다: 그녀는 지금까지 수행된 기능 테스트에 대해 대칭성을 달성했고, 강한 동기부여가 있고, 매우 열심히 참여하며 높은 수준의 협응능력을 지니고 있다.

수술 18주 후, 재평가 결과 다음과 같은 성과를 얻었다:

- 무릎관절을 수술했을 경우 폄 0°와 수술하지 않았을 경우 5°의 과도한 폄을 제외한 모든 엉덩관절, 무릎관절, 발목관절에 정상적이고 그에 준하는 ROM
- 동일한 제한시간에서의 한쪽 다리 Hop test(1분 동안 133회 반복)
- 동일한 제한시간에서의 한쪽 다리 Squat test(1분 동안 56회 반복)
- 동일한 제한시간에서의 Step up test(1분 동안 39 L과 41 R 비교)
- Y-balance test에서 수술한 다리가 모든 방향에서 R보다 약간 더 큼
- Swelling이 없고, Squat 시 염발음(딸깍거리는 소리) (통증은 없음)

지난 4주 동안, 그녀는 11분 만에 1.5마일을 달릴 수 있다고 했으며, 따라서 ROTC 달리기 훈련 요건을 충족했다. 그녀는 이틀 간격으로 달리기의 강도와 시간을 늘리고 있으며 부정적인 반응은 없었다. 트레드밀에서 스스로 선택한 속도는 6.6mph이며 움직임은 동일하고 대칭적이었다.

국제무릎기록위원회(International Knee Documentation Committee, IKDC)의 기능적 결과 측정에서 그녀는 무릎을 꿇을 때 왼쪽 무릎에서 약간의 통증을 보고하지만, 다른 기능상의 문제는 보고가 없었다. 그녀의 하지기능척도(Lower Extremity Functional Scale, LEFS)는 77/80으로 보고되며 취미활동과 빠르게 달리기, 뛰기, 급 방향 전환에 어려움이 있다. 그녀의 현재 운동 프로그램은 체중 부하 기능 강화(스쿼트 / Hops: 한쪽 다리로 점프 후 제자리 착지 / 수정된 버피 / 마운팅 클라이밍: 엎드려 다리 교차 / 셋 업: 박스 오르내리기 / 불안정한 지면에서 한쪽 다리로 균형잡기), 단계적 달리기 프로그램, 체육관에서의 강화 운동, 반응 시간 및 고유수용감각 훈련으로 구성된다. 그녀는 최근 자신의 프로그램에 한쪽다리 Hops와 양다리 Hops를 추가할 수 있었고, 동적 균형 및 달리기를 진행하면서 정면과 대각선 방향으로의 점진적 모션을 추가할 예정이다.

권장 사항 및 수정된 목표

그녀의 현재 신체적 장애와 기능적 목표는 6주 이내에 다음 사항을 달성하도록 조정된다.

1. 수술하지 않은 다리의 넙다리네갈래근의 근력을 최소한 80% 이상으로 달성
2. 자세 안정성의 결여나 보상 작용 없이 불안정한 표면에 서있는 상태에서 예상하기 어려운 외부의 문제에 적응
3. 수술하지 않은 다리에 맞춰 무릎 폄의 범위를 증가시킨다.
4. 달리기 속도와 지구력을 수술 전 상태로 증가시킨다.
5. 손상 이전에 준하는 점진적인 Hop 거리와 시간을 달성(3번 연속 Hop, 모든 방향에 대한 Hop 거리, 교차 Hop)
6. 별 왕복달리기에서 바깥쪽 주행에 대한 상당한 달성
7. 5마일 중량(20lb) 달리기

우리는 그녀를 2~3개월 동안 감독하면서 진행을 해야 하지만 한편으로 간헐적 관찰도 필요할 것으로 예상한다.

단계

손상, 치유 단계 및 기능적 능력에 대한 평가는 치유 예방 조치를 준수하면서 운동 처방을 시작할 시기와 장소를 결정하는데 도움이 된다. 각 단계에 들어가기 위한 일반적인 기준과 단계별 대표적 중재는 그림 8.2A와 B와 같다. 염증은 1단계에서 2단계로 진행하기 전에 해결되어야 한다(그림 8.2A). 2단계에서 3단계로의 진행은 손상에 근거한 관리에서 기능회복으로 초점이 맞춰지며, 점진적으로 진행된다(그림 8.2A). 주의사항 및 금기사항은 1단계 및 2단계에 영향을 미치며 대부분의 주의사항은 3단계에 진입하기 전에 해제된다. 단계는 때때로 손상 및 장애를 해결하거나 정확한 치료시간을 맞추기 위한 시간적 틀로 정의된다. 수술 후 다음 단계로의 진행은 시간을 기준으로 하여 치료를 위한 일반적 고려 사항 및 더 작은 단계로 세분화할 수 있다(임상 사례 8.7). 더 높은 수준의 기능적 목표가 스포츠 또는 고강도 육체적 활동으로의 복귀라면, 추가되는 조건으로는 고강도 훈련프로그램을 시작하기 전에 우선 손상 및 장애의 해결이 요구된다(그림 8.2B).

보상 작용 및 움직임 패턴 평가

EVALUATING COMPENSATIONS AND MOVEMENT PATTERNS

보상 작용은 여러 부위 및 영역에서 동시다발적으로 발생할 수 있으며, 보상작용은 척추와 사지 말단의 상호간에 영향을 미치게 한다(글상자 8.5). 보상 작용은 ROM 저하 및 부족, 근 약화와 근 피로, 좋지 않은 습관, 통증, 통증에 의한 공포로 인해 발생할 수 있다. 근 활성 패턴, 관절 및 물렁조직 제한, 또는 자세 부정렬과 같은 평가결과를 사용하여 운동 선택이나 허용 범위(한도)를 수정하거나 또는 움직임 조정을 해야 하는지를 결정한다. 신체의 여러 영역에 대한 생체역학적인 고려사항은 워크북의 해당 단원에서 확인할 수 있다. 각각의 운동과 기능적 활동에서는 반복적인 동작을 수행하는 동안 피로 징후를 관찰해야 한다. 일반적으로 근력 또는 지구력과 관련된 보상 패턴은 환자가 피로를 호소하기 전 숙달된 관찰자에 의해 관찰될 수 있다.

공포회피 패턴에는 국소적 보상패턴도 포함되나, 종종 부자연

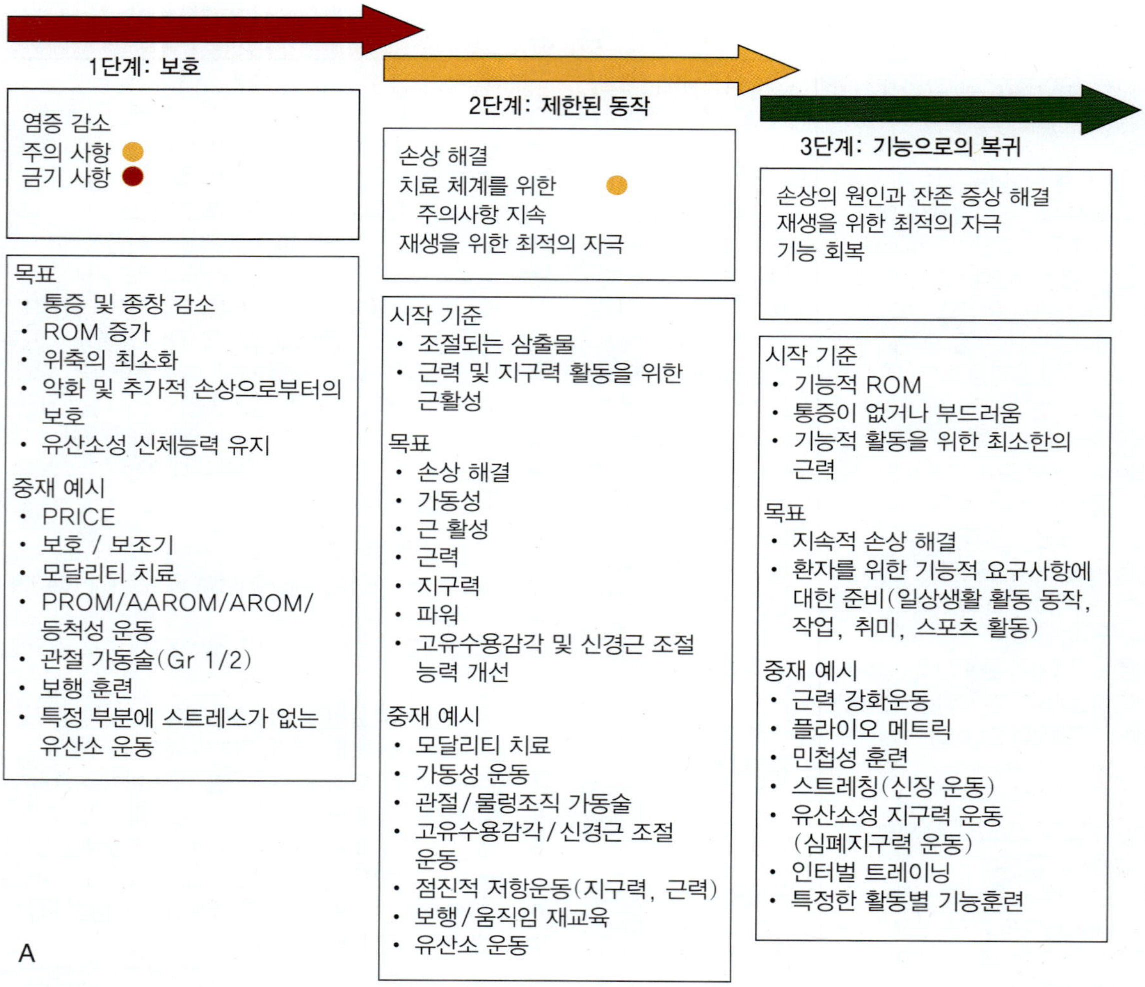

1단계: 보호

염증 감소
주의 사항 ●
금기 사항 ●

목표
- 통증 및 종창 감소
- ROM 증가
- 위축의 최소화
- 악화 및 추가적 손상으로부터의 보호
- 유산소성 신체능력 유지

중재 예시
- PRICE
- 보호 / 보조기
- 모달리티 치료
- PROM/AAROM/AROM/등척성 운동
- 관절 가동술(Gr 1/2)
- 보행 훈련
- 특정 부분에 스트레스가 없는 유산소 운동

2단계: 제한된 동작

손상 해결
치료 체계를 위한 주의사항 지속 ●
재생을 위한 최적의 자극

시작 기준
- 조절되는 삼출물
- 근력 및 지구력 활동을 위한 근활성

목표
- 손상 해결
- 가동성
- 근 활성
- 근력
- 지구력
- 파워
- 고유수용감각 및 신경근 조절 능력 개선

중재 예시
- 모달리티 치료
- 가동성 운동
- 관절/물렁조직 가동술
- 고유수용감각/신경근 조절 운동
- 점진적 저항운동(지구력, 근력)
- 보행/움직임 재교육
- 유산소 운동

3단계: 기능으로의 복귀

손상의 원인과 잔존 증상 해결
재생을 위한 최적의 자극
기능 회복

시작 기준
- 기능적 ROM
- 통증이 없거나 부드러움
- 기능적 활동을 위한 최소한의 근력

목표
- 지속적 손상 해결
- 환자를 위한 기능적 요구사항에 대한 준비(일상생활 활동 동작, 작업, 취미, 스포츠 활동)

중재 예시
- 근력 강화운동
- 플라이오 메트릭
- 민첩성 훈련
- 스트레칭(신장 운동)
- 유산소성 지구력 운동 (심폐지구력 운동)
- 인터벌 트레이닝
- 특정한 활동별 기능훈련

A

그림 8.2 (A) 1-3단계 재활을 통한 진행.

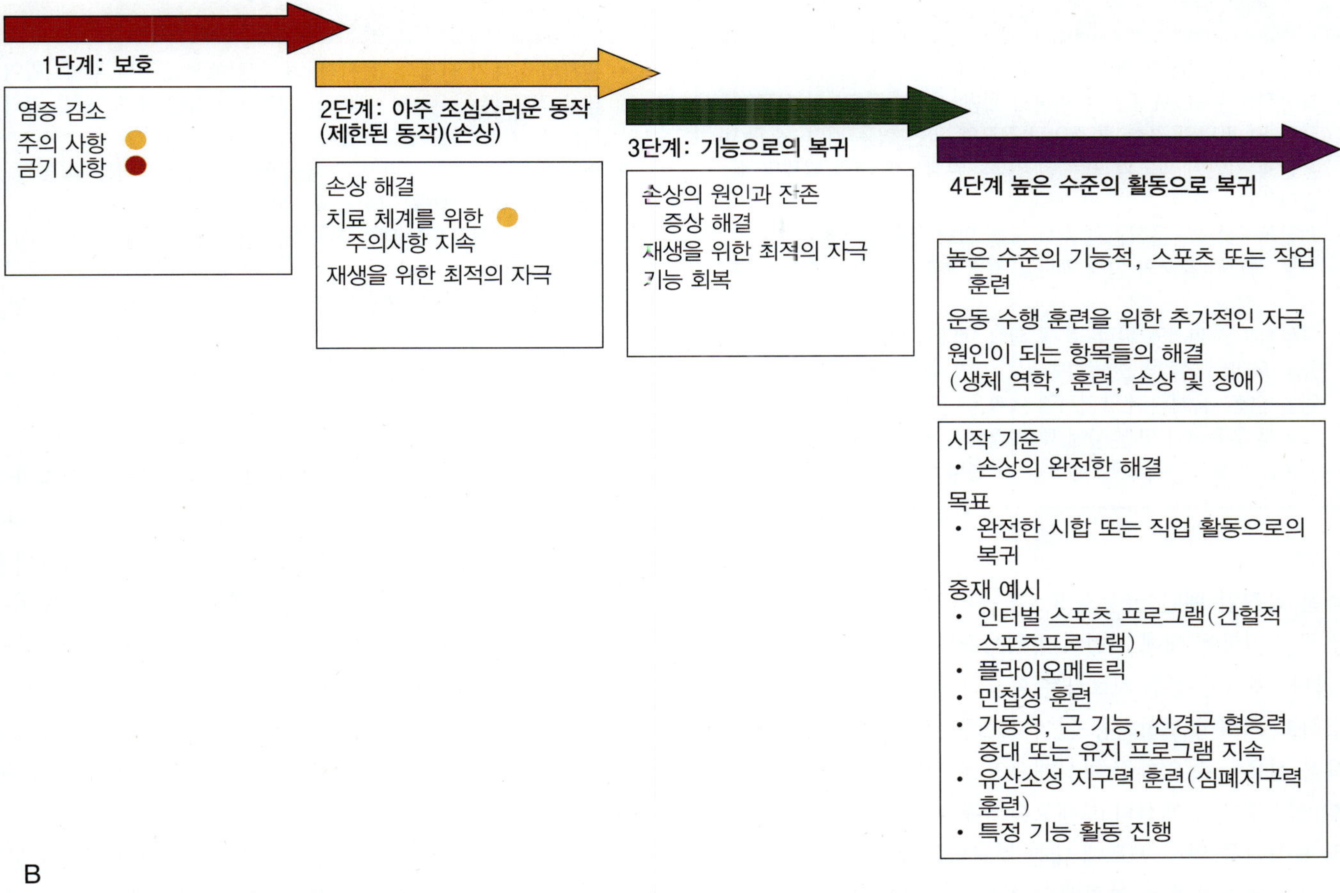

그림 8.2 계속 (B) 1-4단계를 통한 진행(높은 수준의 활동)(Dr. Theresa Chmielewski의 승인을 받아 수정됨).

임상 사례 8.7 결과척도로서의 보행속도

환자는 75세 여성으로 10주 전에 엉덩관절 골절(개방식 정복과 부분 관절 성형술 또는 반관절 치환술) 후 내원한 환자이다.

장기 목표: 4주 이내에 환자는 1.3m/sec의 속도로 걸으면서 횡단보도를 걷는 것을 포함하여 지역사회에서 안전하게 이동하며 생활할 수 있다.

초기 평가

- 환자는 체중 지지까지는 가능하나, 보행 시 보행 보조기를 사용한다.
- 환자는 균형을 잃지 않고 좋은 균형 반응으로 설 수 있다.
- 그녀는 10m 보행 테스트 시 2m/sec의 속도로 평행봉(10m)을 걸을 수 있지만, 조심스럽고 반복적으로 손잡이를 붙잡는다.

초기 평가 2주 후

주 3회 치료 후(수 치료, 강화 운동, 균형 활동, 보행 재교육):

- 그녀는 보행 보조기없이 집안에서 짧은 거리를 걸을 수 있다.
- 한쪽 다리로 균형 잡기는 5초간 가능하다.

평가

70세에서 79세 사이의 성인에서 양호한 동적 균형과 정상적인 보행 패턴과 관련된 한쪽 다리로 균형을 잡는 시간은 평균 14초이다. 여전히 추가적인 개선이 필요하다. 2주간의 새로운 단기 목표는 14초 동안 한쪽 다리로 서는 것이다(변경 사항은 MDC 7초를 초과하는 것이다). 현재 보조기없이 10m 보행 테스트 시 1.8m/sec의 속도로 평행봉(10m)을 걸을 수 있으며 방향전환 시에만 손잡이를 잡는다.

일반적으로 지역사회에서 요구되는 보행속도는 1.3m/sec이다; 추가적인 개선이 필요하다. 새로운 2주간의 단기 목표는 초기 평가에서 측정된 걸음 속도(2.0m/sec)와 비교하여 MDC를 0.25초 초과하여 1.4m/sec의 속도로 손잡이 밖에서 독립적으로 걸을 수 있게 되는 것이다. 6주 목표는 지역사회에 대한 요구 조건에 도달하기 위한 1.2m/sec로 설정한다.

참고문헌

1. Bohannon R, Larkin P, Cook A, Singer J. Decrease in time balance test scores with aging. *Phys Ther*. 1984;64:1067–1070.
2. Naylor JM, Hayen A, Davidson E, Hackett D, Harris IA, Kamalsina G, Mittal R. Minimal detectable change for mobility and patient-reported tools in people with osteoarthritis awaiting arthroplasty. *BMC Musculoskelet Disord*. 2014;15:235.
3. Carcia CR, Perera S, Mody S, Woodman RC, Studenski SA. Meaningful change and responsiveness in common physical performance measures in older adults. *J Am Geriatr Soc*. 2006;54:743–749.
4. Hollman JH, Beckman BA, Brandt RA, et al. Minimum detectable change in gait velocity during acute rehabilitation following hip fracture. *J Geriatr Phys Ther*. 2008;31:53–56.

글상자 8.5 보상작용 평가

- 보상작용은 신체의 여러 부분(위치)에서 동시에 발생한다.
- 보상작용은 ROM 또는 유연성의 제한, 습관, 근 활성, 지구력, 근력 및 파워의 결손, 통증이나 공포에 의한 협응 패턴, 습관 및 훈련에 기인한 과도함 또는 신경학적 손상으로 인해 발생할 수 있다.
- 관찰은 대칭성, 움직임의 순서 또는 미세 운동조절에 사용되는 일부 객관적 검사와 함께 패턴을 식별하고 수정하기 위해 사용된다.
- 보상작용은 환자에 따라, 운동 과정 내에서 다를 수 있다.
- 공포 회피는 움직임을 망설이거나 거부, 피로 징후가 없이 움직임을 멈춤, 움직임 수행하기에 어려움, 비대칭적 체중 부하, 기능적 운동능력 및 손상에 대한 검사 중에 확인된 ROM과 근력간의 불일치에 의해 관찰될 수 있다.

스러운 움직임 패턴(글상자 8.5), 움직임에 대한 공포, 움직임 이전의 불편함에 대해 비언어적 의사소통에 의해 식별되는 경우가 많다. 이러한 경우 치료사는 환자의 움직임에 대한 두려움을 해결하고 회피적 보상작용 없이 적절한 운동 기법으로 감독 및 교육을 적용할 수 있게끔 보상패턴의 조기 발견이 핵심이다.

환자의 상태가 개선되고 새로운 운동이 선택되거나 진행됨에 따라 보상작용 역시 공포에 대한 것보다는 환자의 능력치를 넘어서는 과부하 또는 복합성의 지표로 사용될 수 있다.

가정운동 프로그램 시 선택한 운동처방에 대한 평가 EVALUATION FOR CHOICE OF HOME PROGRAM EXERCISE PRESCRIPTION

어떤 운동을 가정운동 프로그램에 포함시킬지, 언제 시작할지에 대한 결정은 언제나 환자마다 차별화를 두어야 한다(글상자 8.6). SINS 범주는 환자의 문제가 어떻게 악화되는지 쉽게 밝히는데 사용된다: 환자가 높은 심각도, 높은 과민도, 또는 더 많은 주의사항을 필요로 하는 상태인 경우에는 가정운동은 더욱 보수적이어야 하며, 치료사는 환자에게 운동을 중단해야 하는 상황에 대한 명확한 지침을 제공해야 한다. 낮은 심각도와 과민도, 만성 상태인 경우 큰 주의를 필요로 하지 않을 수 있다. 또한 환자의 성향과 과도한 일이나 행동을 할 가능성을 평가하는 것은 운동의 반복 및 난이도를 결정하는데 매우 중요하다. 현재 1단계에 있으며 스포츠 복귀 또는 수술 후 회복에 대한 동기가 분명한 환자에게는 손상된 구조물에 압박이 가해질 가능성이 매우 낮은 운동이 필요할 것이다. 그러나 환자가 2단계와 3단계로 진행함에 따라 스포츠 복귀에 필요한 것과 유사한 운동과 더불어 예방 대책을 세우는 것이 중요하다. 환자가 가정운동 프로그램

글상자 8.6 가정운동 프로그램의 평가

- 환자의 상태가 신체적, 정신적으로 민감해져 있거나 주의사항이 많은 경우에는 보다 보수적이고 약간 느슨해진 프로그램을 각각 다른 시간대에 시작할 수 있다.
- 증상이 덜 심각하고 과민도가 낮으며 만성적인 환자는 더 빨리 가정운동 프로그램을 시작할 수 있다.
- 가정운동 프로그램에 대한 정기적인 평가와 업데이트(최신화)가 필요하다.
- 가정운동 프로그램은 개인의 동기 부여, 도구 및 장비사용 여부, 기능적 요구 및 학습 특성에 따라 선택해야 한다.

에 할애해야 하는 시간 역시 중요한 고려 사항이므로 환자가 개선되는 정도에 따라 가정운동 프로그램의 수정, 변경, 우선순위를 정해야 한다. 반대로, 시간적 제한이 있는 환자는 시간에 맞게끔 최적화된 운동을 선택하도록 안내하고 지도해야 할 수도 있다. 가정운동 프로그램에서 가장 중요한 것들 중 하나는 환자의 목표에 대한 이해와 보상작용을 피하는 방법을 평가하는 것이다. 운동이 올바르게 수행되고 있는지 확인하기 위해 운동을 도입한 직후에 가정운동 프로그램의 적합성과 효과를 평가해야 한다.

가정운동 선택 시, 치료사는 환자의 환경, 활용이 가능한 도구와 장비 및 운동 유형과 관련된 선호도를 고려해야 한다. 예를 들어, 환자가 스포츠센터 회원이거나 가정에 트레드밀이 있는 경우에 치료사는 사용가능한 장비를 활용하는 가정 프로그램 제공과 체중 부하 운동 또는 탄성밴드를 사용하는 가정운동을 처방할 수 있다. 통증이 유발되는 경우에는 운동을 수정하는 방법이나 조직에 가해지는 압박이 덜 하도록 ADL을 조절하는 방법도 가정 프로그램 교육에 포함되어야 한다. 이러한 유형의 교육은 1단계 관리의 중요한 구성요소이다. 환자가 재활을 함에 있어서 금전적 또는 보험에 제약이 있는 경우에는 가능한 한 빨리 가정운동 프로그램을 진행해야 하며 자세한 프로그램과 함께 개별 치료 세션에 간격을 두는 선택사항이 고려될 수 있다.

가정 프로그램은 최적의 조직 재생을 촉진하고 근육 또는 심혈관 지구력(심폐 지구력)을 향상시킬 뿐만 아니라 환자와 치료 목표를 강하게 하는데 도움이 될 수 있다. 목표를 강하게 하는 가정운동은 환자와 더 관련이 있지만, 환자는 원하는 움직임을 효과적으로 보강하기 위해 정확한 형태를 통해 보상작용 없이 여러 번 반복할 수 있어야 한다(7장 참고). 일반적으로 가정 프로그램은 개별 치료 세션 동안 얻어진 ROM을 유지하기 위해 필요하며 가능한 한 빨리 시작해야 한다. 또한 원하는 끝 범위, 자세 및 압박의 정도와 같은 매개변수가 각 운동에 대해 우선이 되는 빈도 및 유지 시간과 함께 교육에 포함되어야 한다.

결과 측정 OUTCOME MEASURES

결과 측정(표 8.3 – 8.5 참고)은 환자의 개선 및 치료 효과를 추적하는 데 사용되지만, 경우에 따라서는 치료 포커스를 설명하거나 예후를 예측하는데 사용될 수 있다. 관련된 결과 측정치는 환자의 건강 상태, 손상의 유형 및 부위, 기능적 곤란에 근거하여 초기 검사 및 평가 과정에서 선택된다(그림 8.3). 치료사는 검증된 결과 측정을 통해 얻어진 결과를 올바른 데이터와 비교하고 손상 및 활동 제한 또는 참여 제한을 결정하는 메커니즘을 제공할 수 있다. 측정의 해석 또한 치료사가 결과를 활용하여 목표를 설정하고 다른 검사 기법의 선택을 알릴 수 있도록 한다. 일부 결과 측정은 예후, 낙상과 같은 손상의 위험을 식별하는데 유용한 예측 변수이기도 하다.

다른 평가도구는 심리 상태에 대한 추가 정보를 제공하며, 이는 운동 처방에 대한 동기 부여 또는 심리적 정보에 입각한 접근법의 유형을 안내하는 데 도움이 될 수 있다. 사용 가능한 기능적 결과 측정(자가 보고서 및 객관적 측정)의 수가 크게 증가했으며, 특정 진단, 환자 집단 및 부분에 대한 여러 결과 측정치가 있다.[1–2]

자가 보고된 결과 측정과 객관적인 기능적 결과 측정 모두 신뢰할 수 있어야 하고(관리하는 과정 전반에 걸쳐 반복할 수 있는) 타당해야 하며(환자 집단에 대한 결과를 정확하게 반영하거나 최적의 기준치와 비교), 민감해야 한다(환자의 개선과 함께 기기에 따른 적절한 변화를 보여줌). 이것은 또한 기기가 유사한 환자 집단에서 검사되었으며 환자 특성에 대한 ceiling effect or floor effects가 없는 것이 중요하다. 선택된 결과 측정의 심리 측정 속성 및 장단점은 Magee와 Sueki 및 Cleland에 설명되어 있다.[1,2,7] 모든 결과 측정에서 중요한 심리적 속성은 **최소감지 변화값**(**MDC**) 또는 실제 변화를 표시하기 위해 초과되어야 하는 오류의 양이다. MDC는 동일한 측정 단위로 보고되므로, 임상의는 측정 기법의 가변성, 검사 기기의 오류, 환자 변동성에 내재되어 있는 예상 오류를 초과하는 변경사항 여부를 측정할 수 있다. MDC 또는 **상대적인 MDC 비율**(**MDC%**)이 작을수록 더 좋은 기기이다. 중요한 것은 **임상적으로 중요한 최소 차이**(**MCID**)인데, 이는 환자에 의해 중요하게 인식되는 변화의 양이다.[1] 95% 신뢰 구간 내의 변화량은 MDC_{95} 또는 90% 신뢰 구간에서 MDC_{90}로 설명된다. 이러한 모든 특성은 적절한 결과 측정값을 선택할 때 고려해야 한다.

3장에서 설명했듯이, 특정한 기능적 결손을 장애와 연결하면서 치료 세션 전반에 걸쳐 추적할 수 있으며, 이는 치료 선택과

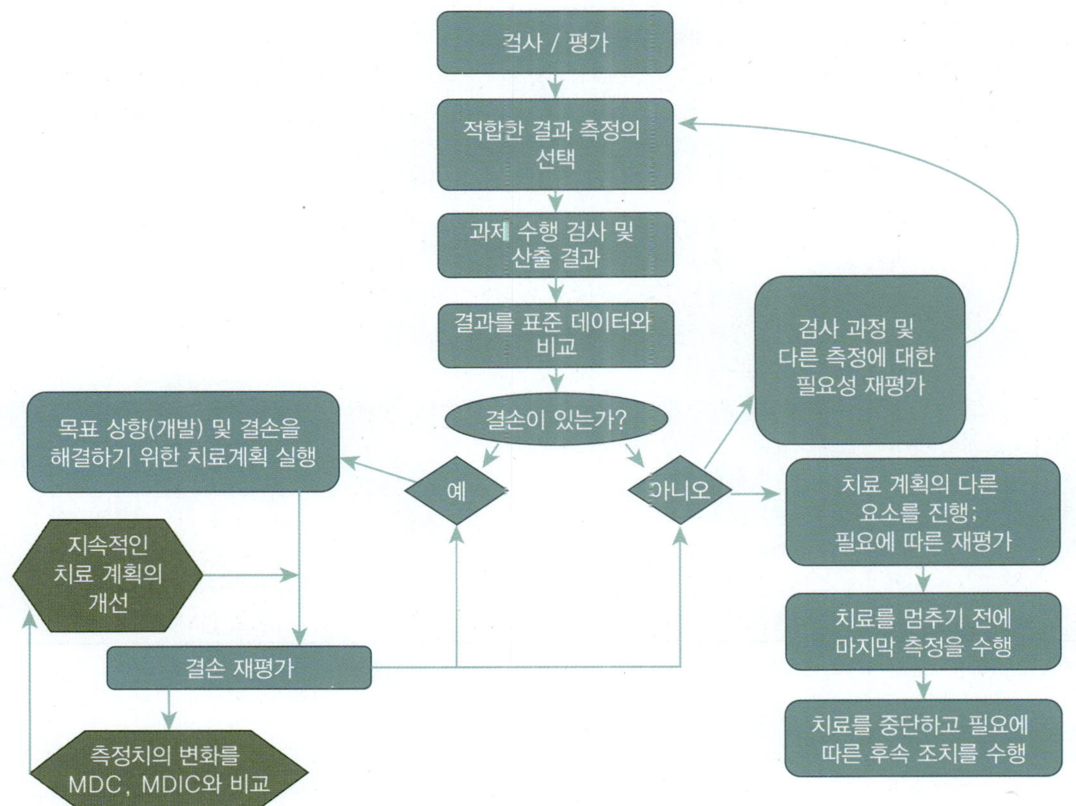

그림 8.3 결과 측정에 대한 의사 결정 알고리즘. MDC, 최소감지 변화값; MCID, 임상적으로 중요한 차이.

관련된 임상적 추론에 도움이 된다. 재활 과정에서 기능적 결과 측정을 사용하는 것은 시간 경과에 따른 예후를 판단하는 유효하고 신뢰할 수 있는 방법이다. 기능적 측정들은 공공 부담자와 사적 부담자 모두에게 높은 비율로 의무화하고 있다. 보험보고 요건을 성공적으로 충족하기 위해서는 적절한 결과 측정을 일관성 있게 사용하고 이를 해석하는 데 필요한 임상적 판단을 적용하는 것이 필수적이다. 보험 요건은 치료서비스를 제공하는데 중요한 요소이지만 기능적 측정의 주된 이유는 최적의 치료를 위한 의사 결정 및 치료 진행상황을 알리는 것이다.

자가보고 결과 측정 Self-Reported Outcome Measures

자가 보고된 측정들은 환자의 상태 및 개선에 대해 환자의 관점을 반영한 것이다(표 8.3). 이러한 도구의 장점은 효율성(환자가 치료를 기다리는 동안 설문지를 작성할 수 있음)이며, 대부분의 측정은 신뢰성과 유효성에 대해 테스트되었다. 자가 보고된 측정에는 증상, 환자의 기능적 상태에 대한 인식 및 태도가 포함될 수 있다. 자가 보고된 기능적 측정은 환자의 신체 기능에 대한 인식에 유용한 반영사항이지만, 환자의 움직임 수행 능력이 항상 자가 보고된 측정으로만 평가되는 것은 아니다. 자가보고 조치의 다른 단점은 환자의 문해력 제한과 질문을 이해하는데 영향을 미칠 수 있는 언어 장벽이다. 개인의 심리 상태와 움직임에 대한 태도는 결과에 영향을 미칠 수 있으며, STarT-Back 또는 Orbero 근골격 통증 검사 설문지와 같은 선별적 도구, 공포 회피 반응 설문지(FABQ) 또는 Tampa 움직임 공포 척도(TKS)(표 8.4)와 같은 특정 심리적 측정을 사용해야 할 수도 있다.

표 8.3 자가 보고된 기능적 결과 설문지

기능적 결과 설문지	설명	MDC, 최소감지 변화값/ MCID, 임상적으로 중요한 차이
팔, 어깨 및 손 장애 설문지 (DASH)[1,14] 약식 DASH[1,15]	전체 설문지는 상지의 신체 기능 항목 21개, 통증 항목 5개, 참여도와 관련된 항목 4개 등 Likert 유형의 질문 30개로 구성된다. 11개 항목으로 구성된 짧은 설문지는 신체 기능과 증상을 다룬다.	MDC 10점 (전체 설문지)[1,14] MCID 100점 만점에 8점[1,15]
Lower Extremity Function Scale(LEFS) 하지 기능 척도[1,16]	총점 80점에 Likert 유형의 질문 20개로 이루어진 하지 기능과 관련된 문항	MDC 및 MCID 80점 만점에 9점[1,16]
Oswestry 장애 지수(ODI)[1,17] 수정된 Oswestry 장애 지수[1,18]	허리 척추 또는 등 척추관련 질환의 진단환자에게서 사용되는 10가지 기능적 과제의 난이도 등급. 수정된 Oswestry에서 성 생활과 관련된 질문은 가사일이나 취업과 관련된 항목으로 대체	MCID Oswestry 11점[1,17] 수정된 Oswestry 장애 지수 6점[1,18]
목 장애지수(NDI)	목 통증에 영향을 받는 10가지 기능적 과제가 있는 ODI와 유사	MDC_{90} 100점 만점에 5점(만성 목 통증)[7]; 척추 유합 수술 후 환자의 MCID 7.5점[19]
환자별 기능척도 Patient-Specific Functional Scale(PSFS)	여러 영역의 기능적 어려움을 해결하는 데 사용할 수 있다; 환자들은 문제가 되는 주요 기능적 활동들을 선택한다.	목 통증에 대해 MDC 2점[20]
Western Ontario 대학교와 McMaster 대학교 골관절염 지수 (WOMAC)	골관절염 환자에게 사용하는 통증, 뻣뻣함, 신체적 기능과 관련된 24가지 항목	골관절염 16% 감소[21], TKR의 경우 100점 만점에 15점[22]
약식 건강수준 측정도구 SF-36	건강과 관련한 삶의 질을 측정하기 위해 사용되는 8가지 영역(신체 기능, 역할 제한 [신체 및 정서], 신체적 통증, 일반 건강, 활력 징후, 사회적 기능, 정신 건강)을 포함하는 환자 보고 결과 측정	파킨슨증 환자[23]의 영역에 따라 MDC_{95} 19-45; LBP[24] 환자에서 SF-36의 신체적 구성 요소 영역에 대한 MDIC4.9포인트[24]

MDC, 최소감지 변화값; *MCID*, 임상적으로 중요한 차이; *OA* 골관절염; *TKR* 무릎관절 전치환술.

표 8.4 심리적 요소의 존재 여부와 등급을 평가하는 설문지

설문지	내용	해당 사항(적용 가능/적응증)
STar Back Tool	1차 진료에서 허리통증 환자를 선별하도록 설계된 도구이다. 8개의 질문은 허리 통증의 특징과 그에 대한 반응을 포함한다. 한 가지 질문은 (정신적) 괴로움을 평가한다. 점수는 0점부터 9점까지이며, 최근에는 다른 해부학적 영역에서 사용하도록 승인되었다.[25]	허리통증을 경험하는 환자와 함께 사용하여 좋지 않은 결과에 대해서 그 위험을 평가하고 적절한 치료를 적용하기 위해 분류를 한다. 낮음, 중간, 높음으로 분류한다. 점수가 높을수록 위험도가 높은 것이다.[26,28]
공포 회피 반응 설문지(FABQ)	허리 통증이 신체 활동(4개 항목) 및 작업(7개 항목)에 미치는 영향에 대한 내용과 일치	높은 점수는 운동처방, 동기 부여 및 목표설정을 하는 동안과 더불어 높은 공포 회피반응 시 심리적 요소를 다루어야 할 필요성을 나타낸다.[29,16] 골반 거들 통증의 환자에게서[32] FABQ-PA 척도에 대한 MDC 6.1, 상지 손상을 입은 근로자의 FABQ-PA에 대한 MDC는 8, FABQ-W에 대한 MDC는 13이다.[33] MCID: 허리통증 환자에서 13점[31]
Tampa 움직임 공포 설문지	만성 허리통증 환자의 움직임 및 재손상에 대한 공포의 근원을 측정하기 위해 설계된 17개 문항의 척도 다른 환자 집단으로 확장됨	점수가 높을수록 운동 공포증이 더 높다는 것을 나타낸다. 점수의 범위는 17~68이다. 37보다 크면 높음으로 간주된다. MDC 4.8.[28,29]

MDC, 최소감지 변화값; *MCID*, 임상적으로 중요한 차이.

객관적인 기능적 수행능력 결과 측정

Objective Functional Performance Outcome Measures

객관적인 기능적 수행능력 측정은 거리, 속도, 반복, 지속 시간 또는 일상생활에 필요한 움직임의 난이도를 정량화하는데 사용된다(표 8.5). 대부분의 객관적 측정은 쉽게 재현할 수 있으며 정교한 장비 없이도 수행할 수 있다(임상 사례 8.7). 결과 측정 선택 시 치료사는 주의사항과 더불어, 치유 단계 및 환자가 안전하게 검사를 완료할 수 있는 능력이 있는가를 고려해야 한다. 일부는 수술 후 프로토콜에서 다음 치료단계로 진행은 특정 기준점 달성을 근거로 한다(표 8.6, 8.7). 또한 운동 선택의 진행은 환자의 병력, 조직 손상 및 치유 정도, 수술 진행과정(임상 사례 8.6, 8.8)과 함께 기준치료의 달성 여부에 의거 한다. 그리고 검사 결과는 퇴원 결정 및 장단기 목표를 설정하고 평가를 수립하는데 사용할 수 있다(임상 사례 8.1, 8.6, 8.9).

일부의 기능 검사는 격렬하거나 또는 통증 및 종창을 유발하지 않고 적절한 ROM과 기능적 근력을 요구하므로 검사는 2단계 또는 3단계의 후반 재활 과정 동안에만 적절하다. 선별 기준은 환자가 일부 기능 검사에 참여할 준비가 되었는지 여부를 파악하기 위해 사용할 수 있다(글상자 4.7). 특정 환자 그룹을 위해 만들어진 검사로는 Timed Up and Go(TUG), 기능적 팔뻗기 검사(FRT), 또는 노인을 주 대상으로 하는 5×Sit-to-Stand Tests가 있다(표 8.3).

치료사는 검사 빈도를 결정해야 하며, 일부 기능적 수행능력 측정은 변화를 이끌어 내기에 적절한 시간이 경과한 후에만 반복 측정한다. 결과 측정이 실제 운동 기법과 유사할 경우엔 개선 사항을 문서화하기가 더 쉽다. 예를 들어, 시합 복귀가 목표인 농구선수의 한쪽다리 홉, Y 밸런스, 스타 균형 검사 등을 운동으로 활용하면 매 방문 시 수행능력을 평가하기가 상대적으로 쉽다. 6분 걷기 테스트는 세션별 개선을 측정하는 데에는 적합치 않을 수 있으나 검사에 필요한 시간 때문에 중간 재평가에는 적합하다. 또한 MDC와 MCID는 검사 빈도를 결정하는데 유용하다. 예를 들어, MDC 및 MCID가 더 작고 민감도가 더 큰 측정은 운동의 적절한 진행을 안내하는 데 선호되며 측정치가 작은 양의 변화를 반영할 가능성이 높은 경우에는 검사를 더 자주 하는 것이 적절할 것이다(표 8.3-8.5).

보편화된 기능적 검사의 결합

Generalized Combinations of Functional Tests

체력 수준 또는 기능적 수행능력을 선별하는데 사용되는 일부 검사의 결합(종종 *베터리*라고 칭함)은 표준값과 비교하거나 부상 예방 전략에 유용할 수 있다. 예를 들어, 노인 체력 검사에는 기능적 ROM, 균형 및 근력에 대한 검사의 결합이 포함되며 연령과 관련된 표준 비교를 제공한다. 동적 보행 지수에는 가동성, 균형 및 반응 시간을 반영하는 일련의 검사가 포함된다. 기능적 움직임 검사는 기능적 ROM, 유연성 및 강도에 대한 검사도 포함되지만, 선수의 부상 가능성을 선별하기 위해 설계되었다.[70,71]

결과가 개별적이고 항상 신뢰할 수 있는 것은 아니지만 특정 훈련을 사용하여 다른 검사와의 조합을 만들 수 있다. 3단계 과

표 8.5 기능적 수행능력 측정

기능적 검사	설명	MDC/MCID	목적 및 해석
원 레그 또는 싱글 레그 자세 검사	환자는 체중을 지지하는 다리를 건드리지 않고 반대쪽 다리를 들고 구부린 채 한쪽 다리로 서 있어야 한다. 눈을 뜨거나 감은 상태에서 완료할 수 있다.	엉덩관절 골관절염 환자의 경우 MDC_{90}, 7초(사지 영향을 받지 않음), 11초(사지 영향을 받지 않음)[34]	한쪽 다리 서기를 5초 이상 수행할 수 없는 환자는 낙상에 의한 손상을 입을 위험이 높다. 나이와 관련된 기준을 적용할 수 있다.[35]
TUG 검사	환자는 앉은 자세에서 시작하여 일어서서 3m 또는 10피트를 걷고 돌아와 의자로 돌아간 다음 앉는다. 환자가 의자에 다시 앉을 때까지 지시부터 수행을 완료하는데 걸리는 시간을 측정한다.	MDC_{95}는 무릎 OA 환자에서 1.1초이다.[36]	앉은 자세에서 서는 자세로의 움직이는 능력과 힘, 보행 속도, 보행 시 되돌아오는 협응 능력과 복귀 능력을 검사한다.
5회 앉았다가 서기 검사	환자는 앉은 자세에서 선자세로 최대한 빨리 움직이며 5번 반복한다. 환자는 양손을 가슴 위에 포갠 상태로 유지하도록 한다. 이것을 수행하는 데 걸리는 시간을 기록한다.	MDC: 나이든 여성의 경우 2.5초[37] MCID: COPD[38](만성폐쇄성 폐질환) 환자에서 1.7초; 전정기관 장애 환자에서 2.3초[39]	하지의 근력, 동적 기능적 움직임과 균형검사이다. 낙상위험을 결정하는 데 사용한다.
6분 걷기 검사	환자는 6분 동안 스스로 선택한 속도로 걷는다. 그리고 거리가 측정된다.	MDC: 무릎 관절 성형술을 기다리는 환자에서 79m; 엉덩관절 성형술을 기다리는 환자 81.5m[40] MDC = 58.21m의 노인[41] MCID: 50m 노인 50m[41]	정해진 시간 내에 수행된 보행거리를 반영하여 속도 및 지구력을 모두 검사
10미터 걷기 검사	환자는 평지에서 10m를 걷는다. 환자는 중간에 6m 이상의 위치에서 시간을 측정한다.	MDC: 고관절 골절 후 0.18~0.82m/초[42,43] MCID: 모집단에 따라 0.05~0.25m/초[41,44]	보행속도 검사
별 균형검사	길이가 6~8피트인 테이프를 사용하여 별 모양의 교차형태로 바닥에 붙여 만든 후 별 모양의 격자 중심에 한 발로 서 있는다. 한쪽 발로 서 있는 동안, 환자는 체중을 지지하지 않는 팔이나 다리를 8개의 다른 방향으로 최대한 멀리 뻗는다.[45] 지지하는 발(측정하고자 하는 부위에 따라 체중지지의 기준이 되는 한쪽 발 혹은 한쪽 손)의 정렬 및 손의 위치(엉덩이 또는 앞으로 뻗은 자세)가 결과에 영향을 미치므로 표준화해야 한다.[46] 결과는 다리 길이까지의 도달 거리를 백분율로 정규화할 수 있다.[46]	MDC 사용 불가 일반적인 비대칭은 대학 운동선수들의 경우 3%에서 8% 사이이다.	동적 균형 및 자세 안정성 테스트는 적절한 근력과 유연성, 고유수용감각을 요구한다. 운동선수와 신체 활동을 하는 사람들에게 중요한 과제를 제공하는 동적 균형 측정이다.[45] 자세 조절, 대칭성 및 하지 손상 위험을 평가하는데 사용할 수 있다(3번 측정 후 좌/우 전방 4cm 차이는 부상 위험을 증가시킴).[47] 만성 발목불안정성(2-4% 차이)[46,48-51] 또는 무릎과 엉덩관절의 신경근 조절 변화를 확인하는데 사용된다.[51,52] 또한 신경근 조절 및 대칭 훈련에 사용할 수 있다; 점수는 다른 형태의 훈련과 함께 향상된다.[51,52]
Y 균형 검사	Star excursion 검사의 간소화형; 슬라이딩 장치를 사용하여 수행할 수 있다. 환자가 중앙점에 서있고 어느 한 방향 또는 앞쪽으로 도달하면서 진행한다.[53,54]	MDC 사용 불가	자세 조절 및 대칭, 하지 손상 위험을 평가하는 데 사용할 수 있다. 전방 도달 범위에 대한 비대칭이 4cm 이상이면 Division 1 선수의 비접촉 부상 확률이 2.33(95% CI, 1.15-4.76)[54] 증가하고 이전 부상 병력이 있거나 없는 개인들을 분류한다.[45] 이 검사는 하지 유연성과 유연성의 비대칭성을 식별하는 데 사용할 수 있다.[53]

표 8.5 기능적 수행능력 측정 - 계속

기능적 검사	설명	MDC/MCID	목적 및 해석
선 자세에서 발뒤꿈치 들어 올리기 검사	한쪽 다리로 선 자세에서 발뒤꿈치를 들어 올리기 횟수	표준오차평균 2.1~3.4[55-58] 2.07 반복[55]	발바닥 굽힘근의 근력을 나타내며(28회 반복은 우세한 사지에 대해 정상으로 간주) 기능적 균형, 보행 능력, 보행 속도와 관련이 있다.[55-58]
계단오르기 검사 (스텝업 검사)	환자가 15cm 높이의 블록 위로 올라간 후 제자리로 돌아오는 과제를 수행하며 15초 동안의 반복 횟수를 기록한다. 각 다리에 대해 전체 반복 횟수를 기록한다. 6분 스텝 업 검사는 6분 걷기 검사와 비교했을 때 검증된 테스트이며, 하지 근력의 중간 예측 변수이다.[59]	15초 검사: 엉덩관절 골관절염 환자 MDC 3(영향을 받은 사지), 4(영향을 받지 않은 사지)[34]	지지면(동적 균형), 하지 근력과 지구력의 발전된 변화를 평가하도록 설계됨 한쪽 다리 오르내리기와 옆으로 내려오기는 움직임의 질과 운동학을 평가하는데 사용된다.[60, 61]
홉 검사(홉 테스트)	일정한 시간 제한을 두는 검사. 환자는 손상을 입지 않은 상태에서 6m를 뛴 다음 손상측 다리에 대한 시간을 측정한다. 한쪽 다리 홉 검사의 거리: 한쪽 다리로 최대한 멀리 뛰며 반대측 다리의 거리 측정 결과와 비교한다. 선수는 반쯤 웅크린 자세로 시작하여 팔을 휘두르면서 최대한 멀리 뛰고 안전하게 착지한다. 트리플 홉(3연속 홉): 동일한 다리로 최대한 멀리 3회 연속 뛴 거리를 측정; 3회 뛴 총 거리를 기록한다. 크로스 오버 홉: 트리플 홉과 동일한 절차가 사용되나, 각 홉에서 선을 넘는 추가적인 과제가 있다. 총 거리를 기록한다.	건강한 젊은이의 경우 6미터 시간 검사의 표준 오차 평균 0.06초[63]	총 소요 시간은 다리 간에 비교된다. 기능적 반응 시간, 충분한 전력을 반복적으로 생성하는 능력, 동적 균형을 나타내는 지표이다. 트리플 홉 테스트를 위한 한쪽 다리 홉은 도달 거리와 착지 시 파워 및 동적 균형을 반영한다. 트리플 홉 역시 파워 재생 능력을 반영하는 검사로서 진행형이다.[64] 또한 크로스오버 홉은 고유수용 능력을 반영하며 정면 도전을 포함한다. 싱글 레그 홉, 트리플 홉, 크로스오버 홉은 앞십자인대 재건 후 개인의 비대칭과 잠재적 기능 결함을 발견할 수 있다.[65] 동적 테스트를 통해 움직임 전략을 평가할 수도 있다.[66,67] 선수들은 앞십자인대 재건 후 스포츠로의 복귀 시 손상측 다리는 비손상측 다리의 수행능력의 90%를 달성 및 입증해야 한다.[66]
수직 점프 또는 낙하 후 점프	환자에게 가능한 한 높이 점프하도록 요청한다; 손가락 끝까지의 거리를 기록 낙하 후 점프는 Step Box에서부터 수행한다.	중년의 건강한 개인에서 MDC%11%-33%[69]	점프하는 선수를 위한 수직 동작을 생성하는 근력과 파워를 반영한다.[68]

COPD, 만성폐쇄성폐질환; *MDC*, 최소감지 변화값; *MCID*, 임상적으로 중요한 차이; *OA*, 골관절염; *SEM*, 표준편차.

표 8.6 무릎 미세 골절 수술 후 단계별 치료[13]

단계	주의사항	발전(발달)을 위한 결과 기준
1단계: 0주-6주	체중 지지가 없는 상태에서 무릎을 보조기에서 0°로 유지하여 미세골절이 치유되고 출혈이 연골의 결손을 채우게 된다.	체중 부하에 대한 의사의 승인(손상의 정도, 체중 지지면에 대한 결손 위치, 종창의 여부에 근거한다.) ROM 0-120° 비손상측 다리와 동등한 엉덩관절 근력 넙다리네갈래근의 지연 없이, 곧게 다리를 뻗은 상태로 중력에 대항
2단계: 6주-12주	치료의 구조적 형태(수직적 압박)에 대한 과도한 수동적 압박을 피한다. 특히 계단에서 내려갈 때, 극단적 끝 범위의 스쿼트를 피한다. 극심한 종창과 통증 반응을 관찰하고 그에 따라 운동 부하와 난이도를 조절한다.	정상범위 내 ROM(반대측과 동일한 기능적 활동) 정상적인 대칭적 보행 패턴 8인치 계단을 오를 수 있는 능력 정상적인 무릎뼈의 가동성
3단계: 12주-18주	종창 및 통증 반응을 관찰하고 그에 따라 운동 부하 및 난이도를 조절한다. 관절에 가해지는 부하를 가장 효과적으로 줄이는 장비(바이크, 레그프레스, elliptical 운동)를 사용하여 적절한 근력과 부분적 체중지지를 가능케 하는 지구력이 충분한 경우에만 달리기, 강한 활동으로 진행한다.	조절 능력이 좋고 통증 없이 8인치 스텝에서 내려올 수 있는 능력(10-15회 반복) 등속성 검사와 forward step-down 검사(앞 계단 내려오기 검사)에서 85%의 팔다리 대칭성
스포츠 복귀: 18주 이상+[a]	종창 및 통증의 관찰과 이에 따른 운동 부하 및 난이도 조정 적절한 근력이 발달하고 의사의 승인이 있기 전까진 스포츠 활동은 삼가한다.	홉 검사에서 최소 85%의 대칭성 스포츠 종목별 움직임과 동작에 대한 불안감 감소(공포 회피 반응 설문지 또는 Tampa 움직임 공포 설문지) 스포츠 활동에서 요구되는 유연성 가정 프로그램에서 수행하고, 안전하게 운동조절을 할 수 있다.

[a] 일부 프로토콜에서는 3개 이상의 단계가 포함되는데, 특히 스포츠나 높은 수준의 작업활동으로 복귀하는 경우에 포함된다(그림 8.2A, B 참고).

표 8.7 어깨 돌림근띠 수술 후 단계[13]

단계	주의 사항	치료/처치	다음 단계로 진행하기 위한 기준
1단계: 최대 보호기 (0-3주)	중력을 최소화하기 위해 슬링에 고정 능동적 움직임 없음 파열된(손상된) 정도와 위치에 따라 담당의사(집도의)가 수립한 ROM 유지	어깨를 보호하기 위해 일상생활 및 수면활동에 관한 환자교육 슬링에서의 코드만 진자운동(담당 의사가 허용하는 경우) 주의할 점 내에서 수동적 ROM 운동 담당 의사가 허용하는 경우 능동 보조 ROM 운동 먼쪽 관절의 능동 ROM운동	시간과 조기 치유에 기초한 담당 의사의 요구 사항을 따른다.
2단계: 중간 보호기 (3-7주)	중력에 대항하는 능동 올림 없음 돌림근띠의 최대 근활성 없음 담당의사가 결정한 ROM 제한 사항	수동적 ROM, 능동적 ROM 운동 진행 어깨뼈 근육의 개시와 안정화 등척성 어깨운동(지지된 상태에서, 최대하 운동)	통증없이 돌림근띠와 어깨세모근 활성 가능 80% ROM(굽힘, 가쪽돌림)
2단계: 초기 강화기 (7-13주)	회복된 근육에 스트레스를 주는 활동이나 운동을 제한 충돌이 발생하는 자세에서 소비되는 힘과 시간을 제한 더 높은 범위에서 부하를 증가시키기 전에 어깨뼈 리듬과 어깨가슴 결합체를 회복 90° 이하의 일상생활에서 점진적으로 가벼운 활동으로 복귀	기능적 ROM 운동(등 뒤에 손대기, 옷 입기, 목욕)을 포함하여 ROM 개선에 계속 집중 어깨뼈 근육 강화(등장성, 등척성 점진적 저항운동) 어깨뼈면, 지지된 자세, 중력에 점진적으로 대항하는 방법으로 고반복-저부하(고빈도-저강도)의 능동 ROM 운동을 통한 돌림근띠 강화 닫힌 사슬 형태의 점진적인 리듬안정화 운동 진행(등척성) 근력이 향상되면 팔 에르고미터 운동 시작	최소한의 통증 완전한 수동적 ROM 적절한 근활성 및 중간 범위에서의 점진적 부하 운동수행능력 90° 이하에서의 정상적인 어깨위팔관절 리듬

표 8.7 어깨 돌림근띠 수술 후 단계[13] - 계속

단계	주의 사항	치료/처치	다음 단계로 진행하기 위한 기준
2단계: 후기 강화기 (14-19주)	몸쪽의 안정성과 역학적인 부분이 관찰되는 경우에만 손이 머리 위로 가는 활동으로 진행 끝 범위에서 과도한 힘은 제한 충돌이 발생할 수 있을 경우 제한	저반복에 더 강한 부하(어깨뼈 및 돌림근띠 근육)로 강화운동을 계속 진행 가정 운동프로그램 계획에 적절한 역학을 가진 웨이트 기구(렛풀다운, 체스트 프레스, 로우)를 더하여 저항운동을 추가 적합하다면 플라이오 메트릭 운동을 포함하도록 닫힌 사슬 운동을 진행	완전한 ROM을 통한 정상적인 어깨위팔관절 리듬 반대측과 동등한 완전한 근력(악력계)
3단계: 스포츠 복귀 (20-24주)	통증을 수반하는 운동, 활동 또는 스포츠 담당 의사의 승인	점진적인 스포츠별 강화 운동 및 유연성 운동 플라이오 메트릭 또는 반응 훈련 인터벌 및 주기화 훈련	가정 프로그램에서의 독립 스포츠 복귀

AAROM, 능동 보조 가동범위; *ROM*, 가동범위.

임상 사례 8.8 SLAP 수술 후에 진행을 위한 결과 평가

22세의 라크로스 선수는 팔을 들어 올린 상태로 상대 선수가 가하는 외력과 팔을 뻗은 상태로 넘어지는 등의 반복적인 어깨 외상이 반복되어 SLAP 손상 진단을 받았다. 제2형 손상은 약 11시에서 2시 방향으로 확장되었으며 어깨뼈 오목에서 오목테두리가 분리되었으나, 위팔두갈래근의 힘줄 손상은 없었다.

주의 사항

3~4주간의 1단계 주의사항에는 목욕이나 운동을 할 때를 제외하고는 항상 고정을 시키고, 위팔두갈래근 수축력이나 장력이 힘줄을 통한 활성은 없게 하며, 오목 테두리에 가해지는 스트레스를 없애기 위해 가쪽돌림을 주의하는 것이 포함된다(중립위치로 제한).

1단계 목표[1,2]

1. 통증 및 염증에 의한 삼출물 감소
2. 수동적 범위를 90° 굽힘, 가쪽돌림을 중립으로 개선
3. 모든 기능적 활동에 대한 주의사항 준수
4. 봉합된 조직에 대한 스트레스 없이 보호 범위 내의 근 활성화 촉진

운동 선택[1,3]

- 지지된 상태에서 먼쪽 부위의 ROM과 근 활성과 지구력: 팔 고정 장치나 테이블에 지지된 상태로 손목 능동적 움직임, 토닝볼을 이용한 손목 및 손가락 저항운동(운동 10.34), 쥐기 강화운동(운동 10.35)
- 최대하 어깨세모근과 돌림근띠 등척성 운동(장력을 제한하기 위해 팔이 테이블 위에 지지된 자세로 자가 저항; 운동 10.19)
- 수동적(운동 10.52), 중립으로 능동 보조 가쪽돌림(테이블에 지지하는 수정된 방법; 운동 10.33), T-bar(운동 10.4) 및 풀리(운동 10.5)를 사용해 어깨뼈면에 맞는 능동 보조 굽힘운동

평가

ROM을 증진시키기 위한 기준은 최소한의 통증(<2/10)으로 수동적 움직임에 대한 저항 또는 통증없이 어깨뼈면에서 중립적 가쪽돌림과 어깨 굽힘 75°의 달성이다.[1-3] 정상적인 타임라인은 범위의 발달 전 3주에서 4주 사이이다.[1,2] 환자는 이 기준을 3주 안에 달성하고 치료적 요구 사항을 준수하면서 ROM 운동을 진행한다.

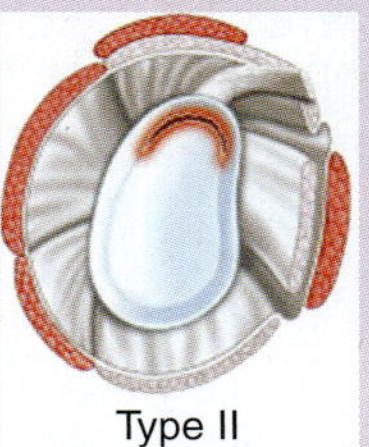

2형 관절 오목 손상. (From Rynders S, Hart J. *Orthopaedics for Physician Assistants*. Philadelphia: Saunders; 2013.)

주의 사항

2단계의 경우에 3주부터 6주까지, 8주까지는 위팔두갈래근을 강화시키거나 긴장상태에 놓이지 않게 한다. 돌림근띠에 가해지는 부하와 장력으로 천천히 진행한다. 손상의 과거력에 기초하여 압박과 완전한 가쪽돌림은 천천히 적용해야 한다.

운동 선택

초기 2단계 진행(3-6주)[1-3]

- 어깨뼈면에서 전방으로 90° 굽힘을 유지 및 45°의 벌림(지지된)에서 외회전을 최대 30°까지 증가시킨다.
- 풀리와 수 치료를 이용한 능동보조 운동을 수동적 한계보다 약간 낮은 수준으로 진행한다.
- 서 있거나 작업 시 지지력을 서서히 중단시키는 웨인 슬링으로 고정한다.
- 돌림근띠에 과도한 스트레스가 없는 어깨뼈 근육 활성 및 지구력 운동을 적용한다(운동 10.14와 옆으로 누운 자세로 팔 지지; 운동 10.51, 수중 치료)
- 돌림근띠의 등척성 지구력과 중간 범위의 지지된 자세에서 교차적 리듬 안정화 운동(운동 10.16과 10.18)

평가

5~8주에서의 진행을 위한 기준[1-3]

- 어깨뼈면에서 통증 없이 수동적, 능동적 움직임 90° 이상 가능한 경우 최대 145°까지 굽힘 운동 진행
- 통증 없이 수동적, 능동적 움직임이 30°까지 가능하다면, 벌림 60°의 중간 범위에서 가쪽돌림을 진행
- 최소한의 통증

계속

임상 사례 8.8 SLAP 수술 후에 진행을 위한 결과 평가 - 계속

- 등척성 근활성 및 지구력은 통증악화가 없는 상태로 진행된다; 열린 사슬 위치에서 작은 범위의 등장성 운동을 시작한다.

참고문헌

1. Levinson M. Superior labrum anterior to posterior (SLAP) repair. In: Cioppa Mosca J, et al., ed. *Handbook of Postsurgical Rehabilitation Guidelines for the Orthopaecia Clinician. Hospital for Special Surgery*. St. Louis, MO: Mosby Elsevier; 2008.
2. Dodson C, Altchek D. SLAP lesions: an update on recognition and treatment. *J Orthop Sports Phys Ther*. 2009;39(2):71-80.
3. Wilk KE, Reinold MM, Dugas JR, Arrigo CA, Moser MW, Andrews JR. Current concepts in the recognition and treatment of superior labral (SLAP) lesions. *J Orthop Sports Phys Ther*. 2005;35(5):273-291.

임상 사례 8.9 기능적 목표에 부합하는 결과 측정의 선택

엉덩관절 전치환수술(전 성형술)을 한 53세 여성으로 수술 후 4일이 지나 내원하였다. 치료사는 초기평가의 일부로 TUG(Timed Up and Go) 및 10미터 걷기검사를 진행한다. 2.5주의 재평가에서 이러한 기본적인 기능적 활동이 개선되었으며 환자는 이동 및 보행 속도에 대한 초기 목표를 달성했다. 독립적이면서 업무복귀라는 장기적인 목표달성에 필요한 더 높은 수준의 기술에 대하여 그녀의 상태를 반영하고자 새로운 기능 결과 측정인 LEFS(Lower Extremity Functional Scale)가 선택되었다. LEFS는 TUG 및 10m 걷기 테스트만 사용하는 것에 비해 더 넓은 범위에 있는 20개의 다차원 기능적 활동과 더 진보된 기능을 반영하고 평가한다. LEFS는 각 항목에 대해 0(초고난도 또는 수행불가 활동)에서 4(매우 쉬움)까지의 척도를 사용한다. LEFS의 MDC는 10점이고 MDIC는 9점이다. 기능적 목표와 일치하는 결과를 측정 선택한다.[1]

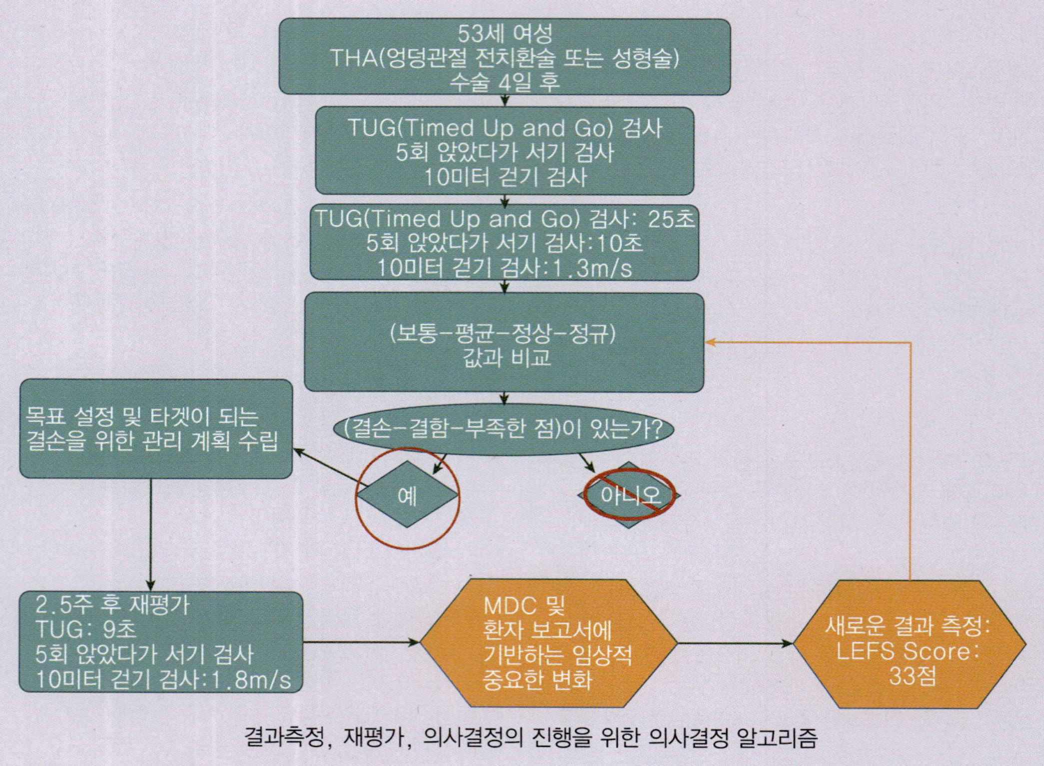

결과측정, 재평가, 의사결정의 진행을 위한 의사결정 알고리즘

임상 사례 8.9 기능적 목표에 부합하는 결과 측정의 선택 - 계속

환자에게 중요한 LEFS 항목을 기반으로 이 환자를 위한 중재의 초점은 다음과 같은 활동에 대한 그녀의 등급을 향상시키는 것이었다: 일상적인 업무(건강관리 서비스), 취미 및 여가 활동, 쭈그리고 앉았다가 서기(스쿼트), 바닥에서 물건 들어 올리기, 1마일 걷기. 그녀는 LEFS의 관련 항목 중 작업, 취미, 쭈그리고 앉았다가 서기(스쿼트), 바닥에서 물체를 들어 올리는데 중간 정도의 어려움을 보고했다(0-4의 척도에서 2/4 = 초 고난도 또는 수행 불가, 4/4 = 어려움 없음). 또한 1마일(1/4마일) 동안 걷는데 극심한 어려움을 겪었다고 보고했다.

목표는 LEFS의 항목과 일치하여 4주 이내에 최소한의 어려움(3/4)으로 작업 및 레크리에이션 활동, 쭈그려 앉았다가 서기, 바닥에서 물체를 들어 올리기 등을 수행할 수 있도록 하는 것이다. 최소한의 난이도로서 1마일을 걷는 목표는 8주로 정해졌다.

참고문헌

Binkley JM, Stratford PW, Lott SA, Riddle DL. The lower extremity functional scale (LEFS): scale development, measurement properties, and clinical application. North American Orthopaedic Rehabilitation Research Network. *Phys Ther*. 1999;79:371-383.

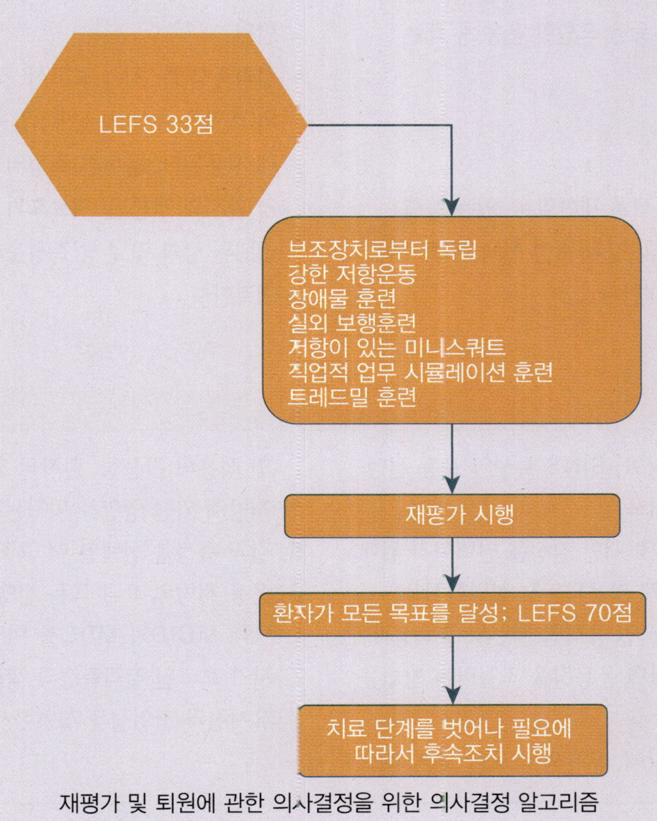

재평가 및 퇴원에 관한 의사결정을 위한 의사결정 알고리즘

정에서 3차원적 움직임과 속도, 기능적 협응력 증진을 위해 왕복달리기, carioca 훈련(몸통회전하며 옆으로 달리기) 및 장애물 훈련을 활용할 수 있다. 이런 훈련은 개별 목표달성에 유용하지만, 이전의 기능에 대해서는 타당한 비교가 없다. 간혹 높은 수준의 운동이나 수행능력과 관련한 요구사항이 매우 구체적이며, 집단에 대해 신뢰할 수 있고 타당한 검사가 없다. 예를 들어, 리듬 체조 선수는 안전하게 운동 수행으로 돌아가려면 극도의 가동성과 빠른 반응 시간을 필요로 한다. 극한의 ROM에서 요구되는 움직임이나 반응 속도를 모방한 일련의 훈련은 이러한 요구 사항이 없는 운동선수를 대상으로 하는 기능적 검사 중에 하나보다 더 유용한 결과가 될 것이다. 그리고 종종 평균 연령 범위에 대한 반대측 사지 측정 값 또는 표준 값을 비교 목적으르 사용해야 한다.

Rehabmeasures.org(http://www.rehabmeasures.org)는 포괄적인 온라인 데이터베이스이다.[72] 이 저장소는 현재 연구를 반영하기 위해 지속적으로 업데이트되며 학생, 교수진 및 실무 임상의에게 귀중한 자료로 사용된다. 또한 Magee의 Orthopaedic Physical Assessment(6thd. 2014)[1]에는 여러 개의 자가보고, 객관적 측정 및 해석, 심리측정적 속성에 대한 광범위한 자료가 있다. 미국 물리치료 협회의 PTNow 웹사이트는 검사 및 측정을 위한 온라인 자료를 제공하고 정기적으로 업데이트 된다(https://www.ptnow.org/tests-measures).[73]

요약

- 운동 반응에 대한 평가는 자주 실시해야 하는 필수적인 진행과정이다.
- 운동에 대한 반응을 평가하고 운동프로그램의 진행을 안내하는데 사용되는 요인들은 다음과 같다.
  - 주요 주관적 증상 및 병력에 대한 평가를 포함한 심각성, 과민도, 문제의 속성, 단계 평가
  - 주요 장애와 활동 제약 또는 참여 제한
  - 통증 반응, 지연성 근육통, 삼출 등을 포함한 운동 중 또는 운동 직후의 증상
  - 심리적 성과
  - 운동에 대한 환자의 이해
  - 가정 프로그램을 위해 필요한 동작을 재현할 수 있는 능력
- 진행되는 평가의 결과는 운동 선택과 결과 측정 선택, 치료계획 수립을 포함한 임상의사결정을 안내한다.
- 보상 패턴과 비정상적인 움직임 패턴은 부적합한 운동의 적용 및 효과적이지 못한 환자교육으로 나타날 수 있다.
- 가정운동처방은 조직의 재생을 촉진하고 근지구력 및 심혈관 지구력(내구력)을 향상시키며 환자와 치료목표를 강화하기 위한 종합적인 치료적 운동 중재의 필수요소이다. 가정운동프로그램을 처방할 때 치유 단계, 환자의 순응도, 인지 상태, 운동의 과도한 또는 과소한 적용의 가능성, 환자의 환경과 같은 요인을 고려해야 한다.
- 결과측정 즉, 자가 보고서, 객관적인 기능적 운동 수행, 또는 모두의 조합은 손상 및 장애, 활동제약, 참여 제한의 정도를 설정하는 데 사용된다. 올바른 측정의 선택과 그것을 수행하는 것은 치료사가 환자의 개선 및 치료효과를 평가하는데 도움이 될 것이다. 선택된 결과 및 손상 측정을 통해 치료의 초점을 제시하고 예후를 예측한다.

질문 검토

1. 가정운동프로그램의 처방을 포함하여, SINS 특성이 운동 진행에 어떤 영향을 미치는지 설명하시오.
2. 운동처방의 진행시기와 적용 방법에 대한 결정을 안내하기 위해 통증 및 증상에 대한 반응이 어떻게 활용되는지 설명하시오.
3. 운동 수행 중 보상 패턴과 비정상적인 움직임 패턴의 중요성과 이러한 패턴에 대한 정보를 사용하여 운동량을 조절하는 방법을 설명하시오.
4. 치유 단계, 환자의 순응도, 인지 상태, 운동의 과도한 또는 과소한 적용의 가능성, 환자의 환경과 같은 요인들이 운동 프로그램 처방에 어떤 영향을 미치는지 설명하시오.
5. 결과 측정을 선택할 때 고려해야 할 중요한 요소는 무엇인가?
6. 운동 처방의 효과 또는 진행 상황을 평가 시 주어진 결과측정에 대해 MCID와 MDC를 어떻게 사용할 것인가?
7. 자가 보고된 결과측정과 객관적인 기능적 움직임 수행 측정간의 유사점과 차이점을 설명하시오.

참고문헌

1. Cleland JA, Koppenhaver S. *Netter's Orthopaedic Clinical Examination - An Evidence-based Approach*. 2nd ed. St Louis, MO: Saunders Elsevier; 2011.
2. Magee DJ. *Orthopaedic Physical Assessment*. 6th ed. St. Louis, MO: Saunders Elsevier; 2014.
3. Mankovsky-Arnold T, et al. Measures of spontaneous and movement-evoked pain are associated with disability in patients with whiplash injuries. *J Pain*. 2014;15(9):967–975.
4. Srikandarajah S, Gilron I. Systematic review of movement-evoked pain versus pain at rest in postsurgical clinical trials and meta-analyses: a fundamental distinction requiring standardized measurement. *Pain*. 2011;152(8):1734–1739.
5. Sayers A, et al. Rest pain and movement-evoked pain as unique constructs in hip and knee replacements. *Arthritis Care Res*. 2016;68(2):237–245.
6. Parker P. Systematic review of movement-evoked pain versus pain at rest in postsurgical clinical trials and meta-analyses: a fundamental distinction requiring standardized measurement. *Pain*. 2012;153(1):250.
7. Magee DJ, Sueki D. *Orthopedic Physical Assessment Atlas and Video: Selected Special Tests and Movements*. 6th ed. St. Louis, MO: Elsevier Saunders; 2011.
8. Boissonnault WG. *Primary Care for the Physical Therapist: Examination and Triage*. 2nd ed. St. Louis, MO: Elsevier Saunders; 2016.
9. Arundale A, Silvers H, Logerstedt D, Rojas J, Snyder-Mackler L. An interval kicking progression for return to soccer following lower extremity injury. *Int J Sports Phys Ther*. 2015;10(1): 114–127.
10. Axe M, Wickam R, Snyder-Mackler L. Data-based interval throwing programs for little league, high school, college, and professional baseball pitchers. *Sports Med Arthrosc*. 2001;9:24–34.
11. White K, Di Stasi S, Smith A, Snyder-Mackler L. Anterior cruciate ligament-specialized post-operative return-to-sports (ACL-SPORTS) training: a randomized control trial. *BMC Musc Dis*. 2013;14(1):108.

12. Goodman CC, Fuller KS. *Pathology: Implications for the Physical Therapist*. 4th ed. St. Louis, MO: Saunders; 2015.
13. Cioppa-Mosca J, Cahill JB, Tucker CY, eds. *Handbook Of Postsurgical Rehabilitation Guidelines For The Orthopaedic Clinician*. St. Louis, MO: Elsevier Saunders; 2008.
14. Roy JS, MacDermid JC, Woodhouse LJ. Measuring shoulder function: a systematic review of four questionnaires. *Arthritis Rheumatol*. 2009;61:623–632.
15. Mintken PE, Glynn P, Cleland JA. Psychometric properties of the shortened disabilities of the arm, shoulder, and hand questionnaire (QuickDASH) and numeric pain rating in patients with shoulder pain. *J Shoulder Elbow Surg*. 2009;18(6):920–926.
16. Binkley JM, Stratford PW, Lott SA, Riddle DI. The Lower Extremity Functional Scale (LEFS): scale development, measurement properties, and clinical application. *Phys Ther*. 1999;79: 371–383.
17. Lauridsen HH, Hartvigsen J, Manniche C, et al. Responsiveness and minimal clinically important difference for pain and disability instruments in low back pain patients. *BMC Musculoskeletal Disord*. 2006;7:82.
18. Fritz JM, Irrgang JJ. A comparison of a modified oswestry disability questionnaire and the quebec back pain disability scale. *Phys Ther*. 2001;81:776–788.
19. Carreon LY, Glassman SD, Campbell MJ, Anderson PA. Neck Disability Index, short form-36 physical component summary, and pain scales for neck and arm pain: the minimum clinically important difference and substantial clinical benefit after cervical spine fusion. *Spine J*. 2010;6:469–474.
20. Westaway MD, Stratford PW, et al. The patient-specific functional scale: validation of its use in persons with neck dysfunction. *J Orthop Sports Phys Ther*. 1998;27:331–338.
21. Hmamouchi I, Allali F, et al. Clinically important improvement in the WOMAC and predictor factors for response to nonspecific non-steroidal anti-inflammatory drugs in osteoarthritic patients: a prospective study. *BMC Res Notes*. 2012;5:58.
22. Escobar A, Quintana JM, et al. Responsiveness and clinically important differences for the WOMAC and SF-36 after total knee replacement. *Osteoarthritis Cartilage*. 2007;15(3):273–280.
23. Steffen T, Seney M. Test-retest reliability and minimal detectable change on balance and ambulation tests, the 36-item short-form health survey, and the unified Parkinson disease rating scale in people with parkinsonism. *Phys Ther*. 2008;88(6):733–746.
24. Copay AG, Glassman SD, Subach BR, Berven S, Schuler TC, Carreon LY. Minimum clinical important differences in lumbar spine surgery patients: a choice of methods using the Oswestry Disability Index, Medical Outcomes Survey Questionnaire Short-Form 36, and Pain Scales. *Spine J*. 2008;8(6):968–974.
25. Butera K, Lentz TA, Beneciuk JM, George SZ. Preliminary evaluation of a modified STarT Back screening tool across different musculoskeletal pain conditions. *Phys Ther*. 206;96:1251–1261.
26. Beneciuk JM, Fritz JM, et al. The STarT Back Screening Tool for prediction of 6-month clinical outcomes: relevance of change patterns in outpatient physical therapy settings. *J Orthop Sports Phys Ther*. 2014;44(9):656–664.
27. Beneciuk JM, Bishop MD, et al. The STarT back screening tool and individual psychological measures: evaluation of prognostic capabilities for low back pain clinical outcomes in outpatient physical therapy settings. *Phys Ther*. 2013;93(3):321–333.
28. Fritz JM, Beneciuk JM, et al. Relationship between categorization with the STarT Back Screening Tool and prognosis for people receiving physical therapy for low back pain. *Phys Ther*. 2011;91(5):722–732.
29. Cleland JA, Fritz JA, et al. Psychometric properties of the Fear-Avoidance Beliefs Questionnaire and Tampa Scale of Kinesiophobia in patients with neck pain. *Am J Phys Med Rehabil*. 2008;87(2):109–117.
30. Swinkels-Meewisse EJ, Swinkels RA, et al. Psychometric properties of the Tampa Scale for kinesiophobia and the fear-avoidance beliefs questionnaire in acute low back pain. *Man Ther*. 2003;8(1):29–36.
31. George SZ, Fritz JM, et al. Fear-avoidance beliefs as measured by the fear-avoidance beliefs questionnaire: change in fear-avoidance beliefs questionnaire is predictive of change in self-report of disability and pain intensity for patients with acute low back pain. *Clin J Pain*. 2006;22(2):197–203.
32. Grotle M, Garratt AM, Jenssen HK, Stuge B. Reliability and construct validity of self-report questionnaires for patients with pelvic girdle pain. *Phys Ther*. 2012;92(1):111–123.
33. Inrig T, Amey B, Borthwick C, Beaton D. Validity and reliability of the Fear-Avoidance Beliefs Questionnaire (FABQ) in workers with upper extremity injuries. *J Occup Rehab*. 2012;22(1):59–70.
34. Choi YM, et al. Interrater and intrarater reliability of common clinical standing balance tests for people with hip osteoarthritis. *Phys Ther*. 1994;(5):696–704.
35. Springer BA, Marin R, et al. Normative values for the unipedal stance test with eyes open and closed. *J Geriatr Phys Ther*. 2007;30(1):8–15.
36. Alghadir A, Anwer S, Brismee JM. The reliability and minimal detectable change of Timed Up and Go Test in individuals with grade 1-3 knee osteoarthritis. *BMC Musculoskelet Disord*. 2015;16:174.
37. Goldberg A, Chavis M, Watkins J, Wilson T. The five times sit to stand test: validity, reliability, and detectable change in older females. *Aging Clin Exp Res*. 2012;24(4):339–344.
38. Jones SE, Kon SS, Cananvan JL, et al. The five-repetition sit to stand test as an functional outcome measure in COPD. *Thorax*. 2013;68(11):1051–1020.
39. Meretta BM, Whitney SL, Marchetti GF, Sparto PJ, Muirhead RJ. The five times sit to stand test: responsiveness to change and concurrent validity in adults undergoing vestibular rehabilitation. *J Vestib Res*. 2006;16(4-5):233–243.
40. Naylor JM, Hayen A, Davidson E, et al. Minimal detectable change for mobility and patient-reported tools in people with osteoarthritis awaiting arthroplasty. *BMC Musculoskelet Disord*. 2014;15:235.
41. Carcia CR, Perera S, Mody S, Woodman RC, Studenski SA. Meaningful change and responsiveness in common physical performance measures in older adults. *J Am Geriatr Soc*. 2006;54:743–749.
42. Hollman JH, Beckman BA, Brandt RA, et al. Minimum detectable change in gait velocity during acute rehabilitation following hip fracture. *J Geriatr Phys Ther*. 2008;31:53–56.
43. Latham N, Mehta V, Nyugen AM, et al. Performance-based or self-report measures of physical function: which should be used in clinical trials of hip fracture patients? *Arch Phys Med Rehabil*. 2008;89:2146–2155.
44. Loo Van, Moseley AM, et al. Test-retest reliability of walking speed step length and step width measurement after traumatic brain injury: a pilot study. *Brain Inj*. 2004;18(10):1041–1048.
45. Stiffler MR, Sanfilippo JL, et al. Star excursion balance test performance varies by sport in healthy division I collegiate athletes. *J Orthop Sports Phys Ther*. 2015;45(10):772–780.
46. Cug M. Stance foot alignment and hand positioning alter star excursion balance test scores in those with chronic ankle in-

stability: what are we really assessing? *Physiother Theory Pract.* 2017;33(4):316–322.
47. Plisky PJ, Rauh MJ, et al. Star excursion balance test as a predictor of lower extremity injury in high school basketball players. *J Orthop Sports Phys Ther.* 2006;36(12):911–919.
48. Hertel J, Braham RA, Hale SA, Olmsted LC. Simplifying the Star Excursion Balance Test: analyses of subjects with and without ankle instability. *J Orthop Sports Phys Ther.* 2006;36: 131–137.
49. Olmsted LC, Carcia CR, Hertel J, Shultz S. Efficacy of the star excursion balance tests in detecting reach deficits in subjects with chronic ankle instability. *J Athl Train.* 2002;379(4):501–506.
50. Gribble PA, Hertel J, Denegar CR, Buckley WE. The effects of fatigue and chronic ankle instability on dynamic postural control. *J Athl Train.* 2004;39(4):321–329.
51. Hale SA, Hertel J, Olmsted-Kramer LC. The effect of a 4 week comprehensive rehabilitation program on postural control and lower extremity function in individuals with chronic ankle instability. *J Orthop Sports Phys Ther.* 2007;37(6):303–311.
52. English T, Howe K. The effect of Pilates exercise on trunk and postural stability and throwing velocity in college baseball pitchers: single subject design. *NAJSPT.* 2007;2(1):8–19.
53. Overmoyer GV, Reiser 2nd RF. Relationships between lower-extremity flexibility, asymmetries, and the Y balance test. *J Strength Cond Res.* 2015;29(5):1240–1247.
54. Smith CA, Chimera NJ, et al. Association of y balance test reach asymmetry and injury in division I athletes. *Med Sci Sports Exerc.* 2015;47(1):136–141.
55. Carcia CR, Martin RL, Houck J, Wukich DK. Achilles pain, stiffness, and muscle power deficits: achilles tendinitis clinical practice guidelines linked to the international classification of functioning, disability, and health from the orthopaedic section of the American physical therapy association. *J Orthop Sports Phys Ther.* 2010;40(9):A1.
56. Lunsford BR, Perry J. The standing heel-rise test for ankle plantar flexion: criterion for normal. *Phys Ther.* 1995;75:694–698.
57. Silbernagel KG, Gustavsson A, Thomee R, Karlsson J. Evaluation of lower leg function in patients with Achilles tendinopathy. *Knee Surg Sports Traumatol Arthrosc.* 2006;14:1207–1217.
58. Ross MD, Fontenot EG. Test-retest reliability of the standing heel-rise test. *J Sport Rehabil.* 2000;9:117–123.
59. Arcuri JF, Borghi-Silva A, et al. Validity and reliability of the 6-minute step test in healthy individuals: a cross-sectional study. *Clin J Sport Med.* 2016;26(1):69–75.
60. Rabin A, Portnoy S, et al. The association of ankle dorsiflexion range of motion with hip and knee kinematics during the lateral step-down test. *J Orthop Sports Phys Ther.* 2016;46(11): 1002–1009.
61. Rabin A, Portnoy S, et al. The Association between visual assessment of quality of movement and three-dimensional analysis of pelvis, hip, and knee kinematics during a lateral step down test. *J Strength Cond Res.* 2016;30(11):3204–3211.
62. Booher LD, Hench KM, Worrell TW, et al. Reliability of three single leg hop tests. *J Sports Rehab.* 1993;2:165–170.
63. Ross MD, Langford B, et al. Test-retest reliability of 4 single-leg horizontal hop tests. *J Strength Cond Res.* 2002;16(4): 617–622.
64. Cliborne AV, Wainner RS, et al. Clinical hip tests and a functional squat test in patients with knee osteoarthritis: reliability, prevalence of positive test findings, and short-term response to hip mobilization. *J Orthop Sports Phys Ther.* 2004;34(11):676–685.
65. Myer GD, Schmitt LC, Brent JL, et al. Utilization of modified NFL combine testing to identify functional deficits in athletes following ACL reconstruction. *J Orthop Sports Phys Ther.* 2011;41(6):377–387.
66. Roos PE, Button K, et al. Altered biomechanical strategies and medio-lateral control of the knee represent incomplete recovery of individuals with injury during single leg hop. *J Biomech.* 2014;47(3):675–680.
67. Bley AS, Correa JC, et al. Propulsion phase of the single leg triple hop test in women with patellofemoral pain syndrome: a biomechanical study. *PLoS One.* 2014;9(5):e97606.
68. Ditroilo M, Forte R, et al. Intra- and inter-session reliability of vertical jump performance in healthy middle-aged and older men and women. *J Sports Sci.* 2011;29(15):1675–1682.
69. Adamo DE, Talley SA, et al. Age and task differences in functional fitness in older women: comparisons with senior fitness test normative and criterion-referenced data. *J Aging Phys Act.* 2015;23(1):47–54.
70. Teyhen DS, Shaffer SW, et al. The Functional Movement Screen: a reliability study. *J Orthop Sports Phys Ther.* 2012;42(6): 530–540.
71. Perry FT, Koehle MS. Normative data for the functional movement screen in middle-aged adults. *J Strength Cond Res.* 2013;27(2):458–462.
72. Rehabmeasures.org http://www.rehabmeasures.org. Accessed April 24, 2017
73. American Physical Therapy Association. PTNow online resource for tests and measures. http://www.ptnow.org/tests-measures.

관련서적 모음

Angst F, Aeschlimann A, et al. Smallest detectable and minimal clinically important differences of rehabilitation intervention with their implications for required sample sizes using WOMAC and SF-36 quality of life measurement instruments in patients with osteoarthritis of the lower extremities. *Arthritis Rheum.* 2001;45(4):384–391.

Bohannon R, ELeary K. Standing balance and function over the course of acute rehabilitation. *Arch Phys Med Rehab.* 1995;76:994–996.

Cavanaugh JT, Williams HA. Microfracture procedures of the knee. In: Cioppa-Mosca J, Cahill J, Young Tucker C, eds. *Handbook of Postsurgical Rehabilitation Guidelines for the Orthopaedic Clinician.* St Louis, MO: Mosby Elsevier; 2008:297–302.

Chatman AB, Hyams SP, et al. The patient-specific functional scale: measurement properties in patients with knee dysfunction. *Phys Ther.* 1997;77:820–829.

Cibulka M, White D, Woehrle J, et al. Hip pain and mobility deficits: hip osteoarthritis: clinical practice guidelines linked to the international classification of functioning, disability, and health from the orthopaedic section of the APTA. *J Orthop Sports Phys Ther.* 2009;39(4):790–797.

Clark NC. Functional performance testing following knee ligament injury. *Phys Ther Sport.* 2001;(2):101.

Cleland JA, Whitman JM, et al. Psychometric properties of selected tests in patients with lumbar spinal stenosis. *Spine J.* 2012;12:921–931.

Gill SD, de Morton NA, et al. An investigation of the validity of six measures of physical function in people awaiting joint replacement surgery of the hip or knee. *Clinical Rehabil.* 2012;26: 945–951.

Haber M, Golan E, Azoulay L, Kahn S, Shrier I. Reliability of a device measuring triceps surae muscle fatigability. *Br J Sports Med.* 2004;38:163–167.

Hall MP, et al. Neuromuscular evaluation with single-leg squat test at 6 months after anterior cruciate ligament reconstruction. *Orthop J Sports Med*. 2015;3(3).

Hamilton RT, Shultz SJ, Schmitz RJ, Perrin DH. Triple-hop distance as a valid predictor of lower limb strength and power. *Athletic Training*. 2008;43(2):144–151.

Hammer A, Nilsagard Y, et al. Evaluation of therapeutic riding (Sweden)/hippotherapy (United States). A single-subject experimental design study replicated in eleven patients with multiple sclerosis. *Physiother Theory Pract*. 2005;21:51–77.

Harrison E, Duenkel N, Dunlop R, Russell G. Evaluation of single-leg standing following anterior cruciate ligament surgery and rehabilitation. *Phys Ther*. 1994;74(3):245–252.

Hefford C, Abbott JH, et al. The patient-specific functional scale: validity, reliability, and responsiveness in patients with upper extremity musculoskeletal problems. *J Orthop Sports Phys Ther*. 2012;42:56–65.

Impellizzeri FM, et al. A vertical jump force test for assessing bilateral strength asymmetry in athletes. *Med Sci Sports Exerc*. 2007;39(11):2044–2050.

Kennedy DM, Stratford PW, Robarts S, Gollish JD. Using outcome measure results to facilitate clinical decisions the first year after total hip arthroplasty. *J Orthop Sports Phys Ther*. 2011;41(4):232–241.

Krause DA, et al. Reliability and accuracy of a goniometer mobile device application for video measurement of the functional movement screen deep squat test. *Int J Sports Phys Ther*. 2015;10(1):37–44.

Lim LI, Van Wegen EE, et al. Measuring gait and gait-related activities in Parkinson's patients own home environment: a reliability, responsiveness and feasibility study. *Parkinsonism Relat Disord*. 2005;11(1):19–24.

Loudon J, Weisner D, Goist-foley H, Asjest C, Loudon K. Intrarater reliability of functional performance test for subjects with patellofemoral pain syndrome. *Sports Rehabil Phys Ther*. 2002;37(3):256–261.

MacDermid JC, Walton DM, Avery S, et al. *J Orthop Sports Phys Ther*. 2009;39(5):400–417.

Marchetti GF, Lin CC, et al. Responsiveness and minimal detectable change of the dynamic gait index and functional gait index in persons with balance and vestibular disorders. *J Neurol Phys Ther*. 2014;38(2):119–124.

Maschi RA, Fives G. Rotator cuff repair: arthroscopic and open. In: Cioppa-Mosca J, Cahill J, Young Tucker C, eds. *Handbook of Postsurgical Rehabilitation Guidelines for the Orthopaedic Clinician*. 2008:383–392.

Maughan EF, Lewis JS. Outcome measures in chronic low back pain. *Eur Spine J*. 2010;9:1484–1494.

Outermans JC, Van Peppen RP, et al. Effects of a high-intensity task-oriented training on gait performance early after stroke: a pilot study. *Clin Rehabil*. 2010;24(11):979–987.

Peer MA, Lane J. The Knee Injury and Osteoarthritis Outcome Score (KOOS): a review of its psychometric properties in people undergoing total knee arthroplasty. *J Orthop Sports Phys Ther*. 2013;43(1):20–28.

Reid A, Birmingham TB, Stratford PW, Alcock GK, Giffin JR. Hop testing provides a reliable and valid outcome measure during rehabilitation after anterior cruciate ligament reconstruction. *Phys Ther*. 2007;87(3):337–349.

Resnik L, Borgia M. Reliability of outcome measures for people with lower-limb amputations: distinguishing true change from statistical error. *Phys Ther*. 2011;91:555–565.

Romero S, Bishop MD, et al. Minimum detectable change of the Berg Balance Scale and Dynamic Gait Index in older persons at risk for falling. *J Geriatr Phys Ther*. 2011;34(3):131–137.

Roos EM, Toksvig-Larsen S. Knee injury and osteoarthritis outcome score (KOOS): validation and comparison to the WOMAC in total knee replacement. *Health Qual Life Outcomes*. 2003;1:17.

Sassi RH, et al. Relative and absolute reliability of a modified agility T-test and its relationship with vertical jump and straight sprint. *J Strength Cond Res*. 2009;23(6):1644–1651.

Schenkman M, Cutson TM, et al. Reliability of impairment and physical performance measures for persons with Parkinson's disease. *Phys Ther*. 1997;77(1):19–27.

Silbernagel KG, Thomee R, Eriksson BI, Karlsson J. Full symptomatic recovery does not ensure full recovery of muscle-tendon function in patients with Achilles tendinopathy. *Br J Sports Med*. 2007;41 276–280.

Silbernagel KG, Thomee R, Thomee P, Karlsson J. Eccentric overload training for patients with chronic Achilles tendon pain–a randomized controlled study with reliability testing of the evaluation methods. *Scand J Med Sci Sports*. 2001;11:197–206.

Smithson F, Morris ME, et al. Performance on clinical tests of balance in Parkinson's disease. *Phys Ther*. 1998;78(6):577–592.

Steffen T, Hacker T, Mollinger L. Age and gender related test performance in community-dwelling elderly people: six-minute walk test, berg balance scale, timed up and go test and gait speeds. *Phys Ther*. 2002;(82):128–137.

Stratford P. Assessing disability and change on individual patients: a report of a patient specific measure. *Physiother Can*. 1995;47:258–263.

Suni J, Pekka O, Laukkanen R, Miilunpalo S, Pasanen M, Vuori I. Health-related fitness test battery for adults: aspects of reliability. *Arch Phys Med Rehab*. 1996;77:399–405.

Vellas B, Wayne S, Baumgartner R, Rubenstein L, Garry P. One-Leg Balance is an important predictor of injurious falls in older persons. *J Amer Ger Soc*. 1997;45(6):735–738.

PART II

치료적 운동 처방 워크북

Therapeutic Exercise Prescription Workbook

이 책의 워크북 부분은 하지, 상지, 척추 영역으로 구성되어 있으며 6장어서 소개한 4가지 범주인 저운동성, 과운동성, 반복적인 염좌 손상 및 수술 후 상태로 나뉜다. 워크북은 신체의 부우 별로 적용할 수 있는 일반적인 생체역학 개념과 기능적 요구사항으로 시작된다. 재활 목적으로 자주 사용되는 운동은 가동성과 외상 분류 외상 범주와 전반적인 목표에 따라 체계화된다. 다양한 운동 선택옵션이 있다. 이 장에서 설명하고 있는 옵션과 대체방법과 수정법은 모든 것을 포함하는 것이 아니라 독자가 운동을 처방하고 설명할 수 있는 아이디어와 예시를 제공하기 위한 것이다. 각 섹션에는 분류, 예방조치와 금기증, 일반적인 변수, 검사와 측정, 보상에 대한 일반적인 운동 접근법이 포함되어 있다. 각 운동에 대한 목적과 자세, 운동에 대한 설명과 동작, 교육 팁, 장점, 대안 및 진행을 설명하였다. 일부 운동은 다른 분류나 다른 부위에도 적용가능하다; 이러한 경우에 진행이나 대안의 참조를 제시하였다. 그림은 운동과 대안, 진행, 보상 또는 수정을 보여준다. 각 세션의 끝에서 개념과 원칙의 적용과 운동 선택의 설명이 포함된 사례 연구를 나타내었다.

분류에 대한 선택하는 것과 함께 사례 연구는 기본적인 장에 설명된 개념을 적용하도록 구성되었으며, 진행과 치유단계에 대한 적절한 선택, 최종 분류(만성통증 행동과 심리적 요소)에 대한 개념과 같은 다양한 요소들을 나타내고 있다.

9

하지 워크북

Lower Extremity Workbook

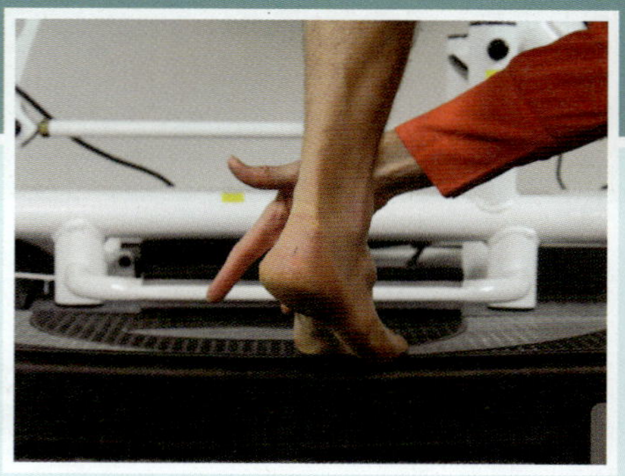

구조와 신체역학

하지 운동을 결정하기 위한 배경

BACKGROUND TO BE CONSIDERED FOR LOWER EXTREMITY EXERCISE

하지는 서 있는 자세에서 몸을 지지하고 걸음걸이와 다른 기능적 활동을 몸에 전달하는 기능을 하기 때문에 근력과 힘을 강하게 요구한다. 몸통과 하지의 결합은 허리와 골반부터 넙다리뼈까지의 엉덩관절 근육들로 구성되어 있다. 하지의 정렬은 발의 앞쪽과 뒤쪽의 관련성뿐만 아니라 넙다리뼈와 정강뼈의 각도에 영향을 받는다. 이러한 요소들과 관련된 운동들은 아래 표 9.1에 나열되어 있다.

표 9.1 하지 운동을 위한 생체역학적 개념

생체역학적 개념	운동에 미치는 영향
코어 자세	
허리골반의 위치는 서있는 자세에서 **하지의 무게중심(center of gravity)위치**에 영향을 미친다.	허리 골반의 방향성과 골반의 위치는 체중 지지 자세에서 체중 지지면(the base of support)과 함께 관찰된다.
허리골반의 관계는 **엉덩관절 근육의 정렬**과 효율에 영향을 미친다.	허리골반의 위치는 활동적 근육에 의해 유지되며, 힘을 발생시키기 위한 골반과 허리로부터 시작하는 하지 근육에 영향을 미친다.
감소된 엉덩관절 움직임 또는 감소된 근육의 유연성은 종종 허리와 골반의 보상작용을 일으킨다.	감소된 엉덩관절 움직임 또는 골반 근처 근육의 유연성은 종종 골반 기울임(앞쪽 또는 뒤쪽)과 허리 움직임을 가져온다. 보상 움직임을 관찰하고 올바른 자세를 감독하고 지시하는 것은 모든 운동에 필수이다. 엉덩관절 폄 또는 굽힘 유연성 제한: 골반 앞쪽 기울임 엉덩관절 굽힘 또는 폄 유연성 제한: 골반 뒤쪽 기울임 골반과 넙다리뼈의 관계는 체중 지지하는 자세에서 엉덩관절 근육의 활성화로 인해 유지된다.
코어 근육 활성화는 몸통의 지지를 제공하고 체중 지지 자세나 움직임(서있는 자세, 스쿼트, 무릎꿇기자세)에서 하지의 수직 부하의 양을 감소시킨다.	초기 몸통 근육의 활성화(그리고 만약 필요하다면 상지 근육의 활성화)는 수직 부하에 문제가 있을 때 지지하기 위해 사용할 수 있다.
하지의 신경근 안정화	
골반 위치는 한쪽 다리 서기에서 엉덩관절 벌림근과 모음근에 의지하고, **이마면 안정화** 또는 체중을 한쪽에서 반대쪽으로 옮길 때는 가로면에서 회전움직임의 안정화에 기여하는 엉덩관절 회전근에 의지한다.	체중 지지 자세를 할 때 이마면과 가로면에서 골반 움직임의 소실을 관찰한다. 정렬을 유지하기 위한 지시들과 안정화근육의 지구력과 활동을 촉진하기 위한 특정한 운동들은 생체역학적 정렬과 힘의 분배를 촉진하기 위한 운동 프로그램의 일부분이다.
무릎 과다폄은 뒤넙다리근, 장딴지근, 오금근(관절을 열기 위한)을 포함한 무릎 주변의 뒤쪽 근육들의 활성화 조절에 의해 감소될 수 있다.	과도한 무릎 폄에서 뒤넙다리근과 오금근을 사용해서 무릎을 능동적으로 펴하는 것은 서있는 자세에서 수직 정렬과 힘 분배를 촉진하기 위해 사용될 수 있다.
대부분의 발의 아치를 위한 지지는 근막과 인대 구조물들에 의한 것일 수도 있지만, 내재근, 종아리근, 앞/뒤 정강근, 발가락 굽힘근들은 **발의 아치** 조절과 지지를 돕는다.	과하거나 초기 평발은 발 중심근의 부적절한 활동이나 지구력을 나타낸다.

표 9.1 하지 운동을 위한 생체역학적 개념 - *계속*

뼈와 역학의 정렬

밖굽이무릎은 무릎뼈가 정면을 향할 때 발목 사이가 9–10cm 이상이거나 이마면에서 넙다리뼈와 정강뼈 사이의 가쪽 각도가 170° 이하일 때로 정의된다(표 그림 9.1; 그림 2.34A 참조).[2]

안굽이무릎은 발목이 붙었을 때[3] 무릎 사이가 4cm 이상이거나 가쪽 각도가 180° 이상일 때로 정의된다(표 그림 9.1 참조).[2]

젖힌무릎은 무릎의 과다폄이 10° 이상일 때로 정의된다(표 그림 9.2).[2]

다리 길이 차이와 **척주 옆굽음증**은 넙다리뼈와 골반 영역, 허리와 골반의 근육들의 정렬에 영향이 미친다(그림 4.11).

정상 엉덩관절 앞방향경사는 8–15°이다(표 그림 9.3–9.5; 그림 4.12 참조). 넙다리뼈 뒤틀림은 Craig's 검사로 측정된다(표 그림 9.4).[4] 증가된 앞방향경사는 증가된 안쪽돌림과 감소된 바깥돌림과 함께 발이 안쪽으로(toeing-in) 향한다.

무릎뼈의 정렬은 엉덩관절과 넙다리뼈의 정렬에 영향을 받는다. 이는 근육의 위치와 축 전위에 영향을 미치는 앞, 뒤방향경사의 정도를 포함한다.

정상적인 몸의 중립 자세의 정렬(체중 지지하지 않은 자세에서 평가)은 힘의 분배를 위해 근육이 최적의 위치에 있다.

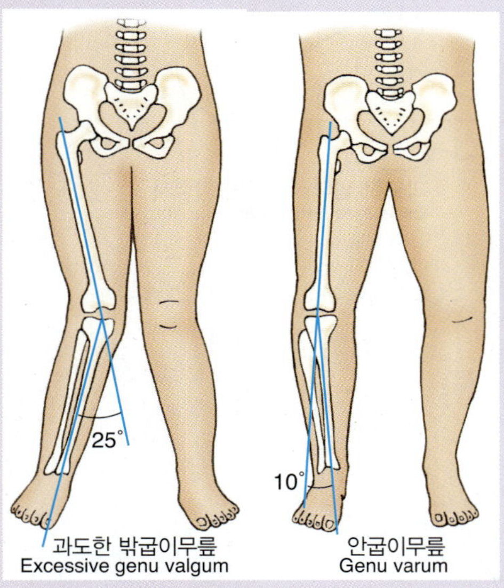

표 그림 9.1 (From Muscolino JE. *Kinesiology*. 2nd ed. St. Louis, MO: Mosby; 2011.)

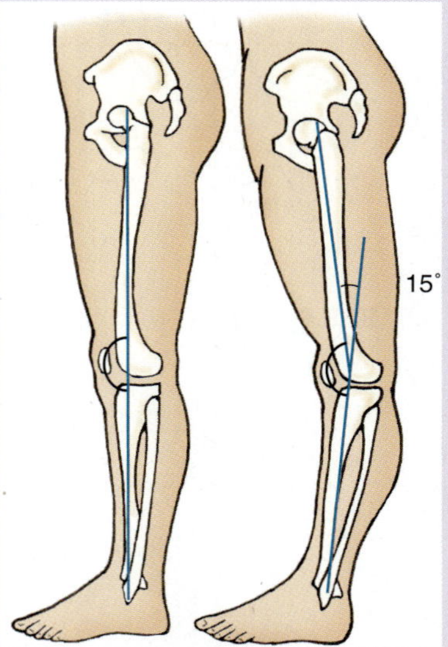

표 그림 9.2 (From Muscolino JE. *Kinesiology*. 2nd ed. St. Louis, MO: Mosby; 2011.)

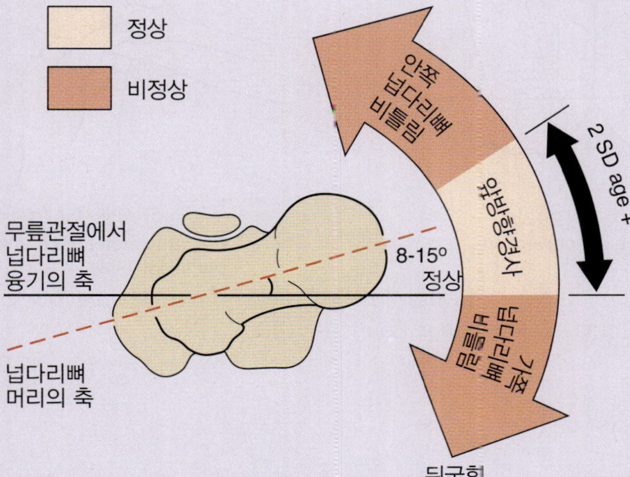

표 그림 9.3 정상과 비정상 넙다리뼈 비틀림. (From Magee DJ. *Orthopedic Physical Assessment*. 5th ed. St. Louis, MO: Elsevier Saunders; 2007.)

계속

표 9.1 하지 운동을 위한 생체역학적 개념 - *계속*

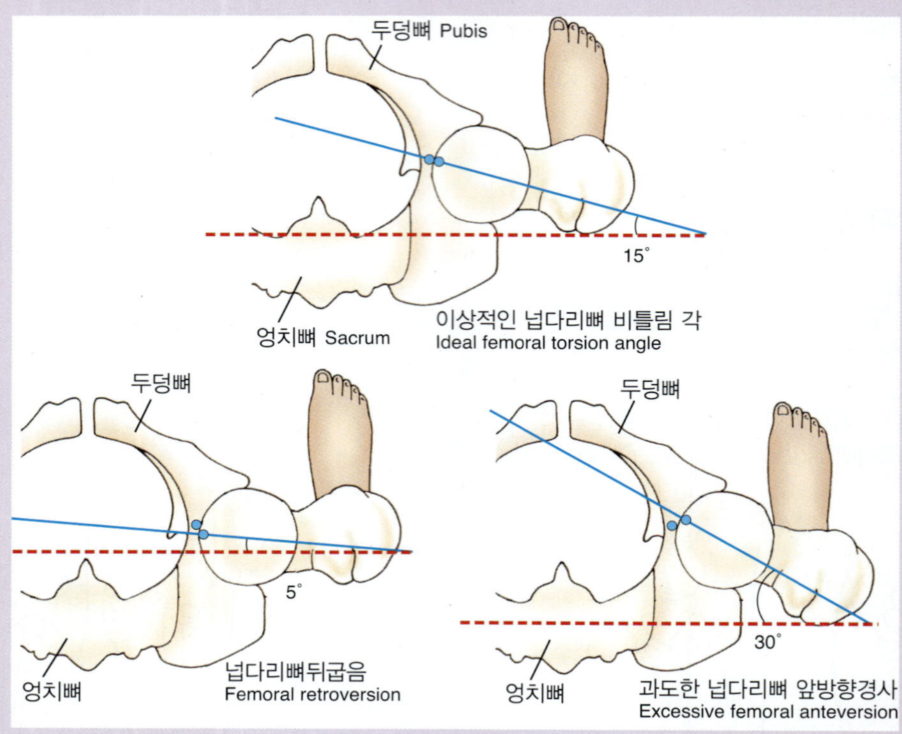

표 그림 9.4 (From Muscolino JE. *Kinesiology*. 2nd ed. St. Louis, MO: Mosby: 2011.)

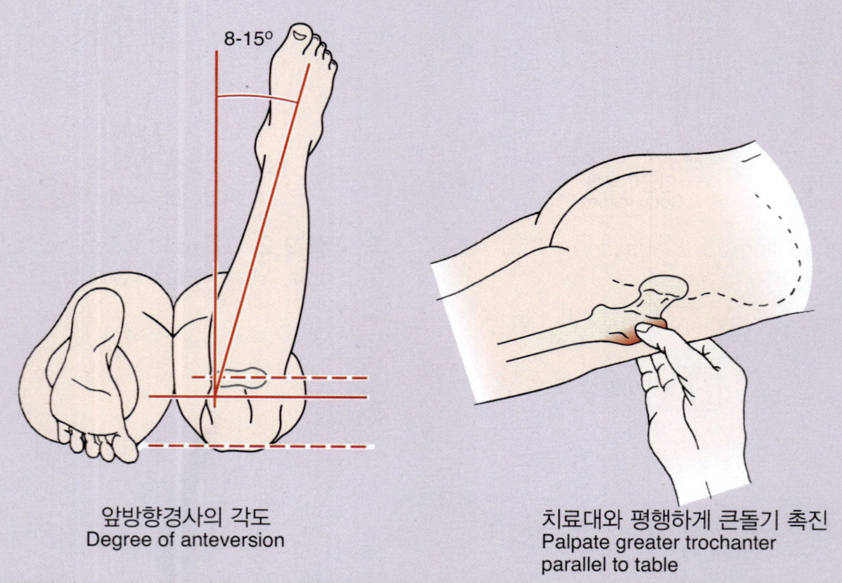

표 그림 9.5 크레이그 검사를 이용한 앞방향경사의 임상 측정. (From Magee DJ. *Orthopedic Physical Assessment*. 5th ed. St. Louis, MO: Elsevier Saunders: 2007.)

표 9.1 하지 운동을 위한 생체역학적 개념 - *계속*

정강뼈 바깥돌림(비틀림)

- 정강뼈는 정상적인 성인에서 넙다리뼈에 따라 12-18° 바깥쪽으로 회전되어 있다.[4] 대부분 어린이들은 그 각도가 덜 정확하다(5° 이상). 중간선에서 체중을 지지하지 않은 상태에 더 작은 각도의 정강뼈 회전은 발이 서로 마주보거나 앞으로 뻗은 상태로 만든다. 정강뼈나 넙다리뼈의 과도한 바깥 또는 안쪽돌림은 무릎힘줄이 무릎넙다리 복합체의 축 전위에 영향을 미칠 수 있다(표 그림 9.6과 9.7).[1,5,6]
- 체중 지지 정렬은 다양한 요소에 영향을 받는다: 넙다리뼈와 정강뼈의 정렬, 정강뼈의 위치에 영향을 미치는 발의 위치, 하지의 물렁조직 유연성, 근육의 균형/불균형, 통증과 두려움으로 인한 회피

정상적인 정강뼈의 바깥돌림은 발이 약간 바깥쪽으로 회전되어 있는 위치에 있게 한다(toed out). 정상적인 뼈의 위치는 체중을 지지하지 않은 상태와 무릎뼈가 정면을 향한 일어선 자세에서 평가되는 것이 좋다.

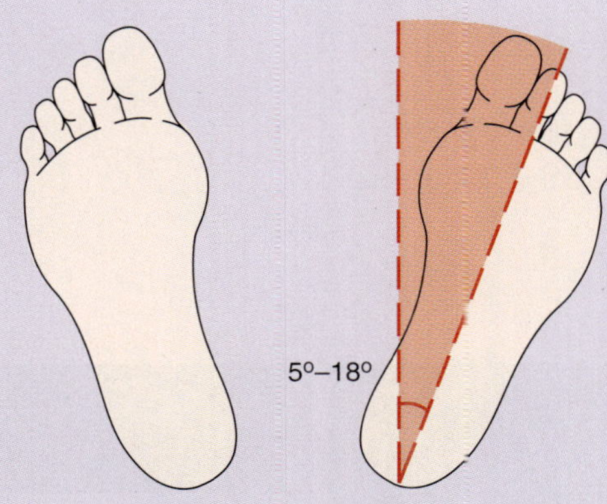

표 그림 9.6 (From Magee DJ. *Orthopedic Physical Assessment*. 5th ed. St. Louis, MO: Elsevier Saunders; 2007.)

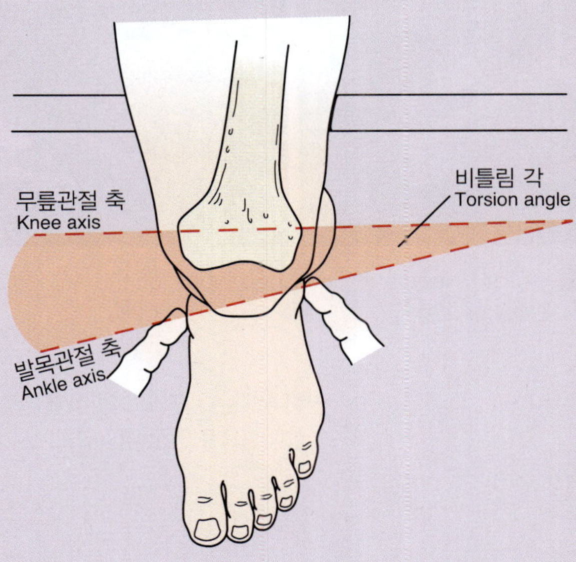

표 그림 9.7 (From Magee DJ. *Orthopedic Physical Assessment*. 5th ed. St. Louis, MO: Elsevier Saunders; 2007.)

계속

표 9.1 하지 운동을 위한 생체역학적 개념 - *계속*

발의 앞쪽과 뒤쪽의 가쪽번짐과 안쪽번짐 • 일어선 자세에서 정적인 발의 엎침 또는 뒤침 위치는 정강뼈의 위치와 전반적인 하지 회전에 영향을 미친다. 걸을 때 또는 달리기 초기에 과도하거나 연장된 엎침은 물렁조직에 흡수된 많은 힘과 함께 하지의 회전 움직임을 증가시킨다(그림 4.15 A 참조). 발을 통한 과도한 뒤침이나 엎침의 손실은 하지에서 더 높게 흡수되는 힘과 충격 흡수를 감소시킨다(그림 4.15 참조). • 발의 세로 아치는 서있는 자세에서 정상적으로 거의 7mm (건강한 성인 남성)를 감소시킨다. 근막의 결합 조직과 중간발 관절은 어느 정도 수직력을 지지하고 "스프링" 움직임에서 발이 땅에 닿을 때 탄력성과 충격흡수를 도우면서 에너지를 저장한다(표 그림 9.8).[2] • 발 자세 지수(foot posture index)는 서있는 자세에서 발의 위치를 평가하기 위한 수단으로 추천된다.[1,10-12] • 체중 지지하는 동안 발에 실리는 무게는 걷는 상태에서 몸무게의 1.2배가 증가하고, 뛰는 상태에서 2배, 60cm 정도 점프 했을 때 5배가 증가한다.[1]	보조기나 테이핑은 단기간의 통증 완화를 위해 사용하고, 과도하게 정적이거나 역동적인 엎침 시 또는 체중 지지 동안 부적절한 충격 흡수를 지지하기 위해 사용된다.

정상 발활 Normal arch

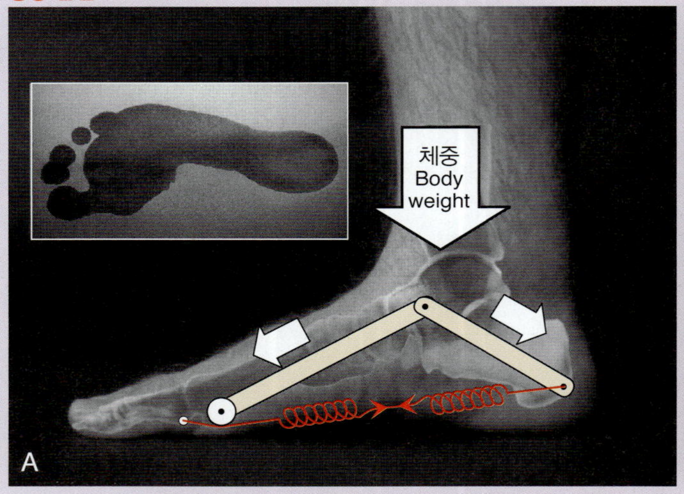

무너진 발활 Dropped arch

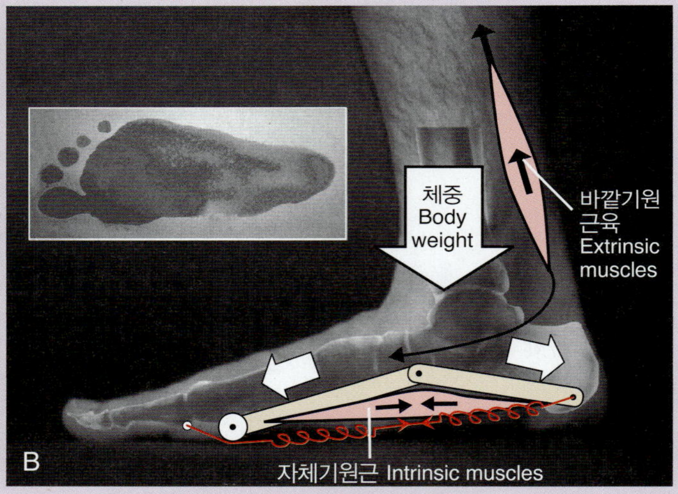

표 그림 9.8 세로 발활. (From Neumann DA. Kinesiology of the *Musculoskeletal System*. 3rd ed. St. Louis, MO: Elsevier; 2017.)

닫힌 위치 • 엉덩관절: 완전한 폄, 안쪽돌림, 벌림 • 무릎관절: 완전한 폄, 정강뼈의 바깥돌림 • 발목관절: 완전한 발등굽힘 • 발: 완전한 뒤침	닫힌 위치는 관절의 적합성과 관절 주머니의 장력에 의해 제공되는 상대적으로 안정적인 위치에서 제공될 수 있다.
편안한 위치 • 엉덩관절: 30° 굽힘, 30° 벌림, 약간의 바깥돌림 • 무릎관절: 25° 굽힘 • 발목관절: 10° 발바닥 굽힘, 중간 가쪽번짐과 안쪽번짐 • 발: 중립	관절 내 부종이 있다면, 편안한 위치에서 관절주머니와 인대가 덜 긴장된 상태에 있다고 가정할 수 있다. 초기단계에서 가동성 운동이나 등척성 운동은 편안한 자세에서 부종이 감소됨에 따라 움직임 범위를 증가시킬 수 있다. 통증 완화를 위한 관절 가동화와 진동을 편안한 위치에서 시작할 수 있다.

표 9.1 하지 운동을 위한 생체역학적 개념 - *계속*

무릎넙다리관절의 정렬과 역학

- 무릎뼈는 넙다리뼈 관절융기와 점진적인 관절 적합성을 가지고 무릎 굽힘 30°에서 넙다리뼈 관절융기와 접촉한다. 또한 굽힘 60-90° 사이에서 최대의 압박 힘에 도달하면서 압축된 힘을 발생시킨다.[2] 최고의 스트레스(힘/위치)는 이 각도에서 가장 크지만 부정렬에서는 무릎뼈의 가쪽부위에서 더 높거나 엉덩정강근막과 가쪽 지지띠를 통해 전달되는 외부 힘이 더 높다(표 그림 9.9B).
- 무릎 힘줄의 장력은 각도가 더 클수록 증가되고 최고 굽힘에서 최고의 장력이 된다(표 그림 9.9C).
- 만약 무릎뼈의 아래쪽 극이 무릎아래 지방덩이를 누르면 그 지방덩이는 마지막 폄에서 늘어나고 불편감, 통증이 있을 것이다.

무릎넙다리증후군을 가진 환자들은 초기에 체중 지지 자세나 힘이 실리는 완전한 굽힘을 피해야 한다.[13]

확장된 지방덩이와 관련한 마지막 폄에서 통증; 초기에 마지막 폄을 피한다.[13]

무릎넙다리관절의 회전과 최소화된 축 전위는 골반, 넙다리뼈 회전 또는 발의 위치 조절을 요구할 것이다.[1,2]

능동적인 힘 결합은 하지의 회전과 각도를 조절하고 유지하기 위해 요구된다. 이것은 이마면 안정성과 회전에 중요한 역할을 하는 엉덩관절과 발의 위치가 함께 수행한다.[2]

무릎넙다리관절의 정상각도범위와 관련된 힘은 특히 스쿼트, 런지, 계단 오르고 내리기와 같은 한발 체중 지지 운동들과 같은 운동을 선택할 때 고려해야 한다.[13,15]

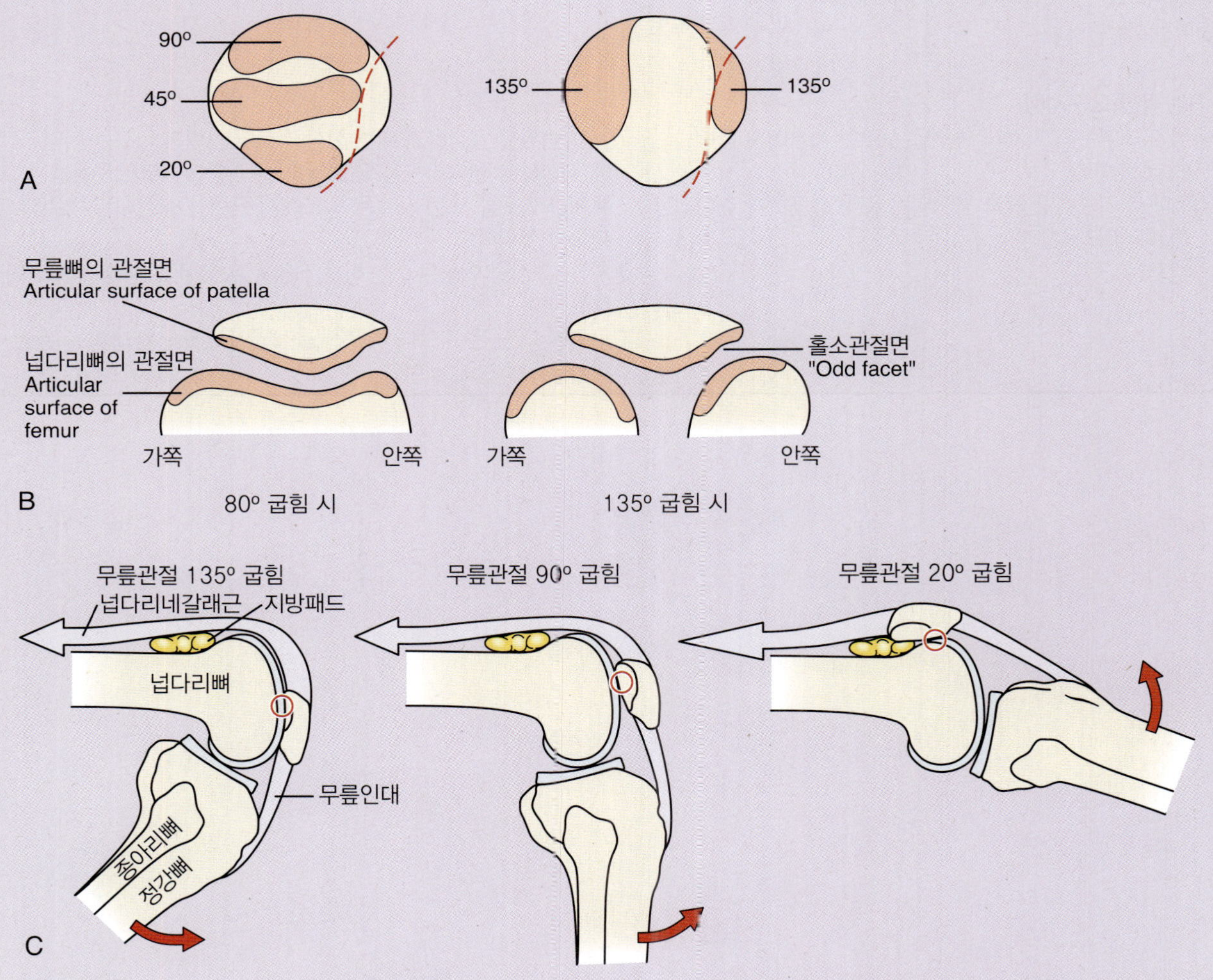

표 그림 9.9 굽힘과 폄 시 무릎넙다리관절의 접촉과 일치. (From Magee DJ. *Orthopedic Physical Assessment*. 5th ed. St. Louis, MO: Elsevier Saunders; 2007.)

계속

표 9.1 하지 운동을 위한 생체역학적 개념 - *계속*

- 무릎넙다리관절의 정렬은 밖굽이무릎과 함께 증가된 축 전위와 넙다리정강뼈 각에 의존한다. 넙다리뼈 앞방향경사 / 뒤방향경사, 정강뼈와 넙다리뼈 비틀림, 그리고 발의 위치 또한 몸쪽, 먼쪽 관계로부터 회전과 축 전위에 영향을 미친다. 두 가지 무릎뼈 각도와 무릎넙다리뼈 누르는 힘은 점진적인 무릎 굽힘과 일반화된 하지 회전과 함께 바뀔 수 있다(표 그림 9.9C와 D).[2,14]
- Q각: ASIS에서 무릎뼈의 중간지점을 잇는 선과 무릎뼈 중간지점에서 정강뼈 결절을 잇는 선은 전반적인 넙다리네갈래근의 정렬을 반영한다. 또한 먼쪽과 몸쪽의 정적인 뼈 정렬에 영향을 미친다. 평균 Q각은 13-18°이고, 더 넓은 골반으로 인해 남자보다 여자가 더 크다.[1,2,15]
- 무릎넙다리관절의 압축력은 계단 오르기에서 몸무게의 2.5~3.5배 증가되고 딥 스쿼트(deep squats)에서 7배 증가한다.[1,2,6]

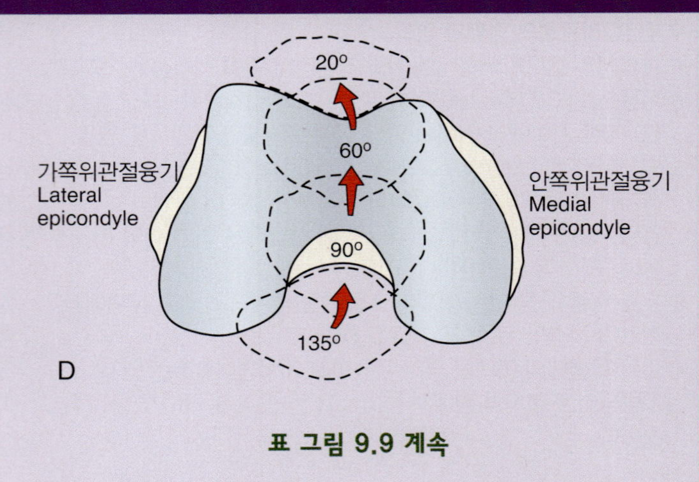

표 그림 9.9 계속

하지의 기능적인 요구사항

하지의 움직임 대부분의 기능적 요구들은 닫힌 사슬에서 근력, 힘, 균형을 포함한다.

과도한 각도에서 기능적 근력과 움직임은 몇몇 스포츠나 취미활동(체조, 춤)에서 요구된다.

기능적 범위를 달성하기 위한 정상 각도나 근력의 목표는 나이, 직업, 취미에 적합해야 한다. 관절가동범위가 증가함에 따라, 운동들은 그 각도를 유지하기 위해 또는 새로운 각도에서 근력을 향상시키기 위해 조절이 필요할 것이다.

하지 닫힌 사슬 기능은 기능적 움직임을 위한 바로선 자세에서 더 중요하다.

지구력이 더 높은 각도나 특정한 움직임에서 요구된다면, 운동은 이러한 위치들을 통합해야 한다.

섹션 9.1: 저가동성

일반적인 운동의 접근 GENERAL EXERCISE APPROACHES

저가동성에 사용되는 운동들은 6장에 나열되어 있고, 저가동성과 과가동성에 사용된 변수들 사이의 비교는 표 6.4에 포함되어 있다. 목표, 방법, 매개변수, 측정의 검토는 표 9.2에 포함되어 있고 특정 운동의 유형은 6장과 표 6.2에 나타나 있다.

금기사항 및 주의사항 CONTRAINDICATIONS AND PRECAUTIONS

1. 가동성 운동들은 심각한 불안정성이나 초기 회복 또는 수술적 치료가 없는 골절에는 해당되지 않는다.
2. 외상(골절, 연골, 테두리, 힘줄, 인대 파열) 후에 적절한 회복이 나타나면 결정한다.
3. 초기 염증은 주의를 요구한다 (예시; 초기 염증과 무릎 관절염).
4. 먼저 부종을 관리한다.
5. 근경련과 근방호가 존재한다면 힘과 무게의 양을 결정할 때 주의한다.
6. 염증 단계에서 과도한 압박은 피한다 (예시; 류마티스성 관절염).
7. 부종이 있거나 관절염이 의심된다면, 체중 지지 힘을 제한한다.
8. 테두리나 연골 파열이 의심된다면 과도한 움직임은 주의한다.
9. 수술 후 주의사항은 섹션 9.4를 참조한다.
10. 과도한 각도나 무게에 대한 반응을 관찰하고, 치료하는 동안 통증이나 경련이 증가한다면, 운동을 조절해야 한다.
11. 가동성 운동 후 8시간 안에 근육통이 증가한다면, 다음 방문 시에 무게나 압박의 양을 감소시킨다.

일반 매개변수 GENERAL PARAMETERS

가동범위 끝 범위와 함께:

- 진동 또는
- 낮은 부하, 고반복 또는
- 지속적인 유지

검사 및 측정 TESTS AND MEASURES

가능한 검사들과 측정, 해석 그리고 정신적 요소들의 더 상세한 묘사를 위해서는 Magee[1], Magee와 Sueki[2] 그리고 Cleland[16]를 참고할 수 있다; 가동범위 검사들과 요소들을 위해서 Reese와 Bandy[17]를 참고할 수 있다.

1. 가동 범위의 각도 측정(능동 또는 수동)
2. 가동 범위의 끝 범위에서 통증
3. 가동 범위의 움직임에서 수동 움직임으로 끝 느낌 확인
4. 근육의 유연성 측정
5. 기능적 가동성을 위한 기능적 움직임 결과 측정 (예시; 선 자세에서 런지, 역동적인 스쿼트)
6. 보상 움직임 없이 활동을 수행할 수 있는 능력 또는 독립적으로 가정 프로그램을 수행할 수 있는 능력 확인
7. 기능적 움직임 측정(허리 뒤로 손 또는 머리 뒤로 손으로 양쪽을 비교, 옷을 입을 수 있거나 도달할 수 있는 능력)
8. 하지 기능적 척도(LEFS)
9. 특정한 부위(예시; 무릎 결과 척도), 일반적 건강상태(예시; SF36), 또는 특정한 진단 결과 측정(WOMAC). 선택된 결과 측정과 Magee의 정형외과적 평가를 위해 8장을 참고할 수 있다.[1]

보상 및 반응에 대한 관찰 OBSERVATION FOR COMPENSATIONS AND RESPONSES

- 주변 부위에서 관련된 움직임을 위한 보상 움직임을 제한하기 위해 조절하고 관찰한다.
- 몸쪽과 먼쪽 부분을 안정화 시킨다.
- 균형의 소실이나 과도한 보상 움직임이 있다면, 지지된 자세를 사용한다.
- 어떤 불편감이 있는지 환자에게 물어본다.
- 지연성 근육통, 증가된 부종 또는 치료 후 부종을 관찰한다.

표 9.2 저가동성이 주요한 손상일 때 목표, 방법, 매개변수, 측정

목표	방법	매개변수	측정
종창(부종 또는 삼출), 근 경련, 그리고 관련된 통증 증상 감소	순환 "펌핑(pumping)" 운동 (열린 사슬) 보상 작용이나 과도한 통증없이 중간에서 끝 가동범위(끝 범위까지 도달할 필요는 없다)에서 능동적으로 관절을 움직이는 것 "펌핑" 효과를 유지해 적절한 이완과 함께 등척성 수축	여러 번 반복(>30) 낮은 부하 지지된 자세 운동 세트 사이에 적절한 휴식기 하루 동안 자주 반복 통증은 지속된 반복과 함께 줄어드는 것이 바람직하다.	주변 부위 측정 움직임 범위의 각도 측정 통증 보고(쉴 때, 움직일 때, 끝 범위를 향한 움직임과 관련해서) 기능적 가동범위 측정(비디오 또는 기능적 검사들)
향상을 최대화시키기 위해 가동성 전에 몸의 온도를 증가시킨다.	일반적 유산소 운동	가능한 범위에서 반복된 움직임을 위한 장비 낮은 강도에서 중간 강도 운동을 하는 동안 통증 증가없이 운동 자각 11-13에 도달하기 위한 강도 초기에 유산소 지구력 보다 준비 운동을 하고 점차 유산소 지구력으로 한다.	운동 자각도 운동하는 동안 또는 후의 통증 정도
관절주머니 또는 결합조직 움직임을 증가시킨다.	체중 지지를 하지 않거나 끝 범위를 향한 열린 사슬 운동(치료사 보조, 자가 보조, 운동기구 보조) 사용: 끝 범위까지 닿는 움직임 진동 보상작용 없이 제한된 범위를 통한 능동, 능동 보조 또는 저항 수동적 자세 지속되는 스트레칭(결합 조직과 근육 길이를 조절하기 위해)	고반복(>25) 낮은 부하 조절된 속도 끝 범위 도달	움직임 범위 각도 측정 기능적 가동범위 측정(비디오 또는 기능적 검사들) 끝 느낌과 끝 느낌 전에 상대적인 움직임 양(수동 움직임, 관절 놀이) 선택적 조직 장력 평가; 능동과 수동 관절 가동범위 사이의 관계
근육의 유연성 증가 (복합 관절 포함)	수동적 자세 섬유질의 방향이 한쪽 또는 양쪽 끝에서 근육-힘줄의 완전한 길이에 도달하기 위한 끝 범위에서 지속적인 스트레칭(치료사 보조 또는 환자 스스로 수행) 수축-이완 유지-이완	지속된 유지(15-30초) 또는 끝 범위에서 여러 번 반복 낮은 부하 수축-이완 또는 유지-이완은 목표 근육의 최대 길이를 위해 즉각 이완과 수축으로 목표 근육군의 최고 저항을 한다. 범위는 시간 유지 또는 반복과 함께 증가시키는 것이 좋다.	움직임 범위 각도 측정 기능적 가동범위 측정(비디오 또는 기능적 검사들) 관절가동 범위와 관련된 수동 움직임과 끝 느낌 근육 유연성 검사
특정한 신경 스트레칭 기술로 신경 가동성 증가	신경 미끄러짐 또는 스트레칭 기술	운동은 특정한 신경 조직의 가동성을 증가하기 위해 사용. 또한 중증도와 과민성에 따라 유지한다. 끝 범위 운동 또는 증상이 재발하는 짧은 범위 안에서 여러 번 반복. 또는 증상을 재발시키기 위해 시작 만약 낮은 중증도와 과민성이라면 유지 지속	움직임 범위 각도 측정 신경 장력 검사 기능적 가동범위 측정(비디오 또는 기능적 검사들) 기능적 자세와 증상 재발

표 9.2 저가동성이 주요한 손상일 때 목표, 방법, 매개변수, 측정 - *계속*

목표	방법	매개변수	측정
하지 가동성 증가	일반적인 또는 특정한 관절 가동성	관절주머니 또는 결합조직(위의 결합 조직 부분을 참고) 근육 유연성(근육 유연성 부분 참고)	기능적 가동범위 측정(비디오 또는 기능적 검사들) 관절가동범위(경사 측정기 또는 각도계) 관절가동범위와 관련된 수동 움직임과 끝 느낌 근육의 유연성 검사들
하지의 몸쪽 지지, 자세 인지, 그리고 지구력 향상	모든 운동을 하는 동안 일반적인 하지와 척추 자세 조절 그리고 지구력	고반복(>15 반복) 또는 최적의 정렬을 제공하기 위해 자세, 피로 또는 보상 작용 전에 자세 유지	운동이나 기능 활동하는 동안에 최적의 정렬을 유지하기 위한 능력 피로나 보상작용이 나오기 전에 최적의 정렬을 유지하기 위한 시간 지속된 자세 또는 운동하는 동안 특정 피로도의 정도/인지된 노력
다른 관절가동술, 관절 가동 운동 또는 근육 유연성으로부터 새롭게 획득된 이용 가능한 관절 범위에서 근육 활동과 지구력 증가	새로운 관절 범위에서 근육 활동; 중력 보조, 도움 없이 또는 저항 받는 자세 새로운 범위에서 지구력과 조직 자극을 위한 점진적 저항 운동	고반복(>30) 낮은 부하 새롭게 얻은 범위 가능하다면 끝 범위 가동성 운동 후에 특정 범위에서 근육 활동 촉진	움직임 관찰 수동적 범위에서 가능한 활동화 시키는 능력 가능한 끝 범위에 도달하기 위한 반복 횟수
동적 가동성과 조직의 유연성을 유지하고 증가시킨다. 기능적 가동성을 향상시키고 유지하기 위한 활동적 수단을 가르친다.	기능적 훈련 자가 스트레칭 또는 가동성 운동	운동 조절 개념들; 이용 가능한 범위를 사용하기 위한 특수성 연습, 정확성과 감독을 연습하기 위한 개념 훈련	보상작용이나 되먹임 없는 범위에서 기능적 움직임을 수행하는 능력 기능적 가동성 측정 기능적 움직임 자가 보고(예시; 하지 기능적 측정 LEFS)

운동

수동, 능동 보조 또는 능동 가동성

일반적인 유산소 운동

자가 스트레칭 유연성

새로운 범위에서 점진적인 저항 운동

운동 기술

수동, 능동 보조 또는 능동 가동성
PASSIVE, ACTIVE-ASSISTED, OR ACTIVE MOBILITY

9.1 수동과 능동으로 낮은 부하 무릎 폄
Passive and active low-load knee extension

9.1A 무릎 위에 모래주머니를 올린 누운 자세에서 수동 스트레칭

그림 9.1A 참조

목적

- 완전히 지지된 자세에서 낮은 부하로 수동 무릎 폄을 회복하기 위해서

자세

- 아킬레스 건 아래로 말려진 수건이나 하프 폼롤러를 놓고 길게 앉은 자세 또는 바로 누운 자세
- 모래주머니(견딜 수 있을 만큼)는 무릎뼈 위, 허벅지의 먼쪽에 위치

움직임

- 유지하고 수동적인 무릎 폄

장점

- ROM을 증가하기 위해 낮은 부하와 함께 지속적인 스트레칭을 가능하게 한다.
- 무게 주머니 또는 모래주머니를 이용하여 가정 운동프로그램으로 쓰일 수 있다.

교육 팁

- 스트레칭을 하는 동안에 통증 완화와 근육 이완을 돕기 위해 뜨거운 찜질을 추가할 수 있다.
- 증가된 근육 경련 없이 30초 동안 유지할 수 있는 무게인지 결정하기 위해 감독과 검사한다.

특정 매개변수

- 연장된 유지는 30초에 시작할 수 있고, 만약 견딜 수 있다면 3분까지 설정한다.
- 그 자세를 이완하기 위한 짧은 유지는 통합 3–5분까지 도달하기 위해 반복한다.

대안

- 바로 누운 자세에서 능동 무릎 폄(운동 9.1B)
- 무릎 아래로 위치한 무게와 엎드린 자세에서 테이블 바깥으로 수동 두릎관절 폄(운동 9.1C: 엎드린 자세에서 무릎 걸치기)
- 환자는 허벅지 앞쪽에 수동적 압박과 자가 스트레칭을 할 수 있다.

진행

- 스트레칭의 지속적 효과를 위해 반복 횟수를 줄이고 스트레칭 시간을 증가한다.
- 만약 환자가 짧은 시간만 유지할 수 있다면, 세트 수를 증가한다.
- 통증이 증가하거나 무릎 폄을 막는 뒤넙다리근의 방어 없이 무릎 위의 무게를 증가한다.
- 발목 아래에서 지지하는 위치를 높인다.
- 허리근 또는 큰볼기근의 보상작용 없이 능동적 마지막 무릎 관절 폄(또는 능동 폄과 함께 보충)을 한다.

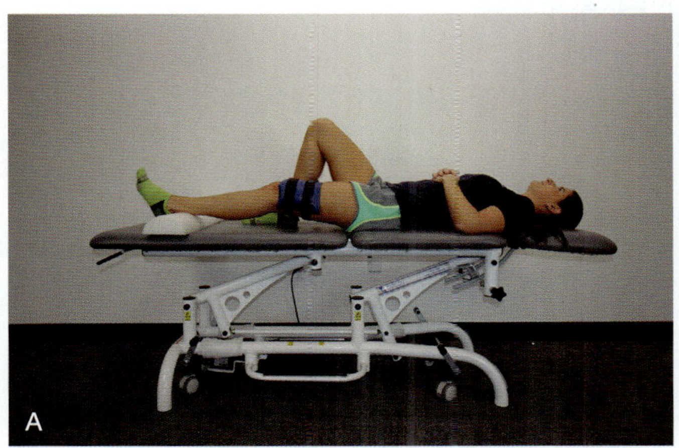

그림 9.1A

9.1B 마지막 범위 무릎 폄의 능동 등척성 운동

목적

- 폄 관절가동범위 증가

자세

- 바로 누운 자세 또는 길게 앉은 자세, 다리가 앞으로 길게 뻗은 자세
- 이용 가능한 무릎 폄 범위의 지지를 제공하고 무릎 과다폄을 막기 위해 무릎 뒤에 부드러운 지지대나 작게 말린 수건 사용

움직임

- 허벅지를 테이블에서 떼지 않고 무릎 뒤에 수건을 향해 누르면서 발뒤꿈치를 들어 올리도록 지시하면서 넙다리네갈래근 활성화
- 발목 발등 굽힘을 더하는 것은 무릎 관절주머니에 부가적인 스트레칭을 제공하는 동시에 장딴지근에 스트레칭을 더한다.

장점

- 이 운동은 도수치료(움직임을 동반한 가동술)와 함께 쓸 수 있다.
- 마지막 각도는 정상적인 걸음 패턴과 디딤기를 위해 필수적이다. 이 운동은 특정 마지막 가동 범위에서 등척성 움직임을 제공한다.
- 움직임은 무릎 뒤쪽 구조물의 스트레칭과 연장을 증진시킨다.
- 장력 길이 관계로 인해 능동 조절이 어려울 수 있는 자세에서 근육 활동을 증가시킨다.

교육 팁

- 지침 예:
  - "무릎뼈를 엉덩이 쪽으로 당겨 넙다리네갈래근을 수축시키고, 무릎 아래 수건쪽으로 누르세요."
- 치료사는 무릎 아래에 탄력저항 밴드를 묶거나 손을 갖다 대기 또는 넙다리네갈래근을 두드리면서 부가적인 고유 감각 입력을 제공할 수 있다. 근육을 두드리는 동안 환자가 근력 밴드나 손을 향해 누르거나 넙다리네갈래근을 사용할 수 있도록 초점을 맞추도록 요구한다.

특정 매개변수

- 수축하는 시간에 따라 설정된 시간이 유지되거나 점진적으로 증가할 수 있다.
- 자세를 이완하면서 짧은 유지는 통합 3–5분에 도달할 때까지 반복할 수 있다.

대안

- 치료사는 능동적인 마지막 폄에서 무릎을 수동적으로 스트레칭 할 수 있다.
- 수건은 과다폄을 다시 획득하기 위해 발목 아래에 위치할 수 있다(그림 9.1B).
- 마지막 무릎 폄의 등척성 운동에 따라오는 모래주머니와 엎드린 자세에서 무릎을 걸치거나 수동 폄을 한다(운동 9.1C).
- 탄성 저항 밴드를 무릎관절 위로 감고 앞쪽 무릎 높이에 고정한 상태로 서 있는다. 환자는 밴드의 저항에 대항하여 능동적으로 무릎관절을 폄시킨다(운동 9.16).

진행

- 범위를 증가한다.
- 시간을 증가한다.
- 무릎 폄을 위해 엎드린 자세에서 유지/이완을 한다.
- 새로운 범위에서 짧은 범위 넙다리네갈래근의 활성화와 지구력
- 마지막 폄에서 편심성 조절

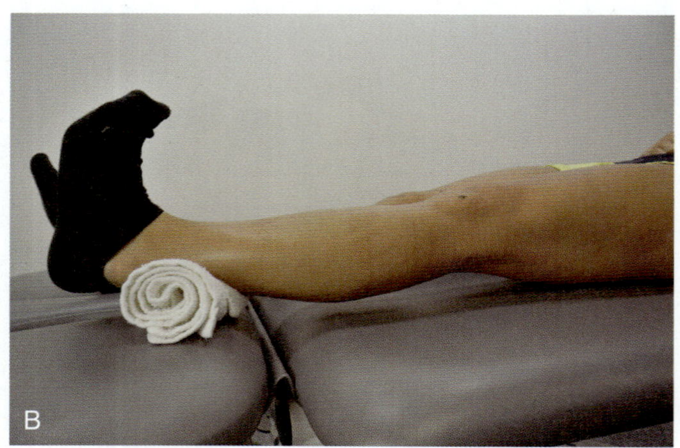

그림 9.1B

9.1C 엎드린 자세에서 수동 무릎 폄(엎드린 자세에서 무릎 걸치기)

그림 9.1C 참조

목적

- 무릎 폄의 관절가동범위를 증가

자세

- 엎드린 자세에서 허벅지는 테이블에 이완한다.
- 종아리는 테이블 끝에 걸쳐 놓는다.
- 무릎뼈가 테이블 가장자리로 나와있는지 확인하고 무릎뼈가 압박되지 않게 허벅지 먼쪽 아래에 수건을 접어서 놓는다.
- 엎드린 자세에서 배 아래에 베개를 놓는 것은 허리가 중립 자세를 유지하게 한다.

움직임

- 스트레칭을 제공하기 위해 중력과 다리 무게를 사용해서 수동적으로 무릎을 편다.

장점

- 가동성을 증가시키기 위해 낮은 부하와 장시간 스트레칭이 가능하다.

교육 팁

- 스트레칭이 끝났을때, 환자에게 무릎을 굽히지 말고 치료대 위쪽으로 올라가도록 지시하시오. 즉각적으로 스트레칭에 반대되는 자세를 하는 것은 그 조직들이 적응하지 못하게 하고 매우 불편할 것이다.
- 환자는 집에서 그 운동을 하기 위해 침대 가장자리에 발목을 걸치고 가방이나 무게가 있는 물체를 발목에 놓을 수 있다. 쌀이나 콩과 같은 건조식품의 포장은 500g 단위로 증가시켜 무게를 추가할 수 있다.

특정 매개변수

- 연장된 유지는 30초에서 시작할 수 있고, 견딜 수 있으면 3분까지 증가한다.
- 자세를 이완시키는 짧은 유지는 통합 3–5분에 도달할 때까지 반복되는 것이 좋다.

대안

- 바로 누운 자세에서 수동 폄 스트레칭(운동 9.1A)
- 엎드린 자세에서 유지/이완(운동 9.2)

진행

- 스트레칭을 증가하기 위해 발목에 무게를 더할 수 있다.
- 유지 시간을 증가시킨다.
- 능동 폄 운동으로 나아간다.

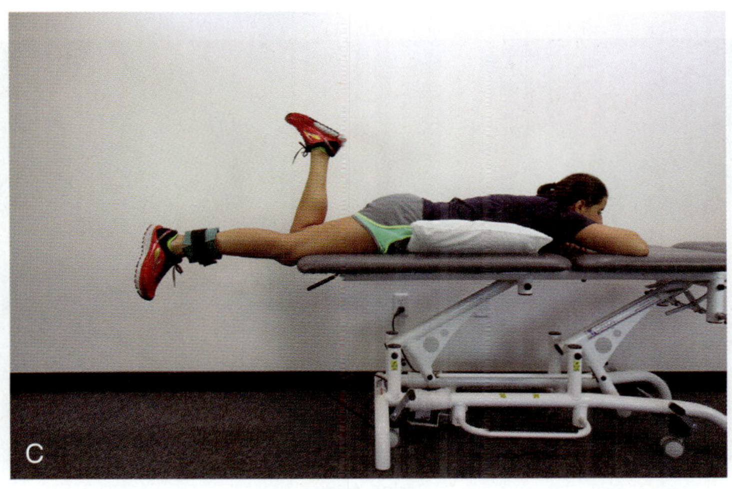

그림 9.1C

9.2 무릎 폄을 위한 엎드린 자세에서 유지/이완

Hold/relax prone for knee extension

그림 9.2 참조

목적

- 무릎 폄 가동범위를 증가시킨다.

자세

- 엎드린 자세, 배 아래에 베개를 위치한다.
- 허벅지는 침대 위에 이완시킨다.
- 말려진 수건은 무릎 위, 먼쪽 넙다리네갈래근 아래에 위치한다.

움직임

1. 치료사는 한 손으로 무릎 허벅지 위쪽를 안정화시킨다.
2. 환자는 먼쪽 정강뼈에서 치료사에 의해 제공되는 최대하 저항에 대해 무릎을 굽히기 위해 뒤넙다리근을 활성화 하고 8–10초 동안 유지한다.
3. 환자는 치료사가 무릎을 최대 폄으로 누르는 동안 이완하고 그 자세를 20–30초 유지한다.

교육 팁

- 지침 예:
  - "치료사 힘에 저항해서 무릎을 굽히도록 하고 그것을 유지하세요. 그리고 무릎을 다시 펼 수 있도록 완전히 힘 빼세요."

장점

- 손의 접촉은 치료사가 근육 방어를 발견할 수 있도록 하고, 스트레칭을 제공하거나 뒤넙다리근에 저항하는 힘의 양을 조절할 수 있도록 한다.

특정 매개변수

- 강조는 가능한 범위에 도달할 수 있도록 하고 최대 늘어난 마지막 범위를 향해 스트레칭을 증가한다.
- 만약 부종이 없다면 범위가 증가함에 따라 완전한 폄을 유지하는 시간을 천천히 증가한다.
- 만약 최대 폄에서 통증이 있다면 저항은 무릎 굽힘을 가능하게 하기 위해 조절할 수 있다(수축/이완).

대안

- 앉은 자세에서 능동 등척성 무릎 폄(운동 9.1B)
- 엎드린 자세에서 무릎 걸치기(운동 9.1C)
- 뒤넙다리근 스트레칭(운동 9.9)

진행

- 스트레칭 유지 시간을 증가한다.
- 가동 범위를 증가한다.
- 저항의 양이나 수축의 시간을 증가한다.
- 새롭게 얻은 범위에 접근하기 위해 바로 누운 자세 또는 앉은 자세에서 능동이나 능동 보조로 무릎 폄을 할 수 있고 신경근 활성화 패턴을 교육한다.

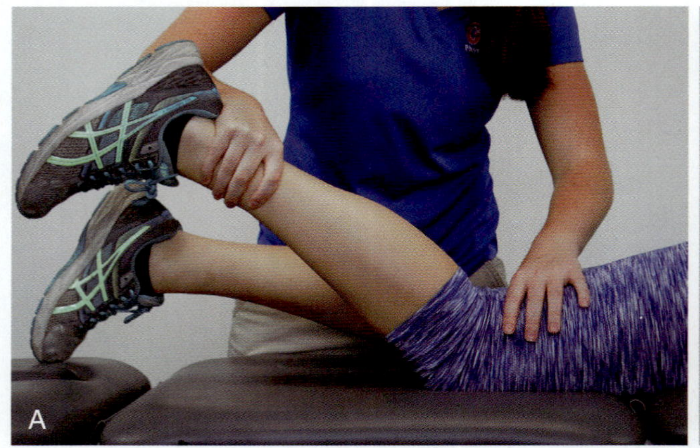

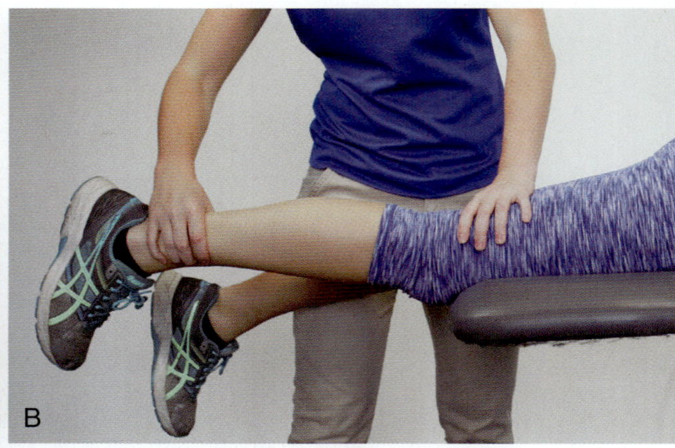

그림 9.2

9.3 바로 누운 자세에서 슬라이더로 능동 뒤꿈치 미끄러짐 운동(폄과 굽힘 가동성)

Active supine heel slides with slider(extension and flexion mobility)

그림 9.3 참조

목적

- 무릎관절에 스트레스를 최소화하면서 엉덩관절 또는 무릎관절 가동범위를 유지하거나 증가시킨다.
- 근육에 펌핑작용을 만드는 낮은 부하의 반복적인 가동범위 운동으로 무릎관절의 삼출액을 감소시킨다.

통증 감소

- 엉덩관절과 무릎관절의 고유감각 입력과 안정성/조절을 시작한다. 환자가 기능적인 운동을 하는 동안 시상면에서 독립된 움직임은 하지 정렬을 유지할 수 있도록 돕는다.

자세

- 환자의 편안함에 따라 바로 누운 자세에서 머리 받침대를 놓거나 길게 앉은 자세를 한다.
- 엉덩관절과 무릎관절은 구부린 상태(가능하면 양쪽 다)
- 골반 정도와 척추 중립
- 발목과 발은 양말이나 미끄러짐을 도울 수 있는 것을 사용하여 마찰이 제한된 표면(타일이나 딱딱한 바닥)에 놓는다(그림 9.3A). 슬라이더(그림 9.3B) 또는 슬라이딩 보드(그림 9.3C)는 발과 표면의 마찰을 줄이고 또는 운동을 슬라이딩 보드 위에서 수행할 수 있다.

움직임

- 엉덩관절과 무릎관절을 구부리기 위해 몸쪽으로 발뒤꿈치를 표면에 유지한 채 미끄러지게 한다.
- 무릎 굽힘의 끝 범위에 도달한 후, 엉덩관절과 무릎관절이 완전히 펴질 때까지 발뒤꿈치를 몸에서 멀어지게 미끄러진다.

교육 팁

- 수정해야 할 일반적인 오류:
  - 다리를 시상면에서 움직일 수 있도록 한다(벌림이나 모음은 안된다).
- 보상작용을 해결하거나 예방하는 방법:
  - 무릎이 안쪽이나 바깥으로 돌아가는 것을 막기 위해 엉덩관절 안쪽돌림 또는 바깥돌림 근육들을 사용해서 시상면에서 움직임이 일어날 수 있도록 환자를 가르친다.

장점

- 관절과 조직들에 낮은 부하와 스트레스
- 아주 작은 근육 활동을 요구
- 움직임의 주요 목적을 가능하게 하는 동안 마찰을 감소시키는 것은 필요한 근육 활동의 양을 감소시킨다.

대안

- 무릎관절 굽힘을 돕기 위해 발등을 눌러 밴드를 사용할 수 있다. 또한 엉덩관절 굽힘을 돕기 위해 허벅지 먼쪽 아래로 밴드를 사용할 수 있다.
- 양말이나 움직임을 돕기 위한 시트를 사용하여 바닥(타일 또는 나무 바닥) 위에 발을 올릴 수 있다.

진행

- 부종과 통증이 감소함에 따라 관절가동범위를 증가한다.
- 증가된 스트레칭을 위해 끝 범위에서 8–10초 유지할 수 있다.
- 시상면에서 다리의 안정화를 위한 되먹임을 증가하고 더 나아가 조절을 위해 스위스 볼 위에 발뒤꿈치를 올리고 움직임을 수행할 수 있다(운동 9.4B).
- 스위스 볼에서 더 작은 지지를 제공하는 작은 공으로 운동을 할 수 있다(예시; 농구공 또는 공기 주입식 공).
- 서있는 자세나 엎드린 자세에서 능동 무릎관절 굽힘을 할 수 있다.

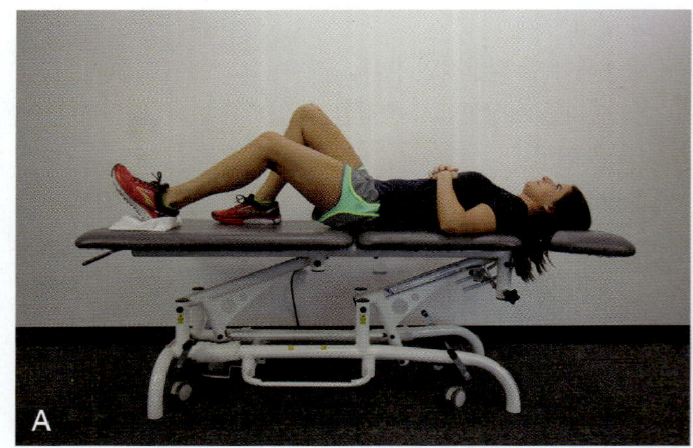

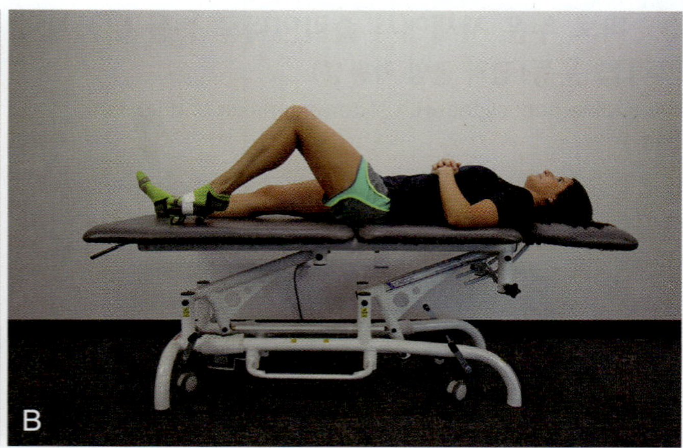

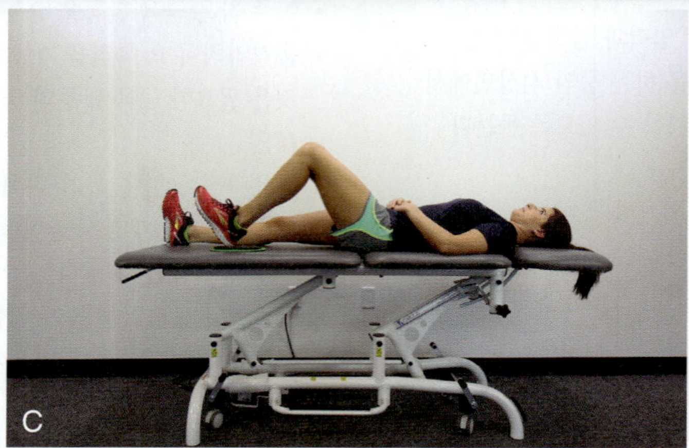

그림 9.3

9.4 능동 보조 무릎관절 폄 또는 엉덩관절과 무릎관절 굽힘

Active-assisted knee extension or hip and knee flexion

9.4A 벨트를 이용한 능동 보조 무릎관절 폄

그림 9.4 참조

목적

- 무릎관절 폄, 굽힘 또는 엉덩관절 굽힘하는 관절가동범위를 유지하거나 증가시킨다.
- 마지막 폄에서 넙다리네갈래근 활동을 증가시킨다.
- 부종 완화를 위한 근육 활동

자세

- 치료 테이블 위에 수건, 베개 또는 베개 받침을 무릎 아래에 놓고 바로 누운 자세 또는 길게 앉은 자세
- 환자 발의 양쪽 끝을 잡은 상태에서 벨트 안에 위치한다.
- 강아지 줄, 벨트, 시트 또는 수건 등으로 집에서 수행할 수 있다.

움직임

1. 환자는 테이블에서 발을 들어 올리고 무릎을 펴기 위해 넙다리네갈래근을 활성화시킨다.
2. 환자는 벨트를 이용해 무릎이 완전히 펴질 때까지 보조를 이용해 수행한다.
3. 넙다리네갈래근의 편심성 수축과 함께 움직임을 조절하면서 천천히 발을 내린다.

장점

- 무릎 폄을 위한 도움은 큰허리근, 엉덩근 또는 큰볼기근의 보상작용을 예방한다.

교육 팁

- 지침 예:
  - "근육이 수축하는 것에 집중하고 무릎을 펌시키는 넙다리네갈래근을 보세요."(근육 수축을 보는 것은 즉각적인 되먹임을 제공하고 신경근 연결을 강화시키는 시각 입력을 증가하게 한다.)

대안

- 치료사는 환자가 운동의 목적을 이해할 때까지 움직임에 도움을 줄 수 있다.
- 전기 자극 또는 생체되먹임은 활동을 촉진시키기 위해 동시에 사용될 수 있다(운동 9.39 참고).
- 앉은 자세에서 완전히 도움 받은 무릎 폄: 벨트는 폄 움직임을 완전히 돕기 위해 환자의 종아리 뒤에 위치할 수 있다. 환자는 먼저 굽힘을 한 후 천천히 폄을 한다(수축–이완) (그림 9.4B).

진행

- 수축하는 사이에 휴식시간을 감소한다.
- 반복을 증가한다.
- 보조를 감소한다.
- 무릎을 베개 받침, 폼 롤러 또는 폼 쿠션 위에 위치함으로써 가동범위를 증가시킨다.
- 움직임을 통한 작은 범위의 능동 보조 폄으로 진행한다. 그리고 천천히 종아리의 보조 양을 줄인다.
- 테이블 가장자리나 바닥에서부터 움직임이 시작할 수 있는 의자에 환자를 위치함으로써 중력에 대항하는 폄의 범위를 증가시킨다.

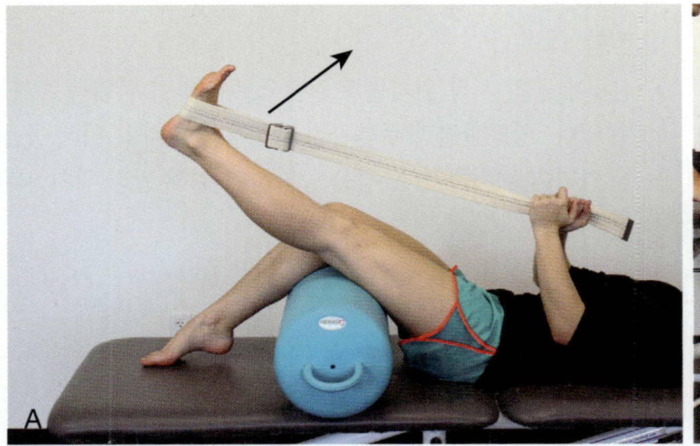

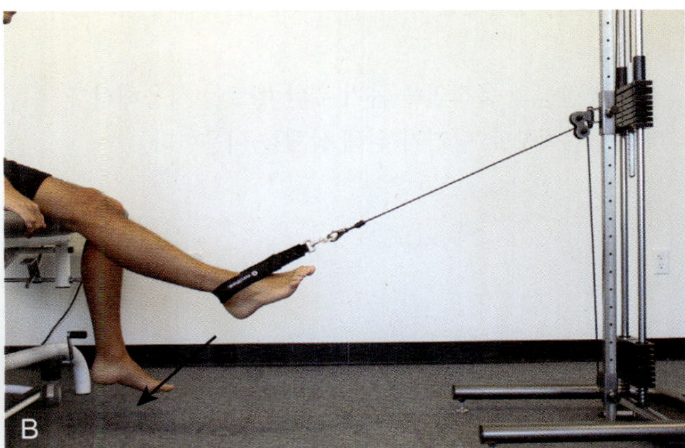

그림 9.4

9.4B 스위스 볼 위에서 엉덩관절과 무릎관절 능동 굽힘 또는 벨트를 이용한 무릎관절 굽힘

그림 9.4C–E 참조

목적

- 무릎관절과 엉덩관절 굽힘을 증가시킨다.
- 시상면 움직임을 수행하는 동안 고유감각 능력을 훈련한다.

자세

A. 스위스 볼 위에 다리가 지지된 상태에서 엉덩관절과 무릎관절 능동 굽힘
- 스위스 볼 위에 다리의 반이 올려진 바로 누운 자세 (환자의 다리 길이에 따라 55–65cm) (그림 9.5C,D)
- 척추 중립, 골반 정도
- 발목 중립

B. 엉덩관절 또는 무릎관절 자가 보조 굽힘을 위한 벨트 이용
- 엉덩관절 굽힘을 증가시키기 위해 허벅지 뒤에 벨트 위치 (바로 누운 자세; 그림 9.4E)
- 무릎관절 굽힘을 증가시키기 위해 발목 주위로 벨트 위치 (엎드린 자세 또는 서있는 자세) (그림 9.4F와 G)

움직임

A. 스위스 볼 위에 다리가 지지된 상태에서 엉덩관절과 무릎관절 능동 굽힘
1. 엉덩관절 방향으로 공을 굴리기 위해 뒤넙다리근을 활성화한다(그림 9.4D).
2. 발목 발등굽힘근과 발바닥굽힘근을 동시 수축함으로써 발목의 중립 위치를 유지한다(등척성 수축).
3. 움직이는 동안 공의 위치를 조절한다(시상면에서).
4. 엉덩관절과 무릎관절을 펴기 위해 반대로 움직인다.

B. 엉덩관절 또는 무릎관절의 자가 보조 굽힘을 위해 벨트를 이용
1. 필요한 만큼의 움직임을 돕기 위한 벨트를 사용해서 다리를 몸쪽으로 당기기 위해 상체를 이용한다.

장점

- 무릎관절과 엉덩관절의 낮은 부하/스트레스
- 굽힘 범위를 위한 시각과 촉각 입력
- 스위스 볼은 마찰과 다리의 무게를 감소시킨다.
- 모든 범위에서의 수동 스트레칭을 위해 벨트를 이용할 수 있다.

교육 팁

- 지침 예:
  - “공을 다리 사이에 끼고 일직선으로 움직인다.”
- 수정해야 할 일반적인 오류:
  - 시상면 정렬을 잃거나 과한 회전이 일어나는 것 또는 끝 범위에 도달할 때 발굽이 스트레스가 일어나는 것
- 보상작용을 해결하거나 예방하는 방법:
  - 고유감각을 훈련하고 하지 정렬을 유지하기 위해 환자에게 엉덩관절(시상면에서)의 선에서 공의 움직임을 유지하도록 한다.
  - 무릎관절 능동 굽힘을 위해 뒤넙다리근과 장딴지근을 이용해서 발꿈치를 공 위에 위치하고 가볍게 누른다.

대안

- 중력의 도움을 받는 자세로 굽힘을 위해 발을 벽에 위치한 채로 뒤꿈치 미끄러짐을 하거나 벽에서 공을 굴릴 수 있다.
- 엉덩관절 굽힘(종아리를 지지할 수 있는 큰 공) 또는 무릎관절 폄(작은 공)을 조절하기 위해 공의 크기를 선택할 수 있다.
- 공기가 완전히 들어간 공은 다리 무게를 더 많이 지지한다.
- 무릎관절 굽힘을 증가하기 위해 모든 범위의 굽힘을 향한 작은 움직임을 사용할 수 있다.
- 무릎관절 굽힘을 증가하기 위해 발목 주위에 벨트를 묶고 서있는 자세 또는 엎드린 자세를 할 수 있다(그림 9.4G).

진행

- 신체에 공의 시작 위치를 조절함으로써 관절 범위를 증가할 수 있다: 엉덩관절과 무릎관절 굽힘을 증가하기 위해 공을 몸 가까이 위치하거나, 폄을 증가하기 위해 멀리 위치한다.

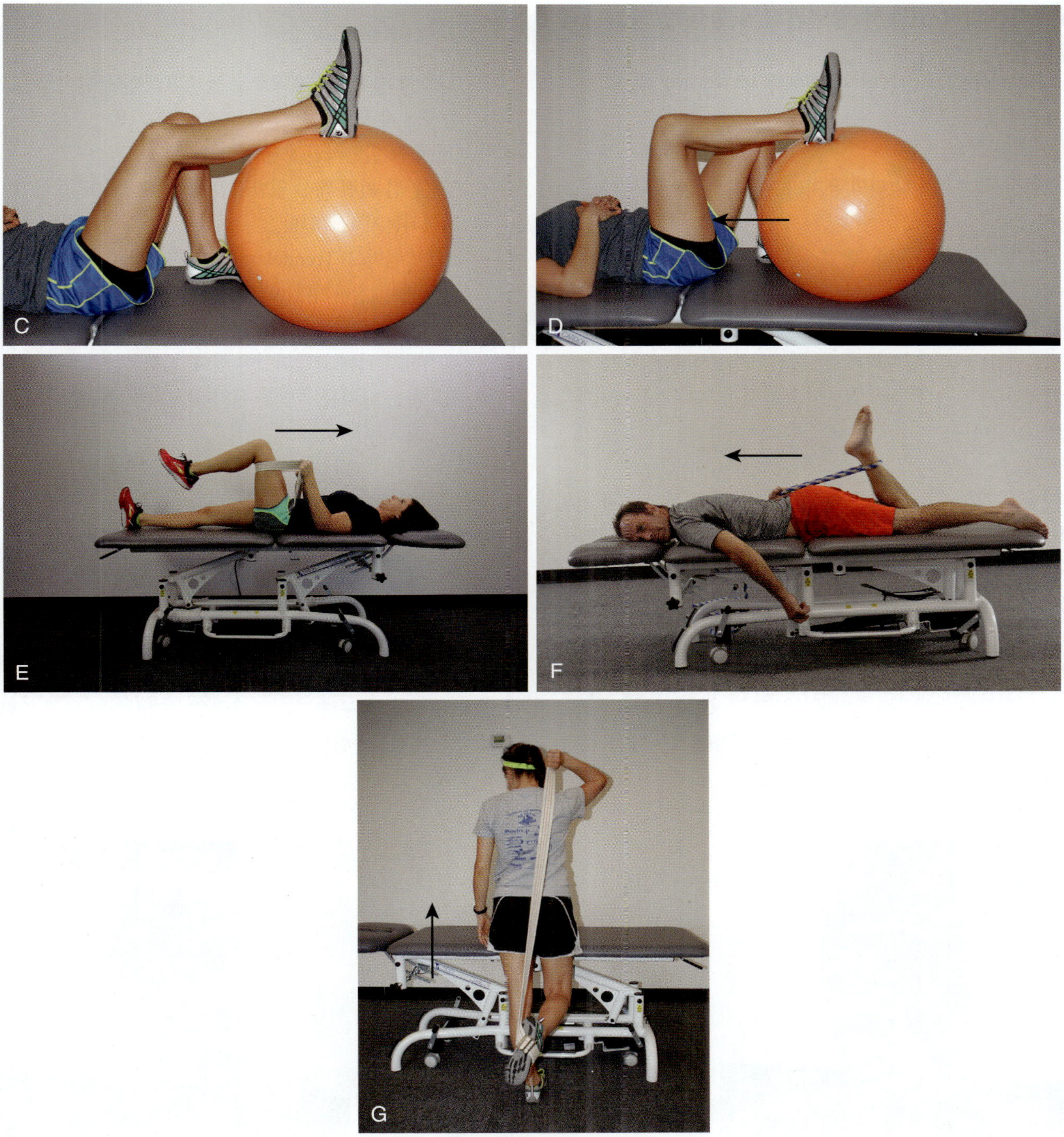

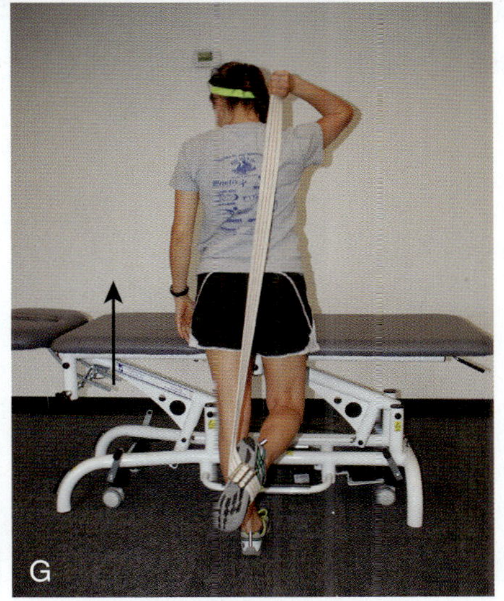

그림 9.4 계속

9.5 회전의자 위에서 엉덩관절의 능동 안쪽돌림과 바깥돌림

Active hip internal and external rotation on a swivel stool

그림 9.5 참조

목적

- 엉덩관절 회전 가동 범위의 유지 또는 회복

자세

- 회전의자 가운데 무릎이 90°로 굽힘된 상태로 놓고 서있는 자세
- 엉덩관절 중립 굽힘/폄
- 영향을 받는 다리(넙다리뼈)는 회전의자 중심축에 위치
- 만약 환자가 무릎 통증이 있다면 무릎뼈는 의자 가장자리에 놓일 수 있다.

움직임

1. 골반을 유지하기 위해 몸통 안정화근을 활성화하고 의자 위의 다리에 과도한 수직 힘을 가하는 것을 피한다(환자가 의자 위에 과도하게 몸의 무게를 기대지 않게 한다).
2. 몸통을 안정하게 유지하면서 의자를 시계방향과 반시계방향으로 돌리면서 엉덩관절 돌림근을 활성화시킨다.

장점

- 독립된 회전을 수행하는 동안에 엉덩관절에 낮은 체중 부하
- 회전 가동성은 엉덩관절의 중립위치와 기능적 위치에서 회복된다.

교육 팁

- 지침 예:
  - "다리를 안쪽과 바깥쪽으로 돌리는 동안 골반이 앞을 향하게 유지한다"
- 수정해야 할 일반적인 오류:
  - 엉덩관절 회전 대신 일반적인 몸통 움직임 또는 골반이 회전되는지 관찰한다.
  - 트렌델렌버그(Trendelenburg) 자세를 관찰한다.
- 보상작용을 해결하거나 예방하는 방법:
  - 의자 높이는 무릎에 가해지는 몸의 무게와 함께 골반을 유지하기 위해 조절되어야 한다.
  - 지지하는 다리는 골반을 유지하기 위해 구부릴 수 있다.

대안

- 바로 누운 자세, 다리는 편 상태에서 엉덩관절 능동 바깥돌림과 안쪽돌림
- 무릎이 90° 구부려진 엎드린 상태에서 중력 보조 회전

진행

- 범위를 증가시킨다.
- 반복을 증가시킨다.
- 끝 범위에서 유지하는 시간을 증가시킨다.
- 근육 활성화, 지구력 그리고 근력을 증가시키기 위해 중력에 대항하여 바깥돌림으로 크램 셀 운동(clam shell)(운동 9.26A)

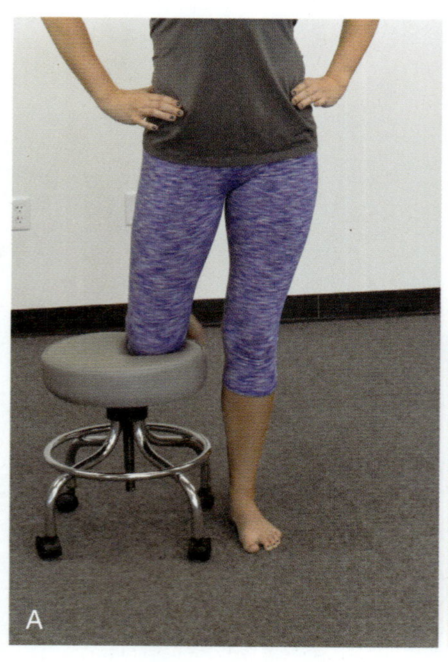
A

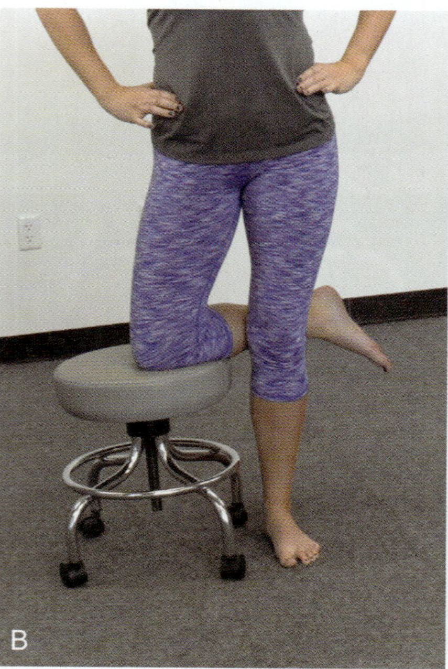
B

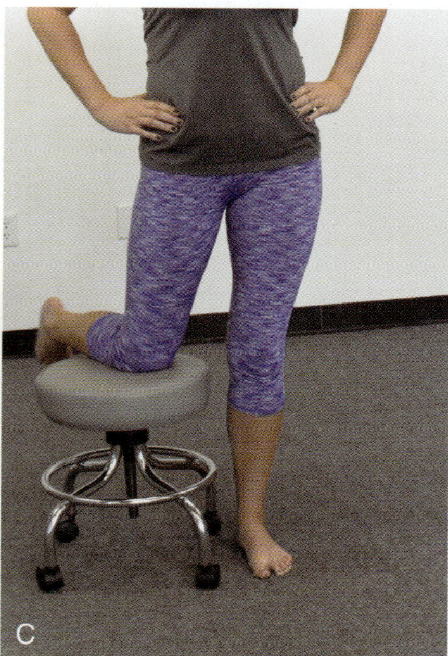
C

그림 9.5

9.6 바로 누운 자세에서 슬라이딩 보드 위에 엉덩관절 능동 벌림

Active hip abduction in supine on a sliding board

그림 9.6 참조

목적

- 중력이 제거된 자세에서 엉덩관절 벌림 유지 또는 회복

자세

- 바로 누운 자세, 종아리 또는 발을 슬라이딩 보드 위에 위치하거나 발뒤꿈치를 마찰이 적은 직물/표면에 놓거나 발을 마찰이 적은 시트 위에 놓는다.
- 무릎 폄

움직임

- 몸통 움직임 없이 다리를 보드 위에서 바깥쪽으로 움직이기 위해 엉덩관절 벌림근을 활성화한다.

장점

- 엉덩관절에 낮은 부하와 중력이 없는 상태
- 균형이나 높은 레벨의 근육 활성화 없이 엉덩관절의 중립위치에서 벌림 움직임(디딤기에 요구된다)

교육 팁

- 수정해야 할 일반적인 오류:
  - 엉덩관절 벌림 외에 일반적인 몸통 움직임 관찰
- 보상작용을 해결하거나 예방하는 방법:
  - 환자는 골반을 안정시키기 위해 반대쪽 다리를(운동하지 않는 쪽) 구부리고 발에 어느정도 압력을 가할 수 있다.
  - 환자는 움직임을 감독하기 위해 손을 골반에 댈 수 있다.

대안

- 발은 똑같은 도움을 주는 롤러 스케이트 위에 위치할 수 있다.
- 수치료가 금기증이 아니면 부력-보조 운동(하지에 부유물 착용 또는 서 있을 때는 미착용)을 할 수 있다.

진행

- 범위를 증가한다.
- 반복을 증가한다.
- 끝 범위에서 유지 시간을 증가한다.
- 마찰을 최소화시키는 표면이나 슬라이딩 보드를 제거함으로써 도움을 감소한다.
- 서있는 자세에서 치료 테이블을 잡고 중력에 저항해서 벌림을 하는 것은 적절한 선 자세 균형을 요구하고, 환자는 몸통 보상작용을 주의 깊게 관찰한다.
- 근육 활성화, 지구력 그리고 근력을 향상시키기 위해 서있는 자세 또는 옆으로 누운 자세로 운동을 한다(운동 9.26B).

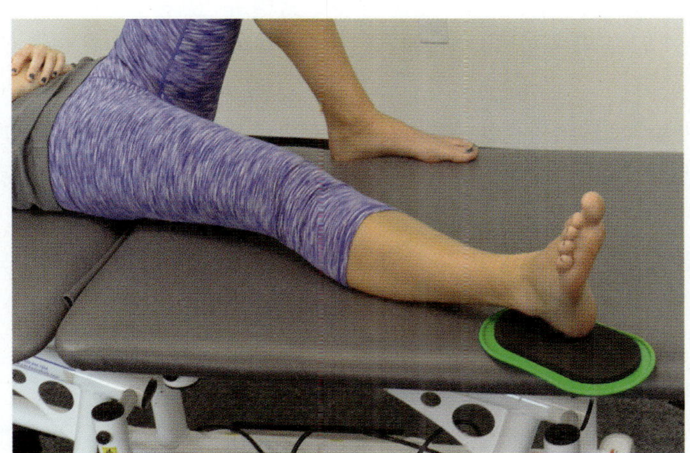

그림 9.6

일반적인 유산소 운동
GENERALIZED AEROBIC MOBILITY

9.7 고정 자전거: 가동성에 초점
Stationary bike: mobility focus

그림 9.7A–C 참조

목적
- 관절가동범위를 증가시킨다.
- 가동성 운동이나 도수 치료 전에 준비운동이 될 수 있다.
- 일반적 지구력 운동

주의사항
- 만약 엉덩관절 수술(전체엉덩관절치환술) 후 엉덩관절 굽힘에 제한이 있거나 엉덩관절 테두리 파열이 있다면 관절가동범위에 주의한다.

자세
- 자전거에 앉는다.
- 발이 페달의 가장 낮은 부분에 닿았을 때 무릎이 살짝 구부러지게(~10°) 의자를 조절하고, 환자가 완전히 자전거를 돌리는 동안 페달이 움직일 수 있는지 확인한다.
- 발목 움직임을 증진시키기 위해 발가락 벨트를 이용할 수 있다.

움직임
1. 1/2 또는 1/4 페달을 돌리는 동안 끝 범위/제한에 대한 페달 움직임을 앞, 뒤로 조절한다.
2. 주안점은 의자 높이나 신호를 바꿈으로써 엉덩관절, 무릎 또는 발목의 움직임을 바꿀 수 있다.

장점
- 자전거는 오랜 시간, 반복적인 움직임을 위해 사용할 수 있다.
- 부하를 감소시키는 자세는 관절염, 반달 연골 또는 다른 연골 손상이 있는 사람에게 유용하다.
- 지속적인 움직임은 부종 감소와 준비운동을 위해 유용하다.
- 운동은 다양한 관절가동범위의 결핍을 위해 조절할 수 있다.
- 필요한 경우에 이 운동은 일반 지구력 또는 근지구력을 위해 사용할 수 있다.
- 체중 부하 움직임은 보상작용으로 적절하지 않다.

교육 팁
- 수정해야 할 일반적인 오류:
  - 자전거에서 페달이 가장 높이 있어 무릎이 구부러질 때 엉덩관절이 들어 올려지는 것을 피하고 움직임이 적은 무릎이 바깥쪽으로 가지 않게 한다.
  - 엉덩관절과 무릎관절이 구부러지는 대신 엉덩관절이 회전하는 것을 막는다. 다리를 시상면에서 유지한다.

대안
- 누워서 타는 자전거(Recumbent bike)
- 장착 페달(Seated pedal)
- 전신운동 자전거(Elliptical)(운동 11.41)
- 에어다인 자전거(Airdyne bike)(운동 10.29)

진행
- 전범위 페달 회전
- 엉덩관절과 무릎관절 폄을 증가하기 위해 의자 높이를 높일 수 있다.
- 엉덩관절과 무릎관절 굽힘을 증가하기 위해 의자 높이를 낮출 수 있다.
- 발목 발바닥굽힘(발가락을 페달 위에) 또는 발등굽힘(발뒤꿈치를 페달 위에)을 증가하기 위해 페달 위에 발의 위치를 조절할 수 있다.
- 시간을 증가시킨다.
- 저항을 증가시킨다.

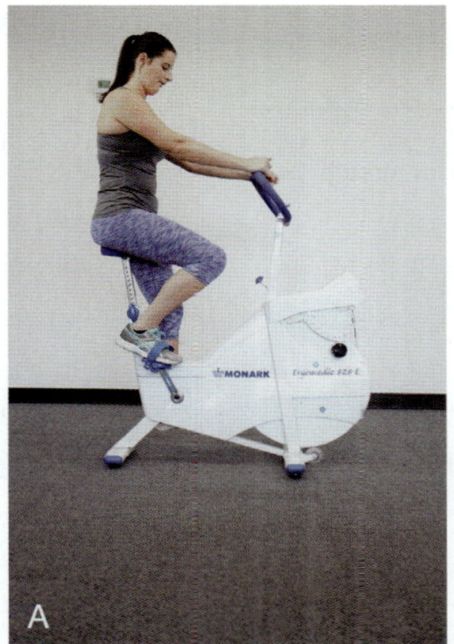
MONARK
Ergomedic 828 E
A

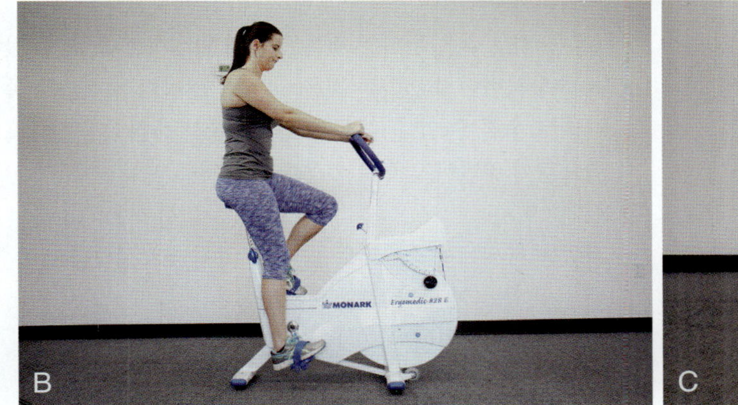
MONARK
Ergomedic 828 E
B

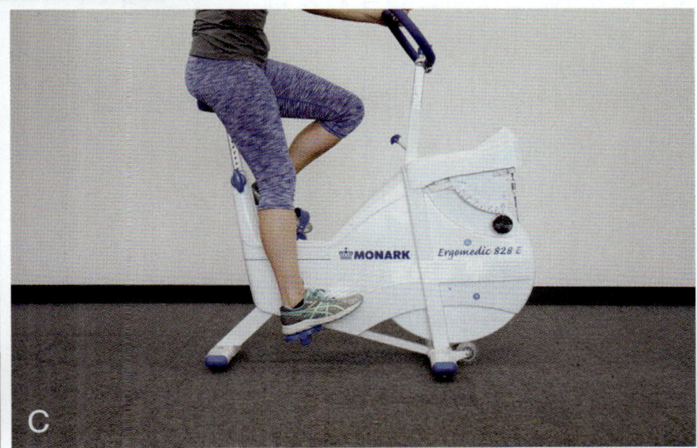
MONARK
Ergomedic 828 E
C

그림 9.7

자가 스트레칭 유연성
SELF-STRETCHING FLEXIBILITY

9.8 엉덩관절 굽힘근 스트레칭 Hip flexor stretch

목적

- 엉덩관절 폄을 증가하기 위해 엉덩관절 굽힘근의 유연성을 증가시킨다.

자세

- 테이블 가장자리에 엉덩관절이 지지된 채로 앉은 자세, 다리를 테이블 아래로 내린다(그림 9.8A 참조).

움직임

1. 환자는 한쪽 다리를 가슴쪽으로 구부리고 양손으로 무릎 아래나 허벅지 아래쪽을 잡는다.
2. 다리를 잡은 상태로 환자는 바로 누운 자세를 향해 뒤로 눕는다.
3. 환측 다리가 테이블 아래로 걸쳐진 상태로, 보조 스트레칭을 제공하기 위해 중력을 사용하면서 유지한다.
4. 엉덩관절은 시상면에서 중립 상태로 유지되는 것이 좋다.

장점

- 바로 누운 자세는 환자가 중력으로 스트레칭을 하는 동안 골반의 자세를 조절할 수 있도록 한다.
- 반대쪽(건측) 다리를 구부리는 것은 허리의 움직임 양을 제한시킨다.

교육 팁

- 수정해야 할 일반적인 오류:
  - 특히 넙다리근막긴장근이나 엉덩정강근막띠가 짧다면 스트레칭하는 동안 엉덩관절이 벌림되는 것에 주의한다.
  - 허리 폄이나 골반 회전은 흔하게 일어날 수 있는 보상작용이다.
- 보상작용을 해결하거나 예방하는 방법:
  - 만약 엉덩관절이 스트레칭되는 동안 벌림이나 바깥돌림을 한다면, 치료사는 그 자세를 올바르게 고치기 위해 도움을 줄 수 있다.
  - 환자가 스스로 골반을 교정할 수 있을 때까지 골반의 위치를 바르게 잡아 줄 수 있다.
  - 환자가 스트레칭을 하는 동안 복근 활성화를 이용해서 허리골반을 안정화할 수 있도록 가르친다.

대안

- 치료사로부터 도수 스트레칭
- 볼기근과 복근의 수축을 이용해서 시상면에서 골반을 안정화시키는 동안 반쪽 무릎 구부린 자세(그림 9.8C, D, F) (무릎 위로 손을 누르는 것은 복근의 활성화를 도울 수 있다)
- 척추와 골반이 회전하는 것을 막는 동안 몸의 무게를 앞쪽 다리로 옮길 수 있다. 복근을 사용하면서 움직임을 반대로 함으로써 골반이 앞으로 기울어지는 것을 피할 수 있다(그림 9.8F).
- 서있는 자세에서 스트레칭을 할 수 있지만 보상작용이 더 높은 위험이 있다(그림 9.8B).
- 그림 4 스트레칭(운동 9.12)

진행

- 스트레칭 시간을 증가한다.
- 엉덩관절 폄근을 능동적으로 수축시킴으로써 엉덩관절 폄 범위를 증가시킨다.
- 부가적인 힘을 사용한다(치료사의 보조).

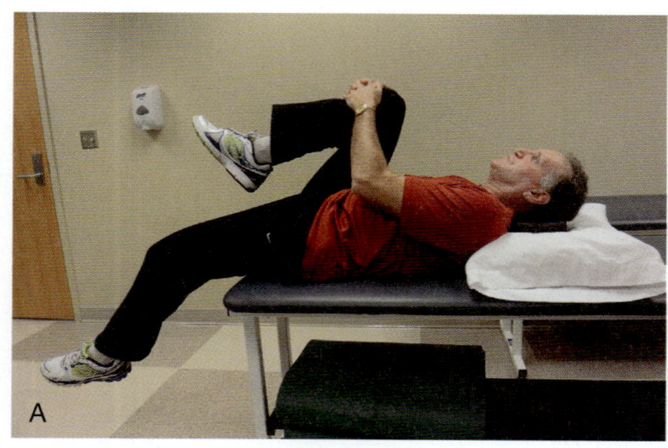

그림 9.8

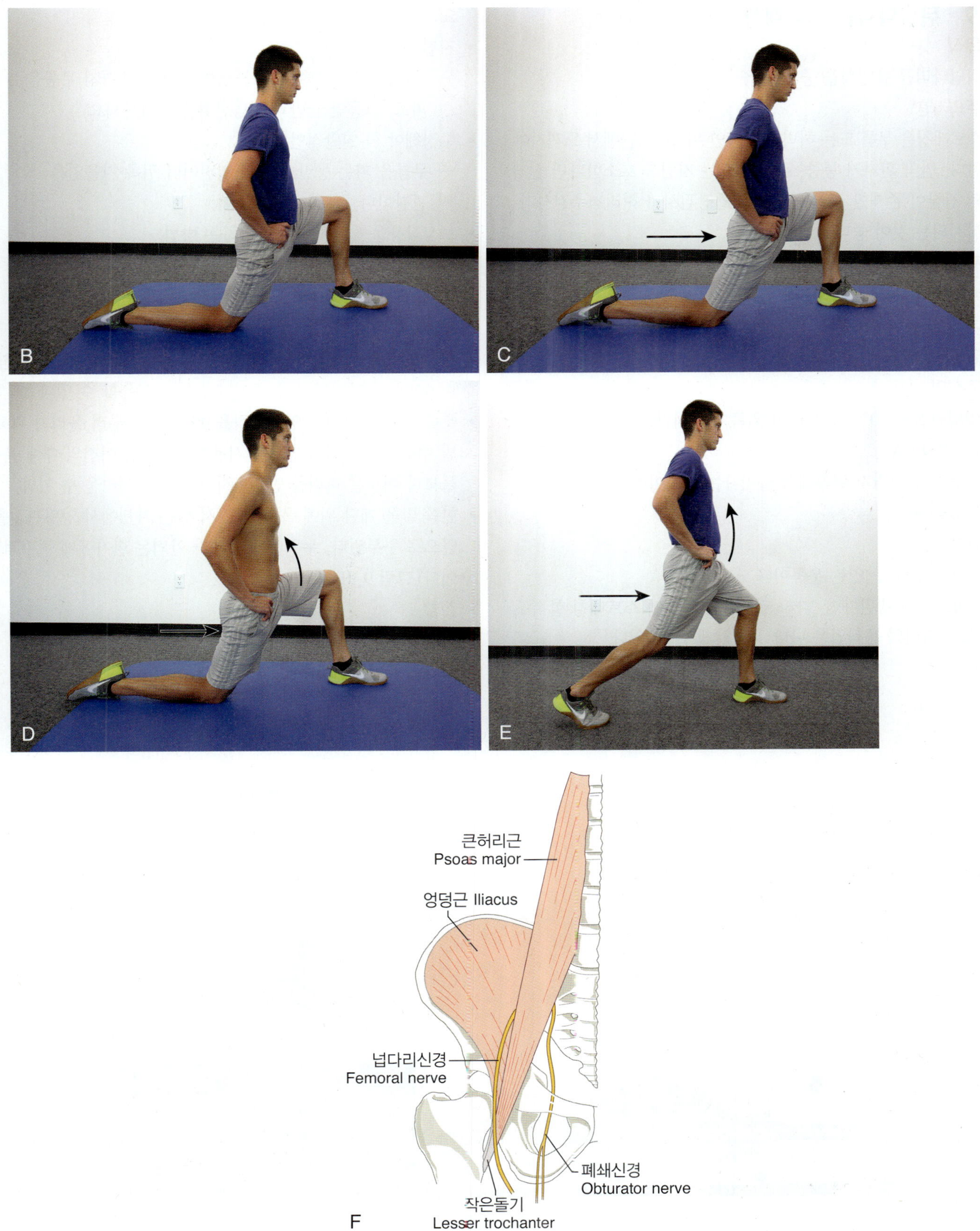

그림 9.8 계속 (F from Palastanga N, Soames R. *Anatomy and Human Movement—Structure and Function*. 6th ed. Edinburgh: Churchill Livingstone Elsevier; 2012.)

9.9 뒤넙다리근 스트레칭 Hamstring stretch

목적

- 뒤넙다리근 유연성을 증가한다.

주의사항

- 스트레칭은 무릎 또는 허벅지 뒤쪽인 뒤넙다리근에서 느껴져야 한다. 만약 환자가 통증, 무감각 또는 저림을 호소한다면 신경의 긴장이 존재할 수 있어서 신경긴장검사나 허리척추검사가 실시되는 것이 좋다.

자세

- 바로 누운 자세, 골반 중립 위치(그림 9.9A)
- 다리 한 쪽이 엉덩관절 굽힘 90°에서 시작하고 양손은 허벅지 뒤쪽을 지지한다.

움직임

1. 엉덩관절은 90°로 유지하고 위쪽 허벅지가 고정되게 한다(그림 9.9A).
2. 무릎이나 허벅지 뒤쪽에서 늘어나는 느낌이 느껴질 때까지 무릎을 편다.

장점

- 가정에서 할 수 있는 운동이다.
- 올바르게 수행된다면, 다리 뒤쪽을 분리해서 스트레칭 할 수 있고, 허리의 움직임은 나타나지 않게 할 수 있다.

교육 팁

- 지침 예:
  - "허벅지 뒤로 늘어나는 느낌이 느껴질 때까지 무릎을 펴고, 그동안 골반과 엉덩관절은 고정하세요."
- 수정해야 할 일반적인 오류:
  - 무릎을 펴는 동안 골반의 회전이나 뒤쪽 기울임을 관찰한다.
- 보상작용을 해결하거나 예방하는 방법:
  - 환자가 감독하거나 보상작용을 피하기 위해서 골반 움직임의(회전 또는 기울임) 가능성을 알린다.

대안

- 완전히 스트레칭 될 때까지 무릎을 펴는 동안 엉덩관절 굽힘이 90°로 유지되기 위해 줄이나 벨트를 사용할 수 있다.
- 무릎이 펴진 상태로 엉덩관절을 90°까지 구부려 올리기 위해 발 주변으로 끈이나 벨트를 사용할 수 있다. 이전의 대체 운동들보다 이것은 허리를 안정화시키기에 더 어려울 수 있다.
- 한쪽 발을 계단 위에 올려 놓고 서 있는 자세에서 엉덩관절을 앞으로 구부린다. 누워있는 자세가 안되는 환자에게 필수적이다(그림 9.9B).

진행

- 시간을 증가시킨다.
- 범위를 증가시킨다.

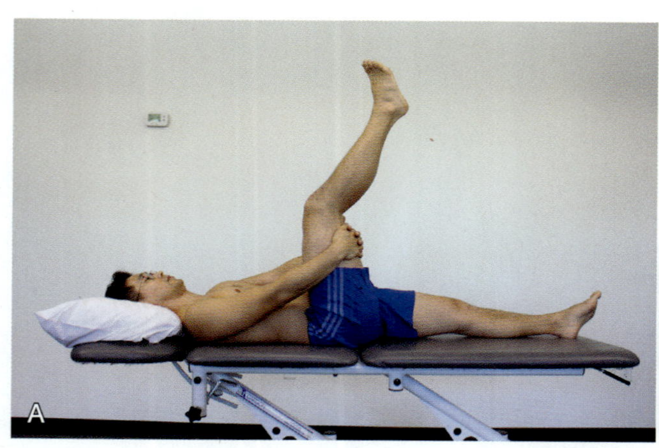

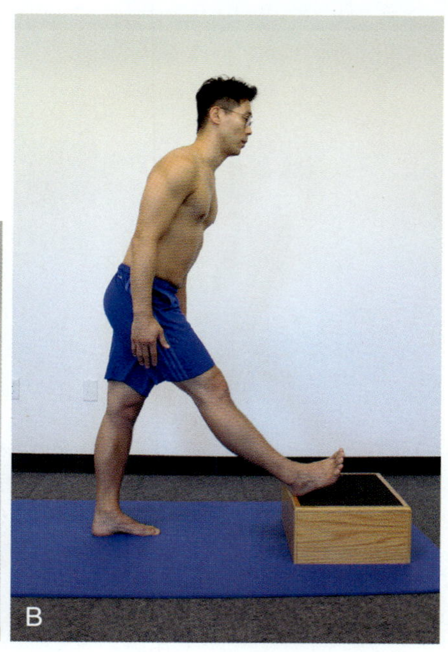

그림 9.9

9.10 볼기근 스트레칭 Gluteal stretch

그림 9.10 참조

목적

- 큰볼기근과 엉덩관절 뒤쪽 관절주머니의 유연성을 증가시킨다.

주의사항

- 만약 환자가 관절 테두리 파열이나 엉덩관절 충돌증후군이 있다면, 과도한 굽힘은 관절 테두리나 뼈 돌출을 압박할 수 있고 스트레칭은 서혜부에 통증을 유발할 수 있다. 만약 환자가 완전한 굽힘 시 엉덩관절 안쪽이나 서혜부 앞쪽에 통증을 호소한다면 충돌증후군을 제외시키기 위해 다른 평가가 필요할 수 있다. 만약 환자가 충돌증후군을 가지고 있다면 스트레칭을 하는 동안 엉덩관절이 접히는 부분에 작은 수건을 놓아 통증을 감소시킬 수 있다.

자세

- 바로 누운 자세
- 환측 다리는 몸을 향해 구부리고 반대쪽 다리는 편다.
- 중립 척추 자세

움직임

1. 한쪽 허벅지 뒤를 잡는다.
2. 엉덩관절의 완전한 굽힘과 약간의 모음을 시키기 위해 팔을 이용해서 다리를 몸쪽으로 끌어올린다.
3. 다양한 각도에서 볼기근을 완전히 스트레칭하기 위해 각도를 조절할 수 있다.
4. 허리 중립 위치를 유지한다.

장점

- 독립적으로 수행할 수 있어서 집에서 할 수 있다.
- 환자는 스트레칭의 정도를 확인할 수 있다.
- 골반은 반대쪽 다리 위치에 의해 어느 정도 안정화할 수 있지만, 골반 위치는 여전히 감독해야 한다.

교육 팁

- 지침 예:
  - "아래쪽 허리 뒤에 약간의 공간을 유지하면서 골반을 고정하고 엉덩관절 뒤쪽이 늘어나는 느낌이 들 때까지 다리를 가슴쪽으로 들어 올리세요."
- 수정해야 할 일반적인 오류:
  - 허리가 옆으로 구부러지거나 골반의 뒤쪽 기울임을 관찰한다.
- 보상작용을 해결하거나 예방하는 방법:
  - 허리와 골반의 움직임을 관찰하고 환자에게 보상움직임을 가르친다.

대안

- 무릎을 완전히 구부리는 것이 어렵거나 통증이 있다면 정강이를 잡는 대신 허벅지 뒤쪽을 잡게 한다.
- 앉은 자세에서 건측 다리 위로 환측 다리를 올리고, 환자는 환측 다리의 무릎 주변을 잡고 중심부에서 멀어지게 한다.
- 척추 중립 자세를 유지하는 동안 네발기기 자세는 골반을 발쪽으로 향하게 함으로써 엉덩관절 굽힘 90° 이상의 범위로 증가하기 위해 사용된다.
- 엉덩관절 바깥돌림과 굽힘을 돕기 위해 반대쪽 다리를 사용하면서 궁둥구멍근을 스트레칭한다(운동 9.11).

진행

- 시간을 증가시킨다.
- 범위를 증가시킨다.
- 가장 큰 한계의 범위를 조절하기 위해 스트레칭의 각도를 변화시킨다.

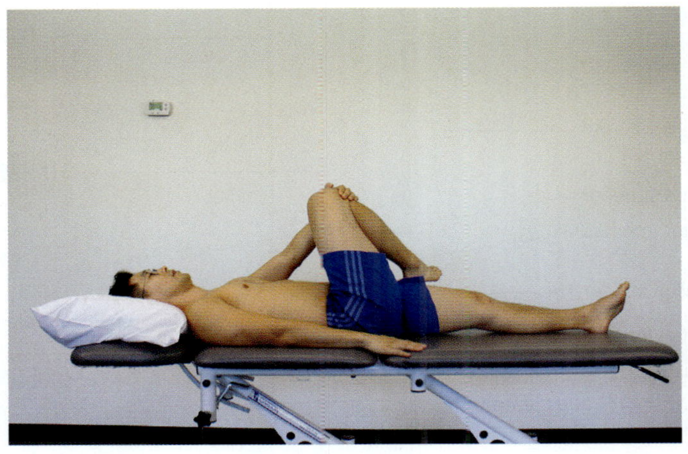

그림 9.10

9.11 궁둥구멍근 스트레칭 Piriformis stretch

목적

- 엉덩관절의 바깥돌림과 굽힘을 증가시키기 위해 뒤쪽 엉덩관절 유연성을 증가시킨다.
- 근 경련을 감소시킨다.

자세

- 양쪽 엉덩관절과 무릎이 구부러진 상태에서 바로 누운 자세
- 환측 엉덩관절이 바깥돌림 되는 것과 함께 환측 다리를 반대쪽 무릎 위로 올린다.

움직임

1. 환자는 양쪽 손으로 건측 다리의 뒤쪽을 잡고 넙다리뼈를 몸쪽으로 당긴다.
2. 환측 엉덩관절은 반대쪽 다리의 움직임에 의해 수동적으로 구부러진다.
3. 스트레칭을 하는 동안 허벅지에 아래 방향으로 힘을 제공하면서 바깥돌림은 환자에 의해 유지된다.

장점

- 가정에서 할 수 있는 운동이다.

교육 팁

- 수정해야 할 일반적인 오류:
  - 허리가 가쪽 굽힘되는 보상작용을 관찰한다.
  - 과도한 허리 굽힘을 피한다; 엉덩관절은 볼기근 주변이 스트레칭되는 지점까지만 굽힘되는 것이 좋다.

대안

- 앉은 자세에서 환측 다리의 발목을 반대쪽 무릎 위로 올려 앉은 자세에서 운동을 수행할 수 있다. 허리가 중립 상태로 유지되도록 하고 엉덩관절은 바깥돌림 시키면서 척추를 안정화 하고 몸을 앞으로 구부린다.
- 테이블 위에서 건측 다리는 그대로 올리고 팔만 사용할 수 있다(그림 9.11A와 B)

진행

- 시간을 증가시킨다.
- 범위를 증가시킨다.

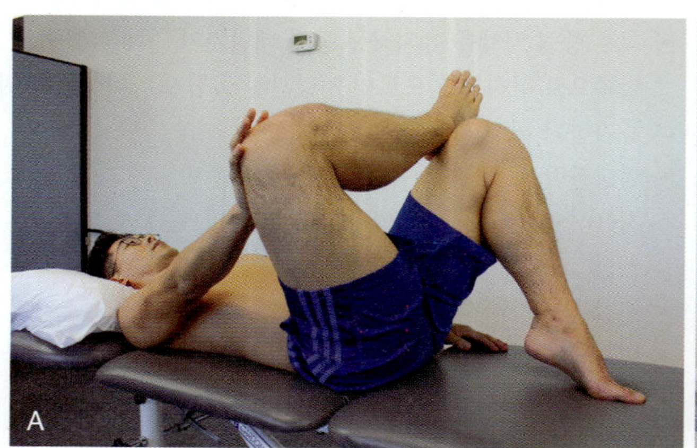

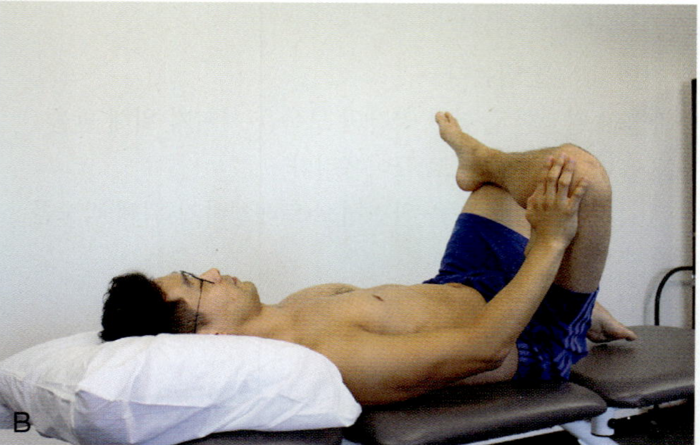

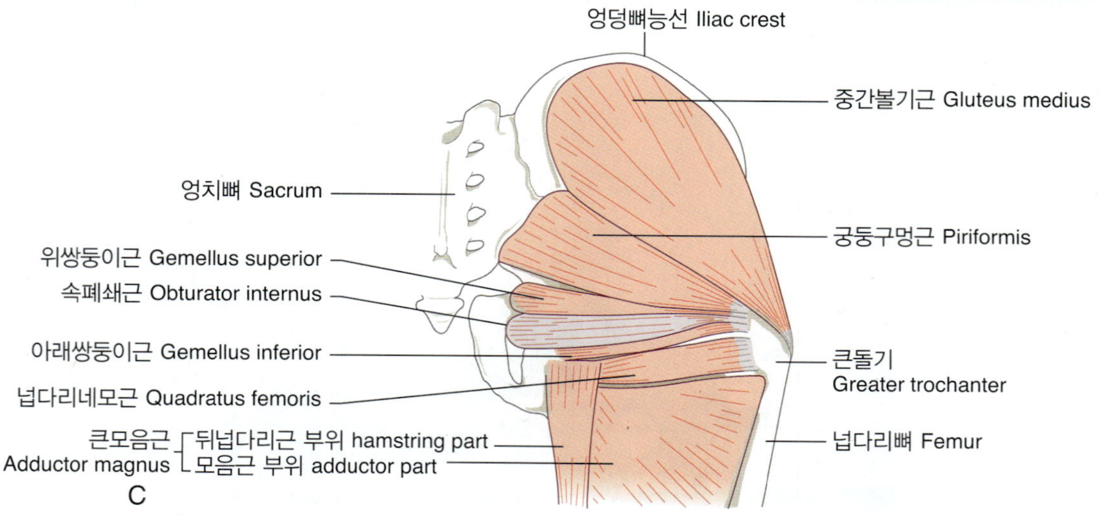

그림 9.11 (C from Palastanga N, Soames R. *Anatomy and Human Movement—Structure and Function*. 6th ed. Edinburgh: Churchill Livingstone Elsevier; 2012.)

9.12 그림 4 앞쪽 엉덩관절 스트레칭

Figure-4 anterior hip stretch

그림 9.12 참조

목적

- 엉덩관절 바깥돌림 또는 폄을 증가하기 위해 앞쪽 엉덩관절의 유연성을 증가시킨다.

주의사항

- 스트레칭의 정도와 테이블 바깥쪽으로 떨어지는 무릎의 위치에 주의한다. 만약 무릎 안쪽에 통증이 있다면, 무릎넙다리 통증 또는 불안정 또는 안쪽 무릎관절 불안정이 나타날 수 있다.

자세

- 엎드린 자세에서 환측 다리의 엉덩관절 바깥돌림과 무릎은 테이블 바깥으로 떨어뜨린다.
- 반대쪽 다리 아래로 환측 다리의 발목을 넣는다.

움직임

- 골반을 매트쪽으로 향하게 하기 위해 볼기근을 수축시키고 앞쪽 엉덩관절을 스트레칭한다.

장점

- 앞쪽 엉덩관절 스트레칭을 제공하기 위해 몸의 무게와 중력을 이용한다.
- 엎드린 자세는 테이블과의 접촉에 집중하여 척추에 가해지는 스트레스를 제한하고, 골반자세를 유지하는데 사용될 수 있다.

교육 팁

- 지침 예:
  - "복근을 사용해서 아래쪽 허리를 안정화시키고 골반을 매트쪽으로 움직이세요. 허리가 활처럼 되지 않게 하세요."
  - "볼기근을 수축시키고 무릎을 천장쪽으로 향하게 하세요. 앞쪽 몸은 테이블에 유지하세요."

대안

- 엉덩관절 바깥돌림 없이 굽힘근 스트레칭(엉덩관절 폄이 주로 제한되어 있다면) (운동 9.8)
- 회전이 과하게 제한되어 있다면, 바로 누운 자세에서 중력으로 바깥돌림에 도움을 줄 수 있다.
- 바깥돌림 제한이 굽힘보다 더 크거나 볼기근의 유연성과 관련이 있다면, 궁둥구멍근을 스트레칭(운동 9.11)한다.

진행

- 시간을 증가시킨다.
- 범위를 증가시킨다.
- 엉덩관절 바깥돌림을 증가하고 구부러진 무릎을 들어 올림으로써 신경근 조절을 증가시킨다.

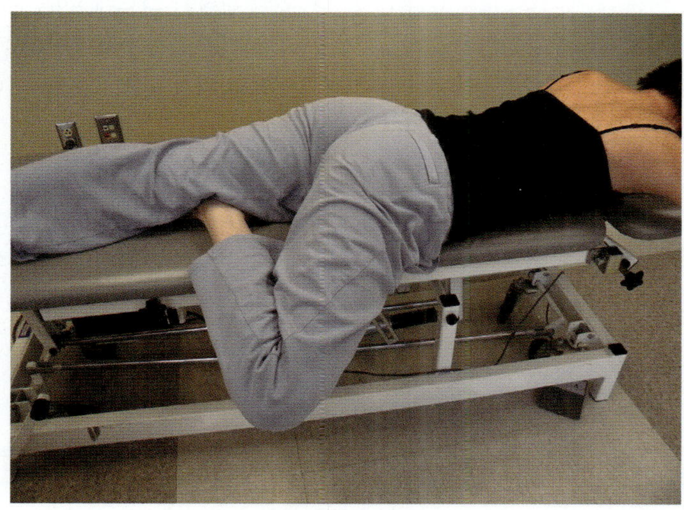

그림 9.12

9.13 장딴지근/가자미근 스트레칭

Gastrocnemius/soleus stretch

그림 9.13A 참조

목적

- 장딴지근, 가자미근 그리고 아킬레스 건의 유연성을 증가시킨다.

자세(그림 9.13A)

- 환측 다리를(다리 뒤쪽) 펴서 벌리고 서있는 상태에서 앞쪽 다리는 반쯤 구부린 상태로 선다.
- 몸의 무게는 뒤쪽 다리로 향한다.
- 목말밑관절은 중립 위치; 과도한 엎침과 근육 복합체의 축 전위를 예방하기 위해 만약 필요하다면 발의 아치 아래 작은 패드를 위치할 수 있다.
- 양손은 테이블이나 벽에 위치한다.

움직임

1. 뒤쪽 발에 체중과 정렬을 유지하면서 환자는 장딴지근을 스트레칭하기 위해 발뒤꿈치는 바닥에 붙이고 무릎은 편 상태로 몸을 앞으로 기울인다.
2. 발 뒤쪽에 체중과 유지한 상태로 가자미근을 스트레칭하기 위해 무릎을 구부리고 몸을 앞으로 기울인다.

장점

- 가정이나 직장에서 할 수 있다.

교육 팁

- "벽을 바라보고 런지 자세를 취하세요. 뒤쪽 무릎은 완전히 펴고 앞쪽 무릎은 살짝 구부리고 대부분의 체중은 뒤쪽 다리에 가게 하세요. 장딴지근을 스트레칭하는데 지지를 위해 벽을 이용해서 늘어나는 느낌이 느껴지는 지점까지 몸을 조금 앞으로 기대세요"
- "같은 자세에서 가자미근을 스트레칭하기 위해 뒤쪽 무릎을 살짝 구부리세요."

- 수정해야 할 일반적인 오류:
  - 땅에서 발뒤꿈치를 떼거나 체중이 앞쪽 다리로 향하는 것(그림 9.13B)
  - 골반을 돌리거나 떨어뜨리는 것
  - 장딴지근을 스트레칭 할 때 무릎을 구부리는 것
  - 동적인 밖굽이
  - 과도하게 발을 엎침하는 것
  - 정강뼈의 중립이나 넙다리뼈 회전 정렬에서 수행되지 않은 것
- 보상작용을 해결하거나 예방하는 방법:
  - 초기 자세는 환자 종아리의 정렬을 유지해야 한다. 예를 들어, 환자의 정강뼈가 15° 바깥돌림되어 있다면 정렬에서 장딴지근-가자미근 복합체의 이는 곳/닿는 곳을 유지하기 위해 시상면에서 발을 앞으로 향하게 하기 보다는 바깥돌림을 그대로 유지한다.
  - 만약 환자가 평소에 보조기를 사용했다면 스트레칭 시 착용하는 것이 좋다.

대안

- 만약 체중 지지하는 것을 주의해야 한다면 앉거나 바로 누운 자세에서 발 아래 벨트를 두고 뒤로 당길 수 있다.
- 만약 근육 복합체가 과도하게 짧다면, 더 유연성이 생길 때까지 발뒤꿈치에 작은 패드를 댈 수 있다.
- 만약 환자가 스트레칭하는데 어려움이 있다면 발의 발등굽힘을 증가시키기 위해 앞쪽 발 아래에 기울어진 나무판을 대는 것은 환자가 앞으로 몸을 기대는 것 없이 유용하게 사용한다.

진행

- 범위를 증가시킨다.
- 시간을 증가시킨다.
- 지지없이 서서 런지 자세로 스트레칭을 수행할 수 있다.

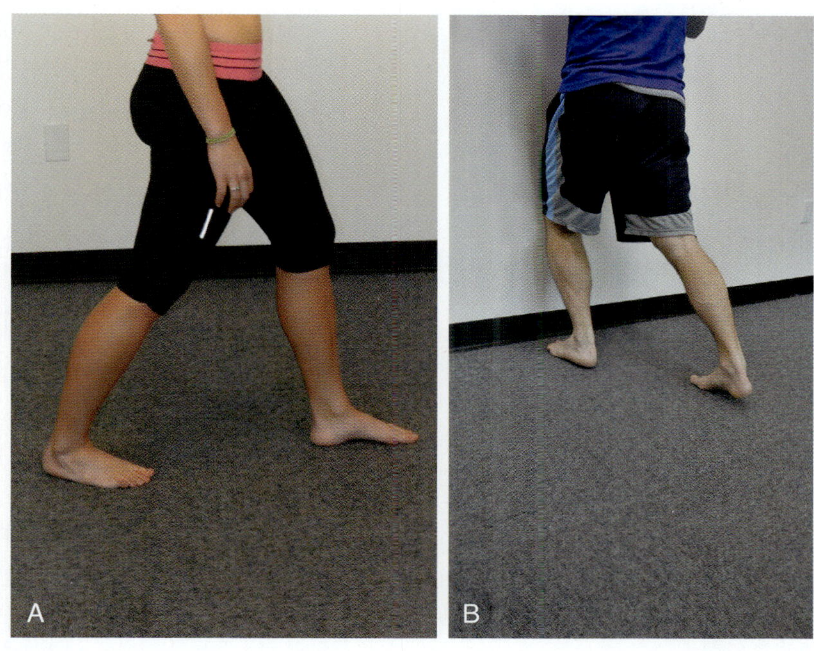

그림 9.13 장딴지근/가자미근 신장. (A) 환자는 앞쪽 다리를 구부리는 동안에 뒤쪽 다리에 체중을 지지하고 무릎을 편다. (B) 환자가 뒤쪽 다리에 체중을 지지하지 않고 벽쪽으로 움직이면, 무릎은 굽혀지고 뒤꿈치가 들리는 것에 주의해야 한다.

9.14 엉덩정강띠(IT) 스트레칭

Iliotibial (IT) band stretch

그림 9.14 참조

목적

- 넙다리근막긴장근(TFL)과 엉덩정강띠의 유연성을 증가시킨다.

자세

- 건측쪽 옆으로 누운 자세
- 무릎과 엉덩관절을 90°로 구부린 자세

움직임

1. 환측 발목(위쪽)을 붙잡는다.
2. 엉덩관절을 편다.
3. 땅을 향해 허벅지를 모은다.

교육 팁

- 지침 예:
  - "다리를 뒤로 움직이는 동안 골반을 유지하고 다리 앞쪽에 늘어나는 느낌이 느껴지기 바로 전에 멈추세요. 무릎을 테이블쪽으로 떨어뜨리세요. 늘어나는 느낌이 엉덩관절이나 다리 옆쪽으로 느껴져야 합니다."
- 수정해야 할 일반적인 오류:
  - 허리 과다폄 또는 옆으로 굽힘
  - 골반을 앞으로 기울어지게 하는 것
  - 넙다리뼈가 회전하거나(안쪽 또는 바깥쪽) 엉덩관절이 굽힘되는 것
  - 환측을 향해 골반이 뒤로 구르는 것
- 보상작용을 해결하거나 예방하는 방법:
  - 허리 아래에 베개나 수건을 넣어서 옆으로 구부린 것을 조절할 수 있다.
  - 만약 환자가 발목을 잡을 수 없다면, 벨트가 다리 뒤쪽을 당게 하기 위해 사용될 수 있다.

장점

- 이 운동은 서있는 자세에서 스트레칭을 하는 것만큼 어렵지 않지만, 골반에서의 보상작용이 흔히 일어난다.

대안

- 서있는 자세에서 환측으로 체중을 옮기고 건측은 앞으로 교차한다. 몸통이 환측 다리로부터 멀어지게 옆으로 굽힌다.
- 만약 환자가 제한된 무릎 굽힘이나 종아리를 잡기 힘들다면, 옆으로 누운 자세에서 발목 주위로 벨트를 사용할 수 있다.
- 그림 4(앞쪽 엉덩관절) 스트레칭(운동 9.12), 일반적인 엉덩관절 굽힘근 스트레칭(운동 9.8) 또는 볼기근 스트레칭(운동 9.10). 엉덩정강근막띠에 붙어있는 근육들의 유연성을 증가시키는 것은 전반적으로 결합 조직의 움직임을 향상시키고 힘의 정렬을 돕는다.

진행

- 범위를 증가시킨다.
- 시간을 증가시킨다.

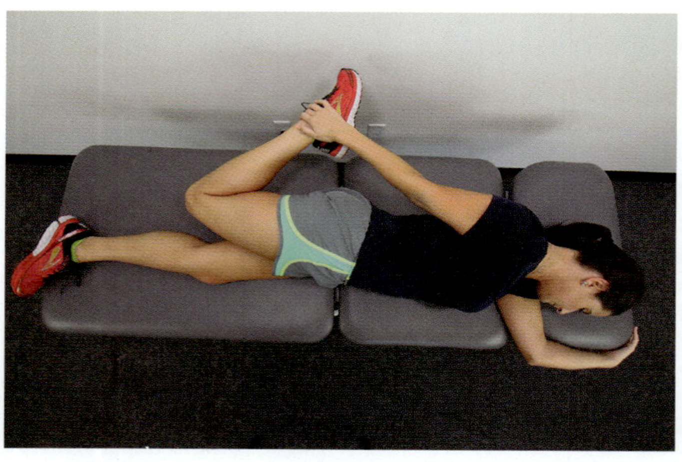

그림 9.14

9.15 신경 가동성(슬럼프 자세)

Neural mobility(slump position)

그림 9.15 참조

목적

- 주변 조직 사이에서 신경 구조물의 미끄러짐을 증가시킨다.
- 신경 가동성 슬럼프나 뻗은 다리 올림 검사의 양성은 향상된 신경 미끄러짐 또는 가동성의 필요성을 나타낸다.

자세

- 치료 테이블에서 앉은 자세로 다리를 떨어뜨린 채 무릎은 구부린다.

주의사항

- 이 운동은 신경과민성이 있는 경우 주의가 필요하며, 증상이 과도하게 악화되지 않도록 가동범위(또는 유지시간)를 조정한다.

움직임

1. 척추를 앞으로 구부리고 환측 다리의 증상이 재발되는 지점이나 그 전까지 무릎을 편다(관련된 통증, 저림, 열/냉 감각)(그림 9.15A).
2. 발목을 발등굽힘과 발바닥쪽굽힘한다(그림 9.15B).
3. 만약 증상이 너무 과하면 목 척추 굽힘이나 슬럼프 자세를 완화한다(그림 9.15C). 움직임의 연속성은 몸쪽(목/몸통) 움직임을 사용하거나 증상 범위에 가깝게 하지를 미리 위치시키거나 대체할 수 있는 몸통 자세나 하지를 움직여서 바꿀 수 있다.
4. 증상의 종류와 위치를 관찰하고 적절한 자세와 가동성 운동을 고르기 위해 선택 조직의 긴장과 신경 움직임 검사로부터 정보를 사용한다. 과도한 신경 증상이 있다면, 바로 누운 자세에서 뒤넙다리근 스트레칭과 신경활주를 선호한다 (운동 9.9).

교육 팁

- 지침 예:
  - "구픈 폄을 유지하고 발과 발가락을 당기는 동안 아래를 보세요. 그리고 나서 발과 발가락을 내리세요. 환자분은 통증이 없다면 다리와 등에 부드럽게 늘어나는 느낌을 느낄 수 있어요. 만약 아프다면 움직임을 더 작게 하세요."

장점

- 앉은 자세의 신경가동술은 하루 동안 쉽게 수행할 수 있다.

신경 가동성을 위한 특정 매개변수

- 범위와 연속성은 증상 회피 또는 재발에 초점을 맞추기 위해 조절할 수 있다.
  - "플로싱(flossing)" 움직임을 향상시키기 위해 끝 범위에 도달하는 것 없이 범위를 통해 움직이는 것
  - 끝 범위를 향해 움직이거나 증상 재발 지점까지 움직이고 나서 유지없이 그 움직임 반대로 한다.
  - 끝 범위에서 유지한다.
- 매개변수들은 SINS에 기초해서(특히 민감성) 선택될 수 있다. 말초 신경 민감화는 움직임 후나 그 동안에 증가된 증상의 결과일 수 있다; 그러므로 민감성과 반응의 정도를 관찰하는 것은 대우 중요하다.

대안

- 바로 누운 자세 또는 옆으로 누운 자세
- 목 움직임 또는 슬럼프 없이 시작
- 신경 가동성을 위해 더 나아간 대안들은 11장 섹션 4 (운동11.51)를 참고한다.

진행

- 발목, 무릎, 엉덩관절 또는 척추에서 움직임을 증가시켜 범위를 증가한다.
- 반복을 증가한다.
- 횟수를 증가한다.
- 목 굽힘 또는 일반화된 슬럼프를 더한다.

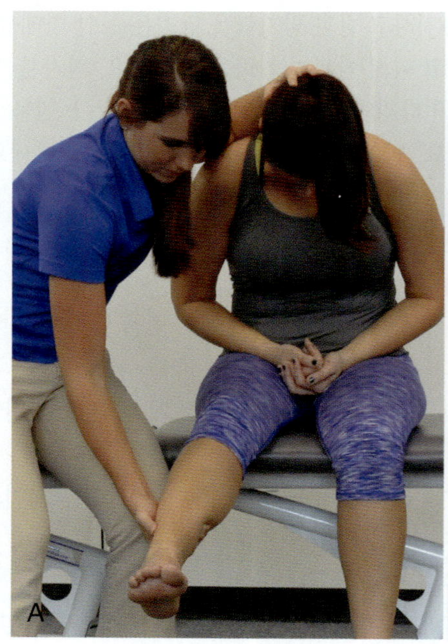

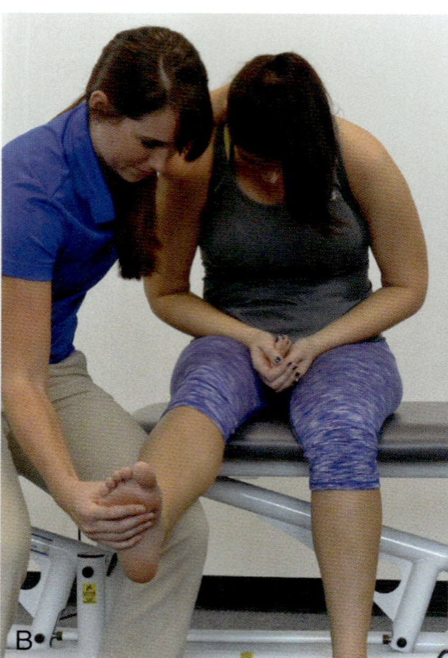

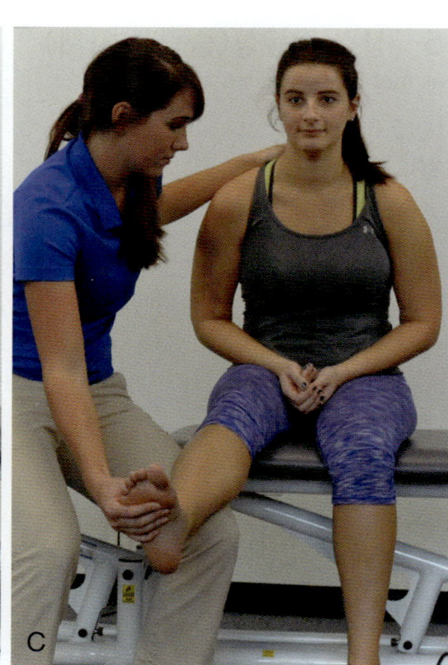

그림 9.15

새로운 범위에서 점진적인 저항 운동
PROGRESSIVE RESISTIVE EXERCISE IN NEW RANGE

9.16 서있는 자세에서 닫힌 사슬로 무릎관절 마지막 폄 Closed chain terminal knee extension in standing

그림 9.16 참조

목적

- 끝 범위 폄에서 넙다리네갈래근과 뒤넙다리근의 근력을 증가시킨다.

자세

- 서있는 자세에서 탄력 저항 밴드 또는 풀리 케이블(a cable column pulley)을 마주본다.
- 무릎 위로 저항 밴드 또는 케이블 띠를 위치한다.
- 무릎은 저항 밴드 또는 풀리 시스템에서 팽팽한 장력과 함께 약간 굽힌다(그림 9.16A).

움직임

- 무릎을 완전히 펴면서 넙다리네갈래근과 뒤넙다리근을 활성화시킨다(그림 9.16B)

교육 팁

- 지침 예:
  - "땅을 향해 발뒤꿈치를 누르고 무릎을 밴드/띠를 향해 밀면서 몸을 세우세요."
- 수정해야 할 일반적인 오류:
  - 골반과 몸통이 앞이나 뒤로 기울어지는 과도한 움직임을 관찰한다; 보상작용은 허리에 스트레스를 줄 수 있다.

장점

- 닫힌 사슬 움직임은 열린 사슬 움직임보다 무릎관절에 더 작은 부하를 준다.
- 서있는 자세에서 운동은 기능적이고 마지막 폄은 계단을 오르거나 의자에서 서있는 자세로 가기 위한 준비 운동으로 유용하다.
- 무릎 위의 띠 또는 밴드 위치는 엉덩관절 폄을 강조하고, 이것은 스스로 엉덩관절 폄근을 활성화시키는데 어려움이 있는 환자에게 유용하다.

대안

- 앉은 자세에서 특정 각도에서의 넙다리네갈래근 등척성 운동(운동 9.43A)

진행

- 되먹임을 제공하기 위해 밴드나 도르래를 이용하여 무릎을 완전히 펴는 동안 계단 오르기 또는 스쿼트를 한다.
- 한쪽 다리 디딤기에 마지막 폄을 위한 촉진으로서 반대쪽 발뒤꿈치를 들어 올리고 몸의 무게를 한쪽으로 향하게 한다(그림 9.16C).

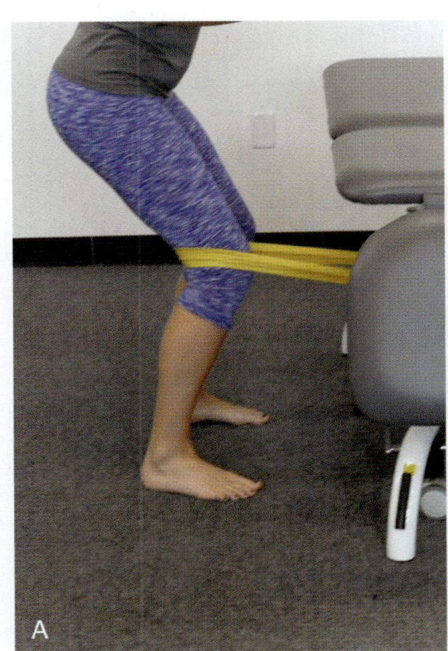
A

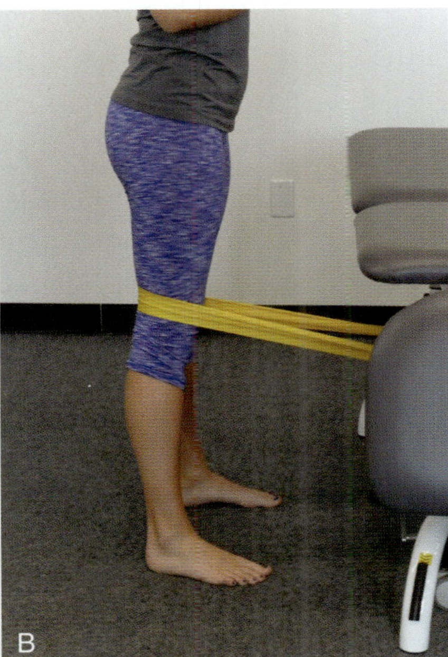
B

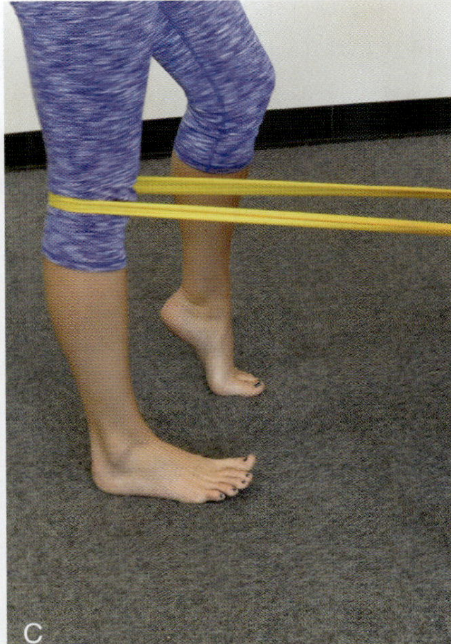
C

그림 9.16

9.17 엉덩관절 끝 범위 폄 Terminal hip extension

그림 9.17 참조

목적

- 끝 범위에서 엉덩관절 폄근을 활성화하고 근육들이 엉덩관절 폄 가동범위를 유지하거나 증가시키기 위해 근활성, 지구력, 또는 근력 변수들을 적용하여 시도한다.
- 엉덩관절 가동술 또는 굽힘근 스트레칭 후 사용할 수 있다.

주의사항

- 허리 폄을 피한다.

자세

- 환자는 허리 과다폄을 피하기 위해 배 아래에 베개를 대고 엎드린 자세

움직임

- 허리골반을 안정화시키고 나서 무릎 폄을 유지하는 동안 다리를 들어 올리기 위해 큰볼기근을 활성화한다(그림 9.17A, B).

교육 팁

- 지침 예:
  - "복근을 활성화하고 다리를 테이블에서 들어 올리세요. 골반을 유지할 수 있는 만큼만 올리세요."
- 수정해야 할 일반적인 오류:
  - 골반이 앞으로 기울어지거나 허리 과다폄
  - 펴지는 다리를 향해 골반/복부 회전
- 보상작용을 해결하거나 예방하는 방법:
  - 만약 환자가 허리를 안정화할 수 있는 범위보다 더 높게 다리를 들어 올린다면 환자에게 가르칠 수 있다: "얼마나 다리를 높게 들어 올릴 수 있는지 생각하는 것 대신에 다리를 길어지게 하고 발과 함께 뻗는다고 생각하세요. 골반 앞쪽이(뼈 부분) 매트에 닫는 것을 유지하세요."

장점

- 엉덩관절과 허리에 낮은 부하를 준다.
- 코어 안정화와 지지된 다리의 안정화는 엉덩관절을 펴는 것과 함께 또 다른 운동이다.

대안

- 이 운동은 엉덩관절이 바깥돌림되거나 중립위치에서 수행할 수 있다. 큰볼기근과 넙다리두갈래근은 바깥돌림될 때 강조될 수 있다. 반막근과 반힘줄근은 중립위치에서 강조될 수 있다. 엉덩관절이 바깥돌림되는 것은 엉덩관절을 펼 때 넙다리곧은근의 긴장을 감소시킬 수 있고, 이것은 다리를 들어 올릴 때 골반이 앞으로 기울어지는 것으로부터 안정화시키는 것이 쉬어진다. 만약 이러한 변화가 사용된다면, 허리나 골반의 회전은 흔하다: 환자는 치료 테이블에서 자세를 인식하는 것이 필요하다.
- 만약 환자가 허리 중립 안정화가 어렵다면 BOSU나 스위스 볼에 엎드려 눕는 것은 더 큰 범위의 엉덩관절 폄을 가능하게 하고 허리의 움직임은 그만큼 적어질 수 있다.
- 골반이 지지된 상태로 테이블 가장자리에 환자를 위치하는 것은 환자가 과도한 엉덩관절 폄에 제한이 있거나 허리 통증이 있을 때 유용하다. 이 자세는 때때로 BOSU 위나 테이블에 엎드린 자세에서 시작하는 것보다 쉬울 수 있고, 몸이 침대에 지지된 상태로 집에서 운동할 수 있다(그림 9.17C).
- 닫힌 사슬로 양쪽 엉덩관절 폄은 BOSU(그림 9.17C, D), 스위스 볼 또는 받침대에서 엎드린 자세로 수행할 수 있다. 양발은 양쪽 엉덩관절과 무릎 또는 한쪽이 펴지는 동안 바닥에 유지한다. 엉덩관절과 무릎의 끝 범위 폄을 위해 발목과 발가락을 바닥에 유지하면서 엉덩관절과 무릎의 폄은 큰볼기근과 뒤넙다리근을 사용하게 한다.

진행

- 탄력 밴드 또는 무게를 이용해서 저항을 증가한다.
- 범위를 증가한다.
- 장비나 서있는 자세에서 지지된 자세와 함께 닫힌 사슬 스쿼트로 진행한다.

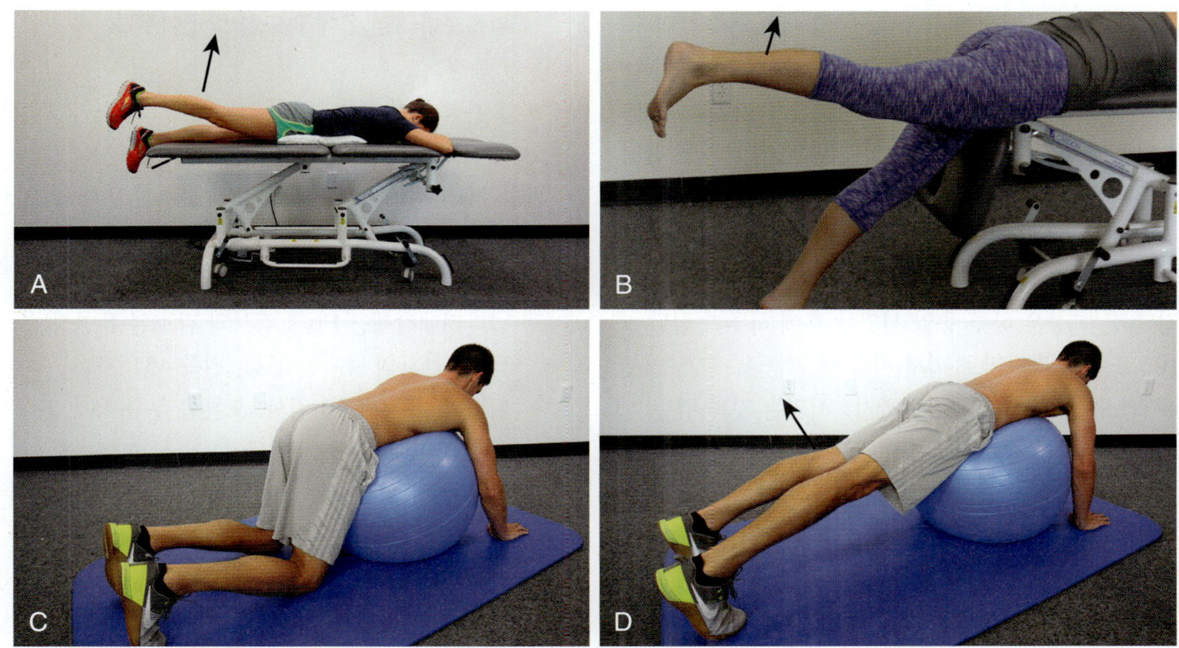

그림 9.17

◎ 사례 연구 9.1: 무릎 관절염
KNEE OSTEOARTHRITIS

이 사례 연구는 운동에 대한 선택적 조직 긴장 검사의 의미 뿐만 아니라 저가동성의 연관된 개념을 설명한다.

무릎관절염이 진단된 56세 남자가 무릎 통증을 조절하기 위해 물리치료를 받는다. 환자는 활동적인 생활방식을 유지하지만 중등도의 비만을 가지고 있다. 그의 주요 목표는 그의 직업인 조립라인에서 일하는 노동자로서 자동차 제조 공장에서 그의 업무를 수행하기 위해 서서 견딜 수 있는 것이다. 그는 취미 생활인 사슴 사냥, 골프, 정원 가꾸기 그리고 그의 개와 산책을 하는 생활로 돌아가고 싶어한다.

기능 상태 및 목표 Functional status and goals

기능적 결과 등급: 하지 근골격계 기능 평가(LEFS) 47/80, Western Ontario와 McMaster 관절염 지수(WOMAC) 30/96 = 31%

환자의 목표 Patient's goals

1. 직장에서 하루에 8~10시간 서있기
2. 집에서 계단 오르기
3. 사슴스탠드 계단 위로 올라가 좁은 공간에서 최대 6시간 동안 서 있기. 그는 균형 능력이 그가 좋아하는 취미를 하는데 충분하지 않을 것 같아서 걱정한다. 2달 내에 사냥하는 기간이 시작된다.
4. 한 블록 정도 그의 개와 걷기

주관적인 통증 Subjective complaints

주관적인 호소의 해석과 객관적 평가의 유형과 강도의 결과 그리고 운동 선택은 글상자 9.1을 참고한다.

그는 무릎 통증이 8년 전에 시작했고 점진적으로 간헐적 통증

글상자 9.1 주관적 정보의 해석

- 그의 증상은 체중 부하 활동에서 낮은 과민성과 중등도 중증이지만, 비트는 동작에서 높은 과민성을 가지고 있다. 객관적 평가를 하는 동안 받아들여진 예상되는 통증 정도는 5/10 이상이 아니다. 체중부하 활동은 평가에서 포함되지만, 통증과 부종은 치료하는 동안이나 후에 관찰되어야 한다. 회전과 체중 부하를 함께한 것은 높은 과민성을 가지고 있기 때문에 비트는 활동이 포함된 체중 부하 활동은 기능적 평가하는 동안 소개되지 않을 것이다.
- 그의 증상들은 관절염과 함께 지속적이다.[16] 선택 조직의 긴장 평가는 객관적 평가하는 동안에 다른 구조들이 손상에 영향을 미치는지 확인하기 위해 중요하다. 끝 느낌, 능동과 수동 관절 가동범위 비교, 부종 그리고 체중 부하 패턴들은 통증과 부종으로부터 관련된 손상과 미치는 영향을 결정하기 위해 도움이 될 것이다. 부종의 보고는 둘레 측정의 필요성을 나타낸다.
- 가능한 손상을 평가하고 연관 지을 수 있는 기능적 활동들은 서있는 것(정렬, 통증, 내성, 체중 부하), 계단, 걷기, 변화된 움직임(앉아있다가 서기, 한쪽 다리로 서기)를 포함한다.
- 치료사는 치료 계획의 부분으로 체중 감소를 조절해야 한다.[17-20]

에서 지속적인 통증으로 진행했다고 보고한다. 초기에 그의 통증은 과도한 활동들을 했을 때 나타났지만, 나중에는 통증이 날마다 나타났다. 그의 주된 호소는 안쪽 무릎 관절 라인의 통증, 경련 그리고 근육의 긴장(뒤넙다리근, 넙다리네갈래근과 장딴지에서), 아침에 일어날 때 근육의 뻣뻣함 그리고 하루의 일이 끝날 무렵 무릎의 부종이 있다.

- *중증도:* 안쪽 무릎관절 라인에서 3/10에서 7/10으로 통증의 변화. 가장 높은 통증은 하루 종일 서있는 후에 하루가 끝날 무렵(5/10) 또는 환측다리로 서서 비틀 때.
- *과민성:* 4시간 동안(하루의 중간쯤까지) 서있는 것과 걷는 것은 통증을 5/10까지 증가시키지만, 5분 정도 앉은 후에는 통증이 감소한다. 비트는 동작 때문에 증가된 통증은 그 후에 10분 안에 다시 원래 있는 통증 정도로 가라앉는다.
- *특징:* 통증과 관절 부종은 서있거나 걸은 후에, 특히 오랫동안 수행했을 때 증가한다. 뻣뻣함은 아침에 더 심해지거나 증가된 부종과 함께 나타난다. 증상들은 관절염 또는 관절 질환과 함께 지속된다.
- *단계:* 만성적, 단계 II

객관적 결과 Objective findings

- *자세/정렬:*
  - 왼쪽에서 경미하게 엎침, 오른쪽 중증도
  - 왼쪽과 비교했을 때 오른쪽에 체중 지지 40/60%
  - 왼쪽보다 오른쪽에 과도한 밖굽이무릎
- *둘레 측정:*
  - 오른쪽 무릎 부종: 관절 라인에서 2cm 증가된 지름, 관절 라인 위에서 1cm 증가
- 관절가동범위: 선택 조직 긴장의 결과를 위해 표 9.3과 글상자 9.2를 참고한다.
- *근육 길이:*
  - 넙다리네갈래근 Ely's 검사의 감소된 유연성: 오른쪽 30° 굽힘: 약간의 당기는 통증, 왼쪽 45°
  - 뒤넙다리근 90/90 검사: 오른쪽 무릎 45°, 왼쪽 30° 굽힘(90° 엉덩관절 굽힌 자세에서)
  - 장딴지근-가자미근 복합체: 완전한 무릎 폄에서 2° 발바닥 굽힘
- *근육 기능:*
  - 오른쪽 하지 근력은 넙다리네갈래근, 뒤넙다리근, 엉덩관절 폄근, 벌림근 그리고 바깥돌림근에서 감소된다.
  - 힘 측정계를 이용한 특정 근력 검사
    - 앉은 자세에서 45° 무릎을 펴고 무릎 폄 근력 검사를 했을 때 왼쪽보다 오른쪽에서 30% 낮음
    - 45° 굽히고 무릎 굽힘 검사를 했을 때 왼쪽보다 오른쪽에서 20% 낮음
  - 엎드린 자세에서 10° 굽힌 자세에서 엉덩관절 벌림, 폄 그리고 바깥돌림은 왼쪽보다 20% 적다.

표 9.3 사례 연구 9.1의 동작 범위

		오른쪽		왼쪽	
		능동	수동	능동	수동
기능장애와 호소의 일차 부위					
무릎	폄	−10*	−10 (부드러운 끝 느낌)*	0	0(딱딱한 끝 느낌)
	굽힘	125	125(탄력 있는 조직이 무릎 앞쪽에 약간 당기는 통증이 있음)	135	135(탄력조직 신장 끝 느낌)
하지의 운동역학 사슬에 영향을 주는 주변 부위					
엉덩이	폄	0	2 폄(관절주머니 딱딱한 끝 느낌)	5 확장	5(탄력 조직 스트레치)
	굽힘	125	125(물렁조직의 접근하는 끝 느낌)	125	125(물렁조직의 접근하는 끝 느낌)
	벌림	정상 범위 내			
	바깥돌림	정상 범위 내			
	안쪽돌림	정상 범위 내			
발목	발등굽힘(앉은 상태에서 무릎 신전)	−2	0(탄력근육 끝 느낌)	10	10(탄력근육 끝 느낌)
	발바닥쪽 굽힘	40	40	40	40

*Lacks 10 degrees of extension

글상자 9.2 선택 조직 긴장의 해석과 기능적 가동성 요구들의 관계

- 무릎 폄에서 주요 가동성 결핍. 능동과 수동 무릎 폄은 오른쪽 무릎도 동일하게 측정하였고, 부드러운 끝 느낌과 부종이 둘레 측정에서 나타났다. 부종은 감소된 폄에 기여하고 끝 느낌과 범위는 부종이 조절된 뒤 다시 측정되는 것이 필요하다. 목표는 걸음걸이와 서있는 자세의 정렬을 돕기 위해 무릎 폄 0°인 왼쪽 다리와 동등하게 맞춰지는 것이다.
- 무릎 굽힘은 제한적이지만 딥 스쿼트를 제외한 모든 필수 활동에서 기능적 제한 내에 있다.
- 엉덩관절 폄은 손상된 엉덩관절 굽힘근과 넙다리네갈래근의 유연성으로부터 기여되어 양쪽 제한이 있다. 목표는 걸음 걸이를 보조하고 서있는 자세에서의 힘 분배와 오른쪽 왼쪽의 대칭을 위해 양쪽 엉덩관절 폄 가동 범위를 10° 과다폄으로 증가하기로 설정해야 한다.
- 발목 발등굽힘은 제한된 장딴지근의 유연성과 함께 오른쪽으로 제한된다. 제한들은 디딤기, 계단 그리고 스쿼트에 영향을 미치기 쉽다. 목표는 정상적인 걸음걸이와 왼쪽 다리와 맞추기 위해 계단과 스쿼트하는 동안에 스트레스를 제한하기 위한 발등 굽힘의 가동 범위를 10°까지 증가시키는 것으로 한다.

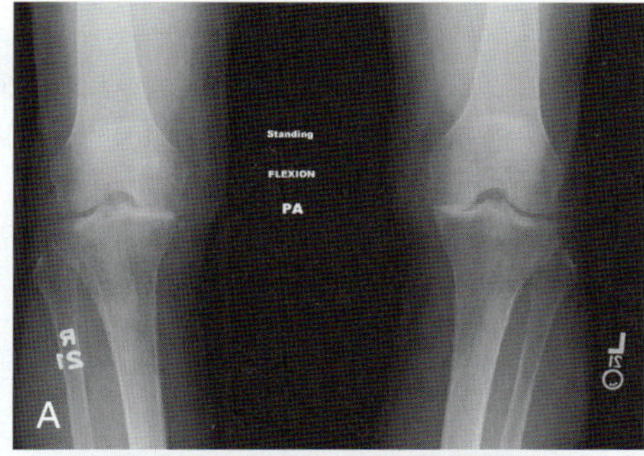

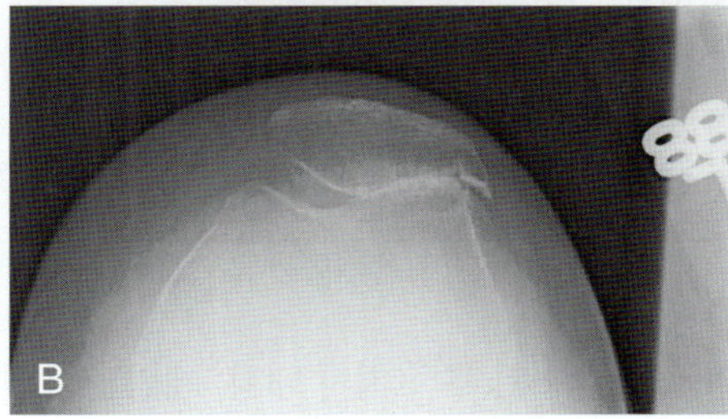

From Rynders SD, Hart JA. *Orthopaedics for Physician Assistants*. Philadelphia: Elsevier; 2013.

- 넙다리네갈래근 폄은 마지막 범위에서 통증이 나타난다.
- *촉진과 관절 이동성:*
  - 안쪽 무릎관절 라인 촉진 시 압통. 안쪽 뒤넙다리근은 촉진 시 압통과 뻣뻣함이 있다.
  - 무릎관절 부종이 나타난다.
  - 무릎넙다리관절 압박; 작은 통증과 끝 느낌은 부드러운 부종
  - 가쪽 지지띠 물렁조직 가동성이 제한적
  - 무릎뼈의 가쪽 기울임이 나타나고 안쪽 미끄러짐이 감소
- *걸음걸이와 움직임 분석:*
  - 더 짧은 오른쪽 디딤기 시간과 더 짧은 왼쪽 걸음 길이로 같지 않은 한 발짝 길이
  - 통증 회피성 걸음걸이 패턴
  - 중간에서 마지막 디딤기 동안 감소된 무릎 폄
  - 걸음 속도 1.5m/sec
  - 디딤기에서 오른쪽 트렌델렌버그 증상
  - 통증으로 인해 오른쪽 다리로 10초 이상 서있을 수 없다.
  - 서있다가 앉기: 앉을 때 오른쪽 다리를 피한다.
  - 기능적 검사: 15초 안에 앉았다 서기 5번, 두 번째 반복 후 증가된 통증(5/10)과 대부분의 체중 지지는 왼쪽으로 사용
  - 통증은 계단 오르기에서 3/10에서 5/10으로 증가하고 그는 계단을 내려올 때 오른쪽으로 체중 지지하는 것을 피한다. 반복된 검사는 지연된다.
- *방사선 검사 결과:* 안쪽 구획과 무릎넙다리 관절의 공간이 좁고 경화, 뼈곁돌기가 관찰된다.

평가 Evaluation

운동 선택하기 위한 결과는 글상자 9.3과 글상자 9.4를 참고한다.

- *물리치료 진단:* 오른쪽 무릎 저가동성, 걷는 것의 어려움(통증 회피, 감소된 걸음 길이, 디딤기에서 감소된 엉덩관절과 무릎관절의 폄), 계단 오르기 어려움

글상자 9.3 운동 선택의 영향

운동 선택을 위한 의학적 진단(몸 구조)의 영향

- 증가된 관절 스트레스를 피하기 위해 열린 사슬과 적은 부하 또는 부분적 무게가 실린 자세를 선택한다.[28]
- 힘을 분배하기 위해 동등한 체중 부하와 몸쪽 지지를 촉진한다.[29]
- 밖굽이무릎은 장기간의 예후를 제한하지만 운동을 계획하거나 기능적 활동하는 동안에 고려되어야 한다.[30]
- 부종 제거를 위해 관절 미끄러짐과 혈액순환 운동을 촉진한다.[31]
- 환자에게 체중 부하를 하는 동안 축 전위나 회전 움직임을 피하도록 가르친다.[32]
- 힘을 제공하기 위해 엉덩관절과 몸통 근력 운동으로 몸쪽 힘을 분바하도록 하고 무릎 근육들의 근력과 지구력을 촉진한다.[33]

글상자 9.4 운동 선택을 위한 저가동성 영향(부종, 무릎관절주머니, 장딴지근, 엉덩관절 굽힘근, 넙다리네갈래근, 뒤넙다리근 가동성 제한)

- 부종은 감소된 관절가동범위에 기여하고 부종이 활동이나 운동과 관련해서 부종이 증가했을 때 임상이나 집에서 특정한 주의와 함께 운동 후에 감독되는 것이 필요하다.
- 주요 목표 중의 하나는 부종을 감소시키는 것이다. 운동이나 기능적 활동 후에 부종을 관찰하고 감독하는 것을 가르치는 것은 중요하다.
- 아침 일찍 뻣뻣함을 조절하기 위한 가동성 운동들이 프로그램에 포함될 것이다.
- 관절가동범위를 증가시킨 후에 근육 활동, 지구력 그리고 무릎을 지지하고 힘을 분배하기 위한 근력을 증가시키는 것에 초점을 맞춘다.
- 가동성 운동은 치료하는 동안 관절가동술과 도수 스트레칭 후에 따라오는 것이 좋다.
- 가동성을 증가시키기 위한 운동들은 무릎관절 폄, 엉덩관절 폄 그리고 발목 발등굽힘을 나타낸다.
- 근육 스트레칭은 엉덩관절 폄(엉덩관절 굽힘근), 발목 발등굽힘(장딴지근)을 증가시키는 것을 나타낸다. 관절가동범위 제한에 기여하는 넙다리네갈래근과 뒤넙다리근은 부종이 감소되면 재평가를 해야 하고, 환자의 무릎관절가동범위는 두 관절 근육의 완전한 스트레칭을 가능하게 한다.
- 점진적인 신경근 지구력과 근력은 낮은 강도와 무릎관절에 작은 압박 힘이 가해지는 자세에서 수행되는 것이 좋다.[34]

- *기여된 손상들:* 감소된 부하 지지 내성, 제한된 유연성(엉덩관절 굽힘근, 넙다리네갈래근, 장딴지근), 감소된 관절 가동범위(엉덩관절과 무릎관절 폄, 발목 발등굽힘), 그리고 근육 지구력/근력(왼쪽보다 20–30% 낮다), 통증과 부종, 밖굽이 무릎으로부터 뼈 정렬 기여함

주의사항 Precautions

- 증가된 부종/통증과 부족한 부하 지지 내성: 초기에 운동하는 동안 체중 부하 강도를 제한하고 최적의 근 기능을 증진하기 위해 열린 사슬 운동을 한다.
- 만약 환자가 어떤 이유든 증가된 부종이 있다면, 운동 후 부종을 관찰하고 운동 선택, 매개변수, 그리고 용량을 조절한다.[17]

예후 Prognosis

증상의 부분적 감소와 증가된 기능을 위한 좋은 예후. 밖굽이 무릎 그리고 감소된 관절 공간과 연골 밑 안쪽 관절 라인, 무릎넙다리 경화증의 방사선적 발견들은 완전한 해결을 위해 장기간 예후를 제한한다.[24–27]

환자는 동기부여가 되고 규칙적으로 운동을 시작할 준비가 되어있다. 환자는 통증을 해결하기 위한 예후를 증가시키기 위해 몸무게를 감소시키는 것이 좋을 것이다.[17]

초기에 운동하는 동안 치료와 운동 선택

Treatment and exercise choices for initial treatment session

초기 치료 선택

1. 정강넙다리관절을 도수 견인, 무릎뼈 미끄러짐
2. 물렁조직 가동술: 넙다리네갈래근과 뒤넙다리근
3. 운동 선택(표 9.4)
4. 첫 번째 치료를 하는 동안 운동 저항성은 기초 용량을 설정하기 위해 평가된다.

표 9.4 초기 운동 선택의 예

운동	목표	매개변수	원리와 대안
일반적인 가동성 운동			
자전거(운동 9.7)	부종과 유동체 제거를 돕기 위해 관절내 움직임을 촉진 통증 감소 혈액 순환과 노폐물 제거 증진	낮은 저항, 5분 동안 무릎 폄을 10°로 제한하기 위해 의자 높이 조절, 5분 동안 무릎관절 굽힘을 위해 의자 높이를 낮춘다.	환자가 편안한 것에 따라 세션 안에 범위를 증가시킨다. 통증과 움직임 정도를 관찰한다. 주요 목표는 상대적으로 통증 없는 관절 가동범위와 가능한 폄 범위에서 누르는 것 없이 부종을 감소시키기 위해 관절 내 움직임을 촉진시키는 것이다. 또한 부하, 체중 부하를 감소시킨다.

표 9.4 초기 운동 선택의 예 - *계속*

운동	목표	매개변수	원리와 대안
혈액 순환을 증진하고 부종을 감소하기 위해 작은 범위의 반복된 능동 움직임			
지지된 자세에서 능동 보조의 공 운동(운동 9.4B)	통증 감소, 염증 삼출물 제거 촉진, 근 경련 감소	세트 사이에 여러 번 반복과 이완	주요 목표는 통증 감소, 근 경련 감소와 혈액순환을 증가하기 위한 것이다. 체중 부하없이 "펌핑" 움직임은 미끄러짐을 제공하기 위해 중요하지만, 공으로부터 불안정한 지지는 움직이는 동안 근육 활성화를 요구한다.
능동 관절가동범위/능동 보조, 관절가동범위			
발목이 지지된 상태에서 능동 등척성 폄(운동 9.1B) 벨트를 이용해 능동 보조 무릎 폄(운동 9.4A)	관절 가동술과 자전거에서 획득한 증가된 범위를 유지하고, 능동적인 넙다리네갈래근 활성화를 촉진하는 동안 부종에 의해 제한된 가동성을 증가시키는 것을 지속한다. 근 경련을 감소시키고 더 많은 ROM을 가능하기 위해 보호 반응을 감소시킨다.	넙다리네갈래근 능동 수축과 함께 자세를 유지하면서 이용 가능한 관절가동범위의 끝 범위	통증 정도를 관찰하면서(5/10보다 더 높지 않게) 끝 범위에서 짧은 유지와 함께 시작한다. 이러한 능동과 능동 보조 운동은 마지막 폄을 유지(그리고 향상)하기 위해 초기에 가정 운동프로그램으로 적절하고 결합조직 형성을 최대화하기 위해 자주(적어도 날마다) 반복되는 것이 좋다.
중력 보조			
엎드린 자세에서 무릎 걸치기(운동 9.1C)	관절가동범위를 유지하고 증가한다.	끝 범위, 버틸 수 있을 때까지 유지한다(시작점은 20-30초). 무릎 통증이 5/10를 넘지 않도록 한다(증가된 보호적 근육 경련을 막기 위해).	엎드린 자세에서 무릎 걸치기는 관절주머니 제한에 초점을 맞추는 능동 운동을 한 후에 해야 한다. 이 운동은 점진적으로 시간을 증가시키는 것과 환자가 자세와 부하를 버틸 수 있는지에 따라 무게를 증가시키는 것과 함께 가정 운동프로그램으로 쓰일 수 있다.
근육 유연성 운동			
장딴지근-가자미근 스트레칭(벨트와 함께 바로 누운 자세)(운동 9.13) 엉덩관절 굽힘근 스트레칭(토마스 스트레칭)(운동 9.8) 넙다리네갈래근 스트레칭(무릎 굽힘으로 토마스 스트레칭)(운동 9.8)	근육 유연성을 증가시킨다.	열린 사슬, 비체중 부하 끝 범위: 유지없이 끝 범위에 도달하는 것부터 시작, 15-20초까지 유지하는 것으로 진행한다. 통증을 관찰한다. 해당 근육의 늘어나는 감각은 받아들여질 수 있다.	보상작용 또는 증가된 무릎 통증은 피한다.
마지막 범위에서 근육 활동과 초기 지구력			
마지막 범위에서 무릎 폄(운동 9.17) 뻗은 다리 올리기로 마지막 범위의 무릎 폄(운동 9.42)	새로운 범위를 유지하기 위해 근육활동을 촉진한다.	피로를 느낄 떠까지 끝 범위에 도달하고 유지한다. 초기 검사하는 동안 환자는 오직 5초만 유지하고 가능한 20초 이상 유지하기 위해 능동 움직임을 사용하면서 벨트를 이용해 자가 보조로 무릎 폄 활동(운동 9.4A)을 결합하도록 배운다. 최대 범위에서 점진적인 유지	열린 사슬 또는 수정된 닫힌 사슬 운동은 무릎에 압박과 부하를 피하기 위해 선택된다.

섹션 9.2: 과가동성

일반적인 운동 접근
GENERAL EXERCISE APPROACHES

전반적인 목표는 근육 활동을 시작하고 힘을 분배하기 위해 힘의 결합(신경근 조절, 근 기능)을 촉진하는 것이다. 과가동성을 조절하기 위해 사용된 운동 유형은 표 6.3을 참고할 수 있고, 저가동성과 과가동성을 위해 사용된 변수들을 비교하기 위해 표 6.4를 참고할 수 있다. 하지에서 이 유형의 전형적인 진단은:

- 선천적인 구조적 정렬 또는 이전의 외상과 관련된 엉덩관절, 무릎 또는 발목 불안전성(결합 조직의 느슨함, 만성 발목 불안정성과 관련된 엉덩관절 뒤쪽 불완전 탈구, 무릎뼈 탈구, 일반적인 무릎 불안정성)
- 일반적인 불안정성(예시; 엘러스-단로스증후군, 유전적 과가동성)

수술적 중재에 따라 과가동성이 환자에게 나타났을 때, 초기 주의사항이 적절한 조직 치유와 회복(단계 II와 III)이 나타날 때 이러한 지침을 적용할 수 있다(세션 4 참고). 목표, 방법, 매개변수, 그리고 측정의 검토가 아래 표 9.5에 포함되어 있다.

표 9.5 과가동성이 주요한 손상일 때, 목표, 방법, 매개변수 그리고 측정

목표	방법	매개변수	측정
소근육 안정화의 근육 활동을 만들고 신경근 타이밍을 증가시킨다.	운동 조절 원리를 사용해서 신경근 조절을 촉진한다. 닫힌 사슬과 감각 입력의 다양한 형태(시각, 두드림을 포함한 촉각) 균형 반응의 사용 또는 교차 수축으로 근 활동하기 위한 진동	지지된 자세에서 지지하지 않는 자세로 진행한다. 특정 불안정을 위한 내부에서 중간지점, 일반적인 불안정성 또는 과가동성을 위한 중간지점 대근육 움직임근(예상된 근육 수축 순서)의 사용 전에 소근육 안정화의 타이밍 적절한 휴식과 여러 번 반복. 또는 교차된 움직임 고반복 또는 수축의 특이성과 연장된 유지 증상의 악화 없이 범위 조절 또는 자세 유지를 위해 운동 학습에 기초한 진보된 매개변수들	움직임의 축을 유지하기 위한 능력(신경근 협응 또는 자세를 유지하는 시간의 관찰) 힘의 분배를 위한 운동 역학의 분석(타이밍과 움직임 축의 시각적 분석) 등척성 수축(시작이 정해진)을 유지하거나 반복된 수를 유지하기 위한 능력 통증 반응 되먹임과 수정의 양
중간 범위 관절 위치를 유지하기 위한 능력을 증진시킨다; 근 지구력에서 근력으로 진행	등척성에서 등장성으로 진행 작은 범위에서 등장성 운동 조절 원리를 사용한 신경근 조절 촉진 닫힌 사슬과 감각 입력의 다양한 형태(시각, 두드림을 포함한 촉각)	등척성에서 다양한 각도의 등척성, 조절된 작은 범위의 등장성으로 진행한다. 등척성을 위한 연장된 수축 피로에 대한 낮은 부하/고반복(지구력)에서 높은 부하/낮은 반복(근력)으로 진행 작은 범위의 등장성을 위한 고반복에서 보상작용과 증가된 부하, 적은 반복없이 조절된 움직임으로 진행한다. 피로와 보상작용을 관리한다. 소근육 또는 대근육 안정화의 사용	움직임의 축을 유지하기 위한 능력(신경근 협응 또는 자세를 유지하는 시간의 관찰) 힘의 분배를 위한 운동 역학의 분석(타이밍과 움직임 축의 시각적 분석) 등척성 수축(시작이 정해진)을 유지하거나 반복된 수를 유지하기 위한 능력 정해진 시간 동안 목표된 자세에 도달하기 되먹임과 수정의 양 통증 반응 자세를 유지하기 위해 요구되는 기능적 업무 하지 기능적 척도
외부 힘을 견디고 과도한 끝 범위 또는 방향의 결합에 도달하는 것을 피하기 위한 능력 증진	운동 조절 원리를 사용한 신경근 조절 촉진 감각 입력의 다양한 형태(시각, 두드림을 포함한 촉각) 편심성 조절로 진행 동적 움직임과 균형으로 진행	조절된 끝 범위로 느리게 진행 끝 범위를 제한하기 위한 편심성 조절 더 높은 부하, 낮은 반복으로 진행(등척성 또는 등장성)	목표 달성(성공적인 시도의 %) 되먹임과 수정의 양 하지 기능적 척도
기능적 요구를 위한 신경근 협응과 반응 시간의 증진	운동 조절 원리를 사용한 신경근 조절 촉진	반응 시간과 조절된 움직임	목표 달성 되먹임과 수정의 양 속도와 반응 시간 하지 기능적 척도

금기사항 및 주의사항
CONTRAINDICATIONS AND PRECAUTIONS

1. 증상이 급성이라면 운동의 강도, 어려움 그리고 수준은 중증도와 과민성에 의해 결정된다.
2. 과도한 스트레스 또는 압박, 제한된 끝 범위와 스트레스 양으로부터 수동적 구조물을 보호한다.
3. 과도한 범위는 피한다(특정한 방향에서).
4. 스트레칭은 하지 않는다.
5. 특정 주의사항은 개개인의 운동에 기록된다.
6. 통증 반응과 근 경련은 근본적인 과가동성을 숨길 수 있고, 통증이 감소했을 때 능동 관절가동범위 조절의 주의가 필요할 수 있다.
7. 감각 입력은 과가동성과 함께 손상될 수 있고, 환자들은 부가적인 되먹임(촉각, 구두 또는 시각) 없이 자세나 관절 제한을 관리할 수 없다.

일반 매개변수 GENERAL PARAMETERS

- 중간 범위(관절 또는 근육)
- 지지된 자세를 사용해서 지지하지 않는 자세로 진행한다.
- 중심화된 움직임의 축을 증진하기 위한 닫힌 사슬
- 적정량은 적절한 타이밍, 근육 수축 순서(sequencing) 그리고 근 활동과 지구력의 목표와 함께 낮은 강도/고반복(>25) 또는 피로를 느끼기 전 등척성 수축을 위한 낮은 강도/연장된 유지로 시작한다.
- 적정량은 강도를 증가하기 전에 그 자세를 유지하는 능력으로 중간 범위에서 더 높은 강도/낮은 반복(<15)으로 진행한다.
- 높은 특성화와 목표와 함께 치료를 진행하는 동안 신경근 협응에 초점을 맞춘다.
- 움직임 패턴의 수정은 그 부분을 보호하고 힘을 분배하기 위해 필수적이다.
- 진동은 힘 결합을 제공하고 과가동성 관절을 지지하기 위해 능동적인 신경근 반응에 사용된다.
- 범위를 증가하는 것은 마지막 요점이다. 완전한 관절가동범위는 목표로 필수적이지 않지만, 기능적 범위를 조절하는 능력은 더 중요하다.
- 범위 안에 조절할 수 있도록 진행한다(편심성 조절 또는 고유감각 훈련).
- 단계 II와 III에서 반응 시간과 끝 범위를 조절하고 과도한 움직임을 제한하는 힘이 향상되는 것은 운동 선수 또는 기능적 요구와 관련된 일을 위해 적절해야 한다.

검사 및 측정 TESTS AND MEASURES

가능한 검사와 측정, 해설 그리고 심리 측정의 더 자세한 묘사는 Magee, Magee와 Sueki를 참고한다.

1. 통증 보고
2. 지구력 또는 근력을 위한 기능적 움직임 결과 측정
3. 보상작용 없이 활동을 수행할 수 있는 능력 또는 독립적인 집 프로그램
4. 하지 기능적 척도(LEFS)

보상 및 반응에 대한 관찰
OBSERVATION FOR COMPENSATIONS AND RESPONSES

- 첫 번째 우선 사항으로서, 우려되는 부분에서 관절 위치를 유지하는 것을 강조하고, 관절의 힘에 영향을 미칠 수 있는 몸쪽과 먼쪽에 전반적인 정렬을 관찰한다.
- 정적 또는 동적 정렬의 손실을 관찰한다.
- 지연된 근 활동, 근육 불균형 또는 신경근 반응의 비효율적 타이밍을 관찰한다.
- 형태와 협응의 점진적인 저하와 근육 피로의 증상을 관찰한다.
- 흔한 동적 보상작용을 관찰한다(4장 참고).
- 운동을 하는 동안 또는 후에 어떤 불편감이 있는지 환자에게 물어본다.
- 지연성 근육통, 치료 후 증가된 부종 또는 삼출을 감독한다.

운동

근육 활성화의 시작, 작은 범위의 등척성 또는 등장성을 이용한 중간 범위를 유지하는 능력 향상

중간 범위 근육 조절, 외부 힘을 버티기 위한 능력: 점진적인 지구력과 근력

신경근 협응과 반응 시간, 고유감각 문제를 개선(동요와 자세 문제)

운동 처방

근육 활성화의 시작, 작은 범위의 등척성 또는 등장성을 이용한 중간 범위를 유지하는 능력 향상 INITIATE MUSCLE ACTIVATION, INCREASE ABILITY TO MAINTAIN MIDRANGE USING ISOMETRICS OR ISOTONIC SMALL-RANGE

9.18 탄력 저항을 이용한 다양한 각도의 발목 등척성 운동

Multidirectional ankle isometrics against elastic resistance

목적

- 다양한 각도에서 등척성 활성화
- 근 지구력 증가
- 근력 증가
- 초기 단계 I 동안 부종과 삼출을 해결하기 위한 혈액순환

주의사항

- 특정한 각도는 불안정한 골절 환자에게 금기증이 될 수 있다.

자세

- 목말종아리관절의 중립 위치와 길게 앉은 자세(또는 부종이 있다면 안정된 자세); 발목은 테이블 밖으로 걸치거나 지지한다(그림 9.18A).
- 탄력 저항 밴드는 환자의 중간발 주위로 감싼다.

움직임

1. 치료사는 다양한 각도에서 저항을 제공한다.
2. 환자는 발목 움직임 없이 탄력 밴드의 당김에 저항한다.

장점

- 목말종아리관절에 매우 낮은 스트레스
- 중간 위치에서 인대 구조물에 최소한의 스트레스
- 고유감각 훈련과 신경근 재교육

교육 팁

- 지침 예:
  - "번드로 다양한 각도에서 환자분의 발목을 당기지만, 환자분은 발목을 움직이지 않게 유지하세요"

대안

- 도수 저항; 한번에 한쪽 방향
- 환자는 앉은 자세에서 환측 다리를 구부리고 반대쪽 다리를 위로 교차한 후 밴드로 자가 저항을 할 수 있다 (그림 9.18A, B).

진행

- 저항 각도에서 변화의 속도를 증가한다(활성화, 신경근 협응).
- 저항의 다양한 각도를 더하거나 바꾼다(신경근 협응).
- 유지 시간을 증가한다(지구력).
- 자가 저항의 양을 증가한다(근력).
- 세트를 증가한다(지구력 또는 근력).
- 앉은 자세에서 발등굽힘과 발바닥굽힘 또는 가쪽번짐의 범위(등장성)를 증가시킨다(그림 9.18C).

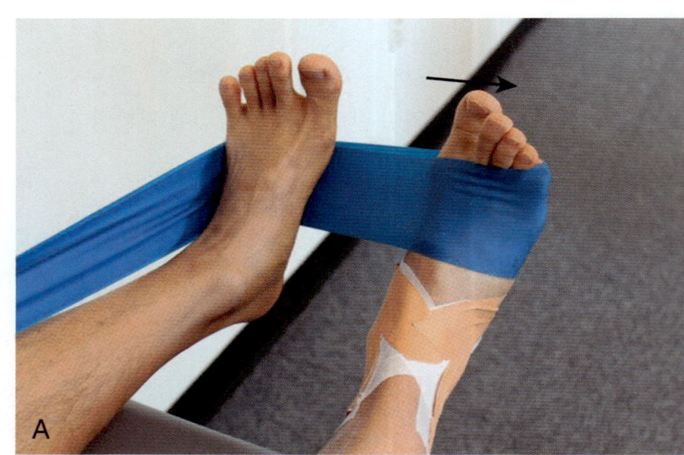

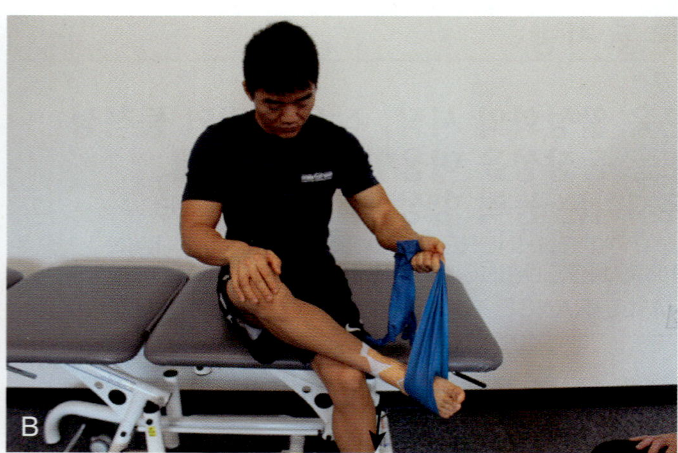

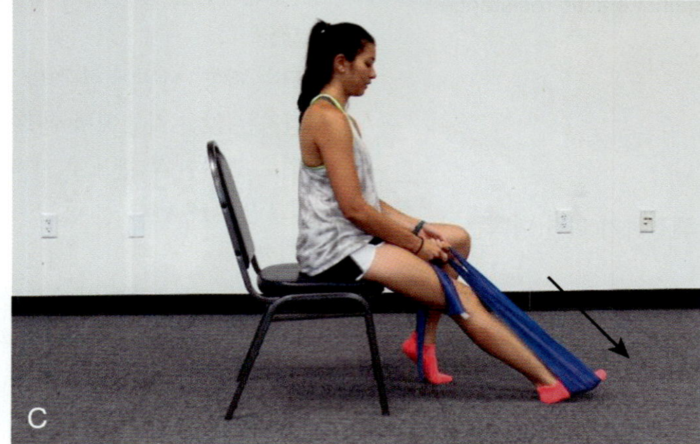

그림 9.18

9.19 저항 장비를 이용한 경사진 스쿼트 (레그 프레스, 헬스 기구, 리바운더, 또는 필라테스 리포머 기구) Reclined squats on resistance equipment (leg press, Total Gym, Rebounder, Pilates Reformer machine)

그림 9.19 참조

목적

- 하지 근 지구력 증가
- 근력 증가
- 지지된 자세에서 닫힌 사슬 운동을 이용해 하지의 고유감각 증가

자세

- 환자는 뼈 정렬을 조정하고 다리는 엉덩관절 간격을 유지하면서 기구에 기댄다.
- 무게는 지구력 또는 근력 매개변수에 적절하게 부하한다.

움직임

1. 환자는 판을 움직이지 않고 발판을 두 발로 민다(등척성 동시수축) (그림 9.19A).
2. 환자는 슬레드를 판에서 멀어지게 움직이기 위해 판을 두 발로 민다(등장성 움직임) (그림 9.19B).
3. 운동은 발목과 발 근육들을 쓰기 위해 발이 발등굽힘 자세에서 수행될 수 있고, 또는 발바닥굽힘에서 시작할 수 있다(그림 9.19C).
4. 환자는 밖굽이 또는 일반적인 안쪽돌림을 피하기 위해 시상면에서 하지 정렬을 유지해야 한다.

교육 팁

- 지침 예:
  - 등척성 운동을 위해: "발뒤꿈치로 누르지만 슬레드를 움직이지 마세요."
  - 등장성 운동을 위해: "발뒤꿈치로 누르고 엉덩관절과 무릎을 곧게 펴세요. 무릎이 안쪽이나 바깥쪽으로 돌아가지 않고 다리가 같은 선상에서 움직인다고 생각하세요."
- 수정해야 할 일반적인 오류:
  - 환자는 슬레드가 안으로 움직이는 동안 다리를 안쪽돌림하고 모음하는 경향이 있거나, 슬레드를 몸에서 멀어지게 할 때 다리를 바깥돌림하고 벌림하는 경향이 있을 것이다.

장점

- 닫힌 사슬 활동은 전단력을 최소화하고 동시 수축을 활성화하며 고유감각을 제공한다.
- 바로 누운 자세는 몸통과 상체를 지지하고, 환자가 하지 신경근 조절을 발달시키는데 초점을 맞추게 한다.

대안

- 엉덩관절과 무릎관절을 구부리고 바로 누운 자세로 눕는다; 치료사는 벽에 스위스 볼을 유지하고 환자에게 발로 그 자리를 유지하도록 말한다(그림 9.19D).
- 하지의 정렬을 강조하기 위해 저항 밴드를 허벅지 바깥쪽으로 묶고(또는 교차하거나 치료사에 의해 유지한다.) 움직이는 동안 밴드의 장력을 유지하면서 엉덩관절 벌림근과 바깥돌림근을 활성화한다(그림 9.19E).
- 엉덩관절 폄근과 바깥돌림근을 강조하기 위해 저항 밴드를 한쪽 다리 뒤에 위치하고 반대쪽 손으로 대각선 방향으로 당기거나 또는 엉덩관절 폄근을 강조하기 위해 같은 쪽으로 당긴다. 한쪽 다리 뒤에 손을 두는 것은 체중 부하와 부가적인 감각 입력과 하지의 고유감각 입력에 유용하다.

진행

- 한쪽 다리 등척성 운동으로 진행
- 범위를 통한 움직임으로 진행(등장성)
- 되돌아 올 때 편심성 조절을 강조
- 반복 횟수 증가
- 부하 증가
- 교차로 체중 이동을 한 후 엉덩관절과 무릎 폄
- 발목 발등굽힘과 발바닥굽힘 활성화로 진행

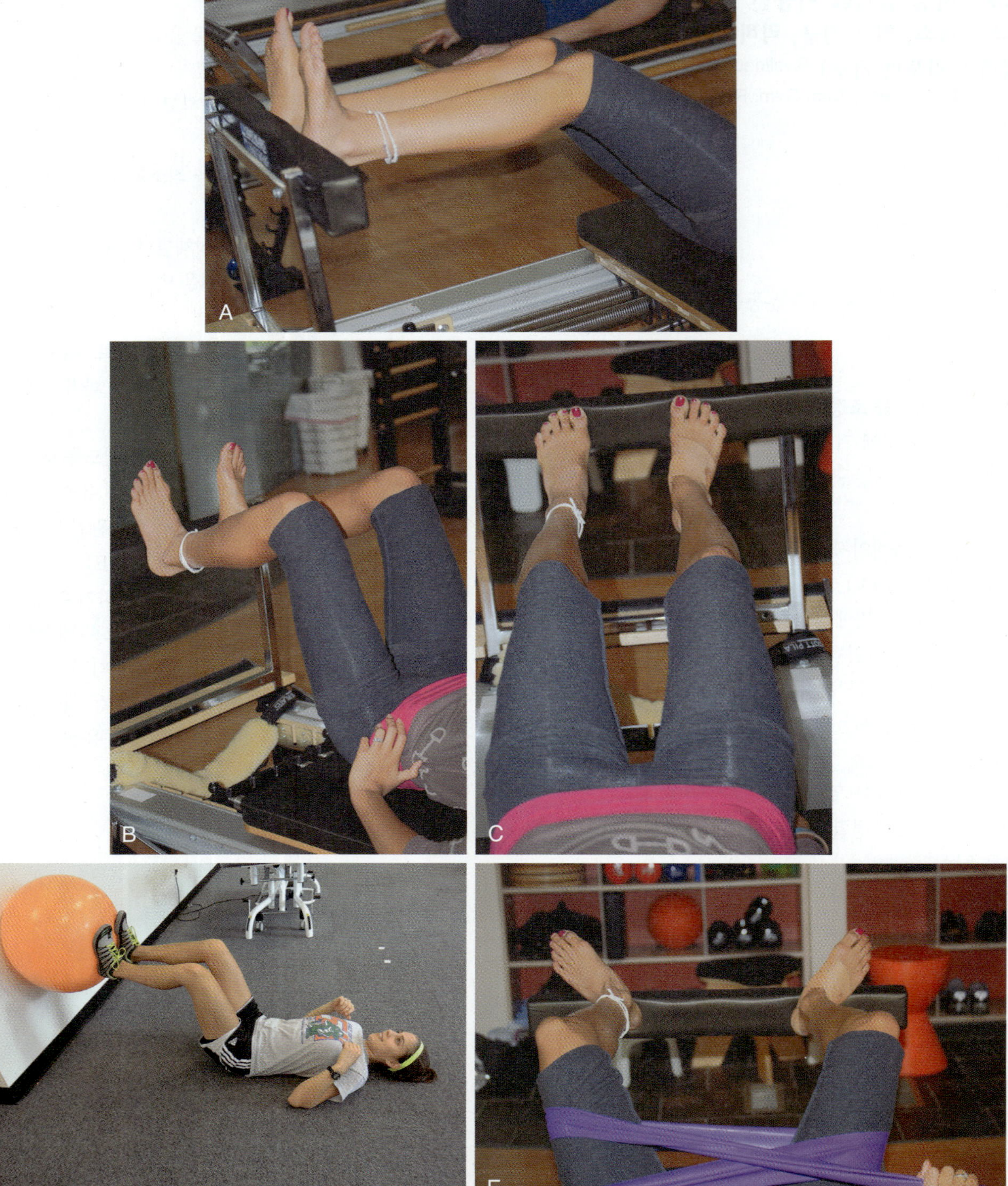

그림 9.19

중간 범위 근육 조절, 외부 힘을 버티기 위한 능력: 점진적인 지구력과 근력
MID-RANGE MUSCLE CONTROL, ABILITY TO WITHSTAND EXTERNAL FORCES: PROGRESSIVE ENDURANCE AND STRENGTHENING

9.20 건측/환측 다리의 다양한 각도의 엉덩관절 기구 Multi-hip machine using affected/unaffected leg

그림 9.20 참고

목적

- 엉덩관절, 무릎 그리고 발목의 고유감각 증가
- 엉덩관절 근육의 지구력 또는 근력 증가
- 한쪽 다리 안정성 증가(지지된 다리)

자세

- 한쪽 다리로 서있는 자세에서 다른 쪽 다리는 기구의 저항 팔에 위치한다.
- 가슴과 몸통은 지지된 다리 쪽으로 위치한다.
- 허리골반 중립 자세
- 발목과 목말밑관절 중립

움직임

1. 지지하는 다리에서 균형을 유지하면서 반대쪽 다리는 기구의 저항 팔에 대항하여 움직인다. 움직임 방향은 기구의 저항 팔과 움직이는 다리의 간격을 가능하게 하기 위해 엉덩관절 굽힘, 폄, 벌림 또는 모음을 조절할 수 있다.
2. 환자는 다리를 움직이는 동안 골반을 안정하게 유지하고 코어 근육을 안정화시킨다.
3. 환자는 저항 팔의 위치를 조절하거나 기구의 다른 방향을 마주봄으로써 다른 근육군을 목표로 할 수 있다.

교육 팁

- 수정해야 할 일반적인 오류:
  - 골반과 허리의 과도한 움직임
- 보상작용을 해결하거나 예방하는 방법:
  - 만약 피로나 보상작용이 나타난다면 운동의 양이 조절되어야 한다.
  - 작은 가동범위를 통한 움직임은 서있는 다리에서 균형을 운동하는데 충분하다.

장점

- 운동은 한쪽 다리의 엉덩관절 근력 또는 지구력을 향상시키는데 사용할 수 있다.
- 열린 사슬 근력 운동을 위해 비체중 지지 주의사항을 사용할 수 있다.
- 팔의 지지와 몸쪽 저항과 함께 지지하는 다리의 균형 운동을 할 수 있다.
- 기능적 자세에서 저항 운동을 가능하게 한다.
- 닫힌 사슬 활동(지지하는 다리에서)은 전단력을 최소화하고 동시 수축을 촉진하며 고유감각 입력을 제공한다.

진행

- 저항을 증가한다.
- 움직이는 다리의 범위를 증가한다.
- 반복을 증가한다.
- 팔의 지지를 제거한다.

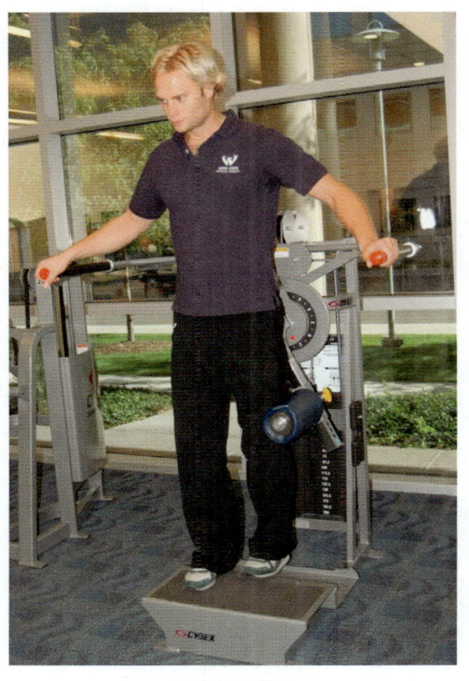

그림 9.20

9.21 교각운동 Bridging

그림 9.21 참고

목적

- 엉덩관절 폄근과 코어 안정화, 지구력 또는 근력을 향상시킬 수 있다.
- 척추 움직임 없이 엉덩관절 폄 움직임을 독립시킬 수 있다.
- 엉덩관절 폄근의 근력을 증가시킨다.
- 발목(안쪽번짐근/가쪽번짐근), 엉덩관절(벌림근, 모음근, 회전근)에서 이마면 근육 안정화를 향상시킨다.

자세

- 바로 누운 자세, 팔은 옆으로 한 상태에서 무릎 구부린 자세
- 하지의 기본 정렬
- 허리와 골반 중립

움직임

1. 환자는 큰볼기근을 활성화하기 위해 테이블이나 바닥을 향해 발뒤꿈치를 누르고, 지지하는 면에서 골반과 척추를 들어 올린다(그림 9.21A, B).
2. 어깨, 엉덩관절과 무릎은 하나의 대각선을 형성한다(그림 9.21C, D).

교육 팁

- 지침 예:
  - "척추를 안정화하고 엉덩관절을 어깨, 엉덩관절 그리고 무릎 사이에 하나의 긴 선이 형성될 때까지 들어 올리세요."
- 수정해야 할 일반적 오류와 이것을 고치기 위한 방법:
  - 발목 안쪽번짐을 관찰한다: 환자가 지지하는 면에서 엉덩이를 들어 올리면서 골반을 뒤쪽으로 기울이고 척추를 굽히게 된다.
- 보상작용을 해결하거나 예방하는 방법:
  - 환자가 골반을 들어 올릴 때 엄지발가락에 압력을 유지하도록 지시하거나 무릎 사이에 공을 위치하면서 환자가 골반을 들어 올릴 때 볼에 압력을 유지하도록 지시한다.
  - 엉덩관절 바깥돌림근과 모음근의 안정화를 촉진하기 위해 허벅지 주변으로 탄력 저항을 감싼다(그림 9.21A–D).

장점

- 닫힌 사슬 운동은 엉덩관절과 무릎관절의 전단력을 최소화하고 동시 수축을 촉진시키며 고유감각 입력을 제공한다.
- 하지 근력을 위한 제한된 균형 운동과 안정적인 자세
- 지지된 자세에서 초기 체중 부하 활동

대안

- 공 또는 의자 위에 다리를 지지하고 바로 누운 자세
- 엉덩관절 바깥돌림근과 벌림근의 안정화를 위한 촉각 입력을 제공하기 위해 무릎 위로 탄력 저항 밴드를 추가할 수 있다(그림 9.1A–D).
- 자세는 제한된 발목 발등굽힘 범위를 수용하기 위해 조절할 수 있다.

진행

- 근력을 증가시키기 위해 저항성 부하를 추가한다.
- 엉덩관절과 무릎 범위를 바꾼다.
- 안정성 운동을 위해 불안정한 표면을 더한다(그림 9.21 F, G).
- 엉덩관절이 올라갔을 때 발과 발로 체중을 옮긴다.
- 체중이동을 한 후에 발목관절을 발바닥쪽굽힘을 한다.
- 반복 횟수 증가
- 밴드의 저항 증가
- 한쪽 다리 교각운동으로 진행(그림 9.21C–G).

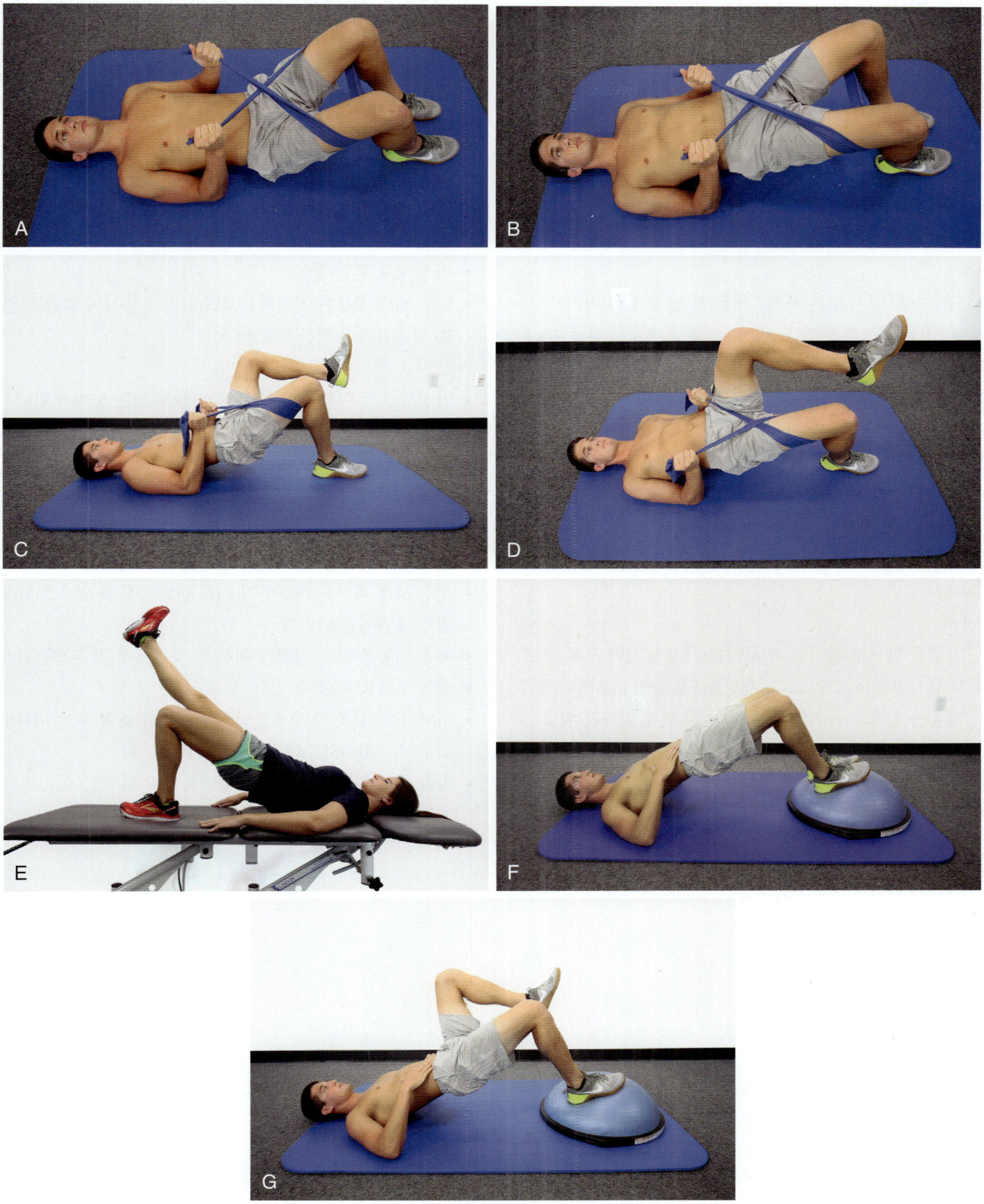

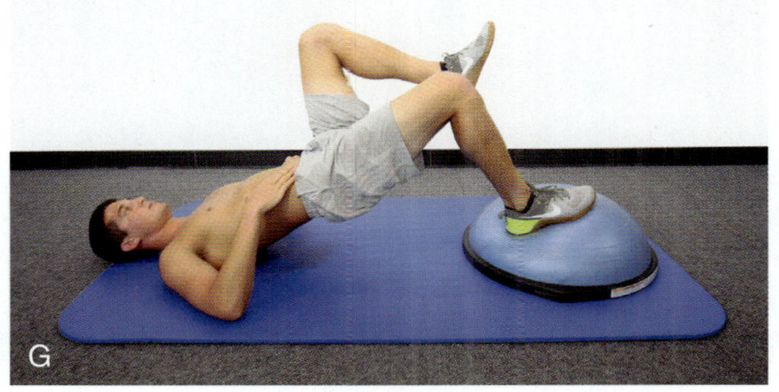

그림 9.21

9.22 부분적 부하 런지 또는 한 걸음 자세

Partial loading lunge or stride stance

그림 9.22 참고

목적

- 일반적인 힘 결합과 근육 활성화/지구력을 향상시킨다.
- 등급별 체중 허용
- 하지 정렬의 몸 인식을 향상시킨다.
- 신경근 조절을 향상시킨다.

자세

- 한 걸음 자세(런지 또는 자연스러운 한 발짝 길이 거리)
- 환측 다리를 앞으로 한다.

움직임

1. 환자는 버틸 수 있는 지점으로 앞쪽(환측) 다리로 체중을 옮긴다(증상이 없는 부하).
2. 체중을 앞쪽 다리로 옮기면 뒤쪽 발뒤꿈치는 바닥에 떨어질 수 있다(그림 9.22A–C).
3. 환자는 3–5초 자세를 유지하고, 다시 자세를 시작 자세로 돌아온다.

교육 팁

- 지침 예:
  - "체중을 앞으로 움직일 때 무게를 다섯 발가락 모두 고르게 유지하세요. 그리고 그 자세를 5초 동안 유지하세요."
  - "체중을 앞으로 움직일 때 무릎이 두 번째 발가락 위로 오게 하세요. 그 자세를 유지함에 따라 무릎 양쪽 근육이 활동하는 것을 느끼세요."
- 수정해야 할 일반적인 오류:
  - 다리의 정렬의 흐트러짐
- 보상작용을 해결하거나 예방하는 방법:
  - 환자가 런지를 하는 동안 엉덩관절 벌림근과 바깥돌림근의 활성화를 촉진하기 위해 탄성 저항 밴드를 허벅지에 위치하면서 엉덩관절 또는 무릎 모음 또는 안쪽돌림(동적인 Q각)을 피하도록 한다.

장점

- 환자는 무게를 버티고, 체중 이동의 자신감과 체중 이동의 필요성을 깨닫는 것을 발달시킬 수 있다.
- 사전 보행 훈련 활동
- 닫힌 사슬 운동은 전단력을 최소화하고 동시 수축을 촉진시키며 고유감각 입력을 제공한다.

대안

- 안정성 또는 부하 감소를 위해 평행봉 또는 보행기 안에서 운동을 시행할 수 있다.
- 환측 다리를 앞으로 하고 치료 테이블 가장자리에 앉는다. 앉은 자세에서 선 자세로 바꾸고 무게를 뒤쪽 다리에서 앞쪽 다리로 옮긴다.

진행

- 정상 보행 패턴을 자극하기 위해 반대쪽 팔을 앞으로 내밀어 팔의 움직임을 더한다.
- 체중 이동을 더 증가하기 위해 몸 앞쪽에서 팔을 뻗는다.
- 팔에 부하를 더할 수 있다.
- 하나 또는 양쪽 다리에 불안정한 표면을 더할 수 있다(예시; 고무 또는 BOSU; 그림 9.22D–F).
- 한쪽 다리 디딤기 안정성을 발달하기 위해 체중 이동을 가르친다.

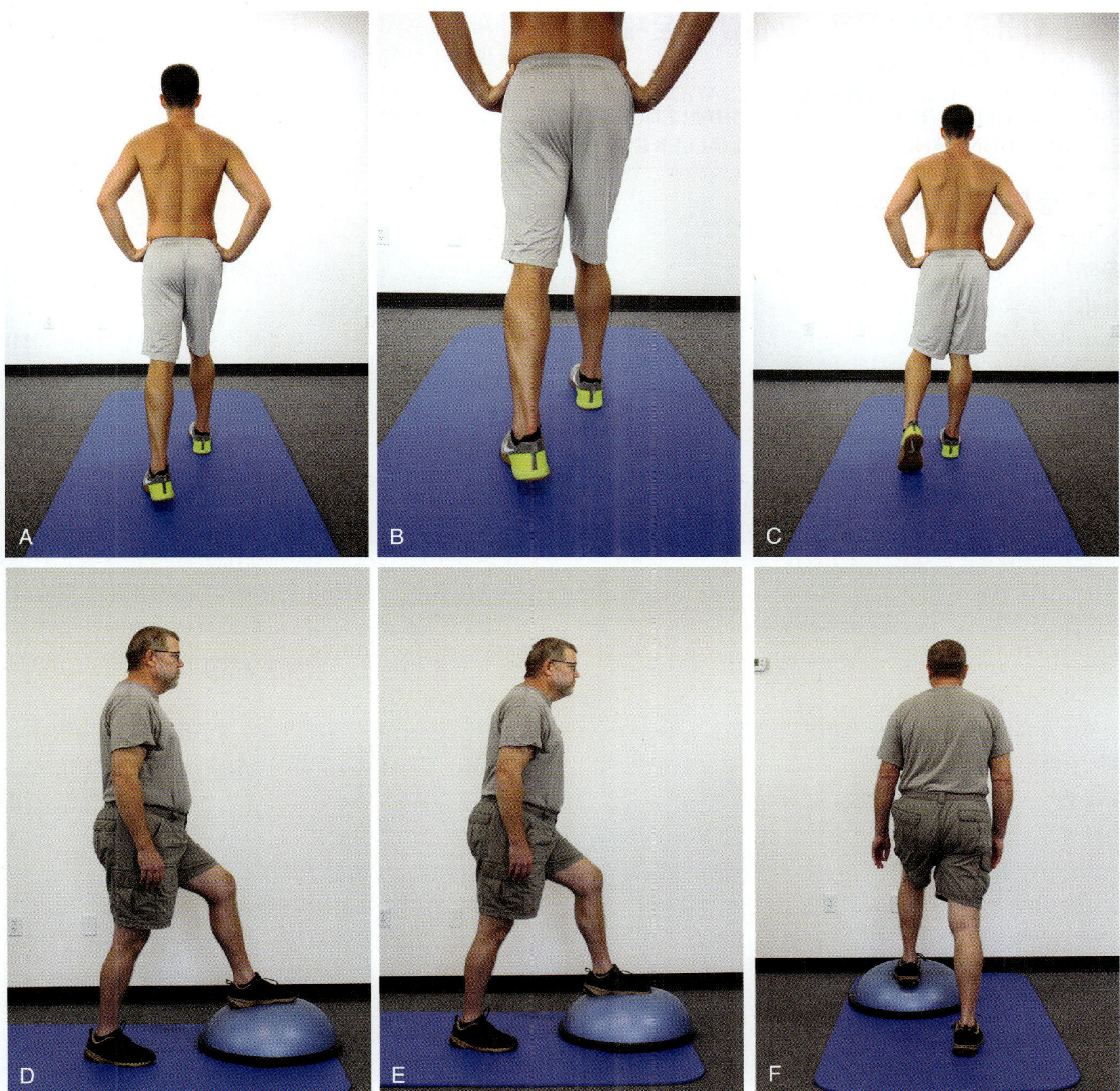

그림 9.22

신경근 협응과 반응 시간, 고유감각 문제를 개선(동요와 자세 문제)

IMPROVE NEUROMUSCULAR COORDINATION AND RESPONSE TIME, PROPRIOCEPTIVE CHALLENGES (PERTURBATIONS AND POSITIONAL CHALLENGE)

9.23 동요 훈련 Perturbation training

그림 9.23 참고

목적

- 신경근과 고유감각 조절 발달
- 하지 안정성 향상
- 방향을 바꾸는 반응시간 향상
- 서있는 자세의 균형 향상

자세

- 양쪽 다리에 체중을 동등하게 분배하면서 어깨 넓이로 벌리고 락커 보드 또는 불안정 지지면 위에 선다(그림 9.23A).
- 무릎과 엉덩관절을 약간 구부린다.
- 가슴은 앞발 위로 오게 한다.

움직임

1. 치료사는 환자의 균형 반응을 향상시키기 위해 락커 보드에 당기고 미는 힘을 제공한다.
2. 환자는 동요에 반응하는 동안 정적으로 서있는 자세를 유지한다.

교육 팁

- 지침 예:
  - "제가 락커 보드를 움직일 겁니다: 환자분은 균형을 유지하면서 반응하세요. 너무 세게 밀거나 떨어지지 않게 하겠습니다."
- 보상작용을 해결하거나 예방하는 방법:
  - 언어적 되먹임은 운동하는 동안 필요하지 않다; 목적은 환자가 외력에 반응하는 것이다. 만약 정중선으로 되돌아오거나 환측 다리로 반응하기 힘들다면, 치료사가 주는 힘이 환측 쪽의 균형을 방해하면서 환자가 환측 다리에 무게를 지지하도록 한다.
  - 피로와 보상작용을 관찰하고 피로가 보이면 휴식을 제공한다.

장점

- 과도한 스트레스나 낙상을 제한하면서 신경근 협응과 조절을 발달한다.
- 환자가 외력에 반응하는 능력에 자신감을 향상시키는 기회다.

대안

- 외부 동요 대신에 환자가 균형 반응에 요구하는 바닥 외부의 다양한 판에서 상체 움직임을 수행한다.
- 거울은 되먹임으로 사용할 수 있다.
- 만약 동적 밖굽이를 예방하기 위해 이마면에서 엉덩관절 근육을 활성화시키는 것이 필요하다면, 탄성 저항 밴드는 부가적인 촉각 입력을 제공하기 위해 허벅지에 사용될 수 있다. 환측 다리에 반응을 촉진시키기 위해 또 다른 방법은 환측 다리는 락커 보드에 올리고 건측은 안정적인 면에 위치하는 것이다(임상 사례 7.6).
- 초기에, 환자는 타이밍과 가능한 방향을 알 수 있도록 한다. 치료사는 환자가 예상하지 못하도록 시야 밖으로 나갈 수 있다.

진행

- 눈을 감은 채로 실시한다.
- 엉덩관절과 무릎의 관절가동범위를 바꿀 수 있다.
- 다리를 벌린 자세에서 한 다리로 선 자세로 진행한다.

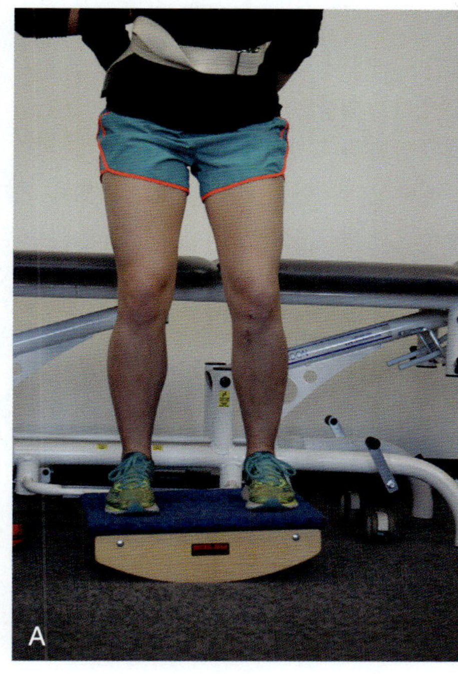

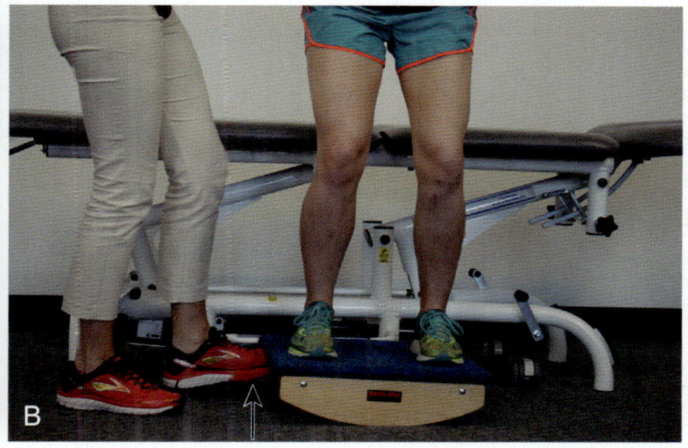

그림 9.23

9.24 한쪽 다리 서기 균형 Single-leg standing balance

그림 9.24 참고

목적

- 균형 운동을 이용하여 일반적인 힘 결합과 근 활성을 향상시킨다(특히 이마면에서 엉덩관절과 발목의 안정화근)
- 체중 지지 주의 또는 손상 후 신경근 협응과 한쪽 다리 서기 안정화를 향상시킨다(그림 9.24A, B).
- 불안정 표면(고무) 위에 발목과 발의 안정화에 도전한다.
- 선 자세 균형을 향상시킨다.
- 반응 시간을 향상시킨다.

주의사항

- 균형의 소실 없이 한쪽 다리로 서있는 것이 어렵다면 상체 지지를 사용한다(그림 9.24B).
- 운동을 시작하거나 더 불안정한 방법으로 진행하기 전에 도움과 함께 한쪽 다리 균형 검사를 한다(영상 9.24A).

자세

- 무릎을 약간 구부리고 환측 다리로 선다.
- 앞발 위로 가슴이 오게 한다.
- 목말밑관절은 중립, 몸의 정렬도 맞춘다.
- 무게 중심은 중간발 위로 위치한다.

움직임(그림 9.24C)

- 환자는 환측 쪽으로 무게를 옮기고 건측 다리를 바닥에서 들어 올린다. 서있는 다리의 초기 정렬 또는 팔의 지지 없는 것을 유지한다.

교육 팁

- 지침 예:
  - "다리를 들어 올리기 전에 코어와 골반을 안정화하세요. 골반의 정렬을 유지하세요."
- 수정해야 할 일반적 오류(그림 9.24D–F):
  - 자유로운 다리쪽의 골반을 들어 올리는 것은 서있는 다리에 엉덩관절 벌림근과 모음근 안정화 부족으로 인한 흔한 보상작용이다(그림 9.24E).
  - 골반 회전
  - 엉덩관절 떨어짐(그림 9.24D)
- 보상작용을 해결하거나 예방하는 방법:
  - 환자에게 정위 반응을 받아들이는데 도움을 주기 위해 방에 있는 특정한 물체에 집중하도록 지시한다.
  - 다리에 가까이 유지하고 있는 것보다 자유로운 다리를 지지하고 있는 다리를 향해 누르는 것은 더 쉬울 수 있지만, 다른 다리에 닿으면 안된다.

장점

- 고유감각 훈련
- 등척성 근 활동
- 균형 반응
- 지구력

대안

- 만약 환자가 한쪽 다리 균형을 오랫동안 유지하지 못한다면, 환측 발뒤꿈치를 들어 올리면서 75%/25%로 도달하기 위해 환측 다리로 체중을 옮겨 양쪽 발 서기 균형 또는 스플릿 런지 자세를 이용할 수 있다.
- Balance Master 또는 Nintendo Wii같은 전자 기기는 전반적인 안정화에 동시 되먹임을 줄 수 있고 안정화의 제한 내에서 무게 중심을 유지하기 위해 초점을 맞출 수 있다.

진행

- 안정적인 표면에서 시작하고 불안정한 표면으로 진행한다(그림 9.24G; 임상 사례 7.7).
- 상체 움직임 또는 무게를 더할 수 있다.
- 스포츠에 특성화된 활동이나 관절가동범위를 더할 수 있다.
- 신경근 조절과 반응 시간에 도전하기 위해 외부 힘이 더해질 수 있다(운동 9.27).
- 활동하는 동안 부하를 증가시킨다.
- 속도를 증가한다.
- 팔을 뻗거나 잡는 동작으로 바닥의 외부 거리를 증가시킨다.
- 무작위로 방향을 바꾼다.

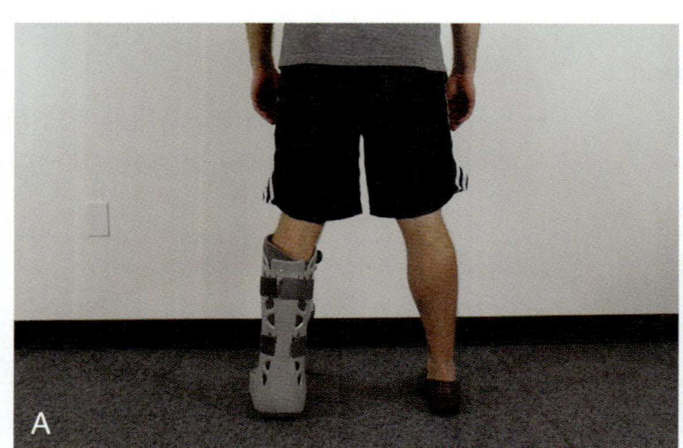

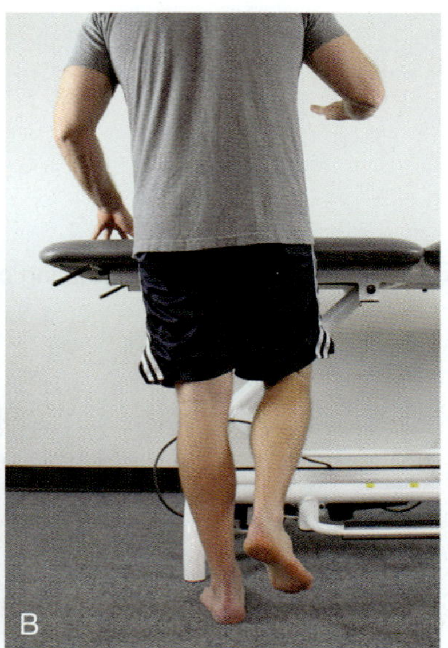

그림 9.24 (A와 B) 보행훈련 전에 체중부하 예방조치를 시행한 후 외발서기 균형.

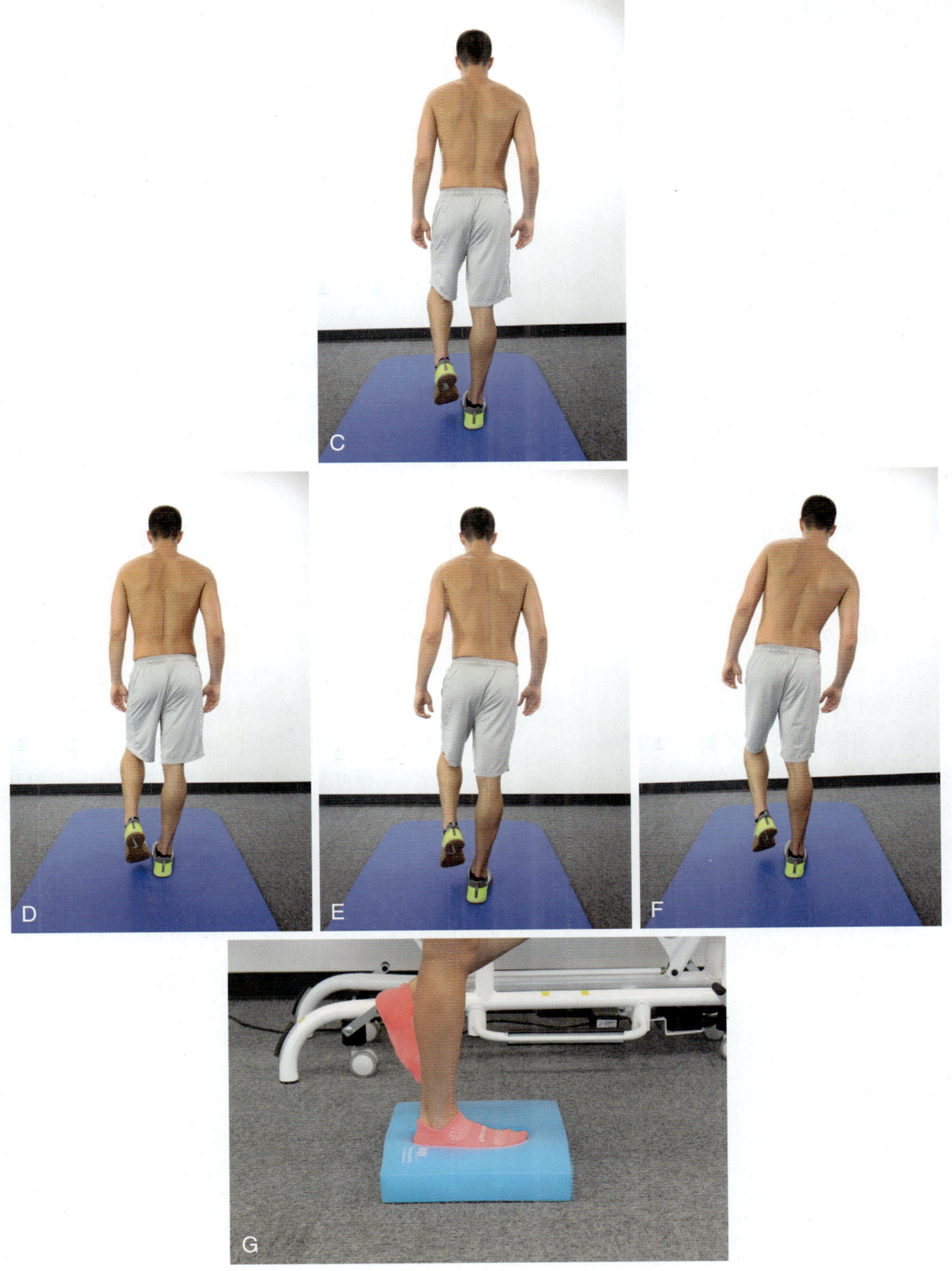

그림 9.24 계속 (C) 골반이 수평인 이상적인 외발서기 균형 자세. (D－F) 외발서기 자세의 보상작용. (D) 트렌덜렌버그 징후 또는 왼쪽 골반이 내려감. (E) 이마면에서 엉덩관절 안정성이 부족하거나 통증으로 인한 보상작용으로 왼쪽 다리에 대한 가쪽굽힘 또는 역트렌덜렌버그 징후. (F) 엉덩관절 안정성이 부족하거나 통증으로 인한 보상작용으로 몸통의 가쪽 기울임. (G) 불안정한 지면은 외발서기 균형을 어렵게 한다.

9.25 로커 보드 움직임 Rocker board motion

그림 9.25 참고

목적

- 반응 시간을 향상시킨다.
- 고유감각을 향상시킨다.
- 신경근 협응을 향상시킨다.
- 서있는 자세 균형을 향상시킨다.

주의사항

- 균형 주의사항: 환자가 필요하다면 적절한 보호와 환자의 팔을 사용하는 기회를 제공한다(그림 9.25A).

자세

- 표면 위에 락커 보드 또는 균형과 고유감각 시스템(BAPS) 보드 위에 선다(그림 9.25A).
- 엉덩관절과 무릎을 약간 구부린다.

움직임

- 환자는 다른 방향으로 보드를 움직일 수 있는지 요구된다(그림 9.25B).

교육 팁

- 수정해야 할 일반적인 오류:
  - 락커 보드가 능동적으로 조절된 움직임보다 탄력을 이용한 움직임이 가능하도록 한다.
  - 균일하지 않은 체중부하 또는 체중이동의 제한
  - 엉덩관절이나 몸통의 안정화 소실
- 보상작용을 해결하거나 예방하는 방법:
  - 보드에 갑자기 떨어지는 것 없이 가능한 관절가동범위 내에 움직임을 조절하도록 가르친다.
  - 환자가 보드 위에 서기 전에, 앉은 자세에서 보드에서 균형을 어떻게 잡는지 보여준다.
  - 거울을 이용하고 환자에게 엉덩관절의 정렬을 유지하는 것에 집중하도록 요구한다.
  - 환자에게 보드가 땅에 닿지 않게 또는 빠르게 떨어지지 않도록 가르친다.
  - 환자가 움직임을 조절할 수 있을 때까지 평행봉 또는 치료 테이블 같은 것으로 팔을 지지할 수 있다. 점진적으로 팔의 지지를 제거한다.

장점

- 외부 힘에 동적이나 정적 균형 반응에 도전한다.

대안

- 부하와 함께 BAPS 보드
- 더 많거나 적은 안정화를 제공하기 위해 락커 보드의 방향을 바꾼다(그림 9.25C).
- 발포고무매트

진행

- 한 쪽 다리로 서서 진행한다.
- 눈을 감고 수행한다.
- 움직임의 속도를 증가한다.
- 손상된 구조물에 스트레스를 가하지 않는 면에서 시작하고, 더욱 능동적인 조절이 필요한 움직임 면으로 진행한다. 예를 들어, 발목 가쪽의 삠이 있는 환자를 위해 발바닥굽힘과 발등굽힘이 가능하지만 안쪽과 가쪽 움직임이 가능하지 않도록 락커 보드에 위치한 채로 시작한다(그림 9.25A, B). 그리고 불안정한 방향이 이마면으로 하기 위해 락커 보드를 조절하면서 진행한다(그림 9.25C).

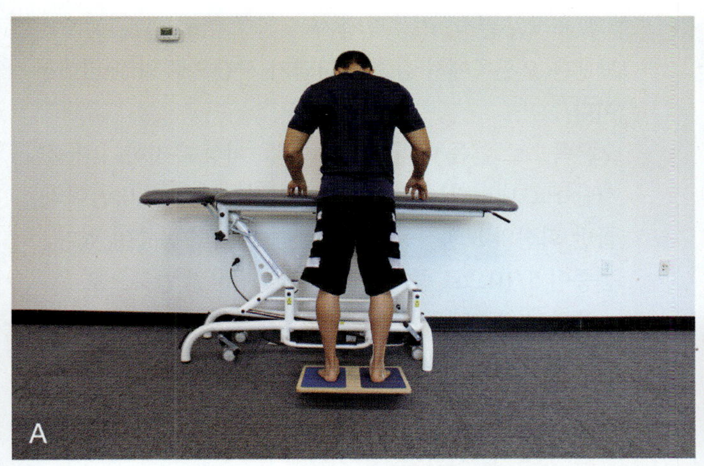

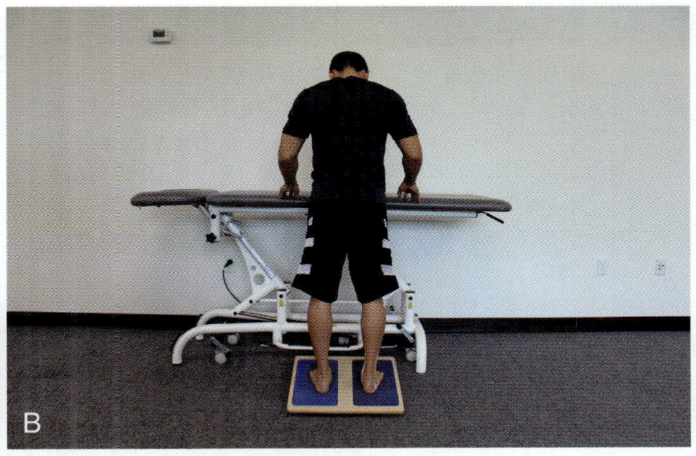

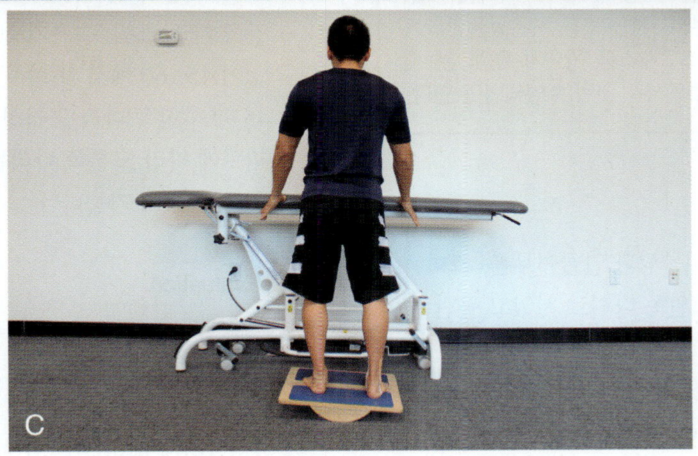

그림 9.25

사례 연구 9.2: 하지 과가동성 LOWER EXTREMITY HYPERMOBILITY

이 사례 연구는 인대 손상 후에 회복 주의사항 시 가능한 매개변수뿐만 아니라 과가동성과 손상과 관련된 운동 선택을 설명한다.

27살 여성 간호사는 4개월 전에 환자를 옮기는 동안 오른쪽 앞십자인대에 등급 II 찢어짐을 겪었다(MRI로 확인). 환자는 수술을 피하기 원한다. 무릎은 간헐적으로 붓고, 그 손상으로 인해 한번 무릎에서 힘이 빠지는 일을 겪었다.

기능상태 및 목표 Functional status and goals

그녀는 환자를 옮기는 동안 환자를 지지하는데 어려움이 있고 직장에서 무릎 보조기를 착용하고 있다. 그녀의 목표는 수술을 피하고 달리기를 하고 무릎이 불안정하게 빠지는 불안함 없이 직장으로 안전하게 돌아가는 것이다.

- *기능적 결과 척도:* LEFS 45/80

주관적인 통증 Subjective complaints

- *중증도:* 그녀는 오랜 시간 서있거나 걸을 때, 계단을 오르고 내리거나 방향을 틀 때 간헐적인 부종과 함께 오른쪽 무릎 앞쪽과 안쪽에 통증을 보고한다(3–6/10). 또한 빠른 움직임이나 비트는 움직임과 함께 불안정한 느낌을 보고한다.
- *과민성:* 감소된 부하와 함께 통증이 향상되고(환자가 쉬는 날 통증은 1/10) 부종이 증가되면 통증은 4/10으로 증가한다. 때때로 그녀의 통증은 증가된 활동과 기능적 움직임, 특히 그녀가 집중하지 않고 조심하지 않았을 때 방향 전환으로 6/10까지 증가한다. 통증의 정도는 악화시키는 움직임 후에 거의 즉시 감소된다.
- *성질:* 앞십자인대 등급 II 찢어짐과 함께 이전 외상, 과가동성
- *단계:* 만성, 단계 II

주관적인 호소를 해석하기 위해 글상자 9.5를 참고한다.

글상자 9.5 주관적인 정보 해석

부종과 무릎이 주저 앉을 것 같은 느낌(실제 일어나는 것 없이)의 환자의 병력은 불안정성 평가의 필요성과 보존적 치료에 반응하는 정도를 평가하기 위한 필요성을 나타낸다. 낮은 정도에서 중간 정도의 통증 수준과 낮은 과민성은 기능적 검사를 가능하게 하지만 운동하는 동안에 통증이 3/10 이상으로 증가하거나 환자가 무릎이 주저앉을 거 같은 증상을 보고한다면 검사를 멈추거나 조절되는 것이 좋다. 부종은 검사와 치료하는 동안과 후까지 측정되고 감독해야 한다. 만약 부종이 증가한다면, 운동의 정도가 조절되어야 한다. 움직임의 축을 중심화하도록 유지하는 환자의 능력이 조심스럽게 감독되어야 한다. 인대 검사와 신경근 협응 평가 검사가 수행될 수 있다. 그녀의 직업이 환자를 들어 올리는 것을 요구함에 따라, 몇가지 구부리고 비트는 동작은 피할 수 없다. 그러므로 운동 프로그램은 더 높은 수준의 스쿼트와 런지, 기능적 근력 운동뿐만 아니라 회복시간 동안 무릎에 과도한 스트레스를 가하지 않게 환자를 들어 올릴 수 있는 안전한 방법을 가르치는 것이 수행되어야 한다.

객관적 결과 Objective

- *자세와 정렬:* 약간 정강뼈의 비틀림과 안굽이무릎, 그녀는 대부분의 체중을(75%) 그녀의 왼쪽 다리로 서있고 골반은 회전되어 있다.
- *둘레 측정:* 주요한 부종은 관찰되지 않고, 무릎관절 주위의 둘레는 동일하다. 무릎관절의 5cm 위로 측정했을 때 건측과 비교해서 넙다리네갈래근의 둘레가 1cm 중등도의 위축이 나타났다.
- *관절가동범위와 근육 길이:* 환자는 완전한 관절가동범위(5° 과다폄, 130° 무릎 굽힘)와 완전한 근육 길이를 나타낸다.
- *근 기능:* 환자는 마지막 범위에서 오른쪽 넙다리네갈래근을 활성화시킬 수 있지만 중력에 대항하여 5초 이상 폄을 유지할 수 없다. 근력계 평가: 30°의 폄에서 40%의 넙다리네갈래근 약화, 45° 폄에서 35% 근력 약화, 60° 폄에서 15% 약화. 뒤넙다리근 근력은 거의 동등하다(오른쪽에 5% 약화); 오른쪽 엉덩관절 벌림은 오른쪽보다 약간 적다(5%). 다른 모든 엉덩관절 근육의 등척성 검사는 왼쪽과 동등하다.
- *특수 검사:*
  - 증가된 앞쪽 움직임과 함께 Lachman's와 앞쪽 기울임 검사 양성, 앞-가쪽 불안정성을 위한 Slocum 검사 양성
  - 안굽이와 밖굽이 느슨함 검사 음성, 뒤쪽 약화 검사 90/90
  - 반달연골 손상을 위한 McMurray's, Appley's 검사 음성
- *촉진과 관절 이동성:*
  - 무릎뼈 가동성은 정상 범주 안에 있고 왼쪽과 동일하다.
  - 관절 선, 무릎 지지띠 또는 무릎뼈 주변의 촉진에서 통증은 없다.
- *보행과 움직임 분석, 기능적 검사:*
  - 보행은 오른쪽에서 감소된 디딤기 시간으로 약간 비대칭이다.
  - 오른쪽으로 한쪽 다리 서기가 10초 이상 유지하기 어렵다.
  - 계단 오르내리기는 주관적인 불안정성과 동적 밖굽이와 골반 회전의 보상작용으로 오른쪽 다리의 통증이 있다. 통증이 5/10으로 증가하기 전에 오직 4번 반복으로 수행할 수 있다.
  - 한쪽 다리 체중 수용은 왼쪽보다 느리다; 한쪽 다리 서기(눈 감고)를 왼쪽 다리에 30초 이상 하는 것과 비교해서 10초 가능하다.
  - 양쪽 다리 스쿼트: 초기 체중 움직임과 동적 밖굽이. 통증 없이 45-60°에서 26회 반복 수행할 수 있다.
  - 45°에서 한쪽 다리 등척성 스쿼트: 움직임 조절 소실과 피로에 따라 오른쪽 다리는 오직 6초 수행할 수 있다. 왼쪽은 35초 가능하다.

평가 Evaluation

운동 선택하기 위한 결과는 글상자 9.6과 글상자 9.7을 참고한다.

- *의학적 진단:* 환자의 이력, 주관적 호소 그리고 객관적 결과가 앞십자인대 삠의 등급 II와 무릎 불안정성과 일치한다.[35]
- *물리치료 진단:* 앞-가쪽 불안정성과 움직임 협응 손상: (과가동성)[35]
- *기여된 손상들:* 상당한 근력 소실(넙다리네갈래근, 뒤넙다리근)과 오른쪽 엉덩관절 벌림 근력의 약간 결핍. 통증, 신경근 협응 그리고 고유감각 결함(특히, 회전 움직임), 한쪽 다리 서기와 계단에서 기능적 균형의 어려움, 보행 보상작용 그리고 보상적 패턴. 체중 지지 활동에서 무릎 움직임을 조절하는 데 어려움과 들어 올리거나 돌아서는 동작을 포함해서 기능적 요구에 감소된 자신감

글상자 9.6 운동 선택의 영향

앞십자인대 부분적 파열(몸 구조와 의학적 진단)과 과가동성의 영향들

- 스쿼트를 위한 두 발 자세와 닫힌 사슬 무게 장비(레그 프레스, 스쿼트)에서 초기 근력과 함께 움직임 중심축과 고유감각 입력을 증진하는 닫힌 사슬 운동을 사용한다. 더 높은 강도는 앞십자인대에 덜 무리가 가는 90-45° 각도에서 조직 적응을 증진하기 위한 느린 증가와 함께 가능하다.
- 관절주머니와 인대 구조물로부터 감소된 구심성 입력을 수용하기 위한 감각 되먹임(촉각, 시각, 균형)을 사용한다.

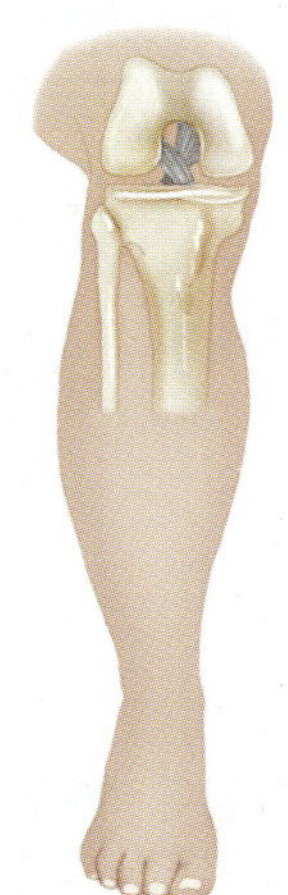
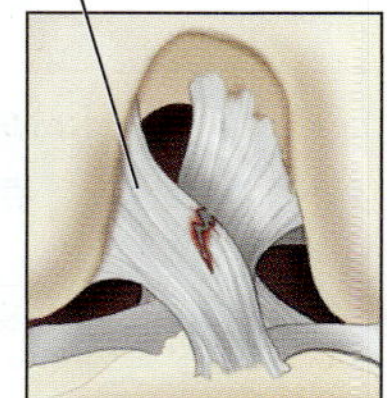

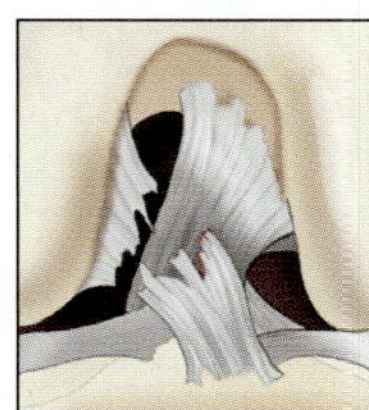

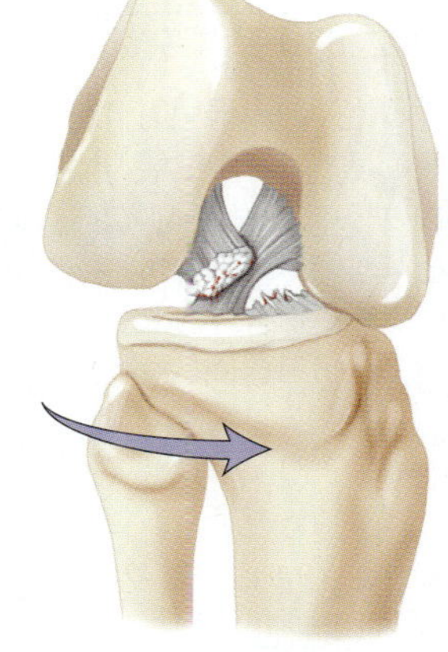

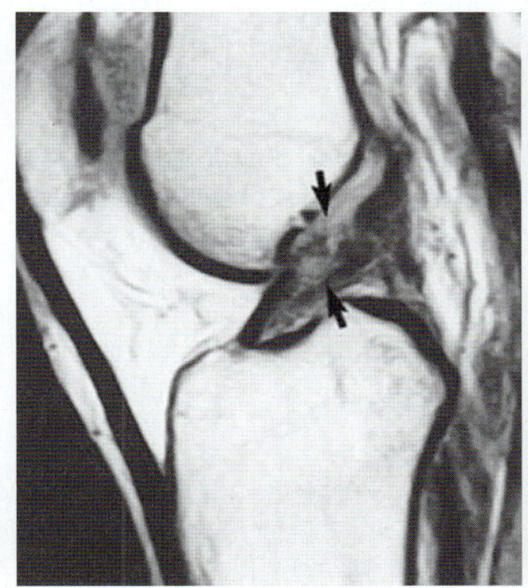

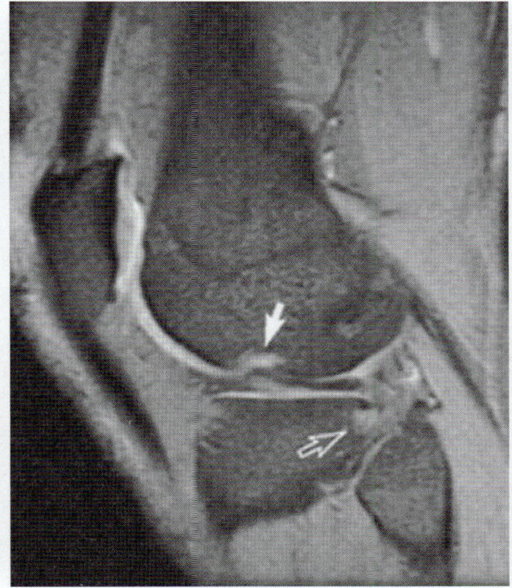
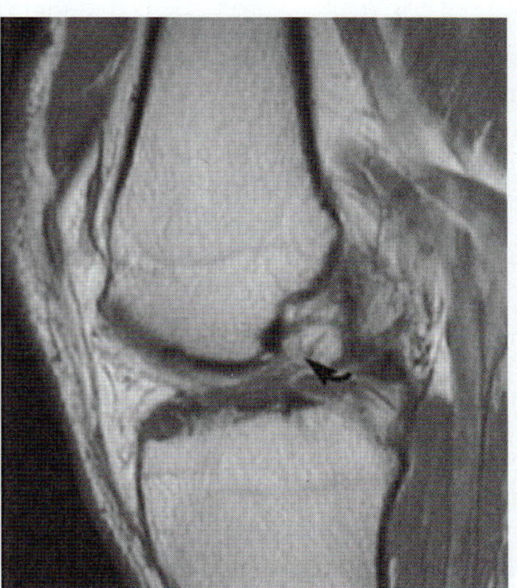

(A) ACL의 부분파열과 완전파열. (B) ACL부분파열의 MRI. (A from Rebar C, Ignatavicius D, Heimgartner N, et al. *Medical-Surgical Nursing*. 10th ed. St. Louis, MO: Elsevier. B from From Taylor JA, Hughes TH, Resnick D. Skeletal Imaging. 2nd ed. Philadelphia: Saunders Elsevier:2010, Fig. 9.47.)

글상자 9.7 운동 선택을 위한 손상의 영향

- 초기 적정량과 매개변수들은 힘의 오차를 위한 근 활동을 촉진시키기 위해 선택되고, 내성이 주의 깊게 관찰된다. 만약 어떤 악화가 있다면 부종을 감소시키기 위한 운동(부하 감소, 반복, 가능 범위를 통한 움직임)이 포함될 수 있고, 더 적극적인 운동들은 1~2회 지연될 수 있다.
- 신경근 협응의 원리는 교차하는 동요, 불안정한 표면 그리고 균형 도전을 이용해서 힘의 오차를 발전시키는 것을 나타낸다.[36,40,41]
- 외부 힘과 전단력/회전력의 한계에 반응하는 무릎 관절 안정성이 가능하게 하기 위해 힘의 오차를 향상시키는 신경근 활동, 지구력, 근력 그리고 힘을 강조하고 진전시킨다.[35,37]
- 신경 운동 재훈련과 협응을 돕기 위해 운동 조절 원리를 이용한다.[43]
- 체중의 수용과 반응 시간을 훈련하는 것은 양발 서기에서 한 발 서기로 진행되고 한 다리에서 다른 다리로 견디면서 진행한다.[39]
- 체중 수용과 하지를 지지하는 자신감이 향상하는 것은 중요하다. 그리고 심리적 지지는 지지하는 자세에서 기능적 활동을 촉진하는 자세로 나아가고 이것은 지구력과 근력 운동의 느린 진보를 나타낸다.[44]
- 근력의 운동량은 고유감각 입력을 증가시키는 매개변수를 이용하여 ACL에 염좌 반응이 적은 범위에서 느리게 늘려가야 한다.
- 치료 계획: 첫째 2주 동안 운동 선택은 표 9.6에 나열되어 있다.

표 9.6 과가동성 운동, 자세, 매개변수, 수정, 그리고 근거

운동	매개변수	근거와 수정, 일반적인 보상작용
일반적인 하지 준비 운동, 부종 해결, 그리고 하지 근 지구력		
자전거(운동 9.7)	앉은 높이는 무릎 굽힘이 45–80°에서 발판을 완전히 돌릴 수 있도록 맞춘다. 자전거 저항은 2분 안에 피로감이 나타나고 하지 근력 운동이 될 수 있도록 중간에서 높은 정도로 한다. 2분씩 중간 정도 높은 저항에서 낮은 저항으로 바꿔가면서 10분 수행한다.	초기 운동 프로그램을 위해 더 높은 굽힘 각도에서 근력 운동을 한다. 자전거는 ACL에 상대적으로 낮은 저항을 주도록 맞춘다.
근 기능 향상: 활성화, 지구력, 근력 *닫힌 사슬 하지 근력 운동*		
레그 프레스(운동 9.19)	50kg의 무게를 다리를 밀어 무릎 굽힘이 90–45°로 움직이는 양 다리로 지지한 등장성 스쿼트; 초기 검사에서 14번의 반복 안에 충분한 부하로 피로감이 오는 정도. 12, 10 그리고 8번 반복하고 3세트가 첫 번째 세션이다.	움직임이 건측 쪽으로 향하거나 환측 쪽에 피로감이 관찰되고 양 발에 무게가 적절히 실리도록 지시하는 것과 함께 정렬을 촉진하기 위해 위쪽 허벅지 주변에 탄력 저항을 사용한다. 적정량은 만약 지연성 근육통이나 부종이 없다면 다음 방문 시 12번 반복하고 3세트로 증가할 수 있다. 체중의 40%로 레그 프레스로 닫힌 사슬 운동은 열린 사슬 운동의 무릎 폄보다 ACL에 스트레스를 덜 준다. 자세 또한 초기 근력 운동을 위해 대칭을 촉진하고 되먹임을 제공할 수 있는 안정된 표면을 제공한다.
	가능한 한 오랫동안 20kg으로 환측 다리 무릎 45° 굽힘에서 한쪽 다리 등척성 운동을 한다.	한쪽 다리 운동은 오직 환측에서 수행될 수 있다. 범위는 ACL의 스트레스를 줄이기 위해 45°로 제한한다.
열린 사슬 엉덩관절 근력 운동		
뻗은 다리 올리기(운동 9.42, 9.45 또는 11.28)	8번과 12번 반복하는 사이에 피로를 느낄 정도의 충분한 부하와 함께 모래주머니(2kg)를 사용하여 열린 사슬 엉덩관절 근력 운동. 앞쪽 뻗은 다리 들어 올리기를 위한 시작 자세는 바로 누운 자세이고, 건측 다리 쪽으로 옆으로 누운 자세에서 엉덩관절 벌림, 환측 쪽에서 엉덩관절 모음, 그리고 엉덩관절 폄을 위해 건측을 테이블에 지지하여(수정된 엎드린 자세) 몸통을 지지하고 선 자세	모래주머니는 엉덩관절 근육 수축 운동을 하면서 더 긴 지렛대를 위해 발목 주변에 위치한다. 만약 환자가 앞쪽 뻗은 다리 들어 올리기를 운동하는 동안 완전한 무릎 폄을 유지할 수 없다면, 엉덩관절 폄근의 피로를 조절하기 위해 무게의 정량을 줄일 수 있다. 환자가 보상작용 없이 운동을 수행하고 적정량이 정해졌다면, 운동은 가정 운동프로그램으로 수행할 수 있다(물리치료를 방문하지 않을 때 일주일에 2–3번).
무릎이 잠기지 않은 상태에서 환측 다리로 서서 다양한 엉덩관절 기구; 약간 무릎 굽힘(운동 9.20)	닫힌 사슬 운동, 한쪽 다리 지지 지구력, 신경근 조절, 그리고 고유감각 운동 적정량과 범위는 지지된 다리의 지구력을 위해 자세 조절과 지지하고 있는 다리의 특정 피로에 따라 조절한다(피로도가 최대일 때 시간; 적어도 10초). 환자는 팔을 지지하는 것을 유지하면서 무게를 지지하고, 체중 부하 정렬을 감독하도록 요구된다.	한쪽 다리 지구력 운동을 위해 초기 부하는 낮다. 환자가 스스로 체중 부하를 감독할 수 있을 때 적정량을 상대적으로 빠르게 증가한다. 과도한 속도나 범위는 체중 부하하는 다리의 회전 또는 축 전위가 원인이 되기 쉽고, 허리골반 움직임의 보상작용을 일으키기 쉽다.
넓은등근 막대기와 풀리 저항을 이용한 부하가 적은 스쿼트(운동 9.29)	환자는 어깨 90° 굽힘 바로 아래 넓은등근 막대기를 위치한다. 풀리 시스템의 부하는 움직임이 천천히 올라가는 방향으로 움직이게 돕는 정도면 충분하다. 스쿼트는 적절한 정렬을 강조하면서 무릎 굽힘이 30–60°에서 수행된다.	막대기는 하지의 수직적인 힘을 감소시키기 위해 몸통 근육을 활성화시킴에 따라 대칭의 되먹임을 제공한다. 환자는 외부 초점을 제공하기 위해 바닥에 그려진 선을 향해 다리를 앞으로 구부리도록 한다. 여러 번의 반복으로 대칭과 최소한의 보상작용은 신경근 협응을 촉진하기 위해 되먹임과 함께 초기에 사용된다.

표 9.6 과가동성 운동, 자세, 매개변수, 수정, 그리고 근거 *계속*		
운동	매개변수	근거와 수정, 일반적인 보상작용
하지 근력, 신경근 협응 그리고 체중 수용 향상 *양쪽 다리 신경근 협응 훈련*		
불안정한 표면에서 양측 다리 스쿼트(락커 보드와 폼)(운동 9.30대안)	대칭적으로 정확히 하기 위해 시각적과 언어적 되먹임을 이용하여 45-60°의 등장성 스쿼트[37,38] 작은 범위에서 등장성 운동 초기 적정량은 양측 다리에 처중 부하가 부여되는 지점으로 시작한다(3세트 15번+반복).	감각 자극과 균형 운동은 중간 범위에서 넙다리네 갈래근과 뒤넙다리근의 공동 활성화를 촉진하기 위해 사용되고, 끝 범위에서 인대 조절에 필요한 한계에 반응하기 위한 신경근 협응 반응을 발달시키기 위해 사용된다.[36,40,41] 체중을 지탱하는 대칭성과 정렬이 강조된다. 뒤넙다리근과 넙다리네갈래근의 중간 범위가 시작점으로 사용된다.
체중 부하 견디기와 조절 향상		
부분적 앞쪽 런지에서 부분적 부하가 실린 자세-등척성(한 걸음 자세)(운동 9.22)	앞십자인대에 무게를 제한하기 위해 앞쪽 발은 무릎 굽힘 30-45° 구부려 BOSU 위에 위치한다. 체중은 환측 다리의 앞쪽에 위치한다. 등척성 수축은 10-15초 유지되거나 정렬을 잃거나 피로감이 오기 전까지 가능한 만큼 버틴다 BOSU는 하지 위치의 미세한 조절을 요구하고 무릎 폄을 제한한다. 환측 다리에서 지탱하는 시간과 무릎 굽힘 범위를 다르게 하는 것은 신경근 조절을 위해 또는 속도를 증가하거나 등장성 런지를 하기 전에 지구력을 향상시키기 위해 더해질 수 있다.	환자에게 몸 앞쪽에 위치한 물체를 향해 무릎을 앞쪽으로 향하도록 요구하면서 무릎의 정렬을 중립으로 유지하고, 밖굽이 움직임과 정강뼈와 넙다리뼈의 안쪽돌림을 조절한다. 환자는 앞십자인대에 부하를 감소하기 위해 상체를 앞으로 기울면서 앞쪽 런지 자세를 하도록 한다.
한쪽 다리 균형 훈련		
한쪽 다리 균형(운동 9.24)	가능한 한 자세를 유지한다; 초기 시간은 결과와 비교하기 위해 사용된다. 목표는 안정된 표면에서 60초(눈을 뜬 상태), 30초(눈을 감은 상태)를 유지 할 수 있는 것이다.	운동을 하는 동안 하지의 안정성과 조절에 도전한다. 탄력 저항 밴드는 운동을 위해 사용되거나 하지 정렬의 고유감각 조절을 증진시키기 위해 사용된다(동적 밖굽이, 회전 조절).
환측으로 체중 이동		
부분적 부하 런지 또는 한 걸음 자세(운동 9.22)	운동 조절 개념; 되먹임은 되먹임 없이 수행되는 완전한 체중 수용을 하는 운동에 제공된다.	체중 수용을 증진시키기 위해 신경근 협응과 감각 되먹임

주의사항 Precautions

- 기능적 움직임과 운동을 하는 동안 무게가 실린 정강넙다리 회전을 피한다.
- 특히 과도한 긴장에서 넙다리뼈에서 정강뼈의 앞쪽 전단력을 제한한다.[37,38]
- 체중 부하에 대한 반응을 관찰한다(통증과 부종).
- 반응 시간과 체중을 천천히 수용하는 능력을 요구하는 움직임으로 진행한다.[39]

예후 Prognosis

환자는 수반되는 반달연골과 관절연골의 소실 또는 다른 인대 손상, 어린 나이, 그리고 높은 동기부여 정도에 따라 부분적 ACL 파열의 보존적 치료에 대한 중증도 잠재성을 가지고 있다. 환자는 손상 4개월 후에 무너짐의 경험이 한번 있지만, 주관적인 불안정성을 보고하고 한 다리로 서거나 다른 기능적 움직임 검사를 수행할 수 없다고 말한다. 이는 높은 수준의 신체적 활동을 요구하는 전반적인 예후가 감소하는 것이다.[35,36,40,41] 환자가 경쟁하는 달리기나 높은 강도의 스포츠로 돌아가는 것을 원하는 게 아니기 때문에, 보존적 치료가 그녀의 기능적 요구에 적절하다.

2주 진행 Progression at 2 weeks

환자는 부종없이 운동 프로그램을 잘 버티고 있다. 몇몇 운동은 진행되고 열린 사슬 근력 운동이 프로그램에 더해진다(표 9.7).

표 9.7 2주차에 부가적인 운동과 진행

운동	매개변수	근거
근 기능 향상: 활성화, 지구력, 근력 *닫힌 사슬 하지 근력운동*		
레그 프레스(운동 9.19)	저항은 각 세트에서 10번 반복으로 인해 피로가 있게 60kg(양측)으로 증가된다. 90-45°에서 25kg로 시행하는 한쪽 다리 닫힌 사슬 운동이 잘 유지된다.	한쪽 다리 운동은 환측 다리에서만 수행된다. 범위는 ACL에 스트레스를 주지 않기 위해 45°로 제한한다.[37,38]
열린 사슬 엉덩관절 근력 운동 뻗은 다리 들어 올리기(운동 9.42, 9.45 또는 11.28)	무게를 3kg까지 증가한다.	운동은 가정 운동프로그램으로 사용된다(물리치료를 오지 않을 때 일주일에 2-3번씩).
무릎이 잠기지 않은 상태에서 환측 다리로 서있는 다양한 엉덩관절 기구; 약간 무릎 굽힘(운동 9.20)	환측 다리로 서있는 자세가 가능하면 시간은 20초까지 증가한다. 움직이는 다리의 저항은 5kg까지 증가한다.	서있는 다리의 엉덩관절 근 지구력은 힘의 분배를 돕기 위해 조절된다.
넓은등근 막대기와 풀리 저항을 이용한 부하 적은 스쿼트(운동 9.29)	보조의 양은 부하가 감소됨에 따라 낮아진다. 스쿼트는 바른 정렬을 강조하며 무릎 굽힘 30-60°까지 수행한다.	
무릎 폄(운동 9.43), 무릎 굽힘(운동 9.44)을 운동하는 열린 사슬 체중 기구 저항	적정량은 목표 근육을 피곤하게 하는 충분한 저항으로 근력 운동을 하는 정도로 한다. 이는 지렛대 힘을 감소시키기 위해 무릎 가까이에 기구 적용 패드를 대고 90-45°의 무릎 굽힘과 45-90°의 무릎 굽힘(발목에 적용)을 한다. 초기 검사 후에, 8-12번 반복을 부드럽게 들어 올릴 수 있는 부하로 선택하여 각 세트당 6-10번 반복으로 2세트를 수행한다. 만약 지연성 근육통이 없다면, 환자가 15번 수행할 수 있을 때 무게를 증가시키면서 피곤을 느끼는 운동까지 횟수를 증가한다.	무릎 조절과 엉덩관절 근육의 힘을 분배하는 것을 돕기 위한 근력 운동. 앞십자인대 염좌는 굽힘된 자세에서 더 낮아질 수 있다. 근력의 적정량은 낮은 장력 변형이 있을 때 더 높아질 수 있다.[38] 비록 손상이 4개월 전에 일어났지만, 인대 회복은 완전한 결합 조직의 회복을 위해 1년 정도 걸릴 수 있다. 열린 사슬과 닫힌 사슬 근력 운동의 결합된 사용은 무릎 인대 염좌를 위한 APTA 임상적 가이드라인에서 강하게 추천한다.[35]
하지 근력, 신경근 조절 그리고 체중 수용 향상 *양쪽 다리 신경근 협응 훈련*		
불안정한 표면에서 양측 다리 스쿼트(락커 보드와 폼)(운동 9.30 대안) *진행:* 락커 보드에서 동요(운동 9.25)	환자가 다른 범위에서 등척성 유지와 체중 부하 분배를 동등하게 할 수 있다면 동요는 더해진다.	감각 자극과 균형 운동은 중간 범위에서 넙다리네갈래근과 뒤넙다리근의 공동활성화를 촉진하기 위해 사용되고, 끝 범위에서 인대 조절에 필요성을 제한하기 위한 신경근 협응 반응을 발달시키기 위해 사용된다.[36,40,43] 중점은 중간 자세로 돌아오는 것과 함께 체중 부하 대칭과 정렬이다.
한쪽 다리 균형 훈련		
등척성 한쪽 다리 균형(운동 9.24와 9.27)	안정적인 자세에서 불안정한 표면으로 진행하는 균형을 유지한다(폼과 락커 보드). 가능한 만큼 자세를 유지; 불안정한 표면에서 초기 시간은 결과를 비교하는데 사용된다.	균형 훈련으로 운동하는 동안 안정화와 하지의 조절을 훈련한다.
환측으로 체중 이동		
증가된 속도와 부분적 부하 런지 또는 한 걸음 자세(운동 9.22)	체중 이동은 시각적 되먹임을 이용하여 눈은 뜬 자세에서 눈은 감은 자세로 진행한다.	체중 수용성을 증가시키기 위해 신경근 협응과 감각 되먹임[39]

섹션 9.3: 반복적인 염좌

일반적인 운동 접근
GENERAL EXERCISE APPROACHES

반복적 염좌 손상을 해결하기 위해 사용되는 운동 종류는 6장에서 설명되어 있고, 목표, 방법, 매개변수와 평가는 표 9.8에 포함된다. 반복적인 염좌를 치료할 때 우선 사항은 조직 회복을 가능하게 하기 위한 움직임 역학을 조절함으로써 염좌를 감소시키는 것이다. 전반적인 목표는 염증이 있고 불편하거나 퇴화하는 조직에 과도한 힘을 피하기 위해 힘을 분배하는 것이고, 역학적 효율성의 최대화와 정렬을 증진시키는 것뿐만 아니라 대칭적이고 효율적인 근 기능을 증진시키는 것이다. 다른 기여 요소들을 다루기 위해서는 유연성을 향상시키는 것과 제한된 물렁조직이나 관절 움직임의 길이, 전반적인 지구력 증지시키는 것이 중재 전략에 포함되어 있다. 만약 과가동성이 존재하다면, 과가동성을 위한 목표는 저가동성들을 위한 것보다 우선적으로 진행되어야 하고, 부가적인 치료는 그 부위에 스트레스를 피하기 위해 부여될 수 있다.

범주에 포함된 전형적인 진단:

- 힘줄병증(무릎힘줄, 아킬레스힘줄, 볼기근, 넙다리근막긴장근(ITB), 긴엄지굽힘근, 발바닥근막염, 무릎힘줄병증)
- 퇴행적 상태(엉덩관절, 무릎, 발목, 발가락 뼈관절염, 테두리 파열, 무릎넙다리관절염, 무릎넙다리 증후군)
- 피로 골절

만약 수술적 중재가 필요하다면, 수술 후 주의사항과 회복과 관련된 가이드라인을 적용하는 것이 적절하다(단계 II와 III).

표 9.8 반복적 염좌가 주요한 손상의 원인일 때, 목표, 방법, 매개변수와 평가

목표		방법	매개변수	측정/평가
염증이 있고 불편하거나 퇴화되고 있는 구조에 과도한 힘을 피하기 위해 힘을 분배한다.		손상 부위 주변 조직을 위해 근 활성화와 지구력 운동	만약 닫힌 사슬이라면 손상 부위 주변에 열린 사슬 또는 등척성 활동 손상된 부분 중에 스트레스가 없을 곳에 저항을 적용한다. 손상받은 부븐보다 다른 움직임 면이나 다른 관절을 이용한다. 움직이기 전에 활동과 시간을 정확히 한다. 손상받은 부의에 통증 반응이 없이 낮은 부하 고반복 범위는 기능적 활동을 위한 요구와 스트레스가 다른 조직에 위치하기 쉬운 범위에 따라 다르다. 등척성 또는 등장성	운동 후 통증 반응(지연성 근육통) 특정 근 기능 능력(피로 전에 부하와 반복 양) 운동과 기능적 검사하는 동안 움직임 패턴 기능적 검사
보상작용으로 인한 손상과 조직에 놓이는 힘을 증가시키는 원인 요소를 해결한다.	감소된 관절 가동성 또는 근 유연성	근 유연성(스트레칭) 관절 가동성에 초점을 맞춘다.	끝 범위(관절 또는 근육) 지속적인 유지와 낮은 부하 손상 받은 조직의 최대 길이 유지 또는 부하의 증가되는 시간 부하를 증가하기 전에 새로운 길이에 적응하는 시간을 준다. 기능적 범위를 0 루기 위한 목표	운동하는 동안과 후에 통증 반응(지연성 근육통) 관절가동범위(각도기 또는 기능적 측정) 끝 느낌(특히 근육 저항에 대해)
	근육의 불균형을 해결한다(감소된 근 활성화, 지구력 또는 근력).	염증이 있고 불편하거나 퇴화되는 조직에 과도한 힘을 피하기 위해 힘을 분배하는 섹션을 본다; 손상 받은 부위와 주변 조직에 적용한다.		
	훈련 요소	상태를 유지하는 동안 국소 스트레스를 감소하기 위해 훈련 강도, 빈도 또는 유형을 조절한다. 선택된 운동을 바꾼다(크로스-훈련) 심혈관 또는 근 지구력 운동	부하가 없는 자세 만약 증가되는 증상이 없이 가능하다면 RPE 11-13. 만약 증가되는 증상 없이 가능하다면 여러 번 반복, 낮은 부하	운동하는 동안과 후에 통증 반응(지연성 근육통) 증상이 시작하기 전의 시간 기능적 측정 LEFS 또는 다른 기능적 결과 측정 지구력 운동을 위한 시간 또는 강도

계속

표 9.8 반복적 염좌가 주요한 손상의 원인일 때, 목표, 방법, 매개변수와 평가 - *계속*			
목표	방법	매개변수	측정/평가
동적 생체역학적 정렬 조절	운동 조절 원리를 사용하면서 신경근 조절을 증진 감각 입력의 다양한 형태(시각, 두드림을 포함한 촉각) 편심성 조절을 위한 진행 동적 움직임과 균형으로 진행	생체역학적 스트레스가 쉽게 증가되는 범위로 천천히 진행. 고반복과 정상적 기능 요구보다 낮은 부하(지지되거나 지지되지 않는) 통증이 없는 범위에서 더 높은 부하와 낮은 반복으로 진행(등척성 또는 등장성)	목표의 달성(성공적 시도의 %) 필요한 되먹임과 수정의 양 범위나 반복을 통한 통증 반응 또는 움직임 질 동적 움직임 평가
조직 치유와 최상의 재생을 증진	힘줄; 등장성 운동과 편심성 부하로 천천히 진행	낮은 부하/고반복에서 높은 부하/낮은 반복으로 진행 중간 범위에서 끝 범위로 진행 힘줄의 정렬 유지(움직임의 면과 방향)	증상 관찰(통증, 부종) 기능적 검사 저항력 또는 특정 검사 LEFS 또는 다른 기능적 결과 측정
	뼈; 힘을 더하면서 천천히 진행	낮은 부하/고반복에서 높은 부하/낮은 반복으로 진행 간헐적 강도 사용에서 지속적인 강도로 천천히 시간을 증가한다(부가적인 축 전위나 회전력 없이).	증상 관찰(통증, 부종) 기능적 검사 특정 검사 LEFS 또는 다른 기능적 결과 측정
	연골; 미끄러짐과 간헐적 압박 그리고 감소된 체중 부하로 감압을 천천히 진행한다.	낮은 부하/고반복; 적절한 휴식 시간을 준다.	증상 관찰(통증, 부종, 삼출) 기능적 검사 저항력 또는 특정 검사 LEFS 또는 다른 기능적 결과 측정
기능적 요구를 위해 신경근 협응과 반응 시간을 증가시킨다.	운동 조절 원리를 이용한 신경근 조절을 증진한다. 기능적 요구와 회복 단계에 따른 닫힌 사슬 또는 열린 사슬 운동 움직임 단계를 조절하기 위한 되먹임(청각, 시각, 두드림을 포함한 촉각)	지지된 자세에서 지지하지 않은 자세로 진행하고 기능적 요구에 따른 움직임으로 진행한다. 원하는 움직임 단계가 이루어진 후에 여러 번 반복 증상의 악화 없이 자세나 범위 조절을 유지하기 위해 운동 학습을 기초해서 매개변수를 진행한다.	생체역학의 분석(타이밍과 운동 축의 시각적 분석) 피로나 보상작용 전에 움직임을 올바르게 수행하는 능력(시간상) 또는 수행된 반복의 % 요구된 되먹임과 수정의 양 도달한 목표의 %

LEFS, Lower extremity functional scale; *RPE*, rating of perceived exertion.

금기사항 및 주의사항 CONTRAINDICATIONS AND PRECAUTIONS

- 미세 손상을 일으키는 복합적 힘을 피한다(특정 방향이나 힘, 범위, 특정 움직임의 종류 또는 생체역학적 요소 조절).
- 높은 부하와 결합된 과도한 범위에서 축 전위나 회전을 피한다(2장의 응력 변형 곡선 참고).
- 손상된 조직에 천천히 힘을 증가한다.
- 특정 주의사항
  - 뼈(피로골절): 회전과 높은 충격의 힘을 피한다.
  - 힘줄병증: 과다한 범위의 높은 부하를 피한다.
  - 연골 손상(뼈관절염): 높은 체중 부하의 힘을 피한다.

일반 매개변수 GENERAL PARAMETERS

- 생체역학적 정렬과 힘의 분배를 올바르게 하는 것은 우선적이고, 적정량은 최상의 자세와 피로나 증상에 도달하기 위한 능력에 따라 결정된다.

- 지지된 자세에서 지지하지 않은 자세로 진행한다.
- 닫힌 사슬은 중심화된 움직임 축을 증진시키기 위해 사용된다.
- 열린 사슬은 관절가동범위와 유연성을 증가하기 위해 사용된다.
- 적정량은 피로 전에 등척성 수축을 위해 낮은 부하/고반복(>25)이나 낮은 부하/지속된 유지로 시작한다. 근육 활성화와 지구력을 위해 적절한 타이밍, 근육 수축 순서와 목표를 강조한다.
- 환자는 부하를 증가하기 전에 주어진 자세를 유지할 수 있는 능력을 보여줘야 하고, 그 후에 적정량이 더 높은 부하/낮은 반복으로 진행한다(<15).
- 특정한 근 활성화와 근육 수축 순서, 강도 그리고 타이밍을 조절하기 위한 운동과 매개변수를 선택함으로써 치료 진행을 통해 신경근 협응을 강조한다. 특이성, 도달할 수 있는 목표와 올바른 움직임 패턴은 기능적으로 되돌아가고 환자의 목표를 만족시키며 나중에 손상을 예방하는데 중요하다.
- 범위를 증가하는 것은 증가되는 증상 없이 기능적 요구나 기여하는 요구를 완화시키는 것에 기초한다.

검사 및 측정 TESTS AND MEASURES

가능한 검사와 측정, 해설 그리고 심리 측정의 더 자세한 묘사는 Magee[1], Magee와 Sueki[4]를 참고한다.

1. 통증 보고
2. 지구력 또는 근력을 위한 기능적 움직임 결과 측정
3. 움직임 관찰(질적인)
4. 대칭성, 반복 또는 기능적 요구를 위한 기능적 결과 측정
5. 보상작용 없이 활동을 수행할 수 있는 능력 또는 독립적인 집 프로그램
6. LEFS, 환자 특정 기능적 척도

보상 및 반응에 대한 관찰 OBSERVATION FOR COMPENSATIONS AND RESPONSES

- 우선 사항으로서 신경근 조절 활성과 지지된 관련 부위를 유지한다. 하지만 관절의 힘에 영향을 미치는 몸쪽과 먼쪽 부위의 전반적인 정렬을 관찰한다.
- 과도한 축 전위나 회전 뿐만 아니라 모멘트 팔을 해결하기 위해 몸쪽 부위를 관찰하고 자세와 근 활성화를 조절한다.
- 피로와 함께 자세나 근 활성화의 소실을 관찰하고 증상의 재발을 감독한다.
- 필요할 때 지지된 자세를 사용한다.
- 운동하는 동안이나 후에 어떤 불편감이 있는지 환자에게 보고하라고 요구한다.
- 치료 후에 지연성 근육통과 증가된 삼출이나 부종이 있는지 관찰한다.

운동

염증, 자극 또는 퇴화된 구조물에서 힘의 국소화를 줄이기 위한 힘의 분산

기여 요인의 해결(장애, 생체역학, 보상)

- 가동성 및 유연성 운동(하지 저가동성 운동 섹션 참조)
- 근육 활성화, 지구력, 근력(섹션 2: 하지 과가동성 및 섹션 4: 수술 후 관리 참조)

동적 생체역학적 정렬 조정

- 하지 과가동성 운동과 수술 후 운동 참조

조직 치유 및 최적의 재생 촉진: 힘줄에 대한 편심성 자극

기능적 요구 사항에 대한 신경근 협응 및 반응 시간 개선

- 리프팅 기술(리프팅 재교육, 운동 참조 11.43–11.45)

운동 설명

염증, 자극 또는 퇴화된 구조물에서 힘의 국소화를 줄이기 위한 힘의 분산 DISTRIBUTE FORCES TO REDUCE LOCALIZATION OF FORCE ON INFLAMED, IRRITATED, OR DEGENERATED STRUCTURES

9.26A. 클램쉘 Clam shells

그림 9.26A와 B 참조

목적

- 엉덩관절 바깥돌림근과 중간볼기근 뒤쪽섬유의 활성화 촉진 또는 지구력/근력 증가

자세

- 양쪽의 엉덩관절, 무릎관절, 어깨관절이 겹쳐지도록 옆으로 눕는다.
- 엉덩관절은 45°, 무릎관절은 60−90° 굽혀지도록 한다.
- 허리뼈의 정렬은 중립으로 위치시킨다.
- 머리는 아래팔이나 베개로 지지하고, 등뼈는 일직선이 되도록 한다.

움직임

1. 척추 안정화 근육을 활성화시킨 뒤, 빗근으로 허리를 들어 올려 허리골반 부위의 정렬을 맞춘다(운동 11.29).
2. 양발을 모은 상태에서 위쪽 다리의 엉덩관절 바깥돌림근을 활성화한다. 골반이나 허리뼈를 회전시키지 않고 무릎을 최대한 높이 들어 올린다(그림 9.26A).

교육 팁

- 지침 예:
  - "발을 모은 상태에서 위쪽 다리의 무릎을 올리세요"
- 수정해야 할 일반적인 오류:
  - 위쪽 다리를 들어 올릴 때 골반이 뒤로 회전하지 않아야 한다.
  - 바깥돌림근에 안정적인 기반을 제공하기 위해 운동 중에 허리뼈가 움직이지 않도록 하고 골반의 시작 위치가 올바른 평면에 있는지 확인해야 한다.
- 보상을 해결하거나 방지하는 방법:
  - 지시사항: "엉덩이를 앞으로 밀어 골반이 흔들리지 않도록 한 뒤, 위쪽 다리의 무릎을 들어 올리세요."

장점

- 열린 사슬에서 실시하는 엉덩관절 근육 활성화, 지구력 또는 근력 운동은 엉덩관절과 무릎관절에 대한 부하를 최소화하며, 중력에 대한 바깥돌림근의 활성화를 촉진한다.
- 선 자세에서 하지 정렬을 조절하거나 균형을 맞추지 않고, 엉덩관절 바깥돌림근의 독립적인 수축을 이끌어낼 수 있다.
- 몸통과 골반이 안정화되지 않고 엉덩관절과 함께 돌아가기 시작하는 경우, 환자는 지지면을 통한 촉각 되먹임으로 잘못된 움직임을 수정할 수 있다.

대안

- 바로 누운 자세에서 무릎 위쪽 허벅지 주변에 묶인 밴드의 탄성 저항에 대항하여 양쪽 엉덩관절의 바깥돌림(그림 9.26B).

진행

- 무릎 위에 탄성 저항 밴드 적용

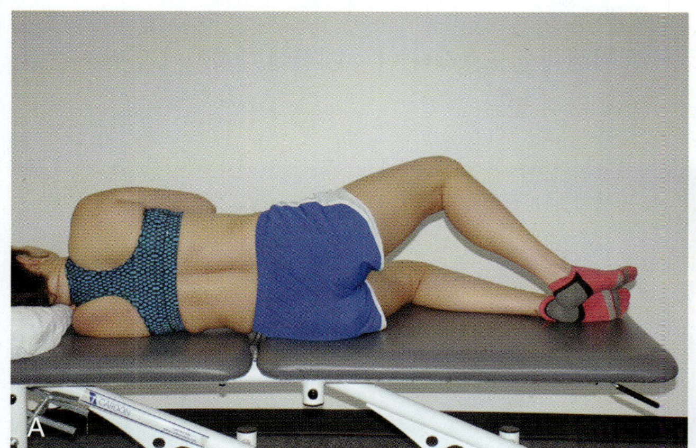
A

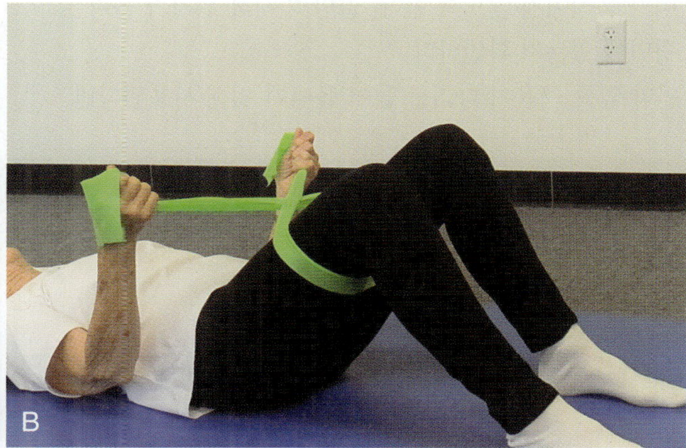
B

그림 9.26

9.26B 옆으로 누워 엉덩관절 벌리기

Side-lying hip abduction

그림 9.26C와 D 참조

목적

- 엉덩관절 벌림근의 특정 활성화를 촉진하거나 지구력/근력 증가

자세

- 양쪽의 엉덩관절, 무릎관절, 어깨관절이 겹쳐지도록 옆으로 눕는다.
- 엉덩관절과 무릎관절은 중립으로 위치시킨다.
- 허리뼈의 정렬은 중립으로 위치시킨다.
- 머리는 아래팔이나 베개로 지지하고, 등뼈는 일직선이 되도록 한다.

움직임

1. 척추 안정화 근육을 활성화시킨 뒤, 배빗근으로 허리를 들어 올려 허리골반 부위의 정렬을 맞춘다(운동 11.29).
2. 골반이나 허리뼈의 회전 없이 무릎뼈가 앞쪽을 향하게 하고 다리를 신체와 일직선으로 유지하도록 한다. 위쪽 다리의 엉덩관절 벌림근을 활성화하여 다리를 들어 올린다.

교육 팁

- 지침 예:
  - "무릎을 곧게 펴고 골반이 흔들리지 않게 위쪽 다리를 들어 올리세요."
- 수정해야 할 일반적인 오류:
  - 위쪽 다리를 들어 올릴 때 골반이 뒤로 회전하지 않아야 한다.
  - 벌림근에 안정적인 기반을 제공하기 위해 운동 중에 허리뼈가 움직이지 않도록 한다. 골반의 시작 위치가 올바른 평면에 있는지 확인한다.
  - 만약 앞쪽 근육이 다리를 들어 올리기 위해 사용된다면 엉덩관절이 회전하거나 굽혀질 것이다. 중간볼기근 대신 넙다리근막긴장근이나 넙다리네갈래근을 사용하는지 관찰해야 한다.
- 보상을 해결하거나 방지하는 방법:
  - 환자가 피로를 느껴야 하는 부위를 보게 하거나 운동 중 환자가 해당 부위를 촉지하게 한다(그림 9.26D).
  - 환자에게 근육의 활동을 어디에서 느끼는지 물어본다. 환자는 앞쪽의 엉덩관절 굽힘근이나 넙다리네갈래근이 아닌 중간볼기근의 피로를 보고해야 한다.

장점

- 열린 사슬에서 실시하는 엉덩관절 근육 활성화, 지구력 또는 근력 운동은 엉덩관절과 무릎관절에 대한 부하를 최소화하며, 중력에 대한 바깥돌림근의 활성화를 촉진한다.
- 선 자세에서 하지 정렬을 조절하거나 균형을 맞추지 않고, 엉덩관절 벌림근의 독립적인 수축을 이끌어낼 수 있다.
- 몸통과 골반이 안정화되지 않고 엉덩관절과 함께 돌아가기 시작하는 경우, 환자에게 제공되는 지지 표면을 통한 촉각 되먹임으로 잘못된 움직임을 수정할 수 있다.

대안

- 엉덩관절 근육의 약화가 심한 경우 엉덩관절 벌림은 바로 누운 자세에서 롤러 보드나 슬라이딩 보드를 이용하여 수행할 수 있다.

진행

- 무릎 위에 탄성 저항 밴드 적용
- 선 자세에서 골반의 위치를 유지하면서 닫힌 사슬로 한 발 균형잡기(운동 9.24, 9.27)
- 탄성 저항을 적용하거나 적용하지 않는 사이드 스테핑(운동 9.28)
- 선 자세에서 도르래나 탄성 저항에 대항하여 열린 사슬로 한쪽 다리 벌림

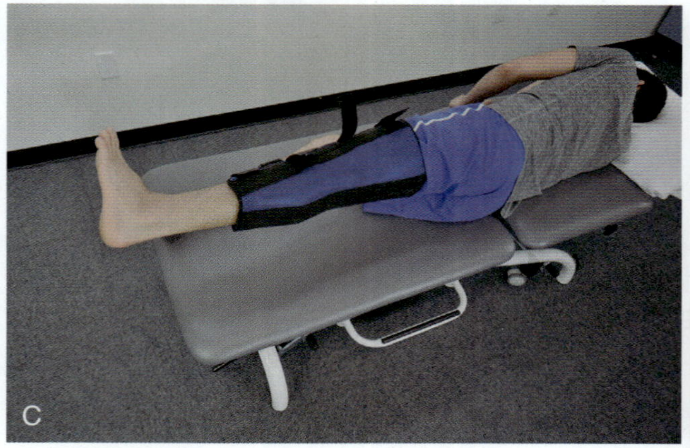
C

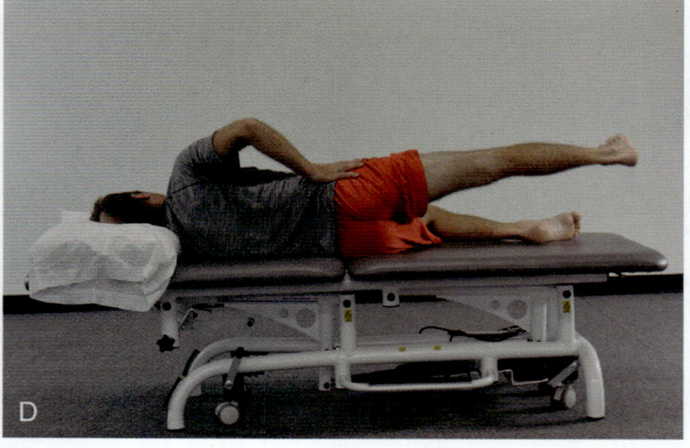
D

그림 9.26 계속

9.27 외부 저항에 대한 한 발 균형잡기

Single-leg balance with external challenges

그림 9.27 참조

목적

- 하지의 정적 안정성 발달
- 신경근 조절 및 소근육 안정화의 활성 촉진(엉덩이와 발의 안정화)
- 정적 균형 반응 촉진
- 엉덩이, 발목 및 발 안정화 근육에 대한 조기 활성화 또는 지구력 촉진
- 발목과 엉덩관절의 기능적인 조절 증가

자세

- 환측 다리는 선 자세에서 무릎이 잠기지 않도록 약간 굽히도록 하며, 목말밑관절은 중립으로 위치시킨다.
- 반대쪽 다리는 무릎관절과 엉덩관절을 약간 굽히고, 지면 및 지지하는 다리에 닿지 않게 한다.
- 체중은 지지하는 발 전체에 균등하게 분산되도록 한다.
- 필요한 경우 환자는 상지를 사용하여 지지할 수 있다.

움직임

1. 운동을 수행하는 동안 하지와 골반의 정렬을 유지하는데 중점을 둔다.
   - 상지 활동: 공 잡기, 밀기, 가벼운 무게 당기기
   - 탄성 저항이나 도르래의 저항이 있거나 없는 상태에서 반대쪽 다리를 다양한 방향으로 움직이기(그림 9.27A,B)
2. 저항의 방향은 다양한 움직임의 평면에서 외적 부하에 대한 조절을 촉진하기 위해 조정되고 변경된다(그림 9.27C–G).

장점

- 정적 균형 반응은 엉덩이와 발 주위 소근육 안정화의 활동을 필요로 한다.
- 고유수용성 훈련과 신체 인식은 균형 반응을 이용한다.
- 닫힌 사슬 활동은 전단력을 최소화하고 동시수축을 촉진하여 힘 결합(force closure)을 통해 안정성을 높인다.

교육 팁

- 지침 예:
  - "관찰을 통해 골반이 수평을 이루고 같은 방향을 향하도록 하세요."
  - "한 쪽 다리로 골반의 수평을 유지하도록 하세요."
- 수정해야 할 일반적인 오류:
  - 지지하는 쪽 다리의 골반이 내려가서 정렬이 맞지 않는 경우(트렌델렌버그 자세)
  - 지지하지 않는 쪽 다리의 골반이 올라가는 경우
  - 골반 회전 허용
- 보상작용을 해결하거나 예방하는 방법:
  - 이 운동은 저항에 대항하여 균형을 유지하기 위해 수행되지만, 안정성을 유지하는 데 사용되는 근육 활성화 패턴이 이 운동의 주요 표적이다. 활동 중에 몸쪽 엉덩관절과 몸통의 위치를 유지하는 능력을 관찰하고 보상이 보인다면 운등을 중단한다.

대안

- 엉덩이, 무릎 및 발목에서의 압박 부하를 제거하기 위해 선 자세에서 하네스(harness)를 이용한다.
- 평행봉(parallel bars)을 사용하여 한 손으로 윗몸통을 지지한다.
- 양발로 지지하되 외부 저항을 적용한 상지 쪽의 다리에 체중의 75%를 이동시킨다.
- 스플릿 스탠스(런지 자세)
- 윗몸통의 이동을 병행한 훈련이 시작되면 양발 서기에서 한발 서기로 자세를 전환한다(예: 한쪽 다리로 지지한 상태에서 체중을 이동시켜 공을 잡는 경우). 이는 체중 이동, 균형 및 반응 속도의 개선을 개선할 수 있다.
- 동요를 사용한 상지의 움직임(바디 블레이드 또는 공 흔들기)은 균형 반응을 유도한다(운동 10.22).

진행

- 움직임의 속도를 높인다.
- 상지와 몸통 움직임의 운동 범위를 증가시킨다.
- 무릎관절을 완전히 편 한 발 균형잡기에서 엉덩관절과 무릎관절을 약간 굽히도록 변경한다(미니 스쿼트 유지).
- 외력의 속도를 증가시킨다(불안정한 표면; (그림 9.27H, I).
- 예상 가능한 저항에서 예상치 못한 저항으로 전환한다(그림 9.27C–G, J–P).
- 균형을 개선시키기 위해 탄성 저항의 방향을 변경한다.
- 엉덩관절 벌림근 또는 바깥돌림근의 안정화 활동을 촉진하기 위해 동일한 다리에 추가적인 탄성 저항을 부착할 수 있다.
- 저항의 지레팔을 변경하여 부하를 증가시킨다.
- 불안정한 표면을 추가한다(그림 9.27H–P).
- 신경근 협응성을 개선시키기 위해 눈을 감아 시각적 입력을 배제한다.

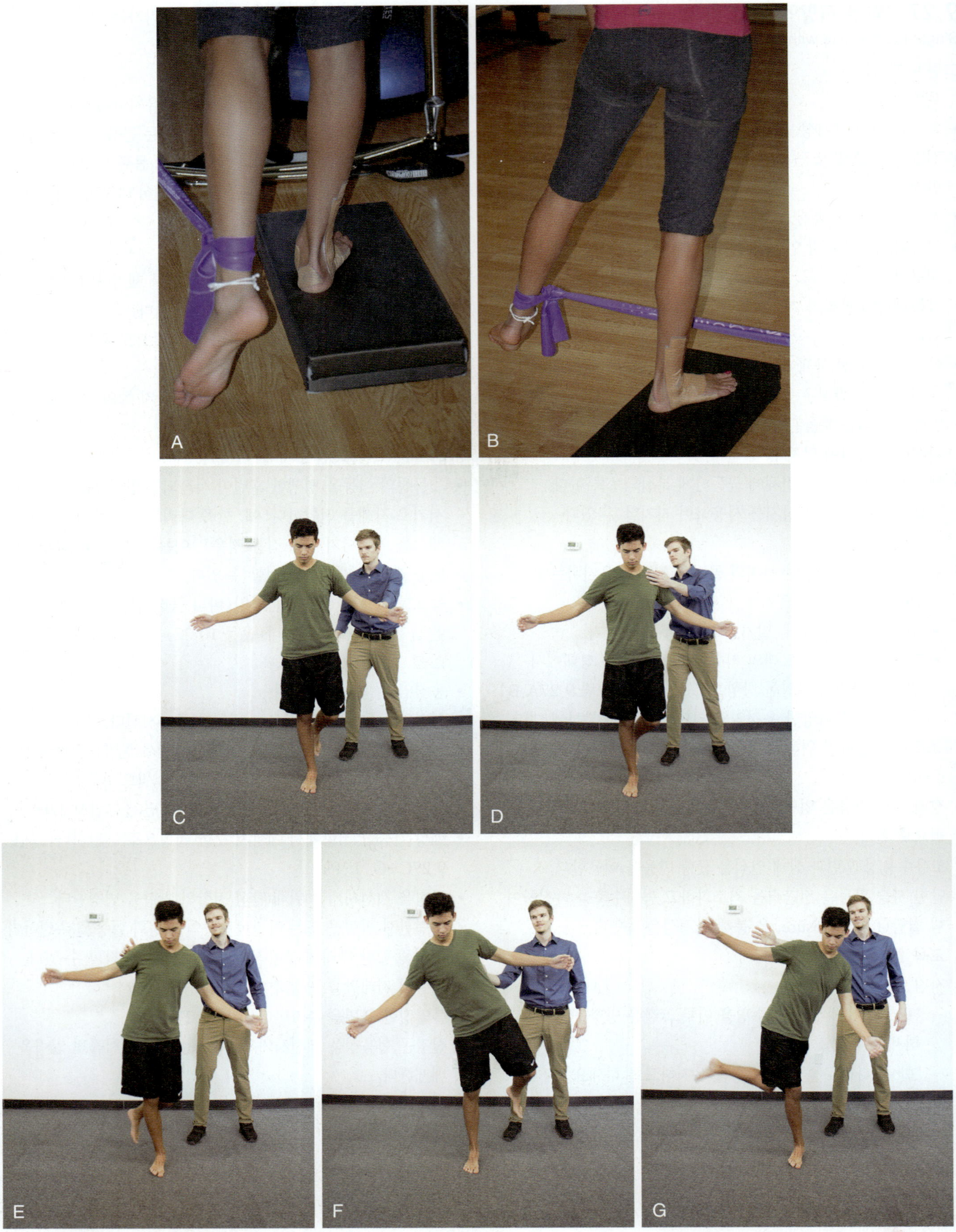

그림 9.27

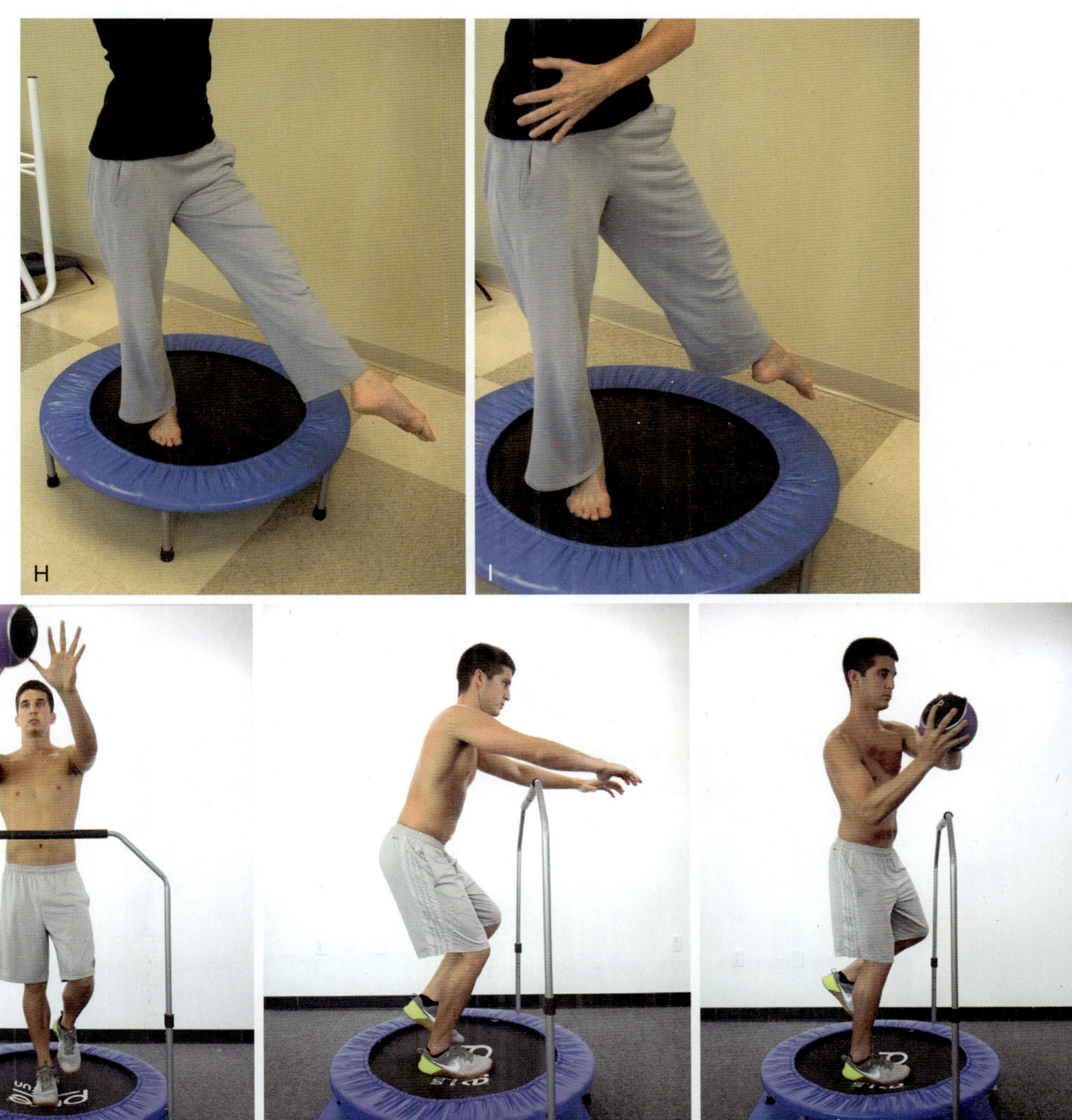

그림 9.27 계속

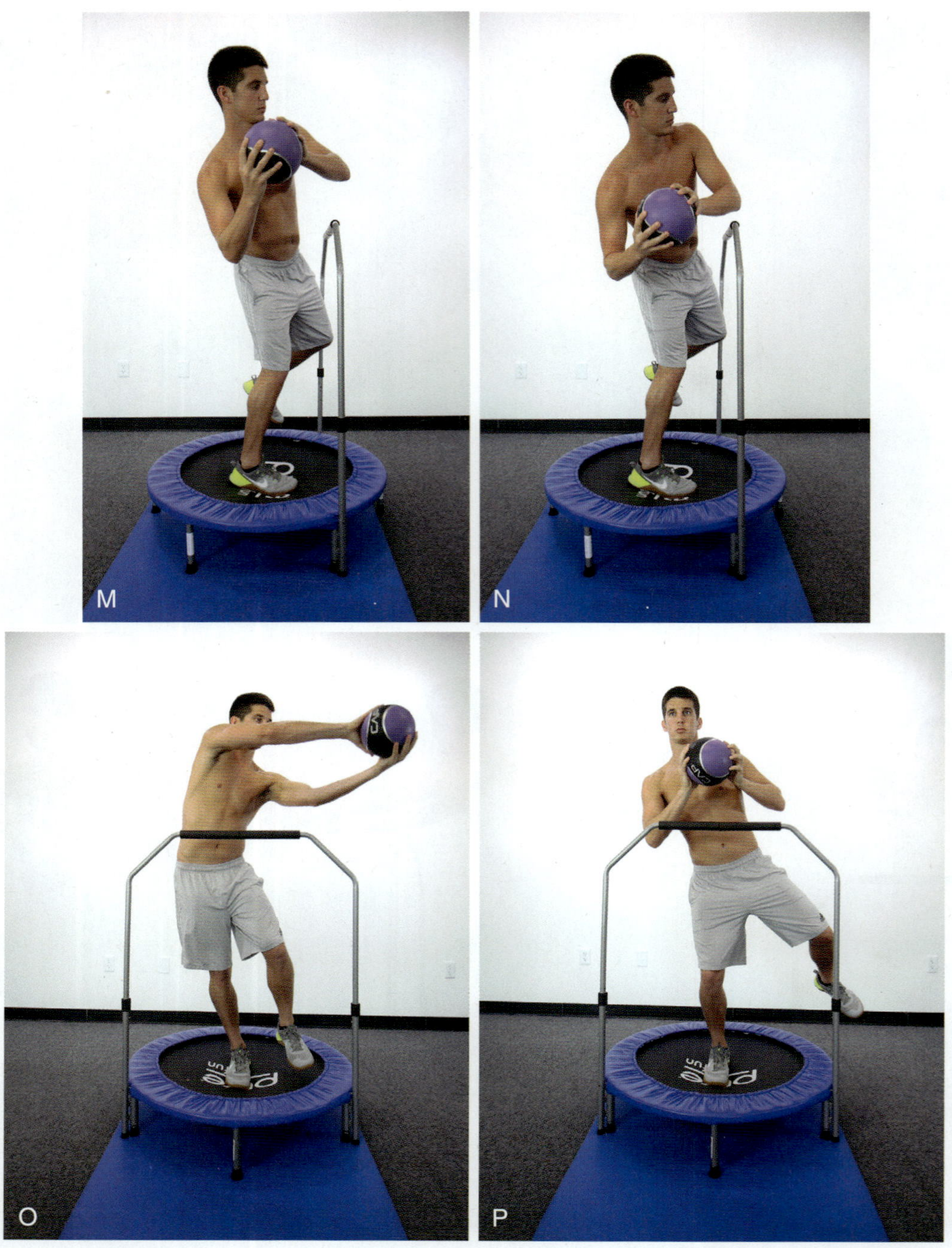

그림 9.27 계속

9.28 탄성 저항에 대항한 사이드 스테핑

Side-stepping against elastic resistance

그림 9.28 참조

목적

- 엉덩관절 벌림근의 근력 증가
- 환자에게 엉덩관절 벌림근을 이용한 초기 움직임을 알려주기 위해 실시
- 보행 또는 가로방향 움직임이 필요한 스포츠 활동을 준비하기 위해 정면 또는 회전의 동적 조절을 개선할 수 있는 신경근 재교육으로서 실시

자세

- 선 자세에서 엉덩관절 사이의 거리만큼 발을 벌리고, 엉덩관절과 무릎관절을 약간 굽혀 미니 스쿼트 자세를 취한다.
- 탄성 저항 밴드는 무릎이나 발목의 바로 위에서 다리를 둘러싸며 묶는다.
- 밴드는 옆으로 이동할 때 늘어나야 하지만 이동하기 전 다리를 약간 벌려 밴드를 늘리고 있는 자세도 허용된다.

움직임

1. 환자는 한쪽 다리로 체중을 옮기고 반대쪽 다리를 벌림으로써 움직임을 시작한다(그림 9.28A).
2. 몸통은 움직임을 이끌어내는 다리와 함께 이동한다. 발이 바닥에 놓일 때 몸통은 발 위에 위치한다(그림 9.28B)
3. 움직임을 이끌어내는 다리에 체중을 옮긴 후, 환자는 같은 방향으로 초기에 지지 역할을 하였던 다리를 내딛어 몸 아래에 위치하도록 한다.
4. 같은 방향으로 10–15걸음 진행 후 방향을 전환한다.

장점

- 기능적인 선 자세를 촉진한다.
- 이 운동은 가정 운동으로 적합하다.
- 열린 사슬 활동과 닫힌 사슬 활동이 동시에 일어난다.
- 사이드 스테핑 동작은 운동 선수에게 중요하다.
- 탄성 저항은 엉덩관절 안정성을 개선시키기 위해 적용되며, 체중 이동 중 엉덩관절 안정화를 훈련하는데 사용될 수 있다.

교육 팁

- 탄성 저항 밴드를 잘 풀리지 않는 매듭 대신 나비 모양으로 묶으면 신속하게 조정하고 탈착용하기 용이하다.
- 지침 예:
  - "골반을 수평으로 유지하면서 옆으로 한 걸음 내딛고 이어서 반대쪽 다리도 한 걸음 나아가세요. 항상 발 사이는 12–18인치를 유지하도록 하세요."
  - "움직이는 다리 쪽으로 몸을 가져오도록 하세요."
- 수정해야 할 일반적인 오류:
  - 이 운동을 하는 동안 몸통이 옆으로 굽혀지거나 골반을 올리지 않도록 한다.
  - 일반적으로 나타날 수 있는 몸통, 골반 또는 엉덩관절의 회전에 주의한다. 이는 동적인 하지의 회전이나 바깥으로 휘어지는 변형을 포함한다.
  - 만약 몸통이 지지하는 다리를 넘어 이동하지 못하거나 걸음이 너무 크면 움직임을 이끌어내는 다리의 동적 밖굽이 또는 회전을 발생시킬 가능성이 있다.
  - 엉덩이를 들어 올려 움직임을 만들기보다 한 쪽 다리로 체중을 이동하는 것이 더 중요하다.
  - 보일 수 있는 피로 징후를 주의하여 관찰한다(환자는 더 작은 걸음을 내딛고 방향을 전환하기 시작할 것이다).
- 보상작용을 해결하거나 예방하는 방법:
  - 환자에게 먼저 고정된 자세의 스쿼트에서 동적 밖굽이, 골반 위치 및 회전을 관찰하도록 가르쳐 주고(운동 9.30), 점진적인 가로방향 걸음을 수행하기 전에 작은 걸음을 내딛을 수 있도록 한다.
  - 움직임 중에 골반과 무릎뼈가 앞쪽을 향하도록 주의를 준다.
  - 한발짝 길이(step size)의 조절을 도울 수 있도록 바닥에 표지물을 설치한다.
  - 골반 주위에 거울이나 레이저 시스템을 사용하여 외적 집중(external focus)을 향상시킨다.
  - 밴드의 저항량을 점검하거나 밴드의 위치를 발목 대신 무릎 위로 변경한다.

대안

- 밴드를 제거한다(그림 9.28C).
- 선 자세(운동 9.27) 또는 옆으로 누운 자세(운동 9.26)에서 발목 주위에 저항을 주고 엉덩관절 벌림을 수행한다.

진행

- 저항을 증가시킨다.
- 속도를 증가시킨다.
- 방향 전환의 빈도를 높인다.
- 어깨와 팔꿈치를 90°로 굽히고 한 손으로 덤벨이나 케틀벨을 잡는다.

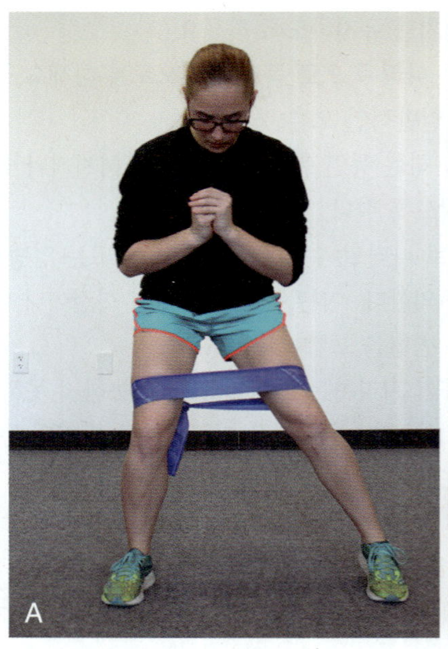

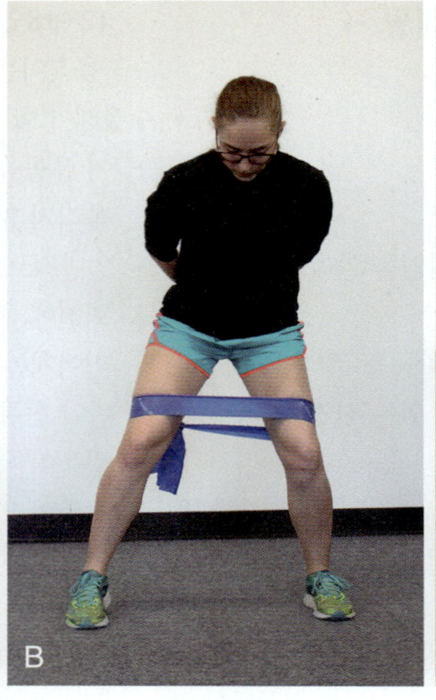

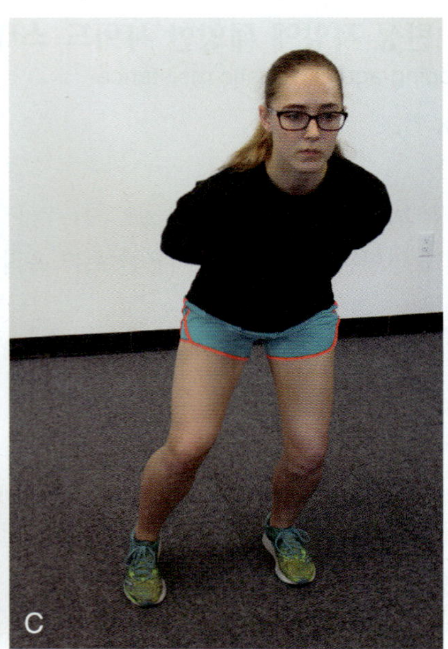

그림 9.28

동적 생체역학적 정렬 조정
ADJUST DYNAMIC BIOMECHANICAL ALIGNMENT

9.29 부하가 감소된 스쿼트 De-loaded squats

그림 9.29 참조

목적

- 천천히 압박력을 적용해야 하는 개인에게 초기 수직 부하 제공 가능(골관절염 또는 장기간의 비활동 이후)
- 증가하는 통증을 참고 스쿼트를 수행하지 못하는 환자를 위한 하지의 다관절 근육을 강화하는 닫힌 사슬 활동
- 압박 부하가 감소된 기능적 훈련
- 체중 부하 분포를 개선하는 데 사용될 수 있다.
- 움직임에 대한 두려움 회피를 갖는 개인에게 적용

자세

- 선 자세에서 몸통 주위에 적용된 하네스와 수직 방향으로의 지지를 제공하기 위해 기둥에 부착된 케이블(또는 기계 장치)을 통해 지지력을 제공받을 수 있다. 또는, 약간의 저항으로 풀다운 바를 당겨 몸의 앞쪽이나 가슴 쪽으로 지지한다.
- 장치가 흡수하는 수직 부하의 양은 환자의 체중과 증상 완화를 제공하는 무게에 따라 결정된다.

활동

1. 엉덩관절과 무릎관절을 굽히고 몸을 낮춘다.
2. 양쪽 다리에 동일한 체중 부하를 유지하면서 발, 발목, 무릎 및 엉덩이에 대한 최적의 시상면 정렬을 유지한다.
3. 환자는 발로 지면을 압박하고 엉덩관절과 무릎관절을 펴서 서 있는 상태로 돌아온다. 이때 양발로 지면을 동일하게 미는 데 중점을 둔다.

장점

- 무릎, 엉덩이 및 발목의 압박력을 감소시킬 수 있다.
- 지면에서의 이동과 쭈그리고 앉은 자세를 위한 기능 훈련으로써 적용할 수 있다.
- 관절과 연골의 손상이 있는 환자, 골절 후 회복 중에 있는 환자를 위한 부하 감소 운동으로써 적용할 수 있다.
- 닫힌 사슬 활동은 전단력을 최소화하고 촉진된 동시수축으로 안정성을 높이며 엉덩이, 무릎 및 발목에 대한 고유수용성 입력을 제공한다.

교육 팁

- 지침 및 일반적인 오류는 미니 스쿼트(운동 9.30) 및 편심성 스쿼트(운동 9.32)를 참조
- 하네스는 당겨지는 선 쪽으로 의지하거나 기울어지는 것을 방지하기 위해 중력선과 같은 선상에 위치시킨다.

대안

- 레그 프레스 머신 또는 필라테스 리포머 머신에서 매우 가벼운 부하로 수행하거나 체중 비율이 낮은 토탈 짐(수평 위치에 가깝게 설정)에서 실시한다.

진행

- 보조하는 양을 감소시킨다.
- 전신 체중을 사용하는 양 다리 미니 스쿼트로 진행한다.
- 체중의 일부를 의지하면서 한 다리 스쿼트로 진행한다.
- 체중에 대한 의지 없이 한 다리 스쿼트로 진행한다.

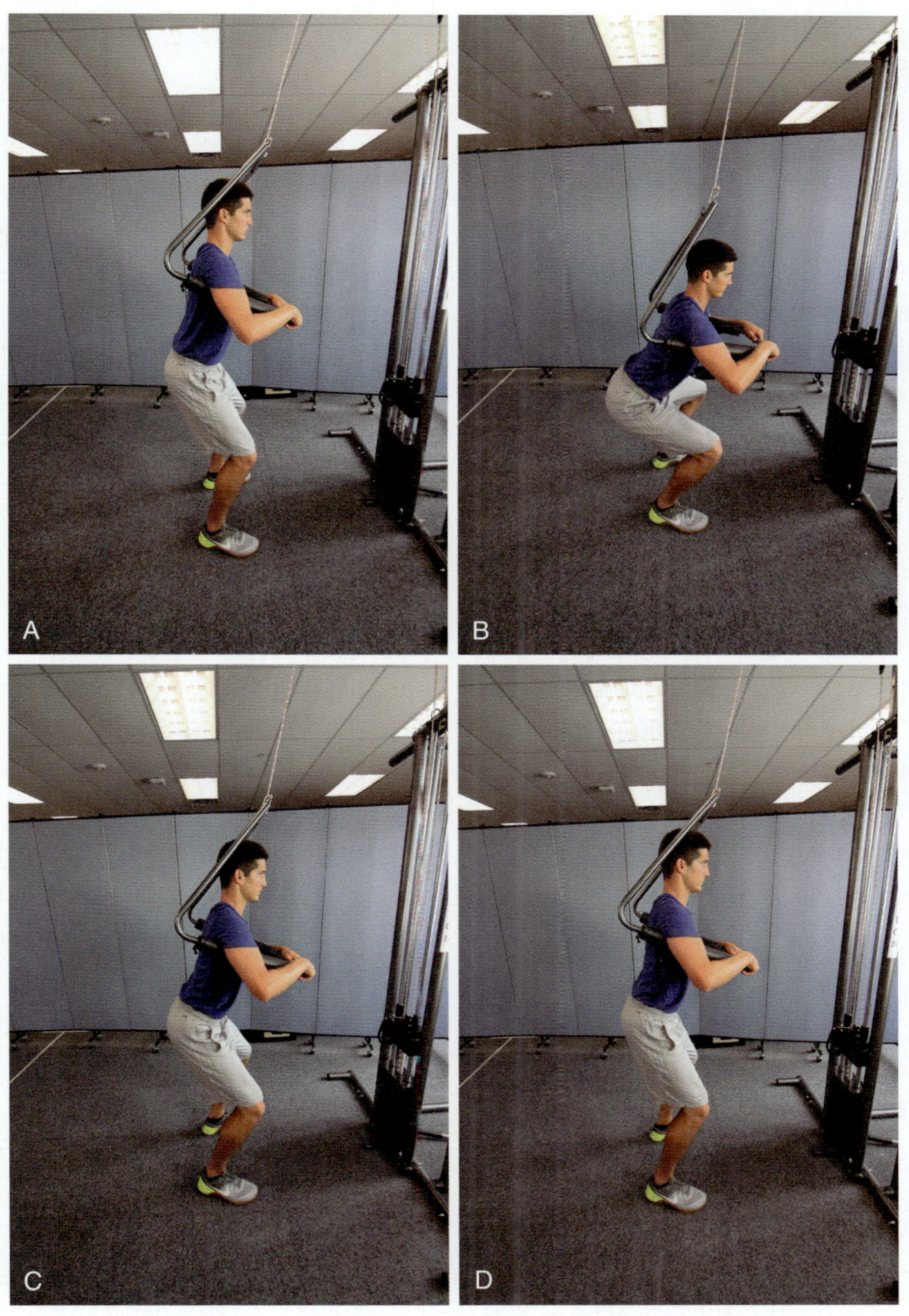

그림 9.29

9.30 탄성 저항을 이용한 미니-스쿼트

Mini-squats with elastic resistance

그림 9.30 참조

목적

- 동적 밖굽이 또는 일반적인 안쪽돌림을 방지하기 위해 스쿼트 역학 및 정렬을 맞추고 실시하는 신경근 협응성 훈련
- 엉덩관절 바깥돌림근, 벌림근, 발 안정화 근육의 활성화 및 신경근 조절을 개선하기 위해 적용
- 엉덩관절과 무릎관절 폄근의 근지구력과 근력 증가
- 앉은 자세에서 일어서기, 쭈그려 앉기 또는 동일한 무게 분배를 위한 신경근 협응성 재훈련

자세

- 선 자세에서 양 다리의 엉덩이, 무릎, 발에 체중이 균등하게 분산되도록 조정한다.
- 무릎 위에서 다리를 둘러싸도록 탄성 저항 밴드를 묶는다.
- 환자의 뼈 정렬이 자연스러운 정렬로 위치하는지 확인한다(엉덩이의 중립 위치). 사람마다 중립 위치는 다르다. 발을 "똑바르게" 두거나 시상면에 일치하도록 배치하는 것은 대부분의 사람들에게는 최적의 위치가 아니다. 자연스러운 바깥돌림각(10–15°)을 형성하는 정강뼈로 인해 발이 약간 바깥으로 돌아가기 때문이다(표 9.1 참조).
- 필요한 경우, 서기 전에 바로 누운 자세에서 뼈 정렬을 평가한다.

움직임

1. 의자에 앉듯이 몸을 낮춘다. 엉덩관절과 무릎관절은 동시에 굽혀지며, 몸통은 경첩을 단 것처럼 앞으로 숙여(엉덩관절 굽힘) 발 중앙에 체중이 실리도록 한다(그림 9.30A).
2. 스쿼트를 하는 동안 밖굽이 무릎을 방지하기 위해 허벅지의 먼쪽에 탄성 밴드를 적용하여 저항에 대항하도록 한다.
3. 선 자세로 돌아가기 위해 큰볼기근과 뒤넙다리근을 활성화한다.

장점

- 스쿼트 패턴의 기능적 훈련으로서 축전위와 회전력을 조절할 수 있다.
- 탄성 저항 밴드는 고유수용성 되먹임을 증가시키고, 엉덩관절 벌림근과 바깥돌림근의 활성화를 촉진하여 정렬을 유지한다.
- 닫힌 사슬 활동은 전단력을 최소화하고 동시수축을 촉진하여 안정성을 높인다. 닫힌 사슬 동작은 열린 사슬 동작보다 엉덩이, 무릎 및 발목에 향상된 고유수용감각 입력을 제공한다.

교육 팁

- 지침 예:
  - "스쿼트를 할 때와 원래 자세로 되돌아 올 때 밴드에 대항하는 압력을 유지하세요."
  - "스쿼트를 하는 동안 다섯 발가락 전체에 걸쳐 체중을 유지하세요."
- 수정해야 할 일반적인 오류:
  - 스쿼트 동작 중 동적 Q각의 증가(엎침, 밖굽이 무릎, 정강뼈와 넙다리뼈의 안쪽돌림, 엉덩관절 모음)
  - 엉덩관절과 무릎관절의 굽힘은 동시에 일어나야 한다.
  - 골반은 수평이어야 하고 체중이 균등하게 분산되어야 하며 엉덩관절의 회전은 대칭적이어야 한다. 한 쪽 다리에서 밴드의 장력이 약하다면 앞쪽에서 골반 회전이나 비대칭적인 체중 부하가 관찰될 수 있다(그림 9.30B).
  - 몸통이 발 뒤에 있는지 확인해야 한다. 질량 중심이 지지면 뒤에 있으면 외부 모멘트팔이 무릎뼈에 가하는 부하를 상대적으로 증가시킨다(2장 참조).
  - 이상적인 스쿼트 역학에 대한 일반적인 오해 중 하나는 무릎이 "발가락을 넘어서" 위치하면 안된다는 믿음이다. 운동을 하거나 바닥에서 물건을 들어 올리려면 스쿼트를 하는 동안 환자의 무릎이 발가락 너머로 움직여야 한다. 스쿼트의 깊이는 무릎관절과 엉덩관절의 굽힘 정도를 결정할 것이다: 더 낮은 스쿼트를 실시할수록 무릎이 발가락보다 약간씩 더 이동되어야 한다. 몸통이 앞으로 기울어지면 엉덩이와 무릎에 가해지는 전반적인 힘이 분산되고 무릎넙다리관절에 가해지는 힘은 몸통의 지지면 뒤에 위치하는 경우보다 적어지게 된다(그림 9.30C 및 D 참조). 무릎이 "발가락을 넘어서" 위치하면 안 되는 한 가지 상황은 ACL 부상 이후 또는 복원을 위한 치유 기간에 앞쪽 병진력이 치유 초기 단계(특히 0°와 45° 사이의 범위)에서 제한되어야 하는 경우이다.
  - 무릎 정렬은 개인의 자연스러운 뼈 구조를 기반으로 한다. 사람마다 중립 위치가 약간씩 다를 수 있다. 일반적으로 무릎뼈가 시상면에서 앞쪽을 향하고 있으면 무릎넙다리 복합체가 개인의 뼈 구조를 기준으로 정렬된다. 자연스러운 상태의 정강뼈는 약간의 바깥돌림(10–15°)이 있으므로 발 위치를 "직선" 또는 시상면에 놓는다고 해서 대부분의 사람들에게 최적의 위치를 제공해주지 않는다.
- 보상작용을 해결하거나 예방하는 방법:
  - 시각적 표적을 이용하여 무릎 정렬을 맞추기 위해 몸 앞쪽에 제공된 선을 사용한다.
  - 허벅지에 고정한 레이저를 사용하여 시상면에서의 정렬을 시각화한다.
  - 거울을 사용하여 원하는 움직임을 보여주거나 환자가 직접 정렬을 모니터링 하도록 한다.
  - 질량 중심이 지지면 위를 지나 더 앞으로 향하도록 하기

위해 환자의 팔이 몸 앞에서 유지되도록 요청한다.

- 밴드로 주어지는 저항 대신 다리 사이에 작은 공을 위치시켜 다리 사이의 거리를 유지하도록 한다(환자에게 무릎 사이에 공을 꽉 쥐지 않고 "형태를 유지시키며 스쿼트"를 진행하라고 지시).
- 벽에 스위스 볼을 대고 몸을 기대어 선다. 움직이는 동안 스위스 볼이 엉덩관절 및 무릎관절의 굽힘과 함께 앞쪽으로의 몸통 기울임을 유도할 수 있도록 한다(그림 9.29E–G 임상 사례 7.1 참조).

대안

- 환자가 레그 프레스에서 동일한 체중 부하로 30°를 초과하여 스쿼트를 실시할 수 없는 경우, 무릎 주위에 탄성 저항 밴드를 적용한 토탈 짐 또는 필라테스 리포머 머신이 무릎넙다리관절의 부하를 줄이는 대안이다.
- 로커 보드나 폼 위에 서서 실시하는 미니 스쿼트는 신경근 반응을 개선시키는데 사용될 수 있다. 이 운동은 작은 범위의 스쿼트 동작 또는 다양한 범위의 등척성 운동으로서 수행될 수 있다(임상 사례 7.6 참조).

진행

- 운동 범위를 증가시킨다.
- 몸 앞이나 옆으로 웨이트나 웨이트 바를 잡는다.
- 스쿼트와 상지의 팔 움직임(바이셉스 컬, 레터럴 레이즈)을 병행하여 실시한다.
- 다양한 범위에서 자세를 유지할 수 있도록 한다.
- 탄성 저항 밴드를 제거한다(고유수용성 되먹임이 줄어듦).

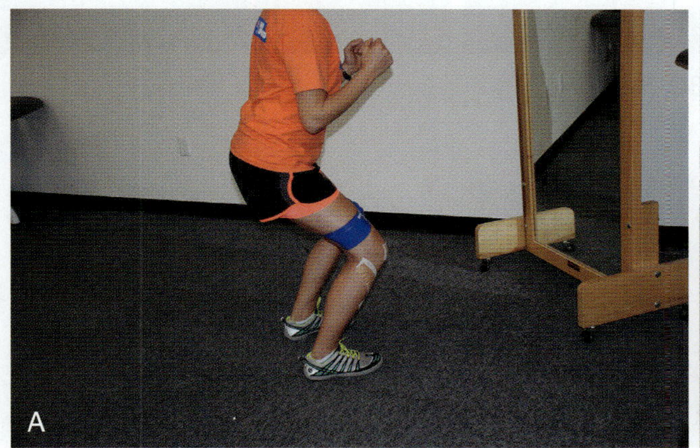

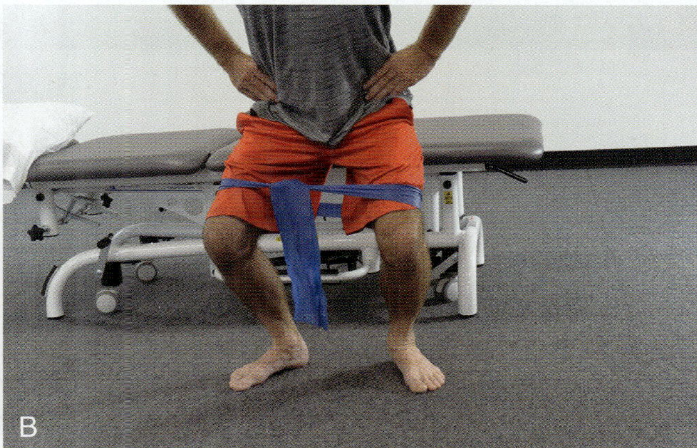

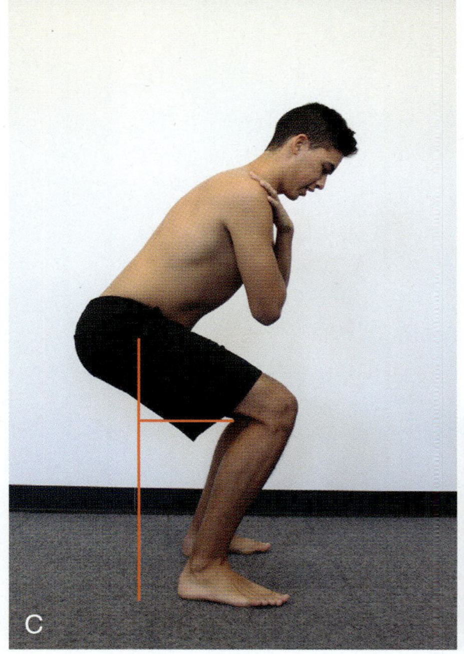

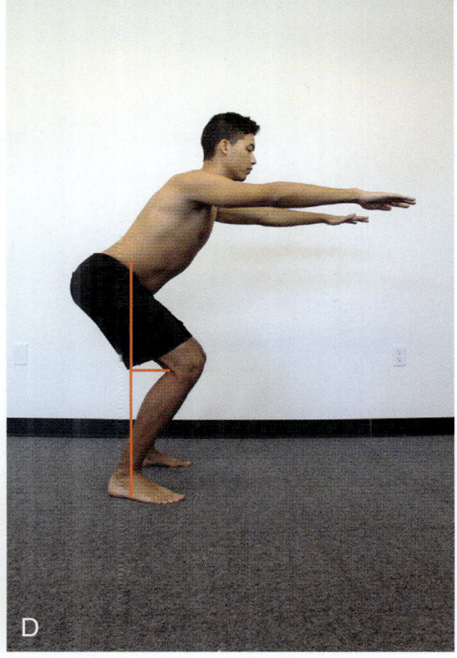

그림 9.30

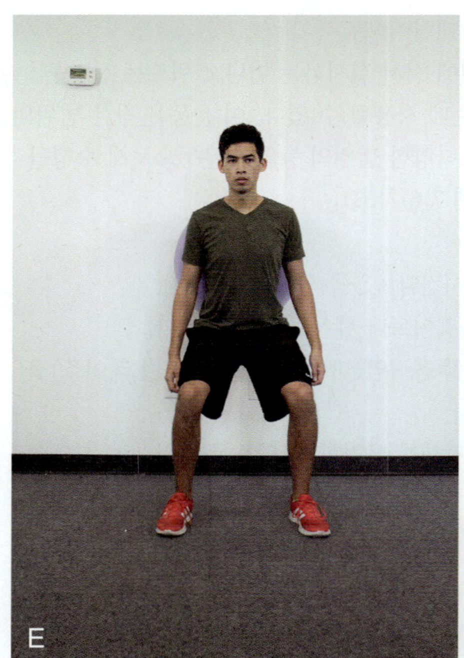

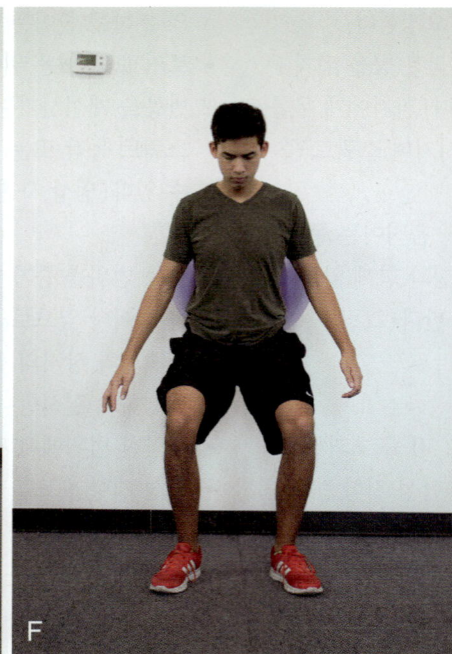

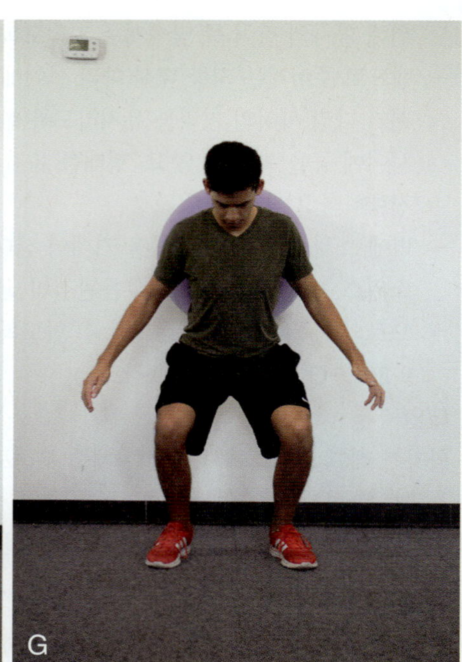

그림 9.30 계속

9.31 스텝 업과 스텝 다운 Step-ups and step-downs

그림 9.31 참조

목적

- 넙다리네갈래근, 뒤넙다리근 및 볼기근의 근력 증가
- 기능 훈련

주의사항

- 환자의 발등굽힘 운동 범위가 제한되면, 스텝 업 및 스텝 다운을 실시할 때 무릎관절 및 엉덩관절의 생체 역학에 영향을 줄 수 있으며 스텝 다운 시에는 더 큰 영향을 미친다. 따라서 일차적인 무릎넙다리의 문제를 진단받은 경우, 이 운동을 실시하기 전에 발목의 운동 범위를 우선적으로 다루어야 한다.

자세

- 디딤판 뒤에 선다.
- 디딤판의 높이는 환자의 키와 사용 가능한 운동 범위에 따라 다양하며 2–4인치 높이의 디딤판으로 시작한다.

움직임

1. 환측 다리의 발을 발판 위에 올려놓는다.
2. 골반의 중립과 몸통의 지지를 유지하되, 몸통을 앞쪽 및 대각선 방향으로 이동시켜 디딤판에 올려놓은 발 위에 위치하도록 한다.
3. 디딤판에 올려놓은 다리의 엉덩관절과 무릎관절을 펴고 발로 디딤판을 누름으로써 몸이 발을 지나 수직 및 대각선 앞 방향으로 들어 올려질 수 있도록 한다(그림 9.31A).
4. 스텝 다운: 지지하는 다리가 엉덩관절과 무릎관절을 굽혀 체중을 버티는 동안 지지하지 않는 다리는 지면을 향해 앞으로 움직인다. 환자가 앞쪽에 위치한 다리에 체중을 실을 때까지 무게 중심은 디딤판 위에 있도록 한다.

장점

- 계단을 오르기 위한 기능적 움직임으로써 적용할 수 있다.
- 닫힌 사슬 활동은 전단력을 최소화하고 동시 수축을 촉진함으로써 안정성을 높이고 고유수용성 입력을 제공한다.

교육 팁

- 스텝 다운 운동을 시도하기 전에 지면에서의 닫힌 사슬 발등굽힘을 연습한다. 스텝 다운(및 계단 내려가기)은 지지하는 다리가 체중을 조절할 수 있도록 최대의 발등굽힘 운동 범위(10–15°)를 필요로 한다.
- 일반적으로 가정에서의 계단 높이는 8인치 미만이다.
- 한 층계를 이루는 평균 계단 수는 12개이다.
- 발뒤꿈치를 사용하여 디딤판을 누르면 큰볼기근과 뒤넙다리근의 활성화를 촉진하는데 도움이 될 수 있다. 이는 넙다리네갈래근 우세 활성화 패턴을 가진 환자에게 특히 중요하다.
- 계단을 올라갈 때 아래쪽 다리가 위쪽 다리를 도와 체중을 밀어 올릴 수 있도록 알려줄 수 있다.
- 지침 예:
  - "계단을 오를 때 앞으로 몸을 기울이세요. 발뒤꿈치로 계단을 눌러 볼기근, 뒤넙다리근, 넙다리네갈래근이 모두 활성화되어 몸을 들어 올리는 것을 느껴야 합니다."
  - "계단을 내려갈 때는 발에 체중을 실어주세요. 발이 지면에 닿으면 지면에 닿은 발은 체중을 지탱할 수 있는 범위로만 움직여야 합니다."
- 수정해야 할 일반적인 오류:
  - 불충분한 발등굽힘이나 엉덩관절 조절력 감소로 인해 증가된 동적 밖굽이 각, 초기 골반 처짐, 스텝 다운 도중 회전과 같은 보상이 발생하는지 관찰해야 한다(그림 9.31B).
  - 환자는 종종 통증으로 인해 앞쪽 다리로 체중을 주기 힘들어할 수 있다. 계단을 오르기 전 이와 같은 상황을 해결하기 위해 작은 계단이나 지면에서 앞쪽으로 체중을 이동시키는 연습을 실시할 수 있다.

대안

- 전체 동작을 실시하기 전에 발가락을 가볍게 디딤판 위에 올려놨다가 떼며 연습한다.
- 수영장 안에서 무중력 하네스나 부력의 도움을 받아 수행한다.
- 환자가 치료대를 잡거나 벽을 짚어 지지할 수 있도록 허용한다.
- 지팡이를 사용하거나 난간이 있는 계단에서 연습한다.
- 작은 범위의 발등굽힘이 필요한 사이드 스텝 업이나 스텝 다운으로 실시한다.
- 엉덩관절 근육의 활성화와 정렬에 따른 신경근 조절을 위해 움직임을 이끌어내는 다리(스텝 업)나 지지하는 다리(스텝 다운)에 탄력 저항 밴드를 사용하여 고유수용성 되먹임을 제공한다(임상 사례 7.1 및 그림 9.31B, C).

진행

- 반복 횟수를 늘린다.
- 속도나 분당 실시하는 횟수를 증가시킨다.
- 스텝 업에 이어서 바로 스텝 다운으로 진행한다.
- 뒤로 스텝 업을 실시한다.
- 사이드 스텝 업을 실시한다.
- 디딤판의 높이를 높인다.

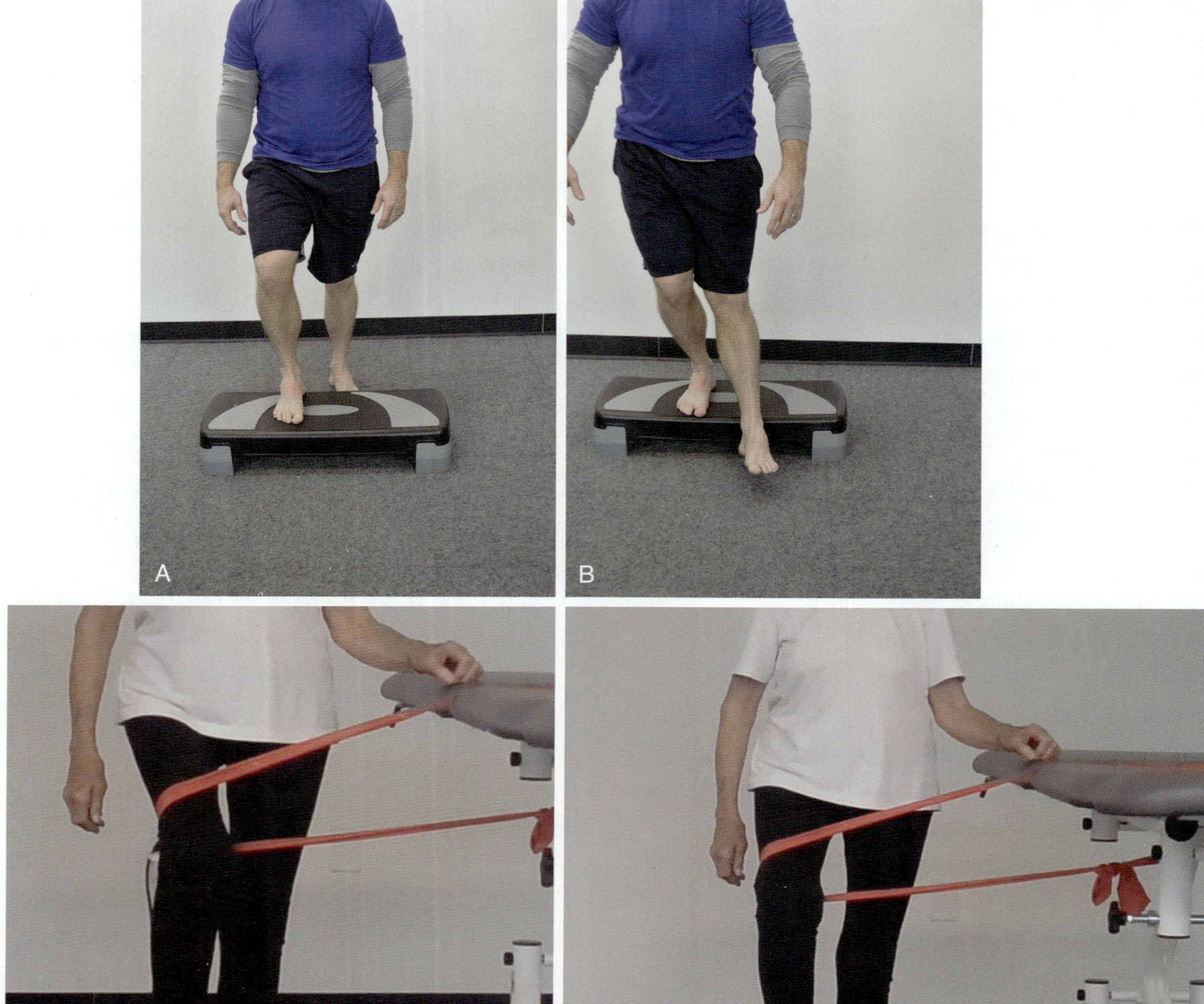

그림 9.31

조직 치유 및 최적의 재생 촉진: 힘줄에 대한 편심성 자극

PROMOTE TISSUE HEALING AND OPTIMAL REGENERATION: ECCENTRIC STIMULUS FOR TENDON

9.32 편심성 조절 스쿼트 Eccentric control squats

그림 9.32 참조

목적

- 무릎 힘줄 재생을 위한 장력 제공
- 넙다리네갈래근과 엉덩관절 폄근의 편심성 조절 훈련
- 천천히 내려가는 동작을 위한 기능적 정렬 훈련
- 점프 훈련 준비(그림 9.32A–D)

주의사항

- 편심성 조절 스쿼트를 수행하기 전에 이상적인 스쿼트의 모든 범위에서 이마면과 가로면의 양호한 조절 능력을 보여야 한다.
- 과도한 통증이 발생되지 않는 작은 범위에서의 조절이 우선적으로 고려되어질 수 있다.
- 이 운동을 하는 도중, 직후 및 며칠 뒤의 통증을 평가하여야 한다.
- 지방덩이의 증대와 관련된 통증이 있는 경우 압박과 통증을 증가시킬 수 있는 끝 범위에서의 폄을 피해야 한다.

자세

- 하지 정렬을 중립으로 위치시키고 선 자세를 취한다.
- 목말밑관절은 중립으로 위치시킨다(과도한 엎침이 있는 경우 아치를 지지하기 위해 발 내재근을 활성화).
- 체중은 다리 사이를 기준으로 대칭적으로 분포시키고 발의 중심에 걸쳐 집중적으로 분산되도록 한다.

움직임

1. 엉덩관절과 무릎관절을 굽히고 천천히 몸을 낮춘다(편심성 단계).
2. 시상면에서 발, 발목, 무릎 및 엉덩이의 동일한 체중 부하가 이루어지도록 하며 최적의 하지 정렬을 유지한다(움직이는 동안 안쪽돌림과 벆굽이 방지).
3. 각 발로 지면을 균등하게 밀어내는 데 초점을 맞추어 엉덩관절과 무릎관절을 펴고 "바르게" 선 자세로 돌아오도록 한다(동심성 단계, 이 단계가 더 빠르게 일어날 수 있음).

장점

- 무릎뼈 힘줄염에 대한 특이적 자극
- 기능적 활동
- 닫힌 사슬 활동은 전단력을 최소화하고 촉진된 동시 수축으로 안정성을 높이며 엉덩이, 무릎 및 발목에 대한 고유수용성 입력을 제공한다.

교육 팁

- 미니 스쿼트에 대한 교육 팁 참조
- 엉덩관절 안정화를 촉진하기 위해 탄성 저항 밴드를 사용하면 정렬을 유지하기 위한 고유수용성 되먹임이 제공된다(미니 스쿼트 참조)(그림 9.32E 및 F, 그림 9.30A 및 B 참조).
- 지침 예:
  - "천천히 조절하면서 내려오세요. 움직임이 느릴수록 더 많은 개선을 유도할 수 있습니다."
- 수정해야 할 일반적인 오류:
  - 특히 피로가 동반된 동적 밖굽이와 안쪽돌림을 주의하여야 한다(그림 9.32G).
- 보상작용을 해결하거나 예방하는 방법:
  - 양발로 탄성 저항 밴드를 밟아 고정하고 밴드의 끝을 잡는다(그림 9.32A–D).
  - 발목 주위(그림 9.32E) 또는 발 아래(그림 9.32F)에 탄성 저항 밴드를 묶어 발 내재근 조절을 활성화하고 환자에게 밴드를 누르도록 하여 동적 밖굽이를 방지하도록 한다.
  - 스쿼트를 하는 동안 거울을 사용하여 양 무릎 사이의 거리를 동일하게 유지시키는데 집중하도록 한다.

무릎 위에 레이저를 고정하여 스쿼트를 하는 동안 레이저가 같은 방향을 가리키도록 한다.

대안

- 체중을 사용하여 스쿼트를 할 수 없는 경우, 무중력 하네스로 도움을 주거나 랫 풀다운 바를 잡고 실시한다(그림 9.32C, D–G).

진행

- 반복 횟수를 늘린다.
- 스쿼트의 범위나 깊이를 증가시킨다.
- 외적 부하를 추가한다.

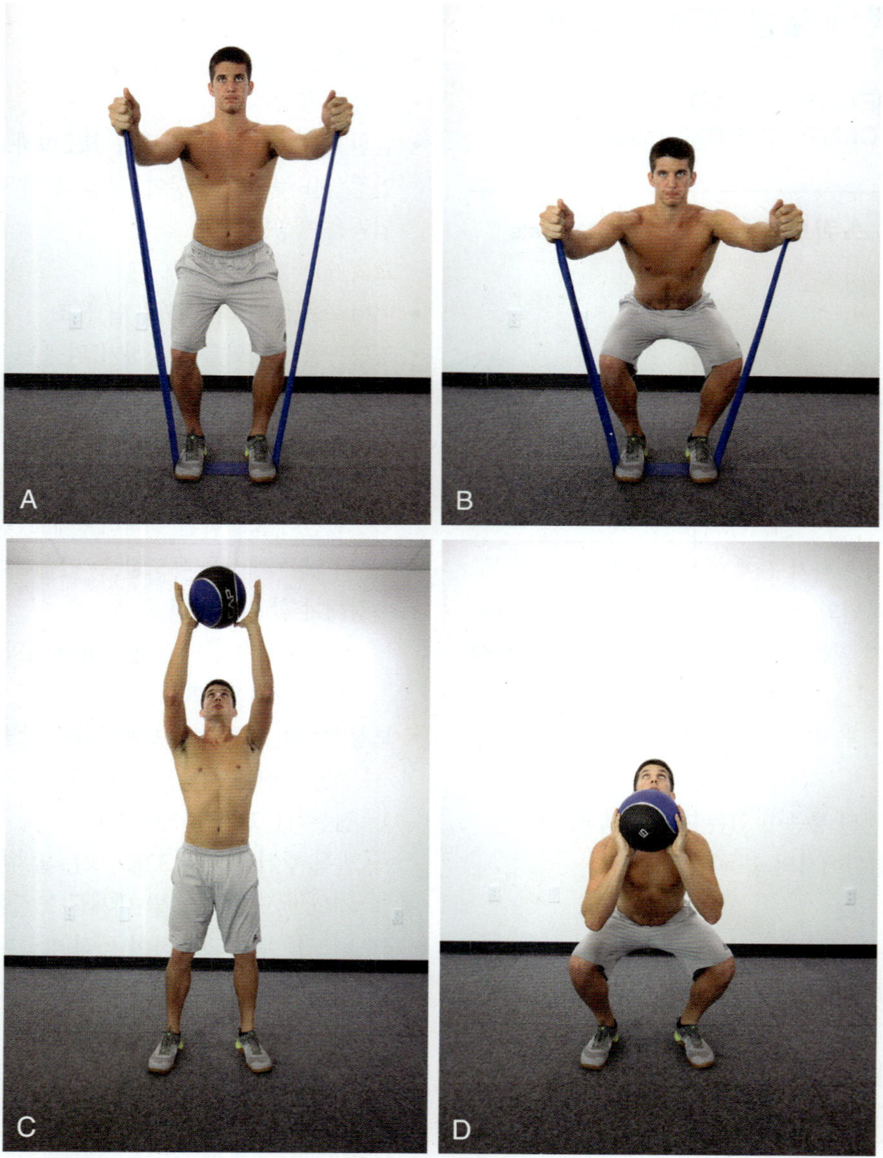

그림 9.32

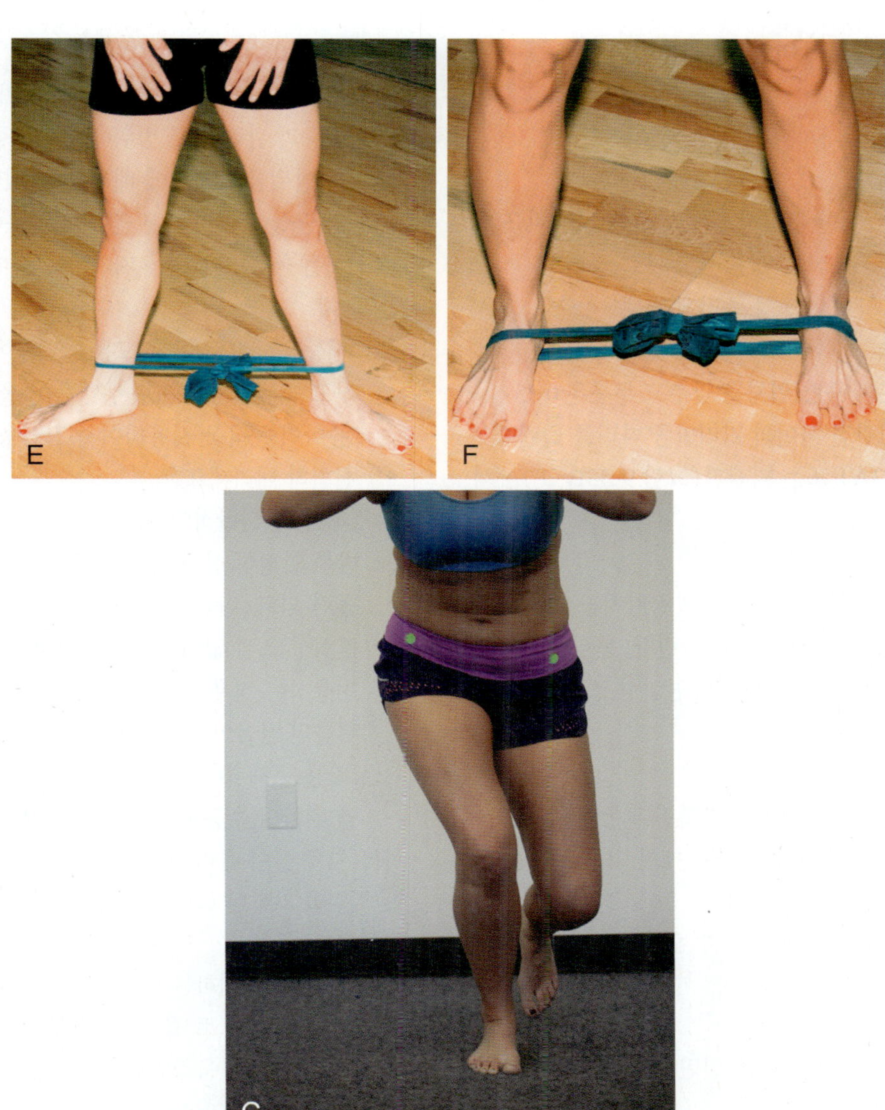

그림 9.32 계속

9.33 편심성 조절 힐 레이즈

Eccentric control heel raises

그림 9.33 참조

목적

- 아킬레스힘줄 복합체에 대한 특이적 부하 제공과 장딴지근/가자미근 복합체에 대한 동심성 및 편심성 근력 강화
- 움직임을 통한 발목과 발의 안정성 증진에 기대

자세

- 선 자세에서 정상적인 뼈 중립 위치를 맞추고 무릎은 0–5° 굽혀지도록 한다. 엉덩관절 사이의 거리만큼 다리를 벌린다.
- 운동은 지면(그림 9.33A) 또는 디딤판(그림 9.33B–F)에서 수행할 수 있다.

움직임

1. 체중을 발허리뼈 머리 부위로 이동시키고 장딴지근/가자미근 복합체를 활성화하여 발뒤꿈치를 들어 올린다(동심성 조절).
2. 발뒤꿈치를 지면을 향해 천천히 내린다(편심성 조절).

장점

- 기능적 강화
- 닫힌 사슬 활동은 전단력을 최소화하고 촉진된 동시 수축으로 안정성을 높이며 엉덩이, 무릎 및 발목에 대한 고유수용성 입력을 제공한다.
- 도구가 필요하지 않으며 쉽게 따라 할 수 있어 가정 운동으로 적합하다.

대안

- 탄성 저항 밴드에 대항하여 실시하는 열린 사슬에서의 발바닥 굽힘(운동 9.18)
- 비스듬히 기대어 사용하는 저항 기구: 레그 프레스, 토탈 짐, 필라테스 리포머 머신

교육 팁

- 장딴지근 복합체의 유연성이 제한되거나 부착 부위 아킬레스 힘줄병증과 관련된 끝 범위에서의 통증이 있는 경우 작은 쐐기를 발뒤꿈치 아래에 배치할 수 있다.
- 환자의 균형이 좋지 않은 경우 평행봉에서 시작하거나 움직이는 치료대에 손을 지지하고 수행한다.
- 지침 예:
  - "체중을 앞으로 옮겨 모든 발가락에 체중이 분산되도록 하고 발뒤꿈치를 지면에서 들어 올리세요."
  - "종아리 근육을 사용하여 움직임을 조절하고 발뒤꿈치를 천천히 내리세요."
- 수정해야 할 일반적인 오류:
  - 발목 안정성 상실: 발을 바깥쪽으로 돌리면 발목이 안쪽 돌림 되고, 안쪽으로 돌리면 발목이 가쪽돌림 된다.
  - 편심성 조절 없이 발뒤꿈치가 빠르게 내려가는 것을 허용하는 경우
  - 무릎의 잠금이나 과다폄
- 보상작용을 해결하거나 예방하는 방법:
  - 발 위치의 수동 보정(그림 9.33B)
- 뒤꿈치를 들어 올리는 동심성 움직임보다 내려가는 편심성 움직임을 2배 더 느리게 실시하도록 한다.

진행

- 선 자세에서 실시하는 한 다리 힐 레이즈(그림 9.33B)
- 덤벨과 같이 손으로 쥘 수 있는 무게추를 추가한다.
- 내려가는 편심성 움직임의 속도를 감소시킨다.
- 디딤판의 가장자리에서 실시하여 내려가는 범위를 증가시킨다(그림 9.33F).

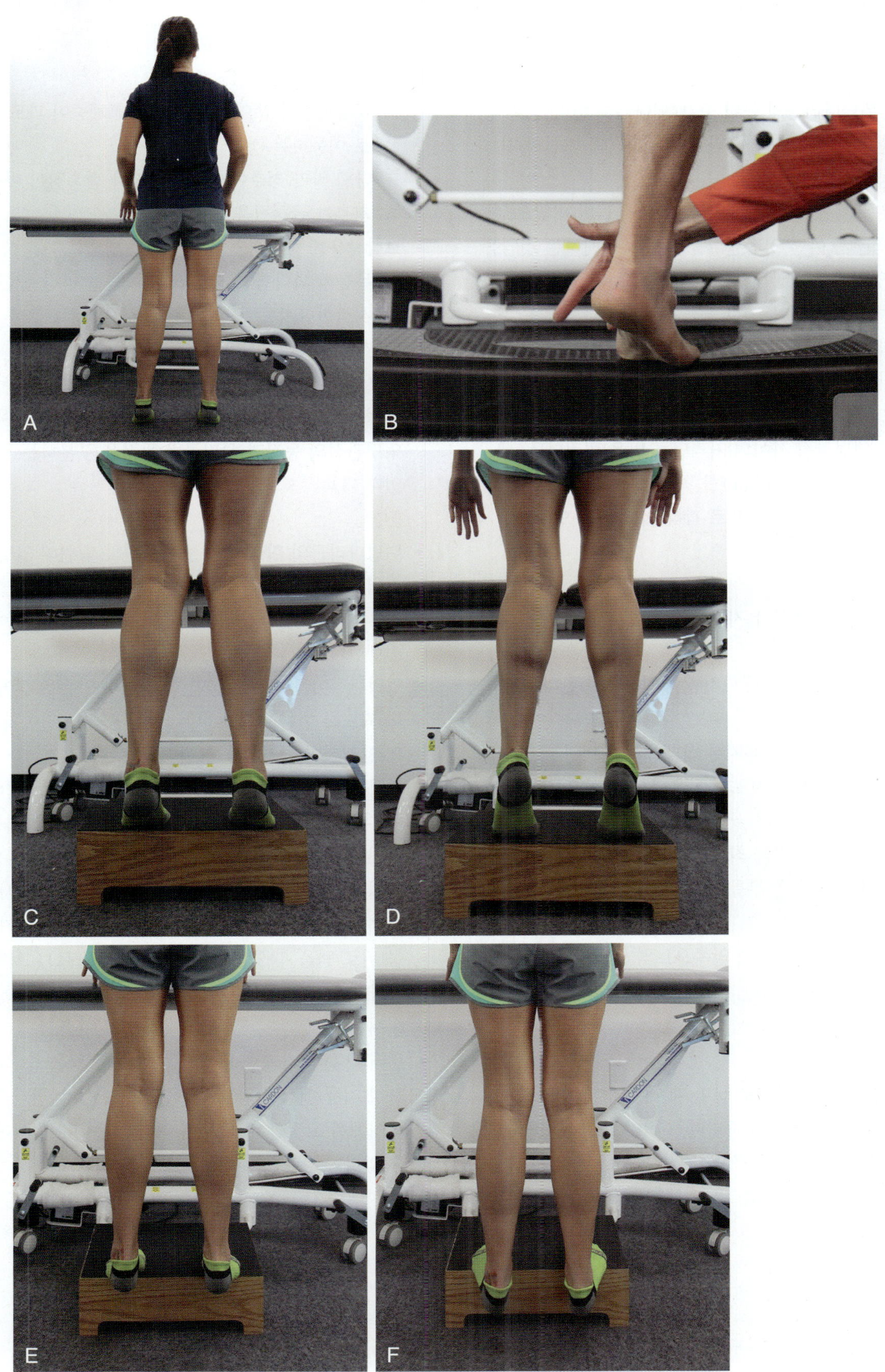

그림 9.33

9.34 힙 힌지 Hip hinges

그림 9.34 참조

목적

- 큰볼기근과 뒤넙다리근의 근력 증가(넙다리뼈 머리 위로 골반이 앞뒤로 움직일 때 큰볼기근과 뒤넙다리근의 편심성 및 동심성 활성화가 발생)
- 허리골반 운동을 통한 엉덩관절 분리 훈련. 골반이 앞으로 움직일 때 척추가 아닌 엉덩관절을 굽혀서 실시하는 것임을 알려준다. 엉덩관절이 굽혀지는 동안 척추는 안정화가 이루어져야 한다.
- 편심성 장력 부하를 통해 뒤넙다리근 힘줄 부착 부위의 재건을 위한 자극 제공

자세

- 선 자세에서 엉덩관절 사이의 거리만큼 발을 벌린다.
- 36인치의 다웰 바(dowel bar)를 척추의 접촉점(엉치뼈, 등뼈, 머리 뒤)에 대고 양손으로 각각 머리 뒤와 엉치뼈 위치에서 잡아 고정한다.

움직임

1. 척추와 다웰 바의 접촉을 유지한 상태에서 엉덩관절을 앞으로 굽힌다(그림 9.34A).
2. 엉덩관절이 60°로 굽혀질 때까지 움직임을 계속한다(그림 9.34B).
3. 척추와 다웰 바의 접촉을 유지한 상태에서 엉덩관절 폄근을 사용하여 원래의 수직 위치로 돌아온다(그림 9.34C).

장점

- 닫힌 사슬 활동은 전단력을 최소화하고 촉진된 동시수축으로 안정성을 높이며 엉덩이, 무릎 및 발목에 대한 고유수용성 입력을 제공한다.
- 올바른 신체 역학을 사용하여 앞쪽으로의 엉덩관절 굽힘을 알려주는 기능적 움직임이다.

교육 팁

- 지침 예:
  - "이 운동은 몸통을 앞으로 굽힐 때 척추가 아닌 엉덩관절을 사용하는 방법을 알려줍니다. 다리 뒤쪽의 근육을 이용하여 천천히 내려오는 동작을 조절하세요."
  - "엉덩관절이 앞으로 굽혀질 때 다웰 바가 척추와 떨어지지 않도록 하세요."
- 수정해야 할 일반적인 오류:
  - 무릎의 과다폄
  - 엉덩관절이 앞으로 기울어질 때 체중이 과도하게 발뒤꿈치로 이동하는 경우
  - 다웰 바가 척추에서 떨어지거나 접촉점이 바뀌는 경우는 척추가 굽혀졌음을 의미한다.
- 보상작용을 해결하거나 예방하는 방법:
  - 무릎이 과다폄 되지 않도록 무릎을 약간 굽힌 상태에서 시작한다.

대안

- 선 자세에서 운동을 수행하기 전에 앉은 자세에서의 힙 힌지를 알려준다. 선 자세에서의 하지 안정화 훈련을 수행하기 전에 엉덩관절의 동작과 허리골반 동작을 구분하는 법을 배울 수 있다.

진행

- 뒤넙다리근의 편심성 조절을 증진하기 위해 엉덩관절이 굽혀지는 속도를 감소시킨다.
- 척추의 올바른 안정화가 이루어지면 다웰 바 없이 운동을 진행한다.
- 엉덩관절이 굽혀지는 동안 한 손이나 양손을 뻗어 몸과 일직선이 되도록 한다. 이는 전반적인 지렛대를 길어지게 하여 척추의 안정성이 증진되도록 한다.
- 부하를 증가시키기 위해 외부 저항을 추가한다.
- 한 다리 힙 힌지는 뒤넙다리근 및 볼기근의 강화를 목표로 하거나 엉덩관절의 굽힘 45°를 초과하는 편심성 조절을 통해 뒤넙다리근에 대한 최적의 자극을 제공하는데 사용된다. 반대쪽 다리는 지렛대의 힘과 부하를 증가시키기 위해 몸 뒤로 뻗을 수 있다(한 다리 데드리프트)(그림 9.34E).
- 방향에 따른 자극을 추가하기 위해 다양한 방향으로 실시한다.
- 원래의 수직 자세로 되돌아올 때 몸통 폄을 증진하기 위해 탄성 저항 밴드를 잡고 당기는 동작을 추가한다. 밴드는 허리 높이에서 고정할 수 있으며 점차 무릎이나 발목 높이로 낮출 수 있다.

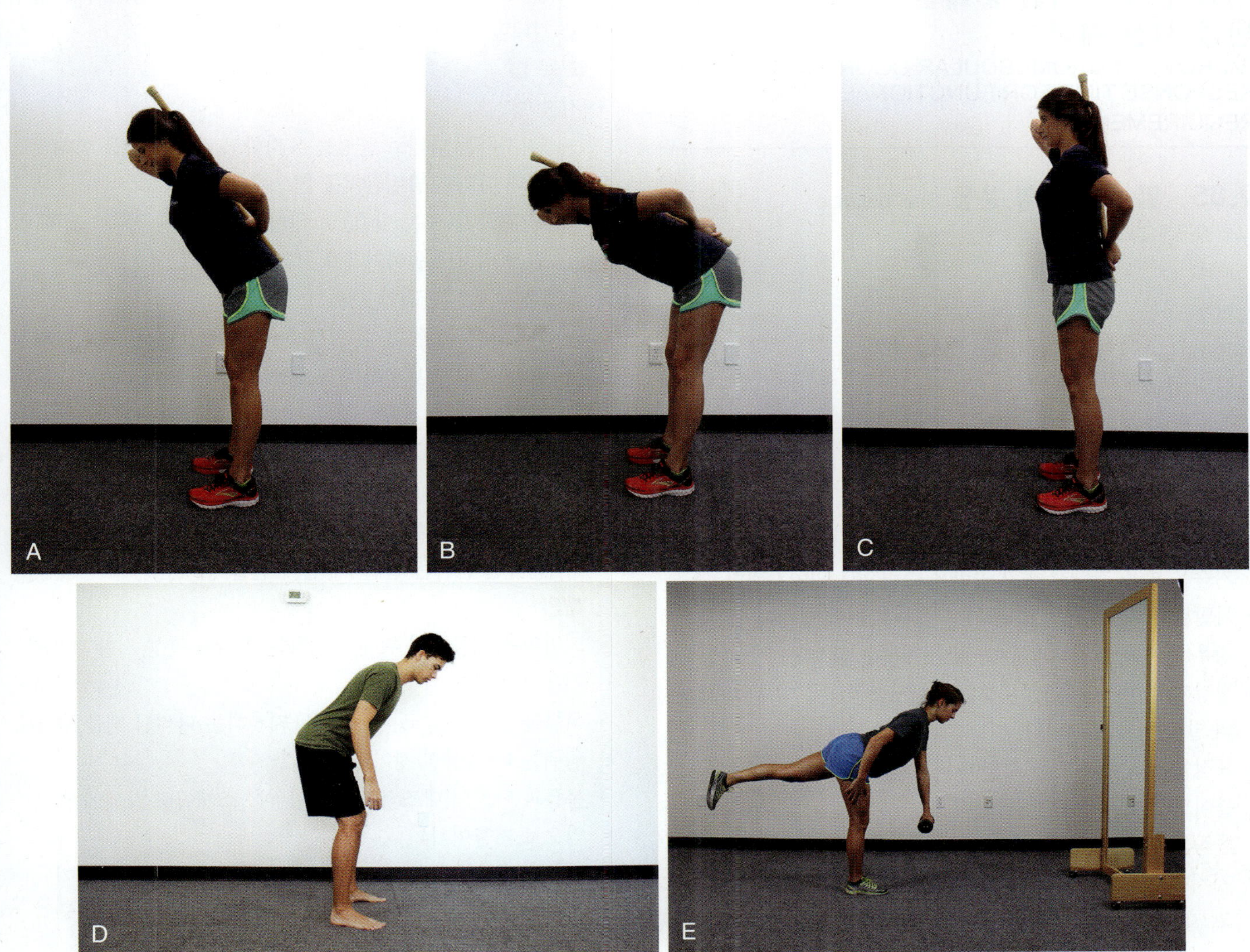

그림 9.34

기능적 요구 사항에 대한 신경근 협응 및 반응 시간 개선
IMPROVE NEUROMUSCULAR COORDINATION AND RESPONSE TIME FOR FUNCTIONAL REQUIREMENTS

9.35 별 모양 균형 운동 Star balance

그림 9.35 참조

목적

- 균형 개선
- 하지의 고유수용성 감각과 안정성 증가
- 근력 증가
- 지구력 증가
- 골반과 하지의 동적 정렬 개선

자세

- 환측 다리로 서서 엉덩관절과 무릎관절을 약간 굽힌다. 가슴은 발을 지나게 하고 골반은 중립으로 위치시킨다.
- 목말밑관절은 중립으로 위치시킨다(과도한 엎침이 있는 경우 아치를 지지하기 위해 발 내재근을 활성화).
- 정강뼈의 비틀림이 있는 경우 테이프를 이용하여 선 자세에서의 발 정렬을 조정한다.
- 표적을 제공하기 위해 지면에 다양한 방향으로 테이프를 붙이고 운동을 수행할 수 있다.

움직임(그림 9.35A-D)

1. 지지하는 다리의 무릎관절과 엉덩관절을 굽혀 자세를 유지하고 지지하지 않는 다리는 앞, 옆, 뒤 또는 대각선으로 최대한 뻗는다.
2. 이 운동에서의 과제는 지지하지 않는 다리를 뻗으면서 지지하는 다리의 균형을 유지하는 것이다.

장점

- 닫힌 사슬 활동은 전단력을 최소화하고 촉진된 동시수축으로 안정성을 높이며 엉덩이, 무릎 및 발목에 대한 고유수용성 입력을 제공한다.
- 닫힌 사슬 활동은 더 낮은 전단력과 동시수축을 가지며 고유수용성 감각의 증진을 기대할 수 있다.
- 외부의 표적에 대해 다리를 뻗는 동작은 지지하는 다리의 조절력 향상을 기대할 수 있다.
- 하지와 골반의 안정성, 신경근 협응성, 고유수용감각의 증진을 기대할 수 있다.

교육 팁

- 지침 예:
  - "지지하는 다리로 균형을 유지하고 각각의 선을 향해 반대 다리의 발뒤꿈치를 뻗으세요."
  - "발뒤꿈치(또는 발끝)로 테이프를 가볍게 접촉하되 매번 원래 위치로 돌아가세요."
- 수정해야 할 일반적인 오류:
  - 환자들은 종종 할 수 있는 한 멀리 뻗으려 시도하고 지지하는 다리를 보상하여 도달 거리를 더 많이 확보하려고 한다.
- 보상작용을 해결하거나 예방하는 방법:
  - 치료사는 환자가 운동을 정확히 수행할 수 있도록 장려하고 정렬을 유지하도록 요청해야 한다; 정렬이 유지된다면 환자는 발을 더 멀리 뻗을 수 있다.

대안

- 되먹임을 제공하기 위해 지지하는 다리에 탄성 저항 밴드를 적용한다.
- 무릎을 굽히지 않고 펴는 경우(지지하는 다리); 뻗을 수 있는 범위는 더 작아질 것이다.
- 몸통과 하지의 대조적인 움직임(예: 스케이팅 자세에서 앞으로 기울이기)
- 한 발로 균형 잡기, 별 모양의 선을 따라 발 대신 손 뻗기
- 지면이나 측정 장치에 별 모양 대신 Y 모양의 테이프를 부착하여 실시하기(그림 9.35E-G)

진행

- 속도를 증가시킨다.
- 운동을 실시하는 방향의 순서를 변경한다.
- 탄성 저항 밴드를 적용한다.
- 다양한 방향에 대한 지시에 반응하여 실시한다.
- 지지하는 다리를 교대로 바꿔가며 뻗는다.
- 지지하는 발이 위치를 벗어나지 않는 한도 내에서 동적 체중이동을 실시한 다음, 반대쪽 다리의 뻗기를 수행한다.
- 다양한 방향으로 실시하는 런지를 추가한다.
- 다양한 방향으로 착지하는 점프를 추가한다.

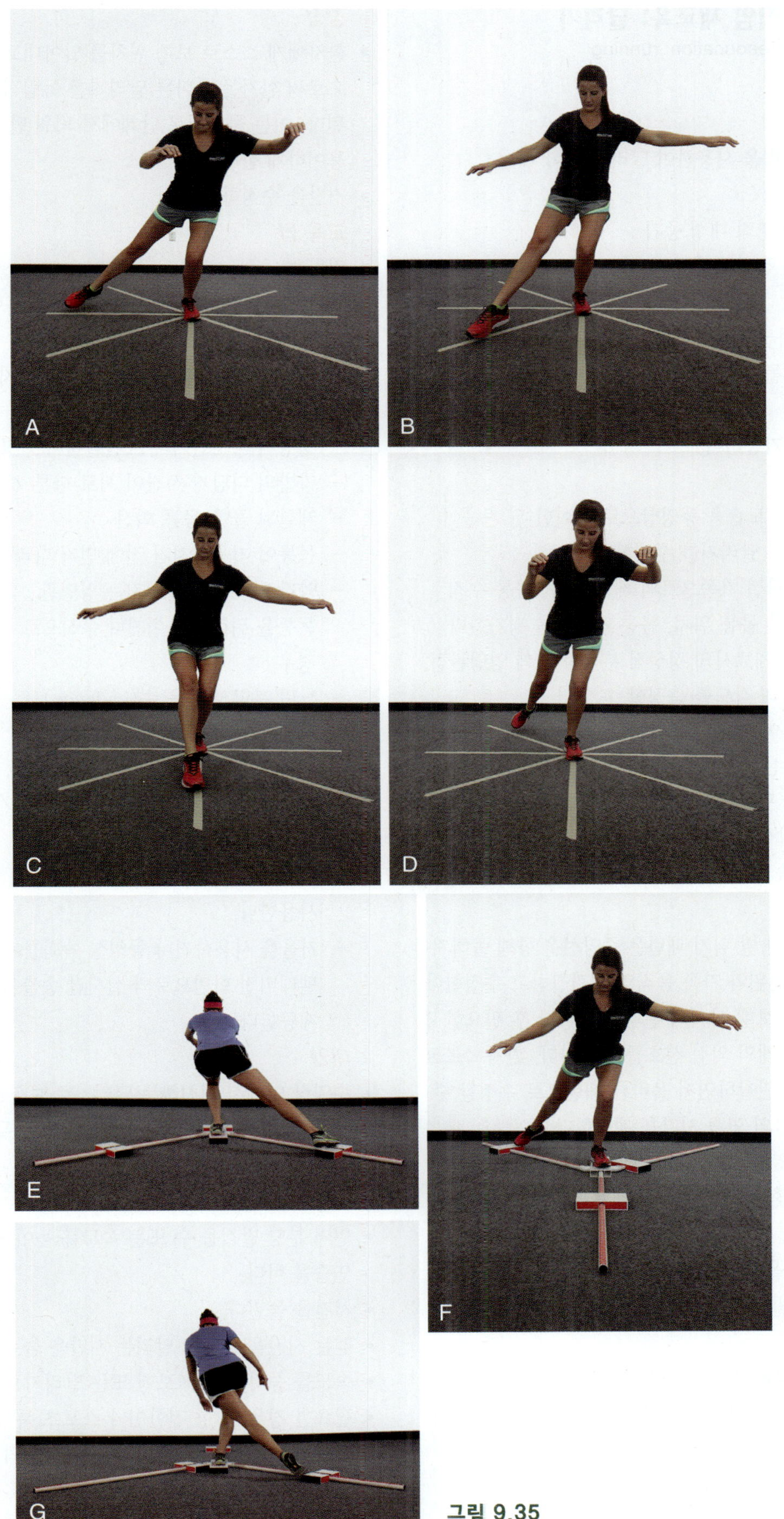

그림 9.35

9.36 기능적 움직임 재교육: 달리기

Functional movement reeducation: running

그림 9.36 참조

목적

- 신경근과 시각적 입력을 사용하여 달리기 역학 개선
- 에너지 손실 최소화
- 지면 반발력에 대한 조직 내성 증가
- 앞으로 달리기 위한 점진적인 준비

자세

- 선 자세를 취하고 가급적이면 거울 앞에 위치하도록 한다.
- 거울 중앙에 테이프를 붙여 환자의 정렬과 움직임을 확인할 수 있도록 한다.
- 트레드밀 위에서도 가능하다.

움직임

1. 지시 사항 없이 걷는 모습을 동영상으로 녹화한 뒤 거울이 배치된 트레드밀에서 달리기를 수행한다.
2. 발 딛는 위치, 엉덩관절 가쪽으로의 체중 이동, 몸통 수직 변위, 발 딛기에 따른 몸통 위치, 몸통 기울임을 평가한다. 움직임 패턴에 대한 치료사의 정성적 분석과 함께 엉덩관절, 무릎관절, 발목관절의 각도를 측정할 수 있다.
3. 환자는 스스로의 몸이 대칭인지 관찰하고 이와 관련한 생각을 밝히도록 요청받는다.
4. 이전 움직임에 대한 평가를 계속하면서 보행 속도를 점진적으로 증가시킨다. 남성의 평균 보행 속도=1.37m/초(3mph), 여성의 평균 보행 속도=1.5m/초[22]; 빠른 속도는 3–4mph로 간주된다.
5. 속도가 증가함에 따라 발 딛기 패턴은 중앙선을 향해 좁혀져야 한다. 과도한 수직 변위와 가쪽 움직임을 관찰하고 수정한다.
6. 걷기와 빠른 속도의 보행 사이의 편차를 식별한 후 필요한 경우 교정을 위해 1–2개의 외적 신호를 제공한다. 환자 스스로 거울에 비친 패턴을 관찰하면서 올바른 패턴으로 수정할 수 있도록 5–10분 동안의 연습 시간을 제공한다.
7. 거울을 제거하고 패턴이 유지되는지 확인한다. 30초 동안 동영상을 녹화하여 환자에게 올바른 패턴과의 편차를 알려 준다.
8. 올바른 달리기 패턴을 수행할 수 있을 때까지 달리기를 시도한다. 달리기는 두 발이 모두 지면에서 떨어져 있는 기간이 특징이다.
9. 제자리에서 1분간 달리기를 실시한 뒤 1분간 걷는 속도로 돌아간다. 10분 동안 달리기와 걷기를 번갈아가며 실시한다.

장점

- 환자에게 스스로 보행 편차를 알아내고 수정하도록 교육받음으로써 환자는 올바른 달리기를 독립적으로 수행할 수 있게 된다. 이는 물리치료 단계에서 퇴원 단계로의 전환을 용이하게 한다.
- 기간을 수정하기 쉽다.

교육 팁

- 지침 예:
  - "엉덩관절을 약간 앞으로 굽혀서 몸이 앞으로 나아가는 데 도움이 되도록 하세요."
  - "가능한 한 발이 몸 아래를 벗어나지 않도록 하세요."
- 수정해야 할 일반적인 오류:
  - 엉덩이의 처짐이나 트렌델렌버그 징후가 보이는 경우
  - 양발의 디딤기 시간이 서로 다른 경우
  - 제한된 골반/몸통 회전
  - 몸통이 기울어지기 전에 먼저 다리를 앞으로 뻗는 경우
  - 약간 앞으로 기울어지는 엉덩관절의 동작이 나오지 않고 몸통을 뒤로 기울이거나 수직으로 유지하는 동작을 보이는 경우
  - 느린 분당 발걸음 수(cadence)
  - 긴 디딤기 시간 또는 급격한 착지
- 보상작용을 해결하거나 예방하는 방법:
  - 평지에서 보이는 보행 편차는 달리기를 시도하기 전에 해결한다.
  - 더 빠른 분당 발걸음 수를 달성하기 위해 메트로놈을 사용한다.
  - 거울을 사용하거나 동영상 녹화를 통한 스마트폰이나 텔레비전 화면으로의 실시간 송출을 통해 동시 피드백을 제공한다.

대안

- 수영장 안에서 실시하는 달리기로 보상을 조절할 수 없는 경우, 부하를 줄이거나 하네스가 있는 무게 경감 장치를 사용한다.

진행

- 먼저 분당 발걸음 수 또는 속도를 높이면서 평지에서 걷는 연습을 한다.
- 시간을 늘린다.
- 걷는 시간을 줄이고 달리는 시간을 늘린다.
- 속도를 증가시킨다(보행 또는 달리기).
- 필요한 경우, 방향 전환이나 스포츠 특이적 활동을 추가한다.
- 난이도를 높이기 위한 방법 중 경사도의 증가는 마지막에 실시한다.

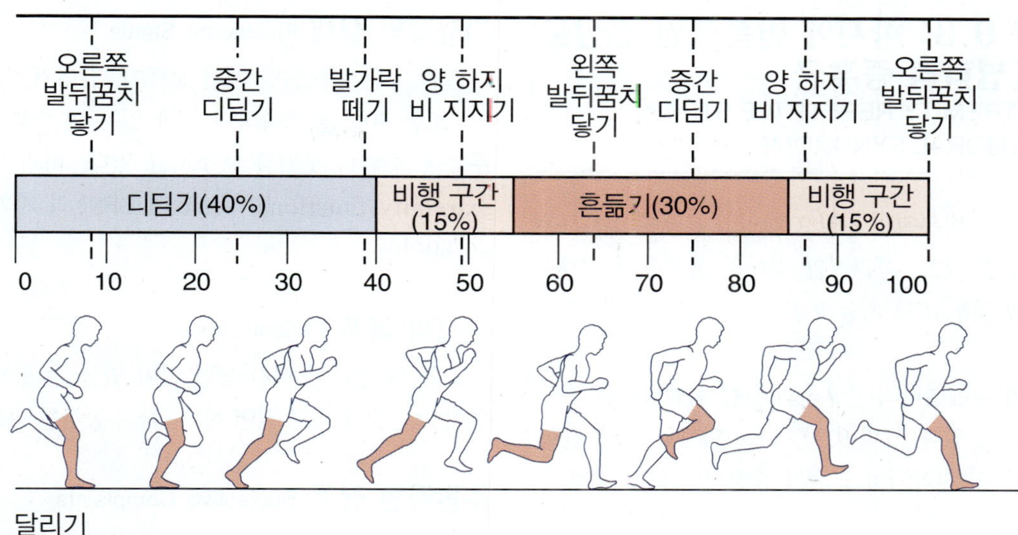

그림 9.36 From Magee DJ. Orthopedic Physical Assessment. 5th ed. St. Louis, MO: Elsevier Saunders: 2007.

사례 연구 9.3: 하지에 반복적인 긴장을 주는 무릎넙다리 증후군
LOWER EXTREMITY REPETITIVE STRAIN PATELLOFEMORAL SYNDROME

이 사례 연구는 (1) 반복적인 긴장으로 인한 부상에 적용하는 1–3단계 운동의 진행, (2) 객관적인 검사의 선택을 안내하기 위한 주관적 정보의 사용, (3) 기능적 움직임에 대한 평가 및 훈련을 보여준다.

36세의 회계사가 무릎넙다리 증후군과 무릎 힘줄병증을 진단받고 물리치료를 받고 있다(그림 9.3). 그는 약 1년 전에 간헐적인 양쪽 무릎 통증이 시작되었고 점차 증상의 빈도가 증가했다고 보고했다.

기능적인 상태 Functional Status

그는 지난 2주 동안 계단 오르기, 달리기, 농구를 할 수 없었다. 또한 30분을 초과하여 앉아 있는 데 어려움을 겪고 있으며 무릎뼈 주위의 붓기를 호소하고 있다. 하지 기능 척도(lower extremity functional scale, LEFS)의 자가 보고 측정값은 46/80이다.

환자의 목표 Patient Goals

그는 적어도 한 시간 동안 앉아 있을 수 있기를 원하고, 통증 없이 계단을 오르고 싶어 하며, 다시 농구를 하고 싶어 한다.

주관적인 통증 Subjective Complaints

- *중증도:* 지난 2주 동안 오른쪽 무릎의 통증이 간헐적에서 지속적(3/10)으로 진행되어 기능이 크게 제한되었다. 그는

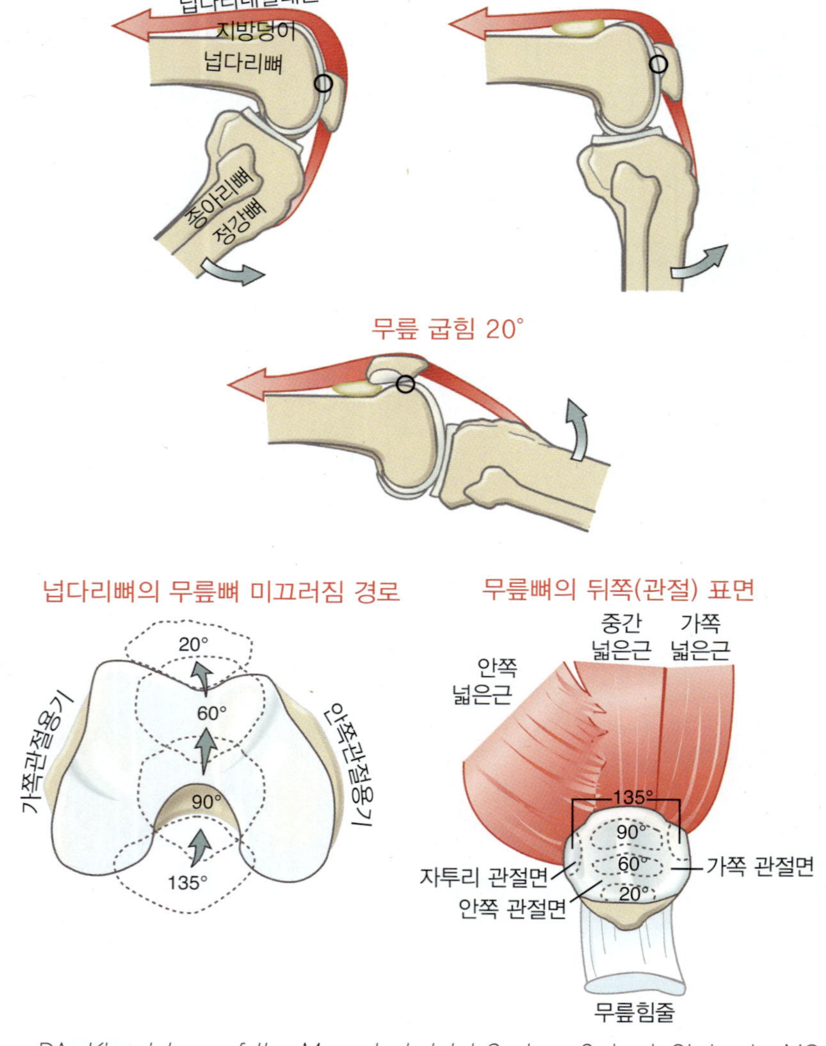

From Neumann DA. *Kinesiology of the Musculoskeletal System*. 3rd ed. St. Louis, MO: Elsevier; 2017

> **글상자 9.8 주관적인 정보의 해석**
>
> 환자의 증상은 무릎넙다리 증후군과 일치한다.[49,50] 그는 중등도의 중증도(통증 수준, 계단 이용과 달리기의 어려움 증가)를 보이며 높은 수준의 힘(달리기 및 점프)에 대해서는 중등도의 과민성을 보인다. 그가 보이는 중등도의 과민성은 통증 수준 4/10을 초과하는 움직임을 제한하여야 함을 의미하기 때문에 달리기나 점프는 초기 평가에서 제외되었다. 반복적인 긴장성 손상의 병력은 엉덩관절, 무릎관절, 발목관절의 장애와 관련이 있는지 충분히 고려되어져야 한다. 정적 및 동적 뼈 정렬이 먼저 평가되어야 하며, 그 다음으로 바로 누운 자세, 앉은 자세, 엎드린 자세에서 운동 범위, 유연성, 근육 기능이 평가되어져야 한다. 수직 부하 자세(앉고 서기, 스쿼트, 계단 오르기, 한 발 균형잡기 및 보행)에서의 기능적 검사는 통증 수준 4/10을 초과하지 않고 동적 움직임 패턴을 평가하는 것으로 실시되어져야 한다. 기능적 지구력 및 근력 검사는 중증도와 과민성이 감소된 후에 실시되어져야 한다.

계단을 내려가거나, 뛰거나, 점프 후 착지할 때 통증이 있다고 보고하였다(6/10). 30분을 초과하여 앉아 있으면 움직여야 한다(4/10).

- *과민성:* 통증은 농구를 시작하고 30분 후에 운동 전 수준으로 되돌아간다. 30분을 초과하여 앉아 있을 때의 통증은 일어서서 5분 동안 걸어 다녀야 감소한다.
- *추론:* 증상은 무릎넙다리 증후군(반복성 긴장)과 일치한다.
- *단계:* 1단계, 만성

주관적인 정보의 해석은 글상자 9.8 참조

객관적인 결과 Objective Findings

- *자세/정렬:* 양쪽 발의 엎침, 정강뼈 안굽이 및 비틀림(가쪽 바깥돌림 20°), 무릎 과다폄, 양쪽 다리 길이 동일, 정상 범위 이내의 넙다리뼈 회전
- *둘레:* 무릎뼈 위쪽 주위로 중등도의 삼출물(무릎뼈 위와 관절선 사이에 1cm 둘레 차이)이 있고 양쪽 무릎의 지방덩이가 팽창되어 있다.
- *운동 범위 및 근육 길이:*
  - *발목관절:* 양쪽 장딴지근의 유연성 감소(발등굽힘 10° 부족)
  - *무릎관절:* 정상 범위 이내의 운동 범위를 보이지만, 굽힘 10°에서 0°까지 능동적으로 무릎을 펴는 경우 통증을 호소한다(5/10). 135°에서 10° 사이의 과다폄 시에는 증상을 보이지 않았다.
  - *엉덩관절:* 엉덩정강근막띠의 가동성을 알아보기 위한 오베르 검사에서 양성을 보였지만, 정상 범위 이내였다. 엉덩관절 벌림과 결합된 엉덩관절 굽힘 110°에서 볼기근의 유연성 제한, 팽팽한 넙다리근막긴장근
  - *촉진:* 무릎넙다리관절, 무릎뼈 아래 지방덩이 및 지지띠는 촉진 시에 압통을 보였으며 오른쪽이 왼쪽보다 더 큰 통증을 호소했다. 엉덩정강근막띠, 넙다리네갈래근, 가쪽 지지띠의 가동성은 제한을 보였다. 지방덩이의 팽창은 양쪽 무릎에서 보였으며 무릎뼈 안쪽, 가쪽 및 위쪽에서의 통증을 보고하였다.
- *근육 기능:*
  - *맨손 근력 검사:* 모든 저항 검사에서 5/5의 결과를 보였지만 무릎관절 폄에 대한 저항에서는 오른쪽 무릎힘줄의 통증을 유발시켰다.
- *오른쪽 엉덩이 근육에 대한 소근육 및 대근육 안정화 활성과 근지구력 검사:*
  1. 엉덩관절 벌림근: 옆으로 누워 올바른 자세로 엉덩관절 벌림을 피로 징후 없이 8회 실시하였다.
  2. 엉덩관절 바깥돌림근: 엉덩관절 바깥돌림을 피로 징후 없이 14회 실시하였다.
  3. 엉덩관절 폄근: 윗몸통을 지지하고 선 자세에서 피로 징후 없이 엉덩관절 폄을 25회 초과하여 반복하였다. 무릎 통증을 증가시키지 않고 2kg의 모래주머니를 착용한 상태에서 엉덩관절 폄을 15회 반복하였다. 4kg의 모래주머니를 착용한 상태에서 엉덩관절 폄을 8회 반복하였다.
- *기능적 검사(동적 정렬, 움직임 패턴, 통증):*
  - 양 다리 스쿼트는 45° 굽힘에서 무릎힘줄 부위의 통증(5/10)을 재현하였으며, 60° 굽힘에서는 통증이 6/10까지 점진적으로 증가하였다. 동적 밖굽이와 전체적인 안쪽돌림은 스쿼트 초기 45°에서 질량 중심(발 뒤)의 과도한 후방 이동과 함께 발생한다. 이후 스쿼트 검사는 중단되었고 반복하여 실시하지 않았다. 한 다리 스쿼트 검사는 증상의 중증도와 과민성으로 인해 실시되지 않았다.
  - 한 발 균형잡기는 불안정하였으며 통증이 4/10으로 증가하였다.
  - 그는 앉을 때 오른쪽 무릎을 30° 굽히고 앉으며 앉은 자리에서 일어날 때 주로 왼쪽 다리를 사용한다.
  - 왼쪽 다리에서의 짧은 걸음 거리, 오른쪽 다리에서의 짧은 디딤기와 발끝 떼기가 결여된 진통 보행을 보였다.

평가 Evaluation

- *물리치료 진단:* 지방덩이 팽창 및 무릎 힘줄병증 가능성이 있는 무릎넙다리 증후군[13,49,50]

장애에 기여하는 요인 Contributing Impairments

- 뼈 정렬(정강뼈 안굽이 및 비틀림, 엎침)[14]

글상자 9.9 조기 치료를 위한 치료의 초점

- 발목의 발등굽힘과 엉덩관절의 폄을 개선하기 위한 유연성 운동은 힘을 분산시키는데 도움이 된다. 반면에 물렁조직 가동술과 도수 무릎뼈 가동술은 국소 가동성을 개선하는데 사용된다.[51]
- 조직 회복을 촉진하는 동안 힘줄에 무리가 가지 않는 범위 내에서 넙다리네갈래근과 무릎 힘줄에 부하를 적용한다. 그러나 지방덩이의 팽창을 초래할 수 있기 때문에 무릎이 완전히 펴지는 동작은 피해야 한다.[13] 특히 중등도의 중증도와 과민성으로 인해 초기 엉덩이 근육의 강화는 무릎에 높은 부하를 주지 않고 실시하여야 한다.[56-60]
- 축전위와 회전을 제한하고 올바른 생체역학을 통해 무릎넙다리 부위에 가해지는 힘을 감소시킨다.[52,54,55]

- 발등굽힘의 제한(장딴지근/가자미근의 유연성)[51]
- 볼기근 및 넙다리근막긴장근의 유연성 감소
- 무릎의 가쪽, 엉덩정강근막띠 및 가쪽 지지띠 주변의 물렁조직 가동성 감소
- 팽창된 지방덩이와 삼출물은 무릎관절의 폄에 대한 저항으로 일어난 통증 말고도 끝 범위에서의 무릎관절 폄에 따른 통증에도 기여한다. 이는 무릎 힘줄병증과 지방덩이 과민증의 증상과 일치한다.[13]
- 엉덩관절 벌림근, 폄근 및 바깥돌림근의 지구력/근력 감소[52,53]
- 쪼그리고 앉기, 앉은 자세에서 일어나기, 보행을 위한 신경근 협응성과 보상 패턴: 진통, 동적 밖굽이, 안쪽돌림, 체중이 지지면 뒤에 위치하는 경우[52-54]

주의사항 Precautions

- 무릎의 축전위와 회전을 제한하고 무릎관절이 60°를 초과하여 굽혀진 상태에서의 체중 부하 자세와 끝 범위에서의 무릎 폄을 하지 않도록 한다.

예후 Prognosis

- 동기를 부여할 수 있는 적절한 활동과 발목 발등굽힘 및 엉덩관절 근육의 유연성 개선 가능성은 증상을 해결함에 있어 긍정적인 인자이다. 환자는 첫 방문에서 올바른 동적 정렬로 교정할 수 있었다.
- 팽창된 지방덩이는 통증 없이 완전한 무릎 폄의 운동 범위를 회복하기까지 더 오랜 시간이 걸리게 한다(글상자 9.9 참조).[13]

초기 운동 및 치료 선택 Initial Exercise and Treatment Choices

유연성과 물렁조직 가동성을 위한 치료 선택(표 9.9)

- 선 자세에서의 발등굽힘을 병행한 런지 스트레칭은 정상적인 뼈 정렬을 맞추고 스트레칭 되는 쪽으로 체중을 실어 자세를 유지하며 수행한다. 정상적인 정강뼈 비틀림을 고려하여 정렬을 수정하고 엎침을 제한하기 위해 중간발 아래에 패드를 사용한다(운동 9.13).
- 큰볼기근 스트레칭(운동 9.10)
- 무릎 굽힘없이 실시하는 엉덩정강근막띠 스트레칭 (운동 9.14)
- 물렁조직 가동술(엉덩정강근막띠 부착부위 안쪽의 가쪽 지지띠와 넙다리네갈래근)
- 초기 세션 동안 지방덩이 및 무릎 힘줄의 부하 감소와 통증 완화를 위한 테이핑

근육 활성화, 지구력 및 근력 강화 선택(표 9.9)

2주 후(글상자 9.10) After 2 Weeks (Box 9.10)

주관적 호소 증상

그의 무릎 통증은 더 간헐적으로 변하였다. 그는 45분 동안 더 적은 통증을 참으며 앉아 있을 수 있다(3/10). 계단을 올라갈 때 통증이 이전에 비해 감소하였다(4/10).

객관적인 결과

- *유연성 및 물렁조직 가동성:* 그의 발등굽힘은 여전히 제한적이고(2°), 오베르 검사도 아직까지 양성을 보인다. 그러나 장딴지근, 볼기근 및 엉덩정강근막띠에 대한 스트레칭에서는 어려움과 긴장이 감소되었다. 무릎뼈 미끄러짐과 물렁조직 가동술로 인해 불편감과 통증이 훨씬 감소하였다.
- *운동 범위:* 능동적인 0°의 무릎관절 폄에서는 통증이 이전보다 감소하였다. 통증이 있지만 5°의 무릎관절 과다폄이 가능하다.
- *기능적 움직임 검사*
  - *양 다리 스쿼트:* 움직임은 여전히 고통스럽지만, 통증은 60° 굽힘에서 시작하였고 4/10으로 감소하였다. 그리고 추가적인 증상 없이 80°까지 쪼그리고 앉을 수 있었다. 그는 통증의 증가 없이 12회의 스쿼트를 수행할 수 있었다.
  - *한 다리 쿼터 스쿼트:* 통증은 왼쪽 다리에서 3/10, 오른쪽 다리에서 4/10를 보였다. 그는 왼쪽 다리로 더 깊은 스쿼트가 가능하였다(45°). 움직임 내내 중력선이 무릎 뒤로 가도록 유지하였지만 양쪽 다리에서 동적 밖굽이를 보였으며 왼쪽보다 오른쪽 다리에서 더 큰 밖굽이 각을 보였다. 그는 통증이 왼쪽 다리에서 5/10, 오른쪽 다리에서 6/10으로 증가하였음에도 불구하고 각각 5개의 한 다리 쿼터 스쿼트를 수행하였다.

표 9.9 소근육 및 대근육 안정화의 지구력과 근력을 분산시키기 위한 운동[53,56-60]

운동	매개변수	근거와 수정사항
왼쪽 중간볼기근의 근육 활성화와 지구력을 증가시키기 위해 실시하는 옆으로 누운 자세에서의 엉덩관절 벌림(운동 9.26B)	뼈 정렬을 맞추고 엉덩관절 폄 0°를 유지한 상태에서 옆으로 누운 자세의 엉덩관절 벌림을 6회 3세트 실시한다. 완전 폄으로 인해 증가된 무릎넙다리 부위의 부하를 감소시키기 위해 열린 사슬로 실시한다.	무릎에 가해지는 힘의 분산과 넙다리-골반 관계 보조를 목표로 하는 대근육 안정화근의 근력
왼쪽 엉덩관절 바깥돌림근의 근육 활성화와 지구력을 증가시키기 위해 실시하는 클램쉘(운동 9.26A)	특정 피로 징후를 보이기 전까지 옆으로 누운 자세에서의 엉덩관절 바깥돌림을 12회 3세트 실시한다.	무릎에 가해지는 힘의 분산과 축전위 및 동적 밖굽이의 제한을 목표로 하는 소근육 활성화의 지구력
치료대에 지지한 채로 실시하는 엉덩관절 폄(운동 9.45 대안: 치료대에 몸통을 지지하고 실시하는 엉덩관절 폄)	4kg의 모래주머니를 착용하고 60°와 0° 사이의 각도에서 6-8회 실시한다.	무릎넙다리관절에 가해지는 힘을 줄이기 위한 닫힌 사슬 활동에서의 신경근 훈련은 대근육 안정화근의 강화가 선행되어야 한다.
왼쪽 하지의 회전 조절을 향상시키기 위한 신경근 재훈련: 목말밑관절 중립 자세에서의 한 발 균형잡기(운동 9.27)	폼 위에서 실시하는 한 발 균형잡기; 1세트당 20-30초로 3세트를 실시하되 가능한 긴 시간 동안 버틸 수 있도록 한다.	안쪽-가쪽 안정성, 발 위치 조절 및 소근육 안정화 활성
레그 프레스에서 비스듬히 기대어 실시하는 양 다리 스쿼트(운동 9.19)	엉덩관절 바깥돌림근과 벌림근을 함께 사용하도록 유도하기 위해 감각 입력을 제공한다. 이를 위해 위쪽 허벅지 주위에 탄성 저항을 적용하고 정상 정렬에서 양 다리 스쿼트를 실시한다. 60°에서 10° 사이로 16회를 실시한 후 적용되는 환자 체중의 50%에 해당하는 저항은 넙다리네갈래근의 피로에 대해 충분한 개선을 기대할 수 있다.	체중에 대한 보조는 균형 반응과 체중에 기인한 저항을 감소시킨다. 고유수용성 감각의 보조와 자세의 인지는 다리의 각도가 감소되는지 알려주지만 탄성 저항은 되먹임을 돕는다.

글상자 9.10 2주 후 상태 해석

- 휴식 시와 움직일 때의 통증이 감소하였다.
- 유연성이 향상되고 있지만 여전히 추가적인 개선이 필요하다.
- 무릎의 폄은 개선되었지만 여전히 5°의 과다폄이 필요하다.
- 스쿼트 역학 및 통증 반응은 개선되었지만 한 다리 스쿼트를 버티기 어려워한다. 이를 운동 프로그램으로 실시할 경우 팔을 이용한 지지가 필요할 수 있다.[55,56,60]
- 2인치 높이 디딤판에서의 스텝 업은 몸통이 앞쪽으로 기울어지도록 조정하면 가능하다.[61-63] 스텝 다운은 스텝 업이 숙달된 후에 천천히 진행되어야 한다.[55]

- *스텝 업/다운:* 4인치 높이 디딤판에서의 스텝 업은 약간 고통스러워하였고(4/10), 스텝 다운은 매우 고통스러워하였다(6/10). 그는 움직임 내내 무릎 뒤로 무게 중심을 유지함으로써 정상적인 움직임 패턴을 배워 통증을 관리할 수 있다. 2인치 높이 디딤판에서의 스텝 업은 통증을 3/10으로 조절할 수 있었으며, 몸통이 다리를 넘어 앞쪽으로 더 기울어지면 통증이 1/10로 감소하였다.

2주에서 6주까지의 운동 및 치료 진행(II단계)

Exercise and Treatment Progression From 2 to 6 Weeks (Phase II)

1. 가정 프로그램으로서 *유연성 운동*을 계속하고 스트레칭의 범위와 유지 시간을 증가시킨다.
2. *굴렁조직 가동술*을 계속하고 가쪽 지지띠에 대한 자가 가동술(self-mobilization)을 훈련시킨다. 자가 가동술은 폼 롤러와 마사지 볼을 사용한다.
3. *열린 사슬 강화 운동*을 가정 프로그램으로 배정하고, 환자가 특정 근육의 피로를 느끼기 전까지 10회를 초과하여 반복할 수 있다면 부하를 증가시킨다.
4. 저항을 증가시킨 *닫힌 사슬 운동*으로 *무릎 힘줄 자극에 대한 특이적 부하*를 증가시킨다. 비스듬히 기대어 실시하는 양 다리 부분적 스쿼트는 최대 60°의 굽힘(등장성)으로 수행된다. 등척성 운동은 필라테스 리포머를 사용하여 약간 더 높은 저항으로 30°와 45° 굽힘에서 수행된다(운동 9.19). 특정 범위와 자세는 무릎넙다리관절[64]에 가해지는 압축력과 힘줄에 가해지는 장력을 줄여주며,[13] 장비는 체중보다 작은 부하를

제공한다. 초기 등척성 부하는 운동 중이나 운동 후 통증 증가가 없다면 넙다리네갈래근의 피로를 유발하기 위해 20–30초의 등척성 유지를 15–20회 반복하도록 설정한다. 운동에 대한 부작용이 없다면 목표 강화와 추가적인 조직의 적응을 위해 점진적으로 부하를 증가시킨다. 다양한 각도에서 실시한 등척성 운동으로 통증이 나타나지 않거나 최소 통증(3/10 미만)만 보인다면 허용되는 범위 내에서 등장성 운동으로 진행한다.[13] 범위는 굽힘 0°–60°로 제한된다. 부하는 지구력을 강화하기 위해 15–20회 반복할 수 있는 정도로 설정하고, 점차 피로와 함께 6–10회 반복할 수 있는 정도로 진행한다.

5. *열린 사슬에서의 무릎관절 폄 등척성 운동*은 30°에서 *한 다리*로만 실시되며, 레그 익스텐션 머신(leg extension machine)으로 수행된다(힘줄 각도 최소화를 위한 정렬 유지). 초기 운동량으로는 20–30초 이내에 피로를 유발시키는 정도의 저항이 사용되며(운동 9.43), 이후 10–15초 이내에 피로가 발생하는 정도까지 부하를 증가시킨다. 그 후 작은 범위에서의 동심성 폄과 편심성 조절로 차례로 진행한다.
6. 한쪽 다리에 도르래 저항(또는 멀티 힙 머신)을 사용하여 엉덩관절 굽힘/폄, 벌림/모음의 안정성 훈련을 실시하는 동안, 지지하는 다리는 무릎관절 굽힘(30°)을 등척성으로 유지하면서 *선 자세에서 한 발 균형잡기*를 진행한다(운동 9.20).
7. *기능적 움직임 조정*은 앉았다 일어서기(운동 9.47)의 역학과 스텝 업(운동 9.31)을 위해 실시된다. 몸통을 앞으로 기울임으로써 조기에 발 너머로 질량 중심을 이동시킨다.[61,62] 스텝 업의 역학과 같이 앞쪽으로 기울이는 움직임은 지레팔을 감소시켜 체중이 발을 넘어 더 앞쪽으로 향하게 한다. 수직 움직임을 위해 엉덩관절 폄근을 사용하도록 함으로써 운동 순서와 힘 분포도 조정된다. 엉덩관절 벌림근과 돌림근도 각도와 회전을 제한하는데 중요하며, 하지 정렬을 유지하기 위해 거울이나 시각적 표적을 사용하여 시각적 되먹임을 제공할 수 있다; 탄성 저항을 이용한 촉각적 입력은 초기 연습 단계에서 도움이 된다.[43] 움직임에 따른 통증이 적을수록 범위와 반복 횟수는 증가하며, 환자는 적절한 역학을 사용하여 움직임을 수행할 수 있다. 몸통의 앞쪽 기울임을 병행한 프로그램(등척성 및 등장성)에는 한 다리 런지가 추가된다.[63]
8. 앉았다 일어서기, 스텝 업, 스쿼트 자세에서의 등척성 운동을 하는 도중 바깥돌림근과 벌림근의 활성을 촉진하기 위해 탄성 저항을 사용한다. 이를 통해, *동적 밖굽이와 조기 엎침을 방지하면서 올바른 뼈 위치와 일치하도록 시상면 정렬을 조정한다.* 동시 되먹임(concurrent feedback)으로 원하는 패턴을 가르치기 위해 운동 학습의 개념을 적용하며, 거울을 이용한 자가 관찰로 진행하도록 한다.[63]

6주차 운동 진행 및 기능 회복(III단계)

Exercise Progression and Return to Function at 6 Weeks (Phase III)

남은 장애를 해결하여 환자가 다시 농구를 할 수 있도록 준비한다. 부하는 증가되고, 기능 훈련은 더 높은 수준의 과제와 증가된 속도로 여러 평면에서 진행된다.

1. III단계 동안, 환자는 가정 프로그램으로써 가동성 및 유연성 운동을 계속한다.
2. 힘 분포를 촉진하고 무릎넙다리 복합체에 집중된 각도를 최소화하기 위해 신경근 조절을 가르치는 동안, 근육 기능 운동의 부하는 운동 범위 전체에 걸쳐 증가된다. 양 다리 스쿼트는 장비를 사용한 한 다리 스쿼트, 선 자세에서의 한 다리 스쿼트로 차례로 진행된다. 스텝 업은 높이와 움직임의 속도를 높이고 정확한 정렬을 유지하는 방식으로 실시되며 뒤이어 스텝 다운으로 진행된다. 스쿼트와 스텝 다운의 편심성 단계 동안에는 움직임의 조절을 강조한다.
3. 이 단계는 기능적 능력의 회복을 강조하며, 점진적인 속도, 복잡성 및 방향 전환의 개선을 위해 치료 세션 동안 더 많은 시간이 할당된다. Malliaras[13]는 무릎 힘줄병증을 가진 환자의 완전한 기능적 움직임과 스포츠 활동을 유도하기 위한 다음 진행 단계가 "에너지 저장 문제 해결(addressing energy storage)"이라고 설명한다. Malliaras[13]는 이 단계를 준비하기 위해, 점프 능력의 회복을 원하는 환자는 한 다리 스쿼트를 어려움 없이 수행할 수 있어야 하며, 한 다리 레그 프레스나 이와 유사한 운동으로 일정 기준을 충족하여야 한다고 제안한다. 이에 따른 기준으로는, 체중의 약 150%에 해당하는 중량으로 운동 전이나 후(24시간 이내) 통증의 증가 없이 8–10회 반복하여 수행할 수 있어야 한다고 언급되었다. 무릎 힘줄은 수직 점프 후 착지할 때 상당한 양의 힘을 흡수해야 한다; 매우 짧은 시간 안에 체중의 약 5배에 해당하는 중량이 흡수된다.[65] 이 단계에 대한 중요한 매개변수 고려사항은 속도, 점프의 높낮이, 휴식 시간, 방향 및 움직임의 복합성이 있다.[13,65–67]

스쿼트 진행. *양 다리 및 한 다리 스쿼트:* 올라가는 동작의 속도는 증가되었다. 그러나 편심성 수축을 하는 내려가는 동작에서는 결합 조직의 재건을 위한 점진적 부하를 주기 위해 속도가 감소되었다. 올바른 스쿼트 역학을 위해 엉덩관절 굽힘은 동적 밖굽이가 없어야 하고 앞쪽으로의 몸통 기울임이 만들어지도록 교정되어야 한다.[68]

달리기로의 복귀. 달리는 동안 일어나는 무릎넙다리 부위의 스트레스를 줄이고, 앞쪽으로의 가속도를 유도하기 위해서는 몸통이 앞쪽으로 기울어진 자세를 유지하도록 권장된다.[69] 그의 몸

글상자 9.11 점프 재교육 및 훈련

- 점프 착지 교육에는 충격 흡수를 조절하는 전략이 포함된다. 착지할 때는 모든 하지 관절(무릎뿐만 아니라)을 이용하며, 뻣뻣한 동시 수축보다는 부드러운 편심성 수축으로 착지하도록 한다.[66,67]
- 몸통이 약간 앞으로 기울어진 상태에서의 착지는 엉덩관절과 무릎관절 사이의 수직 지면 반발력을 분산하는 데 도움이 되며, 무릎넙다리 관절과 무릎 힘줄 장력에 대한 모멘트팔을 감소시킨다.[65-67]
- 착지 시 "딱딱한" 또는 "부드러운" 느낌이나 소리는 환자의 착지에 대한 즉각적인 되먹임을 제공한다.

은 앞쪽을 향하여 빠르게 움직여 착지 패턴의 접촉면이 발뒤꿈치에서 중간발쪽으로 더 이동될 수 있도록 조정된다.[70] 그가 트레드밀에서 달리기를 하는 동안 사용되어지는 라이브 스트리밍 영상을 통한 실시간 되먹임과 메트로놈을 통해 분당 발걸음 수는 증가되어진다. 격일 간격으로 걷기와 조깅을 이용한 속도 유지 달리기 프로그램(paced running program)이 실시된다. 이후 시간과 조깅을 실시하는 거리를 차례로 늘린다.

장비 위에서의 점프 진행(글상자 9.11)

1. 양 다리 점프는 필라테스 리포머(트램펄린 포함)에서 시작된다. 운동 범위는 60°로 제한된다. 운동량은 가벼운 탄성, 낮은 반복 횟수, 세트 사이의 적절한 회복 시간을 고려하여 설정된다. 치료 세션은 힘줄의 회복과 재생에 필요한 충분한 시간을 제공하기 위해 주 1회로 예정된다.[13]
2. 점프 횟수는 넙다리네갈래근의 피로와 정렬에 기초하여 설정되며, 낮은 수준의 통증(3/10 이하)으로 인해 움직임을 멈추지 않는다. 치료사는 환자를 주의 깊게 관찰한다. 환자가 적절한 정렬이나 대칭적인 체중 부하를 유지하지 못하는 경우 교정을 제안한다. 세트 간 회복 시간은 최소 2분으로 하며, 전체 세트는 천천히 진행된다.

점프 진행

- 트램펄린에서 실시하는 양 다리 수직 점프, 한 다리 점프로 차례대로 진행한다(트램펄린에서 점프 동작을 위한 에너지를 저장하고 방출하기 위해 아래 방향으로의 탄성을 생성하는 데 주력한다. 환자가 "경직(freezes)"되거나 뻣뻣한 상태로 착지하는 경우 개선을 위한 즉각적인 되먹임을 제공한다.
- 지면에서 실시하는 깊고 낮은 점프
- 작은 계단에서 드롭 점프(양 다리)를 실시하며 점차 계단의 높이를 높인다.
- 스플릿 스쿼트 점프
- 지구력(피로) 개선을 위한 제자리에서 한 다리 수직 뛰기
- 달리기와 점프를 통한 특정 스포츠의 반복 훈련

섹션 9.4: 수술 후 관리

일반적인 운동 접근법
GENERAL EXERCISE APPROACHES

수술이나 외상 후 관리를 위한 주요 우선순위는 손상 받은 구조물이나 수술로 복구된 구조물을 과도한 힘과 긴장으로부터 보호하는 것이다. 이를 위해, 치료 과정에서 새로운 조직 재생을 자극하기에 적합한 힘을 점진적으로 적용한다. 치료는 조직 유형, 수술 절개 부위, 수술 유형에 따라 일정별로 구분되는 관리 단계의 원칙을 따른다. 손상된 조직의 회복이 일어나는 동안에 실시하는 초기 운동은 운동 범위의 손실을 방지하고 체중 부하나 움직임의 제한으로 인한 위축을 최소화하는 데 중점을 둔다. 수술 후 관리는 수술 후 프로토콜을 준수하고 치유를 저해하지 않는 선에서 이루어지며, 치유 단계의 보호 관리 및 운동 범위의 해결에서 동작, 근력 및 기능의 회복으로 점진적으로 진행될 것이다. 이전 섹션에서 설명된 원칙은 충분한 운동 범위나 유연성을 회복하는데 적절할 수 있다(섹션 9.1); 제한된 구조적 안정성과 관련된 근육 활성화, 지구력, 근력을 촉진한다(섹션 9.2); 장기간의 고정이나 체중 부하의 제한과 관련된 장애, 생체역학적 정렬, 신경근 협응성과 같은 기여 요인을 개선한다(섹션 9.2).

이 섹션을 적용할 수 있는 하지에 대한 수술명이나 외상 진단명은 다음과 같다:

- 관절성형술(엉덩관절, 무릎관절, 발목관절 치환)
- 관절경 죽은조직제거술, 미세골절(엉덩관절, 무릎관절, 발목관절)
- 반달연골 복원술, 반달연골 절제술
- 엉덩관절 절구테두리 복원술
- 인대 복원술, 인대 재건술(앞십자인대, 뒤십자인대, 무릎의 안쪽곁인대 또는 가쪽곁인대, 발목의 안쪽곁인대 또는 가쪽곁인대)
- 힘줄 복원술(아킬레스힘줄, 무릎 힘줄)
- 골절 후 안쪽 또는 바깥쪽 고정
- 뼈자름술(넙다리뼈, 정강뼈, 엄지건막류절제술)

외상 진단명:

- 인대 짜짐(무릎, 발목)
- 힘줄 짜짐(무릎뼈, 뒤정강근, 아킬레스힘줄)
- 근육 짜짐(뒤넙다리근, 모음근, 넙다리네갈래근, 장딴지근)

금기사항 및 주의사항
CONTRAINDICATIONS AND PRECAUTIONS

초기 치유 기간 동안, 체중 부하나 특정 운동 범위는 완전히 피하거나 제한해야 될 수 있다(2장 참조). 자극을 위해 주어지는 힘은 초기 치유 기간 이후에 천천히 제공된다.

주의사항은 힘의 유형, 방향 및 조직 길이를 포함한 조직 특성에 따라 다르게 적용된다.

- 뼈: 안쪽 고정(internal fixation), 강한 충격하중(impact force) 및 골절 유형에 따른 회전, 축전위, 전단을 피한다.
- 힘줄: 특히 축전위나 회전, 닫힌 사슬 자세에서의 빠른 수축과 결합된 끝 범위(스트레스 및 긴장)에서의 강한 부하를 피한다.
- 연골 복원 또는 죽은 조직제거술, 관절 표면의 재생을 위한 미세골절: 과도한 압박력(체중 부하)이나 전단력을 피한다.
- 인대: 끝 범위에서의 긴장(축전위, 회전)을 피한다.

목표 GOALS

- 수술 부위 주위의 힘 결합을 촉진하여 힘을 분산시키고 치유를 유도한다.
- 수술 전 기능장애와 관련하여 가능성이 있는 모든 원인(장애 및 움직임 패턴) 요인을 해결한다.
- 기능적 운동 범위를 회복한다.
- 근육과 신경근 적응 후, 체중 부하 또는 움직임의 주의사항과 관련된 근육 활성화, 지구력, 근력 및 파워를 회복한다.
- 치유에 관한 주의사항을 따르는 동안 기능의 복귀와 신경근의 협응성을 촉진한다.
- 심리적 요소를 해결한다(두려움 회피 신념 및 통증 행동).

검사 및 측정 TESTS AND MEASURES

이용 가능한 검사 및 측정, 해석 및 심리적 특성에 대한 자세한 설명은 Magee[1], Magee 및 Sueki[4]을 참조한다.

1. 통증 보고(움직임, 기능적 활동, 기능적 자세 포함)
2. 지구력, 근력, 신경근 협응성에 대한 기능적 움직임 결과 측정(대칭, 반복, 시간 검사): 한 발로 균형잡기, 앉았다 일어서기, 장거리 보행 또는 달리기, 대칭, 속도, 스텝 업 검사, 한 발 뛰기 검사, Y 균형 검사, 별 모양 균형 검사, 스쿼트 검사
3. 움직임 관찰(질적)
4. 대칭, 반복, 기능적 요구사항에 대한 기능적 결과 측정
5. 보상이나 가정 프로그램 없이 독립적으로 활동을 수행하는 능력

6. LEFS, 환자 기능 평가 척도(patient specific functional scale), 부위별 측정

보상 및 반응에 대한 관찰

OBSERVATION FOR COMPENSATIONS AND RESPONSES

- 부상을 입은 구조물 또는 수술로 복원된 구조물과 관련된 평면, 특정 운동 범위, 방향을 모니터링한다.
- 다른 평면에서의 동작을 허용하면서 부상을 입은 구조물에 힘을 축적하거나 높은 스트레스/긴장을 초래하는 동작을 제한한다.
- 신경근 조절의 활성화를 통해 문제가 있는 영역을 우선적으로 관리하되, 관절에 가해지는 힘에 영향을 미치는 몸쪽 및 먼쪽 영역의 전반적인 정렬을 관찰한다.
- 모멘트팔 뿐만 아니라 과도한 축전위와 회전을 해결하기 위해 몸쪽 영역을 모니터링하고 자세와 근육 활성화를 조정한다.
- 피로로 인한 자세나 근육 활성화의 손실을 관찰하고 증상 재현을 모니터링한다.
- 필요에 따라 도움이 되는 자세를 사용한다.
- 환자에게 운동 중 또는 운동 후에 불편감이 있었다면 보고하도록 요청한다.
- 치료 후 지연성 근육통, 삼출물 증가 또는 부종이 나타났는지 모니터링한다.

운동량(단계별뿐만 아니라 장애에 대한 특정 운동량) DOSAGE (SPECIFIC DOSAGE FOR IMPAIRMENTS AS WELL AS BY PHASE)

- Ⅰ단계: 순환 및 부종, 기능적 가동성 회복 및 근육 기능 저하 방지
- Ⅱ단계: 외과적으로 절개된 조직으로 인해 개선 속도가 느려진 장애를 위한 운동량 설정
- Ⅲ단계: 최적의 자극을 제공하기 위해 손상된 조직에 지속적인 부하 적용
- 치유 기간과 수술 프로토콜을 준수하면서 기능적 활동을 실시한다.
- Ⅲ단계에 진입하는 시기는 절개 부위나 치유 조직의 치유 상태에 따라 다르다.

운동

I 단계

9.37 발목 펌프, 357

9.38 로커 또는 밸런스 보드에서의 능동적인 발목 운동, 358

- 바로 누운 자세에서의 능동적인 발뒤꿈치 미끄러짐 (운동 9.3)
- 가동성에 초점을 둔 자전거타기(운동 9.7)

9.39 넙다리네갈래근 등척성 운동, 359

9.40 뒤넙다리근 등척성 운동, 360

9.41 볼기근 등척성 운동, 361

9.42 뻗은 다리 올리기, 362

9.43 열린 사슬에서의 무릎 폄, 363

- 9.43A 특정 각도에서의 넙다리네갈래근 등척성 운동 (short arc quads)
- 9.43B 완전한 무릎 폄

9.44 열린 사슬에서의 무릎 굽힘, 364

II 단계

- 근육 활성화를 시작하고 중간 범위에서의 등척성 또는 작은 범위에서의 등장성을 유지하는 능력을 향상시킨다(9장, 섹션 1 저가동성 참조).

9.45 네발기기 자세(four-point kneeling)에서의 엉덩관절 폄, 365

- 닫힌 사슬에서의 중간 범위 근육 조절(9장, 섹션 3 반복성 긴장 참조)
- 외력에 견디는 능력, 과도한 범위를 가진 움직임을 피하는 능력; 점진적인 지구력과 근력 강화(9장, 섹션 2 과가동성과 반복성 긴장 참조)
- 신경근 협응성, 반응 시간 및 고유수용성 문제의 개선 (동요 및 자세의 문제)(9장, 섹션 2 과가동성 참조)

9.46 점진적인 체중 부하(추가적인 부하가 있거나 없는 상태), 366

9.47 부분적인 보조가 추가된 앉았다 일어서기, 367

- 스쿼트(운동 9.29, 9.30, 9.32)
- 스텝 업/다운(운동 9.31)

9.48 보행을 위한 선행 훈련과 점진적인 보행 훈련, 369

II/III 단계

- 기능적 움직임 재교육: 달리기(운동 9.36 참조)
- 힙 힌지(운동 9.34)
- 스쿼트(운동 9.29, 9.30, 9.32)
- 스텝 업/다운(운동 9.31)

9.49 런지, 371

9.50 한발로 뛰기, 번갈아 뛰기, 373

9.51 점진적인 점프 훈련, 376

9.52 반응 시간과 스포츠 특이성 반복 훈련, 380

운동 설명

I단계

9.37 발목 펌프 Ankle pumps

그림 9.37 참조

목적

- 혈류의 순환을 원활하게 하여 부기를 조절
- 깊은정맥혈전증의 위험 감소
- 하지의 순환과 정맥혈복귀의 개선

주의사항

- 최근 들어 하퇴부에 부종, 발적 및 통증과 같은 증상을 보였다면, 깊은정맥혈전증의 존재를 의심해 볼 수 있으며 추가적인 평가가 필요할 수 있다.

자세

- 바로 누운 자세에서 베개, 볼스터, 폼 쐐기 또는 작은 운동용 공을 사용하여 다리를 심장보다 높게 올려놓는다.

움직임

- 발목의 발등굽힘과 발바닥굽힘을 위해 하퇴부 근육을 활성화시킨다.

장점

- 상승에 따른 근육 수축은 부종 감소를 향상시킨다.

교육 팁

- 수정하야 할 일반적인 오류:
  - 발목 인대를 보호해야 하는 경우, 발목의 안쪽들림이나 가쪽들림을 피한다.

대안

- 부기가 심한 경우에는 운동 범위를 줄이거나 발가락에서 발목으로 점진적인 움직임을 시작한다.
- 순환과 통증 감소를 돕기 위해 냉찜질이나 얼음욕을 적용한 후 실시할 수 있다.
- 압박을 위한 붕대나 튜브를 착용한 채 실시할 수 있다.
- 로커 보드를 사용한다(운동 9.38).

진행

- 탄성 저항 밴드를 발허리뼈 머리 부위에 걸어 저항을 준다.
- 불안정한 표면을 제공하기 위해 하퇴부 아래에 작은 공을 놓는다.
- 무릎관절의 완전 폄 등척성 운동을 병행한 발목 펌프: 발목 펌프를 수행하는 동안 무릎을 최대한 펴서 유지한다.
- 뻗은 다리 올리기 자세(치료대에서 6인치 높이)(뻗은 다리 올리기 참조), 엉덩관절을 벌리고 옆으로 누운 자세, 엉덩관절을 폄한 네발기기 자세에서의 발목 펌프
- 앉은 자세에서의 BAPS(balance and proprioception system) 보드 적용: 발등굽힘과 발바닥굽힘을 시상면에서만 실시한다.

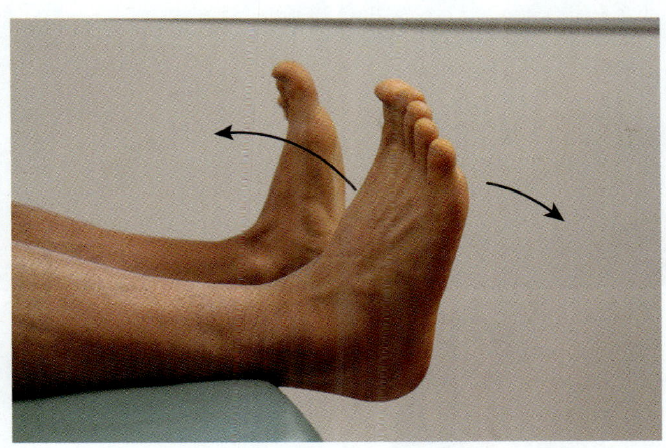

그림 9.37

9.38 로커 또는 밸런스 보드에서의 능동적인 발목 운동 Rocker or Balance Board active ankle motion

그림 9.38 참조

목적

- 삼출물 및 부종 감소
- 발목 운동 범위 증가
- 깊은정맥혈전증의 위험 감소
- 하지의 순환과 정맥혈복귀의 개선

자세

- 치료대에 체중을 지지하고 앉아 한발 또는 양발을 로커 보드나 BAPS 보드에 위에 놓는다.
- 로커 보드 위에 위치한 발에는 체중을 싣지 않는다.

움직임

1. 발등굽힘과 발바닥굽힘을 실시한다.
2. 여러 번 반복하되 로커 보드를 일정한 속도로 움직일 수 있도록 한다.

교육 팁

- 수정해야 할 일반적인 오류:
  - 로커 보드에 체중을 과도하게 싣지 않으며, 일정한 리듬으로 원활하게 움직일 수 있도록 한다.

장점

- 관절이나 인대에는 최소한의 스트레스나 부하만 가해진다.

대안

- 앉은 자세에서 발에 체중을 싣지 않고 실시하는 능동적인 운동 범위 운동
- 탄성 밴드의 가벼운 저항에 대항하여 실시하는 능동적인 발등굽힘과 발바닥굽힘

진행

- 운동 범위를 증가시킨다.
- 반복 횟수를 늘린다.
- 한발로만 실시한다(발에 부상을 입은 경우).
- BAPS 보드 위에서 발등굽힘/발바닥굽힘, 안쪽들림/가쪽들림과 같은 동작을 실시한다. 특정 방향으로만 실시해야 하는 경우가 아니라면 동작을 결합하여 수행할 수 있다.
- 체중을 지지하는 힘과 근육 활성화의 향상을 위해 평행봉이나 치료대에서 선 자세로 실시될 수 있다. 경우에 따라 팔로 지지하거나 부분적으로 체중 부하를 가하여 실시할 수 있다(그림 9.38C, D).

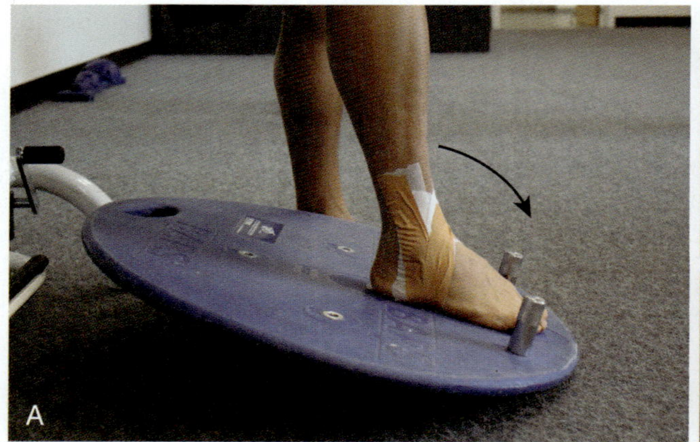
A

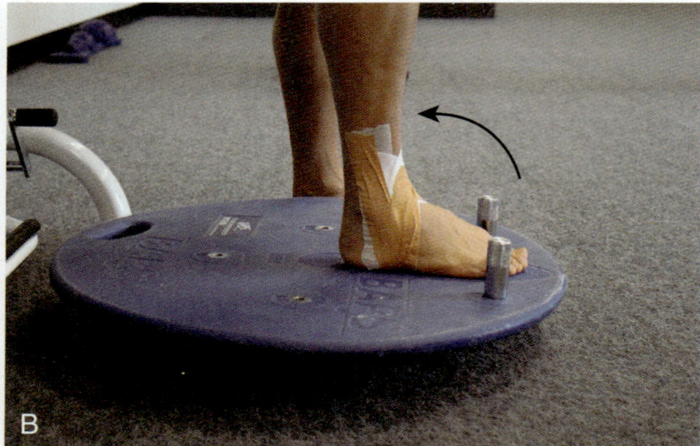
B

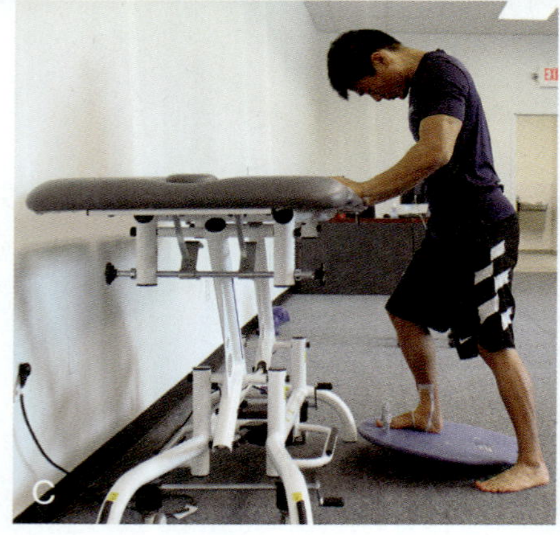
C

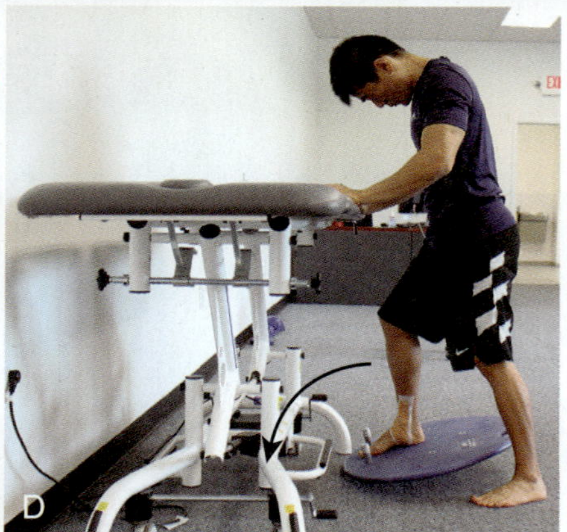
D

그림 9.38

9.39 넙다리네갈래근 등척성 운동
Quadriceps isometrics

그림 9.39 참조

목적
- 넙다리네갈래근의 활성화
- 끝 범위에서의 무릎관절 폄을 통한 신경근 협응성 개선
- 넙다리네갈래근의 불사용위축 방지
- 넙다리네갈래근의 등척성 근력 증가

자세
- 다리를 뻗고 앉은 자세에서 무릎의 과다폄을 피하기 위해 작은 수건을 말아 무릎 아래에 놓는다.

움직임
- 넙다리네갈래근을 활성화시킨다.

교육 팁
- 지침 예:
  - "허벅지 앞쪽에 있는 근육에 힘을 주어 팽팽하게 하고, 무릎뼈를 엉덩이 쪽으로 당긴다고 생각해보세요."
  - "발목을 들어 올리고 무릎 뒤를 이용해 치료대를 밀어내세요. 발가락은 몸 쪽을 향하도록 하세요"
- 수정해야 할 일반적인 오류:
  - 무릎관절에 부종이 있는 경우에는 끝 범위에서의 무릎관절 폄에 어려움을 호소한다. 종종 환자는 넙다리네갈래근의 수축을 시도하지만 엉덩관절 굽힘근만 사용하거나 뒤넙다리근이 사용되도록 보상한다.
- 보상작용을 해결하거나 예방하는 방법:
  - 치료사는 환자의 무릎 뒤에 손을 넣어 끝 범위에서의 무릎관절 폄을 도울 수 있다.
  - 무릎 뒤에 작은 공이나 수건을 넣어 고유수용성 되먹임을 추가로 제공한다.
  - 환자가 넙다리네갈래근의 활성화에 어려움을 겪는 경우, 전기 자극의 사용이나 근육에 대한 관찰은 원활한 근육 수축에 도움이 될 수 있다.

장점
- 무릎관절과 무릎넙다리관절에 대한 저부하 운동
- 전단력과 압박 부하가 최소한으로 가해진다.
- 가정 운동으로 실시하기 용이하다.

대안
- 바로 누운 자세나 서 있는 자세로 실시한다.
- 기능적 전기 자극과 운동을 동시에 적용하여 근육 동원을 돕는다.
- 고우수용성 되먹임을 제공하기 위해 무릎 뒤에 작은 공이나 수건을 넣고 끝 범위에서의 무릎관절 폄을 실시한다.

진행
- 다양한 각도에서 무릎 굽힘/폄을 실시하여 전체 운동 범위에 대한 근육 활성화를 촉진한다(다각도 등척성 수축).
- 특정 운동 범위에서의 넙다리네갈래근 등장성 운동(운동 9.43A)
- 선 자세에서 탄성 저항 밴드를 사용하여 닫힌 사슬 운동을 실시한다. 밴드는 약간 굽혀진 무릎 뒤에 감고 무릎 높이에서 그정한다. 환자는 밴드의 저항을 이겨내며 무릎을 펴도록 한다(운동 9.16).
- 도르래나 저항 운동 기구를 사용하여 다양한 각도에서 무릎 굽힘/폄을 실시한다.

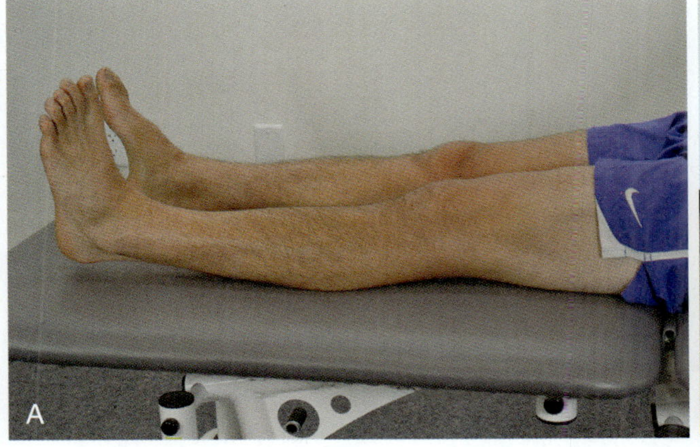

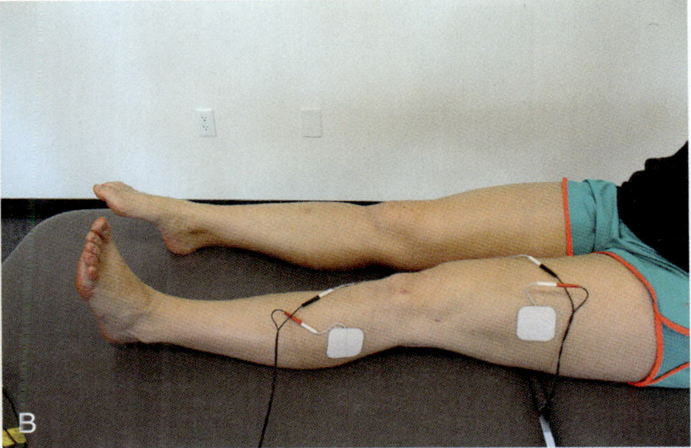

그림 9.39

9.40 뒤넙다리근 등척성 운동 Hamstring isometrics

그림 9.40 참조

목적

- 수술이나 외상 후에 감소된 뒤넙다리근 활성화 개선
- 뒤넙다리근 불사용위축 방지
- 하지와 무릎의 순환 반응 촉진

자세

- 무릎을 구부리고 바로 누운 자세(hook-lying)
- 치료대에 발뒤꿈치가 닿도록 한다.

움직임

1. 발뒤꿈치를 고정한 상태에서 무릎을 굽히려는 힘을 주어 뒤넙다리근을 활성화시킨다.
2. 발과 하퇴부는 중립 위치를 유지한다.

장점

- 무릎 관절 구조에는 매우 낮은 부하가 가해진다.

교육 팁

- 지침 예:
  - "발뒤꿈치로 치료대를 누르면서 무릎을 구부리는 힘을 주세요. 허벅지 뒤쪽의 근육이 팽팽해지는 것을 느껴야 합니다. 5초 동안 유지하세요."
- 수정해야 할 일반적인 오류:
  - 뒤넙다리근의 등척성 수축이 없는 경우, 볼기근을 사용하여 엉덩이를 들어 올리는지 관찰한다.

대안

- 의자에 앉아 발뒤꿈치로 바닥을 누른다. 이 방법은 다양한 무릎관절 굽힘 범위에서 등척성으로 실시할 수 있다.
- 엎드린 자세에서 치료사가 제공하는 도수 저항에 대항하여 무릎관절 굽힘을 실시한다.
- 바로 누운 자세에서 스위스 볼 위에 다리를 이완하여 올려놓고 실시한다(운동 9.4B 작은 범위 또는 등척성).
- 작은 범위에서 능동적으로 수행하거나 볼기근으로 자가 보조하여 무릎 굽힘을 실시한다(운동 9.3 또는 9.4).

진행

- 다각도 등척성 운동
- 근육 활성화와 순환 매개변수에 중점을 둔 능동 보조 운동 범위 운동을 실시한다. 엉덩관절 및 무릎관절의 굽힘(운동 9.4)을 실시하며 경우에 따라 슬라이더(운동 9.3)를 사용할 수 있다.

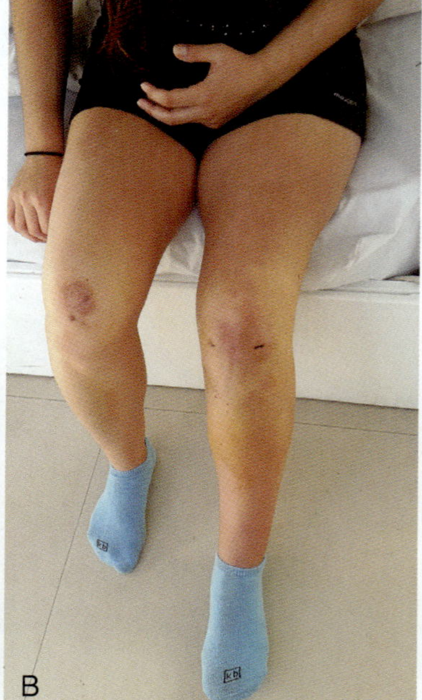

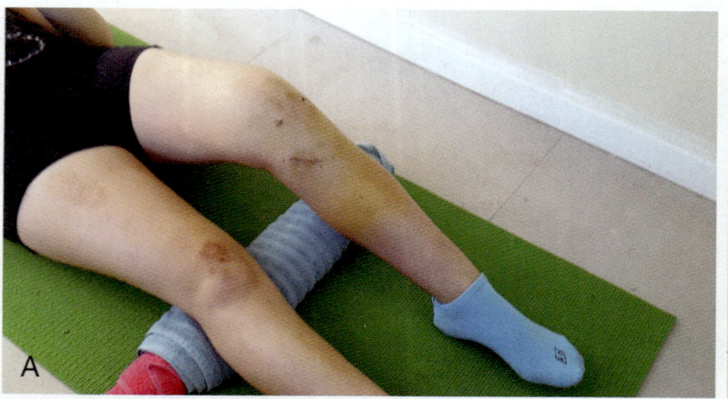

A B

그림 9.40

9.41 볼기근 등척성 운동 Gluteal isometrics

목적

- 큰볼기근의 활성화 개시
- 엉덩관절 폄근에 대한 신체 인식 촉진
- 큰볼기근의 불사용위축 방지
- 근육 수축을 통한 순환 촉진

자세

- 다리를 펴고 바로 누운 자세

움직임

- 양쪽의 볼기근을 활성화하여 엉덩이를 조인다. 다리를 움직이지 않고 엉덩관절 바깥돌림에 대한 힘을 주려고 시도한다.

장점

- 엉덩관절이나 허리뼈 관절에 주어지는 스트레스 없이 근육을 활성화시킨다.

교육 팁

- 지침 예:
  - "볼기근에 힘을 주어 엉덩이를 꽉 조이도록 하세요. 3–5초 동안 유지한 다음 이완하세요."
- 수정해야 할 일반적인 오류:
  - 움직임을 만들기 위해 허리뼈의 굽힘이나 골반의 뒤굽음(tucking; posterior tilt)을 만들어서는 안 된다.

대안

- 바로 누운 자세나 엎드려 누운 자세에서 실시한다.

진행

- 다양한 각도에서 등척성 수축을 실시한다.
- 능동 보조 엉덩관절 폄을 실시한다.
- 능동적인 엉덩관절 폄을 실시한다.

9.42 뻗은 다리 올리기 Straight leg raise

그림 9.42 참조

목적

- 넙다리네갈래근, 엉덩관절 굽힘근, 발목관절 발등굽힘근의 근력 증가

자세

- 바로 누운 자세에서 양 팔을 몸 옆에 위치시킨다. 환측 다리는 곧게 뻗어 발목이 지면과 수직이 되도록 한다. 반대쪽 다리는 무릎을 굽혀서 발바닥이 지면과 맞닿도록 한다.

움직임

1. 넙다리네갈래근을 활성화하여 무릎을 곧게 편다.
2. 환측 다리를 반대쪽의 허벅지 높이만큼 들어 올린다.
3. 발목관절의 발등굽힘을 유지하면 무릎 관절의 폄을 지속하는 데 도움이 된다.
4. 다섯을 세면서 천천히 치료대 쪽으로 다리를 내린다.

장점

- 매우 낮은 부하가 가해지며 사지 전체의 근력을 유지할 수 있다.

교육 팁

- 지침 예:
  - 발끝이 위를 향하도록 발목을 움직이세요. 허벅지 앞쪽 근육에 힘을 주어 무릎을 곧게 펴세요. 곧게 편 다리를 들어 올리면서 반대쪽 다리와 팔로 치료대를 누르세요.
- 수정해야 할 일반적인 오류:
  - 비정상적인 골반의 움직임; 다리를 들어 올리거나 내릴 때, 골반이 올라가거나(hiking) 뒤쪽 회전하는 경우
- 보상작용을 해결하거나 예방하는 방법:
  - 코어와 반대쪽 다리를 안정화시키면 근육이 다리를 올리기 위한 몸쪽 지지면을 제공해 줄 수 있다.

대안

- 뻗은 다리 올리기와 발목 펌프를 병행하여 실시한다.
- 네발기기 자세에서 다리를 곧게 뻗고 엉덩관절 폄을 실시한다 (운동 9.45).
- 옆으로 누운 자세에서 엉덩관절 벌림을 실시한다 (운동 9.26B).

진행

- 다리를 천천히 내리면서 편심성 수축이 일어나게 한다.
- 반복 횟수를 늘린다.
- 발목에 모래주머니를 착용한다.
- 뻗은 다리 올리기와 교각운동을 병행하여 실시한다 (그림 9.42B).

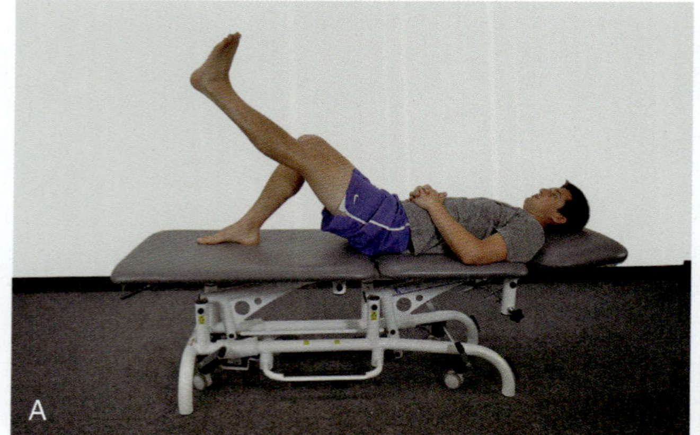

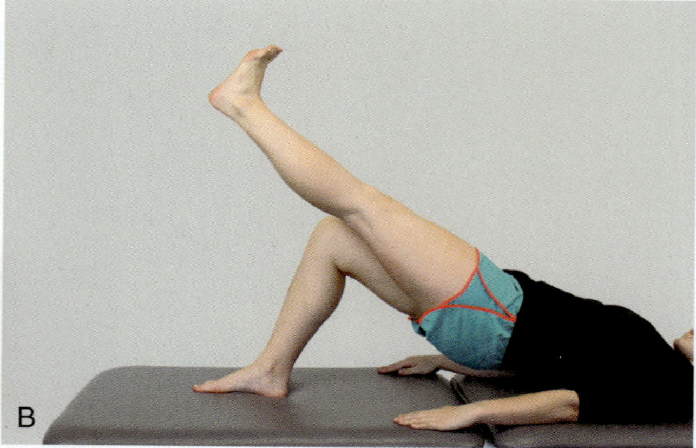

그림 9.42

9.43 열린 사슬에서의 무릎 폄
Open chain knee extension

그림 9.43 참조

목적

- 하지 관절에 주어지는 부하 없이 넙다리네갈래근의 근력 증가

자세

- 바로 누운 자세, 다리를 뻗고 앉은 자세, 바로 앉은 자세 (upright sitting)에서 실시할 수 있다.
- 무릎관절은 0–90° 사이로 굽힌다.

움직임

A. *특정 각도에서의 넙다리네갈래근 등척성 운동*

1. 운동은 30°와 45° 사이에서 시작한다.
2. 환자의 무릎 뒤에 볼스터나 수건을 놓고 오금으로 눌러 넙다리네갈래근 수축을 통해 무릎을 펴도록 지시한다.
3. 끝 범위에서의 완전한 무릎 폄에 중점을 둔다.
4. 환자가 스스로 완전한 무릎관절 폄을 수행할 수 없는 경우, 완전한 무릎관절 폄이 될 수 있도록 치료사가 보조한다. 이후 보조를 천천히 줄임으로써 환자 스스로 자세를 유지할 수 있도록 한다.

B. *완전한 무릎 폄*

1. 넙다리네갈래근을 활성화하여 가능한 범위 내로 무릎을 완전히 폄 시킨다.
2. 완전한 무릎 폄을 2–5초 동안 유지한 다음 원래 자세로 되돌아온다.

장점

- 넙다리네갈래근만 독립적으로 강화할 수 있다.
- 체중 부하가 이루어지면 안 되는 경우, 적절한 운동이다.
- 수술 후 적용되는 중요한 운동이다. 특히, 삼출물이나 통증으로 인해 넙다리네갈래근의 활성화 감소나 수축 지연이 있을 때 실시한다.

교육 팁

- 지침 예:
  - "허벅지 앞쪽 근육을 사용하여 무릎을 곧게 펴고, 허벅지 앞쪽과 옆쪽 근육에 힘을 주어 무릎뼈를 위로 당긴다."

대안

- 기능적 전기 자극을 사용하여 넙다리네갈래근의 수축을 촉진한다.
- 스트랩을 사용하여 능동 보조 무릎관절 폄을 실시한다.

진행

- 탄성 저항, 도르래 또는 저항 운동 기구를 이용하여 무릎 폄을 실시한다.
- 무게 저항을 추가한다.
- 하퇴부에 모래주머니를 적용하여 작은 범위에 대한 편심성 수축을 실시하거나 높은 부하를 적용하여 등척성 수축으로 실시한다.
- 뻗은 다리 올리기로 점진적으로 진행한다(운동 9.42).
- 능동적인 근육 수축을 통해 운동 범위에 대한 조절력이 향상되면 체중 부하 상태에서 실시할 수 있도록 점진적으로 진행해나간다.

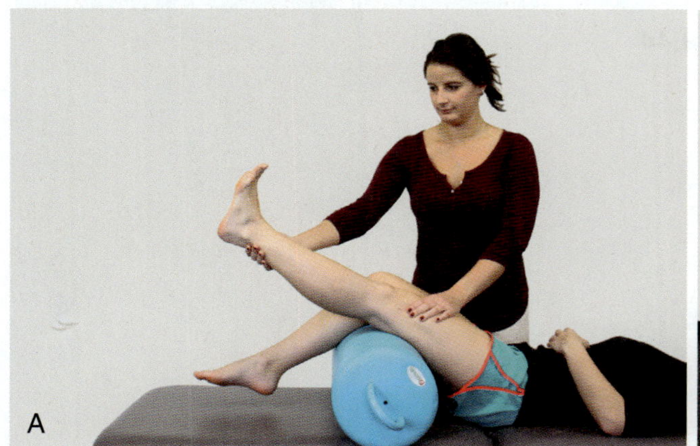
A

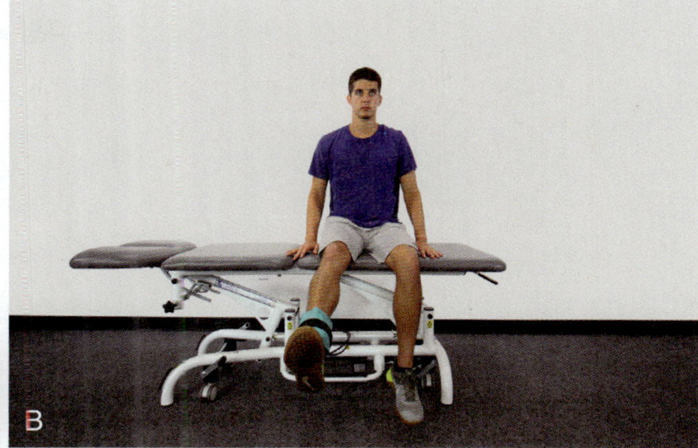
B

그림 9.43

9.44 열린 사슬에서의 무릎 굽힘
Open chain knee flexion

그림 9.44 참조

목적

- 뒤넙다리근 활성화와 편심성 조절 향상

자세

- 건측 다리로 지지하여 선 자세나 엎드린 자세

움직임

1. 뒤넙다리근군을 활성화하여 무릎을 굽히고 발뒤꿈치를 엉덩이 쪽으로 가져온다.
2. 3초간 유지한 뒤, 뒤넙다리근으로 움직임을 조절하면서 발을 천천히 지면이나 치료대로 내린다(편심성 조절).

장점

- 최소한의 부하나 스트레스가 가해진 상태에서 뒤넙다리근만 독립적으로 강화할 수 있다.

교육 팁

- 수정해야 할 일반적인 오류:
  - 선 자세에서 허리골반 부위가 안정화되지 않은 경우
  - 중력의 도움을 받아 무릎이 빠르게 펴지는 경우

대안

- 발목 주위에 모래주머니를 착용하여 저항을 제공한다.
- 뒤넙다리근의 등척성 수축을 실시한다(운동 9.40).
- 교각운동을 실시한다(운동 9.21).
- 엎드린 자세에서 탄성 저항, 도르래 또는 모래주머니를 이용하여 동심성 수축을 실시한다.

진행

- 앉거나 엎드린 자세에서 탄성 저항, 도르래 또는 저항 운동 기구를 이용하여 무게를 늘려 실시한다(레그 컬).
- 반복 횟수를 늘린다.

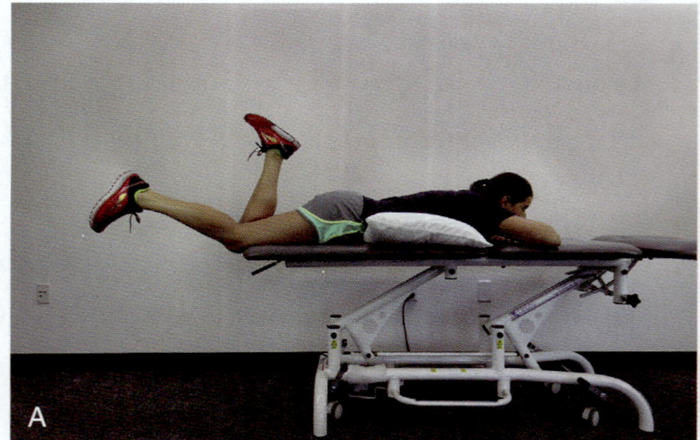

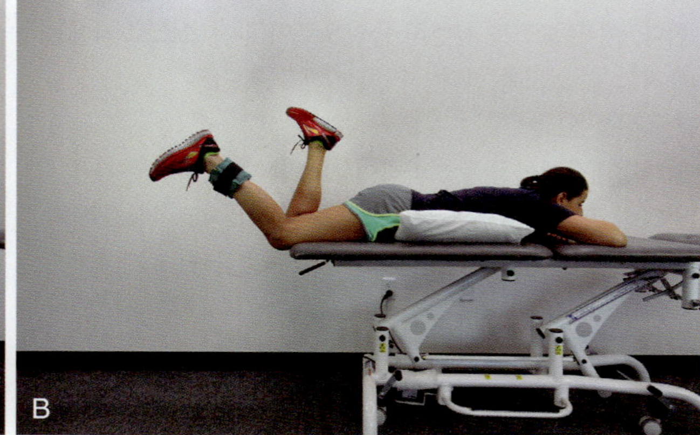

그림 9.44

II 단계

9.45 네발기기 자세에서의 엉덩관절 폄

Four-point kneeling hip extension

그림 9.45 참조

목적

- 몸통을 안정화시킨 상태에서의 큰볼기근과 뒤넙다리근 근력 증가

자세

- 네발기기 자세에서 엉덩관절 사이의 거리만큼 양쪽 무릎을 떨어뜨려 위치시킨다.
- 손은 어깨 바로 아래에 위치시키고 팔꿈치는 약간 굽히도록 한다.
- 척추는 중립 위치가 되도록 한다.

움직임

1. 복부 근육을 활성화시키고 허리골반 부위는 중립 위치로 유지한다.
2. 중력에 대항하여 다리를 들어 올리고 엉덩관절 폄과 무릎관절 폄 상태를 유지한다.

장점

- 엉덩관절에는 매우 낮은 부하가 가해진다.
- 코어 안정화와 병행하여 초기 엉덩관절 근육 활성화 및 지구력 또는 근력 강화를 동시에 다룰 수 있다.

교육 팁

- 수정해야 할 일반적인 오류:
  - 허리뼈 폄이나 골반 회전이 일어나는 경우
- 보상작용을 해결하거나 예방하는 방법:
  - 복부 근육을 먼저 활성화하도록 하여, 엉덩관절 폄을 실시하면서 일어날 수 있는 허리뼈의 폄을 억제하도록 한다.
  - 허리뼈의 폄으로 움직임이 대체되지 않도록 엉덩관절 폄근의 활성화를 배우는 게 중요하다. 움직임을 시연하면 원하는 움직임을 이끌어내는데 유용할 수 있다.
  - 환자의 옆에 거울을 배치하면 환자가 몸쪽 안정성의 개념을 이해한 후 스스로 움직임을 관찰하고 동작을 교정할 수 있다.
  - 치료사는 촉각 입력을 주거나 척추 위에 물건이 있다는 상상을 하도록 지시하여 환자의 골반이 좌우로 움직이지 않도록 되먹임을 제공할 수 있다.

대안

- 네발기기 자세를 유지할 수 없다면 스위스 볼이나 보수(BOSU)로 추가적인 지지를 제공한다.
- 몸통을 치료대 위에 지지하고 선 자세를 취한다.

진행

- 네발기기 자세에서 환측 다리의 중간발(midfoot) 주위에 탄성 저항 밴드를 묶는다. 반대쪽 손으로 밴드의 남은 한쪽 끝을 잡고 엉덩관절 폄을 실시한다.
- 환자가 더 오랜 시간 동안 엉덩관절 폄을 유지하도록 하기 위해 엉덩관절을 편 상태에서 발로 사각형을 그리게 한다.

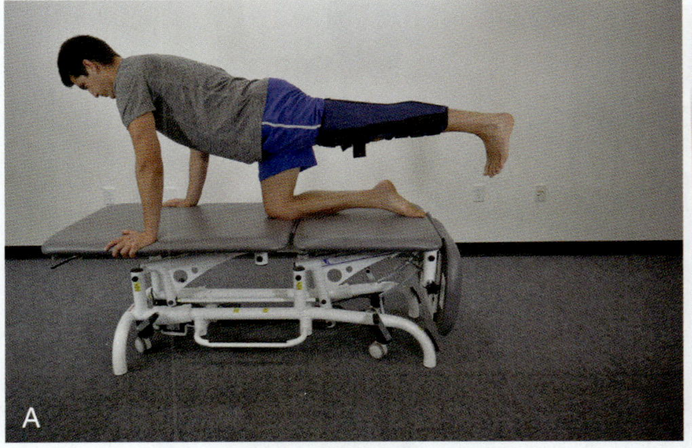

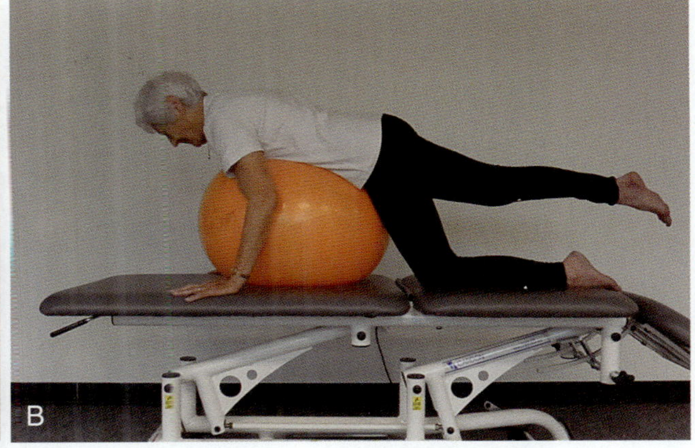

그림 9.45

9.46 점진적인 체중 부하

(추가적인 부하가 있거나 없는 상태)

Progressive weight-bearing (with or without loading support)

목적

- 압박 부하에 대한 내성 증가
- 체중 부하한 상태에서 정렬에 대한 인식 교육
- 완전한 체중 부하를 위한 준비

자세

- 선 자세에서 양 다리에 동일한 체중 부하를 준다.

움직임

1. 환측 다리에 체중의 75%를 옮긴 다음 점진적으로 체중의 90%까지 옮길 수 있도록 한다. 체중 부하는 앞발(forefoot)과 뒷발(rear foot)에 부하가 가해지도록 한다.
2. 체중 부하를 10초 동안 유지한 다음 양 다리에 동일한 체중을 실은 상태로 돌아온다.

장점

- 닫힌 사슬 활동은 전단 부하를 최소화하고 동시수축을 촉진하며 고유수용성 입력을 증가시킨다.
- 기능적인 자세와 활동을 학습한다.
- 보행 훈련이나 더 진보된 한발 서기 또는 두발 서기 운동을 실시하기 전에 하지 정렬에 대한 자세 인식을 알려줄 수 있다.

교육 팁

- 수정해야 할 일반적인 오류:
  - 과도한 무릎관절의 굽힘, 밖굽이 또는 안굽이, 엉덩관절 모음, 트렌델렌버그 징후, 몸통 가쪽 굽힘, 골반의 회전이 일어나는 경우
- 보상작용을 해결하거나 예방하는 방법:
  - 움직임 동안 보여야 하는 적절한 정렬을 시연하고 환자가 거울을 보며 따라할 수 있게 한다.
  - 선 자세에서 체중계 위에 한 발씩 올려놓고 실시하면 각 다리에 가해지는 무게에 대한 정량적 되먹임을 제공할 수 있다.

대안

- 50% 미만의 부분적인 체중 부하만 필요한 경우, 체중 부하에 대한 부담을 줄이기 위해 표준형 보행기나 하네스가 있는 무게 경감 장치를 평행봉과 함께 사용한다.
- 시상면에서의 스플릿 스탠스(split-stance) 체중 이동은 보행 훈련을 위한 준비로서 실시될 수 있다.
- 수중이나 디웨이트(deweight) 트레드밀에서 실시한다(그림 9.46A 및 B).

진행

- 목표로 하는 체중 부하의 비율을 높인다.
- 유지 시간을 늘린다.
- 체중을 더 빠르게 옮기고 수용 시간을 짧게 한다.
- 시상면에서의 스플릿 스탠스 체중 이동을 실시한다.
- 한발로 체중을 지탱할 수 있도록 점진적으로 진행한다.
- 체중을 더 빠르게 옮길 수 있도록 한다.
- 체중을 옮긴 후 엉덩관절과 무릎관절을 빠르게 굽히고 반대쪽 다리를 앞으로 움직여 체중 수용 시간과 균형이 개선될 수 있도록 한다.
- 스텝 업 또는 다운으로 점진적 진행한다(운동 9.31).

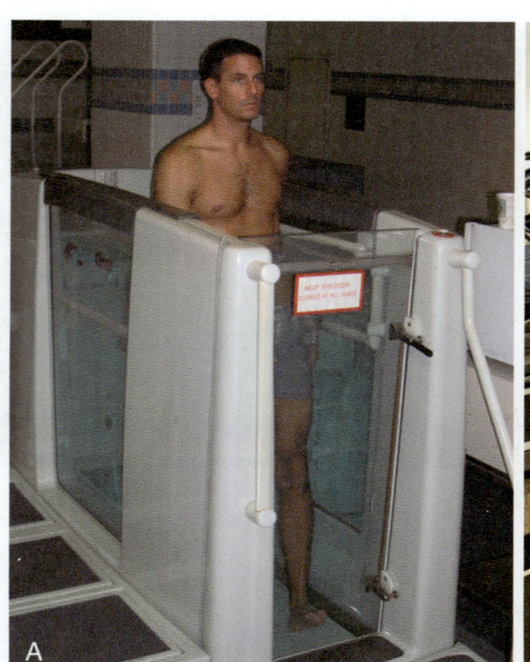

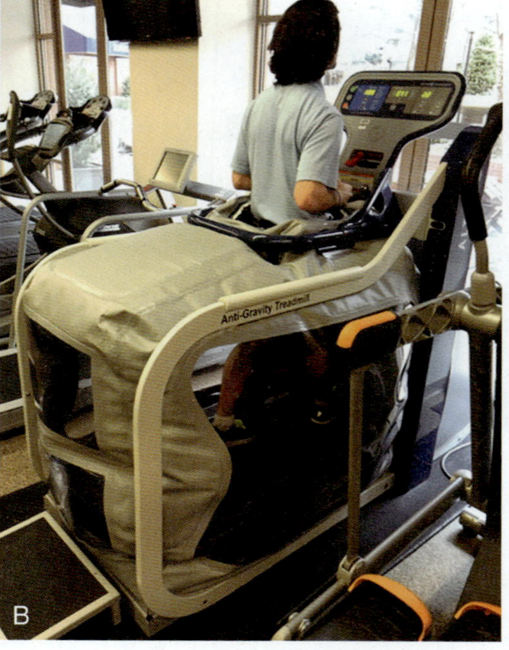

그림 9.46 관절에 대한 부하를 줄이기 위해 사용한 수중탱크(A) 또는 무중력 장치(B)에서의 점진적 체중 부하(From Manske RC. *Fundamental Orthopedic Management for the Physical Therapist Assistant*. 4th ed. St. Louis, MO: Elsevier; 2016.)

9.47 부분적인 보조가 추가된 앉았다 일어서기
Supported partial sit-to-stand

그림 9.47 참조

목적

- 전체적인 하지 근육의 활성화 개선
- 체중 부하의 향상이나 하지 정렬의 대칭 개선
- 이동을 위한 훈련으로 적용
- 발목관절, 무릎관절 또는 엉덩관절의 기능적 조절 능력 개선
- 쭈그려 앉기의 재교육을 위한 초기 운동

자세

- 치료대의 높이를 높게 조정하고 몸통이 앞쪽을 향하도록 걸터 앉는다.
- 능동적으로 몸통 근육을 활성화시켜 몸통과 목뼈를 지지한다.
- 무릎관절은 90°를 초과하여 굽혀지도록 한다.
- 손은 치료대의 가장자리나 팔걸이에 올려놓는다.

움직임

1. 엉덩관절을 굽혀서 질량 중심을 발허리뼈 머리 부위로 이동시킨다.
2. 엉덩관절의 굽힘과 함께 머리와 윗몸통도 앞으로 기울어지도록 한다.
3. 엉덩관절과 무릎관절을 중립 위치로 이동시키기 위해 큰볼기근, 뒤넙다리근 및 넙다리네갈래근을 사용하여 일어선다.
4. 필요에 따라 팔을 사용하여 움직임을 보조한다.
5. 앉을 때는 동작을 반대로 실시한다. 엉덩관절과 무릎관절을 굽힌 다음 편심성 조절을 사용하여 앉은 자세로 되돌아온다.

장점

- 앉아 있는 자세가 포함되어 있기 때문에 환자가 운동을 반복하는 사이에 휴식과 회복을 취할 수 있다.
- 높이가 조정된 치료대는 되먹임을 제공하고 수술 후 주의사항에 따라 높이를 조정할 수 있다(예시, 앞십자인대 재건술 이후 닫힌 사슬에서의 등척성 운동이 무릎관절 폄 45–90°에서만 허용되는 경우).
- 손에 제공되는 되먹임은 양쪽이 동일하게 체중 부하를 할 수 있도록 돕는다.

교육 팁

- 지침 여:
  - "발 너머로 몸을 움직이면서 땅을 밀어내도록 하세요."
  - "필요한 만큼 팔로 테이블을 밀어 도움을 받으세요."
  - "엉덩관절과 무릎관절을 사용하여 일어나세요."
  - "움직임을 반대로 실시하기 위해 엉덩관절과 무릎관절을 굽히고 체중을 앞으로 향하게 하세요."
- 수정해야 할 일반적인 오류:
  - 체중이 발 뒤에서 지지되는 경우(체중이 앞쪽으로 충분히 옮겨지지 않은 경우)
  - 다리 근육 보다는 척추 근육을 사용하여 몸을 곧게 펴는 경우
  - 움직임을 만들어내기 위해 엉덩관절 폄근을 사용하지 않고 넙다리네갈래근만 사용하는 경우

대안

- 앞쪽으로 더 많이 기울어질수록 체중에 대한 환자의 부담이 감소한다. 그 이유는 질량 중심이 지지면 위로 이동하면 엉덩관절과 무릎관절의 모멘트팔이 더 작아지기 때문이다. 이 움직임 패턴은 엉덩관절과 무릎관절의 폄근 사용을 용이하게 한다.
- 환측 다리를 앞으로 놓은 스플릿 스탠스 자세는 시상면에서의 지지면 유지 능력을 향상시킨다. 이 자세를 통해 서기를 시작하기 전 체중을 앞으로 옮기는 방법을 연습할 수 있다. 또한, 한쪽 다리가 반대쪽 다리보다 강하거나 균형이 좋지 않은 경우에도 적용될 수 있다.

진행

- 환자가 앉아 있는 치료대의 높이를 낮춘다.
- 팔을 통한 보조를 줄인다.
- 두 팔을 앞으로 뻗고 실시한다.
- 등척성 수축의 유지 시간을 늘린다.
- 천천히 앉드록 함으로써 편심성 수축을 개선시킨다.
- 부상을 입은 다리에 적용할 경우에는 75%의 체중 부하에서 실시한 후에 100%로 진행한다.
- 한발로만 실시한다.
- 반복 횟수를 늘린다.
- 의자에서 앉았다 일어서기로 진행한다.

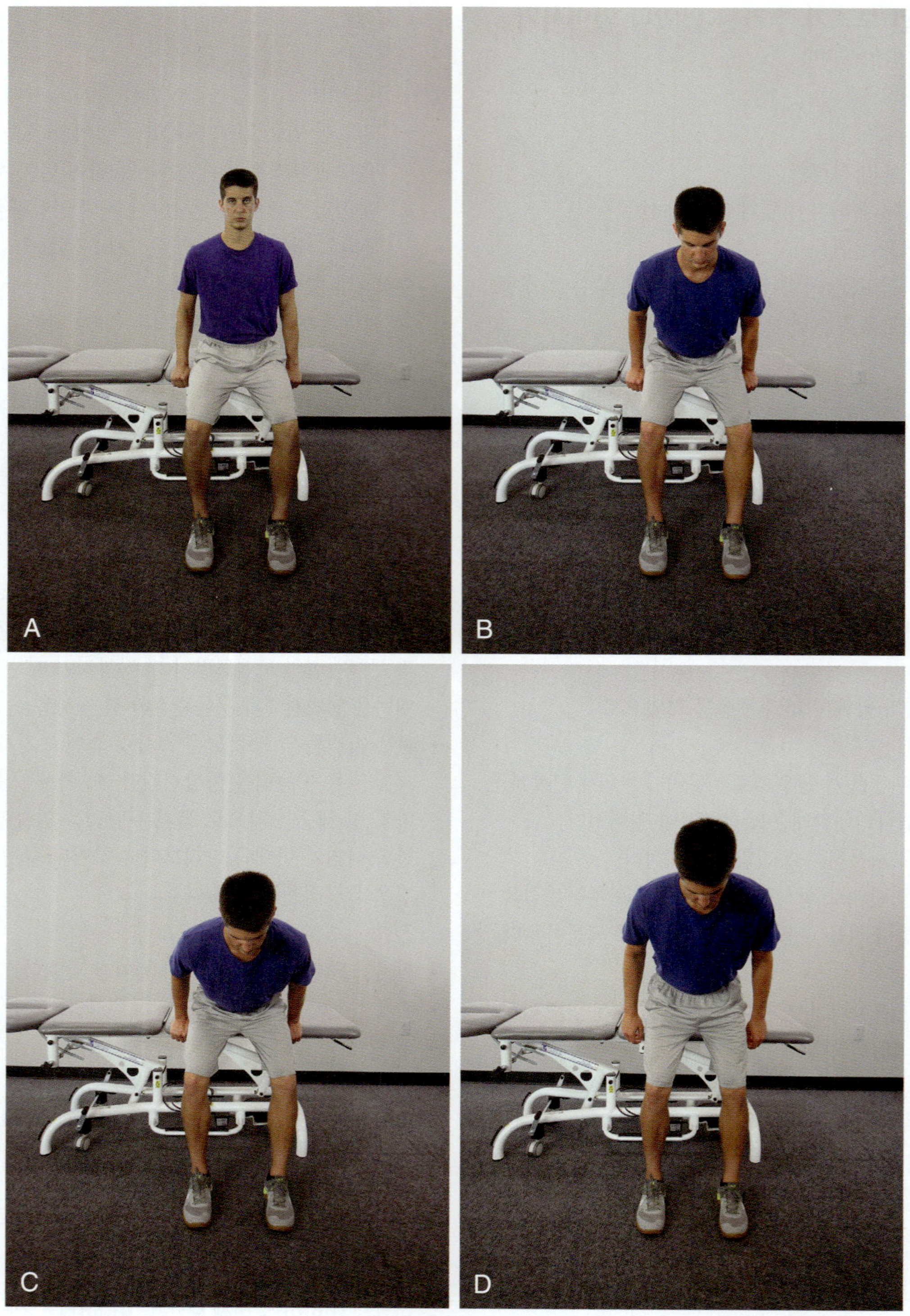

그림 9.47

9.48 보행을 위한 선행 훈련과 점진적인 보행 훈련 Pre-gait and gait progression

그림 9.48 참조

목적

- 올바른 보행 역학 재교육
- 점진적인 앞쪽 체중 부하 능력 개선
- 더 낮은 전단력과 고유수용성 입력이 병행된 동시 수축을 통해 안정성을 증가시키는 닫힌 사슬 활동으로서 적용
- 보행, 한발 서기 및 런지 활동 준비
- 낮은 부하로 훈련하기 위해 실시

자세

- 수술을 받거나 부상을 입은 다리가 앞쪽으로 나오도록 스플릿 스탠스 자세로 선다.
- 두 팔은 상반된 위치에서 팔 흔들기(arm swing)를 실시할 수 있도록 배치된다.

움직임

1. 앞쪽에 위치한 다리에 체중을 옮기고 엉덩관절과 무릎관절을 약간 굽힌다. 몸통은 앞쪽에 위치한 발 너머로 이동시킨다.
2. 무게 중심을 잡고 앞발이 바닥에 닿은 상태에서 발뒤꿈치를 들어 올린다.
3. 3–5초 동안 자세를 유지한 뒤 체중을 뒤로 옮기며 시작 위치로 되돌아온다.
4. 팔은 몸통 및 골반의 회전과는 반대로 움직여야 하며, 발은 뒤쪽에 위치한 발이 앞쪽 다리의 발뒤꿈치와 동일선상에 접촉하도록 한다.

교육 팁

- 보상작용을 해결하거나 예방하는 방법:
  - 거울을 사용하여 되먹임을 제공한다.
  - 표적물을 바닥에 놓으면 한발짝 길이에 대한 목표를 달성하는데 도움이 된다.
  - 한발짝 너비는 엉덩관절 사이의 거리만큼 떨어져 있어야 한다(엉덩관절 사이의 거리는 뼈 정렬에 따라 다르며, 밖굽이가 있는 사람은 더 넓은 자세가 필요할 수 있다).
  - 환자가 넘어지는 것을 두려워하거나 두려움 회피 전략/행동을 보이는 경우 평행봉에서 움직임을 수행한다.
  - 환자가 통증과 관련한 과거력으로 인해 체중 부하를 피하는 경우 체중 수용을 유도하기 위해 심리학적 접근이 사용될 수 있다.

장점

- 체중 이동에 집중하여 조절된 방식으로 보행 패턴을 개발해 나갈 수 있다.

대안

- 수영장 안에서 걷거나 부하를 줄이기 위해 하네스가 있는 무게 경감 장치를 사용한다.

진행

- 환자가 앉아 있는 치료대의 높이를 낮춘다.
- 팔을 통한 보조를 줄인다.
- 반대쪽 팔을 더 앞으로 뻗는다.
- 반복 횟수를 늘린다.
- 속도를 증가시킨다.
- 무릎 높이와 발 간격을 늘린다.
- 트레드밀 또는 평지에서 보행 훈련을 실시한다.

특이적 매개변수

- 평균 보행 속도인 1.3m/초(3mph)는 느리거나 빠른 보행 속도보다 에너지가 효율적이다. 속도는 한발짝 길이(그림 9.48)와 분당 발걸음 수의 곱이다. 보행 편차 또는 질량 중심에 대한 과도한 수직이나 옆쪽 움직임은 에너지 소비를 증가시킨다.[22]
- 20–30세의 정상 보행 속도에서는 32% VO_2max가 필요하고, 75세의 경우에는 에너지 소비가 48% VO_2max로 증가한다.[22]

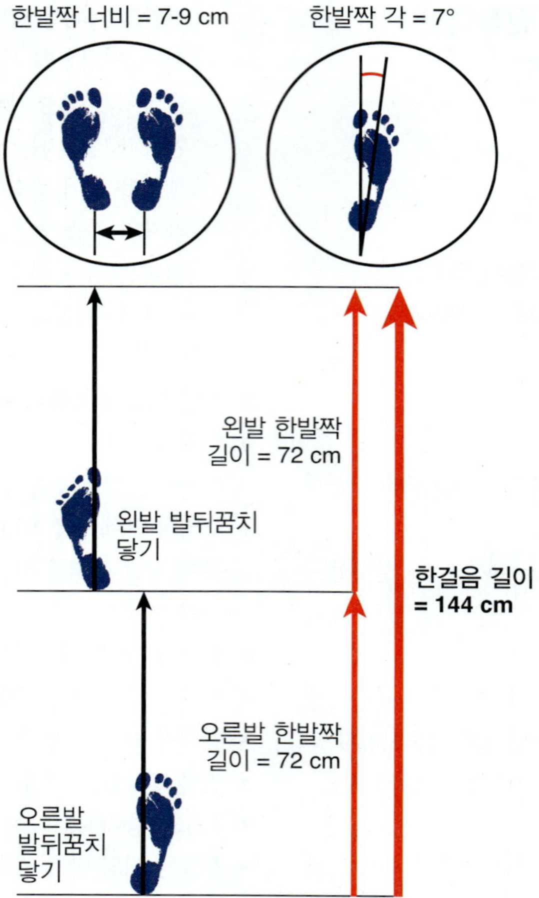

그림 9.48 From Neumann DA. *Kinesiology of the Musculoskeletal System*. 3rd ed. St. Louis, MO: Elsevier; 2017.

II / III 단계

9.49 런지 Lunges

그림 9.49 참조

목적

- 시상면에서의 닫힌 사슬 하지 근력 강화
- 스포츠 특이성 요구 사항에 대한 준비
- 체중 이동을 병행한 무릎관절 운동 범위에서의 근력 강화

자세

- 바닥에서 6인치 높이의 계단이나 상자 또는 표적물 뒤에 선 자세로 위치한다.

움직임(그림 9.49A–C)

1. 체중을 앞발로 옮기고, 환측 다리를 상자 위로 올려놓는다. 올려놓을 때는 발뒤꿈치를 먼저 닿게 하거나 표적물을 향하게 한다.
2. 뒤쪽에 위치한 다리의 무릎은 굽히고 앞쪽에 위치한 다리의 무릎은 바닥 쪽으로 내린다.
3. 발뒤꿈치로 상자나 바닥을 누르고 선 자세로 되돌아온다.

교육 팁

- 지침 예:
  - "발 앞쪽으로 체중을 옮긴 다음 환측 다리를 상자 위에 올려놓으세요. 발뒤꿈치가 먼저 닿도록 하고 엉덩이와 허벅지 뒤쪽 근육이 팽팽해지는 것을 느끼세요. 무릎을 앞으로 굽힌 다음 앞쪽 다리의 발뒤꿈치를 눌러 시작 위치로 돌아오세요."
- 수정해야 할 일반적인 오류:
  - 런지 중 동적 밖굽이 동작을 보이는 경우
  - 체중을 앞쪽 다리로 완전히 옮기지 못하는 경우
- 보상작용을 해결하거나 예방하는 방법:
  - 선이나 물체와 같은 시각적 표적물을 환측 다리의 앞쪽에 위치시켜 무릎을 유지시키는데 사용할 수 있으며, 발 중앙어 있는 선을 사용하여 환측 다리가 옆으로 움직이도록 유도할 수 있다.
  - 움직임 도중 발생할 수 있는 축전위나 회전을 피하기 위해 허벅지에 레이저를 묶어 사용하면 움직임의 원활한 협응성을 도울 수 있다.
  - 거울은 자가 교정뿐만 아니라 되먹임과 결과에 대한 지식에도 도움이 된다.
  - 앞쪽 다리의 발뒤꿈치를 통해 압력을 가하면 복귀 동작에서 엉덩관절 폄근을 촉진하는 데 도움이 된다.

장점

- 닫힌 사슬 활동은 전단력을 낮추고 동시수축을 촉진하며 고유수용성 입력을 증가시킨다.
- 기능적인 움직임을 학습한다.
- 하지의 근육을 전체적으로 강화시킨다.

대안

- 보수 위에서 런지를 실시한다.

진행

- 바닥 높이까지 계단이나 상자의 높이를 점진적으로 낮춘다(그림 9.49D–F).
- 런지를 옆으로 실시한다.
- 반복 횟수를 늘린다.
- 운동 범위를 증가시킨다.
- 런지 깊이를 더 깊게 변경한다(그림 9.49G).
- 런지를 대각선 방향으로 실시한다.
- 바닥에 별 모양으로 붙여진 테이프를 따라 다양한 방향으로 런지를 번갈아 실시한다(그림 9.49H 및 I).
- 인–라인 런지를 실시한다.
- 속도를 증가시킨다.
- 방향이나 수행하는 다리를 변경하여 런지를 실시한다.
- 팔을 이용한 동작을 추가하거나 손에 무게를 들고 런지를 실시한다(상호 교환적으로).

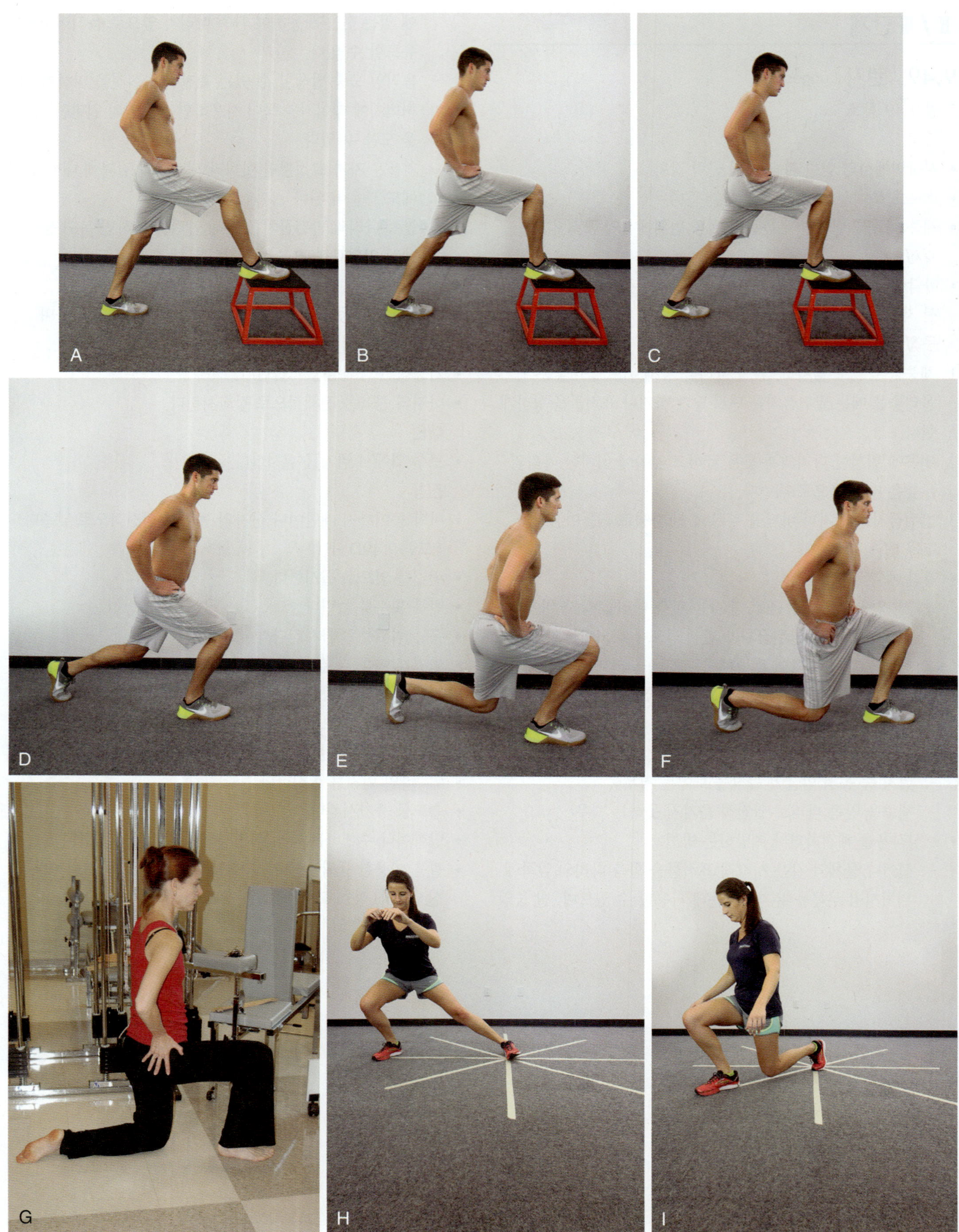

그림 9.49

9.50 한발로 뛰기, 번갈아 뛰기 Hopping, skipping

그림 9.50 참조

목적

- 한쪽 다리에서 반대쪽 다리로 체중 부하의 빠른 전환을 교육하기 위해 실시
- 조깅을 위한 준비 활동
- 점프 역학을 교육하기 위한 준비 활동
- 초기 수준의 플라이오메트릭 운동으로 적용
- 고유수용성 반응의 촉진

주의사항

- 환자가 보상 없이 한쪽 다리로 스쿼트를 수행할 수 있는 경우에만 적합하다.
- 신체와 가까운 곳에 팔로 적절히 지지한 상태에서 시작한다.
- 여러 방향으로 이동하기 전에 제자리에서 한발로 뛰기부터 진행한다.

자세

- 선 자세에서 엉덩관절 사이의 거리만큼 발을 벌리고 팔꿉관절을 약간 굽힌다.

움직임

1. 체중을 앞으로 옮기고 한쪽 다리의 무릎을 들어 올린다. 이와 동시에 반대쪽 다리의 발은 발허리뼈 머리 위로 까치발을 든다.
2. 지지하는 발로 뛰기를 실시하면서, 지지하지 않는 다리의 엉덩관절을 90° 굽힘과 동시에 지지하는 발의 발허리뼈로 착지한다. 이 순서는 정해진 거리 또는 시간을 달성할 때까지 계속된다.

장점

- 이 운동은 달리기로의 복귀를 준비하기에 적합한 활동이다.

교육 팁

- 지침 예:
  - 시연과 간단한 설명 후 환자가 동작을 따라할 수 있도록 하시요.

대안

- 관절에 가해지는 부하를 감소시키기 위해 수영장 안에서 번갈아 뛰기를 실시한다.

진행

- 속도를 증가시킨다.
- 같은 다리로 실시하는 한발로 뛰기의 반복 횟수를 늘린다.
- 한발로 뛰기의 높이를 높인다.
- 허리 주의에 뒤쪽 방향의 힘이 작용하는 저항이나 벨트를 추가한다.
- 앞쪽으로의 점진적인 한발로 뛰기(그림 9.50)
- 전체 운동 범위, 근력 및 조절 능력이 입증된 후에만 한발로 멀리 뛰기(그림 9.50A)를 실시한다.
- 옆(그림 9.50B–D) 또는 대각선(그림 9.50E–F 및 G–L)으로 방향을 변경하여 실시한다.
- 구체적인 결과 측정:
  - 한발로 멀리 뛰기(그림 9.50A [A]) 또는 세 번 점프하여 멀리뛰기(그림 9.50A [B])(4장 및 8장 참조)
  - 수직 높이뛰기(4장 및 8장 참조)

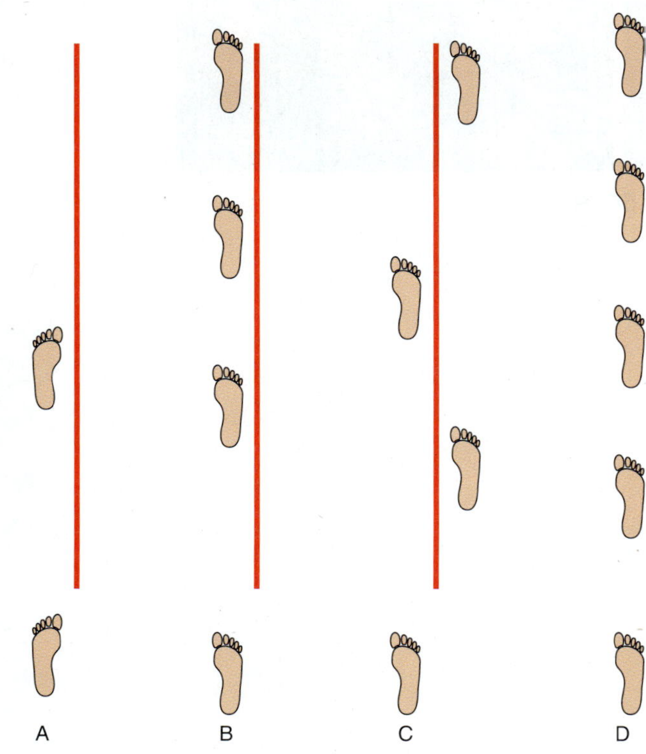

그림 9.50 (A) 한발로 뛰기 결과 측정. *(A)* 한발로 멀리 뛰기. *(B)* 세 번 점프하여 멀리뛰기. *(C)* 한발로 교차 뛰기. *(D)* 점진적으로 빨리 뛰기. (From Manske RC. *Fundamental Orthopedic Management for the Physical Therapist Assistant*. 4th ed. St. Louis, MO: Elsevier; 2016.)

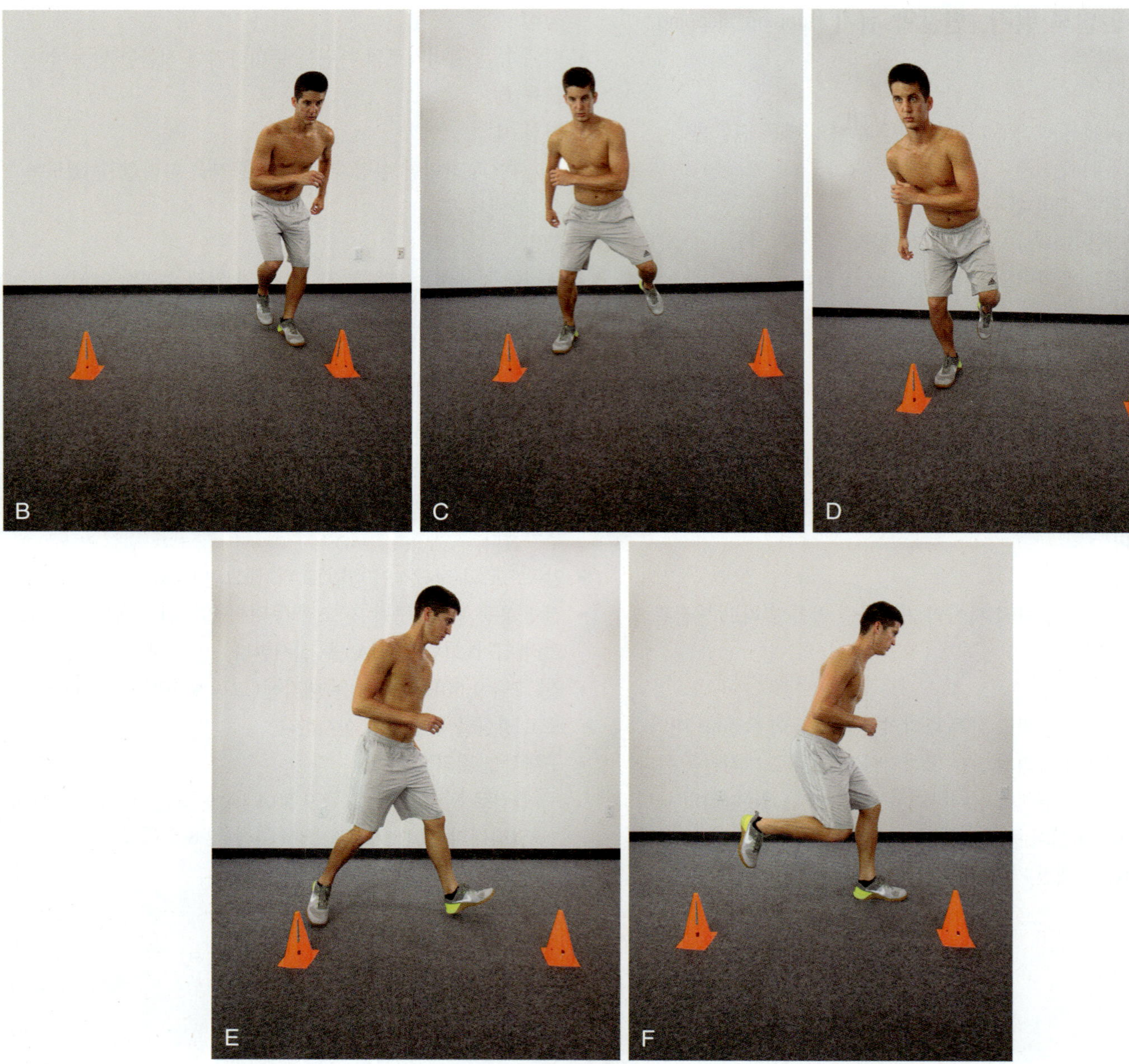

그림 9.50 계속

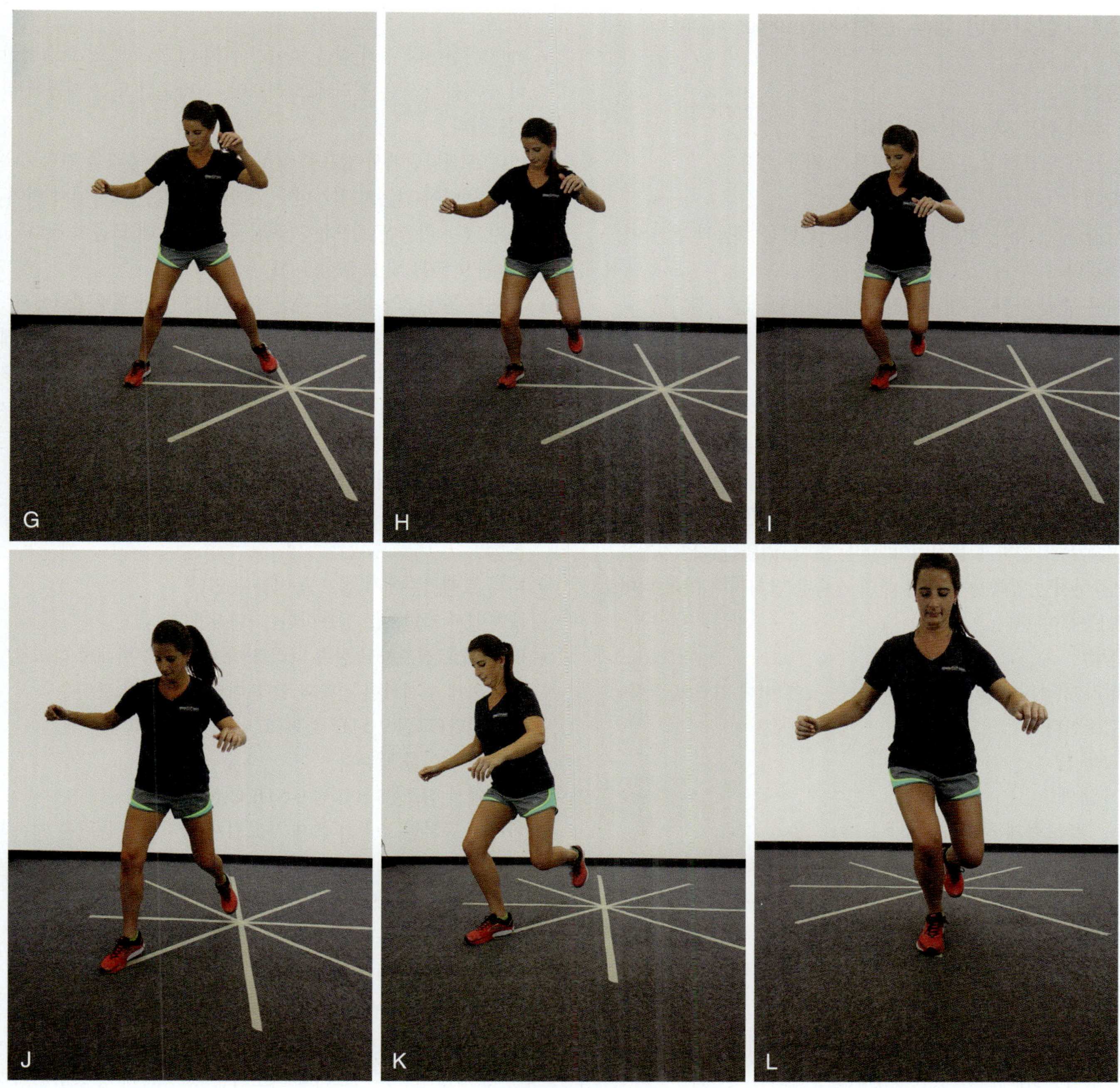

그림 9.50 계속

9.51 점진적인 점프 훈련 Jump progressions

그림 9.51 참조

목적

- 적절한 점프 및 착지 역학 교육
- 점프가 필요한 스포츠로 복귀하기 위한 준비

자세

- 상자 뒤에 서서 엉덩관절 사이의 거리만큼 무릎과 발 사이를 벌린다.
- 발은 중립 아치를 형성한 자세에서 지면을 눌러 발바닥이 전체적으로 닿은 느낌을 주도록 한다.

움직임

1. 엉덩관절과 무릎관절을 굽혀서 앉은 듯한 자세를 취하고 엄지발가락으로 바닥을 눌러 발의 정렬을 유지한다.
2. 엉덩관절과 무릎관절을 빠르게 펴고 체중을 앞으로 옮겨 상자 위로 점프 후 착지한다. 이때 무릎의 동작은 부드러워야 하고 발목은 유연하게 움직여야 한다. 또한, 엉덩관절은 경첩을 단 것처럼 앞쪽을 향해야 하며 가슴은 발허리뼈 머리 너머로 이동해야 한다.

장점

- 상자에 착지하면 바닥에 착지하는 것에 비해 지면 반발력이 감소한다.

교육 팁

- 지침 예:
  - "부드럽게 착지하세요."
  - "무릎관절과 엉덩관절을 부드럽게 유지하면서 점프하세요. 착지할 때는 충격을 흡수하면서 착지하세요."
- 수정해야 할 일반적인 오류:
  - 착지하는 동안 무릎이 안쪽으로 돌아가지 않아야 한다 (동적 밖굽이; 그림 9.51D).
  - 양쪽 다리에 균일한 체중 부하가 이루어지지 않은 경우
- 보상작용을 해결하거나 예방하는 방법:
  - 일반적으로 사람들은 점프 시작이나 도중 보다 착지하는 동안 더 많이 부상을 입기 때문에 최대 높이를 달성하는 것보다 적절한 착지 역학을 이행하는 것이 우선적으로 강조되어야 한다.
  - 움직임을 녹화한 후, 적절한 역학을 이행하기 위해 필요한 사항과 보상을 지적한다.
  - 시각적 되먹임과 외적 집중을 사용하여 동적 밖굽이(그림 9.51D), 과도한 안쪽돌림 또는 비대칭적인 체중 이동에 대한 교정을 돕는다.

대안

- 낙상 위험이나 수직 힘을 줄이기 위해 레그 프레스, 트램펄린이 부착물이 있는 필라테스 리포머, 리바운더 또는 셔틀에서 점프한다.
- 미니 트램펄린에서 점프를 실시하여 환자가 충격을 견딜 수 있는 능력이 있는지 평가한다. 발이 트램펄린 표면에서 벗어나지 않는 가벼운 점프는 자신감을 키우는 데 도움이 된다 (그림 9.51H 및 I; 영상 3.23).
- 환자가 운동량의 속도를 줄일 수 있다면 미니 트램펄린에서 점프하고 스쿼트 자세로 착지할 수 있도록 시킨다. 착지 시에는 두발로 부드럽게 착지하여야 하고 몸이 위아래로 흔들리지 않아야 하며 트램펄린은 정지된 상태를 유지하도록 한다. 착지 표면에서 되먹임을 구하도록 환자에게 알려주는 것은 지면 위에서 점프할 때 지면 반발력을 줄이기 위해 무릎과 엉덩이 뿐만 아니라 발도 사용할 수 있도록 준비시키기 위함이다.

진행

- 미니 트램펄린에서 점프 높이를 높인다.
- 상자에서 지면으로 점프한다(그림 9.51A–C).
- 양 다리로 점프하고 한쪽 다리로 착지한 다음 반대쪽 다리로도 동일하게 실시하여 건측과 환측 다리의 기능적 근력을 평가한다(그림 9.51E 및 H–L).
- 상자의 높이를 낮춘다.
- 바닥에서 점프한다(그림 9.51F,G,M–S).
- 환자가 충분한 조절과 함께 부드럽게 착지하는 능력을 지속적으로 보여준다면, 자세를 유지하는 대신 착지 후 즉시 일어서는 전통적인 플라이오메트릭 프로그램을 시작할 준비가 된 것이다.
- 운동과 관련된 매개변수
  - 점프 훈련의 빈도를 주당 1–2회로 제한하여 과사용에 따른 부상을 예방한다.
  - 준비 운동 이후, 그러나 피로가 수행 능력에 영향을 미치기 전에 점프를 실시한다.
  - 허용 오차와 컨디션이 허용하는 범위 내에서만 점프를 반복한다.
  - 세트 사이에 완전한 회복을 위한 휴식을 부여한다.
- 구체적인 결과 측정:
  - 수직 높이뛰기(4장 및 8장 참조)
  - 세 번 점프하여 멀리뛰기(4장 및 8장 참조)

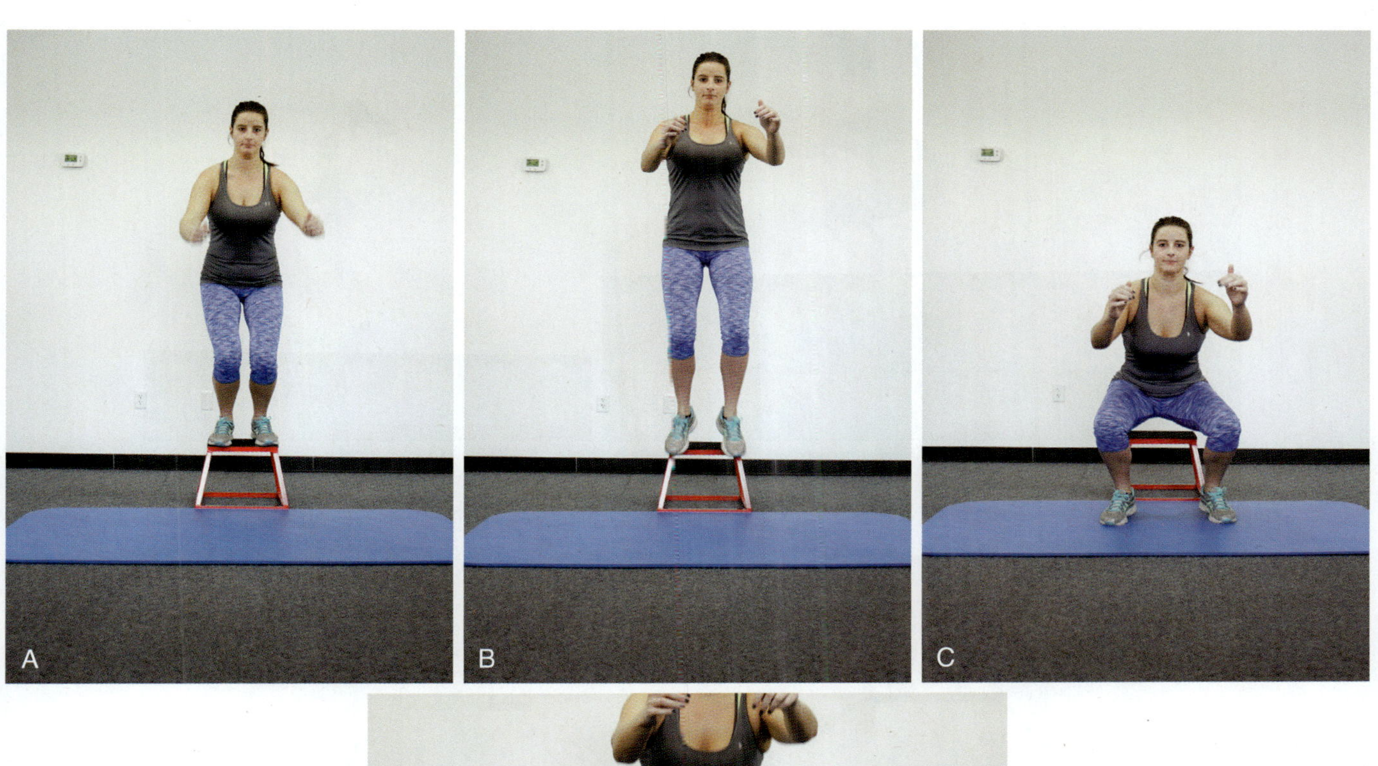

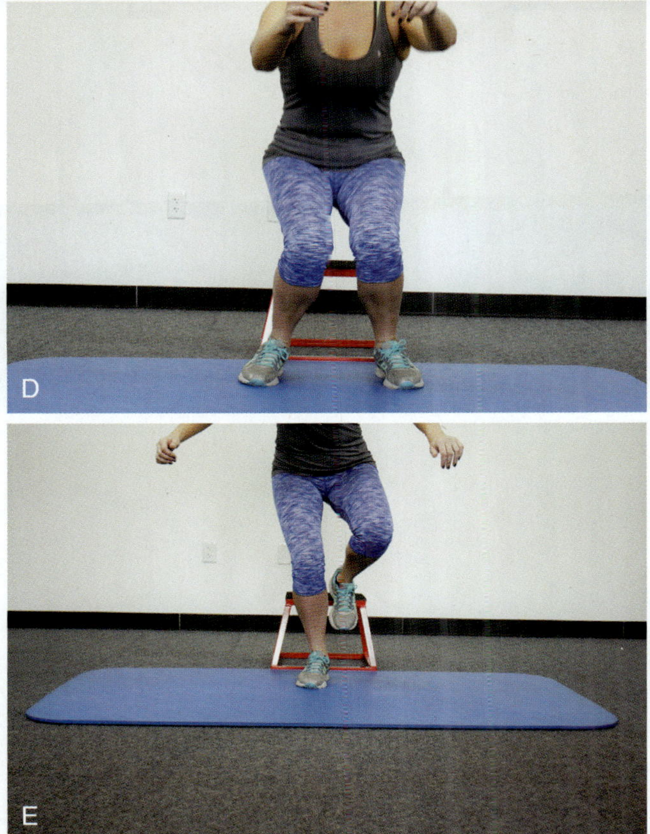

그림 9.51

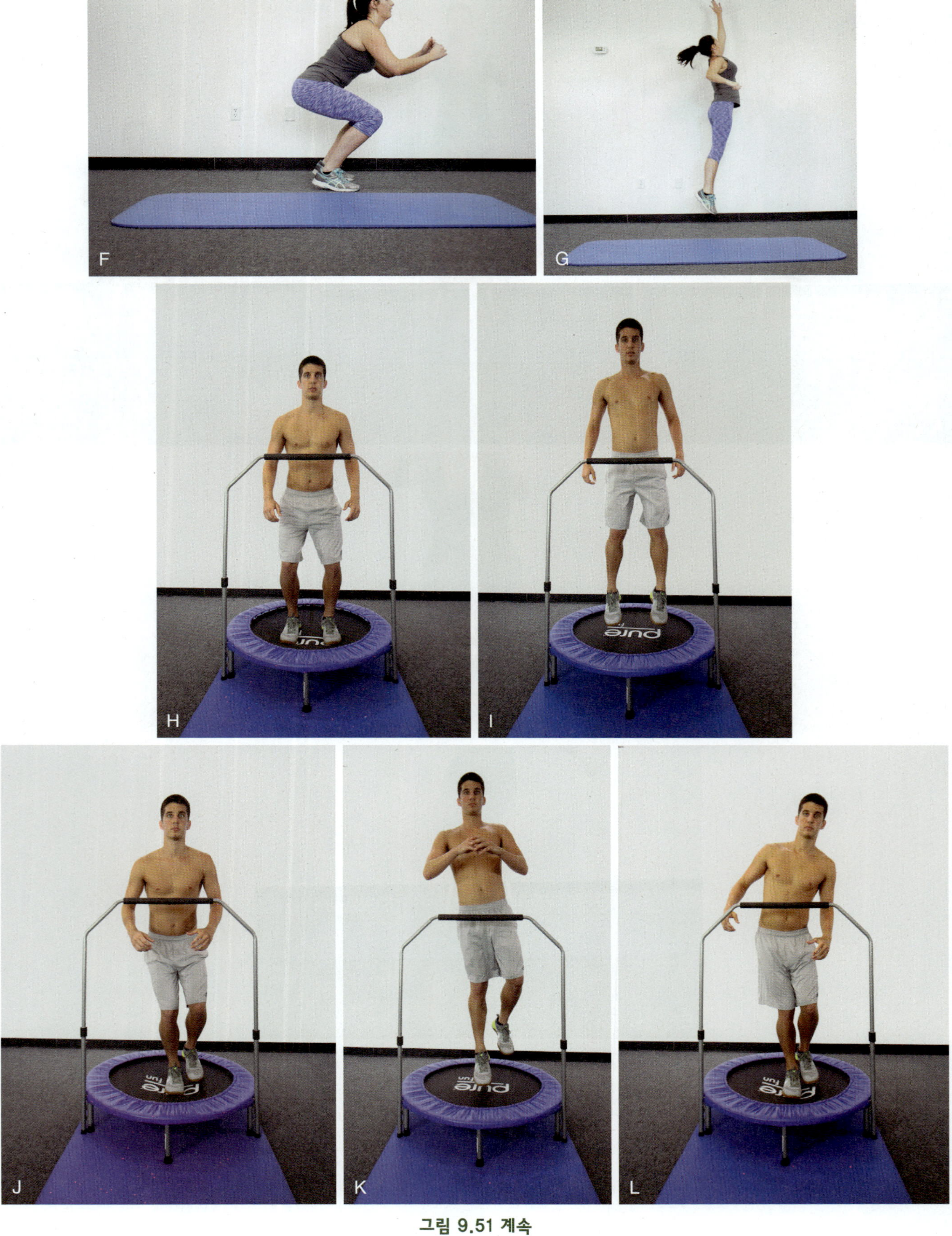

그림 9.51 계속

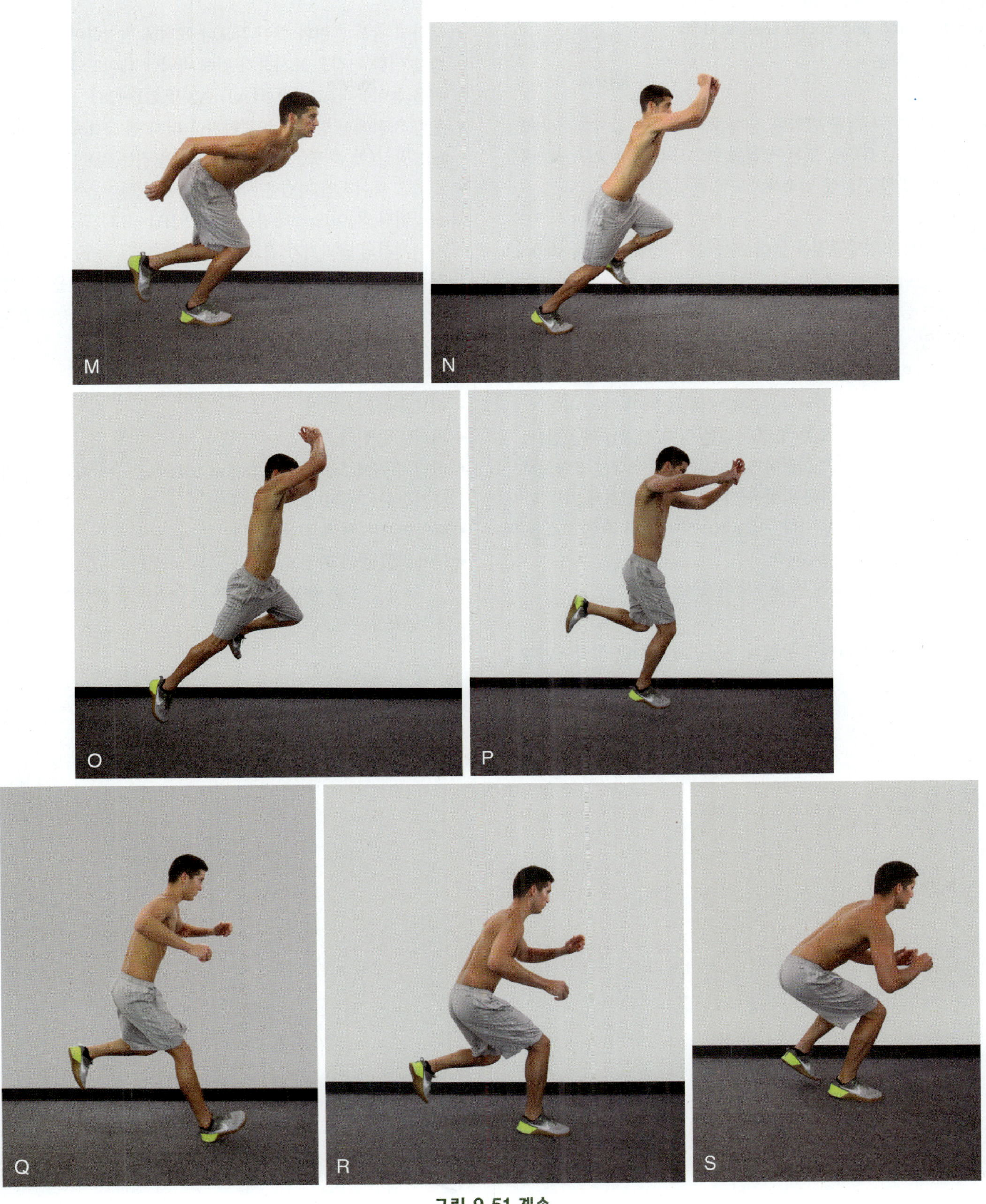

그림 9.51 계속

9.52 반응 시간과 스포츠 특이성 반복 훈련

Reaction time and sports-specific drills

그림 9.52 참조

목적

- 무작위 요구사항을 반영한 경기 모의 훈련을 실시하기 위해 거리, 속도, 움직임 또는 작업을 변화시켜 외부 요구에 반응하거나 방향 전환에 익숙해지도록 훈련한다.

자세

- 무릎관절과 엉덩관절을 굽혀 운동선수 자세(athletic stance)를 취한다.
- 척추는 중립으로 위치시킨다.

움직임

1. 환자는 양발이 정중선에서 45° 대각선 방향으로 향하도록 조깅을 시작한다. 치료사는 방향 전환을 해야 하는 타이밍을 알려주기 위해 종 또는 명령과 같은 청각 신호를 제공한다.
2. 환자는 앞발을 딛고 회전하며, 반대쪽 45° 대각선 방향으로 조깅을 시작하기 위해 방향을 전환한다. 각 신호에 따라 환자는 방향을 전환해야 한다. 이는 40–50피트의 직선 코스를 따라 지속적으로 실시된다.
3. 방향, 거리 또는 속도는 변경되어질 수 있다.

장점

- 더 높은 수준의 타이밍 통합과 운동면의 조합을 이끌어낸다.

대안

- 사다리 반복 훈련과 같이 각도나 표적을 변경하여 실시한다.
- 방향 전환 지점을 표시하기 위해 바닥에 테이프를 부착하거나 콘을 놓아둔다(그림 9.51A1–A3 및 C1–C8).
- 전환 지점에서 방향을 변경하거나 터치 앤 고(touch-and-go) 방식(한 손 또는 두 손으로 지면을 짚는 것)으로 실시한다.
- 스포츠 특이적인 기법을 사용한다; 예를 들어, 스케이터는 슬라이딩, 사이드 스테핑(그림 9.52B1–B3) 또는 반 웅크린 자세에서의 달리기가 필요할 수 있다. 미식 축구 또는 농구 선수는 다양한 간격에서 공을 잡거나 던지는 훈련을 실시할 수 있다. 축구나 농구 선수는 공을 드리블하고 다양한 간격에서 패스를 함으로써 개선을 기대할 수 있다.

진행

- 속도를 증가시킨다.
- 거리를 늘린다.
- 허리 주위에 스포츠 코드(sport cords)를 부착하여 저항력을 추가한다(그림 9.51A4–A7).
- 다양한 지지면에서 실시한다.
- 구체적인 결과 측정:
  - 특정 신호를 병행하여 한 번 순환하는데 걸리는 시간
  - 정확성

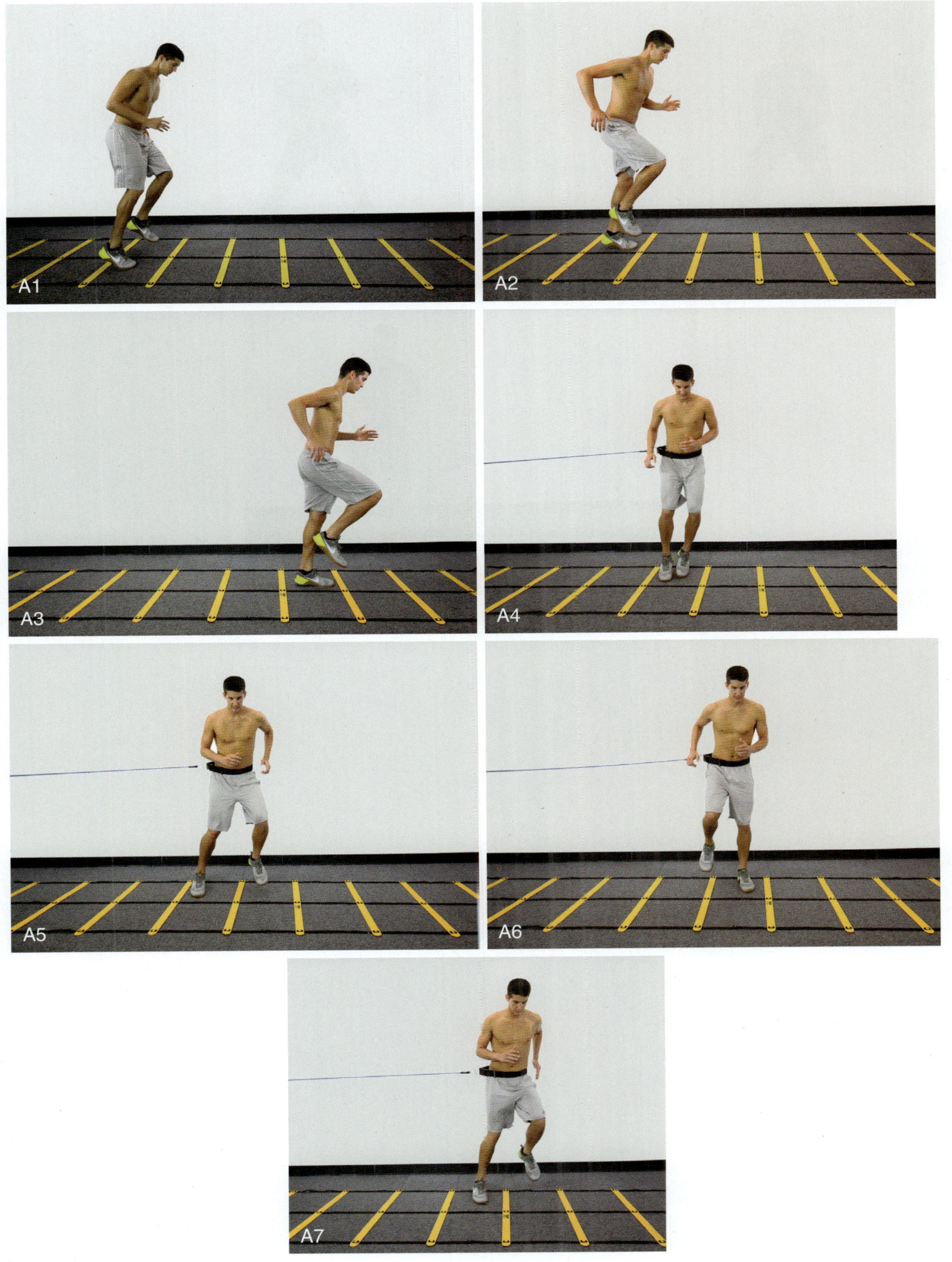

그림 9.52

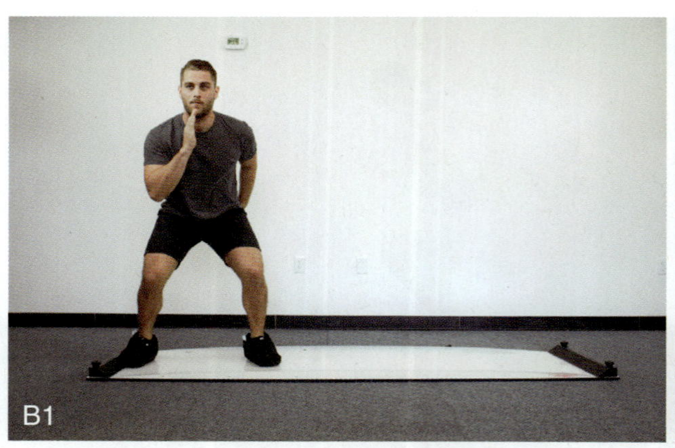

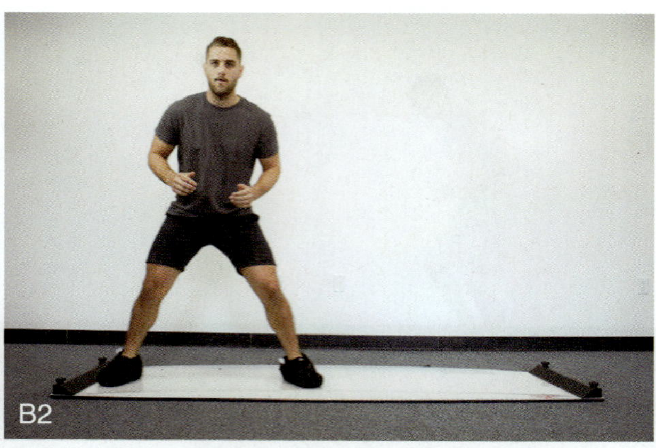

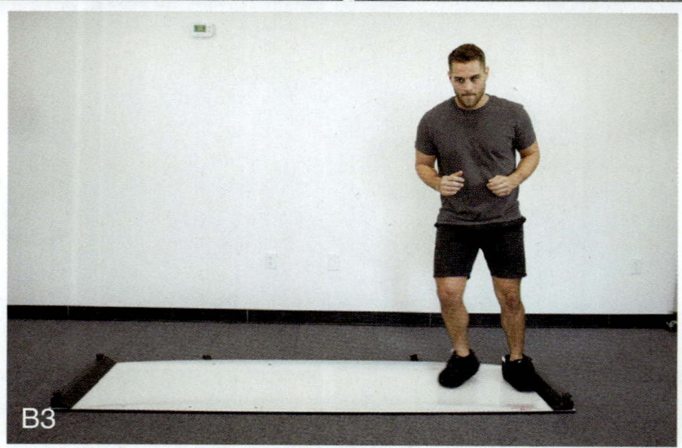

그림 9.52 계속

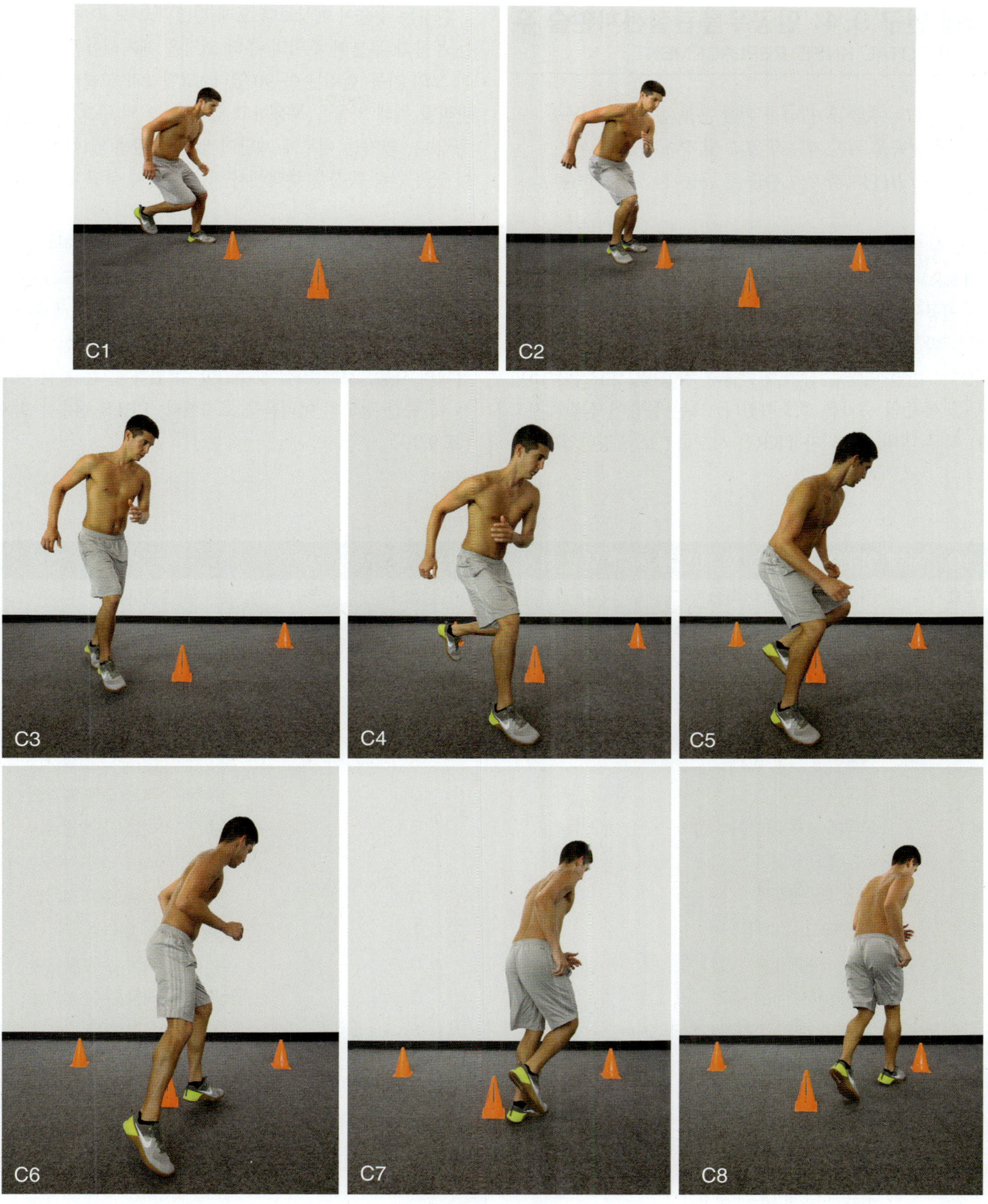

그림 9.52 계속

사례 연구 9.4: 인공무릎관절전치환술 후 POST-TOTAL KNEE REPLACEMENT

이 사례는 (1) 수술 후 관리를 위한 운동 선택, (2) 목표 설정과 운동 선택을 위한 기능적 결과 및 장애 측정의 사용, (3) I단계에서 III단계까지의 수술 후 운동 진행을 보여준다.

오른쪽 무릎에 인공무릎관절전치환술(total knee replacement, TKR)을 시행한지 10일이 지난 68세의 환자가 "합병증이 없는 인공무릎관절전치환술 후 환자에 대한 평가 및 치료"라는 처방을 받고 내원하였다. 그는 고등학교 시절 미식축구로 인한 부상으로 반달 연골 손상의 병력을 가지고 있으며 지난 15년 동안 무릎 통증의 증가를 호소하였다. 그는 통증이 심각해지고(8/10) 하루 내내 지속되자 TKR을 시행하기로 결정하였다.

환자는 수술이 예상보다 오래 걸렸다고 보고하였다; 외과의사는 무릎과 무릎뼈 주위의 흉터 조직을 제거해야만 하였다. 수술 전 그의 가동 범위는 0–90°였다. 고혈압과 고콜레스테롤혈증의 관리를 위해 약물을 복용하고 있지만 그 외 주요한 의학적 병력은 없다. 환자는 내부에 계단이 없고 현관문 앞에만 2개의 계단이 있는 단층 목장형 주택에서 아내와 함께 살고 있다.

기능상태 및 목표 Functional Status and Goals

환자는 수술 후 점진적으로 좋아지고 있으며 도움 없이 보행기를 이용하여 걷는다. 그는 앉은 자세에서 선 자세로의 이동이 가능하며 도움 없이 변기를 조작할 수 있다. 최소한의 도움과 손잡이의 사용으로 샤워실에 출입할 수 있다. 그는 차를 타고 내리는 데 중간 정도의 어려움을 호소한다. LEFS 점수는 9/80이다(표 9.10).

표 9.10 사례 연구 9.4: 수술 후 10일차 자가 보고 하지 기능 척도

문제 번호	기능적 활동의 어려움	점수[a]	점수별 설명지표
1.	집안일, 학교생활 등 평상시에 하는 일	0	심하게 어려움/수행 불가능
2.	취미생활, 레크리에이션, 스포츠 활동	0	심하게 어려움/수행 불가능
3.	욕조에 들어가거나 나오기	2	보통 어려움
4.	방에서 다른 방으로 걸어서 이동	2	보통 어려움
5.	신발이나 양말 신기	0	심하게 어려움/수행 불가능
6.	쭈그려 앉기	0	심하게 어려움/수행 불가능
7.	바닥에 놓은 가방이나 장바구니를 들어 올리기	0	심하게 어려움/수행 불가능
8.	쉬운 집안일하기	0	심하게 어려움/수행 불가능
9.	힘든 집안일하기	0	심하게 어려움/수행 불가능
10.	차에 타고 내리기	1	상당히 활동 어려움
11.	200m 걷기	0	심하게 어려움/수행 불가능
12.	1.6km(1mile) 걷기	0	심하게 어려움/수행 불가능
13.	10개의 계단을 오르거나 내리기(한 층 정도)	1	상당히 활동 어려움
14.	1시간 동안 서 있기	0	심하게 어려움/수행 불가능
15.	1시간 동안 바닥에 앉아 있기	1	상당히 활동 어려움
16.	평지에서 뛰기	0	심하게 어려움/수행 불가능
17.	고르지 못한 지면에서 뛰기	0	심하게 어려움/수행 불가능
18.	빠르게 달리다 급회전하기	0	심하게 어려움/수행 불가능
19.	깡충깡충 뛰기	0	심하게 어려움/수행 불가능
20.	침대에서 돌아눕기	2	보통 어려움
	합계	9/80	

하지 기능 척도.[71]
[a] 0 = 심하게 어려움/수행 불가능; 4 = 어려움 없음.

글상자 9.12 주관적 소견 및 수술력의 해석

- 피부 및 조직의 치유와 삼출물 해결을 고려해야 하는 조기 수술 후 관리
- 무릎관절 굽힘과 폄의 수동 및 능동 운동 범위는 조기에 평가하고 해결해야 한다.
- 수술 전 무릎관절의 운동 범위 제한(굽힘 각도가 90°만 나오는 경우)은 완전한 무릎관절 굽힘 운동 범위를 회복하는데 영향을 미칠 수 있다. 시상절개를 압박하거나 염증을 증가시키지 않고 가능한 많은 굽힘 운동 범위를 허용하는 방향으로 결합 조직의 치유를 촉진하는 초기 운동 범위를 수행할 필요가 있다. 무릎관절의 굽힘 운동 범위를 확인한 후 염증과 삼출물을 관찰해야 한다.
- 삼출물은 팔다리가 의존적(선 자세)이고 비활동적일 때 통증에 영향을 미친다.
- 보고된 통증의 중증도는 높지만, 이는 수술을 받은 이후이기 때문으로 추측된다. 통증 반응을 완전히 피하는 것보다 초기 치료 동안 완전한 기능을 위해 전체 운동 범위를 확보하는 것이 중요하다. 그러나 염증을 제한하기 위해 치유 조직에 과도한 힘을 가하지 않아야 한다(특히 절개 부위가 최대 긴장 상태에 놓이는 무릎관절 굽힘). 통증은 휴식 상태뿐만 아니라 움직일 때도 관찰되어져야 한다.[73]
- 몸쪽 및 먼쪽 관절뿐만 아니라 무릎 수술 부위 주변 근육의 활성화와 기능을 평가해야 한다. 신경근 활성화는 수술 후 통증 또는 삼출물과 관련된 신경근 억제에 의해 영향을 받을 수 있지만, 수술 전의 결합 조직 제한 및 근육 위축도 근육 기능에 영향을 미칠 수 있다.
- 외과의사는 추가적인 시간을 들여 수술 중 흉터 조직을 제거하였다. 기능을 제한하는 추가적인 흉터 조직의 축적을 억제하려면 가능한 한 빨리 운동 범위를 회복시켜야 한다.
- 환자는 수술 후 합병증에 대해 추가적으로 별다른 언급을 하지 않았다. 그러나 깊은정맥혈전증, 과도한 혈종과 삼출물, 기립성 저혈압으로 이어지는 혈액 손실, 균형 결손, 감염 위험과 같은 수술 후 합병증을 염두에 두어야 한다.
- LEFS 점수는 심각한 기능장애를 보인다 (www rehabmeasures.org)[71,74]; 그러나 일단 수술과 관련된 통증 및 삼출물이 감소하고 운동 범위와 근육 기능이 개선되면 기능이 빠르게 개선될 수 있다. 기능적 목표는 문헌 및 임상 경험에서 발췌된 수술 후 결과와 관련한 근거와 함께 특정 활동에 영향을 미치는 장애에 대한 예상과 연관된다. LEFS의 각 항목과 연관된 목표는 표 9.13, 9.15 및 9.17에 기재되어 있다.

표 9.11 초기 평가 및 관련된 목표에 대한 운동 범위(각도)

능동 운동 범위	오른쪽	왼쪽	목표(오른쪽 다리)	목표(왼쪽 다리)
엉덩관절	정상 범위 이내	정상 범위 이내		
무릎관절				
굽힘	60°(수동 운동 범위 70°)	130°	130°	
폄	−10°(수동 운동 범위 −5°)	0°	0°	
발목관절				
발등굽힘	−2°	5°	10°	10°
발바닥굽힘	40°	45°	45°	

WNL, Within normal limits

환자의 목표 Patient's Goals

1. 2–4시간 동안 통증 없이 수면
2. 보조 장치 없이 걷기
3. 어려움 없이 계단 오르내리기
4. 골프치기

주관적 통증 Subjective Complaints

- *중증도:* 무릎 통증은 체중을 지지하지 않는 자세에서 무릎관절을 굽힐 때 6/10에서 9/10으로 증가하는 것으로 보고되었다.
- *과민성:* 통증은 아침에 더 심하다(움직인 후 감소). 앉았다 일어서거나(기준선 값으로 감소), 3분 이상 서있고 난 뒤 완화된다(다리를 올리면 기준선 값으로 감소). 그는 안락의자에 앉아 하루의 대부분을 보낸다. 진통제(Tylenol 3)는 통증을 4/10로 감소시킨다. 그는 활동 후에 얼음팩과 얼음 마사지를 사용하여 통증을 완화한다.
- *추론:* TKR로 인한 수술 후 통증과 삼출물이 관찰되었다.
- *단계:* 수술 후 회복, 급성기, I 단계

주관적인 정보의 해석은 글상자 9.12 참조

객관적인 결과 Objective Findings

- *자세/정렬:* 양쪽 정강뼈 안굽이, 선 자세에서의 뒤침. 선 자세에서 수술한 다리에 체중 부하를 피한다.
- *둘레:* 무릎관절 주위로 중등도의 삼출액; 관절선에서 3cm 차이, 무릎뼈 바로 윗부분 2.5cm 차이 및 관절선 아래에서 오른쪽으로 5cm 지점에서는 1cm 더 큼. 관절선 위 15cm 지점에서 오른쪽 다리의 둘레가 2cm 더 적으며 넙다리네갈래근에

표 9.12 초기 평가 및 관련된 목표에 대한 맨손 근력 검사

움직임	오른쪽	왼쪽	목표(오른쪽 다리)	목표(왼쪽 다리)
엉덩관절				
굽힘	3−	4	4	
폄	3−	4−	4	4
벌림	3−	4−	4	4
모음	4−	4−	4	4
안쪽돌림/바깥돌림	검사되지 않음(지연됨)	4		
무릎관절				
굽힘	3−	4	4	
폄	3−	4	4	
발목관절				
발등굽힘	4−	4	4	
발바닥굽힘	4−	4	4	

참고: 3을 초과한 등급의 수동 검사 신뢰도는 제한적이며, 목표가 일반화되어 있다. 특정 기능 요구 사항 및 운동 부하가 단계 내 진행에 대한 보다 구체적인 목표를 제공할 가능성이 높다. 이러한 형태의 검사를 사용하여 근육 기능을 판단하는 것보다 기능적 결과 측정이 더 중요하다. 삼출물과 통증의 존재는 저항 검사의 수행 능력을 저해할 가능성이 있으며, 일단 장애가 개선되면 근육 검사(적어도 발목관절과 엉덩관절에 대한)는 주요 근육 비대 또는 신경근 활성화 변화 없이 개선될 수 있다.

서 중등도의 위축이 있다. 환자는 부종을 줄이기 위해 압박 스타킹을 착용하고 있다.

- *운동 범위:* 표 9.11 참조
- *근육 기능:* 표 9.12 참조
- *촉진 및 관절놀이:*
  - 위/아래 방향으로 무릎뼈의 가동성이 감소하였다.
  - 중등도의 삼출물과 무릎 주위의 부종 및 종아리에 약간의 부종이 있다.
  - 절개 부위는 치유 과정(앞쪽 절개, 관절경 절개×3 위, 아래, 및 관절선) 중에 있으며 투명한 수술용 테이프로 덮어져 있다.
  - 환자는 압박 스타킹 외에 압박 랩(에이스 붕대)을 사용하고 있다.
- *보행 및 움직임 분석:*
  - *앉았다 일어서기:* 그는 무릎관절 굽힘의 부족 및 통증(6−7/10)으로 인해 앉았다 일어서기에 어려움을 가지고 있다. 그는 보행기를 사용하여 도움 없이 이동을 수행할 수 있다.
  - *보행:* 환자는 보행기에서의 부분적인 체중 부하를 통해 편평한 지면을 걸을 수 있다. 그는 디딤기 시간 감소, 발끝 떼기의 결여, 비대칭적인 보행 및 느린 보행 속도를 보이는 보행 주기 동안 오른쪽 무릎관절의 굽힘 상태를 유지한다. 10m 보행 속도는 2.0m/초이다.
  - *차량에서의 이동:* 그는 수술한 오른쪽 다리를 움직이는 것에 어려움을 가지고 있어 손을 사용하여 다리를 옮긴다. 뿐만 아니라 선 자세와 차 문을 사용하여 일어서는 것에도 어려움이 있다. 이동 시에는 상당한 통증(6−8/10)을 느낀다.
  - *계단:* 그는 왼쪽 다리를 주축으로 4개의 계단을 오를 수 있다. 계단 난간을 사용하는 최소한의 도움을 받아 오른쪽 다리를 주축으로 계단을 내려갈 수 있다. 통증의 증가는 미미하지만 다소 불안정하고 느리다.

평가 Evaluation

- *의학적 진단:* 인공무릎관절전치환술
- *물리치료 진단:* 앉았다 일어서기, 차량 이동, 계단 및 수면의 기능적 결여, 걷기의 어려움
- *장애에 기여하는 요인:* 수술 후 삼출물로 인한 무릎 가동성 제한, 감소된 근육 기능, 수술 후 통증
- *예후:* 기능적 활동, 취미 및 사회적 참여로의 복귀에 대한 좋은 예후. 무릎관절 굽힘 제한은 수술 전에 존재하였던 제한 요인의 영향을 받았을 수 있다.[77–79] 수술 중에 시행한 흉터 조직의 제거는 기능적 운동 범위에 필요한 굽힘 회복 예후를 개선시킨다. 그러나 결합 조직의 치유를 형성하기 위해 수술 후 가능한 빨리 정상 운동 범위를 달성해야 한다.

주의사항 Precautions

- 균형 훈련에서의 주의사항[80]
- 수술 후 출혈, 과도한 부종 및 종아리 통증(혈전증)을 관찰한다.
- 수술 후 기립성 저혈압을 관찰한다.
- 과도한 염증을 피하기 위해 운동 범위를 천천히 확보한다.

단기 목표 Short-Term Goals

표 9.13. 참조

장애 목표 Impairment Goals

2주(4회 방문) 이내에 환자는 다음을 수행할 수 있다:

- 최소한의 어려움으로 독립적인 이동(침대에서 의자, 화장실)을 수행한다.
- 상지를 지지하고 양 다리로 선 자세에서 수술한 다리에 체중을 싣고 30초 간 유지한다.
- 완전한 무릎관절 폄과 양 다리에 동일한 체중 부하를 통해 실내를 도움 없이 보행기를 사용하여 걸을 수 있다.
- 양 다리 사이의 수술 후 부종과 삼출물의 차이가 최소화되도록 감소시킨다.
- 앉은 자세에서 능동적인 무릎관절 굽힘이 80°를 초과하고, 능동적인 무릎관절 폄이 0°까지 가능하도록 운동 범위를 증가시킨다.
- 끝 범우(0–10°)에서 넙다리네갈래근을 활성화하여 최소 10초 동안 무릎관절의 완전한 폄을 유지한다.
- 통증은 움직일 때 4/10, 휴식 시 3/10로 감소시킨다.

표 9.13 사례 연구 9.4: 자가 보고 하지 기능 척도에 대한 2주차 목표(4회 방문)

	초기	2주차를 위한 목표 (4회 방문)	이론적 해석
1. **집안일, 학교생활 등 평상시에 하는 일**	**0**	**1(상당히 활동 어려움)**	서기, 앉기 및 보행에 대한 내성이 향상되면 가정과 사회 활동에 대한 참여가 어느 정도 개선될 것이다.
2. 취미생활, 레크리에이션, 스포츠 활동	0		III단계까지 연기됨
3. 욕조에 들어가거나 나오기	2		수술한 다리로 서서 적절히 균형을 잡을 수 있을 때까지 연기됨
4. **방에서 다른 방으로 걸어서 이동***	**2**	**3(조금 어려움)**	개선된 내성은 삼출물 감소, 근육 활동 증가, 수술한 다리로 체중을 옮길 수 있는 능력과 함께 타당한 목표가 된다.
5. **신발이나 양말 신기**	**0**	**1(상당히 활동 어려움)**	집게(reacher) 사용–증가된 무릎관절의 굽힘 필요
6. 쭈그려 앉기	0		선 자세에서 완전히 대칭을 이루는 체중 부하와 충분한 운동 범위(무릎관절 굽힘 80° 초과)를 달성할 때까지 연기됨
7. 바닥에 놓은 가방이나 장바구니를 들어 올리기	0		보조 장치 없이 완전히 대칭을 이루는 체중 부하, 충분한 굽힘, 쭈그려 앉기에 대한 내성을 달성할 때까지 연기됨
8. **쉬운 집안일하기**	**0**	**1(상당히 활동 어려움)**	서기, 앉기 및 보행에 대한 내성이 향상되면 가정 활동에 대한 참여가 어느 정도 개선될 것이다.
9. 힘든 집안일하기	0		가벼운 활동에 대한 어려움이 최소화되거나 없어질 때까지 연기됨
10. **차에 타고 내리기**	**1**	**2(보통 어려움)**	개선된 무릎관절의 운동 범위 및 통증 수준과 함께 환자에게 움직임을 수행하는 방법을 알려주면 이동을 개선할 가능성이 있다.
11. 200m 걷기	0		짧은 거리에 대해 대칭적인 보행 패턴이 나타나고 실내를 걷고 난 후 삼출물의 증가가 없을 때까지 연기됨
12. 1.6km(1mile) 걷기	0		200m 걷기가 조금 어려움으로 개선될 때까지 연기됨
13. **10개의 계단을 오르거나 내리기(한 층 정도)***	**1**	**2(보통 어려움)**	개선된 무릎관절 운동 범위와 근육 기능, 감소된 통증은 계단을 오르내리는 능력에 영향을 미칠 수 있다. 환자는 이미 최소한의 도움을 통해 4개의 계단을 오르내릴 수 있다.

계속

표 9.13 사례 연구 9.4: 자가 보고 하지 기능 척도에 대한 2주차 목표(4회 방문) - *계속*

	초기	2주차를 위한 목표 (4회 방문)	이론적 해석
14. **1시간 동안 서 있기**	**0**		15분 이상 서 있을 수 있도록 목표를 수정된 목표, 이 목표는 잠재적으로 4주 이내 가능하다.
15. **1시간 동안 바닥에 앉아 있기**	**1**	**2(보통 어려움)**	감소된 삼출물과 증가된 운동 범위는 앉기의 내성을 향상시킬 수 있다.
16. *평지에서 뛰기*	0		개인의 특성과 수술 전 기능에 관련한 것으로 이차적인 목표가 아니다.
17. *고르지 못한 지면에서 뛰기*	0		개인의 특성과 수술 전 기능에 관련한 것으로 이차적인 목표가 아니다.
18. *빠르게 달리다 급회전하기*	0		개인의 특성과 수술 전 기능에 관련한 것으로 이차적인 목표가 아니다.
19. *깡충깡충 뛰기*	0		개인의 특성과 수술 전 기능에 관련한 것으로 이차적인 목표가 아니다.
20. **침대에서 돌아눕기***	**2**	**3(조금 어려움)**	환자의 삼출물과 통증 수준이 감소하고 운동 범위가 증가된다면, 이 목표는 실현 가능하다.
합계	9/80	2주 후 목표: 18/80	LEFS의 전체적인 목표는 2주 동안 최소 감지 변화(minimal detectable change, MDC) 또는 최소 임상적으로 중요한 차이(minimal clinically important difference, MCID)를 초과하지 않지만, 가능한 장애 해결에 기초하여 실현 가능한 개선사항은 이 기간에 포함된다. 4주 동안의 목표는 진행 상황에 따라 조정되며 MDC/MCID를 초과할 가능성이 높다. 총 실현 가능한 기능적 결과 측정(장기): 58/80

하지 기능 척도(lower extremity functional scale, LEFS).[71]
MDC와 MCID는 80점 만점에 9점.[1,72]
*환자가 확인한 목표: 2주 동안 설정한 목표(볼드체); 현재 실현할 수 없는 목표(이탤릭체).

초기 치료에 대한 운동 선택
Exercise Choices for Initial Treatment

표 9.14 참조

II 단계: 인공무릎관절전치환술 후
Phase II: Post Total Knee Replacement

모든 단기적 장애 목표는 2주 후에 달성되었지만 능동적인 무릎관절의 완전한 굽힘(80°)에서의 통증은 여전히 중간 정도(5/10)이다. 수동 운동 범위는 0–90°, 능동 운동 범위는 0–80°로 개선되었다. 최소한의 삼출물만 있고 절개 부위가 닫혀 잘 치유되고 있다. 환자는 최소한의 어려움으로 독립적인 이동을 하고 있으며 실내 거리에 대해 양 다리의 대칭성이 개선된 보행기 보행(체중 부하 허용됨)을 하고 있다. 그는 끝 범위에서 넙다리네갈래근을 활성화시킬 수 있지만 여전히 10초를 초과하여 자세를 유지하는 데 어려움이 있다. 운동 목표는 LEFS 하위척도(표 9.15)와 장애를 기반으로 조정된다.

장애 목표. 4–8주(8–16회 방문) 이내에 환자는 다음과 같이 수행할 수 있다.

- 앉은 자세에서의 능동적인 굽힘은 105°를 초과하여 증가시키고, 능동적인 폄은 0°로 증가시킨다.
- 무릎관절의 폄이 0°인 상태에서 20초를 초과하여 뻗은 다리 올리기를 유지할 수 있는 적절한 무릎관절 폄근의 지구력을 입증한다.
- 무릎관절의 폄근 및 굽힘근에 대한 충분한 지구력을 입증하기 위해 2kg의 저항으로 전체 운동 범위에서 25회를 초과하여 반복할 수 있다.
- 팔로 지지한 상태에서 환측 다리로만 30초를 초과하여 서 있을 수 있다.
- 독립적으로 가정운동 프로그램을 실시할 수 있음을 입증한다.
- 손을 이용한 보조를 최소한으로 하여 4인치의 계단을 10회 오른다.

2주차 운동 선택. 표 9.16 참조

표 9.14 인공무릎관절전치환술 후 운동 선택(초기 치료)	
목표	**운동 선택**
삼출물과 부종 감소(수회 반복, 환부를 높이든 자세, 근육의 수축 강조, 고주파)	• 발목 펌프(운동 9.37) • 넙다리네갈래근 및 뒤넙다리근의 등척성 수축: 짧게 유지, 수회 반복(운동 9.39, 9.40)
근육 활성화 촉진(적절한 근육 동원, 보상이 눈에 띄는 경우 운동 제한, 많은 반복 횟수 또는 10초를 초과한 등척성 유지 시간)	• 넙다리네갈래근의 등척성 수축을 병행한 뻗은 다리 올리기(넙다리네갈래근의 지구력과 10초를 초과하여 무릎관절 폄을 유지하는 능력을 위한 운동량 설정)(운동 9.42) • 넙다리네갈래근 및 뒤넙다리근의 등척성 수축(운동 9.39 및 9.40): 지구력, 수회 반복(점진적 유지, 삼출물이 감소하면 새로운 운동 범위에서 등척성 수축 실시)을 위해 10초를 초과하여 유지한다. 초반에는 다리를 치료대에 지지한 다음 작은 공위에 발목을 올려 실시한다. 이는 넙다리네갈래근과 뒤넙다리근의 등척성 수축뿐만 아니라 엉덩관절 안정화의 개선도 기대할 수 있다. • 활성화가 부족한 운동 범위에서의 활성화를 유도하기 위해 끝 범위에서의 등척성 수축을 실시한다. 치료사는 환자가 무릎을 완전히 펴도록 하기 위해 다리를 들어 올린다. 환자는 넙다리네갈래근의 등척성 수축을 수행한 다음 치료사가 천천히 하지의 보조를 제거하면 무릎관절의 완전한 폄 자세를 유지하도록 요청받는다. 환자는 스스로 운동을 반복하기 위해 스트랩이나 반대쪽 다리를 사용하여 능동 보조 폄을 수행하는 방법을 배울 수 있다(운동 9.43A).
힘을 분산시키기 위해 주변 근육의 기능을 촉진	• 공에 지지된 오른쪽 다리의 전반적인 근력 강화를 위해 왼쪽 다리를 사용한 교각 운동(운동 9.21)을 실시한다. • 옆으로 누워 엉덩관절 벌리기(운동 9.26B) • 치료대 가장자리에서 엉덩관절 폄(운동 9.45 대안)
운동 범위 회복 촉진(피로 없이 수회 반복, 끝 범위까지, 짧게 유지하거나 진동 적용)	• 발목 아래 부위를 지지한 바로 누운 자세에서의 수동 또는 능동 보조 무릎관절 폄(운동 9.1A) • 엎드린 자세에서 매달리기(운동 9.1C) • 앉은 자세에서의 능동적인 무릎 굽힘(최대 끝 범위 달성에 초점, 점진적으로 범위를 늘리며 수회 반복)(앉은 상태에서의 운동 9.3) • 환자가 스위스 볼을 굴려 끝 범위까지 무릎관절을 굽히는 동안 공위에 올려진 환자의 다리는 지지를 유지하도록 한다(수회 반복, 운동 범위의 점진적인 증가)(운동 9.4B).
보행 및 기능으로의 점진적인 복귀	• 평행봉에서의 수술 후 사지의 점진적 체중 부하 및 보조 장치 사용(운동 9.46) • 부분적인 보조가 추가된 앉았다 일어서기(운동 9.47) • 점진적인 보행 훈련(운동 9.48) • 차량 안과 밖에서의 이동 움직임 재교육 • 계단 훈련

표 9.15 사례 연구 9.4: 4주차를 위한 새로운 목표

		초기	초기 방문 시 설정한 2주차를 위한 목표	조정된 단기 목표(4주)
1.	**집안일, 학교생활 등 평상시에 하는 일**	0	1(상당히 활동 어려움)	**2(보통 어려움)**
2.	취미생활, 레크리에이션, 스포츠 활동	0		
3.	욕조에 들어가거나 나오기	2		**3(조금 어려움)** 적절한 균형 능력을 보이며 손으로 지지하여 한 발로 설 수 있다.
4.	**방에서 다른 방으로 걸어서 이동***	2	3(조금 어려움)	
5.	**신발이나 양말 신기**	0	1(상당히 활동 어려움)	**2(보통 어려움)**
6.	쭈그려 앉기	0		1(상당히 활동 어려움) 최소 통증(3/10)으로 0-45°에서 양 다리 스쿼트를 수행하는 것을 목표로 한다.
7.	바닥에 놓은 가방이나 장바구니를 들어 올리기	0		
8.	**쉬운 집안일하기**	0	1(상당히 활동 어려움)	**2(보통 어려움)** 집안일을 돕는 데 적당한 어려움이 있다.
9.	힘든 집안일하기	0		
10.	**차에 타고 내리기**	1	2(보통 어려움)	**3(조금 어려움)**
11.	200m 걷기	0		2(보통 어려움) 보행기를 사용하여 200m를 걷기에 적당한 어려움이 있다.
12.	1.6km(1mile) 걷기	0		
13.	**10개의 계단을 오르거나 내리기(한 층 정도)***	1	2(보통 어려움)	**3(조금 어려움)**
14.	**1시간 동안 서 있기**	0	상당한 활동의 어려움을 느끼며 30분, 조금 어려움을 느끼며 15분간 서 있을 수 있다.	**1(상당히 활동 어려움)**
15.	**1시간 동안 바닥에 앉아 있기**	1	2(보통 어려움)	**3(조금 어려움)**
20.	**침대에서 돌아눕기***	2	3(조금 어려움)	목표 유지
	합계	9/80	2주 후 목표: 18/80	4주차의 새로운 목표: 29/80(초기 평가에 비해 최소 감지 변화(minimal detectable change, MDC), 최소 임상적으로 중요한 차이(minimal clinically important difference, MCID) 9점 초과)

하지 기능 척도.[71]
MDC와 MCID는 80점 만점에 9점.[1,72]
*환자가 확인한 목표: 4주 동안 가장 중요한 목표(볼드체).

표 9.16 2주차 운동 선택

	가정 프로그램	외래 환자 운동 프로그램
삼출물과 부종 감소(수회 반복, 환부를 높이든 자세, 근육의 수축 강조, 고주파)	일정 기간 동안 다리를 보조기구에 의존한 이후 또는 먼 쪽에 부기가 있는 경우에는 집에서 발목 펌프를 지속한다.	
근육 활성화 촉진(적절한 근육 동원, 보상이 눈에 띄는 경우 운동 제한, 많은 반복 횟수 또는 10초를 초과한 등척성 유지 시간)	집에서 넙다리네갈래근의 등척성 수축을 병행한 뻗은 다리 올리기를 지속한다(유지 시간 증가)(운동 9.42). 가능한 만큼의 엉덩관절 벌림과 폄(운동 9.26B 및 9.45A)	끝 범위에서의 등척성 운동을 끝 범위에서 저항에 대항하는 넙다리네갈래근 등척성 운동으로 교체하고 0°에서의 유지를 포함하여 실시한다. 환자가 끝 범위에서의 무릎관절 폄을 10초 초과하여 유지할 수 있게 되면 무게 저항(모래주머니 착용)을 추가한다. 무릎관절을 완전히 펴고 옆으로 누운 자세에서 엉덩관절 벌림을 지속하고 반복 횟수와 저항을 증가시킨다(운동 9.26B). 네발기기 자세에서의 엉덩관절 폄을 지속하고 반복 횟수를 늘린 후에 저항을 증가시킨다(운동 9.45A).
운동 범위에서의 근지구력 증진(피로가 나타나기 전까지 15–25회 반복, 중력에 대한 사지 무게 저항 이용)	운동 범위에서의 열린 사슬 무릎관절 폄, 물리치료 세션에 진입한 후 특정 각도에서의 넙다리네갈래근 등척성 운동 또는 중력에 대한 능동적인 무릎관절 굽힘(운동 9.43 및 운동 9.44)	운동 범위에서의 열린 사슬 무릎관절 폄을 추가한다(앉은 자세에서 중력에 대항하여 크고 작은 범위에서 끝 범위까지 실시)(운동 9.43). 운동 범위에서의 열린 사슬 무릎관절 굽힘을 추가한다(엎드린 자세에서 중력에 대항하여 중간 범위에서 끝 범위까지 실시)(운동 9.44). 피로가 일어나기 전까지 전 범위에서 30회, 3세트를 초과하여 수행할 수 있다면 모래주머니를 추가한다.
힘을 분산시키기 위해 몸쪽 부위와 반대쪽 팔다리의 근육 기능 촉진	쿠션에 지지된 오른쪽 다리의 전반적인 근력 강화를 위해 실시하는 왼쪽 다리를 사용한 교각 운동(운동 9.21)	옆으로 누워 엉덩관절 벌리기를 지속한다(운동 9.26B). 네발기기 자세에서의 엉덩관절 폄을 지속한다(9.45A). 수술한 다리를 위한 다방향 엉덩관절 근력 강화를 추가한다(운동 9.20). 바로 누운 자세에서 수술한 다리를 스위스 볼에 지지한 교각 운동을 지속한다. 작은 범위에서 실시하는 레그 프레스 머신(저 부하)과 0–50°에서의 등척성 유지를 추가한다(양측 체중 지지).
운동 범위 회복 촉진(피로 없이 수회 반복, 끝 범위까지, 짧게 유지하거나 진동 적용), 견딜 수 있을 만큼의 끝 범위에서 유지로 진행	발목 아래 부위를 지지한 바로 누운 자세에서의 능동적인 무릎관절 폄(운동 9.1B) 엎드린 자세에서 매달리기(운동 9.1C). 유지 시간이나 무게를 증가시킨다. 앉은 자세에서의 능동적인 무릎 굽힘(최대 끝 범위 달성에 초점, 점진적으로 범위를 늘리며 수회 반복)(앉은 상태에서의 운동 9.3) 물리치료 세션에 진입한 후 스트랩을 사용하여 엎드린 자세에서 무릎관절의 굽힘자가 보조를 병행한 능동적인 무릎관절 굽힘(운동 9.4B)	발목관절 발등굽힘 스트레칭을 추가한다(앉은 자세에서 스트랩을 사용하여 양측에 실시). 장시간의 스트레칭을 위해 치료사의 보조를 병행한 앉은 자세에서의 능동적인 무릎관절 굽힘을 추가한다(앉은 자세에서의 운동 9.3). 스위스 볼의 보조를 통한 무릎관절 굽힘을 지속한다(수회 반복, 점진적으로 범위 증가)(운동 9.4B). 엎드린 자세에서 스트랩을 사용한 자가 보조 무릎관절 굽힘을 추가한다(운동 9.4B). 자전거 타기를 추가한다: 굽힘 또는 폄의 마지막 범위에서도 페달을 조작할 수 있도록 좌석의 높이를 조절한 상태에서 반 회전을 실시한다(운동 9.7).
체중 부하 수용 및 이동 개선	가정에서 보조 장치를 사용하여 수술 후 팔다리에 점진적인 체중 부하를 지속적으로 가한다(운동 9.46).	양 다리로 선 자세 및 평행봉에서 75% 체중 부하를 가한 큰걸음으로 선 자세(stride standing)에서 체중 옮기기를 진행한다. 그런 다음 보조 장치를 사용한 한 다리 균형잡기(운동 9.46), 평행봉에서 한 다리 서기로 차례대로 진행한다.

계속

표 9.16 2주차 운동 선택 - *계속*		
	가정 프로그램	**외래 환자 운동 프로그램**
보행 및 기능의 점진적 복귀, 움직임 재교육 및 근력 강화	보조 장치를 사용하여 가정과 지역 사회에서 거리와 시간을 늘리며 점진적으로 보행 훈련을 실시한다(운동 9.48). 부분적인 보조가 추가된 앉았다 일어서기(운동 9.47)	상지 지지 없이 평행봉에서의 보행 훈련을 진행한다(운동 9.48) 동적 정렬을 유지하며 수술한 다리와 손을 지지(평행봉)하고 2-4인치의 높이에서 스텝 업과 다운을 진행한다(운동 9.31). 평행봉에서 윗몸통을 지지하고 미니 스쿼트를 진행한다(운동 9.30). 적절한 정렬을 유지하며 수술한 다리로 한 다리 서기를 한 번에 할 수 있는 경우, 양 다리로 선 자세에서 상지에 저항을 적용한 균형 활동으로 진행한다(운동 9.24).

표 9.17 사례 연구 9.4: 16주차를 위한 새로운 목표	초기	2주차를 위한 목표	4주차를 위한 목표	16주차를 위한 새로운 목표 (4-6회 방문)
1. **집안일, 학교생활 등 평상시에 하는 일**	0	1(상당히 활동 어려움)	2(보통 어려움)	**4(어려움 없음)**
2. **취미생활, 레크리에이션, 스포츠 활동***	0			**2(보통 어려움)** 골프의 퍼팅(putting)과 치핑(chipping)을 다시 시작한다.
3. **욕조에 들어가거나 나오기**	2		3(조금 어려움) 적절한 균형 능력을 보이며 손으로 지지하여 한 발로 설 수 있다.	**4(어려움 없음)**
4. **방에서 다른 방으로 걸어서 이동***	2	3(조금 어려움)		**4(어려움 없음)**
5. **신발이나 양말 신기**	0	1(상당히 활동 어려움)	2(보통 어려움)	**3(조금 어려움)**
6. **쭈그려 앉기**	0		1(상당히 활동 어려움) 최소 통증(3/10)으로 0-45°에서 양 다리 스쿼트를 수행하는 것을 목표로 한다.	**2(보통 어려움)** 최소 통증으로 60°까지 양 다리 스쿼트를 수행하는 것을 목표로 한다.
7. **바닥에 놓은 가방이나 장바구니를 들어 올리기**	0			**1(상당히 활동 어려움)** 바닥보다 약간 높은 표면에서 물건을 들어 올릴 수 있는 것을 목표로 한다.
8. **쉬운 집안일하기**	0	1(상당히 활동 어려움)	2(보통 어려움) 집안일을 돕는 데 적당한 어려움이 있다.	**4(어려움 없음)**
9. **힘든 집안일하기**	0			
10. **차에 타고 내리기**	1	2(보통 어려움)	3(조금 어려움)	**4(어려움 없음)**

표 9.17 사례 연구 9.4: 16주차를 위한 새로운 목표 - *계속*

		초기	2주차를 위한 목표	4주차를 위한 목표	16주차를 위한 새로운 목표 (4-6회 방문)
11.	200m 걷기	0		2(보통 어려움) 보행기를 사용하여 200m를 걷기에 적당한 어려움이 있다.	**4(어려움 없음)**
12.	1.6km(1mile) 걷기	0			**1(상당히 활동 어려움)**
13.	10개의 계단을 오르거나 내리기(한 층 정도)*	1	2(보통 어려움)	3(조금 어려움)	**4(어려움 없음)**
14.	1시간 동안 서 있기	0	상당한 활동의 어려움을 느끼며 30분, 조금 어려움을 느끼며 15분간 서 있을 수 있다.	1(상당히 활동 어려움)	**3(조금 어려움)**
15.	1시간 동안 바닥에 앉아 있기	1	2(보통 어려움)	3(조금 어려움)	**4(어려움 없음)**
20.	침대에서 돌아눕기*	2	3(조금 어려움)	목표 유지	**4(어려움 없음)**
	합계	9/80	2주차 목표: 18/80	4-3주차 목표: 28/80	16주차 목표: 48/80

하지 기능 척도.[71]
MDC와 MCID는 80점 만점에 9점.[1,72]
볼드체로 표시된 항목은 16주차를 위한 목표로 설정되었음.
*환자 목표

Ⅲ단계: 인공무릎관절전치환술 또는 관절성형술 후

Post Total Knee Replacement or Arthroplasty

9주차, 물리치료를 시작한 이후, 환자는 지역사회에 복귀하기 위해 보조 장치 없이 독립적으로 걷고 있다. 앉거나 엎드린 자세에서의 운동 범위는 0-110°까지 증가하였다. 16주차를 위한 목표를 달성하기 위해 매주와 격주로 클리닉 방문이 예정되어 있다(표 9.17).

장애 목표(9-16주, 4-6회 방문). 환자는 다음을 할 수 있다:

- 1.2m/초를 초과한 보행 속도와 동일한 디딤 시간으로 편차나 보상 없이 지역사회 거리에 대해 독립적으로 보행
- 앉은 자세에서 115°를 초과한 능동적인 무릎관절 굽힘, 0°의 무릎관절 폄을 수행한다.
- 60°에서의 스쿼트 및 동일한 대칭을 이루며 앉았다 일어서기를 실시한다.
- 팔로 지지한 상태에서 30초를 초과하여 한 다리로 서 있는 능력을 입증한다.
- 난간을 잡지 않고 상호 패턴(reciprocal pattern)을 사용하여 8인치의 계단을 오르내리기
- 기능적 활동에 대해 '조금 어려움'으로 보고
- 일반화된 유산소 지구력 활동을 포함하여 가정 운동을 관찰하고 개선할 수 있는 능력을 입증한다.
- 반복 훈련을 병행한 골프 복귀 시작

8주차 운동 선택(Ⅲ단계). 표 9.18 참조

표 9.18 8주차 운동 선택(Ⅲ단계)

	가정 프로그램	외래 환자 운동 프로그램
운동 범위에서의 근지구력 증진 (피로가 나타나기 전까지 15-25회 반복, 중력에 대한 사지 무게와 모래주머니 저항 이용)	운동 범위에서의 열린 사슬 무릎관절 폄을 지속한다. 특정 각도에서의 넙다리네갈래근 등척성 운동 및 모래주머니를 착용 후 중력에 대한 능동적인 무릎관절 굽힘(운동 9.43 및 9.44)	운동 범위에서의 열린 사슬 무릎관절 폄(앉은 자세에서 중력에 대항하여 크고 작은 범위에서 끝 범위까지 실시, 허용되는 범위 내에서 점진적으로 증가시키며 모래주머니 사용[운동 9.43]) 운동 범위에서의 열린 사슬 무릎관절 굽힘(엎드린 자세에서 중력에 대항하여 중간 범위에서 끝 범위까지 실시)(운동 9.44). 피로가 일어나기 전까지 전 범위에서 30회, 3세트를 초과하여 수행할 수 있다면 모래주머니의 무게를 증가시킨다.
기능적 활동을 위해 몸쪽 부위와 무릎 주변의 근육 기능 촉진(피로가 나타나기 전까지 높은 부하로 6-10회 반복, 하지 또는 몸통의 보상 없음)	뻗은 다리 올리기를 병행한 전반적인 근력 강화를 위해 왼쪽 다리를 사용한 교각 운동을 실시(운동 9.21) 옆으로 누운 자세에서 무릎관절을 완전히 펴고 엉덩관절 벌림(운동 9.26B) 및 네발기기 자세에서 엉덩관절 폄(운동 9.45)	수술한 다리(열린 사슬) 및 수술한 다리로 서기(닫힌 사슬) 위한 다방향 엉덩관절 근력 강화의 저항을 증가시킨다(운동 9.20). 레그 프레스 머신은 무릎 근육의 피로 및 동일한 체중 부하를 주면서 전 범위에서 6-10회 반복할 수 있는 부하로 수행한다. 운동 범위는 중간 범위에서 끝 범위 및 더 낮은 부하로 적용한다면 완전한 굽힘에서 중간 범위까지 실시한다. 저항이 조정된 한 다리 운동을 추가한다(오른쪽 다리)(운동 9.19). 엉덩관절 벌림근을 촉진하기 위해 탄성 저항을 적용하고, 시상 정렬을 유지하고 힘을 분산시키기 위해 바깥돌림근을 사용하여 통증이 없는 범위에서의 미니 스쿼트를 진행한다. 불안정한 지지면에서 실시한다(운동 9.30).
운동 범위 회복 촉진 및 유지 (끝 범위까지 도달 또는 끝 범위에서의 유지 25-30회 반복, 낮은 부하 보상 피하기)	엎드려 매달린 자세와 발목 아래 부위를 지지하고 바로 누운 자세에서의 능동적인 무릎관절 폄 중단 앉은 자세에서의 능동적인 무릎관절 굽힘을 중단하고, 완전한 기능적 요구 사항인 110-120°에 도달하기 위해 엎드린 자세에서 스트랩을 사용하여 자가 보조 무릎관절 굽힘을 병행한 능동적인 무릎관절 굽힘을 지속한다. 스트랩을 사용한 발등굽힘 스트레칭을 지속한다.	치료사의 보조와 공을 이용한 굽힘 보조 스트레칭을 중단한다. 굽힘 또는 폄의 마지막 범위에서도 페달을 조작할 수 있도록 좌석의 높이를 조절한 상태에서 자전거 페달의 전체 범위 회전을 지속하여 실시한다(운동 9.7). 운동 범위에서의 능동적인 조절을 회복하기 위해 모든 근육 기능 운동을 이용하여 끝 범위에서의 폄(한 다리) 또는 완전한 굽힘(한 다리)을 강조한다.
체중 부하 수용 및 이동 개선	가정에서 보조 장치 없이 수술 후 팔다리에 점진적인 체중 부하를 지속한다(운동 9.46).	양 다리로 선 자세 및 평행봉에서 75% 체중 부하를 가한 큰걸음으로 선 자세(stride standing)에서 체중 옮기기를 진행한다. 그런 다음 보조 장치를 사용한 한 다리 균형잡기(운동 9.46), 평행봉에서 한 다리 서기로 차례대로 진행한다.
보행 및 기능의 점진적인 복귀, 움직임 재교육 및 근력 강화	보조 장치의 유무에 관련 없이 지역사회에서 거리와 속도를 향상시키며 보행 훈련을 실시한다(운동 9.48) 부분적인 보조가 추가된 앉았다 일어서기(근력 강화 참조)를 더 깊은 범위의 미니 스쿼트로 대체한다.	트레드밀을 이용하여 속도를 향상시킨다(운동 9.48). 물체 넘어가기, 방향 전환, 이중 과제로 진행한다(운동 9.52와 유사한 반복 걷기 훈련). 동적 정렬을 유지하면서 스텝 업 및 다운의 속도와 반복 횟수를 향상시킨다(운동 9.31). 한 발 균형 잡기 움직임(운동 9.27) 다양한 평면에서의 반응 시간 훈련 개인별 활동: 바닥에서 손주와 놀기, 골프 복귀 준비를 위한 선 자세에서의 엉덩관절 반복 돌림 훈련

참고문헌

소개

1. Magee DJ. *Orthopaedic Assessment*. 6th ed. St. Louis, MO: Saunders Elsevier; 2014.
2. Neumann DA. *Kinesiology for the Musculoskeletal System*. 3rd ed. 2017.
3. Hawkins RJ. *Musculoskeletal examination*. St. Louis, MO: Mosby; 1995.
4. Magee DJ, Sueki D. *Orthopedic Physical Assessment Atlas and Video*. St. Louis, MO: Elsevier Saunders; 2011.
5. Staheli LT, Corbett M, Wyss C, et al. Lower extremity rotational problems in children: normal values to guide management. *J Bone Joint Surg Am*. 1985;67:39–47.
6. Lee TQ, Morris G, Csintalan RP. The influence of tibial and femoral rotation on patellofemoral contact area and pressure. *J Orthop Sports Phys Ther*. 2003;33:686–693.
7. Bencke J, Christiansen D, Jensen K, et al. Measuring medial longitudinal arch deformation during gait. A reliability study. *Gait Posture*. 2012;35(3):400–404.
8. Tsai CT, Chang WD, Lee JP. Effects of short-term treatment with Kinesiotaping for plantar fasciitis. *J Musculoskelet Pain*. 2010;18:71–80.
9. Van de Water AT, Spksnijder CM. Efficacy of taping for the treatment of plantar fasciosis: a systematic review of controlled trials. *J Am Podiatr Med Assoc*. 2010;100:41–51.
10. Martin R, Davenport TE, Reischl SF, et al. Heel pain-plantar fasciitis: revision 2014. Clinical practice guidelines linked to the International Classification of Functioning, Disability and Health from the Orthopaedic Section of the American Physical Therapy Association. *J Orthop Phys Ther*. 2014;44911:A1–A23. https://doi.org/10.2519/jospt.2014.0303.
11. Evans AM, Copper AW, Scharfbillig RW, et al. Reliability of the foot posture index and traditional measures of foot position. *J Am Podiatr Med Assoc*. 2003;93(3):203–213.
12. Redmond AC, Crosbie J, Ouvrier RA. Development and validation of a novel rating system for scoring standing foot posture: the foot posture index. *Clin Biomech*. 2006;21:89–98.
13. Malliaris P, Cook J, Purdam C, Rio E. Patellar tendinopathy: clinical diagnosis, load management and advice for challenging case presentations. *J Orthop Sports Phys Ther*. 2015;45(11):887–898.
14. Lee TQ, Anzel SH, Bennet KA, et al. The influence of fixed rotational deformities of the femur on the patellofemoral contact pressures in human cadaver knees. *Clin Orthop Relat Res*. 1994;302:69–74.
15. Pantano KJ, White SC, Gilchrist LA, Leddy J. Differences in peak knee valgus angles between individuals with high and low Q-angles during a single limb squat. *Clin Biomech (Bristol, Avon)*. 2005;20:966–972.

사례 9.1

16. Michael JWP, Schluter-Brust KU, Eysel P. The epidemiology, etiology, diagnosis, and treatment of osteoarthritis of the knee. *Dtsch Arztebl Int*. 2010;107(9):152–162. https://doi.org/10.3238/arztebl.2010.0152.
17. Messier SP, Gutekunst DJ, Davis C, Devita P. Weight loss reduces knee-joint loads in overweight and obese older adults with knee osteoarthritis. *Arthritis Rheum*. 2005;52(7):2026–2032. https://doi.org/10.1002/art.21139.
18. Gersing AS, Schwaiger BJ, Nevitt MC, Joseph GB, et al. Is weight loss associated with less progression of changes in knee articular cartilage among obese and overweight patients as assessed with MR imaging over 48 months? Data from the Osteoarthritis Initiative. *Radiology*. 2017. online ahead of print. https://doi.org/10.1148/radiol.2017161005.
19. Christensen R, Astrup A, Bliddal H. Weight loss: the treatment of choice for knee osteoarthritis? A randomized trial. *Osteoarthritis Cartilage*. 2005;13(1):20–27. https://doi.org/10.1016/j.joca.2004.10.008.
20. Christensen R, Bartels EM, Astrup A, Bliddal H. Effect of weight reduction in obese patients diagnosed with knee osteoarthritis: a systematic review and meta-analysis. *Ann Rheum Dis*. 2006;66(4):433–439. https://doi.org/10.1136/ard.2006.065904.
21. Mündermann A, Dyrby CO, Andriacchi TP. Secondary gait changes in patients with medial compartment knee osteoarthritis: increased load at the ankle, knee, and hip during walking. *Arthritis Rheum*. 2005;52(9):2835–2844. https://doi.org/10.1002/art.21262.
22. Simoneau G, Heiderscheit B. Kinesiology of walking. In: Neumann DA, ed. *Kinesiology of the Musculoskeletal System. Foundations for Rehabilitation*. 3rd ed. St. Louis, MO: Mosby Elsevier; 2017:654–705.
23. Childs JD, Sparto PJ, Fitzgerald G, Bizzini M, Irrgang JJ. Alterations in lower extremity movement and muscle activation patterns in individuals with knee osteoarthritis. *Clin Biomech*. 2004;19(1):44–49. https://doi.org/10.1016/j.clinbiomech.2003.08.007.
24. Madry H, Kohn D. Conservative treatment of knee osteoarthritis. *Der Unfallchirurg*. 2004;107(8):689–699. http://europepmc.org/abstract/med/15300328.
25. Mcalindon T, Bannuru R, Sullivan M, et al. OARSI guidelines for the non-surgical management of knee osteoarthritis. *Osteoarthritis Cartilage*. 2014;22(3):363–388. https://doi.org/10.1016/j.joca.2014.01.003.
26. Bennell KL, Hinman RS. A review of the clinical evidence for exercise in osteoarthritis of the hip and knee. *J Sci Med Sport*. 2011;14(1):4–9. https://doi.org/10.1016/j.jsams.2010.08.002.
27. Keating EM, Faris PM, Ritter MA, Kane J. Use of lateral heel and sole wedges in the treatment of medial osteoarthritis of the knee. *Orthop Rev*. 1993;22(8):921–924. http://europepmc.org/abstract/med/8265230.
28. Baker K, McAlindon T. Exercise for knee osteoarthritis. *Curr Opin Rheumatol*. 2000;12(5):456–463. http://ovidsp.tx.ovid.com.lp.hscl.ufl.edu/sp-3.25.0a/ovidweb.cgi?
29. Pelletier J-P, Raynauld J-P, Berthiaume M-J, et al. Risk factors associated with the loss of cartilage volume on weight-bearing areas in knee osteoarthritis patients assessed by quantitative magnetic resonance imaging: a longitudinal study. *Arthritis Res Ther*. 2007;9(4). https://doi.org/10.1186/ar2272.
30. Sled EA, Khoja L, Deluzio KJ, Olney SJ, Culham EG. Effect of a home program of hip abductor exercises on knee joint loading, strength, function, and pain in people with knee osteoarthritis: a clinical trial. *Physical Therapy*. 2010;90(6):895–904. https://doi.org/10.2522/ptj.20090294.
31. Hill CL, Hunter DJ, Niu J, et al. Synovitis detected on magnetic resonance imaging and its relation to pain and cartilage loss in knee osteoarthritis. *Ann Rheum Dis*. 2007;66(12):1599–1603. https://doi.org/10.1136/ard.2006.067470.
32. Sharma L. The Role of Knee Alignment in disease progression and functional decline in knee osteoarthritis. *JAMA*. 2001;286(2):188–195. https://doi.org/10.1001/jama.286.2.188.
33. Bennell KL, Hunt MA, Wrigley TV, Hunter DJ, Hinman RS. The effects of hip muscle strengthening on knee load, pain, and function in people with knee osteoarthritis: a protocol for a randomised single-blind controlled trial. *BMC Musculoskelet Disord*. 2007;8(1). https://doi.org/10.1186/1471-2474-8-121.

34. Fransen M, McConnell S, Harmer AR, Van der Esch M, Simic M, Bennell KL. *Exercise for osteoarthritis of the knee | Cochrane*. http://www.cochrane.org/CD004376/MUSKEL_exercise-for-osteoarthritis-of-the-knee. Published January 8, 2015. Accessed May 24, 2017.

사례 9.2

35. Logerstedt DS, Synder-Mackler L, Ritter RC, Axe MJ, Godges JJ. Knee stability and movement impairment coordination impairments: knee ligament sprain. Clinical practice guidelines linked to the International Classification of Functioning, Disability, and Health from the Orthopaedic Section of the American Physical Therapy Association. *J Orthop Sports Phys Ther*. 2010;40(4):A1–A37.
36. Fitzgerald GK, Axe MJ, Snyder-Mackler L. A decision-making scheme for returning patients to high-level activity with nonoperative treatment after anterior cruciate ligament rupture. *Knee Surg Sports Traumatol Arthrosc*. 2000;8:76–82.
37. Wilk KE, et al. Recent advances in the rehabilitation of anterior cruciate ligament injuries. *J Orthop Sports Phys Ther*. 2012;42(3): 153–171.
38. Escamilla RF, et al. Anterior cruciate ligament strain and tensile forces for weight-bearing and non-weight-bearing exercises: a guide to exercise selection. *J Orthop Sports Phys Ther*. 2012;42(3):208–220.
39. Dingenen B, Janssens L, Luyckz T, Claes S, Bellemans J. Staes. Lower extremity muscle activation onset times from double-leg stance to single-leg stance in anterior cruciate ligament injured subjects. *Human Movt Sc*. 2015;44:234–245.
40. Fitzgerald GK, Axe MJ, Synder-Mackler L. Proposed practice guidelines for nonoperative anterior cruciate ligament rehabilitation of physically active individuals. *J Orthop Sports Phys Ther*. 2000;30(4):194–203.
41. Fitzgerald GK, Axe MJ, Synder-Mackler L. The efficacy of perturbation training in nonoperative anterior cruciate ligament rehabilitation programs for physically active individuals. *Phys Ther*. 2000;80:128–140.
42. Mueller MJ, Maluf KS. Tissue adaptation to physical stress: a proposed "Physical Stress Theory" to guide physical therapy practice, education and research. *Phys Ther*. 2002;82(4):383–403.
43. Benjaminese A, Gokeler A, Dowling AV, et al. Optimization of the anterior cruciate ligament injury prevention paradigm: novel feedback techniques to enhance motor learning and reduce injury risk. *J Orthop Sports Phys Ther*. 2015;45(3):170–182.
44. Ageberg E, Roos EM. The association between knee confidence and muscle power, hop performance, and postural orientation in people with anterior cruciate ligament injury. *J Orthop Sports Phys Ther*. 2016;46(6):477–482.
45. Fleming BC, Beynnon BD, Renstrom PA, Peura GD, Nichols CE, Johnson RJ. The strain behavior of the anterior cruciate ligament during bicycling. An in vivo study. *Am J Sports Med*. 1998;26:109–118.
46. Escamilla RF, Zheng N, Macleod TD, et al. Cruciate ligament forces between short-step and long-step forward lunge. *Med Sci Sports Exerc*. 2010;42:1932–1942.
47. Escamilla RF, Zheng N, Macleod TD, et al. Cruciate ligament tensile forces during the forward and side lunge. *Clin Biomech (Bristol, Avon)*. 2010;25:213–221.
48. Farrokhi S, Pollard CD, Souza RB, Chen YJ, Reischl S, Powers CM. Trunk position influences the kinematics, kinetics, and muscle activity of the lead lower extremity during the forward lunge exercise. *J Orthop Sports Phys Ther*. 2008;38:403–409.

사례 9.3

49. Witvrouw E, et al. Patellofemoral pain: consensus statement from the 3rd International Patellofemoral Pain Research Retreat held in Vancouver, September 2013. *Br J Sports Med*. 2014;48: 411–414.
50. Crossley KM, et al. 2016 Patellofemoral pain consensus statement from the 4th International Patellofemoral Pain Research Retreat, Manchester. Part 1: terminology, definitions, clinical examination, natural history, patellofemoral osteoarthritis and patient-reported outcome measures. *Br J Sports Med*. 2016;00:1–5.
51. Rabin A, et al. Factors associated with visually assessed quality of movement during a lateral step-down test among individuals with patellofemoral pain. *J Orthop Sports Phys Ther*. 2014;44(12):937–946.
52. Bolgla LA, et al. Hip strength and hip and knee kinematics during stair descent in females with and without patellofemoral pain syndrome. *J Orthop Sports Phys Ther*. 2008;38(1):12–18.
53. Robinson RL, Nee RJ. Analysis of hip strength in females seeking physical therapy treatment for unilateral patellofemoral pain syndrome. *J Orthop Sports Phys Ther*. 2007;37(5):232–238.
54. Salsich GB, Graci V, Maxam DE. The effects of movement pattern modification on lower extremity kinematics and pain in women with patellofemoral pain. *J Orthop Sports Phys Ther*. 2012;42(12):1017–1024.
55. Chinkulprasert C, Vachalathiti R, Powers CM. Patellofemoral joint forces and stress during forward step-up, lateral step-up, and forward step-down exercises. *J Orthop Sports Phys Ther*. 2011;41(4):241–248.
56. Barton CJ, Lack S, Malliaras P, et al. Gluteal muscle activity and patellofemoral pain syndrome: a systematic review. *Br J Sports Med*. 2013;47:207–214.
57. Fukuda TY, Melo WP, Zaffalon BM, et al. Hip posterolateral musculature strengthening in sedentary women with patellofemoral pain syndrome: a randomized controlled clinical trial with 1-year follow-up. *J Orthop Sports Phys Ther*. 2012;42:823–830.
58. Dolak KL, Silkman C, Medina McKeon J, et al. Hip strengthening before functional exercises reduces pain sooner than quadriceps strengthening in females with patellofemoral pain syndrome: a randomized clinical trial. *J Orthop Sports Phys Ther*. 2011;41:560–570.
59. Khayambashi K, Mohammadkhani Z, Ghaznavi K, et al. The effects of isolated hip abductor and external rotator muscle strengthening on pain, health status, and hip strength in females with patellofemoral pain: a randomized controlled trial. *J Orthop Sports Phys Ther*. 2012;42:22–29.
60. Willy RW, Davis IS. The effect of a hip-strengthening program on mechanics during running and during a single-leg squat. *J Orthop Sports Phys Ther*. 2011;41:625–632.
61. Aminaka N, Pietrosimone BG, Armstrong CW, et al. Patellofemoral pain syndrome alters neuromuscular control and kinetics during stair ambulation. *J Electromyogr Kinesiol*. 2011;21:551–645.
62. McKenzie K, Galea V, Wessel J, et al. Lower extremity kinematics of females with patellofemoral pain syndrome while stair stepping. *J Orthop Sports Phys Ther*. 2010;40:625–632.
63. Hofmann CL, Holyoak DT, Juris PM. Trunk and shank position influences patellofemoral joint stress in the lead and trail limbs during the forward lunge exercise. *J Orthop Sports Phys Ther*. 2017;47(1):31–40.
64. Powers CM, et al. Patellofemoral joint stress during weight-bearing and non-weight-bearing quadriceps exercises. *J Orthop Sports Phys Ther*. 2014;44(5):320–327.
65. Janssen I, Steele JR, Munro BJ, Brown NA. Predicting the patella tendon force generated when landing from a jump. *Med Sci Sports Exerc*. 2013;45:927–934.
66. Silva RS, Ferreira ALG, Nakagawa TH, Santos JEM, Serrao FV. Rehabilitation of patellar tendinopathy using hip extensor strength-

ening and landing-strategy modification: case report with 6-month follow-up. *J Orthop Sports Phys Ther*. 2015;45(11):899–909.

67. Zhang SN, Bates BT, Dufek JS. Contributions of lower extremity joints to energy dissipation during landings. *Med Sci Sports Exerc*. 2000;32:812–819.
68. Souza RB, et al. Femur rotation and patellofemoral joint kinematics: a weight-bearing magnetic resonance imaging analysis. *J Orthop Sports Phys Ther*. 2010;40(5):277–285.
69. Teng HL, Powers CM. Sagittal plane trunk posture influences patellofemoral joint stress during running. *J Orthop Sports Phys Ther*. 2014;44(10):785–792.
70. Cheung RT, Davis IS. Landing pattern modification to improve patellofemoral pain in runners: a case series. *J Orthop Sports Phys Ther*. 2011;41(12):914–919.

사례 9.4

71. Binkley JM, Stratford PW, Lott SA, Riddle DI. The Lower Extremity Functional Scale (LEFS): scale development, measurement properties, and clinical application. *Phys Ther*. 1999;79:371–383.
72. Cleland J, Cleland JA, Koppenhaver S. *Netter's Orthopaedic Clinical Examination - An Evidence-based Approach*. 2nd ed. St. Louis, MO: Saunders Elsevier; 2011.
73. Sayers A, et al. Rest pain and movement-evoked pain as unique constructs in hip and knee replacements. *Arthritis Care Res*. 2016;68(2):237–245.
74. www.rehabmeasures.org.
75. Knepler C, Bahannon RW. *Subjectivity of Forces Associated with Manual-Muscle Test Grades of 3, 4-, and 4. Perceptual and Motor Skills*. http://journals.sagepub.com/doi/abs/10.2466/pms.1998.87.3f.1123. Published December 1, 1998. Accessed May 25, 2017.
76. Bohannon RW, Corrigan D. A broad range of forces is encompassed by the maximum manual muscle test grade of five. *Percept Motor Skills*. 2000;90(3):747–750. https://doi.org/10.2466/pms.2000.90.3.747.
77. Barker KL, Jenkins C, Pandit H, Murray D. Muscle power and function two years after unicompartmental knee replacement. *Knee*. 2012;19(4):360–364. https://doi.org/10.1016/j.knee.2011.05.006.
78. Kennedy DM, Stratford PW, Riddle DL, Hanna SE, Gollish JD. Assessing recovery and establishing prognosis following total knee arthroplasty. *Phys Ther*. 2008;88(1):22–32. https://doi.org/10.2522/ptj.20070051.
79. Mizner RL, Petterson SC, Snyder-Mackler L. Quadriceps strength and the time course of functional recovery after total knee arthroplasty. *J Orthopaed Sports Phys Ther*. 2005;35(7):424–436. https://doi.org/10.2519/jospt.2005.35.7.424.
80. Cahill JB, Kosman LM. Total knee arthroplasty. In: Cioppa-Mosca J, Cahill JB, Young Tucker C, eds. *Hospital for Special Surgery. Handbook of Postsurgical Rehabilitation Guidelines for the Orthopedic Clinician*. St. Louis, MO: Mosby Elsevier; 2008:9–15.

10

상지 워크북

Upper Extremity Workbook

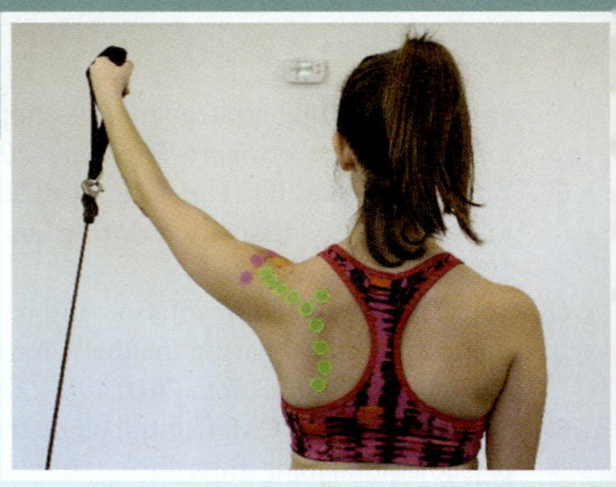

이 장은 6장에서 설명하는 4가지 카테고리에 대한 운동의 예시를 제공하도록 고안되어 있다. 해당 부분에 적용되는 일반 생체역학 개념은 이 장의 첫 머리에 수록되어 있다. 각 섹션 도입부에는 카테고리에 대한 일반적인 운동 접근법, 주의사항 및 금기사항, 일반적인 변수, 검사 및 평가, 보상작용이 포함된다. 선택된 운동들에 대해 목적, 위치, 운동 설명 및 행동, 교육 팁, 장점, 대안 및 진행 과정이 나열되어 있다. 이 운동법들은 고려된 운동의 유형을 설명하기 위해 선택되었으며, 다른 범주 또는 다른 부분에 적합할 수도 있다. 여러 가지 운동 옵션과 변형들이 있으며, 이 장의 운동들이 모두 포함되도록 의도된 것은 아니다. 각 섹션 마지막에는 사례연구가 포함되며, 최종 카테고리에 사용되는 개념(만성통증행동 및 심리적 요소가 있는 개인)은 선정된 사례연구를 적용한다.

표 10.1 생체역학적 개념과 상지에 대한 운동 시 고려사항 – *계속*

생체역학적 개념	운동에 미치는 영향
1. 코어 자세	
목뼈·등부위 및 자세 정렬은 척추 위치, 근육 정렬/길이, 어깨관절 가동 범위에 영향을 미친다.[1,4,5] (제4장 참조) 척추 위치에 영향을 미치는 일반적인 척추 정렬 문제에는 다음이 포함된다: • 거북목(tipping/어깨뼈 아래각 들림)(그림 4.9A) • 등부위 뒤굽음증(tipping/어깨뼈 아래각 들림)(그림 4.9A) • 편평한 등부위 척추(winging/날개어깨뼈)(그림 4.9B) • 척추옆굽음증(회전 또는 올림) • 비대칭(체간이 옆으로 구부리거나 또는 어깨의 일반적인 아래 경사면이 있는 경우 날개뼈의 아래회전을 야기함(표 10.1)) • 등허리부위 앞굽음증(tipping/어깨뼈 아래각 들림 또는 날개어깨뼈/winging)과 아래회전(표 그림 10.1) 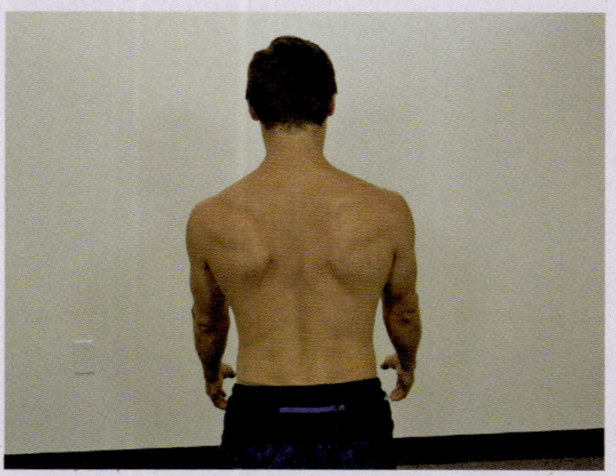 **표 그림 10.1** 등허리 앞굽음증과 연관된 티핑, 날개어깨뼈 및 아래회전과 어깨의 아래 기울임.	목·등부위 정렬과 모든 상지 운동들의 자세를 고려한다. 스트레스에 기여하거나 상지 관절 운동 범위에 영향을 미치는 경우 위쪽 등부위 및 목뼈 가동성 및 근육 길이를 검토한다.[1,2] 직립 자세에서는 가능한/여유있는 어깨 올림 가동 범위를 증가시키는 것이 발견되었으며,[3-5] 능동적으로 앉는 자세를 교정할 수 있는 능력은 척추 앞쪽 기울임(tipping/어깨뼈 아래각 들림)을 감소시키고 어깨뼈 위쪽돌림을 줄일 수 있다.[4] 자세 교정은 고유수용감각 입력을 최대화시키거나 중력이나 외부적 부하에 저항하기 위한 특정 근육 활동을 목표로 하기 위해 선택된 운동 및 자세를 포함할 수 있다.

표 10.1 생체역학적 개념과 상지에 대한 운동 시 고려사항 – *계속*

생체역학적 개념	운동에 미치는 영향
2. 어깨가슴부위 움직임과 조절	
어깨뼈 움직임과 조절은 수동적 제약보다는 신경근육 조절에 의존한다. 시상면, 이마면 또는 어깨뼈 면의 정상적인 올림에는 어깨뼈 움직임(동작의 1/3 또는 60°까지 설명)과 오목위팔관절 움직임(약 2/3 또는 120°)을 모두 포함한다.[6] 일반적으로 어깨뼈 위쪽 44~45° 회전에 있어서 관절오목(the glenoid)을 어깨 위로 상지를 사용할 수 있는 각도로 배치한다.[8] 정상적인 올림/거상에서 어깨뼈는 또한 뒤쪽으로 기울어지며(20~40°) 바깥쪽으로 회전한다(15~35°).[6] 돌림근띠/회전근개, 어깨세모근/삼각근, 위팔두갈래근/이두근 긴갈래를 포함한 많은 어깨 근육이 어깨뼈에 부착되고 다른 근육들이 빗장뼈에 부착되기 때문에, 근육 정렬 및 긴장 생성 능력도 어깨뼈 위치에 영향을 받는다.[6] 어깨뼈와 흉곽의 근사치는 상지를 흉추에 연결하고 오목위팔관절 근육을 위한 이동 기반을 제공한다. 비정상적인 어깨가슴부위 운동학(어깨뼈 운동이상증이라고도 함) 또는 오목위팔관절 운동에 대한 어깨뼈 움직임의 부조화는 어깨 기능장애 환자에게 전형적으로 관찰되며 다른 상지손상에서도 종종 보여진다.[4] 제한된 근육 기능 및 가동성과 함께, 변경된 운동 패턴은 오목위팔관절 근육과 관절 구조에 의해 흡수되는 부하의 양에 기여할 수 있다.[4,7] 앞톱니근, 위등세모근 및 아래등세모근은 올림을 통해 어깨뼈의 위쪽돌림을 생성하는 짝힘의 역할을 한다.[4,6,8] 앞톱니근 활동은 모든 올림 구성 요소(위쪽돌림, 뒤쪽 기울임, 가쪽돌림)에 기여하며, 어깨뼈를 흉곽에 연결하고, 날개어깨뼈, 앞쪽 기울임 및 아래돌림을 막는다.[8] 어깨부딪힘 증상과 불안정성을 가진 사람은 어깨 기능장애가 있거나 없는 사람들의 움직임 패턴에 상당한 가변성이 있지만, 더 높은 올림 범위에서 뒤쪽 기울임이 감소하면서 초기 올림에서 어깨가슴부위 위쪽돌림이 감소한 것으로 밝혀졌다(표 그림 10.2).[4,9-12] 이와는 대조적으로 오십견/유착성 관절낭염이나 뻣뻣함 및 돌림근띠 손상이 있는 환자는 일반적으로 과도한 또는 조기 어깨뼈 움직임(위쪽돌림 또는 올림)으로 인해 가동성 또는 근력의 부족 보상뿐만 아니라 뒤쪽 기울임이 감소한다.[4]	상지를 위한 운동의 주안점은 어깨뼈의 연결 및 적절한 타이밍이 신경근 협응의 중요한 요소임에도 불구하고 '안정성'보다는 기능에 필요한 움직임을 가능하게 하는 것이다. 유연성, 활성화, 협응 또는 근력 결손의 관련 장애 개선을 목표로 하는 개별 프로그램을 모든 프로그램에 포함하는 것을 권장한다.[9,12,13] 시작 및 초기 올림에서의 어깨뼈 위쪽돌림은 어깨뼈의 시작 위치를 참고/고려하며, 어깨가슴부위 움직임 타이밍과 협응의 신경근 재교육을 돕기 위해 중요할 수 있다. 어깨 통증이 있는 사람들은 앞톱니근의 활성도가 저하된 것으로 나타났으며, 그 근육은 어깨뼈의 올림에 필요한 모든 요소에 기여하므로 앞톱니근의 타이밍 및 기능을 대상으로 하는 운동이 중요하다.[4] 제한된 뒤쪽 기울임은 앞쪽 근육 유연성, 위쪽 등뼈 위치 또는 더 높은 범위에서 불충분한 뒷면 근육활동과 관련될 수 있다. 비정상적인 역학에 대한 잠재적 원인은 앞쪽 근육의 지속적인 스트레칭(큰가슴근, 작은가슴근, 또는 넓은등근), 등부위 가동성 운동 또는 뒷면근육 활성, 지구력 또는 관련 손상과 일치하는 근력강화와 함께 다른 매개변수를 필요로 한다.

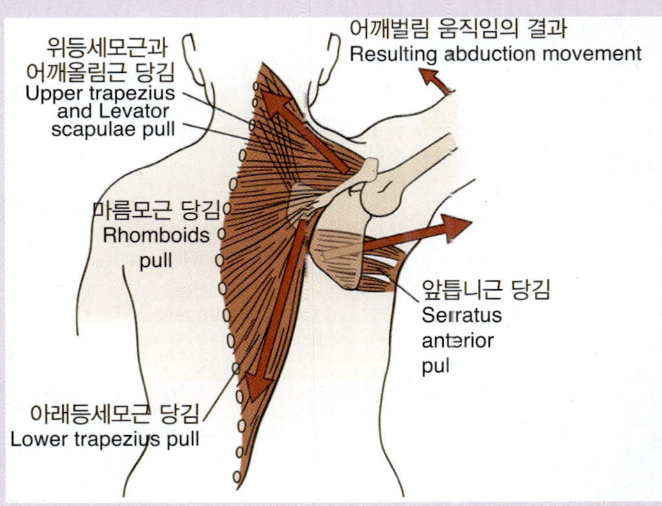

표 그림 10.2 어깨뼈 위쪽돌림에 관여된 근육들(Magee DJ, Zachazewski JE, Quillen WS, et al. *Pathology and Intervention in Musculoskeletal Rehabilitation*. 2nd. ed. St. Louis, MO: Elsevier: 2016.)

계속

표 10.1 생체역학적 개념과 상지에 대한 운동 시 고려사항 – *계속*

생체역학적 개념	운동에 미치는 영향
오목위팔관절 구조의 부하 증가에 기여하는 자세정렬의 시작위치 • 아래돌림(Downward rotation)(그림 4.4A) • 날개어깨뼈(Winging)(그림 4.4B) • 앞쪽 들림(Anterior tipping)(그림 4.4C) • 어깨가슴 움직임 보상(Scapulothoracic movement compensations) • 조기(또는 지연된) 위쪽돌림(Early(or late) upward rotation) • 조기 또는 과도한 어깨뼈 올림(Early or excessive scapula elevation)(그림 4.8A) • 척추의 보상(Spinal compensations)(그림 4.8B)	어깨뼈 움직임의 시작 범위는 팔을 특정 시작 위치(지지/도움 여부와 무관)에 놓거나 받침대를 사용하거나 어깨뼈 근육이 유리한 위치에 있는 범위에서 작업/일함으로써 수정될 수 있다. 근육 불균형, 제한된 오목위팔관절 가동범위/근육 유연성 또는 근육 약화로 인한 보상은 관련 손상을 해결하기 위한 운동을 통해 해결할 수 있다. 운동조절 개념은 다른 운동 순서를 가르치기 위해 필요할 수 있으며, 감각 입력(닫힌 사슬 또는 촉각 피드백)은 근육 타이밍이나 활성화 개선에 도움이 될 수 있다. 타이밍을 다루기 전에 부하를 조정하거나 관절가동범위를 개선해야 할 수 있다. 상지 운동을 위한 위치를 선택할 때 중력의 영향과 팔 무게를 고려해야 한다.
3. 어깨 부딪힘 위팔뼈 머리와 어깨뼈 봉우리 사이에 있는 가시위오목근과 어깨뼈 봉우리밑 점액낭의 압박은 34~72° 사이의 어느 곳에서나 발생하며,[14] 위팔뼈 머리의 위쪽 미끄러짐과 함께 발생한다. 부딪힘 증후군이 있는 환자의 경우, 자기공명영상(MRI)을 사용하는 대조군에 비해 어깨뼈 봉우리밑 공간이 감소하는 것으로 나타났다.[15,16] 과도한 또는 초기 위쪽 미끄러짐 또는 위로 향하는 힘은 상완골의 관절오목에 대한 제한된 돌림근띠 근사치와 관련이 있는 것으로 생각되는 반면 어깨세모근은 벌림력을 제공한다(돌림근띠 역학에 관한 섹션 참조).[8,17] 좁아짐은 삼출물 또는 어깨뼈 봉우리의 형태와도 관련이 있을 수 있다(표 그림 10.3). 어깨뼈 봉우리 아래에서 큰결절의 늦은 제거는 또한 가시위오목근, 어깨뼈 봉우리밑 점액낭, 위팔두갈래근 긴갈래 및 위쪽 돌림근띠의 압박에 기여하는 것으로 생각된다.[18,19] 올림 동안 어깨의 안쪽돌림, 특히 장시간 자세에서 또는 "empty can" 위치에서의 부하는 압축 부하를 증가시키고[20] 일반적으로 증상을 악화시키고 재현한다.[8,9,21-24] 그 결과로 생긴 부딪힘은 35°에서 70° 사이에 시작하는 움직임의 원호 중 통증으로 나타나며, 가쪽돌림 이후 통증이 감소하면 약 120°에서 어깨뼈 봉우리 호에서 위팔뼈 머리가 통과한 후 통증이 감소한다.[6,25,26] 위팔두갈래근 긴갈래의 부딪힘은 팔이 Neer 부딪힘 테스트와 유사하게 올림하는 동안 안쪽돌림을 유지하는 경우, 굽힘 범위에서 더 높거나 더 일찍 발생한다(표 그림 10.4).[26,27]	환자는 운동 및 일상생활 중 부딪힘을 피하기 위해 올림하는 동안 가쪽돌림(범위 전체에 엄지손가락 올림)을 교육할 수 있다. 가쪽돌림이 어깨뼈 봉우리밑 구조물에서 제거되면, 즉시 통증이 없는 운동범위가 더 넓어질 수 있으며 운동이나 기능 중에 통증호를 피할 수 있다. 이것이 가능하지 않으면 더 높은 상승 범위가 제한해야 할 수 있다. 목 등부위(티핑, 지연된 위쪽돌림, 뒤쪽 기울임 부족) 또는 오목위팔관절(안쪽돌림) 역학을 수정하여 통증을 줄일 수 없는 경우 다른 기여 요인을 다루면서 초기 관리 시 통증 범위를 피해야 할 수 있다.

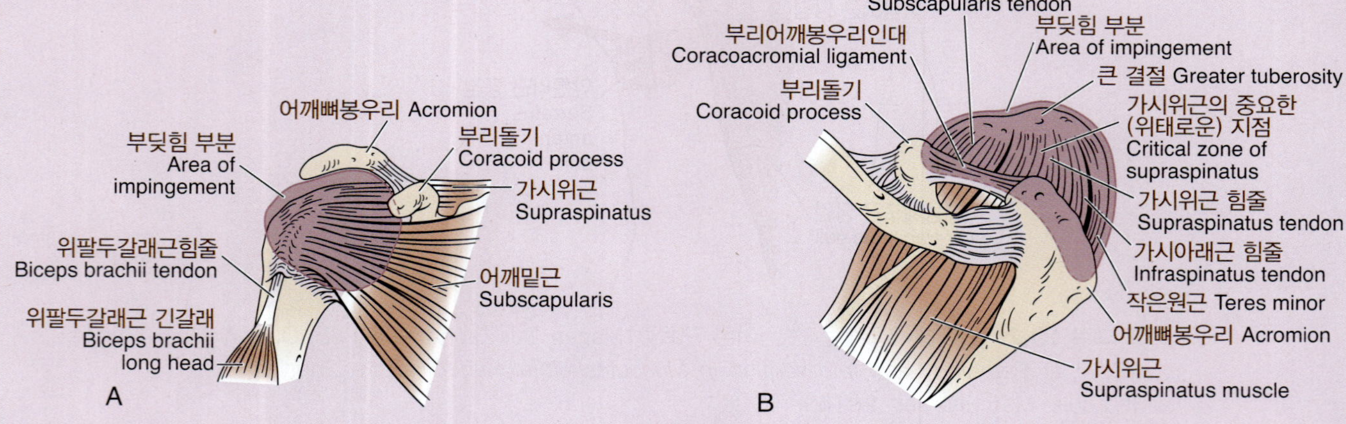

표 그림 10.3 어깨의 부딪힘 증후군에 관여된 구조물(A와 B)과 부분(A–C).
(From Magee DJ, Zachazewski JE, Quillen WS, et al. *Pathology and Intervention in Musculoskeletal Rehabilitation*. 2nd. ed. St. Louis, MO: Elsevier: 2016.)

표 10.1 생체역학적 개념과 상지에 대한 운동 시 고려사항 - *계속*

생체역학적 개념	운동에 미치는 영향
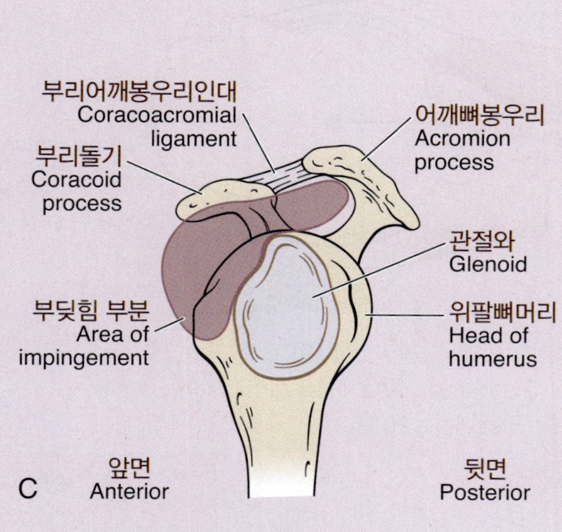 **표 그림 10.3 계속**	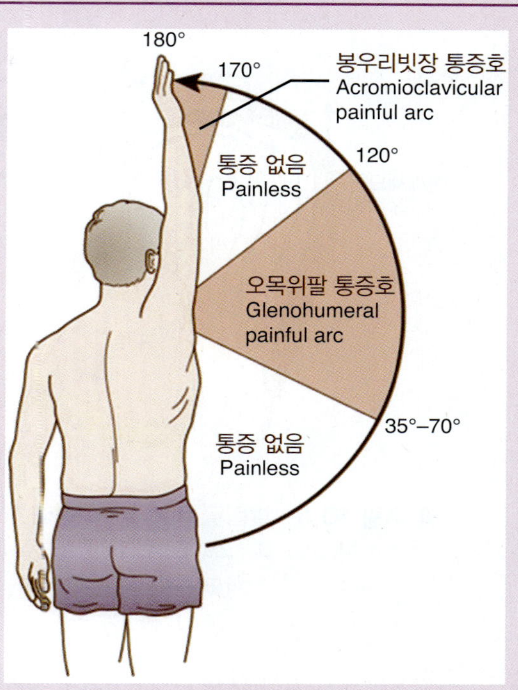 **표 그림 10.4** 어깨 가쪽벌림-오목위팔(GH)관절 부딪힘 또는 봉우리 빗장관절 기능 이상과 연관된 움직임의 통증호 (From Magee DJ. *Orthopedic Physical Assessment*. 6th ed. St. Louis, MO: Elsevier; 2016.)

4. 돌림근띠 역학

돌림근띠는 능동적으로 위팔뼈 머리를 관절와에 가깝게 하며, 위팔뼈 더리를 압박하거나 연결하는 역할을 담당한다. 어깨 벌림과 굽힘 중에 어깨뼈가 회전하면서 관절와는 점진적으로 위쪽을 향한다. 돌림근띠와 어깨뼈 조절을 함께 조정하는 것은 위팔뼈 머리를 움직이는 면(Moving base)과 정렬시키려면 필수적이다.[7] 위팔뼈 머리는 관절와보다 상당히 크며, 표면의 25~30%만이 운동 중 관절와와 접촉하므로 관절의 돌림근띠 근사치의 필요성이 증가한다(표 그림 10.5).[28]

돌림근띠의 중간 범위는 60~70° 정도의 굽힘과, 중립 회전에 있다.

관절와의 위치와 각도는 오목위팔관절 근접, 회전 제어 및 짝힘을 제공하는 돌림근띠의 능력에 영향을 미친다. 흉곽에 비례하여 날개뼈의 "정상" 위치는 이마면에서 앞쪽으로 약 30–35°를 향하며, 관절와에서 위쪽으로 추가 5°와 함께 약간 위쪽으로 회전(±3–10°)한다.[6,22] 관절와의 위쪽회전은 어깨뼈가 아래 방향으로 향하는 것보다 관절을 적게 방해되는 위치로 배치하는데 도움이 된다.

돌림근띠 활성화는 오목위팔관절의 축을 유지하고 상지를 동시에 발생하는 활동을 통해 척추에 연결을 위해 필요하다.[8] 압박력은 점진적인 올림에 따라 증가하며, 체중의 80~90%에 이르는 것으로 알려져 있다.[6,29] 닫힌 사슬의 위치가 천층(표층) 안정화 활성에 도움이 되는 고유수용성 입력을 제공하지만, 관절 압축량과 체중을 지탱하는 능력도 고려해야 한다.[30]

위팔뼈 머리를 다른 형태로 옮기는 조절 외에도, 회전근육은 또한 안쪽, 가쪽돌림과 어깨뼈면 벌림을 유발한다(특히, 올림의 하위 범위, 표 그림 10.6 및 10.7).[8]

돌림근띠가 약할 때 팔을 어깨뼈 면과 중간 범위에서 활성화하기 위해 최적의 위치로 사전배치하는 것이 도움이 될 수 있다.

팔을 지탱하는 위치는 위팔뼈 머리를 관절와에 가깝게 하는 데 필요한 근육 지지의 양을 감소시킬 것이다.

다양한 운동을 수행하는 동안 돌림근띠 근육의 상대적인 활성도를 측정하는 EMG연구는 특정 근육의 강화가 목표인 운동 프로그램의 진행에 있어 도움을 줄 수 있지만, 돌림근띠의 주요기능은 가동범위 내에서 회전을 조정하는데 앞서서 위팔뼈 머리를 관절와 쪽으로 끌어 당기고 머리뼈의 위치를 조절하는 능력이다.

닫힌 사슬 위치는 일반화된 돌림근띠의 활성과 관절의 근사치를 촉진하기 위해 사용될 수 있지만, 돌림근띠의 기능 및 손상에 따라 부하량을 조정할 필요가 있다.[30] 네발기기 자세의 지면 반력(체중 19%)은 팔굽혀펴기(체중 34%)보다 낮다.[30]

돌림근띠 손상이 있는 사람들은 큰 외부 모멘트 팔로 압박력을 견딜 수 없을 수 있으며, 어깨 가까이 또는 굽힘된 팔꿈치로 힘을 가하는 것이 바람직하다.[6]

계속

표 10.1 생체역학적 개념과 상지에 대한 운동 시 고려사항 – *계속*

생체역학적 개념	운동에 미치는 영향

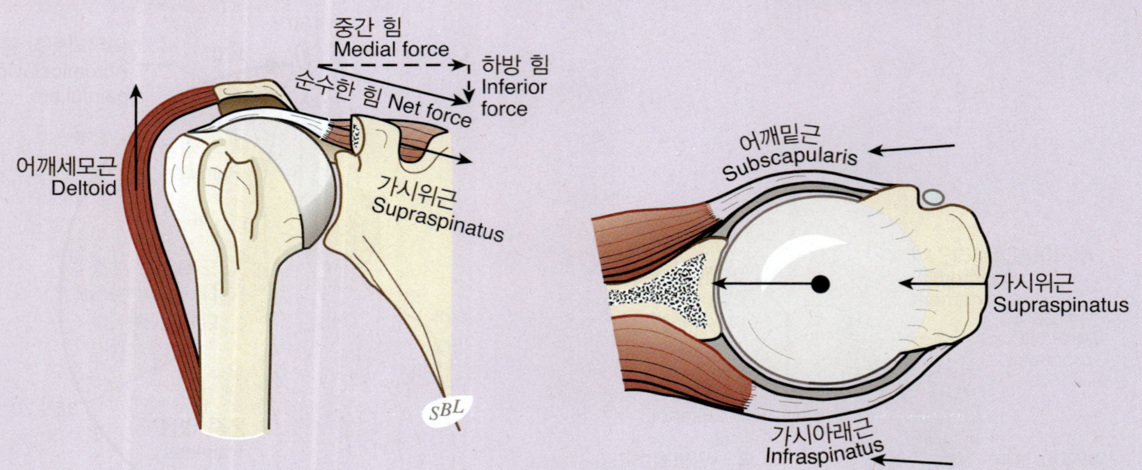

표 그림 10.5 벌림을 위해 돌림근띠에서 요구하는 힘 및 위팔뼈 머리가 관절와의 접근. (From Magee DJ, Zachazewski JE, Quillen WS, et al. *Pathology and Intervention in Musculoskeletal Rehabilitation*. 2nd. ed. St. Louis, MO: Elsevier; 2016.)

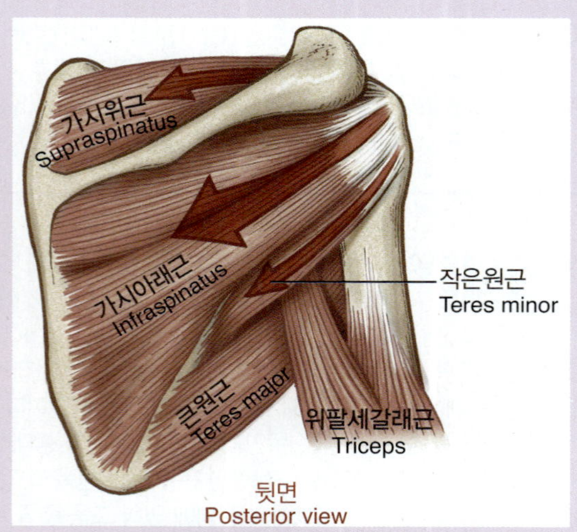

표 그림 10.6 위팔뼈 머리가 어깨뼈의 접근을 위한 돌림근띠 짝힘의 뒤쪽 구성요소.
(From Neumann DA. *Kinesiology of the Musculo skeletal System*. 3rd ed. St. Louis, MO: Elsevier; 2017.)

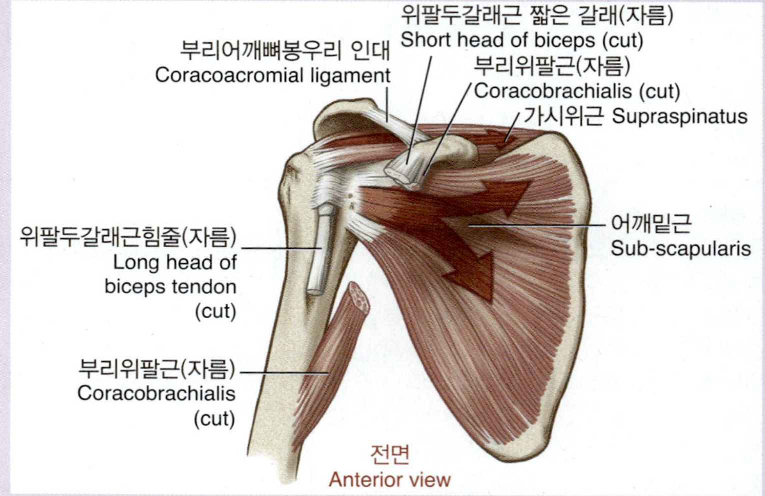

표 그림 10.7 위팔뼈 머리가 어깨뼈의 접근을 위한 돌림근띠 짝힘의 앞쪽 구성요소.
(From Neumann DA. *Kinesiology of the Musculo skeletal System*. 3rd ed. St. Louis, MO: Elsevier; 2017.)

표 10.1 생체역학적 개념과 상지에 대한 운동 시 고려사항 – *계속*

생체역학적 개념	운동에 미치는 영향
가시위오목근 힘줄은 우리가 앉거나 서있을 시 팔이 몸 옆에 있을 때 최대 길이에 있다. 근육–힘줄 복합체의 전체 장력(스트레인)은 아래돌림, 티핑(기울어짐) 또는 앞쪽으로의 어깨가 위치할 경우 증가하며, 팔의 무게에 따른 장력(스트레인)은 더욱 증가한다(표 그림 10.8).[22] 어깨뼈 봉우리 아래 마찰과 압박의 가능성과 더불어 가시위오목근 힘줄의 각도와 지속적인 장력 때문에 마모에 취약하다(표 그림 10.9).[6,31] 근육은 팔 무게에 대한 부하에 저항하는 힘을 생성해야 하며, 특히 신체에서 멀리 떨어진 곳에서 부하가 지지되는 경우 즉, 벌림 중에 높은 부하를 받는다.[6] 뼈 곁돌기가 있는 데서 또는 비정상적인 형태의 어깨뼈 봉우리에서 위험은 증가한다(표 그림 10.10). 가시위오목근 힘줄과 긴머리 위팔두갈래근은 모두 어깨뼈 봉우리밑 압박에 취약하며(표 그림 10.9), 특히 올림 중 어깨의 안쪽돌림에서 취약하다(그림 4.7B). 뼈 곁돌기가 있는 데서 또는 비정상적인 형태의 어깨뼈 봉우리에서 위험은 증가한다(표 그림 10.10). 또한 가시위오목근 힘줄은 중간 힘줄의 혈관 공급이 원활하지 않아 회복 가능성이 감소한다(표 그림 10.11).	부딪힘 또는 돌림근띠의 문제가 있는 환자가 부상을 당할 경우 가시위오목근이 완전 염좌되는 것을 피하기 위해 팔을 바로 누운 자세로 받치거나, 엎드린 상태로 또는 앉은 상태에서 팔을 테이블에 올려야 할 수 있다. 어깨뼈 위쪽돌림은 관절와 위치를 돕는다. 돌림근띠 퇴행, 부딪힘, 힘줄 파열 또는 불안정성으로 인해 길어진(또는 올린) 자세에서 과도한 체중을 피해야 한다. 위쪽 돌림근띠 파열 또는 퇴행성 변화가 있는 환자는 기능적 활동 및 특정 운동 중에 맨 끝 범위에서 높은 부하를 피해야 할 수 있다. 부하의 양뿐만 아니라 외부 모멘트 암의 길이를 고려해야 한다.

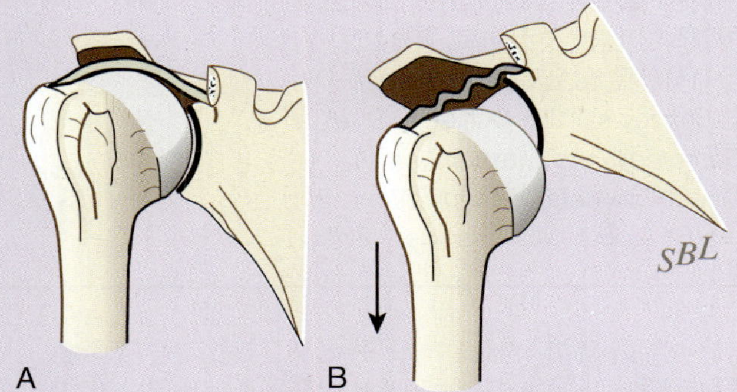

표 그림 10.8 오목위팔관절에 대한 신연력(distraction forces)으로 인해 어깨뼈가 아래돌림하면서 가시위오목근 힘줄이 변형되면 힘줄 과부하의 원인이 될 수 있다.(From Neumann DA. *Kinesiology of the Musculoskeletal System*. 3rd ed. St. Louis, MO: Elsevier; 2017.)

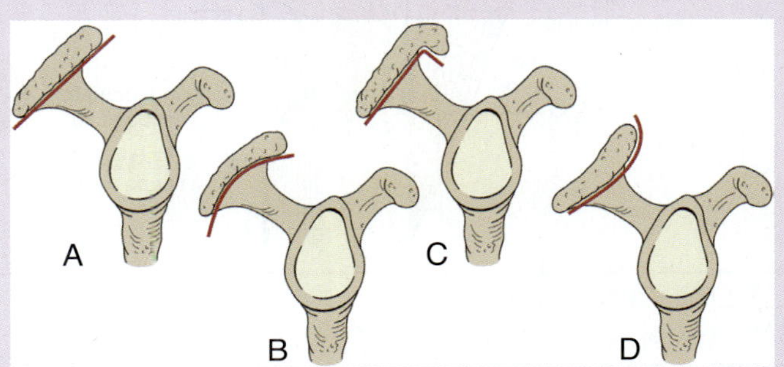

표 그림 10.10 어깨뼈 봉우리의 모양에 따른 자연변화. (A) 평면, (B) 오목, (C) 갈고리 및 (D) 볼록. C와 D는 부딪힘 상황에서 매우 위험한 경우이다.(From Magee DJ. *Orthopedic Physical Assessment*. 6th ed. St. Louis, MO: Elsevier; 2016.)

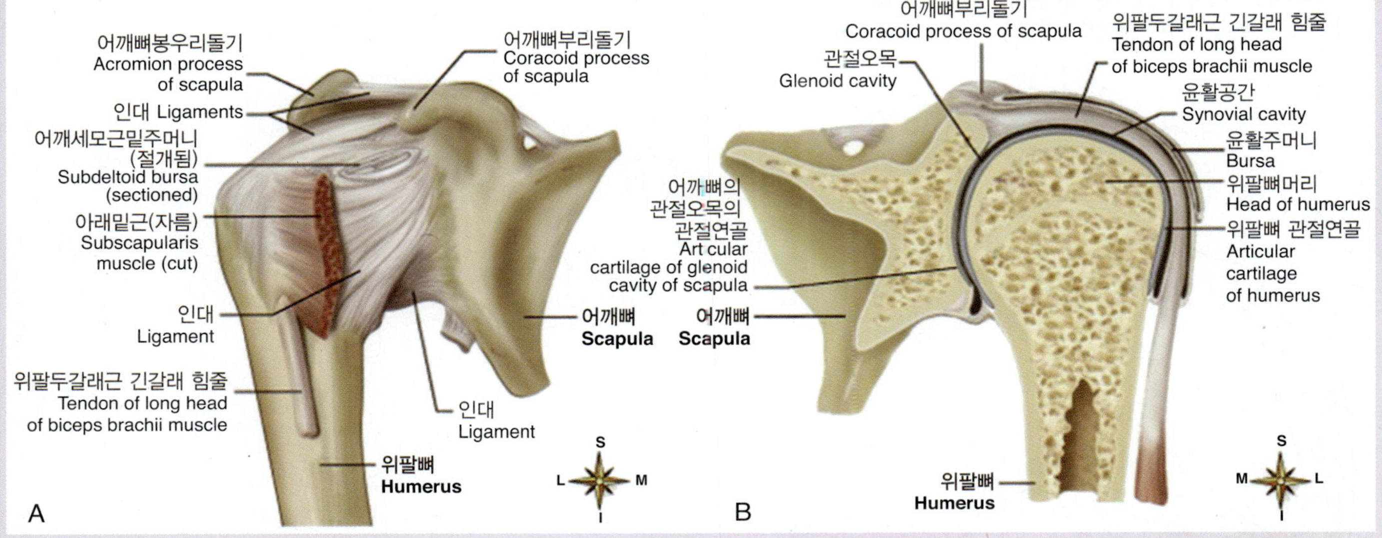

표 그림 10.9 어깨뼈 봉우리밑 긴머리 위팔두갈래근과 윤활낭의 위치.(From Magee DJ, Zachazewski JE, Quillen WS, et al. *Pathology and Intervention in Musculoskeletal Rehabilitation*. 2nd. ed. St. Louis, MO: Elsevier; 2016.)

계속

표 10.1 생체역학적 개념과 상지에 대한 운동 시 고려사항 – *계속*

생체역학적 개념	운동에 미치는 영향
또한 가시위오목근 힘줄은 중간 힘줄에서 혈관 공급이 불량한 영역을 가지고 있어 회복 가능성을 감소시킨다(표 그림 10.11). 돌림근띠 퇴화는 흔하며, 60세 이상의 사람들 중 최대 30%가 결함이 있는 것으로 밝혀졌지만 파열은 증상이 없을 수 있다. 시간이 지남에 따라 퇴행은 위쪽 돌림근띠의 완전성 상실로 진행되어 위팔뼈 머리의 위쪽 이동과 뼈관절염 변화를 더욱 증가시킬 수 있다.[31] 젊은 사람들의 경우, 돌림근띠의 부분 또는 완전 파열로 거대 손상 또는 미세 손상이 발생할 수 있다. 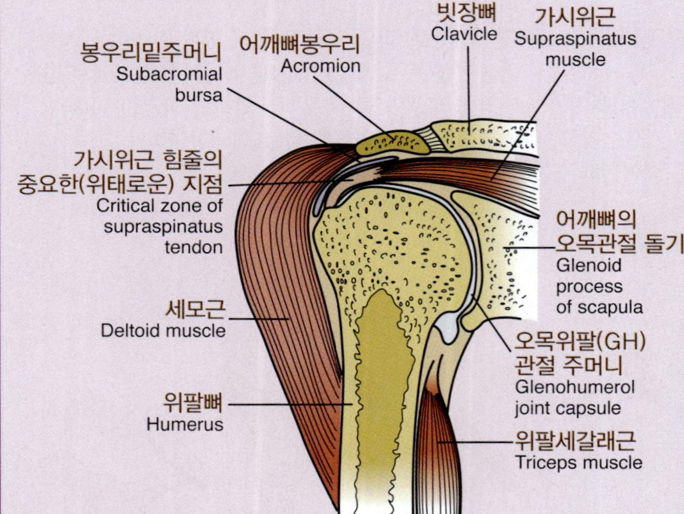 **표 그림 10.11** 힘줄 중간에 위치한 가시위오목근 힘줄의 대단히 중요한 구역은 혈액 공급에 저조한 곳이고, 반복적인 압박으로 회복 가능성을 잠재적으로 감소시킨다. (Magee DJ, Zachazewski JE, Quillen WS, et al. *Pathology and Intervention in Musculoskeletal Rehabilitation*. 2nd. ed. St. Louis, MO: Elsevier; 2016.)	
5. 외반각(Valgus Angle) 여성의 상지의 정상 외반 각도는 13-16°이고 남성은 11-14°이다.[32] 외반각은 팔꿈치와 손목 정렬에 영향을 미친다. 이마면에서 자연스러운 팔뚝과 손목 위치는 엉덩이보다 넓다(그림 4.4E). 외반각이 큰 환자는 팔을 올리는 동안 팔과 손 위치가 신체에 가까울 경우 어깨를 보상시키거나, 엎침하거나, 팔꿈치에 가해지는 힘을 증가시킬 가능성이 더 높다. 큰 외반각은 각을 증가시키기고 팔꿈치 주변에 부착되는 근육의 각도가 변경된다 (임상 사례 4.5 참조). 이것은 특히 팔꿈치, 손목, 그리고 손에 건병증이 있는 환자에게 중요하다. 물체를 잡거나 조작하는 동안 장력과 결합된 각도가 증가하면 힘줄 또는 부착부의 스트레스가 증가한다(표 그림 10.12). 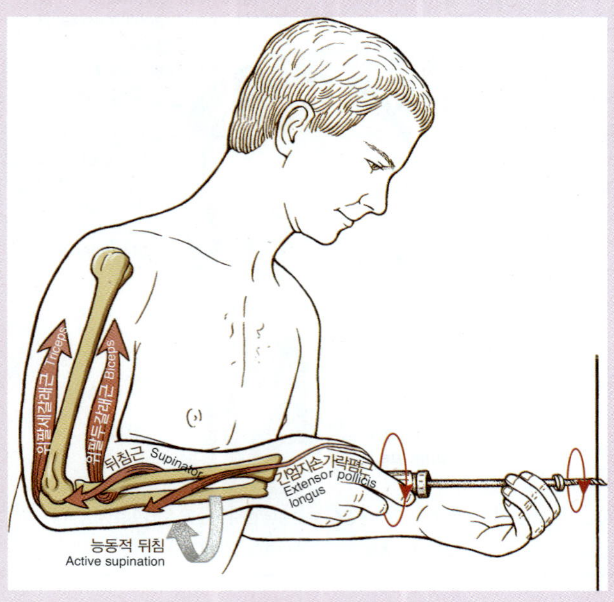 **표 그림 10.12** 일상적인 작업이나 기능적인 활동에서 손과 아래팔의 반복적인 움직임은 아래팔, 손목 손가락 근육과 힘줄에 대한 스트레스를 증가시킨다.(From Neumann DA. *Kinesiology of the Musculo skeletal System*. 3rd ed. St. Louis, MO: Elsevier; 2017.)	어깨가슴관절과 오목위팔관절의 지지를 제공하는 근육들은 어깨뼈 면에서 비교적 중간에 위치한다. 외반 각도가 큰 경우 몸에 대한 팔의 거리가 더 넓어야 할 수도 있다.

표 10.1 생체역학적 개념과 상지에 대한 운동 시 고려사항 – *계속*	
생체역학적 개념	**운동에 미치는 영향 중심 위치**
6. 상지의 기능 요건 많은 상지 기능에는 정밀도, 그립 능력 및 협응력에 필요한 열린 사슬 움직임이 포함된다(표 그림 10.13). 정밀도가 요구되는 일상생활의 예: • 옷입기 • 목욕 • 먹기 • 컴퓨터 작업 특정 직종은 더 높은 범위에서 더 높은 지구력 또는 근력을 필요로 한다 (예: 건설 인부, 화가).	가동범위, 근육기능 및 신경근 협응을 목표하는 환자의 나이와 일상생활, 직업 및 취미활동에 대한 요구사항을 고려해야 한다. 정상적인 열린 사슬 기능을 복원하는 것은 상지 부상에 중요하며 정확성에 어느 정도 초점을 맞출 필요가 있다. 가동범위 증가에 따라 범위를 유지하고 새로운 범위에서 힘을 증진하기 위해 운동이 조정될 필요가 있다.

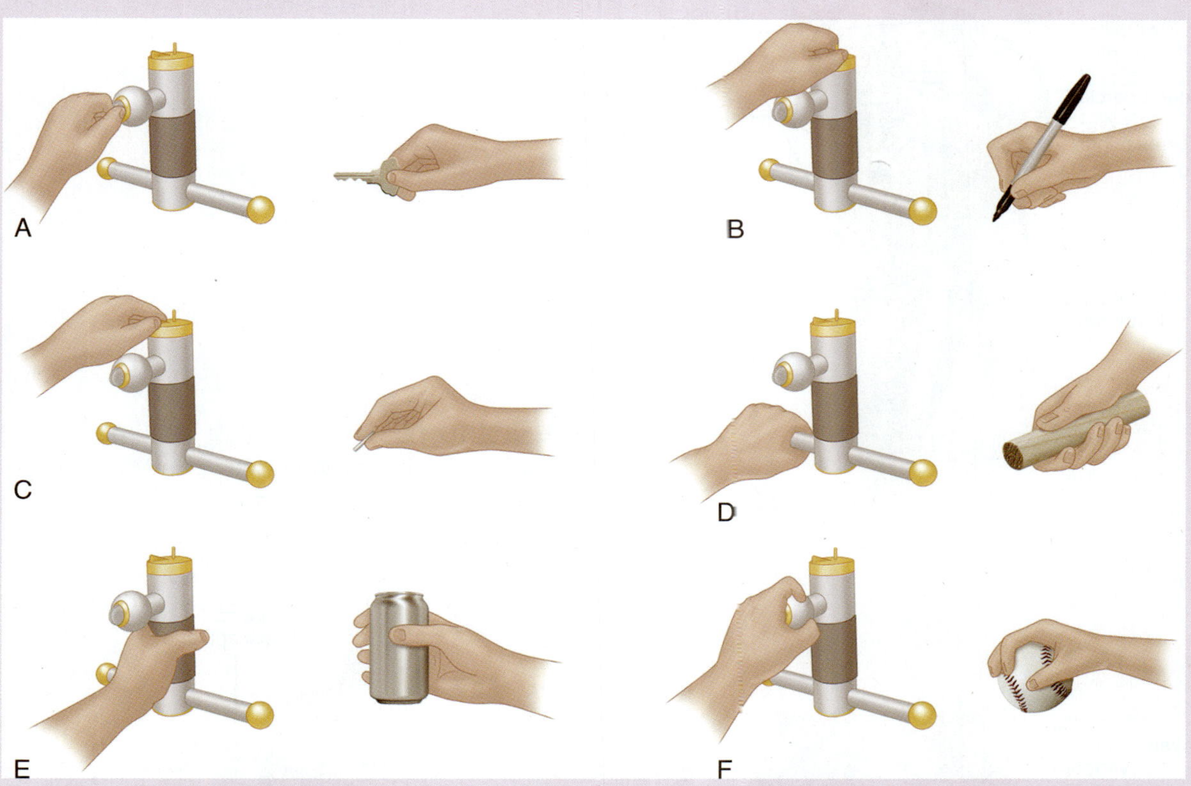

표 그림 10.13 일상적인 활동에 사용되는 잡기 활동. (A) 꼬집기(키 잡기). (B) 프리헨션 그립 또는 세 손가락 그립(펜 고정). (C) 작은 물체의 배치를 위한 미세한 운동 기술. (D) 물체를 회전하기 위한 원통형 그립. (E) 캔을 잡기 위한 원통형 그립. (F) 도어 손잡이를 돌리거나 공을 던지기 위한 구형 그립.

계속

표 10.1 생체역학적 개념과 상지에 대한 운동 시 고려사항 – *계속*

생체역학적 개념	운동에 미치는 영향 중심 위치
7. 근육의 기능(2장 참조)[33] 국소적 안정근(자세근육)/Local stabilizers muscles(postural muscles)은 다음을 포함한다.: • 돌림근띠 근육들(표 그림 10.14와 10.15B) • 짧은노쪽손목폄근 • 내재근	국소적 안정근(local stabilizing muscles)은 대단위 안정근 및 움직임근 보다 낮은 역치값에서 활성화된다. 따라서 운동 강도는 안정성을 목표로 할 때 더 낮다(표 2.8 참조). 초기 예상 타이밍은 특정한 큐잉 타이밍을 통해 촉진되는 반면, 고유수용성 입력은 자세 근육 반응을 촉진하는 데 사용된다. 운동 진행은 신경근 협응력을 훈련하기 위한 결과에 대한 지식과 피드백이 함께 운동 제어 개념(7장 참조)에 의해 안내된다. 근육 수축 순서, 활성화 동기화 및 지구력 매개변수는 특히 돌림근띠 및 어깨가슴부위 역학의 필수 구성 요소이다.

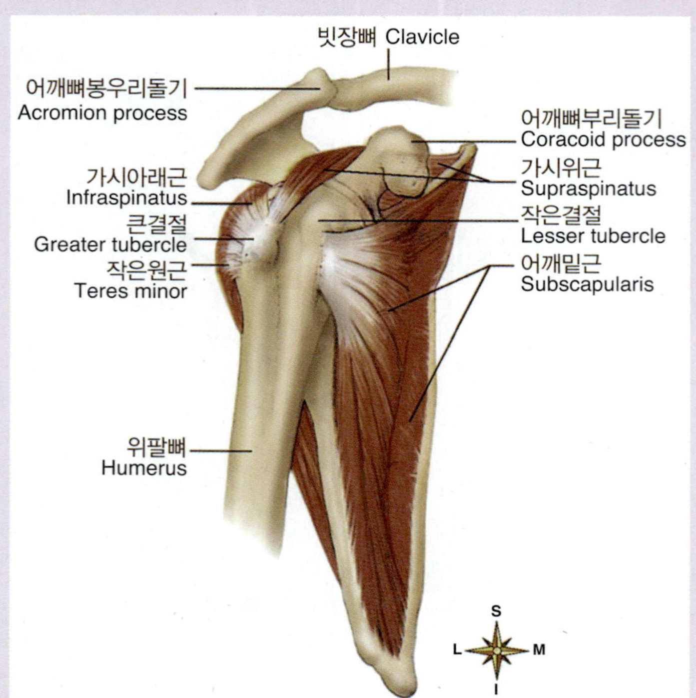

표 그림 10.14 돌림근띠-국소적 안정근(From Patton KT, Thibodeau GA, Douglas MM. *Essentials of Anatomy and Physiology*. St. Louis, MO: Mosby; 2012.)

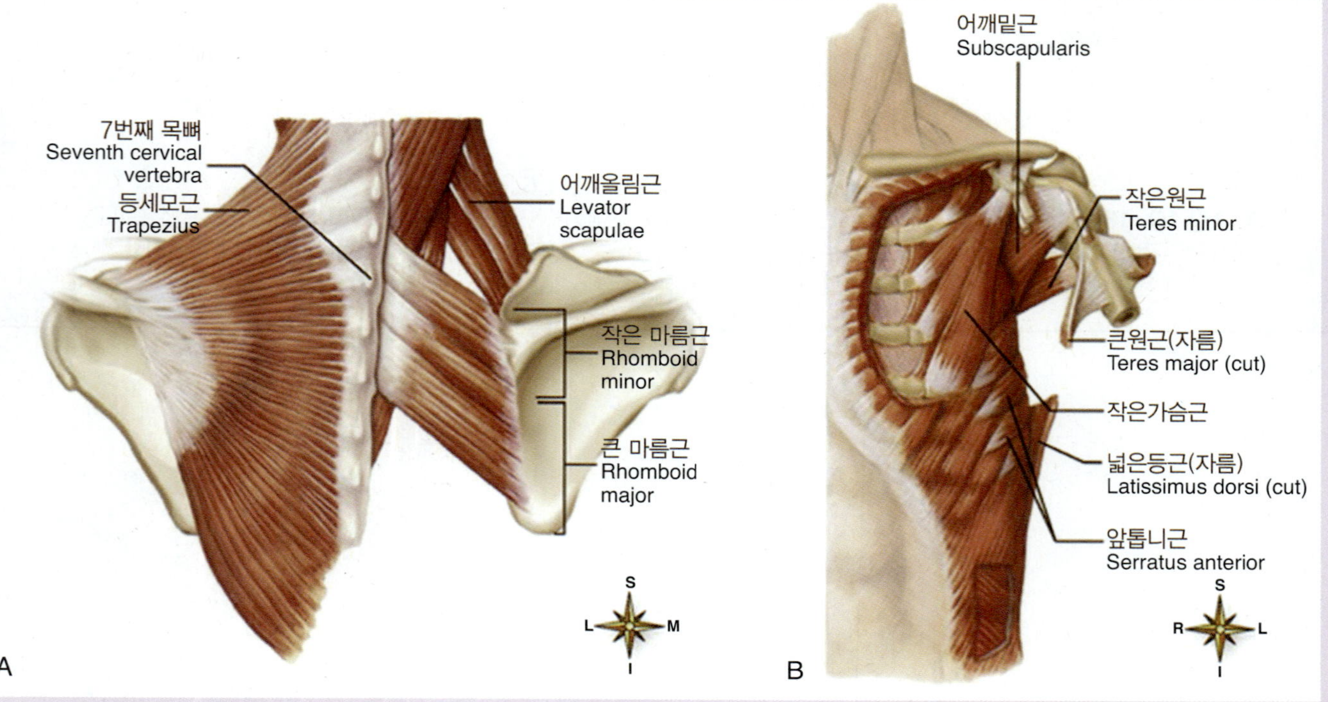

표 그림 10.15 표면과 깊은면 대단위 안정근 뒷면. (From Patton KT, Thibodeau GA, Douglas MM. *Essentials of Anatomy and Physiology*. St. Louis, MO: Mosby; 2012.)

표 10.1 생체역학적 개념과 상지에 대한 운동 시 고려사항 – *계속*	
생체역학적 개념	**운동에 미치는 영향 중심 위치**
대단위 안정근(Global Stabilizers) 포함: • 어깨가슴관절 안정근(앞톱니근 표 그림 10.2), 마름근, 등세모근(표 그림 10.15), 큰가슴근과 작은가슴근(표 그림 10.15B, 10.16A) • 어깨세모근(표 그림 10.17A) • 넓은등근(표 그림 10.16B) • 위팔근, 위팔노근(표 그림 10.17A) 대단위 움직임근(Global movers): • 넓은등근(표 그림 10.16B) • 큰가슴근(표 그림 10.16A) • 등세모근(표 그림 10.15A) • 위팔근(표 그림 10.17A) • 위팔두갈래근(표 그림 10.17A, B) • 위팔세갈래근(표 그림 10.17A) • 부리위팔근(표 그림 10.17B) • 긴노쪽손목폄근 • 자쪽손목폄근 • 노쪽손목굽힘근, 자쪽손목굽힘근 • 손가락굽힘근	대단위 안정근에 대한 적량은 지구력에서 근력 부하로 진행되는 반면, 대단위 움직임근에 대한 적량은 힘 또는 힘에 대해 더 높은 부하와 속도를 사용한다. 손과 손목 근육에는 높은 특이성을 가진 미세운동 협응 집중이 필요하다.

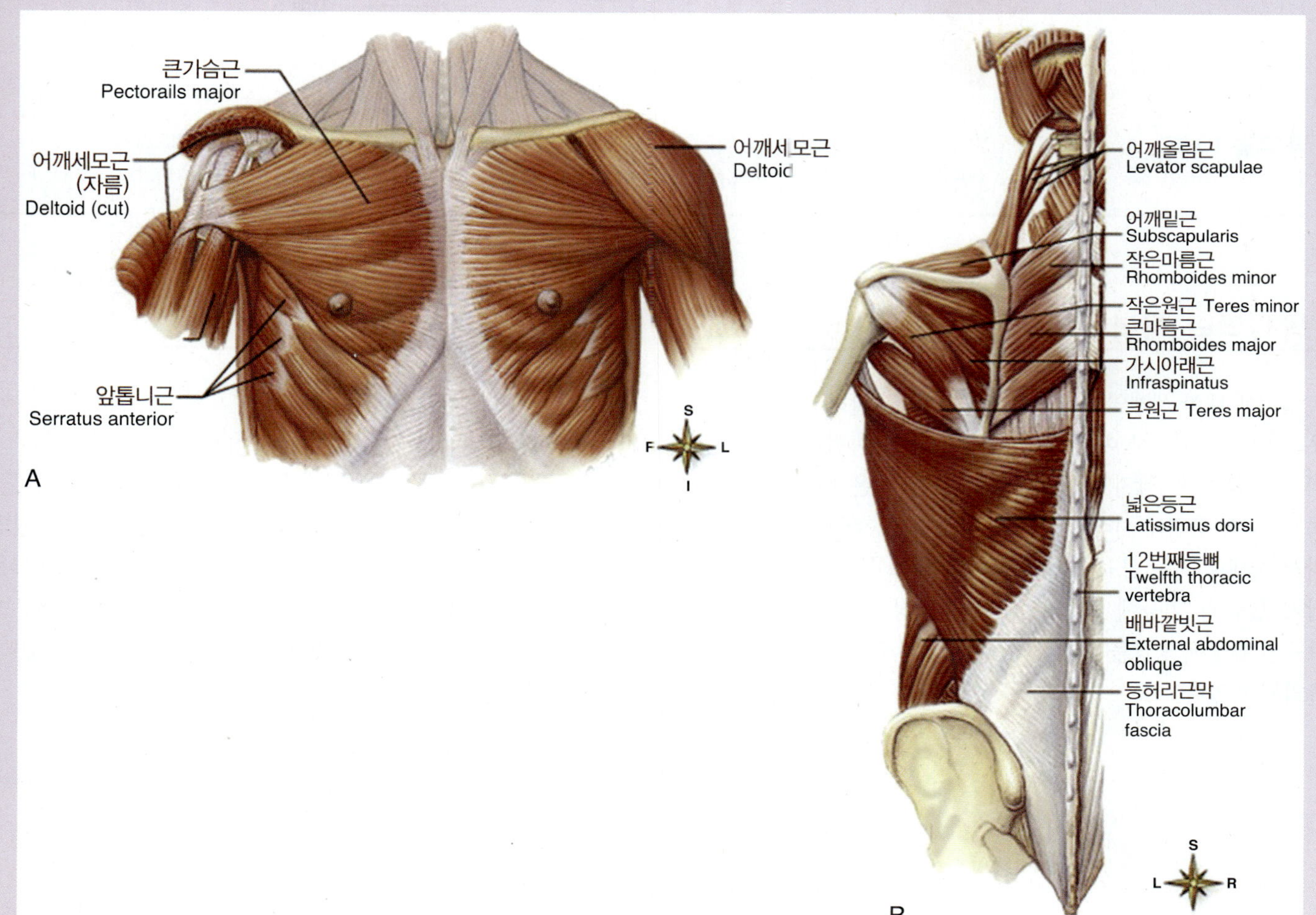

표 그림 10.16 (A) 표면적 대단위 움직임근과 안정근의 전면(어깨세모근, 앞톱니근). (B) 표면적 대단위 움직임근(넓은등근)과 중간 및 심부 대단위 안정근과 움직임근(어깨올림근, 마름모근, 큰원근) 및 뒤쪽 돌림근띠 표면적 안정근 또는 대단위 안정근(작은원근, 가시아래오목근)의 후면.(From Patton KT, Thibodeau GA, Douglas MM. *Essentials of Anatomy and Physiology*. St. Louis, MO: Mosby; 2012.)

계속

표 10.1 생체역학적 개념과 상지에 대한 운동 시 고려사항 – *계속*

생체역학적 개념	운동에 미치는 영향

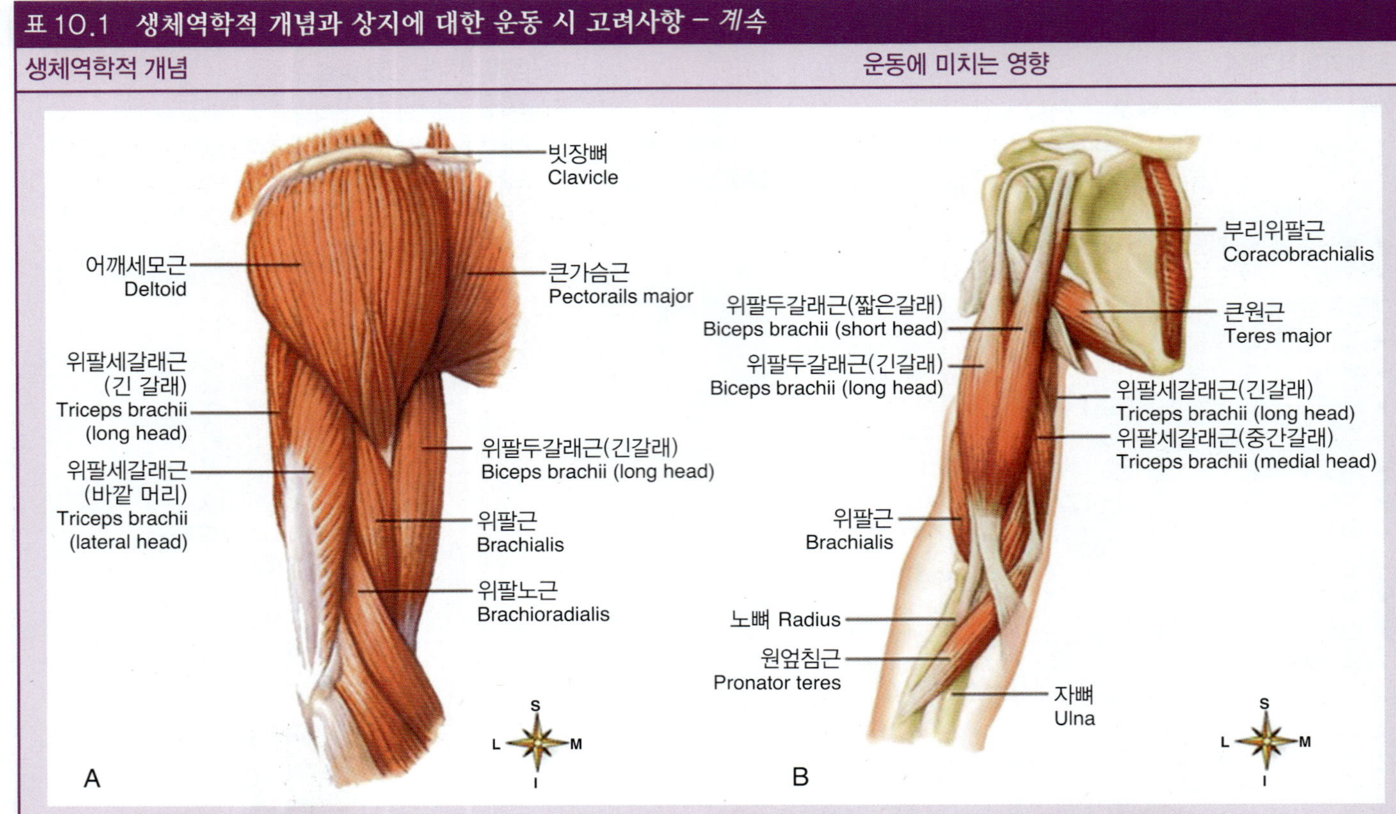

표 그림 10.17 (A) 표층 대단위 움직임근(어깨세모근, 위팔세갈래근, 위팔노근, 위팔근). (B) 심부 부착물–위팔두갈래근. (From Patton KT, Thibodeau GA, Douglas MM. *Essentials of Anatomy and Physiology*. St. Louis, MO: Mosby; 2012.)

생체역학 개념

상지에 대한 생체역학 개념은 움켜쥐고, 도달하고, 밥을 먹고, 옷을 입는데 필요한 여러 면에서 큰 관절 가동 범위의 움직임의 영향을 받는다. 상지가 몸통에 연결되는 것은 대부분 어깨뼈, 목뼈, 등뼈 부위에 시작하는 근육 부착부를 통해 이루어지며, 따라서 자세 위치는 근육 정렬과 생체역학 효율에 영향을 미친다. 잡기 활동과 협응에 필요한 세밀히 조정된 움직임도 기능적 요구의 유형에 영향을 미친다. 운동의 고려사항은 표 10.1에 요약되어 있다.

섹션 1: 저운동성

일반적인 운동 접근
GENERAL EXERCISE APPROACHES

저운동성을 해결하기 위해 사용되는 운동 유형은 6장에 설명되어 있으며(표 6.3 및 6.4 참조) 저운동성 및 과운동성에 사용되는 매개변수 간의 비교는 표 6.4에 포함되어 있다. 목표, 방법, 매개변수 및 측정에 대한 검토는 표 10.2에 포함되어 있다. 글상자 10.1 및 10.2도 참조한다.

표 10.2 목표, 방법, 매개변수 및 측정: 저운동성

목표	방법	매개변수	측정
붓기(부종 또는 삼출물), 근육 경련 및 관련 통증 증상 감소	순환식 "펌핑" 운동 보상 없이 중간에서 끝 범위까지 활발하게 관절 이동(끝 범위까지 도달하지 않아도 됨) "펌핑" 효과를 생성하기 위한 적절한 이완을 가진 등척성 수축	여러 번 반복(>30) 저 부하 지지된 위치 세트 간 적절한 휴식 시간 하루 중 자주 반복한다. 지속적인 반복으로 통증은 감소해야 한다.	부어있는 부위에서 둘레 측정 통증 보고(휴식 상태, 활동 및 끝 범위 이동과 관련됨) 관절 가동 범위의 각도 측정(부기가 감소함에 따라 개선되어야 함)
개선효과를 극대화하기 위해 가동성 운동 전에 체온을 높임	일반적인 유산소 운동	가능한 범위 내에서 반복된 움직임을 허용하도록 설정된 장비 저, 중강도 저항 운동 자각도 11-13 정도를 달성하도록 설정된 강도이지만 운동 중 통증 증가 없음 초기에는 유산소성 지구력보다는 웜업을 위한 시간 설정을 하고 다음으로 유산소성 지구력으로 진행함	운동 자각도 운동 중과 후의 통증 강도
캡슐 또는 결합조직 가동성 증가	체중 부하 없이, 열린 사슬 운동에서 끝 범위까지(치료사 보조, 자가 보조, 장비 보조)를 사용: 끝 범위에 도달하는 진동 운동 보상 없이 범위에서 제한까지 능동적, 능동 보조 모션 또는 저항 움직임 수동적 위치 지속적인 스트레칭(결합 조직과 근길이 조절)	고반복(>25) 최대범위를 허용하는 낮은 부하, 견딜 수 있는 점진적 부하 조절된 속도 과도한 통증 재현없이 끝 범위 도달 환자가 운동 중 또는 운동 후에 증상을 과도하게 증가시키지 않으면서 범위 끝까지 움직임을 견딜 시 지속적인 유지로 진행	관절 가동 범위의 각도 측정 끝 느낌과 끝 느낌 이전의 상대적인 움직임의 양(수동적 움직임, 관절 내 움직임) 선택적 조직의 긴장감 평가; 능동과 수동 관절 범위 사이의 관계 기능적 자기 보고(DASH)
근 유연성 증가 (두 관절 근육 포함)	수동적 위치 섬유 방향의 한쪽 또는 양쪽 끝에서 근건 접합부의 전체 길이에 도달하는 관절 가동 끝 범위에서 지속적인 스트레칭(치료사 또는 환자 스스로 스트레칭) 수축-이완 유지-이완	지속된 유지(15-30초) 또는 끝 범위까지 여러 번 반복 최대 범위를 허용하는 낮은 부하, 견딜 수 있는 점진적인 부하 수축-이완 또는 유지-이완은 목표 근육 그룹에 대해 최대 저항을 사용한 다음 목표 근육의 최대 길이로 즉각적인 이완 및 움직임을 사용 범위는 시간 유지와 반복과 함께 증가해야 함	관절 가동 범위 각도(능동적 또는 수동적) 가동 범위에 관련된 수동적 움직임의 끝 느낌 근육 유연성 특수 검사
특정 신경 스트레칭 기법으로 신경 가동성 향상	신경학적 미끄러짐 또는 스트레칭 기법	범위와 유지를 가진 특정 신경 조직의 가동성을 증가시키기 위한 움직임은 심각성/괴로움과 과민성에 따라 달라짐 끝 범위까지 움직임이 있거나 증상 재현에 부족한 범위 내에서 또는 증상 재현을 시작하는 다 반복 만약 심각성/괴로움과 과민성이 낮다면 지속적인 유지	신경 긴장 검사 관절 각도 측정 기능적인 위치가 결합된 증상 재현

계속

표 10.2 목표, 방법, 매개변수 및 측정: 저운동성			
목표	방법	매개변수	측정
상지 가동성 향상	일반화된 상지 척추 가동성	관절낭 또는 결합조직 (위의 결합조직 부분 참조) 근 유연성(위의 근육 유연성 부분 참조)	관절 가동 범위(경사계 또는 각도계) 가동 범위에 관련된 수동적 움직임의 끝 느낌 근 유연성 특수 검사
상지 근위부 지지, 자세 인식 및 지구력 향상 (어깨가슴부, 목가슴부)	일반적인 상지 척추 자세적 위치 조정과 운동 중 지구력 상지 유산소 컨디셔닝	고반복(>15 반복) 또는 상지를 지지하기 위한 위치의 소실, 피로감 및 보상 전에 자세유지 (시간 설정)	운동 또는 기능 중에 최적의 정렬을 유지하는 능력 피로 또는 보상움직임 전에 최적의 정렬을 유지할 수 있는 시간 유지하는 자세 또는 운동 중 특정 피로도의 운동 자각도
다른 기술(도수교정, 관절 가동성 운동 또는 근육 유연성)에서 얻은 새로운 범위에서 근육 활성화 및 지구력 향상 조직의 동적 가동성과 신장성을 유지 및 개선	새로운 가동 범위에 근 활성화: 중력 보조, 제거, 또는 저항을 받는 위치일 수 있음 새로운 범위에서 지구력과 조직 자극을 위한 점진적 저항 운동	고반복(>30) 낮은 부하 새롭게 얻어진 범위 가능하다면 끝 범위 가동성 운동 후 특정 범위에서 근 활성화 촉진	움직임 관찰 가능한 수동적 범위를 통해 활성화 하는 능력 가능한 가동 범위의 끝에 도달하기 위해 많은 반복 횟수 동력계 자세를 유지하는 능력(시간 설정)
기능적 가동성 유지하고 개선하기 위한 능동적 방법 교육	기능적인 훈련 자가 스트레칭 또는 가동성 운동	운동 조절 개념: 가능한 관절 범위를 사용하는 구체적인 연습, 정밀한 연습을 위한 교육개념 및 모니터링	보상이나 피드백 없이 관절 범위를 통해서 기능적인 움직임을 수행하는 능력 기능적 가동성 측정 기능적 움직임 자기 보고(DASH) 보상이나 가정 프로그램 없이 독립적으로 활동을 수행할 수 있는 능력 기능적 가동성 측정(반대편과 비교하여 머리나 등 뒤에 손, 기본적인 몸단장이나 옷입기, 물건에 손을 대거나 운반하는 능력)

글상자 10.1 금기증과 주의사항

1. 심각한 불안정성 또는 치료가 충분하지 않은 골절에는 가동성 운동은 필요하지 않는다.
2. 외상 후(골절, 돌림근띠, 힘줄, 인대 파열) 적절한 치료가 있었는지 확인할 필요가 있다.
3. 급성 염증은 주의를 요한다(예, 류마토이드 관절염과 같은 염증성 상태와 연관된 급성 염증).
4. 과도한 힘을 피하면서, 붓기와 부종을 해결한다.
5. 근육 경련 및 근방호(예, 유착성 관절낭염 초기 단계)에서 힘과 부하의 양에 주의한다.
6. 결합조직에 장애가 있거나 고정 후 결합 조직의 약화가 존재하는 경우 또는 노화와 관련된 경우 힘의 양에 주의한다.
7. 수술 후 주의사항은 섹션 10.4를 참조한다.
8. 과도한 범위 또는 부하에 대한 반응에 주시하고, 만약 치료 중 통증 또는 경련이 증가하는 경우 조절한다.
9. 가동성 운동 후 8시간 이내에 통증이 나타날 경우 다음 방문 시 부하의 정도와 긴장을 줄인다.

글상자 10.2 보상작용과 가동성 운동의 허용성

- 주변 부분의 상대적 가동성 영역에서 보상을 피한다.
- 몸쪽부와 먼쪽부를 안정화 한다.
- 균형을 잃거나 과도한 보상이 발생할 가능성이 있는 경우 지지되는 위치를 사용한다.
- 환자에게 불편감이 있으면 보고하도록 요청한다.
- 치료 후 지연성 근육통, 삼출량의 증가 또는 부종이 있는지 모니터링한다.

운동

일반적인 상지 유산소성 가동성

수동적 또는 능동적 보조 운동

진동 또는 장기간 자가 스트레칭 및 유연성

특정 근육 유연성 운동

새로운 범위에서 점진적 저항 운동

점진적 가슴부와 목부위의 가동성

운동 설명

일반적인 상지 유산소성 운동
GENERALIZED UPPER BODY AEROBIC EXERCISE

10.1 상지 에르고미터 Upper Body Ergometry(UBE)

그림 10.1 참조

목적

- 워밍업을 위한 일반화된 상체 유산소성 활동
- 순환량 증가(상지 부분)
- 상지 운동과 결합된 등부위 회전 및 목가슴부 회전을 촉진한다(이것은 골프 또는 완전한 몸통 회전이 요구되는 다른 스포츠의 스포츠 전용 테스크로 간주될 수 있다).
- 위쪽 및 상지의 근육 지구력을 향상한다.

주의사항

- 심혈관 질환이 있는 경우 운동 전후의 맥박/혈압 반응을 모니터링한다.
- 목 및 등부위 가동성 한계가 있는 환자는 이 운동을 통해 혜택을 받을 수 있지만, 특히 연관통이나 신경학적 증상의 경우 통증을 모니터링해야 한다. 통증을 악화시키지 않도록 관절 가동 범위를 조정해야 할 수 있음

자세

- 상지 에르고미터 앞에 앉음
- 통증 없는 상지 관절 운동 범위 및 원하는 운동 범위에 따라 손잡이로부터의 좌석 높이와 거리가 조정된다. 시트 높이가 너무 낮으면 환자가 팔을 90° 이상으로 반복적으로 들어 올리므로 삽입 증상이 나타날 수 있다.
- 직립 척추 자세 및 목등부위 정렬 OR 지지 또는 베개나 등받이로 척추를 지지한다.
- 엄지손가락이 위로 향하도록 그립 위치를 조정하여 어깨 안쪽 돌림을 방지한다.

움직임

1. 저항이 있거나 없는 핸들의 앞쪽 또는 뒤쪽 원형 운동
2. 동작은 등부위 회전 또는 등부위 회전과 상지 운동을 모두 강조할 수 있다. 증가된 목등부위 동작은 팔과 몸통이 머리 아래로 움직이는 동안 환자에게 머리 높이를 유지하고 눈 앞의 한 지점에 시선을 집중하도록 요청함으로써 달성될 수 있다. 좌석은 완전한 원형 운동을 달성하기 위해 최대 몸통 회전이 요구되는 거리에 있어야 한다.

교육 팁

- 지침 예:
  - "몸에서 회전하고 팔이 손잡이를 따라 오도록 하세요."
  - "회전하면서 핸들을 앞으로 미세요."로 어깨뼈의 내밈을 강조할 수 있다.
  - 어깨뼈 들임 강조하기: "뒤로 움직이는 쪽에서 핸들을 몸쪽으로 당기세요."
- 수정해야 할 일반적인 오류:
  - 몸통을 회전하는 대신 몸을 좌우로 움직이도록 한다.
  - 목뼈를 안정화시키지 않지만 목뼈가 팔과 함께 회전하도록 허용
  - 팔만 사용하고 몸쪽부 근육에서 움직임을 시작하지 않음, 팔꿈치 굽힘근, 아래팔 및 손으로 잡고 당기기
  - 수직으로 지지하는 자세 상실
  - 어깨뼈 보상; 어깨뼈를 상승시키고, 어깨뼈를 둥글게 하거나 기울여 움직임을 만든다.
- 보상작용을 해결하거나 예방하는 방법:
  - 어깨뼈 보상 소실에 대한 신호
  - 환자에게 다음과 같이 지시한다: "손잡이를 잡고 있어야 하는 만큼 단단히 잡으세요" 손과 아래팔 근육을 과도하게 사용하여 근위부 근육에서 시작하도록 한다.
  - 시선 높이에서 앞쪽으로 유지되도록 시각적 시선을 조정한다. 환자가 시선을 고정할 대상을 제안한다.
  - 시트의 위치를 조정하여 적절한 높이와 거리를 확보하여 암을 오버라이드 또는 당기지 않도록 한다.

장점

- 저항을 쉽게 조정할 수 있다.
- 장비는 에너지 지출, 속도 및 힘에 대한 동시 피드백을 제공할 수 있다.
- 워밍업 및 복합 척추(등부위 또는 목등부위) 및 상지 가동성에 유용하다.
- 일반화된 또는 특정 상위부 디컨디셔닝 또는 유산소 능력 감소를 위해 사용할 수 있다

특정 매개변수

- 과도한 피로 없이 워밍업을 제공하기 위한 시간을 설정한다(운동 자각도에서 11–13을 초과하지 않아야 한다).
- 낮은 운동 자각도를 바탕으로 시간을 늘린다.
- 좌석 높이를 조정하여 어깨 굽힘 운동 범위를 증가시키거나 팔에서 좌석 거리를 조정하여 목등부위 회전을 증가시킨다.
- 충분한 가동성이 확보되고 운동 후 통증이 보고되지 않으면 저항을 증가시킨다.

대안

- Airdyne 자전거(앉거나 서 있는 상태에서 수행 가능)
- 팔 저항을 이용한 일립티컬 기계
- 팔을 사용하는 NuStep 기계(그림 10.29 참조)

진행

- 관절 가동 범위가 개선됨에 따라 범위를 증가시킨다.
- 전진 및 후진 방향을 사용한다.
- 시간 증가
- 저항을 증가시킨다.
- 속도를 높인다.
- 착석 자세 지구력에 도전하기 위해 등받이 지지대 감소

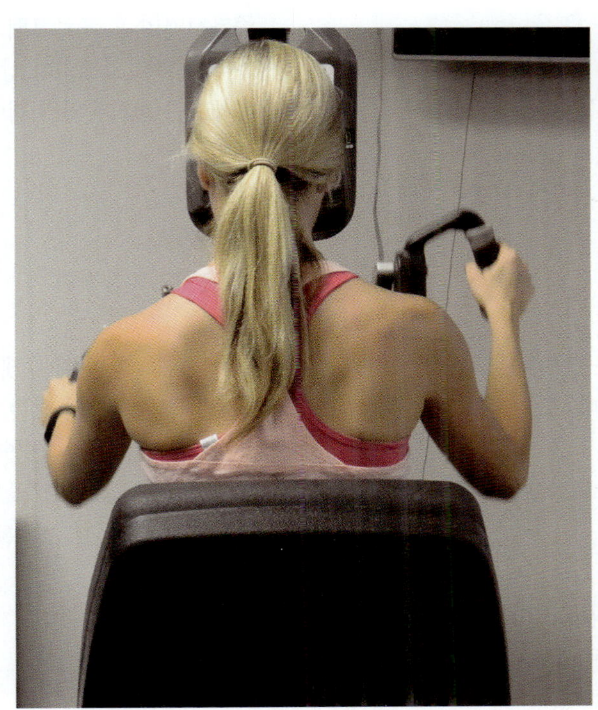

그림 10.1 상지 에르고미터(UBE)는 어깨 운동과 근육기능, 전반적인 유산소 지구력 또는 등부위 가동성을 해결하는데 사용할 수 있다.

수동적 또는 능동적 보조 운동
PASSIVE OR ACTIVE ASSISTED EXERCISE

10.2 90°까지 엎드린 자세 중력 보조 굽힘
Prone Gravity-Assisted Flexion to 90 Degrees

그림 10.2 참조

목적

- 어깨 순환 증가
- 오목위팔관절에 가벼운 견인력을 제공
- 통증 완화
- 45~90° 범위에서 중력 보조 운동을 제공한다(몸통 각도에 따라 다름).
- 어깨 운동 범위 유지(90° 이하)

자세

- 엎드린 자세, 목뼈 중립 위치. 환자는 손바닥을 테이블 위에 놓고 이마를 손 위에 올려놓을 수 있다. 또는 환자는 접힌 수건에 이마를 얹어 놓을 수 있다.
- 치료대 가장자리를 향한 몸(또는 홈 프로그램용 침대)
- 옆에서 팔의 편안자세

움직임

1. 치료 테이블 가장자리에서 팔을 움직이고 손을 바닥 쪽으로 내리면서 중력이 상지가 90° 방향으로 움직이도록 돕는다.
2. 허용 가능한 경우 2~3분 동안 유지한다.

교육 팁

- 지침 예:
- "팔을 테이블 가장자리에서 조심스럽게 떼고 손을 바닥 쪽으로 내린다."

장점

- 초기 1단계 관리에 유용하여 통증을 줄이거나 90° 굽힘 범위를 증가시키며 홈 프로그램으로 사용할 수 있다.
- 똑바로 세운 자세보다 상승, 몸통 보상 또는 부딪힘에 대한 등세모근 과사용의 위험이 적음

대안

- 자가 보조
- 부력 보조
- 치료자 보조 움직임

진행

- 추가 견인력을 위해 무게를 더한다.
- 아무런 금기사항이 없는 경우, 엎드린 자세 도르래 보조 움직임으로 진행한다(연습 10.3).
- 부딪힘 증상 없이 90° 굽힘이 이루어지면 추가 범위에 대한 누운 자세 중력 보조 운동을 진행한다.

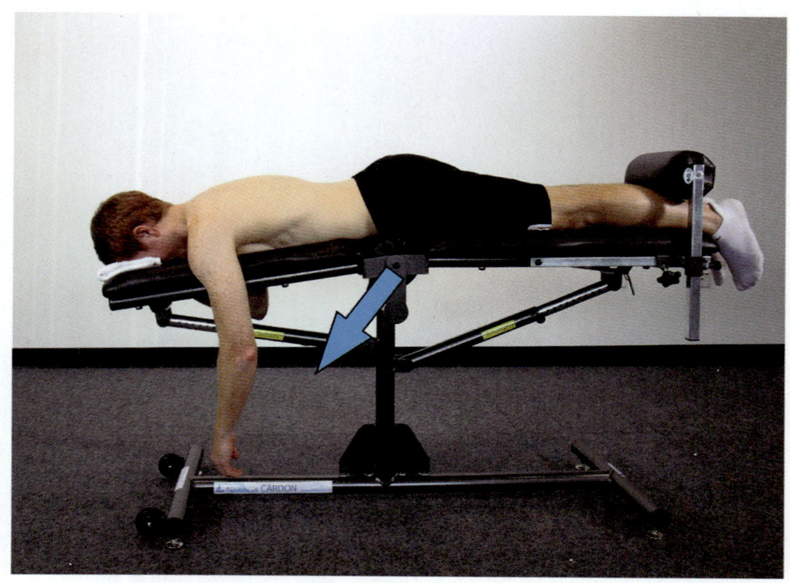

그림 10.2 90°까지 엎드린 자세 중력 보조 굽힘.

10.3 엎드린 자세 도르래 보조 굽힘

Prone Pulley-Assisted Flexion

그림 10.3 참조

목적

- 45~120° 굽힘 범위에서 도르래 보조 제공
- 오목위팔관절의 능동적 아래 미끄러짐 및 뒤쪽 돌림근띠의 능동적 시작 촉진
- 환자가 중력에 대해 능동적 폄을 수행할 수 있을 때 중력 및 도르래 보조를 사용하여 굽힘 가동성 증가
- 능동적 어깨 폄과 그에 따른 수동적 보조는 수축–이완 운동의 한 형태이다.

주의사항

- 돌림근띠 파열 또는 수술 회복 후 무게에 주의한다.

자세

- 엎드린 자세, 치료 테이블 가장자리, 얼굴 구멍을 사용하여 도르래 쪽으로 향하거나 수건 위에 눕혀야 한다.

움직임

1. 도르래 시스템 축을 몸체 아래로 설정하여 굽힘에 대한 지원을 제공한다.
2. 너무 세게 당기지 않고 환자의 팔이 앞으로 움직일 수 있는 충분한 무게를 선택한다.
3. 환자는 어깨 폄근 및 뒤쪽 돌림근띠 근육을 사용하여 능동적 폄을 시작한 다음 수동적 도르래 보조를 통해 굽힘(수축–이완)을 시작한다.
4. 어깨는 부딪힘을 피하기 위해 가쪽돌림된 상태로 유지되어야 한다(그림 10.3A).
5. 도르래 스톱 또는 벤치/치료 테이블과 도르래 사이의 거리를 조정하여 사용가능한 어깨 굽힘에 따라 범위를 설정할 수 있다.

장점

- 1단계 또는 2단계 관리에 유용하다.
- 목뼈 및 등뼈 부위를 지지하면서 어깨 움직임

교육 팁

- 지침 예:
  - "손을 엉덩이 쪽으로 당기는 동안 어깨 앞뒤를 넓게 유지하세요. 무게를 놓지 말고 리턴을 조절하세요."
- 수정해야 할 일반적인 오류:
  - 어깨를 뻗은 상태에서 과도한 올림 또는 앞쪽으로 둥글게 하는지 여부를 관찰한다.
- 보상작용을 해결하거나 예방하는 방법:
  - 아래팔이 엎침되고 어깨 관절이 안쪽돌림한 상태에서 도르래 손잡이를 잡으면(그림 10.3B) 어깨가 안쪽돌림할 뿐만 아니라 폄되는 근육을 쉽게 촉진할 수 있다(넓은등근, 큰원근, 큰가슴근). 부딪힘을 피할 필요가 있거나 환자가 이런 강력한 대단위 움직임근을 과도하게 사용하는 경우, 환자는 아래팔을 위로 하고 어깨 관절을 측면으로 회전시킨 상태에서 도르래 손잡이를 잡아야 한다.
  - 앞쪽 및 뒤쪽 어깨 근육 불균형은 또한 위팔세갈래근 긴머리와 뒤쪽 어깨세모근과 같은 어깨 폄근을 사용해야 할 수도 있다.
  - 움직임을 시작하기 전에 어깨뼈의 안정성을 확보해야 한다.

대안

- 자유 중량을 사용하여 이 위치에서 90°까지의 동작을 지원할 수 있다.

진행

- 범위, 반복 또는 중량 증가
- 완전한 이완에 대한 저항성에 대해 등척성 유지로 진행하고 부딪힘 증상이 없는 경우, 스트레칭으로 고정한다.
- 부딪힘 증상 없이 90° 굽힘이 가능해지면 추가 범위를 위해 누운 자세 중력 보조 동작으로 진행한다(운동 10.5).

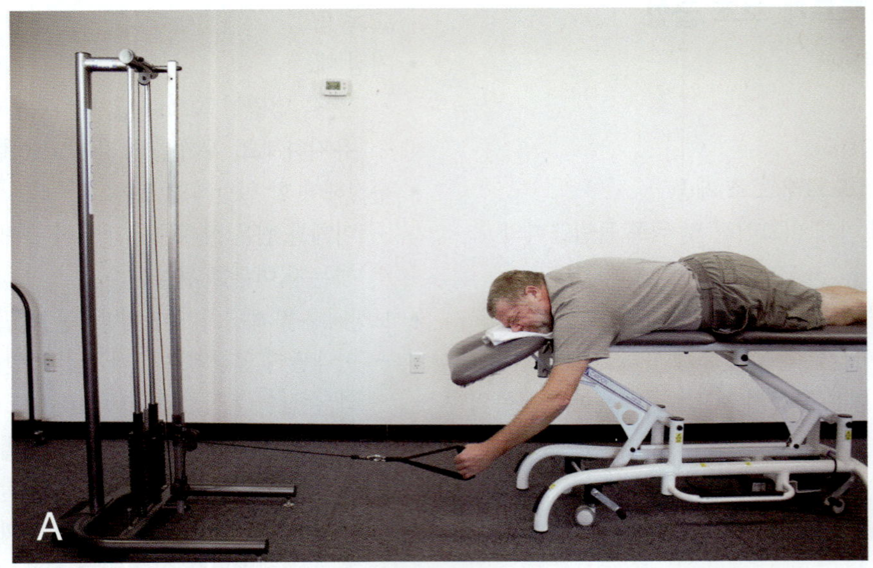

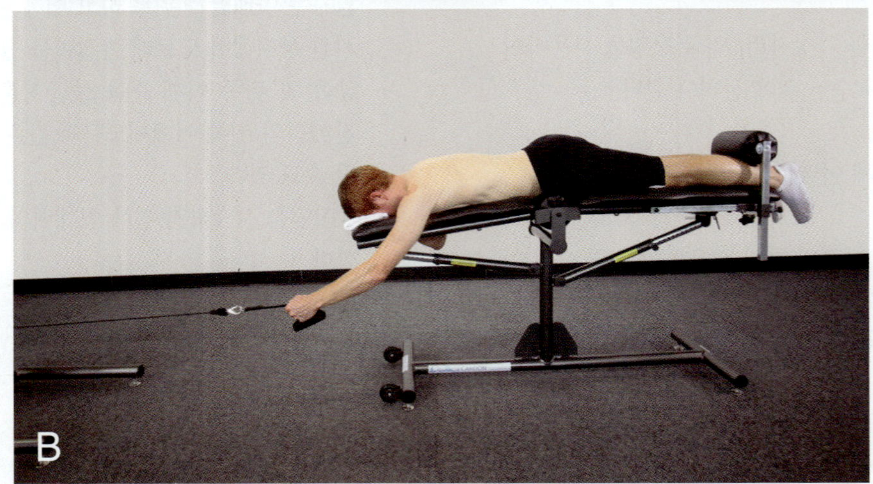

그림. 10.3 가쪽돌림(A) 및 안쪽돌림(B)을 사용한 엎드린 자세 도르래 보조 굽힘.

10.4 자가 보조 굽힘 Self-Assisted Flexion

그림 10.4 참조

목적

- 가동성을 위한 어깨뼈 면에서 대칭적 어깨 굽힘
- 근력이 중력에 대한 능동적 움직임을 허용하지 않거나 돌림근띠 치료 주의점이 근육 복합체에 제한된 스트레스를 요할 때 범위를 유지하기 위한 지원
- 범위를 약간 늘리거나 치료사 도수 치료 시 얻은 범위를 영향을 받지 않는 팔을 사용하여 범위를 유지할 수 있음

주의사항

- 능동 움직임이 허용되는 경우에만 표시됨
- 부딪힘 증상을 재현하는 범위로 이동하는 것을 피하고, 움직임이 어깨뼈 위쪽 돌림을 포함하는지 확인해야 함

자세

- 반듯이 누운 채 나무 봉을 잡는다(그림 10.4A).
- 어깨가 외부적으로 회전하는 것부터 시작하여 어깨뼈 면에서 이동하면 부딪힘을 예방하는 데 도움이 된다.
- 그 나무 봉은 엄지손가락을 위로 향하게 하고 어깨너비보다 넓게 잡아야 한다.

움직임

1. 위쪽돌림하는 것을 돕기 위해 앞톱니근을 사용하여 어깨뼈에서 움직임을 시작한다.
2. 양팔을 사용하여 봉의 양쪽 끝이 동일한 속도와 동일한 범위에서 움직이도록 유지하면서 어깨를 구부린다.
3. 흉부 척추와 갈비뼈를 치료테이블 위에 유지한다.

교육 팁

- 지침 예:
  - "어깨선에서 흉곽으로 움직임을 시작한 다음 팔을 머리 위로 들어 올리기 전에 봉을 천장을 향해 위로 움직인다."
- 수정해야 할 일반적인 오류:
  - 더 넓은 관절 범위를 얻기 위해 등부위(때로는 요추)를 확장한다.
  - 상체 회전 또는 안쪽돌림을 유발하는 제한으로 영향을 받지 않은 팔이 어깨의 사용 가능한 범위를 벗어나 움직일 수 있도록 허용
- 보상작용을 해결하거나 예방하는 방법:
  - 환자에게 갈비뼈를 매트 위 바닥에 두어 어깨에 대한 움직임을 분리하도록 지시한다.

장점

- 범위는 90°를 넘으면 중력의 도움을 받는다.
- 시각적 입력은 보상을 제한하는데 도움이 된다.
- 봉은 또한 약간의 피드백을 제공하며(위등세모근만 사용하는 것이 아니라) 앞톱니근을 사용하여 위쪽돌림하는 어깨뼈 움직임의 시각적 목표를 제공한다.
- 반듯이 누운 자세는 목뼈와 등부위를 지지하며 척추에 부착하는 근육을 위한 안정적인 기반을 제공한다.

대안

- 손을 함께 잡는 것이 대안이다(그림 10.4B). 그러나 상대적인 어깨 므음은 범위를 제한할 수 있으며 보상이 발생할 가능성이 더 높다.
- 굽힘을 돕는 도르래 보조 장치. 도르래 축은 어깨 높이 이상으로 설정되어야 한다(운동 10.5). 넓은등근 풀 다운 바를 사용하여 양측 보조를 제공하거나 환자가 도르래 저항에 대해 영향을 받는 쪽에서 어깨를 적극적으로 펼 수 있는 경우 단일 도르래를 사용할 수 있다.
- 환자의 가동성은 제한되지만 활동 범위가 가능한 경우, 반대쪽의 팔 아래 자가 보조를 사용하여 범위를 늘릴 수 있다(그림 10.4C).
- 운동은 반듯이 눕거나 앉아서 할 수 있다.

진행

- 범위를 늘린다.
- 마지막 범위를 보조하기 위해 영향을 받지 않는 팔을 사용하여 전체 범위에서 고정 강도를 높인다.
- 끝 범위에서 유지되는 시간 증가

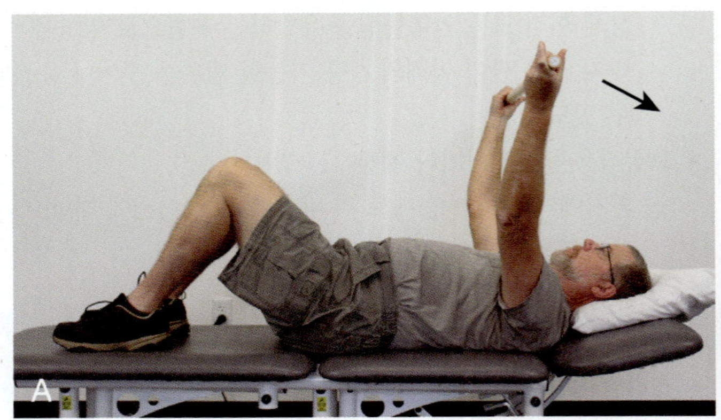

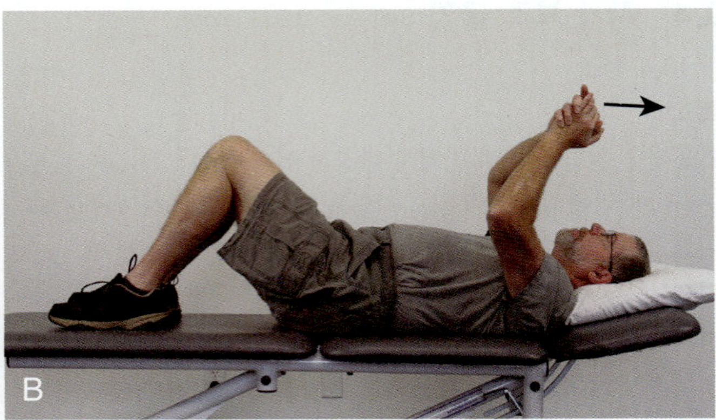

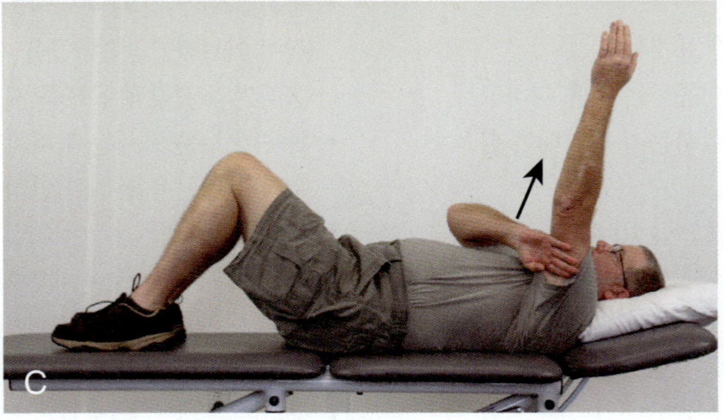

그림 10.4 자가 보조 굽힘. (A) 봉을 잡고 있는 양쪽방향 보조. (B) 비손상측으로 잡아서 굽힘으로 잡는 것. (C) 추가 범위 또는 과도한 압력에 대한 자기 보조를 통한 능동적 굽힘.

10.5 누운자세 도르래 보조 굽힘, 벌림

Supine Pulley-Assisted Flexion, Abduction

그림 10.5 참조

목적

- 45–160° 굽힘 또는 벌림 사이의 가용 범위에서 도르래 보조 제공
- 오목위팔관절의 능동적 아래 미끄러짐 촉진
- 어깨 뒤쪽 돌림근띠 근육의 능동적 시작 위치
- 반듯이 누운 자세에서 연관된 어깨가 도르래와 일직선으로 되어 도르래로부터 멀리 향하게 한다.

움직임

1. 굽힘(또는 벌림)에 대한 도움이 되도록 도르래 시스템을 설정한다.
2. 너무 세게 당기지 않고 환자 팔의 무게를 들어 올릴 수 있을 만큼 무거운 중량을 선택한다.
3. 어깨 폄근과 뒤쪽 돌림근띠 근육을 이용해 적극적으로 어깨를 펴고, 도르래는 수동적 굽힘 운동을 돕는다.
4. 어깨는 가쪽돌림하여 부딪힘을 방지해야 한다.
5. 도르래 정지 또는 도르래부터 벤치/치료 테이블의 거리를 조정하여 범위를 설정할 수 있다.

장점

- 2단계 관리 시 유용하다.
- 목가슴부 부위를 지지하면서 어깨 운동을 할 수 있다.

교육 팁

- 지침 여:
  - "운동 내내 엄지손가락을 위로 향하게 하고, 엉덩이 옆에 있는 새끼손가락을 아래로 당긴다. 도르래의 무게가 팔을 다시 시작 위치로 들어 올리는 데 도움이 되도록 하세요."

대안

- 90° 이상의 운동을 보조하기 위해 자유 중량을 사용할 수 있지만 종종 오목위팔관절보다는 어깨뼈의 과도한 움직임으로 보상을 보인다.
- 넓은등근 풀다운 바를 사용한 양쪽 어깨 폄은 동일한 움직임을 제공하고 시각적 피드백을 제공한다. 이 운동은 어깨뼈 면이나 벌림에 위치한다.

진행

- 범위, 반복 또는 중량 증가
- 완전한 이완의 저항성에 대해 등척성 유지로 진행할 수 있으며, 부딪힘 증상이 없는 경우, 스트레칭으로 유지할 수 있다.
- 보상 없이 90° 굽힘이 가능하고 부딪힘이 없으면 앉은 상태로 진행한다.

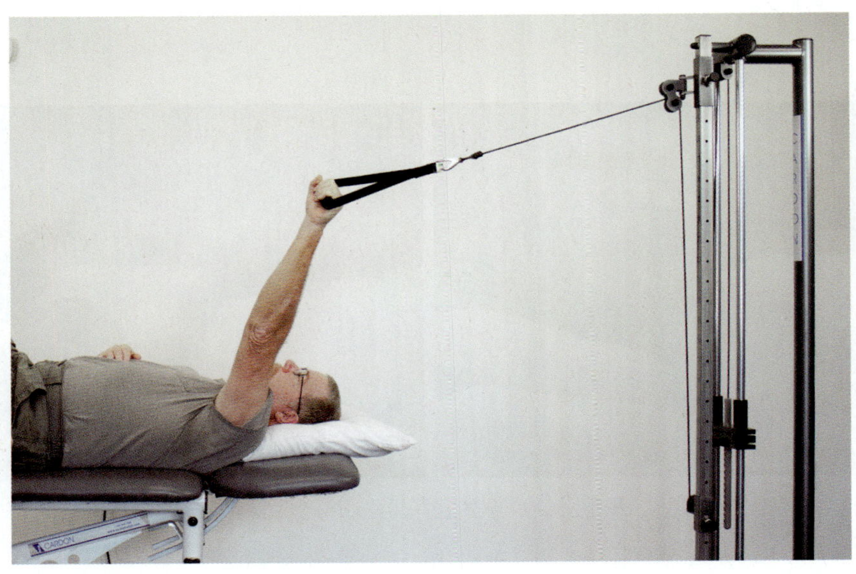

그림 10.5 저항된 어깨 폄에 따른 누운 자세 도르래 보조 굽힘. 이상적으로 어깨는 엄지손가락이 도르래를 향하도록 바깥쪽으로 회전해야 한다.

진동 또는 장시간 자가 스트레칭 및 유연성
Oscillations or Prolonged Self-Stretching and Flexibility

10.6 누운 자세 연장된 가쪽·안쪽돌림 신장
Supine Prolonged External or Internal Rotation Stretch

그림 10.6 참조

목적
- 회전 향상을 위한 장시간 스트레칭(허용되는 경우)

자세
- 누운 자세
- 손상측 팔은 45°(가능한 범위에 따라 그 이상) 벌림하고, 필요한 경우 베개 또는 폼 패드로 받침

움직임
1. 가벼운 중량을 유지하거나 들지 않은 상태에서 팔의 무게를 사용하여 중력이 어깨를 가쪽돌림(그림 10.6A) 또는 안쪽돌림(그림 10.6B)하도록 한다. 끝 범위에 도달한다.
2. 허용되는 한 오래 유지한다.

장점
- 홈 프로그램으로 사용할 수 있다.
- 장시간 스트레칭은 결합조직 적응 및 확장성을 촉진하는 데 사용된다.
- 중력은 자유 중량의 유무에 관계없이 팔의 무게를 사용하여 저부하 장시간 위치의 스트레칭을 제공하는 데 사용된다.

교육 팁
- 수정해야 할 일반적인 오류:
  - 손을 지면에 더 가까이 가도록(가쪽돌림) 치료 테이블에서 밖으로 척추를 둥글게 만들거나 뻗지 마세요.
- 보상작용을 해결하거나 예방하는 방법:
  - 이 운동을 위해 환자를 배치할 때 환자의 오목위팔관절의 자연스러운 자세를 관찰하고 이 정렬 상태를 유지한다. 회전 스트레칭에 반응하여 관절이 위로 이동하지 않도록 해야 한다.
  - 환자는 반대쪽 손을 사용하여 앞쪽 어깨 위치를 모니터링할 수 있다. 환자는 움직임을 스스로 교정할 수 있어야 하며 테이블을 들어 올리거나, 위로 올리거나, 앞으로 움직이는 것을 피할 수 있어야 한다.

대안
- 치료사는 먼저 원하는 위치로 움직임을 보조한 다음 환자가 이 자세를 유지한다.
- 슬리퍼 스트레칭(운동 10.7)
- 장시간 신장을 할 수 없는 경우 작은 범위에서 진동을 사용한다.

진행
- 자세에서 시간을 늘린다.
- 세트를 늘린다.
- 중량 증가

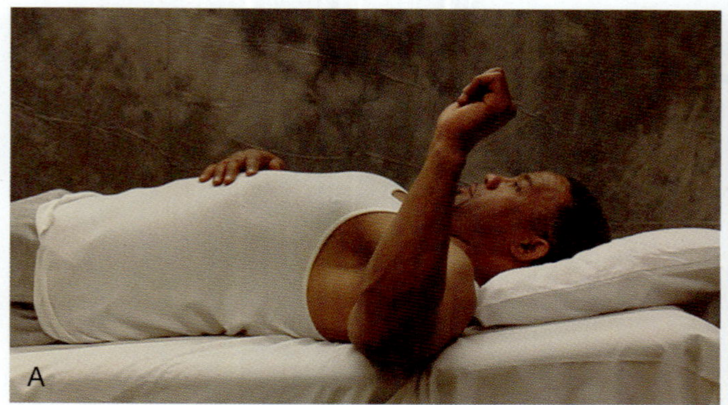

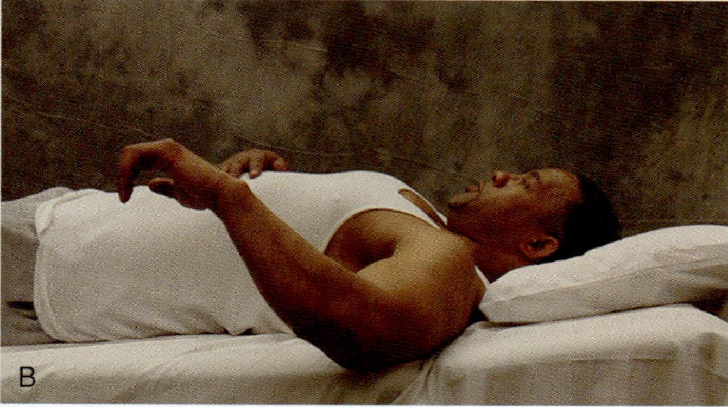

그림 10.6 누운 자세 장기간 가쪽돌림(A) 또는 안쪽돌림(B) 스트레칭이 가능한 끝 범위에 도달한다.

10.7 슬리퍼 스트레칭 Sleeper Stretch

그림 10.7 참조

목적

- 진동 또는 장시간 스트레칭을 사용하여 가쪽/안쪽돌림 증가

자세

- 어깨뼈가 몸 아래에 고정된 상태에서 손상측 옆으로 눕고, 머리를 베개 위에 받친다.
- 어깨 굽힘(사용 가능한 굽힘 범위 기준)

움직임

1. 어깨 가쪽돌림(그림 10.7A) 또는 안쪽돌림(그림 10.7B)
2. 환자는 반대쪽 손을 사용하여 추가적인 스트레칭을 제공하고 손상측 어깨의 어깨뼈는 환자의 체중으로 고정된다.

장점

- 가쪽으로 눕혀진 자세는 스트레칭 중 몸 아래에 어깨뼈를 안정화하여 어깨의 보상과 일반적인 움직임을 방지한다.
- 환자가 움직임을 보조할 수 있다.

교육 팁

- 지침 예:
  - "어깨를 몸 아래에 두세요. 손을 테이블 쪽으로 내리세요. 반대쪽 손을 손목에 부드럽게 눌러 스트레칭을 늘리세요."

대안

- 체중을 사용하여 누운 자세 외부 또는 내부 스트레칭(더 많은 보상이 필요할 수 있음)
- 장시간 스트레칭을 돕기 위해 체중 사용
- 안쪽돌림 및 가쪽돌림을 번갈아 가며

진행

- 범위를 늘린다.
- 진동 또는 능동적 움직임에서 범위를 통해 장기 유지로 진행
- 보유 시간을 늘린다.
- 중량 추가

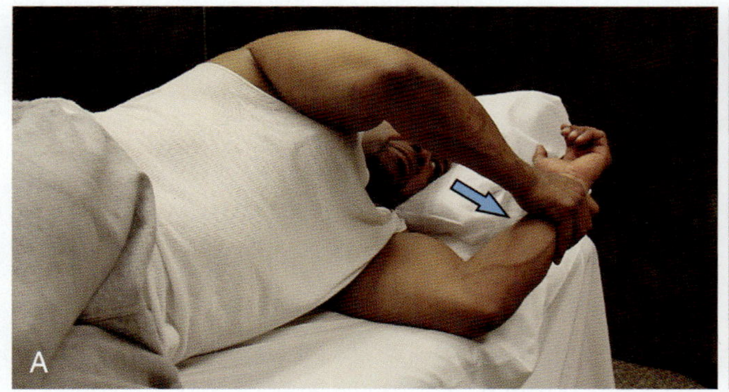

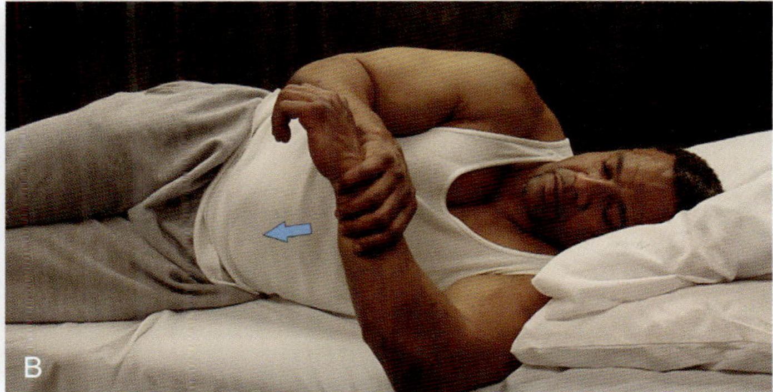

그림 10.7 옆으로 누운 자세 슬리퍼 스트레칭(가쪽돌림 (A) 및 안쪽돌림 (B)).

특정 근육 유연성 운동
SPECIFIC MUSCLE FLEXIBILITY EXERCISES

10.8 큰가슴근(가슴뼈 부위) 및 작은가슴근 스트레칭 Pectoralis Major(Sternal Portion) and Minor Stretch

그림 10.8 참조

목적

- 큰가슴근의 가슴뼈 부위와 작은가슴근의 유연성 증가

주의사항

- 앞쪽 오목위팔관절의 느슨함 또는 불안정성이 있는 경우 이마면을 넘어 스트레칭 하지 않는다.
- 둥근어깨나 앞쪽으로 나온 어깨, 앞쪽머리자세 또는 등뼈 척추뒤굽음증이 있는 환자는 가슴 근육이 팽팽한 경우가 많으며, 앞쪽 어깨에 과도한 스트레스를 주지 않도록 위치를 조정해야 할 수 있다.
- 환자가 등 또는 목가슴부 가동성 한계에 영향을 받는 일차 자세 위치를 가진 경우, 이러한 손상은 등부위 근육 유연성 운동 전 또는 동시에 다루어야 한다. 척추 가동성 제한을 해결하지 않고 수직 위치에서 스트레칭을 수행할 경우 가슴근 스트레칭을 하는 동안에 앞쪽 어깨에 추가적인 스트레스를 줄 수 있다.

자세

- 반듯이 누운 상태, 어깨를 벌림시키고 가쪽돌림 시킴
- 머리 아래의 손가락을 두고(그림 10.8A) 또는 팔을 V 위치로 뻗거나(그림 10.8B, C), 또는 어깨 굽힘이 제한적인 경우 수평 벌림으로 놓는다(그림 10.8D).

움직임

1. 아래쪽 갈비뼈를 고정하기 위해 위쪽 복부 근육을 활성화시켜 갈비뼈와 허리뼈에 안정화를 도모한다.
2. 등뼈 부위의 폄 없이 허용되는 범위 내에서 어깨 벌림과 가쪽돌림을 결합하여 가능한 전체 가동범위를 움직인다.

장점

- 반듯이 누운 자세는 척추보상을 제한한다(척추 폄 증가).
- 누운 자세 가슴 근육 신장은 앞쪽 어깨에 스트레스를 줄 수 있는 선자세 모서리 스트레칭보다 안전하다(그림 10.8E, F).

교육 팁

- 지침 예:
  - "엄지손가락을 따라 팔을 머리 옆쪽으로 뻗으세요."

대안

- 둥근 어깨나 척추뒤굽음증이 있는 경우 폼 패드나 베개로 어깨를 받쳐서 기본 자세로 인한 보상 없이 큰가슴근 스트레칭을 목표로 한다.
- 다양한 조직 정렬 및 결합 조직 구성 요소를 늘리기 위해 어깨 벌림 범위를 조절한다.
- "T"로 뻗은 팔은 큰가슴근 빗장뼈 부위를 목표로 한다.
- 최대 신장을 견딜 수 없을 경우 팔을 지지해 관절 범위를 줄인다.

진행

- 가슴벽의 근육의 스트레칭을 증가시키기 위해 베개, BOSU 또는 폼 패드 위에서 등뼈 부위 폄과 큰가슴근 스트레칭을 결합한다.
- 바로 누운 자세에서, 무릎과 엉덩이를 구부리고 매트에 발을 올려 앞에서 설명한 대로 팔을 눕힌 상태에서 아래 몸통돌림을 추가한다. 무릎을 한쪽으로 내려 반대편의 골반과 흉곽이 들리면서 양 어깨를 아래로 향하게 한다. 이는 무릎 반대쪽 가슴근육의 신장을 증가시킬 수 있다.

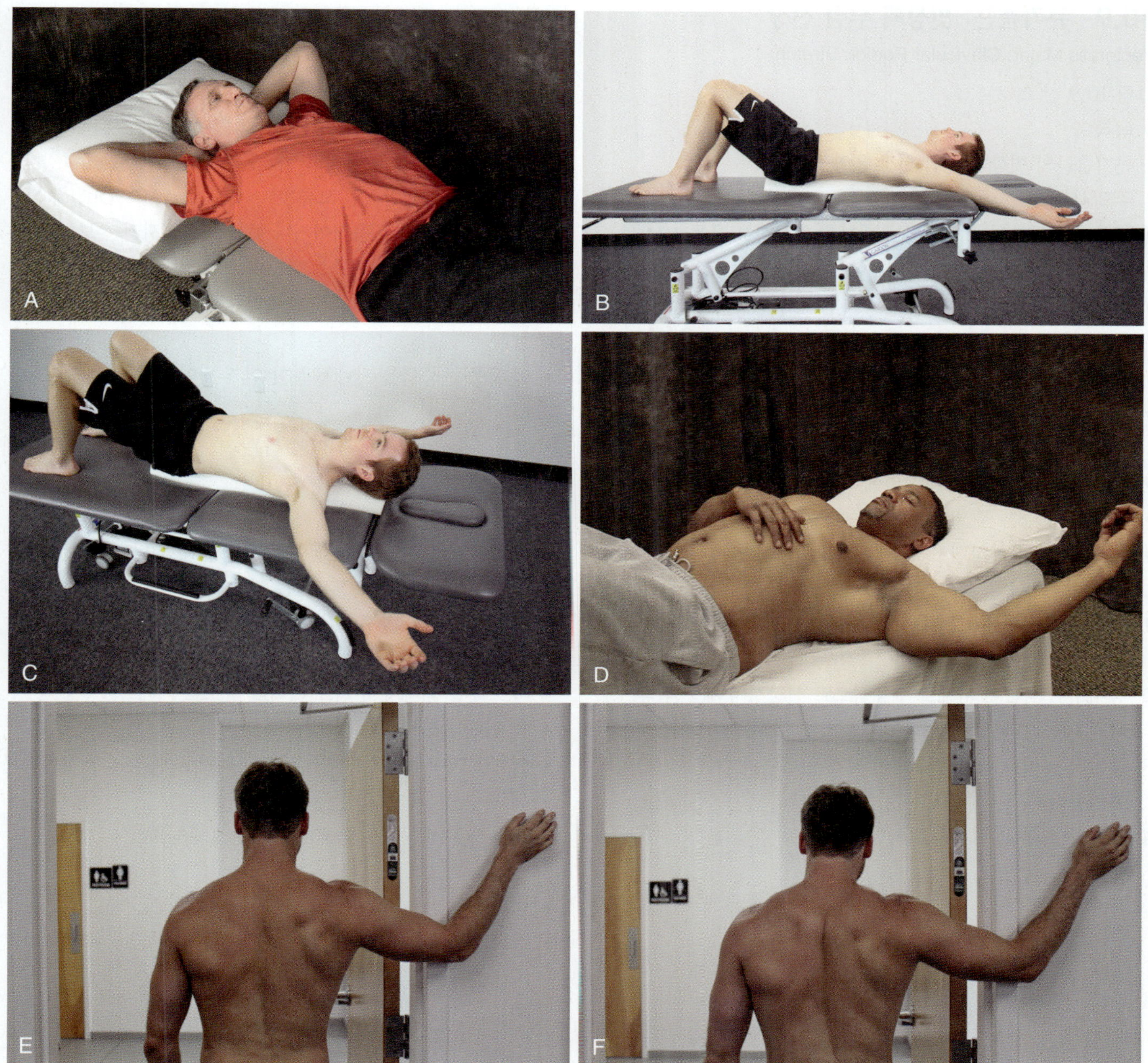

그림 10.8 큰가슴근, 작은가슴근 스트레칭. (A) 머리 뒤에 손을 둠. (B와 C) 팔을 V 자세로 뻗음. (D) 어깨 관절 범위 제한있을 시 수평 벌림. (E) 문 사이에서 가슴부 스트레칭. (F) 어깨뼈 내밈시키는 보상작용은 목뼈 근육 부착부를 통해 어깨 앞쪽과 목뼈에 추가적인 압박을 가할 수 있다.

10.9 큰가슴근: 빗장뼈 부위 신장

Pectoralis Major: Clavicular Portion Stretch

그림 10.9 참조

목적

- 큰가슴근의 빗장뼈 부위 신장 유연성 향상

주의사항

- 일반적인 등부위 스트레칭에 대한 주의사항은 운동 10.9를 참조한다.
- 보상 작용과 너무 큰 관절 범위를 움직이면서 어깨 앞쪽에 스트레스를 가할 수 있는 코너, 출입구 스트레칭을 면밀히 모니터링한다.
- 급성 위팔두갈래근 건병변은 금기됨

자세

- 열린 문 안쪽 또는 테이블 옆에 서 있음
- 한쪽 발이 다른 쪽 발 앞에 있을 때 발이 비틀거림
- 가쪽돌림을 유지하면서 어깨가 중립 위치에 있는 손의 손바닥

움직임

1. 먼쪽부 갈비뼈를 고정하기 위해 복부 근육을 활성화하여 운동을 시작한다.
2. 등뼈부위 폄없이 어깨를 수동적으로 신장시켜 체중을 앞발로 약간 이동한다.
3. 손바닥이 벽을 향하도록 하여 어깨를 벌림과 가쪽돌림시켜 유지한다.
4. 20~30초 동안 위치를 유지한다.

교육 팁

- 지침 예:
  - "코가 아닌 가슴으로 이끌면서 앞발로 체중을 옮기고 가슴 앞쪽을 가로지르는 스트레칭을 느껴보세요.""
  - "팔이 아니라 앞다리로 체중을 지탱해야 한다."
- 수정해야 할 일반적인 오류:
  - 머리를 앞으로 움직이거나 몸통을 회전시키는 보상작용
  - 코너 또는 출입구 스트레칭 시 목뼈 및 등부위 폄 증가
  - 스트레칭 중에 어깨가 안쪽돌림하지 않도록 한다.

장점

- 이 운동은 중립을 지나 충분한 어깨 폄이 있는 경우 사용할 수 있다.
- 운동은 등 뒤로 손을 뻗어야 하는 기능적 활동을 보조하는 데 유용할 수 있다.

대안

- 이 스트레칭은 한 번에 한 팔로 수행할 수 있다. 문간에 손바닥이 아닌 아래팔을 고정시키는 것은 스트레칭 중에 과도한 수평 벌림을 피함으로써 어깨 회전을 유지하고 어깨 앞쪽에 가해지는 스트레스를 감소시킨다.
- 바로 누운 자세에서 치료 테이블 밖으로 어깨 폄
- 등 뒤에 손으로 능동적 폄
- 어깨를 가쪽돌림한 상태에서 "T" 위치로 뻗은 팔은 큰가슴근의 수평 섬유를 목표한다(운동 10.8).
- 진동 또는 반복적인 움직임이 있는 짧은 유지

진행

- 범위를 증가
- 스트레칭이 유지되는 시간 증가

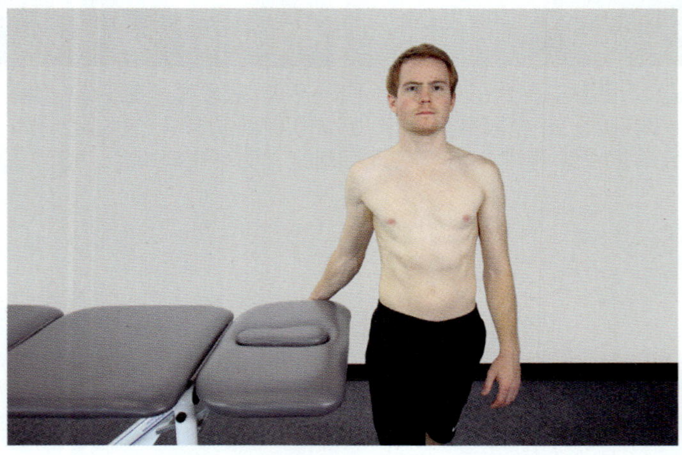

그림 10.9 큰가슴근 빗장뼈 부위 스트레칭.

10.10 뒤쪽 돌림근띠 스트레칭
Posterior Rotator Cuff Stretch

그림 10.10 참조

목적
- 뒤쪽 돌림근띠의 유연성 향상

주의사항
- 최대 신장이 부딪힘 증상을 재현할 경우 범위를 제한한다 (특히 크로스오버 부딪힘).
- 굽힘이 불충분한 경우 대체할 신장이 필요할 수 있다.

자세
- 범위가 허용하는 한 어깨를 구부리고 서 있거나 앉아 있음

움직임
1. 어깨를 수평모음으로 몸을 가로지른다.
2. 20~30초 동안 반대쪽 팔로 위치를 잡는다.

장점
- 뒤쪽 돌림근띠는 종종 슬링에 고정시킨 후 또는 근방호의 제약을 받는다. 뒤쪽 돌림근띠를 늘리면 움직임의 굽힘 범위를 개선하는 데 도움이 될 수 있다.

교육 팁
- 지침 예:
  - "팔을 몸에 대고 어깨를 아래로 그리고 뒤로 유지하세요."
- 수정해야 할 일반적인 오류:
  - 뒤쪽 어깨 근육 조직을 목표로 하는 과도한 어깨뼈 운동 (내밈 또는 올림)을 피한다: "어깨를 앞쪽으로 움츠리거나 둥글게 하는 것을 피한다."

대안
- 치료사 보조 뒤쪽 돌림근띠 스트레칭 또는 물렁조직 가동술

진행
- 범위를 늘린다.
- 유지를 늘린다.
- 범위 제한에 맞게 신장 방향 변경

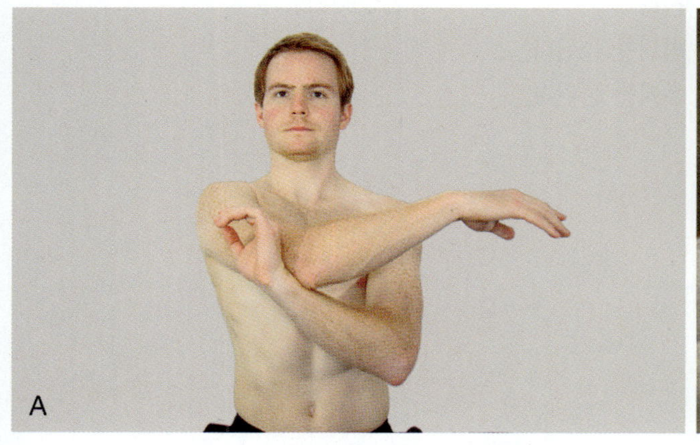

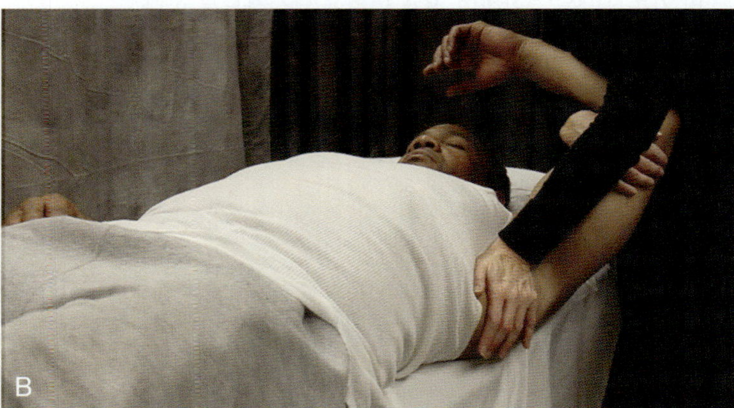

그림 10.10 뒤쪽 돌림근띠 스트레칭. (A) 크로스 오버 스트레치. (B) 치료사의 보조 돌림근띠 스트레칭.

10.11 넓은등근 스트레칭 Latissimus Dorsi Stretch

그림 10.11 참조

목적

- 넓은등근의 유연성 향상
- 아래 돌림근띠의 유연성 향상
- 등부위 가쪽 굽힘 증가

주의사항

- 허리부위 통증이 있거나 신경학적 증상이 재현되는 경우 이 스트레칭을 중단한다.

자세

- 선 채로 벌림시켜 팔을 완전히 들어 올린다.
- 반대쪽 손으로 손목 또는 아래팔을 머리 위로 잡거나 양팔로 똑바로 세워진 지지대를 잡는다(그림 10.11A).

움직임

1. 먼쪽부 갈비뼈를 고정시키기 위해 복부 근육의 활성화와 함께 가쪽 굽힘을 앞서 시행한다.
2. 몸무게가 두 발 사이에 균등하게 분포되도록 하고, 스트레칭 되는 측면에서 몸통을 멀리 구부린다(그림 10.11A).
3. 등부위 척추 회전을 허용하지 않고 허용되는 대로 어깨 벌림 및 가쪽돌림을 결합하여 전체 범위에 달성하도록 한다.
4. 20~30초간 위치를 유지한다.

장점

- 어깨 벌림이 충분한 경우에만 사용
- 상위 수준의 운동선수를 위해 또는 반복적 긴장 부상의 원인이 되는 요인에, 특히 오버헤드 기능 활동에 사용되는 경우, 3단계에서 사용된다.

교육 팁

- 지침 예:
  - "옆으로 구부릴 때 반대쪽 손을 사용하여 팔을 길게 늘어 뜨리세요."
  - "옆으로 구부릴 때 방 전체를 응시하세요."
- 수정해야 할 일반적인 오류:
  - 등부위 돌림과 가쪽 굽힘의 결합

대안

- 전체 가쪽 굽힘 위치를 얻기 위해 베개, 볼스터, BOSU 또는 운동 볼 위에 측면으로 눕힌다(그림 10.11B).
- 테이블에 앉아 팔을 몸 앞으로 뻗고 손바닥을 위로 향하게 한다. 테이블 위에서 팔을 앞으로 민다.
- 양팔을 테이블이나 의자에 받치고 서서, 몸과 엉덩이를 힌지시키고, 몸을 팔로부터 멀리 뻗거나(그림 10.11C), 한쪽 팔을 운동 공 위에 올려 놓고 엉덩이를 뒤꿈치 쪽으로 힌지한다(그림 10.11D).

진행

- 범위를 늘린다.
- 유지를 늘린다.

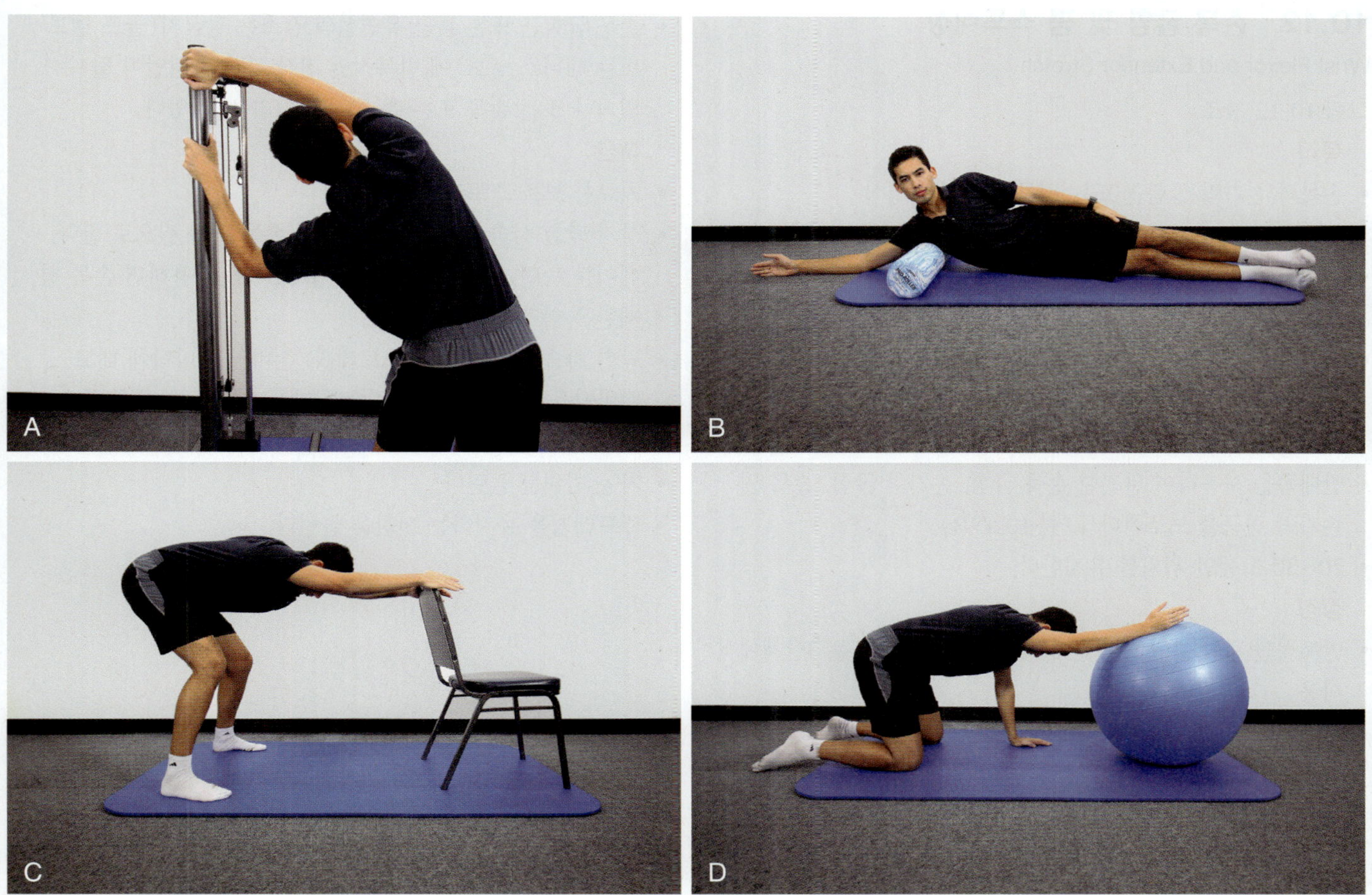

그림 10.11 수직 지지대를 잡고 넓은등근 스트레칭(A), 폼 롤러 위에 옆으로 누워서(B), 팔을 의자 위에 올려놓고 선 채로 힌지(C), 또는 한쪽 팔을 운동 공위에 올려놓음(D).

10.12 손목 굽힘 및 폄 스트레칭

Wrist Flexor and Extensor Stretch

그림 10.12 참조

목적

- 손목과 손가락 굽힘근 또는 폄근의 유연성 향상

자세

- 서있거나 앉아있는 상태, 팔꿈치 폄

움직임

- 반대쪽 손을 사용하여 손목 폄, 손가락 폄 및 뒤침하여 손목과 손가락 굽힘근을 펴기 위한 도움을 준다(그림 10.12A).
- 반대쪽을 사용하여 완전한 손목 굽힘, 손가락 굽힘, 손목 및 손가락 폄근을 보조한다(그림 10.12B).
- 20~30초 동안 위치를 유지한다.

장점

- 반복적인 긴장 부상의 원인이 되는 경우 2단계 또는 3단계에서 사용
- 손목 굽힘근 또는 폄근 유연성의 감소는 팔꿈치(골프 엘보 또는 테니스 엘보)에 반복적인 긴장 부상의 원인이 될 수 있거나 또는 손목 또는 손 골절이 따라올 수 있다.

대안

- 치료사 보조 스트레칭
- 상지 닫힌 사슬 운동은 90° 이상의 손목 폄을 필요로 한다. 테이블 측면, 밸런스 보드 또는 BOSU를 사용하면 손목 폄 제한을 협조할 수 있다.
- 닫힌 사슬 손목 굽힘근 스트레칭: 손바닥을 바닥에 대고 손바닥을 아래로 향하게 하고 무게를 앞으로 향하게 한다.

진행

- 가동 범위를 늘린다.
- 스트레칭을 유지하는 시간을 늘린다.

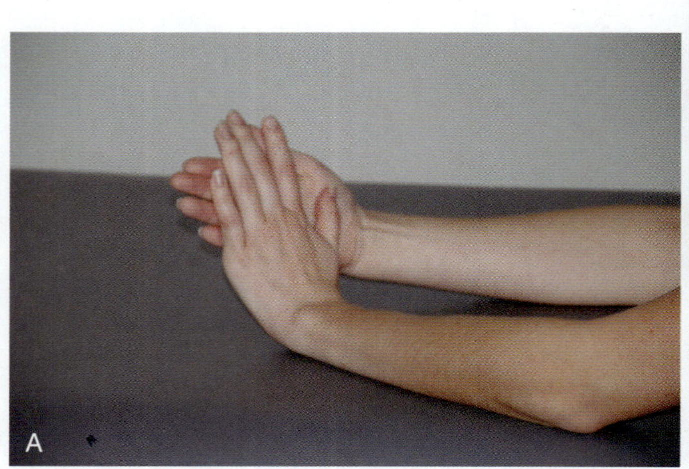
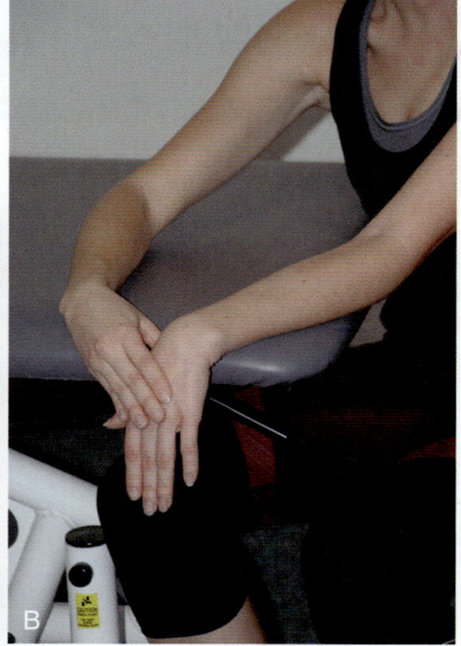

그림 10.12 손목 굽힘근(A) 및 폄근(B) 스트레칭.

10.13 자가 보조 및 능동 가동성: 팔꿈치, 손목, 손가락

Self-Assisted and Active Mobility: Elbow, Wrist, Fingers

그림 10.13 참조

목적

- 고정 또는 외상 후 회복 또는 가동성 부족을 초래하는 기타 조건과 관련된 관절 이동성을 개선한다.

자세

- 앉기, 반대쪽을 사용하여 수동적 또는 능동적 보조 움직임을 수행한다.

움직임

- 수동적 팔꿈치 굽힘 또는 폄
- 손목 굽힘, 폄, 노쪽 또는 자쪽 치우침
- 엎침 또는 뒤침
- 손가락 굽힘 또는 폄
- 손가락 벌림

장점

- 환자는 일반적으로 능동-보조 또는 능동 움직임으로의 적절하게 진행하면서 수동적으로 움직임을 수행할 수 있다.

대안

- 치료사 브조 가동성

진행

- 관절 범위를 늘린다.
- 유지를 늘린다.
- 능동적 관절 가동 범위로 진행

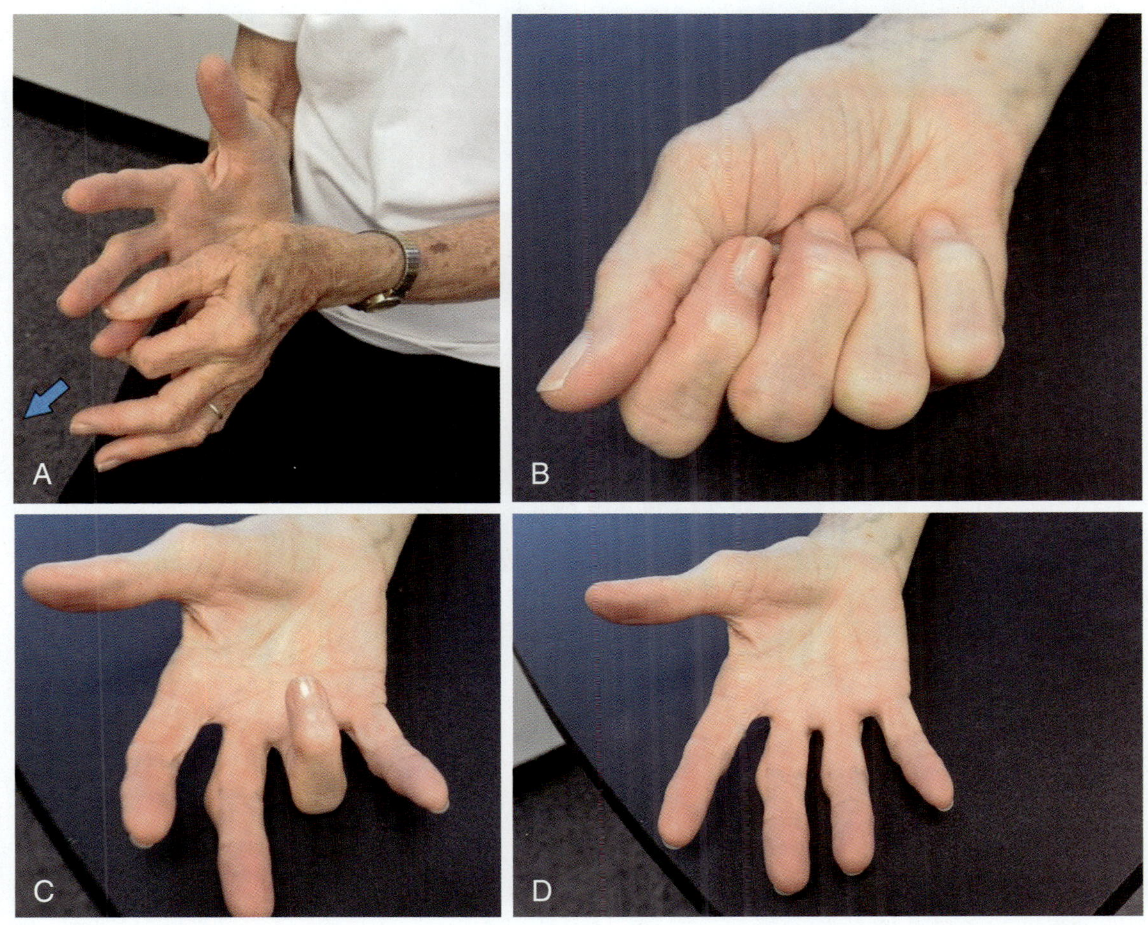

그림 10.13 팔꿈치, 손목 및 손가락의 자가 보조 및 능동 가동성. (A) 일반적인 견인 손가락뼈사이 관절과 손허리손가락뼈 관절. (B) 손바닥을 향한 손가락의 능동적 굽힘. (D) 개별 능동적 손가락 굽힘. (D) 일반화된 능동적 폄 및 손가락 벌림.

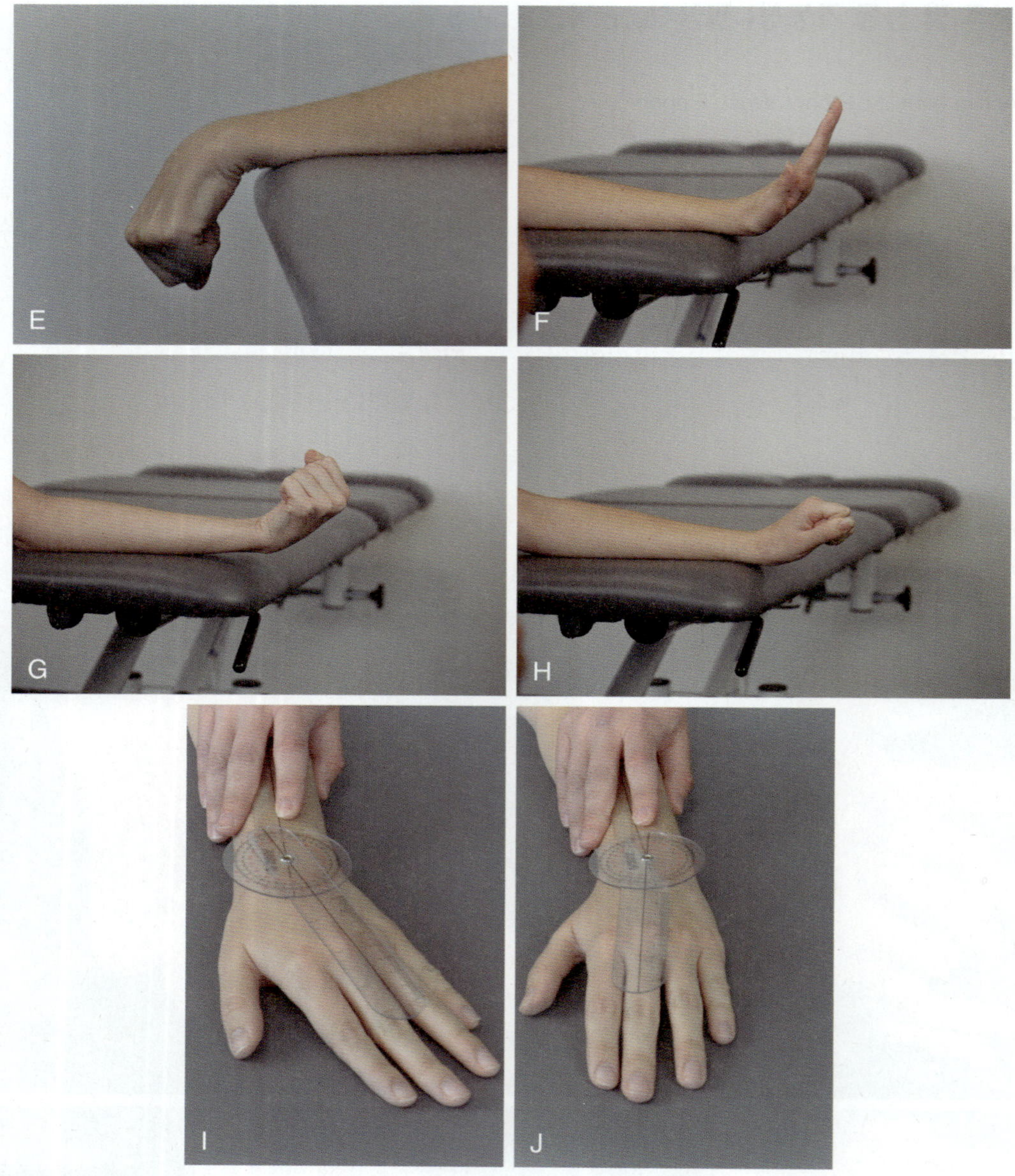

그림 10.13 계속 능동적 가동성. (E) 손목 굽힘. (F) 손목 폄. (G) 손가락 굽힘과 손목 굽힘. (H) 손가락 굽힘과 손목 폄. (I) 노쪽 치우침. (J) 자쪽 치우침.

사례 연구 10.1: 도수교정 후 상지 유착성 관절낭염 UPPER EXTREMITY ADHESIVE CAPSULITIS POST-MANIPULATION

이 사례는 도수교정/시술(manipulation)(수술 후 개념) 후 추가적으로 발생할 수 있는 주된 저운동성 장애에 대한 개념을 설명한다. 진단의 중요성처럼 seas well을 기반으로 한 매개 변수는 유착성 관절낭염에 대해 설명된다.

54세 여성이 1년 전부터 점차 오른쪽 어깨 통증과 뻣뻣함이 시작됐던 병력이 있다. 그녀는 외상 병력이 없지만 병력에는 갑상선 기능 저하증과 이전의 간헐적으로 목, 어깨 통증이 포함되어 있다. 이틀 전, 그녀는 마취하에 병진 수술(translational manipulation)을 받았으며 외과수술에서 오른쪽 어깨 굽힘 150°, 벌림 140°, 중립에서 가쪽돌림 45°를 얻었다. 그녀는 수동적 및 능동적 이동성, 도수교정 및 점진적 저항 운동을 위한 물리치료로 옮겨졌다. 환자는 통증 때문에 이부프로펜을 복용하고 있다.

기능 상태 및 목표 Functional Status and Goals

조작하기 전에 그녀는 짐을 들어 올릴 수 없었다. 옷 입기 및 목욕을 포함하여 어깨 높이 이상의 움직임에 어려움과 수면에 어려움을 겪었다. 현재 환자는 집안일을 할 수 없으며 지갑과 기타 작은 물건을 휴대하기가 어렵다. 그녀는 몸단장(빗질, 샤워)에 왼팔을 사용할 수 없고 셔츠와 재킷을 입는 데 어려움을 겪는다. 그녀의 수면은 여전히 고통으로 방해받는다. 그녀는 비서로 일하고 있지만 수술 후 병가 중이다. 그녀의 DASH 점수는 63.3이다.

환자의 목표 Patient's Goals

그녀는 왼팔을 사용하여 통증없이 자기 관리를 하고 6시간 동안 잠을 자고, 마침내 그녀의 취미인 그림그리기와 강아지를 산책시킬 수 있기를 원한다.

주관적인 통증 Subjective Complaints

- *심각성:* 그녀는 앞쪽가측 왼쪽 팔의 통증이 지속적으로 아프다고 설명한다(4/10). 움직임에 따라서 6/10까지 증가. 그녀는 또한 목, 어깨뼈와 가슴에서 약간의 "긴축(tightness)"을 보고한다.
- *과민성:* 통증은 6/10까지 움직이면 증가하지만 15분 동안 휴식을 취하면 4/10으로 감소한다. 그녀는 어깨로 누우면 통증으로 깨어나고 다시 잠자리에 드는데 20분이 걸린다.
- *특성(Nature):* 수술 후 통증, 어깨 가동성 제한(유착성 관절낭염)
- *단계:* 만성 유착성 관절낭염이지만 급성 수술 후 (글상자 10.3)

객관적인 결과 Objective Findings

- 자세 및 정렬
  - 앞쪽 머리 자세
  - 둥근 어깨
  - 티핑과 내밈된 어깨뼈
  - 등뼈 척주뒤굽음증 – 약간
  - 증가된 허리뼈 척주앞굽음증
  - 왼팔을 잡은 채 어깨 보호적 위치
- *관절 가동 범위(표 10.3):* 목뼈의 능동적 가동범위는 굽힘과 폄에서 정상 범위 안이지만, 왼쪽 회전은 30° 제한과

글상자 10.3 주관적 통증과 병력의 이해

평가

수술(surgical manipulation)후 보통 정도의 심각도가 예상되고, 움직임과 수면에 중 정도의 과민 반응이 나타난다. 검사 및 운동 중에 그리고 후에 증상을 모니터링해야 한다. 상태의 본질과 병력은 기존의 결합 조직의 변화를 나타낸다. 보다 최근의 염증과 시술 후 출혈과 마찬가지로, 추가 섬유증을 제한하고 시술(manipulation)로 얻은 움직임을 유지하는 것이 우선 순위이다.

표 10.3 오른쪽 어깨 관절 가동 범위

오른쪽 어깨 움직임	능동적 가동 범위(각도)	수동적 가동 범위(각도)
굽힘	0–74°, 60–74°에서 증가된 통증	0–90, 80–90 심각한 통증, 근방호
폄	0–8°, 중증도 통증(4/10)	0–10°, 어깨 앞쪽에서 통증과 방어
벌림	0–30°, 심각한 통증(6/10)	0–50°, 45–51°에서 앞쪽, 아래쪽 어깨 통증
모음	0–30°, 통증의 변화 없음	0–35°, 통증의 주된 증가 없음
안쪽돌림	중립 시 정상범위 안에 있음. 60° 굽힘에서 0–30° 통증의 변화 없음	중립 시 정상범위 안에 있음, 60° 굽힘 35° 안쪽돌림, 근경련에서 통증 변화 없음
가쪽돌림	중립 시 0–30° 심각한 통증(6/10) 벌림에서 검사되지 않음	0–30°, 15–30° 어깨에서 심각한 통증, 근방호(6/10), 벌림 시 45°

오른쪽 등세모근 지역에서 신장되는 통증이 있고, 왼쪽 가쪽 굽힘은 오른쪽 등세모근 부분에서 긴축 및 통증과 30° 제한이 있다.

- *저항ROM:* 모든 저항 등척성 운동은 중립을 기준으로 우측이 약하며, 저항 벌림, 안쪽돌림, 가쪽돌림(중립에서 검사)에서 통증이 증가한다. 저항성 위팔두갈래근 수축 시 약간의 통증이 있다. 저항 움직임은 더 높은 범위에서 검사되지 않는다.
- *근육 길이:* 큰가슴근 및 작은가슴근의 물렁조직 가동성 검사에서 감소된 신장성(가능한 수동 운동 범위로 인해 이 지점에서 전체길이 검사가 수행되지 않음). 이것은 어깨뼈에서 위팔뼈 머리를 아래로 이동하는 70° 굽힘 아래로 어깨밑근, 위등세모근, 어깨올림근, 목갈비근은 모두 제한되어 있다.
- *촉진:* 오른쪽 어깨가 부어오르고 변색되었으며 돌림근띠 부위는 만지면 아프다. 물렁조직 가동성은 오른쪽 위등세모근과 어깨올림근에 제한되며 오른쪽 아래 돌림근띠 부위에서 현저히 제한된다. 목뼈 부위 근육이 경련을 일으킨다.
- *관절놀이:*
  - *어깨:* 근방호 및 통증으로 모든 방향에서 부가적 가동성 감소
  - *목뼈부위:* 감소된 관절 내 움직임 및 통증 C2 – C3, C4 – C5, C6 – T1 및 C6 – 7 및 T1 뒤쪽 앞쪽 압력과 함께 오른쪽 어깨의 관련통
- *신경검사 :* 정상
- *움직임 패턴:* 모든 움직임은 방어적이며, 어깨이음대의 초기 올림과 올림 중 우측으로 약간의 몸통 움직임이 나타난다 (글상자 10.4).

/

글상자 10.4 오른쪽 어깨에 대한 객관적 결과 및 선택적 조직 장력의 해석

- 활동 범위는 근방호 및 통증으로 제한되는 굽힘 및 벌림에 대하여 수동적 범위(굽힘 15°, 벌림 20°)보다 적다.
- 능동 및 수동 범위에 대한 현재 결과는 수술 중 얻은 범위(굽힘 150°, 벌림 140°, 중립에서 가쪽돌림 45°)에 비해 매우 제한적이다.
- 모든 방향에서 움직임이 제한되고 부가적인 동작이 감소함에 따라 유착성 관절낭염과 관련된 패턴이 일치한다.[36]
- 근방호, 멍, 붓기, 압통은 도수교정 후 통증이 지속적이며, 물렁조직의 통증은 조기 치료 강도를 고려할 필요가 있다.
- 초기 방문 시 통증과 근방호 감소를 강조하여 가능한 한 수동적인 범위를 확보해야 한다. 수술 개입의 정확성과 수술 후 구축 및 섬유화 가능성이 있다는 것은 통증이 있음에도 불구하고 수동적 가동성의 상대적으로 적극적인 개입이 있어야 한다.
- 치료 계획에 목뼈 및 등부위 가동성을 포함한다.

글상자 10.5 가동성 결함(유착성 관절낭염)을 동반한 어깨 통증 진단

다음과 같은 이유로 환자의 표현이 진단에 적합하다.

- 인구통계학적 및 동반이환(40~65세, 여성, 갑상선 기능 저하증)
- 점진적인 병력 및 능동적 및 수동적 어깨 올림과 회전 및 통증의 점진적 손실
- 중증도 장애
- 제한된 생리학적 보조 움직임과 함께 더 높은 범위의 벌림에서 더 큰 회전 손실과 함께 모든 방향에서 수동적인 관절 가동 범위 제한

이상적으로는 도수교정(manipulation) 후 가능한 한 빨리 물리치료를 시작해야 하며, 가능하면 매일 치료를 받아야 하고 가정 운동을 자주 병행해야 한다.[34,35] 이 경우 수술과 물리치료 시작 사이에 2일의 시간 경과는 이상적이지 않으며, 도수교정(manipulation) 후 범위 증가 중 일부는 유지되지 않았다. 그러나, 섬유화의 기간이 확립되기 전(10~14일)에 치료가 시작되었으며, 여전히 개선 가능성이 있다.[42]

글상자 10.6 운동에 대한 영향/결과/시사점

- 초기 관절 가동 범위는 도수교정 중에 얻은 한계치까지 범위를 증가시키는 것으로 나타난다.
- 최대 신장을 시도하는 동안 낮은 스트레스로 초기 운동 처방을 위해 수동적, 능동보조, 중력 보조 움직임을 나타낸다. 운동은 물렁조직과 관절 운동을 따라야 한다.
- 수동적 관절 범위의 끝을 향해 작업하는 동안 초기에 힘의 양을 제한한다.
- 과도한 증가(10명 중 2명 이상)를 고려하여 운동 중 및 운동 후 통증 반응을 모니터링하되, 범위를 최대화하기 위해서는 가능한 한 빨리 초기 가동성이 우선이다.
- 통증 및 근방호는 끝 범위 내에서 또는 끝 범위에 도달하는 진동을 사용하여 해결할 수 있다.
- 신축성 또는 가동성 운동의 정렬을 조정하여 최근에 조작한 구조물, 특히 뒤쪽 및 아래 돌림근띠, 오목위팔관절 주머니의 최대 길이를 유지 또는 증가시킨다.
- 치료 중 척추 몸쪽부 자세를 유지하고 최대 가동성을 확보하면서 지지 자세를 이용하여 어깨 움직임을 분리시킨다.
- 관절주머니나 결합조직의 약한 부위에서 과도한 스트레스를 받지 않도록 스트레칭 시 오목위팔관절 축 주위로 최적의 근육 균형을 촉진한다.
- 자가 보조, 능동 보조 및 능동적 움직임 중에 올림 중 조기 또는 과도한 어깨뼈 운동을 피하도록 환자에게 가르친다.
- 올림을 위해 위등세모근을 활성화하기 전에 앞톱니근을 사용하여 적절한 어깨뼈 위쪽돌림을 제공함으로써 초기 움직임 보상을 피한다.
- 어깨는 올림 중 가쪽돌림해야 한다(부딪힘 방지를 위해).
- 목뼈에 부착되는 근육에 대한 목등부위 가동성 및 근육 유연성도 제한되며, 운동 프로그램 중에는 척추 근육 유연성과 상지 이동성 운동을 도입해야 한다.
- 도수 치료 기법은 목등부위 가동성 운동과 함께 수행해야 한다.

평가 Evaluation

- *의료 진단:* 유착성 관절낭염, 도수교정(manipulation) 후
- *물리치료 진단:* 유착성 관절낭염, 도수교정 후 통증 및 근방호와 관련된 어깨 통증 및 가동성 저하(1단계; 글상자 10.5)
- 기여요인 및 손상(글상자 10.6):
  - 오목위팔관절 주머니 제한
  - *자세 정렬:* 앞쪽머리 자세, 등부위 척주옆굽음증, 어깨뼈 티핑
  - *물렁조직 제한 및 근방호:* 큰가슴근, 작은가슴근, 뒤쪽 돌림근띠, 어깨밑근, 목갈비근, 어깨올림근의 유연성 저하
  - *최근 수술 가동술(manipulation):* 염증, 부종, 멍, 근방호
  - 통증 및 관련된 근방호
  - 강화된 신경근 패턴으로 장기적인 보상 움직임 (초기 어깨뼈 올림, 등부위 운동)

지침 Precautions

- 과도한 스트레스와 긴장을 동시에 피한다.
- 부딪힘 증상 모니터링 및 부딪힘을 방지하는 위치 사용
- 범위를 늘리는 동안 환자의 통증의 심각성과 과민성을 존중하고, 근육 경련으로 강하게 스트레칭을 하는 것을 피한다.

예후 Prognosis

유착성 관절낭염의 만성 이력을 바탕으로 수술 중 6개월 이내에 가동성을 얻는 데 적당함.[36,37] 유착성 관절낭염은 종종 시간이 지남에 따라(보통 2년 이내) 자가 제한되지만 대부분의 경우 기능에 영향을 미치는 관절 가동범위 부족이 여전히 존재한다. 갑상선 기능저하증은 예후에 부정적인 영향을 미친다.[36]

목표(2주):

- 수동적 어깨 굽힘, 벌림을 10° 이내 및 수술에서 얻은 범위의 가쪽돌림에서 5° 이내까지 증가시킨다.
- 움직일때 통증이 감소하면서(4/10) 어깨높이에 도달하는 능력을 증가시킨다.
- 목뼈 회전을 45°, 양측 가쪽 굽힘을 40°로 증가시킨다.
- 장애 점수 DASH 53 향상(임상적으로 중요한 최소 차이 10.2점).
- 환자는 깨어나지 않고 3시간 동안 잘 수 있다.
- 식사 준비, 머리 감기, 작은 물건 운반 및 옷갈아 입기에 대한 개선 사항(각 1–2점)을 보고한다.
- 환자는 독립적으로 자가 보조 및 중력 보조 운동을 수행할 수 있다.

치료 및 운동 선택 Treatment and Exercise Choices

초기 치료 선택 사항

1. *도수 치료:* 오목위팔관절 견인, 아래쪽 미끄러짐, 뒤쪽 미끄러짐. 2단계 가동술(통증 완화, 근육 경련)에 뒤이어 3단계 가동술(통증 완화, 수술 중 얻은 범위 회복)
2. 아래 및 뒤쪽 돌림근띠, 큰가슴근, 등세모근, 어깨뼈 주변, 목뼈 부근에 대한 물렁조직 가동성
3. 목 및 등부위 도수교정/가동성
4. 운동(표 10.4 참조)

표 10.4 사례 10.1 1단계 운동 선택 예

운동	목표	매개변수	이유(근거) 및 변형
수동 관절 가동 범위			
어깨뼈 면에서 굽힘, 벌림 중립에서 안쪽돌림, 가쪽돌림 및 진동과 어깨뼈 면에서 70° 굽힘	도수교정 후에 얻은 관절 가동 범위를 증가 근 경련 및 보호 반응을 줄여 더 많은 운동 범위를 허용한다.	진동이 있는 가능한 범위의 중간에서 끝까지 고반복	통증과 근방호를 줄이기 위해 가벼운 진동을 사용하여 초기 반복을 수행하고 끝 범위를 향해 점진적으로 이동한다. 근방호가 증가하면 힘의 강도가 감소하거나 전체 범위에서 줄어둔다. 수동적 움직임은 도수교정을 따른다(가벼운 신장, 모든 방향에서 보조적인 미끄러짐을 위한 끝 범위에 도달하는 진동)

계속

표 10.4 사례 10.1 1단계 운동 선택 예 - *계속*			
운동	**목표**	**매개변수**	**이유(근거) 및 변형**
능동 보조 움직임			
엎드려 누운 자세에서 중력 보조 굽힘(운동 10.2) 바로 누운 자세에서 자가 보조 굽힘(운동 10.4) 진자 운동(운동 10.50) 앉은 자세에서 T바를 사용한 자가보조 안쪽, 가쪽돌림 변형 (운동 10.6)	도수교정에서 얻어진 관절 가동 범위 증가		보조 운동의 홈프로그램으로 수행될 수 있으며 범위를 유지하고 삼출을 줄이기 위해 자주 수행해야 한다. 규칙적인 가정 운동은 또한 통증과 근방호를 감소시킬 것이다.
근육 유연성			
치료사 보조 스트레칭 후 목뼈 운동 범위 활성화 누운 자세에서 위등세모근, 목갈비근, 어깨올림근 스트레칭(운동 11.16-11.18) 치료사 보고 뒤쪽 돌림근띠 스트레칭(운동 10.10)	목뼈 부위의 근 유연성 증가	어깨를 받친 상태에서 반듯이 누운 자세 끝 범위; 유지 없이 끝 범위에 도달하는 것부터 시작하여 15-20초로 진행 통증 수치가 과도하게 상승을 모니터링 하고 통증이 지나치게 증가하는 경우 힘이나 범위가 감소	목뼈 부위 범위를 더 오래 유지하고 환자가 수행할 수 있다. 첫 번째 방문에서 강조점은 끝 범위에 도달하는 것이지만 통증이나 보호를 악화시키지는 않는다. 유지는 초기에 제한되며, 어깨의 끝 범위에 도달하는 동안 진동 또는 부드러운 물렁조직 동원이 이전에 필요할 수 있다.
일반화된 유산소 운동			
상체 에르고미터(운동 10.1)	삼출, 남은 타박상 및 수술 후 체액 제거를 돕기 위해 관절 내 운동을 촉진한다. 통증 해결 수술 후 순황 및 노폐물 제거 개선	통증 반응에 따른 시간, 현저히 낮은 저항 ROM은 전체 회전을 허용할 수 있도록 기계에 상대적인 좌석 높이와 위치에 따라 조절 됨	환자가 더 편해짐에 따라 진행 범위 통증, 움직임의 용이성 모니터링 환자에게 과도한 보상에 대해 교육하지만 기본 목표는 상대적으로 통증이 없는 ROM을 얻는 것이다.
율동적 개시			
앉은 상태에서 테이블에 지지된 안쪽 · 가쪽돌림에 대한 수동 저항, 자가 저항으로 진행 (운동 10.18)	통증 감소, 소단위 안정근 활성화 촉진, 염증 제거 촉진, 근육 경련 감소	용량 강화보다는 활성화를 위한 매우 가벼운 저항성 어깨뼈 면에서 30° 팔 굽힘 시, 팔꿈치를 구부린 상태에서 중립 회전 여러 번 반복, 세트 간 휴식	주요 목표는 통증을 줄이고, 돌림근띠를 활성화 하여 경련을 줄이고, 순환 반응을 증가시켜 수술 후 삼출물과 멍을 제거하는 것이다.
근육 활성화와 포지셔닝	어깨뼈 위쪽돌림을 향상하기 위해 앞톱니근을 사용하여 어깨뼈 연결의 운동 학습 증진	최적의 근육 활성화에 대한 운동 학습; 팔을 지지하는 척추 자세 및 어깨뼈 동작 위치에 대한 인식. 환자가 연결을 달성하지 못하거나 동작 수행방법을 이해할 수 없는 경우, 수동 동작 및 촉각 신호 사용	어깨 굽힘 활선 한계(70°) 이하의 어깨뼈 면 및 가쪽돌림 바로 누운 자세는 몸쪽부 안정성에 대한 등 및 목부위 근육 요구사항을 최소화하여 어깨가슴부 움직임을 운동학습할 수 있도록 한다. 보상을 피한다: 큰가슴근으로부터 상승, 티핑, 또는 과도한 내밈과 뒤쪽돌림
어깨가슴부 위쪽돌림, 바로 누운 자세에서 어깨뼈 면 60° 굽힘에서 치료사가 팔을 받친다 (운동 10.14).			
보조가동성과 근육 활성화, 통증 완화 도르래 보조 굽힘(운동 10.3)	통증과 근경련을 줄이기 위한 뒤쪽 돌림근띠를 위한 보조 굽힘 관절 가동 범위, 수축-이완	도르래에 대해 70°에서 30°까지의 능동적인 어깨 확장에 이어 도르래의 도움과 중력이 굽힘 된다. 낮은 저항, 진행 중인 반복을 보류하지 않고, 부하를 증가시키기 전에 구부러진 위치에 있는 시간	움직임 중 가쪽돌림 유지

섹션 2: 과운동성

과운동성에 사용되는 연습 유형은 6장(표 6.3 참조)에 설명되어 있으며, 저운동성과 과운동성에 사용되는 매개변수 간의 비교는 표 6.4에 포함되어 있다. 목표, 방법, 매개변수 및 측정에 대한 검토는 표 10.5에 포함되어 있다. 전체적인 목표는 힘을 분산시키고 근육 활성화를 시작하기 위해 물렁조직 안정화(힘폐쇄)(신경근육 조절, 근육 기능)를 촉진하는 것이다. 상지에서의 과이동성과 관련된 일반적인 진단은 다음과 같다.

- 특정 어깨 불안정성(뒤쪽 탈구, 앞쪽 불안정, 아래 불안정, 뒤쪽 불안정)
- 일반화된 불안정성(예: Ehlers–Danlos 증후군, 유전적 과운동성) 과운동성과 저운동성이 함께 존재하는 상황에서는 과운동성 지침이 선행되어야 한다.

증상이 있는 구조를 보호하기 위해, 그러나 힘의 축적에 기여하는 저운동성 구조도 치료 계획에서 다루어질 것이다. 이러한 조건은 반복 긴장 범주에 해당할 수 있다. 이 지침은 초기 예방 조치 및 수술 후 회복(단계 II 및 III) 후 수술 개입에 따른 과운동성을 다룰 때도 적절하다.

금기사항 및 주의사항
CONTRAINDICATIONS AND PRECAUTIONS

1. 강도, 난이도, 운동 수준은 증상의 심각성, 과민성, 정확성에 따라 달라진다.
2. 과도한 스트레스 또는 변형으로부터 수동적 구조물을

표 10.5 목표, 방법, 매개변수, 측정: 이동성 저하

목표	방법	매개변수	평가/측정
소단위 안정근 근육 활성 향상과 신경근 타이밍 향상 (예, 돌림근띠)	운동 제어 원리를 이용한 신경근 제어 촉진 닫힌사슬 및 다양한 형태의 감각 입력(두드림(Taping)을 통한 시각적, 촉각적) 균형 반응 또는 진동을 사용하여 근육 활성화, 교대로 수축을 촉진	지지되는 위치, 지지되지 않는 위치로 진행 특정 불안정성을 위해 내부 범위에서 중간 범위 일반화된 불안정성 또는 과운동성을 위한 중간 범위 대단위 움직임근을 사용하기 전에 소단위 안정근의 타이밍(예상 순서) 적절한 휴식 또는 번갈아 가며 여러 번 반복 수축의 특이성으로 고반복 또는 장기간 유지 증상의 악화없이 자세를 유지하거나 범위를 제어하기 위한 운동 학습을 기반으로 매개변수가 진행	어깨가슴부 연결과 오목위팔관절 축의 움직임을 유지하는 능력(신경근 협조의 관찰, 또는 자세를 유지하는 시간) 힘 분포의 생체 역학적 분석(시각적 분석, 운동 축) 등척성 수축(시간 제한) 또는 반복 횟수를 유지하는 능력 통증 반응 필요한 피드백과 교정의 양
중간 범위 관절 위치를 유지하는 능력 향상; 근 지구력	등척성 작은 범위 등장성 운동제어 원리를 사용한 신경근 제어 증진 닫힌 사슬 및 다양한 형태의 감각 입력(두드림(Taping)을 통한 시각적, 촉각적)	등척성에서 다각도 등척성, 제어된 작은 범위 등장성으로 진행 등척성에 대한 지속적인 수축 낮은 부하, 허용되는 부하로 진행 작은 범위의 등장성에 대한 고반복 소단위 또는 다단위 안정근 사용	어깨가슴부 연결과 오목위팔관절 축의 움직임을 유지하는 능력(신경근 협조의 관찰, 또는 자세를 유지하는 시간) 힘 분포에 대한 생체 역학적 분석(시각적 분석, 운동 축) 등척성 수축(시간 제한) 또는 반복 횟수를 유지하는 능력 통증 반응 자세를 유지하는데 요구되는 기능적 작업 DASH
외부 힘을 견디고 극한 범위에 도달하는 것을 방지하는 능력 향상	운동 제어 원리를 사용하여 신경근 제어 촉진 다양한 형태의 감각 입력(두드림(Taping)을 통한 시각적, 촉각적) 원심성 제어로 진행	제어된 끝 범우로 느린 진행 끝 범위를 제한하는 원심성 저어 고 부하, 저 반복으로 진행(등척성 또는 등장성)	목표 달성(성공적 평가의 비율) 필요한 피드백 및 교정 양 DASH
기능적 요구사항을 위한 신경근 협조와 반응 시간 향상	운동 제어 원리를 이용한 신경근 제어 촉진	반응 시간 및 제어된 움직임	목표달성 필요한 피드백 및 교정 양 DASH

보호하고, 끝 범위와 스트레스의 양을 제한한다.
3. 과도한 범위(방향에 따라 다를 수 있음)를 피한다.
4. 스트레칭 금지
5. 개별 운동과 함께 특정 예방 조치를 나열한다.
6. 통증 반응 및 근육 경련은 근본적인 과운동성을 가릴 수 있으며, 통증이 감소하면 능동적인 관절 가동 범위를 조절하면서 주의를 기울여야 한다.
7. 과운동성으로 인해 감각 입력이 손상되는 경우가 종종 있으며, 환자는 추가 피드백(촉각, 언어 또는 시각) 없이 위치 또는 범위 제한을 모니터링할 수 없다.
8. 부딪힘 증상이 발생하지 않도록 시작 위치나 이동 범위를 조절한다.
9. 돌림근띠 파열/손상 또는 치료되지 않은 골절의 경우, 치료의 보호 단계에서는 능동적 및 저항성 운동이 금지된다.

일반 매개변수 GENERAL PARAMETERS

- 중간 범위(관절 또는 근육)
- 지지된 위치, 지지되지 않는 위치로 진행
- 닫힌 사슬 운동은 중심화된 움직임의 축을 촉진할 것이다.
- 독립적으로 이동을 수행할 수 있을 때까지 피드백을 통해 동작을 반복한다.
- 용량은 피로 전 저 부하/고반복(>25)(또는 등척성 수축을 위한 저 부하/장시간 유지)에서 시작하여 적절한 타이밍, 근육 수축 순서 및 근육 활성화 및 지구력을 위한 목표에 중점을 둔다.
- 중간 범위에서 부하를 늘리거나/반복을 줄여(<15) 용량이 진행된다. 환자는 부하를 증가시키기 전에 중간 범위 위치를 유지할 수 있어야 한다.
- 치료 진행, 도전적 특이성, 목표 달성, 움직임 패턴 보정 전반에 걸쳐 신경 근육의 조정이 강조된다. 진동은 과운동성 관절을 둘러싼 근육의 활성화와 점화를 용이하게 하는 데 사용될 수 있다.
- 범위를 늘리는 것이 마지막 우선 순위인 반면, 기능 범위를 제어하는 능력은 항상 하나의 목표이다. 전체 관절 가동 범위가 반드시 목표는 아니다.
- 범위를 통한 까다로운 제어(원심성 제어 또는 고유수용감각 과제)로 진행

검사 및 측정 TESTS AND MEASURES

사용 가능한 테스트와 측정치에 대한 자세한 설명과 해석 및 심리평가적 타당성에 대한 자세한 내용은 Magee,[26] 및 Magee 및 Sueki[27]을 참조하라.
1. 통증 보고
2. 지구력 또는 근력에 대한 기능적 움직임 결과 측정
3. 보상작용이나 홈 프로그램 없이 독립적으로 활동을 수행할 수 있는 능력
4. DASH
5. 기능 활동 측정 또는 모의 활동
6. 푸쉬업 또는 플랭크 시간 측정 테스트

보상 및 반응에 대한 관찰 OBSERVATION FOR COMPENSATIONS AND RESPONSES

- 해당 부위의 안정화를 최우선 과제로 하되, 관절에 작용하는 힘에 영향을 미치는 근위부 및 원위부의 전체적인 정렬을 관찰한다.
- 피로 징후 관찰: 위치 상실 또는 근육 활성화 여부
- 관절 또는 과운동성 영역에 지지가 필요한 경우, 지지되는 위치를 사용한다.
- 환자에게 운동 중 또는 후에 불편함을 보고하도록 요청한다.
- 치료 후 지연성 근육통, 삼출물 증가, 부종 발생 여부 모니터링
- 상승 중 움직임의 면을 변경하여 부딪힘 범위에 도달하거나 통증호를 피할 때 부딪힘, 통증 또는 불편함이 있는지 모니터링한다.

운동

소단위 안정근 동원 및 신경근육 협조 훈련

점진적 저항: 대단위 안정근 기능

점진적 저항: 대단위 움직임근 기능

기능 훈련, 속도 및 반응 시간

다른 섹션에 설명된 운동

- 점진적 저항성 운동
- 신경근의 협조
- 기능 훈련
- 기능 훈련, 속도 및 응답 시간

운동 설명

소단위 안정근 동원 및 신경근육 협조 훈련
LOCAL STABILIZER RECRUITMENT AND NEUROMUSCULAR COORDINATION TRAINING

10.14 바로 누운 자세 어깨뼈 연결: 치료사 가이드 Supine Scapula Connection: Therapist-Guided

그림 10.14 참조

목적

- 환자에게 상승 중 앞쪽을 사용하여 위쪽돌림을 시작하는 방법을 가르치고 위등세모근이 우세하지 않게 균형 잡힌 짝힘을 생성한다.
- 환자가 어깨가슴부 연결 또는 비정상적인 어깨위팔 리듬(즉, 위등세모근의 조기 또는 과도한 사용)에 어려움을 겪는 경우 상지의 근위부 안정성을 위해 가슴부에 어깨뼈 연결을 제공하기 위해 앞톱니근을 환자에게 동원하도록 가르친다.

자세

- 반듯이 누운 자세, 어깨뼈 면에서 팔 90° 이하

움직임

- 어깨뼈 내밈 및 위쪽돌림

장점

- 머리, 목 및 척추는 척추 자세(spinal posture)가 아닌 어깨뼈 운동에 집중하도록 누운 자세에서 척추의 중립적인 시작 위치로 지지된다.
- 바로 누운 자세는 팔의 움직임을 시각화하고 중력에 대한 등세모근 사용을 감소시킨다.

교육 팁

- 지침 예:
  - "어깨뼈를 등으로부터 밀어내고 흉곽의 뒤쪽과 옆쪽에서 밀어낼 때 어깨를 넓게 유지한다."
  - "어깨 아래서 곡선을 그리며 움직임을 시작하여 팔 안쪽을 통해 팔을 앞으로 뻗는 것으로 마무리한다.
- 수정해야 할 일반적인 오류:
  - 어깨뼈 위쪽으로 회전 대신 가슴부 굽힘으로 대체
  - 목뼈 척주앞굽음증은 앞쪽으로 기울어지거나 누운 자세에서 큰가슴근의 과도한 사용에 반응하여 증가할 수 있다.
- 보상작용을 해결하거나 예방하는 방법:
  - 앞톱니근(어깨뼈 위쪽돌림)이 우세하도록 하는 것과 반대로 큰가슴근으로서 혈류 전위(scapula operal round)를 강조한다.
  - 움직임 중에 큰가슴근을 관찰한다. 만약 큰 수축이 일어난다면, 이 근육은 우세하다.
- 올바른 이동을 티칭하기 위한 옵션은 다음과 같다.
  - 위쪽돌림 방향을 보여주는 촉각 신호
  - 흉곽을 따라 촉각 신호로, 어깨뼈 바로 앞부분: "가슴이 아니라 겨드랑이 밑에서 들어 올려라." 움직임을 시연하거나 손바닥 바깥쪽을 통해 부드러운 압박 피드백을 제공하여 어깨 아래에서 움직임 호를 유도한다.
  - 환자가 어깨뼈 움직임을 관찰하고 느낄 수 있도록 동작을 시연하거나 수동적인 도움을 사용한다.
  - 저항을 사용하려 어깨뼈를 위쪽돌림시키면서 측면 경계를 향해 손바닥에 더 많은 저항을 가한다.
  - 한 번에 한 팔씩 다른 손으로 흉곽의 큰가슴근을 만지도록 요청하여 운동을 수행한다. "이 운동을 할 때 근육을 조용히 하도록 한다."
- 오목위팔관절 수평 모음이 아닌 어깨가슴부 움직임을 강조한다. 환자가 손을 열거나 닫지 않도록 손 사이에 물체(막대, 판지 상자, 운동 공)를 쥐도록 한다.
- 척추를 안정시켜 등과 목 부위의 굽힘과 폄이 아닌 어깨가슴부의 움직임을 보장한다.

대안

- 네발기기 자세에서 닫힌 사슬 내밈
- 손바닥에 밴드를 고정시켜 촉각 입력을 제공하도록 등뼈 및 아래 어깨뼈에 저항 밴드를 고정한 후 가벼운 장력으로 감싼다.
- 수동 저항 또는 보조를 사용하여 반듯이 누운 자세 또는 옆으로 누운 자세에서 움직임 방향을 안내한다(그림 10.14B).
- 척추 안정화를 촉진하고 어깨뼈가 지지면에서 마찰 없이 자유롭게 움직일 수 있도록 하기 위해 폼 롤러에 누운 자세

진행

- 추가적인 시각 및 촉각 피드백을 위해 운동 공을 잡는다.
- 저항을 위해 프리 웨이트(덤벨, 웨이트 볼 또는 바)를 사용한다(운동 10.15).
- 위쪽돌림 시 어깨 움직임의 범위를 증가시킨다.
- 자세를 유지하거나 반복 횟수를 늘린다.
- 앉은 자세 또는 서있는 자세에서 수행하라; 중력에 대한 기능적 위치는 어깨가슴부 움직임의 동기화를 요구하며, 이 자세에서 올바른 패턴을 사용하려면 더 높은 앞톱니근 활성화가 필요하다(운동 10.24).[8]
- 다른 운동에 위쪽돌림을 포함시키는 과정; 환자가 지속적으로 움직임을 수행할 수 있게 되면 이 운동은 중단될 수 있다.

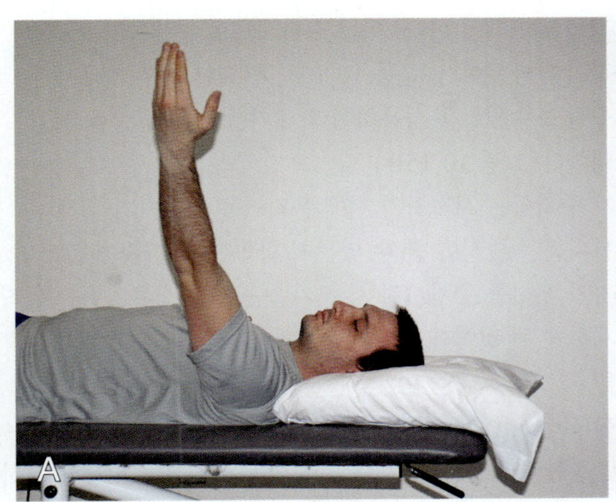

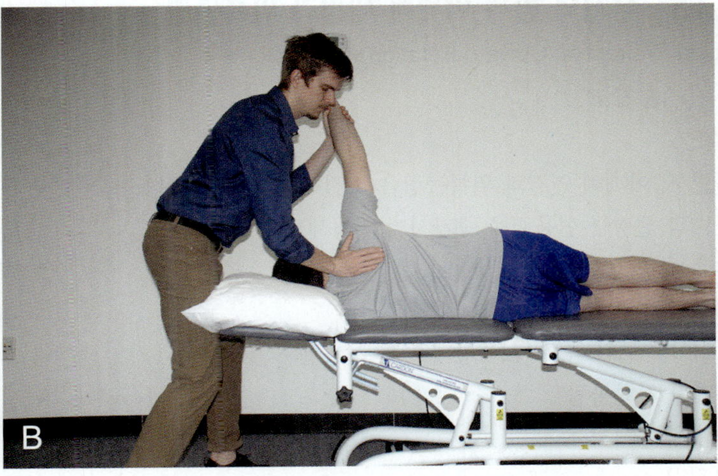

그림 10.14 누운 자세에서 어깨뼈 연결 개시(A) 및 옆으로 누운 자세에서 촉각 신호(B).

10.15 무게와 함께 어깨뼈 내밈과 위쪽돌림

Scapula Protraction/Upward Rotation With Weights

그림 10.15 참조

목적

- 올림 시 어깨뼈 연결과 위쪽돌림을 촉진하기 위해 앞톱니근 근력과 신경근 협응력을 증가시켜 위등세모근이 우세하지 않은 균형 잡힌 힘의 결합을 돕는다.

자세

- 팔이 90° 보다 약간 낮은 상태로 누운 자세
- 어깨가 가쪽돌림
- 자유 중량에서 유지

움직임

- 무게와 같이 어깨뼈 위쪽돌림

장점

- 누운 자세는 팔 동작을 시각화하여 앞톱니근을 활성화하고 중력에 대항해 사용하는 위등세모근 사용을 감소시킨다.[8,43]
- 체중 부하 또는 120° 이상의 항중력에서 어깨 올림이 어렵거나 지시되지 않은 경우 열린 사슬 움직임에서 어깨가슴관절 운동에 대한 진행적 저항이 가능하다(치료 관련 주의 사항, 관절범위 제한, 과한 관절 가동 범위에서 통증 또는 돌림근띠 약화).

교육 팁

- 보상을 다루거나 방지하는 방법(운동 10.14에 대한 교육 팁 참조)
- 치료사는 반듯이 누운 상태에서 환자를 지도하는데 충분한 시간을 할애해야 한다. 이는 효과적으로 수행하기 어려운 동작이기 때문이다(운동 10.14). 필요한 경우 치료사가 제공한 도수저항을 사용하여 막대기를 사용하는 움직임을 안내한다(그림 10.15B).
- 환자가 저항을 시작하기 전에 움직임을 시작하기 위해 앞톱니근을 활성화 할 수 있는지 확인한다. 그렇지 않으면 환자가 부하를 증가시킬 시 큰가슴근 또는 작은가슴근 동작을 대체하게 될 것이다.

대안

- 닫힌 사슬 어깨뼈 연결을 위한 네발자세
- 불안정한 바닥을 통해 척추 안정화를 촉진하고 어깨뼈가 하부 또는 지지표면으로부터 마찰 없이 자유롭게 움직일 수 있도록 폼 롤러에 누운 자세(그림 10.15 A–C)
- 저항을 증가하거나 또는 두 손 사이의 공간을 유지하기 위해 공 또는 무게가 있는 막대기를 사용

진행

- 저항 증가
- 세트수 증가
- 등척성 유지와 함께 저항 증가
- 어깨뼈 위치를 유지하고 팔꿈치 굽힘 및 폄(양측, 일측 또는 상호)으로 지구력에 도전
- 똑바로 앉거나 서있는 자세
- 닫힌 사슬 네발자세 무게 이동, 불안정한 지지 또는 팔다리 들어 올리기(운동 10.25와 11.28)

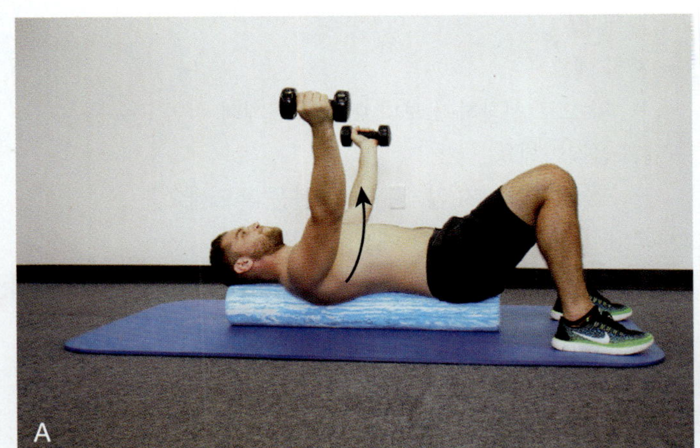
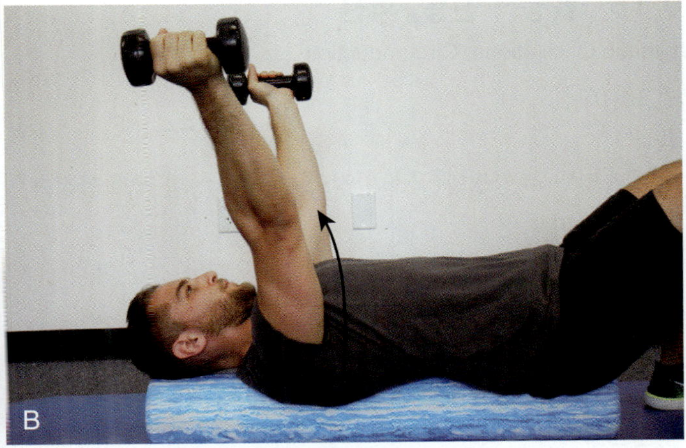
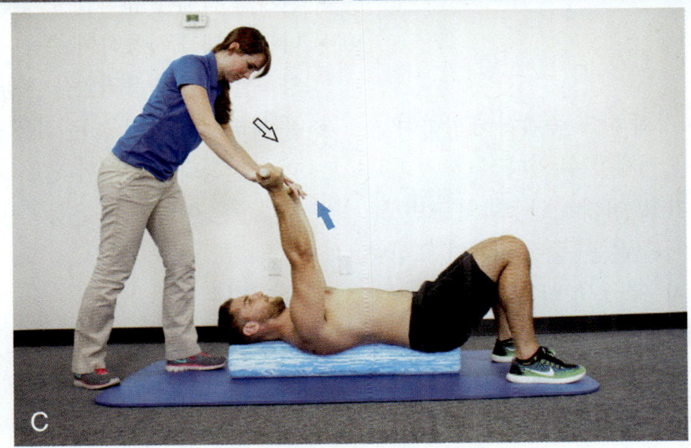

그림 10.15 품 롤러 위 누운 자세에서 어깨뼈 위쪽돌림 저항(A와 B) 또는 막대기를 통해 도수 저항(C).

10.16 율동적 진동, 회전

Rhythmic Oscillations, Circumduction

그림 10.16 참조

목적

- 어깨뼈 및 척추 안정화(국소 안정화 기능)를 통한 국소 안정화로 돌림근띠 촉진
- 어깨위팔관절과 어깨가슴관절 지구력을 위한 신경근 협응

자세

- 팔을 90°까지 들어 올린 누운 자세
- 무게 없이 유지한 채 어깨관절 가쪽돌림

움직임

- 양방향의 작은 범위 진동 또는 회전

장점

- 똑바로 누운 자세는 팔 동작을 시각화 하고 중력에 대항하여 팔을 지지하는 등세모근의 활성을 억제할 수 있다.
- 진동 및 작은 범위 회전 : 돌림근띠 및 어깨뼈 안정화의 고빈도 활성화로 위치를 유지하고 열린 사슬 운동(중량 지지가 표시되지 않을 때)에서 동작에 대한 지구력을 향상시킨다.
- 이 운동은 등뒤굽음증, 어깨뼈 아래쪽돌림, 앞쪽기울임과 같은 어깨뼈 위쪽돌림 훈련이 도움이 되는 자세 조건이 있는 환자에게 도움이 된다.

교육 팁

- 지침 예:
  - "손으로 시작하기 보다 어깨와 어깨뼈 주위 근육을 움직이세요."
  - "몸이 흔들리지 않게 웨이트 볼을 흔드세요."
- 보상작용을 해결하거나 예방하는 방법:
  - 무게를 가볍게 잡으면 어깨뼈와 돌림근띠 근육에 지지 없이 먼쪽 및 전체 활성근육에 과활성을 가능성을 줄일 수 있다.

대안

- 환자가 자세를 유지할 수 없는 경우 무게를 사용하지 않는다.
- 나무 막대를 사용하여 수동 저항을 제공하거나 지렛대를 늘려 양쪽팔에 대한 움직임을 제공한다(운동 10.18).
- 폼 롤러에 반듯이 눕는 것은 불안정한 표면 위에서 척추 안정화를 활성한다.
- 저항을 높이려면 큰 운동공을 잡는다.

진행

- 반복 횟수 증가
- 잡는 자세 시간을 증가
- 속도 증가
- 저항력 증가
- 세트 증가

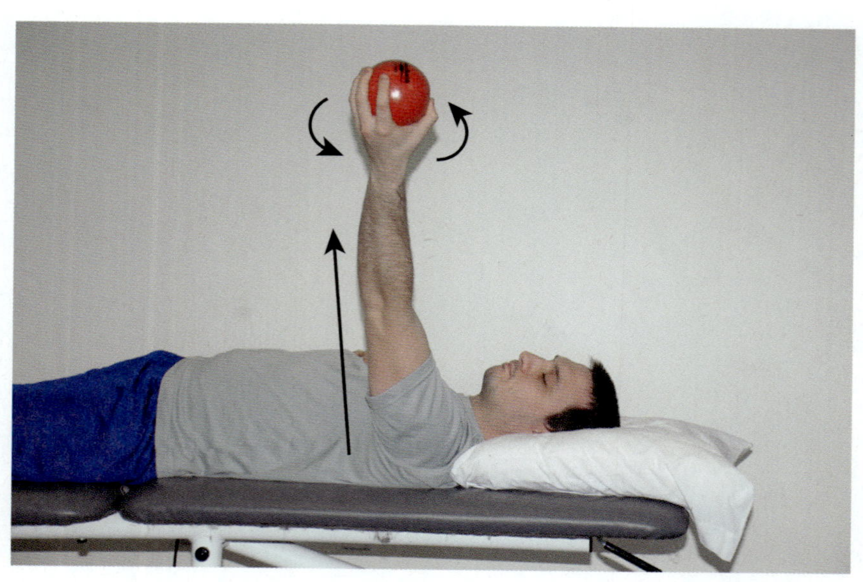

그림 10.16 바로 누운 자세에서 웨이트 볼을 사용해 율동적 진동 또는 회전.

10.17 서있는 자세, 벽을 밀어내며 공을 회전하는 변형된 닫힌 사슬 Standing, Modified Closed Chain Circumduction With Ball Against Wall

그림 10.17 참조

목적

- 돌림근띠의 신경근 협응과 근력 증가
- 어깨가슴관절 신경근 협응 증가
- 상지 저항과 목가슴뼈 안정화 증가

자세

- 손을 작은 공 또는 큰 공에 두고 팔을 어깨뼈 면 상태에서 선다.
- 척추 자세가 척추 안정화의 활성 개입으로 최적의 정렬 상태에 있는지 확인한다.
- 몸은 공에 손을 대고 벽에 직각으로 향하고 있다.

움직임

1. 약간 위쪽돌림 하면서 어깨뼈 내밈을 시작해 어깨위팔근육을 가슴우리벽에 연결한다.
2. 어깨뼈 위치를 유지하면서 공을 벽에 작은 원모양으로 굴린다.

장점

- 변형된 닫힌 사슬 활동은 과도한 부하 없이 감각 피드백을 제공한다.
- 중간위치는 돌림근띠와 어깨가슴관절 안정근을 성취하게 한다.
- 회전은 안정화 기능을 촉진하기 위해 다양한 근육을 요구한다.
- 이 운동은 어깨뼈 위쪽돌림 훈련이 도움이 되는 자세 조건을 가진 환자에게 도움이 된다.: 등뒤굽음증, 어깨뼈 아래쪽돌림, 앞쪽으로 티핑

교육 팁

- 지침 예:
  - "어깨뼈에서 움직여서 공을 벽에 부드럽게 누르고 공으로 작은 원을 그리면서 압력을 유지하세요."
- 수정해야 할 일반적인 오류:
  - 벽에 손을 얹기 위해 팔을 들어 올리는 동안 척추의 회전을 피하세요.
  - 손목의 움직임보다는 돌림근띠와 어깨뼈의 안정화를 촉진하기 의해 손보다는 어깨뼈에서 움직임을 시작한다.

대안

- 네발자세, 닫힌 사슬: 닫힌 사슬 옵션이 더해지는 감각 입력을 제공하고 반대쪽 팔의 지지가 척추 회전을 제한하지만 상지의 무게는 서있는 것보다 무겁다. 중력에 반대하는 척추 폄근들은 또한 서있는 자세보다 네발자세에서 증가한다. 몸통 아래로 운동 공을 사용하여 상지의 체중 부하를 줄 일 수 있다(운동 10.25).
- 폼 롤러에 누운 자세는 불안정한 바닥에서부터 척추 안정화를 촉진한다.
- 웨이트 볼이나 웨이트 막대를 사용하여 저항을 높인다.

진행

- 셋트수 증가
- 등척성 유지와 함께 적용된 수동저항을 높임
- 다양한 동원을 위해서 저항할 다양한 회전 패턴으로 대체 (예: 알파벳 또는 단어쓰기)
- 무게가 있는 작은 공을 잡고 다양한 각도로 벽을 누름

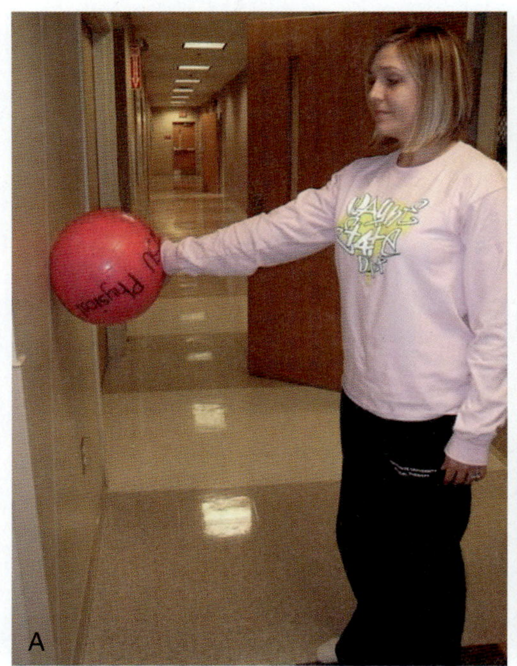

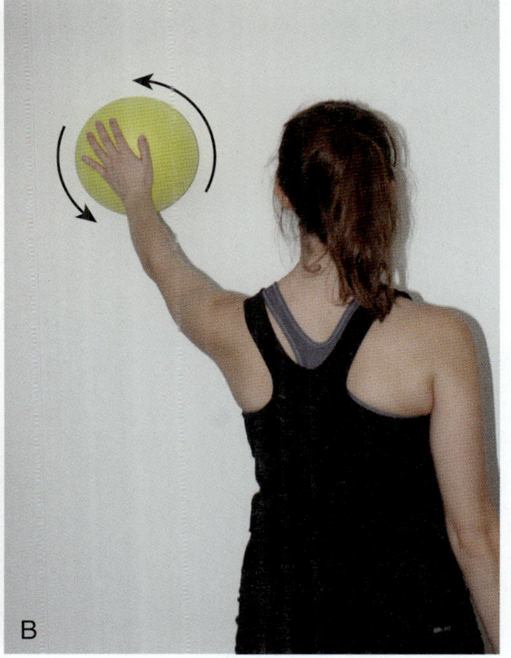

그림 10.17 서있는 자세, 벽을 밀어내며 공을 회전하는 변형된 닫힌 사슬.

10.18 치료사가 적용하는 수동 저항

Therapist-Applied Manual Resistance

그림 10.18 참조

목적

- 자세를 유지하면서 저항에 대해 특정 근육을 활성화 한다.

자세

- 바로 누운 자세, 원하는 위치에 상체를 둠

움직임

1. 치료사는 여러 방향으로 수동적 저항을 적용
2. 환자에게 자세를 유지하도록 요청
3. 환자에게 저항에 대해 누르라고 지시한 후 저항을 서서히 적용하기 시작
4. 환자가 가해지는 저항을 예상하고 반응하도록 한다.

장점

- 수동 저항은 감각 피드백을 제공하고 특정 근육 활성화를 활성
- 등척성 안정화는 결합조직에 과도한 스트레스 없이 근육 활성화 및 안정화를 시작하는데 유용
- 과도한 가동성 또는 불안정성이 있는 상태에서 어깨 충돌이나 과도한 긴장을 피하기 위해 시작 위치를 설정할 수 있다(그림 10.18A,B).

교육 팁

- 지침 예:
  - "치료사의 저항에 넘지 않고 같은 저항으로 하세요."

대안

- 볼이나 기둥을 잡고 물체를 통해 저항을 적용하여 추가적인 지렛대와 일반화된 저항을 제공(그림 10.18D–F)
- 리듬 안정화 교대(그림 10.18B, C)
- 다양한 각도 등척성: 시작 위치를 환자에게 더 어려운 범위로 점진적으로 수정하여 다양한 길이의 근육에 시작
- 고유감각 신경근 촉진(PNF) 패턴을 사용하여 던지기를 위한 더 넓은 범위의 기능적 대각선 패턴으로 진행하는 작은 범위를 통한 저항 적용

진행

- 예상치 못한 자극에 대한 반응을 시도하기 위해 운동하는 동안 환자가 눈을 감게 하여 시각적 입력을 제거한다.
- 중력 저항 또는 외부 저항으로부터 진행
- PNF 패턴을 사용한다.

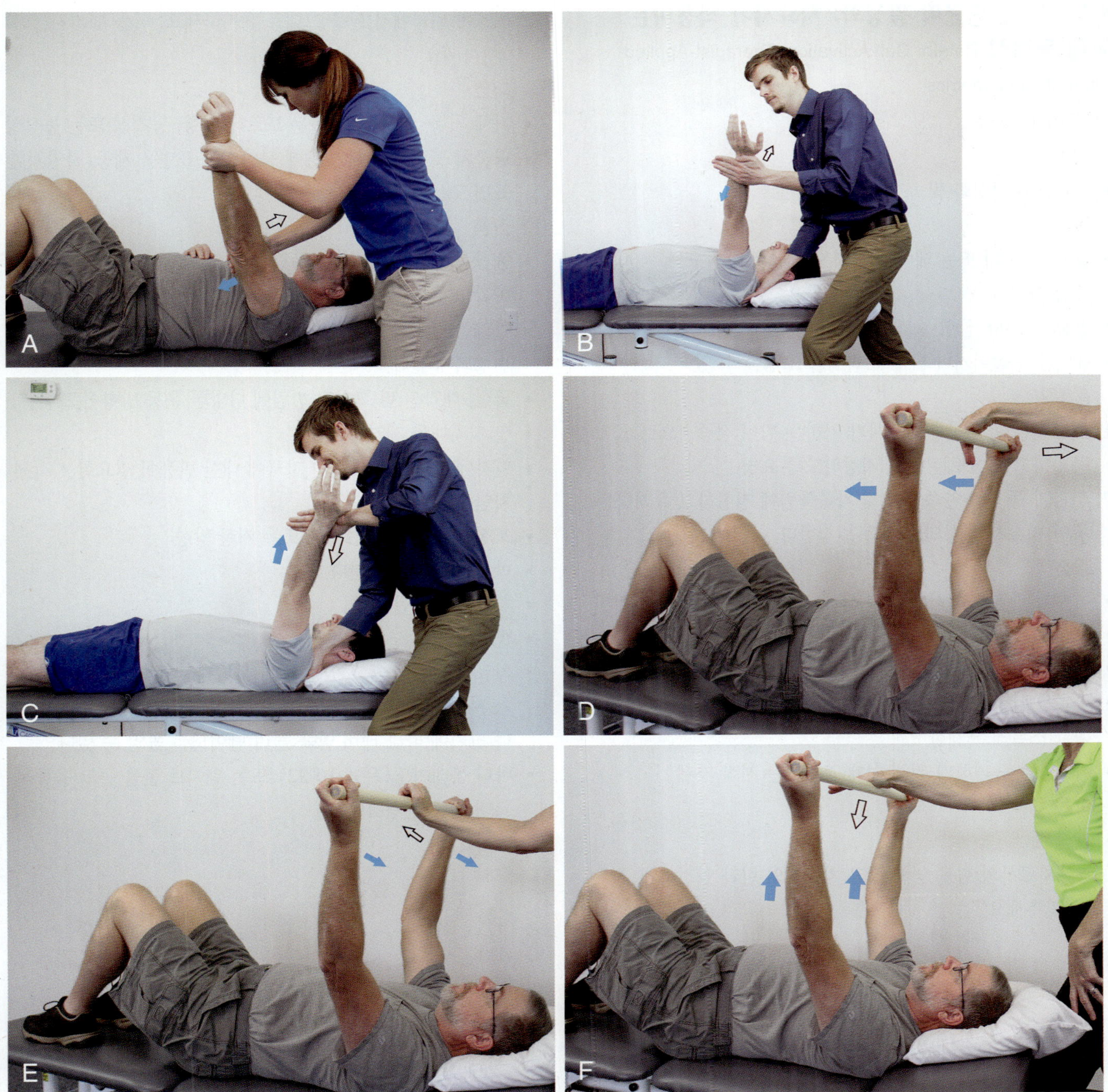

그림 10.18 바로 누운 자세에서 치료사가 적용된 등척성 또는 등장성 저항.

10.19 돌림근띠 활성화: 치료사가 적용하는 교대 등척성 Rotator Cuff Activation: Therapist-Applied Alternating Isometrics

그림 10.19 참조

목적

- 돌림근띠 활성화 및 조기 강화

자세

- 앉기, 지지대 또는 테이블에 지지된 팔
- 중립 회전
- 팔꿈치를 90° 굽힘
- 테이블을 높이거나 낮추어 범위를 조정할 수 있다.

움직임

1. 치료사는 환자에게 치료사가 가하는 힘이 점증적으로 증가하고 줄어드는 것에 저항하도록 요청
2. 환자가 등척성 안쪽돌림 및 가쪽돌림에 저항하고 유지하는 동안 치료사는 힘의 방향을 변경한다.

장점

- 어깨뼈 관절을 최적의 정렬 상태로 배치하기 위한 어깨관절
- 상대적 중립 위치의 돌림근띠
- 팔 무게 지원
- 근육을 활성화 하는 동안 가시위근 및 기타 돌림근띠 근육에 대한 스트레스 제한
- 어깨충돌을 피하기 위해 쉽게 교정되는 시작 자세

교육 팁

- 지침 예:
  - "치료사의 힘을 넘지 않고 치료사의 힘과 일정하게 맞추세요."
  - "이 위치에서 팔을 그대로 유지하세요; 나를 넘기지 마세요."

대안

- 자체 저항, 저항 밴드 또는 도르레 저항; 등척성 또는 등장성
- 팔꿈치 또는 윗팔뼈 아래에 불안정한 표면을 제공(불안정한 표면 또는 무게가 있는 공)

진행

- 중간 범위 등장성 회전: 중립 중간 위치에서 시작하여 더 많은 바깥 또는 안쪽돌림으로 움직이는 각도로 유지
- 다양한 각도 등척성을 제공하기 위해 범위가 증가되거나 변형되게 한다.
- 굽힘, 대각선 폄 그리고 벌림에 다양한 운동 방향이 포함
- 팔 지지대를 제거한다.
- 환자에게 예상하지 못한 자극에 대한 반응이 필요한 시각적 차단을 요청한다.
- 조정 타이밍(속도 증가) 또는 저항 방향
- 반복 횟수를 증가한다.
- 시간을 증가한다.
- 방향 변경 속도를 높인다.
- 치료사는 손에 들고 있는 물체를 통해 저항을 제공하고 환자는 자신의 손에 있는 물체를 안정시켜야 하며 물체의 모양이나 크기에 따라 레버 암을 늘려 난이도를 높일 수 있다.
- 바디 블레이드(운동 10.22) 또는 웨이트 볼을 들고 율동적 교대 진동(운동 10.16)

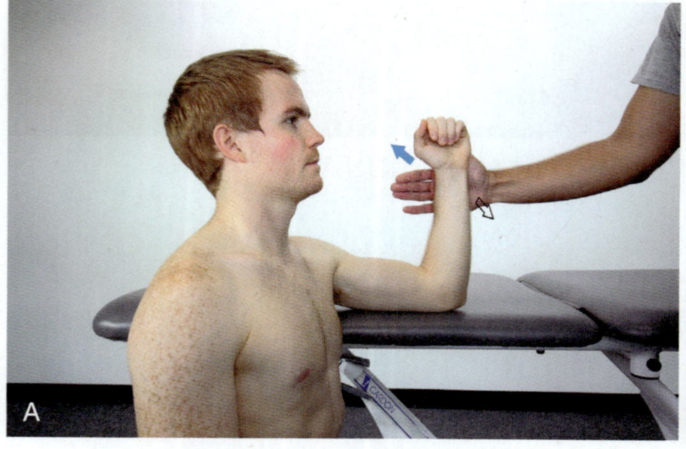

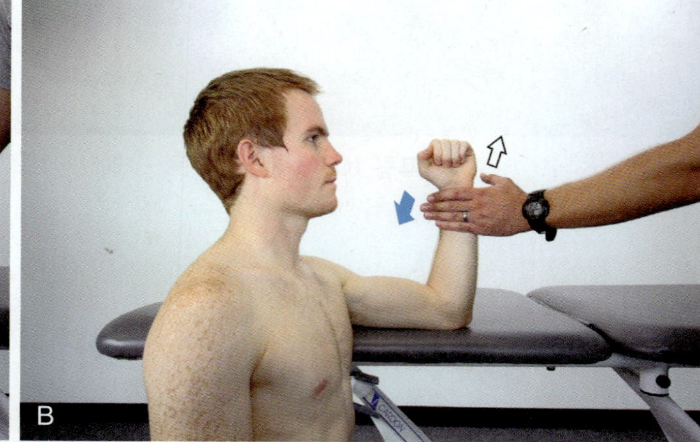

그림 10.19 돌림근띠 활성화: 앉은 자세에서 팔을 지지한 채 치료사를 저항해 교대적 등척성 운동.

10.20 지지한 채 중간 범위에서 자가 저항 등척성 Supported Midrange Self-Resisted Isometrics

그림 10.20 참조

목적

- 중간 위치에서 근육 활성화: 어깨뼈 및 어깨관절 위치

자세

- 앉은 자세에서 팔을 테이블 위에 지지한다.
- 중립 회전
- 팔꿈치를 90°로 굽힘

움직임

1. 반대 손을 테이블에 고정하고 자세를 유지하면서 저항을 제공하는데 사용한다.
2. 저항은 어깨 위치를 유지하는 동안 등척성 근육 활성화를 모든 탕향으로 천천히 조이고 천천히 이완하면서 적용될 수 있다.

장점

- 환자는 저항의 양과 적용 속도를 제어한다.

대안

- 저항 방향이 변경된다.
- 저항을 교대로 진행

진행

- 저항 증가
- 속도를 증가
- 풀리를 이용해 등척성 바깥 저항으로 진행(운동 10.23), 저항밴드 또는 바디 블레이드(운동 10.22)

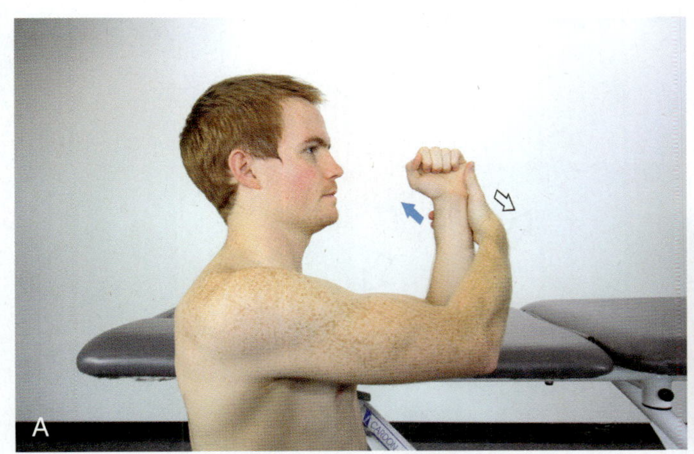

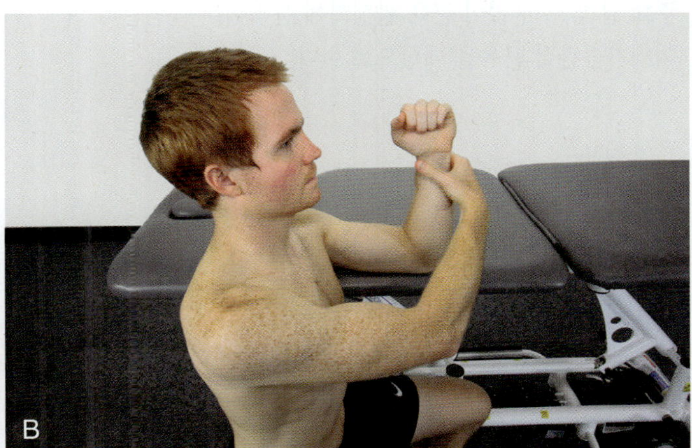

그림 10.20 지지한 채로 중간 범위 등척성 자가 저항.

10.21 옆으로 누운자세에서 공을 잡고 진동 또는 등척성 운동 Side-Lying Oscillations or Isometrics With Ball

그림 10.21 참조

목적

- 작은 범위의 교대운동으로 돌림근띠와 어깨가슴관절 근육을 활성화하여 다양한 범위에서 국소 안정화 기능을 활성화한다.

주의사항

- 치유되지 않은 골절 및 돌림근띠 파열 또는 회복 보호단계에 금기한다.

자세

- 옆으로 누운 자세
- 머리가 지지된 자세

움직임

- 작은 리듬

장점

- 주요 압박 부하 없이 근육 활성화에 움직이는 돌림근띠 및 어깨가슴관절 근육을 대상으로 한다.

교육 팁

- 지침 예:
  - "어깨뼈에서 움직임을 시작하여 팔을 위 아래로 움직인다."

대안

- 바디 블레이드(운동 10.22)
- 벽에 대한 수정된 닫힌 사슬 위치의 휘돌림 운동(운동 10.17)
- 다른 범위의 무게를 가진 열린 사슬 진동 운동(그림 10.21A,B)

진행

- 속도 증가
- 시간 증가
- 다양한 범위
- 휘돌림 추가
- 가동범위 증가

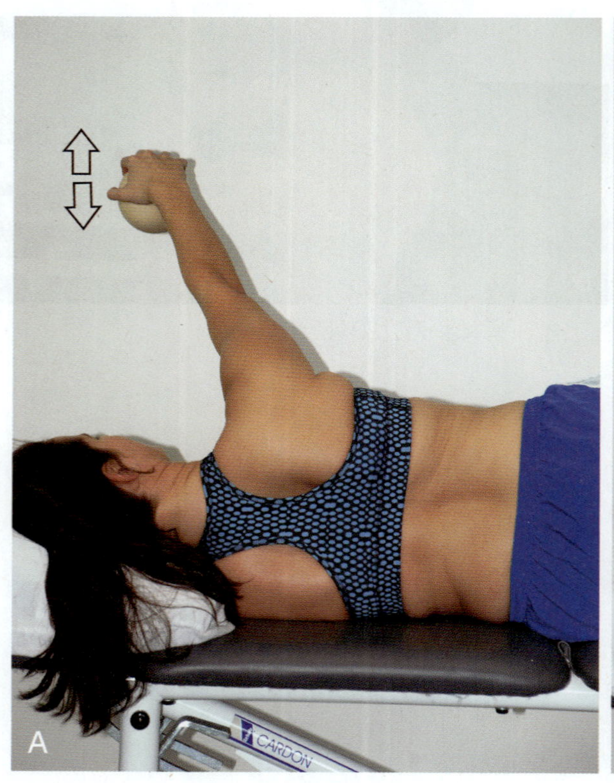

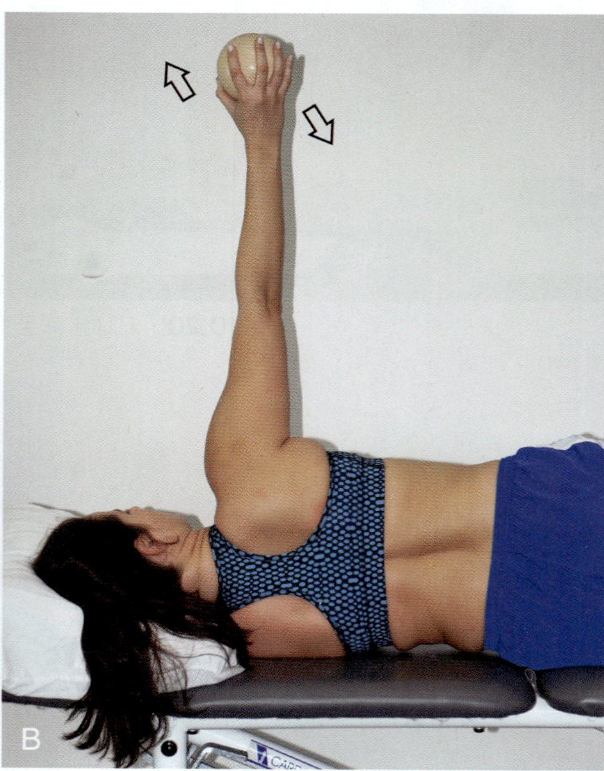

그림 10.21 옆으로 누운 자세에서 진동 또는 등척성.

10.22 바로 누운 자세, 앉은 자세 또는 서있는 자세: 바디 블레이드

Supine, Seated or Standing: Body Blade

그림 10.22 참조

목적

- 소단위 및 대단위 안정근의 활성화를 통한 돌림근띠와 어깨가슴부위 근육 안정화 및 전반적인 목가슴부위 지구력
- 상지 위치를 유지하면서 바디 블레이드의 진동 운동을 발생시키려면 돌림근띠와 어깨가슴부위 근육 안정화가 필요하며, 외부 자극에 반응하기 위한 신경 근육의 협조를 촉진한다.
- 교대 근육 수축은 외부 자극과 일치하도록 등급이 매겨지며 활성화, 지구력 또는 근력을 목표로 달성하는 데 사용할 수 있다.

자세

- 바로 누운 자세, 앉은 자세(그림 10.22A) 또는 서있는 자세(그림 10.22B–E)

움직임

1. 어깨뼈나 다른 평면에서 바디 블레이드를 몸 앞에서 잡는다(그림 10.22B–E).
2. 어깨가슴부위 및 위팔관절오목 위치를 유지하면서 바디 블레이드를 흔들어 블레이드로부터 진동 저항을 생성한다.

장점

- 진동 저항은 신경 근육의 조정을 촉진한다.

교육 팁

- 바디 블레이드는 서있을 때 엉덩이 높이에서 낮게 유지하는 것이 가장 쉽다.

대안

- 바디 블레이드가 없는 진동
- 범위의 다른 지점에서 시작하거나 어깨 근육 범위의 다른 조합이 필요하다.
- 옆으로 누운 상태에서 운동 볼을 사용한 진동(운동 10.21)

진행

- 시간을 증가
- 진동 속도를 증가
- 범위 내에서 이동; 바디 블레이드를 움직임 호를 통해 이동하는 동안 계속 진동
- 움직임 방향을 변경
- 던지기와 같은 기능적 목표를 위해 각 위치에서 짧은 반복으로 움직임의 면을 변화
- 바디 블레이드를 한 손으로 잡는다.
- 전체 저항을 높이려면 더 큰 바디 블레이드를 사용

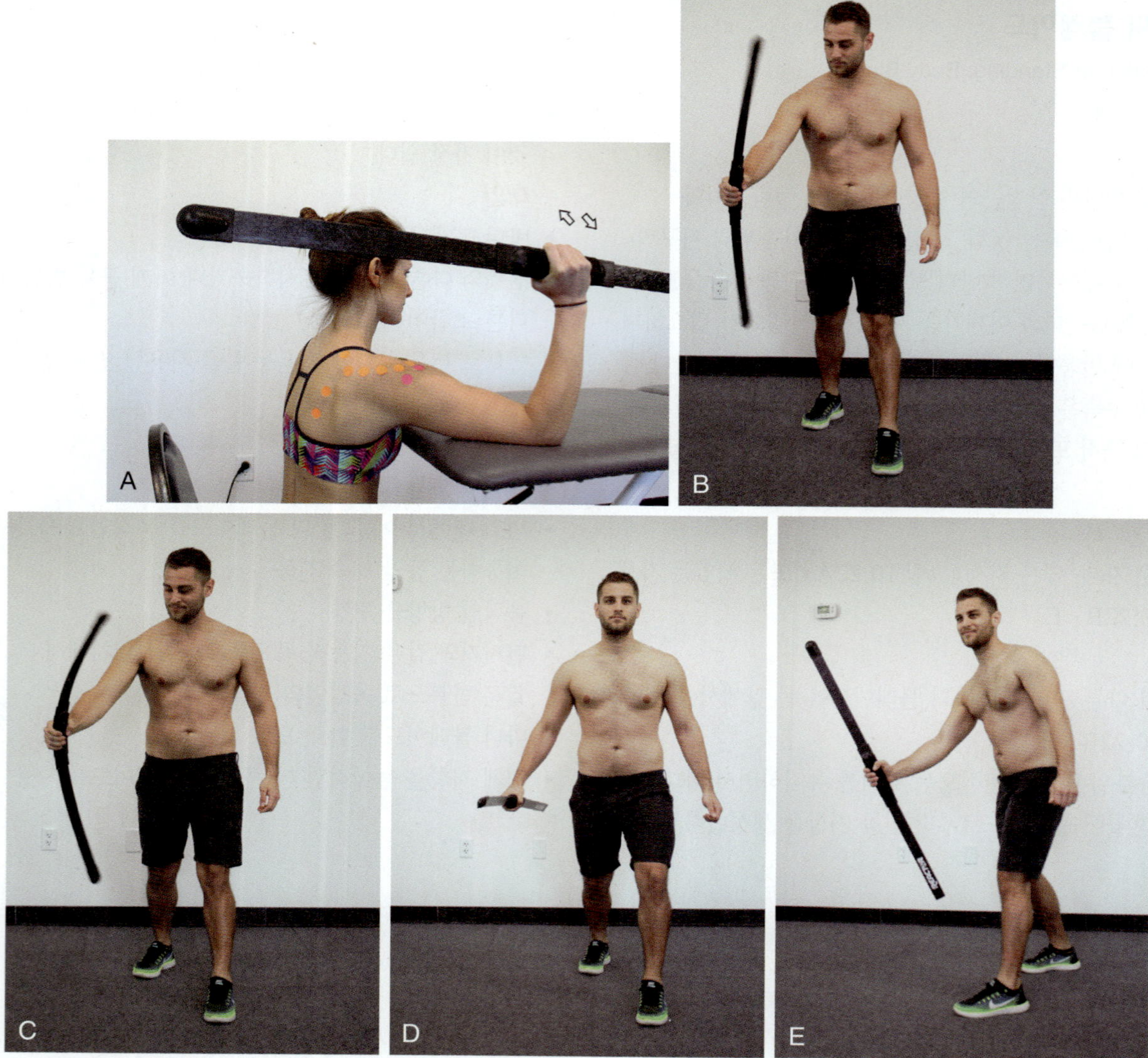

그림 10.22 바로 누운 자세, 앉은 자세(A) 또는 서있는 자세(B-E) 바디 블레이드 진동 저항.

점진적 저항: 대단위 안정근 기능
PROGRESSIVE RESISTANCE: GLOBAL STABILIZER FUNCTION

10.23 등척성 도르래 운동: 돌림
Pulley Isometrics: Rotation

그림 10.23 참조

목적
- 중간 범위에서 근력과 지구력을 증진시킨다.

주의사항
- 돌림근띠 손상 또는 파열의 보호 단계 또는 조기 치유 중 골절 후에는 필요하지 않음

자세
- 팔을 받치고 앉아 있음
- 팔꿈치가 구부러짐
- 도르래에서 대각선 방향으로 향함

움직임
1. 치료사 또는 환자는 반대쪽 손을 사용하여 케이블을 빼내고 손상측 부위 손에 손잡이를 위치시켜 도르래의 부하에 저항한다.
2. 도르래의 하중은 팔을 제자리에 고정시키기에 충분해야 하지만, 팔을 힘 쪽으로 당기기에는 충분하지 않다. 환자는 힘이 팔을 과도하게 당길 수 있는 가능성을 인식하고 움직임에 저항할 준비를 해야 한다.
3. 환자가 저항력을 보여 줄 때까지 치료사는 로프를 잡고 있어야 한다.
4. 환자는 필요한 경우, 증상이 있는 팔에서 무게를 빼기 위해 반대쪽 손으로 로프에 닿을 수 있어야 한다.

장점
- 과도한 결합 조직 또는 관절 스트레스 없이 중간 범위에서 지구력 또는 근력
- 충돌 힘 없이 돌림근띠를 활성화 및 강화
- 돌림근디 결합 조직에 과도한 인장력 없이 돌림근띠 활성화 및 강화

교육 팁
- 지침 예:
  - "이 도르래 손잡이를 드리겠다. 도르래 무게가 팔을 도르래 시스템 쪽으로 당길 수 있다. 팔을 움직이지 않고 하중을 견디도록 하세요. 팔의 위치를 잘 잡고 변하지 않게 하세요."
  - "피로를 느끼기 시작해서 자세를 더 이상 유지할 수 없다면, 반대쪽 손을 사용하여 로프와 무게를 조절하여 무게가 지면을 향해 더 낮게 가도록 하십시오."

대안
- 저항 밴드
- 자가 저항
- 치료사 등척성 저항; 리듬 안정화
- 진동

진행
- 자세 고정 시간을 증가
- 세트를 증가
- 저항을 증가
- 작은 범위 등장성으로 진행
- 내부 범위를 통한 편심성 제어로 진행
- 팔꿈치 또는 상부 팔을 불안정한 표면(폼, 작은 공)에 놓음
- 지지대를 제거하고 환자에게 도르래 중량에 저항하면서 자세를 유지하도록 요청

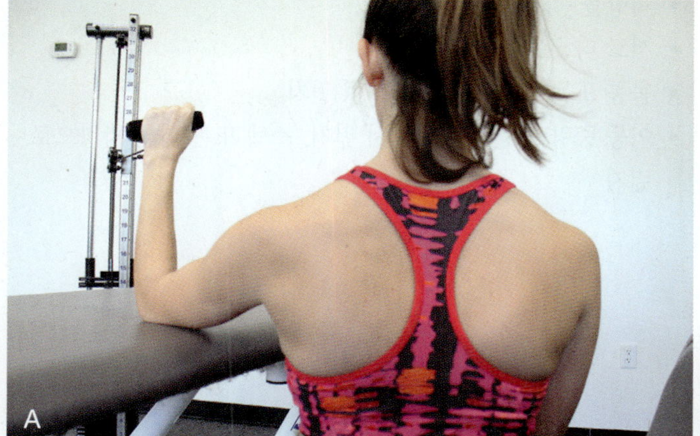

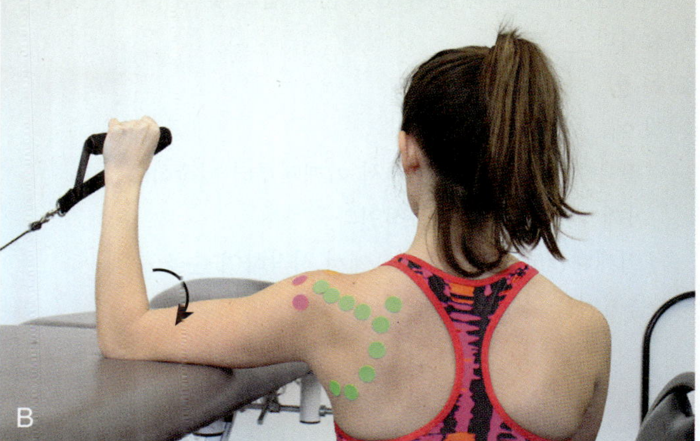

그림 10.23 도르래 등척성: 중간 범위의 지지된 어깨뼈 면 위치에서 어깨 가쪽돌림(A) 또는 벌림(B)

10.24 서있는 자세 위쪽돌림 펀치

Standing Upward Rotation Punches

그림 10.24 참조

목적

- 어깨뼈 위쪽돌림 및 어깨위팔 리듬을 포함한 신경근의 협조를 향상

자세

- 도르래에서 멀리 떨어져서 서있고, 런지 자세에서 허벅지 또는 양쪽 자세(bilateral stance)에서 약간 앞으로 기울어져 있다.
- 환자는 아래팔이 뒤침되거나 중립 위치에 있는 상태에서 도르래 손잡이를 손에 잡는다. 팔꿈치는 구부러져 있다.
- 도르래의 축을 팔을 올리는 동안에 어깨관절 굽힘에 대항하여 어깨관절 아래에 위치시킨다.

움직임

1. 어깨뼈 연결을 설정하고 자리잡게(establish) 한다(운동 10.14 참조).
2. 어깨뼈에서 시작하는 팔을 어깨뼈 면에서 곡선으로 위아래로 그리고 앞으로 이동한다(그림 11.24A, B).
3. 어깨 가쪽돌림을 유지하여 충돌하지 않도록 한다.

장점

- 소단위 안정근 기능과 어깨가슴부위 연결이 이루어지면 중력과 무게에 대해 근육 활성화와 근력 강화
- 가벼운 저항은 감각 및 시각적 입력을 제공하여 조기 또는 과도한 올림이 아닌 범위 내에서 초기에 어깨뼈 위쪽돌림을 용이하게 한다.
- 앞톱니근에서 위쪽돌림은 어깨 높이를 통해 힘을 분산시키고 운동 중에 돌림근띠가 작동할 수 있는 플랫폼을 제공하는 데 중요하다.
- 기능적 활동을 위해 어깨 높이 범위 전체에 걸쳐 훈련하려면 어깨가슴부위 근육의 동적 신경 근육 협조 및 상부의 관계가 중요하다.

교육 팁

- 지침 예:
  - "팔을 위아래로 움직이면서 어깨뼈부터 시작하여 어깨 밑까지 재빨리 움직인다."
  - "어깨뼈(shoulder blade)에서 시작하여 손을 통해 움직임을 마무리하세요."
- 수정해야 할 일반적인 오류:
  - 조기 또는 과도한 등세모근 또는 가슴근의 사용을 주의하여 펀칭 동작을 만든다.
  - 몸쪽에서 먼쪽부위 순서로 시작하는 것이 아니라 손과 팔꿈치에서 움직임을 개시한다.
  - 가능한 한 목뼈와 등뼈의 위치를 관찰하고 교정한다; 앞쪽머리자세 또는 등뒤굽음증은 어깨뼈기울임을 야기하거나 가슴근육의 과도한 사용으로 인해 앞쪽기울임이 나타날 수 있다.
  - 근육 유연성이 떨어지는 경우, 어깨뼈기울임 또는 아래쪽돌림이 시작하기 전에 어깨올림과 내밈의 움직임이 제한한다.
- 보상작용을 해결하거나 예방하는 방법:
  - 좀 더 복잡한 이동 패턴과 저항으로 추가 과제를 추가하기 전에 환자가 앞톱니근을 적절하게 활성화하는 방법을 이해했는지 확인한다(운동 10.14 및 10.15).
  - 보상이 있을 경우 범위와 하중을 제한한다.
  - 보상이 없고 어깨가슴부위 타이밍 및 역학이 오목위팔관절 움직임을 지원하는 경우에만 하중을 진행시킨다.

대안

- 저항 없이 올림한다.
- 어깨뼈에 대한 저항 밴드를 두 손으로 감싸고 있다.
- 벽에 있는 운동 공을 두거나(그림 10.24C) 또는 앉은 상태에서 장비 내성에 대해 다양한 범위에서 어깨뼈 위쪽돌림 및 내밈(그림 10.24D)
- 환자가 움직임 순서를 수정할 수 없거나 척추 위치에 대한 피드백이 필요한 경우 반듯이 눕는다(운동 10.14, 10.15, 10.18).

진행

- 범위 증가
- 저항을 증가
- 서로 다른 방향으로 펀치
- 몸통 또는 엉덩이를 회전하며 펀치
- 이동 중량을 런지 위치에서 펀치, 스텝 또는 다른 방향으로 런지

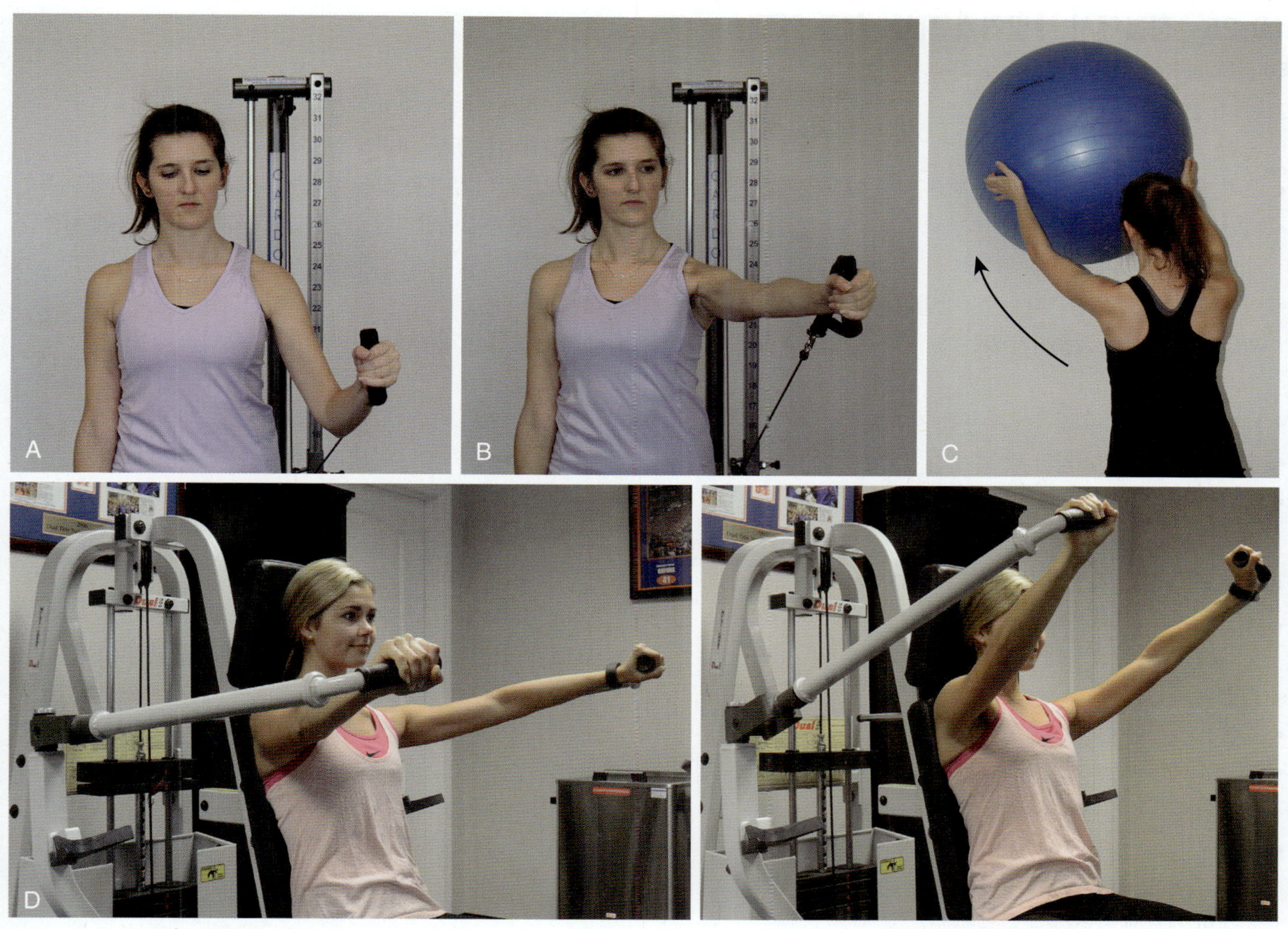

그림 10.24 서있는 도르래 저항에 대항해 어깨뼈 위쪽 돌림(A와 B), 벽에 있는 운동 공 굴림(C) 또는 기계 저항(D와 E).

10.25 짐볼에서 네발기기 자세: 체중 이동

Four-Point Kneeling on Exercise Ball: Weight Shifting

그림 10.25 참조

목적

- 초기 닫힌 사슬 신경근 협응을 위해 체중 이동을 지원한다.
- 소단위 안정근 기능을 개선한다.

주의사항

- 이 운동은 주요 돌림근띠 파열, 광범위한 관절염 또는 관절순 파열 환자에게는 적용되지 않는다.

자세

- 네발기기 자세에서 짐볼에 복부를 지지
- 손을 어깨너비보다 약간 더 넓게 배치
- 약간의 가쪽돌림

동작

1. 목등뼈부 정렬 및 어깨가슴부 연결 상태를 유지한다.
2. 체중을 한쪽 팔로 약간 옮겨 다른 쪽 팔보다 한쪽 팔에 더 많은 무게를 싣는다(그림 10.25A).

장점

- 짐볼은 체중에 대한 지지를 제공
- 볼 높이에 따라 환자의 팔과 다리 길이 대비 지지가 어느 정도 제공되는지 결정한다.
- 근육 활성화, 지구력 및 신경근 협응은 안정화를 위해 닫힌 사슬 위치에 두며, 특히 전반적인 불안정성 또는 고유감각 장애의 경우에 그렇다.

교육 팁

- 지침 예:
  - "어깨에서 떼지 않고 체중을 한 손으로 옮기세요."
  - "교대하는 동안 머리를 들도록 하세요."
  - "오른팔의 무게를 실을 수 있을 만큼만 가슴우리를 이동한다. 어깨에 매달리면 안 된다. 복근과 공을 이용해 체중을 지탱하세요."

대안

- 손목이 불편한 경우에는 손바닥 대신 주먹을 사용한다.

진행

- 코어 위치 또는 어깨가슴부 연결의 손실 없이 위치를 유지할 수 있는 능력에 따라 이동된 위치의 시간을 증가시킬 수 있다.
- 한 팔에서 다음 팔로 이동하는 힘을 증가시켜 체중 수용 및 신경근 협응에 도전할 수 있다.
- 불안정한 바닥(base)을 사용한다; 밸런스 보드에 손을 올려 돌림근띠와 어깨가슴부 근육 활동에 도전하고 시작한다.
- 공 위의 플랭크 위치에서 무릎을 지면에서 올리거나(그림 10.25B 및 C) 더 긴 레버 암과 상지에 대한 더 불안정한 도전이 필요한 볼에 의해 종아리가 지지될 때까지 몸을 앞으로 굴린다(그림 10.25C 및 D).
- 볼의 공기를 빼거나 더 작은 볼을 사용하여 연습 볼에서 지지를 제거한다.
- 볼 없이 네발기기 자세로 진행된다.

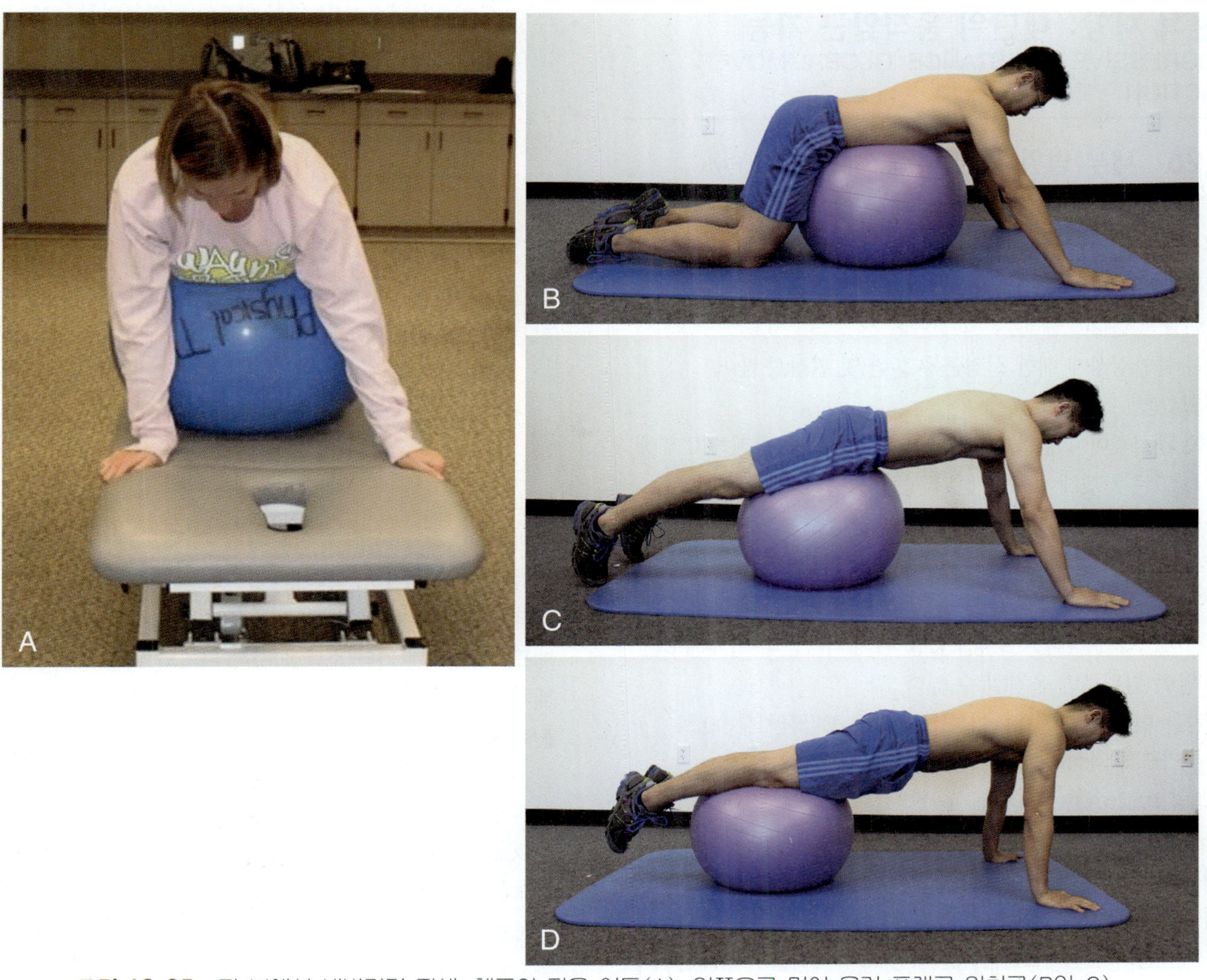

그림 10.25 짐 볼에서 네발기기 자세: 체중의 좌우 이동(A), 앞쪽으로 밀어 올려 플랭크 위치로(B와 C), 다리 지지없이 진행(C와 D).

점진적 저항: 대단위 움직임근 기능
PROGRESSIVE RESISTANCE: GLOBAL MOVER FUNCTION

10.26 내부 범위: 플라이스 Inner Range: Flys

그림 10.26 참조

목적

- 오목위팔관절 앞쪽 구조를 보호하기 위해 대단위 안정근들의 근력을 높인다.
- 앞쪽 불안정성에 대한 신경근육 훈련 및 편심성 제어

주의사항

- 앞쪽 관절주머니에 스트레스가 가해지는 것을 방지하기 위해 내측 또는 기껏해야 중간 범위(중립을 넘지 않음)에서 움직임을 유지한다.

자세

- 기구 또는 도르래 장력을 수평벌림(몸통 뒤쪽으로 움직임)을 제한하도록 설정하고 수평모음을 위해 가슴근과 어깨세모근의 안쪽 범위로만 움직일 수 있다.
- 환자는 어깨 범위를 90° 이하로 유지하고 팔꿈치를 90°로 구부리도록 좌석높이를 조정한 상태로 앉는다 (그림 10.26A).

움직임

1. 머리와 상체의 정렬을 맞춘 후 움직이는 동안 어깨가슴부위 연결을 설정한다.
2. 큰가슴근과 앞쪽 어깨 근육을 사용하여 어깨를 수평모음시키고, 이후 편심성, 느린 속도로 시작 위치로 다시 이동한다.

장점

- 원하는 범위 이상을 넘어 움직임을 차단하도록 장비를 설정할 수 있다.

교육 팁

- 지침 예:
  - "머리와 척추의 위치를 유지한 후, 팔뚝을 모으고 천천히 조심스럽게 시작 위치로 돌아가도록 조절하세요."
- 수정해야 할 일반적인 오류:
  - 움직임을 보상하거나 보조하기 위해 과도한 어깨 올리기, 앞쪽머리자세 또는 등뼈 움직임을 피한다.
- 보상작용을 해결하거나 예방하는 방법:
  - 점진적 부하는 편심성 수축의 범위와 속도를 제어하는 능력에 의해 결정된다.
  - 어깨 수평벌림이 일어나지 않도록 범위를 설정한다.
  - 환자에게 앉은 자세와 설정(set-up) (몸에서 기계까지의 거리, 좌석 높이)을 조정하여 어깨에 "걸림"을 방지하거나 허리뼈와 등뼈를 아치형으로 구부리는 것을 방지한다.
  - 환자에게 원하는 범위를 인식시키고 편심성 복귀를 제어하도록 지시한다.

대안

- 프리 웨이트를 사용하여 바로 누운 자세 또는 경사 벤치 자세를 취한다(그림 10.26B-D).
- 바닥을 사용하여 수평벌림 이동을 중립으로 제한하거나 패드/베개 또는 기타 소품을 시작 위치의 위팔 아래에 배치하여 수평벌림 범위를 추가로 제한할 수 있다.

진행

- 고반복, 낮은 부하에서 적은 반복, 적당한 부하로 설정한다.
- 척추 안정화에 도전하기 위해 폼 롤러 위에 바로 누운 자세; 이 자세에서는 팔이 신체 평면 아래로 움직이지 않도록 팔 위치를 제어해야 한다.
- 짐볼로 지지하여 바로 누운 자세
- 편심성 제어 구성 요소로 속도를 줄인다.
- 무게를 늘린다(작은 범위 또는 등척성).
- 범위를 늘린다(낮은 체중으로).
- 닫힌 사슬 자세를 사용하여 지구력과 근력(운동 10.25, 10.27 푸쉬업(제한 범위) 및 10.46 플랭크)에 도전한다.

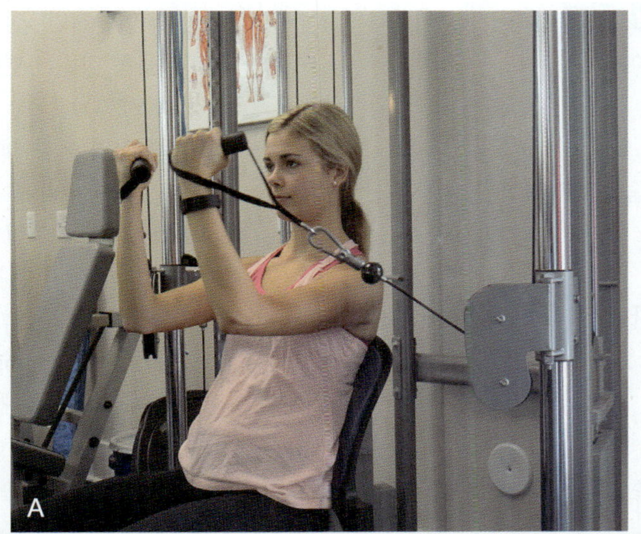

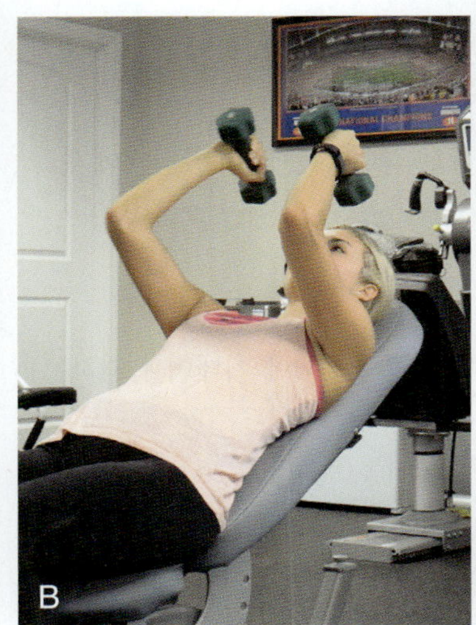

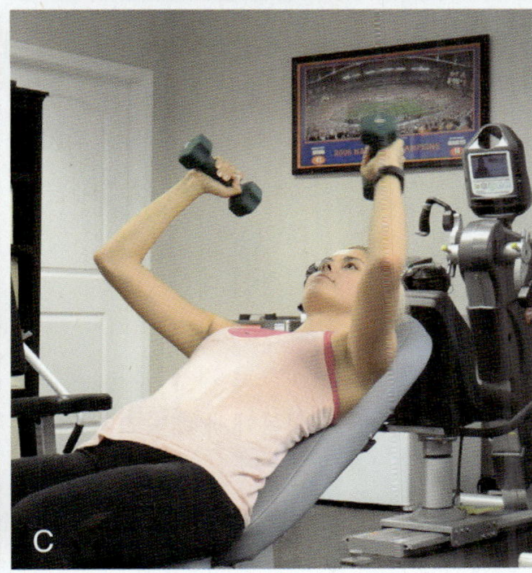

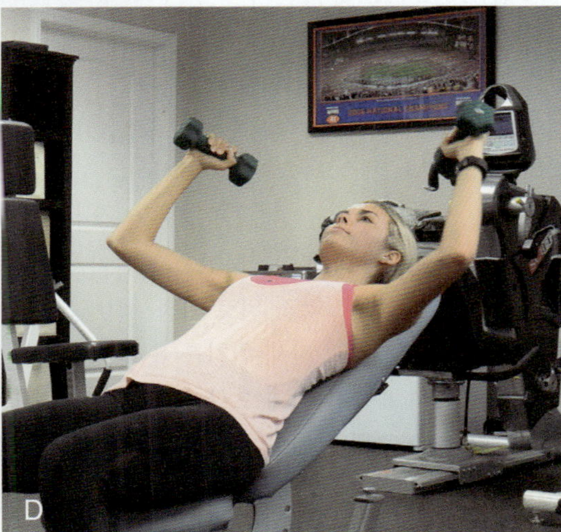

그림 10.26 풀리 저항(A)에 대항하여 내부 범위 플라이. 경사 벤치(B-D)에서 프리 웨이트를 사용.

10.27 벽면 푸쉬업, 푸쉬업 진행

Wall Push-Ups, Push-Up Progression

그림 10.27 참조

목적

- 대단위와 어깨위팔근육과 어깨가슴근의 일반화된 강화이다.
- 신경근 협응

주의사항

- 완전한 팔굽혀펴기는 재활 초기 단계 그리고 충분한 어깨가슴 부위 및 어깨 힘이 발달하기 전에 오목위팔관절 앞쪽 불안정 환자에게 금기된다.

자세

- 손을 벽에 대고 벽 쪽으로 기울인다(또는 운동 공 위에 위치 (그림 10.27 A–D))
- 손은 약간의 가쪽돌림과 어깨너비보다 넓게 벌린다.
- 손은 어깨 높이보다 아래에 위치한다.
- 머리, 목뼈, 등뼈가 정렬되어 있고 중립이다.
- 어깨이음대는 가슴우리에서 안정적이다.

움직임

1. 어깨뼈를 가슴우리에 연결하고 안정시키기 위해 어깨뼈를 능동적으로 당기고 약간 위로 회전시킨다.
2. 어깨가슴부 연결 및 자세 위치를 유지하고 팔꿈치를 구부리고 확장하여 가슴을 벽 쪽으로 움직인다(그림 10.27B).
3. 몸 전체가 연결된 단위로서 공간을 이동해야 한다.

장점

- 자세는 생각하기 쉽지만 머리움직임의 보상작용과 어깨연결의 소실이 흔히 나타난다.

교육 팁

- 지침 예:
  - "두 손을 어깨 거리보다 약간 더 벌리고 벽에 플랭크 자세로 시작하세요. 벽에 기대고 귀에서 발뒤꿈치까지 하나의 긴 선에 있어야 합니다. 코가 아니라 가슴을 벽 쪽으로 낮추세요."
- 수정해야 할 일반적인 오류:
  - 머리가 몸통 정렬을 넘어 앞으로 움직일 수 있도록 허용(그림 10.27D).
  - 상체의 움직임을 제어하지 않고 몸을 앞으로 이동시키거나 어깨뼈가 가슴우리에 연결하지 않고 어깨뼈를 들임(retract)시킨다(그림 10.27 E–G).
  - 앞쪽으로 기울어지거나 등뼈뒤굽음증이 있는 경우 푸쉬업 "플러스" 위치를 사용하지 마십시오. "플러스" 작용은 더 많은 뒤굽음(Rounding)과 기울기(Tipping)를 유발한다.
- 보상작용을 해결하거나 예방하는 방법:
  - 치료사는 환자가 척추 위치를 환자의 등뼈에 유지하고 환자의 머리 뒤쪽에 손을 올려 촉각입력을 제공할 수 있다.
  - "당신의 머리를 척추에 올리고 당신의 머리를 내 손에 닿게 한다."
  - 환자의 척추에 위치한 나무 막대나 폼 롤러는 환자에게 움직임을 조정하는 데 도움이 될 수 있다.

대안

- 저항에 대한 펀치
- 위 아래로 누르지 않고 플랭크 위치를 벽에 기대어 유지하는 것으로 가정한다.
- 짐볼에서 네발기기 자세: 체중 이동(운동 10.25)

진행

- 움직임의 편심성 구성 요소를 느리게 한다.
- 양손에 불안정한 표면(작은 공, 짐볼, 밸런스 보드, 폼 롤러)을 사용한다.
- 네발기기 자세에서 민다(그림 10.27H–J).
- 경사면에서 민다(그림 10.27K, L).
- 다양한 양의 신체 지지를 사용하여 짐볼을 민다(그림 10.25 B–D 참조).
- 전체 푸쉬업(반복 횟수를 늘리거나 느리게 진행)한다. 편심성 제어를 위한 하향 운동; 그림 10.27M–O)
- 한 손으로 높은 표면(계단 또는 상자)을 민다.
- 불안정한 표면(폼 롤러, 밸런스 보드)에서 푸쉬업 한다.

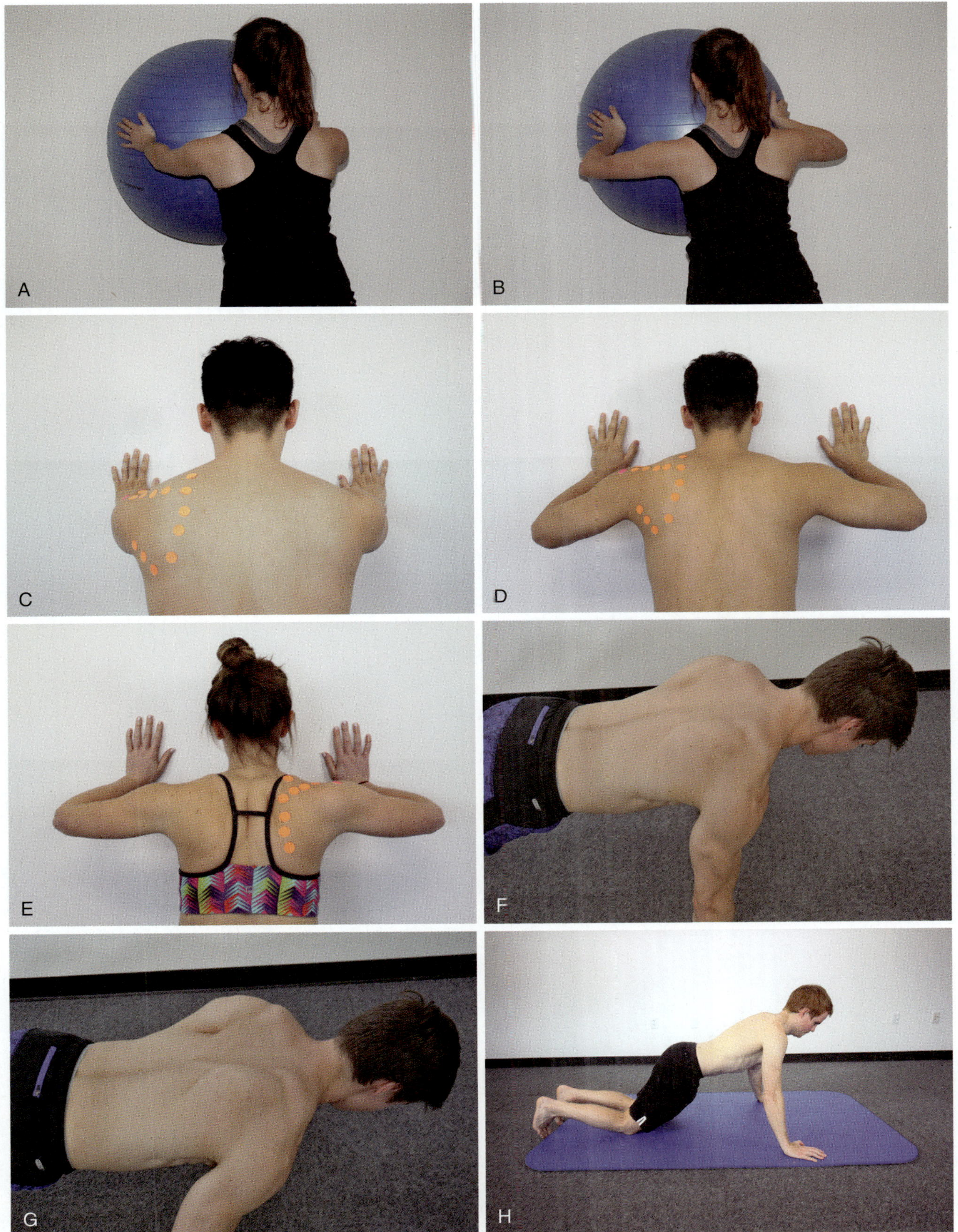

그림 10.27 벽에 있는 연습 공(A와 B), 공이 없는 벽(C-E), 보상(D-G), 바닥에 무릎 꿇기(H-J)를 사용한 푸쉬업 진행.

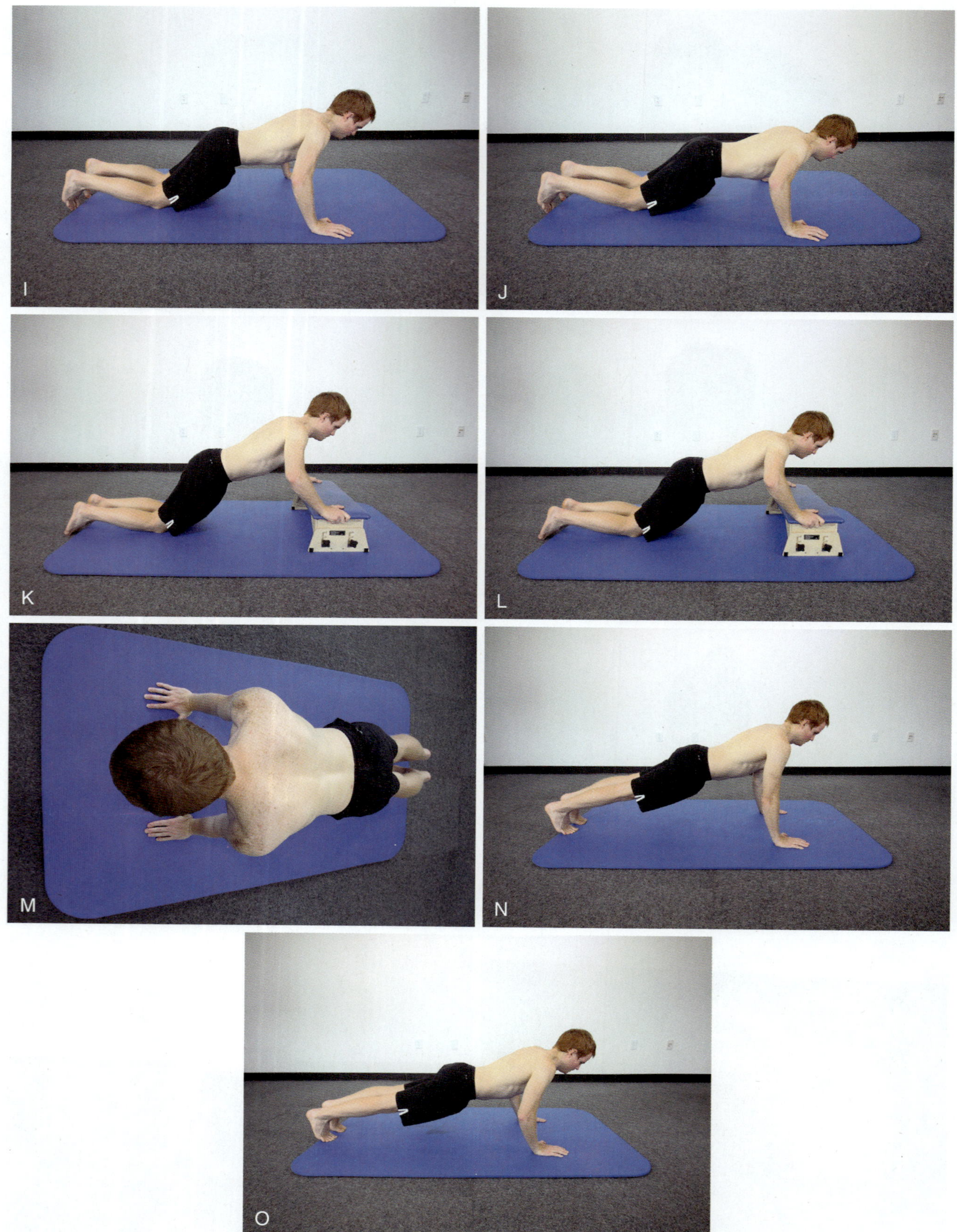

그림 10.27 계속 바닥에 무릎 꿇기(H–J), 벤치에서 경사(K와 L), 플랭크 팔굽혀펴기(M–O).

기능 훈련, 속도 및 반응 시간
FUNCTIONAL TRAINING, SPEED, AND RESPONSE TIME

10.28 공 던지기/받기: 리바운더
Throwing/Catching Balls: Rebounder

그림 10.28 참조

목적
- 외부 자극에 대한 조절 및 신경근 반응 속도를 향상

주의사항
- 불안정한 상태에서 전체 범위를 피한다.
- 충돌 증상이 있는 경우 올림 범위를 조절한다.
- 돌림근띠 찢어짐 또는 심각한 불안정성과 함께 가벼운 무게를 사용한다.

자세
- 선채 런지자세, 팔을 몸 앞에 두고 리바운더(rebounder)를 향한다.
- 어깨 올림 정도가 편안한 중간 범위로 조정되었다.
- 외부 회전 정도는 환자가 제어한다.

움직임
1. 무게감 있는 공을 리바운더에게 던지고 잡기(그림 10.28A–D).
2. 환자에게 리바운더의 중심점을 향해 던지고, 성공적인 캐치(협응)로 반복 횟수를 추적하거나 어깨 피로가 쌓일 때까지 던지고 잡는(지구력) 시간을 기록하도록 한다.
3. 환자가 호전됨에 따라 더 세게 던지는데 집중하고 1분 안에 성공적으로 잡는 횟수를 세는 것으로 스피드와 파워를 강조할 수 있다.

장점
- 근거리에서 통제된 반응
- 외부 문제에 대응하거나 신경근 협응 또는 고유감각 향상을 위한 필요
- 반응 시간을 개선

교육 팁
- 보상작용을 해결하거나 예방하는 방법:
  - 가벼운 공을 사용하여 와인드 업 단계에서 위팔어깨관절의 앞쪽 구조에 과도한 스트레스를 주지 않도록 한다.

대안
- 파트너와 함께 공을 던진다.
- 리바운더의 각도를 변경한다.
- 다른 어깨 또는 상지의 위치 또는 던지는 유형
- 속도를 변경
- 리바운더를 옆으로 향한다.
- 무게있는 볼 대신 휘플 볼을 사용하여 뒤쪽 돌림근띠에 마무리 동작(follcw–thorugh)의 편심성 제어를 훈련한다.
- 벽에 대고 더 높은 범위에서 공을 던지고 잡는다.
- 스포츠 장티(벽에 대항해 야구 미트, 테니스 발리, 농구 훈련)를 사용한다.

진행
- 반복 횟수를 늘린다.
- 공의 무게 또는 범위를 늘린다(그림 10.26).
- 표적에 임팩트를 높인다(리바운더에 표적을 표시).
- 외부의 신호에 반응하여 목표물의 순서를 바꾼다.

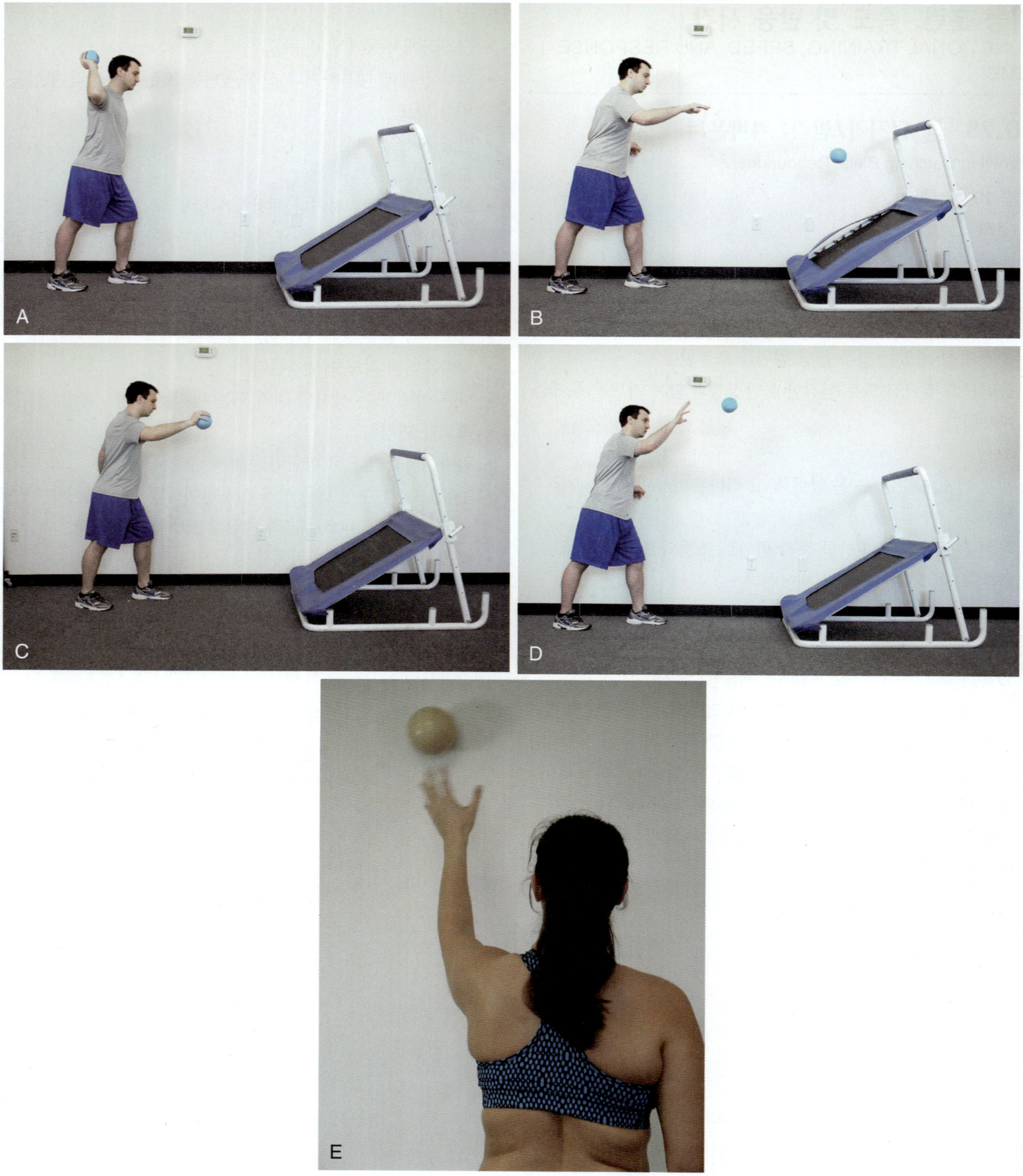

그림 10.28 리바운더(A–D) 또는 벽(E)에 무게 있는 공을 던지고 잡는 것.

사례 연구 10.2: 과운동성 (앞쪽 어깨 불안정성)
HYPERMOBILITY(ANTERIOR SHOULDER INSTABILITY)

이 사례는 힘의 안정화를 촉진하는 동시에 앞쪽 어깨에 가해지는 스트레스를 제한시키는데 중점을 둔 앞쪽 불안정성에 대한 운동 선택의 진행과 방법을 제시한다. 역도 기술 중 특정 스트레스를 제한하는 옵션도 제시된다.

24살 여대생이 보통 체육관에서 운동 후 간헐적으로 어깨 통증을 호소한다. 그녀는 전직 치어리더였으며 지금은 웨이트 운동을 하고 있다. 외상 병력은 없다. 그 통증은 지난 5년 동안 간헐적으로 나타났지만, 고통스러운 증상은 점차 잦아지고 있다. 그녀는 건강상태에는 큰 문제 없으며 일반적으로 매우 유연하지만, 시험 공부를 할 때 종종 목 통증을 호소한다. 그녀의 상체 운동은 팔 굽혀 펴기, 프리 웨이트로 벤치 프레스, 도르래가 있는 로잉머신, 위팔두갈래근과 위팔세갈래근 컬(프리 웨이트), 플라이, 어깨세모근 레이즈, 풀업, 딥, 인클라인 프레스, 팔에 저항이 있는 일립티컬 머신으로 구성된다.

기능상태 및 목표 Functional Status and Goals

그녀는 모든 기능적인 활동을 할 수 있고 운동 후, 때론 오른쪽으로 자고 난 후에만 통증이 있다. QuickDASH 점수는 18점이다. 그녀는 통증없이 운동을 할 수 있기를 원한다.

주관적인 통증 Subjective Complaints

- *심각도:* 오른쪽 팔 앞가쪽의 간헐적인 통증(2–4/10)
- *과민성:* 통증은 보통 상지 웨이트 운동 후 2–4시간 후에 시작되고 24시간 이후에 감소함
- *특성:* 불안정성 또는 힘줄병증
- *단계:* 만성

객관적인 결과 Objective Findings

- *자세/정렬:* 앞쪽머리자세, 앞굽음증 증가, 날개어깨뼈, 늦은 어깨뼈 위쪽돌림
- *관절 가동 범위:* 표 10.6 참조
- *목뼈 부위:* 정상 범위 내 관절 가동 범위, 통증 유발 없음
- *수동 관절 가동 범위:* 중간 범위에서 양쪽으로 강한 등척성 검사, 통증 없음
- *근 길이:* 제한 없음
- *관절 가동성:* 모든 방향에서 가동성 증가, 일부 수동적 가쪽돌림과 폄에서 불안, 비어있는 끝 느낌
- *신경학적 검사:* 정상

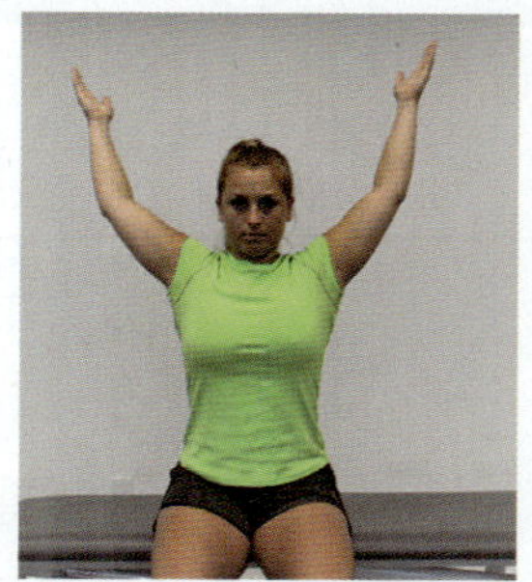

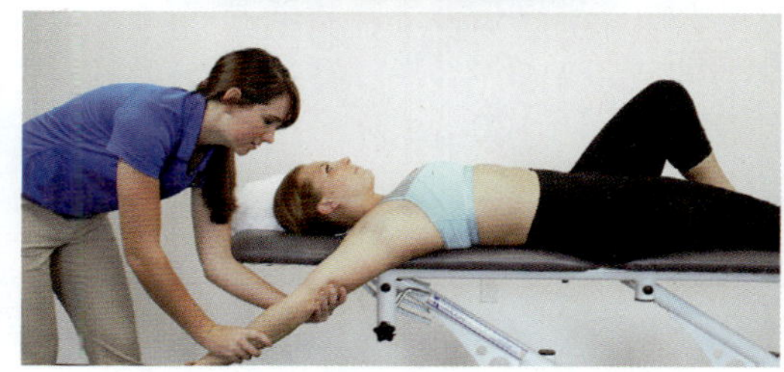

- *이학적 검사:* Beighton 검사 점수 4/7, 부하 전위 검사(+), 앞쪽 불안정성에 대한 Rockwood 검사(+)
- *충돌 검사:* Neer's 검사 모든 범위(−), Hawkins−Kennedy (−), empty can(−)
- *움직임 패턴:*
  - 어깨 올림 동안 날개어깨뼈(굽힘과 벌림)
  - 팔굽혀 펴기: 30개 이상 풀 푸쉬업을 수행할 수 있지만, 하강 단계에서 어깨뼈 연결이 부족함

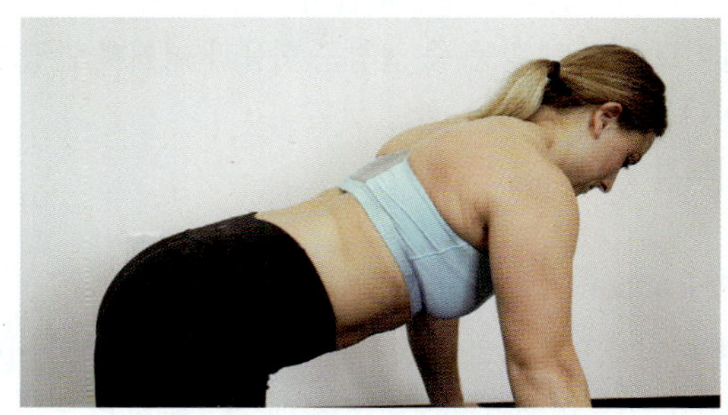

  - 딥: 어깨가 앞쪽에 위치, 어깨 앞쪽에 과한 스트레스가 주어질 시, 몸이 앞으로 위치함
  - 머리 뒤에 바를 두고 넓은등근 풀 다운; 앞쪽 머리자세 위치, 어깨 티핑, 어깨가 앞쪽으로 나올 때
  - 업라이트 로우: 어깨뼈 연결 없음, 둥근 어깨, 앞쪽 어깨, 앞쪽머리자세
  - 벤치 프레스: 천장 쪽으로 바를 이동시키기 전에 허리앞굽음증을 증가시키고, 아래등뼈를 확장시킴. 아래로 다시 되돌아갈 때, 팔꿈치가 제어가 안된 상태로 몸을 넘어서 움직이고, 앞쪽 어깨가 최대 수평벌림에서 앞으로 이동함
  - 인클라인 프레스와 스내치 리프트: 팔은 빠르게 머리 위로 움직이고 무게의 위치는 몸 뒷편에 있음

표 10.6 오른쪽 어깨 가동 범위

	AROM	PROM	연령에 대한 규범적 범위
굽힘	190	같음	180
폄	40 끝 범위에서 약간 통증	55	60
벌림	170	같음	180
모음	50	같음	60
가쪽돌림(중립)	80	같음	70
90°에서 가쪽돌림	100	110	80-90
안쪽돌림(중립)	60	같음	60
90°에서 안쪽돌림	55	같음	60

평가 Evaluation

- *의학적 진단:* 무 외상성 앞쪽 불안정성
- *물리치료 진단:* 방향 불안정성(과운동성), 신경근 협응 결핍, 충돌 증상 없음(통증호 없음, Hawkin's, Neer 음성)[49]
- *기여하는 손상:*
  - 자세 정렬: 앞쪽머리자세, 둥근 어깨, 날개어깨뼈
  - 웨이트 리프팅: 회복없이 과부하 훈련 발생
  - 무게를 드는 동안 움직임과 훈련 패턴은 어깨 앞쪽에 과도하게 스트레스와 부하를 주고 있음
  - 웨이트 리프팅 활동 중 신경근 협응과 어깨뼈 안정화의 어려움
  - 일부분 일반화된 느슨함

지침 Precautions

- 위팔뼈머리가 앞쪽으로 이동하거나 관절주머니가 늘어나는 위치에서 앞쪽 어깨에 과도한 스트레스를 주지 않도록 한다(수평벌림, 이마면 또는 관상면의 뒤쪽에서 벌림보다 높은 범위의 가쪽돌림, 폄). 어깨 앞쪽 스트레칭을 제한시키기 위해 어깨뼈 면 또는 시상면에서 운동을 수행
- 어깨 관절주머니에 스트레스를 증가시키는 어깨뼈의 위치를(티핑, 둥근 어깨) 피하기 위해 상체의 자세(뒤굽음증, 앞쪽머리자세)를 모니터링하고 조정한다.
- 충돌 주의사항
  - 올림하는 동안 어깨 가쪽돌림
  - 올림된 위치에서 어깨의 안쪽돌림을 피한다.

예후 Prognosis

환자는 웨이팅 리프트 패턴과 연관된 증상에 영향을 미치는 주요 요인으로 인해 통증과 과민성이 낮다. 만약 역학과 훈련 패턴을 조정할 수 있다면 증상을 감소시키기 위한 예후는 아주 좋다. Burkhead and Rockwood는 80%의 비외상성 불안정성 환자가 적절한 재활을 할 경우 잘 반응한다고 제안한다. 이 여성에게 계속해서 앞쪽 어깨에 스트레스를 가하는 것을 피해야 한다(글상자 10.7, 10.8, 10.9 표 10.7).

글상자 10.7 운동 적응증

- 증상이 있는 불안정성은 앞쪽 관절주머니 및 돌림근띠로 위팔뼈머리가 제어되지 않은 앞쪽 이동과 관련이 있다. 따라서 위팔오목관절의 중심축 주위에 최적의 균형을 보장하기 위해 힘으로 안정화를 촉진하기 위한 돌림근띠 수축(firing)과 균형 조정이 중요하다.
- 어깨뼈 연결과 몸쪽부 상반신 위치는 오목위팔관절 역학을 보조하는데도 필수적이다. 오목위팔관절 근육을 강조하기 전 재활 시퀀스에서 초기의 몸쪽 어깨뼈 조절에 대한 강조는 다수의 저자들에 의해 권고된다. 초기 위팔어깨리듬에서 적절한 위쪽돌림과 어깨가슴연결을 제공하는 앞톱니근 사용으로 어깨뼈의 짝힘을 촉진하는 것은 시퀀싱이 강화되면 관절 범위 전체에 걸쳐 점진적 협응 및 강화가 이어질 것이다.
- 운동 매개변수는 협응과 시퀀싱뿐만 아니라 고유감각도 다루어야 하며, 이어 지구력 및 앞쪽 어깨 근육의(큰가슴근, 앞쪽 어깨세모근) 중간 범위 내에서 근력 훈련과 어깨뼈 안정화를 수행해야 한다.
- 안정화하는 근육의 활동을 증진할 불안정한 표면을 사용
- 중간 위치 소단위와 대단위 안정근(어깨가슴부위 및 위팔오목관절) 신경근 협응 훈련을 권고한다.
- 운동 조절 개념을 사용해 고유감각 입력과 닫힌 사슬 위치 운동을 사용하여 신경근육 협응을 조정한다.
- 편심성 제어는 신체 뒤의 움직임을 제한하기 위해 고유감각 인식을 교육하는 동안 또는 부하는 앞쪽 어깨 수동적 제한에 스트레스를 줄 수 있을 때 이마면에 접근할 때 중요하다.
- 웨이트 리프팅 훈련 역학을 조절하는 것은 움직임 전략의 이동과 미세 외상에 기여하는 힘을 대처하는 데 필수적이다. 제한된 관절 범위와 어깨 폄의 맨 끝 범위에서의 스트레스를 포함하여 웨이트 리프팅 역학을 조정할 필요가 있다. 어깨 앞쪽을 강조하는 운동에 대한 위치와 범위는 다른 운동으로 교체되는 동안 일부 운동이 조절될 수 있다.
- 운동 중 날개어깨뼈와 목등뼈 자세의 자발적 제어 상실 여부를 관찰한다. 환자가 피로를 느끼지 않더라도 위치에 대한 지시와 정정 또는 운동을 중지시킨다.
- 운동은 통증이 없어야 하며, 과도한 스트레스/부하의 지표로써 운동 세션 후 통증 반응을 관찰한다. 그러나 초기 운동 부하와 시도는 제한된 심각성과 자극성, 환자의 전반적인 체력 수준에 근거해 상대적으로 과격하며, 오목위팔관절 제한에 과도한 부담을 주지 않고 신경근 협응 및 근육 기능에 시도할 필요가 있다. 환자가 보상작용 없이 운동을 수행할 수 있고 어깨의 앞쪽 자세, 어깨뼈와 등 근육, 목과 등 근육의 협응력이 충분하다고 판단되면 다음 단계의 재활 운동을 진행한다.

글상자 10.8 웨이팅 리프트 역학 변형

팔 굽혀 펴기, 프리 웨이트로 벤치 프레스, 위팔두갈래근과 위팔세갈래근 컬(프리 웨이트), 플라이, 어깨세모근 레이즈, 팔 저항성이 있는 일립티컬, 넓은등근 풀 다운을 위한 메커니즘 검토와 수정[50]

- 변형:
  - 어깨 폄 및 앞쪽 이동을 제한하도록 도르래가 있는 줄의 시작 위치를 똑바로 앉는 자세에서 몸을 눕히는 자세로 몸통의 앞쪽에서 팔을 유지하는 자세로 변경한다.
  - 환자의 몸 아래에 제한치까지 상자를 놓음으로써 작은 범위(팔꿈치가 몸의 수평을 지나 움직이기 전) 팔굽혀펴기를 제한한다.
  - 뒤에서 도르래에 반대하여 팔뚝을 몸 앞에 대고 수행하면서 위팔세갈래근에 대한 어깨 폄을 제한한다.
  - 티핑이나 날개어깨뼈를 피하고(거울과 지시 사용) 중립이 아닌 몸 앞면 중간 범위에서 수행한다. 초기 훈련은 고유감각과 안정화에 노출하기 위해 테이블과 불안정한 표면에 팔을 지지하는 것이다.
  - 범위가 어깨뼈 면에 제한되도록 장비를 설정하여 플라이의 수평벌림 범위를 제어한다.
  - 벤치 프레스: 프리웨이트로 바닥에서 시행하고 수평벌림 범위를 제한한다.
  - 넓은등근 풀다운: 몸 앞쪽에서 팔을 바꾸고 범위를[50] 줄인다(운동 10.32 참조).
- 딥 및 풀업 중단

글상자 10.9 어깨 앞쪽 스트레칭을 방지하는 방법의 예

- 환자가 어깨 위치를 관찰할 수 있는 운동에 시각적 피드백을 사용한다(예: 플라이, 어깨세모근 올림, 일립티컬).
- 덤벨/바벨 로우 운동 시 팔꿈치와 어깨의 폄을 제한하기 위해 가슴우리를 지지해 주면서 기울인 자세를 취한다.
- 물건을 바닥에, 몸통 아래에 놓고 팔굽혀펴기 범위를 제한한다.
- 플라이의 어깨 수평폄을 제한하도록 기계를 설정한다.
- 좁은 벤치와 받침대가 아닌 덤벨이 있는 벤치 프레스의 어깨폄 범위를 제한하기 위한 위치를 지정한다. 환자에게 무게, 범위 및 스팟터 사용에 대해 교육하여 어깨가 앞쪽으로 위치하는 것을 피하도록 한다.

치료 선택 Treatment Choices

운동 선택은 어깨 앞쪽의 구조물과 결합된 스트레스와 긴장을 제한하고 힘을 지지, 분산시키기 위해 힘의 안정화와 신경근 협응력을 구축해야 할 필요성을 고려한다(글상자 10.7, 10.8, 10.9 및 표 10.7 참조).

표 10.7 운동 치료

치료	1	2	3	4	5	6	7	8	9	10
폼롤러 위에서 치료사의 피드백과 등척성 시도와 어깨뼈 연결 활성화 (운동 10-14,10.15)	×	×	× 날개뼈 내밈을 만들기 위해 덤벨을 더한다.	×						
지렛대 증가를 위해 폼롤러 및 폴에서 도수 저항 어깨뼈 위쪽돌림(운동 10.18)	×	×	다각도 등척성 운동 ↑유지시간	×						
메디슨 볼을 사용해 어깨가슴 부위 지구력 (운동 10.14,10.15), 회전 운동(운동 10.16)	×	×	↑시간	×						
어깨뼈 면에서 닫힌 사슬 회전 운동(운동 10.17)			×	×	×	↑범위	×			
어깨뼈 연결부로 다양한 굽힘 범위의 어깨뼈 면에서 선 상태에 있을 때 바디 블레이드 운동(운동 10.22)	×	×	↑~3셋트	×	↑~4 셋트	×	×			
도르래 저항에 대해 선 상태 위쪽돌림 펀치 (운동 10.24)		×	×	↑저항	×	×다양한 범위	↑저항	X	×다각도	×

계속

표 10.7 운동 치료 - *계속*

치료	1	2	3	4	5	6	7	8	9	10
밸런스 보드에서 닫힌 사슬 무게 이동(운동 10.25)		×	×	×	×↑유지	×				
이너 레인지 플라이(기계저항) (운동 10.26)			×	×	×	↑저항	×	×	↑저항	×
이너 레인지 플라이(프리 웨이트, 수평 모음 45–0°, 편심성 조절) 폼 롤러에 누운 자세(운동 10.26)				×	×	×	↑저항	×	느린 속도	×
도르래 저항에 대해 어깨 안쪽 돌림 및 가쪽돌림(어깨뼈 면에서 중간 범위) (운동 10–23)					등척성	×	×↑유지	×	↑저항	작은 범위 등장성
프리웨이트로 기대어 앉은 자세에서 이너 레인지 플라이(운동 10.26)					×	×	×	↑저항	×	×
푸쉬업(작은 범위, 네발 자세 그리고 플랭크; 운동 10.27)						작은 범위	×	↑반복	×	×아래 움직임시 느린 속도
넓은등근 풀다운(운동 10.32)	×						×	↑저항	×	×
케틀벨 런지(운동 10.37)							×	×	×	↑저항
불안정한 표면(BOSU)에서 플랭크(운동 10.46)							×	×	↑시간	×

섹션 3: 반복적인 긴장

일반적인 치료 방법
GENERAL TREATMENT APPROACHES

반복적인 긴장 부상에 사용되는 운동 유형은 6장에 설명되어 있다(표 6.6 참조). 목표, 방법, 매개변수 및 측정에 대한 검토가 표 10.8에 포함되어 있다. 반복적인 긴장 부상의 우선 순위는 조직회복을 허용하면서 움직임 생체역학을 개선하는 것이다. 전체적인 목표는 염증, 자극 또는 퇴화된 조직에 과도한 힘을 주지 않고 올바른 정렬을 촉진하며 생체역학적 효율을 최적화하고 대칭적이고 효율적인 근육 기능을 향상시키는 것이다. 다른 요인들을 다루기 위해서, 제한된 물렁조직 또는 관절 움직임의 유연성과 길이를 개선하고 전반적인 지구력을 촉진하는 것 또한 중요한 개입 전략이다. 과운동성이 존재하는 경우, 과운동성이 저운동성의 목표보다 우선하며, 우려되는 영역에 대한 스트레스를 피하기 위해 추가적인 주의가 요구된다.

이 범주의 일반적인 진단은 다음과 같다.

- 힘줄 병증(위팔두갈래근, 가시위근, 안쪽 또는 가쪽위관절융기염, De Quervain's 증후군)
- 부딪힘 증후군(어깨 충돌, 손목터널, 신경 포착)
- 퇴행성 질환(뼈 관절염, 돌림근띠 변성)

표 10.8 목표, 방법, 매개변수, 측정: 반복적인 긴장

목표		방법	매개변수	평가/측정
염증, 자극 또는 노화된 구조물에 과도한 힘을 주지 않도록 힘을 분산		어깨가슴부위 연결, 목가슴부위 지지를 포함하여 손상측 부분을 둘러싼 몸쪽부의 근육 활성화 및 지구력 운동	열린 사슬 또는 닫힌 사슬, 손상측 부위의 등척성 활동 손상측 부위에 가해질 스트레스를 피하고 저항을 적용 손상측 부분 이외의 움직임 평면 또는 다른 관절 움직임에 저항을 적용 움직임 전어 활성화 및 타이밍의 특이성 손상측 부분의 통증 반응 없이 낮은 부하, 고반복 스트레스는 다른 구조물에 가해질 가능성이 있는 반면에, 가동범위는 기능적 활동에 대한 요구사항과 가동 본위에 의존한다. 등척성 또는 등장성	운동 후 통증 반응(지연성 근육통) 특정 근육 기능 능력(피로 전 하중 및 반복 횟수) 운동 및 기능 검사 중 움직임 패턴 기능 검사
보상작용으로 인해 구조와 손상된 곳에 힘을 증가시키는 원인 요인을 해결	감소된 관절 가동성 또는 근 유연성	근 유연성(스트레칭) 관절 가동성 집중	끝 범위(관절 또는 근육) 낮은 부하와 지속적인 유지 손상측 조직의 최대 길이 유지 또는 부하 진행시간 부하를 진행하기 전에 새로운 길이를 수용할 수 있는 약간의 시간을 허용한다. 기능적 범위 달성을 위한 목표	운동 중 및 운동 후 통증 반응(지연성 근육통) 관절 가동 범위(각도측정기 또는 기능 검사) 끝 느낌(특히, 근방호 시)
	근육 불균형 해결(근육 활성화, 지구력 또는 근력 감소)(특히 어깨가슴부위 연결, 돌림근띠 안정화와 관련됨)	염증, 자극 또는 노화된 구조물에 과도한 힘을 가하지 않으려면 힘의 분배에 관한 섹션을 참조한다. 주변 영역 및 손상측 부분에 적용		

계속

표 10.8 목표, 방법, 매개변수, 측정: 반복적인 긴장 - *계속*

목표	방법	매개변수	평가/측정
훈련 요소	훈련 강도, 빈도 또는 유형을 조정하여 컨디셔닝을 유지하면서 국소 스트레스를 줄인다. 대안이 되는 운동 선택(교차 훈련) 심혈관 또는 근 지구력 운동	부하 받지 않은 자세 증상 증가 없이 가능한 경우 RPE11-13 증상을 증가시키지 않고 가능한 경우 여러 번 반복, 낮은 부하	운동 중 및 운동 후 통증 반응(지연성 근육통) 증상 시작 전 시간 기능적 조치 DASH 지구력 운동을 위한 시간 또는 강도
동적 생체역학적 정렬 조절(어깨가슴부위 연결, 충돌 없는 올림 역학)	운동조절 원리를 사용하여 신경근 제어 촉진 다양한 형태의 감각 입력(시각, 촉각, 두드림 포함) 편심성 조절로 진행 동적 움직임과 밸런스로 진행	생체역학적 스트레스가 증가할 가능성이 더 많은 범위는 천천히 진행 고 반복 기능적 활동에 필요한 것보다 낮은 부하(지원되거나 지원되지 않음) 통증이 없는 범위에서 높은 부하, 낮은 반복으로 진행(등척성 또는 등장성)	목표 달성(성공한 시도의 %) 필요한 피드백 및 수정 가동 범위 또는 반복을 통한 통증 반응 또는 움직임의 질 동적 움직임 평가
조직 치유 및 최적의 재생 촉진	힘줄: 등장성 운동과 편심성 부하로 천천히 진행	낮은 부하/고반복에서 높은 부하/낮은 반복으로 진행 중간 범위에서 끝 범위로 진행	증상을 모니터링 기능적 검사 저항성 또는 이학적 검사 DASH
	뼈: 부하력을 천천히 진행	낮은 부하/고반복에서 높은 부하/낮은 반복으로 진행 간헐적 부하를 사용하고 지속적인 하중을 천천히 증가(추가 각도 또는 회전력 없이)	증상을 모니터링(통증, 부종) 기능적 검사 저항성 또는 이학적 검사 DASH
	연골: 천천히 미끄러짐, 간헐적 압박, 감소된 체중 부하로 인한 감압	낮은 부하/고반복 적절한 휴식 기간	증상을 모니터링(통증, 부종, 삼출) 기능적 검사 저항성 또는 이학적 검사 DASH
기능학적 요구사항에 대한 신경근 협응 및 반응 시간 개선(올림 역학, 외부적 부하의 반응, 지속적인 상지 운동 요구사항)	운동조절 원리를 사용하여 신경근 제어를 촉진 기능적 요구사항 및 회복 단계에 따라 닫힌 사슬 또는 열린 사슬 움직임 전략의 조절을 위한 피드백(청각, 시각, 촉각, 두드림)	지지되는 자세에서 기능적 요구사항에 따라 지지되지 않은 움직임으로 진행 원하는 움직임 전략을 달성한 후 여러 번 반복 증상을 악화시키지 않고 위치를 유지하거나 범위를 통해 제어하기 위해 운동학습에 따라 매개변수는 진행	생체 역학 분석(시각적 시각 분석, 운동 축) 운동을 올바르게 수행할 수 있는 능력(시간 지정) 또는 피로 또는 보상 전에 수행된 반복 비율 피드백과 교정이 요구됨 목표하는 %에 도달 기능 검사 DASH

금기 사항 및 주의 사항 CONTRAINDICATIONS AND PRECAUTIONS

- 미세 장애(microfailure)를 일으키는 결합된 힘을 피한다(특정 방향, 힘 유형, 범위, 특정 움직임 또는 생체역학 요인 조정).
- 높은 하중과 결합된 극단적 범위의 각도 또는 회전을 피한다(2장의 응력 변형 곡선 참조).
- 손상된 조직에 힘을 가할 때는 천천히 한다.
- 굽힘 및 벌림에서 올림을 통해 어깨 가쪽돌림을 이용하여 충돌 범위 및 움직임 조합을 피하고 몸쪽부 어깨가슴부위 연결 및 위쪽돌림을 촉진한다.
- 특정 주의사항:
  - 뼈(스트레스 골절): 회전력과 높은 충격을 피한다.
  - 힘줄 병변: 극 범위에서는 높은 부하를 피한다.
  - 연골 손상(뼈 관절염): 높은 중량을 지탱하는 힘을 피한다.
  - 근육(돌림근띠 파열): 가벼운 돌림근띠 파열에는 저부하, 중간 범위만 사용한다.
  - 방향 불안정성에 대한 힘의 특정 방향을 피한다.

일반 매개변수 GENERAL PARAMETERS

- 생체역학적 정렬과 힘 분배를 교정하는 것이 우선시되어야 한다.
- 최적의 위치, 피로의 징후 및 증상의 악화에 가할 수 있는 능력이 적정량에 영향을 미친다.
- 지지되는 위치가 지지되지 않은 위치로 진행된다.
- 닫힌 사슬 활동은 중심화된 운동 축을 촉진한다.
- 열린 사슬은 더 넓은 범위로 이동하거나 유연성 한계를 해결하는 것을 강조한다.
- 초기 적정량은 근육 활성화 및 지구력을 위한 적절한 타이밍, 순서 및 목표에 중점을 두고 피로 전 등척성 수축을 위한 저부하/고반복(>25) 또는 저부하/장기적 유지로 시작한다.
- 적정량은 부하를 높이기 전에 필요에 따라 위치를 유지할 수 있는 능력과 더 많은 부하/낮은 반복(<15)으로 진행된다.
- 치료 진행 전반에 걸쳐 높은 특이성과 목표 달성, 움직임 패턴 교정 등을 통해 신경근육 조절에 중점을 둔다.
- 진행 범위는 기능적 요구사항을 기반으로 하거나 증상을 증가시키지 않고 기여 요인을 수정한다.

검사 및 측정 TESTS AND MEASURES

사용 가능한 테스트 및 측정, 해석 및 심리평가적 타당성에 대한 자세한 설명은 Magee[26], Magee 및 Sueki[27] 및 Cleland[56]을 참조한다.

1. 통증 보고
2. 충돌 증상을 재현하지 않고 허용되는 동작 관절 가동 범위
3. 지구력 또는 근력에 대한 기능적 움직임의 결과 측정
4. 움직임 관찰(질적으로)
5. 대칭, 반복 또는 기능적 요구사항에 대한 기능적 결과 측정
6. 보상이나 홈 프로그램 없이 독립적으로 활동을 수행할 수 있는 능력; 어깨 높이, 도달, 옷 입기, 목욕, 리프팅, 악력, 반복 동작과 관련된 특정 항목
7. DASH, 환자별 기능 척도

보상 및 반응에 대한 관찰 OBSERVING FOR COMPENSATIONS AND RESPONSES

- 해당 부위에서 적절한 위치와 정렬을 유지하는 것이 최우선이지만, 몸쪽부 및 먼쪽부에서 전체적인 정렬을 관찰한다(예: 장애의 주요 부위가 팔꿈치인 경우, 어깨가슴부위 및 위팔어깨관절 정렬 및 손목 위치).
- 운동 전에 적절한 몸쪽부 자세 위치와 정확한 정렬을 관찰하고 확립한다.
- 반복적 긴장에 기여하는 경우 어깨가슴부위 위쪽돌림을 평가하고 올바른 역학을 용이하게 한다.
- 몸쪽부를 모니터링하고, 정확한 위치 및 근육의 활성화를 수정하여 모멘트 팔, 과도한 각도 또는 회전 운동을 해결한다.
- 피로의 징후(위치 상실, 대체 또는 근육 활성화)를 관찰하고 증상 재현을 모니터 한다.
- 필요에 따라 지지되는 위치를 사용한다.
- 환자에게 운동 중이나 운동 후에 불편한 점이 있으면 보고하도록 요청한다.
- 치료 후 지연성 근육통, 삼출 증가 또는 부종 발생 여부를 모니터링 한다.

운동

일반적인 유산소 운동

충돌 증상의 악화 없이 생체역학 및 신경근 협조를 다루는 점진적 저항 운동

조직의 재생을 위해 적절한 자극을 제공하는 저항성 운동

점진적 저항 운동: 대단위 안정근 또는 대단위 움직임근 강화

기능적 훈련과 재교육

다른 섹션에 포함된 운동

일반적인 유산소 용량과 가동성

- 상체 에르고미터

신경근 시작, 소단위와 대단위 안정근 시작, 활성화 그리고 근력 강화

- 소단위 안정근 동원(섹션 10.2)
- 대단위 안정근 강화(섹션 10.2)

상체 포지셔닝과 지구력

점진적 저항 운동

- 사이드 플랭크(척추 [운동 11.32])
- 점진적 직립 지구력(운동 11.39, 11.40, 11.42)

기능적 동원

- 리프팅 재교육(섹션 11.3, 운동 11.43 – 11.45 참조)

체간 및 엉덩관절 가동성

- 엉덩관절 운동에 대해 9장 섹션 1 참조
- 척추 가동성 운동은 11장 섹션 1 참조

운동 설명

일반적인 유산소 운동
GENERALIZED AEROBIC EXERCISE

10.29 에어다인 바이크(Airdyne Bike)

목적

- 전체 어깨가슴부위 및 오목위팔관절 근육 복합체를 사용하는 동안 상체 가동성을 위한 일반화된 등뼈 부위 회전
- 운동은 유산소성 지구력 또는 범위를 통한 근력 강화를 위해 사용될 수 있다.

주의사항

- 환자가 중간 정도의 통증 강도 또는 과민 반응을 보이는 경우, 상·하지 자전거(UBE)는 웜업 또는 유산소성 상체 컨디셔닝을 위해 에어다인 자전거 보다 더 적합할 수 있다. 에어다인 자전거의 반대쪽 핸들에서 제공되는 저항 때문에 또는 유사한 장비는 제어하기 어려울 수 있다.
- 신경 긴장 또는 목뼈 부위 기능장애가 있는 환자는 느린 속도에서 작은 범위로 시작해야 한다.
- 엄지손가락이 천장을 향하도록 손을 핸들에 올려 안쪽돌림을 피한다.
- 충돌 증상이 있거나 좌석 높이를 높여서 운동 범위 부족이 있는 경우, 더 높은 범위의 어깨 굽힘을 제한한다.
- 심혈관 합병증이 있는 경우, 운동 전후의 맥박/혈압 반응을 모니터링한다.

자세

- 가능한 어깨 굽힘 관절 운동 범위를 수용할 수 있도록 좌석 높이 세트와 함께 착석한다.
- 직립된 지지 척추 자세 보장
- 손이 충돌 범위 아래에 있는 상태에서 어깨를 바깥쪽으로 회전(엄지손가락 위로)

움직임

1. 어깨뼈 내밈과 들임은 다리 움직임 유무와 관계 없이 상지 핸들을 앞뒤로 움직이면서 등뼈 부위 회전과 결합된다.
2. 상체 저항은 반대쪽 팔과 다리 동작의 운동량에 의해 생성되며, 손상측 부위 팔다리에 맞춰져야 한다.

장점

- 일반화된 상지 및 상체 컨디셔닝 또는 감소된 유산소성 용량
- 자세 지원을 위한 전체적인 상체 근육 활성화 및 지구력을 다루는 데 유용함
- 또한 어깨뼈의 내밈 및 들임, 유산소성 컨디셔닝 또는 강화에 유용하다.
- 워밍업 시 유용함

교육 팁

- 지침 예:
  - "어깨 날에서 시작하여 손잡이 하나로 뒤로 당기고 가슴우리가 팔꿈치로 뒤로 움직이는 것을 느껴보세요."
  - "동시에 반대편 어깨뼈를 앞으로 밀면서 팔을 앞으로 뻗으세요."
- 수정해야 할 일반적인 오류:
  - 등부위 회전이 없는 경우, 목뼈 부위와 등부위 근육은 일찍 피로해질 수 있다.
  - 운동을 시작할 때 상체의 시작위치와 척추 정렬을 수정하고 운동 중 피로를 관찰한다. 짧은 휴식 시간은 지구력을 유지하면서 전반적인 피로를 완화할 수 있다.
  - 척추 근육의 피로도가 발생할 수 있으며 또한 감시해야 한다.
  - 팔의 근 피로 때문에 팔 근육과 같이 위등세모근과 어깨 올림근이 과도하게 사용되는지 환자를 관찰한다.
  - 위팔두갈래근을 과도한 사용과 어깨가슴부 근육의 저 활용을 피한다.
- 보상작용을 해결하거나 예방하는 방법:
  - 자세 위치의 상실을 모니터링하고 몸쪽부 지지를 위한 신호를 준다.
  - 운동을 시작하기 전에 상체 위치를 교정하고 활동 내내 유지하는 것은 중요하다. 좌석에서 손잡이까지의 거리는 상체 자세에 영향을 미칠 수 있다.
  - 시선을 앞쪽으로 유지하면(목뼈 안정화) 어깨가 머리와 목 아래로 움직이면서 상대적으로 목뼈 회전이 발생한다. 이것은 골프나 야구와 같은 물체를 목표로 하면서 팔을 휘두르는 활동에 유용하다.
  - 등부위 운동이 어깨뼈 내밈 및 들임과 함께 시작되었는지 확인한다.
  - "어깨가 귀를 향해 올라가지 않도록 한다."
  - 환자에게 손이 아닌 어깨뼈에서 움직임을 시작하고 필요한 만큼만 손잡이를 꽉 잡도록 지시한다.

매개변수

- 일반 워밍업을 위해 선택한 시간과 강도는 과도한 피로를 초래하지 않는다(보통 운동 자각도 11 – 13을 초과하지 않는다).
- 근육 활성화 및 가동성에 대한 초기 목표는 피로 시간(운동 자각도) 또는 심혈관 반응에 따라 시간과 강도가 점진적으로 증가하는 지구력 매개변수로 진행할 수 있다.
- 좌석 높이를 조정하여 어깨 굽힘 운동 범위를 증가시키거나

팔에서부터 좌석 거리를 조정하여 목가슴부위 회전을 증가시킨다.

- 충분한 가동성이 확보되고 운동 후 통증이 보고되지 않으면 저항력을 증가시킨다. 반대쪽 팔이나 다리 동작을 사용하여 강도를 높일 수 있다.

대안

- UBE(운동 10.1) 또는 NuStep(그림 10.29)
- 에어다인 자전거의 손잡이를 향하여 서서 상지 손잡이를 움직인다.

진행

- 범위를 늘린다.
- 속도 증가(저항 증가)
- 시간 증가

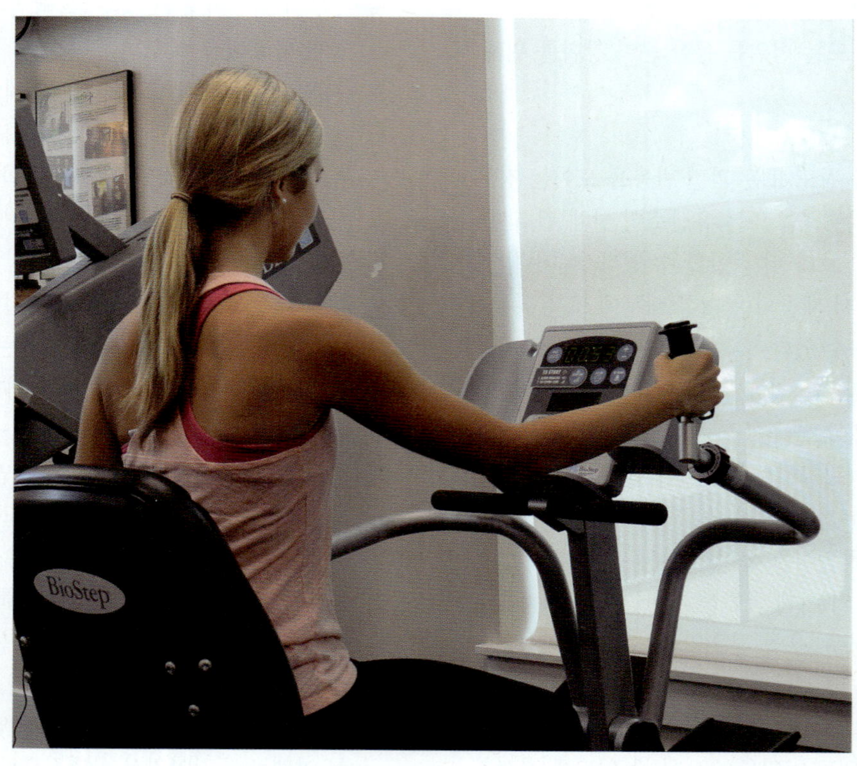

그림 10.29 NuStep 등부위 돌림과 함께 상체 내밈과 뒤 들임은 유산소성, 가동성 및 근력 강화를 제공한다.

충돌 증상의 악화 없이 생체역학 및 신경근 협조를 다루는 점진적 저항 운동

PROGRESSIVE RESISTIVE EXERCISE ADDRESSING BIOMECHANICS AND NEUROMUSCULAR COORDINATION WITHOUT EXACERBATING IMPINGEMENT

10.30 어깨 폄: 도르래 Shoulder Extension: Pulleys

그림 10.30 참조

목적

- 신경근의 협조
- 아래 방향 운동 시 오목위팔관절에서 능동적인 아래 미끄러짐의 보조적 움직임을 훈련하고 복귀 시 편심성 제어를 훈련한다.
- 등부위 손상 없이 등부위 손상 부위를 촉진한다.
- 적량에 따른 근육 강화 또는 유산소성 협조

주의사항

- 어깨가 더 티핑되고 돌림근띠 긴장을 방지하기 위해 어깨가 아래로 떨어지고 충돌이 있는 환자의 경우 어깨 폄 범위를 중간 범위로 제한해야 할 수 있다.

자세

- 앞쪽으로 기울여서 또는 직립 자세로 서있거나, 앉거나, 도르래를 마주하고, 어깨의 중간 위치와 어깨뼈 면에서 손잡이를 잡고, 가쪽돌림(엄지 위로) 한다.
- 시작 위치는 어깨가 80° 굽힘 또는 충돌 증상을 재현하지 않는 범위로 설정한다.
- 도르래 스탑퍼를 설정하여 80° 이상의 어깨 굽힘이나 환자의 충돌 범위를 차단하도록 설정한다.

움직임

1. 똑바로 지지된 몸쪽부 척추부와 목뼈를 확인한다.
2. 몸통을 안정화시킨다.
3. 상체 위치를 유지하면서 몸의 중심쪽으로 어깨를 폄한다.
4. 복귀 시 능동적으로 동작 제어

장점

- 충돌을 방지하기 위해 범위를 설정할 수 있음
- 어깨 폄으로 인해 충돌이 발생할 가능성이 적으며, 운동은 충돌을 제한하기 위해 신경근육협조를 훈련하는 데 도움이 된다.
- 어깨뼈 봉우리에서 떨어지는 능동 아래 방향 미끄러짐은 어깨뼈 봉우리 아래 점액낭 삼출물 제거 및 어깨 관절의 미끄러짐에 도움이 되는 순환 효과를 제공한다.
- 고유감각 및 시각적 입력이 신경근 협조에 도움이 된다.

교육 팁

- 지침 예:
  - "어깨 아래의 근육을 사용하여 움직임을 시작하고 손잡이를 엉덩이 쪽으로 내리세요."
  - "로프 장력을 잃거나 무게를 빨리 놓지 않고 무게의 복귀를 제어하세요."
- 수정해야 할 일반적인 오류:
  - 기울어짐, 증가된 앞쪽머리자세, 체중이 도르래 쪽으로 이동하고 몸이 회전하는지 관찰한다.
  - 돌아오는 속도 통제 또는 제어되지 않는 근경련(jerky movement) 없이 웨이트가 빠르게 움직일 수 있도록 주의한다.
  - 돌아올 때 무게가 반대 방향으로 움직임으로 생기는 어깨 하이킹이나 조절되지 않은 굽힘 동작을 피한다.
- 보상작용을 해결하거나 예방하는 방법:
  - 어깨가 움직이는 동안 가쪽돌림하도록 한다.
  - 환자가 큐잉으로 어깨뼈의 안정성을 제어할 수 없는 경우 범위를 제한하거나 저항을 조정한다.
  - 환자가 하이킹하거나 몸을 회전하는 경우 "팔을 엉덩이 쪽으로 당기면서 어깨를 넓게 하고 몸을 앞으로 향하게 하세요"라고 지시한다.
  - "운동이 끝났을 때 종점(스탑퍼)에 미달하여 웨이트가 움직이지 않도록 하세요."

대안

- 도르래 시스템을 저항 밴드로 대체할 수 있지만, 밴드 긴장은 계속적으로 증가하면서 보상에 기여하고 작은 범위를 통해 움직여야 한다.
- 운동은 반듯이 누운 상태에서 수행되고 척추 보상작용 또는 스트레스를 저한하기 쉽다.
- 보상이 없는 경우 이동의 끝에 등척성 유지를 추가한다.

진행

- 저항을 증가시킨다.
- 범위를 늘린다.

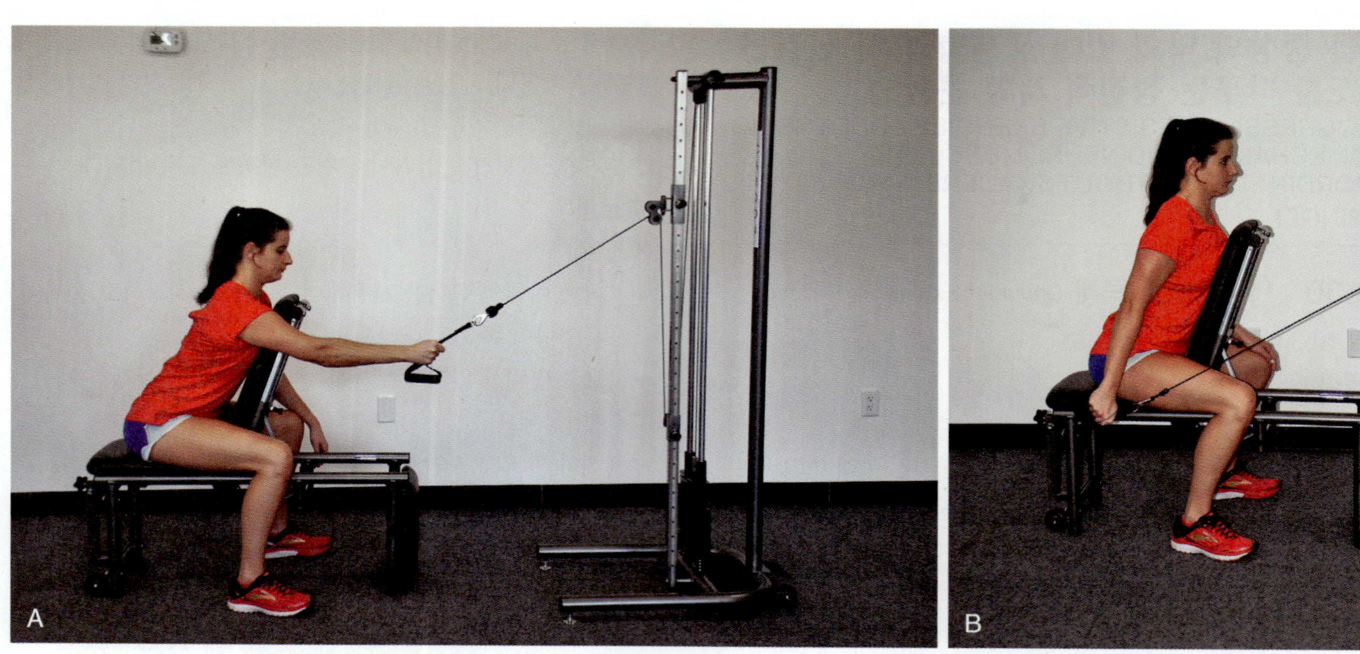

그림 10.30 앞쪽으로 기울어진 의자에 앉아 도르래 저항에 대해 어깨 폄.

10.31 어깨 모음: 탄성 저항 또는 도르래

Shoulder Adduction: Elastic Resistance or Pulleys

그림 10.31 참조

목적

- 신경근의 협조
- 용량에 따라 근력 또는 유산소 컨디셔닝 증가

주의사항

- 어깨가 더 눌러지고 위쪽 돌림근띠에 과도한 장력을 가하는 것을 방지하기 위해 아래쪽으로 기울어진 어깨와 충돌 또는 힘줄염이 있는 환자의 경우, 어깨 모음을 중간 범위로 제한한다.

자세

- 서있거나 앉아 있고, 밴드의 고정점에 수직이며, 어깨와 몸이 정면(또는 신체 앞쪽에 약간 위치)에 정렬되어 있다.
- 밴드의 끝을 잡고, 어깨는 가쪽돌림(엄지 위로) 되고 80° 이하로 벌림된다. 충돌 증상이 보고되면 증상이 없도록 시작 위치를 낮춘다.

움직임

1. 코어근육과 복근을 활성화시켜 몸통을 안정시킨다.
2. 상체를 유지하면서 어깨를 중립(해부학적 위치에 있는 손) 방향으로 모음한다.
3. 탄성저항을 사용할 경우, 시작점에 느슨한 부분이 없도록 장력을 설정하고 보상이 발생하지 않는 범위에서만 이동한다.
4. 도르래를 사용할 경우, 범위는 탄성 저항보다 클 수 있다. 상대 하중은 도르래 메커니즘을 통해 분산된다. 탄성 저항은 밴드가 완전히 늘어나면 가장 크다.
5. 복귀 시 움직임을 능동적으로 제어한다.

장점

- 저항 밴드를 홈 프로그램으로 사용할 수 있다.
- 모음은 아래부위 돌림근띠 근육을 활성화하고 위치를 통해 충돌 가능성이 제한된다.

교육 팁

- 지침 예:
  "양쪽 허리를 길게 유지하면서 밴드를 옆쪽으로 당기세요."
  - "겨드랑이 아래에서 움직임을 시작하고 아래방향으로 당기세요."
  - "밴드를 당길 때 똑바로 선다."
  - "밴드를 아래로 당길 때 어깨를 차분히 유지하세요."
- 수정해야 할 일반적인 오류:
  - 밴드를 당기는 동안 몸통을 옆으로 구부린다.
  - 밴드를 옆으로 당길 때 어깨를 앞으로 돌린다.
  - 모음 동작 중 앞쪽머리자세 증가
  - 무게중심을 시작위치로 조절할 수 없거나, 날개뼈가 시작 위치에서 팔을 움직여 올리는 것을 허용하지 않음

대안

- 저항 밴드로 시작 위치 설정을 조정하여 동작 범위 변경
- 반듯이 누운 자세: 몸통 보상 또는 악화되는 경부 또는 등부위 통증의 발생 가능성이 적다.
- 다각도 등척성
- 돌림근띠의 다른 부분과 오목위팔관절 복합체를 목표로 하는 움직임면을 변화시킨다.

진행

- 더 높은 저항 밴드를 사용한다.
- 세트를 늘린다.
- 관절 범위의 다른 점에서의 등척성을 유지 추가한다.
- 반환 속도를 줄인다.

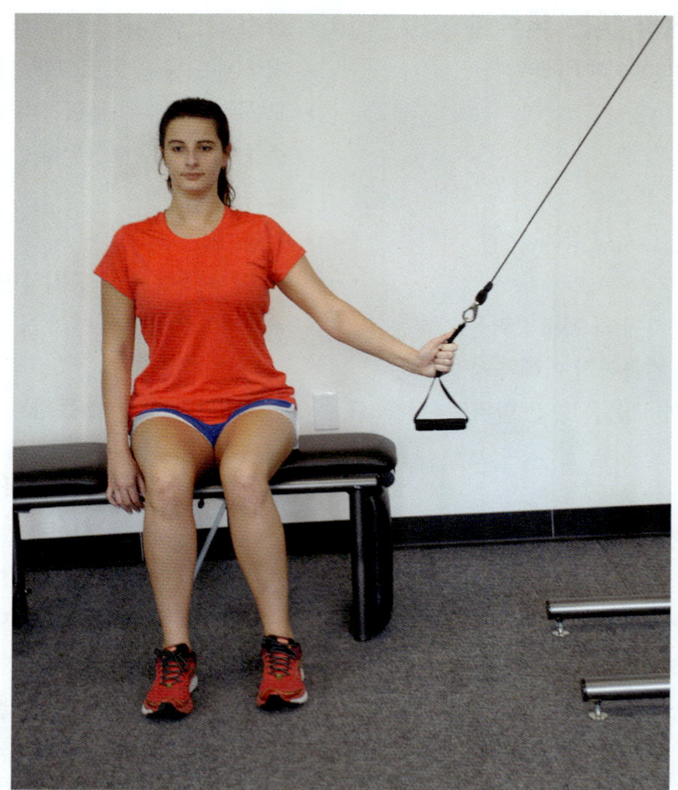

그림 10.31 어깨 모음: 앉은 자세에서의 도르래 저항.

10.32 양측 어깨 폄 또는 모음: 넓은등근/랫 풀 다운 Bilateral Shoulder Extension or Adduction: Latissimus Dorsi Pull-Down

그림 10.32 참조

목적

- 몸쪽부 척추 정렬을 통해 상지 신경근육 협조 개선
- 용량에 따라 근력 또는 유산소 컨디셔닝 증가
- 어깨뼈 티핑이나 둥글게 말지 않고 어깨가슴부위 연결을 유지할 능력을 요구(Challenge)

자세

- 서있거나 앉아 있으며, 넓은등근 풀 다운 바 위에 어깨너비보다 넓게 손을 올려둠
- 막대 위치는 가능한 통증 없는 굽힘 범위를 기반으로 설정되며, 중량 스택(Weight Stack)이 시작 위치에 놓여 있다.
- 과도한 안쪽돌림을 방지하기 위해 손 바깥쪽에 압력을 가하고 엄지손가락을 막대 상단에 감는다.
- 어깨너비가 더 넓은 환자는 자연스러운 뼈 정렬을 수용하기 위해 어깨뼈 면 위치에서 손 사이의 거리를 늘려야 할 수 있다.

움직임

1. 어깨가슴부위 연결을 설정한다.
2. 움직임을 시작하기 전에 척추 정렬과 복부 관여를 설정한다.
3. 넓은등근과 뒤쪽 어깨근육을 사용하여 막대를 바닥 쪽으로 내린다. 팔꿈치는 움직임 중에 구부리거나 펴된 상태를 유지할 수 있다(그림 10.32).
4. 손목을 중립에 둔다.
5. 바의 복귀를 조절한다.

장점

- 대부분의 체육관에는 넓은등근/랫 풀 다운 옵션이 있으며 (장비는 앉거나 서있어야 할 수 있음) 운동은 종종 피트니스 목적으로 사용된다.
- 양측 운동은 척추 정렬을 확립하고 비대칭 보상을 제한한다.
- 복귀 시 편심성 제어는 위팔뼈머리의 과도한 또는 초기 위쪽 미끄러짐을 방지하지 위해 아래부위 돌림근띠의 활성화를 훈련을 위해 사용할 수 있다.

교육 팁

- 지침 예:
  - "겨드랑이 아래에서 시작하여 손 바깥 쪽을 눌러 바를 아래쪽으로 누르세요."
  - "바가 미끄러지는 것을 방지하기 위해 필요한 만큼만 바를 잡으세요."
  - "바(bar)를 바닥 쪽으로 당길 때 척추의 길이를 늘리세요."
  - "바를 아래로 당길 때 가슴을 똑바로 세우세요."
- 수정해야 할 일반적인 오류:
  - 손이 너무 가깝게 놓은 상태에서 시작하면 팁핑 또는 조기 어깨 하이킹과 같은 어깨 보상의 위험이 증가한다.
  - 막대를 과도하게 움켜쥐고 근위 어깨 확장기보다 손으로 움직임을 시작하면 어깨 내부 회전 또는 어깨뼈 팁이 발생한다.
  - 앞굽음증 증가 또는 발꿈치를 앞뒤로 움직임
  - 어깨 운동 중 어깨뼈 티핑, 어깨뼈 올림 또는 증가된 앞쪽머리자세
  - 움직임이 끝날 때 손목을 펴도록 허용
  - 팔꿈치를 구부리고 과도하게 수축하며 어깨 안쪽돌림이 가능
- 보상작용을 해결하거나 예방하는 방법:
  - 허리뼈 폄이나 무게 끝을 뒤로 하지 않고 움직임 내내 코어 활성화 및 자세 위치를 유지한다.
  - 움직임의 방향은 몸 쪽으로 향하지 않고 몸 앞쪽의 바닥 쪽으로 향해야 하며, 이는 어깨 앞쪽 티핑 결과를 초래할 가능성이 더 높다.
  - 엄지손가락이 자유롭고 대부분의 움직임을 위해 손 바깥쪽에 압력이 가해지도록 그립을 바꾸면 안쪽돌림하는 경향을 줄이는 데 도움이 될 수 있다.

대안

- 팔 대칭에 도전하기 위해 손잡이 사이에 폴로 연결된 개별적 도르래를 사용한 양측 폄
- 도르래 또는 저항 밴드에 대한 단일 암 폄(운동 10.30)
- 앉아서 넓은등근/랫 풀 다운(통증으로 인해 범위가 제한되는 경우 진행이 될 수 있음)

진행

- 반복 횟수를 증가
- 중량 증가
- 범위를 증가

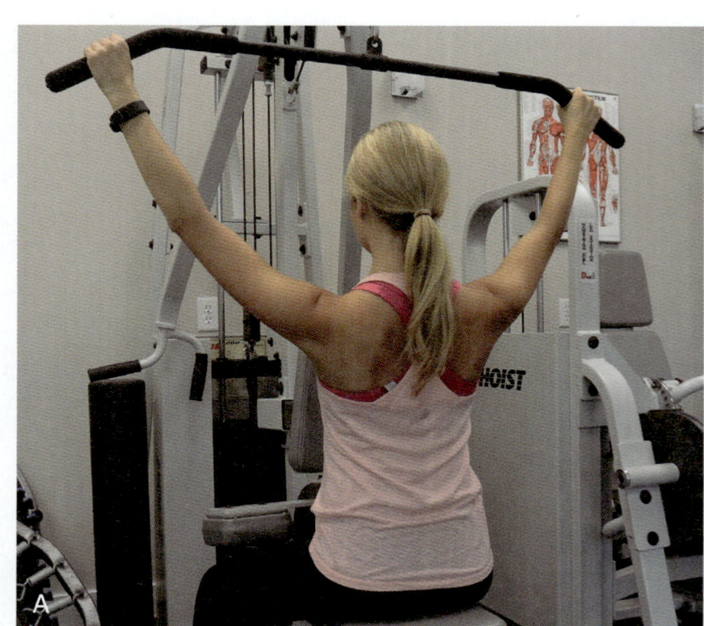

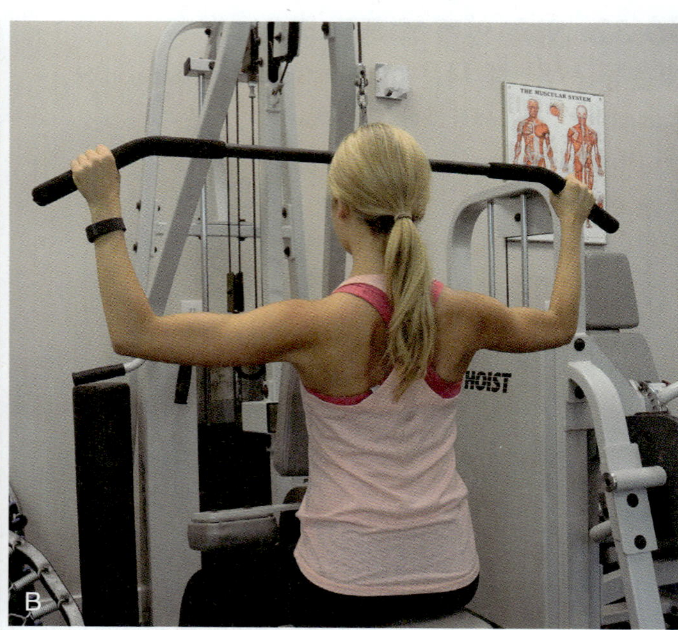

그림 10.32 몸통 앞면에 있는 막대와 넓은등근/랫 풀 다운.

조직의 재생을 위해 적절한 자극을 제공하는 저항성 운동 RESISTIVE EXERCISE TO PROVIDE OPTIMAL STIMULUS FOR TISSUE REGENERATION

10.33 어깨 가쪽돌림 또는 안쪽돌림: 도르래 또는 프리 웨이트

Shoulder External or Internal Rotation: Pulleys or Free Weights

그림 10.33 참조

목적

- 돌림근띠(Rotator)의 근력 또는 지구력 향상
- 돌림근띠 안정화 촉진
- 돌림근띠 또는 힘줄에 대한 최적의 자극 제공

주의사항

- 돌림근띠가 찢어진 경우, 초기 운동 관리 중 저항성 등장성 수축을 사전 처방할 때 주의해야 한다. 환자가 오목위팔관절의 등척성 안정화를 증명할 수 있는 경우, 허용 가능한 가벼운 저항과 작은 범위를 사용하여 이 운동을 실시한다. 1단계 및 초기 2단계에서는 팔을 지지하고 중간 범위에서 휴식 자세를 사용하는 것이 권장된다.
- 가쪽돌림은 가시위근의 건병증에서 고통스럽고, 종종 충돌 증상도 동반한다. 1단계와 2단계에서는 어깨뼈 면, 회전에서 중간 범위, 올림의 양을 제한하는 것이 바람직하다.

자세

- 도르래 시스템과 함께 앉는 것은 구부러져 있다.

움직임

1. 직립 지지 자세 정렬을 설정한다.
2. 도르래 저항성에 대해 가쪽돌림 또는 안쪽돌림

장점

- 팔은 중력에 대항해 지지된다.
- 가쪽돌림은 과도한 긴장 없이 가시위근, 작은원근 및 가시아래근과 힘줄 재생(regenereation)에 자극을 제공한다.
- 안쪽돌림은 어깨밑근 재생을 위한 자극을 제공한다.

교육 팁

- 수정해야 할 일반적인 오류:
  - 어깨뼈의 몸쪽부 지지 상실: 날개어깨뼈, 아래쪽돌림 또는 티핑, 올림
  - 목가슴부위의 몸쪽부 지지 상실
  - 가쪽들림의 어려움을 보상하기 위한 몸통 회전
- 보상작용을 해결하거나 예방하는 방법:
  - 환자가 앞쪽 어깨를 가지거나 어깨뼈가 아래쪽으로 회전한 경우, 시작 위치와 운동 중에 목뼈 및 등뼈 부위 시작 위치를 주의 깊게 관찰하고 교정해야 한다.
  - 어깨뼈 제어(올림, 앞쪽 회전)의 소실을 관찰한다.
  - 테이블 높이와 테이블로부터 환자가 위치한 거리를 조정하여 앞으로 처진 자세(Forward slumped position)를 수정한다.

대안

- 측면으로 바로 눕거나 엎드린 자세에서 중력에 대한 가쪽돌림 또는 안쪽돌림, 무게의 유무(그림 10.33C–H)
- 앉거나 서서 팔 지지 없이 가쪽돌림 또는 안쪽돌림
- 등척성

진행

- 팔에 대한 불안정한 바닥 제공
- 반복 횟수를 증가
- 범위를 증가
- 중량 증가
- 도움없이 운동

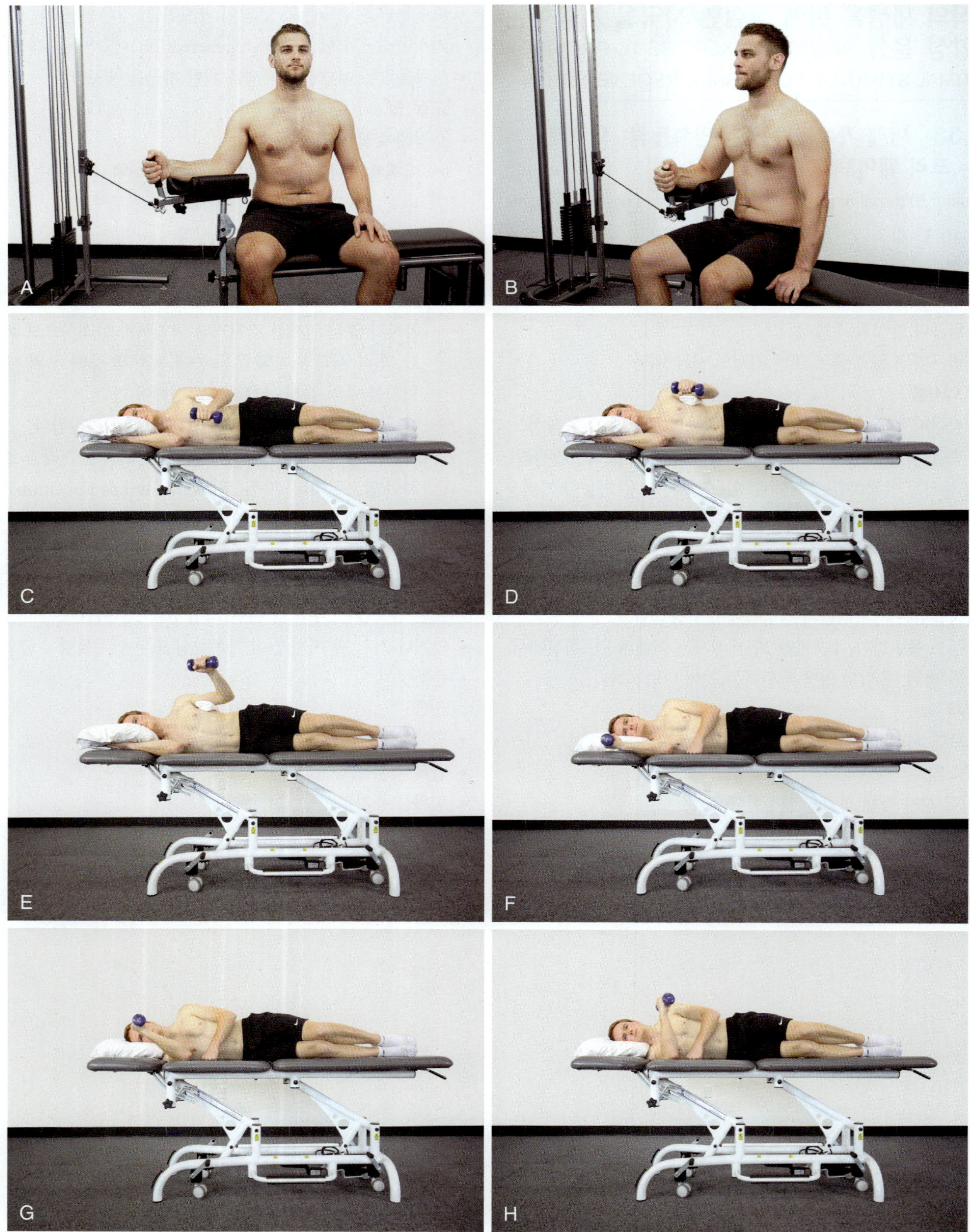

그림 10.33 어깨 가쪽돌림(A) 또는 안쪽돌림(B) 도르래 저항, 중력에 대항해 옆으로 누워 프리 웨이트를 사용, 가쪽돌림(C-E) 및 안쪽돌림(F-H) 지지한 팔 무게와 함께 앉을 때.

10.34 손목 굽힘 또는 폄: 프리 웨이트

Wrist Flexion or Extension: Free Weights

그림 10.34 참조

목적

- 손목 굽힘근 또는 폄근에 대한 편심성 자극(기시부 또는 정지부)
- 손목 굽힘근 또는 폄근 강화
- 손목과 팔꿈치 굽힘근 또는 폄근에 영향을 미치는 반복적인 긴장 상태에 유용함(골퍼 엘보, 테니스 엘보, 손가락 또는 엄지 건초염)

자세

- 앉거나, 덤벨 또는 무게가 있는 공을 쥐고 아래팔은 테이블에 받치고 팔목은 테이블 가장자리에 둠
- 아래팔은 굽힘 시 뒤침, 폄 시 엎침된다.
- 자연스러운 팔꿈치 외반각도를 허용하되, 몸쪽부 몸통 정렬을 설정해 팔꿈치에서 회전력을 제한한다.

움직임

1. 손목 굽힘(그림 10.34A) 또는 폄(그림 10.34B)
2. 편심성 하강을 강조하면서 중력에 대한 복귀 움직임을 제어한다.

장점

- 상지를 지지한다.
- 정렬은 지지를 통해 수정하고 유지하기 더 쉽다.

교육 팁

- 지침 예:
  - "중량을 잡는 데 필요한 만큼만 잡고 있어야 한다."
  - "너클을 천장 쪽으로 들어 올리세요."(손목 폄 시).
  - 손목을 사용하여 무게를 천장 쪽으로 들어 올리세요(손목 굽힘 시).
- 수정해야 할 일반적인 오류:
  - 움직임 중에 과도한 노측/자측 치우침 또는 엎침/뒤침이 발생하지 않도록 한다.
  - 몸쪽부 지지를 촉진하기 위해서는 정확한 상체 정렬은 중요하다.
  - 팔꿈치가 구부러지지 않도록 하고, 무게를 들어 올리기 위한 손목 굽힘과 폄에 대해 팔꿈치 굽힘으로 대체한다.
- 보상작용을 해결하거나 예방하는 방법:
  - 특히 통증이 재현되는 경우 관절가동범위, 각도 및 그립 강도를 모니터한다.
  - 손을 몸 바로 앞에 놓는 대신 상지의 몸쪽부 지지 위치와 정렬을 자연스러운 외반각에 맞춰 조정한다.

특정 매개변수

- 저항은 손목 굽힘근이나 폄근의 피로와 움직임을 제어하는 능력에 의해 결정된다.
- 저항이 증가하는 것은 보상이 없고 저항으로 통증이 최소화된 경우에만 나타난다.

대안

- 치료사의 저항
- 어깨 운동을 통한 등척성 손목 근육 및 그립 활동
- 자기저항
- 저항 밴드
- 손목 굴리기: 무게가 연결된 밧줄을 장부촉(dowel) 위에 부착한다. 장부촉을 굴려 무게를 높인다. 손목 굽힘근을 겨냥해 손바닥을 위로, 손목 폄근을 겨냥해 손바닥을 아래로 한다.

진행

- 편심성 제어를 위한 느린 속도
- 반복 횟수를 늘린다.
- 불안정한 지지대 사용(팔 또는 상부 팔 아래 볼)
- 손목 동작에 엎침이나 뒤침을 추가한다.
- 팔꿈치 움직임을 추가한다.
- 저항을 증가시킨다.

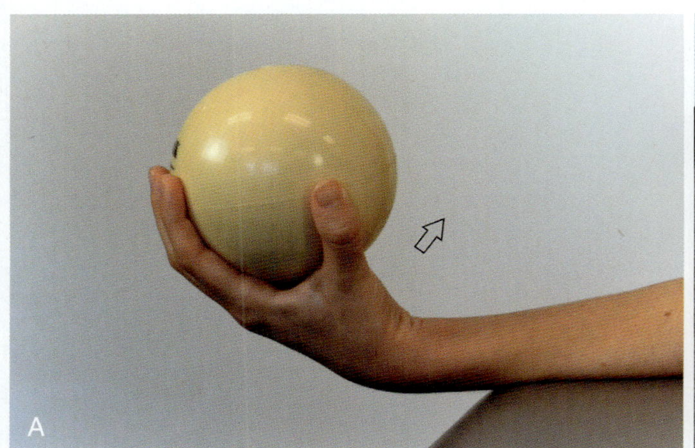

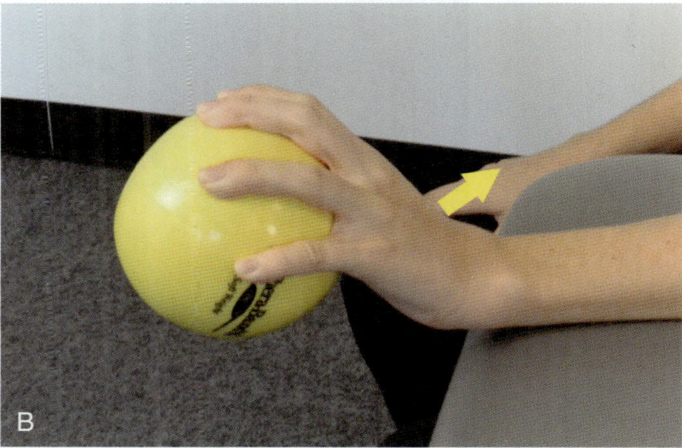

그림 10.34 무게 있는 공을 사용한 손목 굽힘(A) 또는 폄(B).

10.35 잡기 강화 Grip Strengthening

그림 10.35 참조

목적

- 손, 손목 및 팔꿈치 근육의 등척성 강화

자세

- 앉은 채, 팔을 테이블에 받친 상태에서 아래팔을 중립 위치(엎침과 뒤침 사이의 중간)
- 팔꿈치 굽힘
- 동력계 잡기

움직임

1. 최대 그립 강도를 검사한다.
2. 목표 저항을 설정하고 반복하는 동안 저항의 양을 모니터링 한다.

장점

- 기능적 활동을 위해 일반적인 그립 강도 향상
- 저항의 양에 대한 시각적 피드백 허용
- 객관적인 저항 측정이 가능하므로 운동을 문서화 또는 수정이 간단하다.

교육 팁

- 지침 예:
  - 지구력: "다이얼을 보고 손잡이를 쥐어짜서 바늘이 X파운드에 닿을 때까지 저항력을 서서히 높이고 바늘을 가능한 한 오래 잡으세요."
  - 근력의 경우: "바늘이 X파운드에 이를 때까지 손잡이를 꽉 잡고 바늘을 6초(최대 10초) 동안 고정시키세요."
  - 힘의 경우: "손잡이를 최대한 세게 쥐었다가 놓는다. 바늘이 얼마나 높이 나오는지 본다. 완전히 휴식을 취한 다음 전 눈금과 일치하거나 넘도록 노력하세요."
- 수정해야 할 일반적인 오류:
  - 몸쪽부 정렬 및 지지대 손실(어깨 팁핑, 라운딩)
- 보상작용을 해결하거나 예방하는 방법:
  - 시작 위치와 이동 중에 몸쪽부 정렬을 관찰하고 교정한다.

대안

- 압착 폼 또는 테니스 공
- 핀치, 프리헨션(prehension), 원통형 또는 구면 잡기 활동을 이용한 목표 협조 및 미세한 운동 기술

진행

- 유지 시간 증가
- 반복 횟수를 늘린다.
- 저항 목표를 증가시킨다.
- 아래팔 지지 감소; 위팔 지지대 유무의 팔꿈치 굽힘
- 상지 강화 또는 기능 활동과 그립 활동을 포함한다(운동 10.48 참조). 스포츠 관련 활동을 시뮬레이션하면서 저항을 포함한다. 예를 들어, 치료사는 환자가 어깨 내·가쪽돌림을 위해 테니스 라켓을 들고 있는 동안 저항을 가한다.

매개변수

- 지구력:
  - 지구력에 필요한 최대 저항의 백분율을 결정한다.
  - 목표(최대 40~60%)를 달성하기 위해 핸들을 꽉 쥐고 가능한 한 오래 유지한다.
- 1–2분 동안 쉬고 3–5회 반복한다.
- 강화 목적:
  - 최대 그립 강도의 60–80%를 6–10초 동안 또는 최대 60%를 유지할 수 없을 때까지 유지한다.

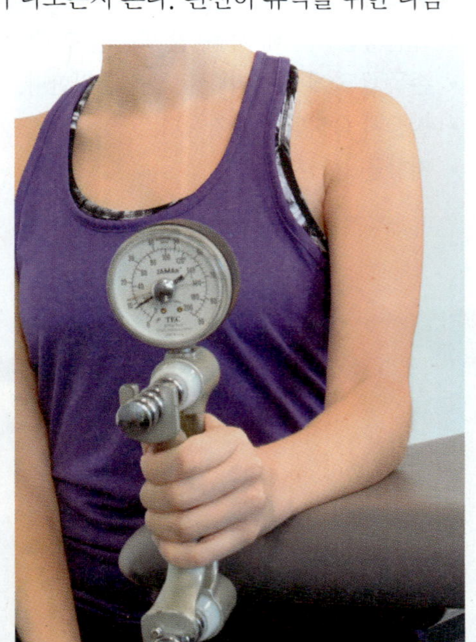

그림 10.35 휴대용 동력계를 사용한 잡기 강화.

점진적 저항 운동: 대단위 안정근 또는 대단위 움직임근 강화
PROGRESSIVE RESISTIVE EXERCISE: GLOBAL STABILIZER OR GLOBAL MOVER STRENGTHENING

10.36 고유감각 신경근 촉진법(PNF): 탄성 저항 또는 도르래 Proprioceptive Neuromuscular Facilitation(PNF) Diagonals: Elastic Resistance or Pulleys

그림 10.36 참조

목적
- 복합 다관절, 삼면(Triplanar) 운동
- 대각 평면의 신경근 조정(기능적 움직임은 일반적으로 대각 평면에서 발생한다)
- 용량에 따라 강도 또는 유산소 컨디셔닝을 증가

자세
- 대각선에 따라 어깨 위나 아래에 저항 밴드 또는 로프를 사용하여 앵커 포인트/도르래에서 멀리 떨어져서 서있음
- 저항 밴드는 손이나 아래팔을 묶거나 감는다(또는 도르래 손잡이를 잡는다).
- 탄성 저항 밴드가 완전히 늘어난 위치에서 가장 큰 저항을 제공한다. 통증이 없는 운동 범위를 확인하고 밴드를 늘이지 않고 운동을 시작하여 힘이 증가하지 않도록 범위를 제한한다. 메커니즘이 개선될 때까지 충돌 위치 아래의 작은 범위의 움직임이 필요할 수 있다.

움직임
1. D2 굽힘 패턴: 굽힘, 벌림, 가쪽돌림, 뒤침, 손목 및 손가락 폄(그림 10.36A, B)
2. 변형된 D1 폄 패턴: 폄, 모음, 작은 범위 또는 충돌 위치 아래까지 안쪽돌림 없음(그림 10.36C, D)

장점
- 저항에 대한 위쪽(D2 굽힘) 또는 아래쪽(변형된 D1 폄) 동작이 필요한 스포츠 또는 기능적 활동에 준비하거나 힘을 증가하기 위해 사용됨(2단계 또는 3단계로 진행)
- 테니스, 라크로스 또는 골프와 같은 라켓 스포츠와 야구 또는 소프트볼과 같은 던지기 스포츠는 모두 대각선 운동 패턴을 필요로 한다.

교육 팁
- 지침 예:
  - D2 굽힘: "엄지손가락으로 앞뒤로 팔을 들어 올려 대각선 옆으로 뻗으세요."
  - 변형된 D1폄: "새끼손가락이나 손바닥으로 핸들을 아래로 당겨 몸 전체를 가로질러 반대쪽 엉덩이를 향해"
- 수정해야 할 일반적인 오류:
  - 어깨와 몸을 사용하지 않고 손과 손목을 사용하여 대부분의 움직임을 생성
- 보상작용을 해결하거나 예방하는 방법:
  - 도르래는 움직임이 끝날 때 적은 저항과 더 넓은 관절 가동 범위를 허용하도록 설정할 수 있다.

대안
- 패턴을 가르치거나 범위, 패턴, 저항을 여러 번 조정하여 충돌을 방지하거나 보상을 제한하는데 직접 저항을 사용할 수 있다(그림 10.36E 및 F).
- 대각선 패턴 전반에 걸친 다각도 등척성
- 작은 범위에서의 강화
- 타이밍과 운동 조절에 초점을 맞추고 특정 목표를 달성하면서 운동으로 통합할 수 있음
- 거울, 비디오테잎을 사용하여 피드백을 제공할 수 있다.
- 스포츠 전용 장비를 활동에 추가할 수 있다 (공, 테니스 라켓).

진행
- 과도한 보상작용 없이 움직임 협조와 타이밍이 몸쪽부에서 먼쪽부로 적절하게 배열된 후 반복을 증가시킨다.
- 세트를 늘린다.
- 범위 내 저항 증가
- 범위 내 여러 지점에서 사용 가능한 범위 또는 여러 소형 범위 세트를 늘린다.
- 외부 목표와 함께 스포츠 관련 활동 진행

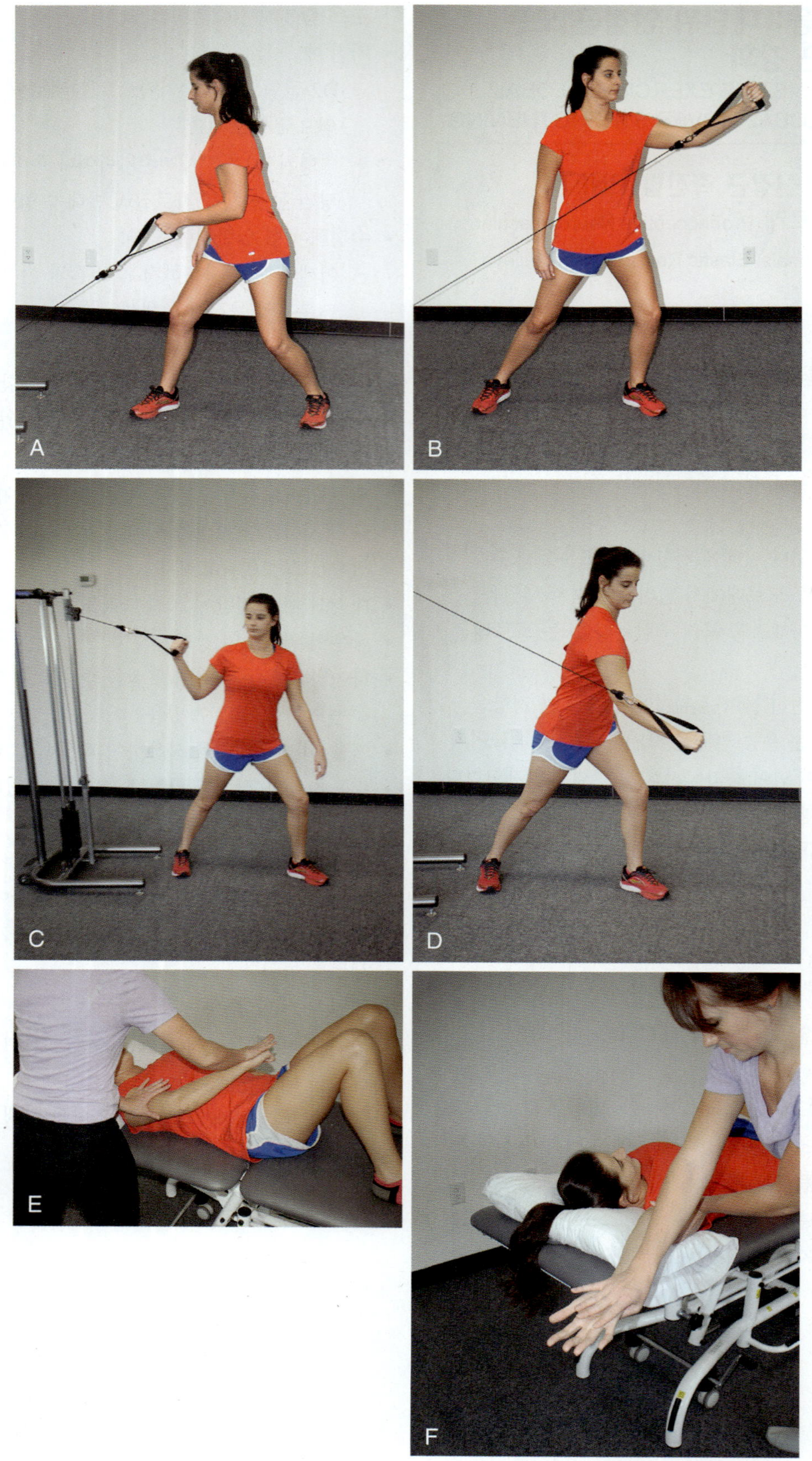

그림 10.36 서있는 채 PNF 대각선 D2 굽힘(A와 B), D1 폄(C와 D), 도르래 저항성에 대해, 누운 자세에서 치료사 저항 D2 굽힘(E) 및 D1 폄 시작 위치(F).

10.37 메디신 볼 또는 케틀벨 들어 올리기

Medicine Ball or Kettlebell Lifts

그림 10.37 참조

목적

- 기능적 스쿼트 시, 리프팅을 위한 상지 근력 증가

자세

- 서있는 자세
- 팔꿈치가 구부러진 상태에서 메디신 볼 또는 케틀벨을 몸으로부터 약간 떨어뜨린 채 발은 골반 너비만큼 떨어져 있다.

움직임

- 양손으로 메디신 볼 또는 케틀벨을 잡고 바닥 쪽으로 쭈그리고 앉는다(그림 10.37A,B).

장점

- 양쪽 상지 활동 시, 코어 및 몸쪽부 안정에 대칭적으로 도전한다.
- 큰 물체를 들어 올리거나 팔을 사용하여 물체를 몸 가까이 끌어당기는 데 유용한 준비 활동

교육 팁

- 지침 예:
  - "볼을 손으로 잡고 스쿼트를 한 다음, 척추를 펴하지 않고 어깨 높이 이상으로 무게를 들어 올리세요."
- 수정해야 할 일반적인 오류:
  - 스쿼트(Squat)에 대한 하지 형태의 오류 외에도(운동 9.30 참조), 어깨뼈 및 코어 안정화를 관찰한다. 척추폄이 과도하거나 어깨가슴부위 역학을 유지하는 데 어려움이 있는 경우 체중을 줄이고 어깨역학을 강화한다.

대안

- 양손에 작은 무게를 잡는다.
- 덤벨 또는 무게가 있는 운동 볼
- 무게 있는 막대
- 등척성 스쿼트, 어깨의 다양한 관절 범위에서 뻗은 팔로 무게를 유지한다. 팔꿈치를 구부리고 펴하여 작은 범위로 이동한다.

진행

- 팔꿈치가 펴된 상태에서 체중을 신체에서 더 멀리 유지한다(어깨 및 코어 근육 강화에 대한 지렛대 증가)
- 중량을 증가
- 반복 횟수를 늘린다.
- 다양한 범위의 등척성 유지를 추가한다.
- 들어 올릴 준비를 위해 스쿼트 위치를 런지 위치로 변경한다.
- 스포츠 관련 또는 리프팅 요구 사항을 모방하기 위해 몸통 및 엉덩관절 움직임을 추가한다(그림 10.37C–H).
- 몸통과 상지 안정성을 통한 회전 안정성에 도전하기 위해 대각선 리프트 패턴을 추가

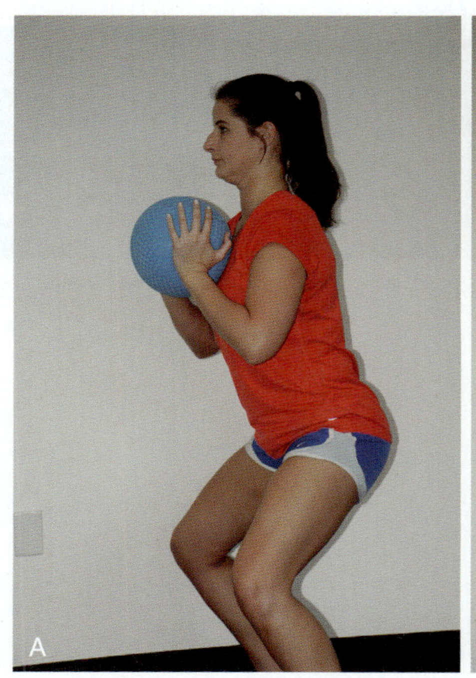

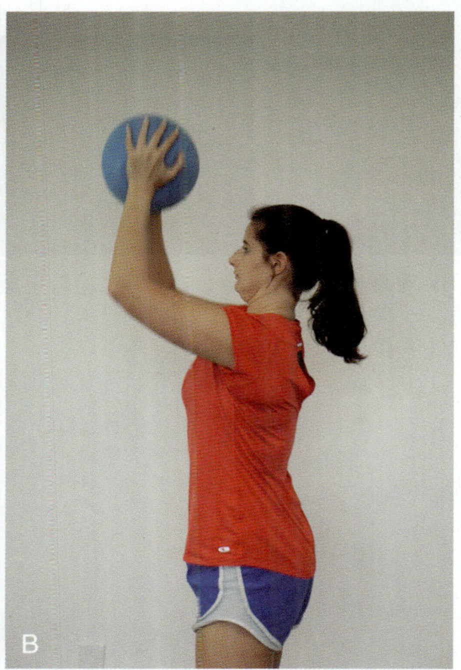

그림 10.37 메디신 볼 들어 올리기.

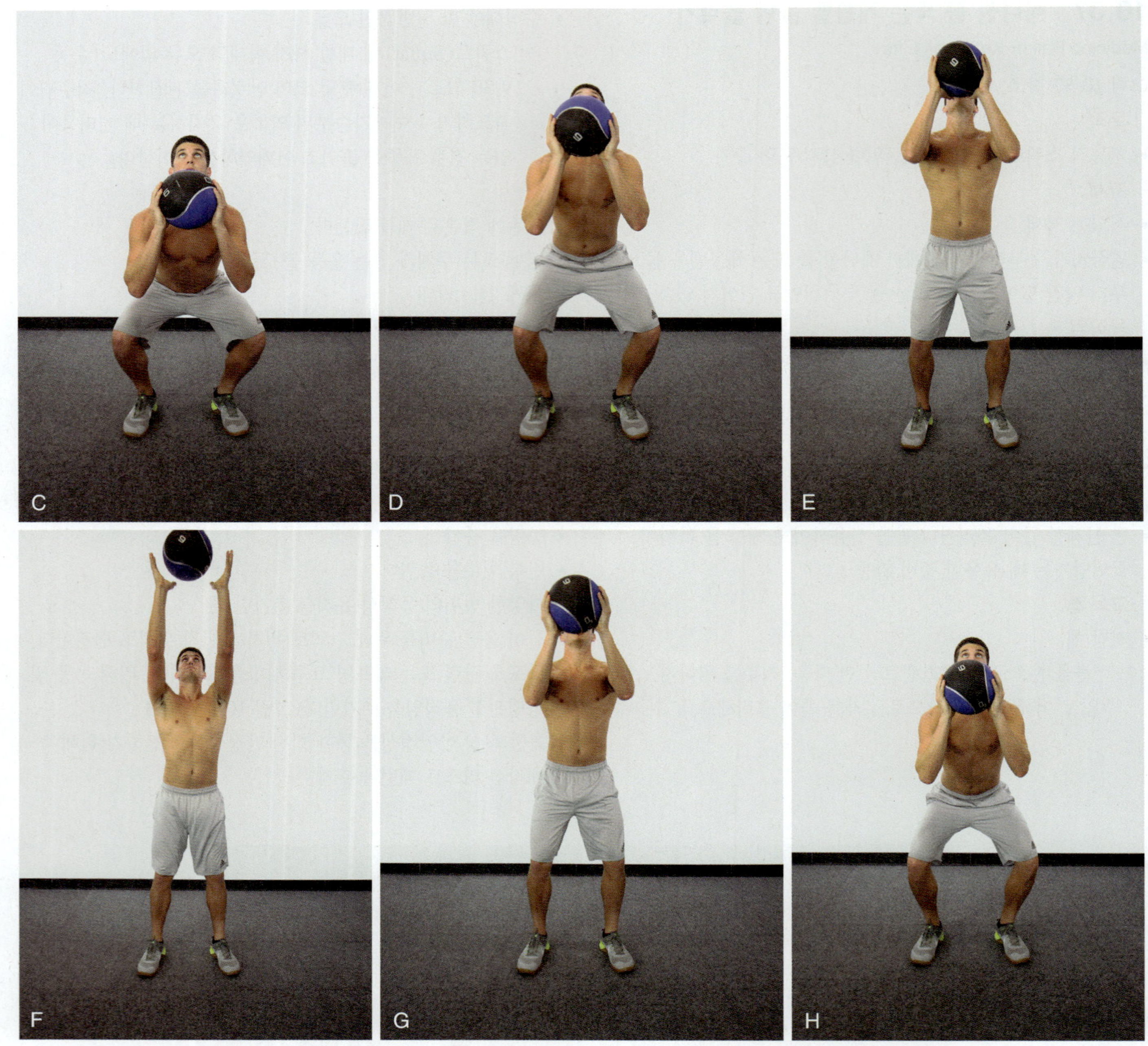

그림 10.37 계속 메디신 볼 들어 올리기: 던지고 잡기(C-H)를 사용하여 스포츠 관련 스쿼트로의 진행.

10.38 위팔두갈래근 컬: 프리 웨이트

Biceps Curls: Free Weights

그림 10.38 참조

목적

- 위팔두갈래근(등장성 또는 편심성)의 강도 증가
- 상지, 어깨가슴부위 및 오목위팔관절 안정근의 근력 또는 유산소성 컨디셔닝 개선
- 위팔두갈래근 건 자극 및 위팔두갈래근 건병변 후 회복에 대한 하중 제공

주의사항

- 시작 위치에서 충분한 소단위 안정근과 능동적 위팔두갈래근 수축에서 통증이 없는 경우에만 필요
- SLAP 병변 환자의 경우(특히 더 높은 범위 굽힘) 필요하지 않음

자세

- 서있는 자세, 어깨가 60~80°로 구부러짐
- 팔꿈치 폄, 아래팔의 뒤침, 자연스러운 외반각 유지

움직임

1. 팔꿈치 굽힘
2. 어깨와 몸통의 안정성을 유지하면서 완전히 펴된 위치로 돌아가는 팔꿈치 움직임을 편심성 제어한다.

장점

- 어깨 관절에서 위팔두갈래근의 중간 위치는 긴머리 위팔두갈래근의 긴장 또는 충돌을 제한한다.
- 팔꿈치 저항을 통한 몸쪽부 안정성은 어깨 안정성에 도전한다.

교육 팁

- 지침 예:
  - "팔꿈치를 구부릴 때 위팔을 움직이지 말고 시작 자세로 돌아가세요."
- 수정해야 할 일반적인 오류:
  - 위팔두갈래근 건병증이 있는 경우 어깨 굽힘 또는 어깨이음대 올림을 동시에 하는 것을 피한다.
  - 움직임을 통해 어깨 안쪽돌림을 피한다.
- 보상작용을 해결하거나 예방하는 방법:
  - 자연스러운 외반각을 유지한다.

대안

- 다양한 범위의 어깨 굽힘을 사용한다(그림 10.38A).
- 앉은 상태에서 몸쪽부 안정성 요건을 줄이기 위해 테이블 위의 팔꿈치를 지지한다(그림 10.38B, C).
- 어깨가슴부위 및 오목위팔관절 근육 안정 요건을 증가시키기 위해 팔꿈치 아래에 불안정한 면을 추가한다(그림 10.38C, D).
- 다른 형태의 저항을 사용: 도르래, 저항 밴드
- 먼쪽부 다중 평면 움직임과 몸쪽부 안정기 도전과 위팔두갈래근의 대각선 스트레스를 소개하기 위해 아래팔을 엎침에서 뒤침으로 시작한다.
- 위팔근 및 위팔노근(팔꿈치 또는 손목 손상)을 목표로 하기 위해 아래팔을 중간 엎침 및 뒤침에 배치한다.

진행

- 반복 또는 세트 증가
- 저항 증가
- 어깨 위치 변경
- 팔꿈치 및 어깨 움직임으로 진행
- 범위를 90° 이상의 굽힘 또는 벌림의 다른 각도까지 증가시킨다.
- 피로에 다양한 범위의 등척성 유지를 추가한다.

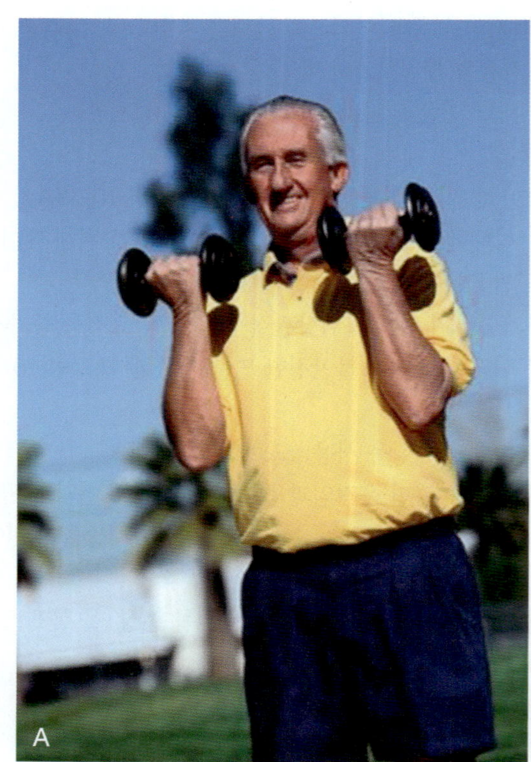
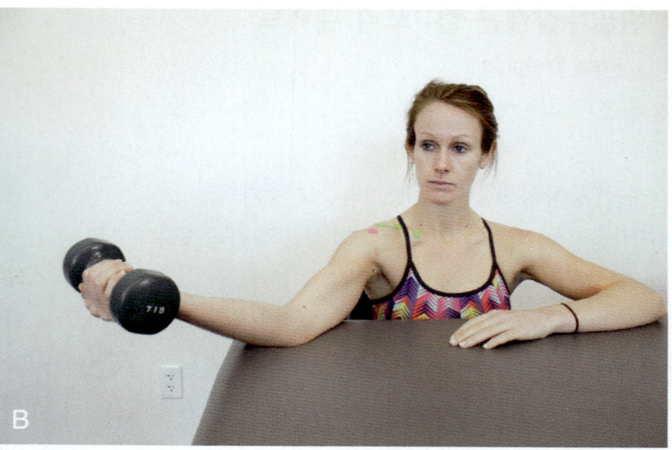
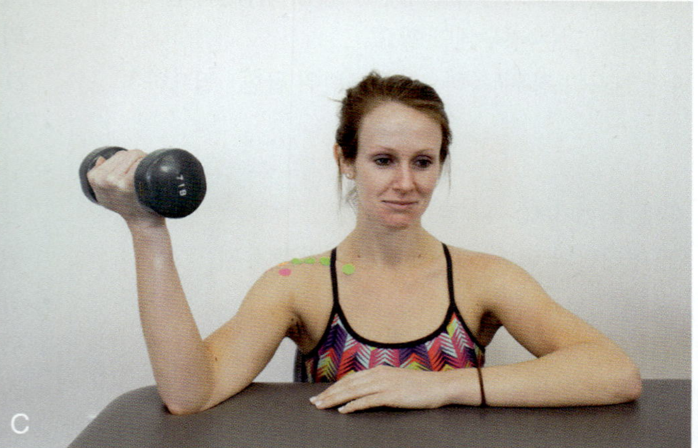
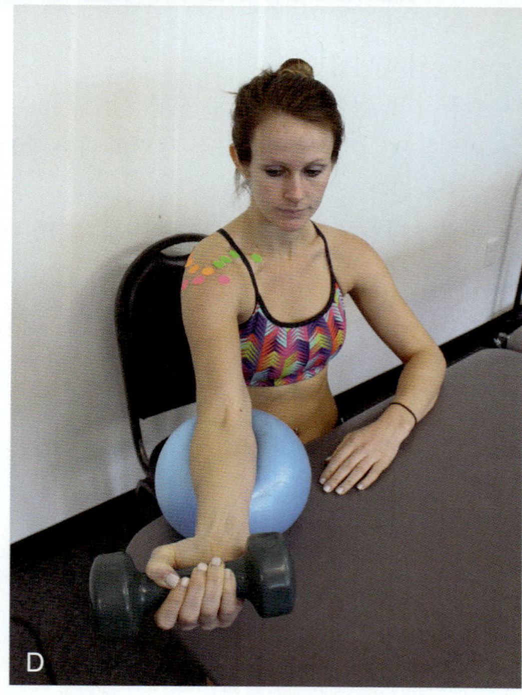
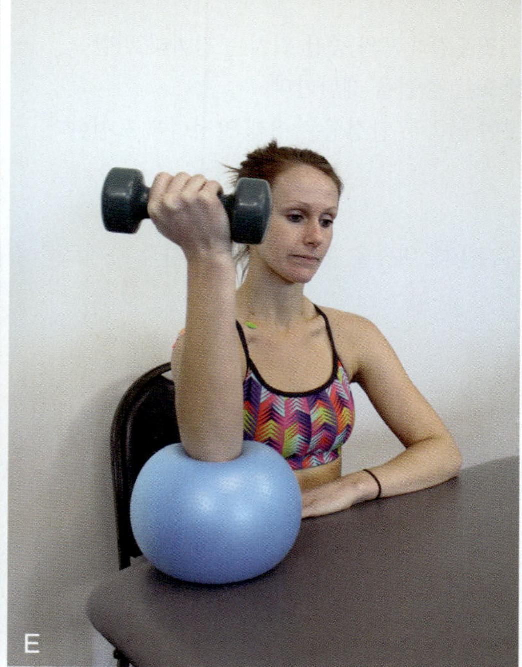

그림 10.38 서있는 자세에서 프리 웨이트로 위팔두갈래근 컬(A), 팔을 지지하고 앉아있는 자세(B와 C), 불안정한 표면(D와 E)에서 프리웨이트로 위팔두갈래근 컬.

10.39 위팔세갈래근 폄 Triceps Extension

목적

- 중간 범위에서 위팔세갈래근의 근력 증가

자세

- 앉은 자세
- 상부 팔은 90° 어깨 굽힘, 90° 팔꿈치 굽힘에서 테이블 또는 기계 플랫폼에서 지지된다.
- 기계가 폄력을 제공하도록 설정된다.
- 환자 뒤에 저항 밴드 또는 도르래를 설정한다.

움직임

1. 기계, 저항 밴드 또는 도르래 시스템의 저항에 대해 팔꿈치를 폄한다.
2. 팔뚝은 뒤침이나 중간 위치에 둔다.

장점

- 상부 암 지지대는 오목위팔관절에 과도한 힘을 가하지 않고 더 큰 저항을 허용한다.

교육 팁

- 수정해야 할 일반적인 오류:
  - 움직임 중 전반 어깨 또는 어깨이음대 변형을 관찰하고 교정한다.
- 보상작용을 해결하거나 예방하는 방법:
  - 환자가 어깨이음대의 안정성을 잃거나 어깨를 둥글게 하거나 티핑하는 경우 아래팔의 엎침을 사용하지 않는다.
  - 움직임 중 몸쪽부 등부위 및 목뼈 부위 지지를 확보한다.
  - 팔의 오반각을 수용하기 위해 어깨 안쪽돌림을 피하기 위해 넓은 시작 위치가 바람직하다.

대안

- 누운 자세에서 덤벨 저항, 어깨 굽힘의 다양한 각도에서 팔꿈치 폄
- 팔을 옆으로 뻗은 채 네발기기 자세에서 중립을 넘어 어깨를 펴고 서있는 자세(그림 10.39); 중력 저항성에 대해 팔꿈치 폄을 수행한다.

진행

- 저항을 증가시킨다.
- 어깨 굽힘의 범위를 증가시킨다.
- 테이블에서 지지를 제거한다.

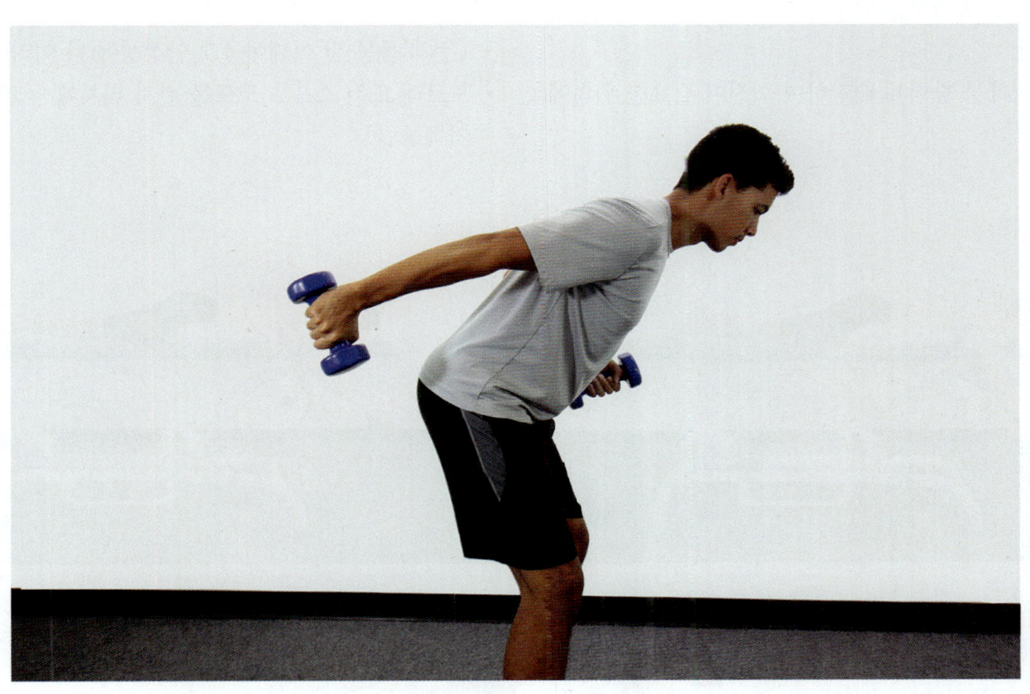

그림 10.39 일어서있는 자세에서 프리 웨이트를 사용한 위팔세갈래근 폄.

10.40 엎드린 자세에서 어깨 가쪽돌림: 프리 웨이트 Shoulder External Rotation in Prone: Free Weights

그림 10.40 참조

목적

- 중간에서 끝 범위까지의 높은 올림 범위에서 어깨 가쪽돌림 근력 증가

자세

- 엎드린 자세, 발바닥에서 90° 벌림 시 팔 지지, 팔꿈치 굽힘, 손은 바닥 쪽으로 늘어뜨림
- 주각(plinth)에 있는 호흡 구멍 또는 타월에 있는 이마 받침대
- 목뼈 및 등뼈 위치는 고정된 자세 곡선(뒤굽음증, 앞쪽머리 자세)이 있는 경우 베개 위로 지지가 필요할 수 있다.

움직임

1. 저항을 위해 덤벨을 사용하여 중력에 대항하여 가쪽돌림 한다.
2. 돌림근띠에서 편심성 제어를 위해 리턴(return)의 움직임을 천천히 제어한다.

장점

- 엎드린 자세는 상부 몸쪽부를 안정시키고 어깨이음대에서의 보상을 제한한다.
- 엎드린 자세는 상체를 중력에 대항하여 회전이 필요한 위치에 놓는다.
- 상부 암 지지는 오목위팔관절에 대해 힘이 가해지지 않고 더 큰 저항을 허용한다.

교육 팁

- 지침 예:
  - "어깨를 안정되게 유지하고 테이블 위에 있는 팔을 천장쪽으로 들어 올리세요."
- 수정해야 할 일반적인 오류:
  - 팔로 들어 올리는 대신 상체를 들어 올릴 시(등뼈 폄)

대안

- 전체 범위를 이동하는 데 어려움이 있는 경우 범위의 다른 지점에서 작은 범위의 움직임 또는 등척성 유지를 사용한다.
- 팔과 몸통 사이에 작은 수건을 놓고 옆으로 누어 가쪽돌림 (운동 10.33, 그림 10.33C–E)
- 앉은 자세, 다양한 범위의 어깨 굽힘 또는 벌림으로 지지되는 팔로 도르래 저항에 대항하여 가쪽돌림(운동 10.23)
- 등척성 유지

진행

- 저항 증가
- 범위를 증가
- 팔 지지 감소, 네발기기 자세 또는 힌지 위치(hinge position) (전체 몸통 및 어깨이음대 안정성에 더 어려움)
- 도르래 또는 스포츠 코드를 런지 위치에 놓고 서있는 채 가쪽돌림

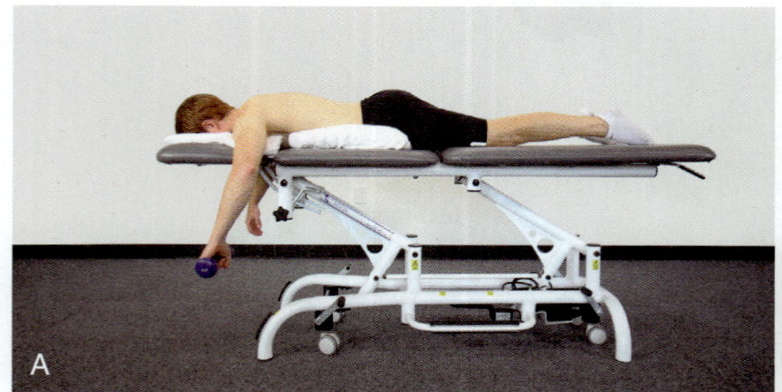

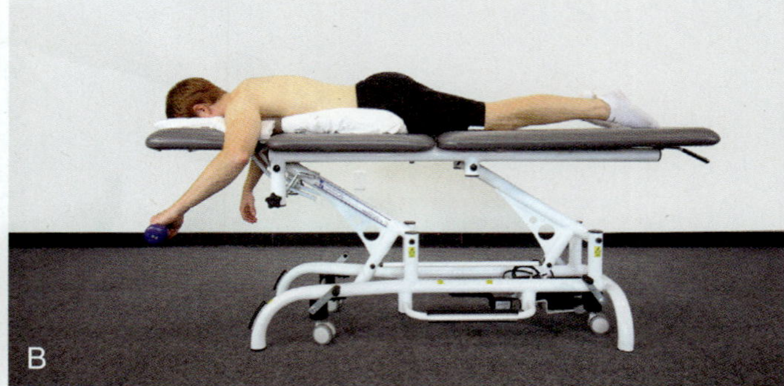

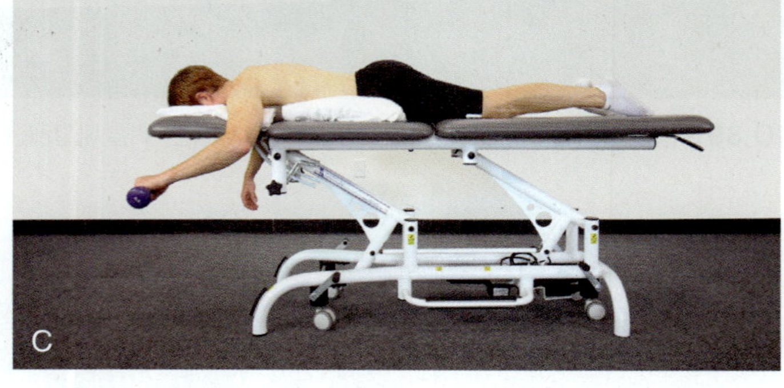

그림 10.40 (A–C) 엎드린 자세에서 어깨 가쪽돌림.

10.41 런지 자세에서 어깨 안쪽돌림: 탄성 저항 또는 도르래 Shoulder Internal Rotation in Lunge Standing: Elastic Resistance or Pulleys

그림 10.41 참조

목적

- 더 높은 범위에서 어깨 회전근 근력 증가
- 적은 지지로 어깨가슴부위 및 상지 안정성 도전
- 던지기 준비를 위한 기능적 자세의 강화
- 회전 시 돌림근띠 안정화 시도
- 신경근의 협조

자세

- 안쪽돌림을 위해 저항 밴드의 도르래 또는 고정점에서 멀어지는 방향으로 서있는 채 런지 보폭, 가쪽돌림을 위해 도르래를 향함
- 어깨는 팔을 몸 앞이나 어깨뼈 면에 살짝 대고 약 90° 정도 벌림된다.
- 도르래 손잡이를 잡거나 손바닥에 저항 밴드를 묶는다.

움직임

1. 어깨 회전 전 몸쪽부 목가슴부위 및 코어근육 결합
2. 어깨가슴부위 연결 및 몸통 위치를 유지하면서 어깨를 도르래 또는 저항 밴드에 대해 회전시킨다.

장점

- 던지기 또는 오버헤드 스포츠 활동을 위한 자세를 모방한다.
- 지지되지 않는 위치에는 더 큰 어깨가슴부위 및 오목위팔관절의 안정화가 필요하다.

교육 팁

- 지침 예:
  - "팔꿈치를 공간에서 들어 올리고 어깨를 회전시킨다. 손바닥을 아래로 향하게 하거나(안쪽돌림을 위해) 손잡이가 천장 쪽으로 이동하도록(가쪽돌림을 위해) 하는 저항에 대해 어깨를 회전시키세요."
  - "팔을 회전하기 전에 코어를 안정시키고 어깨 날을 설정하세요."

대안

- 앉은 자세, 팔꿈치가 구부러진 상태에서 윗팔을 90°로 지지하고, 손은 덤벨을 잡고 테이블에 올려 놓는다. 90° 또는 100°로 바깥쪽으로 회전(운동 10.23)
- 90° 가쪽돌림에서 중립으로 누운 자세의 덤벨 저항에 대항하여 안쪽돌림(코어 안정성이 덜 필요함)

진행

- 저항 증가
- 어깨 위치를 유지하는 능력에 도전하기 위해 런지 위치에 전진 스텝과 등척성 어깨 안정화에 뒤이어 안쪽돌림
- 범위를 확대한다.
- 반복 또는 세트 증가
- 리바운드를 사용하여 던지기 훈련 또는 반응 시간 활동으로 진행

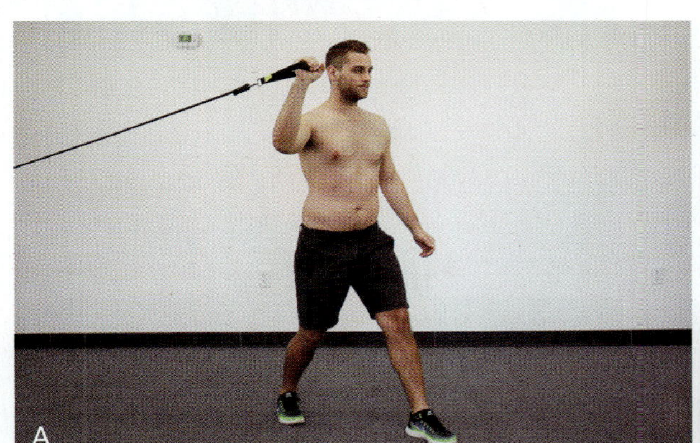

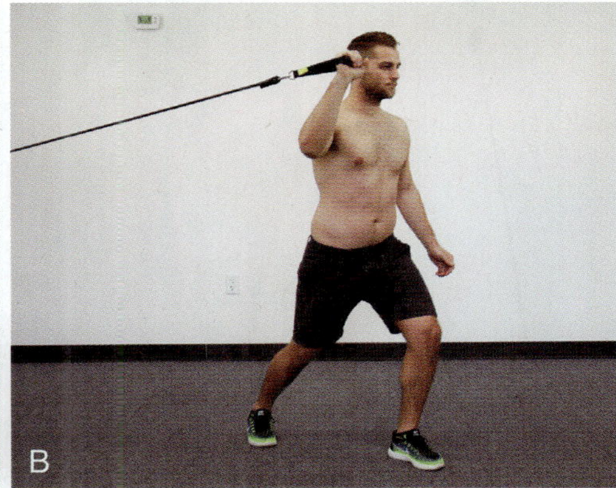

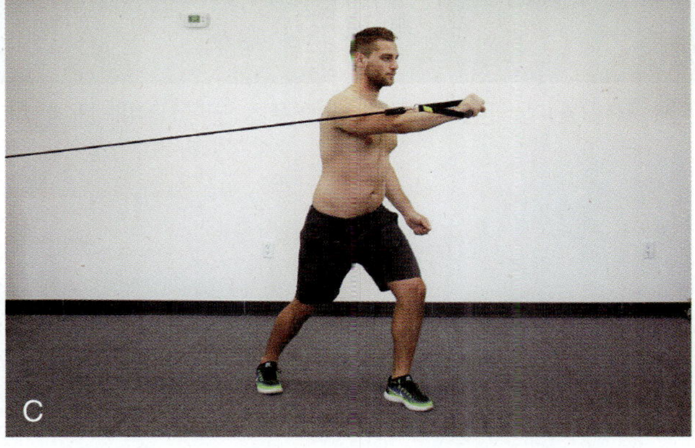

그림 10.41 던지기 준비를 위해 서서 보폭을 넓힌 런지 자세에서 도르래 저항에 대항하여 어깨 안쪽돌림.

10.42 서있는 자세에서 어깨 굽힘: 탄성 저항 또는 도르래

Shoulder Flexion in Standing: Elastic Resistance or Pulleys

그림 10.42 참조

목적

- 중간에서 더 높은 범위에서 어깨 굽힘 근력 증가

자세

- 고정점으로부터 멀리 떨어져서 서있는 상태
- 어깨가 바깥쪽으로 회전하고 스포츠 코드를 잡은 상태에서 팔은 측면에 있다.

움직임

- 스포츠 코드, 저항 밴드 또는 도르래 시스템에 대한 어깨를 굽힘한다.

장점

- 어깨 굽힘 범위를 제한하도록 스포츠 코드를 설정할 수 있다.
- 홈 프로그램에는 스포츠 코드 또는 탄성 저항을 사용할 수 있다.

교육 팁

- 지침 예:
  - "중심을 꽉 잡고 어깨뼈를 맞춘 다음 손을 드세요."
- 보상작용을 해결하거나 예방하는 방법:
  - 굽힘 전 어깨가슴부위 연결과 함께 척추 정렬 및 안정성을 설정한다(예상 제어).
  - 엄지손가락을 세운 상태에서 가쪽돌림을 유지하고 상체의 외반각으로 인한 팔꿈치/아래팔 각도에 맞는 정렬을 설정
  - 스포츠 코드 또는 탄성 저항 스트레칭은 가능한 굽힘 범위를 허용하도록 설정되어 있다.

대안

- 앉거나 서있을 때 덤벨 저항
- 덤벨로 중력에 대한 네발기기 자세 어깨 굽힘
- 코어 안정성과 어깨가슴부위 연결에 도전할 수 있도록 앞발 아래 코드가 안정된 상태에서 런지 자세로 서있음

진행

- 범위를 늘린다.
- 반복 횟수를 늘린다.

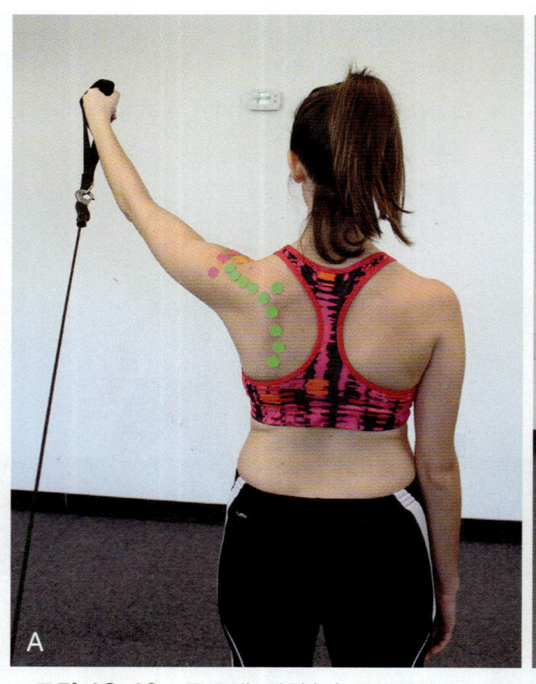

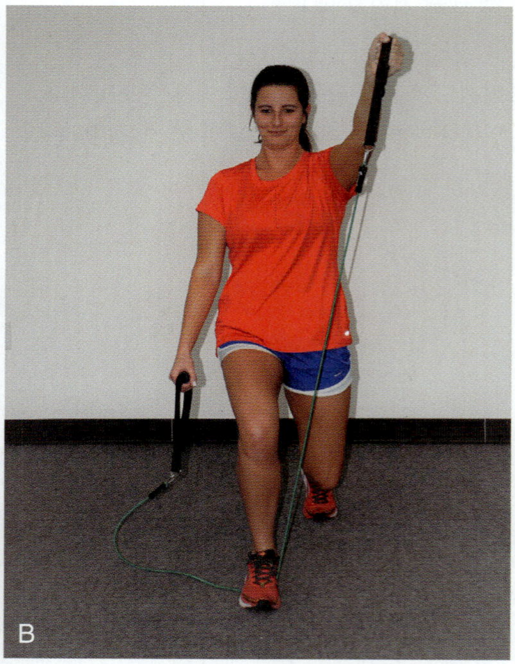

그림 10.42 도르래 저항(A) 및 런지 위치에서 스포츠 코드(B)에 대해 서있는 채 어깨 굽힘.

10.43 서있는 자세에서 어깨 벌림: 탄성 저항 또는 프리 웨이트 Shoulder Abduction in Standing: Elastic Resistance or Free Weights

그림 10.43 참조

목적

- 중간에서 높은 범위의 어깨 벌림 근력 증가

자세

- 스포츠 코드, 튜브 또는 탄성 저항이 발아래 고정된 상태로 서있음
- 몸 앞에서 팔을 약간 앞으로 둔다.
- 어깨뼈 면 움직임

움직임

- 스포츠 코드, 저항 밴드 또는 도르래 시스템에 대한 팔 벌림 (그림 10.43A, B).

장점

- 어깨 굽힘 범위를 제한하도록 스포츠 코드를 설정할 수 있다.
- 홈 프로그램의 일부로 수행 가능

교육 팁

- 지침 예:
  - "코어와 어깨를 안정시킨 다음 팔을 옆으로 들어 엄지손가락으로 이끄세요."
- 수정해야 할 일반적인 오류:
  - 어깨 올림, 무게 이동, 척추 폄 또는 가쪽 굽힘 등을 사용하여 과도한 움직임 또는 리프팅 시작
- 보상작용을 해결하거나 예방하는 방법:
  - 가쪽들림을 유지하고 상지 외반각으로 인한 팔꿈치/아래팔 각도를 수용하도록 정렬을 설정한다.
  - 굽힘 전 어깨가슴부위 연결과 함께 척추 정렬 및 안정성을 설정한다(예상 제어).
  - 필요한 경우, 거울을 사용하여 어깨가 일찍 올라가지 않도록 환자를 관찰하고 지시한다.
  - 환자가 팔을 최대한 높이 들어 올리지 않고 넓은 원호로 팔 아래에서 몸과 멀리 떨어지도록 신호를 보낸다.
  - 환자가 보상하고 있는 경우 밴드의 스트레칭 및 저항의 양을 확인한다. 스포츠 코드 또는 탄성 저항 스트레칭은 가능한 벌림 범위를 허용하도록 설정되어 있다.

대안

- 수평 어깨 벌림을 위해 똑바로 앉거나 서있는 자세 또는 앞쪽 힌지에서의 덤벨 저항(그림 10.43C)
- 아령으로 중력에 대한 네발기기 자세에서 어깨 벌림
- 앞발 아래 고정된 스포츠 코드를 사용하여 런지 위치에서 서서 코어 안정성과 어깨가슴부위 연결에 도전 (운동 10.43F, G)

진행

- 관절 범위를 증가한다.
- 반복 횟수를 늘린다.

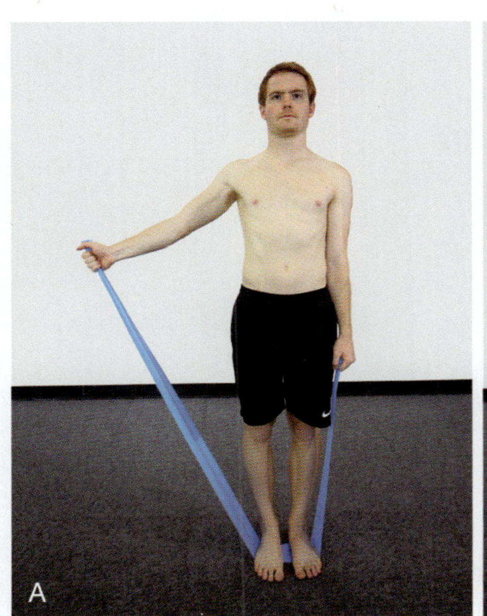

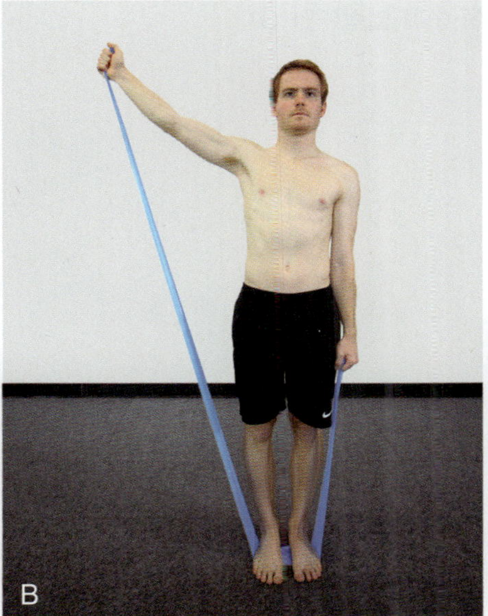

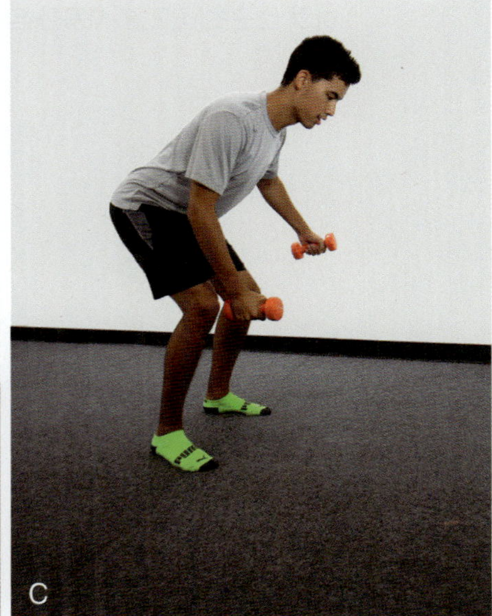

그림 10.43 탄성 저항에 대항하는 어깨 벌림(A와 B)과 프리웨이트를 이용한 수평벌림(C).

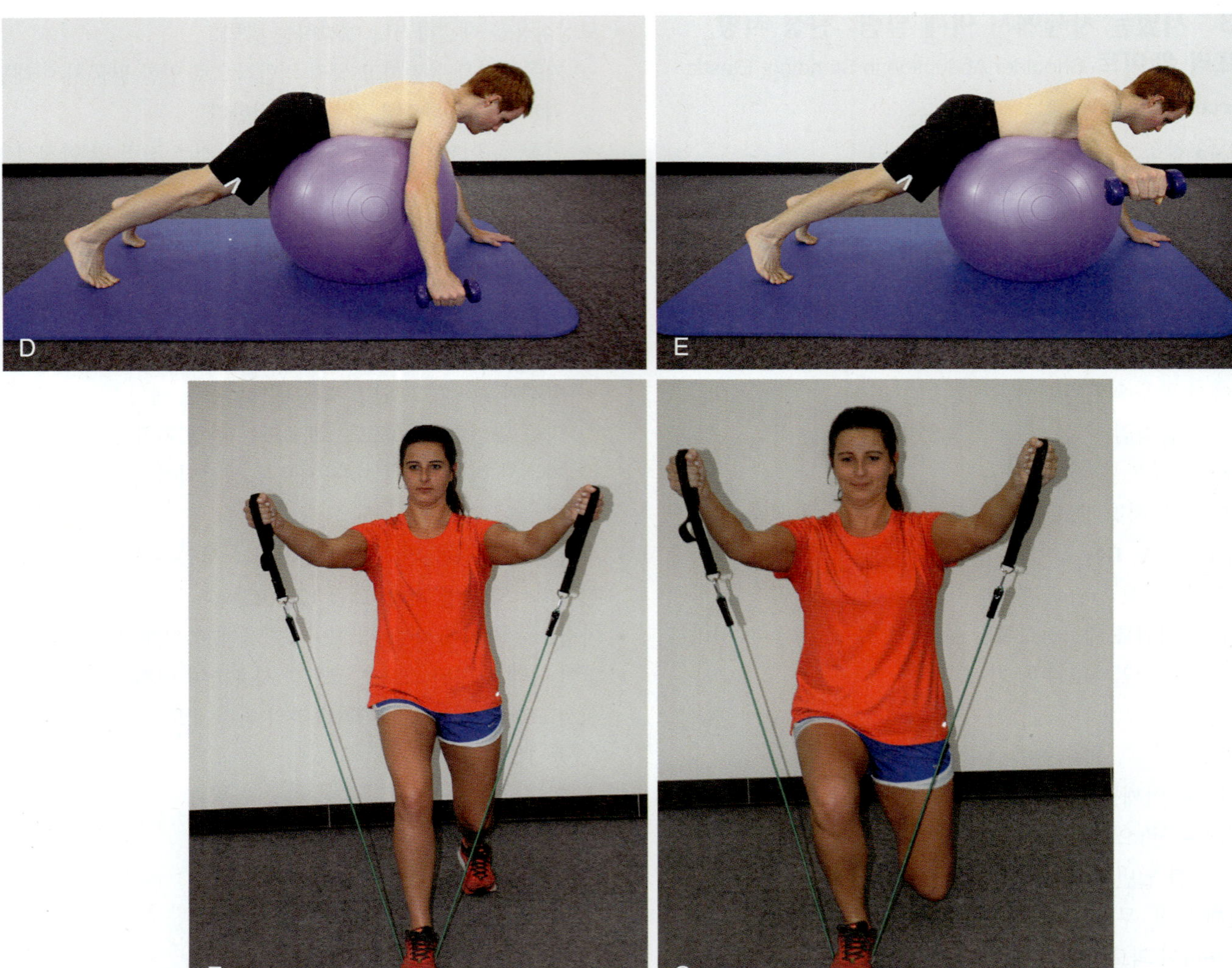

그림 10.43 계속 짐볼 위에 엎드린 상태에서 프리 웨이트를 사용한 어깨 수평벌림(D와 E)과 런지를 하며 스포츠 코드를 사용한 양쪽 어깨 벌림(F와 G).

10.44 로우 Rows

목적

- 환자가 어깨뼈 올림, 앞쪽 어깨 또는 팁핑으로 보상할 때 움직임 패턴을 재훈련하기 위한 어깨가슴부위 신경근육 협조
- 중력에 대한 목뼈 지구력

자세

- 별도의 도르래 또는 저항 밴드를 사용하여 양팔을 몸 앞에 놓고 앉은 자세
- 어깨보다 낮은 위치로 둔 손(충돌이 발생할 수 있거나 증상이 보고되는 범위 이하)
- 등뼈와 정렬된 목뼈
- 어깨뼈면
- 어깨 가쪽돌림, 아래팔 및 손목 중립(수직 그립, 엄지손가락 위로)

움직임

- 어깨뼈를 누르고 어깨를 펴면서 팔꿈치를 구부려 손잡이를 몸쪽으로 향하게 한다(그림 10.44A, B).

장점

- 앞쪽 목뼈 부위 근육 지구력 훈련
- 기울어진 자세에서 어깨뼈 티핑을 유발할 가능성이 적다.

교육 팁

- 지침 예:
  - "손잡이를 앞으로 당기면서 머리를 안정적이고 길게 하여 팔꿈치와 몸 사이에 공간을 남겨두세요."
- 수정해야 할 일반적인 오류:
  - 앞쪽머리자세를 야기하는 머리와 목이 앞쪽으로 향하는 것을 피한다.
  - 어깨를 으쓱하고, 팔꿈치를 들어 올릴 때 척추 회전
  - 과도한 목뼈 폄

대안

- 어깨 아래에 양손과 앉은 자세에서 로우(티핑 또는 앞쪽머리자세가 될 가능성이 더 높음)
- 구부러진 로우; 한쪽 무릎과 같은 쪽의 손이 벤치에 올려놓고, 팔꿈치를 구부리고 옆으로 들어 올려서, 어깨뼈를 수축시켜 무게를 들어 올린다.
- 로잉 머신(3단계, 로잉 동작 또는 유산소성 컨디셔닝이 필요한 선수에 유용)
- 이 운동은 종종 엎드린 자세에서 W 또는 T 자세로 가르친다. 이 운동의 위치와 움직임은 들임근육을 대상으로 하는 반면, 대부분의 기능적 움직임에 필요한 관절 가동 범위는 몸 앞에 있다. 또한 목뼈 부위에 과도한 스트레스를 받지 않도록 중간 범위(테이블 높이 아래)에서 W 또는 T 운동을 시작해야 한다.

진행

- 상지 움직임으로 척추 위치를 제어할 수 있게 되면 똑바로 앉은 자세
- 방향 또는 움직임 각도를 변경한다.
- 움직임의 복귀를 통제한다.
- 관절 범위를 증가한다.
- 저항 증가

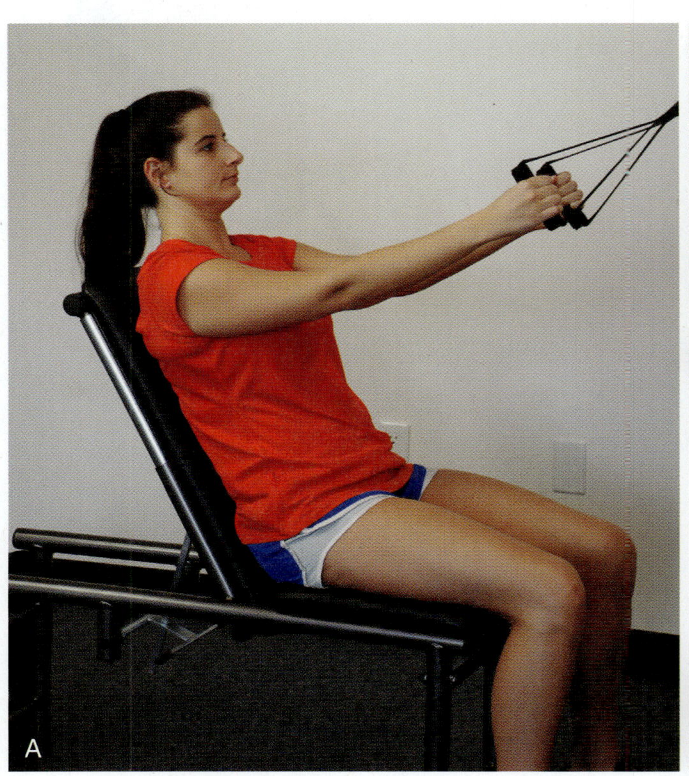

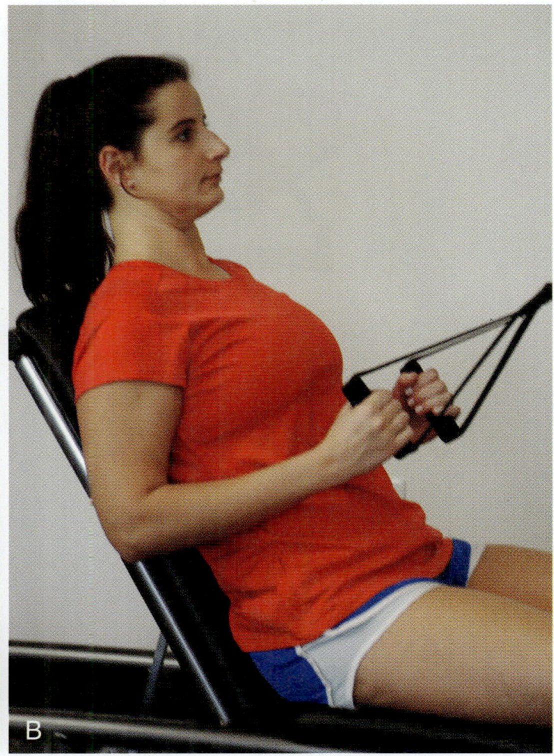

그림 10.44 (A 및 B) 더블 손잡이 도르래를 사용하여 기울어 앉은 자세 위치에서 로우.

10.45 오버헤드 인클라인 프레스

Overhead Incline Press

그림 10.45 참조

목적

- 체력을 높여 체육관 운동 재개 또는 스포츠로 복귀

자세

- 직립 상태에서 45° 기울여서 등을 기대고 벤치에 받침
- 저항을 위해 막대나 덤벨을 사용한다.
- 어깨는 어깨뼈 면에 있으며, 손은 어깨보다 넓어 외반각을 수용할 수 있다.

움직임

1. 몸통과 목뼈를 안정화시킨다(그림 10.45).
2. 어깨가슴부위 위쪽돌림을 사용하여 막대나 덤벨을 천장을 향해 비스듬히 눌러 올린다.
3. 동작 내내 어깨 어깨뼈 면과 가쪽돌림을 유지한다.

장점

- 생체역학을 훈련하여 오버헤드 활동과 관련된 반복적인 부담을 방지
- 역도 활동 복귀

교육 팁

- 지침 예:
  - "천장 쪽을 향하는 각도로 손을 들어 올리세요."
  - 치료사는 자신의 손을 사용하여 목표 평면 또는 움직임 높이에 대한 시각적 신호를 제공할 수 있다.
- 수정해야 할 일반적인 오류:
  - 머리 위 또는 머리 뒤쪽으로 직접 무게나 바를 들어 올리지 않도록 한다.
  - 척추와 목뼈의 안정성이 소실되고 어깨뼈 위쪽돌림 하지 않는 초기 어깨 올림이 관찰된다.

진행

- 반복 횟수를 늘린다.
- 범위를 증가한다.
- 저항 증가

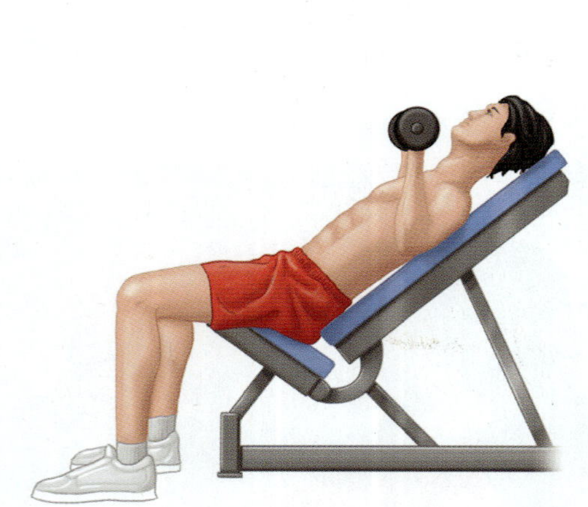

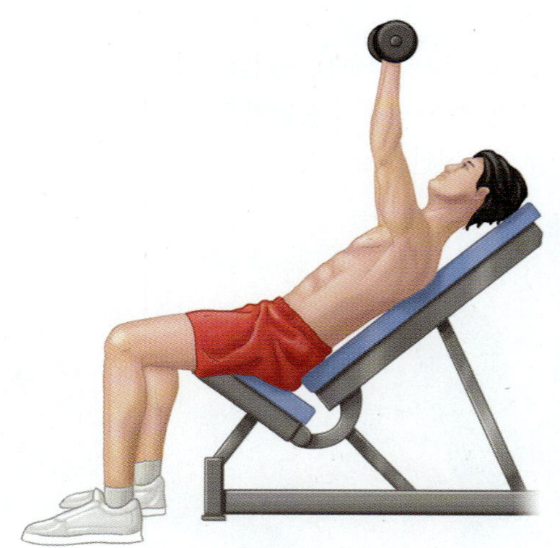

그림 10.45 기대어 앉은 자세에서 오버헤드 인클라인 프레스.

10.46 플랭크 Planks

그림 10.46 참조

목적

- 닫힌 사슬 위치에서 코어, 어깨가슴부위, 어깨 힘 및 지구력 증가

자세

- 어깨너비보다 약간 넓은 손, 약간 가쪽돌림한 어깨, 발을 골반 거리만큼 벌려 네발기기 자세에서 시작한다.
- 플랭크 자세에서 몸의 전체 길이를 사용할 수 있도록 발을 몸으로부터 멀리 이동시킨다.
- 뒷통수는 몸통보다 높아야 한다.

움직임

1. 어깨가슴부위 연결, 목뼈 및 허리뼈 중립 위치를 설정한다.
2. 무릎과 엉덩이를 들어 올리고 펴서 정렬을 유지할 수 없을 때까지 플랭크 위치를 유지한다(그림 10.45A, B).

장점

- 안정성을 위한 높은 수준의 코어 강화
- 정확한 형태와 코어 안정화를 통해 수행되는 플랭크는 풀 푸쉬업을 위한 전제 조건이다.

교육 팁

- 지침 예:
  - "몸은 하나의 줄로 되어 있어야 한다."
  - "복부 근육을 위로 들어 올리고 엉덩이를 몸과 일직선으로 유지하세요."
- 수정해야 할 일반적인 오류:
  - 어깨뼈 연결 또는 복부 지지 없이 처짐 또는 매달림
  - 머리가 몸 아래로 떨어지도록 한다. 그러면 머리 무게가 어깨뼈를 티핑 위치를 초래한다.
  - 팔 길이는 몸을 지면에 비스듬하게 배치하게 됨으로써 목뼈 정렬을 위해 몸 앞에서 시각적 초점이 필요하다.

대안

- 팔꿈치 전체 폄 대신 아래팔 지지(그림 10.46A, B)
- BOSU 또는 더 작은 짐볼에서 시작하여 지대에서 몸을 들어 올린다(그림 10.46A).
- 손목에 불편함이 있는 경우 주먹 쥐는 자세를 취할 수 있다. 다른 방법으로 덤벨 또는 BOSU에 손을 위치시키는 것은 완전한 손목 폄이 필요하지 않다(그림 10.46C, D).

진행

- 유지 시간을 늘린다.
- 무게 이동을 측면 또는 앞쪽과 뒤쪽으로 추가한다.
- 한 다리 또는 한 팔을 들어 올림을 추가한다(그림 10.46G).
- 지지하는 팔의 지구력에 도전하는 동안 불안정한 표면을 사용하고 한쪽 팔을 움직인다(그림 10.44C–M).
- 엉덩이 아래 지지로 부분적 사이드 플랭크 또는 지지없이 풀 플랭크(운동 11.32)

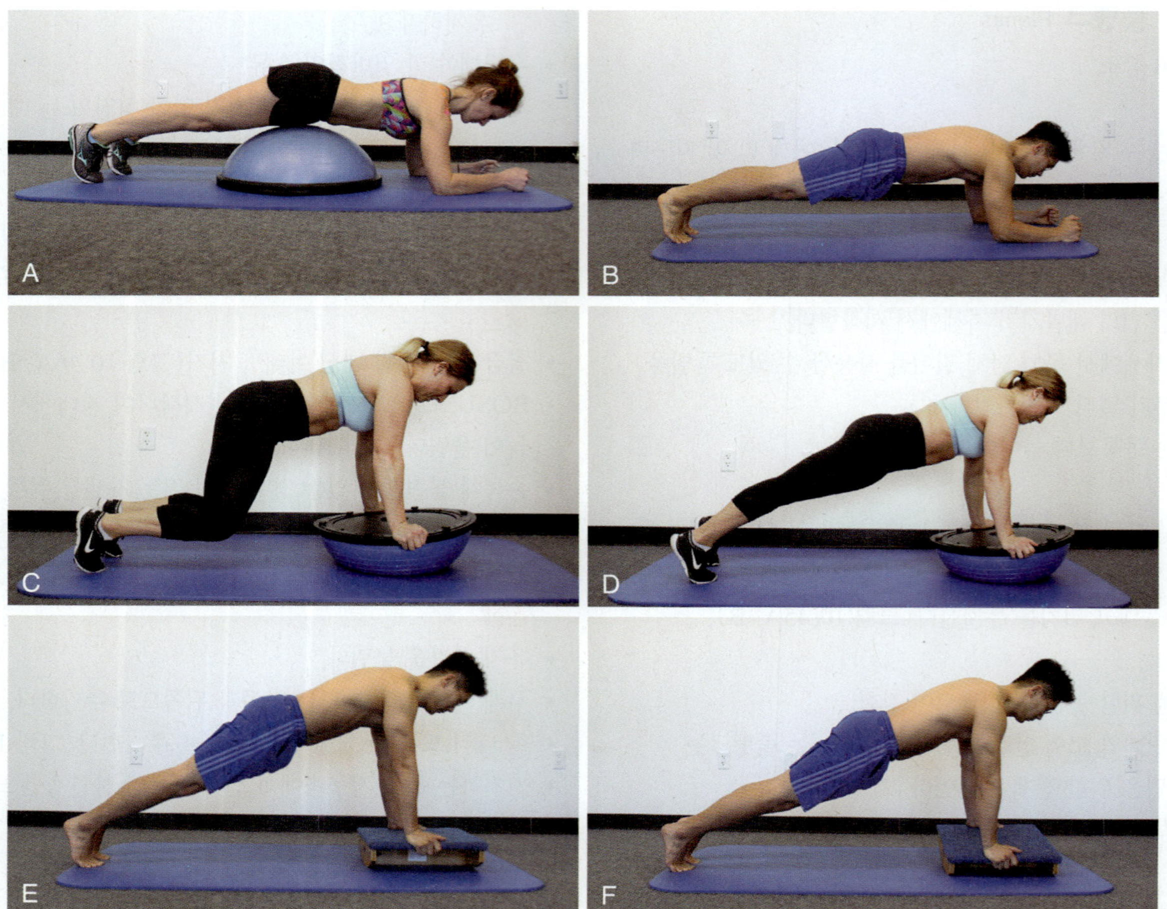

그림 10.46 아래팔에서 플랭크 위치(A와 B), 네발기기 자세(C와 D), 불안정한 표면(C–F), 전체 플랭크(D–F).

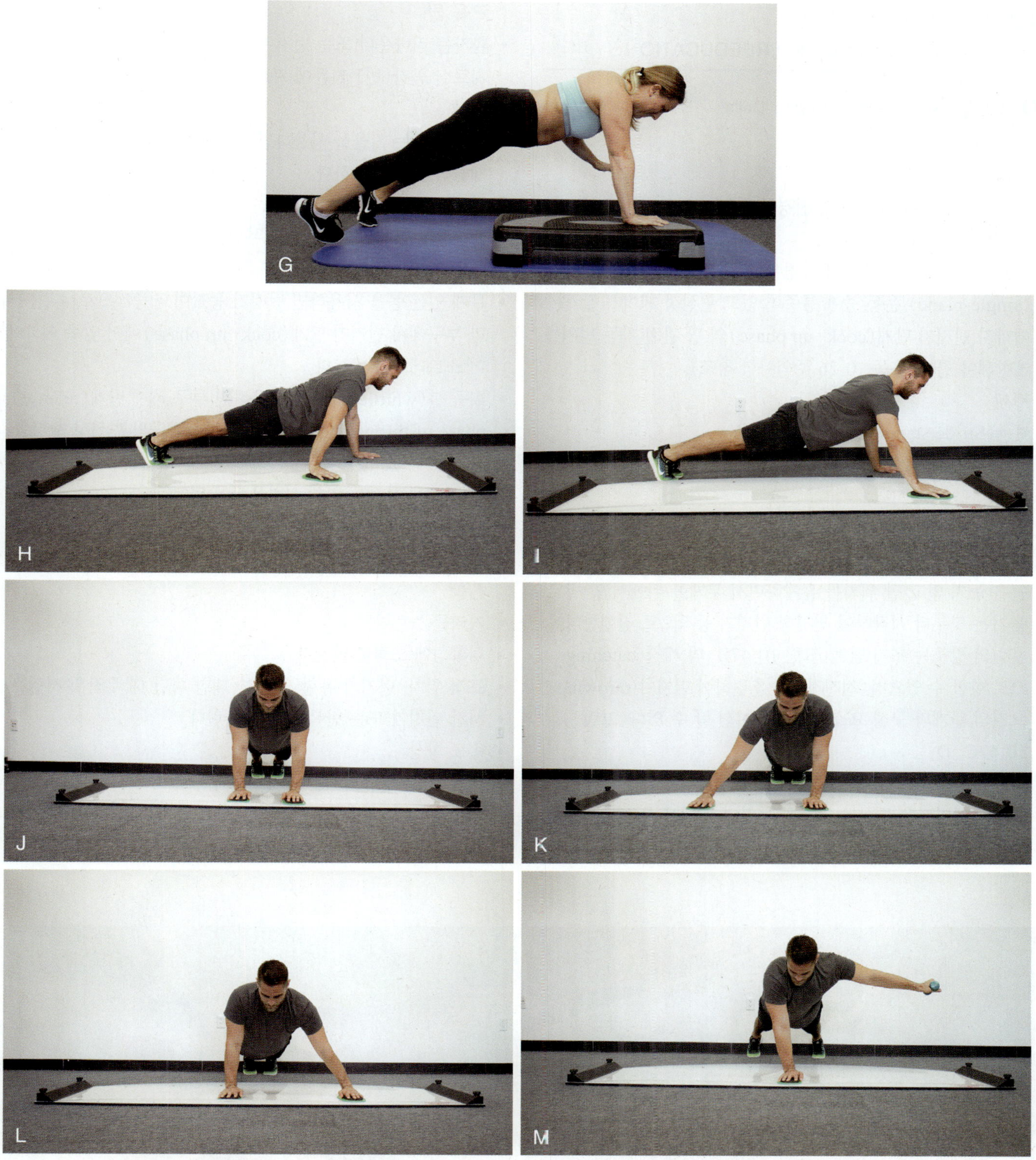

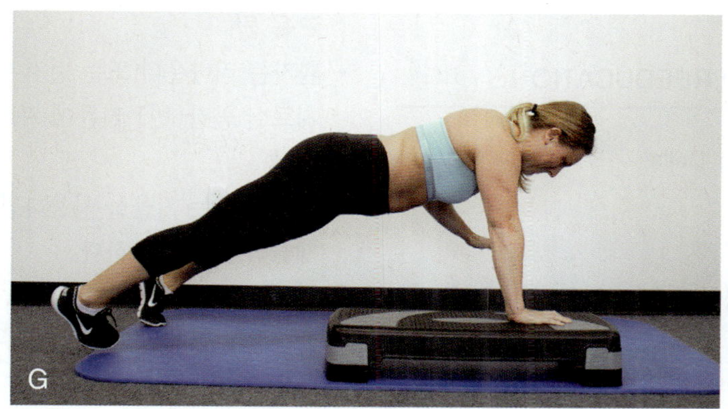

그림 10.46 계속 한쪽 팔 들어 올리기(G)와 슬라이딩 보드를 사용하여 90° 굽힘 및 안쪽 범위 벌림에서 어깨와 지지하는 팔 안정성에 도전하는 플랭크 위치(H-M).

기능적 훈련과 재교육
FUNCTIONAL TRAINING AND REEDUCATION

10.47 던지기 훈련 Throwing Drills

그림 10.47 참조

목적

- 던지기 복귀를 위한 점진적 신경근 협조 훈련(그림 10.47A)

주의사항

- 앞쪽의 불안정성이 존재하는 경우, 중력에 대한 단일 평면(single-plane) 운동 중에 통증이 없고 편심성 제어가 잘 될 때까지 던지기 단계(cock-up phase)의 팔 관절 가동 범위를 제한해야 한다(운동 10.26 주의사항 참조).

자세

- 보폭(Stride standing)
- 어깨가 90°로 벌림되고 팔꿈치를 구부리고 볼을 잡고 있음

움직임

1. 작은 공을 한쪽 팔로 벽 쪽으로 던지거나 파트너를 향해 던진다.
2. 공을 놓지 않고 팔 위치를 유지하면서 무게를 뒤에서 앞 발로 옮기는 것부터 시작하여 천천히 던지기 동작으로 진행한다.
3. 훈련의 강조는 초기 단계(그림 10.47B)의 캐칭(catching)으로 향할 수 있으며, 점진적으로 훈련하여 던지기(throwing), 요건의 단계와 구성 요소를 시뮬레이션 할 수 있다(그림 10.47C, D).

장점

- 부분 트레이닝은 투구로 완전히 돌아가기 전에 움직임 패턴을 회복하고 수정하는 데 도움이 될 수 있다.

교육 팁

- 환자는 리바운더 또는 던지기 파트너가 없을 경우 밀폐된 치료실 공간(빈) 커튼에 가벼운 볼을 던질 수 있다.

자세

- 비디오 또는 거울을 사용하면 환자에게 시각적 피드백을 제공하는 데 유용하다.
- 지침 예:
  - "팔뿐만 아니라 발 위에서부터 몸 전체를 사용하여 던진다."

대안

- 무게 있는 볼을 사용하면 던지기 동작이 집중적으로 훈련되지만 투구에서 던지기 단계(cock-up phase)에서 앞쪽 어깨에 더 스트레스를 받는다.
- 휘플 볼(whiffle ball)을 사용하면 투구 해제 단계(release phase of throwing)에서 어깨 가쪽돌림근의 편심성 제어를 훈련할 수 있다.
- 빠른 반응 시간을 위해 리바운더에 던진다.
- 단일 평면(single-plane) 근력 운동을 사용하여 보다 진보된 활동을 준비한다.

진행

- 거리를 늘린다.
- 정확성에 초점을 맞춘다.
- 표적 위치, 던지기 유형, 방향에 대한 차단 대 무작위 시퀀스
- 시간 던지기 또는 반복 횟수를 늘린다.
- 속도 향상
- 어깨 관절 가동 범위를 증가시킨다.

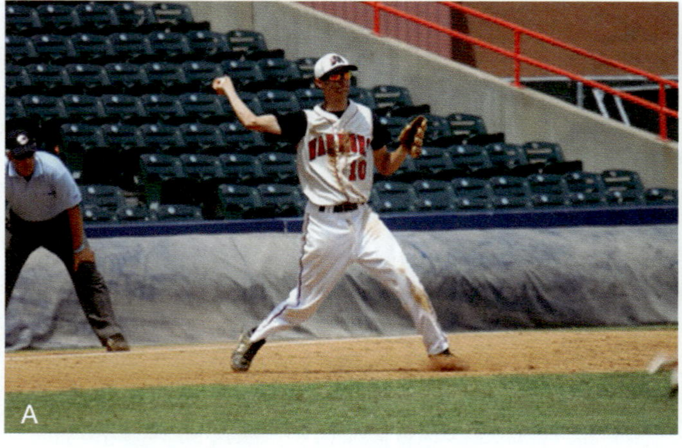

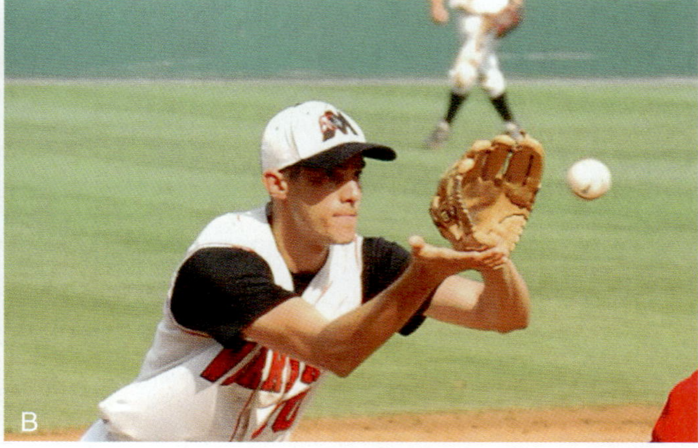

그림 10.47 던지기(throwing)(A)와 잡기(catching)(B)는 더 작은 범위, 더 느린 속도, 더 짧은 거리로 시작하는 점진적 매개변수를 사용하는 훈련으로 강조할 수 있다(David Cox와 Derek Drake의 사진 A와 B 제공).

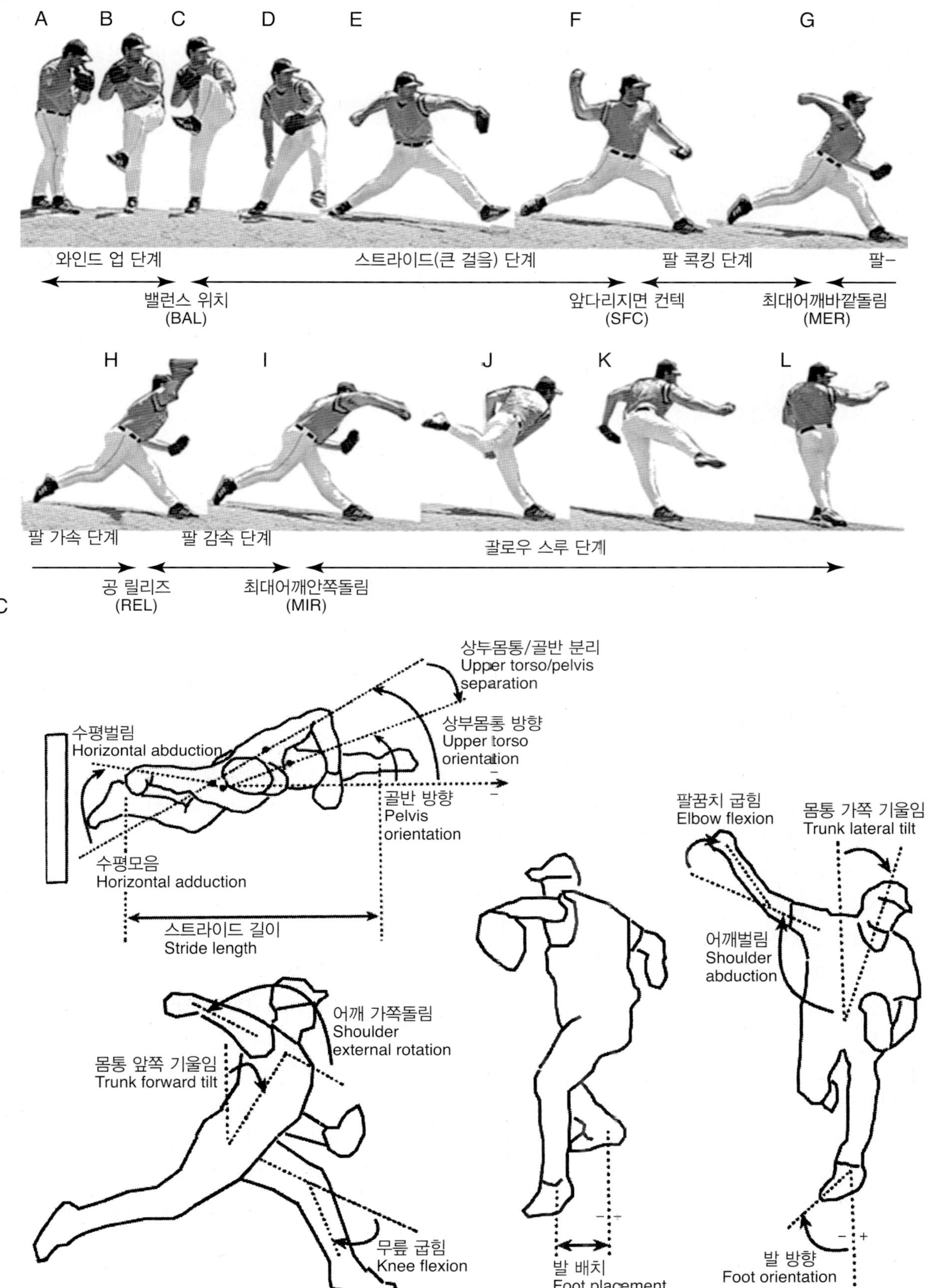

그림 10.47 계속 던지기 훈련은 범위, 속도 또는 기타 매개변수 없이 다양한 투구단계(C)를 목표로 하는 동시에 스포츠로 완전히 복귀하는데 필요한 정상적인 움직임 협조를 복원해야 한다(D).

10.48 오버헤드 스포츠 훈련

Overhead Sports Training

그림 10.48 참조

목적

- 스포츠 복귀를 위한 3단계 기능 훈련
- 용량 또는 지침에 따른 신경근 협조 또는 지구력 능력
- 유산소성 컨디셔닝 및 특정 움직임의 원리를 적용하고 해당 운동에 필요한 움직임을 안전하게 재 훈련할 수 있는 운동을 처방한다.

주의사항

- 소단위 안정근이 충분하고 환자가 충돌 없이 원하는 범위 내에서 움직일 수 있는 경우에만 표시
- 충분한 어깨가슴부위 및 오목위팔관절 안정성 필요
- 초기 2단계 또는 치유 주의사항이 여전히 존재하는 경우 표시되지 않는다.
- 등부위 척추뒤굽음증, 앞쪽머리자세 또는 어깨뼈 티핑이 어깨에 반복적인 긴장에 기여하는 경우 극단적인 관절 가동 범위에 주의
- 위팔두갈래근 건염 또는 SLAP 병변이 있는 경우 전체 오버헤드 범위에서 주의

자세

- 서있는 자세 또는 세미 스쿼트 자세

움직임

- 서브, 블로킹, 오버헤드 샷, 수영 스트로크, 어깨 힘 및 극도의 유연성을 요구하는 체조 기술, 장대높이뛰기 또는 기타 스포츠 요구 사항과 같은 스포츠 고유의 오버헤드 움직임의 제어된 작은 버전을 사용한다(그림 10.48 A–I).
- 생체역학을 분석하고 환자가 활동을 다시 시작할 수 있도록 준비하는데 필요한 움직임을 분석한다.
- 훈련을 완전히 재현하기 전에 움직임 구성요소의 느린 진행을 통해 자신감을 높일 수 있다.
- 생체역학적 분석에는 몸 전체가 포함되어야 한다. 기여 요인에는 신경근육 조정, 이동성 또는 몸통 또는 하체의 근육 기능 결손과 관련된 불충분하거나 비효율적인 움직임이 포함될 수 있다.
- 환자에게 선택한 스포츠로 돌아가기 위해 무엇을 해야 하는지 묻는다. 환자는 일반적으로 스포츠와 관련된 움직임 패턴을 이해한다. 치료사는 움직임을 세분화하고 그 운동에 필요한 움직임을 안전하게 재훈련할 수 있는 운동을 처방할 수 있다.

장점

- 게임으로 돌아가기 전에 기능적 활동을 모방
- 더 빠른 속도의 훈련으로 돌아가거나 스포츠로 돌아가기 전에 손상에 대한 보상 움직임이 감소
- 부과된 요구 사항에 적응하기 전에 환자가 자신감을 갖게 하여 선수가 경기에 복귀할 수 있도록 준비
- 환자가 움직임의 결함이나 패턴을 스스로 확인하고 수정할 수 있도록 하며 환자 제어를 장려한다.
- 다른 선수 또는 진행 상황을 비교하고 대조할 수 있는 메커니즘을 제공한다.

대안

- 단일 평면(single–plane) 강화 또는 유산소 능력 운동
- 수영의 육상 훈련은 활동을 모방할 수 있으며 공 위에서 수행되거나 물 속에서 훈련을 수정할 수 있다.

진행

- 반복 횟수를 늘린다.
- 관절 가동 범위를 증가한다.
- 이동 속도 향상
- 무작위연습 대 묶음단위연습
- 물체의 이동 거리 또는 높이 증가
- 방향을 변경한다.
- 복잡한 협조 및 타이밍 과제를 포함한다.
- 점프, 달리기 또는 자르기를 포함한 훈련을 추가하고 오버헤드 활동을 수행한다(달리기, 점프 및 민첩성 훈련에 상지를 포함한다).

매개변수

- 복제된 움직임의 생리학적 요구를 고려한다. 이 환자는(야구 방망이를 휘두르는 것과 같이) 힘을 길러야 하는가? 아니면 (수영 1,200미터 경기와 같이) 지구력을 길러야 하는가? 매개변수는 이러한 요구 사항에 부합된다.
- 체조 기술에는 극한의 관절 가동 범위, 어깨를 안정시키는 능력, 기둥, 바닥, 체조용 뜀틀 및 바 이벤트에서 몸을 지탱할 수 있는 힘이 필요하다.
- 스포츠 관련 활동의 어려움, 속도 및 거리는 어깨 또는 상체/몸쪽부 몸통의 피로 및 움직임 제어 능력에 의해 결정된다.

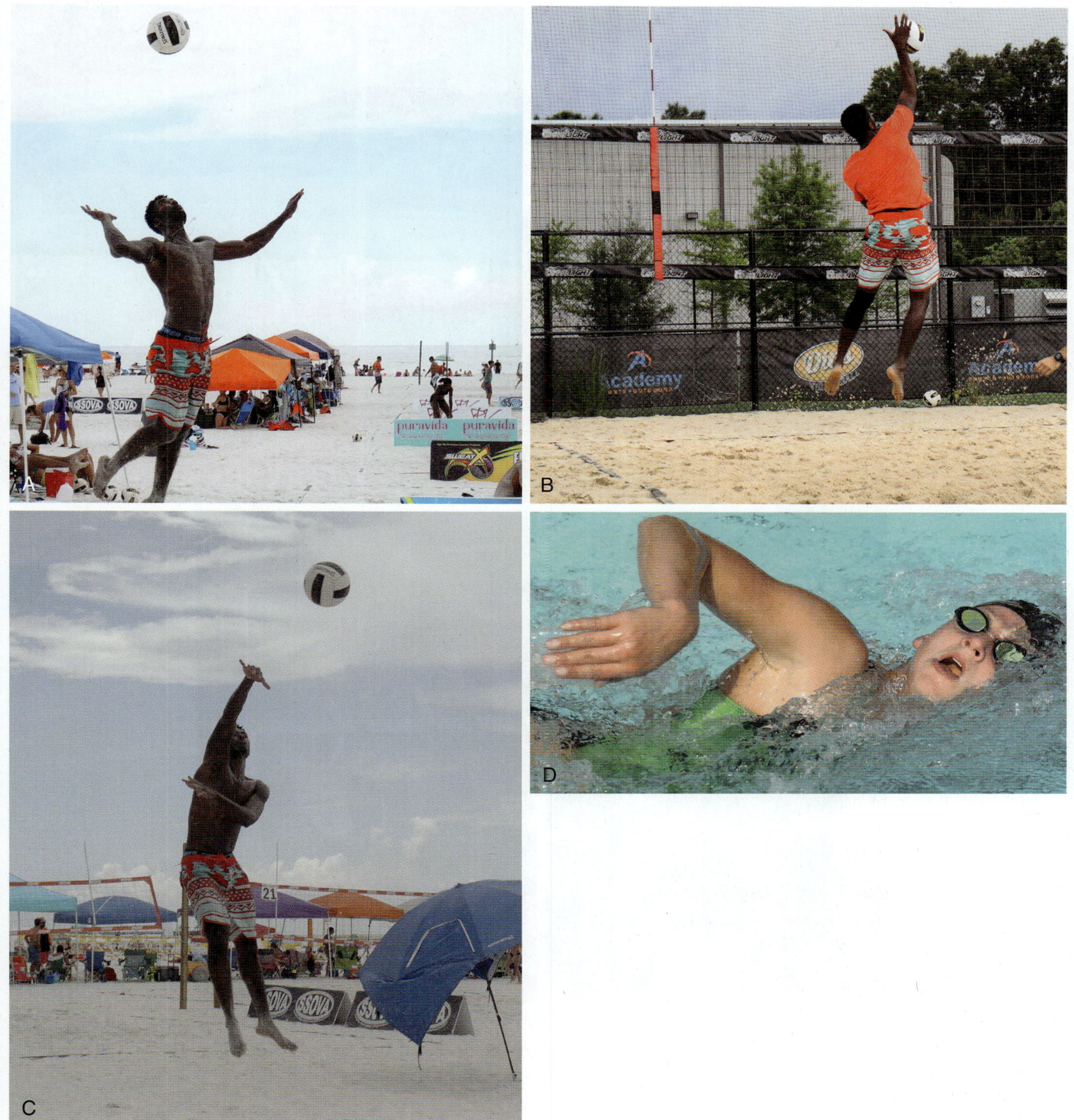

그림 10.48 오버헤드 스포츠 훈련은 스포츠, 경쟁 또는 레크레이션 수준 및 개인의 형태에 따라 달라진다. 스포츠 프로그램 복귀를 결정하기 위해서는 스포츠에 대한 요건과 선수 개개인의 움직임 패턴의 평가가 필요할 것이다.

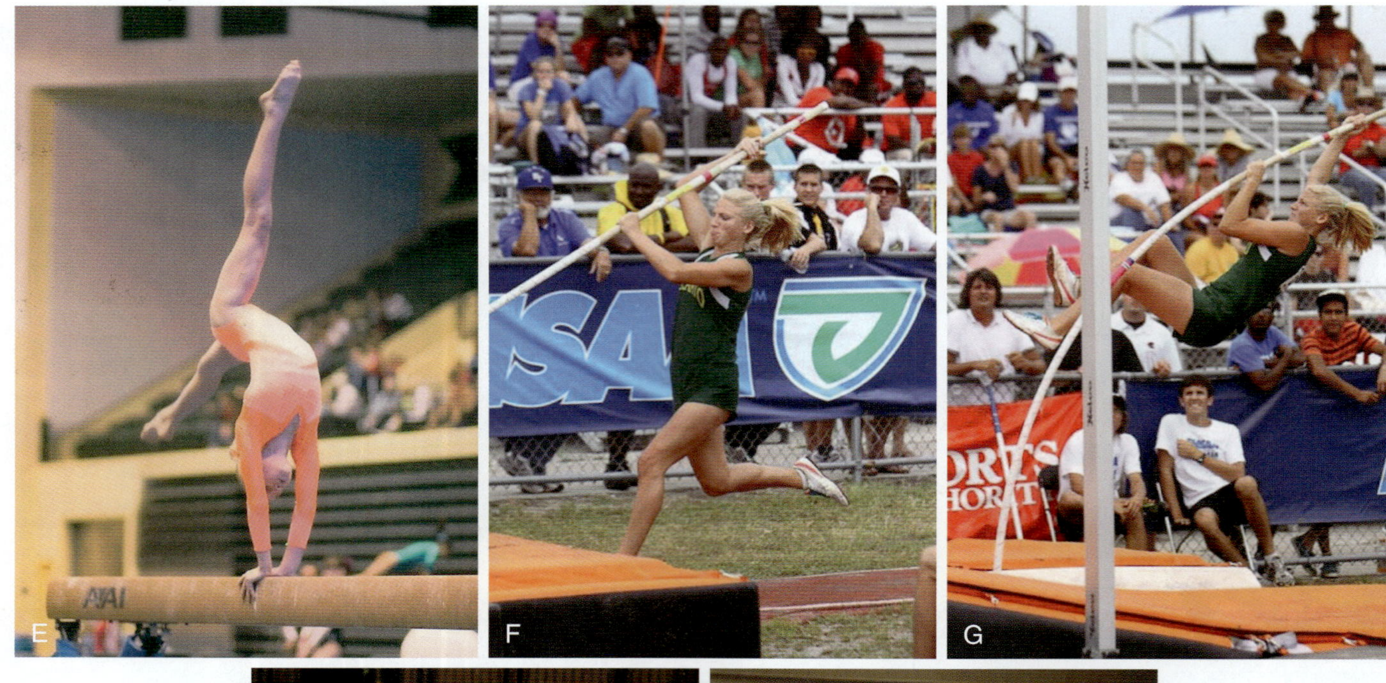

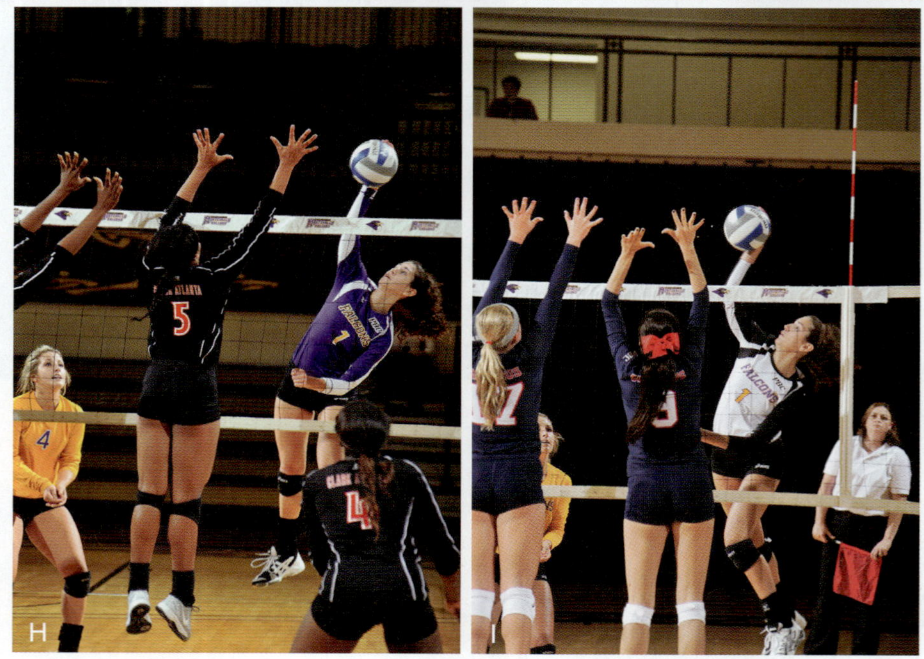

그림 10.48 계속 스포츠 별 구체적 요구사항.(D-G Courtesy of Anna Heinzman; H and I Sarah Guidry©, photograph courtesy of and University of Montevallo, Montevallo, Alabama)

10.49 당기를 위한 그립 훈련

Grip Activities With Reaching

그림 10.49 참조

목적

- 일상생활 활동 또는 업무 관련 요구 사항을 위한 3단계 기능 훈련
- 용량이나 지침에 따라 신경근육의 협조를 개선하거나 지구력 향상
- 손목 및 팔꿈치 굽힘근 또는 폄근에 영향을 미치는 반복적인 긴장 상태에 유용(골퍼 엘보, 테니스 엘보, 손가락 또는 엄지손가락 건초염/건염)

자세

- 일어선 자세
- 기능적 요구사항과 관련된 물체 유지(예: 테니스 라켓, 골프 클럽, 키, 주방 용품, 세탁 바구니 또는 우유 용기)

움직임

- 물체를 배치하거나 기능적 요건에 맞는 대상을 향해 손을 뻗는다(그림 10.49A, B).

장점

- 문제가 있는 기능적 활동을 모방함

교육 팁

- 수정해야 할 일반적인 오류:
  - 필요한 강도 이상으로 더 큰 힘으로 쥐는 것은 아래팔에 반복적인 긴장 장애에 기여할 수 있다.
- 보상작용을 해결하거나 예방하는 방법:
  - "물체를 고정(또는 조작)할 때 필요한 만큼만 잡는다."

대안

- 단면 강화 또는 유산소성 활동
- 협조, 정교한 운동 및 정밀 기능 작업

진행

- 반복 횟수를 늘린다.
- 범위를 증가한다.
- 이동 속도 향상
- 무작위연습 대 묶음단위연습
- 물체의 무게 또는 크기 또는 이동 거리/높이 증가
- 협조 및 정밀 목표 달성을 위한 점진적 목표 설정

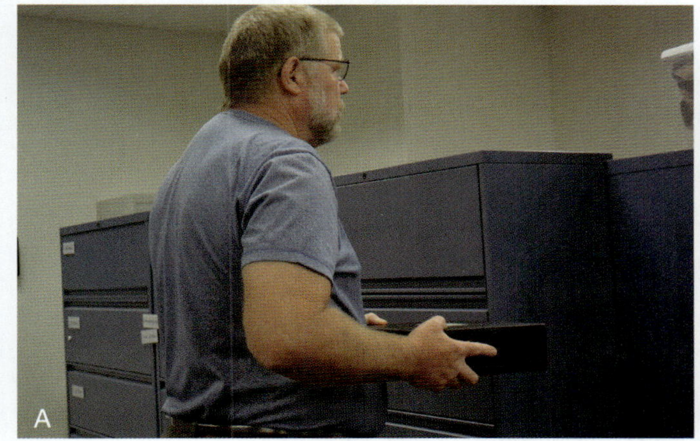

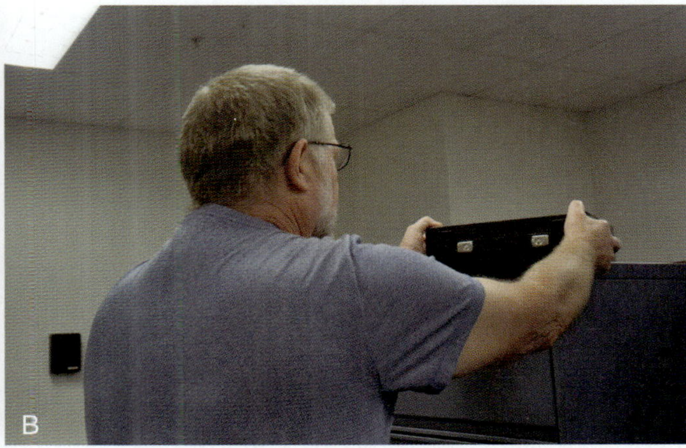

그림 10.49 손을 뻗어 잡기 활동: 기능적 활동 요건을 활동으로 모방한다.

사례 연구 10.3: 반복성 긴장 장애: 어깨 충돌 REPETITIVE STRAIN DISORDER: SHOULDER IMPINGEMENT

이 사례는 어깨가슴부위 및 오목위팔관절의 복잡한 생체역학 (1) 및 충돌에 대한 스트레스를 제한하기 위한 생체역학 고려사항 (2)에 특히 초점을 두고 반복성 긴장 미세 외상에 대한 기여 요인을 해결하기 위한 운동 선택을 설명한다.

45세 남성 전기기사가 최근 3개월 동안 움직임이 증가하면서 오른쪽 어깨 통증이 점진적으로 시작되었다는 증상을 호소하고 있다. 그는 오른손잡이이고 하루의 50% 이상을 오버헤드로 일한다. 그는 약간 과체중이고, 비교적 활동적이지 않으며, 집 수리나 목공을 좋아한다. 그는 다른 의학적 문제나 어깨 외상이나 기능 장애의 병력이 없다.

기능 상태 및 목표 Functional Status and Goals

그는 업무 활동에 어려움을 겪고 있고, 통증 때문에 한 번에 1분 이상 오버헤드 활동을 할 수 없다. 그는 자신의 직업을 계속 이어갈 수 없을까 봐 걱정하고 있다. 그는 집에서 더 많은 것을 할 수 있고 목공예 취미로 돌아갈 수 있기를 원한다. 그의 QuickDASH 점수는 43.2이며, 작업 모듈은 75점이다.

주관적인 통증 Subjective Complaints

글상자 10.10 참조

- *심각도:* 어깨 통증은 국소적(2/10)이지만 오버헤드 작업(4/10)과 관련된 작업 활동에 따라 증가한다. 그가 어깨를 90° 이상 들어 올리면 딸깍하고 터지는 소리가 가끔 난다. 그는 등과 목 윗부분이 약간 뻣뻣하지만 신경학적 증상은 없다.
- *과민성:* 팔이 옆구리 옆에 있으면 통증이 바로 줄어든다.
- *특성:* 오버헤드 이동 악화로 인한 기계적 통증
- *단계:* 만성, 증가하는 통증 및 기능적 어려움

글상자 10.10 주관적 결과의 해석

- 심각도는 과민성 없는 가벼운 편으로 적극적인 검사를 통해 기여요인을 식별할 수 있다.
- 주관적인 소견의 특성은 객관적인 검사 중에 확인하거나 거부해야 하는 어깨뼈 봉우리 충돌(위팔두갈래근, 가시위근, 어깨뼈 봉우리 아래 점액낭염) 또는 돌림근띠 파열이 가장 가능성 있는 초기 가설로 이어진다.
- 일반적인 가설의 일부로 고려해야 할 다른 진단은 초기 유착성 관절낭염과 목뼈 부위 기능장애의 원인이다.
- 외상의 병력이 없고 증상이 서서히 나타나기 때문에 관절순 파열 가능성이 낮아진다.

객관적인 결과 Objective Findings

- *자세:* 앞쪽머리자세, 등뼈 뒤굽음증, 앞쪽 티핑(기울임) 및 경미한 날개어깨뼈
- *목뼈 관절 가동 범위:* 통증 없음, 양방향 회전의 약간의 제한, 굽힘(특히 회전과 결합) 및 가쪽 굽힘
- *등부위 관절 가동 범위:* 표준값에 비해 회전, 가쪽 굽힘, 굽힘이 25% 제한되었다. 능동적 등뼈 폄은 단지 5°(경사계)이다. 통증은 없지만 등 중앙과 등부위 윗부분을 통해 뻣뻣함을 보고한다.
- *어깨 관절 가동 범위:* 표 10.9를 참조한다.
- *근육 길이:* 오른쪽 타이트한 큰가슴근, 작은가슴근, 위등세모근, 어깨 올림근, 뒤쪽 돌림근띠
- *저항 등척성:* 오른쪽 저항성 벌림 및 가쪽돌림에 대한 통증(통증과 함께 일부 약화)
- *촉진:*
  - 정상적인 어깨뼈 가동성
  - 어깨뼈 봉우리 및 가시위근 이는 곳 주의의 압통, 위팔두갈래근 및 가시위근 힘줄에 대해 압통
- *오른쪽 관절 내 움직임:*
  - 스프링 끝 느낌으로 뒤쪽 미끄러짐이 25% 감소
  - 정상 제한 내의 앞쪽 미끄러짐
  - 스프링 끝 느낌으로 아래방향 미끄러짐 25% 감소
  - 가쪽 당김이 50% 감소
- *이학적 검사:*
  - 불안 검사 음성
  - 양성 Neer's, Hawkins–Kennedy 및 빈 깡통 충돌 검사[27,56]

움직임 관찰: 어깨의 약간 올림 오른쪽 어깨뼈 위쪽돌림, 어깨의 지연된 가쪽돌림하는 통증호

평가 Evaluation

- *의료 진단:* 어깨뼈 봉우리 충돌
- *물리치료 진단:* 어깨뼈 봉우리 충돌, 신경근육 협조 결손
- *기여하는 손상:*
  - 자세 정렬: 앞쪽머리자세, 등뼈뒤굽음증,[57] 어깨뼈 티핑[58]
  - 우측 큰가슴근과 작은가슴근, 위등세모근, 어깨 올림근, 아래방향 돌림근띠 유연성 저하
  - 뒷면 돌림근띠, 뒷면 및 아래 관절주머니의 관절 이동성 감소
  - 어깨뼈 움직임 및 어깨위팔 리듬 비대칭/비효율: 조기 올림, 늦은 위쪽돌림, 범위를 통한 장기 안쪽돌림
  - 안가쪽돌림이 필요한 반복적인 오버헤드 작업

표 10.9 사례 10.3 어깨 가동 범위

	오른쪽		왼쪽
	활동적	수동적	활동적
굽힘	130 통증 90-130	150 통증 100-130	165
폄	30	40	52
벌림	100 통증 70-100	120 통증 70-120	155
모음	수평모음 시 통증 없음	50	50
안쪽돌림	30	30	65
가쪽돌림 (중립)	40 약간 통증	45	80

지침 Precautions

- 어깨가 안쪽돌림한 상태에서 충돌 범위(통증호)를 피한다.

예후 Prognosis

예후는 6주 이내에 장애 감소, 통증 감소에 좋다.

치료 및 운동 선택 Treatment and Exercise Choices

- 도수 치료: 어깨 가동 당김, 아래쪽 미끄러짐, 뒤쪽 미끄러짐 3-4등급 70° 미만의 굴절, 뒤쪽 돌림근띠 스트레칭 및 물렁조직 가동술
- 등뼈 추력(thrust) 가동술
- 도수 치료에 따른 운동(표 10.10 및 글상자 10.11)

표 10.10 어깨 부딪힘: 초기 운동 선택 예시

운동 및 목표	변수	스트레스를 제한할 생체역학적 조정
상체 가동성 웜업 등부위 가동성 통증 감소 상지 에르고미터; UBE(운동 10.1)	적절한 강도지만 강조는 등부위 회전 범위를 이루냄 범위는 통증 없이 어깨의 80° 이하 굽힘 위치로 의자 높이를 조절하면서 설정 웜업으로 8분(주된 피로감 또는 통증 증가 없음)	손 위치는 봉우리밑 구조물의 압박을 피하기 위해 가쪽돌림(엄지손가락 위로)으로 팔을 세팅함 의자에 대한 학습없이 지지된 척추 위치를 유지하고 목뼈가 안정화된 상태에서 등부위 회전을 사용하는 것이 강조됨 상체 자세의 지구력을 촉진하기 위해 지구력에 초점은 맞춤
등뼈 가동성 운동 몸쪽으로 포지셔닝과 어깨뼈 뒤쪽 기울임을 보조하기 위한 등뼈 가동성 증가 BOSU 위에서 팔로 머리를 받치고 바로 누운 자세에서 등뼈 폄, 70° 이하로 어깨 굽힘(운동 11.5) 앉은 자세에서 팔을 교차해 등뼈 회전(운동 11.7)	끝 범위 짧은 유지, 스크레칭을 더 길게 진행 어깨 통증에서 증가 없이	부딪힘 증후군이 있는 사람들은 없는 사람들에 비하여 등뼈 뒤굽음, 앞쪽 머리 자세, 적은 등뼈 가동성이 보여져 왔음[57] 그러므로, 증가된 등뼈 가동성은 범위를 통해 어깨 위팔 위치의 역학을 향상시키고 봉우리밑 구조물들의 스트레스가 가해지기 전에 허용가능한 어깨 범위의 증가를 목표로 함
근육 유연성 운동 어깨뼈 봉우리에 과도하게 위쪽으로 직접적인 압박없이 최적의 어깨 올림을 허용하면서 근육의 유연성 증가 BOSU 위에서 가쪽돌림 70° 이하로 큰가슴근 스트레칭(운동 10.8) 큰가슴근 빗장뼈 쪽 스트레칭(운동 10.9) 앉은자세에서 위등세모근 스트레칭(운동 11.16) 자는 자세 스트레칭(운동 10.7)	끝 범위 15-20초 유지 부딪힘 통증 지켜봄	스트레칭 하는 동안 부딪침 위치에서 피함: 세션 후 부딪힘 증후군이 개선됨에 따라 올림을 70° 이하로 낮추고 대각선 스트레칭을 점차 늘리는 방식으로 큰가슴근 스트레칭을 수정함 스트레칭하는 동안 빗장뼈 움직임, 앞쪽 기울임, 아래쪽 등뼈 폄 보상작용을 피함 넓은등근 스트레칭은 전체 올림을 요구; 완전하게 통증이 없는 범위가 가능할 때 사지 스트레칭을 지연
근육 활성화와 포지셔닝 다음을 사용하여 어깨뼈 운동 학습 증진. 어깨뼈에서부터 위쪽돌림을 개선하기 위하여 앞톱니근, 초기 어깨뼈 올림과 앞으로 뜸을 방지 부딪힘 위치 아래로 누워있는 자세에서 어깨뼈 연결(운동 10.14 와 10.15) 일어서 있는 자세에서 풀리에 대항해 어깨뼈 위쪽돌림(운동 10.24)	운동 학습: 최적의 근육 활성화; 피드백으로 자세 인식 만약 환자가 적절한 근육 활성화를 이끌어 낼 수 없다면 저항 밴드 또는 손 접촉을 사용함	어깨뼈 위쪽돌림은 전형적으로 부딪힘 증상을 가진 사람들이 느리고 앞톱니근 지지는 초기 위쪽돌림과 가슴우리로 연결을 증진하도록 추천[4,6,9,13]

계속

표 10.10 어깨 부딪힘: 초기 운동 선택 예시 - *계속*

운동 및 목표	변수	스트레스를 제한할 생체역학적 조정
제한적 위쪽 변형과 회전 힘 커플을 용이하게 하기 위해 뒤쪽 아래쪽 돌림근띠 근육 활성화 앉은 자세에서 풀리 저항에 대항해 팔을 지지하면서 어깨 안쪽돌림과 가쪽돌림(운동 10.33) 옆으로 누운 자세에서 어깨 가쪽돌림(운동 10.33)	조절된 범위, 과도한 위쪽 방향, 조절되지 않은 움직임 낮은 강도로 여러 번 반복	팔을 지지한 채 풀리운동은 열린 사슬 근육 지구력과 조직 자극을 위한 초기운동 동안 상지 모멘트암을 감소시키기 위해 선택. 움직이는 동안 통증은 없어야 함 근육 활성화와 지구력량은 초기 운동에 선택. 부딪침 범위를 피하기 위해 엎드려 누운 자세에서 가쪽돌림 대신 가벼운 벌림(타올 말아서 사용)으로 옆으로 누운 자세에서 가쪽돌림 운동이 선택됨. 이 운동은 또한 적은 가시위근 활성화와 뒷쪽 어깨 돌림 근육(가시아래근, 작은 원근)의 활성화를 요구[8,60]

글상자 10.11 충돌을 방지하고 최적의 부하를 해결하기 위한 생체역학적 선택 및 조정

- 환자에게 올림 중 조기에 어깨를 바깥쪽으로 회전시키고, 올림 중 내내 운동과 함께 가쪽돌림을 사용하도록 가르치며, 어깨뼈 면에서 작업한다.
- 통증호 범위를 피한다.
- 운동 시작 자세는 어깨가 충돌 범위(통증호) 아래에 놓이거나 통증 재발을 방지하기 위해 평면/회전을 조정해야 한다.
  - 능동적인 척추 자세를 통해 자세의 조절을 통해 앞쪽 기울기를 최소화한다.
  - 약연골 구조의 압축 없이 기여하는 손상을 해결한다.
  - 몸쪽부 척추 자세와 척수 등부위 운동 동기화에 대한 강조는 도입부에서 논의되었으며, 손상에 걸린 개인에 대한 관리의 중요한 부분이 될 것으로 제안되었다. 견갑상완 인간관계의 복잡성과 사용 가능한 무작위 통제 시험의 제한은 유일한 또는 일차적인 접근법으로 어깨뼈 "비교화" 연습 또는 연습의 한 세트를 강조하기 위한 결정적인 권고안을 허용하지 않는다. 그러나 통합 접근법의 일부로 척추 등부위 근육 운동을 강조하는 접근법의 이점을 뒷받침하는 증거가 있다.[4, 8,61-63]
- 하지의 힘줄 재생을 위해 편심성 훈련이 주장되었지만 최근에 편심성 운동의 사용이 조사되었다. 연구가 진행되는 동안 어깨의 복잡한 역학은 결과에 영향을 미칠 수 있다. 연습 프로그램의 현 시점에서 조기 연습 관리를 위해 편심 운동은 권장되지 않는다. 침해가 적고 다중을 목표로 하는 위치에서 점진적인 저항 훈련 등뼈 및 돌림근띠 기능을 지원하는 근육 그룹이 선호된다.[4,8,59,62,63,70]

섹션 4: 수술 후 관리

일반적인 치료 방법
GENERAL TREATMENT APPROACHES

수술이나 외상 후 우선순위는 치료 과정에서 새로운 조직 재생을 자극하기 위하여 알맞은 힘을 점진적으로 증진하면서 부상 또는 수술로 치유된 구조물을 과도한 힘과 장력으로 보호하는 것이다. 치료는 조직의 유형, 수술 절개 및 수술 유형에 따라 다른 관리 단계 원칙을 따른다. 손상된 조직이 회복되는 동안의 조기 운동은 관절 가동범위 손실을 방지하고 체중 부하 또는 운동 제한 중에 발생되는 위축을 최소화하는 데 중점을 둘 것이다. 수술 후 관리는, 치유 단계에서 보호관리 및 운동 범위 해결과 동작, 힘 그리고 기능의 회복으로 수술 후 프로토콜이 허용하는 범위 내에서 진행된다. 앞 단락에 서술된 원칙은 충분한 운동 범위나 유연성 회복을 설명하는 데 적절할 수 있다(섹션 10.1).; 제한된 구조물들의 안정성과 관련된 근 활성화, 지구력, 및 근력을 촉진하고(섹션 10.2), 생체역학적 정렬, 신경근육 조정 또는 장기간의 고정과 관련된 손상과 같은 기여 요인을 다루는데 적합할 수 있다.

상지에 대한 일반적인 수술 후 진단은 다음과 같다.

- 관절 치환술(어깨, 손목 또는 손가락 관절 치환)
- 돌림근띠 치료
- 어깨 관절와순 치료
- 어깨 관절낭 조절 및 긴장(예: 반카르트 수술)
- 인대 치료 및 재건(중간 또는 팔꿈치 가쪽 인대, 엄지 가쪽 인대)
- 내부, 외부 골절 고정
- 관절융합(손목)
- 힘줄 치료(가시위근, 손목굽힘근 또는 폄근의 건)
- 외상진단
  - 인대 및 관절낭 파열(팔꿈치 곁인대, 손목인대, 엄지인대)
  - 탈구(어깨, 주상반달뼈)
  - 골절(상완골, 어깨뼈, 자뼈 및 노뼈, 손배뼈 중수골 또는 지골의 비수술적 관리)

금기사항 및 주의사항
CONTRAINDICATIONS AND PRECAUTIONS

초기 치유 기간 동안 체중 부하 또는 특정 운동 범위는 완전히 피하거나 제한해야 할 수 있다(2장 참조). 물리적 힘은 초기 치유가 이루어진 후에 천천히 시행한다.

힘의 유형, 방향, 조직의 길이 등 조직의 특성에 따른 주의 사항은 다음과 같다.

- 뼈: 골절 및 내부고정 유형에 따라 회전, 각도, 또는 전단을 피해야 한다. 높은 충격을 피해야 한다.
- 힘줄: 특히 각도나 회전이 결합된 과도한 범위의(응력과 변형력) 높은 하중을 피해야 한다. 닫힌 운동위치에서 고정된 원위 부분에서 빠르게 수축하거나 이동하면 안된다.
- 인대/낭: 과도한 변형(각도, 회전)을 피해야 한다.
- 관절치환(예: 어깨치환술)에는 특정한 예방조치가 적용된다.

목표 GOALS

- 치유가 잘 이루어지도록 수술 부위 주변의 힘이 닿지 않게 하거나 분산하는 것을 촉진한다.
- 수술 전 기능 장애와 관련된 모든 원인이 되는 요소(손상 및 움직임 패턴)를 해결한다.
- 기능적 동작 범위를 복원한다.
- 체중 부하, 운동예방 조치와 관련된 근육 및 신경근의 적응 후 근 활성, 지구력, 근력, 그리고 힘을 회복한다.
- 치료 예방을 따르는 동안 기능 회복 및 신경근 협응을 촉진한다.
- 심리적 요소(두려움 회피 신념 및 통증 행동)를 해결한다.

검사 및 측정 TESTS AND MEASURES

사용 가능한 검사와 측정, 해석 및 심리 검사 특징에 대한 자세한 설명은 Magee[26]과 Magee 및 Sueki[27]을 참조한다.

1. 통증 보고서(움직임, 기능 활동 또는 자세 포함)
2. 동작 관찰(질적인 관찰)
3. 보상이나 가정 프로그램 없이 독립적으로 활동을 수행할 수 있는 능력
4. DASH, 환자별 기능 척도, 지역별 결과 측정
5. 민첩성 및 협응력 기능 검사(예: nine hole peg test)

보상 및 반응에 대한 관찰
OBSERVATION FOR COMPENSATIONS AND RESPONSES

- 부상당하거나 수술한 구조물과 관련된 평면, 특정 범위 및 방향을 관찰한다.
- 다른 면에서 움직임을 허용하면서 부상된 구조물에 힘이 축적되거나 높은 응력과 변형을 발생시키는 움직임을 제한한다.

- 신경근 활성도 조절로 지원되는 관심 영역을 최우선 과제로 유지하되 관절의 힘에 영향을 미치는 몸쪽부 및 먼쪽부 영역에서 전체 정렬을 관찰한다.
- 몸쪽부를 관찰하고 과도한 각도와 회전에도 대처할 수 있도록 모멘트 팔 뿐만 아니라 근육의 위치 및 활성화를 조정한다.
- 피로로 인한 자세 상실 또는 근육 활성화를 관찰하고 증상 재현을 모니터링 한다.
- 필요한 경우 보조된 위치에서 움직인다.
- 환자에게 운동 중 또는 운동 후에 불편함을 보고하도록 요청한다.
- 치료 후 지연발생근육통, 삼출 증가 또는 부종을 관찰한다.

복용량 Dosage

손상 및 단계별 특정 용량

- 1단계: 순환 및 부종, 기능적 움직임 회복 및 근육 기능 저하 방지
- 2단계: 수술로 절개된 손상 조직의 느린 회복에 대한 투여량
- 3단계: 최적의 자극을 제공하기 위해 손상된 조직에 대한 부하의 지속적인 진행
- 치유 기간 및 수술 프로토콜을 준수하면서 기능 활동으로 진행
- 3단계 진입 일정을 수술 절개 또는 조직의 치유 상태에 따라 달라진다.

운동

1단계: 능동적 움직임 금지될 때 관절가동범위 유지 및 통증완화

다른 섹션에 포함된 운동

- 능동보조운동
- 일반화된 상지 유산소 능력 및 가동성
- UBE
- Airdyne 자전거

적절한 상지 워크북의 일반적인 운동 목표 치료 단계용

- 신경근 조정: 국소 안정제 활성화
- 점진적 저항 운동
- 신경근의 조정: 충돌 방지 및 어깨가슴관절 연결 촉진
- 근위 중심근 안정성 및 내구성
- 기능 훈련

1단계: 능동적 움직임 금지될 때 관절가동범위 유지 및 통증완화 PHASE I: MAINTAIN RANGE OF MOTION WHEN ACTIVE MOVEMENT IS CONTRAINDICATED, PAIN RELIEF

10.50 진자운동 Pendular Exercises

그림 10.50 참조

목적

- 어깨 순환을 증가시키고 삼출력 감소
- 어깨위팔관절의 가벼운 견인력 제공
- 45°에서 90° 사이의 범위에서 중력 보조 동작 제공(몸통 각도에 따라 다름)
- 어깨 운동 범위 유지(90° 미만)
- 통증 감소
- 수술 직후 수동관절 범위를 유지한다. 특히 능동운동이 금지된 경우, 수동관절 범위를 유지하기 위하여 노력한다.

주의

- 진자운동은 상대적으로 수동적인 운동이다. 만약 과가동성이나 최근 긴장력이 제한되어야 하는 수술 이력이 있는 경우에는 초기 보호단계에서는 진자운동이 적절하지 않거나 금기사항 일 수 있다. 예를 들어, 가시위근 힘줄 복구 후 진자운동은 돌림근띠의 수축없이 매달릴 경우 수술 후 치유되고 있는 구조물에 과도한 긴장을 가할 수 있으며, 모음된 방향으로 인해 구조에 더 많은 부담이 가해질 수 있다.
- 진자운동(기타 운동/움직임)은 초기 가골이 형성될 때까지 상지의 일부 골절 부위에 대해서는 금기이다. 반대로 위팔뼈머리 부위의 안정된 골절이 치유되는 동안 관절 표면을 형성하기 위해서 수동운동이 보여질 수 있다.
- 모든 수술 후, 환자의 금기사항과 예방조치는 외과 의사가 결정한다. 조직의 강도, 손상 범위 및 수술 방법은 충분한 흉터조직의 형성 및 조직복구에 필요한 시간뿐만 아니라 조직에 과도한 힘을 가할 수 있는 힘의 유형에 영향을 미친다.
- 아래로 기울어진 어깨와 아래방향으로의 아탈구 및 어깨의 불안정성이 있는 환자는 슬링을 사용하여 팔을 지지하지 않는 한 운동을 수행해서는 안된다.
- 급성 건병증(고중증, 과민성)과 함께 운동을 신중하게 사용해야 한다.

자세

- 다리를 앞뒤로 벌린 자세로 서서 비손상측의 상체를 어깨 높이 아래의 테이블이나 받침대 위에 지지한다.
- 몸통의 회전 없이 몸통을 앞으로 구부린다.
- 손상측의 팔은 중력을 사용하여 가능한 수동적으로 매달려서 상지 근육의 활동량이 보다 적은 움직임을 제공하게 한다.

움직임

1. 체중을 앞뒤로 이동하여 팔이 수동적으로 앞으로 흔들 수 있는 추진력을 생성하여 팔이 아닌 엉덩이와 무릎 굽힘과 폄, 체중이동에서 움직임을 유도한다.
2. 체중을 좌우로 이동하여 수동적으로 팔이 좌우로 흔들릴 수 있는 추진력을 만든다.
3. 몸통을 원을 그리며 움직여 팔을 시계 방향과 반 시계 방향으로 원형 운동을 만든다.
4. 매달린 팔의 무게로 인한 견인력의 통증 완화 효과를 위해서는 이완이 필요하다. 몸과 팔이 수직이 되도록 하고, 중력을 사용하여 당김을 제공할 수 있도록 약간의 주의를 분산시켜야 한다.

교육 팁

- 지침 예:
  - 팔이 움직이기 시작할 때까지 몸을 앞뒤로 흔든다. 팔을 편안하게 하고 팔의 움직임에 방해가 되지 않도록 노력한다.
- 수정해야 할 일반적인 오류
  - 환자는 팔이 매달려 있는 동안 종종 팔을 활발하게 움직인다. 어깨가 수동적으로 움직여야 함을 강조한다.
- 보상작용을 해결하거나 예방하는 방법:
  - 움직임 시작 전 근육의 이완을 확인한다.
  - 느린 움직임과 작은 움직임으로 시작한다.
  - 움직임을 보여주면서 무게 이동으로부터 움직임이 나오는 것을 강조한다.

장점

- 능동운동이 금지된 경우 통증을 줄이거나 수동범위 유지를 위하여 1단계 조기 관리에 유용하다.
- 어깨 범위를 유지하기 위하여 슬링으로 수행할 수 있다.

대안

- 자가 보조, 부력 보조 운동
- 치료자 보조 동작 또는 진동

진행

- 범위를 확대한다.
- 반복 횟수를 늘린다.
- 능동보조 또는 중력에 대항하여 능동적 운동으로 진행한다.

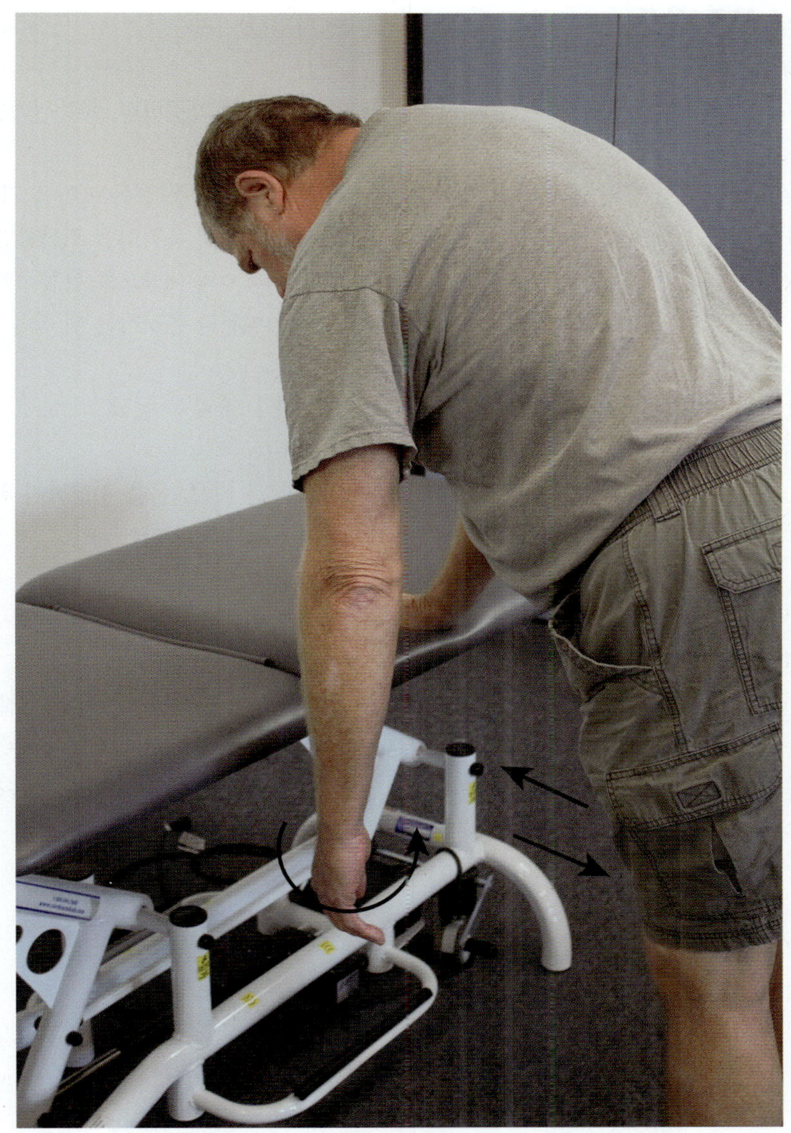

10.50 서서 하는 진자운동.

10.51 수중치료: 부력 보조 운동

Aquatic Therapy: Buoyancy-Assisted Movement

그림 10.51 참조

목적

- 어깨의 능동적인 근육 수축 또는 과도한 장력 없이 관절 가동 범위 유지 또는 증가시킨다.

주의

- 불안정한 골절
- 활성 감염, 벌어진 상처 또는 절개
- 수영장에서 사용되는 염소 또는 기타 소독제 알레르기
- 물의 공포
- 발작

자세

- 물속에 선다.
- 깊이가 커지면 지지력이 증가한다.
- 팔을 부양장치에 올려놓는다(몸앞쪽에 두면 굽힘을 보조하고, 가쪽에 두면 벌림에 보조한다).

움직임

1. 부력이 어깨 굽힘이나 벌림을 돕기 위하여 스쿼트를 하거나 더 깊은 물속으로 들어간다.
2. 수평벌림 또는 모음을 하기 위해 부양장치를 이용하여 팔다리를 지지한다.

장점

- 수영장 물이 따뜻하면, 통증완화를 위한 열의 추가 장점이 있다.
- 부력은 수동 운동을 돕고 팔을 지지하는 동시에 환자가 획득한 범위의 움직임을 조절할 수 있도록 한다.
- 외과적 조치의 예방으로 활동적인 움직임이 허용되지 않을 때 움직임 범위를 유지하는 데 사용한다(예: 돌림근띠 수술 후).

대안

- 치료사 보조 수동 동작
- 진자운동
- 바로 누운 자세, 몸을 지탱하기 위한 적절한 부력 장치를 사용하여 몸을 지지한다.

진행

- 어깨 높이를 높이기 위하여 물속에서 몸의 깊이를 조정하여 허용 범위를 늘린다.
- 치유기간이 허용될 때, 진행순서는 능동운동에서 부양 장치를 이용해 부력에 대한 저항운동 순으로 진행한다.
- 환자가 물에서 사지를 빠르게 움직일수록 물의 저항을 증가시킨다.

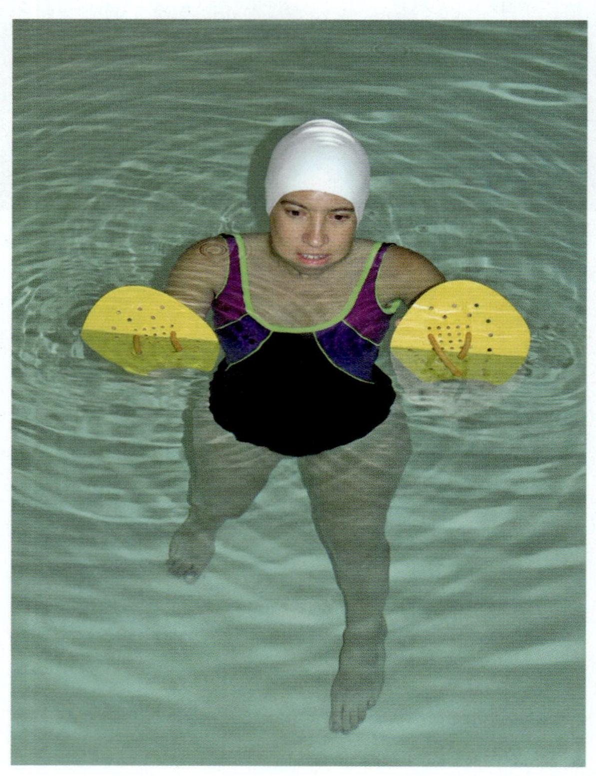

그림 10.51 수중 요법: 패들을 사용하여 부력이 보조하는 굽힘 운동. 만약 팔이 몸의 앞쪽으로 움직일 경우 물에 뜨는 동작은 어깨관절 폄의 저항으로 작용할 수 있다.(출처: Cameron M. *Physical Agents in Rehabilitation*. 4th ed. St. Louis, MO: Elsevier, 2013.)

10.52 수동적 움직임 Passive Movement

그림 10.52 참조

목적

- 조직치유 지침을 준수하면서 운동 범위를 유지한다.

주의

- 수술 후 프로토콜에 따라 동작 범위가 제한될 수 있다.
- 상지 골절 후 수동적 움직임은 골절의 위치와 제한된 물리적 힘의 방향에 대해 아는 것이 요구된다. 치료사 손의 위치는 취약한 부위(각도 또는 회전력)로 향하는 힘 또는 긴 지렛대의 힘을 피하도록 조정해야 한다.

자세

- 바로 누운 자세, 치료사는 환자의 팔을 잡는다.

움직임

- 치료사는 수술 또는 외상 후 예방조치에서 허용되는 범위 내에서 팔을 움직인다(그림 10.52A, B).

장점

- 치료사는 근육의 유연성 또는 관절 가동범위 제한으로 인한 운동 제한 정도를 평가할 수 있다.

교육 팁

- 보상작용을 해결하거나 예방하는 방법
  - 특히 수술 후에는 치료사가 수동 동작 범위를 통해 효과적으로 관절을 움직일 수 있도록 환자가 팔을 적절히 이완시키는 것은 어려운 경우가 많다. 당신의 손과 몸 사이에 환자의 팔을 완전히 받쳐준다. 잠시 멈추고 환자에게 "팔을 저에게 주세요"라고 요청하고 환자가 긴장을 풀때까지 기다렸다가 팔을 움직인다.
  - 작은 진동 운동으로 시작하여 작은 범위 동작으로 전환한다. 팔에 대한 확실한 지지력을 유지하면서 점차적으로 이동 범위를 늘린다.
  - 서로 다른 평면에서 어깨를 움직이기 전에 소량의 당김은 통증을 줄이는데 도움이 된다.

대안

- 범위 내의 진동은 통증을 감소시키고 순환을 증가시키고 삼출물을 제거하는데 사용할 수 있다.

진행

- 진행 범위
- 자가 보조 운동으로 진행한다.
- 특정 조직 치유 시간 프레임과 의사의 권장 사항에 따라 다음 수술 후 단계로 진행한다.

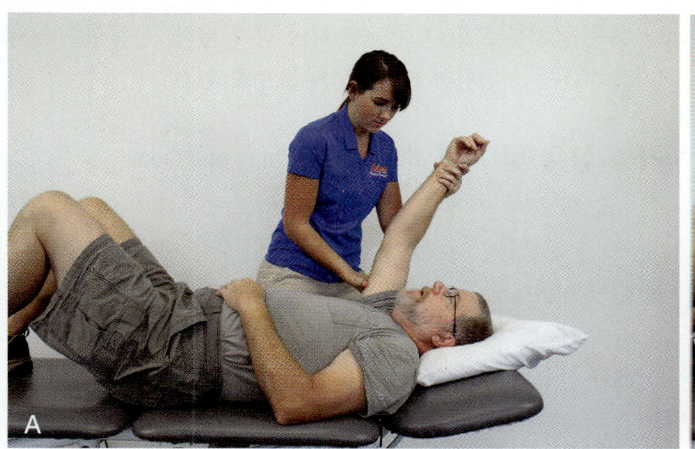

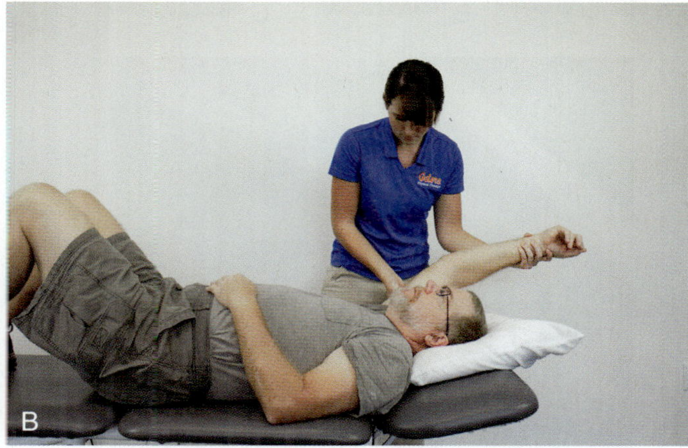

그림 10.52 치료사가 제공하는 수동 어깨 굽힘.

사례 연구 10.4: 관절경 돌림근띠 수술
ARTHROSCOPIC ROTATOR CUFF REPAIR

이 사례는 적절한 운동 용량을 테스트하고 수술 복구 후 점진적인 운동으로 근육 기능 장애를 해결하는 데 사용되는 방법을 강조한다. 수술 후 12주 경과 시의 적절한 진행은 수술 후 프로토콜만 고려하는 것이 아니라 치료 상태를 고려하면서 환자의 주관적이고 객관적인 결과를 기반으로 운동을 모니터링하고 조정할 필요가 있음을 강조한다.

62세의 한 남성이 자신의 마당에 있는 나무를 베기 위해 체인톱을 사용하려다 오른쪽 어깨를 다쳤다. 그는 초음파 영상과 MRI 촬영 후 돌림근띠의 중등도 파열(가시아래근과 가시위근) 진단을 받았으며 4주 후 관절경 수술이 시행되었다. 그의 우세손은 오른쪽이며 과거 왼쪽 어깨의 부상으로 인하여 머리 위로 올리는 동작에 제한이 있다. 바로 누운 자세나 옆으로 누운 자세에서 추가적인 저항 없이 짧은 저항팔을 가지고 운동할 수 있다.

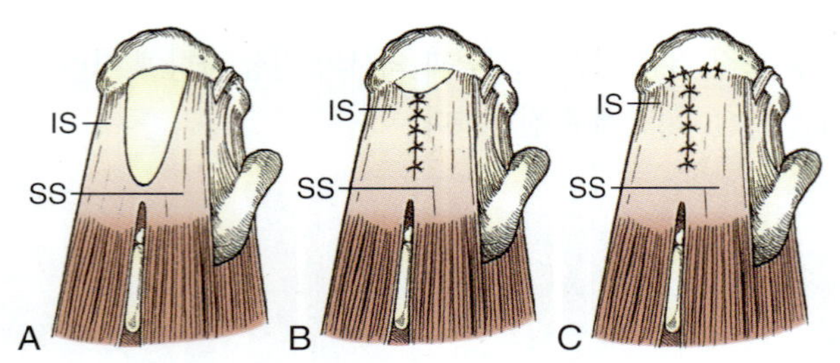

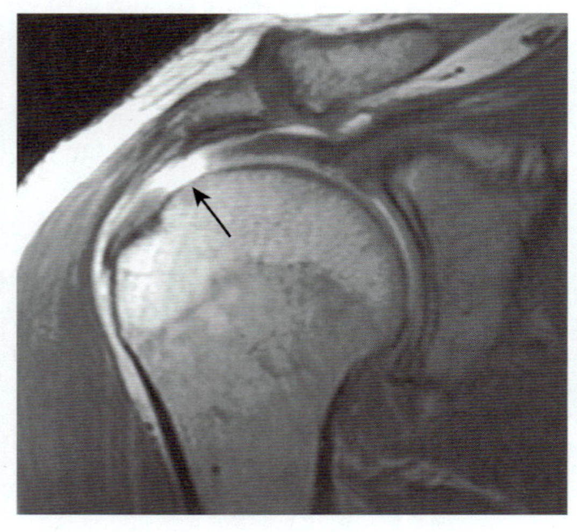

(Rynders SD, Hart JA. *Orthopedics for Physicians Assistants의 A-C 및 방사선 사진. 필라델피아:* Elsevier, 2013.)

수술 후 1단계 관리(0-6주)
Post-surgical Phase I Management (Week 0-6)

그의 어깨는 수술 후 2주 동안 고정을 위하여 슬링을 사용하였다. 그는 수동운동과 자가보조운동에 대한 물리치료를 2주에서 6주 동안 서서히 받았다(운동 10.52). 기간 동안 90° 이하의 굽힘과 30° 미만의 가쪽돌림 능동적 가동범위도 도입되었다.

2단계(6-12주) Phase II (Weeks 6-12)

6주부터 12주까지 수중 요법을 이용한 능동운동을 시행(운동 10.51) 및 자가보조운동과 팔을 지지하고 않은 자세에서의 가동성 운동을 천천히 시행하였다. 운동에는 다음과 같은 것들이 포함되었다. (1) 바로누운 자세에서 가쪽돌림을 하며, 어깨뼈면 자세에서 중력에 대항하여 굽힘운동(막대 포함 및 미포함 10.4), (2) 부유물을 사용한 수중 스쿼트를 통해 굽힘과 벌림운동(운동 10.51), (3) 옆으로 누운 자세에서 가쪽돌림운동(운동 10.33; 대안, 무게 없음), (4) 도르래를 이용한 굽힘운동(운동 10.5), (5) 환자는 가벼운 나무 막대를 들고 치료사의 가이드로 시작되는 능동적인 움직임을 만들어 내면서 어깨뼈의 상향 회전을 만드는 운동(운동 10.14), (6) 도르래 저항에 대항하여 중간 범위에서 팔을 지지한 채 중립자세에서 이루어지는 안쪽돌림과 가쪽돌림(운동 10.23).

그는 기능이 점진적으로 개선되었고 통증이 감소하면서 치료 진행을 잘 견뎌냈다.

12주 차에 그는 수술의사를 만났는데 의사는 저항운동이 들어가 있는 벌림과 가쪽돌림 및 안쪽돌림 운동의 부하를 1kg (2.2Ib)이하로 제한할 것과 무게 1kg(2.2Ib)을 초과하는 리프팅 운동 금지를 포함한 예방 조치와 함께 부하, 운동성, 지구력 및 강화 운동을 천천히 시행하도록 요청하였다.[71,72]

기능 상태 및 목표 Functional Status and Goals

수술 후 12주 차에 그는 티셔츠를 입고 벗는데 어려움을 겪었다. 그는 오랫동안 앉아 있거나 목을 움직일 시에 등의 상부와 목에 뻣뻣함이 있었다. 그는 수면을 취하거나 가벼운 기능적 활동을 위해 필요한 팔의 사용에는 어려움이 없었다. Quick-DASH 점수는 65이다.

주관적인 통증 Subjective Complaints

- *심각도:* 어깨의 느낌은 뻣뻣하고 굽힘, 안쪽돌림 또는 가쪽돌림 스트레칭을 할때만 통증이 있음(2/10), 아침에 일어난 후에 통증이 좀 있음(3/10).
- *과민성:* 운동 후에 통증은 지속적이지 않음
- *특성:* 돌림근띠 수술 후
- *단계:* 2단계, 통제된 움직임과 어깨의 부하로 느린시작이 보여짐

기능적인 상태, 주관적 불편함, 치료에 대한 반응 및 객관적 검사에 대한 시사점에 대한 해석 글상자는 10.12를 참조

글상자 10.12 기능 상태 및 치료에 대한 반응, 객관적 검사에 대한 시사점

- 환자는 최소한의 통증, 기능의 향상, 그리고 수술 후 합병증없이 치료의 결과가 양호하다.
- 의사는 환자에게 점진적인 저항성 운동을 시작하도록 허락하였으며, 운동 범위(능동적 및 수동적)는 사용 가능한 범위 안에서 근육을 활성화시키는 능력과 관련된 정보를 제공한다. 봉합된 근육-건 복합체가 여전히 치료의 보호 단계에 있기 때문에 최대 근력 검사와 특수 검사는 여전히 표시되지 않는다.

객관적인 결과 Objective Findings

- *자세 및 정렬:* 앞쪽머리, 둥근 어깨, 약간 뜬 날개뼈, 앞쪽과 바깥쪽 어깨에 관절경 수술 흉터
- *관절 가동 범위:* 표 10.11 참조
- *목뼈:* 연령대별 정상 범위 안에 있음, 통증 없음
- *근육기능 검사:* 중력에 대항한 능동범위와 수동범위를 비교함으로써 근육의 활성화에 대한 정보를 얻을 수 있으며, 피로도가 나타날 때까지 반복하면 지구력이 반영된다. 그는 10°의 굽힘지연(lag)과 팔을 올리는 와중에 14°의 벌림지연이 있다. 환자는 치료사가 끝 범위에서 팔을 위치해 놓은 후에도 위치를 유지할 수 있는 것으로 보아 가동범위의 제한은 신경근조절의 문제가 있는 것을 나타낸다. 그는 어깨 굽힘을 9회, 벌림을 5번 수행하면 피로의 증후가 보인다.
  그는 어깨뼈 내밈과 위쪽돌림에 어려움을 겪고 있다.
- *움직임 관찰:* 그는 팔을 올리는 동안 어깨뼈의 위쪽돌림 없이 어깨뼈의 올림이 초기에 일어난다. 또한 그는 벌림 중에 몸을 오른쪽으로 기울이고 굽힘을 위하여 그의 척추를 뻗거나 뒤로 기울인다.

평가 Evaluation

- *의학적 진단:* 회전근 파열 수술 후 12주
- *물리치료 진단:* 돌림근띠 수술 후 어깨 움직임, 근육기능 결손(활성화, 내구성), 신경근 협조 결손
- *기여하는 손상:*
  - 비손상측에 비해 능동가동범위의 결손이 있지만(굽힘 20°, 폄 15°, 벌림 23°, 중립에서는 가쪽돌림 33°, 90° 구부린 상태에서는 가쪽돌림 34°, 안쪽돌림 90°), 회전 옆면(변형 20°, 확장형 23°, 가쪽돌림) 범위는 대부분의 기능 활동에 필요한 범위 내에 있다.
  - 수동가동범위의 결손은 비손상측의 굽힘, 폄, 벌림, 중립 위치에서의 안쪽돌림과 비교하여 최소수준이다(<10°). 중립 및 90°(31/32°)에서의 가쪽돌림과 90°(17°)에서의 안쪽돌림에 대한 수동적 결함이 더 크다.
  - 근활성의 결손은 굽힘과 벌림에서 어깨를 올리는 동안 보여진다(10° 굽힘지연과 14° 벌림지연).
  - 반복적인 굽힘 및 벌림으로 인한 근지구력의 결핍
  - 어깨 올림에서의 신경근조절의 결핍(보상작용)
  - 옷입기어 대한 기능적 어려움
  - 운동에 대한 평가는 글상자 10.13참조

표10.11 어깨 관절 운동 범위

	오른쪽 능동적 운동 범위	오른쪽 수동적 운동 범위	왼쪽 능동적 운동 범위
	오른쪽	오른쪽	왼쪽
굽힘	140	150	160
폄	10	15	25
벌림	132	146	156
모음	20	20	20
가쪽돌림(중립)	30	32	63
안쪽돌림(중립)	65	66	70
90°에서 가쪽돌림 (어깨뼈 면)	38	40	72
90°에서 안쪽돌림 (어깨뼈 면)	25	38	55

AROM, Active range of motion; *PROM*, passive range of motion.

지침 Precautions

- 봉합된 돌림근띠를 보호하고 부하증가, 빠른 스트레칭, 움직임 또는 조절하기 어려운 어깨의 위치는 피해야 한다. 내부·외부 운동범위의 목표는 보수적이고 공격적인 운동 보다는 근활성, 지구력, 신경근의 협응이 강조되어야 한다.

예후 Prognosis

힘줄치유율은 나이가 들수록 감소하며, 그의 연령대로 보면 힘줄이 치유될 확률은 76%이다.[73] 남성의 경우 수술 후 신체 회복 가능성이 여성보다는 높다. 그는 당뇨병, 골밀도 문제, 수술 전 어깨 경직 또는 나쁜 예후를 예측하는 20kg/m^2 이상의 체질량 지수(BMI)의 병력이 없다.[74-78] 그러나 파열의 크기(중등도)와 다발성 힘줄의 침범은 모두 부정적인 인자이다.[73,75,78,79] 이러한 모든 요인에 기초하여 그의 예후는 중등도이며, 고도의 일부 기능 손실이 발생할 수 있다. 그러나 수술 후 일상생활 활동을 위한 기능회복 및 통증완화는 여전히 가능하다. 근력과 지구력이 충분하지 않으면 추가 손상이 발생할 수 있으니, 장기목표는 조직치유를 보면서 느리지만 점진적인 강화를 필요로 한다.[79,80]

글상자 10.13 운동 용량 및 선택에 대한 평가 시사점

- 환자의 나이, 중등도 파열, 다발성 힘줄의 포함은 조직 치유에 대한 중간 정도의 예후를 나타내며, 높은 스트레스나 긴장(결합 또는 분리)이 발생하지 않도록 주의해야 한다.
- 주요 고려사항 중 하나는 과도한 부하(및 긴장)로부터 수술 부위를 보호하는 것이다. 특히 가장 일반적인 실패 기간은 환자의 통증 수준이 감소하고 기능이 개선되기 시작하는 기간으로 수술 후 3~6개월 사이이다.
- 근육기능용량은 편안함(수축 시 통증 없음), 고반복 횟수, 그리고 끝 범위에 도달하지 않는 매우 낮은 부하를 기준으로 한다.[71,80] 최근 미국 어깨 및 팔꿈치 치료사 협회에서 합의된 성명에서는 12주에서 20주 사이의 근육 활동은 최대 근전도(EMG) 수준의 30~49%이다.[71] 환자에게는 힘줄 치유에 낮은 예후가 3가지 요인이 있으므로 낮은 저항이 바람직하다.
- 동일한 합의 논문에서, 이 단계에 대한 권고사항은 어깨 올리는 동안 가쪽돌림과 함께 90° 이하의 운동을 계속하는 것이다(앞서 소개됨). 또한 어깨 굽힘 또는 벌림을 위해 중력에 대항하여 팔꿈치를 펴고(긴 지렛대 팔) 최대 2파운드(1kg)를 사용할 것을 권장한다.
- 치료 중 결합조직의 전반적인 스트레스를 제한하기 위하여 최대 근력을 향상시키는 것을 목표로 하는 것보다는 낮은 부하와 기능적 근수행으로 근지구력을 구축하는 것이 우선이다.
- 마지막 범위에서의(굽힘과 벌림 지연) 활성근육의 활성화는 전체 범위 근활성화와는 별도로 다루어야 한다. 지지된 자세에서의 능동보조운동은 마지막 범위에서 낮은 부하로 사용된다. 특히 어깨뼈 봉우리에서 조절되지 않은 위팔뼈의 위쪽 방향 운동으로부터 돌림근띠의 압축 또는 퇴행의 가능성이 발생하기 때문에 충돌 역학을 고려해야 한다. 어깨관절 운동 축에 충분한 돌림근띠 안정화가 없는 경우, 초기 위쪽돌림이 없는 어깨관절 올림은 위쪽 변위를 증가시킨다.
- 목표는 기능적 개선 및 통증 점수를 사용하여 설정되며, 근육지연의 개선과 함께 반대편과 동등한 범위를 달성하는 대신 능동운동 범위를 수행하는 능력이 향상을 목표로 한다. 목표는 QuickDASH가 MCID(8점)를 초과하여 65에서 55로 개선되었으며 평균휴식 통증이 2/10(MCID 1.1점)임을 보고하는 것이다.

치료 및 운동 선택 Treatment and Exercise Choices

12주에는, 능동자가 보조 범위는 어깨뼈 면 이외의 다른 면을 포함하여 진행된다. 운동 결손의 주요 범위는 높은 각도의 벌림에서의 회전이므로 이러한 운동은 바로 누운 자세에서 장기간의 홀드 없이 T bar를 사용하는 홈프로그램에 포함되어야 한다. 근육 기능 운동 선택은 근활성화에서 점진적인 부하를 포함한 지구력으로 진행된다(표 10.12).

표 10.12 연구사례 10.4: 근육기능을 위한 운동 용량

	용량	진행
어깨뼈 위쪽돌림(도드래) (운동10.24)	어깨뼈 면에서 어깨 굽힘 70°에서 시작하는 움직임의 운동에 저항이 추가된다. 어깨뼈 위쪽돌림으로 시작하는 움직임의 호는 그가 움직임을 시작할 수 있는지 확인한 후에 수행된다. 그는 과도한 어깨뼈 올림으로 보상하기 전에 1 파운드(약 0.5kg) 18번 반복할 수 있다.	반복 횟수 증가 세트 증가 팔꿈치를 펴하면서 주먹으로 치기 탄성력을 이용한 홈프로그램의 사용. 보상작용 없이 수행할 수 있는 저항
팔을 테이블에 지지한 상태로 어깨뼈 면의 자세에서 45°의 등척성 및 작은 움직임의 가쪽돌림 및 안쪽돌림(도르래; 운동 10.23)	용량테스트 결과 45°에서 15회 반복, 1파운드(약 0.5kg) 저항으로 90°에서 10회 반복으로 피로도가 나타났다. 90°에서 저항을 약 0.5kg까지 떨어뜨리면 18회까지 피로도 없이 반복이 가능하다.	운동 후 통증은 없다. 증진하기 위한 옵션은 추가적인 세트를 추가하거나 90° 위치에 대한 저항을 높이는 것이다.
앉은 자세에서 중력에 대항하여 능동보조된 어깨 굽힘의 마지막 범위(Scaption; 운동 10.4)	치료사의 도움을 받아 능동적으로 자세를 유지하는 가쪽돌림을 포함한 전 범위의 어깨뼈 면자세. 환자는 피로하기 전에 이 위치를 10초간 유지할 수 있다. 환자는 직립 자세를 유지하면서 어깨뼈를 위쪽으로 회전하도록 권장한다.	시간이 지남에 따라 피로가 올때까지 활성화와 신경근 협응에 중점을 두고, 능동범위와 수동운동이 같아지게 되면 중단한다.
도르래에 대한 어깨 굽힘(엎드린자세) (운동 수정 10.3: 어깨 굽힘에 저항하는 반대방향으로의 도르래)	70°에서 120° 사이의 굽힘(가쪽돌림 유지)에 저항하는 팔을 테이블에서 떨어뜨리고 엎드린다. 그는 통증이나 피로감 없이 1 파운드(약 0.5kg) 25번의 반복을 완료할 수 있다.	저항 증가 세트 증가 무릎을 꿇은 후 인클라인 런지로 이동. 초기 어깨 올림보다는 어깨뼈 위쪽돌림에 초점을 맞추어 서있다(운동 10.42). 무게 없이 시작하여 전범위 내에서 통증이 없다면 무게를 추가한다.

표 10.12 연구사례 10.4: 근육기능을 위한 운동 용량- *계속*

	용량	진행
등장성 어깨 굽힘(운동 10.42)	환자는 통증이나 무게 추가 없이 0°에서 90°까지 22회 반복할 수 있으며, 이는 지구력을 기르기 위한 적절한 출발점이다.	아령은 환자가 효율적인 어깨위팔리듬을 보여줄 수 있을 때 추가된다.
어깨뼈 면에서 등장성 어깨 벌림 (운동 10.43)	환자는 통증이나 무게 추가 없이 0°에서 90°까지 35회 반복할 수 있다. 어깨뼈에서의 벌림은 약 0.5kg로 테스트된다. 환자는 가벼운 불편함을 호소하기 전에 12회만 반복할 수 있으며 90°에 이를 수 없다. 하중은 0.25kg으로 조정되었고 90°에 도달할 수 있었으며 20회 반복을 완료할 수 있었다.	
팔꿈치 굽힘(운동 10.38)	맨손운동은 돌림근띠의 지구력을 촉진하면서 팔꿈치 굽힘의 지구력 조절에 도전하기 위하여 사용된다. 위팔은 돌림근띠에 가해지는 스트레스를 줄이고 위팔뼈의 지지를 위하여 60° 어깨관절 굽힘한 채로 테이블에 지지한다. 어깨가 지지되는 경우에는 1kg 무게 제한은 이 운동에 적용되지 않지만, 만약 통증과 피로 및 어깨의 보상이 있는지 전체에 걸쳐 모니터링한다. 환자는 위치를 유지하는 데 어려움을 겪기 전에 18번 반복하여 약 2kg에 저항할 수 있다.	환자가 운동을 위해 어깨 위치를 유지할 수 있고, 환자가 15회 반복할 수 있게 되면 위팔 지지대 없이 가벼운 무게를 시도할 수 있다.
어깨뼈 모음 로우(rows)(리클라인 자세)(운동 10.44)	리클라이닝된 위치는 120° 이상의 더 높은 범위로 위쪽 돌림되는 움직임을 보조하는 동시에 아래 등세모근과 어깨뼈 내밈의 동심성 수축을 몸쪽 방향으로 사용하여 편심성 수축을 제어하는데 사용된다. 기울어진 자세는 어깨뼈 아래각의 들뜸과 둥근 어깨를 제한한다. 팔꿈치가 몸에 닿지 않도록 범위를 제한한다.	저항력을 높이고 움직임의 범위를 통한 조절을 관찰한다.

◎ 사례 연구 10.5: 손목 인대 염좌
WRIST LIGAMENT SPRAIN

이 사례는 (1) 외상 후 인대 회복에 대한 고려, (2) 재생을 위한 최적의 힘의 느린 진행, (3) 힘의 분산을 보여준다.

24세의 여대생이 롤러블레이드를 타다가 팔을 뻗고 넘어졌다. 방사선 촬영은 골절에 대해 음성이었지만 손목 중간 부근에 염좌가 일어나 반달뼈의 아탈구 가능성이 있었다. 방사선 촬영에서 손배뼈–반달뼈 탈구에는 음성이었다. 그녀는 지난 6주 동안 손목 부목을 착용했으며 이제 손목의 능동가동운동을 시작할 수 있게 되었다.

기능 상태 및 목표 Functional Status and Goals

그녀는 무거운 집안일(가벼운)과 가방을 드는 것(중등도의)에 어려움을 겪으며 요가에도 참여할 수 없다. 그녀는 컴퓨터를 사용할 수 있지만 왼손잡이여서 오랫동안 글을 쓰는 데 어려움을 겪고 있다. 그녀는 집안일, 들기, 양손을 이용한 개인 관리를 포함한 모든 일상생활 활동으로 돌아가고 싶어 한다. 그녀는 물리치료학과 학생이고 도수치료 및 검사, 중재기술에 손을 사용할 수 있어야 한다. 그녀는 2개월의 인턴십을 할 예정인데, 그 전에는 아무 생각 없이 손을 쓸 수 있기를 원한다. 그녀의 Quick DASH 점수는 25이다.[83]

주관적인 통증 Subjective Complaints

- *심각도:* 휴식 시 통증 수준은 손목을 펼 때 가벼운 통증이 있는 0/10이고, 체중을 지탱하거나 들어 올릴때 중간 통증 6/10이다.
- *과민성:* 그녀의 통증은 움직임을 중단한 후 즉시 사라진다. 1시간 이상 글쓰기와 같은 자세를 유지한 뒤 통증이 가라앉는 데 5분이 걸린다.
- *특성:* 불안정성의 가능성이 있는 손바닥 인대 손상
- *단계:* 2단계
- 주관적 불만의 해석은 글상자 10.14를 참조한다.

객관적인 결과 Objective Findings

- *자세/정렬:* 등뼈는 편평하고 머리는 약간 앞으로 향하고 외반주의 각도는 19°이다

글상자 10.14 주관적 정보의 해석

움직임(과도한 폄, 닫힌 사슬 스트레스 및 들기)과 장기간의 쓰기(덜 심한 통증)로 인해 악화되는 경도중등도의 통증, 낮은 과민성, 손상의 외상적 특징은 객관적인 검사 및 중재 중에 치유 구조의 불안정성과 보호에 대한 테스트를 필요로 한다.

주의사항

관절 내 움직임과 관절가동범위 검사를 위해 체중지지를 하지 않은 상태에서 힘을 조심스럽게 증가시킨다. 4/10 이상의 통증 악화가 있는 경우 동작검사 범위를 제한하고 지나친 압력 없이 테스트한다. 손목에 각도를 주거나, 과도한 힘 또는 범위가 초과되는 움직임은 기능적 활동 평가를 지연시킨다. 손목인대 무결손, 손목관절 움직임, 안정성 검사 등이 표시된다. 초기 손상 후 방사선 및 신체검사에서 명백하지 않은 손상이 없는지 확인하기 위해 손배뼈, 반달뼈와 콩알뼈 구조의 평가도 필요하다.

- *동작 범위:* 표 10.13 참조
- *근육 길이:* 손목 굽힘 및 폄근 길이 테스트
- *촉진:* 손바닥 손목 부위의 자뼈 측면에 경미한 통증이 있다. 손배뼈나 세모뼈의 촉진 시 특별한 통증은 없고 반달뼈 부위에 약간의 통증이 있다. 자뼈 가쪽인대의 촉진 시 큰 통증은 없다.
- *관절 내 움직임:* 관절 내 움직임은 크게 증가하지 않았지만 반달뼈 주변 중심 관절 촉진과 몸 중심부쪽의 손목관절과 손목뼈 중간관절의 앞쪽과 뒤쪽으로 미끄러짐을 시행 시 약간 통증이 있었다.[27]
- *특수 검사:* 반달세모뼈들뜸검사 시 반달뼈에 어느 정도의 통증(2/10)이 보였고, 전단검사(불안정성 또는 인대 손상에 양성), 손배뼈 이동검사 음성. 수동적 노뼈 또는 자뼈 치우침과 자뼈 가쪽인대의 촉진 시 통증이 있는 차이. Finkel-steins 검사 시 약간의 긴장감[27]
- *움직임 관찰:* 그녀는 왼쪽 어깨 굽힘과 벌림의 움직임 동안 날개어깨뼈를 가지고 있다. 벌림 시 어깨가슴관절의 관계. 왼쪽 벌림 시 증가된 익상

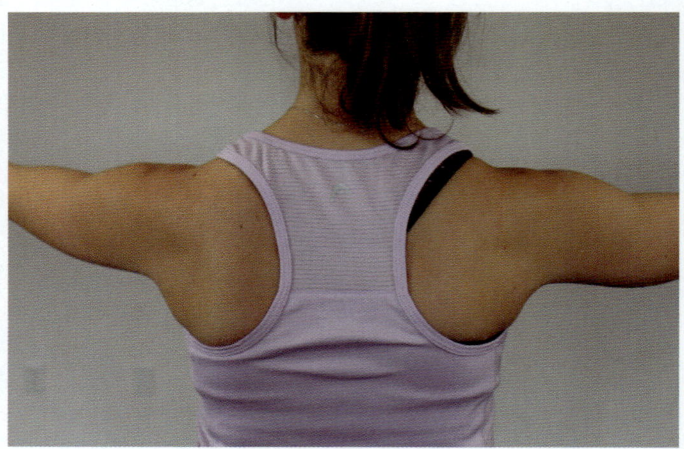

어깨 벌림 시 어깨가슴관절 관계. 벌림 시 왼쪽에서 증가된 날개어깨뼈를 주목하라.

평가 Evaluation

- *의학적 진단:* 손바닥 인대 염좌, 불안정성
- *물리치료진단:* 환자의 일차적 손상은 통증으로 이차적으로 제한된 손목의 가동성 제한을 동반한 통증(오른쪽과 비교한 모든 방향), 엎침 시 통증, 악력 감소, 어깨가슴관절의 지구력 감소 및 기능적 활동의 어려움이다.

지침 Precautions

범위가 회복됨에 따라 천천히 증가되는 스트레스와 함께 손목 폄의 제한된 범위를 받아드린다. 손바닥 인대에 가해지는 스트레스를 제한하고 손목 폄과 연합된 각도를 피한다. 폄의 가동범

표 10.13 손상 후 6주에 초기 평가에서 관절 운동 범위와 쥐는힘

	오른쪽	왼쪽	저항 등척성 왼쪽 중간 범위 검사	가벼운 일상생활을 위한 요구범위[86]
자측 치우침	38	15	약한 통증	20°
노측 치우침	27°	15	통증 없음	20°
손목관절 굽힘	54°	통증없이 48°	통증 없음	40°
손목관절 폄	70°	36°에서 손바닥쪽으로 약간의 자측 통증	약한 통증	40°
엎침	정상 한계 이내	정상 한계 이내	통증	50°
뒤침	정상 한계 이내	정상 한계 이내	통증 없음	60°
쥐는 힘 측정계: 중간 설정, 중립 엎침과 뒤침, 90° 팔꿈치 굽힘	28, 24, 20kg	17, 14, 14kg	통증 없음	

ADLs, 일상생활 동작

위가 70° 이상일 때까지 닫힌 사슬 운동이 없고 위치가 가능할 때 닫힌 사슬 운동의 스트레스를 제한한다. 손목 폄과 엎침을 결합하지 않는다.[86] 손배반달뼈(scapholunate) 아탈구 또는 심한 이완성은 만성 손목 불안정성과 퇴행성 변화를 유발할 수 있다. 치유 기간을 따르고 늘어난 위치에서 추가 손상의 치유를 피하기 위해 최대 신장을 제한하는 것이 필수적이다.

예후 Prognosis

환자는 의욕이 강하고 젊으며 신체 인지도가 좋고 손목에 가해지는 힘을 제한해야 하는 이유를 이해한다. 경과에 대한 일관된 평가가 여전히 중요하지만 아탈구나 탈구의 증거는 없다.[87–89] 회복과정에서 힘을 제한할 수 있다면 좋은 예후가 될 것이다.

치료 및 운동 선택 Treatment and Exercise Choices

표 10.14와 글상자 10.15 및 10.16을 참조

글상자 10.15 운동 선택의 주관적 및 객관적 검토의 의미

증상의 심각성과 과민성은 비교적 경미하다. 문제의 특성(반달뼈 불안정성의 가능성이 있는 손바닥 손목 인대의 염좌)은 과도한 스트레스와 긴장으로부터 치유되고 있는 인대를 보호할 필요가 있음을 나타낸다. 단계는(손상 후 6주, 불완전 치유, 가동성 회복의 시작점) 통증의 내성 내에서 느린 진행이 필요로 한다. 손목 가동성을 다루기 위한 운동은 끝 범위에 도달하지만 높은 힘이나 장기가 유지되는 것을 피해야 한다. 악력과 상지 기능을 다루기 위한 운동은 통증이 없는 손목이 가능한 중간 위치에서 수행되어야 하며, 자뼈나 노뼈의 편차 없이 손목의 기능적 위치(15-20의 폄)를 달성하여 악력을 최대한으로 달성을 목표로 한다. 일단 그녀가 기능적 자세를 위한 충분한 손목 폄을 가지게 되면 추가된 어깨 지구력과 등척성 손목과 쥐기를 통합한 기능적 과제를 위한 근력운동을 추가한 열린 사슬 운동이 가능하다. 몸쪽부 근력과 지구력을 증진하기 위한 운동은 지난 6주 동안 기능적 요구 사항과 우세팔의 사용 감소를 다루기 위해 필요하다. 왼쪽 날개어깨뼈는 운동범위에서 높으므로, 몸쪽부와 연계하여 치료하기 위하여 운동프로그램은 손목에 스트레스를 주지 않는 열린 사슬 운동을 포함하여야 한다.

표 10.14 사례 10.5: 손바닥쪽 손목 인대 삠/불안정을 위한 운동 선택

목표 및 운동 선택	매개변수 및 용량	손목 인대의 제한적 스트레스와 염좌를 보호하기 위한 방법	
손목 가동성 향상			
능동 손목 폄 능동 손목 굽힘 능동 손목 노측 치우침 능동 손목 자측 치우힘	지지대에 받쳐진 위치 끝 범위, 능동 범위 유지 없음 여러 번 반복, 다양한 설정, 하루동안 빈번하게	한쪽 면에서 움직임 유지 없음	아래팔은 보상 작용을 제한하기 위해 테이블에서 지지하고, 환자에게 손목을 관찰하고 자측 또는 노측 치우침을 제한하도록 요청 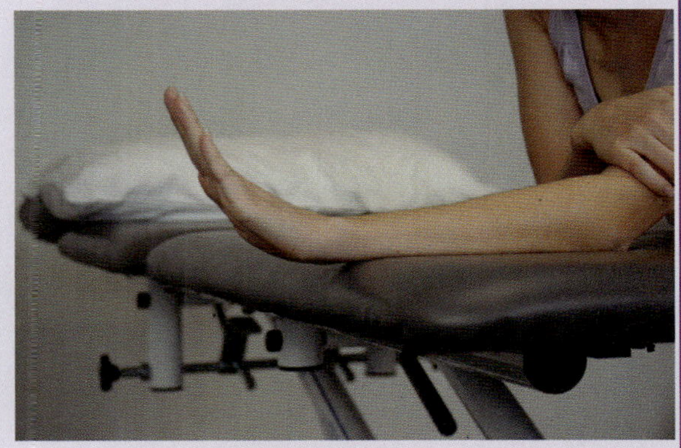 능동성 항중력 움직임은 유지(가동성 량)없이 끝 범위까지 도달하기 위해 여러 번 반복시킴. 이 운동은 낮은 부하 운동으로 피로도는 예상되지 않음

계속

표 10.14 사례 10.5: 손바닥쪽 손목 인대 삠/불안정을 위한 운동 선택 - *계속*

목표 및 운동 선택	매개변수 및 용량	손목 인대의 제한적 스트레스와 염좌를 보호하기 위한 방법	
중간 범위의 손목근육 활성도와 지속성 향상			
등척성 손목 폄과 쥠 (운동 10.34)	20°에서 등척성 손목 폄 (기능적 쥠 위치-쥠을 위해 손목 시너지 기능), 1.5kg 무게의 공을 사용해 중립 폄 위치에서 중력에 대항해 손목 굽힘, 피로도가 느껴지게 30초 동안 1kg 공을 사용해 굽힘	지지대에 아래팔을 지지 노측 또는 자측 치우침 없음 각도를 제한하기 위해 쥠에 더 큰공 사용	
쥐는 힘 향상			
그립감이 크고 적당한 그립과 등척성 손목 활성화가 가능한 능동적 쥠 운동(운동 10.35)	아래팔 지지와 쥐는힘 측정계 중간위치 엎침과 뒤침, 중간 설정 9kg: 1RM 평균 60%(최대 3번 반복에서 평균=15kg), 15번 반복, 3셋트	노측과 자측 치우침 없음 15-20° 손목 폄	
손목 쥐는힘과 손몬 근육 지속성에 따른 몸쪽 어깨와 어깨가슴 근육 기능(순서, 지속성) 향상			
열린 사슬 운동: 풀리 저항 운동 풀리에 역행해 고립된 어깨뼈 위쪽돌림 (팔꿈치 움직임) (운동 10.24)	4kg 16-18 반복. 피로도 생기기 전 최대치(어깨뼈와 어깨 피로도)	어깨뼈 면 열린 사슬 중립 손목 위치, 손목의 경사짐 피함	어깨뼈 내밈 및 위쪽돌림 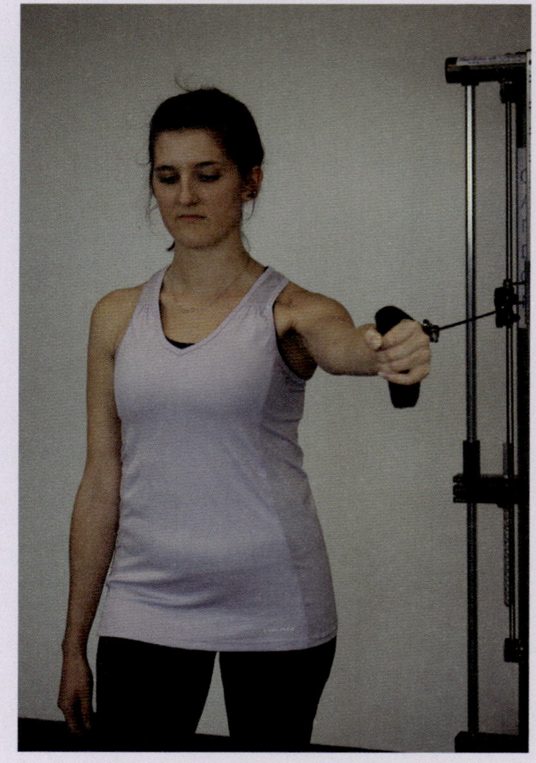 위쪽돌림 및 어깨가슴부 연결은 저항에 대항한 움직임 전에 무게 없이 알려줌. 목표는 손목의 중립에서 약간 폄으로 어깨뼈 면을 유지시킴

표 10.14 사례 10.5: 손바닥쪽 손목 인대 삠/불안정을 위한 운동 선택 - *계속*

목표 및 운동 선택	매개변수 및 용량	손목 인대의 제한적 스트레스와 염좌를 보호하기 위한 방법	
펀치로 팔꿈치 폄 (운동 10.24)	손목 각도 없이 2kg 최대 15번 반복	어깨뼈 면: 손목은 약간 폄에서 유지시킴	움직임은 외반 각도를 수용하고 상체 회전을 제한하기 위해 몸보다 넓은 손으로 마무리함
어깨 가쪽돌림과 안쪽돌림 (운동 10.33)	어깨 돌림 중 손목 위치를 유지할 능력을 기본으로 1kg 설정	등척성 손목 폄 근육, 등척성 지구력	회전하는 동안 손목 움직임 없음 저항은 낮게 그리고 만약 손목 위치에 어떤 문제점이 브인다면 운동은 멈춰야 함

글상자 10.16 닫힌 운동을 피하기 위한 이론적 근거

환자의 손목 가동성은 제한적이며, 상지의 닫힌 사슬 위치는 손 지지와 어깨 회전에 따라 60-90°도 손목 폄이 필요하다. 손바닥 손목 인대는 이 위치에서 완전히 늘어나 초기 인대 회복기간 동안 인대는 길어진 위치에서 치유되지 않기 때문에 완전한 긴장으로부터 보호해야 한다.

어깨가슴관절에서 몸쪽부 지지를 제공하는 어깨 강화를 위한 진행:

1. 환자의 어깨뼈 가슴우리 연결과 어깨뼈의 결합을 개선하기 시작하면 어깨의 움직임은 보다 높은 범위에서 도전된다. 아래팔은 체중을 지탱하는 것이 아니라 입력을 제공하기 위해 벽에 가볍게 기대어 있다.

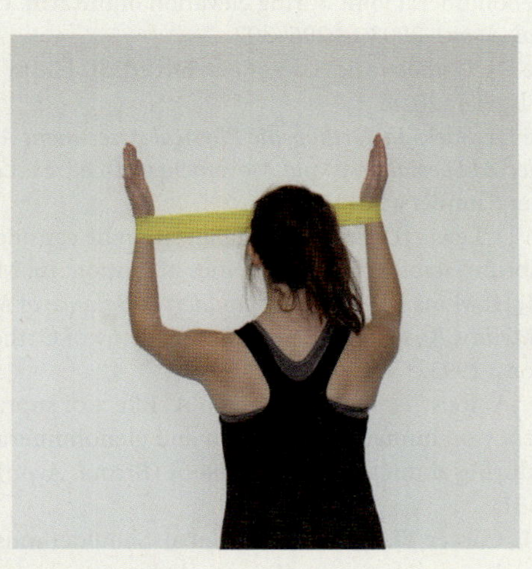

탄성 저항은 팔을 어깨뼈에 고정시키고 어깨의 가쪽돌림을 유지하면서 어깨뼈 안정화근과 돌림근띠를 활성화하기 위한 피드백을 제공한다. 밴드는 손목에 가해지는 스트레스를 줄이기 위해 손목 위에 배치한다.

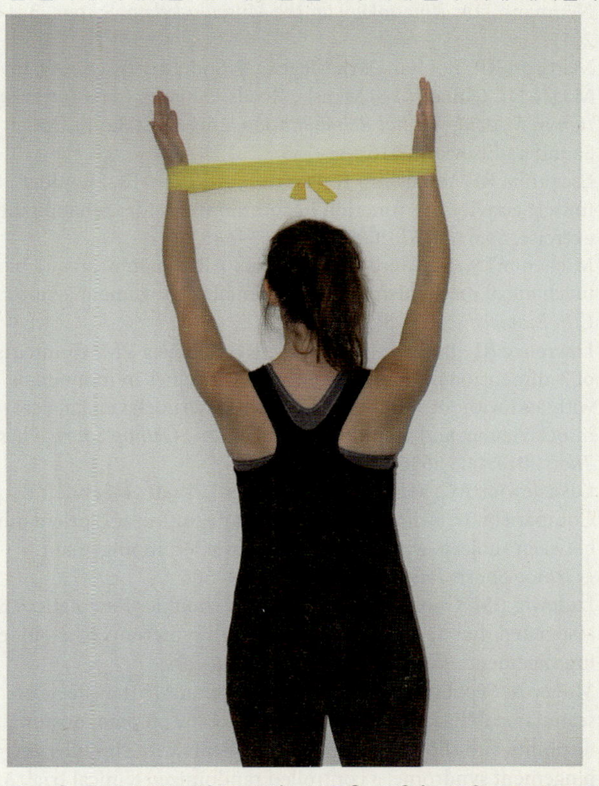

2. 더 높은 압박 없이 변형된 닫힌 사슬을 사용한 고유감각 입력 및 상지 조절
   - 손목의 가동성이 개선되기 시작하고 통증이 감소함에 따라 서있는 상태에서 체중 없이 닫힌 사슬 운동에서 어깨 운동과 손목 컴위 수정이 가능하다(운동 10.17 [그림 10.17B]).
   - 상지의 지구력이 촉진된다면 손목을 통한 압박은 제한될 것이다. 운동의 목적 중 하나는 환자가 손목에 과도한 힘을 가하지 않도록 근위 상지를 조절하는 방법을 가르치는 것이다.
3. 운동 10.24(그림 10.24C)를 사용하여 힘을 분산하고 몸쪽부 지지를 제공하는 점진적인 어깨 및 어깨뼈 제어가 추가되고 안정적인 중립을 유지하면서 몸쪽부 제어에 대한 증가된 도전(운동 10.23 <그림 10.23A,B>) 손목, 그립 활동은 천천히 추가된다(운동 10.35).

참고문헌

소개

1. Bullock MP, Foster NE, Wright CC. Shoulder impingement: the effect of sitting posture on shoulder pain and range of motion. *Man Ther*. 2005;10:28–37.
2. Lewis JS, Wright C, Green A. Subacromial impingement syndrome: the effect of changing posture on shoulder range of movement. *J Orthop Sports Phys Ther*. 2005;35(2):72–87.
3. Barrett E, O'Keeffe M, O'Sullivan K, Lewis J, McCreesh K. Is thoracic spine posture associated with shoulder pain, range of motion and function? A systematic review. *Man Ther*. 2016;26: 38–46.
4. Ludewig PM, Reynolds JF. The association of scapula kinematics and glenohumeral joint pathologies. *J Orthop Sports Phys Ther*. 2009;39(2):90–104.
5. Kebaetse M, McClure P, Pratt NA. Thoracic position effect on shoulder range of motion, strength, and three-dimensional scapular kinematics. *Arch Phys Med Rehab*. 1999;80(8):945–950.
6. Neumann DA. *Kinesiology for the Musculoskeletal System*. 3rd ed. 2017.
7. Mattison RR, Bouliane MJ, Magee DJ. Shoulder instability. In: Magee DJ, Quillen WS, Manske R, eds. *Pathology and Intervention in Musculoskeletal Rehabilitation*. 2nd ed. St. Louis, MO: Saunders Elsevier; 2016:188–235.
8. Escamilla RF, Yamashiro K, Paulos L, Andrews JR. Shoulder muscle activity and function in common shoulder rehabilitation exercise. *Sports Med*. 2009;39(8):663–685.
9. Michenor LA, McClure PW, Karduna AR. Anatomical and biomechanical mechanisms of subacromial impingement syndrome. *Clin Biomech*. 2003;18(5):369–379.
10. Lawrence RL, Braman JP, Laprade RF, Ludewig PM. Comparison of 3-dimensional shoulder complex kinematics in individuals with and without shoulder pain, part 1: sternoclavicular, acromioclavicular, and scapulothoracic joints. *J Orthop Sports Phys Ther*. 2014;44(9):636–645.
11. Lukasiewicz AC, McClure P, Michener L, Pratt N, Sennett B. Comparison of 3-dimensional scapular position and orientation between subjects with and without shoulder impingement. *J Orthop Sports Phys Ther*. 1999;29:574–586.
12. Ludewig PM, Cook TM. Alterations in shoulder kinematics and associated muscle activity in people with symptoms of shoulder impingement. *Phys Ther*. 2000;80(3):276–291.
13. Moezy A, Sepehrifar S, Solaymani Dodaran M. The effects of scapular stabilization based exercise therapy on pain, posture, flexibility and shoulder mobility in patients with shoulder impingement syndrome: a controlled randomized clinical trial. *Med J Islam Repub Iran*. 2014;28:87.
14. Giphart JE, van der Meijden OA, Millett PJ. The effects of arm elevation on the 3-dimensional acromiohumeral distance: a biplane fluoroscopy study with normative data. *J Shoulder Elbow Surg*. 2012;21:1593–1600.
15. Graichen H, Bonel H, Stammberger T, et al. Three-dimensional analysis of the width of the subacromial space in healthy subjects and patients with impingement syndrome. *AJR Am J Roentgenol*. 1999;172:1081–1086.
16. Hebert LJ, Moffet H, Dufour M, Moisan C. Acromiohumeral distance in a seated position in persons with impingement syndrome. *J Magn Reson Imaging*. 2003:72–79.
17. Alpert SW, Pink MM, Jobe FW, et al. Electromyographic analysis of deltoid and rotator cuff function under varying loads and speeds. *J Shoulder Elb Surg*. 2000;9(1):47–58.
18. Flatow EL, Soslowsky Lj, Ticker JB, et al. Excursion of the rotator cuff under the acromion. Patterns of subacromial contact. *Am J Sports Med*. 1994;22:779–788.
19. Michenor LA, Subasi Yesilyaprak SS, Seitz AL, Timmons MK, Walsworth MK. Supraspinatus tendon and subacromial space parameters measured in ultrasonographic imaging in subacromial impingement syndrome. *Knee Surg Sports Traumatol Arthrosc*. 2015;23:363–369.
20. Yanai T, Fuss FK, Fukunaga T. In vivo measurement of subacromial impingement: substantial compression develops in abduction and internal rotation. *Clin Biomech (Bristol, Avon)*. 2006;21:692–700.
21. Timmons MK, Ericksen JJ, Yesilyaprak SS, Michener LA. Empty can exercise provokes more pain and has undesirable biomechanics compared with the full can exercise. *J Shoulder Elb Surg*. 2016;25:548–556.
22. Magee DJ, Mattison R, Reid DC. Shoulder instability and impingement syndrome. In: Magee DJ, Zachazeweski JE, Quillen WS, eds. *Pathology and Intervention in Musculoskeletal Rehabilitation*. St. Louis, MO: Saunders Elsevier; 2009:125–160.
23. Roberts CS, Davila JN, Hushke SG, et al. Magnetic resonance imaging analysis of the subacromial space in the impingement sign positions. *J Shoulder Elb Surg*. 2002;11(6):595–599.
24. Thigpen CA, Padua DA, Morgan N, et al. Scapula kinematics during supraspinatus rehabilitation exercise: a comparison of the full-can versus empty-can techniques. *Am J Sports Med*. 2006;34(4):644–652.
25. Stokdijk M, Eilers PH, Nagels J, Rozing PM. External rotation in the glenohumeral joint during elevation of the arm. *Clin Biomech (Bristol, Avon)*. 2003;18:296–302.
26. Magee DJ. *Orthopaedic Assessment*. 6th ed. St. Louis, MO: Saunders Elsevier; 2014.
27. Magee DJ, Sueki D. *Orthopedic Physical Assessment Atlas and Video: Selected Special Tests and Movements*. 6th ed. St. Louis, MO: Elsevier Saunders; 2011.
28. Lew WD, Lewis JL, Craig EV. Stabilization by capsule, ligaments and labrum: stability at the extremes of motion. In: Matsen FA, Fu FH, Hawkins RJ, eds. *The Shoulder: A Balance of Mobility and Stability*. Rosemont: American Academy of Orthopedic Surgeons; 1993.
29. Terrier A, Reist A, Vogel A, Farron A. Effect of supraspinatus deficiency on humerus translation and glenohumeral contact force during abduction. *Clin Biomech (Bristol, Avon)*. 2007;22: 645–651.
30. Uhl TL, Carver TJ, Mattacola CG, et al. Shoulder musculature activity during upper extremity weight bearing exercise. *J Orthop Sports Phys Ther*. 2003;33(3):109–117.
31. Chepeha JC. Shoulder trauma and hypomobility. In: Magee DJ, Quillen WS, Manske R, eds. *Pathology and Intervention in Musculoskeletal Rehabilitation*. 2nd ed. St. Louis, MO: Saunders Elsevier; 2016:157–187.
32. Dutton M. *Dutton's Orthopeadic Examination, Evaluation and Intervention*. 3rd ed. New York: McGraw Hill Medical; 2012.
33. Magee DJ, Zachazewski JE. Principles of stabilization training. In: Magee DJ, Zachazewski JE, Quillen WS, eds. *Scientific Foundations and Principles of Practice in Musculoskeletal Rehabilitation*. St. Louis, MO: Saunders Elsevier; 2007:388–413.

섹션 1: 저가동성

34. Roubal PJ, Dobritt D, Placzek JD. Glenohumeral gliding manipulation following interscalen brachial plexus block in patients with adhesive capsulitis. *J Orthop Sports Phys Ther*. 1996;24:66–77.

35. Boyles RE, Flynn TW, Whitman JM. Manipulation following regional interscalene anesthetic block for shoulder adhesive capsulitis: a case series. *Man Ther*. 2005;10:164–171.
36. Kelley MJ, Shaffer MA, Kuhn JE, et al. Shoulder pain and mobility deficits: adhesive capsulitis. *JOSPT*. 2013;43(5):A1–A31.
37. Binder AI, Bulgen DY, Hazleman BL, Roberts S. Frozen shoulder: a long term prospective study. *Ann Rheum Dis*. 1984;43:361–364.
38. Griggs S, Ahn A, Green A. Idiopathic adhesive capsulitis. A prospective functional outcome study of nonoperative treatment. *J Bone Joint Surg Am*. 2000;82-A:1398–1407.
39. Shaffer B, Tibone JE, Kerlan RK. Frozen shoulder. A long term follow up. *J Bone Joint Surg Am*. 1992;74:738–746.
40. Levine WN, Kashyap CP, Bak SF, Ahmad CS, Blane TA, Biliani LU. Nonoperative management of idiopathic adhesive capsulitis. *J Shoulder Elbow Surg*. 2007;40:145–150.
41. Roy JS, MacDermid JC, Woodhouse LJ. Measuring shoulder function: a systematic review of four questionnaires. *Arthritis Rheum*. 2009;61:623–632.
42. Lee AC, Quillen WS, Magee DJ, Zachazewski JE. Injury, inflammation and repair: tissue mechanics, the healing process and their impact on the musculoskeletal system. In: Magee DJ, Zachazewski JE, Quillen WS, eds. *Scientific Foundations and Principles of Practice in Musculoskeletal Rehabilitation*. St. Louis, MO: Saunders Elsevier; 2007:1–22.

섹션 2: 과가동성

43. Ekstrom RA, Donatelli RA, Soderberg GL. Surface electromyographic analysis of exercises for the trapezius and serratus anterior muscles. *J Orthop Sports Phys Ther*. 2003;33(5):247–258.
44. Reese NB, Bandy WD. *Joint Range of Motion and Muscle Length Testing*. 2nd ed. St. Louis, MO: Elsevier Saunders; 2010.
45. Van der Giessen LJ, Liekens D, Rutgers KJ, Hartman A, Mulder PG, Oranje AP. Validation of Beighton score and prevalence of connective tissue signs in 773 Dutch children. *J Rheumatol*. 2001;28(12):2726–2730.
46. Borsa PA, Sauers EL, Herling DE. Patterns of glenohumeral joint laxity and stiffness in healthy men and women. *Med Sci Sports Exerc*. 2000;32:1685–1690.
47. Silliman JF, Hawkins FJ. Classification and physical diagnosis of instability of the shoulder. *Clin Orthop*. 1993;291:7–19.
48. Hayes K, Callanan M, Walton J, Paxinos A, Murrell GA. Shoulder instability: management and rehabilitation. *J Orthop Sports Phys Ther*. 2002;32(10):497–502.
49. Kolber MJ, Cheatham SW, Salamh PA, Hanney WJ. Characteristics of shoulder impingement in the recreational weight-training population. *J Strength Cond Res*. 2013;27(5):1333–13339.
50. Kolber MJ, Corrao M, Hanney WJ. Characteristics of anterior shoulder instability and hyperlaxity in the weight-training population. *J Strength Cond Res*. 2014;28(4):1081–1089.
51. Burkhead W, Rockwood C. Treatment of instability of the shoulder with an exercise program. *J Bone Joint Surg Am*. 1992;70:890–896.
52. Watson L, Warby SA, Balster S, et al. The treatment of multidirectional instability with an exercise program part 1. *Shoulder Elbow*. 2016:1–8.
53. Watson L, Warby SA, Balster S, et al. The treatment of multidirectional instability with an exercise program part 2. *Shoulder Elbow*. 2016:1–8.
54. Ogston JB, Ludewig PM. Differences in 3-dimensional shoulder kinematics between persons with multidirectional instability and asymptomatic controls. *Am J Sports Med*. 2007;35(8):1361–1370.
55. Nascimento V, Torres R, Beltrao N, et al. Shoulder muscle activations levels during exercises with axial and rotational load on stable and unstable surfaces. *J Appl Biom*. 2017;33:118–123.

섹션 3: 반복적인 긴장

56. Cleland JA, Koppenhaver S. *Netter's Orthopaedic Clinical Examination: An Evidence-based Approach*. 2nd ed. St Louis, MO: Saunders Elsevier; 2011.
57. Land H, Gordon S, Watt K. Clinical assessment of subacromial shoulder impingement: which factors differ from the asymptomatic population? *Musc Sc Pract*. 2017;27:49–56.
58. Turgut E, Duzgun I, Baltaci G. Scapular asymmetry in participants with and without shoulder impingement syndrome; a three-dimensional motion analysis. *Clin Biomech*. 2016;38:1–8.
59. Heron SR, Woby SR, Thompson DP. Comparison of three types of exercise in the treatment of rotator cuff tendinopathy/shoulder impingement syndrome: a randomized controlled trial. *Physiotherapy*. 2017;103(2):167–173.
60. Townsend H, Jobe FW, Pink M, et al. Electromyographic analysis of the glenohumeral muscles during a baseball rehabilitation program. *Am J Sports Med*. 1991;19(3):264–272.
61. Lewis J, Mccreesh K, Roy J, Ginn K. Rotator cuff tendinopathy: navigating the diagnosis-management conundrum. *J Orthop Sports Phys Ther*. 2015;45(11):923–937.
62. Bury J, West M, Chamarro-Moriana G, Littlewood C. Effectiveness of scapula-focused approaches in patients with rotator cuff related shoulder pain: a systematic review and meta-analysis. *Man Ther*. 2016;25:35–42.
63. Struyf F, Nijs J, Mollekens S, et al. Scapular-focused treatment in patients with shoulder impingement syndrome: a randomized clinical trial. *Clin Rheumatol*. 2013;32:73–85.
64. Ortega-Castillo M, Medina-Porqueres I. Effectiveness of the eccentric exercise therapy in physically active adults with symptomatic shoulder impingement or lateral epicondylar tendinopathy: a systematic review. *J Science Med Sport*. 2016;19(6):438–453.
65. Wang JH, Iosifidis MI, Fu FH. Biomechanical basis for tendinopathy. *Clin Orthop Rel Res*. 2006;443:320–332.
66. Camargo PR, Alburquerquer-Serndin F, Slavini TF. Eccentric training as a new approach for rotator cuff tendinopathy: review and perspectives. *World J Orthop*. 2014;5(5):634–644.
67. Jonsson P, Wahlstrom P, Ohberg L, Alfredson H. Eccentric training in chronic painful impingement syndrome of the shoulder: results of a pilot study. *Knee Surg Sports Traumatol Arthrosc*.2006;14:76–81.
68. Camargo PR, Avila MA, Alburquerquer-Serndin F, Asso NA, Hashimoto LH, Salvini TF. Eccentric training for shoulder abductors improves pain, function and isokinetic performance in subjects with shoulder impingement syndrome: a case series. *Rev Bras Fisioter*. 2012;16:74–83.
69. Maenhout AG, Mahieu NN, De Muynck M, De Wilde LF, Cools AM. Does adding heavy load eccentric training to rehabilitation of patients with unilateral subacromial impingement result in better outcome? A randomized clinical trial. *Knee Surg Sports Traumatol Arthrosc*. 2013;21:1158–1167.
70. Lombardi Jr I, Magri AG, Gleury Am, et al. Progressive resistance training in patients with shoulder impingement syndrome: a randomized controlled trial. *Arthritis Rheum*. 2008;59:615–622.

사례 10.4

71. Thigpen CA, Shaffer MA, Gaunt BW, Leggin BG, Williams GR, Wilcox RB. The American Society of Shoulder and Elbow Therapist's consensus statement on rehabilitation following arthroscopic rotator cuff repair. *J Sh Elb Surg*. 2016;25(4):521–553.
72. Maschi RA, Fives G. Rotator cuff repair: arthroscopic and open. In: Cioppa-Mosca J, Cahill JB, Cavanaugh JT, Corradi-Scalise D, Rudnick H, Wolff A. eds. *Handbook of Postsurgical Rehabilitation*

Guidelines for the Orthopaedic Clinician. St. Louis, MO: Mosby Elsevier; 2008, 383–392.

73. Boileau P, Brassart N, Watkinson DJ, Carles M, Hatzidakis AM, Krishnan SG. Arthroscopic repair of full thickness tears of the supraspinatus: does the tendon really heal. *J Bone Joint Surg Am*. 2005;87:1229–1240.
74. Chung SW, Park JS, Kim SH, Shin SH, Oh JH. Quality of life after arthroscopic rotator cuff repair: evaluation using SF36 and an analysis of affecting clinical factors. *Am J Sports Med*. 2012;40:631–639.
75. Fermont AJ, Wolterbeek N, Wessel RN, et al. Prognostic factors for successful recovery after arthroscopic rotator cuff repair: a systematic literature review. *J Orthop Sports Phys Ther*. 2014;44(3):153–163.
76. Manaka T, Ito Y, Matsumoto I, Takaoka K, Nakamura H. Functional recovery period after arthroscopic cuff repair: is it predictable before surgery. *Clin Orthop Relat Res*. 2011;469:1660–1666.
77. Warrender WJ, Brown OL, Abboud JA. Outcomes of arthroscopic rotator cuff repairs in obese patients. *J Shoulder Elbow Surg*. 2011;20:961–967.
78. Gulotta LV, Nho SJ, Dodson CC, Adler RS, Altchek DW, MacGilliray JD. Prospective evaluation of arthroscopic rotator cuff repairs at 5 years: part II – prognostic factors for clinical and radiographic outcomes. *J Shoulder Elbow Surg*. 2011;20:941–946.
79. Cho NS, Rhee YG. The factors affecting the clinical outcome and integrity of arthroscopically repaired rotator cuff tears of the shoulder. *Clin Orthop Surg*. 2009;1:96–104.
80. MacCarron JA, Derwin KA, Bey MJ, et al. Failure with continuity in rotator cuff repair "healing". *Am J Sports Med*. 2013;41:134141.
81. DASH. http://dash.iwh.on.ca/. *Institute for Work & Health* 2006–2013. Toronto.
82. Mintken PE, Glynn P, Cleland JA. Psychometric properties of the shortened disabilities of the Arm, Shoulder, and Hand Questionnaire (QuickDASH) and numeric pain rating scale in patients with shoulder pain. *J Shoulder Elb Surg*. 2000;18:920–926.

사례 10.5

83. Wong JYP, Fung BK, Chu MM, Chan RK. The use of Disabilities of the Arm, Shoulder and Hand Questionnaire in rehabilitation after acute traumatic hand injuries. *J Hand Ther*. 2007;20(1):49–56.
84. Shin AY, Battalgia MJ, Bishop AT. Lunotriquetral instability: diagnosis and treatment. *J Am Acad Orthop Surg*. 2000;8:170–179.
85. Taleisnik J. Carpal instability. *J Bone Joint Surg Am*. 1988;70:1262–1268.
86. Green JB, Ranger HE, Draghetti JG, Groat LC, Schumer ED, Leslie BM. Hand, wrist and digit injuries. In: Magee DJ, Zachazewski JE, Quillen WS, eds. *Pathology and Intervention in Musculoskeletal Rehabilitation*. St. Louis, MO: Saunders Elsevier; 2009:213–305.
87. Perron AD, Brady WJ, Keats TE, Hersh RE. Orthopedic pitfalls in the ED: Lunate and perilunate injuries. *Am J Emerg Med*. 2001;19(2):157–297.
88. Watson HK, Ashmead D, Makhlouf MV. Examination of the scaphoid. *J Hand Surg Am*. 1988;13:657–660.
89. Melsom DS, Leslie IJ. Carpal dislocations. *Current Orthop*. 2007;21:288–297.

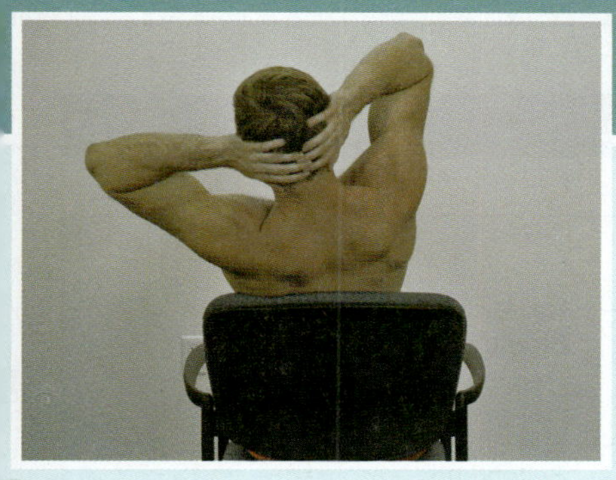

11

척추 워크북

Spine Workbook

생체역학적 개념

많은 척추 관절과 그들의 복합적인 움직임 결합은 팔다리 근육들의 연결고리를 통해 적용된 부하에 영향을 받는다. 따라서 척추 전체와 환자 팔다리의 무게 또는 움직임이 척추에 미치는 영향을 고려하여 운동을 선택하고 실시해야 한다. 팔다리 움직임은 척추안정화를 도모하고 지구력 운동을 제공하는데 사용될 수 있다. 균형반응, 시선방향 및 중력과 관련된 자세 조절도 척추안정화 또는 신경근 협응을 촉진하는데 사용된다. 모든 기능적인 움직임에는 안정성 외에도 충분한 가동성이 필요하며 일상생활의 활동에 미치는 영향은 다음과 같다(표 11.1).

표 11.1 척추운동을 위한 생체역학적 개념

생체역학적 개념	운동 영향
1. 척추구조와 기능	
지지 및 가동성을 갖춘 다수의 관절	복합적인 움직임은 움직이는 동안 척추 복합체 전체를 관찰하고 고려해야 한다.
몸쪽 지지(표 그림 11.1~11.3)	운동 선택 및 실시는 다음 사항을 고려해야 한다: 목 부위는 시력 및 안뜰반사에 다한 기능적 요구사항을 충족하기 위해 모든 척추 부위 중에서 가장 가동성이 뛰어나지만, 팔 기능과 함께 장시간 활동을 하려면 근육 지지가 필요하다. 등 부위는 다른 척추 부위에 비하 비교적 안정적이다. 등과 목 또는 등과 허리 부위에 영향을 미치는 수많은 근육 부착물이 있다. 어깨가슴관절 또한 몸쪽 지지대의 일부로 간주된다(10장 참조). 허리뼈 지지대는 앞쪽 복부 구조물을 위한 복근 지지대, 아래쪽 구성요소를 위한 골반바닥, 위쪽 면에 위치한 가로막, 양 가쪽과 등쪽 근육계가 포함된다.

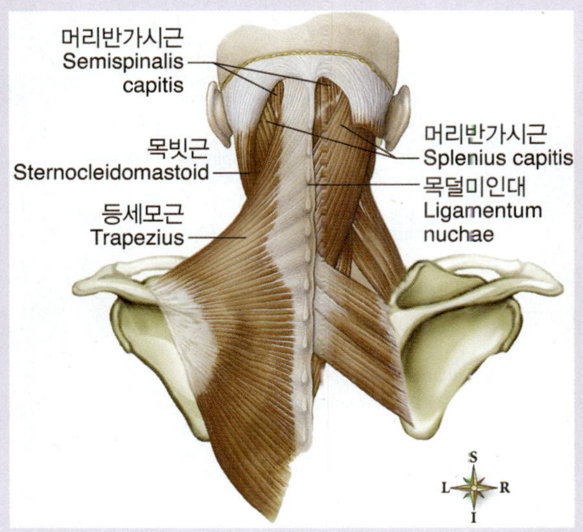

표 그림 11.1 From Patton KT, Thibodeau GA, Douglas MM. *Essentials of Anatomy and Physiology*. St. Louis, MO: Mosby; 2012.

계속

표 11.1 척추운동을 위한 생체역학적 개념 - 계속

생체역학적 개념	운동 영향

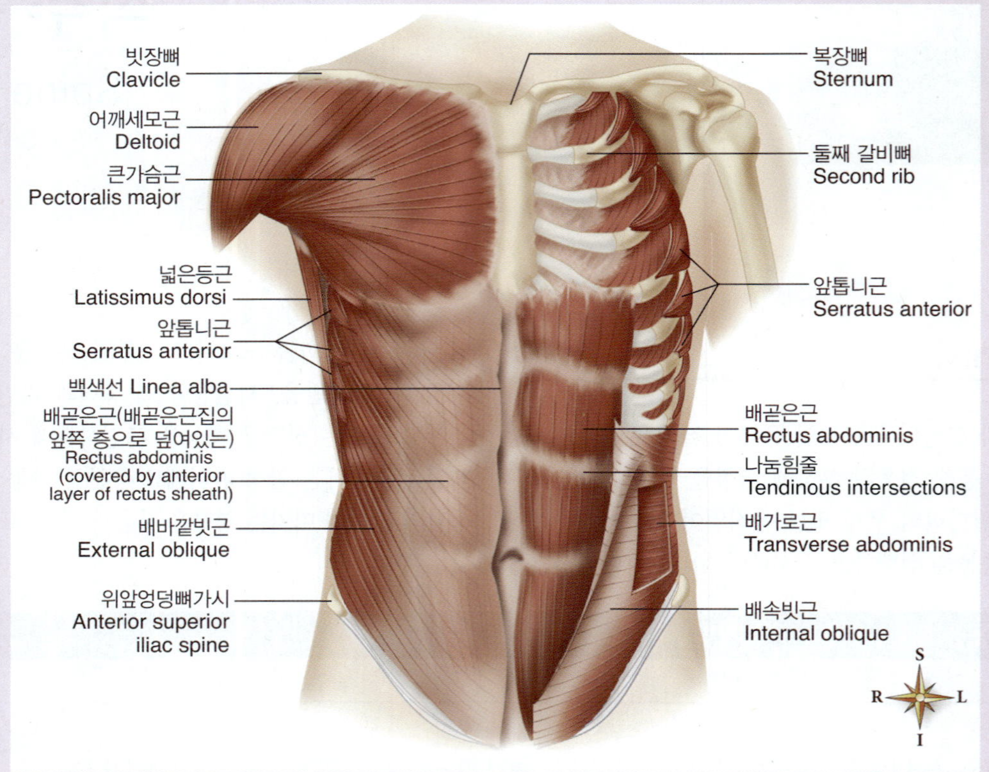

표 그림 11.2 From Patton KT, Thibodeau GA, Douglas MM. *Essentials of Anatomy and Physiology*. St. Louis, MO: Mosby: 2012.

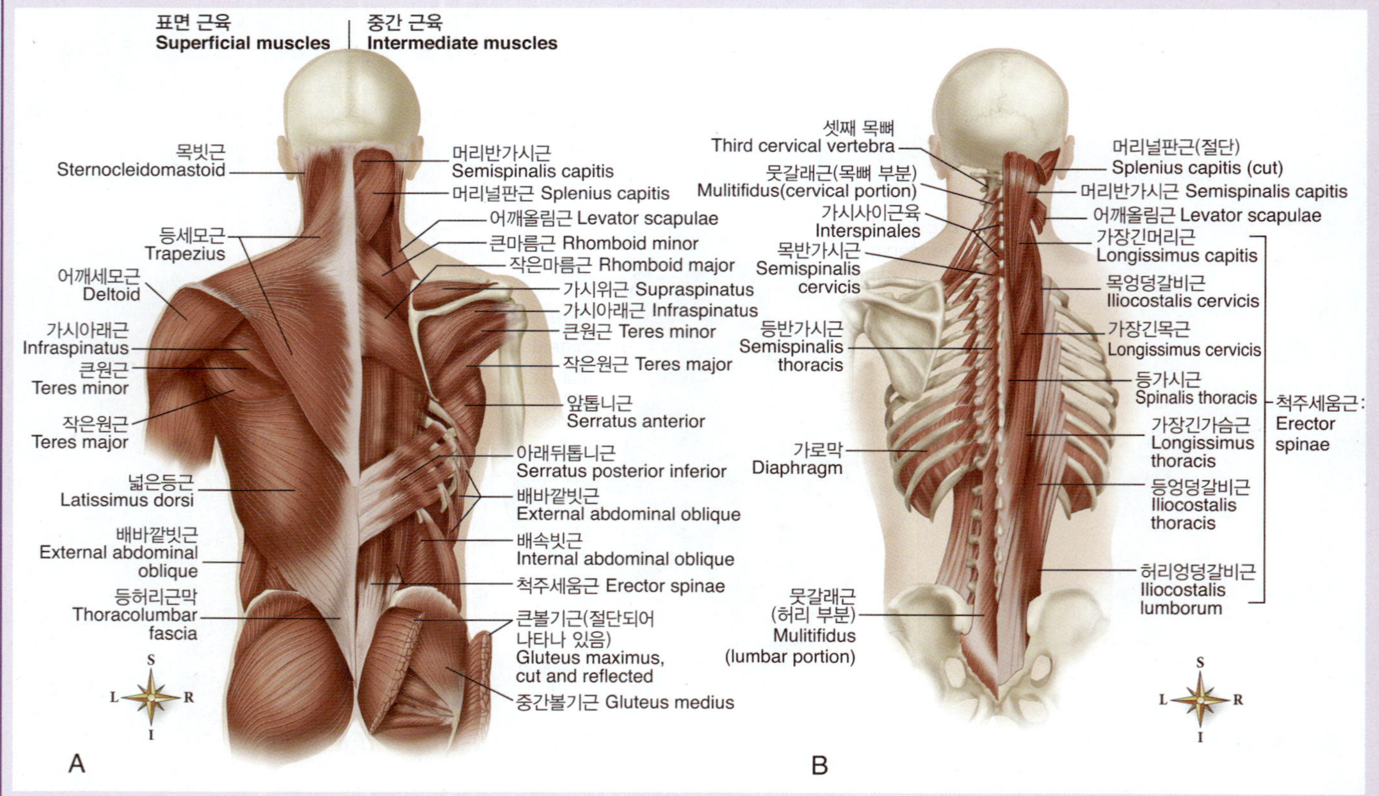

표 그림 11.3 From Patton KT, Thibodeau GA, Douglas MM. *Essentials of Anatomy and Physiology*. St. Louis, MO: Mosby: 2012.

표 11.1 척추운동을 위한 생체역학적 개념 - 계속	
생체역학적 개념	**운동 영향**
특정 부분의 기능적 요구사항	운동 선택 및 실시는 다음 사항을 그려해야 한다: 목 부위는 가동성 요구사항이 가장 많으며, 움직임은 기능을 위해 연결된 시각적 요구에 의해 영향을 받는다. 안뜰 및 균형 시스템은 미세조정되고 즉각적인 목의 반응이 필요하다. 목 부위는 어깨가슴(어깨뼈-등뼈)관절 부위로부터 여러 근육 부착점을 가지고 있으며 팔의 운동 및 부하에 영향을 받는다. 가슴은 목 또는 허리보다 가동성이 적은 등 부위에 안정성을 제공한다. 호흡기전은 갈비척추관절(갈비뼈-척추)의 움직임을 필요로 한다. 가로닥, 가쪽 갈비뼈 및 위쪽의 부수적인 호흡패턴은 모두 등뼈의 위치와 움직임의 양에 영향을 미친다. 허리골반 관절 부위는 다리와 연결된 근육 부착점을 통해 전달되는 힘과 다리 무게의 영향을 받는다.
2. 척추 정렬	
목척주 앞굽음증	목척주 앞굽음의 증가는 목 아래에 수건으로 지지할 수 있고, 목척주 뒤굽음증이 있는 경우 머리를 받치는 베개 또는 폼 패드로 지지할 수 있다(표 그림 11.4).
40° 이상 증가된 등척주 뒤굽음증은 과다 뒤굽음으로 간주(경미한 척주 뒤굽음은 정상)	능동적인 폄으로 교정될 수 없는 증가된 등척주 뒤굽음증은 어깨뼈 기울어짐 또는 둥근어깨 자세를 제한하기 위해 머리(베개, 폼 패드)나 어깨에 대한 소도구가 필요하다.
과도한 굽이는 물렁조직의 긴장(척주 뒤굽음증)이나 관절의 압박(척주 앞굽음증)에 기여함	운동하기 전에 힘의 분배를 위해 능동적으로 척추근육을 지지한다. 최대 굽이에서 압력이 증가하는 움직임이나 자세를 관찰한다. 과도한 굽이가 있는 경우, 가동성과 유연성에 중점을 둔다. 척추근육의 활성화와 지구력을 촉진시켜 양쪽 굽이 를 지지하고 힘의 분배를 목표로 한다.
척주 옆굽음증(표 그림 11.5~11.8)	고정된 뼈 변형이 회전을 포함하고 있는 경우, 가능한 한 정중앙의 정렬을 촉진시킨다. 척주 옆굽음증으로 인해 다리길이가 차이 나는 경우, 체중 지지를 하지 않는 자세나 앉는 자세를 선택한다.

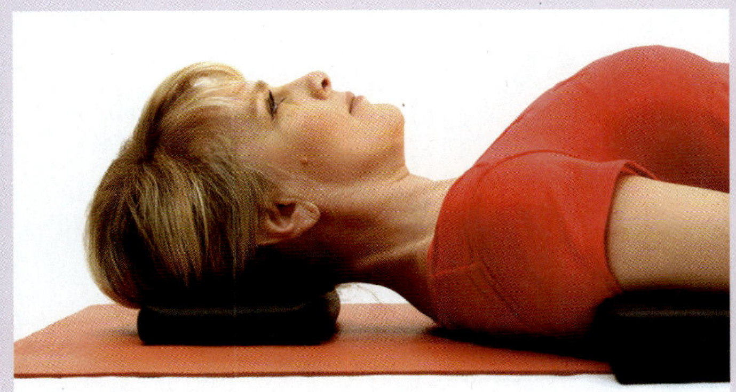

표 그림 11.4

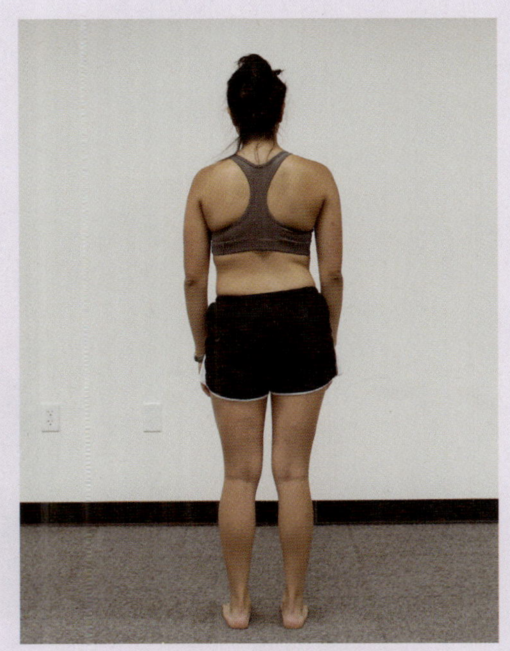

표 그림 11.5

계속

표 11.1 척추운동을 위한 생체역학적 개념 - 계속

생체역학적 개념	운동 영향

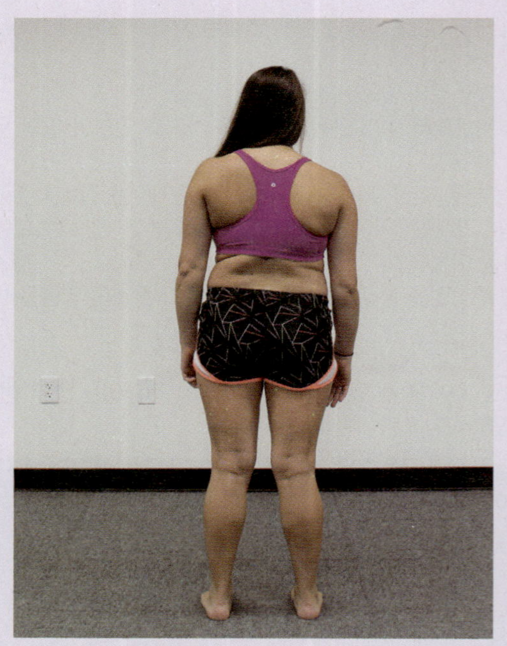

표 그림 11.6 다리길이 불일치가 있는 척주 옆굽음증. 왼쪽의 높은 골반과 어깨를 주목한다.

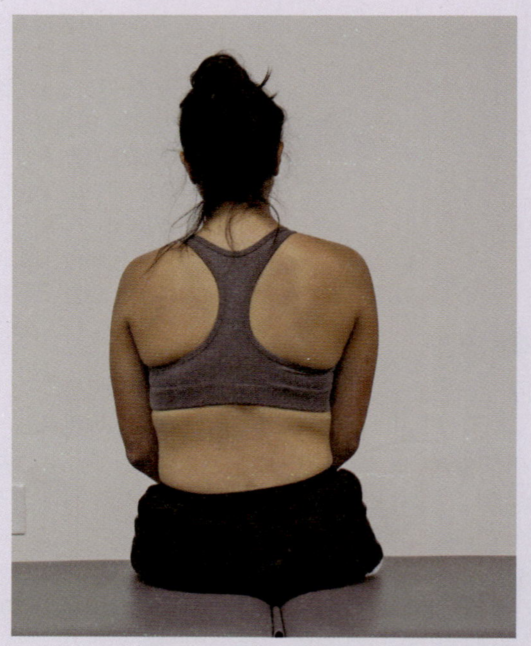

표 그림 11.7 다리길이 불일치로 인한 원인제공은 앉은 상태의 정렬 평가에서 제외될 수 있다.

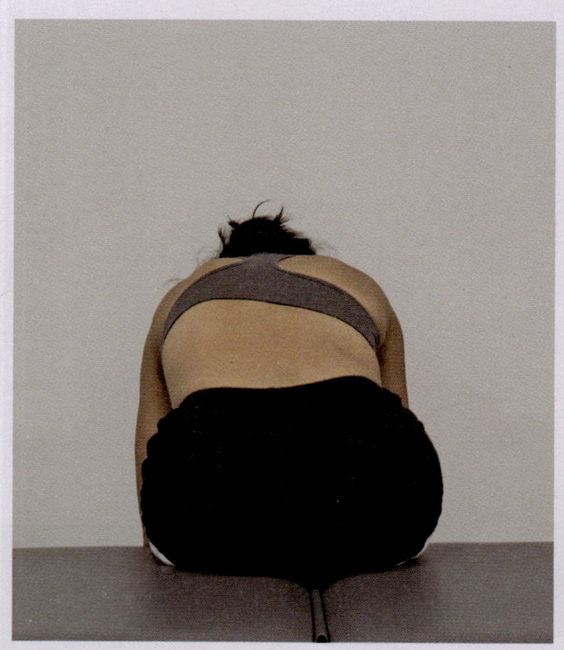

표 그림 11.8 몸통의 앞쪽 굽힘은 왼쪽 갈비뼈의 볼록함과 굽이를 강조한다(갈비뼈 봉우리).

표 11.1 척추운동을 위한 생체역학적 개념 - 계속	
생체역학적 개념	운동 영향
3. 운동의 축과 힘의 분포	
굽이 방향의 전환은 운동 축	과도하거나 국소적인 움직임의 변화 지점을 관찰한다. 여러 관절과 영역에서 힘의 분배를 목표로 한다.
3차원적인 척추 움직임은 보행 및 달리기 중에 발생하여 척추 정렬을 유지하면서 다리 스윙을 위한 골반의 회전을 허용(표 그림 11.9)	보행 또는 달리기 중 척추의 특정 축에서 종종 허리엉치 접합부 또는 등허리 접합부에서 나타나는 이른 움직임이나 과도한 움직임을 관찰한다. 제한된 엉덩관절의 가동성과 골반의 회전은 보행이나 달리기 중 허리의 움직임을 증가시키는 반면, 척추의 움직임이 부족하면 에너지 소비를 증가시킨다(보행 시 최대 10%)[3,7].
4. 척추의 안정장치, 운동성 근 기능(표 2.4 참조)[8,9]	
소근육 안정화는 중간 범위의 개별 관절에서 자세 유지, 대근육 안정화는 범위 전체에 걸친 부분 또는 관절들의 지지를 제공(안정성 초점) 대근육 움직임근은 움직임, 파워, 속도 및 정밀도를 만드는데 사용(가동성 초점)	근육의 안정성과 작용근의 타이밍 및 협응성은 운동의 매개 변수 선택에 영향을 미친다. 안정성이 필요한 경우, 운동 중 예상되는 조절 및 주의가 되어야 하는 부분을 위해 움직임 전에 지침이 제공되어야 한다. 균형을 위해 몸통 위치를 유지하고 팔다리 움직임으로부터 오는 힘을 대항하기 위해 척추 근육의 안정성이 요구된다. 추가적인 외부의 부하가 있거나 없는 한쪽 팔다리의 움직임은 반대쪽 팔다리 먼쪽의 움직임을 대항하기 위해 조기 근육 활성화가 요구된다. 팔다리의 왕복 움직임은(특히 빠른 움직임) 척추 안정근들의 교대활동을 촉진한다(표 그림 11.10). 범위는 안정성(중간 범위) 또는 가동성(끝 범위까지)을 목적으로 선택된다. 소근육 및 대근육 안정화는 지구력 목표를 달성하기 위해 선택된 부하로 여러 번 반복하거나 더 긴 시간이 필요하다. 대근육 움직임근은 기능적인 요구사항에 대해 속도와 정밀도를 더해 더 높은 부하, 더 낮은 반복을 필요로 한다. 척추분절에 부착된 대근육 움직임근은 높은 부하를 전달할 수 있다(표 그림 11.11). 이러한 근육을 자주 사용하면 비대 및 결합조직의 변화로 인해 유연성이 감소하고 근육불균형을 만들어 낼 수 있다. 소근육 안정화, 대근육 안정화 또는 대근육 움직임근에 초점을 맞출지 여부는 범주, 단계 및 기능적 요구사항에 따라 선택된다.

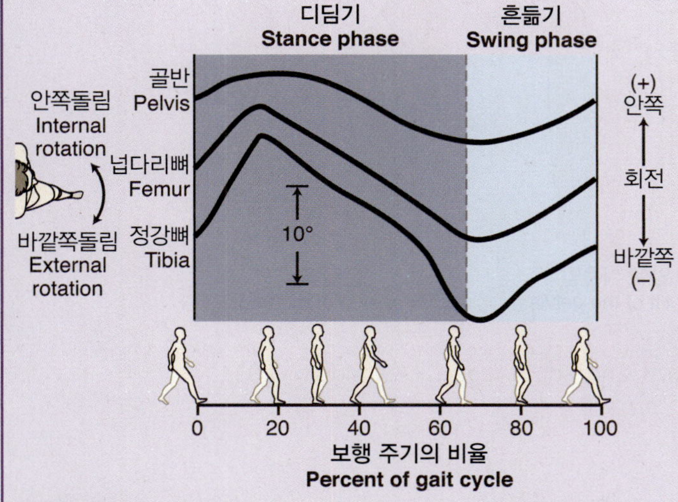

표 그림 11.9 From Neumann DA. *Kinesiology of the Musculoskeletal System*. 3rd ed. St. Louis, MO: Elsevier; 2017.

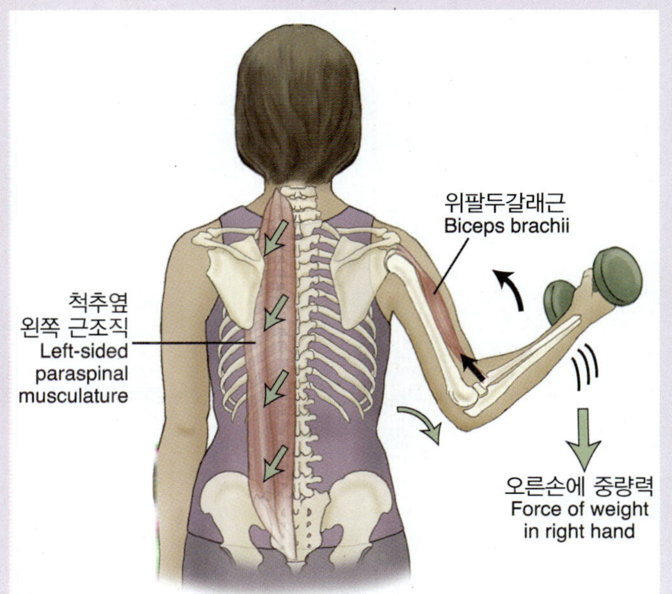

표 그림 11.10 From Muscolino JE. *Kinesiology*. 2nd ed. St. Louis, MO: Mosby; 2011.

계속

표 11.1 척추운동을 위한 생체역학적 개념 - 계속

생체역학적 개념	운동 영향

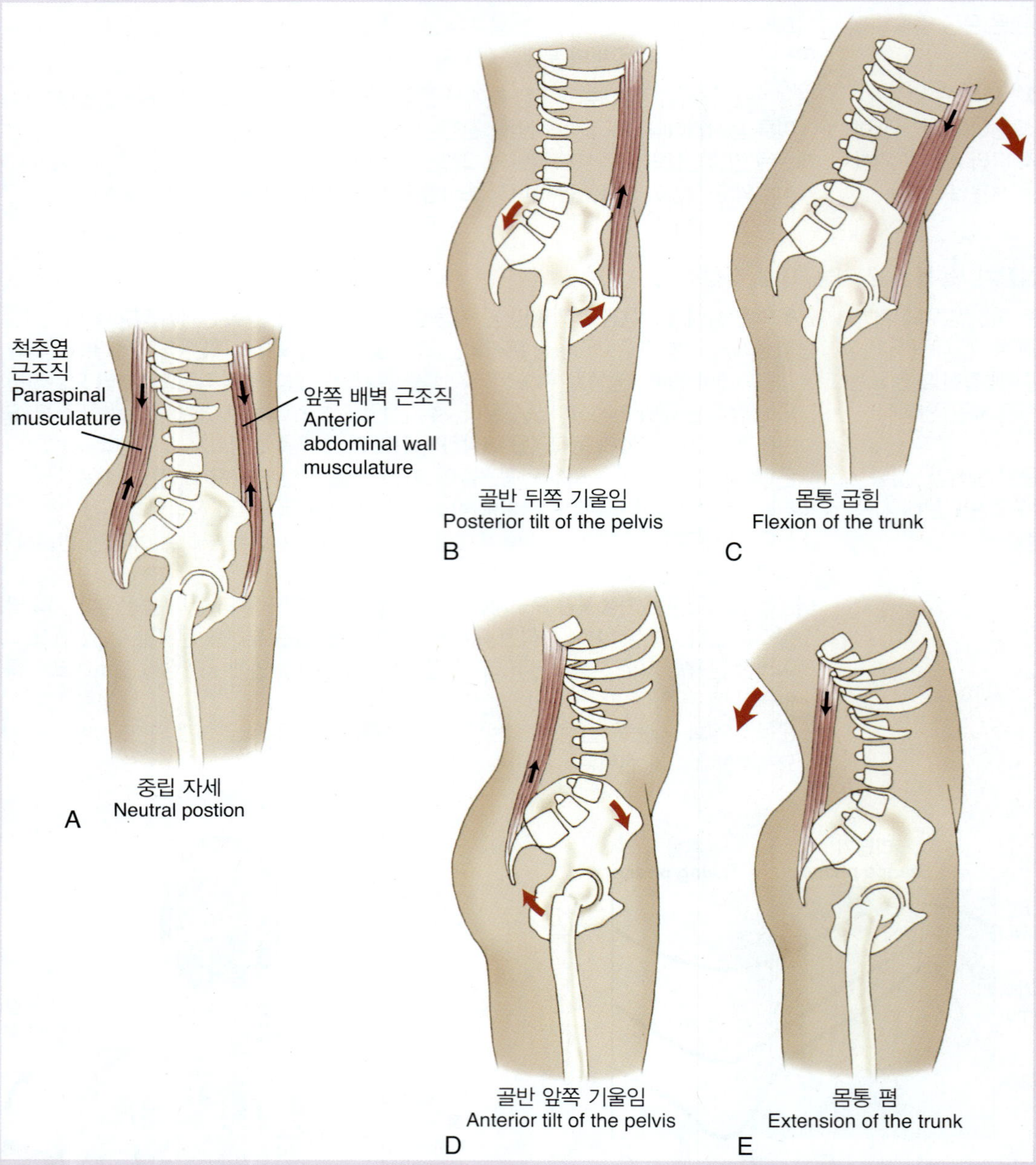

척추옆 근조직
Paraspinal musculature
앞쪽 배벽 근조직
Anterior abdominal wall musculature

A 중립 자세
Neutral postion

B 골반 뒤쪽 기울임
Posterior tilt of the pelvis

C 몸통 굽힘
Flexion of the trunk

D 골반 앞쪽 기울임
Anterior tilt of the pelvis

E 몸통 폄
Extension of the trunk

표 그림 11.11 From Muscolino JE. *Kinesiology*. 2nd ed. St. Louis, MO: Mosby; 2011.

표 11.1 척추운동을 위한 생체역학적 개념 - 계속

생체역학적 개념	운동 영향
5. 기능적 요구사항	
기능적 지구력은 장시간 앉거나 서있는 자세에 필요, 운동의 매개 변수 또는 홈 프로그램에 통합되어야 함 특정 직업은 팔, 다리의 기능적 요구를 충족하기 위해 척추를 지탱할 수 있는 더 큰 근력이나 능력 필요 (예: 노동자, 건설 노동자, 소방관, 들어 올리는 일을 하는 공장 노동자, 우편 노동자, 수하물 취급자). 표 그림 참조 11.12~11.14	지구력은 장시간 자세를 유지하는데 필요한 조건에 초점을 맞춘다. 특정 활동에 지구력이 필요한 경우, 운동은 이런 움직임과 자세를 통합하여야 한다. 특정 기능적 움직임에 대한 근력은 필요하다. 과도한 움직임, 초기 움직임, 또는 허리를 지지하는 근육의 부족은 올라가거나 내려가는 움직임, 스쿼트, 들어 올리기 또는 한 발 서기와 같은 닫힌 사슬 운동에서 허리에 가해지는 압력을 증가시킬 수 있다. 몸통이나 골반 움직임의 부족한 것은 척추에게 높은 압력을 증가시킬 수 있다.

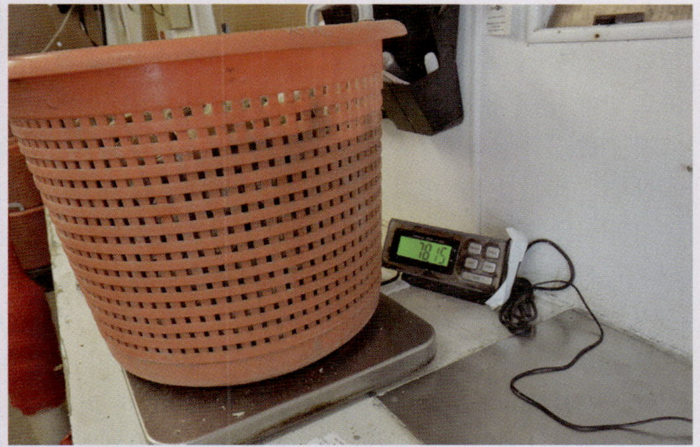

표 그림 11.12 높은 부하(특히 반복적인)는 팔다리나 몸통에 더 큰 근력을 요구한다.

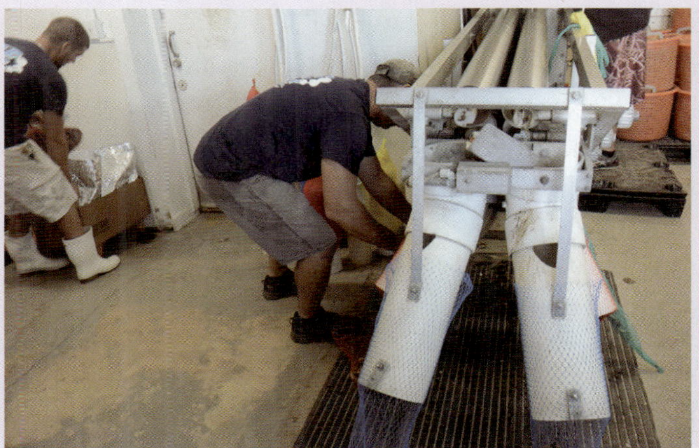

표 그림 11.13 낮은 부하로 반복적인 굽힘 움직임은 반복적인 스트레스를 유발할 수 있다.

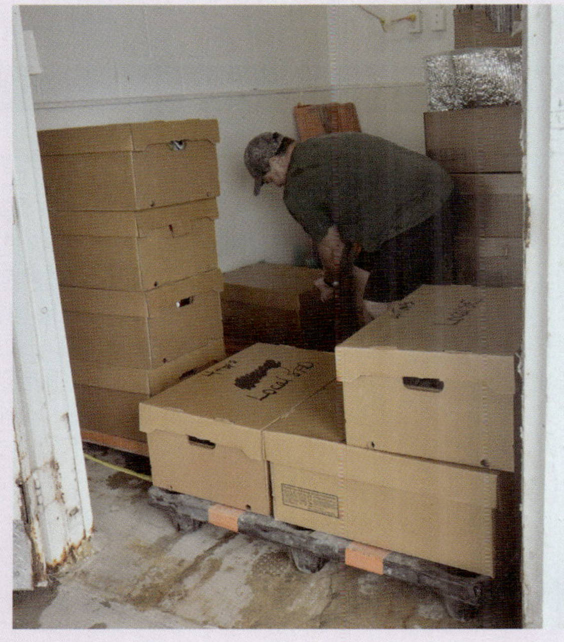

표 그림 11.14 잘못된 자세, 부하의 크기 또는 물건이 움직여야 하는 거리는 직장으로의 복귀를 위한 운동처방에 영향을 미친다.

섹션 11.1: 저운동성

일반적인 운동 접근법
GENERAL EXERCISE APPROACHES

가동성 접근 방식은 특정 부분의 가동성의 결핍, 일반화된 저운동성 또는 과운동성과 저운동성의 조합을 해결하는데 사용된다. 저운동성과 과운동성이 결합된 경우, 과운동성이 있는 부분의 움직임 축에 과도한 힘이 분산되지 않도록 주의해야 한다. 저운동성의 장애를 해결하는 것도 수술 주변의 치유나 과도한 압력과 관련된 적절한 예방조치 후, 수술 부위가 아닌 다른 부위에서 (특히 초기 보호단계 이후) 적용하는 것이 적절할 수 있다. 저운동성을 해결하는 운동은 방향 특이성(특정 방향으로의 반복적인 움직임으로 통증이 감소하거나 척추쪽으로 통증의 중심화를 보이는)을 나타내는 환자에게 적합하다. 저운동성에 사용되는 운동 유형은 6장에 설명되어 있으며(표 6.3 및 6.4 참조), 저운동성과 과운동성에 사용되는 매개변수 간의 비교는 표 6.4에 포함되어 있다. 척추의 목표, 방법, 매개변수 및 측정에 대한 검토는 표 11.2에 나와 있다.

도수치료와 유산소 운동은 동일한 부분에서 가동성 운동보다 우선시한다. 목 부위에서는 가동성 결핍이 있는 급성 목통증에 대해 어깨가슴관절 및 팔 운동을 동반한 등뼈 교정 및 목의 운동범위를 위한 운동이 있고, 아급성 통증에서는 목 및 어깨 주변 지구력 운동을 할 수 있다. 가동성 결핍이 있는 만성 목 통증 환자의 경우, 목뼈 및 어깨가슴관절 부위의 움직임을 동반한 운동과 함께 목뼈 및 등뼈의 교정을 사용하는 다중 모드 접근 방식을 사용할 수 있다(신경근 협응성, 근육의 유연성 및 강화 그리고 근육 또는 유산소 지구력을 다루는 매개변수 포함).[14] 모든 만성 질환과 마찬가지로 정서적 또는 심리적 요인도 함께 치료되어야 한다.

허리에서 가동성 장애가 있는 급성 허리통증(엉덩이 또는 허벅지에 통증이 있거나 없는) 환자를 위한 도수치료요법의 효과에 대한 강력한 증거자료가 있다. 증상의 중심화를 나타내면서 반복적인 움직임에 대해 긍정적인 변화를 보이는 급성, 아급성 또는 만성 통증 환자에게 특정 방향성 운동이 사용된다는 증거자료가 있다. 방사통을 경험하는 아급성 또는 만성 허리통증 환자의 통증을 줄이기 위한 하지 신경가동성 운동의 효능에 대해서는 증거가 불충분하다.[15]

초기 운동 목표는 진동 또는 일반적인 운동을 통해 통증과 관련된 움직임 제한 및 근육 연축을 해결하는 반면, 보다 확립된 결합조직 제한은 수동적 자세조절 또는 장기간의 스트레칭을 목표로 한다. 근육 유연성은 단기 또는 장기 유지, 수축-이완 또는 유지-이완을 사용하여 스트레칭 운동으로 해결한다. 근육-힘줄 복합체의 전체 길이를 얻기 위해 근섬유 방향과 이는 곳 및 닿는 곳의 위치를 고려해야 한다. 더 확립된 결합조직 적응과 장기간의 가동성 제한은 염증 및 보호 반응을 일으키지 않고 연장된 유지 및 힘의 점진적 증가로 끝 범위에 도달하는 가동성 운동을 필요로 한다. 신경 가동성은 제한된 범위를 능동 움직임("플로싱")을 사용하거나 최대 길이에서 더 길게 유지하여 치료한다. 일단 가동성이 향상되기 시작하면, 근육 활성화, 신경근 협응성 및 지구력 운동이 통합되어 새로운 범위를 유지하고 힘을 분배하는데 도움이 된다. 부하는 저항 양으로 증가하고, 복합성은 환

표 11.2 목표, 방법, 매개변수 및 측정: 저운동성

목표	방법	매개변수	측정
근육 연축 및 관련 통증 증상 감소	과도한 통증 없이 중간 범위에서 끝 범위까지(끝 범위에 도달할 필요 없음) 순환형 능동 운동(작은 범위, 부하 없이 여러 번 반복) "펌핑"효과를 만들기 위해 충분한 이완과 등척성 수축 진동	여러 번 반복(>30) 낮은 부하 지지되거나 무게없는 자세 세트 사이의 적절한 휴식 하루 동안 잦은 반복 통증이 있는 것은 계속 반복하여 중심화되거나 감소되어야 함	통증 보고(휴식 시, 활동 시 및 끝 범위를 향한 움직임과 관련되었을 때) 반복적인 움직임으로 움직임의 범위 정도 또는 척추를 통한 통증 중심화에 따른 통증 반응 운동 범위 측정(각도계/경사계/줄자) 자가 보고 측정(Oswestry, 목 장애지수 [NDI], 환자별 기능 척도, Roland-Morris) 움직임 조정 및 보상 관찰
가동성 향상을 최대화하거나 통증을 줄이기 위해 가동성 운동 전에 몸의 체온 높이기 일반적인 유산소 지구력 향상	일반적인 유산소 운동	통증은 계속 반복되면 집중화되거나 감소됨	감지된 노력 운동 중 및 운동 후 통증 강도 유산소 지구력이 진행되면 맥박과 호흡수가 변하고 정상으로 돌아감

표 11.2 목표, 방법, 매개변수 및 측정: 저운동성 - 계속			
목표	방법	매개변수	측정
결합조직 가동성 증가	체중 부하 없이 끝 범위까지 열린 사슬 운동 끝 범위에 도달하는 진동 움직임 보상없이 사용 가능한 끝 범위를 통해 능동, 능동 보조 또는 저항 운동 수동적인 자세 조절 연장된 스트레칭(결합조직과 근육 길이를 다루기 위해)	고반복 횟수(>25) 낮은 부하 제어된 속도 끝 범위까지 도달 중증도나 과긴성이 높은 경우 진동 사용 환자가 능동적인 끝 범위 동작을 참을 때 길게 유지 스트레칭 감각을 견딜 수 있어야 하고, 계속 반복되면 통증이 있는 것을 집중화하거나 감소해야 함	움직임 범위(각도계/경사계/줄자) 끝 느낌과 끝 느낌 이전의 상대적인 움직임 양(수동 움직임, 관절 움직임) 선택적 조직 장력 평가: 능동적 움직임 범위와 수동적 움직임 범위 사이의 관계 반복적인 움직임으로 움직임 범위나 척추를 향한 통증의 집중화 정도에 따른 통증 반응
근육 유연성 향상(두 관절을 지나는 근육 포함)	수동적인 자세 조절 섬유 방향의 한쪽 끝 또는 양쪽 끝에서 근육-힘줄 복합체의 전체 길이에 도달하는 관절 움직임의 끝 범위까지 스트레칭(치료사에 의해 수행되거나 환자가 자가 스트레칭 수행) 수축-이완 유지-이완	더 긴 시간(3-5분)을 위하 지속된 유지(15-30초) 또는 짧은 휴식과 반복된 짧은 유지 또는 끝 범위까지 여러 번 반복 낮은 부하 수축-이완 또는 유지-이완은 목표 근육의 최대 길이에서 즉시 이완과 움직임에 따라 최대 저항을 사용 범위는 유지 또는 반복에 따라 증가 스트레칭 감각을 견딜 수 있어야 하고, 계속 반복되면 통증이 있는 것을 집중화하거나 감소해야 함	통증 보고(휴식 시, 활동 시 그리고 끝 범위를 향한 움직임과 관련될 때) 및 움직임 범위에 대한 반응 움직임 범위(각도계/경사계/줄자) 움직임 범위에 대한 수동적 움직임으로 느껴지는 끝 느낌 근육 유연성 특별 테스트
특정 신경 가동술로 신경 가동성 증가	신경 미끄러짐 또는 스트레칭 기술	중증도 및 과민성에 따라 범위 및 유지로 특정 신경 조직의 가동성을 증가시키는 것을 목표로 하는 동작 끝 범위까지 움직이거나 증상이 나타나는 짧은 범위 내에서 움직임을 여러 번 반복 또는 증상이 다시 나타나기 시작 중증도와 과긴성이 낮은 경우에만 장기적인 유지 스트레칭 감각을 견딜 수 있어야 하고, 계속 반복되면 통증이나 감각(저림, 무감각)이 있는 것을 집중화하거나 감소해야 함	신경 긴장 테스트 움직임 범위(각도계/경사계/줄자) 통증 보고(휴식 시, 활동 시 그리고 끝 범위를 향한 움직임과 관련될 때) 및 움직임 범위에 대한 반응 결합된 기능적 자세로 증상이 재현

계속

표 11.2 목표, 방법, 매개변수 및 측정: 저운동성 - 계속

목표	방법	매개변수	측정
다른 기술(관절 가동화, 관절 가동성 운동 또는 근육 유연성)에서 얻은 새로 사용 가능한 범위에서 근육 활성화 및 지구력 증가 조직의 동적 가동성과 신장성을 개선하고 유지	새로운 범위의 근육 활성화; 중력-지원, -제거 또는 -저항 위치 새로운 범위의 지구력 및 조직 자극을 위한 점진적 저항 운동	고반복 횟수(>30) 낮은 부하 새롭게 얻은 범위 가능하다면 끝 범위 가동성 운동 후 특정 범위의 근육 활성화 기능 느껴지던 통증이 악화하지 않음	움직임 관찰 사용 가능한 수동적 범위를 통해 활성화하는 능력 가능한 범위 끝에 도달하는 반복 횟수 부드럽게 통제된 방식으로 움직임을 수행하는 능력 기능적 움직임 관찰 개별 영역(특히 곡선의 방향이 바뀌는 영역)에서 과도한 국소화없이 움직임 범위를 제어하는 능력
기능적 가동성을 유지하고 개선하기 위한 능동적인 방법을 가르치기	기능적 훈련 자가 스트레칭 및 가동성 운동	움직임 제어 개념; 이용 가능한 범위를 사용하기 위해 구체적인 연습, 정확한 연습과 모니터링을 위한 훈련 개념 느껴지던 통증이 악화하지 않음	보상이나 피드백 없이 범위를 통해 기능적 움직임을 수행하는 능력 부드럽게 통제된 방식으로 움직임을 수행하는 능력 기능적인 움직임 관찰 개별 영역(특히 곡선의 방향이 바뀌는 영역)에서 과도한 국소화없이 움직임 범위를 제어하는 능력 기능적 가동성 측정(앉았다 일어서기, 뻗기, 한 발로 서기 균형, 보행, 들어 올리기, 구르기, 침대로 이동하기, 앉은 자세에서 팔을 이용한 일) 기능적 움직임 자가 보고(목 장애지수, Oswestry)

자가 재활 2단계에서 3단계로 진행됨에 따라 기능적 요구를 충족하면 증가한다.

가동성 운동에 대한 금기사항 및 주의사항 CONTRAINDICATIONS AND PRECAUTIONS FOR MOBILITY EXERCISES

1. 조기 치유 또는 외과적 고정이 없는 심각한 불안정성이나 골절인 경우, 가동성 운동은 하지 않는다. 자가 스트레칭은 수술 고정 후 초기 단계에서 금기 사항이다. 가동성 운동은 고정술 후 스트레스를 피하기 위해 조절돼야 한다.
2. 급성 염증은 주의가 필요하다(예: 급성 염증 및 무릎관절염).
3. 강도, 난이도 및 운동 수준은 중증도, 과민성 및 증상의 급성 여부에 따라 다르다.
4. 과운동성과 저운동성의 조합은 동시에 발생하는게 일반적이고, 저운동성의 영역은 약간의 주의가 필요하다. 중심화된 움직임의 축으로 분산 또는 대칭 이동을 보장한다.
5. 근육 연축 및 근방호가 있는 상태에서 힘과 부하의 양에 주의해야 한다.
6. 염증성 질환이 있는 경우 과도한 긴장을 피해야 한다.
7. 지나친 범위 또는 부하에 대한 반응을 모니터링하고, 치료 중 통증이나 연축이 증가하면 조정해야 한다.
8. 가동성 운동 후 8시간 이내에 통증이 나타나면 다음 운동 시 부하와 긴장의 정도를 줄여야 한다.

보상 및 내성 관찰 OBSERVATION FOR COMPENSATIONS AND TOLERANCE

- 주변 영역의 상대적 가동성에서 보상을 피해야 한다.
- 몸 쪽 및 먼 쪽 분절을 안정화한다.
- 균형 상실 또는 과도한 보상의 가능성이 있는 경우 지지되는 자세를 해야 한다.
- 환자에게 불편한게 있는지 물어봐야 한다.
- 치료 후 지연성 근육통, 삼출 증가 또는 부종이 있는지 모니터링 해야 한다.

운동

목뼈 가동성 운동

등뼈 가동성 운동

허리뼈 가동성 운동

자가 가동술

스트레칭

다른 섹션에 포함된 운동

- 넓은 등근 스트레칭
- 큰 가슴근 스트레칭
- 엉덩관절 굽힘근 스트레칭

신경가동성

- 상지 신경 가동성
- 하지 신경 가동성

운동 설명

목뼈 가동성 운동
CERVICAL MOBILITY EXERCISES

목적
- 관절의 가동성 감소 및 근육의 유연성 감소와 연관된 가동성을 증가 또는 유지한다.
- 통증을 감소시킨다.
- 운동성을 재배치시킨다.

자세
- 바로 누운 자세
- 목이 앞으로 위치, 척주뒤굽음증 또는 둥근어깨로 인해 목에 스트레스가 발생하는 경우 폼 패드 또는 수건을 사용하여 머리를 지탱한다.
- 어깨와 등 부위의 유연성이 목에 스트레스를 야기하는 경우 수건이나 베개로 어깨를 받친다.
- 마찰을 줄이고 부드러운 움직임을 만들어 내야 하는 머리 뒤쪽에는 수건을 사용한다.
- 환자는 목 아래에 손을 놓아 목 부분 아래 부위에 움직임이 발생하는지 피드백을 받을 수 있다.

금기사항 및 예방조치
- 급성 채찍질손상이나 외상이 있는 경우에는 가동성 운동은 필요하지 않다. 근육 연축은 가동성 결핍에 기여할 수 있으며, 가동성 운동을 사용하기 전에 가능한 근본적인 손상 또는 불안정성(척추동맥손상, 인대 불안정 그리고 골절)은 제거 되어야 한다.
- 증상이 높은 과민성을 보이거나 신경 압박을 나타내는 경우 가동성 운동은 지연되거나 감독하에 바로 누운 자세에서만 수행될 수 있다.

일반매개변수
- 여러 번 반복
- 가동성 끝 범위
- 진동 또는 지속적인 유지

11.1. 목 뒤당김 Cervical Retraction

그림 11.1 참조

움직임
1. 깊은목굽힘근을 활성화시켜 목의 앞굽음증을 부드럽게 감소시킨다.
2. 과도한 편평함과 오직 위쪽 목 부위만 움직이는 것을 피한다.

교육 팁
- 지침 예
  - "턱을 부드럽게 끄덕이고 목 뒤쪽을 약간 편평하게 하세요."
  - "손을 목 뒤에 갖다 대세요. 목을 부드럽게 늘리고 목 아래쪽 부분의 곡선이 약간 편평해지는 것을 느낄 수 있습니다."
  - "얼굴을 수평으로 유지하고 머리 위로 길게 늘리세요."

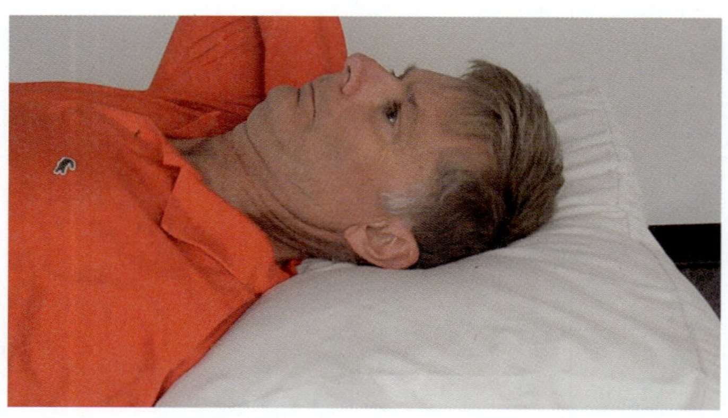

그림 11.1 바로 누운 자세에서 목 뒤당김.

11.2 가쪽 굽힘 Lateral Flexion

그림 11.2 참조

움직임

1. 중앙 운동 축을 유지하면서 목을 가쪽으로 굽힘한다(그림 11.2A).
2. 힘을 분산시키기 위해 움직임은 목의 모든 부위에서 일어나야 하며 위쪽 등도 포함되어야 한다.

교육 팁

- 지침 예
  - "목을 약간 늘린 다음 귀를 어깨쪽으로 기울이세요."(길이를 늘리면 하나 또는 두 개의 분절만 움직이는 것 대신 전체 영역에 걸쳐 움직임을 분산시킬 수 있다.)
  - "귀를 어깨쪽으로 기울이는 동안 턱의 높이는 유지하세요."(움직임은 가쪽 굽힘이 회전과 결합되지 않고 이마면에서 이루어져야 한다.)

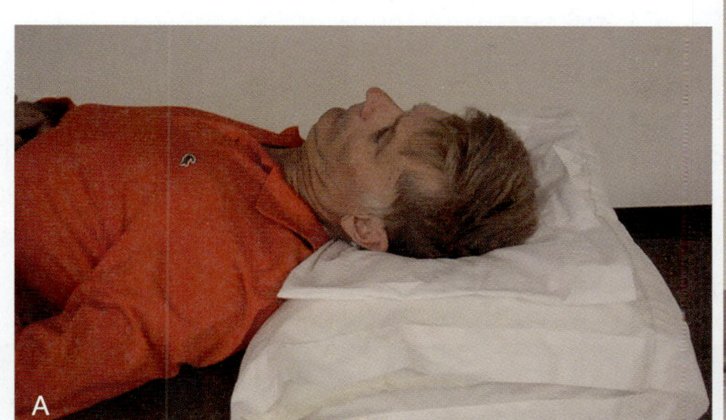
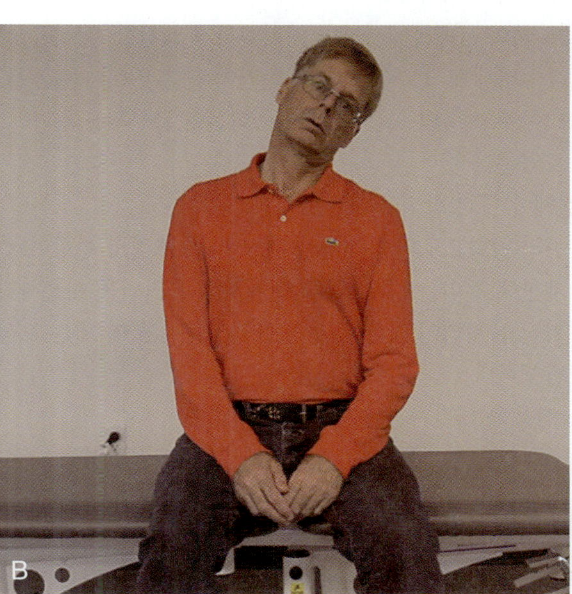

그림 11.2 바로 누운 자세에서 능동 목 가쪽 굽힘(A) 그리고 앉은 자세(B).

11.3 회전 Rotation

그림 11.3 참조

움직임

1. 운동 축을 유지하면서 목을 회전한다.
2. 힘을 분산하기 위해 운동은 목의 모든 부분에서 일어나야 하며 위쪽 등도 포함한다.

목 가동성을 위한 교육 팁(운동 11.1 - 11.3)

- 지침 예
  - "머리를 한쪽으로 돌리는 동안 목 움직임과 같은 속도로 초점을 유지하세요."
  - "목뼈의 아래쪽에서부터 머리뼈까지 회전할 때 목을 길게 유지하세요."(가쪽 굽힘과 회전이 같이 일어나는 것을 막아주고 목의 모든 부분에서 회전이 분산되도록 도와준다.)
- 수정해야 할 일반적인 오류
  - 여러 방향으로의 움직임을 관찰한다. 조직의 저항이나 제한에 걸리는 경우, 다른 면에서의 움직임을 허용하거나 가장 움직임이 많은 부분의 움직임을 이끌어 내는 보상이 발생한다.
- 보상작용을 해결하거나 예방하는 방법:
  - 움직임을 원하는 면으로 제한하면 제한된 조직을 완전히 늘리는데 효과적이다.

장점(운동 11.1 - 11.3)

- 지지된 자세는 관절의 압박을 줄여주고 힘을 분산시킬 수 있게 해준다.
- 지지된 자세는 중력에 대항하여 머리를 지탱해야 하는 근육 보조의 사용을 줄여준다.

대안(운동 11.1 - 11.3)

- 치료사가 움직임을 직접 가이드 해주는 능동적 보조 움직임을 이용한다.
- 치료사가 국소적인 움직임만을 위해 특정부위를 차단하는 능동적 보조 분절 움직임을 이용한다.
- 마찰을 줄이기 위해 환자의 머리 아래 시트를 사용한다.
- 환자는 움직임 범위를 늘리고 싶은 부위에 손을 놓는다(그림 11.1과 그림 11.3A, B).

진행(운동 11.1 - 11.3)

- 범위를 늘린다.
- 끝 범위에서 멈춰 범위를 증가시킨다.
- 자세의 균형과 움직임이 향상되면 머리의 지지대를 줄인다.
- 앉은 자세(수직으로 지지된 자세)에서 능동적 목 뒤당김, 회전 그리고 가쪽 굽힘을 한다(그림 11.2B 및 그림 11.3C).

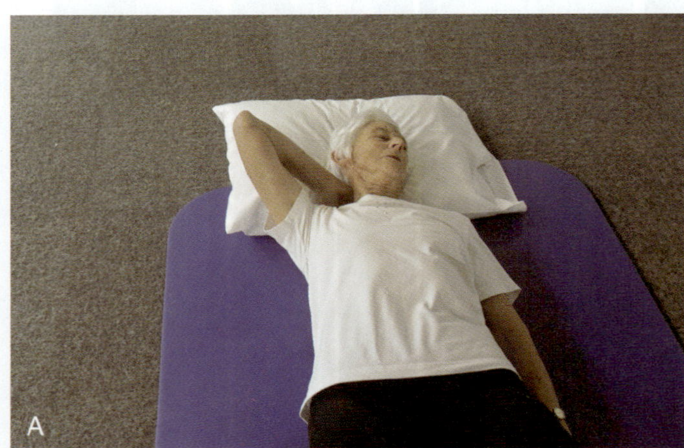

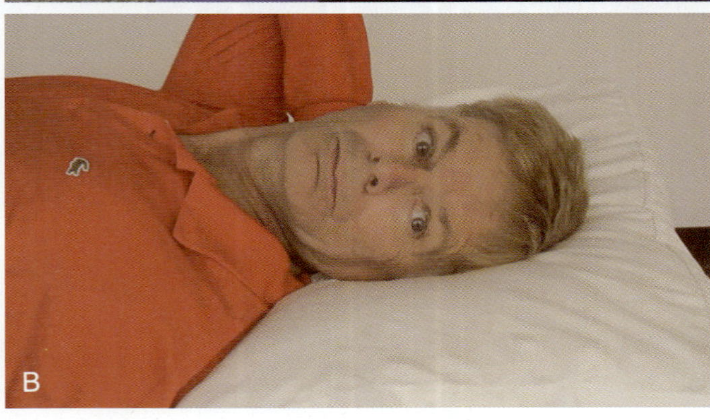

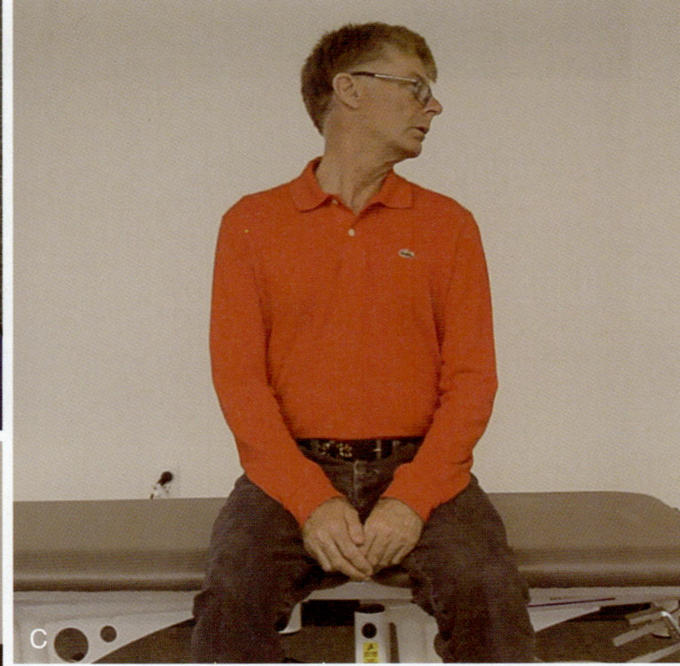

그림 11.3 바로 누운 자세에서 목의 회전(A 및 B) 그리고 앉은 자세(C).

등뼈 가동성 운동
THORACIC MOBILITY EXERCISES

11.4 네발기기 자세에서 등 굽힘
Thoracic Flexion in Four-Point Kneeling

그림 11.4 참조

목적

- 등뼈 굽힘을 증가시킨다.
- 시작 위치로 돌아갈 때 위쪽 등과 목의 폄근을 활성화한다.
- 등 및 목 척추의 정렬을 인지시킨다.

자세(그림 11.4A)

- 네발기기 자세
- 목, 등, 허리 그리고 골반의 중립 정렬: 네발기기 자세에서 팔 길이(위팔과 아래팔)가 넙다리뼈 길이보다 길기 때문에 목 부위가 일반적으로 골반보다 높게 위치한다.
- 팔은 어깨 너비보다 약간 넓게 위치한다.
- 무릎은 엉덩관절과 같이 정렬한다.
- 환자가 상체의 무게 때문에 손목의 불편함을 호소하는 경우, 주먹, 블럭, 덤벨 또는 작은 공에 무게를 실어 손목의 중립을 유지시키거나 손목 폄의 양을 줄임으로써 불편함을 해결하거나 줄일 수 있다.

움직임(그림 11.4B)

- 등을 구부린 다음 능동적으로 조절하면서 수동적으로(쳐짐) 펴지 않고 중립 자세로 돌아온다.

장점

- 등 부위는 가슴우리의 해부학적 모양 때문에 척추 중에서 가장 가동성이 적은 부위이다.
- 등의 가동성을 높이면 척추 전체에 거쳐 힘을 분산시키고 목이나 허리에 가해지는 스트레스를 완화하는데 도움이 될 수 있다.
- 등 굽힘은 위쪽 등이 편평하거나 일반적 뻣뻣함을 가질 때 종종 필요하다.

교육 팁

- 지침 예:
  - "배를 편평하게 만들면서 복근을 사용하세요. 골반을 갈비뼈 쪽으로 가져가면서 아래, 중간 그리고 위쪽 등을 둥글게 만드세요. 움직임을 조절하면서 시작 자세로 되돌아가세요."
- 수정해야 할 일반적인 오류:
  - 환자는 등을 구부리기 위해 어깨를 수평으로 모으면서 큰가슴근을 종종 과하게 사용한다.
  - 시작 위치에서 등뼈 아래로 머리를 떨어뜨리거나 완전히 힘을 뺀 자세로 되돌아오지 않는다. 일반적으로 척추는 네발기기 자세에서 어깨가 엉덩관절보다 높은 사선의 각도에 있다. 머리가 땅과 평행하게 위치해 있다면 목–등뼈가 구부러진 자세에 놓여있는 것이다.
- 보상작용을 해결하거나 예방하는 방법:
  - 척추를 구부리기 위해 큰가슴근을 과하게 사용하는 대신 허리부터 사용함으로써 복근의 사용을 강조한다.
  - 탄성 저항 밴드를 움직임의 제한이 있는 등 부위에 감싸고 손아래에 고정시킴으로써 움직임이 일어나야 하는 부분을 알려주는 피드백을 제공할 수 있다. 환자에게 척추를 밴드쪽으로 움직이라고 지시한다.

대안

- 허리나 목의 통증이 없는 경우 등을 완전히 펌 시킨다.
- 지시 신호를 수정함으로써 허리의 가동성을 촉진시키는데 사용될 수 있다("아래쪽 척추를 둥글게 만들기 위해 복부를 몸쪽으로 끌어당기세요.").
- 위쪽 등과 목의 폄근 활성화와 가동성이 중점인 경우, 이 부분의 분리를 위해 운동 11.6이 사용될 수 있다.

진행

- 앉은 자세의 등을 펌 한다(운동 11.14).

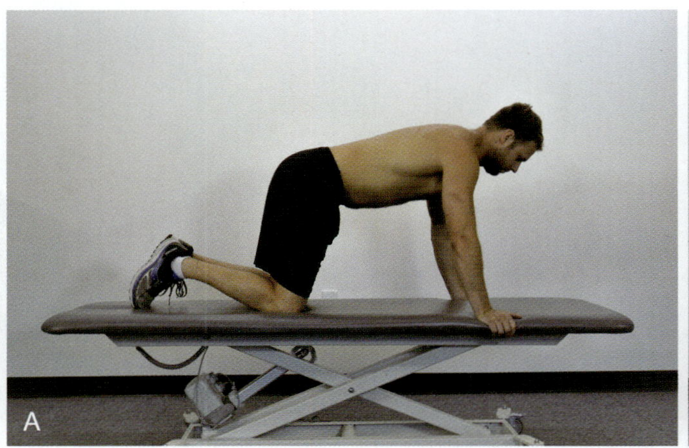

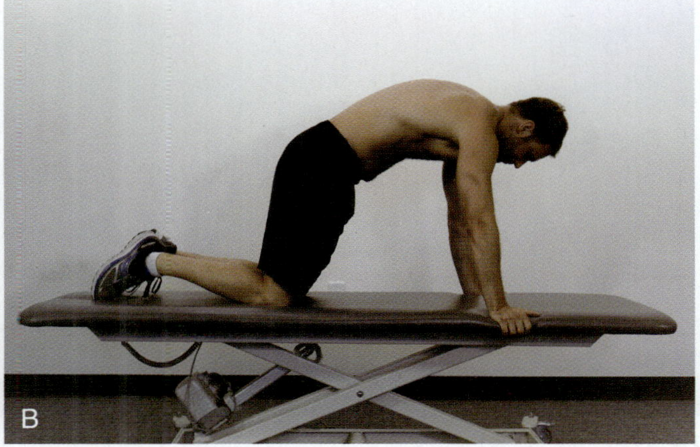

그림 11.4 네발기기 자세에서 등 굽힘.

11.5 BOSU 위 바로 누운 자세에서 등 폄
Supine Thoracic Extension Over BOSU

그림 11.5 참조

목적

- 위쪽 및 중간 등의 폄 움직임을 촉진한다.

자세

- BOSU의 둥근 부분을 위쪽으로 해서 등을 대고 눕거나 안정적인 공 위에 눕는다.
- 중립 허리를 유지한다.
- 다리는 엉덩관절 너비만큼 위치한다.
- 머리와 목은 손으로 지지한다.
- 과도하게 펴된 자세에서 큰 척주뒤굽음증이 있어서 목에 과한 압박이 가해지는 경우 머리 뒤에 베개나 공을 받친다(머리와 BOSU 사이).

움직임

1. BOSU 위에 위쪽 등을 등뼈와 목뼈가 지지되는 부분까지 편안히 놓아 준다.
2. 팔을 사용하여 머리 무게를 지지한다. 팔꿈치는 앞쪽을 향하게 하거나(그림 11.5A) 큰가슴근을 길게 하기 위해 열고 시행할 수 있다(그림 11.5B).

교육 팁

- 지침 예:
  - "몸을 BOSU 쪽으로 내리기 전에 복근을 깊게 만드세요."
  - "볼링공의 무게를 지지하는 것처럼 손으로 머리를 지탱하세요."
  - "손으로 머리와 목을 지탱하고 위쪽 등이 BOSU 위에 닿을 때만 위쪽 몸을 BOSU에 편안히 기대세요."
- 수정해야 할 일반적인 오류:
  - 복근이 허리를 안정화시키기 위해 활성화 되지 않은 경우, 위쪽과 중간 등뼈의 가동성보다 허리나 아래쪽 등의 폄 움직임이 나오는 것을 관찰한다.
- 보상작용을 해결하거나 예방하는 방법:
  - 아래쪽 등과 허리의 폄 움직임의 증가와 함께 아래쪽 갈비뼈가 들리는 것을 관찰한다. 허리에서 움직임이 발생할 경우, 등에서는 더 높은 위치에서 얻을 수 있는 가동성이 적어진다. 환자에게 움직임을 제한하기 위해 위쪽 복부를 사용하도록 요청하면 머리방향으로 스트레칭 할 수 있는 안정적인 바탕이 제공된다.
  - 복근이 과도한 갈비뼈가 튀어나오는 것을 방지해주지 않으면 BOSU를 더 아래로 민다(그림 11.5B).
  - 조절없이 무너지는 것보다 표면 위에 천천히 내려놓는 것을 강조한다.

장점

- 척추는 스트레칭하는 동안 지지되고, 부드러운 표면은 민감하거나 척주뒤굽음증이 있는 개개인에게 편안하다.
- 환자는 신체를 BOSU 곡선의 정점에 더 가깝게 또는 더 멀리 배치하여 스트레칭의 정도와 범위를 조절할 수 있다(그림 11.5B).
- 운동은 수동적 지지와 함께 등 폄을 촉진하여 환자가 목 또는 허리에 통증이 있는 경우에도 사용할 수 있다.

대안

- 폼 롤러 또는 폴 누들(주요 제한 영역에 수직으로 배치) 위에서 등을 확장하면 국소적인 스트레칭과 가동성이 증가하며 효율적인 가정 프로그램 옵션이다(운동 11.12).
- BOSU 대신 스위스 볼을 사용한다.
- 스스로 가동성 운동을 하기 위해 작은 기구를 사용한다(마사지 공, 테니스 공, 가동성 쐐기).

진행

- 범위를 늘린다.
- 멈춰있는 기간을 늘린다.
- 엎드린 자세에서 능동적 폄으로 진행한다.

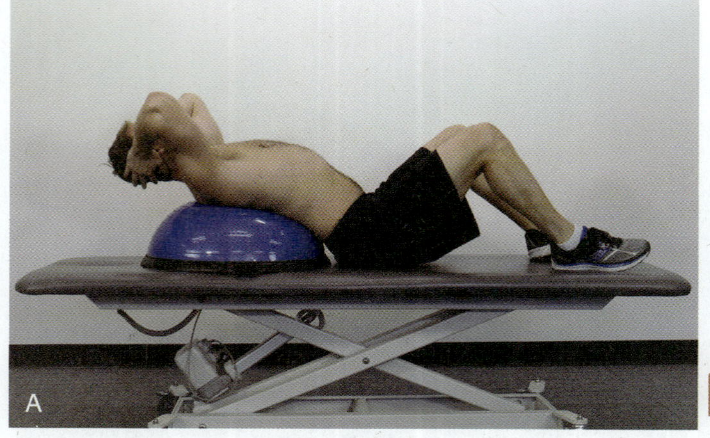

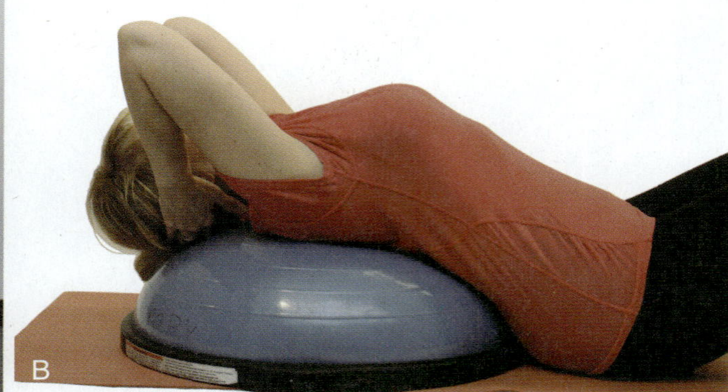

그림 11.5 (A 및 B) BOSU 위에서 팔로 머리를 지지한 등 폄. B는 BOSU 꼭대기에 머리와 위쪽 등을 더 많이 지지할 수 있다..

11.6 BOSU 위 엎드린 자세에서 목과 위쪽 등의 폄 Prone Cervical and Upper Thoracic Extension Over BOSU

그림 11.6 참조

목적

- 중력에 대항한 폄으로 위쪽 등의 능동적 가동성을 증가시킨다.
- 목척주 앞굽음증을 유지하기 위해 깊은목굽힘근의 지지와 함께 위쪽 등과 아래쪽 목의 폄근을 집중한다.

자세

- BOSU 위에 엎드린다(그림 11.6A).
- 시작자세에서 아래팔과 머리는 땅에 두고, 필요한 경우 공 또는 폼 블럭에 머리를 지지한다(그림 11.6B).

움직임

- 중립 위치로 능동적인 목과 위쪽 등을 폄 한다(그림 11.6C).

교육 팁

- 지침 예:
  - "머리 뒤를 천장쪽으로 들어 올리세요."
  - "하나의 긴 줄로 머리를 들어 올릴 때 귀가 어깨로부터 멀어지게 하세요."
  - "머리와 목을 들어 올릴 때 목을 계속 길게 하는 자세를 유지하세요."
- 수정해야 할 일반적인 오류:
  - 아래쪽 목 및 위쪽 등을 피지 않고 위쪽 목만 편다(위쪽 목의 과도한 폄을 나타내고 환자는 아래쪽 대신 앞쪽을 응시할 것이다.).
  - 목 또는 허리를 과도하게 편다.
- 보상작용을 해결하거나 예방하는 방법:
  - 촉각 입력(치료사의 손을 머리 뒤쪽에 놓거나 위쪽 등 및 아래쪽 목 폄근을 두드리는 것)은 아래쪽 폄근의 활성화를 돕는 데 유용할 수 있다. 막대기 또는 하프 폼 롤러는 또한 목과 위쪽 등 폄의 동시화를 위한 촉각 피드백을 제공하는 데 유용할 수 있다.
  - 폄의 균형을 맞추고 중간 목척주 앞굽음증을 제공하기 위해 깊은목굽힘근의 활성화가 필요하다. 척주앞굽음증을 지지하기 위해 깊은목굽힘근의 활성화를 가르친다. 필요한 경우, 엎드린 자세를 취하거나 먼저 움직임을 보여주기 전에 바로 누워 부드럽게 고개를 끄덕이고 늘이는 것에 집중하여 운동을 시행한다(운동 11.1 참조).
  - 환자의 시각 초점 방향이 머리 위치에 영향을 미칠 수 있다. 움직이는 동안 환자는 위쪽 목이 과도하게 펴지는 것을 방지하기 위해 앞쪽이 아닌 바닥을 계속 바라볼 것이다.

장점

- 허리를 펴지 않고 목 및 등 부분에서 폄을 이끌어 낸다.
- 이 운동은 관절 가동 또는 수동 스트레칭 후 중력에 대한 능동 폄근 조절을 촉진하는데 사용할 수 있다.
- BOSU는 스위스 볼보다 더 안전한 지지를 제공한다.
- 환자에게 등을 기준으로 머리와 목의 올바른 정렬을 가르친다.
- 엎드린 자세는 목의 안정성 근육이 중력에 대항하여 일하도록 한다.

대안

- 환자가 중력에 대항하여 머리를 능동적으로 들어 올릴 수 없는 경우 부분적으로 공기가 빠진 공 또는 폼 롤러와 같은 불안정한 표면에 바로 누워 목의 등척성 안정화 운동을 사용한다.
- 스위스 볼을 사용하여 네발기기 자세에서 몸을 지탱한다(그림 11.6D–E).

진행

- 범위를 늘린다.
- 지속성을 높인다.
- 반복 횟수를 늘리거나 자세를 계속 유지하거나 다리 움직임을 추가하여 지구력을 향상시킨다.

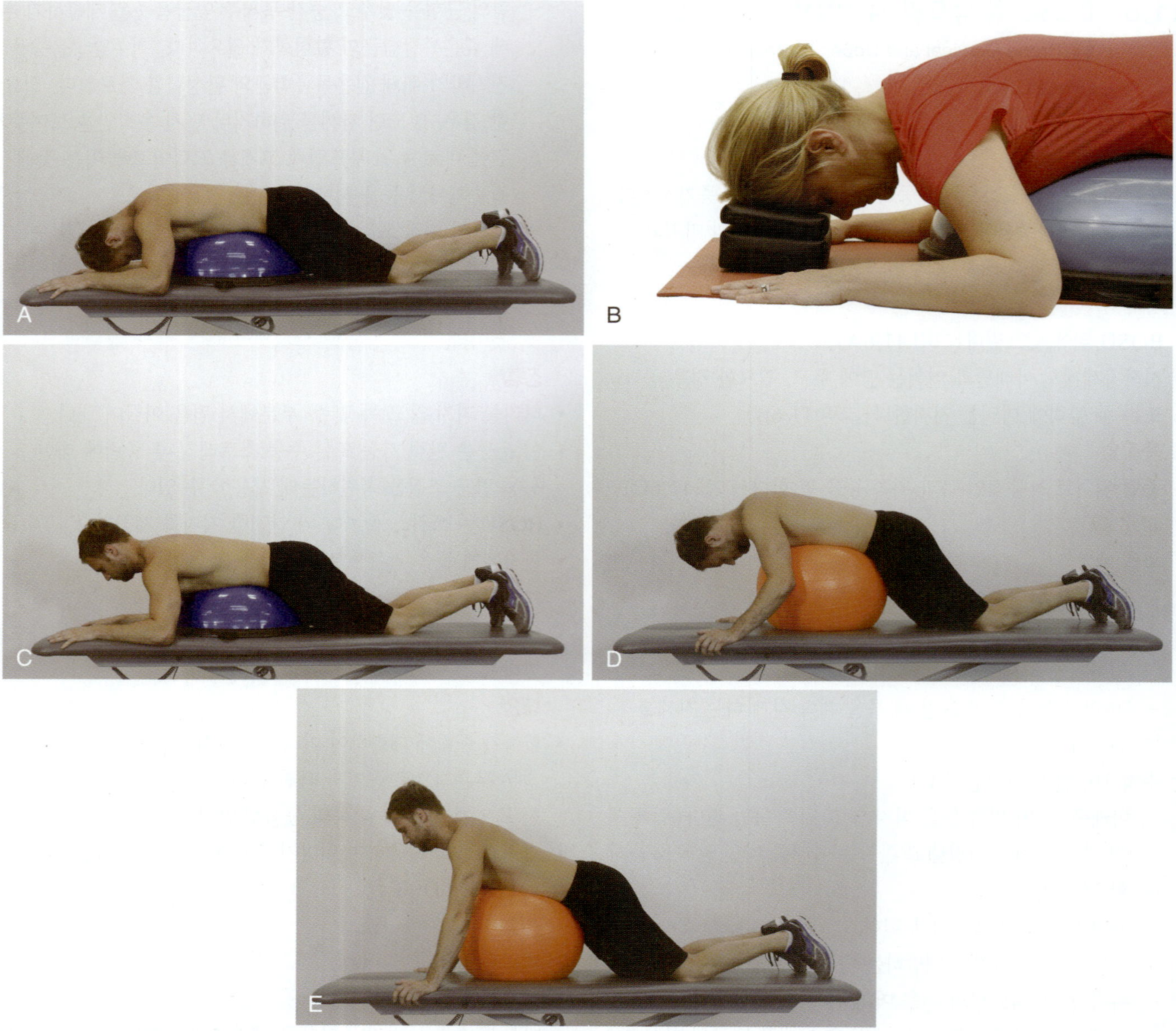

그림 11.6 엎드린 자세에서 목 및 위쪽 등의 폄. BOSU 위의 시작 위치(A) 필요한 경우 머리 지지대를 사용한다(B). 깊은목굽힘근의 활성화에 의해 균형적인 능동적 목과 위쪽 등의 폄이 만들어진다(C). 스위스 볼 위에서 네발기기 자세로 대안도 가능하다(D 및 E).

11.7 옆으로 누운 자세에서 등 회전
Thoracic Rotation Side-Lying

그림 11.7 참조

목적

- 목의 회전에서 어깨가슴관절 연결로 등의 회전 가동성을 증진시킨다.

자세

- 옆으로 누운 자세, 척추 및 골반 중립
- 공, 베개 또는 폼 패드에 머리를 받쳐준다(지지하고 있는 바닥쪽으로 가쪽 굽힘되지 않고 머리와 목이 등과 정렬을 유지하기 위해) (그림 11.7A).
- 허리네모근과 복근을 사용하여 허리를 들어 올리면 허리와 등이 능동적으로 지지되는 위치에 놓이게 된다(운동 11.29).
- 팔을 앞으로 뻗고 위에 있는 팔을 들어 올려 지지면과 평행하게 한다.

지침

- 환자가 등허리 접합부에서 과도한 가동성을 갖는 경우, 범위를 제한하고 운동 축이 한 영역에 집중되지 않고 척추 전체에 발생하는지 확인한다.
- 초기 또는 과도한 어깨의 폄 움직임은 피한다.

움직임

1. 위에 있는 손에 시선을 유지하고 등이 회전하는 동안 목이 움직임을 따르도록 한다(그림 11.7B).
2. 어깨를 등과 함께 움직이면서 타이밍과 움직임의 양을 동시화하도록 한다.
3. 운동하는 내내 어깨가슴부위 연결을 유지한다.

장점

- 허리 부위에 대한 스트레스가 절감된다.
- 중력에 대항하여 등의 회전을 돕는다.

교육 팁

- 자세 선택:
  - 폼 패드 또는 작은 수건을 아래쪽 가슴우리 아래에 놓아서 중앙 운동 축을 유지하고 척추를 표면쪽으로 떨어뜨리지 않고 중립으로 지지할 수 있다(허리를 들어 올리기 위해). 이것은 환자가 넓은 어깨에 비해 허리가 얇은 경우, 특히 유용하다.
- 지침 예:
  - "책처럼 팔과 상체를 펼치세요. 눈으로 위에 있는 손을 따르세요."
- 수정해야 할 일반적인 오류:
  - 주로 등허리 접합부에 회전이 집중되는 것을 피한다.
  - 척추를 회전시키지 않거나 척추 회전의 제한점에 도달한 후에 어깨뼈를 뒤로 뒤당김함으로써 어깨로 움직임을 국소화하지 않는다. 척추 회전이 없으면 운동이 목표를 달성하지 못하고 앞쪽 어깨에 과도한 스트레스를 줄 수 있다.
- 보상작용을 해결하거나 예방하는 방법:
  - 척추 뒤에 폼 롤러를 배치하면 환자에게 피드백을 제공하여 몇 개의 분절에만 회전을 집중시키는 대신 여러 분절에 회전을 분산시킬 수 있다.
  - 환자에게 손에서 움직임을 시작하는 대신 어깨에서 움직임을 시작하도록 지시하면 몸쪽에서 먼쪽으로의 움직임 순서를 입력하는데 도움이 된다. 움직임이 척추 분절 전체에 분산되던 등허리 접합부에서 움직임이 집중될 가능성이 적다.
    - "손을 천장을 향해 피세요. 손부터 움직임을 이끌지 말고 척추에서부터 움직임을 시작하세요."
    - "한 지점에서만이 아니라 척추 전체에서 움직임을 느껴야 합니다."
    - "항상 손을 볼 수 있도록 해야 합니다."

대안

- 앉은 자세의 회전(그림 11.7C, D): 목의 안정화와 함께 등을 회전하면 위쪽 등 및 아래쪽 목 부위의 가동성을 촉진하는 데 사용할 수 있다. 환자는 자세가 잘 정렬된 상태로 똑바로 앉아 몸통을 회전하면서 앞을 계속 바라보도록 요청하여 상대적인 목가슴관절 회전을 만들어야 한다. 어깨에 손을 크로스하여 놓는다. 특히 환자가 과도한 허리척주앞굽음 또는 허리척주앞굽음과 등척주뒤굽음이 함께 있는 경우, 허리는 중립이어야 한다. 약간의 허리 회전은 있을 수 있다(그림 11.7C).
- 앉은 자세에서 등 및 허리와 함께 목을 회전한다. 등 회전과 같은 속도로 수평선에서 시선을 움직이면 오직 목에서의 움직임을 주도하지 않고 움직임을 분산시키는데 도움이 된다(그림 11.7D, E).

진행

- 범위를 늘린다.
- 지속력을 높인다.
- 자세의 조절(앉기, 서기)이 필요한 지지되지 않는 자세에서 가동성 운동을 진행한다.
- 앉은 자세에서 팔 아래에 탄성 저항 밴드를 몸에 감은 상태에서 등 회전을 시행한다. 환자는 팔 지지에 대한 감각 피드백을 제공하기 위해 밴드를 가볍게 잡는다(그림 11.7F). 팔 무게의 추가는 난이도를 증가시키지만, 기능적 재교육을 위한 적절한 위치를 제공하고 팔에 대한 추가 지지를 제공한다.

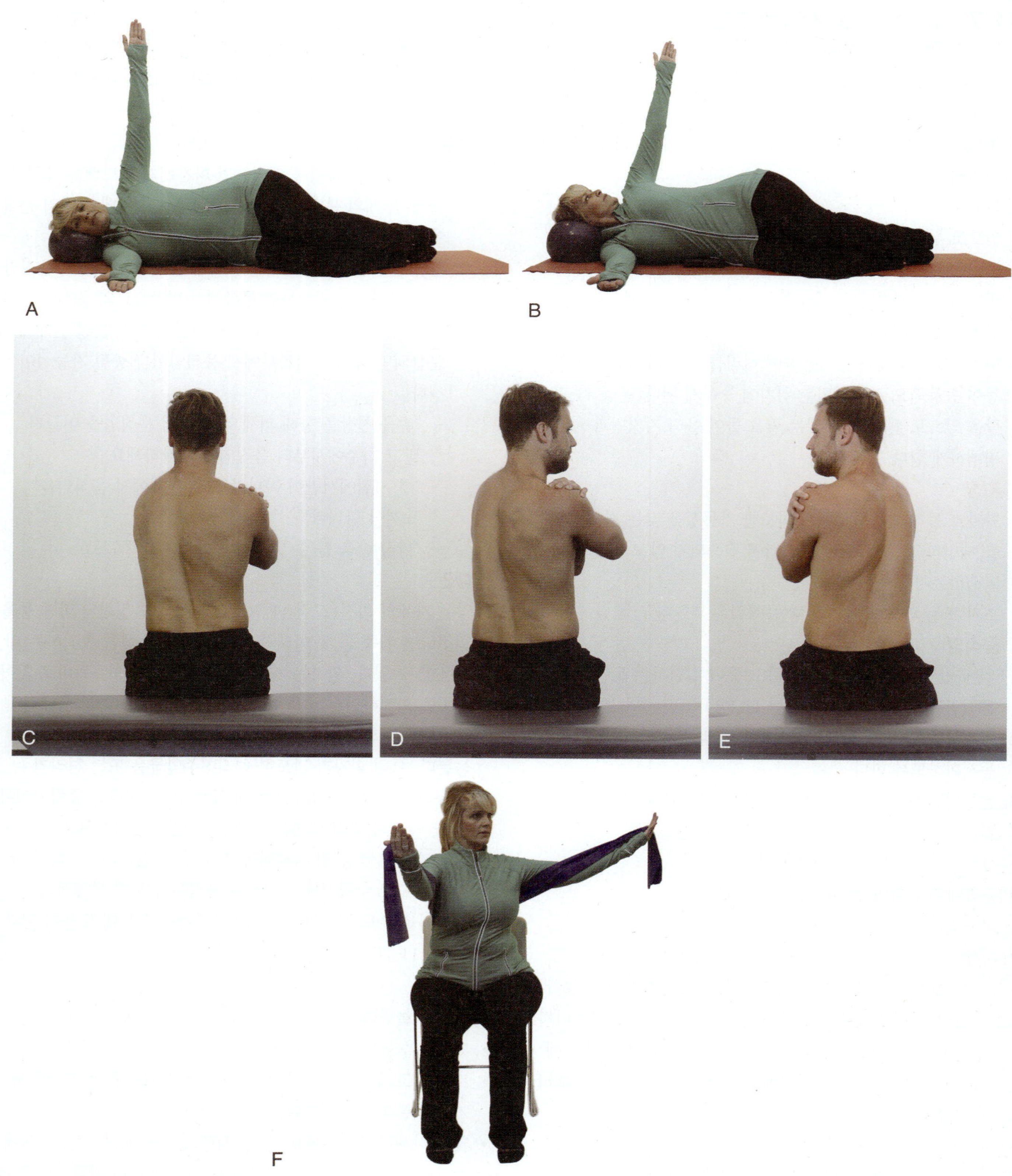

그림 11.7 옆으로 누워 회전(A 및 B) 그리고 앉은 자세로 진행(C-F).

허리뼈 가동성 운동
LUMBAR MOBILITY EXERCISES

11.8 골반 기울임 Pelvic Tilts

그림 11.8 참조

목적

- 조절된 허리 굽힘 가동성을 증가시킨다.

자세(그림 11.8A)

- 허리와 골반이 중립인 상태에서 바로 누운 자세
- 무릎과 엉덩이를 45°까지 구부린다.

움직임(그림 11.8A–C)

1. 저강도 등척성 수축을 사용하여 깊은 복근들과 골반 바닥 근육을 연결한다.
2. 복근을 사용하여 골반을 뒤쪽으로 기울인 다음 천천히 골반과 허리를 중립 시작 위치로 되돌린다.

장점

- 국한된 관절에 압박 및 부하를 적용할 수 있다.
- 다른 곳에서 과도한 보상작용 없이 허리를 조절할 수 있다.
- 중력–보조 움직임은 허리의 가동성 및 통증을 완화한다.
- 통증 완화 또는 허리척주 앞굽음 감소를 위한 부드러운 움직임을 촉진하기 위해 시행하는 초기 I 단계 운동이다.
- 굽힘 치우침이 있는 가동성 운동이다.
- 이른 아침 뻣뻣함을 호소하는 사람들을 위해 수면 후 집에서 하는 준비 운동으로 사용될 수 있다.

교육 팁

- 지침 예:
  - "복부에 힘을 주고 골반을 갈비뼈쪽으로 기운 다음 중립 위치로 조절해서 되돌아가세요."
- 수정해야 할 일반적인 오류:
  - 골반을 기울이기 위해 복부 근육을 보상하는 엉덩관절 굽힘근이나 볼기근을 주의한다.
- 보상작용을 해결하거나 예방하는 방법:
  - 환자에게 엄지와 검지손가락을 가슴우리와 골반에 두도록 한다. 환자에게 손가락 사이의 거리를 줄이도록 지시한다.

대안

- 환자가 엉치뼈 압력에 민감한 경우, 폼 쿠션이나 베개 위에 골반을 놓게 한다.
- 무릎 주위에 둔 손으로 허리의 굽힘을 환자가 수동보조한다.

진행

- 계속해서 척추를 등 부위까지 구부린다.
- 천천히 움직이며 되돌아가면서 편심성 복근 수축을 조절한다.
- 몸통 보다 다리를 올리기 위해 BOSU, 폼 블록 또는 계단, 스위스 볼 위에 발을 올리고 발에서부터 움직임을 시작함으로써 아래쪽 등 및 위쪽 허리 부위에 대한 강조를 증가시킨다(운동 11.9 참조).

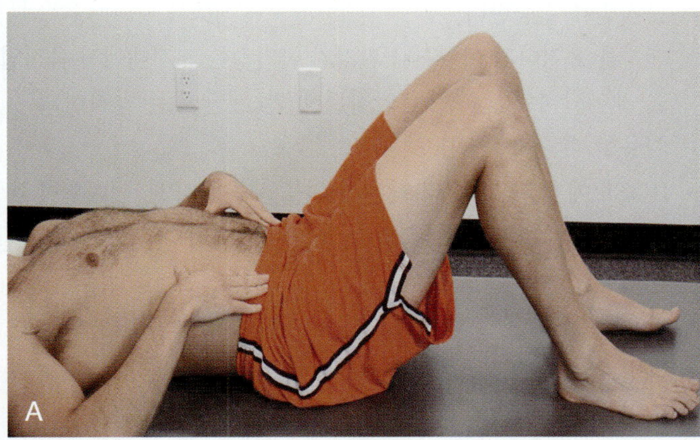

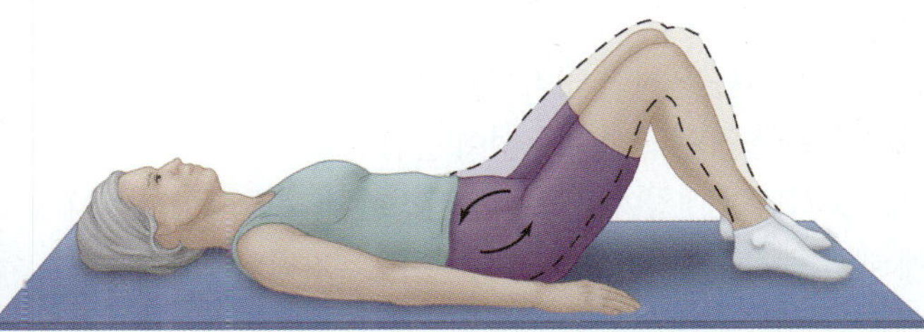

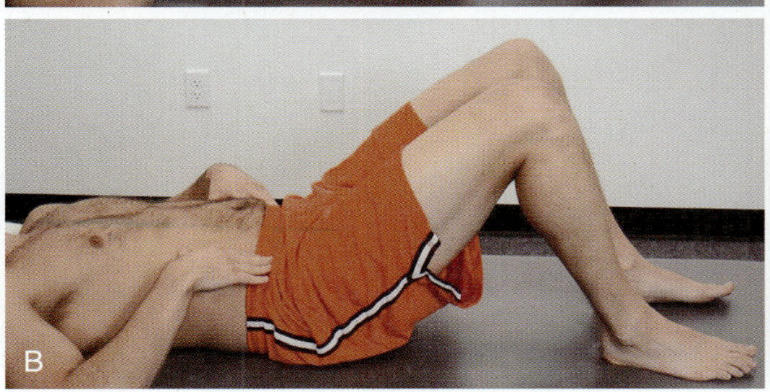

D

그림 11.8 골반 뒤쪽 기울임(A–C) 그리고 허리 굽힘으로 진행(D).

11.9 공에 지지된 다리를 이용한 분절 굽힘

Segmental Flexion with Legs Supported on a Ball

그림 11.9 참조

목적

- 골반 기울기에서부터 진행한다.
- 등 아래의 가동성이 증가한다.

자세

- 바로 누운 자세
- 무릎과 엉덩이를 45°까지 구부린다.
- 아래 다리는 스위스 볼 위에 놓는다. 공의 크기는 척추의 굽힘이 필요한 부위에 능동적 척추 굽힘 움직임이 되도록 선택된다(그림 11.9A).
- 공의 크기는 환자의 아래 다리의 길이에 따라 조절될 수 있다.
- 공이 몸에서 너무 멀리 떨어져 있으면 환자가 척추를 피거나 뒤넙다리근을 과도하게 사용할 수 있다.

움직임

1. 복부를 사용하여 골반을 뒤쪽으로 기울인 다음 다리(특히 큰 볼기근과 뒤넙다리근)를 사용하여 계속해서 척추를 부분적으로 구부리고 골반을 바닥에서 들어 올린다(그림 11.9B).
2. 다리를 사용하기 전에 복부 수축이 발생하는지 확인하도록 한다.
3. 등이 표면에서 떨어지면 복부 근육을 사용하여 천천히 조절하며 돌아온다.
4. 제한된 부위에서 더 많은 시간 동안 굽힘 움직임을 낸다.

장점

- 공 위에 다리를 올리면 허리 중간에서 위쪽까지의 영역과 아래쪽 등 영역의 굽힘 가능성이 높아진다.
- 공은 움직임의 대칭이 필요한 불안정한 바닥을 제공하여 대칭에 대한 즉각적인 동시 피드백을 주며 추가적인 몸쪽 다리 근육 활동을 촉진한다.
- 다리의 위치는 무릎에 가해지는 스트레스를 줄이고 (필요한 경우) 뒤넙다리근과 볼기근에 유리한 길이-장력 관계를 제공한다.
- 굽힘 운동은 척추 굽힘 가동성이 제한된 환자에게 유용하며, 반복적인 굽힘이 통증 중심화에 도움이 되며 폄이 통증을 증가시킬 때 유용하다.

교육 팁

- 지침 예:
  - "골반을 갈비뼈쪽으로 기울이도록 복부를 수축하세요. 볼기 근육과 뒤넙다리근을 사용하여 골반을 매트에서 들어 올리며 움직임을 계속하세요. 그런 다음 위쪽에서 아래로 바닥을 향해 갈비뼈를 굴리고 허리를 내리고 엉치뼈를 내린 다음 천천히 테이블로 조절해서 돌아가세요."
  - "척추는 매트에서 한 번에 하나씩 들어 올려야 합니다."
- 수정해야 할 일반적인 오류:
  - 척추의 과한 폄을 피하고 허리의 폄을 통해 움직임을 시작하지 않는다.
  - 움직이는 동안 척추를 회전하거나 옆으로 구부리지 않는다.
- 보상작용을 해결하거나 예방하는 방법:
  - 더 높은 범위로 진행하기 전에 작은 범위를 조절하는 것으로 시작한다.
  - 환자가 공을 제자리에 유지하는데 어려움이 있는 경우 환자를 위해 공을 잡아준다.
  - 환자에게 "볼이 좌우로 굴러 가지 않도록 척추 중심을 위 아래로 굴리세요."라고 지시한다.

대안

- 폼 롤러를 사용할 수 있지만, 그런 경우 뒤넙다리근의 경련이 일반적인 문제로 발생한다.
- 더 큰 공을 사용하거나 높은 받침대에 발을 올려 등 부위의 움직임에 집중한다.
- 대칭을 유지하기 어렵거나 환자가 불안정한 지지대에서 움직임을 제어할 수 없는 경우, 안정된 표면(계단 또는 받침대)을 사용할 수 있다.
- BOSU에 놓인 발은 더 작은 범위를 제공하지만, 이마면에서 더 많은 발목과 엉덩관절의 안정성이 필요하다.

진행

- 더 큰 편심성 조절을 위해 되돌아가는 속도를 줄인다.
- 특정 범위에 초점을 맞춘다.

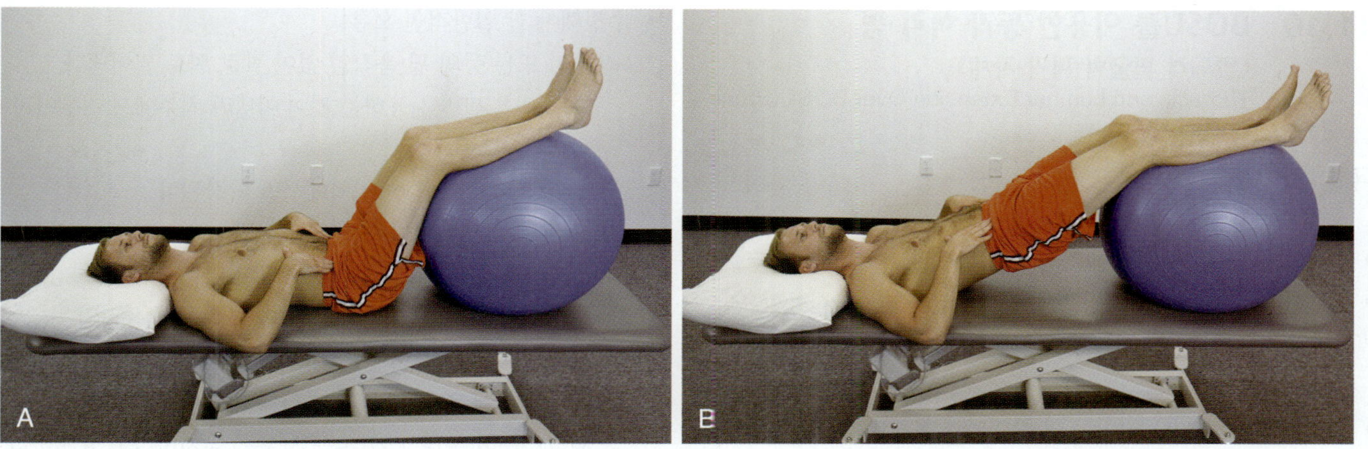

그림 11.9 지지된 다리를 이용한 허리 분절 굽힘.

11.10 BOSU를 이용한 등과 허리 폄 (엎드려 팔굽혀 펴기 자세)

Thoracic and Lumbar Extension Over BOSU(Prone Press-up)

그림 11.10 참조

목적

- 능동적인 등과 허리의 폄 가동성 범위가 향상한다.
- 폄 방향 특이성이 있는 경우, 반복해서 폄 운동을 사용할 수 있다.

자세

- BOSU(둥근 부분을 위로)의 꼭대기에 복장뼈와 아래쪽 갈비뼈를 대고 엎드린다(그림 11.6A, B).
- BOSU 위로 등을 굽힘하고 있는다.
- 허리는 중립으로 둔다.
- 팔은 몸통보다 넓게, 머리는 아래를 향한다.

지침

- 분절된 움직임인지, 척추 전체에 걸쳐 폄이 나오는지 확인하고 경첩 지점을 관찰한다.
- 움직임으로 인해 압박 유형의 통증이 발생하는 경우, 범위를 줄이거나 증상을 유발하는 부위 위쪽으로 움직임을 제한한다.

움직임

1. 턱을 부드럽게 끄덕이면서 목을 안정시키고 복근을 활성화 시킨다.
2. 팔을 사용하여 아래팔을 밀고 부분적인 팔굽혀펴기를 보조한다.
3. 몸 앞쪽을 내다보게끔 등을 확장시키고 머리를 몸과 일직선이 되도록 가져온다.
4. 골반과 다리가 BOSU에서 뒤로 기울어지도록 하여 상체를 들어 올리고 가능하다면 허리까지 폄 확장하여 앞을 바라본다(그림 11.10A).

교육 팁

- 더 많은 허리 폄 움직임을 위해 BOSU의 꼭대기에서 더 뒤로 몸을 배치하고 더 적은 폄을 위해 더 앞으로 위치한다.
- 지침 예:
  - "머리와 상체를 들어 올린 후 팔을 사용하여 BOSU에서 상체를 더 들어 올리세요. BOSU에서 살살 뒤로 움직이면서 척추를 편안한 수준에서 확장하세요"
  - "머리와 목을 들어 올린 다음, 등 위쪽을 들어 올린 다음, 아래쪽 허리를 들어 올리세요."
- 수정해야 할 일반적인 오류:
  - 허리 또는 등의 폄 움직임 없이 팔로 위로 밀어낸다. "움직임은 팔만 사용하는 것이 아니라 척추에서 이루어져야 합니다."
  - 척추 전체가 아닌 한 영역에서만 확장된다.
- 보상작용을 해결하거나 예방하는 방법:
  - 움직임과 힘이 한 영역에 집중되어 있는 경우 움직임을 늦추고 환자에게 경첩 지점 위의 부위에서 움직임을 분리하도록 교육한다.
  - 환자에게 몸을 들어 올리기 전에 BOSU에서 깊은 복근을 떼고("들어 올려") 그 복근 사용을 유지하라고 요청한다. 이는 등 전체에 힘을 분배하거나 극도의 척추 폄 확장이 필요한 운동(예: 체조, 댄스, 던지기 스포츠, 테니스 서브, 배구)에서 지지하는 방법을 환자에게 가르쳐야 하는 경우 특히 중요하다.

장점

- 환자가 허리척주 앞굽음증과 결합된 등척주 뒤굽음증이 있는 경우, BOSU를 사용하면 과도한 허리 폄을 피하면서 등척주 뒤굽음증을 되돌릴 수 있다(유연한 경우).
- 가동성을 위한 초기 척추 폄 운동
- 반복적인 폄이 통증을 집중시키는지 또는 자세 증후군과 같이 등 또는 허리 폄 범위가 필요한지 나타낸다.

대안

- 움직임 범위는 다양할 수 있다.
- 운동은 아래팔로 밀거나 팔꿈치를 완전히 펴서 범위를 더 늘리는 것으로 제한될 수 있다(그림 11.10B).
- 운동은 BOSU없이 시행할 수 있다(그림 11.10C).
- 반복적인 움직임으로 증상이 중심화 되는 경우 반복적인 움직임 또는 지속적인 움직임을 사용할 수 있다.

진행

- BOSU 지지대없이 아래팔로 수동적 폄이 진행된다(그림 11.10B).
- 팔꿈치를 펴서 "코브라" 자세로 확장하여 범위를 늘린다(그림 11.10C).
- 어느 운동자세이든 자세를 유지하거나 반복 횟수를 늘린다.
- 특정 부분에 초점을 맞추려면 움직임을 늦춘다.
- 위쪽 등에서 특정 부분의 사용이나 움직임을 제한하기 위해서 도수적인 차단을 사용한다.

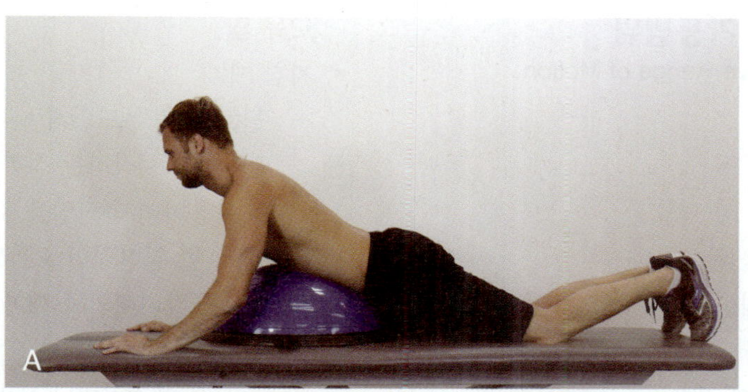

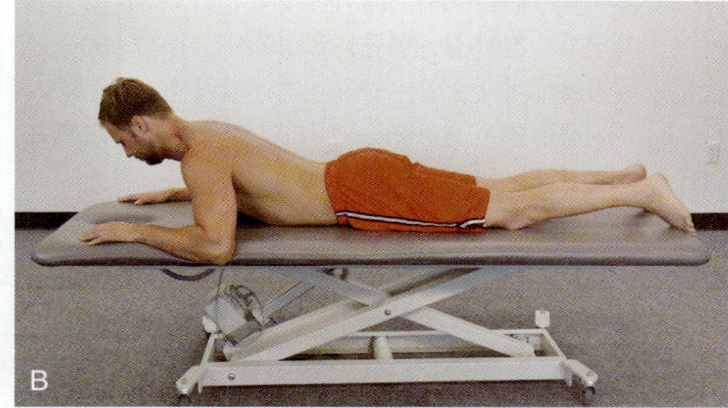

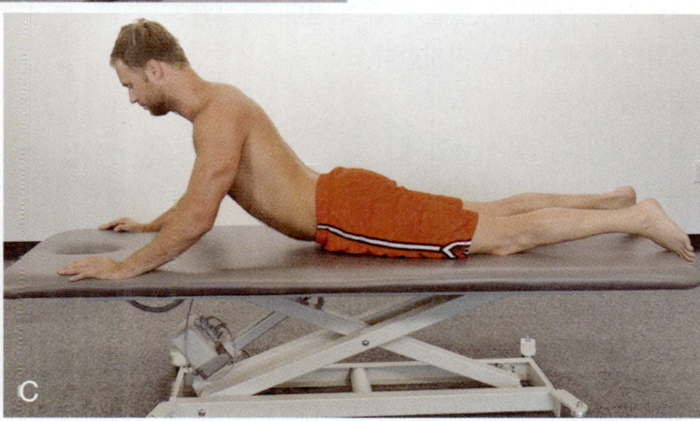

그림 11.10 BOSU를 이용한 등과 허리폄(A) 그리고 엎드린 자세에서 팔굽혀 펴기(B 및 C).

11.11 허리 회전 능동적 가동범위
Lumbar Rotation Active Range of Motion

그림 11.11 참조

목적
- 척추 회전 가동성을 촉진한다.
- 중간 범위의 움직임으로 통증을 완화한다.
- 가동성을 통해 회전범위를 유지한다.

자세
- 바로 누운 자세에서 팔은 약간 벌린다.
- 스위스 볼에 다리는 지지한다.

움직임
1. 깊은 배가로근을 사용한다.
2. 허리를 중립 자세로 안정시킨 후, 골반이 반대쪽 바닥에서 들어 올려지는 지점까지 공을 굴려서 배빗근들을 사용하여 척추를 능동적으로 회전 시킨다(그림 11.11B).
3. 움직임의 축에 중심화를 유지한다.

장점
- 짐볼은 다리를 지지하고 다리근육의 사용이나 바닥에 닿아 있는 다리에 의한 운동축으로의 변화 없이 척추의 회전을 하게 한다.
- 중력의 영향을 받지 않는 바로 누운 자세는 다리 정렬의 영향을 줄여주거나 척추 굽이 사이 접합부에 국소적인 힘을 받게 하는 과도한 척추 곡선이 생기는 것을 줄여준다.
- 범위의 양을 조절하는 것은 조절된 움직임을 만들기 위해 배빗근들과 척추 회전근들이 활성화 되고, 환자가 그 범위를 능동적으로 제어할 수 있다.

교육 팁
- 지침 예:
  - "팔로 땅을 부드럽게 누른 다음 골반이 반대쪽 땅에서 떨어지기 시작하는 점까지 한쪽으로 굴리세요. 복부 근육을 사용하여 움직임을 조절하고 반대쪽으로 돌아가세요."
- 수정해야 할 일반적인 오류:
  - 반대쪽 갈비뼈와 어깨가 바닥에서 뜬다면 회전은 등과 목에서까지 발생한다.
- 보상작용을 해결하거나 예방하는 방법:
  - 회전하기 전에 깊은 복근을 활성화시킨다.
  - 환자에게 바닥에 있는 양쪽 어깨와 갈비뼈에 집중하도록 지시하는 것은 회전량을 모니터링 할 수 있는 피드백을 제공한다.

대안
- 한쪽 엉덩관절과 무릎을 구부리고 발바닥을 바닥에 놓고 스위스 볼없이 바로 눕는다. 척추를 회전하기 위해 배빗근들을 활성화하고 구부린 무릎은 정중선을 가로질러 반대쪽 펴고 있는 다리쪽으로 움직인다. 이 변화된 움직임은 범위를 제한시키지만 중간 허리의 회전에 집중할 수 있다.

진행
- 범위를 증가한다.
- 한 발 버전; 연장된 스트레칭을 제공하기 위해 반대쪽 손으로 수동적인 과도한 압력을 가한다.

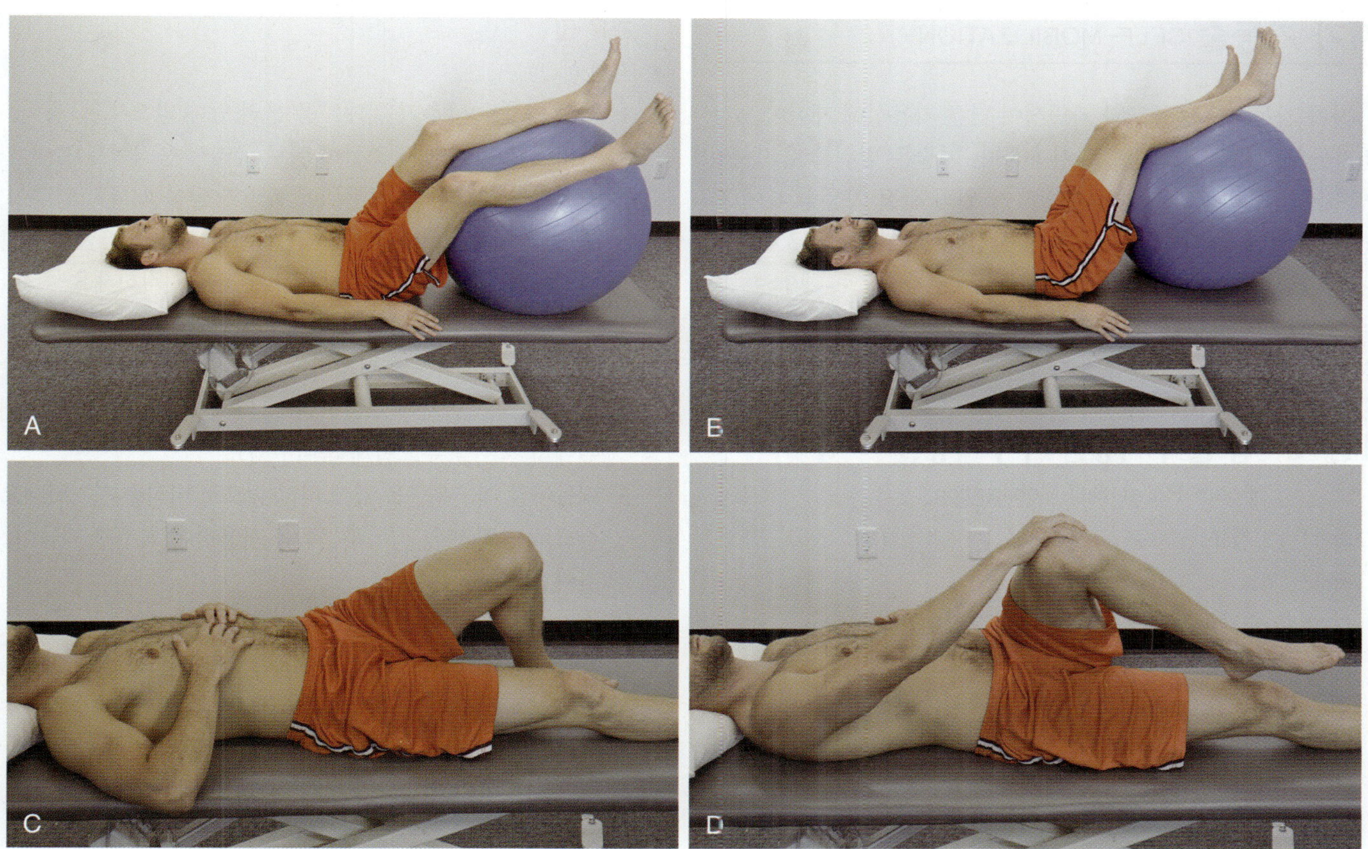

그림 11.11 다리가 지지된 상태(A 및 B), 한쪽 다리가 구부러진 상태(C), 수동적 과도한 압력에 대한 자기보조(D)가 있는 허리 회전 능동 운동 범위.

자가 가동술 SELF-MOBILIZATION

자가 가동술은 중증도와 과민성이 낮은 가동성에 제한이 있는 환자들의 가정 프로그램으로 유용하다. 기술은 범위를 유지시키거나 가동성 결핍의 재발을 예방하기 위해 관절 가동술 후에 시행될 수 있다. 자가 가동술은 오직 신경 증상이 감소되고 환자가 능동적으로 움직임을 조절할 수 있거나 순차적으로 행할 수 있을 때 가능하다. 기술은 환자가 저운동성과 과운동성을 겸비한 경우에 주의해서 사용된다.

11.12 폼 롤러 이용한 자가 가동술

Foam Roller Self-Mobilization

그림 11.12 참조

목적

- 등 폄을 증가하거나 유지시킨다.

자세(그림 11.12A)

- 척추에 수직으로 놓인 폼 롤러나 풀 누들을 스트레칭할 부위 아래 두고 바로 눕는다.
- 손은 머리를 지지한다.

움직임(그림 11.12B)

1. 허리 자세를 조절하기 위해 복부 근육을 활성화 한다.
2. 폼 롤러 위에서 손으로 머리를 지지하면서 천천히 등 부위를 폄 자세로 놓아준다.
3. 참을 만하면 그 자세를 유지한다.
4. 복부에 힘을 주고 허리에서 구부려 앉은 자세로 되돌아 간다.
5. 다른 부위의 스트레칭에 집중하기 위해 폼 롤러를 다른 위치로 이동시킨다.

장점

- 자가 스트레칭은 환자 스스로 운동 범위의 양을 조절할 수 있다.
- 폼 롤러나 풀 누들은 가동성을 집중하기 위해 다른 부위로 배치될 수 있다.

교육 팁

- 지침 예:
  1. 시작 자세로 낮추기 위해: "폼 롤러 앞에 앉으세요. 등이 롤러에 닿을 때까지 조심히 뒤로 굴러서 움직이세요. 스트레칭 하고자 하는 부위에 롤러가 닿을 때까지 엉덩이를 들고 척추를 이동시켜 롤러 위에서 자세를 조절하세요. 엉덩이를 다시 바닥으로 낮추고 운동을 시작하세요."
  2. "허리의 아치를 예방하기 위해 복부근육을 사용하세요. 폼 롤러 위에 척추를 천천히 놓고, 척추가 스트레칭이 되는 느낌이 드는 위치에 도달하면 그 자세를 유지하고 폼 롤러 위에서 척추를 부드럽게 풀어주세요."
  3. 되돌아갈 때: "복근을 깊게 하고 손으로 머리를 지지하세요. 손으로 당기지 않고 복부근육을 사용하여 척추가 되돌아가야 합니다."

대안

- 양말에 넣은 두개의 테니스볼이나 마사지볼을 폼 롤러 대신 사용하여 더 국소적인 스트레칭을 제공한다.
- 풀 누들은 일반적인 폼 롤러보다 직경이 더 작고 특수성을 제공할 뿐만 아니라 밀도가 낮아 대상 부위에 더 적은 압박을 제공할 것이다.
- 덜 공격적인 대안은 척추가 세로로 지지된 상태로 폼 롤러 위에 눕는 것이다. 베개나 폼 패드를 사용하여 머리를 지지할 수 있다. 환자는 롤러 위에서 펌하는 대신 등의 가동성을 증가시키기 위해 심호흡을 사용한다. 팔은 머리를 받쳐주거나 옆에 놓을 수 있다. 이 대안은 통증의 중증도나 과민성이 높은 환자 또는 등 부위에 결합조직 제한 및 극도의 이동 제한이 있는 환자에게 더 적합하다.

진행

- 범위를 증가한다.
- 가동성이 제한된 척추의 다른 부위로 진행한다.

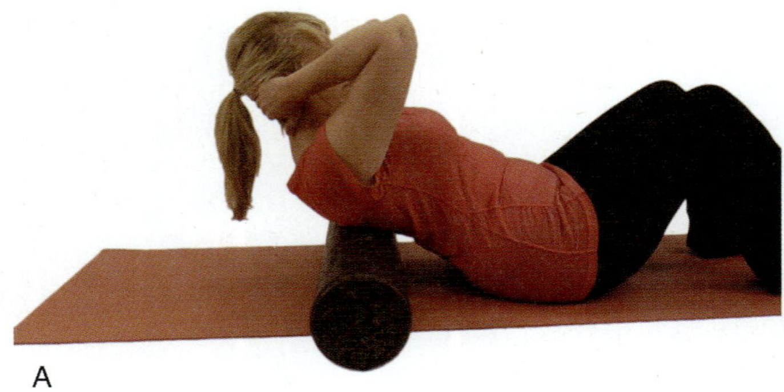
A

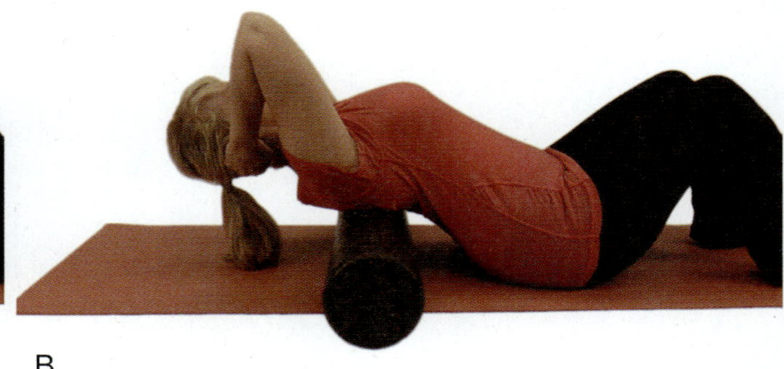
B

그림 11.12 폼 롤러를 이용한 자가 가동술.

11.13 지지되는 가쪽 굽힘: 스위스 볼 또는 BOSU

Supported Lateral Flexion: Exercise Ball or BOSU

그림 11.13 참조

목적

- 가쪽 굽힘으로 자가 가동술 및 스트레칭한다(넓은등근 및 허리네모근 포함).

자세

- 스위스 볼을 사용: 공을 옆에 놓고 무릎을 꿇거나 옆으로 앉는다. 공에 가장 가까운 팔은 공 위에 걸치고 갈비뼈를 따라 몸을 지지한다(그림 11.13A).
- BOSU 사용: 상체를 BOSU에 지지한 상태로 옆으로 누워 BOSU에 가장 가까운 아래팔 위에 기대어 있는다(그림 11.13C).

움직임

1. 스위스 볼 사용: 환자는 다리를 사용하여 공 위로 몸을 굴리고 공이 척추를 가쪽으로 굽히는 것을 돕도록 한다(그림 11.13B).
2. BOSU 사용: 지지되지 않은 팔은 BOSU 위로 몸통을 가쪽 굽힘하기 위해 벌림된다(그림 11.13D).

장점

- 신체가 지지된 상태에서 일반화된 가쪽 굽힘 스트레칭은 등 및 허리 운동을 가능하게 한다.
- 도구는 부드러운 표면을 제공하고 분산된 가동성을 촉진하며 BOSU는 스위스 볼보다 더 많은 안정성을 제공한다.
- 운동은 특히 저운동성과 과운동성이 결합된 개인을 위해 분산된 척추 가동성을 가르치는 데 사용할 수 있다.

교육 팁

- 지침 예:
  - "몸을 구부려 공(또는 BOSU) 위에 반원을 만드세요."
  - "곡선 위에서 위쪽 팔을 뻗고 BOSU(또는 공)를 넘어가세요."
  - "공 너머로 손을 뻗어 머리와 어깨를 공 너머로 가져가세요."
- 수정해야 할 일반적인 오류:
  - 등 회전과 가쪽 굽힘을 결합하는 것이 일반적이며 운동 결합이 발생하면 시범을 보이거나 실제 손의 촉각을 이용하여 교정, 또는 운동범위를 제한해야 할 수 있다.
  - 환자가 어깨 가동성이 제한되거나 넓은등근, 가슴근 또는 뒤쪽 어깨 근육의 유연성이 제한된 경우, 어깨 또는 등허리 접합부에 힘이 집중될 가능성이 있다.
- 보상작용을 해결하거나 예방하는 방법:
  - 바닥을 쳐다보지 않고 방을 가로질러 시선을 유지하여 정면에서 움직임을 유지한다(회전이 추가될 것임).
  - 어깨를 끝 범위까지 들어 올릴 수 없게 어깨 가동성이나 근육 유연성에 제한이 있는 경우, 어깨 움직임을 최대 범위 미만으로 제한하고 팔을 몸 앞에 둔다.

대안

- 베개나 쿠션 위에서 가쪽으로 구부리면 더 안정적인 지지를 제공하지만 범위는 줄어든다.
- BOSU를 사용할 때 머리와 목 아래에 베개나 폼 쿠션을 사용하여 지지하거나 아래팔을 사용하여 머리 무게를 지지할 수 있다(그림 11.13E).
- 환자가 발을 엇갈린 상태에서 시작하지만 벽에 닿게 하면 공을 굴리기 위해 밀 수 있는 안정적인 표면이 제공된다.
- 위쪽 팔을 머리 위로 벌리면 추가적인 넓은등근 스트레칭을 제공할 수 있다.

진행

- 범위를 늘린다.

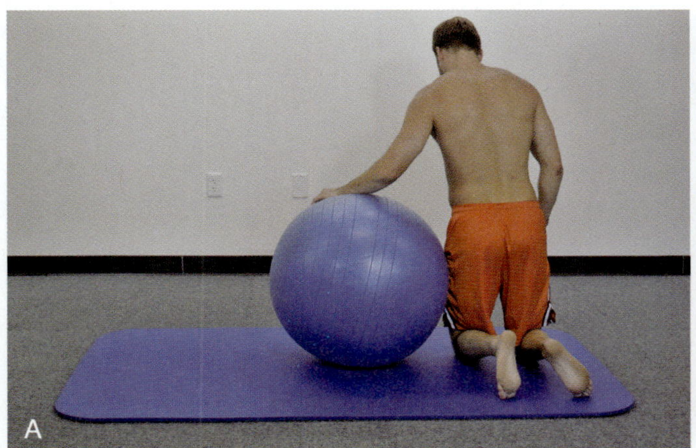

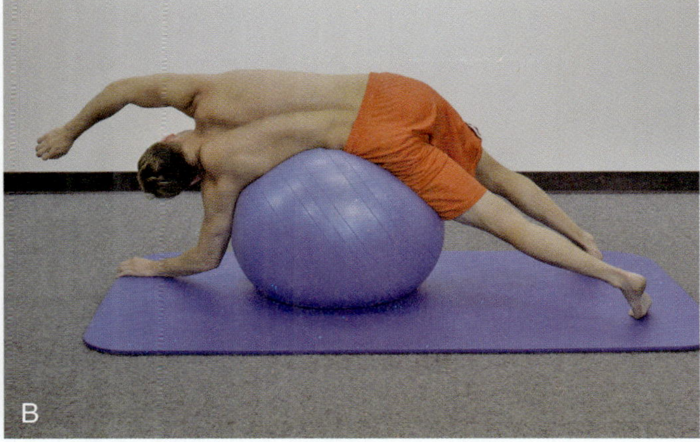

그림 11.13 (A 및 B) 스위스 볼을 이용해 지지된 가쪽 굽힘.

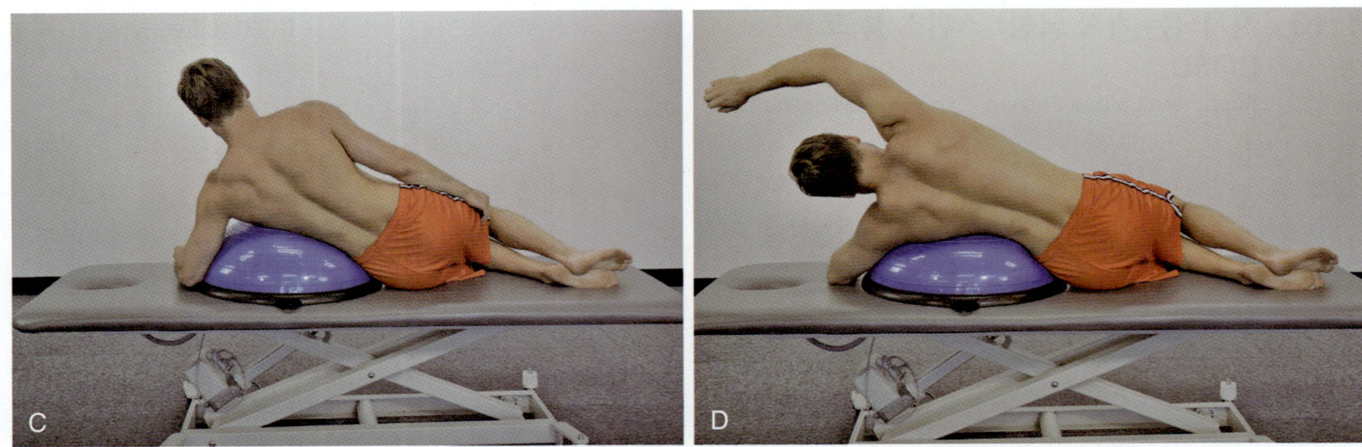

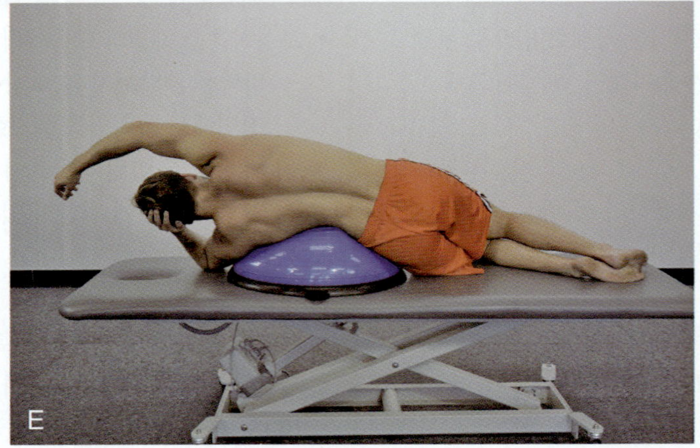

그림 11.13 계속 BOSU(C－E)에서 지지되는 가쪽 굽힘 머리 지지대가 있는 경우(E) 또는 없는 경우(C 및 D).

11.14 앉은 자세에서 자가 가동술: 위쪽 등 폄
Seated Self-Mobilization: Upper Thoracic Extension

그림 11.14 참조

목적

- 위쪽 등을 폄으로 움직이고 스트레칭한다.

자세

- 바퀴가 없는 안정적인 의자에 앉아서 팔을 가슴 앞이나 머리 뒤로 교차하여 지지한다(그림 11.14A).
- 의자의 등받이는 환자의 등 척추를 지지할 수 있어야 하고 등의 저가동성 분절까지 지지해야 한다.
- 등받이는 등받이에 기댈 때 환자의 체중을 지탱할 수 있을 만큼 안정적이어야 한다.
- 등받이의 높이는 등의 움직임을 제한하거나 불편함을 주지 않으면서 척추를 지지할 수 있어야 한다.

움직임

- 의자 등받이를 조절하여 위쪽 척추를 편다. 의자를 사용하여 움직임이 필요한 부위에 축을 제공한다(그림 11.14B).

장점

- 다시 구부린 자세로 되돌아가기에 앉은 자세로 책상에서 일을 하는 환자들에게 편리한 스트레칭이다.
- 의자의 지지로 위쪽 등의 국소적인 움직임을 증가시킬 수 있다.

교육 팁

- 수정해야 할 일반적인 오류:
  - 순차적이고 분산되는 등의 움직임보다는 조기에 또는 과도한 허리의 폄이 나올 수 있다.
  - 과도한 목의 폄을 피해야 한다.
- 보상작용을 해결하거나 예방하는 방법:
  - 환자가 과도하게 펴는 경우 겹친 손가락을 목뒤에 놓는다. 이것은 과도한 목 폄을 막을 것이다.
  - 운동 중 허리가 펴지는 가능성을 줄이려면 환자의 발이 바닥에 닿아야 하고 허벅지가 의자 시트에 의해 완전히 지지되어야 한다.

대안

- 폼 롤러, 짐볼 또는 BOSU를 사용하여 바로 누운 자세에서 등을 폄 한다(운동 11.5 및 11.12).
- 엎드려 누워 능동적인 폄 운동을 한다(운동 11.10).

진행

- 범위를 늘리거나 유지하는 시간을 늘린다.
- 의자없이 능동적인 폄 운동을 한다.
- 폄과 함께 회전을 더한다(운동 11.15).

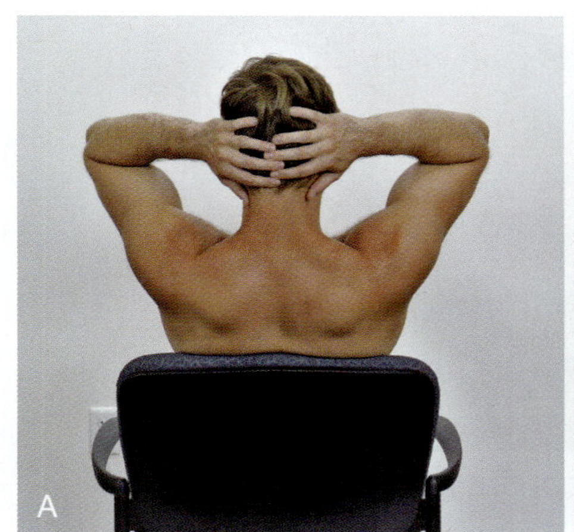

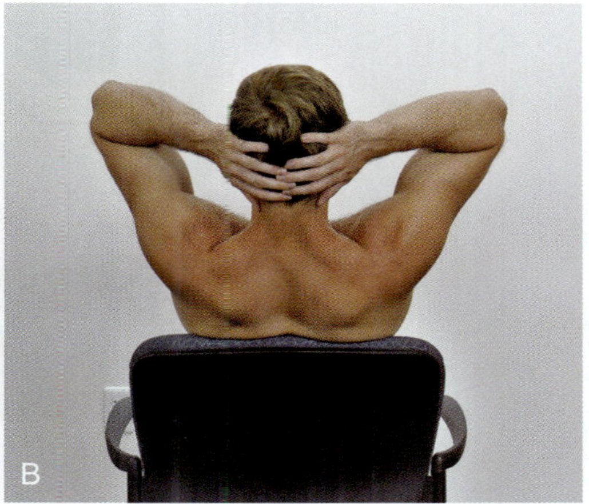

그림 11.14 앉은 자세에서 등 자가 가동술.

11.15 앉은 자세에서 자가 가동술: 회전 및 폄
Seated Self-Mobilization: Rotation and Extension

그림 11.15 참조

목적

- 한쪽의 제한된 부분을 가동시키거나 폄에서 그 다음 단계로 진행(운동 11.14)

자세

- 바퀴가 없는 안정된 의자에 앉아 팔은 등을 가로질러 교차하거나, 손으로 머리를 지지한다.
- 의자 등받이는 가동성이 필요한 지점까지 환자의 등을 지지해야 한다.
- 등받이는 등을 기대고 있을 때 환자의 체중을 지탱할 수 있을 만큼 안정적이어야 한다.

움직임

- 의자 등받이 위에서 움직임을 조절하면서 회전한 다음 위쪽 척추를 폄 한다.

장점

- 책상 앞에 앉아서 일하는 환자를 위해 구부린 앉은 자세를 주기적으로 반대로 펴주는 편리한 스트레칭이다.
- 의자의 지지로 위쪽 등 부위의 국소적인 움직임이 증가한다.

교육 팁

- 지침 예:
  - "아래쪽에서 위쪽으로 나선형으로 회전해서 척추를 세우고 복장뼈나 가슴 앞쪽을 약간 들어 올려 의자 등받이에 대고 위쪽 척추를 펴세요."
- 수정해야 할 일반적인 오류:
  - 척추에서 회전이 일어나는 대신에 체중을 한쪽으로 이동시킨다.
  - 등을 펴는 것보다 목을 과도하게 폄하는 것을 피한다.
- 보상작용을 해결하거나 예방하는 방법:
  - 허리에서부터 회전을 시작하고 등 회전량에 따라 척추 위쪽과 머리, 목까지 회전을 지속한다.
  - 목 뒤에 깍지 낀 손가락이 과도한 목 폄을 차단할 것이다.

대안

- 폼 롤러, 공 또는 BOSU를 사용하여 폄 및 회전한다(회전이 있는 운동 11.5 또는 11.10과 유사하다.).

진행

- 범위를 늘리거나 유지하는 시간을 늘린다.
- 의자 등받이를 축으로 사용하지 않고 회전 및 폄한다.

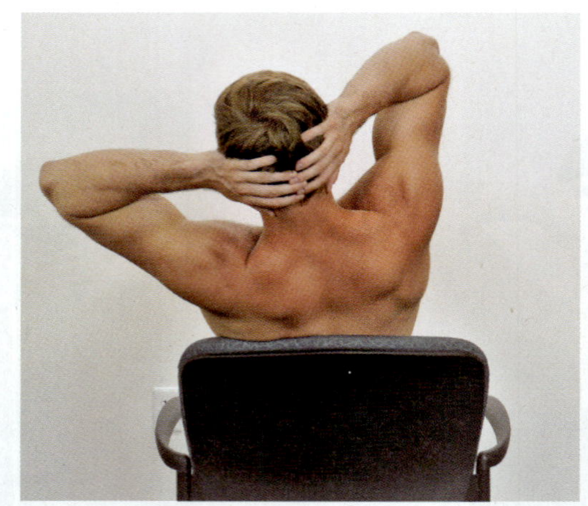

그림 11.15 앉은 자세에서 자가 가동술: 회전 및 폄.

스트레칭 STRETCHING

근육 유연성 제한은 섬유 정렬 방향으로 근육을 늘려야 한다. 스트레칭은 물렁조직 가동술, 관절 가동술 또는 일반적인 유산소성 준비 운동 후에 수행될 수 있다. 척추 근육은 여러 관절에 걸쳐 늘어나야 하므로 유연성 운동은 일반적인 가동술을 동반하거나 따른다. 지지된 자세는 증상이 있는 부위에 과도한 힘을 가할 가능성이 적다.

11.16 위등세모근 스트레칭
Upper Trapezius Stretch

그림 11.16 참조

목적

- 등세모근의 유연성이 증가한다.

지침

- 이 운동은 등세모근을 당기는 것이 위쪽 목 관절에 과도한 스트레스를 가할 수 있으므로 위쪽 목의 과운동성이 있거나 등세모근의 근긴장과 함께 급성 통증이 있는 사람에게는 적합하지 않다.
- 두통이나 위쪽 목 통증이 있는 개인을 위한 가정 프로그램으로 운동을 제공하기 전에 수동 스트레칭이 필요할 수 있다.
- 스트레칭을 증가시키는 과도한 압력을 추가하기 전에 스트레칭 하는 것이 환자에게 편안한 정도인지 확인해야 한다.
- 누운 자세는 위쪽 목 통증이나 두통이 있는 사람에게 적합할 수 있다.

자세

- 앉아 있을 때, 스트레칭 되는 쪽의 손으로 좌석의 가장자리를 잡거나 허벅지 아래에 집어넣어 어깨뼈가 올라가지 않고 몸통이 가쪽으로 굽힘되지 않도록 안정화한다(그림 11.16A, B).

움직임

1. 다리나 의자 아래에 고정된 팔로부터 멀어지는 방향으로 목을 가쪽 굽힘한다(그림 11.16A).
2. 자유로운 손을 사용하여 스트레칭을 도울 수 있다(그림 11.16B).

장점

- 사무실에서 휴식을 취하는 것을 포함하여 여러 환경에서 가정 운동으로 수행될 수 있다.

교육 팁

- 자세 선택:
  - 등받이가 높은 의자에 앉는 것은 척추를 지지하고 다른 척추 부위에 대한 보상을 제한한다.
  - 환자의 팔 길이에 따라 손을 의자 아래에 놓거나 허벅지 아래에 놓을 수 있다.
- 지침 예:
  - "의자 옆을 잡거나 손을 허벅지 아래에 넣으세요. 시선은 정면을 향하게 유지하면서 머리를 의자에 있는 손으로부터 멀어지는 방향으로 기울이고 귀는 어깨쪽으로 이동하세요. 스트레칭을 늘리려면 반대쪽 손을 사용해서 스트레칭을 도우세요."
- 수정해야 할 일반적인 오류:
  - 목에서 움직임이 시작되기 전에 스트레칭을 제공하기 위해 손을 사용하지 않는다.

대안

- 지지된 위치에서 스트레칭: 머리를 지지한 상태로 바로 누워서 머리를 반대쪽으로 구부리고 손을 사용하여 끝 범위에 도달하는 것을 돕는다(그림 11.16C).
- 머리를 약간 구부린 상태로 지지하고 두 팔을 발 쪽을 향하여 뻗어 양쪽 어깨뼈를 내린다(그림 11.16D).

진행

- 범위를 늘리거나 유지하는 시간을 늘린다.

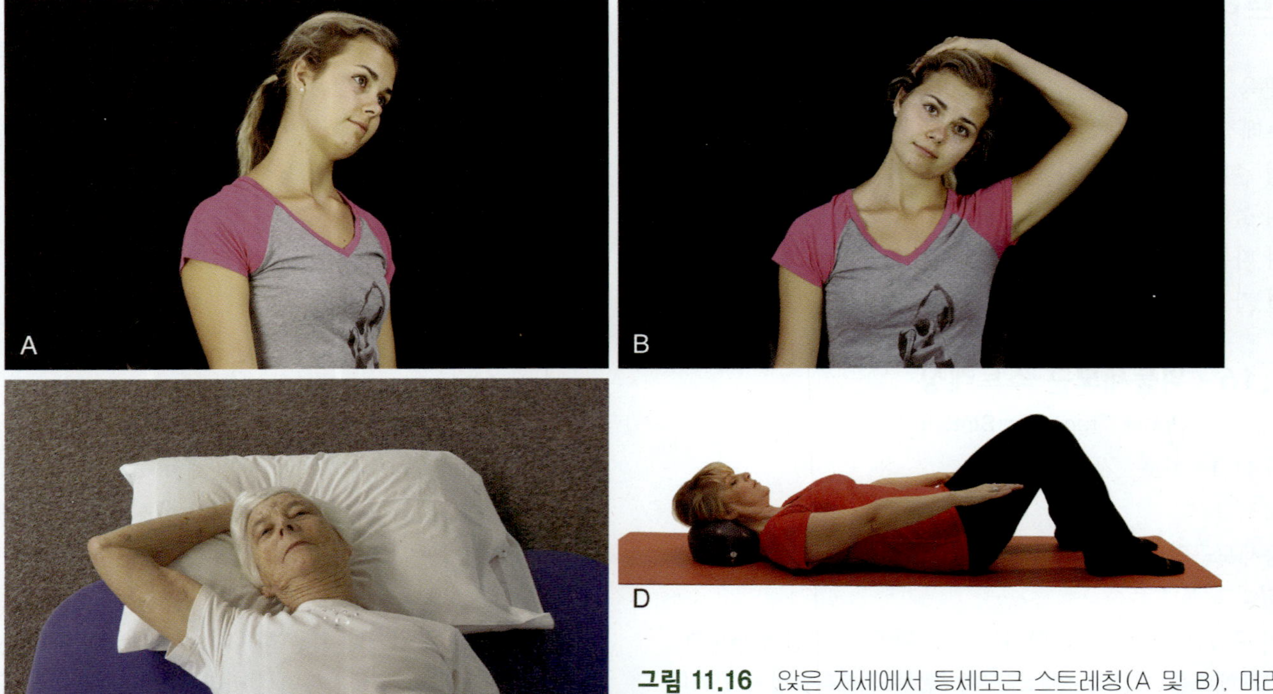

그림 11.16 앉은 자세에서 등세모근 스트레칭(A 및 B), 머리 지지하고 바로 누운 자세(C), 머리를 지지하고 어깨뼈를 내리고 바로 누운 자세에서의 수정된 방법(D).

11.17 목갈비근 스트레칭 Scalene Stretch

그림 11.17 참조

목적

- 목갈비근의 유연성이 증가한다.

자세

- 앉아서 반대쪽 손으로 치료대 가쪽을 잡거나 발 쪽으로 손을 뻗어 고정시킨다.

움직임

1. 몸에 고정되어 있는 손의 반대쪽으로 목을 가쪽 굽힘시킨다(그림 11.17A).
2. 위쪽 목을 의자에 고정되어 있는 쪽으로 회전하고 천장을 향해 위를 바라보며 앞 목갈비근을 스트레칭한다.

장점

- 바로 누운 자세는 머리 무게를 보조할 수 있다.

교육 팁

- 지침 예:
  - 오른쪽 돋갈비근을 늘리려면: "오른쪽 손으로 의자를 잡고 머리를 왼쪽 어깨쪽으로 기울이세요. 고개를 돌려 오른쪽 위를 보세요."
- 수정해야 할 일반적인 오류:
  - 턱을 앞쪽머리자세로 앞쪽으로 내밀 수 있다.
- 보상작용을 해결하거나 예방하는 방법:
  - 치료사는 처음에 환자에게 움직임의 면을 유지하는 방법을 보여줌으로써 알려줘야 할 것이다.

대안

- 바로 누워 치료사의 도움을 받아 머리가 지지되어 있거나 약간 폄된 상태에서 스트레칭한다.
- 자가 저항 후 수축–이완 또는 유지–이완을 한다.

진행

- 시간을 늘리거나 범위를 늘린다.

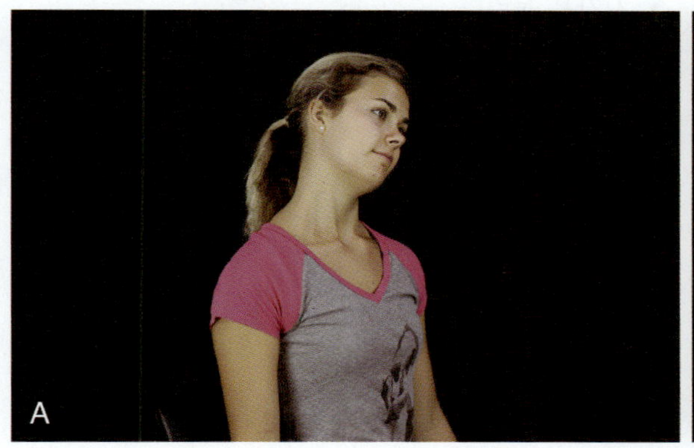

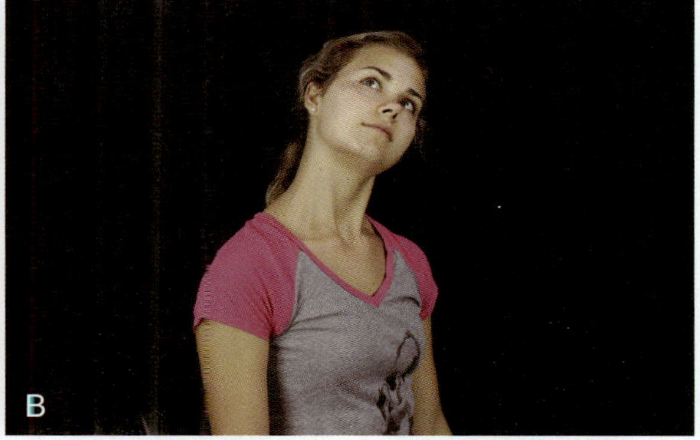

그림 11.17 앞 목갈비근 스트레칭.

11.18 어깨올림근 스트레칭 Levator Scapula Stretch

그림 11.18 참고

목적

- 어깨올림근의 유연성이 증가한다.

지침

- 이 스트레칭은 목 위쪽과 중간 부위에 집중되어 있으며, 목척주 앞굽음이 과도하거나 스트레칭 전에 안정화되어 있지 않으면 위쪽과 중간부위 목의 통증을 악화시킬 수 있다. 움직임을 관찰하면서 증상을 주의 깊게 관찰해야 한다. 특히 위쪽 목 부위에서의 과도한 굽힘을 피한다. 가정 운동 처방 전에 수동 스트레칭이 더 적절할 수 있다.

자세

- 앉아서 손으로 의자 좌석의 가장자리를 잡거나 허벅지 아래에 집어넣어 어깨뼈가 올라가고 몸통이 옆으로 구부러지는 것을 안정화 시킨다(그림 11.18).
- 등받이가 높은 의자에 앉는 것은 척추를 지지하고 다른 척추 부위에 대한 보상을 제한한다.
- 환자의 팔 길이에 따라 손을 의자 아래에 놓거나 허벅지 아래에 놓을 수 있다.

움직임

1. 위쪽과 중간부위 목을 굽힘하고 약간의 가쪽 굽힘, 그리고 스트레칭 되는 쪽으로부터 멀어지는 방향으로 회전한다.
2. 반대쪽 손을 머리에 대고 전체 범위에 도달하도록 보조로 사용될 수 있다(그림 11.18B).

장점

- 사무실에서 휴식을 취하는 것을 포함하여 여러 환경에서 가정 운동으로 수행할 수 있다.

교육 팁

- 지침 예:
  - "의자 옆을 잡거나 손을 허벅지 아래 집어 넣으세요. 고개를 스트레칭 되는 쪽 반대로 돌리고 가볍게 턱을 끄덕이며 코를 무릎을 향해 떨어뜨리세요. 반대쪽 손은 스트레칭을 더 늘리는데 사용할 수 있습니다."
- 수정해야 할 일반적인 오류:
  - 목 대신에 등이 굽힘된다.

대안

- 바로 누운 자세에서 치료사가 스트레칭을 보조한다.
- 수축–이완 또는 유지–이완 기법을 사용한다.

진행

- 시간을 늘린다.
- 범위를 늘린다.

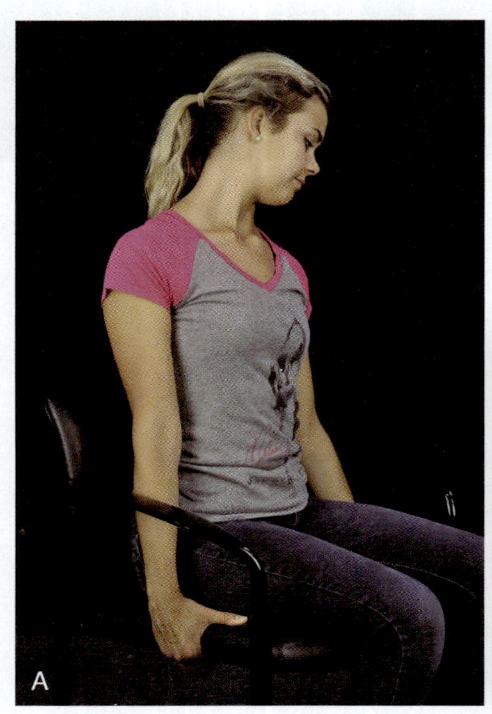

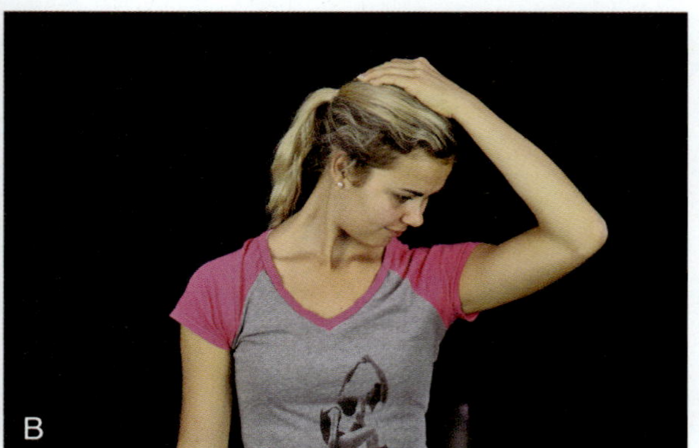

그림 11.18 어깨올림근 스트레칭: 갈비뼈 상승을 제한하기 위해 위등세모근 위에 스트랩이나 타월을 놓고 스트레칭을 할 수 있다.

사례 연구 11.1: 두통을 동반한 목 운동 장애 CERVICAL MOBILITY DEFICITS WITH HEADACHES

이 사례는 두통이 있는 환자의 가동성 장애를 해결하기 위해 가동성 운동을 사용하는 방법을 보여준다. 중간에서 매우 심각하거나 매우 과민 증상이 있는 경우, 이 사례 연구에서는 초기 매개 변수와 그 매개 변수 변경의 뒤에 이론적 설명을 보여준다.

15년 이상 동안 목의 통증, 뻣뻣함, 두통의 병력이 있는 57세 남자가 치료를 위해 의뢰하였다. 그의 두통은 간헐적이지만 쇠약해질 수 있다. 회계사라는 직업은 컴퓨터 앞에 오랜 시간 앉아 있어야 하기 때문에 목 통증이 더 심해진다. 1시간 이상 운전하면 목 통증도 증가한다. 취미는 골프와 요리이다. 목 채찍질 손상이나 기타 목 외상의 병력은 없으며 그는 두통의 다른 원인에 대해 치료를 받았다. 동반질환에는 고콜레스테롤혈증과 경증 고혈압(약물 없이)이 포함되지만 다른 주요 병력은 없다.

기능 상태 및 목표 Functional Status and Goals

그의 목 통증은 하루 종일 일하는 능력에 영향을 미치고, 그는 9홀 이상 골프를 칠 수 없으며, 통증은 그의 사회 생활에 영향을 미친다. 두통은 극심한 통증과 메스꺼움을 유발하며 지난 6개월 동안 한 달에 한 번 이상 결근해야 했다. 흔치 않은 신체 활동이나 장시간 앉아 있을 때, 특히 아래를 내려다볼 때에 목 통증이 증가하고 때때로 두통을 유발한다. 목 장애 지수는 22/50이다. 그의 목표는 골프를 다시 치고, 운전할 수 있고, 통증 없이 한 번에 한 시간 이상 앉아 있는 것이다.

글상자 11.1 주관적 정보의 해석

환자의 증상은 두통을 동반한 만성 목 통증과 일치한다.[14] 그의 중등도에서 중증 목 통증과 함께 24시간 동안 지속되는 메스꺼움을 동반한 매우 과민하고 심한 두통은 검사와 치료 강도에 있어 극도의 주의가 필요하다.[16] 두통이 있을 때 장애도 심각하다.[16,17] 장시간 앉아 있는 것과 컴퓨터 작업이 기여 요인[18]이며 앉은 자세와 어떠한 자세, 운동 범위 또는 근육 유연성 기여도를 평가할 필요가 있음을 나타낸다.[18,19] 무게를 들어 올리는 것과 머리 위의 활동 모두 통증을 증가시키므로 팔과 관련된 운동은 주의해서 사용해야 한다. 치료 과정의 초기에 운동을 위해 지속적인 굽힘(및 앉기)을 피한다. 치료 중 두통이 증가하면 운동을 중단하거나 즉시 조정한다. 치료 후 통증 및 두통 반응을 모니터링하고 두통의 과민성과 빈도가 감소할 때까지 운동을 천천히 진행한다.

주관적인 통증 Subjective Complaints

- *중증도:* 운전이나 직장에서 1시간 이상 앉지 못하고 목의 통증이 3/10으로 증가한다. 통증이 5/10로 증가하지 않고는 5파운드 이상을 들어 올리거나 팔을 장기간 사용할 수 없다(2–4시간 후 발병 지연). 그는 현재 깨어나지 않고 3시간 동안만 자고 있다. 옆으로 자면 통증이 더 심해진다. 두통은 다양하다. 눈 뒤 또는 머리 뒤쪽으로 둔한 통증(3/10)에서 중증(8/10)에 이르며 메스꺼움 및 집중 또는 기능 불능과 관련이 있다. 그는 또한 등 위쪽의 근육통과 뻣뻣함을 보고한다(글상자 11.1).
- *과민성:* 두통은 물건을 들어 올리거나 머리 위 활동(장시간 또는 무게와 함께)을 위해 팔을 사용하거나 장시간 앉아 있는 활동과 높은 작업 스트레스(컴퓨터, 읽기, 쓰기) 동안에 발생한다. 그는 통증 증가를 들어 올리는 일과 연관지을 수 있지만 심각한 두통의 원인을 식별할 수는 없다. 통증과 두통은 일반적으로 들어 올린 후 4~6시간 이내에 나타나며, 운전 중이거나 장시간 머리 위 활동을 하면 8시간 이내에 통증이 증가한다. 그의 간헐적 두통은 최대 24시간 동안 지속되어 집중, 작업 또는 기능을 제한한다. 타이레놀이나 얼음은 목 통증의 강도를 감소시키지만 지속적으로 감소하지는 않는다.
- *성질:* 두통을 동반한 목 통증, 팔 증상 없음
- *단계:* 만성, II단계, 악화

객관적인 결과 Objective Findings

- *자세 및 정렬:* 앞쪽머리자세, 목척주 앞굽음 증가, 목가슴 접합부에서 이탈, 척주뒤굽음 증가, 둥근 어깨

표 11.3 움직임 범위

	목 ROM (CROM)	통증	등허리 ROM (경사계)
굽힘	0-45	약간 당기는 통증	24°, 팽팽한
폄	0-15	목과 머리의 통증 증가 3/10	10°, 뻣뻣한, 팽팽한
오른쪽 가쪽 굽힘	0-15	왼쪽 타이트 함, 머리 뒤쪽과 오른쪽 목 통증	8°, 등허리 접합부의 운동 축
왼쪽 가쪽 굽힘	0-22	오른쪽 타이트 함	12°, 등허리 접합부의 운동 축
오른쪽 회전	0-30	오른쪽에 통증 있음	16°, 머리가 안정되면 매우 제한됨
왼쪽 회전	0-40	오른쪽 타이트 함	10°, 머리가 안정되면 매우 제한됨

- *움직임 범위:* 표 11.3 참조. 목 운동 범위는 직립 앉은 상태에서 CROM 장치로 측정된다. 운동 범위 값은 습관적인 자세와 직립 상태에서 측정할 때 다르며 측정 지침은 재평가를 위해 일관되어야 한다.[20] 등 운동 범위는 경사계로 측정된다. 능동 운동 범위는 증상의 심각성과 과민성으로 인한 과한 압력없이 측정된다. 호전된다는 것(최소 감지 가능한 변화[MDC]95: 실제 변화의 95% 확실성)은 목 회전 및 가쪽 굽힘의 경우 8°, 굽힘의 경우 10°, 폄의 경우 8°를 초과해야 한다.[20]
- *근육 길이:* 위등세모근, 목갈비근, 어깨올림근 및 큰가슴근의 유연성 감소
- *근육 기능:* 활성화: 깊은목굽힘근 활성화 어려움, 머리목 굽힘 테스트; 22mmHg에서 10초만 유지 가능[21,22]
- *특수 검사:* 위쪽 목 인대 안정성 검사, 척추 동맥 검사는 음성(전체 범위에서 일부 통증 증가)[23,24]
- *촉진 및 관절 재생:* 갈비척추 관절과 첫 번째 갈비뼈를 포함하여 모든 방향에서의 등 위쪽에서 중간부위 관절의 가동성이 극도로 제한된다. 모든 방향에서의 물렁조직 끝 느낌을 보니 중간 아래부위 목 관절 움직임이 감소했다. 목 폄은 위쪽 목 부위, 뒤통수 및 눈의 통증을 재현했다(3/10). 목의 회전과 가쪽 굽힘은 목의 반대쪽에 통증과 긴장감을 유발한다. 위쪽 목 부위(C0－C1, C1－C2)는 다른 모든 목 관절보다 상대적으로 더 움직인다. 매우 제한된 물렁조직 가동성; 등세모근, 목갈비근, 어깨올림근. 위쪽 목 근육 연축 및 물렁조직 촉진 시 통증

평가 Evaluation

- *의학적 진단:* 만성 기계적 목 통증, 두통을 동반한 목 통증[14,25–27]
- *물리 치료 진단:* 두통과 운동 장애를 동반한 만성 목 통증[14,25–27]
- *기여 장애:*
  - 등척주 뒤굽음 및 목척주 앞굽음 증가
  - 관절 운동 범위 감소(목 및 등)
  - 근육 유연성 제한
  - 중간부위 목, 아래쪽 목, 위쪽 목, 중간부위 등 및 갈비척추 관절의 관절 가동성 감소
  - 사무 및 운전과 관련된 장기간의 물렁조직 제한
  - 제한된 목 및 등 폄근 지구력, 깊은목굽힘근 활성화 및 지구력
  - 위쪽 목 부위의 상대적으로 증가된 가동성
- *기타 기여 요인:*
  - 장시간 앉아서 컴퓨터 작업을 하는 활동
  - 끝 범위를 향한 움직임, 더 높은 부하 또는 기타 반복적인 팔 활동으로 인해 증상이 악화될 가능성이 있다(운동 선택에 대한 평가의 의미는 글상자 11.2 참조).[28]

글상자 11.2 운동 선택에 대한 평가의 의미

보편화된 목 및 등의 저운동성 및 근육 유연성 제한은 주요한 장애이다. 도수치료와 운동의 조합이 단독적인 개입보다 우수한 것으로 밝혀졌기 때문에 운동은 관절 가동술과 함께 사용된다.[26,30–34] 만성 목 통증과 두통[31]이 있는 환자의 경우, 치료를 하지 않은 경우에 비해 복합 관리에서 장기간 통증 감소 및 기능이 더 크다는 저품질의 증거와 운동 단독보다 단기 통증 완화가 우수하다는 고품질 증거가 있다. 도수치료, 운동, 복합치료, 치료하지 않음에 비해 환자 만족도, 장기 통증 완화, 기능, 환자가 인지하는 효과 및 삶의 질이 유사하다.[26] 도수치료와 운동 모두에 의해 두통의 빈도가 감소하고 통증의 강도가 중등도로 감소되었으며 임상적으로 그 효과량이 12개월 지속되었다. 개별적으로 적용한 그룹에 비해 차이가 크지는 않았지만 결합하여 적용한 그룹의 환자 중 약 10%가 두 단독 실험보다 더 많은 완화 효과를 얻었다.[26] 7건의 무작위 대조 시험에 대한 체계적인 검토 및 메타분석에서 치료 운동은 단기 및 중기적으로 통증에 중간 정도의 유의미한 영향을 미치고 중대하지 않은 장애에 대해서 중간 정도의 영향을 미치는 것으로 밝혀졌다.[35] FITT descriptor(빈도, 강도, 시간 및 유형)를 사용하여 다양한 연구에 사용된 매개변수를 조사한 체계적인 검토에서 저자들은 다중 모드 접근이 근력, 기능 및 삶의 질 향상에 더 유익하다고 결론지었다.[36] Bone and Joint Decade Task Force on Neck Pain의 업데이트를 보면 일시적 및 만성 긴장형 또는 경추성 두통(cervicogenic headache)에 대해 이완 훈련 또는 척추 가동술, 운동 및 자세 교정을 포함한 복합 치료와 함께 머리목 부분 및 목어깨 부위에 대한 저부하 지구력 운동이 권장되었다.[34]

위쪽 목 부위에 과도하거나 국소적인 힘을 가하면 두통을 악화시킬 수 있으므로 피해야 한다. 처음에는 지지되는 자세가 선호되며 관절 가동성 개선을 높이기 위해 도수치료 후에 능동 가동성 운동이 뒤따라야 한다. 자세적 위치는 위쪽 목 영역에 집중되는 전체 힘에 영향을 미치기 쉬우며 등 및 중간 목 가동성[38]의 개선[37]은 힘의 분배에 도움이 될 수 있다. 범위가 개선된 후에는 목가슴척추 분절을 지지하고, 장기간의 자세적 작업에 필요한 일부 힘을 흡수하고, 골프 및 기타 일상생활 활동을 위한 팔 움직임의 부하를 견디기 위해 근육 기능을 재훈련해야 한다.[28]

깊은목굽힘근과 폄근의 특정 근육 활성화가 운동 프로그램에 포함되며, 스트레스와 통증을 제한하기 위한 지지되는 위치 및 중간 위치를 포함한 초기 운동 매개변수가 포함된다.[28] 운동은 앞쪽머리자세의 편의를 위한 머리 받침대와 목척주 앞굽음을 지지하기 위해 목 아래에 있는 수건으로 시작된다. 물렁조직 가동성은 목과 근육의 몸쪽 이는 곳을 지지하면서 치료사가 스트레칭을 제공하는 것으로 시작해야 한다. 스트레칭 운동은 머리 무게를 지지하고 위쪽 목 부위의 과도한 전단력을 피하기 위해 바로 누운 자세에서 시작한다. 목 근육[39]에는 지구력과 근력이 필요하지만 이러한 목표는 신경근 협응성 및 근육 수축 순서(sequencing)가 개선되고 범위가 증가하며 통증 중증도/과민성(특히 두통)이 개선될 때까지 지연된다.

지침 Precautions

- 위쪽 목 부위에 장시간의 스트레칭 또는 높은 부하를 주의한다(중등도에서 중증의 심각성 및 과민성 두통으로 인해).
- 팔 사용 시 증상의 악화로 인해 팔 부하를 5파운드 미만으로 제한한다.
- 장시간 머리 위 팔 활동을 피한다.
- 중증도와 과민성이 감소할 때까지 지속적인 앉은 자세의 굽힘 또는 굽힘 운동을 피한다.
- 두통이 악화되면 운동을 중단하거나 조정한다.
- 치료 및 운동 후 반응, 특히 두통을 모니터링한다 (글상자 11.3).

예후 Prognosis

연령,[14,25,29] 만성 목 통증 이력,[14,29] 중등도에서 중증의 자가 보고 장애(중증 장애의 범위로 30–50% 간주[14,16]) 및 작업 요구사항을 기반으로 하여 환자의 통증 및 장애의 완전한 해결에 대한 예후는 중등도에 불과하다. 가동성 결핍 손상이 도수 치료와 운동[14,25]을 같이 했을 때 좋은 결과가 있다는 중간 정도의 증거가 있으며, 6–10°의 최소 감지 가능한 변화를 초과하는 목표를 가지고 있다(표 11.3 참조).[20] 환자의 예후는 심한 두통[29]을 가질수록 부정적인 결과를 낳는다. 두통의 강도와 빈도를 줄이는 것이 가능하지만 완전한 해결이 반드시 예상되는 것은 아니다. 그는 긍정적인 전망을 가지고 있으며 직장으로 돌아갈 의욕이 있다. 최소 임상적으로 중요한 차이를 초과하려면 목 장애 지수(NDI)에서 5~10점의 변화가 필요하다.[14,16]

치료 및 운동 선택 Treatment and Exercise Choices

1. *도수 기법:* 관절 가동술: 등 중간부위 및 위쪽 및 갈비척추 관절(뒤–앞쪽 미끄러짐), 아래 및 중간 목 가동술(도수 견인–갭핑, 앞–뒤, 가쪽 미끄러짐), 첫 번째 및 두 번째 갈비뼈 가동술(참조: 글상자 11.3)
2. *물렁조직 가동술:* 아래쪽 목 및 가쪽 물렁조직 가동술, 등세모근, 목갈비근 및 마름근(몸쪽 이는 곳은 치료사의 손에 의해 안정화되고 먼쪽 닿는 곳은 치료사가 스트레칭 시킨다. 목 부위, 특히 위쪽 목 부위에 과도한 힘을 가하는 것을 피하기 위해)
3. 물렁조직 및 관절 가동술에 따른 초기에 필요한 운동은 표 11.4에 제시되어 있으며, 중증도와 과민성에 따른 수정사항 및 운동선택은 글상자 11.3에 제시되어 있다.

글상자 11.3 중등도에서 중증까지 중증도 및 과민성으로 인한 수정 및 선택

- 목 부위에 가해지는 힘을 제한하기 위해 바로 누운 자세에서 운동을 수행한다.
- 가동성 운동은 아래쪽 목 부위의 범위를 늘리기 위한 것이지만 특히 위쪽 목 부위에서 지속적인 유지와 과도한 힘은 피한다. 두통을 유발할 수 있는 과도한 스트레스를 피하기 위해 위쪽 목의 위치를 면밀히 모니터링한다.
- 치료 중(및 후) 통증의 중증도를 모니터링한다.
- 두통의 강도와 과민성이 감소할 때까지 다음 운동의 도입을 미룬다.
  - *위등세모근 스트레칭:* 위쪽 목 부위의 근육 부착은 스트레스를 유발하고 두통을 악화시킬 수 있다.
  - *마름근 강화:* 등의 저운동성과 앞쪽머리자세를 먼저 해결한다. 등의 가동성이 충분하지 않으면 어깨뼈 뒤당김만으로 척주뒤굽음 위치를 교정할 수 없다. 앞쪽머리자세와 등척주 뒤굽음증은 어깨올림근과 등세모근이 상대적으로 늘어난 위치에 있게 되며, 머리의 위치를 교정하지 않고 어깨뼈를 뒤당김시키면 목 부위의 긴장과 스트레스를 더욱 증가시킬 수 있다. 일단 가동성과 자세 위치가 개선되면 10장에 설명된 역학을 사용하여 어깨가슴관절 및 팔 운동을 하면서 등 및 목 폄근 지구력을 훈련할 수 있다.
  - *엎드린 목 폄:* 환자가 적절한 등 가동성이 부족하기 때문에 엎드려서 아래쪽 목 폄하는 것은 위쪽 목 부위에 과도한 힘을 가할 수 있다. 목 폄근 활성화는 약간의 가동성이 회복된 후에 도입될 것이다.
- 기능적 활동 및 장애에 대한 평가는 중증도와 과민성이 감소할 때까지 지연된다.
- 동적 자세 제어한다(오래 앉아 있는 활동, 장기간 팔 활동).
- 중력 또는 브하에 대한 특정 근육 지구력을 연장한다(목 굽힘근 및 폄근).
- 팔 올릴 시 어깨가슴관절 기능
- 부하와 관련된 기능적 작업 중 어깨가슴관절 기능
- 골프나 들어 올리는 재연하는 기능적 활동

표 11.4 운동 선택, 자세, 매개변수 및 수정: 목 가동성 결핍 및 두통

운동	자세	매개변수	운동 중 모니터링, 수정	근거 및 목표
목 뒤당김 (운동 11.1)	바로 누운 자세	부드럽게, 중간에서 끝 범위, 여러 번 (15회 이상 반복)	두통, 위쪽 또는 중간 범위 목 통증의 재발을 피하도록 한다. 아래쪽 목 부위로의 움직임을 국소화한다. 위쪽 목의 과도한 굽힘 방지 및 스트레스를 관찰한다.	지지된 위치는 목 관절에 가해지는 압력을 제한한다. 아래 목 부위의 가동성을 향상시킨다.
목 가쪽 굽힘 (운동 11.2)	바로 누운 자세	끝 범위 도달, 여러 번 반복	목척주 앞굽음 아래 타월 롤, 처음에는 머리를 지지하기 위한 작은 납작한 베개를 사용한다. 중간에서 아래쪽 부분을 가쪽으로 굽히기 전에 깊은목굽힘근 활성화를 만든다.	지지된 위치에서 관절 압박 없이 관절 가동성을 촉진한다.
목 회전 (운동 11.3)	바로 누운 자세	끝 범위로 여러 번 반복	목척주 앞굽음 아래 타월 롤, 머리를 지지하는 치료사가 손을 이용하여 피드백을 제공한다. 작은 납작한 베개를 사용한다. 중부에서 아래쪽으로 회전하기 전 깊은목굽힘근을 활성화한다. 치료사는 환자가 독립적으로 운동을 모니터링 할 수 있을 때까지 움직임의 국소화를 돕는다.	지지된 위치에서 관절 압박 없이 관절 가동성을 촉진한다. 깊은목굽힘근을 활성화하여 지지되는 운동 축을 중심으로 회전을 촉진하고 여러 영역에 힘을 분산한다.
등 폄 (운동 11.5)	바로 누운 자세	끝 범위에 도달하지만 짧은 유지, 허용범위 안, 여러 번의 휴식	양손으로 머리를 받친 상태에서 BOSU 위로 누운 후 폄한다. 머리를 위해 베개로 지지한다. 목 부위의 불편함을 피하기 위해 위치를 조정한다. 환자가 치료 후 6시간 이내에 불편함이나 통증을 호소하는 경우 범위를 조정한다.	바로 누운 지지된 자세는 비교적 수동적인 가동성을 위한 중력이 보조적으로 사용되고 여러 부분에서 조정의 필요성을 줄인다. 머리에 지지된 베개는 물렁조직과 관절 가동성이 향상되어 머리가 긴장없이 바닥에 놓을 수 있을 정도로 향상될 때까지 사용한다.
가슴근육 스트레칭 (운동 10.8)	바로 누운 자세	등 또는 목의 움직임이나 손의 스트레스 없이 유연성을 제한	머리에 압력을 가하지 않는다.	누운 자세는 여러 부분의 조정 필요성을 줄이고 앉거나 서 있을 때 자주 관찰되는 머리와 목의 보상을 제한한다.
깊은목굽힘근 활성화(운동 11.19)	혈압 커프를 사용하여 바로 누운 자세	통증이 악화되는 지점까지만	과도한 뒤당김과 표면 근육의 과사용에 주의한다.	깊은목굽힘근을 활성화하여 신경근 훈련을 시작한다.

섹션 11.2: 과운동성

일반적인 운동 접근법
GENERAL EXERCISE APPROACHES

과운동성에 대한 설명은 인대 또는 구조적 보호 시스템이 충분한 지원을 제공하지 않을 경우 중간 및 끝 범위에서 능동적인 신경근 조절을 제공하기 위해 운동 개념의 이해를 돕도록 저운동성 장애와의 비교로 사용된다. "불안정성"에 대한 설명을 사용하는 ICD 진단 분류가 이 범주에 속하며 일반화된 특정 느슨함도 마찬가지이다.[14,15] 허리통증 임상 지침은 움직임 협응성 장애가 있는 급성, 아급성 또는 만성 허리통증 환자의 불안정성 또는 과운동성을 가진 개인을 위한 관리에 대해 설명한다.[15] 2017년 목 통증 지침에서 움직임 협응성 장애가 있는 목 통증은 채찍질 손상도 포함한다.[14] 표 11.5는 가동성 범주의 목 또는 허리통증이 있는 개인의 증상과 검사 결과의 비교를 보여준다.

분류 시스템에는 두통이 있는 목 통증, 방사통이 있는 목 통증 또는 허리통증, 관련 인지 및 정서적 경향이 있는 허리통증도 포함된다. 허리통증 지침은 회복 단계를 포함하도록 확장된다. 목 통증 지침에는 인지 및 정서적 경향에 대한 별도의 범주가 포함되어 있지 않은 반면, 두통을 동반한 목 통증은 가동성 범주와 신경근 협응성 범주가 겹칠 수 있다.

부분적 또는 전반적인 과운동성을 가진 개인의 전체적 운동 목표는 조정된 방식으로 근육 활성화를 시작하여 힘을 분산하기 위해 힘 폐쇄기능(신경근육 조절 및 근육 기능)을 촉진하고, 근지구력과 근력을 발달시키는 것이다. 신경근 협응성은 적절하게 근육 불균형을 해결해야 한다. 척추에서 과운동성은 일반화된 결합조직 느슨함(예: 엘러스-단로스 증후군, 유전적 과운동성)과 연관되고 디스크 공간이 좁아지는 퇴행성 디스크 질환의 2차 결과로 발생할 수 있다. 그러나 특정 또는 상대적인 과운동성은 움직임 축에 높은 부하와 압력이 있는 움직임 패턴을 반복하거나 주요 굽이에 나타나는 힘과 관련된 과가동성이 있을 때, 또는 대근육의 유연성 감소 같은 다른 부분의 손상이 과가동성 부분에 힘을 집중시킬 때 나타날 수 있다. 과운동성과 저운동성이

표 11.5 저운동성/가동성 결핍 및 과운동성/신경근 협응성 결핍에 대한 검사 결과 비교

목[14]	허리[15]
저운동성/가동성 결핍	
주관적인 증상	
• 종종 팔이음뼈 또는 팔의 연관 통증과 관련된 가운데/한쪽 목 통증	• 종종 다리 연관 통증과 관련된 중앙/한쪽 허리통증
• 운동범위 제한 및 경직 보고(증상 재현)	• 운동 범위 제한 및 경직 보고(증상 재현)
객관적인 검사	
• 제한된 목 운동 범위	• 제한된 허리 운동 범위
• 능동 및 수동 범위의 끝의 분절 자극 테스트에서 재생된 목 또는 관련 통증	• 능동 및 수동 범위의 끝의 분절 자극 테스트에서 재생된 허리 또는 관련 통증
• 목 및 등 분절 가동성 감소	• 허리 및 아래쪽 등 분절 가동성 감소
• 목뼈어깨등 부위(cervicoscapulothoracic) 지구력 감소, 근력, 신경운동 협응성 감소	• 허리 지구력 감소, 근력, 신경운동 협응성 감소
과운동성/신경근육 협응성 결핍	
주관적인 증상	
• 종종 팔 연관 통증과 관련된 급성, 아급성 또는 만성 목 통증(신경학적 증상 없음)	• 종종 다리 연관 통증과 관련된 급성, 아급성 또는 만성 허리통증(신경학적 증상 없음)
• 현기증/메스꺼움의 가능성	• 끝 범위 움직임에 따라 증상이 재현되거나 증가됨
• 두통, 집중력 장애, 자극에 대한 과민증의 가능성	
• 외상과 관련된 기전 가능성	
객관적인 검사	
• 끝 범위 움직임에 따라 증상이 재현되거나 증가	• 끝 범위 움직임에 따라 증상이 재현되거나 증가
• 척추 분절의 자극으로 증상이 재현	• 척추 분절의 자극으로 증상이 재현
• 분절 불안정성이 존재할 수 있음	• 분절 불안정성이 존재할 수 있음
• 목 굽힘근 또는 폄근 그리고 근지구력 또는 근력 감소	• 몸통 또는 골반 근육의 지구력 또는 근력 감소
• 운동 협응성 장애	• 운동 협응성 장애
• 감각운동 장애(압력 통각계측으로 재현되는 고유수용성 결핍 및 과민증 포함)	

Data from Gross AR, et al.[14] and Delitto A, et al.[15]

공존하는 상황에서는 운동 중 증상이 보이는 구조를 보호하기 위해 과운동성 지침이 우선된다. 그러나 힘의 축적에 기여하는 다른 부위의 손상도 치료 계획에 포함되며 종종 관절 가동술 또는 과가동성 부위에 스트레스를 주지 않는 특정 가동성 운동이 중요하다. 과운동성 손상은 반복적인 염좌 범주에서 또는 외과적 개입이 발생한 후에 나타날 수 있다. 과운동성을 위해 사용되는 운동 유형은 6장에 설명되어 있고, 저운동성과 과운동성에 사용된 매개변수의 비교는 표 6.4에 포함되어 있다. 목표, 방법, 매개변수 및 측정에 대한 검토가 표 11.6에 나와 있다.

목 부위에서 급성 운동 협응성 장애가 있는 환자가 교육 및 회복의 확신, 운동(근지구력 및 강화, 유연성, 자세 재교육, 협응성, 유산소 및 기능 훈련) 및 도수치료를 포함한 다양한 조정을 통하여 좋아질 수 있다는 중간 정도의 증거가 있다.[14] 만성 운동 협응성 결핍이 있는 환자가 필요한 경우 인지 행동 요법과 함께

표 11.6 목표, 방법, 매개변수 및 측정: 과운동성

목표	방법	매개변수	평가/측정
소근육 안정화의 근육 활성화 시작, 신경근 타이밍 개선	운동 조절 원리를 사용하여 근육 활성화, 근육 안정화의 조기 타이밍 및 신경근 조절 촉진 닫힌 사슬 다양한 형태의 감각 입력(시각적, 촉각적, 언어적 신호) 균형 반응 또는 진동을 사용하여 근육 활성화 및 교대 수축 촉진	지지되는 위치에서 지지하지 않는 위치로 진행 특정 불안정성의 경우 안쪽에서 중간 범위, 전반적인 불안정성 또는 과운동성에서는 중간 범위 예측되는 근육 수축 순서(sequencing) 근육 활성화: 소근육 안정화가 대근육 움직임근보다 우선시 충분한 휴식 또는 교대 움직임으로 여러 번 반복 수축의 특이성에 따라 고반복 또는 장기간 유지 증상의 악화 없이 자세 또는 범위 조절을 유지하기 위한 운동 학습을 기반으로 진행되는 매개변수	자세 및 운동 축을 유지하는 능력(신경근 협응성 또는 자세 유지 시간 관찰) 힘의 분포를 위한 생체역학 분석(타이밍, 운동축의 시각적 분석) 등척성 수축(시간 제한) 또는 반복 횟수를 유지하는 능력 통증 반응 피드백 및 수정량 필요
중간 범위 관절 위치를 유지하는 능력을 향상; 근지구력	등척성 운동 작은 범위 등척성 운동 운동 조절 원리를 이용한 신경근 조절 촉진 닫힌 사슬과 다양한 형태의 감각 입력(시각, 촉각, 균형)	등척성 운동에서 다각도 등척성 운동으로, 제어된 작은 범위 등장성 운동으로 진행 등척성 운동을 위한 장시간의 수축 낮은 부하, 허용되는 부하까지 진행 작은 범위의 등장성 운동을 위한 고반복 소근육 또는 대근육 안정화 사용	어깨가슴 연결과 어깨관절 운동축을 유지하는 능력(신경근 협응성 관찰 또는 제자리에 있는 시간 관찰) 힘의 분포를 위한 생체역학 분석(타이밍, 운동축의 시각적 분석) 등척성 수축(시간 제한) 또는 반복 횟수를 유지하는 능력 일정 시간 동안 목표 위치 달성 필요한 피드백 및 수정의 양 통증 반응 지속적인 자세조절이 필요한 기능 업무 Oswestry, NDI
외부 힘을 견디고 극도의 끝 범위에 도달하는 것을 방지하는 능력 향상	운동 조절 원리를 이용한 신경근 조절 촉진 다양한 형태의 감각 입력 편심성 조절로 진행	조절된 끝 범위로 천천히 진행 끝 범위를 제한하는 편심성 조절 더 높은 부하, 낮은 반복으로 진행(등척성 또는 등장성)	목표 달성(성공한 시도의 %) 필요한 피드백 및 수정의 양 기능적 결과 측정: 자가 보고(NDI, Oswestry, 환자별 기능 척도) 또는 들어 올리기 내성, 기립 테스트, 스쿼트와 같은 객관적인 측정
기능적 요구 사항에 대한 신경근 협응성 및 반응 시간 개선	운동 조절 원리를 이용한 신경근 조절 촉진	반응 시간 및 조절된 움직임	목표 달성 필요한 피드백 및 수정의 양 속도: 자세 변경, 체중 이동 또는 한 쪽다리 자세를 위한 체중 이동, 스탠딩 런지 테스트, 다리 대칭 및 균형 테스트)

교육, 가동술 및 운동(점진적인 최대하 근지구력, 강화, 유연성, 협응성 포함)의 동일한 조합으로 좋아질 수 있다는 약한 증거가 있다.[14] 2012년에 발표된 허리통증 지침은 신경근 협응성 장애 패턴을 가진 환자가 몸통 근육 협응성, 지구력, 아급성 및 만성 질환(미세 디스크 절제술을 받은 환자 포함)에 대한 강화 운동을 했을 때 장점을 얻을 수 있다는 강력한 증거를 발견했다.[15]

신경근 협응성 운동을 위한 일반적인 운동 개념은 다음과 같다:

1. 관절의 중립 또는 중간 범위에서 소근육 안정화의 근육 활성화를 시작하고, 대근육 안정화의 사용 또는 통증이 가장 적은 위치로 진행한다.
2. 지지된 위치에서 지지되지 않은 위치로 진행한다.
3. 팔다리 움직임 또는 균형 반응에 앞서 예상되는 척추 위치를 제어하여 팔 또는 다리 움직임을 하면서 척추 위치를 유지한다.
4. 추가적인 감각 피드백(테이핑, 시각적 입력, 촉각)을 제공한다.
5. 진동을 이용한 운동, 등척성, 작은 범위 움직임 및 불안정한 표면은 안정화 근육의 신경근 제어 및 보호 신경근 반응을 시작할 기회를 제공한다.
6. 척추 전체에 힘의 분산을 촉진하고 기능적 활동을 위한 다리의 사용을 강조한다.
7. 외부 부하를 견디기 위한 척추의 안정화, 신경근 조절 및 협응성을 가르친다.
8. 서있을 때 체중 이동을 포함하여 일상생활 및 움직임 전환의 활동을 수정한다.
9. 국소적, 신경학적 또는 관련 증상의 악화와 신경근 조절 또는 협응성 상실(피로, 보상)을 관찰한다.

사용 가능한 테스트 및 측정, 해석 및 심리 측정적 속성에 대한 자세한 설명은 Magee,[1] Magee 및 Sueki,[23] 및 Cleland[24]를 참조한다.

금기사항 및 주의사항
CONTRAINDICATIONS AND PRECAUTIONS

특정 예방 조치는 개별 운동과 함께 나열된다(레드 및 옐로우 플래그와 관련된 예방 조치 및 금기 사항은 Magee[1] 참조).

- 강도, 난이도 및 운동 수준은 중증도, 과민성 및 증상의 급성 여부에 따라 다르다.
- 과도한 응력이나 변형으로부터 수동 구조물을 보호한다; 끝 범위와 스트레스의 양을 제한한다.
- 과도한 범위를 피한다(특정 방향일 수 있음).
- 스트레칭을 하지 않는다.
- 통증 반응과 근육 연축은 근본적인 과운동성을 감출 수 있다; 통증이 감소하면 능동적인 운동 범위에 대한 주의가 필요할 수 있다.
- 과운동성으로 인해 감각 입력이 손상되는 경우가 많고 환자는 추가 피드백(촉각, 언어 또는 시각) 없이 위치 또는 범위 제한을 모니터링하지 못할 수 있다.
- 인대 느슨함, 이전의 채찍질 손상 또는 외상, 신경 손상을 나타내는 증상의 존재는 운동 전에 인대 안정성 검사가 필요함을 나타낸다. 가능한 척추 동맥 증상의 징후 또는 척추 동맥 손상의 위험이 있는 환자에 대한 징후도 치료 전에 선별되어야 한다.

안정성 운동의 보상 및 내성
COMPENSATIONS AND TOLERANCE OF STABILITY EXERCISE

- 주요 목표는 염려되는 영역에서 능동적인 신경근 지원을 제공하는 것이다. 또한 관절에 가해지는 힘에 영향을 미치는 몸쪽 및 먼쪽 영역에서 전체 정렬을 관찰하고 유지하는 것이 중요하다.
- 피로로 인한 자세 상실이나 근육 활성화를 관찰한다.
- 환자가 적절한 신경근 협응성으로 여러 부위를 조절할 수 없거나 추가적인 고유수용감각 입력이 필요한 경우 지지된 자세(엎드린 자세, 바로 누운 자세, 옆으로 누운 자세, 스위스볼 위에 네발기기 자세)를 사용한다.
- 환자에게 운동하는 중 및 운동 후에 불편함이 있는지 보고하도록 요청한다.
- 보상을 제한하기 위해 추가 감각 및 고유수용성 입력을 사용한다.

운동

중립 또는 중간 위치의 척주앞굽음증을 지지하기 위한 소근육 안정화 활성화

중립자세를 유지하기 위한 운동

안정적인 허리골반 부위를 이용한 닫힌 사슬 다리 운동

중력(엎드린자세) 또는 불안정한 표면에 대한 척추 위치 유지

옆으로 누운 자세를 이용한 운동

점진적 저항: 대근육 안정화 기능, 중력에 대한 복부 운동

저항에 대한 사지 움직임으로 인한 자세적 운동

기능 훈련, 움직임 재교육

운동 설명

중립 또는 중간 위치의 척주앞굽음증을 지지하기 위한 소근육 안정화 활성화
LOCAL STABILIZER ACTIVATION TO SUPPORT A NEUTRAL OR MID-POSITION LORDOSIS

11.19 소근육 안정화 활성화: 중립 목척주 앞굽음
Local Stabilizer Activation: Neutral Cervical Lordosis

그림 11.19. 참조

목적

- 소근육 안정화를 활성화하고 목 중립 위치의 운동 감각 인식을 향상시킨다.

자세

- 바로 누워 머리는 지지하고 필요한 경우 특히 앞쪽머리자세를 취하거나 등척주 뒤굽음 자세를 한다.
- 부분적으로 팽창된 혈압 커프를 목 아래에 놓아 피드백(촉각 및 시각)을 제공한다(그림 11.19A).

움직임

1. 목척주 앞굽음의 중립 위치를 향해 머리를 부드럽게 끄덕이고 턱을 아래로 (위쪽과 중간부 목은 굽힘자세) 내림으로써 깊은목굽힘근을 활성화한다.
2. 커프의 압력은 2mmHg 증가해야 한다.
3. 피드백 제공을 위해 측정기를 사용하여 새로운 판독값에서 압력을 유지한다.

장점

- 머리는 바로 누운 자세에서 지지된다.
- 혈압 커프는 중립적인 목 위치와 운동 조절에 대한 운동 감각적 인식을 가르치는 피드백을 제공한다.

교육 팁

- 지침 예:
  - "천장에 약간 초점을 맞춘 다음 압력 게이지(혈압 커프 위)의 바늘을 움직이지 않고 위치를 유지하세요. 힘을 풀고, 게이지에서 비슷한 수치를 얻을 수 있도록 움직임을 재현해 보세요."
  - "턱을 약간 끄덕이고 목을 커프 안으로 부드럽고 길게 늘리세요."
- 수정해야 할 일반적인 오류:
  - 목을 완전히 편평하게 하거나 위쪽 목을 최대한 굽히지 않는다.
  - 소근육 안정화(목빗근)를 대신해서 목 굽힘을 만들기 위해 대근육을 과도하게 사용하지 않는다.
  - 등세모근, 가슴근 또는 목빗근의 과도한 긴장을 관찰한다. 환자가 등척주 뒤굽음증 또는 앞쪽머리자세를 가지고 있는 경우, 작은 소도구를 사용하여 근육 긴장을 줄일 수 있다.

대안

- 다음 단계이거나 혈압 커프를 사용할 수 없는 경우, 혈압 커프 대신 척주앞굽음을 지지하기 위해 타월 롤을 사용할 수 있다.
- 부분적으로 공기가 빠진 공을 사용하여 불안정한 표면을 제공한다.

진행

- 근육이 제대로 활성화되면 짧게 유지하여 여러 번 반복한 다음 오랜 시간 동안 자세를 유지한다.
- 팔이 움직이는 동안 머리와 목의 위치를 유지하는 것으로 진행한다(그림 11.19C, D).
- 팔의 움직임에 무게를 추가하여 머리와 목 자세의 안정성을 시도한다(그림 11.19C, D).
- 부분적으로 바람을 넣은 공과 같이 불안정한 표면을 사용한다(그림 11.19E).

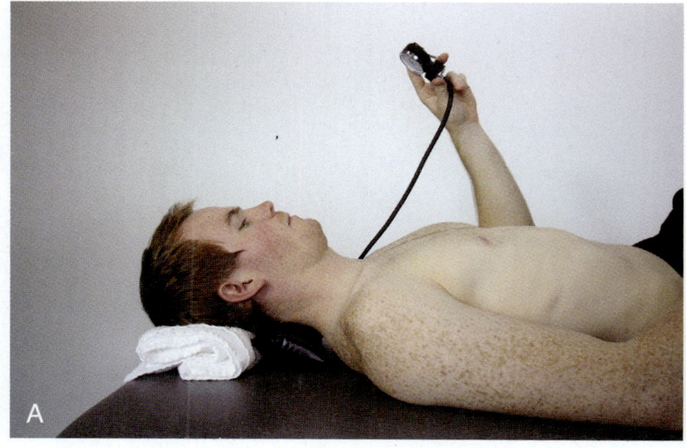

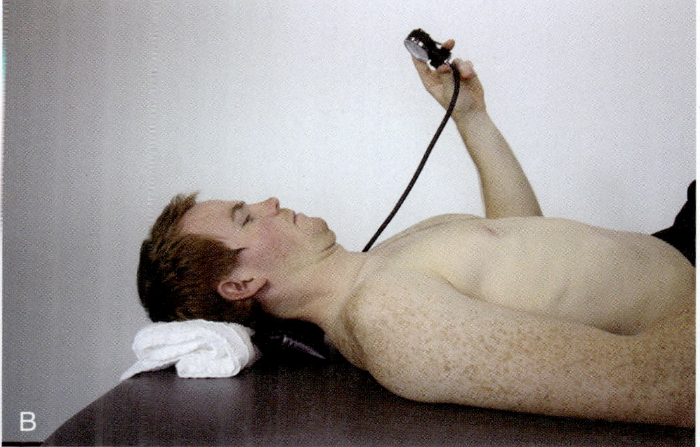

그림 11.19 (A 및 B) 깊은목굽힘근 활성화와 함께 중립 목척주 앞굽음의 위치를 모니터링하기 위한 혈압 커프의 사용.

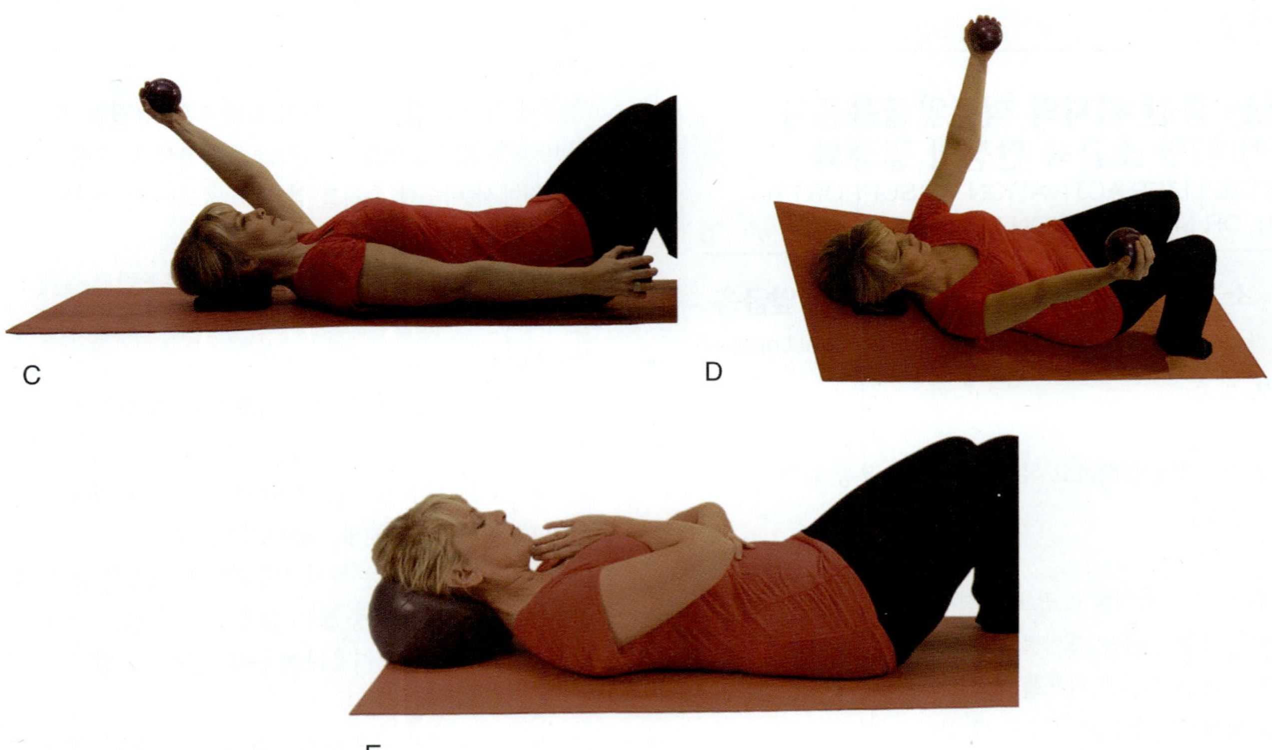

그림 11.19 계속 팔 움직임(C 및 D)으로 또는 부분적으로 팽창된 공(E)을 사용하여 중립적인 목 자세를 유지하기 위한 운동.

11.20 소근육 안정화 활성화: 중립 허리척주 앞굽음

Local Stabilizer Activation: Neutral Lumbar Lordosis

그림 11.20 참조

목적

- 중립 위치에서 깊은 안정근을 사용한다(깊은배가로근, 깊은 국소 폄근).

자세

- 바로 누운 자세에서 엉덩관절과 무릎을 굽힌 상태에서 발을 엉덩관절 거리만큼 벌린다(그림 11.20A).
- 목 및 등 부위에 가해지는 스트레스를 최소화하기 위해 머리를 지지한다.

움직임

1. 골반을 앞뒤로 기울여 중립적인 허리 중간 위치를 찾는다.
2. 앞 및 뒤 기울임 위치 사이의 중간에 허리골반 영역의 중립 정렬을 모니터링 한다. 두덩결합과 앞위엉덩뼈가시는 동일한 수평면에 있어야 한다(그림 11.20B).
3. 척추에서 배벽의 정중선을 향해 "코르셋처럼" 배벽을 부드럽고 편평하게 하여 깊은배가로근을 활성화한다(그림 11.20C).
4. 전체 허리골반 "상자" 또는 컨테이너를 지지하도록 골반바닥 근육을 사용한다(그림 11.20D).
5. 들숨과 날숨동안 허리골반의 위치와 인지를 유지하도록 노력한다. 가슴우리 확장과 가로막 작용이 허리 위치에 영향을 주어서는 안된다(그림 11.20E).

장점

- 지지된 자세로 환자가 균형을 유지하거나 직립 자세를 유지할 필요가 없다.
- 엉치뼈는 촉각 피드백을 제공하여 허리 중립 위치에 대한 인지를 발달하는데 도움이 된다.

교육 팁

- 지침 예:
  - 허리 중립 위치를 찾기 위해: "완전히 편평하고 완전히 아치형이 된 지점과 골반이 수평이 되는 지점 사이 어딘가에 위치를 찾을 때까지 골반을 앞뒤로 흔드세요."
  - "허리 아래에 작은 공간이 있어야 하고 엉치뼈 전체에 약간의 무게가 실려 있어야 합니다."
  - 배가로근을 사용하기 위해: "척추를 움직이지 않고 허리로 모래시계 모양을 만드는 것처럼 복부를 압축하세요."
  - "척추의 중심을 향해 복부와 골반바닥 근육 수축을 깊게 만드세요."
  - 골반바닥 근육을 사용하기 위해:
  - "골반바닥을 상자의 바닥이라고 생각하고 근육을 부드럽게 들어 올리세요. 엘리베이터를 탄다면 꼭대기층까지가 아니라 한 층을 들어 올릴 것입니다."
  - "차가운 호수에 들어가는 것을 생각해 보세요. 골반바닥과 복근이 몸의 중심을 향해 당겨집니다."
  - "소변의 흐름을 멈춰야 한다면 같은 근육이 척추를 지지하는데 도움이 됩니다."
- 수정해야 할 일반적인 오류:
  - 배가로근 없이 표면적 근육(일반적으로 배곧은근)을 사용하면 복부가 편평해지기보다는 부풀어 오를 것이다.
  - 골반을 움직이고 허리를 완전히 편평하게 하기 위해 엉덩관절 폄근을 사용하지 않는다.
- 보상작용을 해결하거나 예방하는 방법:
  - 환자는 골반 위에 손을 올려놓거나 허리 아래에서 손을 넣어 중립 허리 위치에 대한 위치 인지를 높이는데 도울 수 있다.

대안

- 허리 아래에 위치한 혈압 커프는 활성 정도와 중립적인 허리 위치를 유지하는 능력을 반영하는데 사용될 수 있다.
- 환자가 다리 무게를 지탱하기 위해 극도로 근육이 사용된다면 볼스터나 스위스 볼 위에 다리를 지지할 수 있다.
- 네발기기 자세는 복부의 무게를 들어 올림으로써 복부의 활성화를 촉진하는데 사용될 수 있다. 특히 임신 중 2분기 이후와 같이 바로 누울 수 없을 때 사용할 수 있다.

진행

- 환자가 근육을 올바르게 활성화하면 짧게 유지하여 여러 번 반복한 다음, 오랜 시간 동안 자세를 유지한다.
- 다리 운동 또는 팔 운동(운동 11.21 또는 11.22)을 하면서 능동적인 힘 폐쇄를 유지한다.
- 네발기기 자세, 앉기, 서기에서 중립 척주앞굽음을 찾고 앞쪽 경첩과 같은 움직임을 하는 중이나 전에 결합시킨다(그림 11.20F).

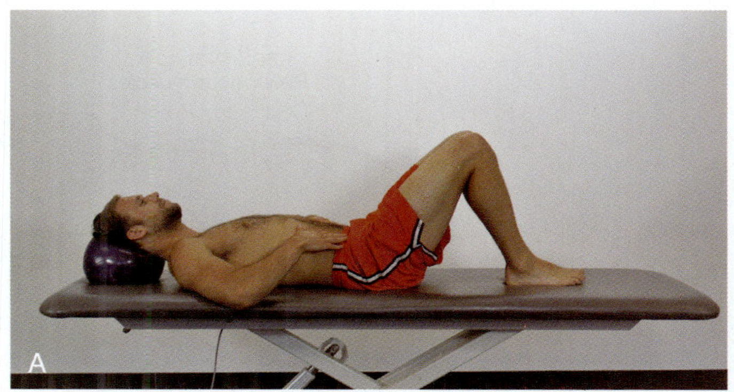

그림 11.20 (A) 중립 허리척주 앞굽음과 안정화 근육의 활성화는 바로 누운 자세에서 가르치는 것이 가장 쉽다.

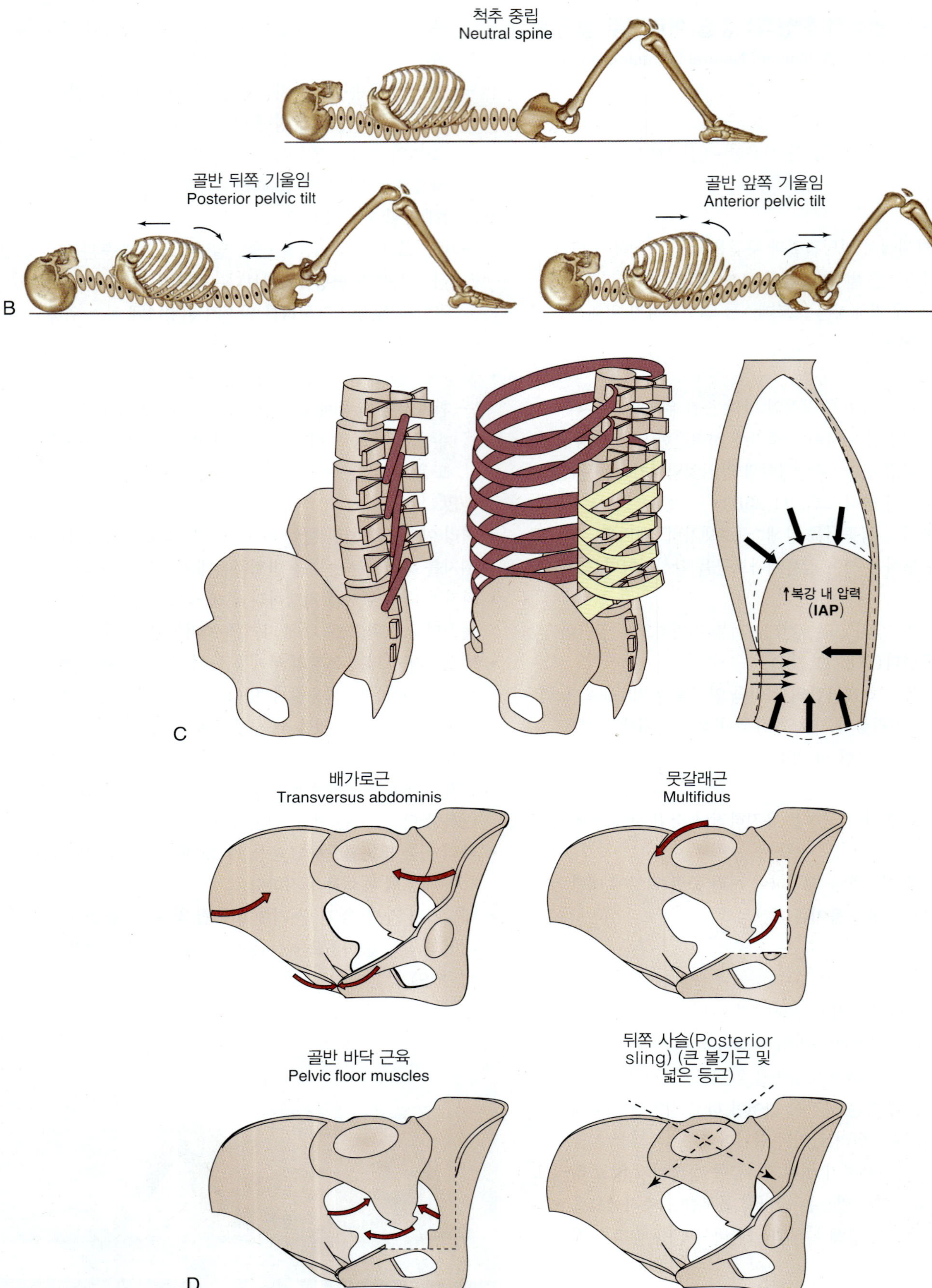

그림 11.20 계속 중간 위치의 중립 척추(B)를 찾기 위한 골반 기울이기, 복부 근육, 척추 폄근, 가로막 및 근막(C), 골반바닥 및 볼기근육(D)의 기여도(C-E 제공: 퀸즐랜드 대학교 Paul Hodges 교수).

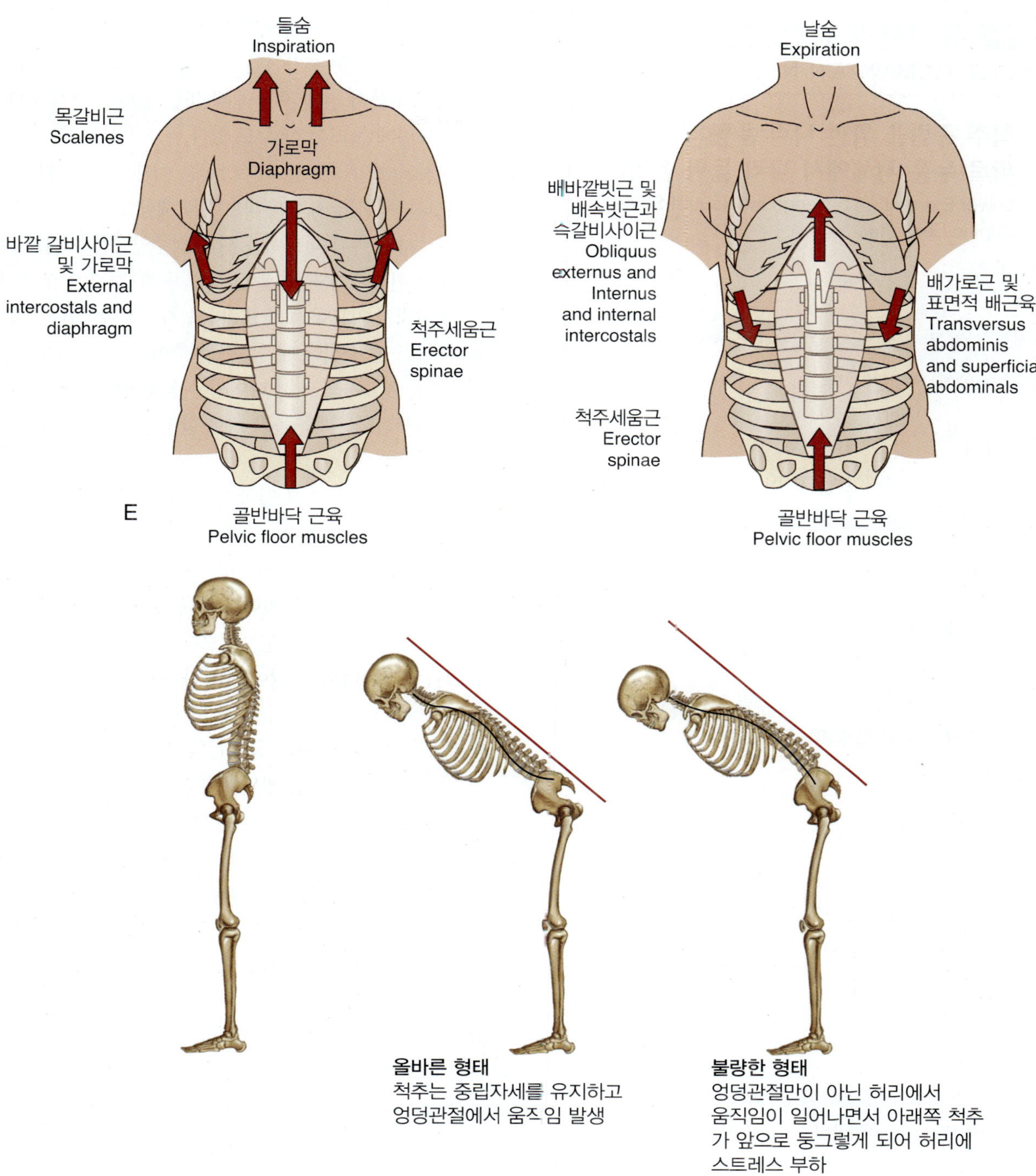

그림 11.20 계속 (E) 복강 내 압력과 전반적인 안정성은 등의 압력과, 가로막 운동 및 척추 움직임에 영향을 받는다. (F) 환자에게 근육 지지를 유지하도록 가르치는 것은 움직임 전과 움직임 중에 활성화 및 지지로 진행되어야 한다.

중립자세를 유지하기 위한 운동
CHALLENGES TO MAINTAIN NEUTRALPOSITION

11.21 척추 중립을 위한 다리 운동: 바로 누운 자세에서 다리 들어 올리기
Lower Extremity Challenge for Neutral Spine: Supine Leg Lifts

그림 11.21 참조

목적

- 척추 안정화 신경근 조절 및 협응성을 향상시킨다(근육 타이밍 및 근육 수축 순서(sequencing)).

자세

- 바로 누운 자세
- 엉덩관절과 무릎을 구부리고 발은 엉덩관절 너비로 벌린다.
- 머리는 목과 등에 스트레스를 최소화 하기 위해 지지된다.

움직임

1. 허리 부위(운동 11.20 참조)와 목 부분(운동 11.19)의 깊은 안정화 근육을 활성화한다.
2. 중립 위치가 설정되면 허리골반 및 척추 위치를 유지하면서 한쪽 다리를 바닥에서 들어 올린다(그림 11.21A).
3. 다시 바닥으로 내려놓고 안정화 근육을 재설정하고 반대쪽 다리를 들어 올린다.

장점

- 척추를 위한 안정적이고 지지된 자세이다.
- 허리를 당기는 엉덩관절 굽힘근과 다리의 무게는 배가로근과 빗근이 그 움직임을 충분이 반대해 주지 않으면 척추 회전을 초래할 수 있다. 환자는 부하에 반대되는 활성화를 모니터링 하고 수정할 수 있어야 한다.

교육 팁

- 지침 예:
  - "깊은 복근을 사용해서 골반을 안정화 시키세요."
  - 운동 11.19 및 11.20에 대한 지침을 참조한다.
- 수정해야 할 일반적인 오류:
  - 다리를 들어 올릴 때 배가로근이 계속 활성화되고 있는지 확인하기 위해 복부 근육을 관찰한다. 들어 올린 다리의 무게를 지탱하려고 할 때 배가 튀어나온다면 허리골반 부위는 심부 근육의 "코르셋"으로부터 지지를 받고 있지 않는 것이다.
- 보상작용을 해결하거나 예방하는 방법:
  - 처음에 환자는 추가적인 피드백과 근육 보조를 위해 발을 땅에서 들기 전에 자신의 팔 또는 반대쪽 발을 땅에 부드럽게 눌러야 할 수도 있다.
  - 팽창된 혈압 커프를 척주앞굽음 아래에 놓아 위치를 모니터링하고 시각적 피드백을 제공할 수 있다.
  - 치료사는 촉각 피드백을 위해 척주앞굽음 아래에 손을 놓고 환자에게 "다리를 들어 올릴 때 허리가 제 손에서 떨어지지 않도록 하세요."라고 지시할 수 있다.
  - 다리를 들기 전에 배가로근 수축이 일어나야 함을 강조한다. 치료사의 지시 타이밍은 움직임의 발생 순서를 강화시킨다: "복근을 활성화 한 다음 한쪽 다리를 들어 올리세요."
  - 환자는 골반과 복부 앞쪽의 손을 사용하여 골반 회전을 모니터링할 수 있다.
  - 이 운동의 목표는 들어 올린 다리의 무게에 대해 허리골반 부위를 안정시키는 것이다. 가동성보다 안정성의 중요성을 강조한다. "움직이는 것보다 척추를 능동적으로 지지하는 것에 대해 더 많이 생각하도록 하세요."

대안

- 다리의 무게와 엉덩관절 굽힘근의 당김에 의해 생성된 지렛대와 다리를 들어 올리는 범위를 줄이기 위해 큰 볼스터나 스위스 볼로 한쪽 또는 양쪽 다리를 지지한다(그림 11.21B).
- 다리를 교대로 하는 것보다 같은 다리로 운동을 반복하여 근육 활성화 시 좌우로의 급격한 변화를 줄인다.
- 다리 무게로 인한 힘을 줄이기 위해 들어 올리거나 내릴 때 다리 뒤에 스트랩을 사용하여 보조하도록 한다.

진행

- 교대로 움직이는 속도를 높인다.
- 반복 횟수를 늘린다.
- 한 쪽 다리를 들어 올리면서 복부 수축을 깊게 한 다음 두 번째 다리를 들어 올려 양쪽 다리를 공중에 띄운다. (그림 11.21D).
- 한쪽 또는 양쪽 다리를 90° 위치로 들어 올리면서 팔을 들어 올린다. 이것은 팔 지지를 감소시켜 허리엉치 부위를 안정화 시키는데 더 노력이 필요할 것이다.
- 머리를 지지하고 교대로 자전거타기(운동 11.23)
- 폼 롤러 위에서 척추 중립을 위한 팔 움직임(운동 11.22)

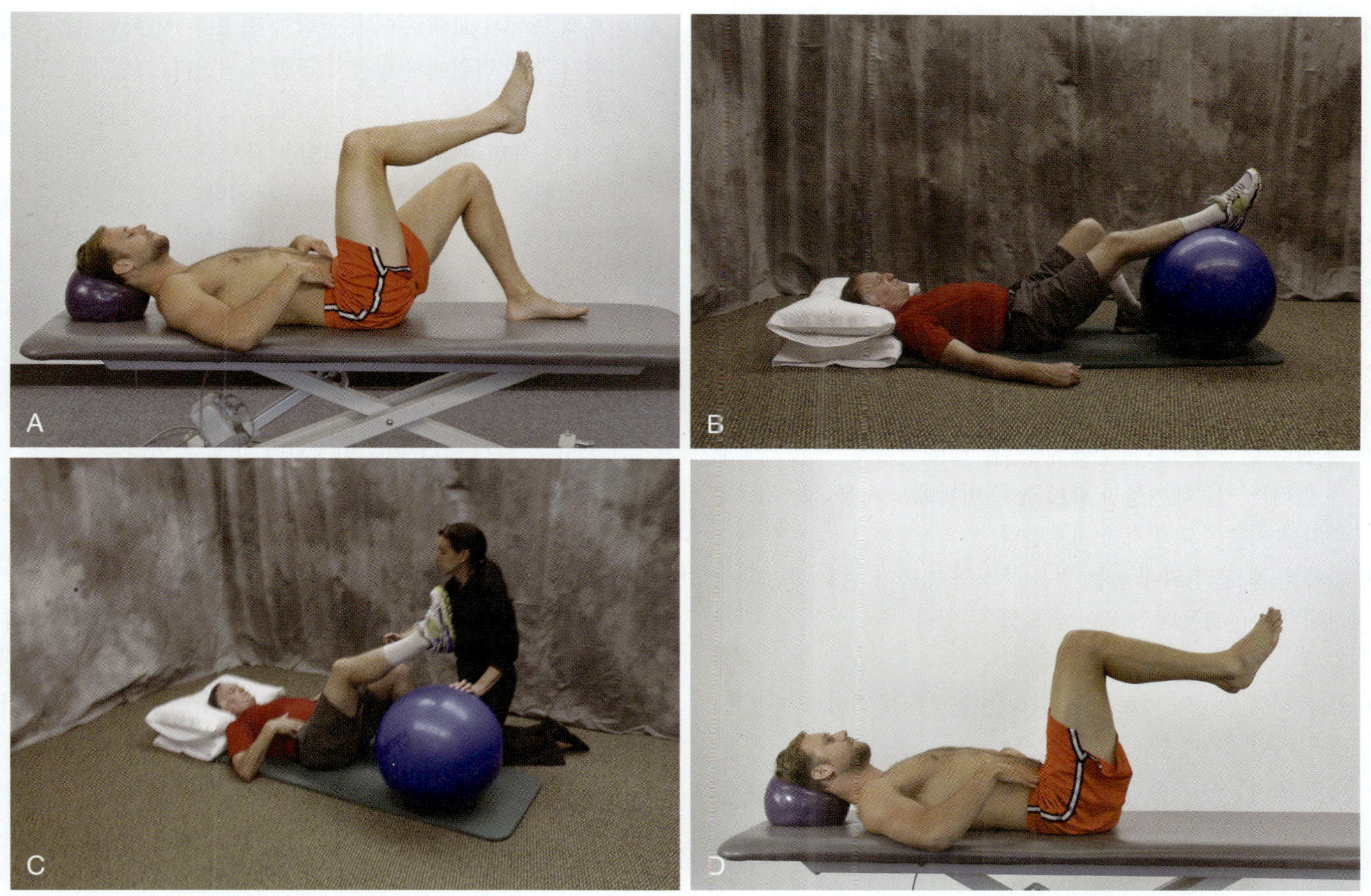

그림 11.21 한쪽 다리를 엉덩관절 굽힘 90°까지 들어 올리는 중립 척추를 위한 다리의 움직임(A), 환자가 다리 들어 올리기에 어려움이 있는 경우 스위스 볼 롤-아웃(B), 공에서 다리 들어 올리기로 진행(C), 또는 공중으로 양쪽 다리를 순차적으로 들어 올리기(D).

11.22 폼 롤러를 이용해 척추 중립을 위한 상체 운동: 팔 움직임 Upper Extremity Challenge for Neutral Spine on Foam Roller: Arm Movements

그림 11.22 참조

목적

- 중립 척추 위치를 유지하는 능력을 향상시킨다.
- 척추 안정근 조절 촉진한다.
- 척추 근육 신경근 협응성을 향상시킨다.
- 척추 근육 지구력을 향상시킨다.

지침

- 폼 롤러를 안정적인 표면에 놓는다.
- 폼 롤러를 치료테이블과 같이 높은 바닥에서 사용하는 경우 주의를 기울이고 환자를 보호한다.
- 환자는 폼 롤러 위에 눕는 것을 주저하고 롤러 위로 천천히 기대거나 구르는데 도움이 필요할 수 있다.

자세

- 폼 롤러에 반듯이 바로 누워 다리는 엉덩관절 너비로 벌리고 발은 바닥에 놓는다(그림 11.22A).
- 머리 위치를 지지하기 위해 필요한 경우 머리 아래에 작은 베개나 수건을 놓는다.

움직임

1. 목 부분(운동 11.19)과 허리 부분(운동 11.20)에서 깊은 안정화 근육을 활성화한다.
2. 중립 위치가 설정되면 팔을 약간 스캡션 면으로 들어 올린다.
3. 위쪽 회전을 사용하여 어깨뼈를 등뼈에 연결한다 (운동 10.14).
4. 어깨뼈 면에서 교대로 어깨 굽힘과 폄 또는 척추 위치를 유지하면서 작은 범위에서 팔꿈치 굽힘과 폄한다(그림 11.22B).

장점

- 불안정한 표면과 교대 팔 움직임은 자세근 기능을 신속하고 시기 적절하게 안정화하는데 도움이 된다.
- 불안정한 표면은 과도한 움직임이 발생할 경우 즉각적인 피드백을 제공한다.

교육 팁

- 지침 예:
  - "팔을 천장을 향해 들어 올리고, 어깨뼈에서부터 들어 올려 양손을 넓게 벌리세요. 안정되면 한 팔은 머리 위로 올리고 다른 팔은 엉덩이 쪽으로 내려 가위질 움직임을 하세요."

대안

- 환자가 폼 롤러에 안전하게 올라타거나 반응에 균형을 맞출 수 있는 민첩성이 부족한 경우, 폼 롤러 없이 팔을 교대 움직임으로 수행한다.
- 하프 폼 롤러(편평한 면을 아래로)에서 하프 폼 롤러(편평한 면을 위로), 원통 폼 롤러 순으로 진행한다.
- 같은 쪽 팔 움직임: 반대쪽 팔은 고정된 상태에서 한쪽 팔은 굽힘과 폄을 통해 움직인다.

진행

- 팔 움직임의 범위를 늘린다.
- 교대 움직임의 속도를 높인다.
- 손으로 작은 무게를 사용한다.
- 비대칭으로 도전: 한 손에 웨이트를 사용한다.

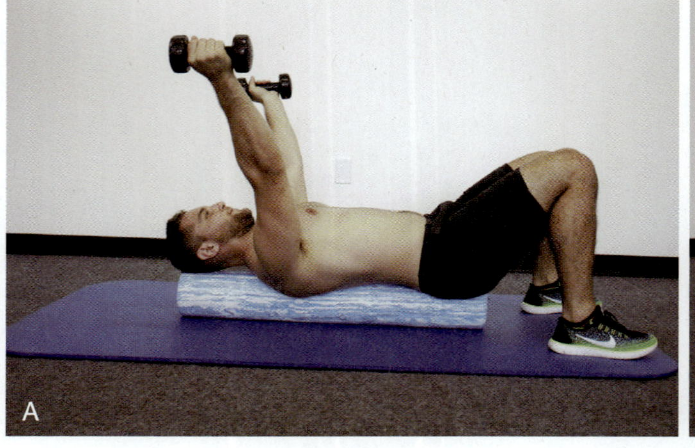
A

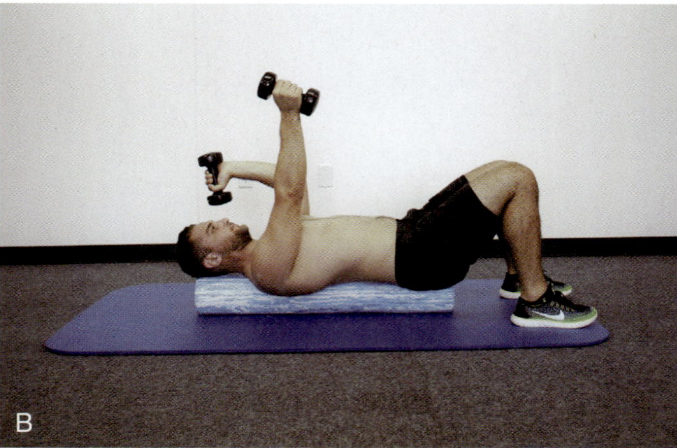
B

그림 11.22 (A 및 B) 폼 롤러 위에서의 척추 중립을 위한 상체 운동.

11.23 머리 지지대가 있는 자전거타기
Bicycling with Head Support

그림 11.23 참조

목적

- 다리 무게와 다리 교대 움직임을 추가하여 척추 위치 및 척추 안정근 조절을 유지하는 능력을 높인다.

자세

- 바로 누운 자세에서 엉덩관절과 무릎을 구부리고 발은 엉덩관절 너비만큼 벌린다.
- 목 및 등 부위에 가해지는 스트레스를 최소화하기 위해 머리를 지지한다.

움직임

1. 허리(운동 11.20)와 목(운동 11.19)의 깊은 안정근을 활성화한다.
2. 중립 자세가 되면 척추 위치를 유지하면서 한쪽 다리를 바닥에서 들어 올린다.
3. 복부 수축을 깊게 하고 허리골반 위치의 과도한 움직임 없이 반대쪽 다리를 들어 올린다.
4. 자세를 유지할 수 있게 되면 한쪽 다리의 엉덩관절과 무릎을 펴고 시작자세(엉덩관절과 무릎 90° 굽힘)로 돌아간다(그림 11.23).
5. 반대쪽도 반복한다.
6. 허리골반 위치가 유지되는 한 다리를 교대로 움직인다.
7. 허리골반의 안정성을 유지하면서 한 번에 한 발씩 바닥으로 돌아간다.

장점

- 다리 무게로부터 척추를 지지하기 위해 더 높은 수준의 복부 활성화를 요구하게 된다.

교육 팁

- 지침 예:
  - "다리를 뻗을 때 복부 수축을 깊게 하세요. 다리를 멀리 뻗을수록 다리의 무게를 지탱하기 위해 복부가 더 많이 일해야 합니다."
  - 시작 자서를 취하려면: "한 발은 땅을 누르고, 허리가 움직이지 않드록 하면서 다른 다리를 땅에서 들어 올리세요."
  - "다리를 움직이기 전에 척추를 안정시키세요."

대안

- 지지력이 증가된 같은 쪽 움직임: 스위스 볼이나 볼스터를 사용하여 움직이는 다리를 지지한다.
- 같은 쪽 운등: 한쪽 다리만 뻗고 다른 쪽 다리는 안정적으로 유지한다(지면에서 또는 지면에서 떨어져서).
- 지레 팔의 길이를 줄이기 위해 다리를 완전히 펴지 않고 범위를 줄인다.

진행

- 운동의 속드를 높인다.
- 두 다리가 공중에 떠 있는 시간을 늘린다.
- 팔다리 움직임의 범위를 늘린다.
- 다리의 상호 운동: 한쪽 다리는 구부리고 다른 쪽 다리는 뻗는다.

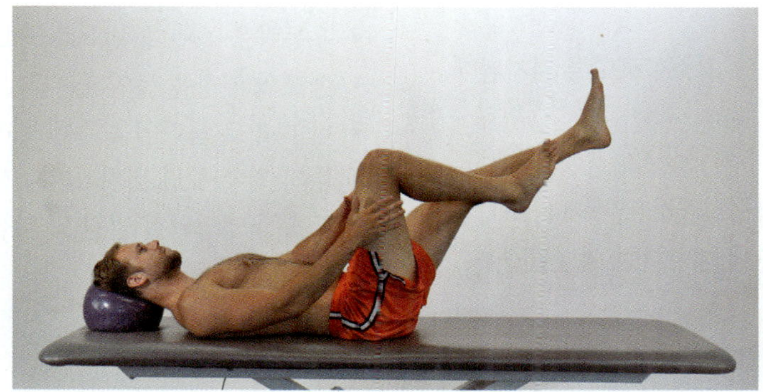

그림 11.23 머리에 지지대를 한 상태에서 허리 위치를 유지하면서 다리를 번갈아 가며 자전거 타기.

안정적인 허리골반 부위를 이용한 닫힌 사슬 다리 운동
CLOSED CHAIN LEG EXERCISES WITH A STABLE LUMBOPELVIC REGION

닫힌 사슬 운동은 다리 근육의 추가적인 폐쇄(특히 엉덩관절 강화)가 필요하거나 허리골반 조절과 함께 대칭적인 체중 부하를 훈련해야 하는 환자에게 적용될 수 있다. 허리통증이 있는 환자는 종종 엉덩관절 약화로 인해 움직임이 증가하거나 움직임 중에 허리에 힘이 집중된다. 닫힌 사슬 강화는 기능적 활동에 필요한 신경근 협응성 훈련을 돕는다. 닫힌 사슬 위치에서 양측 다리 등척성 움직임은 또한 엉치엉덩관절 과운동성을 가진 환자에게 가능한 시작점이다.

11.24 바깥 돌림을 동반한 양쪽 엉덩관절 벌림: 탄성 저항 밴드 Bilateral Hip Abduction with External Rotation: Elastic Resistance Band

그림 11.24 참조

목적

- 척추 위치 및 척추 안정근 조절을 유지하는 능력을 향상시킨다.
- 양쪽 엉덩관절 벌림근과 바깥 돌림근을 활성화 및 강화하고, 힘을 분산하고, 허리엉치, 엉치엉덩관절 및 골반 복합체를 지지한다.

자세

- 바로 누운 자세에서 엉덩관절과 무릎을 구부리고 발은 엉덩관절 너비로 벌린다(그림 11.24A).
- 탄성 밴드는 밴드에 약간의 장력이 있는 상태로 허벅지 위쪽에 묶는다(그림 11.24A, B).
- 머리는 목과 등 부위의 스트레스를 최소화하도록 지지된다(그림 11.24A).

움직임

1. 허리 부위의 깊은 안정화근을 활성화한다(운동 11.20).
2. 중립 위치가 설정되면 탄성 밴드에 대항하여 엉덩관절을 벌림 및 바깥 돌림한다.
3. 위치는 등척성으로 유지되거나 작은 범위로 움직일 수 있다.

장점

- 양측 다리 근육 활동은 전반적인 안정화를 촉진하고 일반적인 과운동성 및 골반 과운동성(예: 산후)에 유용하다.
- 양측 다리 근육 활동은 한쪽만 활동했을 때보다 골반에 비대칭으로 가해지는 엇갈림 스트레스를 덜 가한다.
- 닫힌 사슬 위치는 고유수용성 입력을 증가시키고 탄성 저항은 근육 동원 및 안정화를 위한 추가 피드백을 제공한다.
- 바깥 돌림근의 활성화는 엉치엉덩관절의 과운동성을 다룰 때나 엉덩관절이나 다리의 안정화가 필요할 때 특히 중요하다.

교육 팁

- 지침 예:
  - "다리를 움직이기 전과 움직이는 동안 척추와 골반을 움직이지 않게 유지하는 것에 대해 생각하세요. 척추가 움직이지 않도록 하면서 천천히 저항을 증가시킵니다."
  - "척추가 움직이지 않도록 하면서 허벅지로 밴드를 미세요."
- 수정해야 할 일반적인 오류:
  - 허리골반 회전을 관찰한다. 이것은 환자가 한쪽 다리를 다른 쪽보다 먼저 움직이기 시작하거나 양쪽 다리로 대칭적이고 균일하게 움직이지 않는 경우에 자주 발생한다.
- 보상작용을 해결하거나 예방하는 방법:
  - 환자가 밴드에 저항하여 엉덩관절 근육이 쓰이는 것을 느끼는 동안 운동의 주요 목적은 척추를 안정시키는 것임을 상기시킨다.

대안

- 다리 사이의 작은 공에 대한 등척성 모음은 유사한 중심 안정화를 제공한다.

진행

- 운동량을 늘린다(반복수, 세트, 등척성 수축을 위한 유지).
- 밴드의 저항을 높인다.
- 한 다리로 움직임을 수행하고 다른 다리는 안정화시킨다.
- 수직 척추 중립 위치가 가능할 때 선 자세로 밴드에 대해 등척성 엉덩관절 벌림 및 바깥 돌림을 한다.

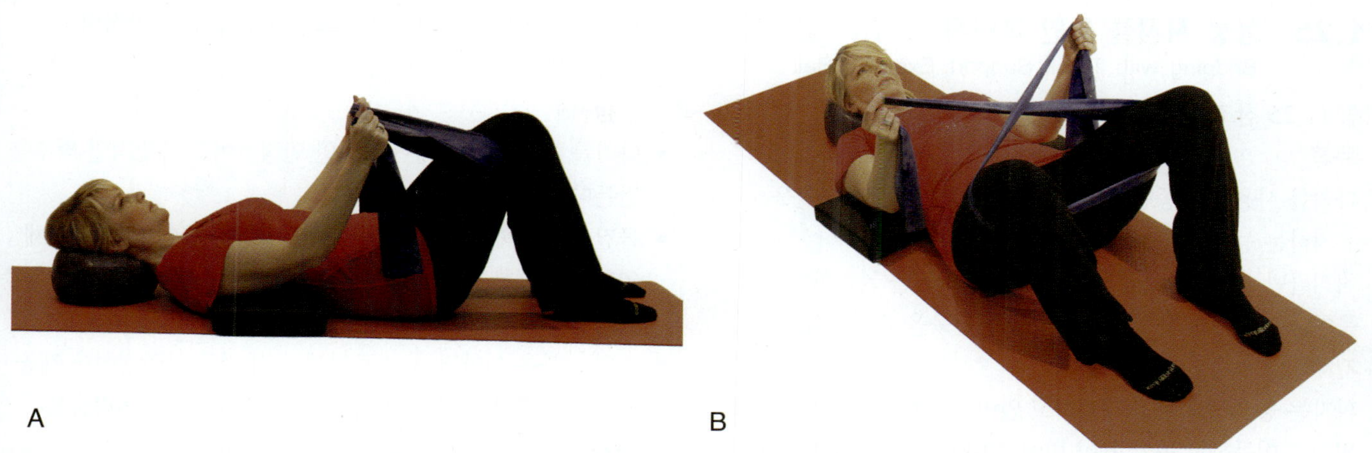

A B

그림 11.24 (A 및 B) 엉덩관절과 무릎을 구부린 상태로 누운 상태에서 탄성 저항 밴드에 대항하여 양측 엉덩관절 바깥 돌림을 동반한 벌림.

11.25 몸통 지지를 통한 브릿지: 스위스 볼
Bridging with Trunk Support: Exercise Ball

그림 11.25 참조

목적

- 다리를 사용하는 동안 중립 척추 위치, 안정성 및 조절을 유지하는 능력을 향상시킨다.
- 허리골반 움직임으로부터 엉덩관절 움직임을 분리한다.
- 몸통을 지지하면서 엉덩관절과 무릎 근육을 강화한다.

자세

- 환자는 공으로 몸통을 지지하고 앉아 있는다. 환자가 브릿지 위치로 이동하는 동안 공이 벽에 기대어 있거나 치료사가 지지한다.
- 다리를 약간 벌리고 무릎을 구부리고 발을 땅에 단단히 고정한다.
- 팔은 몸 옆에 놓을 수 있거나 어깨뼈 면에서 앞으로 뻗을 수 있다.

움직임(그림 11.25)

1. 허리(운동 11.20)와 목(운동 11.19)의 깊은 안정근을 활성화한다.
2. 중립 위치가 설정되면 척추 위치를 변경하지 않고 엉덩관절과 무릎을 사용하여 바닥에서 골반과 몸통을 들어 올린다.
3. 목과 위쪽 등은 볼에 의해 지지된다.
4. 척추 중립을 유지하면서 바닥으로 돌아간다.

교육 팁

- 지침 예:
  - "척추를 안정시키기 위한 근육을 활성화 시켰다면 척추가 움직일 때 근육 지지를 잃지 않고 엉덩관절에서부터 몸을 조금씩 들어 올리세요."
  - "머리와 목이 공 위에 놓이도록 하고 골반을 땅에서 들어 올리세요."
- 수정해야 할 일반적인 오류:
  - 환자는 먼저 몸통을 안정화한 다음 다리를 사용하여 몸을 들기보다 척추에서 움직임을 시작하는 경향이 있다.
  - 환자가 골반을 들어 올릴 때 허리 또는 등이 펌 되게 한다.
  - 중립 위치를 잃거나 골반이 뒤쪽으로 올라가거나 기울어지게 한다.
  - 되돌아올 때 척추 안정화를 풀게 된다.
  - 골반의 수평을 유지하지 않고 골반과 척추가 한쪽으로 회전되게끔 한다.
  - 척추가 가쪽으로 굽힘된다(공이 한쪽으로 굴러가는 경우 발생).
- 보상작용을 해결하거나 예방하는 방법:
  - "등에 아치를 만들지 않고 다리를 사용하여 들어 올리세요."
  - "공이 좌우로 굴러가지 않도록 하면 골반을 안정적으로 유지하는 데 도움이 됩니다."

장점

- 다리를 사용하여 움직이는 동안 안정적이고 중립적인 척추를 만든다.
- 물건을 이동하거나 들어 올리는 일상생활 중에 올바른 신체역학에 필요한 움직임 중 하나인 엉덩관절의 움직임에서 척추 움직임을 분리하는 것을 환자에게 알려준다.
- 스위스 볼은 이마면 및 가로면에서 더 많은 불안정성을 제공하여 허리골반 회전 및 가쪽 굽힘을 조절하는데 어려움을 증가시킨다.
- 공의 위치는 고유수용성 입력과 목 및 등 폄근에 대한 보조를 제공하고, 추가로 체간 폄근 조절을 위한 신호를 제공한다.

대안

- 지면에 발을 대고 운동용 폼 쐐기 또는 BOSU로 몸통을 지지한다. 다리로 골반을 들어 올린다.
- 공의 크기나 팽창량을 변경하여 몸통의 각도나 공의 지지량을 변경한다.

진행

- 속도를 느리게 하거나 편심성으로 조절한다.
- 스위스 볼이 엉덩관절에서 멀어질수록 엉덩관절 폄근은 몸을 들어 올리고 척추 안정근은 위치를 유지하는데 더 많은 근육의 힘이 필요하게 된다.
- 지지된 브릿지 위치에 있을 때 골반이 떨어지거나 회전하지 않도록 허리골반 위치를 유지하면서 체중을 한쪽으로 이동한다.
- 체중을 한쪽 다리로 옮겨서 진행해본다. 반대쪽 발꿈치를 들어 올린 다음 발 전체를 지면에서 들어 올린다. 브릿지 위치에서 한 발 들어 올리기는 엉덩관절 벌림근, 모음근 및 회전근으로부터 지지하는 다리의 이마면 및 가로면의 조절을 광범위하게 요구한다.

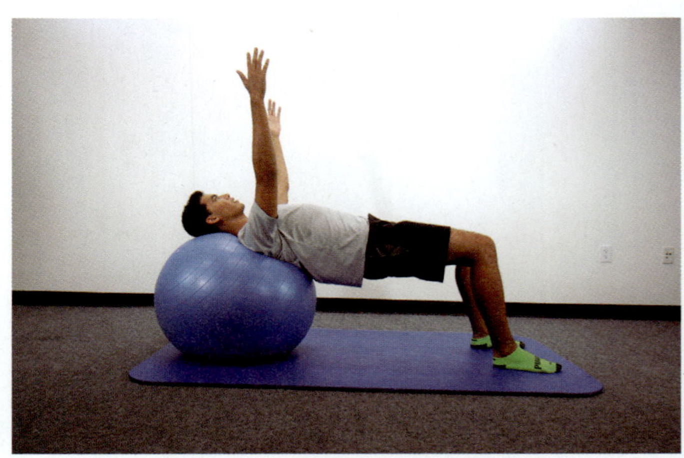

그림 11.25 몸통이 스위스 볼에 지지되어 하는 브릿지.

중력(엎드린자세) 또는 불안정한 표면에 대한 척추 위치 유지 MAINTAINING SPINAL POSITION AGAINST GRAVITY(PRONE) OR ON AN UNSTABLE SURFACE

11.26 BOSU에서 엎드린 자세(아래팔 지지): 위쪽 등 및 목 지구력 Prone (Forearm Support) on BOSU: Upper Thoracic and Cervical Endurance

그림 11.26 참조

목적

- 중력에 대항하여 목 안정화를 높이고 위쪽 등 폄근 활성화 및 지구력을 촉진한다.
- 이 운동은 운동 11.6에서 진행한 것이다.
- 종종 신경뿌리병증을 유발하는 목 과운동성의 흔한 부위인 목가슴 접합부에서 목의 앞으로 이동 또는 이탈을 줄이기 위한 것이다.
- 머리 무게에 대한 목 소근육들의 지구력을 위한 것이다.

자세(그림 11.26A)

- 등의 가운데 아래에 BOSU의 꼭대기(돔이 위를 향하게)를 놓고 엎드린 상태에서 머리는 바닥에 놓고 시작한다.
- 팔은 몸보다 넓게, 손은 어깨너비보다 넓게, 아래팔은 표면에 둔다.

움직임

1. 턱을 가볍게 끄덕여 깊은목굽힘근을 활성화 한 다음 목 위치를 유지하고 척추 폄근을 사용하여 머리와 목 뒤쪽을 천장 쪽으로 들어 올리면서 여전히 중립 척주앞굽음을 유지한다(그림 11.26B).
2. 위쪽 등과 아래쪽 목 폄근으로 운동을 시작한다.
3. 치료사는 촉각 신호를 사용하여 머리 위치 또는 등 근육 활성화를 이끌어 낼 수 있다(그림 11.26C).
4. 팔꿈치에 가벼운 압력을 유지하기 위해 어깨뼈 안정근을 부드럽게 활성화한다.
5. 중력에 대항하여 그 자세를 최대한 오래 유지한다.

장점

- 중력에 대항하여 움직이는 것은 머리의 무게를 지탱하기 위해 위쪽 등 폄근을 훈련시킬 것이다(이 근육은 장시간 앉아 있거나 구부정한 자세를 취하는 동안 종종 비활성화된다.).

교육 팁

- 지침 예:
  - "턱을 약간 끄덕인 다음 목 뒤를 천장 쪽으로 들어 올려 바닥을 바라보세요."
- 수정해야 할 일반적인 오류:
  - 목 부위를 과도하게 펴하지 않는다(아래쪽이 아닌 앞을 내다보기).
  - 가쪽에서 목가슴관절 정렬을 확인하면서 앞쪽머리자세를 수정한다.
  - 머리 뒤쪽이 등보다 높게 들려 있는지 확인한다. 목 뒤쪽 및 위쪽 등 폄근은 활성화되어야 하며 깊은목굽힘근에 의해 균형을 유지해야 한다.

대안

- 범위를 줄이려면 이마 아래에 폼 패드를 사용한다.
- 이마 아래 부분적으로 공기가 빠진 공을 사용하여 중력에 대해 머리를 들기보다 자세를 유지한다.

진행

- 자세를 유지하는 시간을 늘린다.
- 머리 위치를 유지하면서 다리 들기를 추가하여 진행한다(운동 11.27).

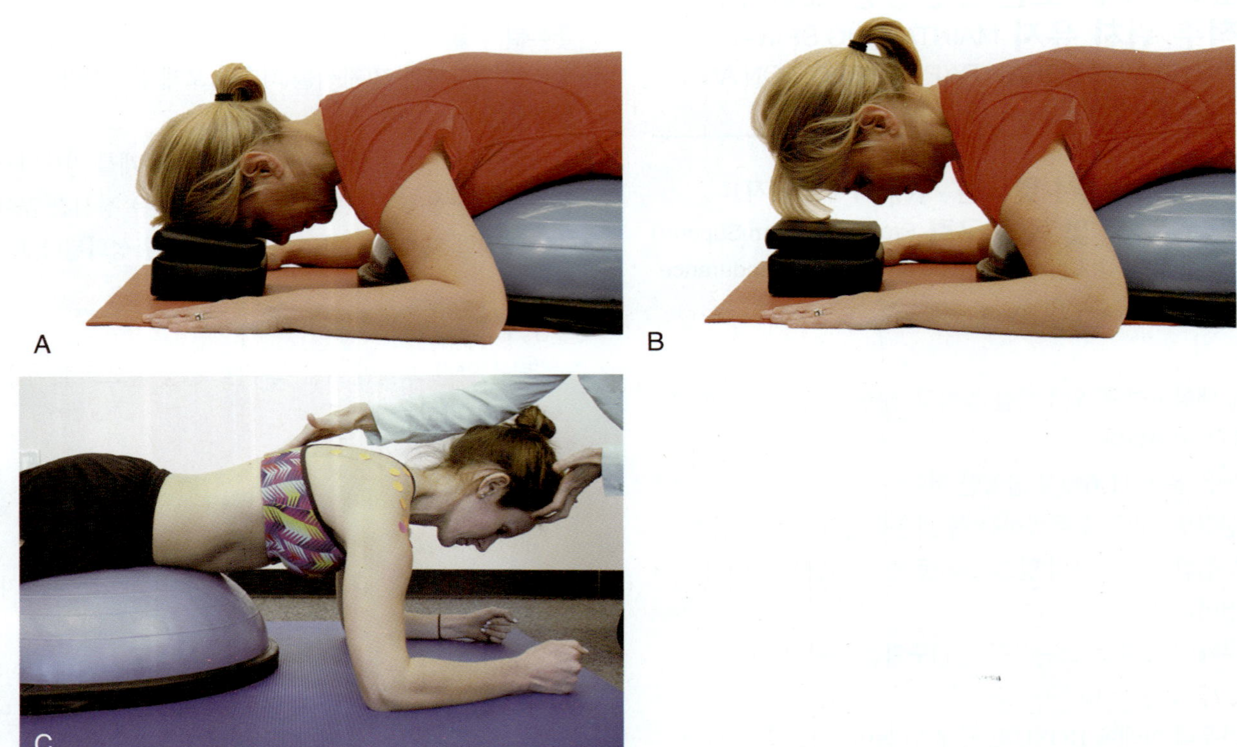

그림 11.26 중립적인 목 위치를 유지하기 위해 깊은목굽힘근을 활성화하고 중력에 대한 위쪽 등 및 목 지구력을 위해 BOSU에서 엎드린 자세(아래팔 지지) (A 및 B) 그리고 촉각 피드백을 주면서 신체 지지를 덜 사용하여 진행(C).

11.27 BOSU에서 엎드린 자세(아래팔 지지): 다리 들어 올리기

Prone (Forearm Support) on BOSU: Leg Lifts

그림 11.27 참조

목적

- 전반적인 척추 폄근의 지구력을 증가한다.
- 척추 안정근의 사용을 높인다.
- 척추 폄근 등척성 움직임을 제공한다.

자세

- 등 중앙(복장뼈 중앙) 아래 BOSU의 꼭지점(돔이 위로 향함)을 두고 엎드려 눕는다.
- 팔은 몸보다 넓게 벌리고 머리는 아래로 향하게 하여 시작 자세를 취한다.
- 폼 패드 또는 수건을 사용하여 이마를 지지할 수 있다.

움직임

1. 중립 자세를 취한다(운동 11.19 및 11.20, 그러나 엎드린 자세).
2. 중립 자세를 유지하면서 운동 11.26에 설명된 과정을 사용하여 턱을 끄덕이고 머리 무게를 들어 올린다.
3. 아래팔을 지지하여 상체 위치를 유지하도록 돕는다 (그림 11.27A).
4. 중립 척추와 골반 위치를 안정화하기 위해 복부와 척추 폄근을 사용한다.
5. 한쪽 다리를 들어 천천히 지면으로 돌아가 안정을 되찾고 다른 쪽 다리를 들어 올린다(그림 11.27A).

장점

- BOSU는 지지되지만 불안정한 표면이다. 이는 원치 않는 척추 움직임이 발생할 때 고유수용성 입력 및 피드백을 촉진한다.
- 폄근은 중력에 대항하여 반대 근육의 신경근 동원을 촉진한다.
- BOSU 위의 엎드린 자세는 순차적인 뒤쪽 다리 근육 훈련을 가능하게 한다.
- 이 위치는 팽팽한 엉덩관절 굽힘근으로 골반 앞쪽 기울임 또는 증가된 척추앞굽음 없이 엎드려 눕기가 어려운 경우에 유용하다.

교육 팁

- 지침 예:
  - "복부에 힘을 주고 BOSU에서 골반을 안정적으로 유지하면서 다른 것은 움직이지 않고 한쪽 다리를 길게 들어 올리세요."
  - "다리를 움직이는 것보다 골반을 고정하는 것에 대해 더 많이 생각하세요."
  - "가동성 이전의 안정성"
- 수정해야 할 일반적인 오류:
  - 엉덩관절이 아닌 척추를 펴하면서 움직임을 시작한다.
  - 척추 또는 골반이 모든 운동면에서 회전하거나 움직이도록 허용한다.
  - 날개어깨뼈를 바로잡는다. 가슴우리가 어깨뼈 사이에 "함몰"하지 않도록 한다.
- 보상작용을 해결하거나 예방하는 방법:
  - 환자는 앞엉덩뼈가시와 두덩 부위를 BOSU 안으로 부드럽게 눌러 BOSU에서 골반의 위치를 안정화하고 모니터링하는 데 도움을 줄 수 있다.
  - 날개어깨뼈를 교정하기 위해 어깨가슴관절 연결 (운동 10.14)을 설정하고 유지한다.

대안

- 더 많은 안정성이 필요한 경우 BOSU를 큰 볼스터나 여러 개의 베개로 대체한다.
- 환자가 지지되지 않은 머리 위치를 유지할 수 없는 경우 머리를 바닥에 지지한 상태로 유지한다(그림 11.27B).
- 스위스 볼 위에 네발기기 자세; 이 위치는 엉덩관절 폄이 제한된 개인을 위해 뒤넙다리근과 볼기근을 중간 범위에 배치하지만 스위스 볼은 BOSU보다 덜 안정적이다(운동 11.28).
- 환자가 엎드린 자세를 취하거나 바닥에 엎드리는데 어려움이 있는 경우, 환자는 서있는 상태에서 시작하여 엉덩관절 힙힌지 자세로 받침대에 몸통을 낮출 수 있다. 한 발은 바닥에 유지하고(엉덩관절과 무릎을 구부린 상태) 지지되지 않은 다리를 들어 올리고 허리는 받침대에서 중립을 유지한다.

진행

- 골반을 BOSU 또는 스위스 볼에 더 가깝게 배치하여 지지대를 BOSU에서 팔로 이동하고 신체 아래의 지지대를 줄여 척추 안정근을 훈련한다.
- 네발기기 자세로 진행: 다리 들어 올리기
- BOSU 위의 수영 움직임: BOSU 위에 엎드려서 상체의 무게를 아래팔로 지탱하고 BOSU의 꼭대기가 몸통 아래에 있도록 한다. 복부를 길게 하고 한쪽 다리를 들어 올린 다음 다른 쪽 다리를 들어 올려 두 다리가 지면과 평행하게 매달려 있도록 한다. 상호간의 "수영" 움직임에서 다리를 번갈아 가며 움직일 때 몸통을 안정적으로 유지한다.
- BOSU(그림 11.27C)에서 시작하여 엎드린 팔꿈치 플랭크 자세로 진행한다. 이는 중간 자세 안정화를 훈련시키는 것이

며, 이에 대한 부하를 증가시킨다. 발은 엉덩관절 너비로 벌리고 발가락은 지지를 위해 지면과 접촉한다. 어깨뼈 내밈을 사용하여 움직임을 시작하고 플랭크 자세로 들어 올릴 준비를 하기 위해 복부를 활성화 시킨다. 무릎을 펴고 복부 근육, 상체 및 다리 근육의 등척성 지지를 사용하여 머리에서 발목까지 일직선으로 BOSU에서 몸을 들어 올린다.

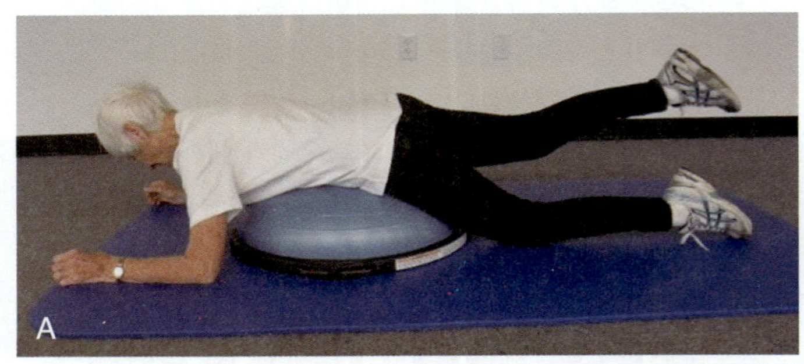

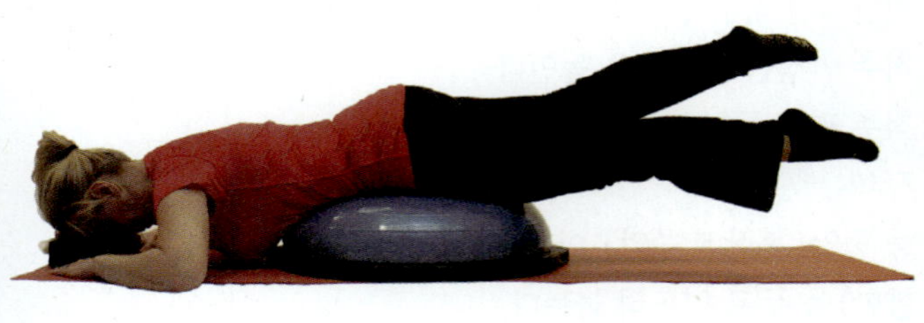

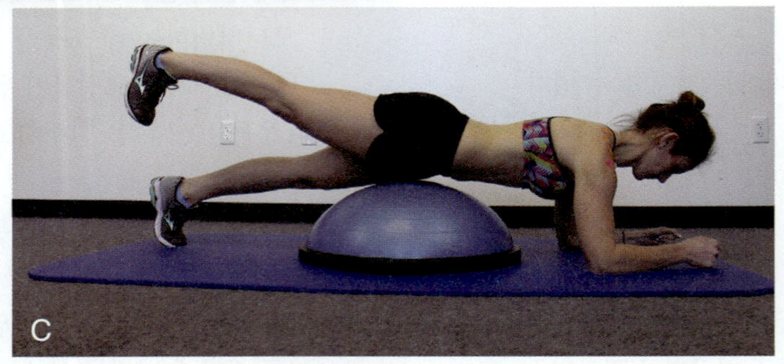

그림 11.27 BOSU 위로 엎드려 아래팔 지지 위치에서 한 발 들어 올리기(A), 폼 패드에 머리를 지지한 상태에서 다리 교대 펌 가위 움직임(B), BOSU에서 아래팔 플랭크 자세로 몸을 들어 올리고 한 발 펌 진행(C).

11.28 공 위에서 4점 무릎 꿇기자세: 체중 이동, 팔/다리 번갈아 들기

Four-Point Kneeling Over Ball: Weight Shifting, Alternating Arm/Leg Lifts

그림 11.28 참조

목적

- 전반적인 척추 폄근 지구력이 증가한다.
- 체중 이동을 통한 척추 안정화에 대한 훈련이다.
- 스위스 볼은 척추 안정화가 어려운 환자를 돕기 위해 체중과 고유수용성을 보조한다.

자세

- 네발기기 자세에서 공을 복부 아래 둔다.
- 팔은 몸보다 넓고 어깨는 90° 미만으로 굽힘하여 약간 바깥쪽으로 회전한다.
- 손은 바닥을 짚는다.

움직임

1. 턱을 가볍게 끄덕여 깊은목굽힘근을 활성화 한 다음, 목 위치를 유지하고 척추 폄근을 사용하여 머리와 목 뒤쪽을 천장쪽으로 들어 올리면서 여전히 중립 척주앞굽음을 유지한다(운동 11.6 및 11.26).
2. 어깨가슴관절 연결을 만들고 유지하여 상체 위치를 안정화한다.
3. 체중을 한쪽으로 약간 옮긴다(운동 10.24).
4. 한쪽 다리를 들어 올리면서 복부를 활성화시켜 골반과 척추의 자세를 안정시킨 다음 반대쪽 다리를 들기 전에 반대쪽으로 이동한다(그림 11.28A, B).

장점

- BOSU는 지지되지만 불안정한 표면이다. 이는 원치 않는 척추 움직임이 발생할 때 고유수용성 입력 및 피드백을 촉진한다.
- 네발기기 자세는 하지가 더 넓은 범위로 이동할 수 있도록 한다.
- 스위스 볼은 BOSU보다 덜 안정적이지만, 복부에 피드백을 제공하고 체중 이동 훈련을 돕는데 사용할 수 있다.

교육 팁

- 지침 예:
  - "한 쪽 다리를 뒤로 뻗을 때 공과 척추를 고정하세요."
- 수정해야 할 일반적인 오류:
  - 허리를 안정화하기 전에 다리를 들지 않는다.
  - 다리를 들어 올리는 동안 허리를 폄 또는 회전하거나 가쪽으로 굽히지 않는다.
  - 환자가 범위를 최대화하려고 시도할 때 과도한 엉덩관절 폄 및 회전에 주의한다.
- 보상작용을 해결하거나 예방하는 방법:
  - 허리 축과 전체 다리 정렬을 관찰하려면 가쪽뿐만 아니라 위에서도 관찰해야 한다.
  - 환자에게 골반 앞쪽을 공에 대도록 지시하면 조기 폄과 회전을 제한하는데 도움이 될 수 있다.
  - "다리를 높이 들어 올리기보다 다리를 몸에서 멀어지게 하세요."라고 지시하여 환자가 다리를 들어 올리기 위해 허리 폄을 과도하게 사용하는 것보다 엉덩관절 폄근을 사용하도록 권장한다.
  - 공을 약간 움직이고 몸통을 안정시킨 다음, 팔다리만 들어 올리라는 순차적인 지시는 조기 또는 통제되지 않은 척추 움직임을 보조할 수 있다.

대안

- 목, 등 및 허리 훈련을 위해 BOSU 위에 아래팔을 지지하여 엎드린 다음 다리를 올린다(운동 11.27). BOSU는 스위스 볼보다 더 안정적이다.
- 환자가 이 자세에서 손목에 불편함을 느끼면 주먹을 쥐어 팔을 지지하거나(그림 11.28D) 작은 스위스 볼이나 블록에 손목을 놓는다(그림 11.28E).
- 환자의 바깥 굽은 각이 큰 경우, 팔 위치를 어깨 간격보다 넓게 조정한다.
- 환자가 키가 크거나 팔이 긴 경우 더 큰 공을 사용한다.
- 다리를 들어 올리는 것 대신 팔을 들어 올린다(그림 11.28C).
- 손목을 완전 폄했을 때 통증이 있는 경우, 주먹을 쥐어 팔을 지지한다.

진행

- 스위스 볼 위로 더 이동하여 공이 골반에 더 가깝게 하고 무게를 스위스 볼에서 팔로 이동하여 척추 안정화에 더욱 집중한다.
- 스위스 볼 없이 네발기기 자세에서 다리 들기로 진행한다(그림 11.28C).
- 반대쪽 팔과 다리를 번갈아 가며 진행한다(그림 11.28F).
- 무릎 꿇기(그림 11.28G)와 보폭 서기(그림 11.28H)와 같은 지지를 덜 받는 위치에서 진행한다.

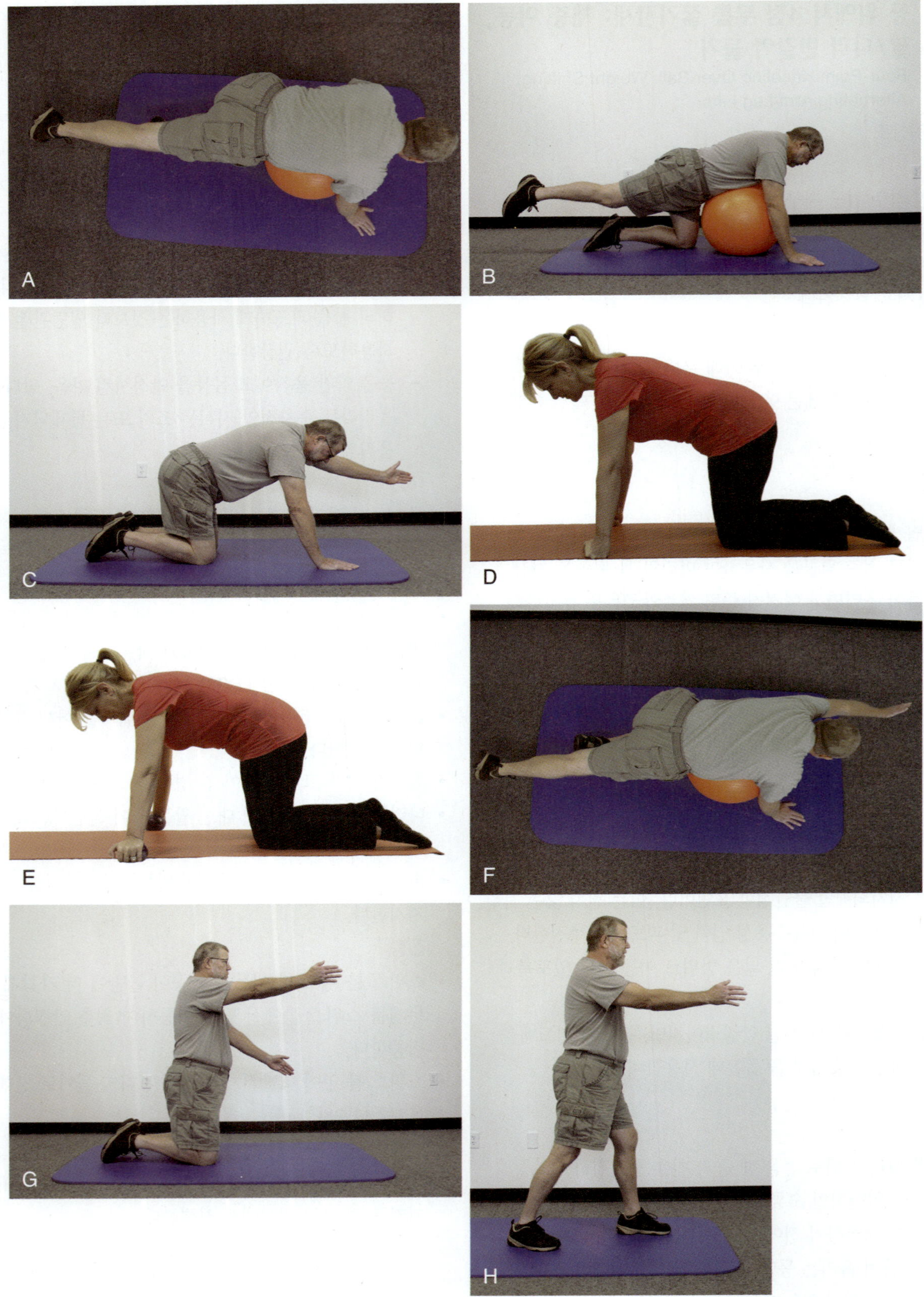

그림 11.28 네발기기 자세에서 스위스 볼 위에서(A 및 B), 스위스 볼 없이 팔 들기(C), 손목에 불편함이 있는 경우 수정(D 및 E), 팔과 다리를 교대로 들어 올리기(F), 무릎 꿇기(G), 및 보폭 서기 자세(H).

옆으로 누운 자세를 이용한 운동
SIDE-LYING CHALLENGES

11.29 옆으로 누워 허리네모근 올리기
Side-Lying Quadratus Lift

그림 11.29 참조

목적
- 덜 안정적인 옆으로 누운 자세에서 소근육과 대근육 안정화를 사용하여 회전근 및 가쪽 굽힘근의 척추 안정성을 훈련한다.

자세
- 머리가 지지되고 등과 정렬된 상태에서 옆으로 눕는다 (그림 11.29A).
- 머리는 등과 정렬되고 베개로 지지한다.
- 중립 앞–뒤 척추 굽이 및 회전 없는 허리골반 관계를 성립한다.
- 엉덩관절과 무릎은 45°로 구부린다.
- 위쪽 손은 지지를 위해 매트 위에 둔다.

움직임
1. 배가로근과 골반바닥근을 활성화시키고 허리네모근과 빗근으로 지지면에서 허리와 갈비뼈를 들어 올린다. 이것은 허리를 정중선에 배치하거나 이마면에서 중립에 배치하게 한다 (그림 11.29B).
2. 중립 척추 자세를 유지한다.

장점
- 이 운동은 옆으로 누워 자는 자세를 위한 척추 정렬을 가르치는데 사용할 수 있다.
- 상대적으로 지지되는 위치이지만 팔다리 움직임을 주면서 회전 안정성을 유지하기엔 바로 누운 자세나 엎드린 자세보다 더 어렵다.

교육 팁
- 지침 예:
  - "아래 갈비뼈를 테이블에서 들어 올리세요. 허리 아래에 손이 통과할 수 있어야 합니다."
- 수정해야 할 일반적인 오류:
  - 시작자세에서 몸통을 회전시키면(몸통이나 골반이 앞이나 뒤로 회전) 운동 내내 회전이 증가할 위험이 더 커지고 회전이 등허리 접합부에 집중될 수 있다.
  - 머리가 몸통보다 앞쪽에 있거나 옆으로 구부려지면 위쪽 등 위치가 허리 부위의 보상을 유발할 수 있다.
- 보상작용을 해결하거나 예방하는 방법:
  - 환자에게 허리와 갈비뼈를 들어 올리도록 요청하기 전에 머리와 척추 정렬을 교정하도록 한다.
  - 베개를 이용해 어깨에서 머리까지의 거리를 채워 머리가 정중선에 오도록 한다.
  - 어깨 너비가 골반 너비보다 크거나 골반 너비가 어깨 너비보다 훨씬 큰 경우 작은 베개를 골반 아래(어깨가 더 넓을 경우) 또는 가슴우리 아래(골반이 더 넓을 경우)에 놓을 수 있다.

대안
- 두 다리를 곧게 펴서 지지되는 베이스를 줄임으로써 운동 강도를 증가시킨다.
- 환자의 어깨가 골반보다 넓은 경우 골반 아래에 베개가 필요할 수 있다.

진행
- 바닥에서 위쪽 손을 들어 올려 지지 기반을 줄이고 단계를 증가시킨다.
- 옆으로 누워 엉덩관절 벌림 또는 굽힘/폄을 할 수 있다(운동 9.26 및 11.31).

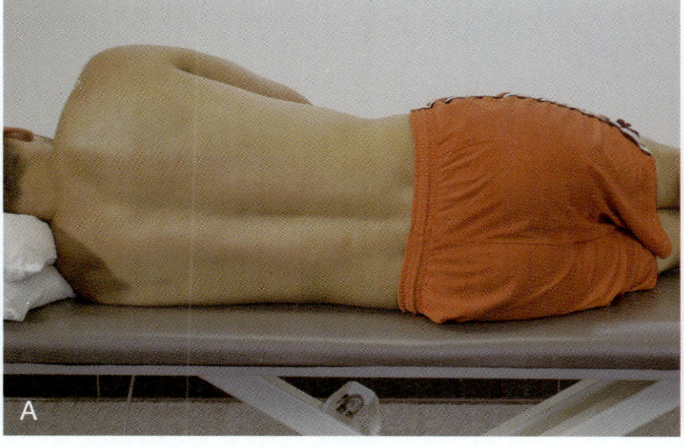

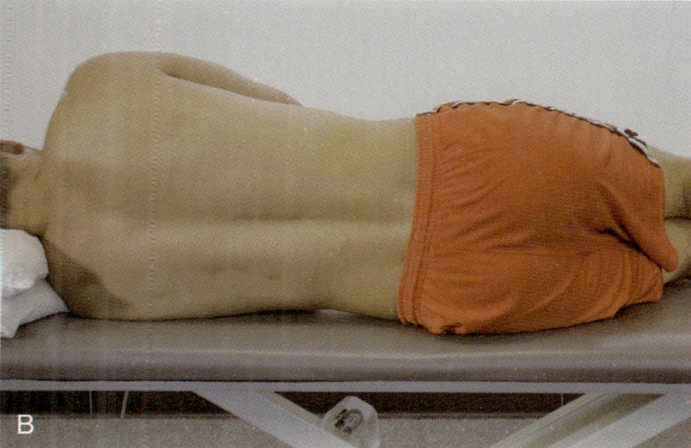

그림 11.29 (A 및 B) 능동적 조절로 허리를 지지하기 위해 옆으로 누워 있는 자세에서 허리네모근을 들어 올린다.

11.30 옆으로 누운 자세에서 팔 들어 올리기
Side-Lying Arm Lifts

그림 11.30 참조

목적

- 목과 등 회전 및 가쪽 굽힘 안정성 운동을 위해 팔 움직임을 추가하면서 소근육과 대근육의 안정화를 사용하여 척추의 안정성을 만든다.

자세

- 옆으로 누워서 머리 아래에 베개를 놓고 머리는 이마면의 중앙에 있다.
- 머리는 등과 일직선이 되어 있고 척추는 중립(앞-뒤) 굽이를 이룬다(그림 11.30A).
- 엉덩관절과 무릎은 45°로 굽힌다.
- 두 팔을 몸 앞으로 굽힌다(그림 11.30A).

움직임

1. 능동적인 척추 안정근을 활성화하여 허리네모근을 들어 올린다(운동 11.29 참조).
2. 허리네모근을 사용하여 척추 위치를 유지한 다음 팔을 시작 위치(바닥과 평행)에서 천장을 향해 수평으로 벌림한다(그림 11.30B).

장점

- 상대적으로 지지되는 위치이지만 팔다리 움직임을 주면서 회전 안정성을 유지하기엔 바로 누운 자세나 엎드린 자세보다 더 어렵다.

교육 팁

- 지침 예:
  - "아래 갈비뼈를 매트에서 부드럽게 들어 올린 다음, 위쪽 손을 천장을 향해 들어 올리면서 자세를 유지하세요."
  - "몸통을 움직이지 않고 손을 천장 쪽으로 들어 올리세요."
- 수정해야 할 일반적인 오류:
  - 시작 위치에서 몸통 또는 골반이 회전한다.
- 보상작용을 해결하거나 예방하는 방법:
  - "위쪽 엉덩관절과 어깨는 서로 겹쳐져야 한다."
  - "팔을 얼마나 많이 또는 얼마나 빨리 움직일 수 있는지 보다 팔을 움직이는 동안 척추를 고정하는데 집중하세요."

대안

- 베개를 무릎 사이에 둔다.
- 위팔을 몸의 위쪽에 놓은 상태에서 시작하여 어깨를 몸 옆에서 90°(천장 방향) 벌린 후 돌아온다.
- 옆으로 누워 엉덩관절 벌림(운동 9.26 참조) 또는 엉덩관절 굽힘/폄을 한다(운동 11.31).

진행

- 다리를 폄 한다(더 작은 지지 기반).
- 손을 바라보면서 목을 회전시킨다. 목 회전은 먼쪽 척추 안정성을 훈련하거나 그 움직임은 목가슴 근육 활동 및 근육 수축 순서(sequencing)에 훈련할 수 있다(그림 11.30C).
- 환자가 척추를 안정시킬 수 있고 불편함이 없으면 작은 아령을 추가한다(그림 11.30D).
- 작은 범위에서 속도를 증가한다.
- 척추 분절의 교대 조절에 더 도전하기 위해 작은 범위의 빠른 진동 움직임 또는 원을 그린다.

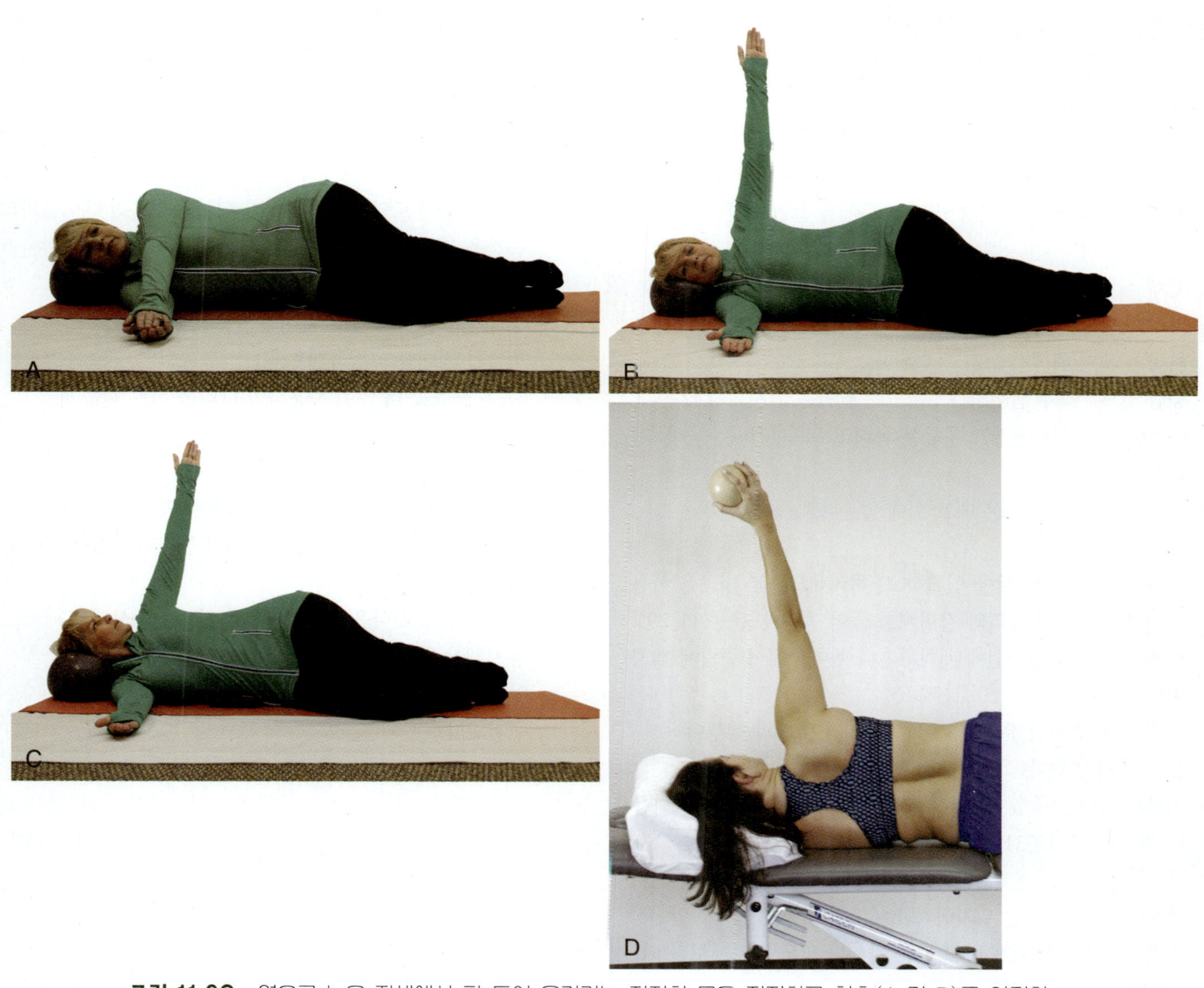

그림 11.30 옆으로 누운 자세에서 팔 들어 올리기는 적절히 목을 지지하고 척추(A 및 B)를 안정화하기 위해 능동적으로 허리네모근을 들어 올린다. 진행 옵션에는 위쪽 등 및 목 회전(C) 또는 다양한 범위의 중량 추가(D)가 포함된다.

11.31 옆으로 누운 자세에서 엉덩관절 굽힘 및 폄
Side-Lying Hip Flexion and Extension

그림 11.31 참조

목적

- 덜 안정적인 옆으로 누운 자세에서 소근육과 대근육의 안정화를 사용하여 세 가지 운동 평면 모두에서 골반 및 척추 안정성을 훈련한다.

자세

- 머리를 받치고 옆으로 눕는다(그림 11.31A).
- 머리는 베개 위에서 등과 정렬된다.
- 중립 앞–뒤 척추 굽이 및 척추 또는 골반은 회전되지 않는다.
- 아래쪽 다리 엉덩관절과 무릎은 굽히고 위쪽 다리는 곧게 펴준다.
- 지지를 위해 위쪽 손은 매트 위에 얹는다.

움직임

1. 배가로근과 골반바닥을 연결하고, 허리네모근과 빗근을 사용하여 지지면에서 허리와 갈비뼈를 들어 올린다(운동 11.29). 이것은 허리를 정중선에 배치하거나 이마면에서 중립에 배치한다.
2. 중립 척추 위치를 유지하고 위쪽 다리가 바닥과 평행이 될 때까지 벌린다(그림 11.31A).
3. 척추와 골반을 중립 상태로 유지하고 엉덩관절을 굽힘한 다음 폄 한다(그림 11.31B).

장점

- 상대적으로 지지되는 위치이지만 이마면 및 회전면에서 안정성을 유지하기 위해서는 바로 누운 자세나 엎드린 자세보다 더 어렵다.
- 환자가 골반 앞 및 뒤 기울임에서 엉덩관절 굽힘 및 폄을 분리하도록 훈련한다.
- 중력에 대항하여 빗근과 허리네모근(대근육 안정화)을 운동하는 것은 환자에게 이 근육을 일관되게 사용하도록 가르치는 좋은 출발점이다.

교육 팁

- 지침 예:
  - 시작 위치에 도달하려면: “갈비뼈를 들어 올려 테이블과의 공간을 늘리세요. 허리 아래에 손이 통과할 수 있어야 합니다.”
  - 엉덩관절 굽힘 및 폄: “다리를 앞으로 가져오는 동안 척추를 최대한 고정하세요.”
  - “복부 근육을 더 많이 사용하여 다리를 뒤로 뻗을 때 골반이 움직이지 않도록 하세요.”
- 수정해야 할 일반적인 오류:
  - 시작 위치에서 몸통이나 골반이 회전되면 운동 내내 회전이 증가할 위험이 더 커지고 회전이 등허리 접합부에 집중될 수 있다.
  - 다리가 앞으로 나올 때 골반과 허리를 중립 상태로 유지해야 한다.
  - 엉덩관절이 폄될 때 골반 앞쪽 기울임 및 허리 폄되는지 관찰한다.

대안

- 다리 원그리기: 옆으로 누운 상태에서 엉덩관절을 원모양으로 회전한다: “다리를 들고 골반을 움직이지 않은 상태에서 다리로 작은 원을 만드세요.”

진행

- 지지 기반을 줄이기 위해 바닥에 있는 다리를 몸과 일직선이 되게 펴고 안정성을 유지하기 위한 운동 강도를 증가시킨다.
- 바닥에서 위쪽 손을 들어 올려 지지 기반을 줄여서 운동 강도를 증가시킨다.

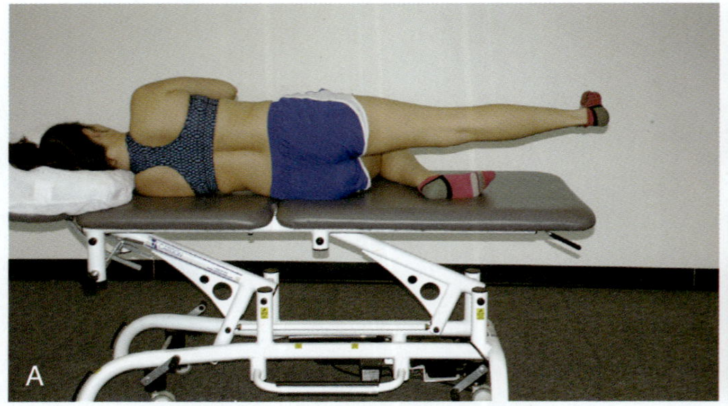

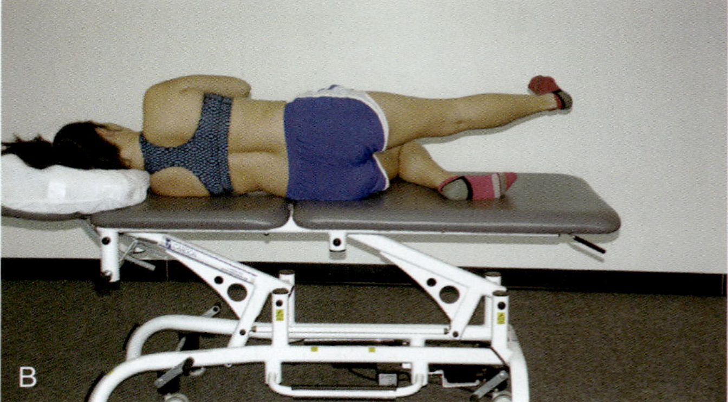

그림 11.31 옆으로 누운 자세에서 엉덩관절 굽힘 및 폄.

11.32 사이드 플랭크(Side-Plank): 부분 또는 전체 Side-Plank: Partial or Full

그림 11.32 참조

목적

- 옆으로 누운 자세에서 체중 저항을 주면서 회전 및 가쪽 굽힘 안정성을 훈련하기 위해 대근육 안정화를 사용하여 척추를 안정화한다.

금기사항 및 주의사항

- 이 운동은 지지하는 팔의 어깨 통증을 증가시킬 수 있다.
- 이 운동은 어깨가 불안정한 환자에게는 매우 어렵다. 이 운동은 환자가 팔에 대한 양쪽 닫힌 사슬 운동(예: BOSU를 사용한 팔꿈치 플랭크[운동 11.27])에서 내성과 조절력을 입증한 후에 어깨 과운동성이 있는 환자에게만 지시된다. 환자에게 어깨 문제의 병력이 있는 경우 운동 내내 어깨 정렬과 안정화를 모니터링해야 하며 불편함이 있으면 운동을 중단해야 한다.

자세

- 머리가 등과 일직선이 되도록 옆으로 눕는다.
- 무릎을 45°로 구부린 상태에서 척추와 엉덩관절은 중립으로 위치한다.
- 플랭크 자세로 들어 올리기 전에 어깨뼈와 어깨가 활성화 되도록 몸을 팔뚝에 받쳐준다.
- 아래쪽 다리의 엉덩관절 벌림근은 골반을 바닥에서 들어 올리는데 도움이 된다.

움직임

- 배가로근과 골반바닥을 사용하여 허리와 갈비뼈를 들어 올려 허리를 정중선에 놓는다(부분적 사이드 플랭크) (그림 11.32A).

장점

- 옆으로 눕는 운동보다 더 힘들고 소근육 안정화 기능과 함께 빗근, 허리네모근 및 넓은등근 활성화가 필요하다.

교육 팁

- 지침 예:
  - "아래팔과 아래쪽 다리를 눌러 골반을 바닥에서 들어 올리세요."
  - "몸의 바닥쪽 근육을 사용하여 체중을 바닥에서 들어 올리세요."
- 수정해야 할 일반적인 오류:
  - 골반이나 가슴우리가 바닥을 향해 "처지지" 않도록 한다.
  - 사이드 플랭크 자세에서 어깨가 올라가지 않도록 한다.
  - 몸을 어느 방향으로든 회전하지 않는다.
  - 날개어깨뼈가 되지 않도록 조심한다.
- 보상작용을 해결하거나 예방하는 방법:
  - 이 운동을 처방하기 전에 환자가 옆으로 누운상태에서 허리네모근 들어 올리기 운동(운동 11.29)을 올바르게 수행하는지 확인한다.
  - 척추가 바닥을 향해 "처져" 있는 경우, 촉각 신호를 사용하여 골반이나 허리 둘레를 들어 올린다.
  - 팔이음뼈가 올라가거나 환자가 골반을 들어 올릴 때 날개 어깨뼈가 보이는 경우,636

  환자에게 먼저 어깨를 안정시키도록 지시한다: "사이드 플랭크 자세로 밀어 올릴 때 어깨 아래를 들어 올리세요. 갈비뼈와 어깨뼈 사이의 연결을 유지 하세요."
  - 어깨뼈 안정화를 강조한다. 아래쪽 팔의 넓은등근을 사용하면 어깨뼈가 올라가지 않도록 안정화하고 몸을 플랭크 자세르 들어 올리는 데 도움이 된다.

대안

- 폼 베개, BOSU 또는 볼스터를 골반 아래에 사용하여 골반을 들어 올리는 거리를 줄여서 전체적인 사이드 플랭크를 정렬한다(그림 11.32B).
- 위쪽 손을 사용하여 부분적인 사이드 플랭크를 돕는다.

진행

- 아래쪽 다리는 펴고 위쪽 다리는 구부려서 아래쪽 다리를 교차하여 바닥에 발을 대고 사이드 플랭크 자세를 돕는다.
- 양 다리는 아래팔에 지지되어 모두 편다(그림 11.32C).
- 지지하고 있는 팔꿈치를 편다(그림 11.32D).
- 위팔의 고정시간을 늘리거나 중량을 사용하여 움직임을 추가한다.

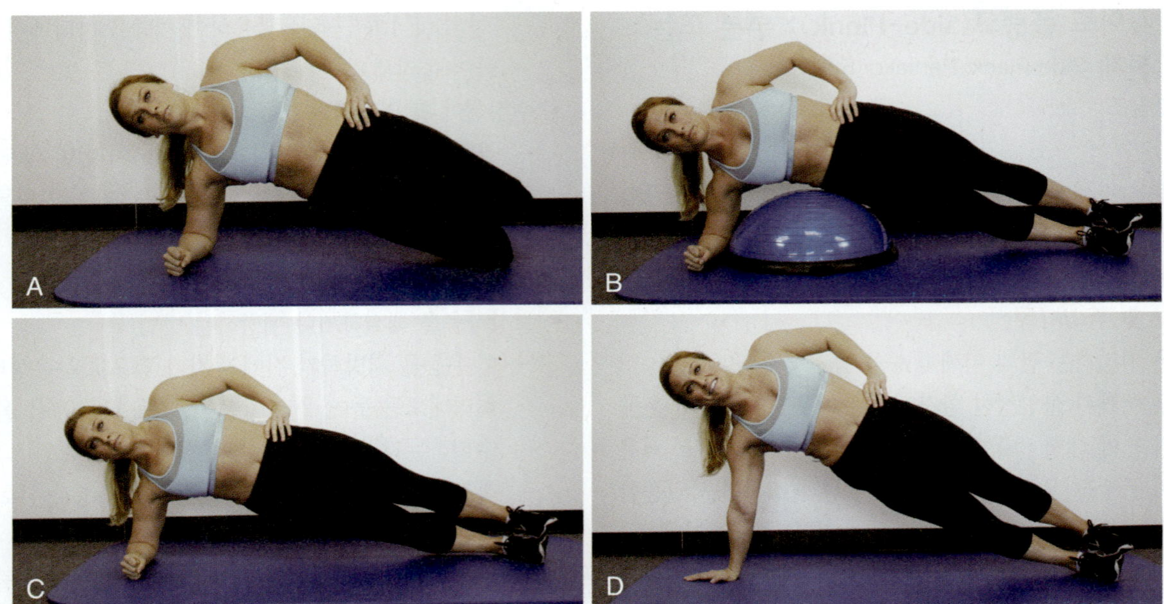

그림 11.32 부분적 사이드 플랭크(A), 들어 올린 거리를 줄이는 옵션(B), 아래팔을 지지하여 풀 사이드 플랭크로의 진행(C), 팔꿈치를 펌하여 풀 사이드 플랭크(D).

점진적 저항: 대근육 안정화 기능, 중력에 대한 복부 운동 PROGRESSIVE RESISTANCE: GLOBAL STABILIZER FUNCTION, ABDOMINAL EXERCISES AGAINST GRAVITY

11.33 복부 컬(Curl)

그림 11.33 참조

목적

- 소근육과 대근육 안정화 활성화와 함께 복부의 대근육 움직임근을 강화한다.

금기사항 및 주의사항

- 이 운동은 환자가 불안정한 표면(공 또는 폼 롤러)에서 상체 운동과 함께 목 부위를 안정화할 수 있을 때까지 목 통증 환자에게 적용되지 않는다.
- 대안은 목 통증이 있는 개인에게 유용한 시작 자세이다.

자세

- 바로 누워 무릎과 엉덩관절을 구부린다(그림 11.33A).
- 발은 바닥에 편평하게 놓고 엉덩관절 너비로 벌린다.
- 앞쪽머리자세 또는 등척주 뒤굽음증이 있는 경우, 머리 아래에 패드를 놓아 목에 가해지는 스트레스를 줄인다.

움직임

1. 배가로근과 골반바닥 근육을 사용하여 허리골반 부위를 안정화하고 깊은목굽힘근을 사용하여 목 부위를 안정화시킨다.
2. 머리와 팔을 가슴우리와 함께 가져오면서 골반 쪽으로 몸을 굽힌다(그림 11.33A).
3. 골반과 허리는 움직이지 않는다. 약간의 무게는 엉치뼈에 남아 있어야 한다.

장점

- 골반과 허리를 중립에서 안정화시키면서 등을 구부리면 허리에 가해지는 스트레스가 제한된다.

교육 팁

- 지침 예:
  - "매트에서 위쪽 등을 구부리는 동안 허리 아래에 약간의 공간을 확보하세요."
  - "골반을 고정하고 수평을 유지하고 가슴우리를 골반쪽으로 이동하세요."
  - "복부를 사용하여 갈비뼈를 골반 쪽으로 미세요. 골반을 중립 상태로 유지하세요."
- 수정해야 할 일반적인 오류:
  - 등 굽힘은 허리척주 앞굽음을 편평하게 하거나 골반을 뒤로 기울이지 않아야 한다.
  - 머리를 앞으로 내밀거나(목을 과도하게 구부림) 턱을 앞으로 내미는 것(목의 안정성을 잃고 목을 펌 하는 것)을 피한다.
  - 팔(큰가슴근) 또는 탄력을 사용하여 상체를 들어 올린다.
- 보상작용을 해결하거나 예방하는 방법:
  - 환자가 골반을 뒤로 젖히거나 흔들리지 않게 골반의 균형을 유지하고 엉치뼈의 중간 부분과 접촉하는데 집중하면 허리 폄근과 깊은 복근의 균형 잡힌 활동을 유지하기가 더 쉽다.
  - "엉치뼈의 중간 부분에 약간의 압력을 유지하세요. 골반을 뒤로 젖히지 않고 갈비뼈를 골반 쪽으로 미세요. 상체는 책처럼 접히지 않고 말려야 합니다."
  - 복부를 사용하여 등을 구부리면서 중립적인 허리골반 부위를 안정화하는데 중점을 두어야 한다. 환자가 목을 과도하게 구부리면 환자에게 다음과 같이 한다. "손가락으로 더리의 무게를 지탱하고 머리가 손에 기대도록 하세요. 그런 다음 팔이 아닌 복부를 사용하여 상체를 들어 올리세요."
  - "목을 길게 유지하거나 턱과 상체 사이에 약간의 공간을 유지하세요(목 안정화를 유지하기 위해). 몸을 구부릴 때 천장쪽이 아닌 무릎을 바라보세요(등을 구부릴때 목이 펴지는 것을 방지하기 위해)."

대안

- 등 굽힘을 돕고 목 부위의 스트레스를 줄이기 위해 BOSU 또는 폼 쐐기에 등을 기댄다.
- 머리 아래에 수건을 사용하여 머리 무게를 지지한다 (그림 11.33B).
- 다리를 지지하기 위해 폼 베개받침 또는 BOSU를 사용한다.

진행

- 등을 굽히고 유지한 다음 한쪽 다리를 엉덩관절과 무릎이 90° 굽힘되도록 들어 올린다.
- 한쪽 다리를 90°로 들어 깊은 복근을 활성화한 다음 다른 쪽 다리를 들어 올리고 등을 구부린다(등을 구부리는 동안 배가로근 또는 빗근 활성을 유지할 수 없는 경우 스위스 볼에 두 다리를 지지하거나 공에 한 다리를 지지한다 그림 11.33C).

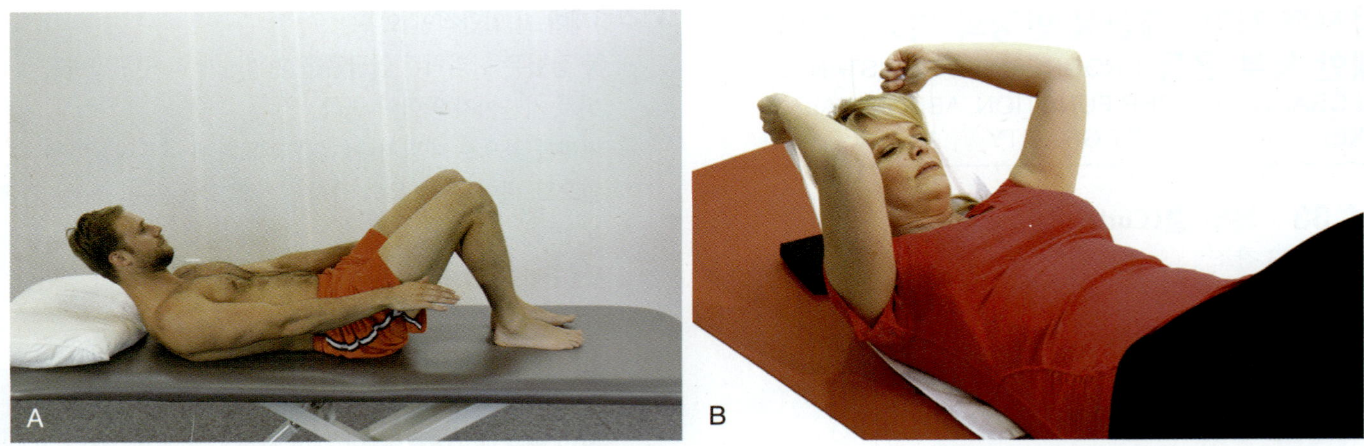

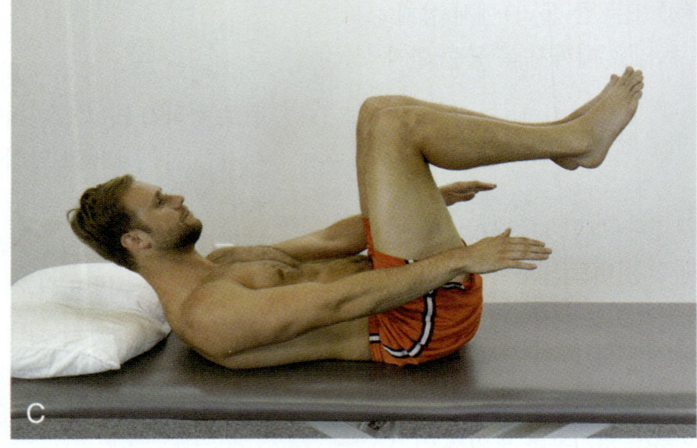

그림 11.33 매트 위에 발을 올려놓고 복부 수축(A). 수건으로 머리 무게를 지지한 상태(B). 두 다리를 공중에 띄운 상태에서 복부 수축(C).

11.34 대각선 컬 업(Curl-ups)

그림 11.34 참조

목적

- 소근육과 대근육의 안정화 위에 중첩되는 빗근에 초점을 맞춰 복부의 대근육 움직임근을 강화한다.
- 골반과 허리의 중립을 유지하면서 등을 구부리고 회전시킨다.
- 복부 컬(운동 11.33)운동의 다음 단계이다.

금기사항 및 주의사항

- 이 운동은 목 통증이 있는 환자에게 적용하지 않는다. 환자가 상체 운동과 함께 불안정한 표면(공 또는 폼 롤러)에서 목 부위를 안정화할 수 있을 때 운동을 시작한다.
- 대안은 목 통증이 있는 개인에게 유용한 시작 자세이다.

자세

- 반듯이 누운 자세에서 무릎과 엉덩관절을 45°로 구부리고 발을 엉덩관절 너비로 벌린다.
- 머리 뒤쪽의 손가락 끝이 머리의 무게를 부드럽게 지지한다.
- 앞쪽머리자세 또는 등척주 뒤굽음증이 있는 경우 목척주 앞굽음과 앞쪽 목 근육에 가해지는 스트레스를 줄이기 위해 폼 패드를 머리 아래에 놓는다.

움직임

- 복부 컬과 유사한 움직임(연습 11.33)

1. 배가로근과 골반바닥 근육을 사용하여 허리골반 부위를 안정화하고 깊은목굽힘근을 사용하여 목 부위를 안정화 시킨다.
2. 허리가 안정되면 가슴우리를 골반 쪽으로 부드럽게 만다.
3. 등을 더 구부리면서 몸통을 골반의 반대쪽으로 돌린다 (그림 11.34).
4. 골반과 허리는 움직이지 않는다.

장점

- 머리 무게는 손으로 지지된다.
- 대부분의 기능적 움직임에는 척추 회전이 필요하다.

교육 팁

- 지침 예:
  - "허리를 안정시키기 위해 복근을, 목을 안정시키기 위해 목 근육을 사용하세요. 매트에서 약간 상체를 구부려 올린 다음 상체를 한쪽으로 돌리세요. 반대쪽 무릎을 계속 바라보세요."
- 수정해야 할 일반적인 오류:
  - 등 굽힘은 허리척주 앞굽음을 편평하게 하거나 골반을 뒤로 기울이지 않고 일어나야 한다.
  - 머리를 앞으로 내밀거나(목을 과도하게 구부림) 턱을 앞으로 내딛거나(목을 과다폄하기) 머리와 목을 과도하게 회전(등 회전 대체)하지 않는다.
  - 과회전은 매우 일반적이다. 45°이거나 그 이하이면 충분하다.
  - 움직임을 만들기 위해 팔을 사용하지 않는다.
- 보상작용을 해결하거나 예방하는 방법:
  - 환자가 골반을 뒤로 젖히거나 흔들리지 않게 골반의 균형을 유지하고 엉치뼈의 중간 부분과 접촉하는데 집중하면 허리 폄근과 깊은 복근의 균형 잡힌 활동을 유지하기가 더 쉽다.
  - "엉치뼈의 중간 부분에 약간의 압력을 유지하세요. 골반을 뒤로 젖히지 않고 갈비뼈를 골반 쪽으로 미세요. 상체는 책처럼 접히지 않고 말려야 합니다."
  - 복부를 사용하여 등을 구부리면서 중립적인 허리골반 부위를 안정화하는 데 중점을 두어야 한다. 환자가 목을 과도하게 구부리면 환자에게 다음과 같이 한다. "손가락으로 머리의 무게를 지탱하고 머리는 손에 기대세요. 그런 다음 팔이 아닌 복부를 사용하여 상체를 들어 올리세요."
  - "목을 길게 유지하거나 턱과 상체 사이에 약간의 공간을 유지하세요(목 안정화를 유지하기 위해). 몸을 구부릴 때 천장쪽이 아닌 무릎을 바라보세요(등을 구부릴때 목이 펴지는 것을 방지하기 위해)."
  - "몸을 지나치지 말고 무릎을 보세요."
  - "회전하기 전에 상체를 위로 구부리세요."

대안

- 등 굽힘을 돕고 목 부위의 스트레스를 줄이기 위해 BOSU 또는 폼 쐐기를 사용한다.
- 다리를 지지하기 위해 폼 볼스터 또는 BOSU를 사용한다.

진행

- 한쪽 다리를 엉덩관절과 무릎이 90° 굽힘되도록 들어 올리고, 등을 굽히고 공중에서 다리쪽으로 회전하는 동안 유지한다. 반대쪽도 반복한다.
- 한쪽 다리를 들어 올린 다음 다른 쪽 다리를 90° 각도로 들어 올리고, 양쪽 다리를 공중에서 유지한 다음 등을 굽히고 양쪽으로 회전한다.
- 컬을 하는 동안 배가로근 또는 빗근의 활성을 유지할 수 없는 경우, 스위스 볼로 한쪽 또는 양쪽 다리를 지지한다.

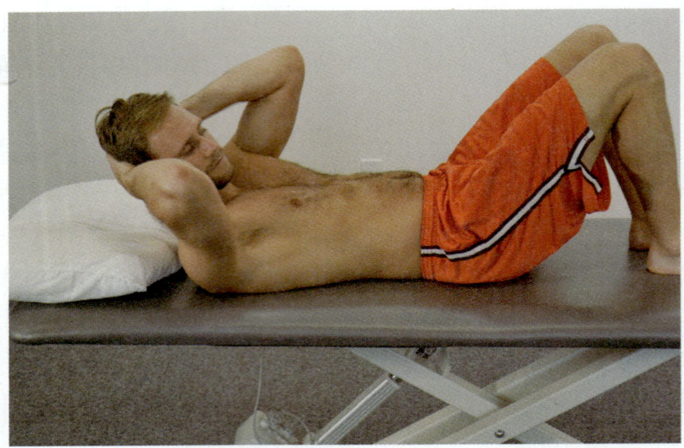

그림 11.34 매트에 발을 지지한 대각선 컬-업.

저항에 대한 사지 움직임으로 인한 자세적 운동 POSTURAL CHALLENGE FROM LIMB MOTION AGAINST RESISTANCE

11.35 앉은 자세 중립 정렬: 상체 운동

Seated Neutral Alignment: Upper Extremity Challenge

그림 11.35 참조

목적

- 팔 무게와 움직임의 변화에 반응하여 척추 위치를 유지하기 위한 척추 자세 반응을 훈련한다.
- 목 및 등 부위 안정화에 중점을 둔다.

자세

- 지지된 척추 중립 자세로 앉는다(그림 11.35A).
- 팔은 작은 무게의 유무에 관계없이 몸 앞쪽의 어깨뼈 면 방향에 위치한다.

움직임

- 팔 움직임을 교대로 하면서 안정된 자세를 유지한다.

장점

- 이 운동은 가정이나 직장 등 모든 환경에서 수행할 수 있다.
- 일상적인 활동에서 자세와 지구력 훈련은 필요하다.

교육 팁

- 지침 예:
  - "팔을 몸 앞으로 넓게 벌리세요. 팔로 작은 움직임을 만드는 동안 몸을 움직이지 마세요."
- 수정해야 할 일반적인 오류:
  - 팔을 들어 올리기 위해 어깨를 치켜올리지 않는다.
  - 척추의 자세 정렬(등 또는 목)을 잃거나 어깨를 들어 올리는 것은 피로의 첫 징후일 수 있다.
  - 어깨뼈 날개, 어깨가 올라가거나 위쪽 회전 및 정확한 역학의 부족을 관찰한다.
- 보상작용을 해결하거나 예방하는 방법:
  - 팔을 들기 전에 어깨뼈 면 위치를 사용하고 몸쪽 위쪽 1/4 정렬을 확인한다.

대안

- 어떤 팔 움직임도 다양한 범위의 어깨 굽힘과 벌림(팔꿈치 굽힘/폄, 손목 굽힘/폄, 어깨 안쪽돌림/바깥돌림)과 함께 사용할 수 있다.
- 다른 팔이 움직이는 동안 한 팔을 안정적인 위치(등척성 반대 방향)로 유지한다.

진행

- 탄성 저항 밴드 또는 더 무거운 아령을 사용하여 외부 저항을 높인다.
- 작은 범위에서 더 큰 범위로 진행된다.
- 교대 속도를 높인다.
- 균형 도전을 증가시키기 위해 스위스 볼 위에 앉아 있으면 자세근의 활동이 촉진된다(그림 11.35B).

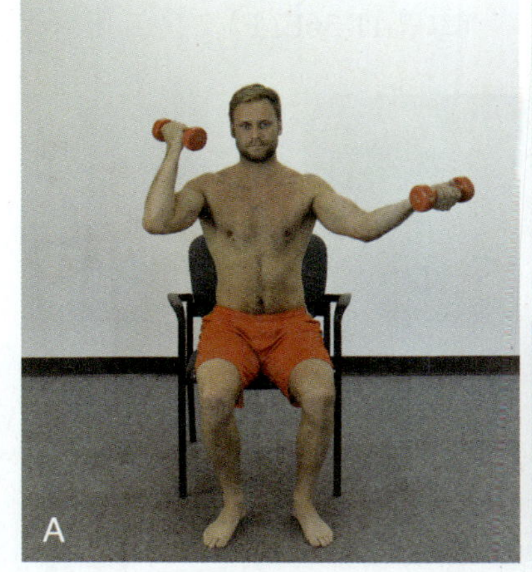

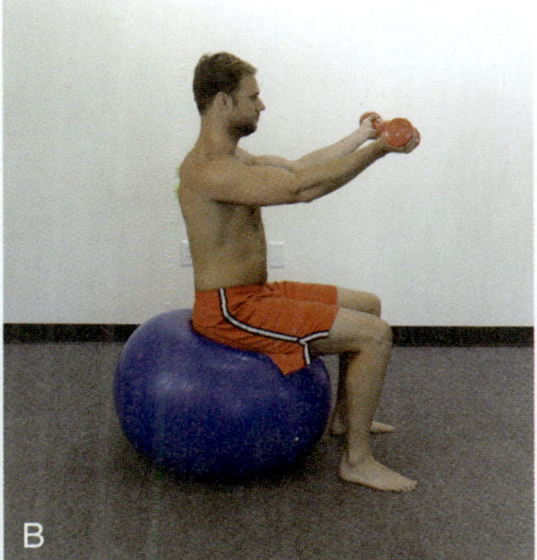

그림 11.35 의자에 앉은 자세에서 팔 움직임과 함께 자세 정렬과 자세 지구력을 키우는 운동(A)과 균형 반응을 촉진하기 위해 불안정한 스위스 볼에 앉아서 하는 운동(B).

기능 훈련, 움직임 재교육
FUNCTIONAL TRAINING, MOVEMENT REEDUCATION

11.36 기능적 움직임 재교육: 엉덩관절 회전 드라이버(도르래) Functional Movement Reeducation: Hip Rotation Drivers (Pulleys)

그림 11.36. 참조

목적

- 엉덩관절 회전을 사용하여 신경근 협응성 및 근육 수축 순서(sequencing)를 훈련하여 허리 부위의 국소적 스트레스를 감소한다.

자세(그림 11.36A)

- 도르래 옆으로 엉덩관절 30° 굽히고 서기
- 양손은 도르래 손잡이를 잡고 막대기는 시각적 입력을 제공한다. 동기화된 척추 위치를 가이드하는 시각적 피드백을 제공하기 위해 손으로 나무 막대기를 몸 앞에서 수직으로 잡는다.

움직임

1. 팔의 등척성 활성화로 안정적인 중립 척추 위치를 한다.
2. 엉덩관절에서 회전을 시작한다. 다리 위에서 골반과 몸통을 하나의 단위로 하여 움직인다(그림 11.36B).
3. 엉덩관절과 다리에서 움직이는 동안 비틀지 않고 복부 및 척추 근육 지지를 유지한다.

장점

- 당기는 활동 또는 골프, 라켓 스포츠, 수영과 같이 회전을 포함하는 스포츠에 대한 기능적 요구 사항

교육 팁

- 지침 예:
  - "손을 몸 중앙에 두고 도르래에서 멀어질 때 골반과 어깨를 한 단위로 회전시킨다."
  - "엉덩관절을 움직이세요: 엉덩이 부분에 주름이 보여야 합니다."
- 수정해야 할 일반적인 오류:
  - 척추에서 회전하거나 골반이 아닌 팔에서 회전 움직임이 시작된다.
  - 골반과 엉덩관절이 "고정"되면 척추에서 움직임이 발생한다.
  - 골반을 뒤쪽으로 기울이면 엉덩관절의 회전량이 제한될 것이다.
  - 엉덩관절 회전량을 최대화하기 위해 자연스러운 다리 정렬(중간 위치)이 필요하다. 서기 전에 바로 누운 자세에서 중간 위치와 뼈 정렬을 확인한다.

대안

- 회전에 대한 시각적 피드백을 제공하기 위해 어깨 위로 나무 막대를 잡고 어깨에 손을 얹고 팔을 교차시킨다. 막대기는 골반보다 더 회전하지 않아야 한다.

진행

- 막대기를 제거하고 두 손으로 도르래 핸들(그림 11.36C) 또는 한 손(그림 11.36D)을 사용하여 피드백 없이 회전을 시도한다.
- 스포츠 관련 특정 움직임 또는 자세의 범위(예: 골프 또는 테니스 백 스윙)(그림 11.36D)
- 움직임의 면을 변경한다(그림 11.36E, F).
- 속도를 높인다.
- 회전과 함께 발에서 발로 체중 이동을 진행한다(그림 11.36E, F).

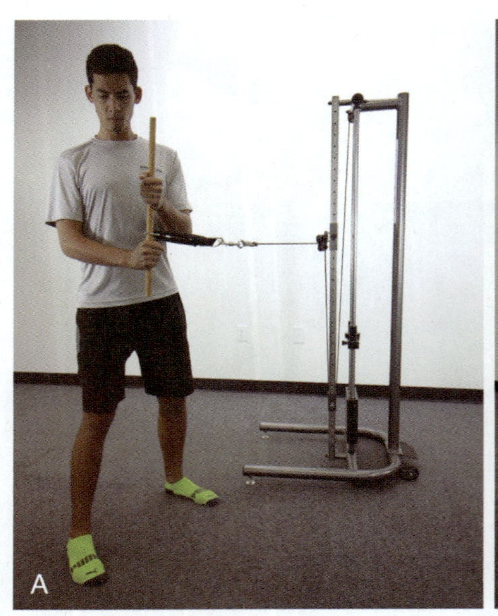

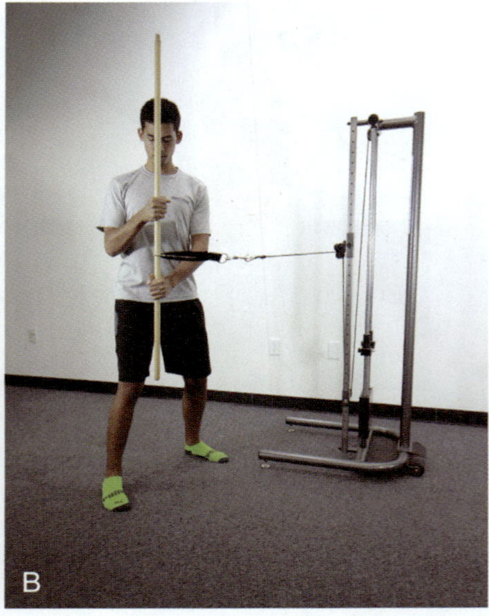

그림 11.36 (A 및 B) 척추 회전이 적은 움직임을 시작하거나 구동하기 위해 엉덩관절 회전을 사용하는 기능적 움직임 재교육.

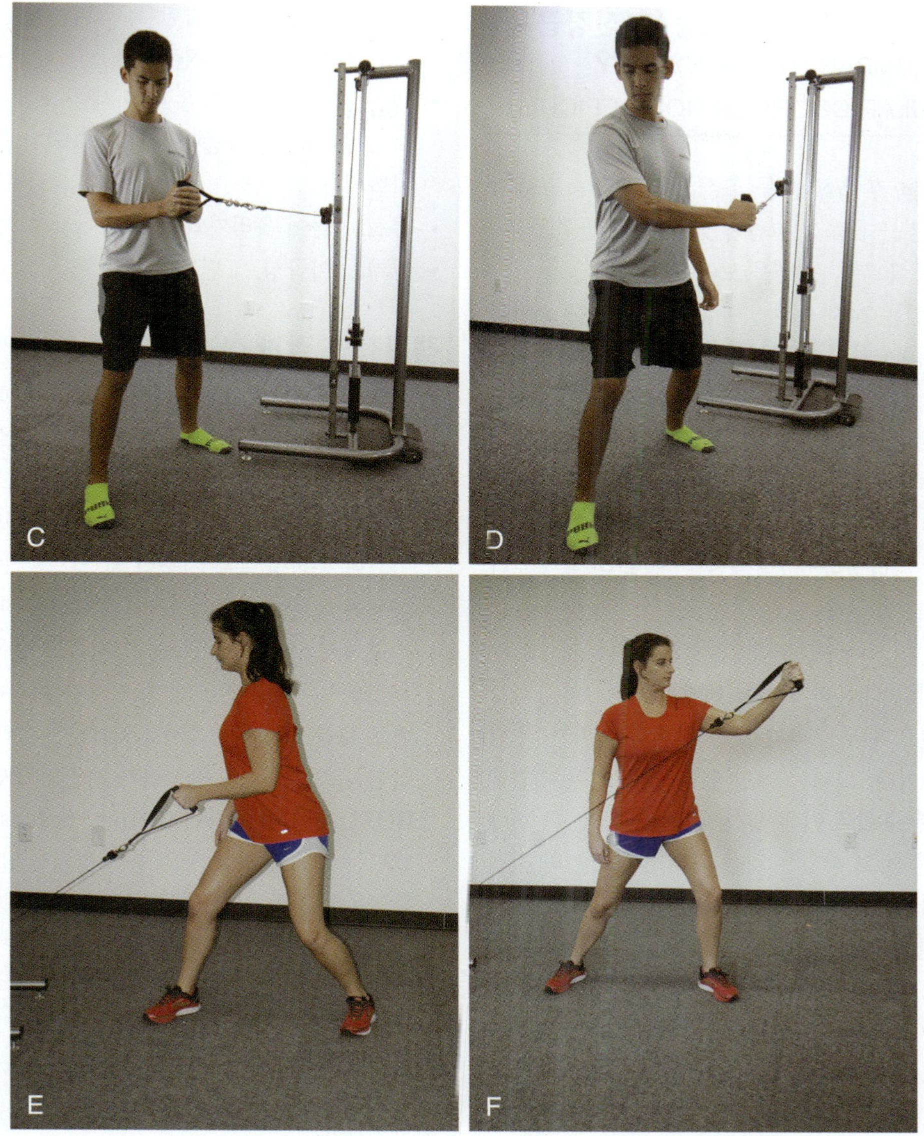

그림 11.36 계속 도르래 손잡이를 사용한 기능적 움직임 재교육(C 및 D). 백 핸드를 위한 스포츠 요구 사항 모방(D). 체중 이동을 통한 대각선 움직임(E 및 F).

사례 연구 11.2: 허리 과운동성(신경근육 협응성 결핍) LUMBAR HYPERMOBILITY (NEUROMUSCULAR COORDINATION DEFICITS)

이 사례는 힘을 분배하기 위해 운동 조절 개념과 기능적 운동 전략을 사용하면서 신경근 협응성 결핍이 있는 허리 과운동성을 위한 운동 선택, 난이도 및 부하 진행을 보여준다.

허리통증의 병력이 있는 24세 여대생이 4주 전 무거운 소파를 옮긴 뒤 허리통증을 주호소하여 내원하였다. 그녀는 웨이트리스로 아르바이트를 하고 있으며 초등학교 교사가 되기 위해 공부하고 있다. 그녀는 경미하거나 중등도의 증상과 함께 1년에 3-4회의 허리통증을 보고하며 때로는 볼기 및 다리 통증을 동반하지만 따끔거림, 무감각 또는 쇠약감은 없다. 이전의 증상들은 일반적으로 1-2주 후에 사라졌다. 그녀는 이번 증상이 평소보다 오래 지속되어 걱정하고 있다.

기능상태 및 목표 Functional Status and Goals

현재 강의를 듣고 있으며 부상 후 2주 간의 휴식을 취한 뒤 단축 근무로 복귀할 예정이다. 그녀는 식당 일을 통해 얻은 수입에 의존하고 있으며 허리통증으로 인해 생산성이 제한되고 한 번에 최대 4시간 동안 쟁반을 들고 서있는 것을 견디지 못할까봐 걱정한다. 그녀는 아파트까지 세 층의 계단을 올라야 하고 버스까지 다섯 블록을 걸어야 한다(가방을 메고). 그녀는 대학 체육관을 이용할 수 있고 그녀의 아파트 단지에는 운동 기구가 있다. 그녀는 또한 집에 폼 롤러, 스위스 볼, 아령을 가지고 있다. 그녀의 장애는 중등도(Oswestry 17/50, 34%) 정도이다.[46,47] 그녀는 고통을 줄이고, 웨이트리스로서의 본업으로 돌아가고, 아파트 단지의 체육관에서 운동을 시작하고, 앞으로의 급성 통증을 예방하고 싶어한다.

주관적 통증 Subjective Complaints

- *중증도:* 처음에는 통증이 심했고(7/10) 약간의 다리 통증(3/10)이 3일 동안 지속되었다. 첫 방문 이후 통증이 점차 감소하여 현재 환자는 허리 부위의 지속적이고 쑤시는 통증을 호소한다(2/10). 특히 잠을 자거나 극단적인 움직임을 하면 통증이 3/10으로 증가한다. 그녀는 연관통, 따끔거림 또는 무감각은 없다(글상자 11.4).
- *과민성:* 특히 잠을 잘 때 자세를 오래 유지하면 통증이 3/10으로 증가한다. 통증이 오래 지속되지 않고 움직이면 완화된다.
- *특성:* 들어 올리기와 관련된 아급성 역학적 통증
- *단계:* 아급성, Ⅱ단계

글상자 11.4 객관적인 검사 선택에 대한 주관적인 호소의 해석

중증도가 낮음으로 감소하고 과민성이 최소화된다. 검사는 저운동성 또는 과운동성, 신경근 협응성 및 기타 기여 손상의 정도를 확인해야 한다. 그녀는 현재 신경학적 증상이 없고 먼쪽 연관통도 없다. 또한, 신경 검사를 하면서 증상이 감소하고 있다.

객관적인 결과 Objective Findings

- *자세:* 그녀는 무릎 과다폄과 증가된 허리척주 앞굽음으로 서 있다. 무릎을 풀면 척주앞굽음이 감소한다.
- *움직임 범위:* 표 11.7 참조
- *근육 활성화:* 그녀는 배가로근을 활성화 하는데 어려움이 있으며 등척성 복부 지구력 테스트를 위해 팔을 뻗은 상태에서 상체를 매트에서 들어 올리는데 어려움이 있다(poor 등급).[1] 수평에서 60° 각도로 등을 지지하고 발을 지지한 상태에서 테스트를 반복하지만 여전히 자세를 확실하게 유지할 수 없다.[48] 바로 누운 자세에서 한쪽 다리 들어 올리기(엉덩관절 및 무릎 굽힘)로 복부 근육 활성화가 지연되고 안정화가 손상된다. BOSU에 대해 수정된 Biering-Sorenson 테스트를 사용하여 그녀는 13초 동안 상체의 중립 정렬을 달성할 수 있다(fair).[1,49,50] 몸통 가쪽 굽힘 지구력도 fair(L = 14초, R = 17초).[49] 허리 척추주위근육 활성화는 엎드린 자세에서 하는 한 발 들어 올리기(BOSU위)에서 지연된다.
- *근육 길이:* 매우 유연. 무릎을 완전히 편 상태에서 다리 올리기 검사 110°
- *특수 검사:* Beighton 점수 8/9,[51,52] 엎드린 상태에서

표 11.7 허리 및 등 ROM(이중 경사계)

	범위	증상 및 관찰
굽힘	0-64°	40°에서 통증이 3/10으로 증가하고 복귀 시 비정상적인 움직임이 관찰됨(돌아오기 위해 엉덩이 및 등 움직임을 사용함) 허리에서 움직임이 발생함
폄	0-40°	통증 증가 없음, 제한된 등 폄
오른쪽 가쪽굽힘	0-35°	L4에서 움직임의 축, 왼쪽으로 당기면 3/10으로 증가
왼쪽 가쪽굽힘	0-35°	L4에서 움직임의 축, 오른쪽으로 당기면 4/10으로 증가
오른쪽 회전	0-28°	아래 허리에서 움직임의 축, 통증 4/10 으로 증가
왼쪽 회전	0-25°	아래 허리에서 움직임의 축, 통증 4/10 으로 증가

불안정성 테스트[23,24,53]

- *촉진 및 관절 가동성:* L3, L4, L5의[53] 뒤-앞 활주로 통증이 재현되었다. 아래 허리 척추주위근 및 볼기의 근육 뭉침 및 연축이 있다.

평가 Evaluation

- *물리치료 진단:* 과운동성, 신경근 협응성 결핍을 동반한 아급성 허리통증(반복성 허리통증의 아급성 악화, 말단 범위 및 허리 분절의 자극에 따라 증상 증가, 배가로근 및 척추 폄근의 늦은 근육 활성화, 지구력 감소 및 변형된 신경근 타이밍)
- *기여하는 손상:* 서있는 자세 습관, 비효율적인 들기 기술, 허리 부위에 힘의 집중을 초래하는 비효율적인 신경근 협응성, 보편적인 과운동성
- *운동 선택을 위한 평가의 결과:* 글상자 11.5 참조

지침 Precautions

- 허리 끝 범위까지 회전, 가쪽 굽힘, 굽힘을 피한다.
- 증가하는 통증 증상을 피한다.
- 스트레칭을 하지 않는다.

예후 Prognosis

환자의 통증 중증도와 상대적 장애가 꾸준히 감소하여 완전한 통증 및 장애 해결에 대한 예후가 높아졌다. 그녀의 긍정적인 태드, 직장 복귀에 대한 강한 열망, 회복에 대한 높은 기대 또한 긍정적인 결과에 대한 좋은 예후가 있음을 시사한다.[15] 그녀의 전반적인 과운동성은 여러 영역에서 신경근 훈련과 자세 인식 훈련이 필요함을 나타내지만,[15] 초기 치료는 허리에 초점을 맞출 것이다. 최소한의 임상적으로 중요한 차이를 초과하려면 Oswestry 점수에서 10점 감소가 필요하며, 달성 가능할 것으로 예상한다.[55] 소근육 안정화의 활성화와 타이밍 회복에 중점을 둔 특정 신경근 협응성 훈련과 점진적 지구력 훈련은 급성 통증의 첫 번째 에피소드 이후 통증의 재발을 예방하기 위한 전반적인 예후를 향상시키는 것으로 밝혀졌다. Hides et al.[56]은 4주간의 안정화 운동과 허리 소근육 안정화(배가로근과 여러갈래근)의 신경근 협응성 훈련 후 첫 번째 에피소드 이후 허리통증의 재발률이 대조군에 비교했을때 더 낮다고 보고했다(1년에 30%, 3년에 35%). 대조군은 1년에 84%, 3년에 75%의 재발을 보였다.

운동 선택 Exercise Choices

평가의 결과에 대해서는 글상자 11.5를 참조하고 관련된 운동 선택에 대해서는 표 11.8을 참조해야 한다. 환자를 위한 운동 조절 개념의 사용(글상자 11.6), 기능적 정렬과 힘 분포를 촉진하기 위한 운동의 사용(글상자 11.7), 운동의 진행(글상자 11.8), 신경근 협응성 결핍에 대한 해결책의 효과를 둘러싼 논쟁이 뒤따른다(글상자 11.9).

글상자 11.5 운동치료를 위한 평가의 결과

환자의 증상은 안정화 운동이 긍정적인 반응이 나올 가능성이 높다는 임상 예측 규칙과 일치한다: 40세 미만, 90° 이상의 다리 올리기 검사, 비정상적인 움직임의 존재, 양성인 엎드린 불안정성 검사 및 규칙의 개선된 버전(비정상적인 움직임 및 양성인 엎드린 불안정성 검사).[57] 그녀는 보편적인 과운동성과 Beightons 테스트 양성의 병력이 있다. 중간 범위 및 닫힌 사슬 위치는 과도한 스트레스를 방지하고 관절 주변의 근육을 동원하기 위한 고유수용성 피드백을 촉진하는데 유용할 수 있다.[54,59] 초기 통증 중증도는 경 중등도 장애와 함께 중등도 중증에서 경증으로 감소했다.[46,47] II단계 운동은 손상을 해결하는 것을 목표로 한다; 특히 신경근 협응성 결핍. 신경근 협응성 결핍이 있는 아급성 허리통증의 물리 치료 진단 및 분류는 증상을 증가시키지 않는 중간 범위에서 체간 협응성, 지구력 및 강화 접근법을 사용하는 것을 나타낸다(표 11.8 및 11.9).[15]

표 11.8 운동 선택, 매개변수, 수정 및 근거: 사례 11.2

	매개변수	운동 중 모니터링, 수정	이론적 해석
일반적인 지구력			
자전거(운동 11.41)	무작위 프로그램을 사용하는 고정식 자전거의 레벨 3 에서 15분 및 목표 심박수 60-80%	피드백을 사용한 자전거 타는 자세 재교육; 처음에는 수직 자세로, 나중에는 척추 폄근을 목표로 약간 기울어지게 하여 능동적인 척추 지지에 도달할 수 있다. 좌석 높이는 엉덩관절 굽힘을 제한하고 중립 척추앞굽음을 유지하는 수준으로 설정된다.	척추 근육 지지를 촉진하기 위한 보편화된 근육 및 심혈관 지구력 지구력 활동 중 동적 정렬 보통 취미의 일부로 운동을 포함한다(자전거 타기). 주당 총 자전거 타기 및 걷기 시간 150분을 목표로 한다. 계단 오르기로 진행한다(그녀는 아파트 단지에서 둘 모두에 접근할 수 있음).
신경근 협응성 및 허리 안정화			
소근육 안정화 활성화: 중립 허리척주앞굽음(운동 11.20)과 한 발 들어 올리기(운동 11.21)	20초 이상 안정적인 압력을 유지하기 위해 혈압 커프를 사용하여 중립 위치에서 근육 활성화	활성화를 유지하기 위해 배가로근과 국소 척추 폄근을 사용하는 동안 시각적 피드백을 사용한다.	시각적 피드백으로 근육 활성화를 가르친다. 혈압 커프는 활성화 변화를 모니터링하기 위한 피드백을 제공하는데 사용된다. 목표는 변동성의 양과 근육 수축 순서(sequencing)를 줄이기 위해서이다. 다리 들어 올리기로 나아간다. 팔 움직임을 추가하여 폼 롤러 안정화를 진행한다.
소근육 안정화 활성화; 폼 롤러 위에서 팔 움직임과 함께 중립 척추 위치(운동 11.22)	폼 롤러에 척추가 지지된 상태로 바로 누운 자세, 팔은 어깨뼈 면 위치에서 교대로 어깨 굽힘/폄 운동 조절 개념을 사용한 여러 번 반복; 폼 롤러의 안정성을 유지하는 시간을 기록	어깨의 굽힘, 허리골반부의 회전, 폼 롤러의 움직임과 함께 등이 과도하게 폄되지 않도록 한다.	불안정한 바닥은 균형의 반응을 나타내고 즉각적인 피드백과 결과에 대한 지식과 함께 외부 초점을 제공한다. 환자는 치료사의 구두 피드백 없이 즉시 성공적인 운동 수행 능력을 모니터링할 수 있다. 작은 무게를 사용하고 다른 팔 운동을 추가하여 진행하면서 팔은 여전히 몸 앞쪽에 유지한다. 허리는 안정적인 상태에서 등 굽힘으로 진행한다. 시각적 피드백이 있는 지지된 바로 누운 자세, 외부 초점을 제공하는 불안정한 바닥에서 다리 들어 올리기를 도전한다.
복부 컬(운동 11.33)	배가로근의 활성을 잃기 전에 등 굽힘을 12회 반복	배가로근이 "편평해지는" 것을 잃지 않도록 한다. 팔로 상체를 구부리거나 목에서 움직임을 시작하거나 턱을 앞으로 내미거나 턱을 가슴에 끼지 않도록 한다.	복부를 강화한다.
엎드린 네발기기 자세에서 팔과 다리 들기(운동 11.28). 스위스 볼 없이 진행	팔만 들어 올리고 다리만 들어 올린 다음 교대로 움직임. 들어 올리기 전에 체중 이동을 가르치기. 근육 수축 순서(sequencing)의 정확성과 조절이 주요 목표이며 반복 횟수를 결정	복부 결합과 척추 폄근을 모두 유지하는 타이밍과 능력을 관찰한다. 허리 회전을 제한하고 팔이나 다리를 들기 전에 골반을 수평으로 유지하도록 권장한다.	예상되는 타이밍에 따른 신경근 협응성을 훈련한다. 자세는 척추 폄근에 중점을 두어야 하며 교대 운동은 들어 올리기 전에 척추 안정근의 근육 수축 순서(sequencing)를 가르치는데 사용된다. 이 운동은 지지와 피드백을 제공하는 스위스 볼이 없으면 더 어렵다. 환자가 안정성을 유지할 수 없으면 공을 사용한다. 팔과 다리를 번갈아 가며 들어 올린 다음 플랭크로 진행한다.

표 11.8 운동 선택, 매개변수, 수정 및 근거: 사례 11.2 - *계속*

	매개변수	운동 중 모니터링, 수정	이론적 해석
플랭크(운동 10.46)	위에서 아래팔에 지지하여 몸을 들어 올리기	허리로 처짐, 목 정렬 손실 또는 어깨가슴 연결을 잃는지 주의한다.	BOSU 위에서 들어 올리는 것은 바닥에서 직접 들어 올리는 것보다 허리에 더 적은 스트레스를 가한다. 팔과 몸통의 일반적인 강화를 위한 것이다. 네발기기 자세에서 팔 또는 다리 들어 올리기로 나아간다.
힘 분배 및 안정화를 위한 허리골반 안정화를 통한 다리 강화 도전			
옆으로 누운 자세에서 허리네모근을 들어 올리고 엉덩관절 벌림(운동 9.26B)	허리네모근을 들어 올려 옆으로 누운 자세를 최대한 오래 유지 특정 엉덩관절 벌림근 피로는 8회 반복에 도달; 엉덩관절 벌림근을 위한 강화. 초기 운동량은 6-8회 반복 3세트	척추 위치가 유지되지 않거나 엉덩관절 벌림근 피로가 있을 경우 운동을 중단한다.	옆으로 누운 자세는 바로 누운 자세보다 유지하기가 더 어렵고 허리의 소근육 안정화의 공동 활성화가 필요하다. 서있는 동안 허리골반 부위를 지지하기 위해 엉덩관절 벌림 강화가 필요하다. 한 발로 서있는 균형에 도전하기 위해 탄성 저항에 대항하여 서있는 엉덩관절 벌림운동을 진행한다.
레그 프레스/헬스 기구(운동 9.19)	초기에 허리골반 부위가 중립 위치에 있거나 통증 악화가 제한된 상태에서 고빈도, 저강도	저항은 약간의 다리 피로와 함께 허리 위치를 유지할 수 있는 능력을 기반으로 선택된다(지구력 용량 > 20회 반복). 동일한 체중 부하를 모니터링한다.	다리를 강화하면서 엉덩관절과 몸통의 분리를 가르친다. 다리에 힘의 분산을 촉진한다. 한 발 밀기로 진행하고 부하를 높인다.
기능적 활동에 필요한 자세의 안정화 및 척추 지구력			
중립 척추 자세를 유지; 스위스 볼에 앉아 팔 움직임(운동 11.39)	피드백과 고유수용성 입력을 위한 닫힌 사슬	다리 주변에 저항 밴드의 피드백을 사용하여 먼쪽 지지를 제공하기 위해 엉덩이 근육 활성화를 촉진한다. 환자가 척추를 적극적으로 안정화하지 않으면 직접 지시하여 "공을 들어 올리세요"라고 하거나 환자의 등 뒤에서 나무 막대를 잡고 있는다.	운동 학습을 한다. 피드백과 함께 자세의 운동감각적 인식을 위한 것이다. 매일 강의에 앉기 위해 필요한 자세 모방이다. 팔 움직임의 속도를 높이고 팔 무게를 추가한 다음 더 오랜 시간 동안 몸통 위치를 유지하고 다른 팔 운동의 점진적 세트를 추가한다. 서서 힌지 자세에서 진행한다.
한쪽 팔 무게와 함께 힌지 위치(어깨 폄, 세갈래근 폄; 운동 11.37)	팔 무게는 10-15회 반복 없이 팔 뒤쪽 근육을 피로하게 설정	척추 정렬을 유지하는 능력에 따라 정량을 설정한다.	앞 힌지 자세와 한 팔 운동은 척추 폄근의 지구력을 훈련하는 것이다. 기능적 움직임 훈련으로 진행한다. 공에 앉은 상태에서 서서 힌지 자세로 진행한다.

[a]움직임 조절 개념의 적용을 위한 글상자 11.6 참고.

표 11.9 힘을 분산시키는 기능적 움직임 전략

기능적 움직임	매개변수	모니터링	근거
기능적 움직임 훈련(글상자 11.7 참조)			
물건을 들어 올리기 위한 더블 레그 스쿼트(운동 11.43) 물건을 들어 올리기 위한 스트라이드 런지(운동 11.44)	엉덩관절 높이에 놓인 가벼운 부하를 들어 올리고 다른 표면으로 이동하는 작은 스쿼트. 초기 정량은 움직임을 훈련하기 위한 가벼운 양이며, 그 다음에는 거리를 두고 물체를 운반하고 반복	물건을 들어 올리기 위해 허리를 구부리지 않는다. 다리를 사용하는 것보다 들어 올릴 때 척추가 펴지는 것을 주의한다.	작업 활동과 유사한 들어 올리는 기술을 위해 허리골반 부위를 지지하면서 힘의 폐쇄와 함께 적절한 운동 전략을 가르친다.
한 다리로 서서 팔 움직임과 함께 한 자세(운동 9.24) 스텝 업(운동 9.31)	무게 없이 팔 움직임을 느리게 하여 최소 30초 동안 자세를 유지 4인치 스텝, 전진 스텝업, 신경근 협응성에 대한 초기 강조; 운동 중 허리골반 정렬. 거울을 이용한 피드백, 엉덩뼈 능선에 손을 얹어 그 안에서 골반의 위치 집중	골반 위치의 상실(떨어뜨리기, 올리기, 회전) 또는 과도한 허리골반 움직임에 주의한다.	더 작은 지지 기반으로 신경근 협응성을 훈련하고 엉덩관절 벌림근, 모음근 및 회전근의 근육 활성화 및 지구력을 촉진하기 위해 균형 반응을 사용한다. 스텝 업 및 다운은 또한 골반의 수직 운동과 정렬에 훈련시킨다. 가벼운 휴대용 무게를 들고 진행한다.
구부린 자세에서 반전(운동 11.38)	신경근 협응성; 수직으로 돌아올 때 엉덩관절을 사용하여 먼쪽에서 몸쪽으로 근육 수축 순서(sequencing)	허리 폄을 사용하여 움직임을 시작하지 않는다.	허리골반 부위의 과도한 스트레스를 피하기 위해 초기 허리 폄(먼쪽에서 몸쪽으로 근육 수축 순서(sequencing))보다 엉덩관절 폄을 사용하여 구부린 자세에서 반전을 시작도록 환자에게 가르친다.
풀리를 사용한 회전(힙 드라이버)(운동 11.36)	5분 동안 고반복(20~30회). 탄력 있는 스포츠 코드를 사용하여 가정 운동을 위한 30개 3세트(골반 주위에 하네스로 고정)	도달할 수 있도록 몸통과 엉덩관절 분리 움직임의 질, 협응성 그리고 무작위 방향으로의 움직임을 차단하는데 초점을 맞춘다. 숙달된 고반복으로 시행한다.	허리골반 부위의 과도한 스트레스와 예상되는 움직임 타이밍을 피하기 위해 몸통이 안정적인 상태에서 엉덩관절 회전을 사용하도록 가르친다.

글상자 11.6 신경근 협응성 결핍에 대한 운동 조절 개념의 적용

- 환자의 신경근 협응성 패턴을 해결하려면 허리에 가해지는 과도한 스트레스를 피하기 위한 근육 조절을 촉진하기 위해 운동 패턴과 운동 전략을 변경해야 한다(7장 참조). 그녀의 증가된 유연성과 가동성은 위치에 대한 부정확한 고유수용성 인식을 만들고 전체 범위를 이동할 때 늦은 반응이 되도록 한다.
- 혈압 커프는 팔이나 다리를 들기 전이나 도중에 사용하여 예상된 복부 및 척추 폄근 활성화를 가르치는데 사용할 수 있다. 커프는 배가로근과 척추 폄근 활성화에 대한 외부 피드백을 제공하며 압력의 변화는 능동적 허리 지지근 및 안정화의 변화 또는 손실을 나타낸다.
- 환자가 적절한 근육 활성화 순서를 달성할 수 있게 되면 폼 롤러와 같은 불안정한 표면을 사용하여 운동을 진행할 수 있다. 폼 롤러를 유지하기 위한 외부 초점을 통해 환자는 피드백 및 오류 감지를 하면서 수행 능력을 미세 조정하고 수정하면서 근육 수축 순서(sequencing)가 발전될 수 있다.
- 그녀의 직장에서의 활동들처럼 더 높은 부하와 더 복잡한 작업에 대비하기 위해 예상되는 자세 조정 및 반응 훈련이 필요하다.
- 운동 수행 능력이 최적화되면 물리치료사의 피드백이 점진적으로 사라지면서 패턴을 강화하고 변경하는 연습이 필요하다. 환자가 운동을 마스터한 후에만 가정 운동 프로그램에 추가하여 환자가 집에서 잘못된 운동 패턴을 연습하고 강화하지 않도록 해야 한다.
- 환자가 상당한 집중을 요구하지 않고 보다 자율적인 방식으로 움직임을 수행할 수 있게 되면 운동의 복잡성, 속도 및 타이밍을 기능적 움직임 훈련으로 진행할 수 있다.

글상자 11.7 기능적 정렬과 힘 분포를 훈련하기 위해 특정 운동을 사용하기

- 웨이트리스로 일 하고 있기 때문에 들기 훈련이 포함되어 있고 무거운 소파를 옮기다가 다쳤기 때문에 재발을 방지할 수도 있다.
- 적절한 힘 폐쇄 및 초기에 예상되는 자세 조정을 통해 소근육과 대근육의 안정화를 점진적으로 동원하는 것을 포함하여 신경근 협응성 개념의 강화가 들기 작업에 포함된다.
- 한 다리 균형은 더 작은 기반으로 신경근 협응성 훈련을 진행하고 서거나 걷기에 대비하기 위해 도입되었다. 수직 움직임이 있는 한쪽 다리 자세에서 허리골반 관계를 유지하고, 스텝 업 동안, 걷기, 그리고 궁극적으로 달리기에는 정교한 근육 수축 순서(sequencing)와 조절이 필요하다.
- 체간과 허리를 중립 위치에 유지하면서 엉덩관절 근육을 사용하여 체간을 수직으로 되돌리도록 가르치는 것은 증상이 있는 부위에 힘을 집중시키는 것보다 척추 전체에 힘을 분산시키는 대체 전략이다. 반전 전략은 힙 힌지(처음에는 II단계에서 가르쳐짐)와 함께 사용되며 들기 기술 동안 강화된다.
- 엉덩관절 회전은 힘을 분산하고 도달 및 회전을 허용하는 작업 활동을 위한 전략으로 학습된다. 걷기와 달리기를 포함한 기능적 움직임의 대부분은 일반화된 회전이 필요하다.
- 환자가 특정 신경근 협응성 운동을 수행할 수 있다 하더라도 기능적 움직임 재교육은 복잡하고 시간, 피드백 및 연습이 필요하다. 일상생활의 정상적인 활동에 전략을 통합하려면 환자의 일상 환경에서도 연습이 필요하다.

글상자 11.8 운동의 진행

그녀가 허리골반 안정근을 활성화할 수 있게 되면, 운동 프로그램은 다리와 척추 근육 강화 및 선 자세에서의 지구력을 포함하도록 진행될 것이다. 기능적 재훈련을 준비하기 위해 체중 부하 대칭, 지구력, 정렬 및 말단 범위 움직임을 조절하는 신경근 협응성을 강조하고 훈련해야 한다. 그녀의 작업과 유사한 들기, 구부리기, 비틀기 및 팔 움직임들이 프로그램에 포함될 것이다. 특히, 환자는 엉덩관절 대근육 움직임근을 사용하여 허리골반 움직임에서 엉덩관절을 분리하는 동안 안정화 근육으로 중간 범위의 허리척추 앞굽음을 능동적으로 지지하고 조절하는 법을 배우게 된다.[63] 고유수용성 감각 인식은 움직임을 중간 범위로 제한하는데 중요하며 균형 반응은 안정화 반응을 보조하는데 사용된다.[54] 들기 및 회전 작업을 포함하여 그녀의 일상생활과 움직임 전략을 조정한다. 점진적으로 부하, 속도 및 범위를 늘려가며[15] 더 복잡하고 도전적인 운동과 과제의 포함은 운동 세션 중과 운동 후에 운동에 대한 그녀의 반응을 기반으로 한다. 더 높은 부하 운동은 나이, 체육관에서 운동을 시작하려는 욕구, 웨이트리스로서의 직업 및 유치원 교사로서의 미래 직업에 따라 적절하다. 보편화된 만성 역학적 허리통증이 있는 환자에 대한 한 연구에서 높은 부하 리프팅과 낮은 부하 운동 조절 개입은 단기(2개월)에서 장기적(12개월 및 24개월)으로 통증과 장애 감소에 모두 효과적이었다. 가동성 제한이나 과도한 과운동성과 관련된 장애를 분류하려는 시도는 없었지만 중재 간에 차이가 없었다.

비특이적 허리통증에 대하여 개별적이고 감독하에 진행되는 운동 프로그램은 감독되지 않는 가정 프로그램에 보다 통증을 더욱 감소시키고 기능 향상에 작은 효과가 있다고 보고되었다. 또한, 높은 빈도의 감독하 치료가 낮은 빈도의 운동보다 더 효과적이다.[65,66] 개인의 상황에 따라 (예시: 보험 제한이 있는 경우) 이상적인 운동 빈도가 불가능할 수 있다. 이러한 상황에서는, 오랜 시간에 운동량과 운동 단계를 향상시키는 목표를 가진 프로그램과 가정 프로그램을 통해 전략적 움직임을 연습할 수 있다. 가정 프로그램은 환자가 자신의 운동을 영상으로 녹화하도록 하여 모니터링할 수 있으며, 운동은 매 세션마다 물리 치료사와 함께 검토한다. 환자가 통증 없이 운동 부하를 견딜 수 있고 끝 범위에 도달하게 되거나 비정상적인 움직임 없이 움직임을 조절할 수 있게 되면 운동을 모니터링하고 부하 및 반복을 증가시킨다. 또한 치료사 피드백, 거울 및 영상 녹화 수행 능력 평가를 사용하여 힘을 분산하기 위해 효율적인 기능적 활동이 실행된다. 운동 조절을 개선하는 것이 일반 운동[67]에 비해 우수한 결과를 나타내지는 않았지만, 운동 재교육이 일차적 개입일 때 통증 감소 및 장애 개선에 대한 단기 결과가 약간 더 나은 것으로 보고되었다.[67] 이 연구에서는 보상이 관찰되는 통증 유발 자세 또는 움직임을 다루기 위해 능동적 운동을 선택했다.[68-70]

글상자 11.9 신경근 협응성을 위한 운동 접근법의 효과와 관련된 논쟁

다른 중재의 효과와 대비하여 안정화 운동의 효과와 상반되는 증거가 있다. 수많은 접근 방식이 보고되었으며 "안정화" 또는 "운동 조절" 개입에 대한 다양한 정의가 포함된다. 연구에는 구체적이고 진행이 없는 매우 국소적인 운동, 자세 교정, 강화, 유산소 훈련, 유발 또는 보상 운동 패턴의 교정이 포함되어 있으며 모두 운동 조절(motor control) 운동으로 분류된다. 중복되는 운동 유형의 수가 많아 환자 관리에 대한 일반적인 지침을 제공하기 위해 연구를 해석하고 적용하기가 어렵다. 안정화 운동은 중재하지 않는 것과 일반 운동에 비해 통증과 장애를 약간 감소시키는 것으로 나타났지만 도수 기법보다 크지는 않다.[72,73] 특정 하위 그룹이 없는 비특이적 통증이 있는 개인이 포함되는 경우 만성 허리통증은 연구에 대한 체계적 검토에서 안정화 운동에 대한 지지가 부족한 경향이 보인다.[74] 그러나 불안정성이나 과운동성이 있는 환자만을 연구했을 때 적어도 단기적으로는 통증과 장애를 줄이기 위해 안정화 운동을 사용하는 것에 대해 더 큰 지지를 보여주었다.[57,75-78] 참고로, 개입이 겹치지 않고 다양하고 복잡한 요인을 설명할 수 있을 만큼 충분히 큰 표본 크기를 가진 고품질 무작위 대조 시험은 소수에 불과하다.

섹션 11.3: 반복적인 손상과 자세 증후군

반복적인 염좌손상에 관여되는 운동의 종류는 제6장에 서술되어 있으며, 목표, 방법, 매개변수 및 측정에 대한 검토는 표 11.5에 수록되어 있다. 반복적인 염좌손상에 우선 순위는 조직 회복을 하면서 운동 생체역학을 수정하는 것이다. 전반적인 목표는 염증, 자극 또는 퇴행된 조직에 과도한 힘을 가하지 않도록 힘을 분산시키고, 정렬을 맞추며 생체역학 효율성을 최적화하고 대칭적이고 효율적인 근육 기능을 증진하는 것이다. 다른 기여 요인을 해결하기 위해 제한된 물렁조직이나 관절 움직임의 유연성과 길이를 개선하고 전반적인 지구력을 증가하는 것도 중재 전략의 일부다. 과운동성이 존재하는 경우, 저운동성에 대한 목표보다 우선하며 추가적인 중재에 대한 스트레스를 피하기 위한 주의가 필요하다(표 11.10).

금기사항 및 주의사항 CONTRAINDICATIONS AND PRECAUTIONS

- 두 가지 이상의 힘으로 인한 미세한 손상이 발생하는 것을 피한다(특정 방향 또는 힘의 유형, 범위, 특정 움직임 또는 생체역학 요인 조정).
- 높은 부하와 결합된 극단적인 범위에서 각도나 회전을 피한다(stress-strain curve/응력-변형률 곡선 2장 참조).
- 다음 사항에 대한 구체적인 주의사항
- 척추분리증(관절돌기간의 피로골절) 또는 척주앞굽음증(양측피로골절, 선천성 이상 또는 아래 부분의 머리쪽 척추뼈로 인한 느슨함): 특히 복잡한 움직임과 강한 힘을 사용한 끝 범위 회전 및 폄을 피한다.
- *압박 골절:* 과도한 하중이나 수직 충격을 피한다.
- *급성 디스크 병변:* 장기간의 압박력(굴곡, 앉기, 서기)을 피한다. 부하 또는 지렛대와 결합된 굽힘과 회전을 피한다.
- *만성 디스크 변성:* 과운동성 주의사항을 따라야 한다.
- *뼈관절염:* 높은 무게의 부하를 피해야 한다.
- *신경자극 또는 압박:* 신경압박증상을 증가시키는 자세나 움직임을 피하고 통증이나 신경 자극을 관찰하고 증상을 확인하면서 운동강도를 설정한다.
- *목통증:* 두통을 유무확인한다.
- *목부분:* 목뼈동맥증상을 확인한다.
- *척주옆굽음증 :* 척추 옆굽음 곡선이 움직임 방향이 변하는 전환 영역에서 과도한 움직임을 피한다(허리, 등, 목가슴 이음부).
- *척주뒤굽음증 :* 척추 굽힘을 방지 그리고 뒤굽음증이 과도하고 목 긴장을 유발하는 경우 베개 또는 패드를 사용하여 목을 지지한다.
- *골다공증/뼈엉성증:* 3등급 또는 4등급 뼈엉성증에 관련된 척추 굽힘 운동을 완전히 피하고, 척추에 하중을 주는 척추 굽힘 운동과 장시간 굽힘 운동 및 상지 하중을 앉아서 굽힘 자세에서 주의깊게 실시해야 한다.

일반 매개변수 GENERAL PARAMETERS

- 생체역학 정렬과 힘 분배 설정을 교정하는 것이 우선사항이다.
- 최적의 위치를 수행할 수 있는 능력은 피로 및 증상에 따라 결정한다.
- 지지되지 않은 위치에 대한 진행
- 닫힌 사슬을 사용하여 동작의 중앙 축, 가동범위 또는 유연성이 필요한 경우 열린 사슬운동으로 수행한다.
- 낮은 부하와 높은 빈도(>25) 또는 등척성 수축을 위해 낮은 부하로 피로가 발생하기 전까지 장기간 유지한다. 목표로 하는 근육의 활성화 및 지구력 그리고 적절한 타이밍, 순서에 집중한다.
- 환자가 자세를 유지 또는 반복할 수 있는 능력을 확인한 후 운동강도를 높은 중량과 낮은 반복(<15)으로 증가시켜 진행한다.
- 신경근 협응을 강조한 운동은 치료가 진행됨에 따라 환자 개개인의 특성, 목표를 고려해서 사용되며 또한 움직임 패턴을 교정하는데 쓰인다.
- 범위를 진행하는 것은 증상의 증가 없이 기능적 조건 또는 기여 요인의 완화에 중점을 둔다.

검사 및 측정 TESTS AND MEASURES

가능한 테스트와 측정, 해석 및 심리 측정 속성에 대한 자세한 설명은 Magee,[1] Sueki,[23] 및 Cleland[24]를 참조한다.

1. 통증 기록
2. 지구력 또는 강화를 위한 기능적 움직임 결과 측정
3. 움직임 관찰(질적 검사)
4. 증상, 반복 또는 기능적 요건에 대한 기능적 결과 측정
5. 보상이나 홈 프로그램 없이 독립적으로 활동을 수행할 수 있는 능력
6. 기능적 능력 평가
7. 요통 기능장애, 목 장애 평가(Oswestry, Neck Disability Index)

보상동작 및 반응에 대한 관찰 OBSERVATION FOR COMPENSATIONS AND RESPONSES

- 첫 번째 우선 수위는 운동영역의 보상은 피하는 것뿐만 아니라 관절에 가해지는 힘에 영향을 주는 몸쪽과 먼쪽에서 전체적인 정렬을 관찰하는 것이다.
- 과도한 움직임 또는 빠른 움직임(axis of motion)에 대한 관찰
- 모멘트 팔뿐만 아니라 과도한 각도나 회전을 해결하기 위해 몸쪽 부위를 확인하고 위치와 근육 활성화를 수정한다.
- 피로로 인한 자세 손실 또는 근육 활성화를 관찰하고 증상에 관한 움직임을 확인한다.
- 필요한 경우 지지된 자세를 사용
- 운동 중이나 운동 후 불편한 점이 있다면 보고하도록 요청한다.
- 치료 후 지연성 근육통, 삼출물의 증가 또는 부종을 관찰한다.

표 11.10 반복적인 염좌가 부상의 주요 기전일 때 목표, 방볍, 매개 변수 및 측정

목표	방법	매개변수	평가/측정
염증, 자극 또는 퇴행된 구조에 과도한 부하를 주지 않도록 힘을 분산	손상측 주변 부위의 근육 활성화 및 지구력 운동	영향을 받는 영역 주변의 열린 사슬 또는 등척성 운동 영향을 받는 영역에 대한 스트레스를 피하기 위해 적절한 위치와 강도로 적용되는 저항 동작의 다른 평면 또는 움직임으로 시작하거나 영향을 받는 부위 대신 다른 관절 사용 일반화된 동작 이전의 특정 근육 활성화 및 타이밍 운동 부위의 통증 없이 저부하와 고반복 범위는 기능적 조건과 다른 구조들에 스트레스가 가해질 가능성이 있는 범위에 따라 결정된다. 등척성 또는 등장성 운동	운동 후 통증 반응(지연성 근육통) 특정 근육 기능 능력(피로 전 부하량 및 반복) 연습 및 기능 테스트 중 움직임 패턴 기능적 평가
보상으로 인한 구조 및 손상에 대한 힘을 증가시키는 원인 요인 해결			
관절 가동성 또는 근육 유연성 감소	근육 유연성(신장) 관절 가동성 초점/집중	끝 범위(관절 또는 근육) 지속적으로 유지되는 낮은 부하 영향을 받는 조직의 최대 길이 유지 또는 부하의 진행 시간 진전된 부하 전에 새로운 길이에 적응할 수 있는 시간을 제공 기능적 범위 달성을 위한 목표	운동 중 및 운동 후 통증 반응(지연성 근육통) 가동범위(각도 측정 및 기능적 평가/테스트) 끝 느낌(특히 근방호)
근육 불균형 해소(근육활성, 지구력 또는 파워감소)	주변 부위 및 영향을 받는 부위에 가해지는 염증, 자극 또는 퇴행된 조직에 가해지는 과도한 부하를 방지하기 위해 힘 분배에 관한 부분을 참조한다.		
훈련 요인	컨디셔닝을 유지하면서 훈련강도, 빈도 또는 유형을 조정하여 국소 스트레스를 줄인다. 대체가능한 운동 선택(닫힌 사슬 운동) 심혈관계 또는 근 지구력 운동	증상 증가 없이 가능한 경우 탈부하 자세 RPE 11-13 가능한 경우 증상을 증가시키지 않고 낮은 부하와 여러 번 반복	운동 후 통증 반응(지연성 근육통) 증상이 시작되기 전의 시간 기능적 조치 DASH 지구력 운동을 위한 시간 또는 강도

계속

표 11.10 반복적인 염좌가 부상의 주요 기전일 때 목표, 방법, 매개 변수 및 측정 - *계속*

목표	방법	매개변수	평가/측정
동적 생체 역학적 정렬 교정/수정	운동 조절 원리를 이용한 신경근 조절 촉진 다양한 형태의 감각 자극/입력(시각적, 촉각을 포함한 테이핑) 편심성 운동조절 진행 동적 움직임 및 균형으로 등척성 조절	생체 역학적 스트레스가 더 많이 발생하는 범위에서 천천히 진행 고반복으로 정상 기능적 부하 보다 낮은 부하 통증이 없는 범위에서 고부하, 저반복(등척성 또는 등장성)으로 진행	목표 달성(성공한 평가의 비율) 필요한 피드백과 수정되는 비율 반응으로 범위를 통한 통증 반응 또는 움직임의 질 동적 움직임 평가
기능적 요구들에 대한 신경근 협응 및 반응시간 개선	운동 조절 원리를 사용하여 신경근 조절을 촉진 기능적 요구들 그리고 회복 단계에 따라 닫힘 사슬 또는 열린 사슬 움직임 전략을 수정하기 위한 피드백(테이핑 포함한 청각, 시각, 촉각)	보조가 되지 않은 상태에서 진행하고 기능적 요구 사항에 따른 움직임 목표 움직임 전략을 달성한 후 여러 번 반복 증상을 악화없이 유지하거나 범위를 제어하는 운동학습에 따라 매겨 변수가 진행됨	생체역학 분석(움직임의 축과 타이밍을 관찰 및 분석) 운동을 올바르게 수행할 수 있는 능력(타이밍), 피로 또는 보상 이전에 수행된 반복 비율 필요한 피드백 및 교정된 양 목표 달성률(%) 기능 능력 테스트 자체보고 기능 결과 측정

운동

기능 전환

11.37 숙여진 자세: 상지에 요구된 그림을 참조, 612

- Hip hinge(운동 9.34)

11.38 신경근 재교육: 구부린 자세에서 반전, 613

- 기능적 능력 등급 제시(운동 11.42)
- 몸통 굴리기(운동 11.46)
- 옆으로 누워서 앉기(운동 11.47)
- 교각운동(운동 11.48)
- 서서 일하기(운동 11.49)

기립 및 직립 지구력

11.39 앉은 직립자세 진행: 도르래, 614

11.40 단계별 운동 진행: 무게를 이용한 상체운동, 615

11.41 일반화된 유산소 운동: 트레드밀, 엘립티컬 및 계단오르기, 616

- 에어바이크 또는 Nustep(운동 10.29)

11.42 기능적 능력 등급 제시, 618

리프팅 재교육

11.43 스쿼트 자세에서 물체 들어 올리기, 620

11.44 런지 자세로 물체 들어 올리기, 622

11.45 Golfer's Lift, 624

- 유연성 및 관절 가동성 운동(섹션 9.1, 10.1 및 11.1 참조)
- 신경근 협응(섹션 11.2 참조)
- 점진적 강화(섹션 9.2, 9.3, 10.2, 10.3, 11.2, 11.3)

운동 설명

기능 전환 FUNCTIONAL TRANSITIONS

11.37 숙여진 자세: 상지에 요구된 그림을 참조
Hinge Positions: Upper Extremity Challenge

그림 11.37 참조

목적

- 척주 주변부의 지구력 향상에 도전
- 신경근 협응
- 시상면에서 엉덩이와 무릎 근육의 균형을 증진

자세

- 바로 선자세에서 엉덩관절을 앞으로 구부리고 허리뼈의 앞굽음증 없이 몸통을 안정 시키고 무릎을 구부린다(그림 9.34).
- 목, 등 그리고 허리 폄 근육으로 척추의 정상 범위 만곡을 지지하는데 사용
- 양손에 가벼운 덤벨을 든다.

움직임

- 척추 근육이 피로해질 때까지 척추지지를 유지하면서 어깨를 굽히지 않도록 편다(그림 11.37A).

장점

- 엉덩관절 접힌 자세는 요리 또는 집안 일과 같은 기능적 활동뿐만 아니라 물건을 들어 올리기 위한 대체 협응 및 순서들을 가르치는 동작으로 사용된다.
- 이 자세는 등척성 및 척추 교차 폄 활동에 필요하며 국소 안정성 활성화를 목표로 자세를 제공한다.
- 엉덩관절 접힌 자세는 하지 움직임 없이 정적 안정화 및 지구력을 사용한다.

교육 팁

- 지침 예:
  - 연습했던 중립적 요추 자세를 사용하여 적극적으로 서있는 자세를 만든 다음 엉덩관절 접힌 동작을 만든다. 팔을 옆에 둔 다음 몸의 정렬을 유지하면서 한쪽 팔을 뒤로 펴고, 몸쪽으로 내린 다음 다른 팔을 들어 팔을 90°로 구부린 다음 척추의 정상 범위 만곡을 유지한 다음 교차로 팔을 굽혔다 폈다 반복한다.
- 수정해야 할 일반적인 오류:
  - 불안정하고 피로의 증상을 관찰한다: 운동 범위 감소, 속도 증가, 어깨 대신 목 주위 근육으로 대체 등등
- 보상작용을 해결하거나 예방하는 방법:
  - 팔 뒤쪽이 무게가 들어 올리는 것을 느껴야 한다. 목 근육에 보상작용으로 무게를 들어 올리는 데 개입이 되는 것을 느끼기 시작하면 멈추고 휴식을 취한다.

대안

- 무게 사용하지 않음
- 엉덩관절 굽힘 또는 무릎 굽힘의 정도가 다름
- 교차 운동
- 어깨 폄 동작 보다 위팔세갈래근을 이용해 운동한다.
- 선자세 대신 몸통을 앞쪽으로 기울인 자세에서 운동 (그림 11.37B)

진행

- 무게 증가
- 세트 증가
- 수축 후 멈춰 있는 시간 증가
- 하지의 엉덩관절과 무릎관절 굴곡을 증가
- 힌지 그리고 척추 자세를 안정시키면서 한쪽 팔을 들어 올리거나 팔을 교차로 사용

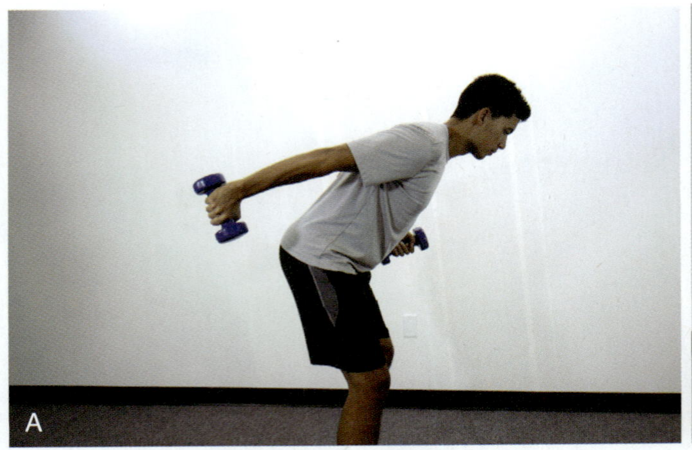

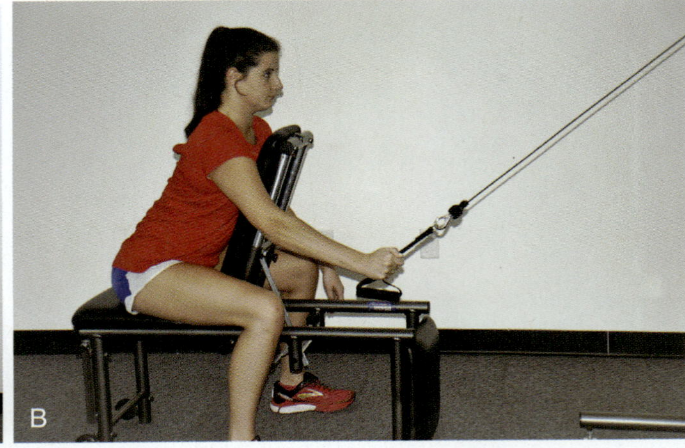

그림 11.37 선자세에서 힌지 자세(A) 또는 앉을 때 앞으로 기울이기(B) 어깨 폄 진행.

11.38 신경근 재교육: 구부린 자세에서 반전

Neuromuscular Reeducation: Reversal from Flexed Position

그림 11.38 참조

목적

- 분배된 활성 척추 폄을 통해 구부러진 자세에서 척추 운동을 훈련하고 향상시킨다.
- 저운동성과 과운동성의 조합 또는 특정 축에 과사용하는 경우 목, 등 및 허리골반 운동 협응을 훈련하기 위한 기능적 움직임
- 직장이나 취미를 위해 장시간 앉아 있거나 지구력 훈련 운동을 위해 활동적인 근육 제어로 척추 위치를 지지해야 하는 개인에게 유용하다.

자세

- 의자 등받이에 등이 닿지 않은 자세에서 발바닥을 바닥에 닿지 않게 들어 올리기
- 다리는 편안하게 떨어져 있으며 약간의 무게를 지지
- 척추와 머리 골반 위로 정렬

움직임

1. 머리와 목에서 시작하여 두개골에서 꼬리뼈 방향으로 척추를 구부린다(그림 11.38A).
2. 충분한 시간을 갖고 척추의 각 부분에 어느 한 지점에서 힌지 없이 척추를 앞으로 구부린다.
3. 완전히 굽힘 후 가로 복부와 골반 저 근육을 사용하여 척추를 지지한 다음 꼬리뼈와 척추를 두개골 방향으로 확장하여 척추 위치를 반전시킨다(그림 11.38B).

장점

- 앉은 자세는 환자가 서있는 것에 대한 부담 없이 움직임에 집중할 수 있게 해준다(균형).

교육 팁

- 지침 예
  - 턱을 아래르 내려다 보는 것으로 시작하여 척추를 한 번에 하나씩 지속적으로 구부린다. 수직으로 돌아가면 척추를 아래에서 위로 피게 한다.
- 수정해야 할 일반적 오류:
  - 목뼈를 과도하게 굽혀 턱을 가슴에 걸림
  - 아래쪽 등 또는 목뼈를 과도하게 확장(하부, 등이 목을 앞으로 과도하게 확장할 수 있음 [서있는 상태로 표시])
  - 척추 만곡 접합부에서만 폄(목과 등 접합부, 등과 허리 접합부 또는 허리 접합부와 이동성의 전형적인 영역)
- 보상작용을 해결하거나 예방하는 방법:
  - 환자가 얼마나 많은 굽힘이 발생하고 척추를 되돌릴 위치를 인식할 수 있도록 굴곡 또는 확장을 안내하거나 제한하기 위해 나무 막대 또는 폼 롤러를 사용하여 촉각 피드백을 제공

대안

- 환자의 등에 테이프를 사용하여 완전한 굽힘을 제한하고 고유감각 피드백을 제공
- 공이나 벽을 이용하여 운동을 할 수 있다.
- 기립운동: 엉덩관절 폄근을 사용하여 골반을 뒤쪽으로 기울여 폄을 시작하고 질량 중심이 기저부 위로 중립 위치에 놓인 후 척추가 반전된다.

진행

- 가동범위를 증가시킨다.
- 속도를 증가시킨다.
- 피드백 제거

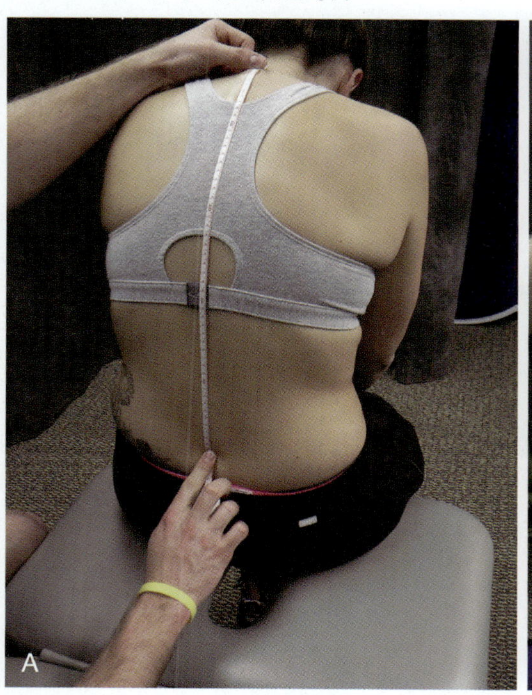

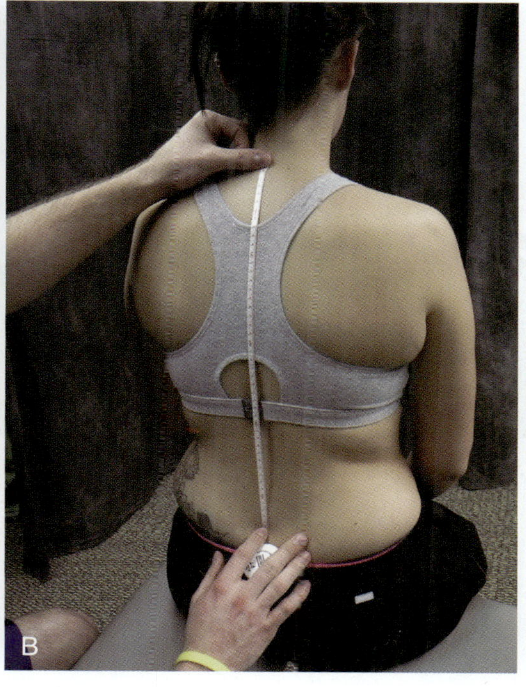

그림 11.38 (A 및 B) 앉은 자세에서 구부린 자세에서 반전.

기립 및 직립 지구력
PROGRESSIVE UPRIGHT ENDURANCE

11.39 앉은 직립자세 진행: 도르래
Seated Upright Posture Challenges: Pulleys

그림 11.39 참조

목적
- 양쪽 및 한쪽 상지 움직임으로 부하를 앉은 자세 지구력에 도전

자세
- 풀리에서 떨어져 짐볼 위에 앉아 어깨 높이보다 낮게 풀리 그립을 잡는다(그림 11.39A).
- 발로 약간의 체중 지지하지만 몸통이 짐볼 위에서 상체를 세운 자세

움직임
1. 바로 앉은 자세를 유지한다.
2. 바로 세운 자세를 유지하면서(그림 11.39A) 핸들을 몸쪽으로 당기거나 한 손으로 회전 안정성에 도전한다 (그림 11.39).

장점
- 불안정한 지지는 더 많은 척추 근육 활성을 필요하며 척추 안정성의 조기 활성화를 촉진한다.
- 한쪽 팔만 운동 시 수직 자세가 유지되는 동안 척추 안정화가 필요하다(그림 11.39B).
- 운동은 초기에 폄근의 활성화 및 지구력 또는 상지와 하지 동작에 대한 움직임에 사용할 수 있다.

교육 팁
- 지침 예:
  - 팔에 운동하는 동안 짐볼과 몸에 대한 안정성을 유지한다.
- 수정해야 할 일반적인 오류:
  - 풀리 또는 팔의 움직임의 저항이 기립자세를 방해하지 않도록 수행한다.
  - 팔을 번갈아 가며 움직이는 동안 척추 정렬 손실
  - 움직이는 동안 어깨뼈가 기울어지도록 허용한다.
- 보상작용을 해결하거나 예방하는 방법:
  - 상지 움직임이나 풀리의 저항을 추가하기 전에 짐볼에 앉은 자세 균형을 유지한다.
  - 팔 동작 전, 팔 움직임 사이에 척추 위치와 어깨 위치에 대한 구두 신호 제공

대안
- 풀리를 마주 보고 앉은 상태에서 팔을 피고 구부리는 동작 반복(운동 10.24 [in sitting])
- 풀리를 옆에 두고 한쪽 팔로 내전을 만든 다음(운동 10.31 [on exercise ball])

진행
- 앉아 있는 시간을 늘린다.
- 팔의 운동 속도를 높인다.
- 작은 범위에서 부하를 증가시킨다.
- 팔의 교차를 빠르게 진행한다.

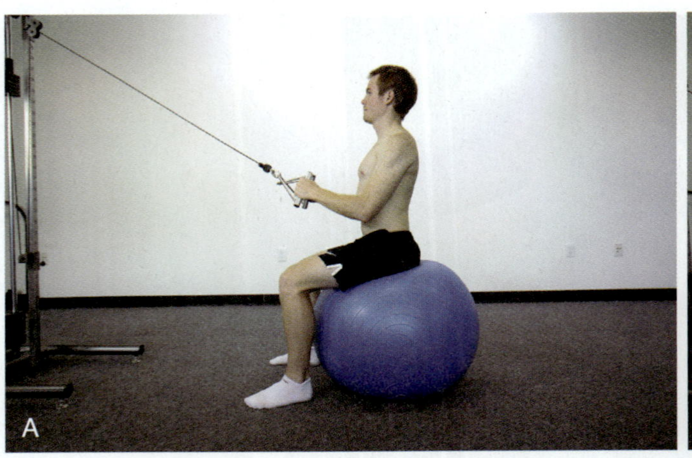

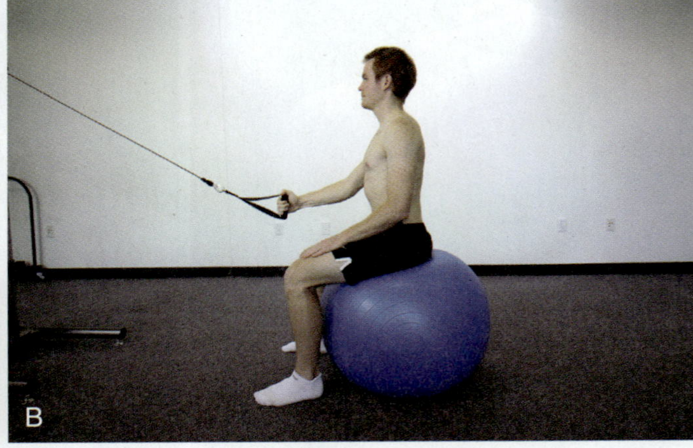

그림 11.39 앉은 자세에서 양팔(A)와 한팔(B)를 짐볼에 앉아 도르래 운동 진행.

11.40 단계별 운동 진행: 무게를 이용한 상체운동 Graded Exercise Progression: Upper Extremity Challenge with Weights

그림 11.40 참조

목적

- 환자가 움직임, 저항 및 통증에 적응할 수 있도록 점진적으로 저항을 사용한다.
- 단계적 운동 접근법은 심리적 기여가 활동에 대한 환자의 내성에 영향을 미칠 때 사용된다(3장, 5장, 6장, 7장 참조).

자세

- 선자세

움직임

1. 저항에 대항하여 팔 움직임을 사용한다(예: 그림 11.40A, B).
2. 다수의 반복과 세트로 저항을 환자가 허용할 수 있는 이하로 설정한다.
3. 척추 자세와 근육 활성화를 유지하면서 저항력을 점진적으로 증가시킨다.

장점

- 프로그램 또는 퇴원을 위해 집이나 체육관에서 수행할 수 있는 다양한 운동 프로그램

대안

- 탄성 밴드와 풀리를 사용
- 저항 범위는 회복이 허용하는 범위에서 대처

진행

- 반복과 무게를 증가한다.

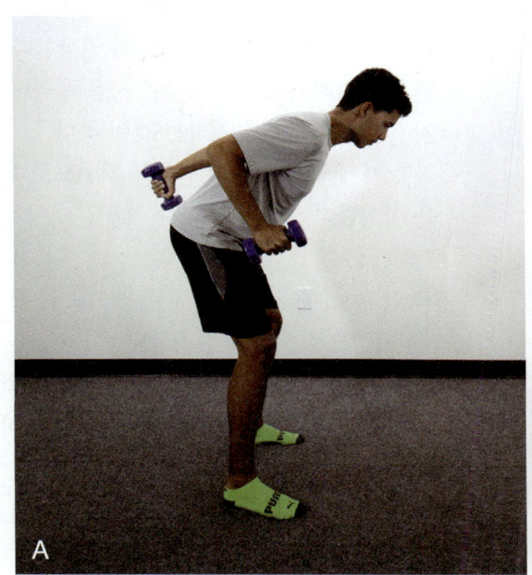

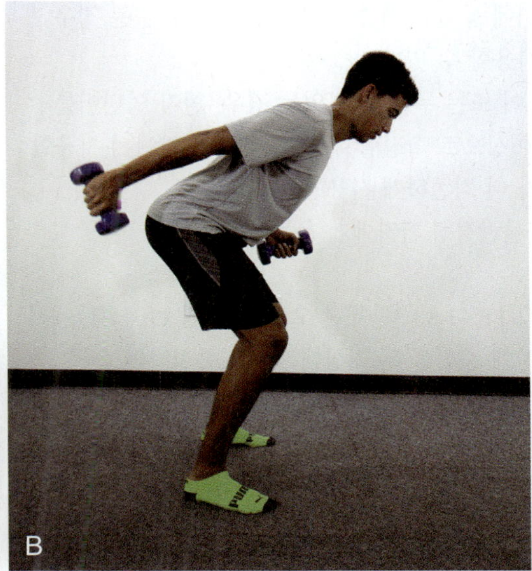

그림 11.40 (A 및 B) 맨 몸 저항에 대해 팔꿈치 폄을 교대로 하는 힌지 동작에서의 단계별 운동 진행.

11.41 일반화된 유산소 운동: 트레드밀, 엘립티컬 및 계단오르기 Generalized Aerobic Exercise: Treadmill, Elliptical, or Stair-Climber

그림 11.41 참조

목적

- 기능적 유산소 활동을 사용하여 근육 및 심혈관 지구력 향상
- 장시간 직립 자세와 운동 중에 척추 자세를 유지하는 능력에 도전
- 일반적 체력 수준 향상
- 통증 반응을 감소하기 위한 유산소 자극을 제공(엔돌핀)
- 신경근 협응 장점들을 높이기 위해 다른 운동 조절 운동 전에 사용

지침/지시

- 환자의 심혈관계 상태를 확인하고 운동 전, 운동 중 및 운동 후에 맥박, 호흡, 체온 및 혈압을 확인한다.
- 동일한 분배를 위해 체중 지지는 대칭적으로 요구된다. 다른 유산소 장비(bike, recumbent bike, UBE)는 환자가 서있는 동안 다리 사이에 동일한 체중 지지를 유지할 수 없는 경우 더 적절하게 사용할 수 있다.
- 환자에게 엉덩이 또는 무릎 폄이 없는 경우, 환자 엉덩이를 중립 또는 그 이상으로 확장할 수 있을 때까지 앉아서 사용할 수 있는 장비가 더 적절하게 사용될 수 있다.
- 엉치엉덩관절 불안정성 환자에게 운동을 금기한다.

움직임

1. 엘립티컬(그림 11.41A) 및 계단 오르기(그림 11.41B)에서 골반이 발 위치에 중심을 두고 상대적으로 중립적인 능동 정렬을 사용하여 동작을 번갈아 가며 움직인다.
2. 중등도 저항을 사용하여 계단 오르기의 단계 이동을 제한한다.

장점

- 엘립티컬 및 계단 오르기 머신은 흔들림이나 높은 부하 없이 엉덩관절 폄으로 수직적 힘과 척추에 힘을 전달하는 환자의 능력에 도전한다.
- 트레드밀은 보행을 위한 유산소 능력 또는 기능적 재교육을 향상시키고 달리기로 진행하는 순서로 사용될 수 있다.
- 닫힌 사슬 운동
- 모든 유산소 기계는 기능적 요구들에 대한 생체역학 및 신경근 협응을 해결하는데 유용하게 쓰인다.

교육 팁

- 지침 예:
  - 한쪽 발에서 다른 발로 체중 지지를 이동하기 전에 척추에서 다리를 들어 올리는 느낌으로 복부를 사용한다.
  - 한쪽 페달이 아래로 움직이도록 한 다음 몸통 안정성을 유지하면서 다른 쪽으로 체중을 이동한다(계단 오르기에서).
  - 골반을 수평으로 유지한 상태에서 다리가 아래로 움직일 수 있도록 한다.
- 수정해야 할 일반적인 오류:
  - 척추안정성을 유지되지 않고 페달이 다리를 움직이게 하는 경우(스텝업)
  - 척추를 과도하게 회전하거나 옆으로 구부리는 보상작용
  - 척추가 한 축에서 곡률 변화가 있는 전환 영역에서 힘을 받을 수 있도록 한다.
- 보상작용을 해결하거나 예방하는 방법:
  - 환자의 척추가 국소적이거나 과도한 허리(등) 움직임을 관찰한다.
  - 환자의 골반 회전과 좌우대칭을 관찰한다.
  - 교정을 하기 위해 거울을 사용한다.
  - 양쪽 다리를 균등하게 사용하고 특히 몸 앞에서 큰 보폭과 다리 범위보다 작게 사용하도록 권장한다. "다리를 앞으로 뻗으려고 하기보다는 척추를 사용해 들어 올려지고 지지되는 상태를 유지하는 것이 좋다."
  - 척추 자세 및 심혈관계 반응에 기반으로 피로 및 설정 시간을 확인한다.

특정 매개변수

- 주관적인 피로, 형태의 상실 및 운동으로 몸통 자세를 유지하는 능력을 기준으로 시간을 설정한다.
- 심혈관계 반응은 예방 조치가 없을 경우 심박수 또는 인지된 노력에 기초할 수 있다. 심혈관계 질환 이력이 있는 경우 증상과 함께 혈압과 심박수 반응을 관찰해야 한다.
- 보행 속도, 2분 보행 테스트 또는 6분 보행 테스트를 사용하여 지구력 향상을 확인할 수 있다.
- 수직 이동을 수행할 수 있는 능력을 평가하려면 시간 제한이 있는 5회 앉고 일어서기 또는 계단 오르기 테스트가 적절하다.
- 자체 보고 측정에서 장기간 위치와 관련된 통증 또는 장애(NDI, Oswestry)

대안

- 평지에서 걷기
- 에어바이크, 자전거 또는 좌식 자전거 진행

진행

- 시간을 늘린다.
- 속도를 올린다.
- 저항을 올린다.
- 장비 프로그램을 사용하여 스피드 또는 저항을 대체한다.

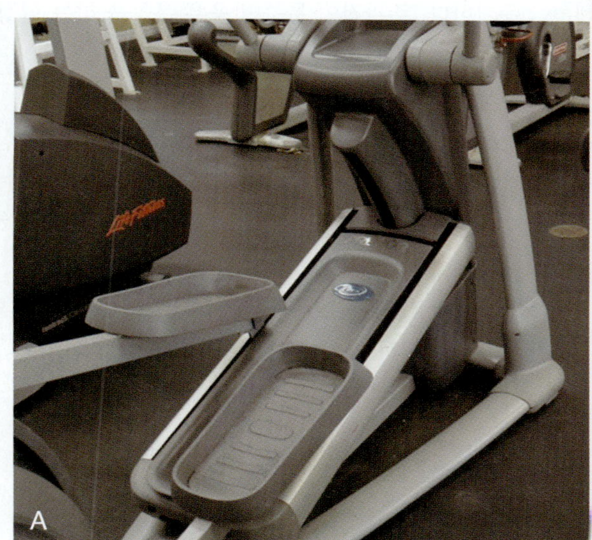
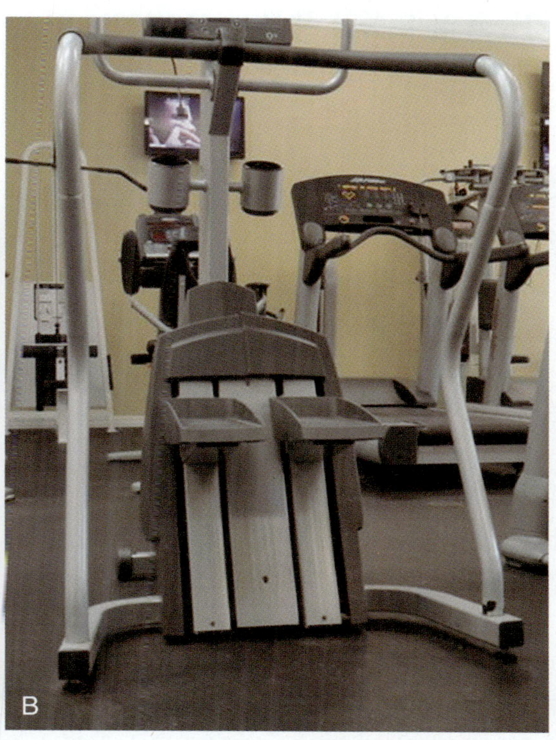

그림 11.41 엘립티컬(A) 또는 계단 오르기(B) 머신은 통증 반응을 억제하기 위해 일반적인 유산소 운동에 사용할 수 있다.

11.42 기능적 능력 등급 제시

Functional Capacity Graded Exposure

그림 11.42 참조

목적

- 과도한 스트레스를 피하기 위해 목표가능한 운동으로 분류된 기능적 활동을 점증적으로 시행한다.
- 점증적으로 기능적 운동을 시행하면 환자가 어려움 또는 운동 공포증이 있는 상태에서 움직임에 도움이 될 수 있다.

자세

- 직업 또는 기능적 어려움에 따라 다름

움직임

1. 운동은 환자가 피하거나 통증이 있다고 생각하는 동작 또는 일상생활 등의 동작을 유사하게 한다(그림 11.42A – F).
2. 올바른 역학을 가르치는 것은 부하 테스트의 전체 조건이다(리프팅, 운동에 대한 재교육 참조 11.43 – 11.45).
3. 낮은 부하로 시작하여 통증을 피하지 않고 천천히 움직임의 부하와 복잡한 동작을 추가시킨다.
4. 최적의 무게를 테스트하고 피로 및 과도한 통증이 나타나는 수준으로 설정한다.
5. 환자의 적응에 대한 자극 또는 어려움이나 증상을 증가시킬 것을 예상하는 부하(특히 높은 공포 회피, 불안 또는 사고를 나타내는 경우)로 설정될 수 있다.
6. 미리 설정된 목표와 관찰된 설정에 따라 운동량을 천천히 증가한다. 주관적인 통증 반응은 운동을 하는 설정에 사용되지 않는다.

장점

- 서서히 증가하는 부하량은 스트레스를 적응하고 심리적 기대치를 조정할 수 있는 기회를 제공한다.
- 가벼운 부하로 시작하면 심리적 부담감은 방지를 해결하는데 도움을 준다.
- 기능적 능력 테스트는 업무로 복귀하거나 기능적 활동을 다시 시작하기 위한 점진적 목표와 전반적인 작업 또는 활동 수정 사항을 알려준다.

진행

- 기간, 세트 증가
- 복잡성 증가
- 부하 증가

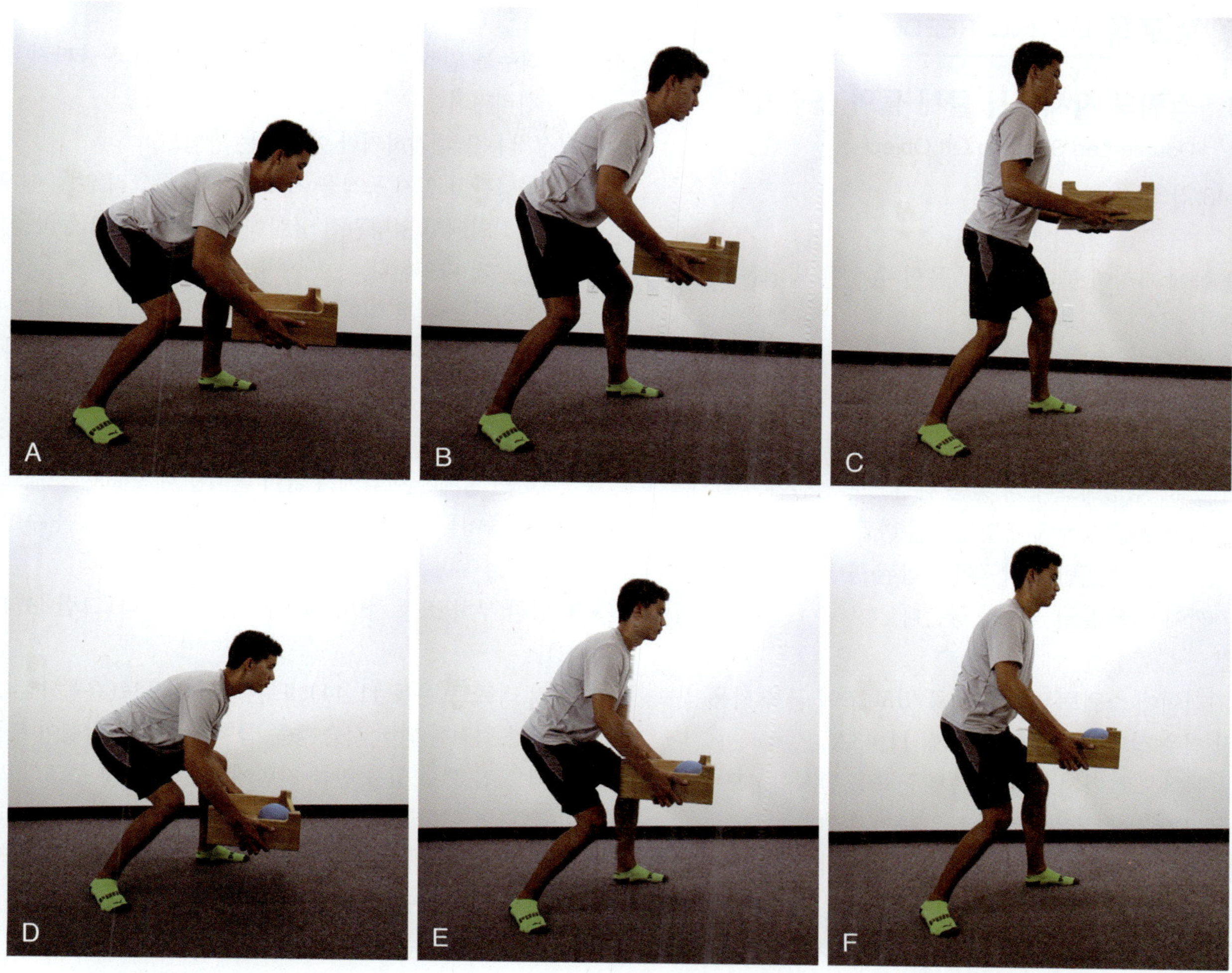

그림 11.42 기능적 능력 과제는 통증이 있거나 어렵다고 인식되는 동작의 점진적 부하 및 지속적인 시간으로 일상생활의 활동에 대한 요구되는 동작을 진행.

리프팅 재교육 LIFTING REEDUCATION

11.43 스쿼트 자세에서 물체 들어 올리기

Double-Leg Squat to Lift Object

그림 11.43 참조

목적

- 물건을 몸에 가까이 붙여서 들어 올릴 수 있는 방법을 교육한다.
- 수직 움직임을 하지로 사용하여 들어 올리기 위한 신경근 협응 및 힘

자세

- 서있거나 발, 엉덩이보다 더 넓은 간격으로 엉덩이 정렬의 중간 위치에 놓은 상태에서 엉덩관절 바깥돌림
- 복부, 등, 폄근 및 골반 바닥근이 결합된 중립적 척추. 환자의 몸에 가까이 들어 올릴 물체를 놓는다.

움직임

1. 물체 가까이에 스쿼트 앉은 자세로 있고 코어 근육 사용 및 중립적 척추 상태를 유지한다(그림 11.43A).
2. 물체를 몸쪽으로 가져오기 전 복부 근육을 활성화하고 들어 올리기 전에 근육의 수축력을 증가시킨다.
3. 물체를 몸에 더 가까이 위치하고 들고 일어나기 전 물체를 몸에 가까이 가져가려면 힙힌지(허리에 굽음 없이 허리를 엉덩관절을 굽힌 상태)를 사용해 더 앞으로 위치한다.
4. 다리를 사용하여 일어서고 척추의 정렬을 과도하게 펴지는 것을 주의하고 엉덩관절이 바르게 펴고 리프트 끝쪽으로 폄한다(그림 11.43B).

장점

- 세탁 바구니, 식료품 및 작은 물건 들어 올리기를 포함한 기능적 활동 교육(그림 11.43A, B)
- 하지 가동범위를 사용하는 동안 요추 안정화 훈련

교육 팁

- 지침 예:
  - 가능한 한 물체에 발을 가깝게 위치하고 올바른 동작으로 엉덩관절 힌지를 하면서 무릎을 구부린다. 들어 올리기 전에 복부 근육을 활성하여 척추 안정성에 준비한다. 몸에 최대한 가까운 위치에서 물체를 들어 올린 다음 다리를 사용하여 일어선다.
- 수정해야 하는 일반적인 오류:
  - 코어 근육을 먼저 활성하지 않고 팔이나 다리에서 들어 올리는 경우
  - 척추를 일찍 펴거나 또는 엉덩관절 폄을 사용하지 않고 허리펴기
- 보상작용을 해결하거나 예방하는 방법:
  - 엉덩관절 힌지 동작을 가르치기 전 쭈그려 앉을 때 골반 움직임에서 엉덩관절 굽힘에 대해 이해하고 동작을 할 수 있는지 확인한다.
  - 적절한 스쿼트 역학을 확인하고 가르치고 리프팅 부하를 추가하기 전에 강도 및 범위에 대한 제한을 해결한다(그림 11.43F–H).
  - 일부 물체는 모서리 또는 가장자리에 놓일 수 있다. 이렇게 하면 물체가 바닥에서 들어 올리는 데 필요한 스쿼드 깊이가 줄어들어 환자가 물체를 몸에 가까이 가져올 수 있다.

대안

- 다양한 부하 또는 사이즈로 물체를 사용한다(그림 11.43A–E).
- 런지 리프트(운동 11.44) 또는 골퍼 리프트(운동 11.45). 환자가 적절한 닫힌 사슬 등쪽 굽힘이나 무릎 굽힘이 부족하고 물체를 집을 수 있을 만큼 지면에 충분히 낮게 쭈그리고 앉을 수 없다면 대신 척추에 구부러져 동작을 할 수 있다. 런지 리프트는 환자가 내려갈 때 뒤꿈치가 지면에서 들어 올려지고 쭈그려 앉는 것만큼 많은 무릎이 굽힘이 필요하지 않기 때문에 뒷다리에 많은 등쪽 굽힘이 필요하지 않다.
- 의자나 낮은 벤치에서 물건을 들어 올리기를 하고 바닥에서도 들어 올리기를 시작한다.
- 물체를 모서리나 기울였을 때 효과적으로 들어 올리기 위한 아래면을 더 쉽게 잡을 수 있다.

진행

- 무게를 증가시킨다.
- 스쿼트 또는 다른 높이에서 들어 올리기 위한 동작 범위를 수정한다.
- 물건들의 형태를 바꿔준다.
- 과도한 허리 폄 없이 더 높은 표면에 물건을 들어 올리고 배치한다.
- 더 먼 거리에 있는 물체에 움직임을 추가한다.
- 리프트 속도를 높인다.
- 다양한 작업, 반복 및 더 긴 시간 형태를 사용한 기능적 능력 훈련

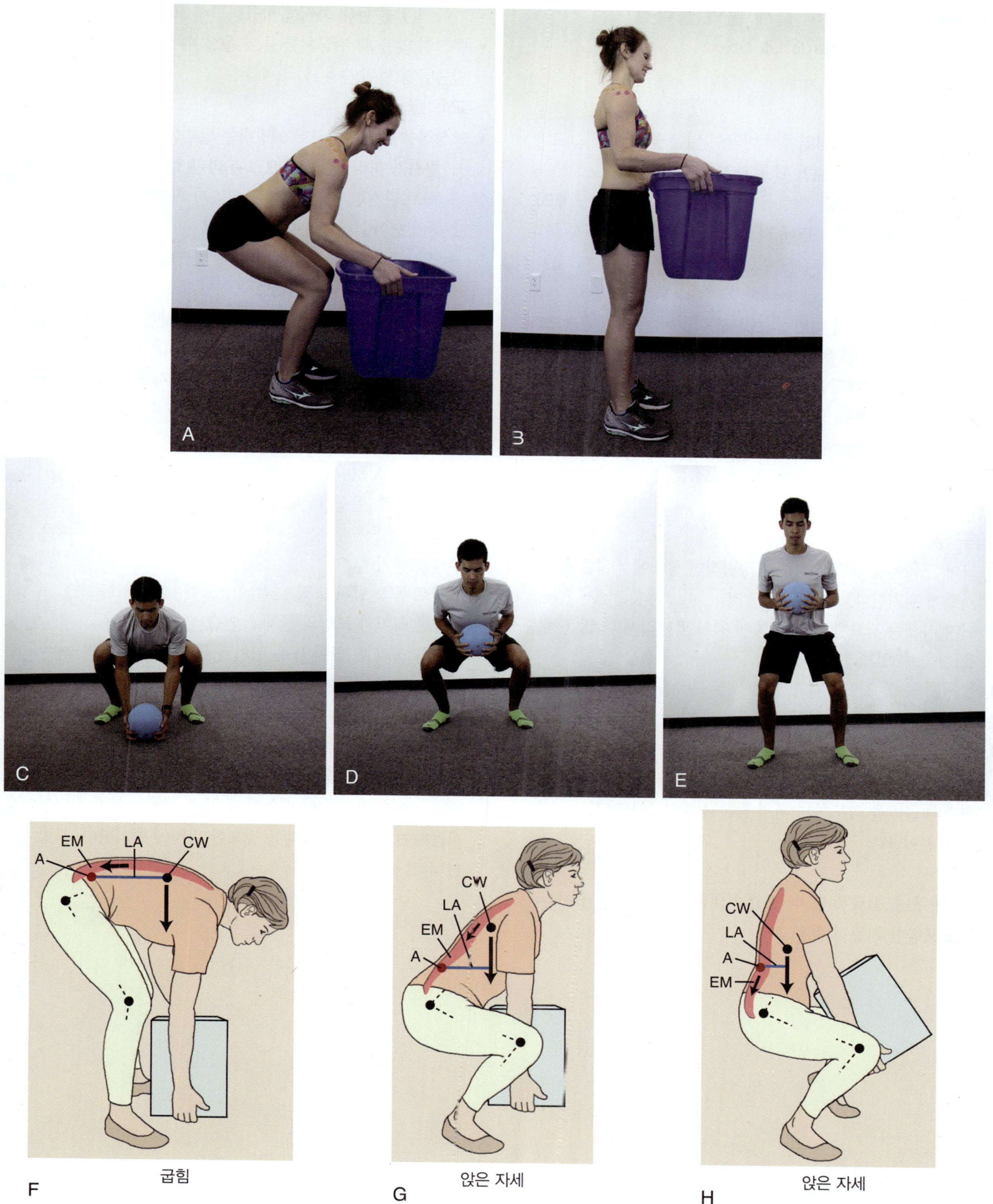

그림 11.43 양다리 스쿼트는 세탁 바구니(A, B), 바닥에서 무게 있는 공(C-E)보다 모멘트 암이 큰 경우(F) 굽힘을 피하는 것이 이상적이다. 환자의 질량 중심에 물체가 가까울수록 이동 축의 모멘트 암이 작아진다(A 빨간점). *CW*, 트렁크 무게의 중심; *EM*, 확장근력; *LA*, 지렛대 팔.(F to H from Muscolino JE. *Kinesiology*. 2nd ed. St. Louis, MO: Mosby; 2011.)

11.44 런지 자세로 물체 들어 올리기

Stride Lunge to Lift Object

그림 11.44 참조

자세

- 이 리프팅 방법은 시상면에서 바닥이 넓은 물체나 더 크고 가벼운 물체를 들어 올릴 때 효과적이다.
- 제한된 무릎 굴곡 또는 발등굽힘이 있는 환자가 양발 스쿼트보다 적은 보상으로 지면에 더 가깝게 내려갈 수 있도록 한다.
- 하지를 이용한 들어 올리기 위한 신경근 협응

자세

- 선자세, 발은 엉덩이 너비 또는 약간 더 벌리고 한 발은 몸보다 앞으로, 한 발은 몸 뒤에(시상면), 엉덩이 정렬은 몸 중간 위치, 발목을 발바닥굽힘, 뒤꿈치 들어 올려짐(그림 11.44A)
- 중립적 척추로 복부 근육과 허리폄근 및 골반바닥근육이 지지에 관여한다.
- 들어 올릴 물체를 앞에 있는 발 위치와 몸에 가깝게 위치시킨다.

움직임

1. 코어 근육이 활성되고 척추가 정립적인 상태에서 몸을 물체에 가깝게 위치한다.
2. 런지 자세는 필요한 경우 앞쪽에 위치한 다리에 더 많은 체중을 실을 수 있게 한다.
3. 물체를 몸 쪽으로 당기기 전에 복부 근육을 활성하고 들어 올리기 전에 활성의 강도를 높인다.
4. 일어서기 전에 다리를 사용하여 물체를 몸에 더 가까이 위치한다.
5. 척추와 골반을 과도하게 펴지 않은 상태로 구부려진 골반은 펴서 일어난다.

장점

- 세탁바구니, 식료품 및 더 크고 가벼운 물체를 들어 올리는 것을 포함한 기능적 활동 훈련
- 가동 범위를 통해 하지를 사용하면서 요추 안정화 훈련
- 쭈그려 앉을 때 뒤꿈치를 들어 올릴 수 있다(제한적인 발등굽힘 범위 수용).

교육 팁

- 보상작용을 해결하거나 예방하는 방법:
  - 환자가 허리골반 운동으로 분리된 엉덩관절 굽힘을 이해하고 완전한 동작을 할 수 있는지 확인한 후 이 동작을 처방한다.
  - 먼저 물건이나 무게 없이 런지 연습(운동 9.49)
  - 물체를 들어 올리기 전에 움직임 또는 근력 장애를 해결
  - 바닥에서 들어 올리기 전에 의자나 낮은 벤치 위에 있는 물건을 들어 올린다.
  - 물체를 모서리쪽으로 기울이면 물체가 효과적으로 들어 올려질 수 있게 밑면을 더 쉽게 잡을 수 있다.

대안

- 스쿼트 리프트(운동 11.43)
- 골퍼 리프트(운동 11.45)

진행

- 무게를 증가
- 스쿼트 동작 범위 조정
- 다양한 크기와 모양의 물체로 연습
- 과도한 허리 폄 없이 높은 위치에 물건을 들어 올려 놓는다.
- 더 먼 거리와 다른 각도 또는 위치로 물체를 이동(그림 11.44B–D)
- 들어 올리는 속도를 높인다.
- 여러 작업, 반복 및 더 긴 시간으로 기능적 훈련
- 원하는 위치에 물체를 배치하기 위해 스텝을 밟거나 엉덩이를 사용하여 회전하여 물체를 필요한 위치에 배치한다(그림 11.44B–D).

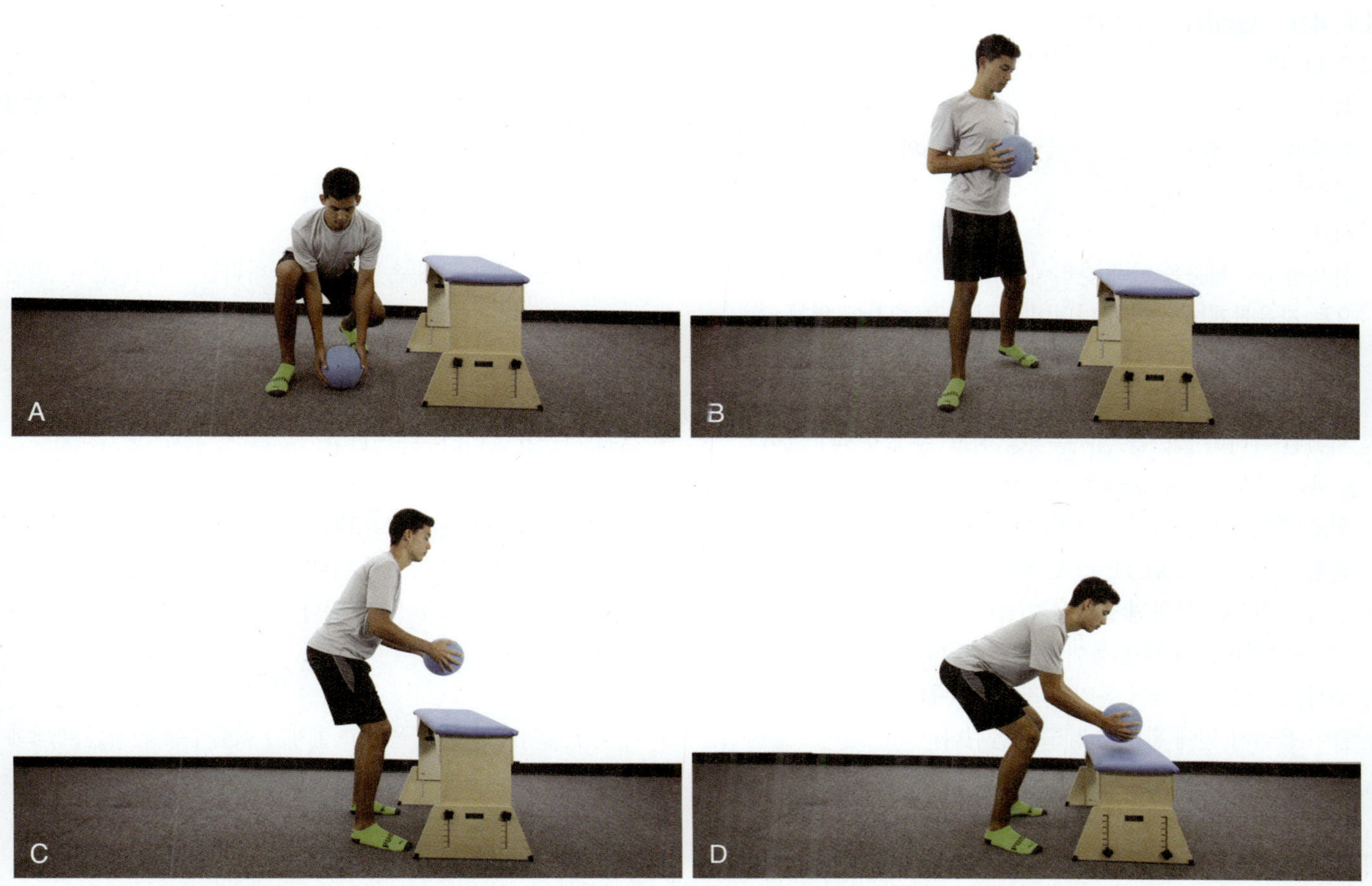

그림 11.44 런지 자세로 물체를 들어 올리기 위해(A) 점진적 단계로 회전하여(B) 높이가 다른 표면(C 및 D)에 물체를 놓는다.

11.45 Golfer's Lift

그림 11.45 참조

목적

- 몸에서 멀리 떨어져 있거나 불안정한 위치에 있는 가벼운 물건을 들어 올리는 교육

자세

- 선자세에서 체중을 한쪽 다리에 두고 다른 한쪽 다리는 뒤쪽으로 자유롭게 움직이며 엉덩이 정렬이 몸 중간에 위치
- 중립적 척추 위치에 활성된 복부와 허리 폄근 및 골반 바닥근

움직임

1. 지지된 다리쪽 골반을 힌지동작을 하고(운동 9.34) 코어 근육의 활성과 척추 중립을 유지한다. 반대쪽 다리는 바닥에서 뒤로 뻗거나 바닥에서 들어 올려 상체가 바닥을 향하도록 균형을 잡는다(그림 11.45A, B).
2. 힌지 동작을 사용하면 골반을 기울이지 않고 몸보다 더 앞쪽에 있는 가벼운 물체를 들어 올릴 수 있다(그림 11.45A–C).
3. 물체를 몸쪽으로 들어 올리기 전에 복부를 활성하고 들어 올리기 전에 활성의 강도를 올린다.
4. 지지된 다리와 골반을 바르게 만들고 뒤쪽 다리가 지면으로 돌아갈 수 있도록 하여 몸을 수직 위치로 되돌린다.
5. 움직이는 동안 척추를 회전하거나 비틀지 않는다.

장점

- 자동차 트렁크나 세탁기 또는 장애물을 넘어서 있는 물체를 포함한 기능적 활동 교육
- 허리 안정화 훈련은 하체를 사용하여 동작 범위를 통해 실시한다.
- 스쿼트나 런지에 대한 적절한 하체 운동 범위와 신경근 조절이 부족한 환자에게 적합하다.

교육 팁

- 지침 예:
  - "물건을 집기 위해 손을 뻗을 때 허리를 바르게 편다. 골반을 앞으로 기울일 때 뒷다리를 뒤쪽으로 움직일 수 있다. 이 동작은 가벼운 물체를 드는데 사용한다.

대안

- 스쿼트 들어 올리기(운동 11.43)
- 스트라이드 런지 리프트(운동 11.44)
- 강화된 힌지 동작(운동 11.37)
- 뒤쪽 위치한 발을 바닥에서 뒤로 뻗는 것은 들어 올리는 것보다 균형을 쉽게 잡을 수 있다.

진행

- 무게 증가
- 다양한 높이에서 들어 올리고 물체가 작을수록 환자는 바닥에 닿기 위해 골반을 더 사용해야 한다.
- 멀리 있는 물체를 들어 올린다.
- 들어 올리는 속도를 증가시킨다.
- 여러 작업과 반복 및 더 긴 기간을 통해 기능적 활동 훈련

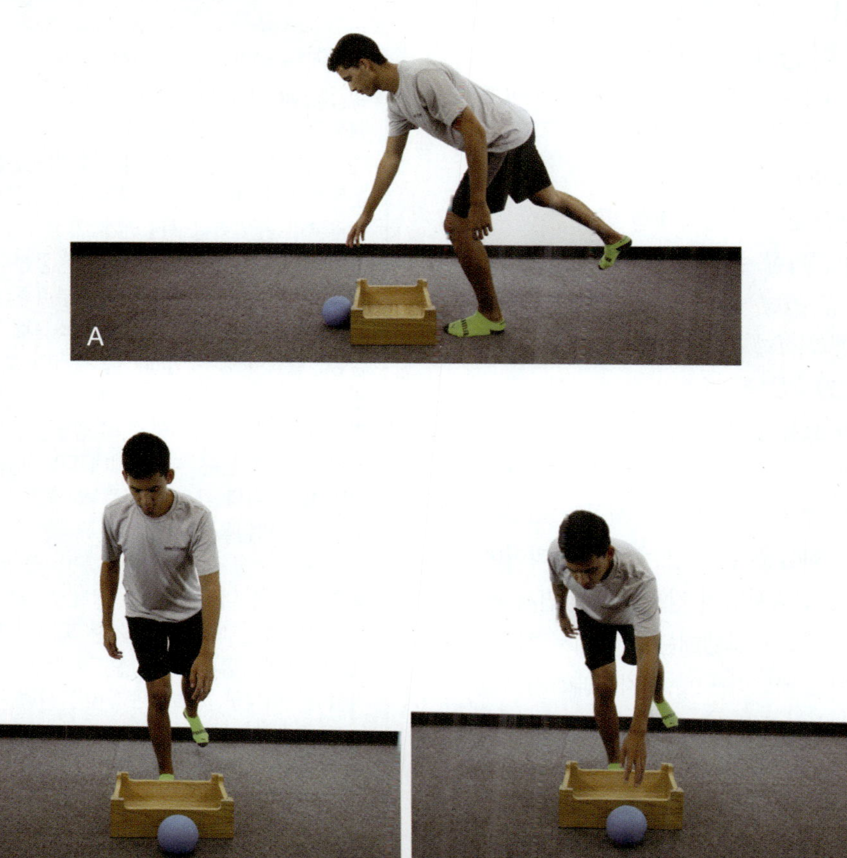

그림 11.45 (A-C) 몸에서 떨어져 있는 작고 가벼운 물체를 위한 골퍼 들어 올리기

사례 연구 11.3: 반복염좌: 청소년 운동선수의 척추분리증 REPETITIVE STRAIN: SPONDYLOLYSIS IN AN ADOLESCENT ATHLETE

Krissa Gorman, PT, DPT

이 사례는 (1) 급성 요통 환자의 반복적인 급성 손상 관리(1단계 관리), (2) 평가에 근거한 주의사항; (3) 가능한 구조적 병리학을 고려하여 치료 중 진행 및 증상 평가; (4) 1단계에서 3단계로 운동 선택의 진행과 함께 장애 및 1차 신경근 조절 부족에 기여하는 운동 선택; (5) 기능적 결과와 측정 사용.

15세 여성 육상 선수가 요통에 대한 통증으로 주치의에게 물리치료를 의뢰한다. 그녀는 단거리와 허들 종목에 상대적으로 초보자이며 지난 1년 동안 주 수준에서 매우 성공적으로 경쟁을 했다. 그녀의 왼쪽 다리는 허들을 뛰어 넘는 선행 다리이며 6주 전부터 웨이트 트레이닝과 컨디셔닝의 강도를 높이면서 허리에 통증을 느끼기 시작했다. 이 프로그램에는 바닥에서 하는 코어 훈련, 무게를 이용한 스쿼트, 데드리프트, 벤치프레스가 포함되었다. 심각한 과거 병력이나 합병증을 가지고 있지 않다.

기능 상태 및 목표 Functional Status and Goals

그녀는 단거리 경주와 허들링 중에 허리 오른쪽에 간헐적이고 날카로운 통증과 함께 지속적인 통증을 호소한다. 그녀는 트랙 컨디셔닝 프로그램에 참여하는데 어려움을 겪고 있으며 15분 이상 앉아 있는데 어려움이 있다. 또한 앉아서 일어서는 동안 허리에 통증과 "염발음(popping)"이 일어난다. 치료 목표는 통증을 줄여 일상생활과 스포츠 활동에 완전히 복귀하는 것이다.

- 기능적 결과 측정:
  1. 의료 결과 연구 요약 36(SF-36): 신체통증; 51, 일반 건강인식; 52, 신체문제로 인한 제한; 50, 신체기능; 80, 정신건강; 84.[79]
  2. 요통 기능장애평가(ODI): 15.6%[47]
  3. 하지 기능적 등급(LEFS): (39/80)[80]
  4. 환자별 기능 등급(PSFS)[81]: 환자가 0에서 10까지의 척도에서 가장 어렵다고 느끼는 세 가지 이상의 활동을 평가하도록 요구한다(작업을 완료할 수 없음 = 0, 부상 전 같은 수준의 활동 수행 능력 = 10) 달리기(2/10), 물체 들어 올리기(0/10), 점프(0/10), 회전(0/10)에 어려움을 보고하였다.

주관적인 통증 Subjective Complaints

- *중증도/심각성:* 그녀는 척추 움직임과 함께 간헐적인 오른쪽 요추 통증 수준이 6–8/10이다. 단거리 달리기, 허들링, 웨이트 리프팅 및 앉아서 일어서는 동작 시 통증이 증가된다. 또한 통증은 장시간 앉아 있을 때 증가된다.
- *과민성:* 통증으로 인해 15분 이상 앉아 있을 수 없으며 전력 질주로 인한 통증 증가는 15분 후에 다시 기준점으로 감소한다.
- *특성:* 기계적, 반복적 염좌, 구조적 미세외상(척추관절 강직증/척추증)을 고려해야 한다.
- *상태:* 급성; 글상자 11.10

글상자 11.10 주관적 병력과 불평사항 / 통증의 해석

환자 증상의 높은 심각성, 요통 기능장애평가, 환자별 기능 등급 및 SF-36의 신체적 척도는 일상 기능의 주요 한계를 반영한다. 급성통증의 시작, 신체활동의 증가 이력 및 젊은 연령은 구조적 손상에 대한 주의 및 전체 검사의 필요성을 나타낸다. 엘리트 청소년 운동선수의 허리 통증 발생률은 연령대에 맞는 대조군 보다 높다.[82] 척추분리증은 어린 선수에게 가장 흔한 요통 원인으로, 엘리트 청소년 운동선수에서 8~15%, 육상선수에서 8%의 유병률을 보인다.[83] 어린 운동선수들의 척추분리증(관절돌기에 한쪽 또는 양쪽 골절)은 일반적으로 반복적인 스트레스 또는 급성 과부하로 인해 발생한다. 이 경우 장애물을 제거한 후 착지하거나 데드 리프트 중 안정성이 부족하거나 과도한 폄 또는 척추 회전 시 반복되는 높은 하중은 척추분리증 및 척주앞굽음증의 위험을 증가시킨다.[83,84] 환자의 훈련(높은 부하 웨이트리프팅)과 선수 트레이닝(허들)은 골반 및 허리의 극심한 회전 후 착지가 특정 국소적인 부하가 척추분리증에 위험을 증가시킨다.[85]

근육 유연성 제한 및 근육 기능의 불균형이 있는 급격한 성장은 척추 구조에 대한 과도한 반복적 스트레스의 위험을 증가시킨다. 하지 유연성은 초기, 큰 회전 또는 착지 중에 각도에 원인이 되는 제한에 대해 평가되어야 한다. 평가 과정에서 치료사는 척추증을 가설 중 하나로 고려해야 하며, 신경근 협응 및 운동성 부족이 있는 요통과 함께 고려해야 한다.[15] 운동 패턴뿐만 아니라 훈련 패턴과 생체역학적 원인도 평가해야 한다.

객관적 결과 Objective Findings

- *자세/정렬:* 과도한 허리 앞굽음증, sway back posture, 오른쪽보다 왼쪽이 더 심한 엎침발 양측평발 및 왼쪽 발배뼈 내림
- *가동범위:* 환자는 몸통 폄 활성 가동범위의 초기 범위와 함께 통증을 호소했다. 또한 허리 굽힘, 왼쪽 등, 허리 회전 및 양측 등, 허리 측면 굽힘 통증을 호소한다. 오른쪽 등, 허리 회전은 통증이 없으며 동작은 정상 범위 내에 있는 것으로 보였다.
- *근육 길이:*
  - 엉덩관절 폄근은 약간 유연성 감소(엎드린 경우 0 – 10°, 토마스 검사 위치에서 0°) 및 넙다리네갈래근의 중등도 유연성 제한(토마스 검사 위치에서 R 0 – 45°, L 0–60°

무릎 굽힘)
- 발등굽힘 감소: 양측 5° 제한된 발등굽힘
- 약간 감소된 유연성 이상근(통증 및 근육 경련, 오른쪽 15° 수동적 안쪽 돌림, 왼쪽 25°), 볼기근의 유연성이 약간 제한되고 불편하다.
- 뒤넓다리근은 평균 정상 가동범위이지만 허들에 대한 수준에는 부족함(90/90테스트의 무릎굽힘 30°) 왼쪽 뒷다리보다 오른쪽 다리에 약간의 통증 호소

• *근육기능: 활성화:*
- 배가로근 활성화 어려움: 복압 커프의 압력이 5초 이상 4mmHg을 초과할 수 없으며 통증없이 머리와 상체를 매트에서 들어 올릴 수 없음
- 네발기기 자세에서 아래 허리 부분의 작은 척추 폄근을 활성화 할 수 없다. 움직임 중에 골반과 허리 자세를 유지하지 않고 골반이 회전하도록 만든다.
- 팔을 들어 올려서 초기에 등, 허리 폄근이 활성화되고, 중립 위치를 유지할 수 없다(lumbar spine “sags” toward the plinth).

• *근육기능: 근력:*
- 엉덩관절 폄 및 바깥돌림(양쪽), 복부 근력 및 허리 안정근들에 대한 중등도의 근력 부족(3/5)

• *테스트:* Positive prone instability test[24,86]
• *촉진 및 관절 놀이:* 촉진 중에 발견되는 허리 주위에서 최소 근육 압통 및 근막 제한. 그녀는 L3 – L5에서 평가된 수준보다 더 강한 통증과 함께 뒤쪽–앞쪽으로 미끄러짐으로 모든 수준의 허리 및 아래쪽 등에서 통증을 보여진다. 특정한 제한 영역은 없다.
• *움직임 평가:* 환자는 엉덩관절 굽힘 30°에서 스쿼트를 하는 동작에 허리앞굽음증이 더 증가하는 것으로 나타난다. 점프나 뛰는 것은 상태의 급성 상태에 이차적으로 테스트되지 않았다.

평가 Evaluation

• *초기 의학 진단:* 요통
• *1차 물리치료 진단:* 움직임의 협응 제한이 포함된 요통.[15] 초기 평가에서 척추관절강직증 또는 척추앞전위증의 가능성을 배제할 수 없다.
• *기여 손상:*
1. 통증과 관련이 있을 수 있는 중등도 엉덩이 그리고 코어 근육의 약화, 운동 선수의 예상 수준 이하
2. 허리의 과가동성 통증에 이차적인 등허리 능동 ROM제한과 폐쇄결손을 뒷받침하는 positive prone instability 검사가 있다.
3. 양쪽 엉덩관절 유연성 부족은 통증(볼기근 및 궁둥구멍근)과 관련이 있을 수 있지만 통증이 감소하면 주의하여 스트레칭이 필요한지 확인하기 위한 평가를 해야 한다.
4. 약간의 엉덩관절 굽힘과 넙다리네갈래근(R >L) 및 양쪽 장딴지근 유연성 제한이 있다.
5. 움직임 협응이 손상되어 초기 움직임 축과 기능적 활동 및 운동 범위 동안 요추의 움직임이 손상된다.
6. 훈련 강도와 빈도는 단기간에 빠르게 증가했으며 역도 동작으로 인한 손상이 되었을 수도 있다. 환자가 2단계로 진행되어 통증이 줄어들 때까지 역도 자세의 관찰 및 평가를 연기한다.

지침 Precautions

• 병력, 증상 및 객관적인 소견을 바탕으로 척주앞굽음증 또는 척추분리증을 고려해야 하며 의료 영상에서 배제되지 않았다.
• 움직임의 과도한 범위(굽힘, 폄 양쪽가쪽굽힘, 왼쪽 회전) 및 통증 수준과 과민 반응이 감소할 때까지 장시간 앉아 있는 것을 피한다.
• 통증 수준이 감소할 때까지 역도(다관절동작) 및 달리기를 포함한 훈련을 중단한다.

예후 Prognosis

그녀의 예후에 영향을 미치는 상반된 요인들이 있다. 그녀의 나이, 동기 그리고 전반적인 운동 목표는 훈련 및 움직임 수정을 포함한 기여 요인이 해결되는 한 기능 회복에 대한 좋은 예후를 나타낸다. 연습, 컨디션 조절 그리고 스포츠 경기에서 휴식의 필요성을 이해하지만 회복하고 복귀하려는 동기가 높다. 또 다른 긍정적인 예후 지표는 그녀의 높은 수준의 운동 능력이다. 그러나 청소년기에 빠른 성장과 제한된 유연성은 척추에 스트레스가 집중되면서 부상을 증가시킨다. 병력, 기여 요인 및 현재 상태는 척추분리증의 가능성을 암시한다. 관절 사이 부위의 스트레스 골절이 있는 경우 만성 요통의 위험이 높고 스포츠 활동이 어려우므로 그녀의 예후를 감소시킨다.[84]

치료와 운동 선택 Treatment and Exercise Choices

글상자 11.11 운동 선택에 대한 평가 참조

1-2주

1. 도수요법:
   • 통증 및 근육 경련 완화를 위해 척추의 허리, 허리네모근에 물렁조직 가동술을 사용
   • 뒤쪽–앞쪽 미끄러짐, 척추의 등
2. 처음 2주 동안 운동을 강조하는 것은 신경근 협응에 중점을

글상자 11.11 운동선택에 대한 평가의 의미

- 대부분의 요통은 4~6주 이내에 해결되지만, 87세의 경우 상대적으로 심한 정도, 예민함, 과민성으로 인해 운동으로부터 휴식을 취해야 하며 치료의 강도에 주의해야 한다. 초기 치료는 운동 및 신경근 협응 결손에 대한 1단계 원칙을 따라야 한다.
- 치료 중 근본적인 구조적 피로 골절의 가능성을 고려하고 반응을 면밀히 관찰해야 한다.
- 환자의 운동 목표는 취미에 충분한 유연성, 근육 지구력 그리고 강화를 얻기 위한 장기적인 목표를 추진하지만 스트레스의 위치를 제한하기 위한 움직임 재교육과 신경근 협응을 포함해야 한다. 운동은 결국 스포츠 특유의 움직임을 따라야 할 것이다. 그러나 초기 단계에서 심각도, 중증도, 과민성 및 척추증의 가능성은 보다 구체적인 손상 기반 접근이 필요하다.
- 훈련 패턴과 움직임은 Ⅱ단계와 Ⅲ단계에서 다루어야 한다.

표 11.11 운동진행

운동 1단계/초기 2단계	진행(2단계/3단계)
일반적인 유산소 운동(준비운동, 통증 완화)	
운동 11.41: 좌식 자전거, 2.5mph의 느린 속도로 시작하여 트레드밀에서 걷기로 4-6주 내에 진행	준비운동: 러닝머신 걷기(본인 속도 선택), 인터벌 달리기: 6mphx1분, 걷기x1분(5라운드)
근육 활성 및 지구력: 코어 안정화 운동	
운동 11.20: 국소 안정화근육 활성	운동 9.26: Clam shells과 엉덩이 벌림운동
운동 11.21: 다리 올리기	운동 10.46: 플랭크
운동 11.22: 폼 롤러 위에서 안정화 운동	운동 11.31: 옆으로 누운 자세에서 엉덩관절 굽힘과 폄
운동 11.23: 누워서 자전거 패달링 동작	운동 11.32: 사이드 플랭크
운동 11.28: 네발기기 자세에서 팔 들어 올리기	운동 11.33: 배 굽힘 운동
운동 11.29: 옆으로 누운 자세에서 허리네모근 수축과 이완	운동 11.34: 배바깥경사근 운동
균형성과 대칭성 증진(코어 근육 활성)	
운동 9.24: 한발서기 균형, 불완전한 표면(foam)	운동 9.35: 별 균형(6주)
최적의 생체역학을 증진하기 위한 하지 근력 강화	
운동 11.24: 밴드저항을 이용한 엉덩관절 벌림과 가쪽 돌림	운동 9.28: 밴드로 발목에 저항을 준 상태에서 옆으로 걷기
운동 9.19: 체육관에서 레그프레스 머신	운동 9.30: 작은 스쿼트
	운동 9.49: 보수볼을 이용한 런지로 작은 범위에서 점증적으로 증가
근육 유연성(통증 감소와 코어 조절이 개설될 때까지 지연됨)	
	운동 9.8: 엉덩관절 굽힘 스트레칭
	운동 9.10: 엉덩근 스트레칭
	운동 9.11: 궁둥구멍근 스트레칭
	운동 9.13: 장딴지근, 가자미근 스트레칭
생체역학 조정 교육	
운동 9.30: 작은 범위 스쿼트	운동 9.31: 스텝 업
운동 11.46: 로그롤링(몸통 굴리기)	운동 9.49: 증진된 런지
운동 11.47: 옆으로 누운 상태에서 앉기	운동 11.37: 힌지 동작에서 상체 움직임
운동 11.49: 앉은 상태에서 일어나기	운동 11.43: 스쿼트 동작에서 물건 리프트
	운동 11.44: 스트라이드 런지에서 물건 리프트
	운동 11.45: 골퍼동작으로 물건 리프트
스포츠별 운동 소개와 진행(통증 감소와 코어 조절이 개선될 때까지 지연됨)	
	운동 9.36: 달리기
	운동 9.52: 민첩성 훈련: 사다리, 낮은 장애물에 대한 수정된 허들 훈련
	운동 11.36: 엉덩관절 회전 드라이브

방문 및 주별 진행 상황 표 11.13을 참조.

표 11.12 스쿼트 리프트에 대한 단계별 운동 매개변수 및 운동량 예시

	초기 테스트	1일	2일	3일	4일	5일	6일	7일	8일	9일	10일
범위	초기 범위(50%) (그림 11.42A-C)				초기 범위(75%)(그림 11.42D-F)						
부하	빈 상자							2 lbs(그림 11.42D-F)			
횟수	15 척추안정화 자세가 휴지될 때까지	8	10	12	8	10	12	8	10	12	12
세트		3						2			3
휴식기간		2 min									

두고 안정된 허리골반 위치와 균형 활동을 통해 중등도 활동을 수행한다(표 11.11 및 11.12). 목표는 통증 및 통증에 관련된 근육 경련을 줄이고 신경근 활성화와 순서를 개선하는 것이다.

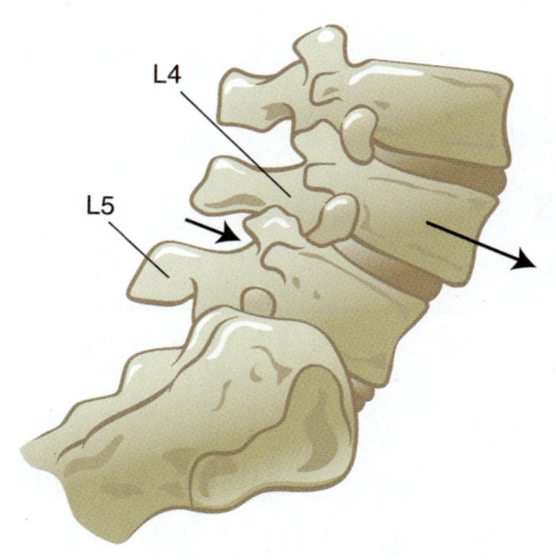

From Salvo SG. *Mosby's Pathology for Massage Therapists*. 3rd ed. St. Louis, MO: Elsevier; 2014.

3차 방문 시 새로운 증상

세 번째 방문에서 환자는 장시간 서있는 자세에서 척추를 따라 허리에서 위쪽으로 절임 증상을 호소하고 다섯 번째 방문에서는 감각의 빈도가 증가하고 움직임을 경험했다. 3주차 초기에 그녀는 몸통 움직임(굽힘 또는 회전)과 함께 간헐적으로 전격통증(쑤시는듯한)과 따끔거리는 통증을 경험했다. 통증은 2분 안에 완화되었고 절임 느낌이 거의 즉시 완화되었다고 말했다.

3~5주 차 관리 수정/교정(글상자 11.12)

새로운 신경학적 증상과 방사통증 때문에 요추의 스트레스와 전단력을 제한하도록 수정되었으며 하부 허리 부위에 어떤 힘도 집중되지 않도록 주의를 기울였다. 신경근육협응, 안정화 그리고 밸런스 운동이 계속되었지만 치료사는 환자가 보상동작 없이 중립적인 요추 자세를 유지할 수 있도록 모든 운동마다 주의깊게 관찰했다. 선자세에서의 밸런스 운동은 3주 차부터 중단되었고 5주 차 말에 다시 시작되었다(표 11.13). 서서 하는 운동에서 심부 안정화 활성, 허리 부위의 조기 운동 또는 요추 정렬의 손실은 환자를 더 많은 반복이나 하중을 얻기 위해 밀기보다는 운동의 중지점을 결정하는데 사용되었다. 회전이나 과도한 범위는 피했고 환자는 기능적 활동 중에 가능한 한 중간 범위를 유지할 것을 권장받았다. 3주 차 초에 환자는 치료를 시작하면서 높은 안정 시 통증 수준을 보고했지만 치료가 끝날 때 통증 수준은 0/10으로 감소했다.

4주 차까지 안정 시 통증이 유의하게 감소했으며 치료 시작 시 통증이 0/10으로 보고되었다. 코어 안정화의 난이드, 반복, 전반적인 복잡성이 진행되었다. 5주 차에 중립 자세를 유지할 수 있게 되자 시간이 정해진 사이드 플랭크와 플랭크를 사용하여 지구력 향상에 초첨을 두었다.

글상자 11.12 새로운 증상 평가 및 의료 상담 및 영상 의뢰

환자의 신경학적 증상, 움직임에 따른 통증의 심각성, 근본적인 병리의 가능성에 대한 환자의 새로운 증상으로 인해 치료사는 그녀를 주치의에게 다시 의뢰하여 척추증에 대한 평가를 받도록 했다. 불행하게도 보험 승인의 어려움으로 인해 주치의가 지시한 방사선 촬영이 6주 차까지 지연되었고 방사선 사진 보고서는 8주 차까지 제공되지 않았다. 그동안 요추 부위의 스트레스를 제한하기 위해 동일한 기준을 사용하여 치료를 수행했다. 심한 통증이나 따끔거림을 재현하지 않는 범위 내에서 움직임을 제한하기 위해 추가의 주의를 기울였다.

6~8주 차 및 운동 연습 복귀

그녀의 12번째 방문(6주) 때 그녀의 통증은 휴식 통증과 움직임 통증 모두 0/10으로 감소했다. 6점 변화는 NPRS에서 임상적으로 최소 중요차이(MCID)를 초과했다(4주 차 물리치료 시 2.2점).[88] 이 시점에서 환자는 기능훈련과 강화(step-ups, lunges, hinges, squats, lifting techniques with low load)를 견딜 수 있었다(표 11.10과 11.11 참조). 이번 방문에는 인터벌 러닝, 낮은 장애물 넘기, 점진적 스포츠별 강화와 같은 수정된 스포츠에 관련된 트레이닝이 추가되었다. 스포츠 특화 훈련의 강도, 범위, 빈도는 6주에서 8주로 천천히 증가했다. 유연성 운

표 11.13 1-8주 차의 중재

주	1		2		3		4		5		6		7		8	
방문	1	2	3	4	5	6	7	8	9	10	11	12	13	14	15	16
도수치료	●		●	●			●	●		●						
코어운동과 근신경계 컨디셔닝	●	●	●	●	●	●	●	●	●	●	●	●	●	●	●	●
발란스		●			●	●	●	●	●	●	●	●	●	●	●	●
하지 강화		●	●	●	●	●	●	●	●	●	●	●	●	●		
기능적 움직임 재교육[a]		●	●	●							●	●	●	●	●	●
스포츠 특성												●	●	●	●	●
하지 유연성														●	●	●

[a] 초기 기능 운동 훈련은 앉은 자세, 몸통 굴리기 및 누운 자세에서 앉기에서 서기 전환(방문 2) 및 일상생활 활동에 코어 활성화 및 중립위치 통합에 중점을 둔다. 낮은 기능적 움직임 재교육에는 스텝업, 스쿼트, 런지, 상지 움직임이 포함된 힌지(엉덩관절 접힘동작)가 포함된다.

동은 치료 초기에 비복근 스트레칭이 포함되었지만 허리 부위의 스트레스를 제한하기 위해서 14번째 방문까지 연기되었다.

16번째 방문(8주 차)에 방사선 결과와 방사선 사진만 받아 분리증이나 척추앞굽음증 없이 양측 관절간 골절(척추분리증)이 치유된 것을 확인했다. 정형외과 의사는 환자에게 6개월 동안 활동을 피하도록 했고 이 시점에서 그녀의 증상은 실행 중인 프로그램으로 돌아갈 수 있을 만큼 충분히 개선되었다. 격일로 걷기와 달리기 훈련을 시작으로 팀 연습에 복귀하여 거리 이전에 속도를 올렸다. 치료사는 러닝머신에서 그녀의 달리기를 비디오로 녹화한 다음 환자와 비디오를 분석하고 속도를 개선한 다음 무릎을 쭉펴는 동작(overstrideing)을 줄이기 위한 피드백을 제공했다. 물리치료 빈도는 8주에서 12주 차로 주 1회로 줄였으며 환자는 스포츠별 훈련, 유연성 및 기능 강화를 계속 진행했다. 그녀는 요통이나 얼얼한 감각 없이 트랙 연습(허들 없이)으로 돌아온 후 12주 차에 퇴원했다. 치료 이후 남은 운동 시즌을 마치고 두 번의 대회에서 성공적으로 참가했다.

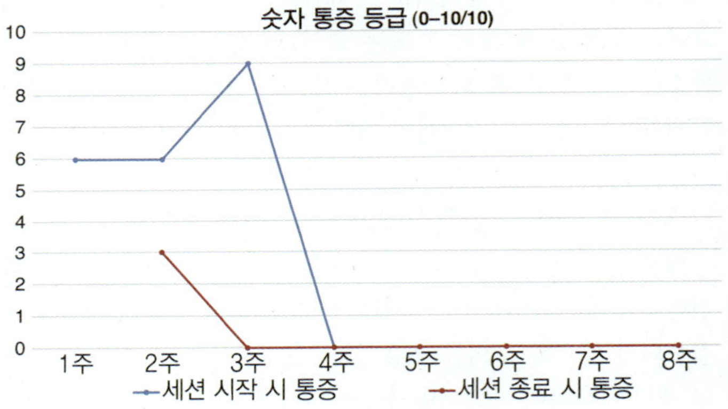

결과 Outcomes

8번 방문(4주; 표 11.14)에 의해 허리 통증이 0/10으로 감소했다. 5주 차에 11번 방문했을 때 그녀는 더 이상 뒤쪽–앞쪽 미끄러짐, 허리 주위 촉진 및 몸통 근육 가동범위 활성화에 통증이 보이지 않았다. ODI, SF–36, LEFS, PSFS, Focus on Thera-

표 11.14 방문 1,6 및 16에 대한 심각도, 과민성, 성격, 단계

	방문 1	방문 3/4(2주)*	방문(4주)	방문 12(6주)
심각성	휴식 통증 6/10 움직일 때 통증 8/10	휴식 통증 7/10 움직일 때 통증 8/10	휴식 통증 0/10 움직일 때 통증 4/10	휴식 통증 0/10 움직일 때 통증 0/10
과민성	보통의 과민성	보통의 과민성	낮은 과민성	없음
통증 성격	경미한 기계적 방사통	기계적, 일부 신경 증상	기계적, 신경증상 없음	기계적, 확인된 척추분리증
단계	1단계 급성/악화	1단계 급성/악화	2단계 아급성/증진	3단계

*추가 평가를 위해 주치의에게 의뢰.

peutic Outcomes(FOTO), 통증 강도 수준 및 불안정성에 대한 점수는 방문 1~12회(6주), 16회(8주) 기록되었다. 환자의 운동 목표로 인해 하지 기능 활동과 스포츠별 훈련이 도입된 12주와 16주에 single leg hop 및 triple hop distance를 측정했다. 16회 방문(8주)까지 환자는 Oswestry 점수가 15.6% 개선되어 MDC(5.94%) 및 요통에 대한 MCID (12.8%)를 초과했다고 보고되었다.[80,90] 또한 모든 SF-36 하위 항목에 방문 1회에서 16회 방문하는 것에 의미 있는 개선을 보여 주었다.[90] 12회 방문(6주)에 신체 기능에 대해 최대 100점을 얻었으며 16회 방문(8주)에 앉기, 리프팅 및 스포츠 관련 활동에 참여한다. 그녀의 기능적 개선은 또한 달리기, 리프팅, 터닝, 구부리기, 점프에 대한 PSFS의 변화에 반영되어 12회 방문에서 PSFS의 MCID가 2~3점[81]을 초과했다(사례 연구 후반부의 환자별 기능 척도 그래프 참조).

LEFS는 현재 허리통증 인구가 낮은 경우에 사용할 수 있도록 검증되지 않았지만 하지에 관련된 스포츠 활동의 기능적 능력을 확인하기 위해 사용되었다. 방문 12(6주)까지 80/80의 최대 점수에 도달하여 다양한 하지 손상에 대한 MCID 9점을 크게 증가하여 41점 개선되었다.[91] Single Leg hop test 및 triple hop test는 방문 1에서 테스트 되지 않았지만 12주 차에 대칭은 상대적으로 동등했다(표 11.15 및 11.16). Triple hop 거리는 12주 차에서 16주 차로 약간 상승되었다.

글상자 11.13 장기간 기능적 결과에 대한 예후

- 척추관절강직증의 치유 시간은 부상의 분류에 따라 달라질 수 있다. 단일 수준의 일방적 결함은 분리 또는 단계적 손상이 있는 만성 병변보다 치유 잠재력이 더 빠르다.[84] 이 환자는 양쪽 결손이 있었지만 미끄러짐이나 분리는 없었다. 척추관절강직증의 예상 치유 시간은 약 3~6개월이며 3개월 이상 휴식을 취하면 우수한 단기 결과를 얻을 수 있는 유리한 확률을 제공한다.[84] PT를 준수하고 스포츠에서 휴식을 취하는 대부분의 환자는 좋은 단기 결과를 보여준다. 그러나 81%만이 후속 조치(초기 진단 후 1.5~5.6년)에서 자신의 스포츠에 완전히 참여를 유지한다.[84]
환자는 낮은 접촉 스포츠에 참여하고 신경근 협응 훈련 및 스트레칭에 매우 잘 반응했다. 재발 가능성에 의해 리프팅 훈련을 지속적으로 피하고 훈련을 천천히 진행하면서 적절한 방식을 유지하는 것이 좋았다.
- 방사선 사진은 척추분리증이나 미끄러짐이 없는 척추분리증의 양쪽 치유를 보여 주었지만 방사선 치료가 반드시 임상적 결과와 동일하지 않는다.[84] 환자의 통증과 장애(그래프 참조) 및 퇴원 시 기능적 능력(달리기와 허들)의 개선은 장기적인 결과에 대한 좋은 예후를 나타낸다.
- 코어(중심) 안정화 운동, 일반적인 신경근육 협응, 가정 운동 프로그램을 통해 환자는 향상된 성과와 가능한 기여 요인(하지의 유연성)을 다루는 것이 전반적인 개선에 기여했다.
- 기능적 수행 재훈련도 스포츠별 활동을 포함하도록 진행되었다. 치료사가 완료될 때까지 척추분리증은 확인되지 않았지만, 이 사례는 청소년 운동선수의 급성 허리통이 임상 결과를 보여주고 있으며 임상적 추론, 환자 불만에서 파생된 SINS요인(표 11.14), 주의강조와 지속적인 재평가에 의존하여 임상적으로 양호한 결과를 보여준다.

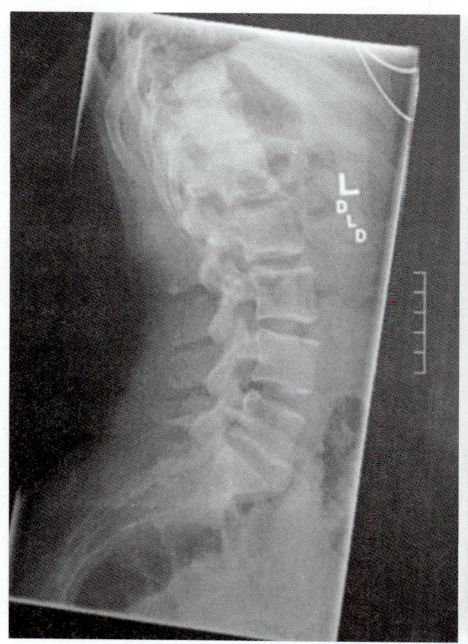

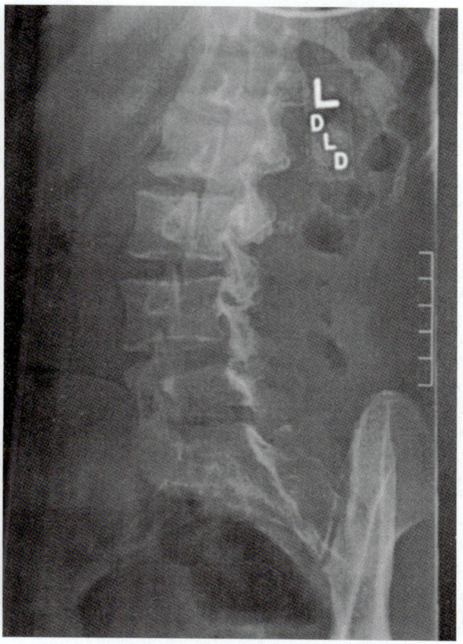

척추분리증을 보여주는 8주 차에 촬영된 측면 및 사위(빗)방사선 사진. 낮은 허리 부위에서 앞쪽 전단력과 L5-S1 관절 압박에 기여하는 증가된 앞굽음증과 허리엉치각 각도에 주목한다. "스카티 개(scotty dog)"의 목 주위에 있는 전형적인 "칼라"는 경화증이 L5 관절간부에서 볼 수 있음을 나타낸다. 명백한 간격이나 앞부분의 미끄러짐은 없다.

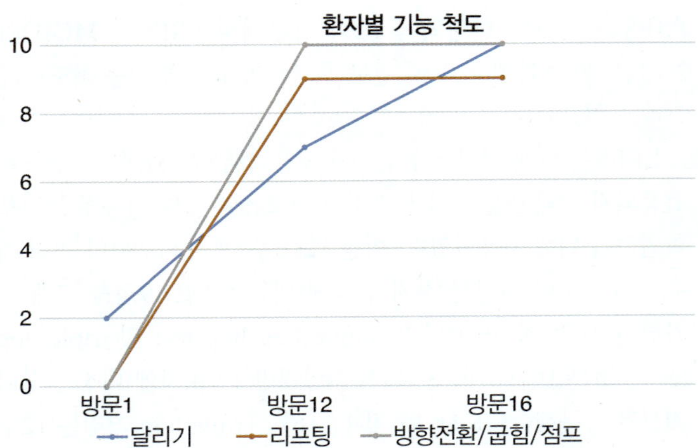

표 11.16 손상 기반 결과 측정

	방문 1	방문 12 (6주)	방문 16 (8주)
불안정한 엎드림	Positive	Negative	Negative
통증(NPRS)	6	0	0
허리동작들의 통증	6	0	0
단일 홉 테스트*		R 156.85cm L 133.98cm	R 158.75cm L 143.51cm
트리플 홉 테스트		R 480.7cm L 480.7cm	R 518.16cm L 510.54cm

* 시각/SLNS에 이차적으로 첫 방문 시 테스트 되지 않음.

표 11.15 기능적 결과 측정

	방문 1	방문 12	방문 16
요통 기능 장애평가 (Oswestry)	15.6%	0%	0%
LEFS	39	80	80
SF-36			
신체통증	51	62	100
신체 기능	80	100	100
역할: 신체적 한계	50	100	100
일반 건강	52	47	62
정신 건강	84	100	100
PSFS			
달리기	2	7	10
점프	0	10	10
방향 전환	0	10	10
굽힘	0	10	10
리프팅	0	9	9

섹션 11.4: 수술 후 관리

일반적인 치료 접근법 GENERAL TREATMENT APPROACHES

수술이나 외상 후 즉각적인 우선 순위는 부상을 입거나 수술로 치료된 구조를 과도한 힘과 긴장으로부터 보호하는 동시에 조직 치유 및 재생에 적합한 힘을 서서히 점진적으로 도입하는 것이다. 치료는 조직 유형, 수술 절개 및 수술에 따라 다른 일정으로 관리 단계에 대한 원칙을 따르고 초기 운동은 체중부하 또는 움직임 제한 동안 위축을 예방하고 최소화하는데 중점을 둔다. 수술 후 관리는 치유단계에서 보호 관리 및 운동범위 해결에서 치유 제안 및 수술 후 프로토콜이 허용하는 대로 운동, 강도 및 기능 회복으로 진행된다. 이전 섹션에 설명된 원칙은 충분한 가동범위 또는 유연성을 회복하는데 적절할 수 있다(섹션 11.1). 제한된 구조적 안정성(섹션 11.2)과 관련된 근육 활성화, 지구력 및 근력을 촉진한다. 생체역학적 정렬 및 신경근 협응 또는 장기간의 고정 또는 체중부하 제한과 관련된 손상과 같은 기여 요인을 해결한다(섹션 11.3).

척추에 대한 일반적인 수술 후 진단은 다음과 같다.:

- 추간판 절제술(Discectomy)
- 고정술(Fusion)
- 척추후궁절제술(Laminectomy)
- 척주옆굽음증 절제술(Scoliosis fusion)

외상진단(Trauma diagnoses):

- 보전적 골절 관리(Conservative fracture management)

금기사항 및 주의사항 CONTRAINDICATIONS AND PRECAUTIONS

치유의 초기 단계에서는 척추 운동이 제한되거나(특히 굽힘 및 회전) 완전히 제한될 수 있다(2장 참조). 초기 치유가 시작될 때 부하가 천천히 진행된다. 수술 후 예방조치는 수술고정에 따라 6주에서 3개월 사이이다. 골절 고정 예방 조치는 뼈 치유에 따라 더 오래 연장될 수 있다. 과도한 범위, 복합적인 움직임 및 충격을 피하기 위한 예방 조치는 외과의사가 설정한다. 척추보조기, 부드러운 허리보조기, 경질 또는 연질 칼라는 범위 조절을 돕기 위해 사용된다. 보조기를 제거한 후 범위와 외부 하중을 증가시키기 전에 허리 부위의 근육 조절을 단일면과 지지 위치에서 재훈련해야 한다.

목표 GOALS

- 힘을 분산시키고 치유를 활성하기 위해 수술 부위 주변의 부하를 피하고 촉진한다.
- 수술 전 기능 장애와 관련된 모든 가능한 원인 요인(장애 및 움직임 패턴)을 해결한다.
- 기능적 운동 범위 회복
- 체중부하 또는 움직임 예방과 관련된 근육 및 신경근 적응 후 근육 활성화, 지구력, 근력 및 힘을 회복한다.
- 치유 예방 조치를 따르는 동안 기능 복귀 및 신경근 협응 촉진
- 심리적 요소(두려움 회피 및 통증 동작) 다루기

검사 및 측정 TESTS AND MEASURES

사용 가능한 검사 및 측정, 해석 및 심리 측정 속성에 대한 자세한 설명은 Magee[1], Sueki[23] 및 Cleland[24]를 참조

1. 통증 보고(움직임, 기능적 활동 또는 자세 포함)
2. 지구력, 근력, 신경근 협응에 대한 기능적 운동 결과 측정(대칭, 반복, 시간 테스트): 한쪽 다리로 서있는 균형, 앉기, 걷기 또는 거리, 대칭 및 속도
3. 움직임 관찰(질적)
4. 보상 동작 및 홈 프로그램 없이 독립적으로 활동을 수행할 수 있는 능력
5. Oswestry 및 목 장애 지수

보상 및 반응에 대한 관찰 OBSERVATION FOR COMPENSATIONS AND RESPONSES

- 부상이 있거나 외과적으로 수술된 plane, 구조와 관련된 특정 범위 및 방향을 모니터링한다.
- 다른 면에서 움직임을 허용하면서 손상된 구조에 힘의 축적 또는 높은 응력/변형을 초래하는 움직임을 제한한다.
- 활성된 신경근 조절로 지원되는 영역을 최우선으로 유지하되 관절에 가해지는 힘에 영향을 미치는 먼쪽 및 몸쪽 영역의 전반적인 정렬을 관찰한다.
- 몸쪽 영역을 모니터링하고 위치와 근육 활성화를 조정하여 모멘트 팔과 과도한 각도 또는 회전을 해결한다.
- 피로로 인한 자세 상실이나 근육활성화를 관찰하고 증상 재현을 모니터링한다.
- 필요한 경우 지지되는 위치를 사용한다.
- 운동 중이나 운동 후에 불편함을 보고하도록 환자에게 요청한다.

방법 METHODS

- 1단계: 치유 예방 조치를 준수하면서 기능적 활동을 가르친다.
- 신경움직임을 증가시킨다.
- 2단계 및 3단계: 점진적인 강화 및 움직임 재교육으로 기능 복귀 촉진
- 인지 행동 기술, 단계별 운동 노출 또는 근육 활성화, 강화 및 지구력을 위한 점진적 운동을 사용하여 운동 관리 중 두려움 회피 및 통증과 관련된 행동을 수정한다.
- 심혈관 및 특정 근육 지구력 결핍을 해결한다.
- 기여 요인을 해결한다.
- 움직임 재교육 및 훈련을 통해 기능적 복귀를 조성한다.
- 가능한 원인 요인을 해결하기 위해 다른 부분의 부족한 유연성 및 운동 범위 저하 문제를 해결한다.
- 팔다리 및 척추 근육 강화 향상(단계 II, III) (표 11.17)

표 11.17 수술 후 관리 주의사항 및 골절 안정화 또는 고정술 후 운동 선택

척추: 수술 후 관리	지침	운동 선택
골절 안정화 또는 고정술	뼈가 충분히 치유될 때까지 모든 평면에서 수술 부위의 움직임을 피한다. 뼈가 충분히 치유될 때까지 고정술 부위 또는 바로 주변에서 움직임을 피한다. 필요한 경우 균형 주의(근육약화, 감각 장애 또는 보조기로 인한 반응 어려움)	수술 부위 주변의 안정화 및 신경근 협응(특히 수술 후 종종 절개되거나 위축 또는 국소 척추 폄근의 경우)
압박 골절	강한 수직 움직임을 피한다. 특히 지속적인 굽힘이나 높은 하중을 피한다. 굽힘과 회전을 피한다.	누운자세, 엎드린 자세 또는 네발기기 자세로 운동하고 완전히 치유될 때까지(12주 이상) 복부 굽힘 운동을 피한다.

운동

수술 전 또는 수술 후 기능 훈련

- 근육 동원, 협응력 및 안정화 기술(섹션 11.2 참조)

신경 가동성

- 정렬 및 힘 분포(섹션 11.3)
- 만성 통증 접근법(단계별 운동 방법) (참조 섹션 11.3)
- 기능적 움직임 재교육(섹션 11.3 참조)
- 점진적인 하지 또는 상지 근력 강화(섹션 9.2, 9.3, 10.2, 10.3, 11.2 및 11.3)
- 전반적인 지구력(섹션 9.3, 10.3 및 11.3)
- 기여 요인들 해결

운동 설명

수술 전 또는 수술 후 기능 훈련

PREOPERATIVE OR IMMEDIATE POSTOPERATIVE FUNCTIONAL TRAINING

11.46 몸통 굴리기 Log-Rolling

그림 11.46 참조

목적

- 침대에서 구르거나 옆으로 누운 상태에서 앉은 상태로 전환할 때 몸통의 안정화
- 이 동작은 재활 과정의 초기에 가르쳐야 하는 중요한 중재 기술이다.

주의사항

- 척추 수술 후, 몸통 돌림이나 증가된 몸통 회전력으로부터 수술 부위나 골절 부위를 보호하기 위해 몸통 굴리기를 가르쳐야 한다. 침대에서 또는 반듯이 누운 자세에서 앉기 위해 움직일 때, 특히 팔과 다리가 따로 움직이는 경우, 움직임의 정상적인 축은 허리뼈에 있다.
- 복부 근육을 사용하면 코어를 유지하는 데 도움이 되며, 어깨와 골반을 동시에 움직이면 힘을 분산시키는 데 도움이 된다.
- 이동은 보조기를 이용해서 수행할 수 있다.
- 환자가 처음으로 침대에서 일어나는 경우 몸통 굴리기 후 기립성 저혈압 예방이 중요하다(운동 11.47).

자세

- 바로 누운 자세

움직임

1. 능동적인 복부 근육 사용과 척추의 중립 자세를 유지하면서, 한쪽 엉덩이를 45° 굽힌 다음 두 번째 다리를 구부린다.
2. 허리뼈의 중립 자세를 유지한다.
3. 척추를 지지하고 상지와 하지를 동시에 움직이면서 몸통이 옆으로 굴러갈 수 있도록 한다(그림 11.46A, B).
4. 가슴뼈, 허리뼈 및 골반과 함께 움직이도록 유지하면서, 몸통이 구르기 시작할 때 팔을 뻗는다. 상지와 하지를 동기화시켜야 한다.

장점

- 환자에게 허리뼈의 과도한 돌림이나 수술 부위에 부하를 방지해서 수술 부위의 구조의 변형을 줄이는 방법을 가르치는 것이 중요하다.

교육 팁

- 지침 예:
  - "복부 근육을 사용하여 골반과 갈비우리가 같이 움직인다고 생각하세요. 허리를 같은 자세를 유지하면서 한 번에 무릎을 한쪽씩 굽힘하세요. 복부 근육을 사용해서 몸통을 한쪽으로 굴리세요."
  - "어깨와 골반이 동시에 굴러야 합니다."
- 수정해야 할 일반적인 오류:
  - 팔로만 손을 뻗거나, 척추를 움직이지 않으면서 팔이나 다리가 움직임을 이끌도록 해서 척추가 비틀리지 않도록 한다(이 경우 척추가 돌림된다).
- 보상작용을 해결하거나 예방하는 방법:
  - 척추가 회전하지 않도록 다리나 팔을 움직이기 전에 코어 근육을 활성화시켜야 한다.
  - 몸통을 굴리면서 동시에 이동하고자 하는 방향으로 머리를 돌리게 한다.

대안

- 배 위에 베개를 올려놓거나, 고유수용 입력을 돕기 위해 탄성 끈을 사용해서 움직임을 수행할 수 있도록 한다.
- 움직임 타이밍에 치료사가 보조
- 필요한 경우 몸통 뒤에 베개를 받친 상태에서 순차적으로 굴리기

진행

- 움직임 속도를 높임
- 피드백 감소시킴

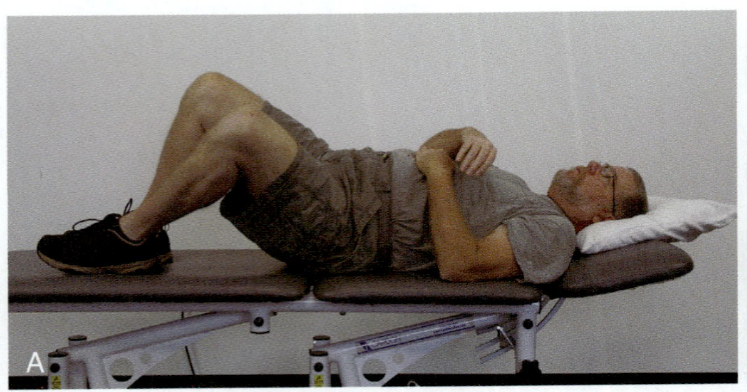

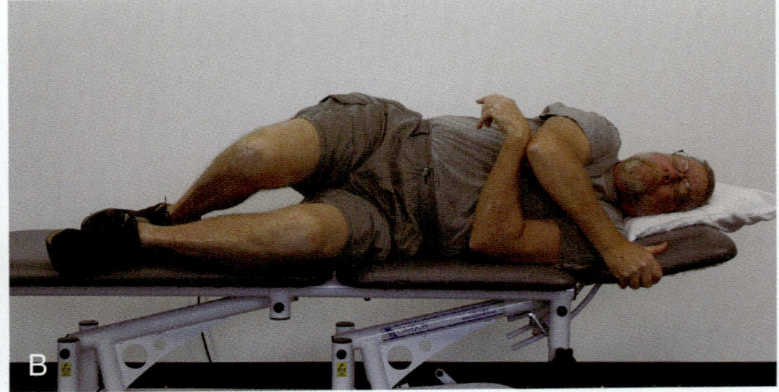

그림 11.46 반듯이 누운 상태에서 옆으로 누운 상태로 몸통 굴리기.

11.47 옆으로 누워서 앉기 Side-Lying to Sitting

그림 11.47 참조

목적

- 옆으로 누운 자세에서 앉은 자세로 이동하는 동안 몸통 안정화

주의 사항

- 환자가 구르거나 앉으려고 할 때 침대 옆면에 너무 가까이 있지 않도록 해야 한다.
- 기립성 저혈압(어지러움, 현기증)을 관찰해야 한다. 환자가 앉은 자세로 움직일 때 한 번 멈추고 발목 펌프(ankle pumps)운동을 해서 혈액을 머리 쪽으로 재순환 시켜야 한다.
- 다리를 보호하고 환자의 발이 지면에 단단히 고정할 수 있도록 침대 높이를 확인해야 한다.

자세

- 반듯이 누운 자세

움직임

1. 능동적인 복부 근육 사용과 함께 몸통 굴리기 동작을 사용해서 누운 상태에서 옆으로 굴림한다(운동 11.46).
2. 능동적인 복부 근육 사용과 척추의 중립자세를 유지하면서 위쪽에 위치하는 팔을 사용해서 아래쪽으로 밀면서 아래쪽에 위치하는 팔꿈치를 이용해서 위로 밀어 올린다.
3. 코어 근육으로 안정화시키고, 팔을 이용해서 몸을 위로 밀어 올리면서 다리를 침대 가장자리에서 내린다(그림 11.47A–D).

장점

- 몸통의 무리한 돌림이나 옆으로 굽히지 않도록 하는 것이 중요한 기술

교육 팁

- 지침 예:
  - "옆으로 구르세요. 코어 근육을 활성화시키면서 팔꿈치로 조심스럽게 밀어 올리세요. 침대 옆에서 발을 내리고, 발을 내리면서 몸을 위로 밀어 올려 앉으세요."
  - "발이 내려갈 때 팔을 사용해서 상체가 침대에서 동시에 들어 올릴 수 있도록 도와주세요."
  - "상지와 하지의 움직임 시간을 측정합니다."

대안

- 배 위에 베개를 올려놓거나, 고유수용 입력을 돕기 위해 탄성 끈을 사용해서 움직임을 수행할 수 있도록 한다.
- 움직임 타이밍에 치료사가 보조

진행

- 움직임 속도를 높임
- 피드백 감소시킴

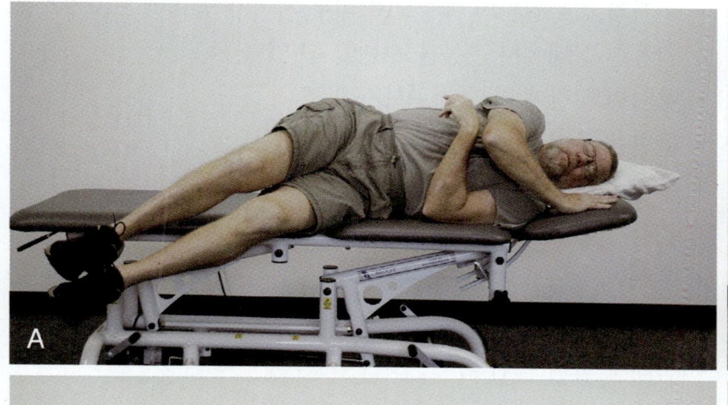

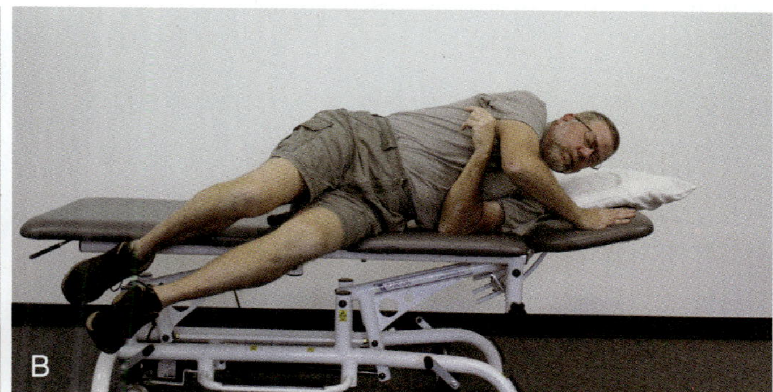

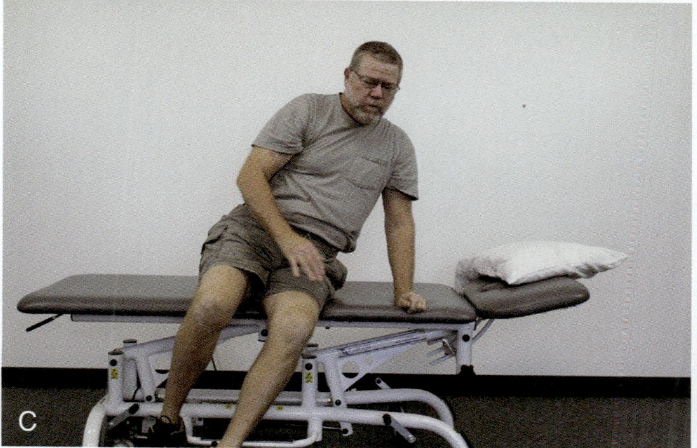

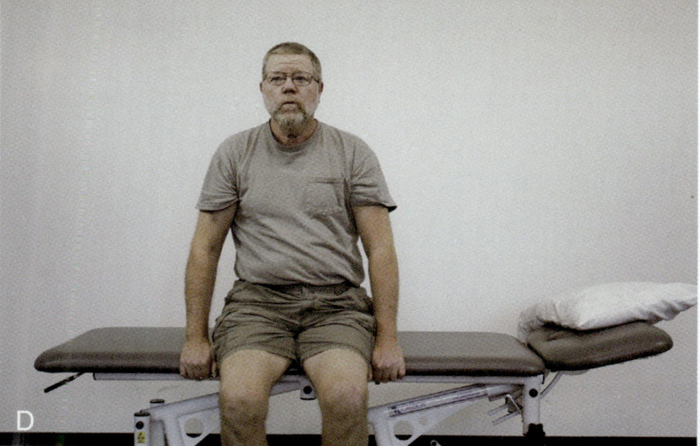

그림 11.47 옆으로 누운 자세에서 점진적인 움직임(A) 침대에서 발을 떼고 앉은자세(B–D).

11.48 침대 이동성을 위한 측면 이동과 교각운동
Bridging with Lateral Transfer for Bed Mobility

목적

- 반듯이 누운 자세에서 앉은 자세로 이동하기 전에 침대에서 몸을 움직일 수 있도록 몸통 안정화
- 움직임을 만들기 위한 훈련 또는 준비

주의사항

- 과도한 허리 폄을 피해야 한다.
- 척추의 움직임 또는 근육 피로를 관찰해야 한다.
- 몸통 근육의 활성화 타이밍을 관찰해야 한다.

움직임

1. 중립적인 허리 만곡을 설정한 후 코어 근육와 함께 허리뼈를 안정화 시켜야 한다.
2. 골반을 들어 올려 허리 주변 근육들의 안정성을 유지(그림 11.48).
3. 몸통을 한쪽으로 이동시킨 후, 골반을 침대 바닥 쪽으로 내려놓는다.
4. 한쪽 다리를 들어 올려 골반 방향으로 움직인 후 내려놓았다가 다른 쪽 다리로 동작을 반복한다.
5. 반듯이 누운 자세에서 앉은 상태로 자세를 변경하는 경우, 앉기 위한 전 단계로 몸통을 옆으로 굴려 침대 가장자리에 가까워지는 움직임을 반복적으로 연습해야 한다(운동 11.46).

장점

- 허리의 과도한 돌림 방지 또는 수술 후 상처 부위에 과도한 스트레스 받는 운동 축이 생성되지 않도록 방지하기 위해 필요하다.
- 환자가 평소보다 침대에서 더 많은 시간을 보내는 경우, 과도한 통증을 유발하지 않고 침상 이동은 수술 전 운동 또는 치료에 도움이 되는 매우 중요한 활동이다.
- 침대 이동 및 자세 변경에 필요한 기능적 활동
- 이 운동은 골절 후 통증이 많은 환자 또는 전이성 암이나 골다공증과 같은 다른 척추질환을 가지고 있는 환자들을 돕기 위해 사용될 수도 있다.

교육 팁

- 지침 예:
  - 환자가 통증이 없는데 교각 자세를 하는 데 어려움이 있는 경우, 처음에 척추 안정화를 돕기 위해 보조 기구를 사용할 수 있다.
  - "골반을 들어 올리기 전에 팔로 침대를 누르세요. 이렇게 하면 통증을 증가시키지 않으면서 골반을 쉽게 들어 올릴 수 있다. 골반을 들어 올릴 때 복부 근육에 힘을 주고 유지하세요."
- 수정해야 할 일반적인 오류:
  - 교각 운동과 동시에 척추를 비틀거나 돌림 시키는 동작
  - 허리에만 발생하는 과도한 폄
- 보상작용을 해결하거나 예방하는 방법:
  - 골반을 들어 올리기 전에 환자가 복부 근육을 사용할 수 있고, 척추의 중립 위치를 찾을 수 있는지 확인해야 한다.
  - 침대에서 옆으로 약간 움직이거나 수직으로 움직이는 것은 동작을 수행하기 쉽고 체간 안정성의 손실을 일으킬 가능성이 적다.

대안

- 환자가 척추질환의 예방으로 외부 지지가 필요한 보조기기를 착용한 상태에서 운동을 수행할 수 있다.
- 움직임 시간에 따라 치료사가 보조
- 골반을 들어 올릴 때 적은 보조를 해줌
- 수직 이동

진행

- 움직임 속도를 높인다.
- 피드백을 감소시킨다.
- 움직임 범위 늘린다.
- 횟수 증가

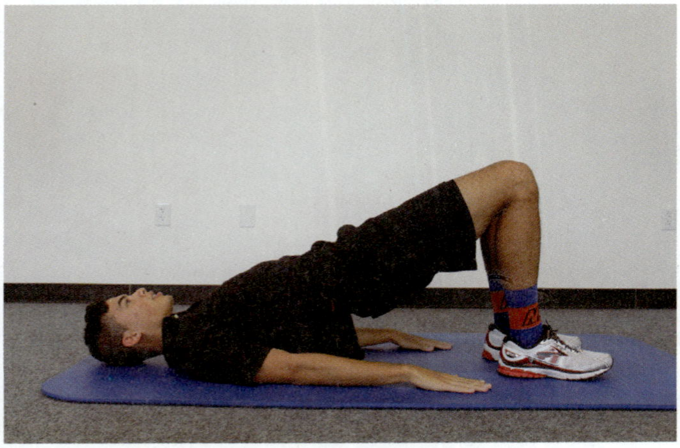

그림 11.48 침대 이동에 필요한 측면 이동 전의 교각운동.

11.49 앉았다 일어나기 Sit-to-Stand

그림 11.49 참조

목적

- 앉았다 일어날 때 몸통 근육의 안정화
- 특정 축에서 척추 폄을 사용하여 보상작용이 나타나지 않도록 운동학습 및 수축 시간 훈련
- 몸통 안정화를 통한 하지근력 강화

주의 사항

- 앉으려고 할 때 환자가 침대 옆에 너무 가까이 있지 않도록 확인해야 한다.
- 기립성 저혈압(어지럼증, 현기증)을 확인한다.
- 다리를 보호하고 환자가 발을 땅에 단단히 고정할 수 있도록 침대 높이를 확인해야 한다.
- 척추에 대한 주의사항들을 확인해야 한다.

자세

- 앉은 상태에서 환자의 다리에 맞는 의자 높이 선택

움직임

1. 능동적인 복부 근육 사용과 척추의 중립자세를 유지하면서 골반을 침대나 의자의 앞쪽 가장자리를 향해 움직이게 한다.
2. 허리뼈의 중립 위치를 유지하면서 골반을 앞으로 향하게 한다.
3. 기울인 다음, 엉덩이와 무릎을 사용하여 수직 방향으로 몸을 의자에서 들어 올린다(그림 11.49A, B).
4. 몸통 폄은 엉덩이와 무릎이 펴지기 시작하는 후에 일어나야 하지만, 다리가 펴지기 전에 몸통 폄 동작이 먼저 나타나면 안 된다.
5. 손은 의자에 앉아 균형을 잡는데 도움을 줄 수 있으며, 몸통을 수직으로 올릴 때 보조로 사용할 수 있다.

장점

- 수술 전 또는 수술 후 초기 회복기에 척추의 과도한 굽힘 또는 폄을 방지하거나, 수술 후 상처 부위에 지지되지 않는 운동 축이 발생하지 않도록 가르쳐야 하는 중요한 기능적 기술

교육 팁

- 지침 예:
  - "엉덩이를 의자 앞 가장자리로 이동하고, 발이 몸 아래에 있는지 확인하세요. 일어날 준비가 되면 복부 근육을 사용해서 몸통을 앞으로 기울이세요. 엉덩이와 무릎을 사용해서 다리에 힘을 주면서 일어나세요. 몸통을 곧게 펴기 전에 엉덩이를 몸 아래로 가져오고 복부 근육을 계속 사용하세요."
- 수정해야 할 일반적인 오류:
  - 척추 폄이 초기에 나타남
  - 환자가 일어설 때 위를 보면 허리뼈 및 목뼈 폄이 조기에 발생할 수 있다.
  - 발이 너무 앞쪽에서 고정됨(기저면 바깥쪽)
  - 한 손으로 의자를 잡고 있으면 척추가 돌림됨
- 보상작용을 해결하거나 예방하는 방법:
  - 앞을 바라보고 몸통이 곧게 폄할 때 시선 변화가 천천히 일어나도록 한다.
  - 발이 의자에 가까이 있고, 몸 아래에 있는지 확인
  - 처음에는 두 손을 의자 가장자리 지지대를 이용할 수 있지만, 가능하면 팔을 앞으로 뻗는다.

대안

- 배 위에 베개를 받치거나, 탄력 있는 끈을 사용하면 고유수용성 입력에 도움이 될 수 있다.
- 표준 의자 높이보다 높은 의자에서 시작하면 필요한 범위가 줄어든다.
- 다리를 엇갈리게 한 자세(다리 뒤쪽이 더 강함)는 앞쪽 다리의 근력이나 가동 범위 부족을 대체하는데 도움이 된다.

진행

- 움직임 속도를 높인다.
- 피드백을 감소시킨다.

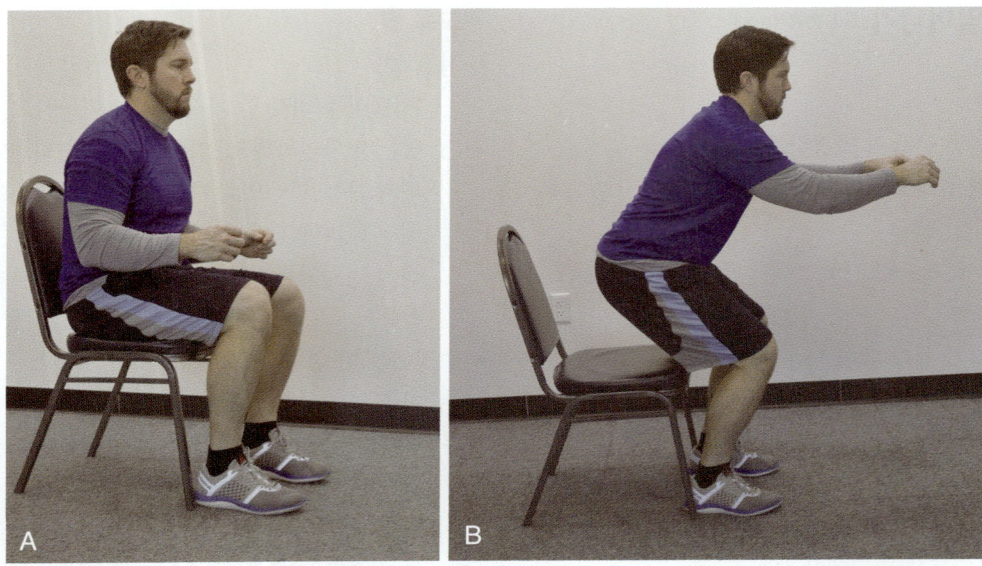

그림 11.49 (A 및 B) 팔 지지대가 없이 앉았다 일어나기. 무게 중심이 기저면 쪽으로 움직이고 발이 의자에 가깝다는 점에 유의한다.

신경 가동성 NEURAL MOBILITY

신경 가동성 운동은 경미하거나 중등도의 자극성을 가진 사람 또는 척추 수술 후 환자들에게 적용할 수 있다. 신경 가동성 운동의 목표는 수술 후 움직임 또는 유착되어 있는 신경 구조를 움직여서 섬유화 또는 유착 형성을 방지하는 것이다. 특히, 이전에 수술, 외상 또는 만성적인 질환의 병력이 있는 환자의 경우 결합 조직들의 유착은 통증 또는 움직임을 어렵게 하는 원인이 될 수 있다. 신경을 움직이는 것은 순환 반응을 개선하고, 수술 후 초기에 통증에 대한 두려움을 해결할 수 있는 방법으로 생각된다. 치료사는 처음에 움직임을 수행한 다음, 가정 프로그램으로 운동을 수행하도록 환자를 교육할 수 있다.

11.50 하지 신경 가동 운동

Lower Limb Neural Gliding

그림 11.50 참조

목적

- 신경 구조를 가동

금기사항 및 주의사항

- 신경 증상이 쉽게 재현되거나 매우 과민한 경우 극도로 주의하고, 먼쪽으로 움직이는 동작을 제한시킨다.
- 환자의 증상이 중등도 이상 과민한 경우, 신경 가동성 운동을 실시할 때 주의를 하면서 실시한다.
- 운동 중 또는 운동 후에 증상이 악화되어서는 안 된다.

자세

- 바로 누운 자세, 무릎 구부리고 누운 자세

움직임

1. 척추의 중립을 유지하면서, 한쪽 엉덩이와 무릎을 90°로 구부려 손으로 다리를 받치거나 끈을 사용해서 환자에게 허벅지를 지지하도록 요청한다(그림 11.50A–C).
2. 환자는 하지에서 증상이 재현될 때까지 능동적으로 무릎을 최대한 펴고, 이후 증상이 나타나지 않는 지점까지 무릎을 약간 구부린다.
3. 발목의 발등 굽힘은 궁둥구멍신경을 꼬리쪽으로 미끄러지게 할 수 있다(그림 11.50B). 안쪽 번짐과 발바닥 굽힘은 정강신경과 종아리신경을 더욱 활주하기 위해 사용할 수 있다(그림 11.50D).

장점

- 척추와 무릎 자세의 지지는 몸쪽에서 보상적 움직임을 방지할 수 있다.

대안

- 발목을 발등굽힘 상태를 유지하면서, 전체 스트레칭이 아닌 작은 범위로 무릎을 펴고 구부려 신경활주를 만든다.

진행

- 활주 범위를 증가시킨다.
- 증상이 재현되는 범위에 도달하도록 범위를 늘리지만, 즉시 끝 범위를 벗어나야 한다.
- 5–10초 동안 짧게 자세를 유지한다.
- 앉을 때 슬럼프 자세(slump position)를 사용해서 전체 몸쪽 신경계를 늘린다. 몸통 굽힘과 목뼈 굽힘은 발목 움직임의 유무에 관계없이 엉덩관절 굽힘과 무릎 폄한 상태에서 시작 자세로 실시할 수 있다(그림 11.50E–G).
- 넙다리 신경 복합체의 가동성은 엎드린 자세에서 엉덩관절 폄과 무릎 굽힘한 상태에서 실시할 수 있다(그림 11.50H).

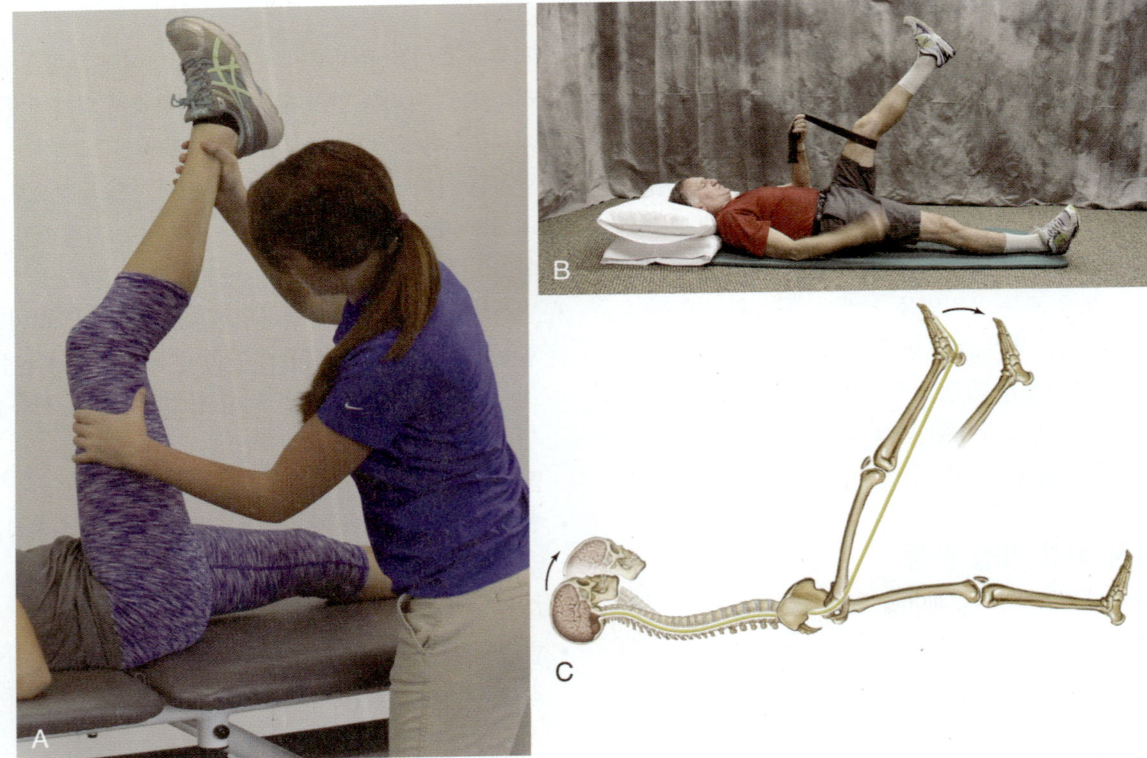

그림 11.50 바로 누운 자세에서 엉덩관절 굽힘, 무릎 폄한 상태에서 치료사에 의해 실시하는 신경 가동성 운동(A) 또는 환자가 능동적으로 실시하는 신경 가동성 운동(B). 또는 목뼈 굽힘(C)을 추가할 수 있다.

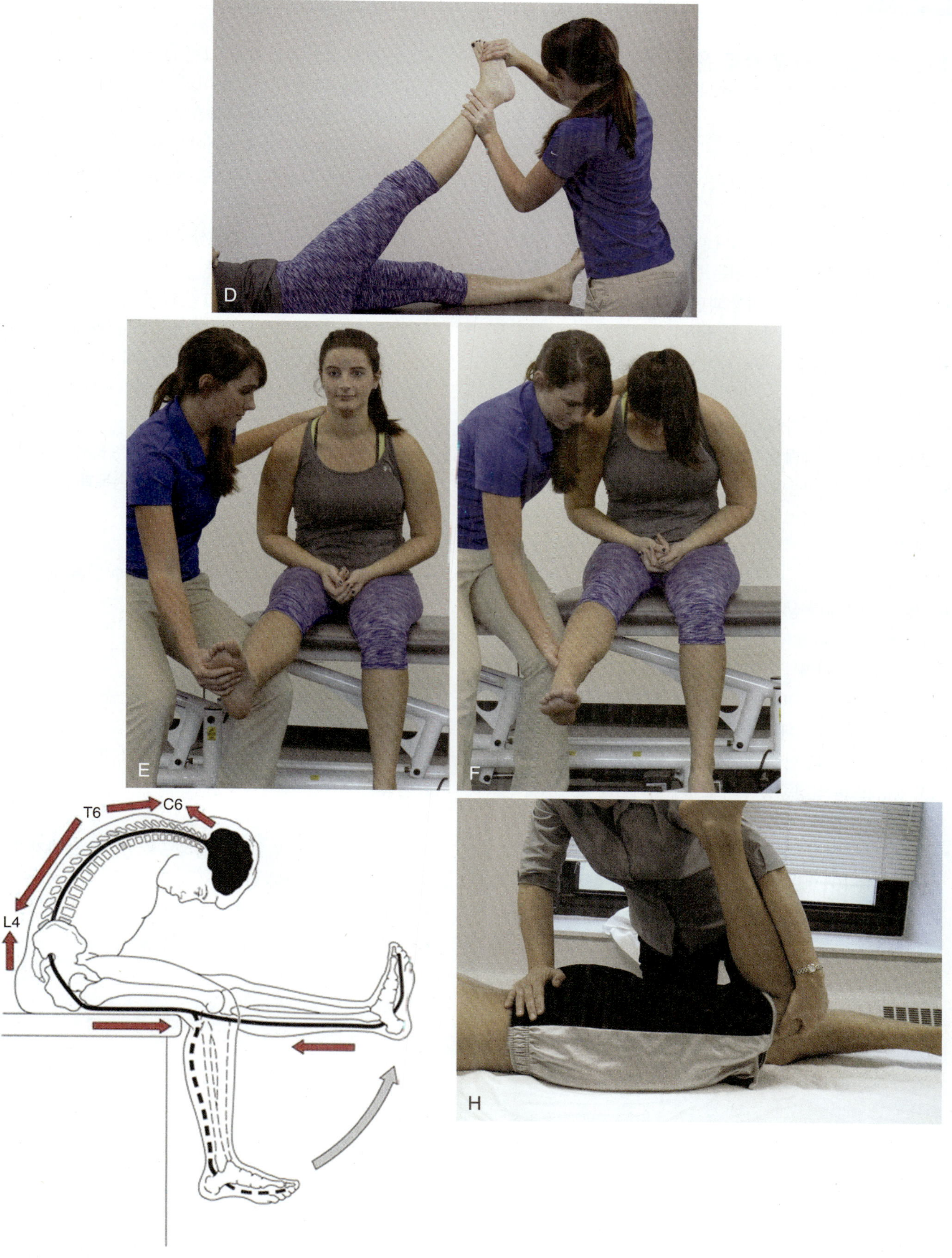

그림 11.50 계속 정강신경과 종아리신경을 목표로 사용되는 발바닥 굽힘 및 안쪽 번짐(D). 앉은 자세에서 슬럼프 자세에서 몸쪽 신경 가동 운동(E 및 F), 먼쪽 발목 운동 포함(E) 또는 제외하는 신경 운동(F). 전체 신경 복합체의 최대 스트레칭은 일반적으로 신경 복합체(G)의 전체 길이에 도달하지 않아도 된다. 넙다리 신경 가동성은 엎드린 자세에서 엉덩관절 폄과 무릎 굽힘(H) 상태에서 실시한다. (Cameron MH의 C 및 G, Monroe LG. Physical Rehabilitation. St. Louis, MO: Mosby, 2007.)

11.51 상지 신경 가동 운동
Upper Limb Neural Gliding

그림 11.51 참조

목적

- 신경 구조의 이동성 증가 또는 유지

금기사항 및 주의사항

- 신경 증상이 쉽게 재현되거나 매우 과민한 경우 극도로 주의하고, 먼쪽으로 움직이는 동작을 제한시킨다.
- 환자의 증상이 중등도 이상 과민한 경우, 신경 가동성 운동을 실시할 때 주의를 하면서 실시한다.
- 운동 중 또는 운동 후에 증상이 악화되어서는 안 된다.

자세

- 머리, 목, 어깨에 가해지는 스트레스를 피하기 위해 충분한 머리 지지대와 함께 목뼈의 중립자세 유지가 필요
- 블록이나 공을 이용해서 약간 패인 어깨뼈 자세를 유지하거나 또는 치료사가 어깨관절 위를 잡고 환자의 움직임을 제한시킨다.

움직임

- *정중신경에 대한 상지 긴장*[1] (그림 11.51A, B)
  1. 팔꿈치를 90°로 굽힘한 상태에서 어깨를 완전히 가쪽돌림 시키면서 어깨를 70°에서 110° 사이로 벌림시킨다. 증상이 나타나는 것을 피하기 위해 필요한 경우, 어깨와 위팔에 수건이나 작은 베개로 지지할 수 있다.
  2. 아래팔을 뒤침한 상태에서 팔꿈치를 폄한다.
  3. 통증 또는 신경증상이 과도하게 나타나지 않으면서 손목과 손가락(엄지 포함)을 펴하도록 한다.
- *정중신경의 상지 긴장 자세*
  1. 어깨를 10° 벌림하고 팔꿈치를 90° 굽힘 한 상태에서 어깨를 가쪽돌림 시킨다. 증상이 나타나는 것을 피하기 위해 필요한 경우 어깨와 위팔에 수건이나 작은 베개로 지지할 수 있다.
  2. 아래팔을 뒤침한 상태에서 팔꿈치를 폄 한다.
  3. 통증 또는 신경증상이 과도하게 나타나지 않으면서 손목과 손가락(엄지 포함)을 펴하도록 한다.
- *노신경의 상지 긴장 자세*(그림 11.51C, D)
  1. 어깨를 70°에서 110° 사이로 모음하고 팔꿈치를 90°로 굽힘 시킨다. 증상이 나타나는 것을 피하기 위해 필요한 경우 어깨와 위팔에 수건이나 작은 베개로 지지할 수 있다.
  2. 아래팔을 엎침하고 손목을 자쪽 치우침 한 상태에서 팔꿈치를 폄한다.
  3. 과도한 통증이나 신경증상이 없는 손목과 손가락(엄지 포함)을 굽힘한다.
- *자신경의 상지 긴장 자세*(그림 11.51E, F)
  1. 어깨를 10°에서 90° 사이로 벌림하고, 어깨를 폄하면서 가쪽 돌림, 팔꿈치는 폄한다. 증상이 나타나는 것을 피하기 위해 필요한 경우, 어깨와 위팔에 수건이나 작은 베개로 지지할 수 있다.
  2. 아래팔은 엎침 또는 뒤침하고 손목은 노쪽 치우침한다.
  3. 과도한 통증이나 신경증상이 없는 손목과 손가락을 폄한다.

장점

- 척추 및 어깨 자세는 몸쪽에서 발생할 수 있는 보상적 움직임을 방지하는 데 도움이 된다.
- 능동 움직임은 환자가 조절할 수 있다.

대안

- 어깨, 팔꿈치 또는 손목의 가동 범위를 줄여 신경 구조의 긴장을 감소시킨다.
- 손목 자세를 유지하면서 팔꿈치를 움직인다.

진행

- 활주 범위를 증가시킨다.
- 증상이 재현되는 범위에 도달하도록 범위를 늘리지만, 즉시 끝 범위를 벗어나야 한다.
- 5–10초 동안 짧게 자세를 유지한다.
- 움직이는 팔에서 목뼈의 가쪽 굽힘을 추가한다 (그림 11.51G, H).

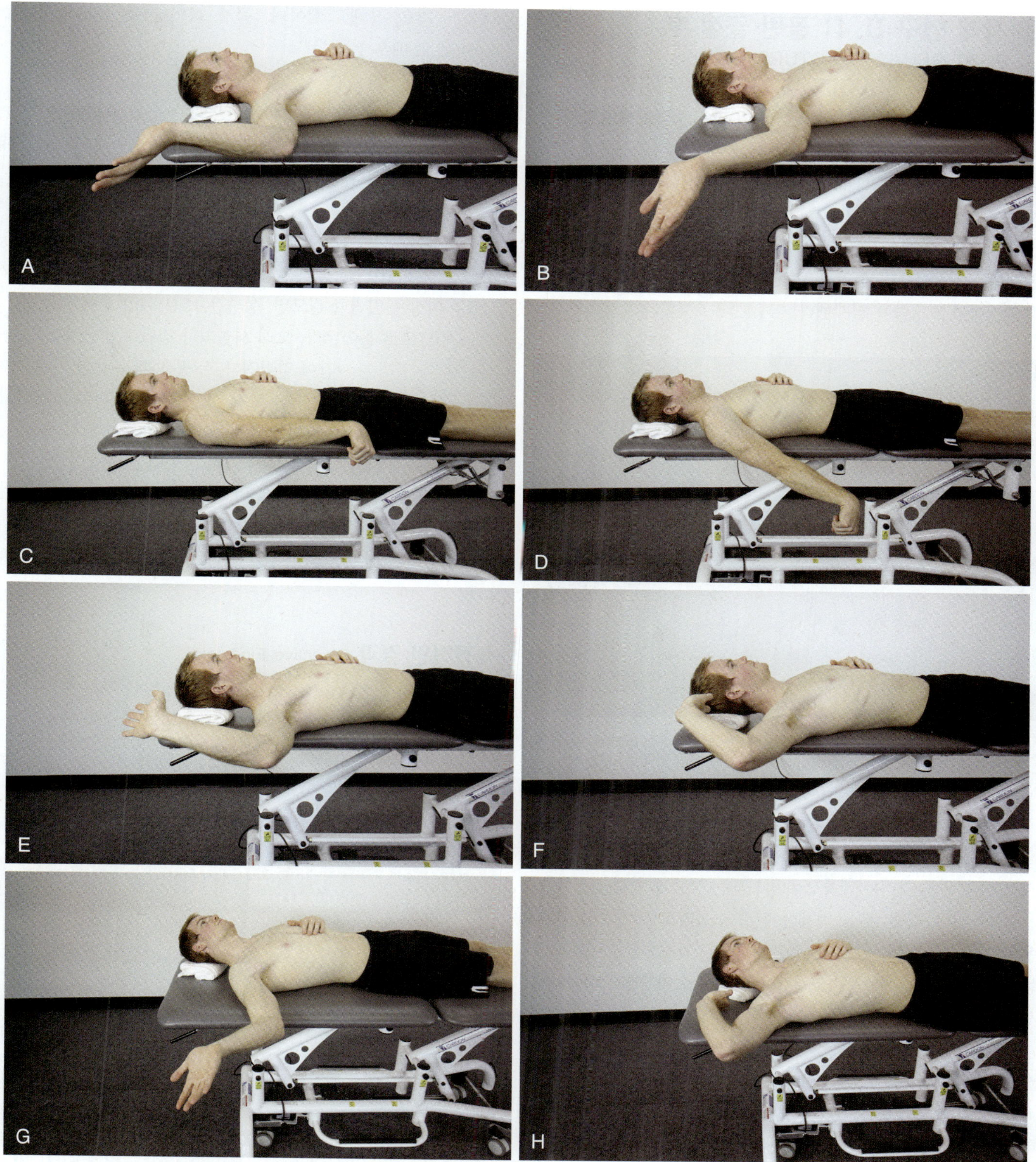

그림 11.51 정중신경(A 및 B), 노신경(C 및 D), 자신경(E 및 F)에 대한 상지 신경 가동, 목뼈 자세에 따른 추가 긴장(G 및 H).

사례 연구 11.4: 골반 골절 후 POST PELVIS FRACTURE

이 사례 연구는 황색 깃발(yellow flags) 증상이 있는 환자를 대상으로 치료적 운동 처방, 진료 의뢰 및 운동 강도 증가를 위해 심리학적 접근이 필요한 외상 후 환자가 가지고 있는 만성 통증에 대한 접근을 설명한다.

45세 남자가 3년 전 교통사고로 왼쪽 엉덩뼈와 엉치뼈 골절을 당했다. 골절은 초기에 외부 고정술 및 침상에서 고정 치료 한 후, 내부 고정술을 실시했다.

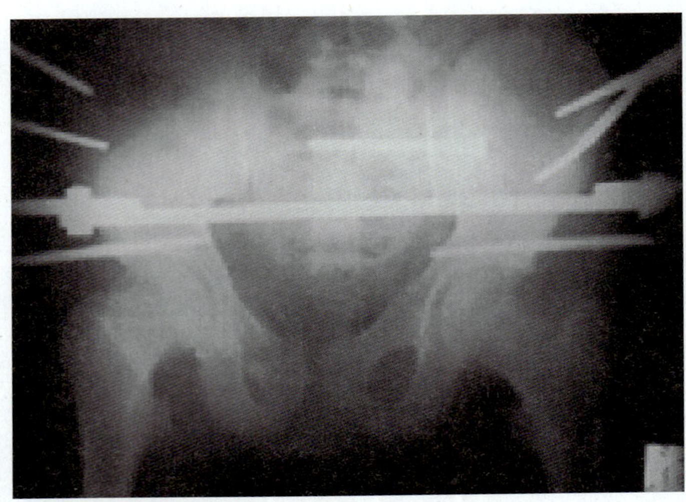

(From Borozda IV, Ganzhurov NA, Kapustyansky AA, et al. 앞, 뒤로 분리된 불안정한 골반의 단계별 외부 고정술(Step-by-step external fixation of unstable pelvis with separate anterior and posterior modules. *Asian Pac J Trop Biomed*. 2016.)

그는 수술 후 8주 후에 체중 부하를 시작할 수 있었다. 그는 사고 이후 왼쪽 다리 아래쪽으로 방사되는 통증과 함께 만성 요통을 앓고 있다. 그는 부상 전에는 건설 노동자로 일했지만, 지금은 장애에 시달리고 있으며, 결혼해서 세 자녀를 두고 있다. 그는 통증 완화를 위해 옥시코돈(oxycodone; 마약성 진통제)을 사용하고 있다.

기능상태 및 목표 Functional Status and Goals

그는 왼쪽 다리로 서 있을 수 없어, 옷을 입거나 또는 샤워를 하는 것이 어렵다고 한다. 그는 현재 자녀들을 주로 돌보고 있으며, 운전은 할 수 있지만 집안일이나 집 주변을 관리할 수 없다. 그는 10분 이상 앉거나 서 있을 수 없으며, 왼쪽 다리로 서있거나 10미터 이상 통증 없이 걸을 수가 없다. 그는 물건들을 들 수 없다. 그의 목표는 통증 없이 집 주변을 걸을 수 있으며, 앉거나 서 있을 때 통증을 줄이는 것이다. 그는 그의 아들과 함께 농구를 할 수 있기를 원한다. 그의 오스웨스트리(Oswestry) 점수는 68%(심각한 장애)[47,90]이며, 공포 회피 행동 설문지 점수는 80/96으로 매우 높다.[92,93]

주관적인 통증 Subjective Complaints

- *심각도:* 높음; 통증 강도는 8/10이며, 굽힘 또는 돌림 할 때 통증이 증가된다. 앉거나 서있을 때, 걸을 때 통증이 더 증가한다.
- *과민성:* 높음; 환자는 5분 이상 앉고 서있을 때와 10m 이상 걸을 때 8/10의 통증 수준을 가지고 있다고 말한다. 만약 그가 5분 이상 서있거나 걸으면, 통증은 15분 이상 후에 기준선(5/10)으로 돌아온다. 오래 서있거나 걸을수록 통증이 줄어드는 데 걸리는 시간이 길어진다. 누웠을 때 통증이 가장 적지만, 한 번에 2시간 이상 잠을 잘 수 없다. 그는 왼쪽 엉치뼈 부위, 허리뼈, 왼쪽 다리 뒤쪽 아래로(또한 지속적인 통증) 욱신거리고 타는 듯한 통증을 가지고 있다고 한다.
- *현재 상태:* 외상 후 왼쪽 골반 골절로 외부 고정술 실시, 컨디셔닝 악화, 만성 통증; 방사통을 동반한 허리통증, 높은 공포 회피, 만성 통증(글상자 11.14)
- *단계:* 만성

객관적인 결과 Objective Findings

- *자세:* 척추 만곡증(Swayback) 자세, 앉은 자세에서 기립할 때 폄 증가, 기립해 있을 때 오른쪽으로 체중을 지탱하는 비대칭성, 골반이 오른쪽으로 돌림 됨
- *가동 범위:* 모든 능동적 가동 운동할 때 보호 반사가 나타나며, 능동적 가동 운동을 할 때 통증 척도는 5/10에서 8/10로

글상자 11.14 주관적 정보의 해석(Interpretation of Subjective Information)

심한 통증 강도, 높은 과민성, 만성 통증 및 높은 공포 회피를 가지고 있다. 그는 높은 오스웨스트리(Oswestry) 장애 점수[47,90] 및 높은 공포 회피를 가지고 있음.[92-95]

검사는 만성 통증의 심리적 영향에 초점을 맞춰야 하며, 통증 유발 접근 방식은 표시되지 않는다.[96,97] 통증 악화를 제한하기 위한 시도가 이루어지는 동안, 환자의 기능 및 움직임을 개선하기 위해 심리학에서 사용하는 검사를 즉시 시작해야 한다.[96,97] 누운 자세가 통증이 가장 적으며, 반듯이 누운 자세, 옆으로 누운 자세, 엎드린 자세로 검사 및 치료를 진행할 수 있으며, 포괄적인 주관적 통증 척도만 집중하지 않고, 통증을 가지고 있으면서도 움직이고자 하는 동기를 제공해서 명확하게 설명해야 한다.[98] 통증 신경 과학 교육,[98-101] 인지-행동 기법,[101-105] 자기 관리와 같은 심리학적 접근방법은 첫 번째 방문 때부터 시작해서 검사 과정까지 통합되어야 한다. 점증 부하 운동 또는 단계별 운동 접근 방법[106-108] 및 심리적 장애에 적합한 기준 매개변수 등의 선택은 검사 및 초기 운동 검사를 통해 결정해야 한다.

통증이 증가했다고 한다. 그는 왼쪽에서 20° 굽힘, 10° 폄, 5° 옆 굽음, 오른쪽에서는 12° 움직인다. 돌림은 양쪽 모두 15°로 제한된다.

- *신경 검사:* 반사 신경은 정상이다. 그는 왼쪽 L4, L5, S1 피부 분절에서 접촉하면 과민 반응을 보인다. 근절 검사(Myotomal testing)는 과민증과 통증에 의해 제한된다.
- *근육 길이:* 신경 긴장검사(Neural tension testing)는 무릎 굽힘 45° 및 엉덩관절 굽힘 90°에서 무릎을 폄할 때 통증이 나타난다.
- *기능 검사:* 10미터 걷기한 후 통증척도는 8/10로 증가하며, 보행 속도는 1.8m/sec이다. 왼쪽에서 진통 보행(Antalgic gait)과 트렌델렌버그(Trendelenburg) 보행이 보이며, 오른쪽에서 짧은 보폭이 비대칭적으로 나타난다. 오래 보행할 때에는 지팡이를 사용한다.
- *균형:* 한발로 서기(Single-leg standing)에서 오른쪽은 20초 유지할 수 있으며, 왼쪽은 체중 부하에 대한 두려움과 통증으로 검사를 실시할 수 없다.

평가 Evaluation

- *의학적 진단:* 골반 골절 후, 만성 통증
- *물리 치료 진단:* 골반 골절 수술 후 관리, 만성 통증; 심인성 허리 통증
- *기여 손상:*
  1. 컨디션닝 및 심혈관 지구력 감소
  2. 만성 통증: 통증 민감성 변화, 왼쪽 체중부하 회피, 공포 회피 행동, 2차적인 장애 발생 가능
  3. 둔근 유연성 및 왼쪽 신경 가동성 저하
  4. 왼쪽의 모든 근육인 엉덩관절 주변 근육, 복부 및 몸통 근육들의 활성화, 지구력 및 근력 감소
  5. 허리골반 안정화 및 신경근 협응력 기능 저하
  6. 스트레스의 국소화가 발생할 수 있는 보상작용 및 비대칭 자세

주의사항 Precautions

- 과도한 방사통을 악화시키는 것을 제한하며, 점진적 운동을 통해 속도를 천천히 실시하는 운동과 움직임을 시작해야 한다.
- 낙상 예방 조치가 필요함
- 두려움 희피 문제를 해결해야 한다.

예후 Prognosis

골반 골절 후 외과적 고정술을 실시한 후 장기간 치료 결과에 대한 설명은 제한적이지만, Gabbe[109]는 심각한 골반 고리(pelvic ring) 골절 환자 114명 중 77%가 독립적으로 생활하고 있

글상자 11.15 운동 검사 및 처방에 기여하는 심리적 영향

목표는 통증이나 장애를 완전히 완화하기 위한 것이 아니라, 환자의 통증을 관리하고 기능을 어느 정도 회복하는데 도움을 주는 것이다. 개인에 맞는 일반 활동 프로그램에서 점진적 부하량(반복 횟수 및 시간)을 처방하기 위해서는 단계별 운동 접근 방식이 필요하다.[104,107,108,111] George et al.[106]은 단계별 운동 접근법 또는 점증부하 운동이 물리치료의 치료적 운동치료 중재와 효과에서 차이가 없음을 발견했다. 체계적 검토에서 Macedo[108]는 통증 및 장애 감소를 위한 최소 중재 개입보다 단계별 중재 개입이 더 좋은 효과가 있다고 보고했다. 이 환자는 스포츠 활동에 익숙했고, 그의 아들과 농구를 하고 싶다고 말했기 때문에, 개인에 맞는 단계별 운동 접근법을 선택했다. 단계별 운동 접근은 통증과 관련된 두려움이 있는 환자들에게 적절하지만, 이 접근 방법은 우울증과 부적응 행동을 다루기 위한 심리적 개입을 더 강조하고 신체 활동은 덜 강조한다.[103]

통증을 피하는 것보다 안정적인 체중부하와 같은 보상 작용이 없는 운동을 수행할 수 있는 능력을 평가해서 기본 운동을 처방해야 한다. 초기 운동 검사는 2-3세션에 걸쳐 진행되며, 이 기간 동안 움직임 패턴과 운동 역치를 평가하고, 초기 교육과 두려움을 해결하기 위한 전략을 도입했다.[97] 환자가 자신의 운동 역치와 활동을 점진적으로 증가시키도록 격려하는 것은 인지(교육, 설명)[98-100] 및 행동 접근법(목표 설정, 운동량을 끝낼 때의 보상, 주의 산만)을 모두 포함했다.[94,104,106] 전체 운동 과정에 걸쳐 환자의 동의를 얻는 것이 핵심 요소다; 환자에게 운동 목표의 우선순위를 정하고 운동에 대한 선호도와 운동 순서에 대한 옵션을 제공했다.[112] 몇 가지 운동(교각 운동, 스위스 볼 위에 한발로 옆으로 밀기, 체중 이동과 함께 공 위에서 네발로 무릎 꿇기)은 약간의 통증 완화를 제공했다(표 11.18). 이러한 운동은 그가 앉아서 일어서기 및 통나무 구르기 운동과 같이 어려운 움직임들을 연습하기 전에 처방했다.

지지된 누운 자세는 환자가 통증을 덜 느꼈으며(반드시 통증이 없는 것은 아님), 이런 자세에서 먼저 운동을 실시해서 환자가 운동을 계속하는 것을 방해하지 않는 운동을 먼저 실시했다.[112] 환자가 더 많은 운동을 할 수 있으면, 체중 부하 운동을 천천히 시작했다. 기능적 움직임에 대한 재교육은 자세 변경으로 통합되었고, 보측(pacing) 운동을 시작했다. 환자에게 통증 생리학에 대한 내용과 골절과 관련된 개념과 행동, 움직임에 대한 접근 방식을 이해할 수 있도록 교육했다. 운동 사이의 휴식 시간에 대한 정보를 제공하고, 환자가 가족 및 자녀와 함께 참여하는 움직임과 관련된 목표와 특정 운동량을 처방했다.[114,101] 환자의 심각한 주관적 통증 척도에도 불구하고, 자기관리와 점진적인 운동 강도를 증가시켰다.[96] 그는 또한 운동하는 동안 자신의 움직임에 집중하면서 이완 및 호흡하는 방법들을 배웠다. 통증과 움직임에 대한 두려움과 신념, 통증과 관련된 움직임들을 다시 처방하는 동안 움직임에 대한 운동 강도 증가는 천천히 실시했다.[94,106,113]

으며, 59%가 2년 후에 직장으로 복귀했다고 발표했다. 골절 유형 및 중재, 심각도에 따라 치료 결과를 예측할 수 없지만, 심각도가 높을수록 직장으로 복귀할 가능성이 낮다. 만성 허리통증 및 심리적 고통이 있는 환자는 다른 환자에 비교해서 좋지 않은 치료 결과를 얻을 위험이 5배 더 높다.[110] 이 환자는 심각한 부상을 당했고, 부상 이후 2년 동안 신체적으로 힘든 일을 하지 않았으며, 직장 복귀와 완전한 일상생활 회복에 대한 지표가 낮다. 그의 오스웨스트리(Oswestry) 점수는 심각한 장애를 나타내며, 공포 회피 행동 설문지(FABQ) 점수도 높다.[93,94] 따라서 통증과 장애의 완전한 해결에 대한 그의 예후는 심리적 및 신체적 손상 해결을 목표로 하는 치료적 중재가 없으면 결과는 좋지 않다.[94,111] 그의 장애 정도와 공포 회피 행동 설문지 결과는 개인에 맞는 치료를 정기적으로 받는 것이 최적이며, 추가로 자기 관리 전략 프로그램과 심리적 지원 프로그램을 보완하는 것이 필요하다.[103,111,112] 만성 허리통증을 가진 환자들을 대상으로 인지-행동 접근 프로그램의 체계적인 검토는 운동 양의 점진적 증가 및 각 개인의 특정 요구에 맞춘 환자 교육을 해결하기 위해 약 26개의 세션이 적절할 것이라는 결론을 내렸다(글상자 11.15).[11]

표 11.18 운동 선택 및 수정: 처음 방문: 사례 11.4

운동과 목적	매개 변수	운동 중 모니터링, 수정	이론적 근거와 목표
안정화와 신경근 협응력			
배가로근의 척추 중립자세에서 활성화(운동 11.20)	스테빌라이저(stabilizers)를 이용한 피드백과 척추의 중간 자세에서 중립 위치, 증상 증가 없음	안정화 기술 및 호흡의 인식 과정에서 통증 반응 및 자기관리에 대한 교육 시작 중립자세 유지하는 능력	코어근육 안정화 활성화 자세 인식 호흡 기법 시도 및 보조된 자세에서 자세 균형에 대한 모니터링
허리-골반 안정화, 신경근 협응력과 둔근 근력 강화			
탄성 저항 밴드에 대한 양측 엉덩관절 벌림 및 가쪽돌림(운동 11.24)	척추 중립자세, 코어 근육의 선행 수축이 일어난 후 탄성 저항 밴드를 이용한 양쪽 엉덩관절의 작은 범위에서 운동(낮은 부하) 왼쪽 다리가 피로해지기 전에 12회 반복할 수 있으며, 더 가벼운 저항 밴드로 10회씩 3세트로 운동 강도를 설정한다.	허리-골반의 중립자세 모니터링 엉덩관절의 가동범위와 활성화 피로와 불균형에 대한 모니터링. 운동 강도는 통증 증상보다는 근육 피로를 기준으로 한다.	엉덩관절 근육 활성화(엉덩관절 깊은 가쪽 돌림근, 중간볼기근, 작은볼기근) 대칭 및 정렬 재교육
신경 가동술			
누운 자세에서 엉덩관절이 90° 굽힘인 상태에서 무릎 폄(운동 11.50)	가능한 좁은 가동범위에서 짧은 유지시간 많은 반복 조기 가정 프로그램	증상이나 근육경련 없이 신경을 움직일 수 있는 범위	신경 및 주변 해부학적 구조물의 가동성 및 이동성 및 미끄러짐, 둔감화 개선
스트레스 없이 실시하는 근육 유연성			
누운 자세에서 둔근 스트레칭(운동 9.10)	끝 범위: 끝 범위에 도달하면 유지하지 않고 다시 되돌아오는 것부터 시작해서 짧은 유지 시간을 부여한 다음, 천천히 유지 시간을 15-20초까지 유지하며 시간을 천천히 연장	스트레칭 하는 동안 척추의 움직임을 피해야 함	근육 유연성 증가
자가 통증 조절 관리			
골반 경사(운동 11.8) 스위스 볼에 지지된 다리로 부분 굽힘(운동 11.9) 진동: 누운 자세에서 무릎 굽힘 또는 스위스 볼에서 돌림(운동 11.9 대안: 돌림)	중립 척추 자세에서 스테블라이저를 이용한 중간 범위에서 작은 움직임 여러 번 반복	치료 중 통증이 과도하게 악화되는 경우 또는 가정 운동프로그램으로 사용할 수 있으며, 과도한 움직임을 피해야 함	통증 조절 방법에 대한 능동적 자가 관리 방법 제공 통증 조절이 달성되면 환자의 반응을 조절하면서 운동을 계속하도록 권장할 수 있도록 인지적 요소를 사용한다(글상자 11.16)

계속

표 11.18 운동 선택 및 수정: 처음 방문: 사례 11.4 - *계속*

기능 훈련, 대칭 및 둔근 근력 강화			
교각운동(운동 9.21)	안정적인 골반과 동일한 체중 부하에 중점을 둔 양쪽 다리 교각운동 체중이 오른쪽 다리로 이동할 때까지 반복 운동 실시 초기 운동 평가-체중 이동 전에 8회 반복 수행 가능, 가정운동 프로그램은 2세트로 6회 반복으로 처방, 15-20회 반복이 가능하도록 점증 부하 처방	양쪽 균형이 맞은 상태에서 반복 횟수를 점진적으로 증가 양쪽 균형을 모니터링하고 환자에게 골반 자세와 양쪽 발의 압력을 모니터링해서 체중이 오른쪽으로 이동하는 것을 저한하도록 교육 과도한 보상작용에 대한 교육 척추 중립자세를 유지하기 위해 움직임(선행 수축) 전에 코어 근육 사용	허리골반 주변 힘의 분포와 힘의 작용에 따른 기능 훈련 엉덩관절 폄근 근력강화 신경근 협응과 균형, 고유수용성 인식
정렬, 신경근 협응, 고유수용성 인식			
스위스 볼에서 무릎 꿇는 네발자세에서 체중 이동(운동 11.28)	촉각 및 언어 피드백을 통한 체중 이동에 대한 협응 교육 상지 및 볼 움직임에 따라 체중 부하 이동 및 피드백에 대한 집중 여러 번 반복	목표 인식, 감각 피드백을 통한 운동 제어 개념	균형 및 부하를 가하지 않은 자세에서 무게를 받아들이는 능력을 재교육 무릎 꿇고 네발자세는 골반 부위에 부착되었는 엉덩관절의 근육들의 안정화 기능을 촉진 스위스 볼은 허리 중립 자세에 대한 피드백과 지지를 제공함 체중 이동은 척추 폄근의 활성화를 촉진시킨다.
신경근 조절 및 안정화 기법			
스위스 볼에서 무릎 꿇는 네발 자세: 엉덩관절 폄 및 무릎 폄(운동 9.45)	스위스 볼의 지지를 받아 운동을 잘 수행할 수 있다(18회 반복). 가정 운동 프로그램의 운동 강도(지면에서 다리를 들어 올리지 않는 네발자세)는 2세트 15회 반복을 처방하고 세트 간 휴식할 수 있게 했다.	척추 부위(폄 또는 돌림)에 허리 굽힘과 운동 축이 되지 않도록 교육	코어 근육 활성화 촉진, 코어 근육 및 안정화 근육들의 활성화 촉진
스위스 볼에서 무릎 꿇는 네발 자세에서 한 다리 들어 올리기(왼쪽만)(운동 11.28)	피로하기 전에 8회만 반복할 수 있음(엉덩관절 폄근). 중력에 대항해서 한쪽 다리로 엉덩관절 폄을 위해 스위스 볼의 지지를 받기 위해 많은 피드백이 필요했음. 첫 방문 때 가정 운동 프로그램으로 사용되지 않은	골반 자세 코니터링, 허리뼈의 폄 또는 돌림을 방지 허리뼈의 움직임 없이 개방사슬 운동이 가능하도록 엉덩관절 폄의 범위를 조정 정렬을 유지하기 위해 스위스 볼에 골반을 지지하면서 뒤쪽 엉덩관절 근육들을 사용하기 위한 피드박 제공	엉덩관절 폄을 위한 큰볼기근 및 뒤넙다리근을 포함한 엉덩관절 뒤쪽 근육에 초점을 둠 몸쪽 안정성을 훈련하기 위한 다리 움직임을 통한 허리뼈 안정화
기능훈련			
몸통 굴리기(운동 11.46)	자세 변경을 위한 운동 중에 움직임 재교육 포함	신경근 협응 훈련을 위한 상체와 하체의 동시운동 교육	누운 자세에서 앉은 자세로 이동하는 동안 움직임을 분산시키는 기능 훈련
앉았다 일어나기(운동 11.49)	그는 10회 동작을 수행할 수 있었지만 7회 반복한 뒤 방사통을 호소하기 시작했고 체중지지를 오른쪽 다리로만 지지했음. 그는 다음 방문을 위해 계획된 추가 움직임 재교육 및 훈련을 위해 일어나는 운동을 연습하라고 요청했음	체중 이동 모니터링 결과, 다리를 사용하는 대신 과도한 몸통 폄을 다용 몸통 폄보다는 엉덩관절과 무릎 폄을 이용한 재교육 다음 방문 시 운동을 모니터링해야 하며 결과에 대한 지식을 위해 거울 또는 비디오 피드백을 도입할 계획임	힘의 분산을 통한 기능 훈련을 일상생활에 통합

글상자 11.16 인지-행동, 통증 교육 및 동기 부여 접근법

인지 행동 개념은 초기 평가 및 운동 중에 점진적 운동에 대한 기대를 소개하는 데 사용된다.[102,103] 환자의 운동 이력과 아들과 함께 농구를 하고자 하는 그의 열망은 점진적인 운동을 경쟁 스포츠를 위한 훈련과 비교할 기회를 제공한다(ICF 개인 요인; 3장 참조). 그리고 SMART 지침(**7장 참조**)을 사용하여 구체적인 목표를 설정할 수 있다.

운동 중 환자는 골절이 치유되었는지 확인하기 위해 자기공명영상(MRI) 검사를 받아야 하는지 물었다. 치료사는 골반 골절의 경우 일반적으로 3개월이 소요되며, 정형외과에서 치료를 받은 경우 근육을 강화해서 힘을 지탱하고 분배하는 것이 가장 중요한 우선순위라고 설명했다. 치료사는 또한 사진을 사용하여 만성 통증의 원인에 대해 환자에게 교육하고 조직 치유에 대한 일정을 제공할 기회를 가졌다. 운동 목적을 간략하게 설명하고 운동 중 통증이 나타나거나 증가할 수 있는 가능성을 설명함으로써 환자에게 운동 강도를 명확하게 설정했다.

점진적인 단계별 접근법이 적용되는 동안 환자가 통증 증가(특히 다리 아래로 또는 통증 척도 >6/10 참조)를 보고하면 움직임과 운동 선택은 여전히 조정되었으며, 근육 수축 시간 또는 균형에 대한 정보를 제공했으며, 첫 번째 운동 세션에서 휴식을 취할 수 있었다. 다만, 치료사는 휴식 시간에 통증 반응에 대한 교육을 제공하고, 환자가 운동을 다시 시도하도록 설득하는 동시에 운동을 계속하는 목표를 설명하고, 통증이 있어도 계속 운동할 수 있는 전략을 개발해서 설명했다.

환자가 통증에도 불구하고 운동을 계속하는 것으로 반응하면 치료사는 통증 부위, 강도 또는 부정적인 감정을 참지 않고 긍정적인 강화를 제공했다. 증상이 심하고 짜증을 내기 쉽지만, 심리적 특징과 통증의 만성적 특징은 움직임을 완전히 제한하거나 회피하기보다는 운동량의 점진적인 도입이 더디다는 것을 보여주었다. 긍정적인 강화는 건강한 태도와 행동을 강화해서 환자가 통증을 다루는 기전을 개발하도록 하는 것을 목표로 했다.[97,103]

또한 환자가 부정적인 감정을 보인다면, 치료사는 이러한 부적응 패턴에 대응하기 위해 환자와 협력했다.[103,105] 환자는 통증 반응과 농구 훈련을 준비하는 이미지를 해결하기 위해 호흡 기법을 사용할 수 있었다. 환자의 주의를 순간적 또는 운동 형태로 돌리는 것이 도움이 되었다.

그는 또한 교각운동, 골반 경사, 탄력 저항밴드를 이용한 엉덩관절 가쪽돌림 및 둔근 스트레칭과 같은 자기 효능감 및 개인적 참여를 시작하기 위해 집에서 할 수 있다고 생각되는 운동을 선택해서 실시하도록 했다. 그는 특정 운동에 대한 반복 횟수를 기록하도록 요청했다.

참고문헌

소개

1. Magee DJ. *Orthopaedic Assessment*. 6th ed. St. Louis, MO: Saunders Elsevier; 2014.
2. Neumann DA. *Kinesiology for the Musculoskeletal System*. 3rd ed. St. Louis, MO: Elsevier; 2017.
3. Simoneau GG, Heiderscheit BC. Kinesiology of walking. In: Neumann DA, ed. *Kinesiology for the Musculoskeletal System*. 3rd ed. St. Louis, MO: Elsevier; 2017:654–705.
4. Rozumalski A, Schwartz MH, Wervey R, et al. The in vivo three-dimensional motion of the human lumbar spine during gait. *Gait Posture*. 2008;25:378–384.
5. Heiderscheit BC, Simoneau GG. Kinesiology of running. In: Neumann DA, ed. *Kinesiology for the Musculoskeletal System*. 3rd ed. St. Louis, MO: Elsevier; 2017:706–727.
6. Bruijn SM, Meijer OG, van Dieen JH, et al. Coordination of leg swing, thorax rotations, and pelvis rotations during gait: the organization of total body angular momentum. *Gait Posture*. 2008;27:455–462.
7. Ralston HJ. Effects of immobilization of various body segments on energy cost of human locomotion. *Ergon Suppl*. 1965:53.
8. Magee DJ, Zachazewski JE. Principles of stabilization training. In: Magee DJ, Zachazewski JE, Quillen WS, eds. *Scientific Foundations and Principles of Practice in Musculoskeletal Rehabilitation*. St. Louis MO: Saunders Elsevier; 2007:388–413.

섹션 1: 저가동성

9. Hunter SK, Brown DA. Muscle: the primary stabilizer and mover of the skeletal system. In: Neumann DA, ed. *Kinesiology of the Musculoskeletal System: Foundations for Rehabilitation*. 2nd ed. St. Louis, MO: Mosby Elsevier; 2010:47–76.
10. Brennan GP, Fritz JM, Hunter SJ, Thackeray A, Delitto A, Erhard RE. Identifying subgroups of patients with acute/subacute “nonspecific” low back pain: results of a randomized clinical trial. *Spine (Phila Pa 1976)*. 2006;31:623–631.
11. Browder DA, Childs JD, Cleland JA, Fritz JM. Effectiveness of an extension-oriented treatment approach in a subgroup of subjects with low back pain: a randomized clinical trial. *Phys Ther*. 2007;87:1608–1618.
12. Fritz JM, Delitto A, Erhard RE. Comparison of classification-based physical therapy with therapy based on clinical practice guidelines for patients with acute low back pain: a randomized clinical trial. *Spine (Phila Pa 1976)*. 2003;28:1363–1371.
13. Long A, May S, Fung T. The comparative prognostic value of directional preference and centralization: a useful tool for front-line clinicians? *J Man Manip Ther*. 2008;16:248–254.
14. Blanpied PR, Gross AR, Elliott JM, et al. Neck pain: revision 2017. Clinical practice guidelines linked to the international classification of functioning and health from the Orthopaedic Section of the American Physical Therapy Association. *J Orthop Sports Phys Ther*. 2017;47(7):A1–A83.
15. Delitto A, George SZ, Van Dillern L, et al. Low back pain: clinical practice guidelines linked to the international classification of functioning, disability, and health from the orthopaedic section of the American Physical Therapy Association. *J Orthop Sports Phys Ther*. 2012;42(4):A1–A57.
16. Macdermid JC, Walton DM, Avery S, et al. Measurement properties of the neck disability index – a systematic review. *J Orthop Sports Phys Ther*. 2009;39(5):400–417.
17. Vernon H, Mior S. The neck disability index: a study of reliability and validity. *J Manip Physiol Ther*. 1991;14:409–415.
18. Szeto GPY, Straker LM, O’Sullivan PB. Neck-shoulder muscle activity in general and task-specific resting postures of symptomatic computer users with chronic neck pain. *Man Ther*. 2009:339–345.
19. Kuo YL, Tully EA, Galea MP. Video analysis of sagittal spinal posture in healthy young and older adults. *J Manip Physiol Therap*. 2009;32(3):210–215.

20. Dunleavy K, Goldberg A. Comparison of cervical range of motion in two seated postural conditions in adults 50 or older with cervical pain. *J Man Manip Ther*. 2013;21(1):33–39.
21. O'Leary S, Falla D, Jull G. The relationship between superficial muscle activity during the craniocervical flexion test and clinical features in patients with chronic neck pain. *Man Ther*. 2011:452–455.
22. Jull G, O'Leary S, Falla DL. Clinical assessment of the deep cervical flexor muscles: the craniocervical flexion test. *J Man Manip Ther*. 2008;31(7):525–533.
23. Magee DJ, Sueki D. *Orthopedic Physical Assessment Atlas and Video*. St. Louis, MO: Elsevier Saunders; 2011.
24. Cleland JA, Koppenhaver S, Su J. *Netter's Orthopaedic Clinical Examination: An Evidenced Based Approach*. 3rd ed. Philadelphia, PA: Saunders Elsevier; 2016.
25. Childs JD, Cleland JA, Elliott JM, et al. Neck pain: clinical practice guidelines linked to the international classification of functioning, disability and health from the Orthopaedic Section of the American Physical Therapy Association. *J Orthop Phys Ther*. 2008;38(9):A1–A34.
26. Jull G, Trott P, Potter H, et al. A randomized controlled trial of exercise and manipulative therapy for cervicogenic headache. *Spine*. 2002;27(17):1835–1843.
27. Fritz JM, Brennan GP. Preliminary examination of a proposed treatment-based classification system for patients receiving physical therapy interventions for patients receiving physical therapy interventions for neck pain. *Phys Ther*. 2007;87:513–524.
28. O'Leary S, Falla D, Elliott JM, Jull G. Muscle dysfunction in cervical spine pain: implications for assessment and management. *J Orthop Sports Phys Ther*. 2009;39(5):324–333.
29. Hoving JL, Koes BW, de Vet HCW, et al. Manual therapy, physical therapy or continued care by a general practitioner for patients with neck pain: a randomized controlled trial. *Clin J Pain*. 2006;22(4):370–377.
30. Karlberg M, Magnusson M, Eva-Maj M, Elander A, Moritz U. Postural and symptomatic improvement after physiotherapy in patients with dizziness of suspected cervical origin. *Arch Phys Med Rehab*. 1996;77:874–882.
31. Miller J, Gross A, D'Sylva J, et al. Manual therapy and exercise for neck pain: a systematic review. *Man Ther*. 2010;15:334–354.
32. Gross A, Kay TM, Paquin JP, et al. Exercises for mechanical neck disorders. *Cochrane Database Syst Rev*. 2015;1:CD004250. https://doi. org/10.1002/14651858.CD004250.pub5.
33. Gross AR, Goldsmith C, Hoving JL, et al. Conservative management of mechanical neck disorders: a systematic review. *J Rheumatol*. 2007;34:1083–1102.
34. Varatharajan S, Ferguson B, Chrobak K, et al. Are non-invasive interventions effective for the management of headaches associated with neck pain? An update of the bone and joint decade task force on neck pain and its associated disorders by the Ontario protocol for traffic injury management (OPTIMa) collaboration. *Eur Spine J*. 2016;25:1971–1999.
35. Bertozzi L, Gardenghi I, Turoni F, et al. Effect of therapeutic exercise on pain and disability in the management of chronic nonspecific neck pain: systematic review and meta-analysis of randomized trials. *Phys Ther*. 2013;93:1026–1036.
36. O'Riordan C, Clifford A, Van De Ven P, Nelson J. Chronic neck pain and exercise interventions: frequency, intensity, time, and type principle. *Arch Phys Med Rehabil*. 2014;95: 770–783.
37. Quek J, Pua YJ, Clark RA, Bryant AL. Effects of thoracic kyphosis and forward head posture on cervical range of motion in older adults. *Musc Science Pract*. 2013;18(1):65–71.
38. Soo Park M, Moon SH, Lee JM, et al. related changes in cervical sagittal range of motion and alignment. *Global Spine J*. 2014;4(3):151–156.
39. Falla D, Jull G, Hodges P, Vicenzino B. An endurance-strength training regime is effective in reducing myoelectric manifestations of cervical flexor muscle fatigue in females with chronic neck pain. *Clin Neurophysiol*. 2006;117:828–837.

섹션 2: 과가동성

40. Costa LO, Maher CG, Latimer J, et al. Motor control exercise for chronic low back pain: a randomized placebo-controlled trial. *Phys Ther*. 2009;89:1275–1286.
41. Hodges PW, Richardson CA. Inefficient muscular stabilization of the lumbar spine associated with low back pain: a motor control evaluation of transversus abdominis. *Spine*. 1996;21:2649–2650.
42. Hodges PW, Richardson C. Relationship between limb movement speed and associated contraction of the trunk muscles. *Ergonomics*. 1997;40:1220–1230.
43. Hodges PW, Richardson CA. Feedforward contraction of the transversus abdominis is not influenced by direction of arm movement. *Exp Brain Res*. 1997;114:362–370.
44. Hodges PW, Richardson CA. Delayed postural contraction of the transversus abdominis in low back pain associated with movement of the lower limb. *J Spinal Disord*. 1998;11:46–56.
45. Hodges PW, Ferreira PH, Ferreira M. Lumbar spine: treatment of instability and disorders of movement control. In: Magee DJ, Zachazewski JE, Quillen WS, eds. *Pathology and Intervention in Musculoskeletal Rehabilitation*. St. Louis, MO: Elsevier; 2007:389–425.
46. Changulani M, Shaju A. Evaluation of the responsiveness of Oswestry low back pain disability index. *Arch Orthop Trauma Surg*. 2009;129:691–694.
47. Fairbank JC, Pynsent PB. The Oswestry disability index. *Spine (Phila PA 1976)*. 2000;25:2940–2952.
48. McGill S. *Low Back Disorders: Evidence-Based Prevention and Rehabilitation*. Champaign, IL: Human Kinetics; 2002.
49. McGill SM, Childs A, Liebenson C. Endurance time for low back stabilization exercise: clinical targets for testing and training from a normal database. *Arch Phys Med Rehabil*. 1999;80:941–944.
50. Jorgensen K, Nicolaisen T. Trunk extensor endurance: determination and relation to low-back trouble. *Ergonomics*. 1987;30:259–267.
51. Naal FD, Hatzung G, Muller A, Impellizzeri F, Leunig M. Validation of a self-reported Beighton score to assess hypermobility in patients with femoroacetabular impingement. *Int Orthopaed*. 2014;38(11):2245–2250.
52. Hermanns-Le T, Reginster MA, Pierard-Franchimont C, Delvenne P, Pierard GE, Manicourt D. Dermal ultrastructure in low Beighton score members of 17 families with hypermobile-type Ehlers-Danlos syndrome. *J Biomed Biotechnol*. 2012:878107.
53. Hicks GE, Fritz JM, Delitto A, Mishock J. Interrater reliability of clinical examination measures for identification of lumbar segmental instability. *Arch Phys Med Rehabil*. 2003;84:1858–1864.
54. Celenay ST, Kaya DO. Effects of spinal stabilization exercises in women with benign joint hypermobility syndrome: a randomized controlled trial. *Rheumatol Int*. 2017. https://doi. org/10.00.1007/s00296-017-3713-6. Published online.

55. Ostello RW, Deyo RA, Stratford P, et al. Interpreting change scores for pain and functional status in low back pain: toward international consensus regarding minimal important change. *Spine (Phila Pa 1976)*. 2008;33:90–94.
56. Hides JA, Stokes MJ, Saide M, Jull GA, Cooper DH. Evidence of lumbar multifidus muscle wasting ipsilateral to symptoms in patients with acute/subacute low back pain. *Spine (Phila Pa 1976)*. 1994;19:165–172.
57. Hicks GE, Fritz JM, Delitto A, McGill SM. Preliminary development of a clinical prediction rule for determining which patients with low back pain will respond to a stabilization exercise program. *Arch Phys Med Rehabil*. 2005;86:1753–1762.
58. Rabin A, Shashua A, Pizem K, Dickstein R, Dar G. A clinical prediction rule to identify patients with low back pain who are likely to experience short-term success following stabilization exercises: a randomized controlled validation study. *J Orthop Sports Phys Ther*. 2014;44(1):6–18.
59. Russek LN, LaShomb EA, Ware AM, Wesner SM, Westcott V. United States Physical Therapist's knowledge about joint hypermobility syndrome compared to fibromyalgia and rheumatoid arthritis. *Physioth Res Int*. 2016;21:22–35.
60. Hines C, Mercer V. Anticipatory postural adjustments: an update. *Neurol Report*. 1997;21(1):17–22.
61. Toussaint JM, Dianne AC, Commissaris M, Hoozemans JM, Ober MJ, Beek PJ. Anticipatory postural adjustments before load pickup in a bi-manual whole body lifting task. *Med Sci Sports Exer*. 1997;29(9):1208–1215.
62. Childs JD, Piva SR, Erhard RE, Hicks G. Side-to-side weight-bearing asymmetry in subjects with low back pain. *Man Ther*. 2003;8(3):166–169.
63. Hides JA, Stanton WR, McMahon S, Sims K, Richardson CA. Effect of stabilization training on multifidus muscle cross-sectional area among young elite cricketers with low back pain. *J Orthop Sports Phys Ther*. 2008;38(3):101–108.
64. Michaelson P, Holmberg D, Aasa B, Aasa U. High load lifting exercise and low load motor control exercises as interventions for patients with mechanical low back pain: a randomized controlled trial with 24-month follow-up. *J Rehab Med*. 2016;48(5):456–463.
65. Hayden JA, van Tulder MW, Malmivaara A, Koes BW. Exercise therapy for treatment of non-specific low back pain. *Cochrane Database Syst Rev*. 2005:CD000335. https://doi.org/10.1002/14651858.CD000335.pub2.
66. Hayden JA, van Tulder MW, Tomlinson G. Systematic review: strategies for using exercise therapy to improve outcomes in low back pain. *Ann Intern Med*. 2005;142:776–785.
67. Saner J, Kool J, Sieben JM, Luomajoki H, Bastiaenen CHG, De Bie RA. A tailored exercise program versus general exercise for a subgroup of patients with low back pain and movement control impairment: a randomized controlled trial with one-year follow-up. *Man Ther*. 2015;20:672–679.
68. O'Sullivan P. Diagnosis and classification of chronic low back pain disorders: maladaptive movement and motor control impairments as underlying mechanism. *Man Ther*. 2005;10(4):242–255.
69. Dankaerts W, O'Sullivan PB, Straker LM, Burnett AF, Skouen JS. The inter-examiner reliability of a classification method for non-specific chronic low back pain patients with motor control impairment. *Man Ther*. 2006;11(1):28–39.
70. Luomajoki H, Kool J, de Bruin ED, Airaksinen O. Reliability of movement control tests in the lumbar spine. *BMC Musculskel Disord*. 2007;8:90–101.
71. Gomes-Neto M, Lopes JM, Conceicao CS, et al. Stabilization exercise compared to general exercise or manual therapy for the management of low back pain: a systematic review and meta-analysis. *Phys Ther Sport*. 2017;23:136–142.
72. Gomes-Neto M, Lopes JM, Conceicao CS, et al. Stabilization exercise compared to general exercise or manual therapy for the management of low back pain: a systematic review and meta-analysis. *Phys Ther Sport*. 2017;23:136–142.
73. Macedo LG, Maher CG, Latimer J, McAuley JH. Motor control exercise for persistent, nonspecific low back pain: a systematic review. *Phys Ther*. 2009;89:9–25.
74. Colle F, Rannou F, Revel M, Fermanian J, Poiraudeau S. Impact of quality scales on levels of evidence inferred from a systematic review of exercise therapy and low back pain. *Arch Phys Med Rehabil*. 2002;83:1745–1552.
75. Hides JA, Richardson CA, Jull GA. Multifidus muscle recovery is not automatic after resolution of acute, first-episode low back pain. *Spine*. 1996;21:2763–2769.
76. Hides JA, Jull GA, Richardson CA. Long-term effects of specific stabilizing exercises for first-episode of low back pain. *Spine*. 2001;26:E242–E248.
77. O'Sullivan PB, Phyty GD, Twomey LT, Allison GT. Evaluation of specific stabilizing exercises in the treatment of chronic low back pain with radiologic diagnosis of spondylolysis or spondylolisthesis. *Spine*. 1997;22:2959–2967.
78. Fritz JM, Whitman JM, Childs JD. Lumbar spine segmental mobility assessment: an examination of validity for determining intervention strategies in patients with low back pain. *Arch Phys Med Rehabil*. 2005;86:1745–1752.

섹션 3: 반복적인 긴장

79. McHorney CA, Ware Jr JE, Lu JF, Sher-bourne CD. The MOS 6-item short-form health survey (SF-6): III. Tests of data quality, scaling assumptions, and reliability across diverse patient groups. *Med Care*. 1994:40–66.
80. Binkley JM, Stratford PW, et al. The Lower Extremity Functional Scale (LEFS): scale development, measurement properties, and clinical application. North American Orthopaedic Rehabilitation Research Network. *Phys Ther*. 1999;79(4):371–383.
81. Horn KK, Jennings S, Richardson G, Vliet DV, Hefford C, Abbott JH. The Patient-Specific Functional Scale: psychometrics, clinimetrics, and application as a clinical outcome measure. *J Orthop Sports Phys Ther*. 2012;42(1):30–42.
82. Schmidt CP, Zwingenberger S, Walther A, et al. Prevalence of low back pain in adolescent athletes—an epidemiological investigation. *Int J Sports Med*. 2014;35:684–689.
83. D'Hemecourt PA, Micheli LJ, Fields KB, Grayzel J. Spondylolysis and Spondylolisthesis in Child and Adolescent Athletes. *Clinical Presentation, Imaging, and Diagnosis*. 2016. UpToDate https://www.uptodate.com/contents/spondylolysis-and-spondylolisthesis-in-child-and-adolescent-athletes-clinical-presentation-imaging-and-diagnosis#H1053052.
84. Selhorst M, Fischer A, Graft K. Long-term clinical outcomes and factors that predict poor prognosis in athletes after a diagnosis of acute spondylolysis: a retrospective review with telephone follow-up. *J Orthop Sports Phys Ther*. 2016;46(12):1029–1036.
85. Gurd DP. Back pain in the young athlete. *Sports Med Arthrosc*. 2011;19(1):7–16.
86. Alqarni AM, Schneiders AG, Cook CE, Hendrick PA. Clinical tests to diagnose lumbar spondylolysis and spondylolisthesis: a systematic review. *Phys Ther Sport*. 2015;16:268–275.

87. Stuber KJ, Bruno P, Sajko S, Hayden JA. Core stability exercises for low back pain in athletes: a systematic review of the literature. *Clin J Sport Med*. 2014;24(6):448–456.
88. Childs JD, Piva SR, et al. Responsiveness of the numeric pain rating scale in patients with low back pain. *Spine (Phila Pa 1976)*. 2005;30(11):1331–1334.
89. Dawson AP, Steele EJ, et al. Utility of the Oswestry Disability Index for studies of back pain related disability in nurses: evaluation of psychometric and measurement properties. *Int J Nurs Stud*. 2010;47(5):604–607.
90. Copay AG, Glassman SD, et al. Minimum clinically important difference in lumbar spine surgery patients: a choice of methods using the Oswestry disability index, medical outcomes study questionnaire short form 36, and pain scales. *Spine*. 2008;8(6):968–974.
91. Yeung TS, Wessel J, et al. Reliability, validity, and responsiveness of the lower extremity functional scale for inpatients of an orthopaedic rehabilitation ward. *J Orthop Sports Phys Ther*. 2009;9(6):468–477.

섹션 4: 외상 및 심리적 요인

92. Swinkels-Meewisse EJ, Swinkels RA, et al. Psychometric properties of the Tampa Scale for kinesiophobia and the fear-avoidance beliefs questionnaire in acute low back pain. *Man Ther*. 2003;8(1):29–36.
93. George SZ, Fritz JM, et al. Fear-avoidance beliefs as measured by the fear-avoidance beliefs questionnaire: change in fear-avoidance beliefs questionnaire is predictive of change in self-report of disability and pain intensity for patients with acute low back pain. *Clin J Pain*. 2006;22(2):197–203.
94. George SZ, Stryker SE. Fear-avoidance beliefs and clinical outcomes for patients seeking outpatient physical therapy for musculoskeletal pain conditions. *J Orthop Sports Phys Ther*. 2011;41(4):249–258.
95. Cleland JA, Fritz JA, et al. Psychometric properties of the fear-avoidance beliefs questionnaire and Tampa scale of kinesiophobia in patients with neck pain. *Am J Phys Med Rehabil*. 2008;87(2):109–117.
96. George SZ. Pain management: road map to revolution. *Phys Ther*. 2017;97:217–226.
97. Foster NE, Delitto A. Embedding psychosocial perspectives within clinical management of low back pain: integration of psychosocially informed management principles into physical therapist practice: challenges and opportunities. *Phys Ther*. 2011;91:790–803.
98. Louw A, Diener I, Butler DS, Puentedura EJ. The effect of neuroscience education on pain, disability, anxiety, and stress in chronic musculoskeletal pain. *Arch Phys Med Rehab*. 2011;92:2041–2056.
99. Louw A, Diener I, Landers MR, Puentedura EJ. Preoperative pain neuroscience education for lumbar radiculopathy: a multicenter randomized controlled trial with 1 year follow up. *Spine (Phil PA 1976)*. 2014;39:1449–1457.
100. Moseley GL. Reconceptualizing pain according to modern pain science. *Phys Ther Rev*. 2007;12:169–178.
101. Moseley GL. Evidence for a direct relationship between cognitive and physical change during an education intervention in people with chronic low back pain. *Eur J Pain*. 2004;8:39–45.
102. Vlaeyen JW, Haazen JW, Schuerman JA, Kole-Snijders AM, van Eek H. Behavioural rehabilitation of chronic low back pain: comparison of an operant treatment, an operant-cognitive treatment, and an operant-respondent treatment. *Br J Clin Psychol*. 1995;34(1):95–118.
103. Brunner E, De Herdt A, Minguet P, Baldew S, Probst M. Can cognitive behavioral therapy based strategies be integrated into physiotherapy for the prevention of chronic low back pain? A systematic review. *Disab Rehab*. 2013;35(1):1–10.
104. George SZ, Zepperieri G, Cere AL, et al. A randomized trial of behavioral physical therapy interventions for acute and sub-acute low back pain. *Pain*. 2008;140:145–157.
105. Turner JA, Jensen MP. Efficacy of cognitive therapy for chronic low back pain. *Pain*. 1993;52:169–177.
106. George SZ, Wittmer VT, Fillingim RB, Robinson ME. Comparison of graded exercise and graded exposure clinical outcomes for patients with chronic low back pain. *J Orthop Sports Phys Ther*. 2010;40(11):694–704.
107. Staal JB, Hlobil H, Twisk JW, Smid T, Koke AJ, van Mechlen W. Graded activity for low back pain in occupational health care: a randomized controlled trial. *Ann Intern Med*. 2004;140:77–84.
108. Macedo IG, Smeets RJ, Maher CG, Latimer J, McAuley JH. Graded activity and graded exposure for persistent nonspecific low back pain: a systematic review. *Phys Ther*. 2010;90:860–879.
109. Gabbe BJ, Hofstee DJ, Esser M, et al. Functional and return to work outcomes following major trauma involving severe pelvic ring fracture. *ANZ J Surg*. 2015;85(10):749–754.
110. Main CJ, Wood PL, Hollis S, Spanswick CC, Waddell G. The Distress and Risk Assessment Method. A simple classification to identify distress and evaluate the risk of poor outcome. *Spine*. 1992;17:42–52.
111. Nicholas MK, Linton SJ, Watson PJ, Main CJ. The "Decade of the Flags" working group. Early identification and management of psychological risk factors ("yellow flags") in patients with low back pain: a reappraisal. *Phys Ther*. 2011;91:737–753.
112. Beattie PF, Silfies SP, Jordon M. The evolving role of physical therapists in the long-term management of chronic low back pain: longitudinal care using assisted self-management strategies. *Braz J Phys Ther*. 2016;20(6):580–591.
113. Hodges PW, Smeets RJ. Interaction between pain, movement and physical activity. Short-term benefits, long-term consequences and targets for treatment. *Clin J Pain*. 2015;31(2):97–107.
114. Sueki DG, Dunleavy K, Puentedura EJ, Spielholz NI, Cheng MS. The role of associative learning and fear in the development of chronic pain – a comparison of chronic pain and post-traumatic stress disorder. *Phys Ther Rev*. 2014;19(5):352–366.

찾아보기 INDEX

| 국문색인 |

ㄱ

ㄴ

ㄷ

ㄹ

ㅁ

ㅂ

ㅈ

ㅊ

| 영문색인 |